Walter A. Fuchs (Hrsg.)
Radiologie

Walter A. Fuchs
(Hrsg.)

Radiologie

Diagnostik durch bildgebende Verfahren

Unter Mitarbeit von C. Becker, W. Bessler,
W. Brühlmann, J. Garcia, M. Hauser,
J. Hodler, V. Im Hof, R. Jenni, G. P. Krestin,
B. Marincek, R. C. Otto, P. Probst,
G. K. von Schulthess, F. Terrier,
H. Tschäppeler, A. Valavanis, P. Vock,
U. Willi, W. Zaunbauer und C. Zollikofer

Verlag Hans Huber
Bern · Göttingen · Toronto · Seattle

Die Deutsche Bibliothek – CIP-Einheitsaufnahme

Radiologie : Diagnostik durch bildgebende Verfahren /
Walter A. Fuchs (Hrsg.). –
Bern ; Göttingen ; Toronto ; Seattle : Huber, 1996
　ISBN 3-456-82606-0
NE: Fuchs, Walter A. [Hrsg.]

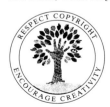

© 1996 Verlag Hans Huber
Herstellung und Gestaltung: Kurt Thönnes, die Werkstatt Bern
Satz, Druck und Buchbindung: Kösel GmbH, Kempten
Printed in Germany

Dieses Lehrbuch ist den Pionieren der
Diagnostischen Radiologie gewidmet

Hans R. Schinz, Zürich
Olle Olsson, Lund
Herbert L. Abrams, Stanford
Alexander R. Margulis, San Francisco

Inhaltsübersicht

Inhaltsverzeichnis

1. Physikalisch-technische Grundlagen

2. Respirationstrakt

Radiologische Untersuchungsmethoden
(W. A. Fuchs)

Radiologische Anatomie
(W. A. Fuchs und M. Hauser)

Radiologische Symptome
(W. A. Fuchs und M. Hauser)

Lunge *(P. Vock und V. Im Hof)*

Pleura, Thoraxwand und Zwerchfell
(P. Vock und V. Im Hof)

Mediastinum *(W. A. Fuchs und M. Hauser)*

Pädiatrische Radiologie *(H. Tschäppeler)*

3. Kardiovaskuläres System

4. Gastrointestinaltrakt

5. Übrige Abdominalorgane

6. Urogenitaltrakt

7. Weibliche Geschlechtsorgane

8. Bewegungsapparat

9. Zentrales Nervensystem

10. Auge, Ohr, Hals

Vorwort

Das Lehrbuch der Radiologie soll eine breite Grundlage für die Kenntnis der bildgebenden Verfahren vermitteln sowie die Indikationen für den rationalen Einsatz der verschiedenen Methoden bei bestimmten Krankheits- und Unfallsituationen definieren. Anhand klinischer Gegebenheiten und nicht isoliert wird die Wertigkeit der einzelnen Verfahren besprochen. Die Anleitung zur gezielten Anwendung der Untersuchungstechniken ist dabei von besonderer Bedeutung: nicht kostspielige Stufendiagnostik, sondern der direkte optimale Einsatz der Technologie soll dargestellt sein. Von besonderem Interesse ist die Integration der Nuklearmedizin in das diagnostische Konzept.

Schwerpunkte des Inhalts sind die Bereiche Thorax und Bewegungsapparat, da sie den Großteil der radiologischen Tätigkeit betreffen. Pathologisch-anatomische und pathophysiologische Daten definieren die radiologischen Befunde. Die technischen Einzelheiten werden nur soweit berücksichtigt, als sie für den klinischen Einsatz der Methoden Bedeutung haben. Radiologische Auffassung und Stil des Textes halten sich weitgehend an nordamerikanische Vorbilder. Die meisten Autoren haben ja seinerzeit einen Teil ihrer Ausbildung in Nordamerika und Schweden erhalten.

Die Vorbereitung und Erstellung dieses Werkes zog sich über mehrere Jahre hinweg. Perioden von Unsicherheit waren zu überwinden. Ein dermaßen komprehensiver Text wäre ohne die tatkräftige Unterstützung durch die zahlreichen Autoren nicht zustande gekommen. Diese wurden aufgrund ihres Fachwissens und Interesses an einem bestimmten Aspekt der bildgebenden Diagnostik ausgewählt, ebenso wegen ihrer didaktischen Fähigkeiten und aufgrund des Engagements in der klinisch-radiologischen Forschung. Für ihre zielgerichtete Einmütigkeit und ihre Kreativität in der Abfassung der Beiträge bin ich jedem einzelnen äußerst dankbar.

Besonderer Dank gilt der wissenschaftlichen Sekretärin des Departements Medizinische Radiologie am Universitätsspital Zürich, Frau Antoinette Schumacher, die mit unermüdlichem Einsatz, Kompetenz und Perseveranz die Fertigstellung dieses Werkes erst möglich gemacht hat. Speziell zu danken ist auch der Chefphotographin des Departements Medizinische Radiologie, Frau Susanne Hess, und ihren Mitarbeiterinnen für die hervorragende Arbeit in der Herstellung der Abbildungen. Frau Dr. R. A. Huch Böni hat durch enormen fachkundigen Einsatz die redaktionelle Bearbeitung des Lehrbuchs wesentlich erleichtert. Dem Verlag Hans Huber sei die Bereitschaft zur Publikation des Lehrbuchs sowie die ausgezeichnete Ausführung des Buchwerks verdankt. Insbesondere ist die sehr bemerkenswerte stete Unterstützung durch den Lektor Dr. Klaus Reinhardt hervorzuheben, der mit großem Sachverstand die sprachliche und strukturelle Kohärenz der einzelnen Beiträge erreichen konnte. Sein Optimismus und positives Denken waren von großem Wert.

Die Herausgabe dieses Lehrbuchs bietet die einzigartige Gelegenheit, den aktuellen Stand der Radiologie in der Schweiz in einer Gesamtschau darzustellen sowie zahlreiche fachkundige Kollegen – meist heutige und frühere Mitarbeiter – in einem Team zu vereinen. Für den Herausgeber war es ein besonderes Erlebnis, bei der Durchsicht der einzelnen Beiträge teilweise vergessene Fakten wiederzuentdecken und neue Beobachtungen kennenzulernen.

Das Lehrbuch der Radiologie und Nuklearmedizin ist ein grundlegender Text, dessen Inhalt einen umfassenden Einblick in die Bedeutung der bildgebenden Diagnostik zur Optimierung der medizinischen Betreuung der Kranken und Verletzten vermitteln soll.

W. A. Fuchs   Zürich, Herbst 1995

Prof. Dr. Walter A. Fuchs ist unmittelbar nach Beendigung seiner Arbeit an dem vorliegenden Buch, am 6. November 1995, überraschend verstorben. Seine Mitautoren und der Verlag trauern um ihn als einen hervorragenden Lehrer, geschätzten Kollegen und außergewöhnlichen Autor. Wir bedauern zutiefst, daß wir ihm das Endprodukt der gemeinsamen Arbeit nicht mehr überreichen konnten, und betrachten es als eine Ehre, sein Vermächtnis in Form dieses Buches weiterzutragen.

Autorenverzeichnis

PD Dr. med. Christoph Becker
Hôpital Cantonal Universitaire de Genève,
Département de radiologie, Division de
radiodiagnostic, CH-1206 Genève

Prof. Dr. med. Walter Bessler
Rosentalstraße 81, CH-8400 Winterthur

Prof. Dr. med. Walter Brühlmann
Stadtspital Triemli, Institut für Röntgendiagnostik,
Birmensdorferstraße 497, CH-8063 Zürich

Prof. Dr. med. Walter A. Fuchs †

Dr. med. Jean Garcia, Privat-docent
Hôpital Cantonal Universitaire de Genève,
Département de radiologie, Division de
radiodiagnostic, CH-1206 Genève

Dr. med. Markus Hauser
Universitätsspital, Departement Medizinische
Radiologie, Institut für Diagostische Radiologie,
CH-8091 Zürich

PD Dr. med. Jürg Hodler
Universitäts-Klinik Balgrist, Abteilung Radiologie,
Forchstraße 340, CH-8008 Zürich

Dr. med. Vinzenz Im Hof
Universitäts-Klinik Inselspital, Departement Innere
Medizin, Abteilung Pneumonologie, CH-3010 Bern

Prof. Dr. med. Rolf Jenni
Universitätsspital, Departement Innere Medizin,
Abteilung Kardiologie, CH-8091 Zürich

PD Dr. med. Gabriel Krestin
Universitätsspital, Departement Medizinische
Radiologie, Institut für Diagnostische Radiologie,
CH-8091 Zürich

Prof. Dr. med. Borut Marincek
Institut für Radiologie und Nuklearmedizin
Kantonsspital Zug, CH-6300 Zug

Prof. Dr. med. Rainer Otto
Kantonsspital, Institut für Röntgendiagnostik und
Nuklearmedizin, CH-5404 Baden

Prof. Dr. med. Peter Probst
Bürgerspital, Institut für Medizinische Radiologie,
CH-4500 Solothurn

Prof. Dr. med. et rer. nat. Gustav K. von Schulthess
Universitätsspital, Departement Medizinische
Radiologie, Klinik und Poliklinik für
Nuklearmedizin, CH-8091 Zürich

Prof. Dr. med. François Terrier
Hôpital Cantonal Universitaire de Genève,
Département de radiologie, Division de
radiodiagnostic, CH-1206 Genève

Dr. med. Heinz Tschäppeler
Universitäts-Klinik Inselspital, Abteilung
Röntgendiagnostik Kinderklinik, CH-3010 Bern

Prof. Dr. med. Anton Valavanis
Universitätsspital, Departement Medizinische
Radiologie, Institut für Neuroradiologie,
CH-8091 Zürich

Prof. Dr. med. Peter Vock
Universitäts-Klinik Inselspital, Institut für
Diagnostische Radiologie, CH-3010 Bern

PD Dr. med. Ulrich Willi
Kinderspital, Abteilung Radiologie,
Steinwiesstraße 75, CH-8032 Zürich

PD Dr. med. Wolfgang Zaunbauer
Kantonsspital, Institut für Radiologie,
CH-9007 St. Gallen

Prof. Dr. med. Christoph Zollikofer
Kantonsspital, Radiologisches Institut,
CH-8400 Winterthur

1. Physikalisch-technische Grundlagen

Strahlenphysik

G. K. von Schulthess

Strahlen und Wellen

Bildgebende Methoden verwenden *elektromagneti-sche Wellen* oder *Schallwellen* als Medium, die sozusagen ein Fenster zum Körperinneren eröffnen: Bilder der inneren Strukturen des Körpers entstehen. Röntgenologische und nuklearmedizinische Verfahren verwenden elektromagnetische Wellen mit Wellenlängen im Bereich von 10^{-10} m, die Kernspintomographie Radiowellen von 1 bis 10 m Wellenlänge, während die Sonographie Schallwellen benützt, d. h. Dichtewellen der Materie. Alle diese Verfahren haben gemeinsam, daß sie Wellen verwenden, die durch den menschlichen Körper (und das heißt hier im wesentlichen: durch Wasser) wenig absorbiert werden. So können Bilder aus dem Körperinnern gewonnen werden!

Drei der vier bildgebenden Verfahren verwenden *elektromagnetische Wellen:* räumlich und zeitlich ausgedehnte Schwingungen elektromagnetischer Felder. Elektromagnetische Wellen können beliebige *Wellenlängen* und damit *Frequenzen* (Anzahl Schwingungen pro Sekunde; Einheit Hertz, Hz) aufweisen. Sie bewegen sich mit Lichtgeschwindigkeit (etwa 3×10^8 m/s) und es gilt, daß die Wellenlänge λ mal der Frequenz υ gleich dieser Lichtgeschwindigkeit c ist:

$$c = \lambda \upsilon$$

Weiter gilt als Resultat der Quantenmechanik, daß die *Energie* einer Welle (E) gleich dem Produkt des Planckschen Wirkungsquants h (einer Konstante) und der Frequenz υ ist: die Energie einer elektromagnetischen Welle ist also proportional zur Frequenz und gemäß Gleichung 1 umgekehrt proportional zur Wellenlänge:

$$E = h\upsilon = hc/\lambda$$

Hochenergetische Strahlen haben daher eine hohe Frequenz und eine kleine Wellenlänge; das Umgekehrte gilt für niederenergetische Strahlen. Energien, Frequenzen und Wellenlängen der elektromagnetischen Wellen sind in **Tab. 1-1** aufgelistet.
    Die Röntgenstrahlen haben Energien um 10 bis 150 keV, Wellenlängen um 10^{-10} m und Frequenzen um 10^{17} Hz. Die im MRI verwendeten Radiowellen haben Energien im 10^{-7} eV-Bereich, Wellenlängen von einigen m und Frequenzen im Bereich von 10^8 Hz = 100 MHz.

Es zeigt sich, daß ionisierende Strahlen und Radiowellen im ganzen elektromagnetischen Frequenzbereich die einzigen Wellen sind, die im menschlichen Körper wenig absorbiert werden und damit zur Abbildung des Körperinnern geeignet sind. Allerdings hat der enorme Energieunterschied dieser beiden elektromagnetischen Wellen wesentliche Konsequenzen für ihr Verhalten in der Bildgebung. Dies hängt eng mit der *Quantenmechanik* zusammen. So besagt die Quantenmechanik, daß elektromagnetische Wellen sich je nach Situation entweder als *Wellen* oder auch als *Teilchen,* als sogenannte Photonen, verhalten. Die Teilchennatur der elektromagnetischen Strahlung ist vor allem bei den hohen Energien der ionisierenden Strahlen manifest. Jedem Photon entspricht ein kleines Wellenpaket, das mit der Energie E = hυ behaftet ist. Umgekehrt ist es so, daß sich Teilchen auch als Wellen, sogenannte Materiewellen, verhalten können. Diese Verhaltensweise von Wellen als Teilchen und umgekehrt wird als Dualitätsprinzip der Natur bezeichnet. Eine wichtige Manifestation der Teilchennatur von Röntgen- und Gammastrahlung ist ihre ionisierende Wirkung: das ganze Spektrum der Wechselwirkungen ionisierender Strahlung mit Materie läßt sich viel besser verstehen, wenn wir die Welle als

Tab. 1-1: Elektromagnetische Wellen.

Name	Frequenz (Hz)	Wellenlänge (m)	Energie (eV)
Kurz-, Mittel-, Langwellen	$0{,}15-30 \times 10^6$	$10-2000$	$10^{-10}-10^{-8}$
Ultrakurzwellen MRI/MRS	$30-300 \times 10^6$	$1-10$	10^{-7}
Mikrowellen	$1-10 \times 10^9$	$0{,}3-0{,}03$	10^{-5}
Infrarot	10^{13}	$10^{-5}-760 \times 10^{-9}$	10^{-2}
sichtbares Licht	10^{14}	$400-760 \times 10^{-9}$	10^{-1}
Ultraviolett	10^{16}	$10-400 \times 10^{-9}$	$1-10$
Röntgenstrahlen	10^{17}	$0{,}01-10 \times 10^{-9}$	10^4-10^5
Gammastrahlen	10^{18}	-10^{-10}	10^6-

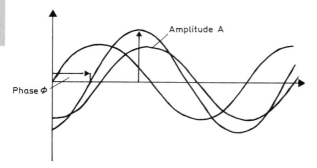

Abb. 1-1: Amplitude und Phase einer Welle. Die Amplitude ist die maximale Auslenkung der Welle, während die Phase die Distanz zwischen Wellennulldurchgang und Ursprung bezeichnet.

Teilchen betrachten. Andererseits können zwei wichtige Eigenschaften von elektromagnetischen Wellen einfacher durch deren Wellennatur verstanden werden. Dies gilt zum einen für die Abbildungstheorie: das Huygensche Abbildungsprinzip (Christiaan Huygens, 1629–1696) besagt, daß die minimalen Lineardimensionen von Objekten, die in einem Bild noch aufgelöst werden können, ungefähr der Wellenlänge der abbildenden Wellen entsprechen.

Eine zweite Eigenschaft, in der sich Röntgen- und Gammastrahlung von den Radiowellen der Kernresonanz unterscheiden und im Rahmen des Wellenbildes verstanden werden, ist die sogenannte *Kohärenz* der Strahlung. Röntgen- und Gammastrahlen sind – so wie sie erzeugt werden – inkohärent. Dies bedeutet, daß die Wellenpakete der einzelnen Photonen nicht in Phase miteinander schwingen (**Abb. 1-1**). Dies ist verständlich, denn die entsprechenden Photonen entstehen rein zufällig (durch die Wechselwirkung der Elektronen mit der Anode bzw. durch den radioaktiven Zerfall). Es steht somit nur die Amplitude von Röntgen- und Gammastrahlen zur Charakterisierung des abgebildeten Körpers, nicht aber deren Phase zur Verfügung. Im Gegensatz dazu erhalten wir bei der Magnetresonanztomographie Amplituden- und Phaseninformation, denn die im Hochfrequenzgenerator erzeugten Radiowellen (-pakete) sind kohärent.

Nicht nur Photonen, sondern auch Teilchen wie Elektronen, Protonen und Neutronen können als Wellen und deshalb als Strahlung aufgefaßt werden. Diese Strahlungen können jedoch entweder wegen zu starker Absorption oder ungeeigneter Detektorsysteme nicht zur Bildgebung verwendet werden. Hingegen finden sie Anwendung in der Strahlentherapie.

Die in der Sonographie verwendeten *Schallwellen* sind keine elektromagnetischen Wellen. Schallwellen sind

Dichteschwankungen der Materie, und in Analogie zu den Photonen werden hier die einzelnen Wellenpakete als Phononen bezeichnet. Wie die Radiowellen des MRI sind die Schallwellen der Sonographie «nichtionisierend», d. h. die einzelnen Phononen können keine Kräfte aufbringen, die Molekül-Bindungen zerreißen können. Da die Schallgeschwindigkeit in Wasser etwa 1000 m/s beträgt und die Frequenz der Ultraschallgeräte im 5 MHz-Bereich liegt, ergibt sich eine Wellenlänge der Schallwellen von etwa 0,2 mm. Gemäß dem Huygensschen Prinzip sind also auch Schallwellen in der Lage, im Menschen relevante Strukturen abzubilden. Je höher die Frequenz der Schallwellen, desto höher ihre Reflexion und Absorption. Damit nimmt die Eindringtiefe und ihre Eignung zur Bildgebung ab. Für verschiedene Körperregionen werden daher verschiedene Wellenlängen verwendet: im Hals 7,5 bis 13 MHz, im Abdomen 3,5 bis 5 MHz.

Die Eignung der verschiedenen Strahlenarten zur Bildgebung ist abhängig von ihrer Eindringtiefe in den Körper und ihren Abbildungseigenschaften. Diese Bedingungen erfüllen die Röntgen- und Gammastrahlen, die Radiowellen im 10 bis 100 MHz-Bereich und die Schallwellen im 3 bis 10 MHz-Bereich. Auf ihnen beruht die moderne medizinische Bildgebung. Um eine Abbildung zu erzeugen, braucht es eine Strahlenquelle, gewebespezifische Wechselwirkungen der Strahlen mit der Materie und Detektoren. Diese zur medizinischen Bildgebung notwendigen Komponenten werden in den nachfolgenden Abschnitten für die einzelnen Verfahren besprochen.

Strahlenarten und Strahlenquellen

Röntgenstrahlung

Die Röntgenstrahlung ist ein Phänomen der *Elektronen der Atomhülle*. Jedes Atom besteht aus einem Kern mit einer bestimmten Anzahl Protonen. Sie sind positiv geladen und bestimmen den «Namen» des Atoms; z. B. ist das Atom mit einem Proton der Wasserstoff, das Atom mit 6 Protonen der Kohlenstoff, das Atom mit 8 Protonen der Sauerstoff und das Atom mit 92 Protonen das Uran. Um den Atomkern herum befindet sich zur Erhaltung der Ladungsneutralität eine entsprechende Anzahl Elektronen. Ist die Zahl von Protonen und Elektronen nicht gleich (z. B. weil Elektronen abgegeben werden), wird ein Atom zum Ion. Die Elektronen sind in verschiedenen *Orbitalen* um den Kern angeordnet, die Orte großer Aufenthaltswahrscheinlichkeit in der Nähe des Atomkerns

Abb. 1-2: Schematischer Aufbau einer Drehanodendiagnostikröhre (aus: Willich et al., Radiologie und Strahlenschutz, Springer, 1988). **(A)** 1 Glühkathode, 2 Drehanode, 3 Kathodenheizung, 4 Rotor der Drehanode, 5 Stator der Drehanode, 6 Öl, 7 Röhrenfenster, 8 Röhrengehäuse, 9 Elektronenstrahl. **(B)** 1 Glühkathode, 2 Drehanode.

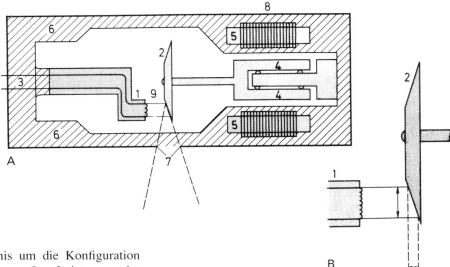

beschreiben. Das Verständnis um die Konfiguration dieser Orbitale ist eine der großen Leistungen der Quantenmechanik. Erst die quantenmechanische Theorie des Atomaufbaus hat eine Zusammenführung der theoretischen Gebäude der Physik und Chemie ermöglicht. Die Orbitale sind durch vier verschiedene «Quantenzahlen» charakterisiert: die Bahnquantenzahl, die Gesamt-Drehimpuls-Quantenzahl, die Quantenzahl der z-Komponente des Drehimpulses und die Spinquantenzahl. Gemäß dem von Wolfgang Pauli (1900–1950, Professor für Physik an der ETH-Zürich und Physik-Nobelpreisträger 1945) entdeckten Ausschlußprinzip kann ein Orbital immer nur von einem Elektron besetzt sein. Die Bahn-Quantenzahlen der Orbitale werden auch mit K, L, M, N usw. bezeichnet. Je näher sich das Elektron am Kern befindet, desto stärker ist es gebunden. Die Energie, die aufgewendet werden muß, um ein kernnahes Elektron wegzureißen, ist groß und bei schweren Atomen im Bereich von 100 keV.

Mit Hilfe der Atomhüllen-Struktur können wir nun auch das Funktionsprinzip der *Röntgenröhre* verstehen. Die Röntgenröhre besteht aus einem evakuierten Behälter, in dem sich eine Glühkathode (negativ geladen) und eine Drehanode (positiv geladen) befinden **(Abb. 1-2)**. Die Glühkathode wird so aufgeheizt, daß die Wärmeenergie dazu ausreicht, einige Elektronen aus dem Metall des Leiters austreten zu lassen (die Wärme liefert hier die Ionisierungsenergie). Die so um die Kathode herum entstehende Elektronenwolke wird mit einer Hochspannung im Kilovolt- (kV-) Bereich auf die Drehanode hin beschleunigt, so daß die einzelnen Elektronen mit Energien im keV- (Kiloelektronenvolt-) Bereich auf die Anode auftreffen (Spannung mal Ladung = Energie). Beim Auftreffen auf die Anode schlagen die Elektronen andere Elektronen aus der Atomhülle des Anodenmaterials (z.B. Wolfram) heraus. Je höher die Kollisionsener

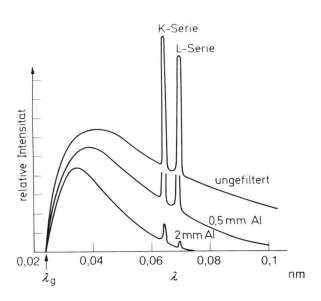

Abb. 1-3: Bremsspektrum einer Röntgenröhre bei Anregung mit 49 keV-Elektronen. Der gezeigte Fall gilt für eine Molybdänanode. Nach Anregung eines Lochs in der K- bzw. L-Schale eines Molybdänatoms entsteht beim Auffüllen dieses Lochs durch Sprung eines Elektrons der gleichen Hülle aus einer der äußeren Schalen die charakteristische Röntgenstrahlung (K-Serie, L-Serie). Die Grenzwellenlänge γ_g (Anoden-cut-off) nach dem Duane-Hunt-Gesetz ist eingezeichnet (aus: Willich et al., Radiologie und Strahlenschutz, Springer, 1988).

gie, um so stärker gebundene Elektronen werden durch Kollisionen herausgeschlagen. Übersteigt die Kollisionsenergie die Bindungsenergie eines Orbitals, können Elektronen aus diesem Orbital herausgeschlagen werden. Es entstehen so Ionen in der Anode, die ein unbesetztes kernnahes Orbital aufweisen. Dieser Zustand wird sofort behoben, indem ein Elektron einer äußeren Schale unter Emission eines Photons das leere Orbital besetzt, oder ein anderes Schalenelektron die kinetische Energie aufnimmt und als sog. Auger-Elektron emittiert wird. Das emittierte Photon hat ebenfalls eine Energie im keV-Bereich, ein *Röntgenstrahl* ist entstanden. Das Spektrum enthält damit «Kanten» bei bestimmten Frequenzen (**Abb. 1-3**). Diese Kantenstruktur ist eine Folge davon, daß Elektronen aus kernnäheren Orbitalen herausgelöst werden können, wenn die Anodenspannung einen bestimmten Wert übersteigt. Daneben entsteht beim Auftreffen geladener Teilchen auf Materie elektromagnetische Strahlung, die als *Bremsstrahlung* bezeichnet wird. Sie enthält viele Frequenzen und ist eine Folge der Wechselwirkung geladener Teilchen. Die beim Auffüllen der «Elektronenlücken» entstehenden Röntgenstrahlen und die Bremsstrahlung werden aus der Röhre ausgeblendet und stehen zur Bildgebung zur Verfügung.

Zwei technische Details sind zum Verständnis des Funktionsprinzips der Röntgenröhre noch wichtig. Mit dem *Heizstrom* der Glühkathode kann die Dichte der Elektronenwolke bestimmt werden. Treten viele Elektronen pro Zeiteinheit aus der Kathode aus, fließt ein großer Strom. Die Anzahl Röntgenstrahlen pro Zeiteinheit wird groß. Die *Dreh-Anode* ist eine rasch drehende Scheibe, wie der Name besagt. Diese Drehkonfiguration ist notwendig, um die durch den Aufprall der Elektronen entstehende enorme Wärme besser abführen zu können und so nicht einen einzelnen Fokuspunkt auf der Anode dauernd zu belasten.

Radioaktive Strahlung

In der Nuklearmedizin werden *Gammastrahlen* verwendet. Sie haben ähnliche Energien wie die Röntgenstrahlen, entstehen jedoch als Folge eines *Kernprozesses*. Die nuklearmedizinischen Strahlenquellen sind also die Atomkerne. Diese bestehen aus den positiv geladenen *Protonen* und den ungeladenen *Neutronen*. Die Kernkräfte zwischen Protonen und Neutronen sind so groß, daß sie die enormen elektrostatischen Abstoßungskräfte zwischen den Protonen zu kompensieren vermögen. So sind verschiedene Protonen-Neutronen-Kombinationen stabil. Wie oben besprochen, bestimmt die Anzahl Protonen den Atomtyp. Die Zahl der Neutronen, die notwendig ist, um

einen Kern stabil zu machen, ist für leichte Atome bis zur Ordnungszahl etwa gleich groß wie die Protonenzahl; bei schweren Elementen braucht es relativ mehr Neutronen: diese Zahl kann etwas variieren. Atome mit identischer Ladungszahl, aber verschiedener Neutronenzahl werden *Isotope* genannt. Wir unterscheiden zwischen stabilen und radioaktiven Isotopen. Radioaktive Isotopen sind Atome, deren Verhältnis von Protonen zu Neutronen ungünstig ist; durch einen Kernzerfallsprozeß wandelt sich das radioaktive in ein stabiles Atom um.

Atome können auf verschiedene Arten zerfallen. Man unterscheidet zwischen Alpha-(α), Beta-(β), Gamma-(γ) Zerfall und Elektroneneinfang (EC). Beim α-Zerfall sendet der instabile Kern einen Helium-Kern aus (2 Protonen und 2 Neutronen).

Der β-Zerfall kennt zwei Typen. Beim β^--Zerfall wandelt sich ein Neutron (n) in ein Proton (p) und ein Elektron (β^-) um:

$$n \rightarrow p + \beta^-$$

Diese Reaktion findet dann statt, wenn ein Überschuß an Neutronen im Kern vorhanden ist. Beim β^+-Zerfall wandelt sich ein Proton in ein Neutron und ein Positron (β^+) um, wobei das Positron ein positiv geladenes Elektron und damit ein Teilchen der Antimaterie ist. Solche Isotopen werden als Positronenstrahler bezeichnet:

$$p \rightarrow n + \beta^+$$

Diese Reaktion läuft ab, wenn ein Kern einen Überschuß an Protonen hat. Als Beispiel möge der Kohlenstoff mit 6 Protonen dienen. C-12 und C-13 sind stabil, C-11 ist ein Positronenstrahler und C-14 ein Elektronenstrahler (Tabelle 1-2).

Als Konkurrenzreaktion kann ein Kern ein Hüllenelektron im Rahmen eines *Elektroneneinfangs* (EC) absorbieren:

$$p + e^- \rightarrow n$$

(Auch wenn β^- bzw. e^- beides Elektronen sind, bezeichnet β^- bzw. e^-, daß das Elektron aus dem Kern bzw. der Elektronenhülle stammt.) Beispielsweise zerfällt das Isotop Jod-123 mit einem Elektroneneinfang (Tabelle 1-2), wogegen Jod-131 einen β^-/γ-Zerfall zeigt. Das Resultat eines Elektroneneinfangs ist ein Röntgenstrahl, der dadurch entsteht, daß ein Elektron aus einem höheren Energieniveau in das durch den Elektroneneinfang entstandene freie tiefere Energieniveau fällt.

Durch den γ-*Zerfall* zerfällt das wichtigste Isotop in

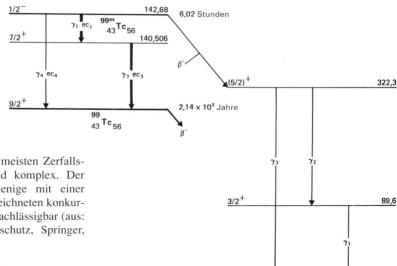

Abb. 1-4: Zerfallsschema für ^{99m}Tc. Die meisten Zerfalls-schemata von radioaktiven Isotopen sind komplex. Der wesentliche Zerfall von ^{99m}Tc ist derjenige mit einer Zerfallsenergie von 140,5 keV. Die eingezeichneten konkurrierenden Zerfälle sind mengenmäßig vernachlässigbar (aus: Willich et al., Radiologie und Strahlenschutz, Springer, 1988).

der Nuklearmedizin, das Technetium-Isotop Tc-99m **(Abb. 1-4)**. Dieses Nuklid entsteht aus dem Molyb-dän-Isotop ^{99}Mo. Der Zerfall von Molybdän in Tech-netium führt vorerst zu einem «angeregten», d. h. hochenergetischen Zustand des Tc-Kerns. Der Grund-zustand des Tc wird unter Aussendung eines Gamma-strahles von 140 keV erreicht, d. h. es findet die Reak-tion:

$$^{99m}\text{Tc} \rightarrow \ ^{99}\text{Tc} + \gamma \ (140 \text{ keV})$$

statt (m steht für metastabil). Es sei angemerkt, daß das Technetium-Atom das einzige Element mit relativ kleiner Kernladungszahl (43 Protonen) ist, das keine stabilen Isotope besitzt.

Bei der Applikation von Radionukliden ist die Bestrahlung einerseits durch die *physikalische Halb-wertszeit* des Nuklids $T_{1/2phys}$, andererseits durch die *biologische Halbwertszeit* $T_{1/2biol}$ der Elimination der radioaktiven Substanz bestimmt. Für den radioaktiven Zerfall gilt das Zerfallsgesetz:

$$A/A_o = \exp \ (-t \ln 2 / T_{1/2phys})$$

Das Verhältnis der Aktivität A zum Zeitpunkt t zu der-jenigen zum Zeitpunkt 0 gehorcht einem Exponential-gesetz, dessen Zeitkonstante die Halbwertszeit $T_{1/2phys}$ ist; $T_{1/2phys}$ ist diejenige Zeit in der die Anzahl der radioaktiven Atome auf die Hälfte abgenommen hat. Analog kann die metabolische Elimination einer Sub-stanz aus dem Körper mit derselben Gleichung und der biologischen Halbwertszeit $T_{1/2biol}$ charakterisiert

werden. Die *effektive Halbwertszeit* $T_{1/2eff}$, die angibt, wie lange eine radioaktive Substanz im Körper strah-lenwirksam ist, ist immer kleiner als die kleinere der beiden $T_{1/2phys}$ und $T_{1/2biol}$, und errechnet sich aus die-sen zu

$$1 / T_{1/2eff} = 1 / T_{1/2phys} + 1 / T_{1/2biol}$$

Ein Strahler der Nuklearmedizin ist damit bezüglich der Strahlenbelastung optimal, wenn die effektive, nicht die physikalische Halbwertszeit möglichst klein ist. Beispielsweise ist ^{137}Cs gefährlich, weil es eine physikalische Halbwertszeit von etwa 37 Jahren hat und die biologische Halbwertszeit ebenfalls lang ist. Hingegen hat das in der Lungenventilationsdiagnostik verwendete ^{127}Xe eine physikalische Halbwertszeit von etwa 30 Tagen. Weil es aber nach der Untersu-chung sofort abgeatmet wird, ist die biologische und damit die effektive Halbwertszeit praktisch gleich der Untersuchungszeit. Die Reduktion der Aufenthalts-dauer im Bereich eines Strahlers ist eine der drei wichtigen Maßnahmen des *Strahlenschutzes (Aufent-haltsdauer, Abstand, Abschirmung)*.

Als die *Aktivität* (A) bezeichnet man die Anzahl der radioaktiven Zerfälle einer Quelle pro Zeiteinheit. Sie wird in Curie (Ci) (Pierre und Marie Curie, Entdecker der radioaktiven Elemente Polonium; P. Curie Nobel-preis in Physik 1903, M. Sklodowska-Curie Nobel-preis in Physik 1903 und Chemie 1911) oder in Bec-querel (Bq) (A. Becquerel, Entdecker der radioaktiven Strahlung des Uran, Nobelpreis 1903 gemeinsam mit den Curies) gemessen. Ein Bq entspricht einem radioaktiven Zerfall pro Sekunde (1 MBq = 1 Mega Bq = 10^6 Zerfälle pro Sekunde) und es gilt: 1 Ci = 37×10^9 Bq.

Betrachtet man eine Punktquelle, so nimmt offenbar die Aktivität pro Flächeneinheit mit der Distanz von der Punktquelle ab. Da die Strahlung radioaktiver Zerfälle und damit Energie im Raum weder entstehen kann noch vernichtet wird (Energieerhaltungssatz!), muß die Aktivität pro Flächeneinheit I so von der Distanz der Quelle abhängen, daß die über eine um die Strahlenquelle gelegte Kugelschale summierte Aktivität konstant bleibt. Da die Kugelfläche einer Kugel mit Radius R gleich $4\pi R^2$ ist, gilt dann

$$I \, 4\pi R^2 = A = \text{konstant},$$

d. h. die Aktivität pro Flächeneinheit variiert mit $1/R^2$. Dies ist das sogenannte *Abstandsquadratgesetz,* und die Einhaltung eines ausreichenden Abstands bildet die zweite wichtige Maßnahme im Strahlenschutz. Wird z. B. eine mit Radioaktivität gefüllte Spritze im Bereich der aktiven Flüssigkeit gehalten, ist zwischen Finger und Strahler lediglich ca. 1 mm Plastik. Hält man die Spritze hingegen weiter hinten, z. B. 1 cm hinter der radioaktiven Flüssigkeit, nimmt die Strahlendosis am Finger um den Faktor $(10\,\text{mm}/1\,\text{mm})^2 = 100$ ab!

Radiowellen

In der *MR-Tomographie* und *Spektroskopie* werden Radiowellen verwendet. Das Funktionsprinzip der «Strahlenquelle» ist folgendes: Ein rasch oszillierender Schwingkreis führt zu einer Wechselspannung in einer Radioantenne. Diese elektrische Wechselspannung führt in der Antenne zum Aussenden einer elektromagnetischen Welle analog zu einem Radiosender, welcher im MR-Gerät angebracht ist. Auf die Physik der Antenne kann hier nicht eingegangen werden.

Schallwellen

Schallwellen in *Ultraschall-Geräten* werden mit dem sogenannten (reziproken) *Piezoeffekt* erzeugt. Dieser Effekt wird bei verschiedenen Festkörpern beobachtet. Wird über einem den Piezoeffekt aufweisenden Kristall eine elektrische Spannung angelegt, deformiert sich der Kristall mechanisch. Ein Piezokristall ist damit ein elektro-mechanischer «Transducer». Bei einer elektrischen Wechselspannung über dem Kristall resultiert eine mechanische Schwingung, die als Schallwelle in den Patienten abgestrahlt wird. Umgekehrt versetzen die vom Körper reflektierten Schallwellen einen Piezokristall im Schallkopf eines Trans

ducers in mechanische Schwingungen, die durch den Piezokristall in eine Spannung umgewandelt werden.

Die heute meist verwendeten Schallköpfe sind sogenannte *Linear-* oder *Sektorscanner,* die ein paralleles oder fächerförmiges zweidimensionales Schallstrahlenbündel erzeugen. Solche Schallstrahlenbündel können entweder durch rotierende Schallwandler oder durch die Anordnung vieler Piezokristalle erzeugt werden. Das ganze Untersuchungsgebiet wird dann etwa 30mal pro Sekunde abgetastet, was zu einem qualitativ hochstehenden Echtzeitbild führt.

Wechselwirkung der Strahlung mit der Materie

In den vorangegangenen Abschnitten wurden die fundamentalen Prozesse beschrieben, mit denen medizinisch anwendbare Strahlen erzeugt werden. Eine Abbildung kommt nur dann zustande, wenn die Strahlen mit den verschiedenen Organen im menschlichen Körper differentiell in Wechselwirkung treten. Die beobachteten Wechselwirkungen hängen von der Strahlenart ab und sollen im folgenden besprochen werden.

Wechselwirkungen von Photonenstrahlung mit Materie

Ionisierende elektromagnetische Strahlung tritt auf vier verschiedene Arten mit Materie in Wechselwirkung. Der erste Typ der Wechselwirkung ist die klassische oder sogenannte *Thompson-Streuung* (J. J. Thompson 1856–1940, Nobelpreisträger für Physik 1906). Diese Streuung entspricht dem klassischen elastischen Stoß, den wir z. B. vom Billard-Spiel her kennen. Hier ist es also sinnvoll, die Teilchennatur der elektromagnetischen Wellen zu betonen. Bei der Thompson-Streuung trifft ein Photon auf ein Hüllenelektron eines Atoms und wird daran gestreut. Es handelt sich um eine «elastische» Streuung, d. h., das Photon ändert nur seine Richtung (also seinen Impuls), nicht aber seine Energie. Durch Thompson-Streuung entstehen Streustrahlen im Körper, die aus dem Strahlengang des Röntgenstrahles oder der Strahlenquelle im Körper ausgeblendet werden; sie reduziert damit die zur Abbildung verfügbaren Strahlen, aber sie wirkt wegen fehlender Energieübertragung nicht ionisierend. Streustrahlen führen zu einer Bildverschlechterung, die heute dank Streustrahlenrastern in den Röntgenfilmkassetten vermieden wird.

Die drei Wechselwirkungsarten hochenergetischer Photonen mit Materie, bei denen es zum Energietransfer kommt, sind der Photoeffekt, der Compton-Effekt und die Paarbildung. Der erste Effekt dominiert bei tiefen Energien (< 100 keV), der zweite bei mittleren (100 – 10 000 keV) und die Paarbildung bei Photonenenergien über 20 MeV. Der *Compton-Effekt* (A. H. Compton, 1892–1962, Nobelpreis für Physik 1927) entspricht einem «inelastischen» Stoß, d. h. ein Teil der Energie wird vom Photon an das gestoßene Elektron übertragen, und ein Photon schwächerer Energie resultiert. Beim *Photoeffekt* (Entdecker P. Lenard, Physik-Nobelpreis 1905; A. Einstein erhielt für seine Arbeiten über Lichtquellen und die Erklärung des photoelektrischen Effekts den Physik-Nobelpreis 1921, und nicht etwa für die Relativitätstheorie) überträgt das Photon seine ganze Energie auf ein Hüllenelektron, welches dadurch aus der Atomhülle geschleudert wird. Bei der *Paarbildung* entsteht in der Nähe eines Atomkerns – der wie ein «Katalysator» wirkt (er ist nötig, um die Impulserhaltung zu gewährleisten) – ein Elektron-Positron-Paar (s. o.). Diese Umwandlung von Strahlungsenergie in Materie gehorcht der berühmten Einsteinschen Formel: $E = mc^2$, welche die fundamentale Erkenntnis enthält, daß Masse eine Form von Energie ist. Im Fall der Paarerzeugung muß die Photonenenergie E gleich der Lichtgeschwindigkeit im Quadrat c^2 mal der Summe der Elektronenmasse m_e und der Positronenmasse m_p sein. Für Elektron und Positron ist das Produkt mc^2 je 511 keV, ein Paar kann also nur entstehen, wenn die Photonenenergie 1,022 MeV übersteigt.

Insgesamt führen die Wechselwirkungen zwischen den hochenergetischen Photonen und der Materie zu einer Abschwächung, die proportional zur Strahlungsintensität I und dem totalen *Schwächungskoeffizienten* μ ist (Materialkonstante, die energieabhängig ist). Die Strahlenintensität I hinter einem Absorber mit Dicke x ist dann durch das Schwächungsgesetz gegeben:

$$I = I_o e^{-\mu x}$$

wobei I_o eine monoenergetische Photonenstrahlung ist. Diese wichtige Formel besagt, daß die Strahlung exponentiell mit der Dicke eines Absorbers abnimmt. Stellt man sich die Strahlung I zusammengesetzt aus vielen Photonen vor, ist $e^{-\mu x}$ die Absorptionswahrscheinlichkeit. Analog zur Halbwertszeit spricht man von einer Halbwertsschicht $X_{1/2}$ ($X_{1/2} = \ln2/\mu$).

Dieses Gesetz bildet die Basis für die Röntgenbildgebung überhaupt: verschiedene Gewebe sind durch verschiedene Schwächungskoeffizienten μ charakterisiert. Der Schwächungskoeffizient hängt von der Kernladungszahl und der Dichte des durchstrahlten Materials sowie der Photonenenergie ab.

Bei der Röntgen-Computertomographie wird die gesamte Schwächung jedes Strahls entlang seines Weges gemessen: I_o ist bekannt und I wird gemessen. Die Absorptionswahrscheinlichkeiten einzelner Volumenelemente mit Kantenlänge d sind so, daß der Strahl durch das erste Volumenelement auf $I_1 = I_o e^{\mu_1 d}$ geschwächt wird. Entsprechend ist I_2 gleich $I_1 e^{-\mu_2 d} = I_o e^{-(\mu_1 + \mu_2)d}$ usw. I ist dann

$$I = I_o e^{-(\mu_1 + \mu_2 + \ldots + \mu_n)d}$$

Offenbar braucht es zur Erstellung eines CT-Bildes einen Computeralgorhythmus, der nach vielen verschiedenen unabhängigen Messungen die Schwächungskoeffizienten μ für jedes einzelne Volumenelement eindeutig berechnet. μ wird dann in *Hounsfield-Einheiten* angegeben (G. Hounsfield, geb. 1919, Nobelpreis für Medizin 1979).

Das Schwächungsgesetz bildet auch die Grundlage für die dritte Strahlenschutz-Maßnahme, nämlich die *Abschirmung,* denn eine adäquate Bleischicht zwischen Beobachter und Strahlenquelle schirmt die Strahlung ab.

Wechselwirkung von Korpuskulärstrahlung mit Materie

Unter einer Korpuskulärstrahlung versteht man einen *Strahl von Teilchen*. Geladen und damit direkt ionisierend sind Elektronen (e^-, β^-), Positronen (e^+, β^+) Alphateilchen (α = Heliumkern), ungeladen sind unter anderem Neutronen (n). Teilchenstrahlen werden wegen ihrer starken Wechselwirkungen mit der Materie und ihrer daher kleinen Reichweite nicht zur Bildgebung verwendet. Hingegen sind sie für therapeutische Effekte von großem Interesse, denn Elektronenstrahler wie Jod-131 deponieren ihre Energie im Umkreis von wenigen mm und ihren Entstehungsort. Während Röntgen- und Gammastrahlen eine Halbwertsschicht von einigen cm Wasser haben, braucht es bei Elektronen (und Positronen) lediglich Schichten im mm-Bereich, bei α-Strahlen gar im Submillimeter-Bereich, um die Strahlung ganz zu absorbieren.

Korpuskulärstrahlen sind in der Bildgebung deshalb von Bedeutung, weil sie als Folge der Wechselwirkung von Photonen mit der Materie entstehen, bei der Bildgebung vorwiegend im Rahmen des Photo- und des Compton-Effektes. Die Korpuskulärstrahlen sind hauptsächlich für die Energieabgabe ans Gewebe verantwortlich.

Energieübertragung und Strahlenwirkung

Um die *Strahlendosis* zu berechnen, muß man von der auf die Materie übertragene Energie und der Masse der Materie ausgehen. Überwiegend ist die absorbierte Dosis durch die geladenen Teilchen bestimmt, da auch bei der Wechselwirkung von Photonen mit Materie geladene Sekundärteilchen entstehen. Die Sekundärelektronen (oder andere geladene Teilchen) verlieren ihre Energie, indem sie weitere Elektronen aus den gestoßenen Atomen herauslösen. Da diese Ionisationswirkung nicht nur von der Energie, sondern auch der Zeitdauer ihrer Wirkung abhängt, können langsame geladene Teilchen stärker ionisieren als schnelle Teilchen.

Die Energie, die pro Weglänge an die Materie übertragen wird, nennt man lineares Energieübertragungsvermögen L («linear energy transfer» = LET). Es wird in keV/µm gemessen. Die biologische Wirkung von verschiedenen Strahlenarten hängt wesentlich von L ab. Elektronen, Positronen, γ- und Röntgenstrahlen haben ein L von 3,5 oder weniger, während Neutronen und α-Teilchen ein L von 10 bis über 100 haben.

Je nachdem, ob die mikroskopische Verteilung der übertragenen Energie dicht oder locker ist, muß die Größe L noch mit einem Qualitätsfaktor Q multipliziert werden. Q ist für Elektronen, Positronen sowie γ- und Röntgenstrahlen gleich 1, für Neutronen und schwere Teilchen variiert er zwischen etwa 2 und 20.

Wechselwirkung von Schallwellen mit Materie

Nachdem ein Piezokristall einen kurzen (10^{-6} s) Schallwellenimpuls ausgesendet hat, ist er bis zum nächsten Puls auf Empfang geschaltet. Die in den Körper dringenden Schallwellen verursachen Dichteschwankungen im Gewebe, welche an Gewebebegrenzflächen oder auch an Gewebsinhomogenitäten bis hinunter auf Größen von etwa 10^{-2} bis 10^{-3} cm *reflektiert* werden. Die reflektierten Wellen werden vom Schallkopf empfangen, wobei die zeitliche Staffelung, mit der die reflektierten Wellen empfangen werden, Information über die Distanz des reflektierenden Gewebes vom Schallkopf, und die empfangene Echointensität Information über die Reflexivität des in der entsprechenden Tiefe liegenden Gewebes liefert. Die Aufzeichnung der reflektierten Signale als Bild stellt das «Echomuster» dar. Wird zusätzlich zur Intensität des eintreffenden Echos auch die Frequenz der reflektierten Wellen relativ zur ausgesendeten Welle gemessen, kann via Dopplergleichung die Bewegung der reflektierenden Strukturen (z. B. der fließenden Erythrozyten) gemessen werden.

Strahlenmeßgeräte

Alle Strahlenmeßgeräte zur Messung ionisierender Strahlen detektieren die absorbierte Energie, die durch Ionisierung an die Materie abgegeben wird. Diese Energie verursacht Wärme, Licht, Ionisationsströme und chemische Wirkungen. Im folgenden werden die Funktionsprinzipien von verschiedenen Meßgeräten beschrieben. In Ionisationskammern, Zählrohren und Halbleiterdetektoren werden ionisationserzeugte Stromänderungen gemessen, während Szintillationszähler, Lumineszenz, Thermolumineszenzdetektoren und Speicherfolien Licht abgeben. Filmdosimeter funktionieren auf photochemischer Basis.

Ionisationskammern

Ionisationskammern messen die in der Luft erzeugte *Ionendosis* (s. u.). Dies geschieht z. B., indem ein elektronisch geladener Kondensator durch die entstehenden Ionen langsam entladen wird. Gemessen wird dementsprechend die Ladung des Kondensators. Aus dem gemessenen Wert wird die in irgendeinem Gewebe erzeugte Energie- oder Äquivalentdosis abgeleitet, die von der gleichen Strahlung am gleichen Ort in diesem Gewebe erzeugt wird. Die am häufigsten verwendete Ionisationskammer ist der Stab- oder Füllhalterdosimeter.

Zählrohre

Ein Zählrohr besteht aus einem zentralen elektrisch leitenden Draht und einem leitenden zylinderförmigen Mantel. Ist die elektrische Spannung zwischen Draht und Mantel so hoch, daß jedes im Zählrohrvolumen entstandene Elektron durch die Spannung so beschleunigt wird, daß weitere Ionen entstehen und es zu einer lawinenartigen Entladung kommt, spricht man von einem *Geiger-Müller-Zählrohr*. Um die so entstandene Entladung zu stoppen, muß der Vorgang mittels eines speziellen Zusatzgases im Rohr oder einer elektrischen Schaltung wieder unterdrückt werden. Die Ansprechwahrscheinlichkeit dieser Systeme ist energieabhängig. Bei niedriger angelegter Spannung werden bei gleichem Bauprinzip die Zählrohre als *Proportionalzählrohre* betrieben. Eine lawinenartige Entladung tritt hier nur nahe der zentralen Elektrode auf. Die Meß-Signale sind der Energie des primär eintretenden Teilchens oder Photons – falls dies total absorbiert wird – proportional, es können daher einzelne Ereignisse gemessen werden. Entsprechend werden Zählrohre zur Messung geringer Dosisleistungen oder bei Kontaminationsüberwachungen eingesetzt.

Tab. 1-2: Einige in der Nuklearmedizin wichtige Isotope und ihre kernphysikalische Eigenschaften.

Isotop	Halbwerts-zeit	Zerfalls-prozess	Zerfallsenergie in keV max. β/γ-Energie Röstr, Auger E (Häufigkeit)
^{11}C	20,3 min	β+	β: 970 γ: 2×511
^{14}C	5730 a	β–	β: 156
^{13}N	10,0 min	β+	β: 1200 γ: 2×511
^{15}O	2,05 min	β+	β: 1740 γ: 2×511
^{18}F	110 min	β+	β: 635 γ: 2×511
^{32}P	14,3 d	β–	β: 1710
^{67}Ga	78 h	EC	γ: 93 (40%), 184 (24%) 296 (22%), 388 (7%)
^{82}Rb	75 s	EC (4%), β+ (96%)	β: 3150, γ: 2×511 (92%) 777 (9%)
^{99m}Tc	6,0 h	Inner Transition	γ: 140 (90%)
^{111}In	2,8 d	EC	γ: 173 (89%) 247 (94%)
^{123}J	13,2 h	EC	γ: 159 (83%)
^{125}J	60,0 d	EC	γ: 35 (7%), X:2 32 (136%)
^{131}J	8,07 d	β–, γ	β: 806 (100%), γ: 364 (82%)
^{127}Xe	36,4	EC	γ: 172 (22%) 203 (65%), 375 (20%)
^{133}Xe	5,3 d	β–, γ	β: 346 (100%), γ: 81 (37%)
^{201}Ti	74 h	EC	γ: 167 (12%), X: 68...82 (99,6%)

Szintillationszähler

Szintillationszähler gehören zu der Gruppe der Lumineszenzdetektoren und sind heute die gebräuchlichsten Photonendetektoren; auch die nuklearmedizinische Angerkamera basiert auf ihrem Funktionsprinzip. Dank ihres guten energetischen Auflösungsvermögens können Szintillationsdetektoren zwischen verschiedenen Radionukliden unterscheiden, die ja verschiedene Zerfallsenergien haben (**Tab. 1-2**). Ebenfalls können sie zwischen ungestreuten und gestreuten Photonen unterscheiden, was eine Trennung der direkt einfallenden von den Compton-gestreuten Photonen ermöglicht.

Der schematische Aufbau eines Szintillationszählers ist in **Abb. 1-5** gezeigt. Als Szintillationskristall wird auch in der Angerkamera vorwiegend Na J als Einkristall verwendet. Die durch die im Kristall auftreffenden Photonen erzeugten Sekundärelektronen erzeugen im Kristall Lichtblitze (scintilla = der Funke), die auf die Photokathode eines Photomultipliers gelangen, wo wiederum Elektronen erzeugt werden. Diese letzteren Elektronen werden zwischen mehreren «Dynoden», die jede eine höhere Spannung (100 V-Schritte) aufweisen, beschleunigt und erzeugen eine zunehmende Zahl von Elektronen. Die Gesamtverstärkung des Signals erreicht etwa 10^6, und die am Ausgang des Photomultipliers entstehenden Spannungsänderungen sind der erzeugten Lichtmenge proportional. Für hohe Energien (CT, PET) werden Detektoren mit großer Kernladungszahl benutzt, wie z. B. BiGeO (Bismuth-Germanium-Oxid).

Halbleiterdetektoren

In einem elektrischen Leiter sind die Elektronen frei beweglich, und bei angelegter Spannung kann ein Strom fließen. In einem Isolator gibt es dagegen keine freien Elektronen. In einem Halbleiter gibt es ebenfalls keine freien Elektronen, aber die notwendige

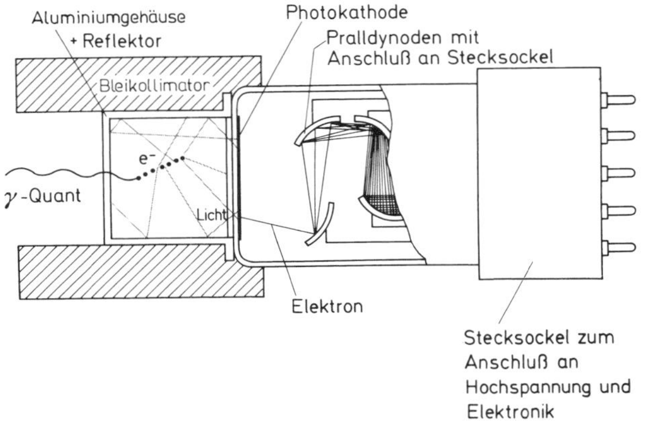

Abb. 1-5: Szintillationszähler, bestehend aus Bleikollimator, NaJ-Szintillationskristall und optisch angekittetem Photomultiplier. Nach Total- oder Teilabsorption der γ-Quants im Kristall erzeugt das Elektron längs seiner Bahn Licht (Szintillation), das an der Photokathode des Multipliers Elektronen freisetzt. Für eines dieser Elektronen wird die Verstärkung durch Beschleunigung zwischen jeweils etwa 100 V gegeneinander positiv vorgespannten Dynoden (Prallelektroden) angedeutet. Der 10^6fach verstärkte Stromstoß wird von einer folgenden Elektronik verstärkt und analysiert (aus: Willich et al, Radiologie und Strahlenschutz, Springer, 1988).

Energie, um Elektronen in leitende Zustände zu bringen, ist viel kleiner (bei den bekanntesten Halbleitern Germanium und Silizium bei 2,9 eV beziehungsweise 3,6 eV). Ein Einzelnes γ- oder Röntgenphoton mit seiner Energie im 100 keV-Bereich erzeugt daher beim Auftreffen auf einen Halbleiter sehr viele solcher Ladungsträger. Entsprechend sind die statistischen Schwankungen der erzeugten Leitungselektronen sehr klein, und die spektrale Auflösung ist viel genauer als bei den Szintillationsdetektoren. Nachteilig gegenüber den Szintillationsdetektoren sind bei Halbleiterdetektoren die Ansprechwahrscheinlichkeiten, da Halbleiter eine viel kleinere Kernladungszahl haben. Häufig verwendet wird CdTe (Cadmium-Tellurid).

Thermolumineszenzdetektoren und Speicherfolien

Die verwendeten Festkörper besitzen unbesetzte metastabile Energieniveaus, die bei Bestrahlung durch angeregte Elektronen aufgefüllt werden. Die in diese metastabilen Zustände gehobenen Elektronen können durch externe Bestrahlung mit Wärme (Infrarot) oder Ultraviolett wieder in den Grundzustand überführt werden und geben dabei eine der absorbierten Energie proportionale Lichtmenge ab. Dieses Prinzip wird auch bei der Anfertigung von Röntgenbildern mit Speicherfolien verwendet.

Filmdosimeter

Hier werden Filme verwendet, die durch die auftreffenden Photonen sensibilisiert werden. Bei der Entwicklung ist die Schwärzung in etwa proportional zur Dosis. Das Funktionsprinzip entspricht dem Belichten eines Röntgenfilms.

Dosisgrößen und Einheiten

Die *Ionendosis* J bezeichnet den Quotient aus der durch Ionisation in der Luft erzeugten Ladung [in Coulomb (C)] und der Masse der Luft (kg). Die früher gebräuchliche Einheit ist das Röntgen R: $1 R = 2,58 \times 10^{-4}$ C/kg. In normaler Zimmerluft der Dichte g = 1,293 g/l entspricht 1 R 2,1 x 10^9 Ionenpaaren/cm³.

Die *Energiedosis* D ist definiert als Quotient aus der auf das Material durch Ionisation übertragenen Energie (gemessen in Joule (J)) und der Masse des Volumens, in dem diese Energie abgegeben wird. Die gebräuchliche Einheit ist das Gray (Gy). Die veraltete Einheit ist das Rad (als Abkürzung für radiation

absorbed dose): 1 Gy = 1 J/kg = 1 Ws/kg; 1 Rad = 0,01 J/kg; 1 Gy = 100 Rad.

Die *Kerma* (kinetic energy released in material) ist der Quotient der aus der Summe der kinetischen Anfangsenergien aller geladenen Teilchen, die von indirekt ionisierender Strahlung (also Photonen und Neutronen) in einem Volumenelement erzeugt werden und der Masse dieses Volumenelementes. Bei ihrer Angabe (in Gy) muß das Bezugsmaterial genannt werden (z. B. Luftkerma K_a, Wasserkerma K_w).

Mit der *Äquivalentdosis* H, Einheit Sievert (Sv) wird eine Größe definiert, die dem verschiedenen biologischen Strahlenrisiko der verschiedenen ionisierenden Strahlenarten Rechnung trägt. Die veraltete Einheit ist das rem (Roentgen equivalent man). Die Äquivalentdosis wird aus der Energiedosis D und einem Bewertungsfaktor q berechnet und ausschließlich für Strahlenschutzzwecke verwendet: H = q × D; 1 Sv = 1 J/kg; 1 rem = 0,01 J/kg; 1 Sv = 100 rem. Im Bewertungsfaktor q sind der Qualitätsfaktor Q und alle anderen modifizierenden Faktoren enthalten, wie z. B. der Einfluß von Energiedosisleistung und Fraktionierung. q wird von der Internationalen Strahlenschutzkommission ICRP verabredet und festgelegt. Die Werte für q sind für Elektronen, Positronen, γ- und Röntgenstrahlen 1, für Neutronen und schwerere Teilchen (z. B. α) zwischen 2 und 20.

Die *Integraldosis* E ist die gesamte von einer Masse M absorbierte Energie gemessen in J oder Ws. Durch Umkehrung der Definitionsgleichung für D = E/M erhält man E = D + M. Bei gleicher Energiedosis D ist also bei einem größeren bestrahlten Körpervolumen das Strahlenrisiko höher. So ist eine unbedingt zu beachtende Strahlenschutzmaßnahme das Einblenden bei Röntgenaufnahmen, das nicht nur eine Reduktion des bestrahlten Körperteils, sondern auch eine Reduktion der Streustrahlung hervorruft. Es ist offensichtlich, daß die genaue Feldbegrenzung in der Radiotherapie noch wichtiger ist.

Dosisleistungen sind definiert als die Ionen-, Energie- oder Äquivalentdosis pro Zeiteinheit. Entsprechend sind dann die Einheiten z. B. Gy/min, mSv/a oder μSv/h.

Weiterführende Literatur

Willich E., Georgi P., Kuttig H., Wenz W. (Hrsg.): Radiologie und Strahlenschutz, Berlin, Heidelberg, New York, Springer 1988, 4. Auflage.

Röntgen

W. A. Fuchs

Aufbau einer diagnostischen Röntgenanlage

Eine diagnostische Röntgenanlage setzt sich zusammen aus Röntgenröhre, Röntgengenerator, Transformator, Hochspannungsgleichrichter, Schalteinrichtung, Belichtungsautomatik und Untersuchungsgerät.

Röntgenröhre

Die Röntgenröhre ist ein Glaszylinder, in dem Hochvakuum herrscht, mit Kathode und Anode (Bremskörper) (**Abb. 1-6**). Die *Kathode* besteht aus einem spiralförmigen Glühfaden aus Wolfram. Durch Aufheizen des Glühdrahtes auf über 2000° C treten Elektronen aus der Materie aus. Durch Anlegen einer Hochspannung zwischen Kathode und Anode werden die Elektronen beschleunigt. Die emittierten Elektronen werden im elektrischen Feld zwischen Kathode und Anode gerichtet und auf die Anode konzentriert. Auf der Anode prallen die Elektronen auf, wodurch Röntgenstrahlung entsteht (s. S. 25).

Die Schnittfläche des Elektronenstrahlenbündels mit der Anodenoberfläche wird als *elektronischer Brennfleck* bezeichnet. Der Focus ist der Mittelpunkt des elektronischen Brennflecks. Der *optische Brennfleck* ist die rechtwinklige Parallelprojektion des elektronischen Brennflecks auf eine zum Zentralstrahl senkrechte Ebene (**Abb. 1-7**). Die Größe des elektronischen Brennflecks ist durch die Neigung der Anodenfläche bestimmt. Je kleiner der Anodenwinkel gewählt wird, desto größer ist der Abfall der Dosisleistung an der Anodenseite des Nutzstrahlenbündels (**Abb. 1-8**). Dieses Phänomen wird als Heel-Effekt bezeichnet. Der *Zentralstrahl* ist der vom Focus ausgehende, durch die Mitte des Strahlenaustrittsfensters der Röhre verlaufende Strahl. Das *Nutzstrahlenbündel* ist die Gesamtheit aller direkt vom elektronischen Brennfleck ausgehenden Strahlen innerhalb des Bereichs, der durch das Blendensystem begrenzt wird.

Die gesamte Strahlung außerhalb des Nutzstrahls wird als *Störstrahlung* bezeichnet. Extrafokale Strahlung besteht aus Streustrahlung, die in der Röhre, im Röhrengehäuse oder in der Tiefenblende entsteht; ferner aus Stielstrahlung, die dadurch zustande kommt, daß Elektronen, die am Brennfleck reflektiert werden, durch das zwischen Kathode und Anode bestehende

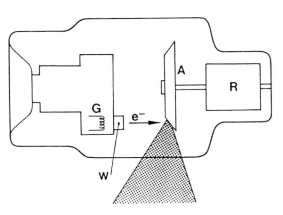

Abb. 1-6: Röntgenröhre. Drehanode (A), Wehnelt-Zylinder (W), Glühfaden (G), Rotor zur Drehung der Anode (R) (nach Felix und Ramm).

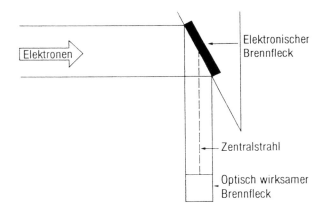

Abb. 1-7: Optischer Brennfleck. Rechtwinklige Projektion des elektronischen Brennflecks (nach Laubenberger).

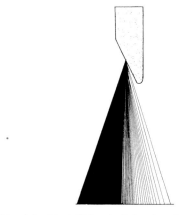

Abb. 1-8: Heeleffekt. Auf der Anodenseite des Strahlenkegels fällt die Dosisleistung ab (nach Laubenberger).

elektrische Feld wieder zur Anode zurückgelenkt werden. Die Energie der Stielstrahlung ist fast so groß wie die der Bremsstrahlung (s. S. 26). Der größte Teil der extrafokalen Strahlung wird durch das Röhrengehäuse und die Tiefenblende weitgehend absorbiert; trotzdem führt sie zur Schwärzung des Röntgenfilms außerhalb der Einblendung.

Die Elektronen werden bei einer Röhrenspannung von 100 kV mit einer Geschwindigkeit von etwa 165000 km/sec auf die Anode geschleudert, wodurch eine hohe *thermische Belastung* entsteht. Der Prozentsatz an aufgewandter Elektronenenergie (Wirkungsgrad), die in Röntgenstrahlung umgesetzt wird, beträgt für Wolfram bei 100 kV Röhrenspannung nur 1%. Nur ein Zehntel der entstandenen Strahlen gelangen dabei in das Nutzstrahlenbündel. Der Rest der Strahlung wird im Röhrenschutzgehäuse absorbiert. 99% der Energie wird als Wärme frei, wodurch die Anode an der Oberfläche bis zum Glühen erhitzt wird. Die Wärme wird an das die Röhre umgebende Öl abgegeben und über das Röhrengehäuse abgestrahlt.

In der Röntgendiagnostik kommen fast ausschließlich Röhren mit rotierenden Anoden zur Anwendung. Röhren mit feststehender Anode werden für Dentalgeräte und in der Strahlentherapie verwendet. *Drehanodenröhren* (**Abb. 1-9**) erreichen hohe Leistungen bei kurzer Belichtungszeit und kleinem Brennfleck. Bei Rotation der Anode belasten die aufprallenden Elektronen nicht einen einzigen Brennfleck, sondern eine Brennfleckbahn. Die entstehende Wärmeenergie wird dadurch verteilt. Die Tourenzahl der Anoden liegt zwischen 3000 und 20000 pro Minute. Die meisten Diagnostikröhren sind Doppelfokusröhren mit zwei Brennflecken von unterschiedlicher Größe. Entsprechend werden an der Anode zwei Glühdrähte unterschiedlicher Größe eingesetzt. Der größere Brennfleck (1,6–2 mm) ist stärker belastbar, weist jedoch eine größere geometrische Unschärfe auf. Der kleinere Brennfleck (0,3–0,6–1,0 mm) erzeugt Aufnahmen mit kleinerer geometrischer Unschärfe, ist jedoch weniger belastbar. Moderne Röntgenröhren haben Verbundteller, bei denen auf der Brennfleckseite eine dünne Wolfram (90%)-Rhenium (10%)-Legierung auf einen dickeren Molybdänteller aufgetragen ist. Die Vorzüge der Verbundanode sind schnelle Ableitung der Wärme von der Brennfleckbahn auf den ganzen Anodenteller, große Wärmekapazität, hohe Abstrahlung an die Umgebung, große Leistung der Röhre und lange Lebensdauer.

Röntgenröhren sind durch die *Brennfleckbelastbarkeit* charakterisiert, die in Kilowatt angegeben wird und die sich bei Drehanodenröhren auf 0,1 Sekunden Belastungszeit bezieht. Die Leistung in Kilowatt errechnet sich aus dem Produkt der Röhrenspannung

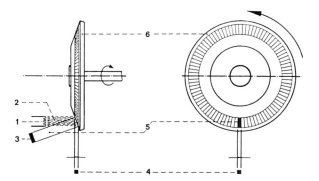

Abb. 1-9: Drehanode. Seitenansicht (links) und Aufsicht (rechts). 1 Glühkathode, 2 Elektronenstrahl, 3 thermischer Brennfleck (Brennfleckbahn), 4 optisch wirksamer Brennfleck, 5 elektronischer Brennfleck, 6 Anodenteller (nach Laubenberger).

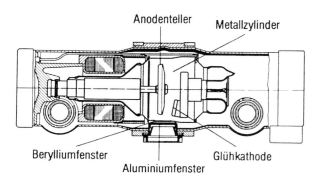

Abb. 1-10: Röntgenröhre und Röhrengehäuse (nach Laubenberger).

und der Stromstärke. Die obere Schicht der Anode wird auf rund 1000° C erhitzt, das darunterliegende Material wird nur relativ gering erwärmt. Die erhitzte Oberfläche dehnt sich aus, während die damit fest verbundene nicht erwärmte Unterlage sich kaum ausdehnen kann. Durch Zug- und Druckspannung entstehen an der Oberfläche der Brennfleckbahn Aufrauhungen und Risse, die durch Absorption der Röntgenstrahlung zu einem Dosisverlust von bis zur Hälfte führen kann. Das Röhrennomogramm definiert die Belastbarkeit der Röhre für jeden Brennfleck. Die Röhrenstromstärke wird als Funktion der Belastungszeit für die einzelnen Spannungsstufen aufgezeichnet.

Die *Glaszylinder* der Röntgenröhren bestehen aus einem Spezialglas, das hohen Druckunterschieden und starken Wärmebelastungen ausgesetzt werden kann. Glas-Metall-Röntgenröhren und Metall-Keramik-Röntgenröhren sind für sehr hohe Belastungen ausgelegt. Bei Aufnahmesystemen mit hoher Bildaufnahmefrequenz werden gittergesteuerte Dreh-Anodenröhren verwendet.

Das *Schutzgehäuse* der Röntgenröhre aus Blei bewirkt die weitgehende Absorption der Strahlung mit Ausnahme der Nutzstrahlung. Das Strahlenaustrittsfenster und die Anordnung von Blenden begrenzen das Nutzstrahlenbündel (**Abb. 1-10**). Da alle Hochspannungsleiter vom geerdeten Röntgenröhrengehäuse umgeben sind, besteht Schutz gegen Stromunfälle. Isolation und Kühlung sind durch den Ölbehälter gegeben. Die Gesamtfilterung der Röntgenröhre setzt sich zusammen aus Eigenfilterung und Zusatzfilter. Die Eigenfilterung einer Röhre mit Tiefenblende ist bedingt durch das Röhrenfenster, die Ölschicht und das Aluminiumfenster des Schutzgehäuses (insgesamt etwa 2,5 mm Aluminium) sowie eine Spiegel- und Plexiglasscheibe von insgesamt 0,3 mm Aluminium-Gleichwert. Zusatzfilter sind zwischen Röhre und Tiefenblenden angebracht.

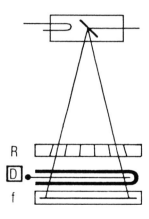

Abb. 1-11: Dosisleistungsmessung. Dosismeßgerät (D) hinter dem Streustrahlenraster (R) und vor dem Röntgenfilm mit Folien (f) (nach Laubenberger).

Röntgengeneratoren

Die Röntgenröhre wird elektrisch versorgt durch den *Heizstromkreis* zur Heizung der Kathode und den *Röhrenstromkreis* zur Erzeugung der Röntgenstrahlen. Ein Transformator erzeugt die Hochspannung für den Röhrenstromkreis und die Niederspannung für den Heizstromkreis. Hochspannungsgleichrichter lassen den Stromfluß nur in einer Richtung passieren. Die Glättung der welligen Spannungskurve erfolgt durch Überlagerung einer großen Zahl von phasenverschobenen Halbwellen und durch glättende Kondensatoren.

Die *Schalteinrichtungen* umfassen Netzschalter, Arbeitsplatz- und Fokuswähler, Schaltplatzwähler, Betriebsschalter und Stufenschalter. Die *Belastungsautomatik* des Generators verhindert eine Überbelastung des jeweils eingeschalteten Röhrenbrennflecks. Moderne Hochleistungsgeneratoren ermöglichen wahlweise die freie oder kombinierte Einstellung der Aufnahmedaten, d.h. der Röhrenspannung, Röhrenstromstärke und Belichtungszeit. Bei Röntgengeneratoren mit fallender Last ist die Röhrenstromkurve dem Belastungsnormogramm des jeweils gewählten Röhrenfokus angepaßt. Damit wird die kürzestmögliche Aufnahmezeit gewählt und die optimale Ausnützung der Röntgenröhre gewährleistet.

Belichtungsautomatik

Zur Automatisierung wird bei der Aufnahme die Dosis mit einem Dosismeßgerät gemessen und die Exposition bei Erreichen des voreingestellten Wertes beendet. Die Meßkammer ist dabei meistens vor der Filmfolienkombination angebracht (**Abb. 1-11**). Eine Dosismessung hinter der Filmkassette wird in der Pädiatrie und bei Mammographien verwendet. Durch Unterteilung der Meßfelder werden Bildzonen ausgewählt, in denen sich die wichtigen Objektbereiche befinden.

Die Abschaltdosis ist meist dreistufig anwählbar. Die Belichtungsautomatik garantiert, daß der Röntgenfilm eine optimale Schwärzung zeigt und Über- und Unterbelichtungen weitgehend vermieden werden können. Die Konstanz der Filmverarbeitung sowie die richtige Bildeinstellung müssen dabei allerdings gewährleistet sein.

Röntgenuntersuchungsgeräte

Die Röntgenröhren werden an *Säulen-* oder *Deckenstativen* befestigt. Das Deckenstativ hat den Vorteil, frei beweglich zu sein. Bodenschienen und Bodenzuleitung entfallen. Liegende Patienten werden auf *Lagerungstischen,* meist mit schwimmender Tischplatte, untersucht. Unter der Tischplatte sind Streustrahlenraster, Belichtungsautomatmeßkammer und das Kassettenblech angebracht. *Wandstative* kommen vor allem für Lungenaufnahmen und Aufnahmen der Wirbelsäule zur Anwendung.

Röntgendurchleuchtungsgeräte bestehen aus einer motorisch aufrichtbaren Lagerungsplatte und dem Zielgerät. Das Zielgerät ist mit einem Rahmen zur Befestigung des Bildverstärkers und der Kassetteneinrichtung versehen. Es ist mit der hinter dem Lagerungstisch befindlichen Röntgenröhre fest verbunden, so daß der Zentralstrahl stets auf die Bildmitte des Bildverstärkers zentriert ist.

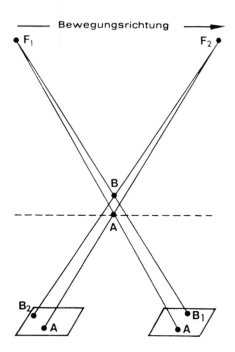

Abb. 1-12: Konventionelle Röntgentomographie. Röntgenröhre und Filmkassette bewegen sich linear in entgegengesetzter Richtung; dadurch wird nur eine bestimmte Ebene (A) scharf abgebildet (nach Felix und Ramm).

Bei der *konventionellen Tomographie* werden Röntgenröhre und Kassette mit dem Film koordiniert gegenläufig bewegt (**Abb. 1-12**). Die Strukturen der gewählten Schichtebene werden konstant auf die gleiche Stelle des Röntgenfilms projiziert; Details außerhalb der Schichtebene werden verwischt. Die Dicke der Schichtebene hängt vom Ausmaß der Bewegung des Systems ab, bei großem Bewegungsausschlag (Schichtwinkel 40°) ist die Schicht dünn (1–2 mm). Bei der *Zonographie* ist der Schichtwinkel von 4° bis 8° klein; die Schichtdicke beträgt zwischen 5 und 10 mm. Die Verwischungsbewegung kann linear oder mehrdimensional sein.

Prinzip der Bildgebung

Schwächung der Röntgenstrahlen

Die *Absorption* der Röntgenstrahlung ist abhängig von der Dicke, der Dichte (spezifisches Gewicht) und der Ordnungszahl (chemische Beschaffenheit) des Objekts sowie der Energie der Röntgenstrahlen.

Absorptionsunterschiede im Körper entstehen durch Strukturen mit unterschiedlicher Dicke, Dichte und

Ordnungszahl. Die aus dem Körper austretenden Intensitätsunterschiede der Strahlung formieren ein virtuelles Strahlenbild oder *Strahlenrelief*, das physikalisch als die ortsabhängige Verteilung der Dosisleistung bezeichnet werden kann. Durch benachbarte Bezirke unterschiedlicher Dosisleistung entsteht ein *Strahlenkontrast,* der benachbarte Bezirke unterschiedlicher Schwärzung, d. h. Schwärzungskontraste entstehen läßt. Beim Durchtritt der Röntgenstrahlung durch einen Körper entsteht Streustrahlung. Sie führt zu einer Zunahme des nicht bildgebenden Grauschleiers und somit zur Verminderung der Schwärzungskontraste und Verschlechterung der Bildqualität.

Strahlengeometrie

Die Richtung der Strahlung sowie die Distanzen zwischen Röhrenfokus, Objektebene und bildgebendem System bestimmen die Strahlengeometrie.

Der Fokus-Film-Abstand bzw. Fokus-Leuchtschirm-Abstand ist die Distanz zwischen Fokus und Bildebene. Der Fokus-Objekt-Abstand bezeichnet den Abstand zwischen dem Fokus und der abzubildenden Körperebene. Der Objekt-Film-Abstand oder Objekt-Leuchtschirm-Abstand ist die Differenz zwischen Fokus-Film-Abstand bzw. Fokus-Leuchtschirm-Abstand und dem Fokus-Objekt-Abstand. Die *Vergrößerung* wird bestimmt durch das Verhältnis von Fokus-Film-Abstand zu Fokus-Objekt-Abstand, d. h. den Vergrößerungsfaktor.

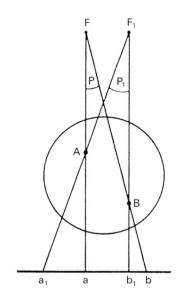

Abb. 1-13: Parallaxe. Eine Verschiebung der Röntgenröhre führt zu einer Änderung des Parallaxewinkels (nach Laubenberger).

Superposition entsteht, wenn sich gleichzeitig zwei oder mehrere unterschiedlich große Objekte auf die Bildebene projizieren. Durch den *Hochkanteffekt* stellen sich nur parallel zum Strahlengang verlaufende dünne Strukturen dar (z. B. Pleuraduplikatur, Knochenfissur).

Die *Parallaxe* ist der Winkel, unter dem zwei Objektpunkte vom Fokus aus gesehen werden (**Abb. 1-13**). Eine Änderung der Parallaxe entsteht, wenn sich der Fokus parallel zur Bildebene bewegt oder sich das Objekt dreht.

Eine *Verzeichnung* entsteht, weil bildferne Anteile stärker vergrößert werden als bildnahe. Mit zunehmendem Abstand von der Bildebene tritt eine vermehrte Verzeichnung der Objekte auf.

Faktoren der Bildqualität

Die Bildqualität hängt von physikalischen und physiologischen Faktoren ab. Die Konfiguration des Übertragungssystems bestimmt die Qualität des übertragenen Bildes. Durch Störquellen hervorgerufene *Störsignale (Rauschen)* verringern die Übertragungskapazität. Rauschen entsteht sowohl durch Film, Folien und Elektronik als auch durch Quanten. Die Erkennbarkeit der Bilddetails hängt ab vom Verhältnis Signal-Störsignal, d. h. vom Signal-Rauschverhältnis.

Wesentliche Faktoren der Bildqualität sind Unschärfe und Kontrast.

Unschärfe

Bewegungsunschärfe entsteht, wenn sich während der Aufnahme Aufnahmesystem oder Objekt bewegen.

Die *geometrische Unschärfe* ist abhängig von der Dimension der Strahlenquelle. Mit zunehmender Größe des Fokus vergrößern sich die Halbschatten. Die geometrische Unschärfe wächst mit der Brennfleckgröße sowie proportional zum Objekt-Film-Abstand. Sie verringert sich mit zunehmendem Fokus-Objekt-Abstand. Details von gleicher Größe oder kleiner als der Brennfleck werden mit zunehmendem Abstand von der Bildebene zunehmend kleiner abgebildet und verschwinden schließlich. Die dem Film abgewandte Seite des Objekts läßt daher weniger Details erkennen.

Die *Materialunschärfe* in einem Film-Foliensystem (s. u.) ist bedingt durch die Körnergröße von Film und Folie, durch die Streueigenschaften und durch die statistische Verteilung der Körner in der Schicht (Körnigkeit). Die Grenze der Darstellbarkeit wird durch die Korngröße in Film und Folie definiert. Folienkristalle sind meistens größer (3–5 μm) als die Silber-

bromkristalle des Films (0,2–1,5 μm). Film-Foliensysteme haben deshalb eine schlechtere Auflösung als folienlose Filme. Bei der Film-Folienkombination wird Licht aus der Vorderfolie bis in die Rückfolie und umgekehrt (cross-over) gestreut, was zu Unschärfe führt. Mit zunehmender Größe der Folienkristalle nimmt zwar der Verstärkungsfaktor der Folie, aber gleichzeitig auch die Folienunschärfe zu.

Kontrast

Strahlenkontrast entsteht durch den Unterschied zweier Strahlungsintensitäten, Schwärzungskontrast durch die Differenz zweier Schwärzungen. Die Wiedergabe des Strahlenkontrastes als Schwärzungskontrast wird bestimmt durch den Kontrastfaktor der abbildenden Film-Folienkombination. Der Strahlenkontrast wird im wesentlichen beeinflußt durch die Absorption, das Quantenrauschen und die Streustrahlung. Die örtliche Verteilung der Strahlenkontraste ergibt ein Strahlenabsorptionsbild, das sogenannte Strahlenrelief. Bei niedriger Aufnahme- oder Durchleuchtungsspannung treten die Strahlenkontraste stärker hervor. Sie verringern sich mit zunehmender Spannung.

Quantenrauschen

Das Strahlenbild wird durch die Quantennatur der Röntgenstrahlen beeinflußt. Die Quanten treffen diskontinuierlich auf die Bildübertragungssysteme. Quantenrauschen, definiert durch die statistische Verteilung der auftreffenden Röntgenquanten, führt zu einer Kornstruktur, die mit zunehmender Empfindlichkeit des bildgebenden Systems verstärkt auftritt.

Verbesserung der Bildqualität durch Abbildungssysteme

Die *Modulationsübertragungsfunktion* definiert die Qualität von optischen Übertragungssystemen. Sie ist ein Maß dafür, wie Kontraste durch optische Übertragungssysteme wiedergegeben werden. Dabei werden radiologische Abbildungen definierter Objektdetails beurteilt. Die meßbaren Abweichungen der Bilddetails von vorgegebenen Objektdetails, definiert durch *Strichraster,* lassen Aussagen über die Qualität des Übertragungssystems zu. Strichraster sind Testplatten mit dünnen Bleifolien und unterschiedlich breit gestanzten Lücken. Ein Linienpaar besteht aus einem Strich und einer Lücke. Die Anzahl der Linienpaare pro mm wird als Ortsfrequenz bezeichnet.

Details müssen eine bestimmte Schwelle im Wahrnehmungsbereich überschreiten, um perzipiert werden zu können. Die *Wahrnehmungsschwelle* ist abhängig von der Größe, vom Kontrast und von der Unschärfe des Objekts. An den Übergangszonen des Kontrasts nimmt das Auge höhere Schwärzungen dunkler und geringere Schwärzungen heller wahr (Mach-Effekt). Beispielsweise können auf Thoraxaufnahmen an Rippenüberkreuzungen Frakturlinien vorgetäuscht werden.

Das Strahlenbild ist durch die *Streustrahlung* überlagert. Diese bewirkt eine Verringerung der Kontraste und damit auch der Detailerkennbarkeit. Der Streustrahlenanteil nimmt mit zunehmender Feldgröße und Objektdicke zu. Folgende Maßnahmen zur Verringerung des Streustrahlenanteils verbessern die Bildqualität:

– Einblenden des Strahlenbündels
– Anwendung von Streustrahlrastern
– Kompression bei Aufnahmen des Abdomens
– Vergrößerung des Objekt-Film-Abstands

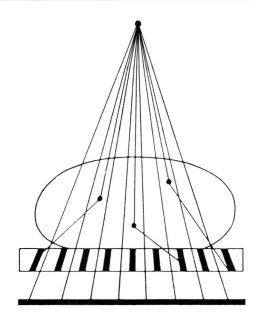

Abb. 1-14: Streustrahlenraster. Ein fokussierter Linienraster absorbiert die Streustrahlung (nach Laubenberger).

Einblenden

Das aus der Röntgenröhre austretende Strahlenbündel soll auf die Dimension des abzubildenden Objekts eingeblendet werden. Die Einblendung ist dann optimal, wenn eine *unbelichtete Randzone* auf dem Film zu sehen ist. Die Einblendung erfolgt durch Tubus oder Tiefenblenden. Bei der Tiefenblende mit Vollfeldlichtvisier sind verstellbare Bleilamellen in gestaffelter Anordnung vor der Röhre angeordnet. Sie ermöglichen die gewünschte Eingrenzung des Strahlenbündels. Moderne Aufnahmesysteme besitzen eine Tiefenblendenautomatik.

Streustrahlenraster

Das wichtigste und wirkungsvollste Mittel zur Verminderung der Streustrahlung ist der Streustrahlenraster **(Abb. 1-14)**. Streustrahlenraster werden zwischen Patient und Film angebracht. Der Effekt des Rasters beruht auf seiner *Richtwirkung,* wobei die unter anderen Winkeln als die Primärstrahlung auftreffende Streustrahlung von den Rasterlamellen weitgehend absorbiert wird. Im Raster sind dünne parallel verlaufende Lamellen angeordnet. Die in Richtung der Lamellen verlaufende Primärstrahlung passiert in hohem Maße den Raster.

Die Anzahl der Absorberlamellen pro cm wird als *Linienzahl* angegeben. In der Regel werden Raster mit 40 Linien verwendet. Das *Schachtverhältnis,* d. h. das Verhältnis der Höhe der Absorberlamellen zur Dicke des Schachtmediums, liegt meistens bei 12.

Die *Selektivität* charakterisiert die Wirksamkeit eines Rasters; sie entspricht dem Prozentverhältnis Primärstrahlendurchlässigkeit zu Streustrahlendurchlässigkeit. Die Primärstrahlendurchlässigkeit beträgt bei den meisten Rastern 60 bis 70 %. Ein Raster ist um so wirksamer, je höher die Selektivität ist. Mit zunehmender Röhrenspannung nimmt die Selektivität eines Rasters ab. Der *Blendenfaktor* wird durch die Beziehung zwischen den Belichtungszeiten von Aufnahmen mit Raster und ohne Raster bei gleichbleibender Spannung definiert. Der Blendenfaktor ist abhängig vom Streustrahlenanteil.

Raster sind feststehend oder beweglich. Parallelraster sind nicht fokussiert. Kreuzraster bestehen aus zwei in rechtem Winkel übereinander gelegenen Linienraster. Beim beweglichen Katapultraster wird die Rasterbewegung automatisch so geregelt, daß sich bei jeder Aufnahmezeit eine optimale Rasterverwischung ergibt.

Die *Rasterfokussierung* auf einen bestimmten Abstand ist notwendig, da die Absorberlamellenneigung mit der Divergenz des Primärstrahlenhebels übereinstimmen muß. Jedes Abweichen vom Fokussierungsabstand *(Defokussierung)* führt zum Dosisabfall der Primärstrahlung in den Bildrandgebieten **(Abb. 1-15 A)**. Die *Dezentrierung* des Rasters bewirkt einen ungleichmäßigen Dosisabfall in der Bildebene **(Abb. 1-15 B)**. Durch diese Fehler erhöht sich die Strahlenbelastung der Patienten.

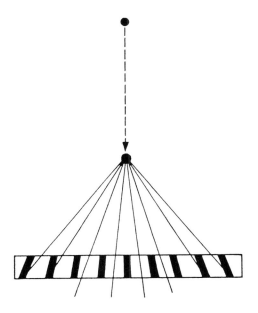

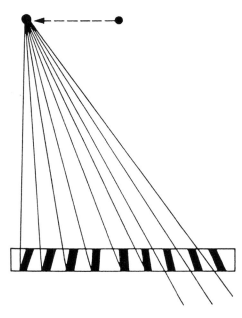

Abb. 1-15: (**A**) Defokussierung durch Reduktion des Abstands zwischen Röntgenröhre und Raster. (**B**) Dezentrierung: Der Zentralstrahl liegt exzentrisch zum Mittelpunkt des Rasters (nach Laubenberger).

Kompression

Die Verringerung der Objektdicke durch *Kompression* führt zur Reduktion des Streustrahlenanteils. Am einfachsten erfolgt die Kompression des Abdomens durch Bauchlage des Patienten.

Röntgenfilme

Röntgenfilme sind bis auf wenige Ausnahmen beidseitig mit einer lichtempfindlichen Schicht versehen. Der Schichtträger besteht aus Polyester oder aus anderem Kunststoff mit ähnlichen Eigenschaften (**Abb. 1-16**). Die lichtempfindliche *Emulsionsschicht* enthält kleine Silberbromidkristalle mit einem Durchmesser von 0,2 bis 1,5 nm. In den Silberbromidkristallen sind die Silber- und die Bromionen in Gitterstruktur angeordnet. Folienfilme (s. u.) sind beiderseits emulsionsbeschichtet. Folienlose Filme sind nur einseitig mit einer dickeren Emulsionsschicht versehen. Die Trägersubstanz der Emulsion ist Gelatine. Das latente Bild entsteht bei der Belichtung in zwei Phasen: In der primären Elektronenphase wird ein Bromion in ein Bromatom und ein Elektron gespalten. In der sekundären Zwischengittersilberionenphase entsteht elementares Silber durch Reduktion. Die nachfolgende Entwicklung dient dazu, das latente Bild sichtbar zu machen. Durch Reduktion von Silber entstehen sichtbare Silberkörner. Die Entwicklung verstärkt das latente Bild um das 1- bis 100-Millionenfache.

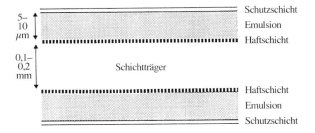

Abb. 1-16: Röntgenfilm (Querschnitt) (nach Felix und Ramm).

Filmentwicklung

Entwicklerlösungen enthalten Reduktionsmittel (Hydrochinon und Phenyton), ferner Alkalisierungsmittel, Beschleunigungsmittel, Oxydationshemmer, Verzögerungsmittel und Antischleiermittel. Bei der Filmentwicklung von Hand wird der Film bei Dunkelkammerbeleuchtung im Filmrahmen eingespannt und für 5 Minuten in den Entwickler mit einer Temperatur von 20° C eingebracht. Da in der Emulsion nach der Entwicklung noch größere Mengen Entwicklungssubstanz zurückbleiben, muß eine Zwischenwässerung von 20 bis 30 Sekunden durchgeführt werden.

Im *Fixierbad* werden die nicht belichteten Silberhalogenide aus der Emulsion gelöst. Dadurch werden die Röntgenbilder haltbar gemacht. Das Fixierbad enthält ein Fixiermittel aus Natrium oder Ammoniumthiosulfat sowie Natriumsulfit als Stabilisierungsmittel. Ein Härter aus Aluminiumsalzen vermindert die Quellung der Emulsion und bewirkt die Härtung der Gelatine. Organische Säuren, meist Essigsäure, als Stabilisatoren neutralisieren den alkalischen Entwickler. Die Fixierlösung dringt in die Emulsion, das Natriumthiosulfat bildet mit den nicht-belichteten Silberhalogeniden leicht lösliche Komplexsalze, die aus der Emulsion in die Lösung diffundieren. Die Temperatur der Fixierlösung entspricht derjenigen der Entwicklerlösung. Die Fixierdauer soll mindestens 10 Minuten betragen. Bei der Endwässerung von mindestens 20 Minuten müssen alle in der Emulsion enthaltenen Chemikalien entfernt werden. Die Temperatur des Wassers kann zwischen 10 und 21° C betragen. Die Filme werden im Warmlufttrockenschrank eingeordnet und getrocknet.

Die Handverarbeitung des Films in der Dunkelkammer ist nicht mehr zeitgemäß. Sie ist durch die *automatische Filmentwicklung* abgelöst worden. Die Entwicklungsmaschine besitzt ein Transportsystem, das den Film mit konstanter Geschwindigkeit durch Entwickler, Fixierbad und den Wassertank hindurchführt. Ein Regeneriersystem hat die Aufgabe, die beim Entwicklungs- und Fixiervorgang verbrauchten Substanzen fortlaufend zu ersetzen.

Zur *Entsorgung* von verbrauchten Lösungen in den Entwicklungsmaschinen müssen die Fixierlösungen entsilbert werden. Fixierlösungen und Entwicklerbäder enthalten Substanzen, die zu empfindlichen Störungen des biologischen Abwasserreinigungsprozesses der Kläranlagen führen. Die anfallenden verbrauchten Lösungen der Entwicklungsmaschinen werden daher in großen Behältern gesammelt und in zentralen Aufbereitungsanlagen entsorgt.

Messung der Filmschwärzung

Die Messung der Filmschwärzung wird mit einem Densitometer durchgeführt. Die Schwärzung ist definiert durch den dekadischen Logarithmus des Verhältnisses der einstrahlenden Lichtstrahlenintensität zur vom Film durchgelassenen Lichtintensität. Die *Schwärzungskurve* des Films zeigt die Beziehung zwischen der am Film wirksamen Dosis und der daraus resultierenden Schwärzung (**Abb. 1-17**). Die Schwärzungskurven setzen sich aus mehreren Abschnitten zusammen. Im Mittelteil verläuft die Kurve nahezu linear mit der Dosis; der Anstiegswinkel des Mittelteils entspricht der Kontrastwiedergabe (der Kontrastfaktor des Films wird durch den Tangens des Anstiegswinkels als Gammawert definiert). Die gekrümmten Kurvenanteile stellen einen Bereich dar, der nicht geeignet ist, da die Strahlenkontraste in zu kleine Schwärzungskontraste umgesetzt werden, die meist nicht mehr wahrnehmbar sind. Durchhang und Schulter der Kurve entsprechen der Unter- bzw. Überbelichtung.

Verstärkerfolien

Röntgenstrahlen regen bestimmte Stoffe zur Lichtemission (Lumineszenz) an. Bei der *Fluoreszenz* erfolgt die Lichtemission nur während der Bestrahlung. Verstärkerfolien und Leuchtschirme werden aus fluoreszierenden Stoffen hergestellt. Verstärkerfolien bestehen aus fluoreszierenden Substanzen wie Kalziumwolframatkristallen oder seltenen Erden. Durch Röntgenstrahlen angeregt, emittieren sie blauviolettes, grünes oder nicht sichtbares UV-Licht. Eine Verstärkerfolie besteht aus einer Karton- oder Plastikunterlage, einer Reflexionsschicht, einer Schicht von Kalziumwolframat und einem Schutzbelag (**Abb. 1-18**). Der Röntgenfilm wird zu etwa 95% durch Fluores-

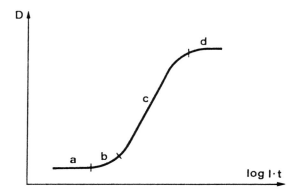

Abb. 1-17: Schwärzungskurve eines Röntgenfilms. a Grundschleier, b Durchhang, c linearer Mittelteil, d Schulter (nach Felix und Ramm).

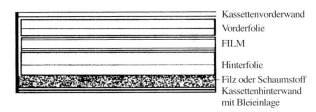

Kassettenvorderwand
Vorderfolie
FILM
Hinterfolie
Filz oder Schaumstoff
Kassettenhinterwand
mit Bleieinlage

Abb. 1-18: Röntgenfilmkassette mit Verstärkerfolien (nach Laubenberger).

zenzlicht der Kalziumwolframatfolie geschwärzt, 5% ist der Anteil der direkten Schwärzung durch die Röntgenstrahlen.

Charakteristische Eigenschaften von Verstärkerfolien sind Verstärkungsfaktor und Unschärfe. Der *Verstärkungsfaktor* wird durch den Dosiswert definiert, der eine bestimmte Schwärzung des Röntgenfilms bewirkt. Aus praktischen Gründen wird der Verstärkungsfaktor der Universalfolie gleich eins gesetzt. Bei einer höher verstärkenden Folie ist zur Erreichung derselben Schwärzung eine geringere Dosis notwendig, der Verstärkungsfaktor der Folie liegt höher als 1. Da sich die Absorption der Röntgenstrahlen in den Folien mit unterschiedlicher Strahlenenergie ändert, kann der exakte Vergleich der Verstärkung unterschiedlicher Folien nur im gleichen Spannungsbereich erfolgen.

Verstärkerfolien bewirken *Unschärfe* und verschlechtern dadurch die Bildqualität. Die folienbedingte Unschärfe wird bestimmt durch die Größe der Folienkristalle und die Schichtdicke der Folien. Die Korngröße der Kalziumwolframatkristalle beträgt im Mittel 5 bis 10 nμ. Die Unschärfe wächst mit der Folienschichtdicke; gleichzeitig steigt der Verstärkungsfaktor an. Lichtstrahlen, die schräg aus der Folie austreten, verursachen eine Bildunschärfe. Zusätzlich kommt es zu Reflexionseffekten und Crossover-Effekten, die ebenfalls Unschärfe hervorrufen. Bei hoher Spannung werden Röntgenstrahlen in den Kalziumwolframatfolien stärker gestreut. Deshalb sollten bei Hartstrahlaufnahmen über 100 kV dünne Folienkombinationen, d. h. fein zeichnende Folien eingesetzt werden.

Die fluoreszierende Folienschicht muß in engem und *direktem Kontakt* mit der Filmemulsion stehen. Die beiderseits beschichteten Röntgenfilme werden zwischen zwei Folien fest in der Filmkassette eingepreßt. Dadurch werden beide Emulsionsseiten gleichmäßig geschwärzt, wodurch eine Steigerung der Kontrastwiedergabe und Bildschärfe zustande kommt. Bei Kalziumwolframatfolien sind Vorder- und Rückfolien gleich dick. Bei Folien seltener Erden weist die Rückfolie eine dickere Schicht auf als die Vorderfolie.

Treten bei Aufnahmen von Körperorganen größere Absorptionsunterschiede auf, werden *Ausgleichsfolien* angewendet. Der Belichtungsausgleich durch die Folie kann durch wechselnde Dicke der Folie, bzw. durch wechselnde Anfärbung der Leuchtschicht der Folie erfolgen.

Folien aus seltenen Erden zeichnen sich durch hohe Röntgenabsorption und einen hohen Wirkungsgrad bei der Umwandlung von Röntgenstrahlen in sichtbares Licht aus. Die Elemente der «seltenen Erde» werden als Lanthanide bezeichnet; am häufigsten sind Lanthan, Gadolinium, Europium, Therobium und Itrium. Folien aus seltenen Erden sind aus Gründen des Strahlenschutzes unbedingt zu empfehlen. Sie absorbieren mehr Röntgenquanten und emittieren mehr Licht als Kalziumwolframatfolien. Die Anwendung von Seltenen-Erden-Folien bringt eine Dosisreduktion von rund 50% im Vergleich zu den konventionellen Kalziumwolframatfolien. Bei Seltenen-Erden-Folien mit hohem Verstärkungsgrad und entsprechend hoher Quantenausbeute wird die Röntgendosis so stark reduziert, daß auf dem Röntgenfilm eine vermehrte Körnigkeit durch Quantenrauschen auftreten kann. Der Einsatz von Folien aus seltenen Erden mit hohem Verstärkungsfaktor hat kurze Generatorschaltzeiten zur Folge. Die Vorteile der Folien aus seltenen Erden im Vergleich zu Kalziumwolframatfolien sind somit Verbesserung der Bildqualität bei gleicher Aufnahmedosis oder Verminderung der Aufnahmedosis bei gleicher Bildqualität. Die Verstärkungswirkung jeder Folie ändert sich mit zunehmender Strahlenenergie. Bei Folien mit seltenen Erden bleibt der Verstärkungsfaktor über 65 kV relativ konstant.

Röntgenfilmkassetten

Die Filmkassette (**Abb. 1-18**) schützt den Film vor Licht. In der Kassette werden die Verstärkerfolien durch Anpressen in möglichst engen Kontakt mit dem Röntgenfilm gebracht. Die Kassetten sind entweder aus Aluminium oder Kunststoff hergestellt. Unter der Rückwand der Kassette liegt eine Schaumstoffschicht, die beim Schließen der Kassette zusammengepreßt wird und dadurch die Folie an den Film drückt. Die Rückwand der Kassette ist mit einer dünnen Bleischicht versehen, um eine Rückstreuung der Röntgenstrahlung zu vermeiden.

Filmfehler

Vor der Aufnahme verursachte Filmfehler entstehen durch unsachgemäße oder zu lange Lagerung der Filme, Vorbelichtung durch Licht, Röntgenstrahlen und radioaktive Substanzen. Fehler, die beim Einlegen der Filme in die Kassette entstehen, betreffen Fingerabdrücke durch feuchte oder eingefettete Hände, Fingernagelabdrücke durch Eindrücken der Emulsion durch zu lange Fingernägel, Knicke durch unsachmäßiges Knicken des Filmes, elektrostatische Entladungsfiguren, die durch elektrisches Aufladen des Films entstehen. Maschinenfehler treten im allgemeinen nicht auf, wenn die Entwicklungsmaschine täglich gereinigt und die technische Wartung in regelmäßigen Abständen durchgeführt wird.

Leuchtkästen

Handelsübliche Schaukästen weisen eine Helligkeit von 2000 Candela/m^2 auf. Die Helligkeit eines Schaukastens soll so groß sein, daß die für das Auge verbleibende Helligkeit hinter dem Röntgenfilm in mittleren Schwärzungsbereichen etwa 100 Candela/m^2 beträgt. An jedem Schaukasten sollte eine zusätzliche Lichtquelle mit großer Helligkeit (3000–4000 Candela/m^2) und mit einer Einrichtung zur Einblendung zur Verfügung stehen.

Andere Abbildungssysteme

Röntgen-Bildverstärker

Der Bildverstärker besteht aus einem Glasvakuumgefäß mit dem Eingangsleuchtschirm auf der Frontseite und dem Ausgangsschirm auf der Rückseite (**Abb. 1-19**).

Der Röntgenleuchtschirm besteht im wesentlichen aus in Strahlenrichtung orientierten Caesiumjodid-Kristallen, die die laterale Streuung des Lichtes verringern und so eine verbesserte Absorption der Photonen und eine hohe räumliche Auflösung bewirken. Getrennt durch eine chemisch inaktive lichtdurchlässige Schicht liegt eine Photokathodenschicht aus chemischen Verbindungen von Natrium, Kalium und Caesium mit Antimon dem Leuchtschirm an. *Röntgenquanten,* die auf das Eingangsfenster des Bildverstärkers auftreffen, werden teilweise absorbiert. Sie bewirken die Emission energieärmerer Lichtphotonen, die in der Photokathode *Elektronen* freisetzen. Ein einzelner Röntgenquant löst im Röntgenleuchtschirm etwa 2000 Lichtquanten aus, die ihrerseits in der Photokathode etwa 200 Photoelektronen freisetzen, also ein Photoelektron pro zehn Lichtquanten.

Die Photoelektronen werden im elektrischen Feld mit einer Spannungsdifferenz von 30 keV zwischen Photokathode und Ausgangsschirm beschleunigt. Jedem verfügbaren Elektron wird durch Beschleunigungsspannung Energie zugeführt, mit der Folge, daß

jedes beschleunigte Elektron im Ausgangsschirm durch Fluoreszenz 1000 *Lichtquanten* auslöst.

Ein im Inneren der Bildverstärker-Röhre erzeugtes elektrisches Feld gibt gleich einer Linse das Eingangsbild auf dem Ausgangsschirm verkehrt und verkleinert wieder. Die große Helligkeit des Ausgangsbildes ist durch die Energiezufuhr und Bildverkleinerung verursacht. Die Durchmesser der Eingangsflächen sind genormt und betragen zwischen 13 cm (5 Zoll) und 57 cm (22 Zoll). Durch die *elektronenoptische Vergrößerung* wird ein vergrößertes und höher auflösendes Bild erzeugt. Mittels automatischer Formateinblendung wird der Nutzstrahl an das eingestellte Format des Bildverstärkers adaptiert.

Die Verstärkungswirkung eines Röntgenbildverstärkers wird durch den *Konversionsfaktor* ausgedrückt, der dem Verhältnis der Helligkeit des Ausgangsbildes zur Dosisleistung entspricht. Die *Modulationsübertragungsfunktion* gibt an, in welchem Verhältnis der Eingangskontrast als Funktion der Ortsfrequenz, ausgedrückt in Rasterlinienpaaren pro Flächeneinheit (lp/mm) durch das Bildübertragungssystem vermindert wird. Der Kontrast nimmt mit zunehmender Ortsfrequenz ab. Die Grenzauflösung liegt bei 4 lp/mm.

Die radiolologische *Detailerkennbarkeit* ist durch statistische Schwankungen der Röntgenquanten, d. h. das Quantenrauschen beeinträchtigt. Ein Detailkontrast wird nur wahrgenommen, wenn er 2- bis 5mal größer ist als das Rauschen (Signal-Rausch-Verhältnis 2–5). Durch Erhöhung der Dosisleistung nimmt die Zahl der Röntgenquanten zu, das Quantenrauschen ab.

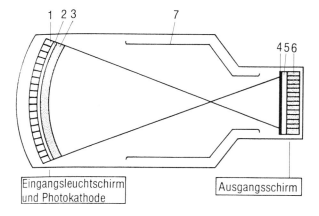

Abb. 1-19: Bildverstärkerröhre. Der Eingangsleuchtschirm besteht aus der Aluminiumkalotte (1), dem natriumaktivierten Caesiumjodid (2) und der Photokathode (Sb-Cs) (3). Der Ausgangschirm besteht aus einer Aluminiumschicht (4), der Fluoreszenzschicht (Zns, CdS, Ag) (5) und der Faseroptikplatte (6) (nach Laubenberger).

Abb. 1-20: Bildverstärker-Fernseh-Einheit (nach Laubenberger).

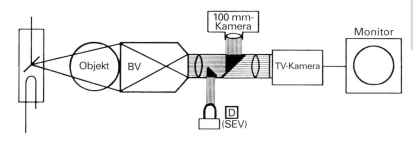

Der Quantenwirkungsgrad bestimmt das Signal-Rausch-Verhältnis. Er hängt vom Anteil der Röntgenquanten ab, die vom Eingangsschirm absorbiert werden und damit für den Bildaufbau verfügbar sind.

Fernsehanlage

Eine Tandemoptik mit partiell durchlässigem Spiegel überträgt die optischen Signale zwischen Bildverstärker und *Fernsehkamera* (**Abb. 1-20**). Dabei gelangt während der Durchleuchtung der gesamte Lichtstrom auf die Fernsehkamera; bei Verwendung der indirekten Aufnahmetechnik (Röntgenkinematographie, s. u.) erreichen 90% des Lichtstroms die Aufnahmekamera und 10% die Fernsehkamera, so daß die simultane Fernsehbeobachtung möglich ist.

Für die Fernsehkamera werden *Vidikon-Röhren* benutzt. Es sind Vakuum-Röhren, bei denen das Licht des Bildverstärker-Ausgangs auf die Photohalbleiterschicht an der Stirnseite der Fernsehröhre auftrifft. Die Oberfläche der Photo-Halbleiterphase tastet ein von der Kathode erzeugter Elektronenstrahl zeilenförmig ab. Dadurch wird das Ladungsbild in zeitlich sich folgende Spannungswerte, d.h. in ein Videosignal verwandelt. Zur Erzeugung eines flimmerfreien Bildes erfolgt die Abtastung der 625 Zeilen durch das *Zeilensprungverfahren,* indem zwei Halbbilder zu je $312^1/_2$ Zeilen hintereinander erzeugt werden und so eine Verdoppelung des Bildwechsels auf 50 Sekunden erreicht wird.

Das Videosignal der Fernsehkamera wird auf das Sichtgerät geleitet, wo die Spannungswerte in Helligkeitwerte umgewandelt werden. Die Helligkeit des Bildes wird durch die *automatische Dosisleistungsregelung* konstant gehalten.

Die *Bildspeicherung* erfolgt elektronisch auf Plattenspeicher und Bildbandspeicher.

Bildverstärker-Photographie

Die Bildverstärker-Photographie erfolgt durch Photographie des Ausgangsbildes des Bildverstärkers mittels 100 mm Einzelblattfilm (Mittelformat) und einer Bildfrequenz von max. 6 Bilder/Sek. Der geringe Dosisbedarf von 0,01 mR/Bild gestattet die Anwendung kleiner Brennflecke und sehr kurzer Belichtungszeiten. Die räumliche Auflösung liegt bei 5 lp/mm.

Die *Röntgenkinematographie* wird zur Untersuchung sehr schneller Bewegungsabläufe, d.h. vor allem zur Kardiodiagnostik eingesetzt. Die Bildfrequenz liegt zwischen 25 und 75 Bilder/Sek. Es wird mit gepulster Röntgenstrahlung gearbeitet, d.h. es wird nur während der Stillstandsphase des Films Strahlung erzeugt. Die Pulszeit beträgt 2 bis 5 msek, damit die Bewegungsunschärfe möglichst klein gehalten werden kann. Die Dosis pro Filmbild ist mit 0,01 mR/Bild bzw. 0,5 mR/Sek. relativ hoch, die räumliche Auflösung liegt bei 1 lp/mm.

Digitale Radiographie

Digitalbilder entstehen indirekt durch Digitalisierung analoger Bildinformation (Röntgenbild, Videosignale, Bildverstärker-Fernseheinheit) oder direkt durch digitale Rekonstruktion von Bildern (Computertomographie, Magnetresonanztomographie).

Die *digitale Lumineszenzradiographie* (**Abb. 1-21**) verwendet Speicherfolien, d.h. Halbleiterfolien mit einer lichtstimulierbaren Schwermetall-Halogenid-Phosphor-Verbindung. Das aus dem Patienten austretende Strahlenrelief wird auf der Folie als latentes Bild gespeichert. Die belichtete Speicherfolie wird durch einen Helium-Neonlaserstrahl abgetastet. Die dadurch entstehenden Lichtsignale werden in analoge elektronische Signale umgesetzt, die digitalisiert werden. Die bearbeiteten Bilder werden mittels Laserkamera auf einen Transparenzfilm übertragen. Der Vorteil der Methode liegt in der großen Dynamik, die Fehlbelichtungen ausschließt. Durch digitale Bildverarbeitung können die Bilder optimiert werden; die Wiederholung von Aufnahmen wegen Fehlbelichtung entfällt. Da die Speicherfolien in Kassetten herkömmlicher Röntgengeräte verwendet werden können, ist der Einsatz in der gesamten Röntgendiagnostik möglich.

Die *digitale Durchleuchtung* (Fluoroskopie) (**Abb.**

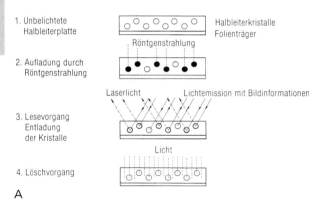

1. Unbelichtete Halbleiterplatte — Halbleiterkristalle Folienträger

Röntgenstrahlung

2. Auflagung durch Röntgenstrahlung

Laserlicht — Lichtemission mit Bildinformationen

3. Lesevorgang Entladung der Kristalle

Licht

4. Löschvorgang

A

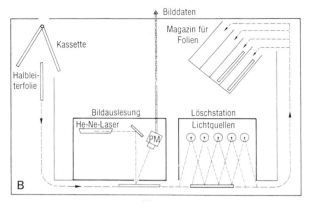

Bilddaten

Kassette

Magazin für Folien

Halblei-terfolie

Bildauslesung   Löschstation

He-Ne-Laser   Lichtquellen

PM

B

Abb. 1-21: Digitale Lumineszenz-Radiographie. **(A)** Entstehung des latenten Bildes. **(B)** Bearbeitungseinrichtung (nach Laubenberger).

1-22) beruht darauf, daß das analoge Durchleuchtungsbild des Bildverstärkers von einer Videokamera abgetastet wird. Die Videosignale werden logarithmiert und dann analogdigital umgesetzt. Im Bildprozessor erfolgt die Bildbearbeitung. Zur Bildbetrachtung auf dem Monitor müssen die digitalen Daten durch einen Digital-Analog-Konverter in analoge Signale umgesetzt werden. Die Bildinformation kann auf einem Zwischenspeicher aufgezeichnet oder als Transparenzfilm ausgegeben werden. Die digitale Fluoroskopie wird zur bildlichen Darstellung von Durchleuchtungsuntersuchungen z. B. des Magen-Darm-Traktes oder bei transportablen Geräten in der Chirurgie eingesetzt. Dynamische Vorgänge können durch Mehrbildspeicher erfaßt werden.

Die *digitale Subtraktionsangiographie* (DSA) stellt durch temporale Subtraktion isolierte Gefäßbilder dar. Von einem positiven Leerbild (Maske) werden die negativen Bilder mit Gefäßdarstellung durch Kontrastmittelinjektion subtrahiert. Dadurch kommen auf dem Subtraktionsbild ausschließlich die Gefäßstrukturen zur Darstellung. Technisch werden dazu die Videosignale vom Bildverstärkerausgang logarithmiert, analog-digital umgesetzt und auf einem Zwischenspeicher abgelegt. Der Bildprozessor nimmt die Subtraktion vor, das bearbeitete Bild wird nach digital-analoger Umsetzung auf dem Bildschirm sichtbar. Die Archivierung von Bilddaten erfolgt auf einer optischen Platte, die Darstellung analoger Monitorbilder mittels Laserkamera.

Die *digitale Nachbearbeitung* gestattet die Korrektur von Kontrast und Schwärzung sowie von Bewegungsartefakten. Die *quantitative Auswertung* der digitalen Daten ermöglicht die Bestimmung funktioneller Daten (wie Herzminutenvolumen, Auswurffraktion, Herzwandbewegung).

Abb. 1-22: Digitale Durchleuchtung mit digitaler Subtraktion (nach Laubenberger).

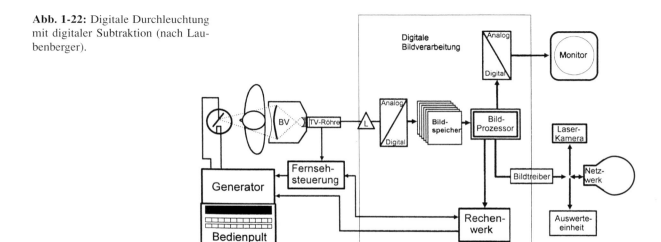

Computertomographie

G. P. Krestin

Prinzip und Apparatetechnik

Die Computertomographie (CT) ist ein röntgenologisches Verfahren, das überlagerungsfreie Transversalschichtbilder von hoher Kontrastauflösung liefert. Das Funktionsprinzip besteht darin, daß sich ein mechanisch verbundenes Röntgenröhren-Detektor-System kreisförmig um das Objekt dreht. Durch die Detektoren wird die Strahlungsintensität nach Durchstrahlung des Objekts gemessen. Anhand der registrierten Strahlungsintensitäten wird mittels eines Rechners ein Bild der durchstrahlten Körperschicht berechnet.

Die *Detektoren* sind Meßelemente, die die Strahlung in elektrische Signale umsetzen. Es gibt Kristallszintillatoren, die meist aus Cäsiumjodid bestehen, und Edelgas-Ionisationskammern (meist Xenon-Ionisationskammern).

Zwei grundsätzliche *Scannertypen* werden heute unterschieden:

1. Rotationsscanner mit sich drehenden Detektoren, bei denen der Röntgenstrahlenfächer nach Durchstrahlung des Objektes auf eine Detektorenleiste trifft. Das Röhren-Detektorsystem dreht sich innerhalb von Sekunden um das Objekt, und es werden bis zu 1000 Meßwerte erhalten (**Abb. 1-23A**).
2. Rotationsscanner mit feststehendem Detektorenkranz, bei denen der Röntgenstrahlenfächer nach Durchstrahlung des Objektes auf mehrere Detektoren des Detektorenkranzes trifft (**Abb. 1-23B**).

Die *Untersuchungseinheit* besteht aus einem Bedienpult, in dem Patientendaten, Funktionseinstellungen und Steuerungsbefehle eingegeben werden und die Bildbearbeitung vorgenommen wird, sowie einem Lagerungstisch mit motorischer Längs- und Höhenbewegung. Während der Untersuchung wird der Tisch durch die Öffnung der Abtasteinheit, die in einem in der Horizontalachse kippbaren Stahlrahmen (Gantry) montiert ist, durchgeschoben. Der Rechner schließlich steuert alle Bedienungsvorgänge und Funktionsabläufe. Bildprozessoren realisieren Bildrekonstruktion und Bildverarbeitung. Die Bildrekonstruktionszeit hängt von der Leistungsfähigkeit des Rechners ab.

Die Aufnahmezeiten liegen bei 1 bis 2 Sekunden. Die Schichtdicke beträgt zwischen 1 mm und 12 mm. Die Aufnahmespannung weist Werte von 120 bis 150 kV auf.

Bildgebung

Das Körperquerschnittsbild wird in eine *Rekonstruktionsmatrix* mit Quadranten (Pixel) aufgeteilt, denen eine bestimmte Schichtdicke zugeordnet wird (Volumenelemente = Voxel). Die Größe der Bildelemente und die Schichtdicke bestimmen das räumliche Auflösungsvermögen. Das geometrische Auflösungsvermögen wird durch die Anzahl der Detektoren sowie die Anzahl der Winkelschritte bestimmt. Die Kontrastauf-

Abb. 1-23: Computertomographie: Röntgenröhren-Detektor-System. **(A)** Rotation des Röhren-Detektor-Systems um das Objekt (Fächerstrahlprinzip). **(B)** Röhre rotiert innerhalb eines festen Detektorring-Systems (nach Laubenberger).

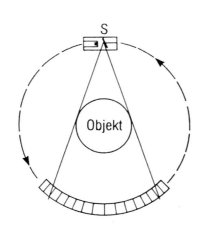
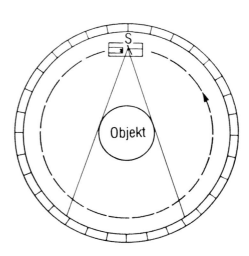

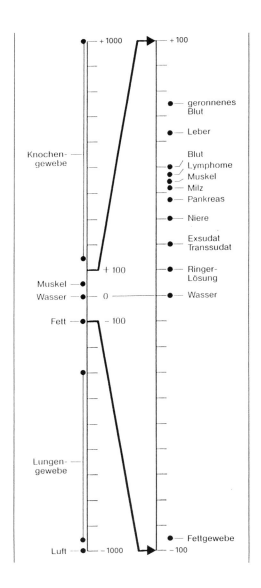

Abb. 1-24: Dichteskala in Hounsfield-Einheiten.

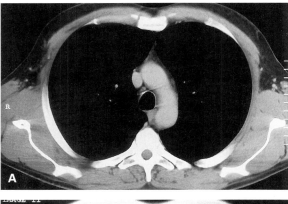

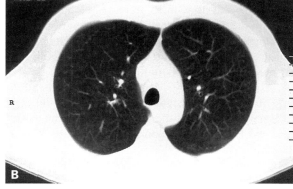

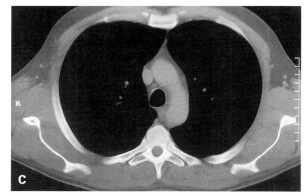

Abb. 1-25: Die Thoraxorgane in unterschiedlichen Dichtefenstern dargestellt. **(A)** Weichteilfenster. **(B)** Lungenfenster. **(C)** Knochenfenster.

lösung hängt von der gemessenen Strahlung pro Volumenelement ab.

Für die *Bildrekonstruktion* werden die Schwächungsprofile der untersuchten Körperschicht logarithmiert und digitalisiert. Dazu wird die gefilterte Rückprojektion verwendet, die einen guten Bildaufbau und sehr kurze Rekonstruktionszeiten von 1 bis 2 Sekunden erlaubt.

Die *Dichtemessung* erfolgt in Hounsfield-Einheiten (HE); dabei besteht eine fast lineare Beziehung zwischen Absorptionswert und physikalischer Dichte. Die

Hounsfield-Skala gibt die Dichtewerte der einzelnen Volumenelemente an. Die Wasserdichte gilt als 0 HE, Luft hat die Dichte von −1000 HE, die Knochenkompakta von etwa +1700 HE **(Abb. 1-24)**. Verschiedene Dichtebereiche können durch elektronische Manipulation, die sogenannte Fenstertechnik, differenziert analysiert werden. Auf der Dichteskala zusammenhängende Teilbereiche (Fenster) beliebiger Größe (Fensterbreite) können in verschiedene Dichtebereiche (Fensterlage) verschoben werden. Die Fensterlage wird im mittleren Dichtebereich der zu untersuchenden Struktur gewählt. Die Fensterbreite muß so sein, daß die interessierenden Strukturen durch unterschiedliche Graustufen dargestellt werden. Dementsprechend wird ein sogenanntes «Lungenfenster» zur Darstellung des Lungenparenchyms, ein «Weichteilfenster» für die Abbildung der parenchymatösen Organe und der Extremitätenweichteile und schließlich ein «Knochenfenster» für die Diagnose von Knochenpathologien gewählt (**Abb. 1-25**).

Die Detailerkennung hängt wesentlich von der Detailgröße und dem Kontrast ab. Die Erhöhung des Dichteunterschieds von Strukturen wird durch Anwendung von *Kontrastmittel* erreicht. Hierbei handelt es sich um intravaskuläre (iodierte) und gastrointestinale (iodierte, wasserlösliche oder bariumhaltige, nicht wasserlösliche) Kontrastmittel.

Artefakte (Bildverfälschungen) können durch extreme Absorptionsunterschiede besonders bei metalldichten Fremdkörpern oder unterschiedlich empfindliche Detektoren (Ringartefakte) entstehen; letztere sind durch regelmäßige Kalibrierung zu vermeiden. Bewegungsartefakte kommen durch Organbewegungen oder Bewegungen der Patienten zustande. Der Partialvolumen-Effekt ist eine methodenbedingte Ungenauigkeit der Darstellung, wenn in einem Voxel Strukturen unterschiedlicher Dichte gemessen werden, als Dichtewert aber der Mittelwert angezeigt wird.

Zu Beginn einer CT-Untersuchung dient eine *digitale Projektionsradiographie,* bei welcher der Patient kontinuierlich durch den Strahlengang gefahren wird, als rekonstruierte Übersichtsaufnahme (Topogramm) zur Einstellung der zu untersuchenden Körperregion und exakten Plazierung der axialen Schnittbilder.

Zusätzliche Funktionen

Zusatzinformationen lassen sich aus den gespeicherten Meßdaten durch Rechenprogramme erhalten: integrierte Dichtemessungen können nachträglich aus wichtigen Regionen (region of interest = ROI) gewonnen werden: darüber hinaus lassen sich Distanzen, Winkelmessungen und Flächenbestimmungen durchführen, Dichteprofile einzelner ausgewählter Bereiche erstellen sowie zur übersichtlichen Abbildung sekundäre Vergrößerungen durchführen.

Die *multiplanare* Rekonstruktion aus Daten mehrerer aufeinanderfolgender dünner (1–2 mm) Transversalschichten und die *dreidimensionale Darstellung* durch deren lineare Interpolation sind für die Beurteilung von bestimmten Skelettbereichen (Schädel, Wirbelsäule, Becken, Kalkaneus) von erheblicher diagnostischer Bedeutung (**Abb. 1-26**).

Die *Bestimmung des Mineralsalzgehaltes im Knochen* kann anhand von Vergleichsmessungen zwischen der Dichte in den Wirbelkörpern (L 2, 3, 4) und hierzu erstellten Phantomen durch Densitometrie mit dem Zweispektrenverfahren erfolgen. Diese Methode liefert zuverlässige diagnostische Informationen betreffend den Knochenmetabolismus und kann bei Osteoporoseverdacht eingesetzt werden.

Nach Xenon-Inhalation kann computertomographisch die *regionale Hirndurchblutung* dargestellt und gemessen werden.

Die *Spiral-Computertomographie* ermöglicht eine Datenerfassung bei kontinuierlicher Rotation des Röhren-Detektorsystems und gleichzeitigem Tischvorschub. So kann in kürzester Zeit auch bei angehal-

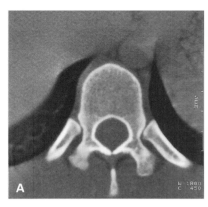
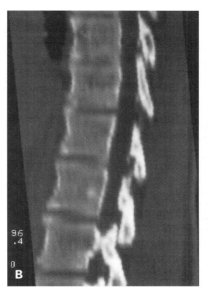
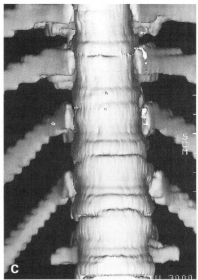

Abb. 1-26: Multiplanare Rekonstruktion der Lendenwirbelsäule. (**A**) Querschnittsbild. (**B**) Zweidimensionale (2-D-) Rekonstruktion in der sagittalen Ebene. (**C**) Dreidimensionale (3-D-) Rekonstruktion der Oberflächenstruktur.

tener Atembewegung ein Körpervolumen in artefakt-
freien Bildern erfaßt werden. Der Fächerstrahl bewegt
sich dabei spiralförmig um den Patienten. Die lücken-
lose Erfassung ganzer Organe während einer Atem-
pause führt dazu, daß keine wichtigen Strukturen
durch Atembewegungen verfehlt werden. Infolge der
Verkürzung der Aufnahmezeit wird die intravaskuläre
Dichteanhebung nach Kontrastmittelgabe besser ausgenutzt und eine optimale Darstellung auch der
früharteriellen Phase ermöglicht.

Dynamische Studien nach Injektion von Kontrastmittel mit kontinuierlich rotierendem Röntgenröhren-
Detektor-System sind für die Darstellung kardiovaskulärer Strukturen und Organe sowie die Beurteilung
der Durchblutung von Bedeutung. Die dynamische
CT kann mit oder ohne Tischvorschub erfolgen. Bei
kontinuierlich rotierendem Röhren-Detektor-System
lassen sich beim sogenannten Dynamic-Multiscan-
Betrieb Vorgänge bis zu 30 Sekunden Dauer lückenlos
erfassen.

Die *hochauflösende Dünnschicht-CT* (High Resolu-
tion CT, HRCT) mit minimaler Schichtdicke
(1–2 mm) und speziellem Bildrekonstruktionsverfah-
ren wird zur Darstellung kleindimensionierter ossärer
Strukturen (Felsenbein) und des Lungeninterstitiums
eingesetzt (**Abb. 1-27**).

Die gesamte *Strahlendosis* bei Computertomographie
beträgt für die untersuchte Körperschicht 10 bis 20
mGy. Die Oberflächendosis erhöht sich bei mehreren
Schichten wegen Überlappung; die absorbierte Dosis
steigt mit der Zahl der Schichten linear an.

Weiterführende Literatur

Fishmann E. K., Drebin R. A., Hruban R. H., Ney D. R.,
    Magid D.: Three-dimensional reconstruction of the
    human body. AJR 1988; 150:1419–1420.
Hounsfield G. N.: Potential uses of more accurate CT
    absorption values by filtering: AJR 1978; 131:103–106.
Johnson G. A., Korobkin M.: Image techniques for
    multiplanar computed tomography. Radiology 1982;
    144:829–834.
Kalender W. A., Seissler W., Klotz E., Vock P.: Spiral volu-
    metric CT with single-breath-hold technique, continuous
    transport, and continous scanner rotation. Radiology
    1990; 176:181–183.
Laval Jeantet A. M., Cann C. E., Roger B., Dallant P.:
    A postprocessing dual energy technique for vertebral
    CT densitometry: J Comput Assist Tomogr 1984;
    8:1164–1167.
Rigauts H., Marchal G., Baert A. L., Hupke R.: Initial expe-
    rience with volume CT scanning. J Comput Assist
    Tomogr 1990; 14:675–682.
Wegener O. H.: Artefakte in der Computertomographie.
    RöFO 1980; 132:643–651.

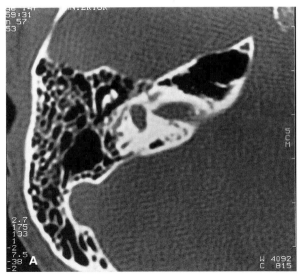

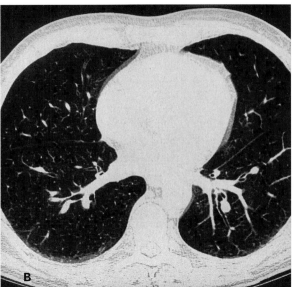

Abb. 1-27: Hochauflösende Dünnschicht-Computertomographie. (**A**) Ossäre Strukturen des Felsenbeins. (**B**) Lun-
genstützgewebe.

Magnetresonanztomographie

G. K. von Schulthess

Der Kernspin-Resonanz-Effekt (Nuclear Magnetic Resonance: NMR) wurde von F. Bloch und E. M. Purcell 1948 etwa gleichzeitig unabhängig voneinander entdeckt, wofür die beiden 1952 mit dem Physik-Nobelpreis ausgezeichnet wurden. Beim NMR handelt es sich um ein quantenmechanisches Phänomen, das damit zusammenhängt, daß Protonen und Neutronen (wie auch Elektronen) einen «Spin» besitzen. Der Kernspin ist immer dann nachweisbar, wenn im Kern ungepaarte Protonen oder Neutronen vorhanden sind, wie etwa bei ^{1}H, ^{13}C, ^{19}F, ^{23}Na und ^{31}P, um die wichtigsten zu nennen. Die Bildgebung mittels NMR konzentriert sich wegen der natürlichen Häufigkeit der in der Biomatrie vorkommenden Kerne auf ^{1}H, d. h. auf die Protonen, die 70% der Atome im menschlichen Körper ausmachen.

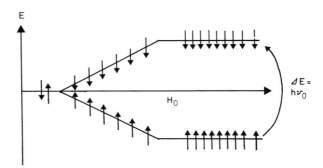

Abb. 1-28: Die Spins des nuklearen Spinsystems von ^{1}H können sich in zwei energetischen Zuständen befinden, die mit «Spin-up» und «Spin-down» bezeichnet werden. Der Energieunterschied ΔE ist magnetfeldabhängig (H_{0}).

NMR-Effekt

Der Kernspin ist mit einem *magnetischen Moment* gekoppelt; man stellt sich die Spin-tragenden Kerne am einfachsten als Kompaß-Nadeln vor. Kerne mit dem Spin 1/2, wie ^{1}H, können sich in einem äußeren Magnetfeld in zwei möglichen Zuständen befinden (im Gegensatz zur Kompaß-Nadel, die immer nach Norden zeigt), nämlich im «Spin-up»- oder «Spin-down»-Zustand. Zwischen beiden Zuständen besteht ein Energieunterschied ΔE (**Abb. 1-28**). Wird ein Photon mit der Energie ΔE eingestrahlt, kann ein Übergang von einem in den andern Zustand erwirkt werden. Die Frequenzen und Energien, die in der MR-Bildgebung verwendet werden, liegen im Bereich 10 bis 100 MHz und 10^{-7} eV, d. h. der Energieunterschied zwischen beiden Zuständen ist im Vergleich zu den Energieunterschieden der Elektronenbahnen im Atom verschwindend klein. Im Initialzustand, der durch das thermische Gleichgewicht bestimmt ist, befinden sich etwas mehr Spins in einem als im andern Zustand (**Abb. 1-28**). Der Unterschied ist nur etwa 1 auf 10^{6}: das NMR-Phänomen ist ein kleiner physikalischer Effekt, der nur dank der enormen Anzahl von Protonen pro cm^{3} gut gemessen werden kann.

Wird eine Radiowelle in das Spin-System geschickt, dann ändert sich die durch thermische Wechselwirkung festgesetzte Verteilung der «Spin-up»- und «Spin-down»-Protonen. Das Spin-System wird *angeregt*. Zum besseren Verständnis dieses quantenmecha-

nischen Prozesses induzierter Absorption und Emission ist es sinnvoll und konzeptionell einfacher, nur noch eine große Anzahl von Spins gleichzeitig zu betrachten. Wir wollen einen solchen Spin-Haufen, auch «Spin-Ensemble» genannt, fortan etwas locker als Spin bezeichnen. Ein Spin-Ensemble kann wie ein klassisch physikalischer Magnet betrachtet werden; wir können damit auf die kompliziertere quantenmechanische Betrachtungsweise verzichten. Das Spin-Ensemble oder der Spin hat im thermischen Gleichgewicht eine bekannte Magnetisierung M. Durch Einstrahlung einer Radiowelle wird die Magnetisierung, die initial entlang der Magnetfeld-Richtung («z-Richtung») liegt, aus dieser Lage ausgelenkt. Die Physik des NMR-Phänomens ist nun so, daß die Magnetisierung nicht etwa in der ausgelenkten Richtung verharrt, sondern im Kreis um die z-Richtung zu drehen, zu *präzessieren* beginnt. Diese Präzession läßt sich mit Hilfe von Detektor-Spulen messen. Je nach der Stärke der eingestrahlten Radiowelle ist die Auslenkung größer oder kleiner. Ein 90°-Radiowellenpuls (**Abb. 1-29**) klappt die Magnetisierung in die xy-Ebene. Die Präzessionsfrequenz heißt *Larmorfrequenz*. Sie ist um so größer, desto größer das angelegte Magnetfeld ist. Es gilt (s. S. 53)

$$\Delta E = h\upsilon = \gamma B \quad \text{(Larmor-Gleichung)}$$

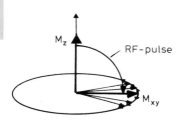

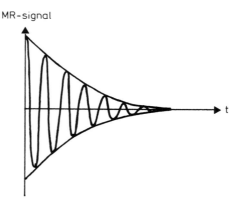

Abb. 1-29: Nach einem 90°-Radiowellenpuls ist die Magnetisierung in z-Richtung (entlang der Magnetachse) gleich null. Sie nimmt exponentiell gemäß $M_z = M_{zo} (1 - \exp (T/T1))$ zu, wobei T1 die Spin-Gitter-Relaxationszeit ist.

wobei die Stärke des Magnetfelds und γ eine Naturkonstante, das gyromagnetische Verhältnis (Kernabhängig), darstellt. Es besteht also eine lineare Beziehung zwischen Larmorfrequenz und angelegtem Magnetfeld. Wir wissen z.B., daß für ein Magnetfeld von 1,5 Tesla die Larmorfrequenz 63,9 MHz beträgt: die eingestrahlte Welle und das empfangene MR-Signal haben diese Frequenz.

Relaxation

Ebenso wie es für einen angeregten Kern oder ein angeregtes Hüllenelektron Mechanismen gibt (Aussendung von α, β, γ-Strahlen oder Teilchen), die überschüssige Energie loszuwerden, existieren solche Mechanismen für das angeregte Spin-Ensemble. Die Relaxationsmechanismen sind die Spin-Gitter- oder T1- und Spin-Spin- oder T2-Relaxation. Bei der ersteren gibt das Spin-System Energie ans Gitter, d.h. die umgebenden Atome und Moleküle ab. Da z.B. Biomoleküle meistens ein elektrisches Dipolmoment besitzen und ständig den Brownschen Zitterbewegungen ausgesetzt sind, können sie bei einer Änderung ihres Wackelzustandes entweder eine elektromagnetische Welle aussenden oder absorbieren. Soll nun ein Spin relaxieren, kann er das nur, wenn er ein kleines Wellenpaket an ein solches Biomolekül übergeben kann. Es zeigt sich, daß Biomoleküle mit Molekulargewichten zwischen 10000 und 100000 Dalton die besten Partner in einem solchen Prozeß sind. Die *Spin-Gitter-Relaxation* gehorcht einem Exponentialgesetz. Es gilt nach einem 90°-Radiowellenpuls, bei dem die ganze Magnetisierung aus der z-Richtung geklappt wird:

$$M_z = M_{zo} (1 - e^{-t/T1})$$

wobei M_{zo} die Magnetisierung im thermischen Gleichgewicht ist. T1 ist die charakteristische Relaxationszeit, die im Körpergewebe im Bereich 100 bis 1000 ms liegt.

Die *Spin-Spin-Relaxation* ist ein zweiter Relaxationsprozeß. Er läuft ab, indem die Spins Energie untereinander austauschen. Initial in Phase präzessierende Spin-Ensembles, die in einer Detektor-Spule eine sinusoidal-wechselnde Spannung erzeugen (man stelle sich vor, daß alle Ensembles anfänglich zur gleichen Zeit um den Winkel α gekippt werden und synchron auf einem Kreis präzessieren), beginnen als Folge der Spin-Spin Wechselwirkung die Phasenkohärenz zu verlieren: das in der Detektor-Spule induzierte Signal nimmt rasch ab. Die Abnahme erfolgt **(Abb. 1-29)** exponentiell gemäß:

$$M_{xy} = M_{xyo} e^{-t/T2}$$

Die T2- oder Spin-Spin-Relaxationszeit liegt in Geweben des menschlichen Körpers zwischen etwa 10 und 100 ms.

Zusätzlich ist die *Größe des NMR-Signals* durch die Dichte H der am NMR-Phänomen teilnehmenden Kerne und einen Flußfaktor F bestimmt, so daß das gemessene Signal als Kombination von Spin-Gitter- und Spin-Spin-Relaxation folgendermaßen beschrieben werden kann:

$$S = H \cdot F \, M_z \, (TR) \, M_{xo} \, e^{-TE/T2}$$
$$= HFM_{zo} (1 - e^{-TR/T1}) e^{-TE/T2}$$

TR und TE (Repetitionszeit und Echozeit, s.u.) können am MR-Gerät eingestellt werden.

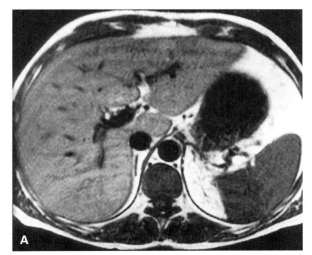

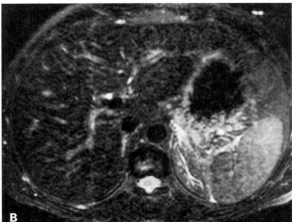

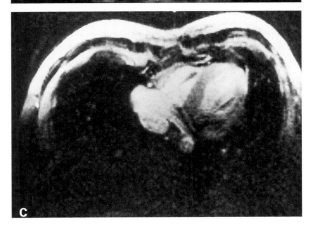

Pulssequenzen

Der enorme Reichtum des MR an experimentellen Möglichkeiten sowie an Möglichkeiten, Information über den menschlichen Körper zu erhalten, steckt einerseits in der Vielfalt der meßbaren Größen und andererseits in der Variabilität der sogenannten Pulssequenzen. Pulssequenzen sind Sequenzen von Radiowellen-Pulsen, die in der Bildgebung (s.u.) mit Gradienten-Pulsen kombiniert werden, um das Spin-System zu stören und anschließend seine Relaxation räumlich aufgelöst zu beobachten.

Die einfachste Pulssequenz heißt *«Free Induction Decay»* oder FID. Hier wird ein kurzer 90°-Radiowellenpuls ins System geschickt und dann das Signal in der Empfangsspule gemessen. Das Signal «zerfällt» mit einer charakteristischen Zeit T2* und nicht T2. Dies hängt damit zusammen, daß in einem realen System Imperfektionen existieren: Das Magnetfeld ist aus technischen Gründen oder wegen paramagnetischer Substanzen nicht homogen über das untersuchte Objekt. Wegen der linearen Beziehung zwischen Larmor-Frequenz und Magnetfeld führen dann kleine Schwankungen der Magnetfelder im Objekt dazu, daß an verschiedenen Orten kleine Präzessions-Frequenz-Differenzen herrschen. Die initiale Kohärenz der Präzessionsbewegung aller Spin-Ensembles geht rasch verloren, weil sich die Phasen zwischen den empfangenden Wechselspannungen verschieben.

Um diesen raschen Signalverlust (T2* < 10 ms) aufzufangen, entwickelten Carr und Purcell die sogenannte *Spinecho- (SE-) Sequenz,* die heute im MRI (Magnet Resonance Imaging, Bildgebung durch MR) die größte Bedeutung hat. Nach einem initalen 90°-Puls wird bei der Spinecho-Sequenz nach einer Zeit TE/2 ein 180°-Puls ins Spin-System geschickt. Dies hat zur Folge, daß die präzedierenden Spins während ihrer Präzessionsbewegung sozusagen angewiesen werden, umzukehren und zurückzudrehen. Weil die schnelleren Spins weiter gekommen sind, müssen sie auch weiter zurücklaufen. Das Resultat ist, daß nach der Echozeit TE schnelle und langsame Spins wieder in Phase sind; es kommt zum «Echo». Dieser soge-

Abb. 1-30: (A) Transaxiales T1-gewichtetes MR-Bild durch das obere Abdomen. Abgesehen vom Fett erscheinen die Organe dunkel. **(B)** Auf einem T2-gewichteten Bild auf der selben Schnitthöhe ist die Leber dunkler, Flüssigkeit (z. B. im Spinalkanal) wird heller, ebenso wird die Milz heller. Fettstrukturen erscheinen hier dunkel, weil es sich um ein sogenanntes Fett-gesättigtes Bild handelt, d. h. das Fettsignal wurde vor der Bildakquisition unterdrückt. Im normalen T2-gewichteten Bild erscheint Fett hell bis grau. Weiter sind die Lebergefäße hell. **(C)** Gradientenechobild des Her-

zens. Die Herzkammern und Gefäße (gut dargestellt der Sinus coronarius) sind hell. Sonst haben Gradientenechobilder oft eher T1-gewichteten Charakter. Beim vorliegenden Bild handelt es sich um ein mit echoplanarer Technik aufgenommenes Bild, das in rund 100 ms akquiriert wurde.

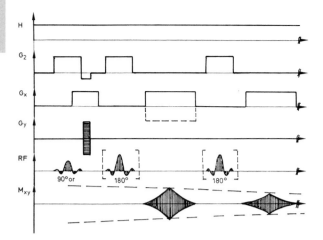

Abb. 1-31: Die Abläufe in einem MR-Gerät sind kompliziert. Neben dem statischen Magnetfeld H werden zur Ortung Zusatzmagnetfelder (Gradientenfelder) kurzzeitig zugeschaltet. Im gezeigten Schema dient G_z zur Schichtselektion, G_x zur Frequenzcodierung und G_y zur Phasencodierung. In der Spinecho-Sequenz wird TE/2 nach dem 90°-Radiowellenpuls ein 180°-Puls eingestrahlt, der bei der Echozeit TE zum ersten Echo führt. Weitere 180°-Pulse rufen weitere Echos hervor.

Tab. 1-3: Signalintensität verschiedener Gewebe für T1- und T2-gewichtete Spinecho-Pulssequenzen.

Gewebe	T1-gewichtet	T2-gewichtet
Fett (Fettmark)	weiß	weiß/hell/grau
Muskel	grau/dunkel	grau/dunkel
Graue Hirnsubstanz	grau	hell
Weisse Hirnsubstanz	hell	grau
Liquor	dunkel	weiß
Leber	grau	dunkelgrau
Milz	dunkel	hell
Knochen (Compacta)	schwarz	schwarz
Mark (hämatopoietisch)	grau	grau
Mark (fetthaltig)	hell	hell
Knorpel (hyalin)	grau	hell
Knorpel (fibrös)	schwarz	schwarz
Bindegewebe-Narbe (altersabhängig)	grau	grau
Blut (stagnierend/Hämatom)	variabel	variabel
Blut fließend (in SE Sequenzen)	variabel i.a. schwarz	variabel i.a. schwarz
Entzündung	dunkel	hell
Tumor	dunkel	hell
Ödem	dunkel	hell/sehr hell

nannte Rephasier- oder Refokussiereffekt ist nicht vollständig, weil neben den zeitlich unveränderlichen Magnetfeldinhomogenitäten die Spin-Spin-Relaxation wirksam ist. Die Enveloppe (gestrichelte Kurve in **Abb. 1-31**) fällt daher mit der Relaxationszeit T2 ab und verläuft nicht horizontal. Zur Bildgebung ist es notwendig, viele SE-Sequenzen repetitiv hintereinander zu schalten, um genügend Information zum Bildaufbau zu erhalten. Ist die verwendete Repetitionszeit TR und die verwendete Echozeit TE, lautet die Formel für die gesamte Signalintensität (s.o.) folgendermaßen:

$$S = H \cdot F \cdot (1-e^{-TR/T1})e^{-TE/T2}$$

Wählt man TR $\ll$ T1 (typischerweise $\leq$ 500 ms) und TE $\ll$ T2 (typischerweise $\leq$ 30 ms), dann reduziert sich diese Gleichung auf:

$$S = H \cdot F \cdot TR/T1$$

Die Signalintensität ist also von T2 unabhängig! Man spricht dann von einer *T1-gewichteten Pulssequenz*.

Wird hingegen TR $\gg$ T1 (typischerweise > 2000 ms), und TE $\gg$ T2 (typischerweise > 60 ms) gewählt, dann reduziert sich die Gleichung auf

$$S = H \cdot F \cdot e^{-TE/T2}$$

Die Signalintensität ist nun von T1 unabhängig: man hat eine *T2-gewichtete Pulssequenz* gewählt.

Die Interpretation von Spinecho-Bildern basiert auf der unterschiedlichen Signalintensität verschiedener Gewebe bei T1- und T2-gewichteten Pulssequenzen. Die wichtigsten Signalverhalten von Geweben sind in **Tab. 1-3** zusammengefaßt; in **Abb. 1-30** sind Beispiele gezeigt.

Seit der klinischen Einführung des MRI 1984/85 sind eine große Vielzahl anderer Pulssequenzen entwickelt worden. Als wichtig und zukunftsweisend haben sich die sogenannten Gradientenecho-Techniken etabliert. Bei *Gradientenecho-(GRE)-Pulssequenzen* wird der 180°-Puls in **Abb. 1-31** durch eine Inversion eines zusätzlich für die Ortung der Signale eingesetzten Gradientenmagnetfeldes ersetzt. Dieses Verfahren ist wesentlich schneller als das SE-Verfahren, es gelingt aber damit nicht, den durch zeitlich konstante Feldinhomogenitäten hervorgerufenen Signalverlust zu eliminieren: GRE-Sequenzen messen das durch den T2*-Abfall bestimmte Signal.

MR-Bildgebung

Im heutigen Sprachgebrauch wird das N für «Nuclear» aus NMR weggelassen und von *MRI* (I für «Imaging») gesprochen. Um mittels NMR ein Bild zu erzeugen, ist eine Aufteilung des interessierenden Gesichtsfeldes in Bildelemente notwendig. Um dies zu erreichen, wird wieder die fundamentale NMR-Eigenschaft verwendet, daß die Resonanzfrequenz von der Magnetfeldstärke abhängig ist (Larmor-Gleichung, S. 49). Wollen wir z.B. ein MR-Schnittbild senkrecht zur langen Körperachse in einem Patienten erzeugen, legen wir bei einer SE-Sequenz während des 90° Pulses (**Abb. 1-31**) ein *zusätzliches Magnetfeld* in dieser Richtung an. Dieses Magnetfeld ist im Vergleich zum Hauptfeld relativ klein und *variiert linear mit dem Ort*. Das äußere Gesamtfeld wird dadurch z.B. am Kopf des Patienten etwas größer als an den Füßen. Senden wir den 90°-Puls jetzt mit einer bestimmten Frequenz in den Patienten, erfüllt nur eine dünne transversale Schicht die Larmor-Gleichung; nur dort herrschen Resonanzbedingungen, nur dort werden die Spins angeregt. Die Schichtwahl erfolgt im MRI also im Gegensatz zum CT, SPECT und ZD-PET nicht mechanisch, sondern elektronisch.

Die Ortung in einzelne Bildelemente innerhalb der Schicht geschieht wie folgt: Während des *Signalempfanges* z.B. eines Echos schalten wir kurz ein weiteres örtlich variierendes Magnetfeld ein, diesmal jedoch von links nach rechts oder von oben nach unten (**Abb. 1-31**). Nach der Larmor-Gleichung werden dann die Signale bei verschiedenen Frequenzen ausgesendet, z.B. links bei tieferen Frequenzen als rechts: eine örtliche Variation wird damit auf eine *Frequenz-Variation,* ein Spektrum, abgebildet. Um die Ortsabhängigkeit zu erhalten, muß das Spektrum einer sogenannten Fourier-Transformation unterzogen werden (diese von Fourier entdeckte Methode ist eine der wichtigsten mathematischen Hilfsmittel der Physik überhaupt). Durch das Messen von beispielsweise 256 Punkten des Spektrums erhalten wir dann aus einer Pulssequenz 256 «Ortspunkte».

Um eine Schicht mit 256 × 256 Bildelementen darstellen zu können, sind aber offenbar 256 × 256 Messungen notwendig. Die heute gewählte Methode zur Bestimmung dieser vollständigen Meß-Serie ist die, daß eine Pulssequenz wie die in **Abb. 1-31** dargestellte 256mal wiederholt wird und zwar mit einer fixen Repetitionszeit TR. Hingegen wird die *Phasenlage* der aus dem Patienten abgestrahlten Wellen systematisch so variiert, daß schließlich durch eine zweite Fourier-Transformation das Schnittbild rekonstruiert werden kann. Dieses zweidimensionale Fouriertransformations-Verfahren wurde erstmals von

R. R. Ernst, Professor für Physikalische Chemie an der ETH Zürich und Nobelpreisträger für Chemie 1991, beschrieben.

Da die Pulssequenz von **Abb. 1-31** sehr oft repetiert werden muß, und da wegen der langen T1-Zeit das TR bei Spinecho-Sequenzen nicht zu kurz sein kann (500–2000 ms), um schließlich ein Bild zu erhalten, entwickelt man heute *Schnellbildverfahren.* Ein MR-Spinecho-Bild braucht zur Aufnahme typischerweise Minuten und ein Gradientenecho-Bild Sekunden. Mit sogenannten Echoplanar- und Hybridverfahren wird es in Zukunft möglich sein, Bilder im 100 ms-Bereich aufzunehmen. Auch wenn Spinecho-Bilder zur Aufnahme lange dauern, was zu Bewegungsartefakten führt, ist die zeitliche Effizienz der Datenaufnahme nicht schlecht. Während man nämlich in einer ersten aufgenommenen Schicht mit weiteren Pulsen die Zeit TR warten muß, kann das Aufnahmegerät dazu verwendet werden, mit der Bildgebung weiterer Schichten zu beginnen. Bei einer Spinecho-Sequenz erhält man so nach einigen Minuten bis zu 20 Schichtbilder gleichzeitig. Ebenfalls ist es möglich, echt dreidimensionale Datensätze aufzunehmen, was zusammen mit den zunehmenden Erfolgen der computerassistierten Bildverarbeitung in Zukunft Vorteile bringen wird. Schließlich ist festzuhalten, daß im Gegensatz zu den anderen Schnittbildverfahren durch Änderung der angelegten Gradienten direkt Schnittbilder mit jeder beliebigen räumlichen Orientierung aufgenommen werden können.

Zusammenfassend funktioniert also die Kernspintomographie folgendermaßen: Das Spinsystem des menschlichen Körpers wird in ein starkes Magnetfeld gebracht, wird repetitiv gestört, und die nach Absorption der Störpulse wieder abgestrahlte Energie wird von einem Meßsystem aufgenommen. Die vom menschlichen Körper abgestrahlten Signale enthalten Informationen über die T1- und T2-Relaxationszeit von Geweben. Die T1- und T2-Relaxationszeiten sind die wesentlichen Kontrastparameter im MR-Verfahren. Um eine räumliche Zuordnung der Signalintensitäten zu erreichen, müssen die aus dem Körper abgestrahlten Signale geortet werden. Dies gelingt einerseits durch eine schichtselektive Anregung der Spins, anderseits durch Frequenz- und Phasen-kodiertes Auslesen der Signale.

NMR-Spektroskopie

Wird die Resonanzfrequenz eines Kernes, z. B. ^{1}H gemessen, und das NMR-Signal als Funktion der Frequenz aufgezeichnet (ein Spektrum), stellen wir fest, daß bei verschiedenen Frequenzen Resonanzen vorhanden sind. Die spezifische chemische Umgebung der Atomkerne verursacht ein «inneres» Magnetfeld, welches das äußere Magnetfeld je nach Molekül verschieden stark abschirmt. Da die Resonanzfrequenz eines Kerns vom gesamten Magnetfeld abhängt, entstehen dann gemäß der Larmor-Gleichung verschiedene Resonanzen, die Information über die chemische Umgebung der Atome liefern. So kann das Vorhandensein und im Prinzip auch die Konzentration verschiedener Moleküle festgestellt werden. Weitere NMR-Parameter, die in Zukunft wahrscheinlich der in-vivo-Messung zugänglich sein werden, sind die Gewebsperfusion, die Diffusion in Geweben und die Messung des Eisengehaltes.

Weiterführende Literatur

Wehrli F. W.: Principles of magnetic resonance. In: Stark D. D., Bradley W. G. (eds.): Magnetic resonance imaging. St. Louis, Mosby, 1988, pp. 3–23.

Seiderer M.: Physikalische Prinzipien. In: Lissner J., Seiderer M. (Hrsg.): Klinische Kernspintomographie. Stuttgart, Enke, 1990, S. 1–118.

Ultraschall

G. P. Krestin

Physikalische Prinzipien

Ultraschall ist eine hochfrequente mechanische Vibration. Die Erzeugung von Ultraschall beruht auf dem *piezo-elektrischen Effekt.* Piezo-elektrische Materialien haben die Eigenschaft, die Dicke zu verändern, wenn eine Spannung angelegt wird. Durch hochfrequente elektrische Wechselfelder werden geeignete piezo-elektrische Materialien in Schwingung gebracht, so daß Ultraschallwellen entstehen. Der piezo-elektrische Effekt ist umkehrbar, so daß der Transmitter auch als Empfänger verwendet werden kann: Wenn Ultraschallwellen auftreffen, entstehen kleine elektrische Signale. Piezo-elektrische Materialien sind Kristalle mit Asymmetrie in ihrem Aufbau wie z. B. Bleizirkonat, Titanat. Heute werden außerdem häufig künstlich hergestellte keramische Stoffe verwendet.

Ultraschallwellen sind periodische Schwingungen von Materialteilchen, die sich als elastische Wellen räumlich ausbreiten (Longitudinalwellen). Unter Ultraschall im weiteren Sinne versteht man Schallwellen mit Frequenzen über 20 KHz. Die Frequenzen der medizinischen Diagnostik liegen zwischen 2,5 und 15 MHz, mit entsprechenden Wellenlängen von 0,6 bis 0,01 mm. Die Energie wird durch elastische Kräfte, die benachbarte Moleküle verbinden, übertragen. Die Möglichkeit des Energietransfers hängt von der Stärke dieser elastischen Kräfte und der Partikelmasse ab, die die akustische Impedanz des Gewebes bestimmen. Dabei ist die Elastizität der Hauptfaktor. Die Beschaffenheit der Materie spielt somit für die Ausbreitungsgeschwindigkeit eine entscheidende Rolle. So beträgt die Schallwellengeschwindigkeit z. B. in Luft 330 m/s Im Knochen liegt sie hingegen bei 3360 m/s und im Wasser bei etwa 1500 m/s.

Bei Durchgang der Schallwellen durch die Materie wird ein Teil oder die gesamte Energie absorbiert und in Wärme umgewandelt. Die Schwächung des Ultraschalls durch *Absorption* ist vom Absorptionskoeffizienten abhängig, der ungefähr proportional zur Zahl der vorhandenen großen Moleküle ist. Der Absorptionskoeffizient ist ebenfalls von der Frequenz der Schallwellen abhängig, wobei hohe Frequenzen stärker absorbiert werden als tiefe. Knochen, Verkalkungen und Konkremente bewirken somit eine relativ hohe Schallabsorption, dahinter sind keine Schallwel-

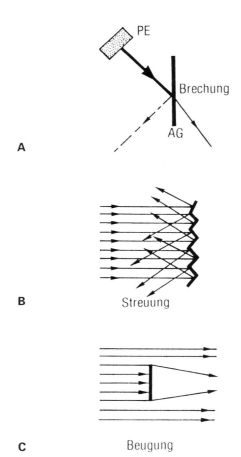

Abb. 1-32: Physikalische Prinzipien des Ultraschalls. **(A)** Brechung. **(B)** Streuung. **(C)** Beugung. AG akustische Grenzfläche, PE piezo-elektrischer Schallerzeuger (nach Laubenberger).

len mehr nachweisbar: es entsteht ein sogenannter *Schallschatten.*

In homogener Materie breitet sich der Schall geradlinig aus. Ein schallabsorbierender Bereich bewirkt, daß die Schallwellen am Rande in den Schallschatten *gebeugt* werden. Gewebsinhomogenitäten rufen Beugungen hervor. An der Grenzfläche zweier Gewebe mit unterschiedlichen Schallwellenwiderständen, sog. *akustischen Grenzflächen,* werden Schallwellen *reflektiert.* Trifft der Schall senkrecht auf eine akustische Grenzfläche, so wird der ganze reflektierte Anteil in den Empfänger reflektiert. Der andere Teil setzt sich ohne Richtungsänderung fort, d. h. er wird transmittiert. Der reflektierte Anteil ist um so größer, je mehr die Schallwellenwiderstände differieren. So tritt z. B. eine totale Reflexion zwischen Weichteilen und Luft auf. Trifft der Schall schräg auf eine akustische Grenzfläche, so wird ein Teil des Schalls reflektiert, gelangt aber nicht in den Schallkopf *(Streuung)*; der andere Teil setzt sich unter Änderung der Richtung fort *(Brechung)*. Die Streuung an den unregelmäßigen akustischen Grenzflächen ist durch das Reflektieren der Schallwellen in verschiedene Richtungen bedingt, was auf der unterschiedlichen Neigung der akustischen Grenzflächen beruht **(Abb. 1-32)**.

Apparatetechnik

Schallwellen werden *erzeugt,* indem eine elektrische Spannung an die Kristalloberfläche angelegt wird, wodurch sich die Dicke des Kristalls ändert. Durch Anlegen eines hochfrequenten elektrischen Wechselfeldes kommt es am piezo-elektrischen Kristall zu schnellen, trägheitslosen elastischen Verformungen und damit zum Aussenden von Ultraschallwellen. Der *Schallwellenempfang* beruht auf dem umgekehrten piezo-elektrischen Effekt, wobei die reflektierten Schallwellen am Schallkopf eine elektrische Spannung erzeugen, die gemessen werden kann. Der an die Körperoberfläche angelegte Schallkopf mit dem piezo-elektrischen Kristall funktioniert abwechselnd als Schallerzeuger und als Schallempfänger. Schallwellenimpulse werden ausgesandt und ihre Reflexionen wieder registriert. Die Impulsdauer beträgt 1 bis 2 m/s, die Wiederholungsfrequenz zwischen 300 bis 3000 Impulse/s **(Abb. 1-33)**.

Das Schallfeld besteht aus dem Nahfeld und dem Fernfeld. Das Nahfeld weist einen fast parallelen Strahlengang auf, im Fernfeld divergiert das Strahlenbündel. Das Schallfeld wird einerseits von Durchmesser und Form des schwingenden Kristalls, andererseits von der Schwingfrequenz bestimmt: Bei größeren Kristallen verlängert sich das Nahfeld, beim kleinen Kristall vergrößert sich die Divergenz des Fernfeldes. Je kleiner die Frequenz der Schallwellen ist, um so länger ist das Nahfeld und um so kleiner ist die Divergenz des Fernfeldes, d. h. die *Eindringtiefe* ist größer als bei höheren Frequenzen. Aus diesem Grunde werden Schallköpfe mit höheren Frequenzen (7,5–12 MHz), d. h. niedrigerer Eindringtiefe, zur Untersuchung oberflächlicher Strukturen benutzt. Hingegen eignen sich niedrige Frequenzen (2,5–3,5 MHz) besser zur Untersuchung tiefer gelegener Regionen, z. B. der abdominellen Organe oder Lymphknoten.

Die Qualität des Ultraschallbildes hängt vom *Auflösungsvermögen* ab. Das axiale Auflösungsvermögen erfaßt die Möglichkeit, zwei Grenzflächen in Richtung der Schallbündelachse zu unterscheiden. Weist ein Impuls 1 bis 10 MHz auf, so können im günstigsten Fall 1,5 bis 0,1 mm aufgelöst werden. Die laterale Auflösung ist umgekehrt proportional der Breite des Schallbündels und damit von der Frequenz und dem Durchmesser des Kristalls abhängig.

Mit der *zeitabhängigen Verstärkung* (time compensated gain) werden die Schallechos, die auf dem Weg durch den Körper geschwächt werden, verstärkt. Die Schwächung betrifft sowohl die eindringenden als auch die reflektierten Schallwellen, d. h. die Echos. Die Schallintensität nimmt exponentiell ab. Zur Kompensation des Intensitätsverlusts wird eine elektronische laufzeitabhängige Verstärkung der Echoamplituden angewendet. Dadurch können Echos in wählbarer Tiefe hervorgehoben, abrupt oder allmählich verstärkt werden.

Zahlreiche Untersuchungen über die Wirkung von Ultraschall auf menschliches Gewebe haben bisher – auch bei viel höheren Energien, als sie bei der Ultraschalldiagnostik angewendet werden – beim Erwachsenen keine Schädigungen festgestellt.

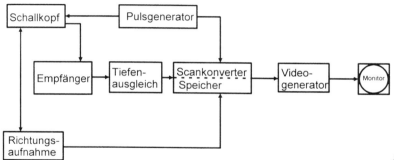

Abb. 1-33: Aufbau eines Ultraschallgerätes.

Bildgebung

Beim Impulsechoverfahren werden die empfangenen Echos auf einer Kathodenstrahlröhre als vertikale Signale mit unterschiedlichen Amplituden ausgelenkt. Diese Technik wird als *Amplituden-Scanverfahren* bezeichnet. Es ist eindimensional, wobei die Stärke des Echos durch die Höhe der reflektierten Schallwellen repräsentiert ist. Die reflektierten Schallwellen nehmen mit zunehmender Gewebstiefe ab.

Beim *M-Bildverfahren* (M = Movement) wird durch rasche Wiederholung der übermittelten Pulse die Veränderung der Position und Intensität der Grenzfläche dargestellt. Auf diese Weise können die räumlichen und zeitlichen Dimensionen gemessen werden (**Abb. 1-34A**). Diese Technik wird besonders in der Echokardiographie zur Darstellung der Klappenbewegung eingesetzt.

Beim *B-Bildverfahren* wird der Schallkopf über den abzubildenden Körperabschnitt bewegt, wodurch ein Tomogramm aus der großen Zahl benachbarter Schallechos entsteht. Diese Schallechos werden von einem Rechner als Lichtpunkteobjekt richtig aneinandergereiht, wodurch die zweidimensionale flächenhafte Darstellung der echogebenden Grenzflächen möglich wird (**Abb. 1-34B**).

Das *Sofortbildverfahren* (real time scanning) wird heute fast ausschließlich verwendet. Dabei unterscheidet man zwischen Linear- und Sektorscan. Beim Sektorscan besteht der Schallkopf aus 1 bis 3 Kristallen, die um eine Achse rotieren. Jeder Kristall sendet einen Schallimpuls aus und empfängt ihn kurze Zeit später wieder. Sektorscanner haben mechanisch fokussierte Schallköpfe. Der Focus wird bestimmt durch die Form des Kristalls. Beim Linearscanner werden Multielement-Schallköpfe verwendet, die aus zahlreichen in Reihe angeordneten Kristallen bestehen. Durch elektronische Fokussierung werden die Kristalle in Gruppen angesteuert. Dadurch erreicht man eine gute räumliche Auflösung. Eine weitere Verbesserung der Auflösung kann durch Änderung der Krümmung der Schallwellenfront erzielt werden, wodurch sich zwei unterschiedliche Fokusse ergeben und als Resultat ein relativ großer Bereich ohne größere Divergenz.

Doppler-Sonographie

Die Doppler-Sonographie beruht auf dem *Doppler-Effekt:* Wenn Sender oder Empfänger sich bewegen, nehmen die Frequenzen zu, wenn sie sich aufeinander zubewegen, oder ab, wenn sie sich voneinander wegbewegen. Dabei ist die Differenz der Frequenzen zwischen einfallender und reflektierter Welle proportional zur Geschwindigkeit des sich bewegenden Objektes. Bei der Doppler-Sonographie werden kontinuierlich Schallwellen vom piezo-elektrischen Kristall in der Dopplersonde in das Untersuchungsgebiet ausgesandt und die reflektierten Echos ebenfalls kontinuierlich von einem Empfangskristall registriert. Sämtliche sich im Ultraschallstrahl bewegenden Erythrozyten tragen, unabhängig von der Tiefe des durchströmten Blutgefäßes, zur Entstehung des Dopplersignals bei (**Abb. 1-35**).

Abb. 1-34: Ultraschall-Untersuchung der Aorta abdominalis. (**A**) M-Mode-Bild mit Darstellung der Wandbewegungen der Aorta. (**B**) B-Mode-Bild mit Darstellung der Aortenmorphologie.

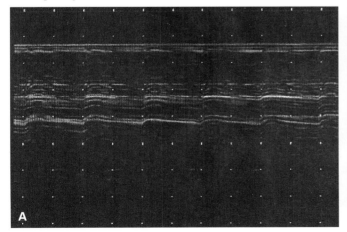
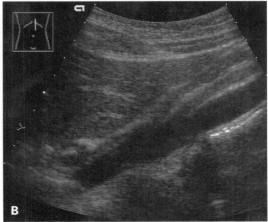

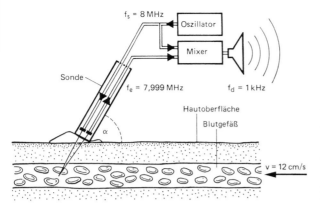

Abb. 1-35: Prinzip der Doppler-Sonographie. fs Sendefrequenz, fe Empfangsfrequenz, fd Differenz der beiden Frequenzen als Maß der Bewegungsgeschwindigkeit. Zur Berechnung der absoluten Geschwindigkeit muß der Winkel (α) bekannt sein.

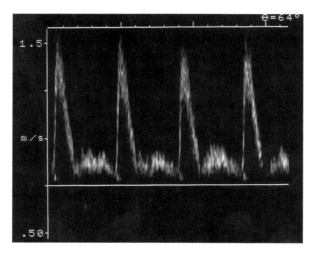

Abb. 1-36: Doppler-Signal aus der Aorta abdominalis.

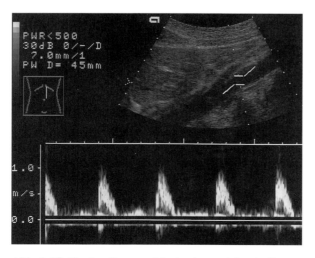

Abb. 1-37: Duplex-Sonographie der Aorta abdominalis.

Beim *gepulsten Doppler* werden kurze Ultraschallimpulse intermittierend ausgesandt. Dementsprechend werden die reflektierten Echos in begrenzten Zeitintervallen registriert. Durch Wahl der Dauer von Sende- und Empfangsintervall werden nur Ultraschallechos aus einer bestimmten Gewebetiefe und über einer festgelegten Strecke erfaßt. Damit gelingt die Strömungsbeurteilung in superponierten Gefäßabschnitten sowie die Untersuchung in unterschiedlichen Anteilen eines bestimmten Gefäßes (**Abb. 1-36**).

Duplex-Sonographie

Als Duplexverfahren werden Ultraschalluntersuchungsmethoden bezeichnet, die simultan eine hochauflösende Echtzeitschnittbilddarstellung und eine Dopplersonographie verwenden. Dazu ist im Schallkopf sowohl das piezo-elektrische Kristall zur Erzeugung des Schnittbildes als auch die Dopplersonde integriert; allerdings werden sie alternativ ein- und ausgeschaltet, wobei der Wechsel zwischen beiden Systemen so schnell erfolgt, daß die Meßwerte gleichzeitig beurteilbar sind (**Abb. 1-37**). Die Achse des Doppler-Ultrastrahls sowie die Größe und Lage des Meßvolumens werden im Schnittbild eingeblendet, wodurch die *Identifikation des Gefäßes,* aus dem die Dopplersignale abgeleitet werden, möglich ist. Zudem kann der Winkel zwischen Doppler-Ultraschallachse und Gefäßachse gemessen und somit die absolute *Strömungsgeschwindigkeit* berechnet werden (vgl. **Abb. 1-35**). Da aus dem Querschnittsbild die Querschnittsfläche planimetrisch zu ermitteln ist, kann das *Durchströmungsvolumen* pro Zeiteinheit bestimmt werden, wenn die durchschnittliche Strömungsgeschwindigkeit bekannt ist. Neben dieser Fluß-Volumenmessung liegt der Vorteil der Duplexmethode in der guten morphologischen Darstellbarkeit auch geringer Gefäßwandveränderungen bzw. Auflagerungen. Zudem ist die Strömungsanalyse im Bereiche solcher Veränderungen durch den optisch kontrollierten Einsatz der gepulsten Dopplermethode möglich.

Farbcodierte Doppler-Sonographie

In der farbcodierten Doppler-Sonographie werden Bewegungen innerhalb des Bildfeldes in Farben übersetzt. Dabei wird allgemein der *Blutfluß* untersucht. *Farbig codiert* werden die Bewegungen aller korpuskulären Bestandteile. Daher besitzt das farbcodierte Dopplersonogramm einen Grauwert- und einen Farbanteil. Im *Grauwertbild* wird das stationäre Gewebe dargestellt, so daß Informationen zur Morphologie des Objektes gewonnen werden können (**Farbtafel Bild 1**).

Zur Farbcodierung können zwei unterschiedliche Verfahren angewendet werden: Das Autokorrelationsverfahren (in Japan entwickelt) und das Kreuzkorrelationsverfahren (in Frankreich entwickelt). In dem Farbanteil wird die Bewegung der korpuskulären Bestandteile meist entsprechend ihrer *Geschwindigkeit* codiert. Am gebräuchlichsten ist die rot-blaue Codierung. Je höher der Farbwert, desto höher ist an dieser Stelle im Bild die Doppler-Verschiebung bzw. entsprechend einer Winkelkorrektur die Blutflußgeschwindigkeit. Die Codierung kann so eingestellt werden, daß mit einer Farbe der Fluß zum Schallkopf hin und mit einer anderen Farbe der Fluß vom Schallkopf weg gekennzeichnet wird. Dabei kann die Farbzuordnung beliebig gewählt werden.

Weiterführende Literatur

Burns P. N.: The physical principles of Doppler and spectral analysis. JCU 1987; 15:567–590.

Kremkau F. W., Taylor K. J.: Artifacts in ultrasound imaging. J Ultrasound Med 1986; 5:227–237.

Merritt C. R. B.: Doppler color flow imaging. JCU 1987; 15:591–597.

Taylor K. J., Holland S.: Doppler US. I. Basic principles, instrumentation and pitfalls. Radiology 1990; 174:297–307.

Nuklearmedizin

G. K. Von Schulthess

Nuklearmedizinische Verfahren verwenden radioaktive Isotopen, die gebunden an Pharmaka auf metabolischem Weg an einen gewünschten Ort im menschlichen Körper gebracht werden. Der einfachste Applikationsweg ist der enterale, der jedoch (abgesehen von der Schilddrüsendiagnostik und -therapie) selten benutzt wird. Die meisten Applikationen erfolgen intravenös, in der Hirndiagnostik auch intraspinal.

Grundprinzip

Die Nuklearmedizin verwendet physiologische und pathophysiologische Mechanismen, um die radioaktiven Isotopen an den gewünschten Ort zu bringen. Das verwendete *Pharmakon* hat dabei die Funktion einer «Verpackung mit Adresse», das *Isotop* entspricht dem «Inhalt», das ganze «Paket» ist das *Radiopharmakon*. Das Finden der richtigen «Verpackung» für das Isotop ist Aufgabe der Radiochemie und Radiopharmazie. Es ist wichtig, Radiopharmaka zu synthetisieren, die einem Biomolekül möglichst ähnlich sind. Das Paradigma ist das radioaktive Jod, das von der Schilddrüse hochselektiv angereichert wird. Dabei sind die verwendeten Jod-Isotopen nicht nur Strahler, sondern haben selbst zugleich «Adreßfunktion».

Gemäß dieser Prinzipien der Nuklearmedizin ist die Verteilung eines Radiopharmakons immer Ausdruck eines (patho-)physiologischen Prozesses und ermöglicht damit im weitesten Sinne Aussagen über Organfunktionen. Weil der menschliche Körper sehr wenig natürliche Radioaktivität enthält (etwas ^{41}K und ^{137}Cs), ist die gemessene Aktivität relativ einfach zu quantifizieren, und es braucht minimale *Substanzmengen,* um den interessierenden Prozeß darzustellen. Im Gegensatz zum Röntgen, wo Kontrastmittelmengen im Millimol-Bereich benötigt werden, ist die in der Nuklearmedizin applizierte Aktivität stets im Nanomol-Bereich. Entsprechend sind auch keine pharmakologischen Wirkungen von den nuklearmedizinisch applizierten Substanzen zu erwarten. Thallium, ein Rattengift, wird in der nuklearmedizinischen Herzdiagnostik als Isotop ^{201}Tl in Dosen verwendet, die 10^5 mal kleiner als die Letaldosis sind.

Die Nuklearmedizin erbringt vorwiegend *Funktionsinformation,* und da oft nur einzelne Organe oder Prozesse abgebildet werden, nicht aber die umliegende Anatomie, gelingt eine präzise Lokalisation eines Prozesses nur in Kombination mit einem morphologisch ausgerichteten Verfahren. Moderne nuklearmedizinische Verfahren sind daher meist komplementär zu anderen bildgebenden Verfahren.

Radiopharmazie

Das Auffinden geeigneter pharmakologischer Substanzen als Träger der strahlenden Istotope hat in der Nuklearmedizin eine zentrale Bedeutung. Die Nuklearmedizin wendet heute hauptsächlich drei Typen von Radionukliden an: Jod-123 und Jod-131 in der Schilddrüsendiagnostik und -therapie, Technetium-99m in den meisten übrigen bildgebenden nuklearmedizinischen Verfahren und die Positronenstrahler Kohlenstoff-11, Stickstoff-13, Sauerstoff-15 und Fluor-18 in der Positronen-Emissions-Tomographie (PET). Weitere relativ häufig verwendete Radionuklide sind das Thallium-201 und das Indium-111.

Die Schilddrüsendiagnostik und -therapie verwendet heute wie vor 40 Jahren die radioaktiven *Jod-Isotope* und hat für die Nuklearmedizin Paradigmacharakter. Da Jodid-Ionen hochselektiv in der Schilddrüse angereichert werden, wird eine dem Körper eigene Substanz appliziert; ein Einschleusen der Substanz in den physiologischen Prozeß der Schilddrüsenhormon-Synthese gelingt auf einfache Weise. Die Aufgabe der Radiopharmazie ist hier lediglich die Aufbereitung eines reinen «trägerfreien» (d. h. keine nicht-strahlenden Jodid-Ionen enthaltenden) Präparats, das, je nach Bedarf mit einer bestimmten Menge Träger («kaltes» Jod) versetzt, dem Patienten verabreicht wird. Radioaktive Jod-Isotopen werden in einem Reaktor oder Zyklotron fabriziert, sie sind deshalb in einer Nuklearmedizinischen Klinik nicht immer verfügbar.

Die Verbreitung der Nuklearmedizin ist von der Verfügbarkeit der Radionuklide abhängig, und der Einbau der meisten radioaktiven Isotope in Pharmaka ist schwierig. Dementsprechend hat sich die Radiopharmazie auf die Entwicklung der Technetium-Chemie konzentriert. *Technetium* ist als Generatorprodukt jederzeit verfügbar, hat eine für die Bildgebung optimale Strahlenenergie von 140 keV und eine bezüglich der Strahlenbelastung für den Patienten günstige Halbwertszeit von 6 Stunden. Die Technetium-Radiopharmazie ist eine «Kit»-Chemie; Die Ausgangssubstanz mit den nötigen Beimischungen steht in einem Fläschchen («Kit») zur Verfügung, wird mit dem TcO_4-Eluat des Generators vermischt, eine Reaktion läuft ab und das gewünschte Radiopharmakon entsteht. Der Technetium-Generator besteht aus einem abgeschirmten Ionenaustauscher, der Molybdän (^{99}Mo) als MoO_4 bindet. ^{99}Mo zerfällt hauptsächlich zu Technetium (^{99m}Tc), und das entstehende Pertechnetat TcO_4^- kann durch Elution mit physiologischer Kochsalzlösung ausgewaschen werden. Das Eluat wird dann dem «Kit» zugefügt. Fast immer ist die dabei ablaufende chemische Reaktion mit einer Reduktion verbunden, d. h. TcO_4^- (Tc VII) wird mit pharmakologisch unbedenklichen Hilfschemikalien in einen reduzierten Zustand (Tc IV, Tc V) überführt und dabei ans Pharmakon, einen sogenannten Chelatbildner, gebunden. In einem Chelat wird das Metallion von mehreren Gruppen des Chelatmoleküles symmetrisch umgeben und fixiert. In der Nuklearmedizin verwendete Technetium-Verbindungen sind in **Tab. 1-4** zusammengestellt. Die Entwicklung von Tc-Kits ist ein schwieriges Unterfangen, denn einerseits wird eine gute Haltbarkeit der Ausgangssubstanzen und Hilfschemikalien, wie auch eine einfache und reine Zubereitung der Verbindung gefordert, anderseits müssen Verbindungen gefunden werden, die sich in

Tab. 1-4: Technetium-basierte Radiopharmazeutika.

Verbindung	Anwendungsbereich
TcO$_4$-(Pertechnetat, Generator-Eluat)	Schilddrüse Speicheldrüse Meckelsches Divertikel
Tc-MDP/DPD (Phosphonate)	Skelettdiagnostik
Tc-MAP (Albumin-Makroaggregat)	Lungenperfusion
Tc-Erythrozyten	Herzinnenraum Blutungsquellensuche
Tc-Schwefelkolloid	Kupffersche Zellen (Leber)
Tc-IDA- (Immunodiessigsäure-) Derivate	Hepatozyten/Gallengänge
Tc-MIBI Tetrakis (2-Methoxyisobutylisonitril)	Herzperfusion
Tc-DTPA (Diäthylentriaminpentaessigsäure	Nierenperfusion/Filtration
Tc-MAG3 (Mercapto-acetyltriglycin)	Nierensekretion
Tc-HM-PAO (Hexamethylpropylenaminoxym)	Hirnperfusion
Tc-Antikörper	Granulozyten (Entzündung) Tumorzellen

einen physiologischen Prozeß einschleusen lassen. Das ist schwierig, weil Tc-Verbindungen körperfremd sind und in biologischen Prozessen keine Rolle spielen. Trotz dieser Schwierigkeiten ist es im Verlauf der letzten 20 Jahre gelungen, verschiedenste Tc-basierte Kits herzustellen, und der Anwendungsbereich der Nuklearmedizin hat sich so stetig ausgeweitet.

Nicht alle nuklearmedizinisch wertvollen Verbindungen verwenden Tc. ^{123}J ist ebenfalls ein zur Diagnostik geeignetes Radionuklid (vgl. **Tab. 1-2, Tab. 1-4**), aber ein Zyklotronprodukt und deshalb nicht überall und jederzeit verfügbar. Da die Jodkoppelung an Biomoleküle oft einfacher ist als die Koppelung von Tc, ist es normalerweise einfacher, ein mit Jod markiertes Biomolekül-Analogon zu synthetisieren, als ein Tc-Analogon mit entsprechender Pharmakologie. Einige andere Nuklide werden ebenfalls verwendet. ^{111}In wird in der Liquorzirkulationsszintigraphie (gebunden an DTPA) und zur Infektsuche (gebunden an Granulozyten) verwendet. *Gallium* (^{67}Ga) wird als Tumormarker vor allem bei Lymphomen verwendet und auch bei der Infektsuche eingesetzt. Außerdem wird ^{201}Tl zur Herzperfusionsdiagnostik angewendet.

Bei der *Positronen-Emissions-Tomographie (PET)* hat die Radiopharmazie die Aufgabe, Verbindungen mit C, N, O und F zu synthetisieren (vgl. **Tab. 1-2**). Da diese Atome in der Biomasse ubiquitär sind, lassen sich für PET-Untersuchungen exakte Biomolekül-Analoga synthetisieren, die entsprechend auch normal metabolisiert werden. Die Hauptprobleme der PET-Radiopharmazie sind einerseits die Notwendigkeit einer raschen Synthese der Verbindungen, bedingt durch die kurzen Halbwertszeiten der Positronenemitter und andererseits die Markierung kleinster Substanzmengen mit höchster spezifischer Aktivität.

Bildgebende Geräte

Die nuklearmedizinische Bildgebung begann mit dem *Rektilinearscanner,* einem Szintillations-Detektor (vgl. S. 31), der mäanderförmig über den Patienten lief und proportional zur Aktivität Farb- und Intensitäts-codierte Zeichen auf ein Papier übertrug. Es entstand eine 1:1 Abbildung des untersuchten Organs. Da dieses Abbildungsverfahren langsam ist, konnten so nur statische Prozesse aufgenommen werden; ein Scan dauerte mindestens 5 bis 10 Minuten.

Heute haben diese Geräte nur noch Antiquitätswert und sind weitgehend durch die nach H. Anger benannte *Anger-Kamera* ersetzt worden. Diese besteht aus einem großen, scheibenförmigen Einkristall, der als Szintillator wirkt. Die im Kristall entstehenden

Lichtblitze werden mit einer großen Anzahl Photomultiplier und einem elektronischen System zweidimensional geortet. Um eine Abbildung zu erhalten, müssen die auf dem Szintillatorkristall auftreffenden Photonen geeignet gebündelt (kollimiert) werden. Da für Gammastrahlen keine Linsen existieren, wird dies mit Bleikollimatoren durchgeführt. Diese Kollimatoren sind bienenwabenartige Scheiben, die – vor den Szintillationskristall montiert – praktisch nur senkrecht auf die Fläche auftreffende Photonen passieren lassen. Andere Photonen werden in den Bleisepten der Wabenstruktur absorbiert. Gegenüber dem Rektilinear-Scanner hat die Angerkamera den Vorteil der zweidimensionalen Aufnahme und Abbildung und einer entsprechend viel größeren Photonenausbeute. Dies erlaubt der Nuklearmedizin seit den frühen siebziger Jahren auch dynamische Untersuchungen mit einer zeitlichen Auflösung im Zehn-Millisekunden-Bereich. Limitierend sind hier nur die zumutbare injizierte Aktivität und die Sensitivität des Systems für die zeitliche Auflösung der nacheinander auftreffenden Photonen, die heute im 10 bis 100 μs-Bereich liegt. Um eine Bilddegradation durch Compton-gestreute Photonen zu vermeiden, werden die Kameras auf den Energiepeak des abzubildenden Strahlers eingestellt. Typischerweise werden Photonenenergien mit einem Fenster von ± 10% vom Diskriminatorsystem der Kamera akzeptiert. Entsprechend können nacheinander nur Untersuchungen durchgeführt werden, die Isotopen mit genügend verschiedenen Energiepeaks benutzen. Bei einer Doppeluntersuchung muß die Untersuchung mit dem Isotop höherer Energie wegen der Compton-Photonen nach derjenigen mit dem niederenergetischen Isotop durchgeführt werden. So können ^{127}Xe-Untersuchungen und mit den neuesten Kameras ^{123}J-Untersuchungen anschließend an Tc-Untersuchungen durchgeführt werden.

Wird ein Computer einer Angerkamera nachgeschaltet, erlaubt dies die *Digitalisierung* der Bilder. Wird in einem Bild oder einer Bildsequenz eine interessierende Struktur identifiziert, kann mit Hilfe einer am Bildschirm in den Computer gezeichneten Region (region of interest = ROI) die in ihr vorhandene Aktivität gemessen werden. Aus einer Bildsequenz können dann sogenannte *Zeitaktivitätskurven* gewonnen werden.

Heute werden verschiedene Spezialausführungen von Angerkameras verwendet. Wird die Kamera gleichförmig langsam über den Körper gefahren, entsteht ein *Ganzkörper-Szintigramm* (**Abb. 1-38**). Ist die Kamera an einem Dreh-Stativ montiert, kann sie um den Patienten rotiert und aus multiplen Ansichten mittels computertomographischer Verfahren Schnittbilder der Aktivitätsverteilung im Körper rekonstruiert wer

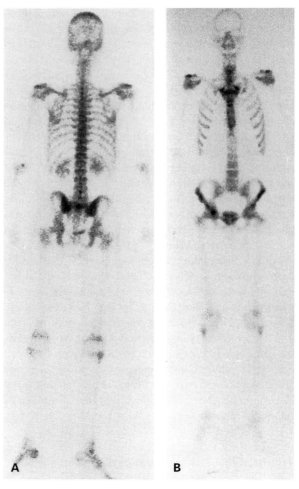

Abb. 1-38: Normales Ganzkörperskelettszintigramm von dorsal (**A**) und ventral (**B**) mit ^{99m}Tc-Diphosphonat. Physiologische Anreicherung im Skelett und den Nieren.

den. Dieses Verfahren wird *SPECT* (Single Photon Emission Computed Tomography) genannt. Obwohl dieses Verfahren seit den späten siebziger Jahren den nuklearmedizinischen Kliniken zur Verfügung steht, ist die klinische Anwendung wegen der schlechten Bildqualität bei Mehrzweck-Kameras beschränkt geblieben. Am sinnvollsten ist heute der Einsatz bei der Myokardszintigraphie mit Thallium oder Tc-MIBI. Einer verbreiteten Anwendung im Zerebrum stand bisher die schlechte räumliche Auflösung (1,5–2 cm) im Weg. Neue Kameras mit drei Detektorköpfen, die für Hirn- und Körperuntersuchungen verschieden positioniert werden können, bringen hier eine entscheidende Verbesserung der Auflösung auf unter 1 cm.

Positronenkameras sind ebenfalls spezialisierte nuklearmedizinische Kameras. Folgende Bauweise hat sich durchgesetzt: Ein Ringdetektor (bestehend aus einer Vielzahl von BGeO-Detektoren) ist in einer sogenannten Koinzidenzschaltung verdrahtet (**Abb. 1-39**). Da jede Positronenannihilation zwei entgegengesetzte Gammaquanten von 511 keV Energie erzeugt, zählt der Ringdetektor nur dann ein Ereignis, wenn innerhalb sehr kurzer Zeit (10 ns) zwei Ereignisse registriert werden. Verbindet man die beiden ansprechenden Detektoren des Rings durch eine Gerade, weiß man, daß die Positron-Elektron-Annihilation auf dieser Geraden stattgefunden hat. Aus vielen so erhaltenen Geraden kann ein Aktivitätsverteilungsmuster zurückgerechnet werden. Im Gegensatz zur Angerkamera brauchen *PET-* (Positronen-Emissions-Tomographie-) Systeme keine Kollimation, solange die einzelnen Detektoren klein sind. Die räumliche Auflösung, die ohne große technische Schwierigkeiten erreicht werden kann, liegt um 4 mm und ist damit wesentlich besser als die mit SPECT erreichbare. Ein weiterer Vorteil des PET-Verfahrens gegenüber der SPECT liegt in der einfachen Möglichkeit der Quantifizierung der Untersuchungsresultate. Bei der SPECT muß bei unbekannter Dichteverteilung im Körper eine Radioaktivitätsverteilung rückgerechnet werden, was Absorptionskorrekturen erfordert. Beim PET hingegen ist die Summe der Wahrscheinlichkeiten, daß das eine oder das andere der beiden Gammaquanten auf seinem Weg durch den Körper absorbiert wird, konstant und damit unabhängig vom Ort des Positronenzerfalls. Die PET ist ein nuklearmedizinisches Verfahren, welches gegenüber den herkömmlichen Verfahren verschiedene Vorteile aufweist. Die verwendeten Radionuklide sind im Körper häufig vorkommende Elemente (vgl. **Tab. 1-2**). Vor allem dank ^{11}C kann deshalb im Prinzip von jedem interessierenden Biomolekül ein identisches strahlendes Analog hergestellt werden. Damit wird eine relativ hochauflösende Untersuchung der in-vivo-Biochemie und Pharmakologie möglich, was das sehr große Interesse an dieser Methode erklärt. Wie oben ausgeführt, ist das Verfahren quantitativ, was in vielen diagnostischen Situationen von Bedeutung ist. Schließlich führt die kurze Halbwertszeit der Strahler zu einer geringen Strahlenbelastung. Nachteilig bei der PET sind lediglich die Kosten, denn die Beschaffung und der Betrieb eines PET-Scanners, Zyklotrons und Radiopharmazielabors sind teuer. Trotzdem scheint sich die PET in wichtigen Bereichen wie der myokardialen Vitalitätsdiagnostik, beim «Grading» und «Staging» von Tumoren, bei der Unterscheidung von Narbe und Tumorrezidiv und bei verschiedenen neurologischen Fragestellungen durchzusetzen.

Funktionsdiagnostik

Viele Krankheiten manifestieren sich primär nicht morphologisch, sondern als als Funktionsstörung, so zum Beispiel Wandmotilitätsstörungen bei Myokardischämie oder verschiedene neurodegenerative Erkrankungen. Funktionsinformation ist mit den bekannten bildgebenden Verfahren wesentlich schwieriger zu erhalten und vor allem zu quantifizieren. Fluß- und damit kardiovaskuläre Funktionsinformation kann mit den direkt geschwindigkeitsempfindlichen Verfahren Doppler-Sonographie und MR-Phasenkontrast erhalten werden. Die regionale Verteilung von Hirnrezeptoren dagegen, der regionale aerobe oder anaerobe Herzmetabolismus oder die seitengetrennte Nierenleistung sind mit den morphologisch orientierten bildgebenden Verfahren nicht bestimmbar. Die Nuklearmedizin hat sich in der Domäne der Funktionsdiagnostik fest etabliert.

Eine nuklearmedizinische Aktivitätsmessung ist praktisch Untergrund-frei, wenn die verabreichte Sub-

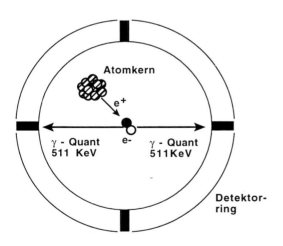

Abb. 1-39: Bei einer Koinzidenzschaltung sind zwei gegenüberliegende Detektoren elektronisch so gekoppelt, daß ein Ereignis nur dann als solches registriert wird, wenn beide Detektoren innerhalb kürzester Zeit (einige ns) je ein Gammaquant empfangen. Eine Annihilation zwischen einem Elektron und einem aus einem Kernzerfall stammenden Positron resultiert in zwei in entgegengesetzten Richtungen laufenden 511 keV Gammaquanten: Das Zerfallsereignis hat also auf einer Geraden zwischen den ansprechenden Detektoren stattgefunden.

stanz sich hochspezifisch am gewünschten Ort anreichert. Auch wenn dies nicht der Fall ist, kann für die nichtspezifische Aktivität meist einfach korrigiert werden. Eine *Quantifizierung* der Daten ist daher möglich. Die einfachsten quantitativen Verfahren sind solche, bei denen Aktivitäten in paarig angelegten Organen oder Organteilen gemessen werden und zueinander in Relation gesetzt werden. So kann z. B. das Perfusionsverhältnis der rechten zur linken Lunge bestimmt werden, um präoperativ sicherzugehen, daß der Patient eine Pneumonektomie erträgt. Eine absolute Aufnahme der Aktivität kann errechnet werden, wenn die injizierte Dosis und die Organgröße bekannt sind und die Weichteil-Absorption der Gamma-Strahlung zwischen speicherndem Organ und Kamera berechnet werden kann.

Aufwendigere Funktionsanalysen werden bei der Untersuchung von Nieren und Herz und generell bei PET-Untersuchungen durchgeführt. Das Erzeugen von Zeitaktivitätskurven in Nieren- und Herzstudien in verschiedenen ROIs erlaubt die Quantifizierung der seitengetrennten Nierenfunktion beziehungsweise der Herzauswurffraktion.

In der PET, wo üblicherweise metabolische Prozesse untersucht werden und eine Quantifizierung der Resultate angestrebt wird, ist die erste Aufgabe immer, für die Perfusion zu korrigieren. Ein metabolischer Tracer und ein Flußtracer werden daher nacheinander appliziert. Um den Metabolismus der interessierenden Substanz zu verfolgen, ist eventuell eine dynamische Untersuchung und eine quantitative Analyse der Daten mittels Compartement-Modellen (**Abb. 1-40**) notwendig.

Viele der Funktionsanalysen, die in der Nuklearmedizin entwickelt wurden, haben später Eingang in die Analyse anderer bildgebender Daten gefunden. So wird heute die in der Nuklearmedizin entwickelte quantitative regionale Wandmotilitätsanalyse von Lävogrammen in vielen kardiologischen Abteilungen routinemäßig durchgeführt.

In-vitro-Diagnostik

Die Anwendung von Isotopen zur in-vitro-Diagnostik von Hormonen und anderen Körpersubstanzen, die in nur geringer Menge vorkommen, hat die klinische Labordiagnostik revolutioniert. Für die Entdeckung der *Radioimmunoassays (RIA)* wurde Rosalyn Yalow 1977 mit dem Medizinnobelpreis ausgezeichnet. Dank ihrer hohen Affinität können Antikörper zur Detektion kleinster Substanzmengen eingesetzt werden. Dabei wird folgendermaßen vorgegangen. Eine fixe Menge radioaktiv markiertes Antigen [Ag*] wird mit einem

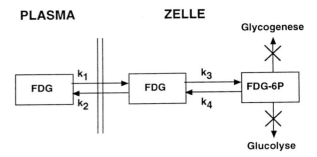

Abb. 1-40: Im Fluorodeoxyglukose-(FDG)-Modell werden drei Kompartemente verwendet und quantitativ analysiert: der FDG-Blutpool, der intrazelluläre FDG-Pool und der Glukose-6P-Pool. FDG-6P wird im wesentlichen nicht weiter verstoffwechselt. Die mathematische Analyse der Reaktionsgleichungen für dieses Modell und Vergleich mit Meßdaten erlaubt die Bestimmung der kinetischen Konstanten k.

Antikörper [Ab] und z. B. einer Serumprobe, die eine unbekannte Menge des Antigens [Ag] enthält, inkubiert. [Ag*] und [Ag] reagieren dann kompetitiv mit den Antikörperbindungsstellen. Je mehr «kaltes» Antigen im Serum vorhanden ist, desto weniger «heißes» Antigen wird an die Antikörper gebunden. Wird gebundenes von ungebundenem Antigen getrennt (wofür es verschiedenste Methoden gibt), kann das Verhältnis [Ag*Ab]/[Ag*] bestimmt werden. Die erhaltene Zahl kann mit einer vorher mit Hilfe bekannter «kalter» Antigenkonzentrationen bestimmten Standardkurve verglichen und so die [Ag]-Konzentration bestimmt werden. Da die Detektion der in den RIAs verwendeten Isotope nicht in vivo stattfindet, werden für diese in-vitro-Verfahren andere Isotopen als in der Bildgebung wie ^{125}I, Tritium (^{3}H) und ^{14}C verwendet.

Neben den RIAs existieren weitere nuklearmedizinische Verfahren, die keine Bildgebung erfordern und teils in vivo, teils in vitro ablaufen. Bei diesen Verfahren wird eine radioaktive Substanz appliziert und dann ihre Elimination in Atemluft, Faeces oder Urin bestimmt. So können z. B. eine perniziöse Anämie von einem Malabsorptionssyndrom unterschieden und verschiedene enterale Absorptionsstörungen diagnostiziert werden.

Weiterführende Literatur

Hermann H. J., Nuklearmedizin. 2. Aufl., München, Urban & Schwarzenberg, 1989.

Britton K. E., Gilday, D. L. (eds.), Maisey M. N.: Clinical nuclear medicine. 2nd ed., New York, Chapman Hall, 1991.

Zum Winkel K.: Nuklearmedizin. 2. Aufl. Heidelberg, Springer, 1990.

Kontrastmittel

G. P. Krestin

Röntgenkontrastmittel sind in den Körper eingebrachte Stoffe, die die Absorption von Röntgenstrahlen gegenüber dem umgebenden Gewebe erhöhen (positive Kontrastmittel) oder vermindern (negative Kontrastmittel).

Röntgennegative Kontrastmittel sind Substanzen geringer Dichte (Luft bzw. Gase), die gastrointestinal (Doppelkontrast mit positivem Kontrastmittel) oder intraartikulär zur Arthrographie angewendet werden.

Röntgenpositive Kontrastmittel sind Substanzen hoher Röntgendichte und umfassen zwei Gruppen: wasserlösliche und wasserunlösliche (ölhaltige und Bariumhaltige) Kontrastmittel.

Intravaskuläre wasserlösliche (nierengängige) Kontrastmittel

Wasserlösliche intravaskuläre Kontrastmittel haben als Grundstruktur ein *Benzoesäuremolekül. Ionische Kontrastmittel* sind Salze mit einem Na- oder Methylglucamin-Kation und einem trijodierten substituierten Benzoat-Anion. Das Anion besteht aus einem Benzoesäure-Molekül mit der Carboxylgruppe an C_1 und den drei kovalent gebundenen und damit fest eingefügten *Jod-Atomen* an C_2, C_4 und C_6. Die übrigen beiden C-Atome sind an kleine Seitenketten oder Radikale (R_3, R_5) gebunden, die substituierte Amine (NH_2) sind **(Abb. 1-41)**. Die verschiedenen Kontrastmittel unterscheiden sich nur in geringen Modifikationen der Radikalen R_3 und R_5, die für Wasserlöslichkeit und Eiweißbindung verantwortlich sind. Meglumin-Salze sind weniger toxisch als Na-Salze, dafür wirken sie sich stärker diuretisch aus und besitzen eine höhere Viskosität.

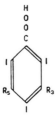

Abb. 1-41: Trijodierter Benzoesäure-Ring, die Grundstruktur wasserlöslicher Röntgenkontrastmittel.

Die molare Konzentration (Osmolalität) (2000 mosmol/kg H_2O) der konventionellen *hyperosmolalen* ionischen Kontrastmittel ist verglichen mit dem Blutplasma (300 mosmol/kg H_2O) etwa 7mal höher. Diese Hyperosmolalität ist für das Auftreten von Nebenwirkungen mitverantwortlich. Die Osmolalität hängt von der Gesamtzahl der Partikel in Lösung ab. Die Röntgendichte beruht dagegen auf der Jodkonzentration der Lösung (z. B. 350 mg/ml), d. h. auf der Zahl der Jod-Atome. Das Verhältnis der Anzahl Jod-Atome zur Anzahl Partikel per Molekül ist entscheidend und beträgt bei konventionellen ionischen Kontrastmitteln 3 : 20.

Niedrigosmolale Kontrastmittel (450–600 mosmol/ml) mit verbesserter Relation der Anzahl Jod-Atome zur Anzahl Partikel entstehen durch Substitution der Carboxylgruppe an C_1 mit nicht-ionisierenden Radikalen, durch Verbindung von zwei trijodierten Benzoe-Monomeren zu Dimeren mit sechs Jod-Atomen und durch Inkorporation von Jod-Atomen in das Kation.

Dementsprechend können folgende Produktegruppen unterschieden werden:

- Ionische monoazide Monomere (trijodiert), stark hyperosmolal (Diatrizoat, Iodamit, Ioglycat, Ioxythalamat, Metrizoat)
- Ionische monoazide Dimere (hexajodiert), niedrigosmolal (Ioxaglat)
- Nicht-ionische Monomere (trijodiert), niedrigosmolal (Iopamidol, Iohexol, Iopromid, Metrizamid)
- Nicht-ionische Dimere (hexajodiert), niedrigosmolal (Iotrolan)

Iodierte wasserlösliche Kontrastmittel besitzen eine hohe *Viskosität;* bei 20° C ist sie sechsmal größer als jene von Wasser. Die Viskosität kann durch Erwärmen des Kontrastmittels auf Körpertemperatur entscheidend reduziert werden.

Nach intravasaler Injektion *verteilt* sich das Kontrastmittel innerhalb von 2 bis 3 Minuten im Blutplasma. In 10 bis 30 Minuten tritt das Kontrastmittel durch Diffusion in den extrazellulären Raum über. Die Hyperosmolalität bewirkt eine initiale Flüssigkeitsverschiebung in die Gefäße. Die Diffusion vom vaskulären Kompartiment ins Interstitium erfolgt bei hyperosmolalen Substanzen rascher und ist zeitlich durch den Abfall des Plasmaspiegels infolge renaler

Ausscheidung limitiert. Nach rund 30 Minuten kommt es zur Umkehr des Konzentrationsgradienten, und es setzt die Rückdiffusion ein.

Mehr als 85% des Kontrastmittels werden renal durch glomeruläre Filtration *ausgeschieden,* der überwiegende Rest hepatobiliär, ein sehr kleiner Teil über den Darm und evtl. über die Speicheldrüsen. Die renale Ausscheidung hängt überwiegend von der glomerulären Filtrationsrate ab. Bei Niereninsuffizienz steigt kompensatorisch der Anteil der extrarenalen Elimination. Nicht ionische niedrigosmolale Kontrastmittel werden deutlich rascher renal ausgeschieden; wegen der hohen tubulären Rückresorption ist die Kontrastdichte im Pyelon relativ hoch. Die Plasmahalbwertszeit beträgt 1 bis 3 Stunden.

Nebenwirkungen der intravaskulären Kontrastmittel

Jede technische Prozedur und jedes Medikament kann bei Patienten Nebenwirkungen hervorrufen. Die radiologischen Untersuchungen und die dabei verabreichten Mittel sind hier keine Ausnahme.

Kontrastmittel sind wahrscheinlich die sichersten intravaskulären Medikamente, die in der Medizin gebraucht werden, doch dürfen sie nicht unkontrolliert eingesetzt werden. Wie jedes andere Pharmakon sollten sie nur verwendet werden, wenn eine klare klinische Indikation vorliegt und wenn der Nutzen für den Patienten das Risiko der Nebenwirkungen übersteigt. Sie sollten wie jedes andere Mittel nur in der niedrigsten Konzentration und in der kleinsten Dosis, die eine adäquate radiologische Bildgebung ermöglicht, angewendet werden. Es ist deshalb besser, die radiographische Technik zu optimieren. So verlangt z. B. die digitale Subtraktionsangiographie eine viel niedrigere intraarterielle Konzentration von Kontrastmittel und reduziert damit die chemische Wirkung auf die Gewebe.

Die Pathogenese der Kontrastmittel-Reaktionen ist nicht vollständig geklärt. Sie lassen sich sinnvollerweise aber in chemotoxische, osmolale und Reaktionen ungeklärter Ätiologie einteilen.

Chemotoxische Reaktionen

Konventionelle oder niedrigosmolale Röntgenkontrastmittel führen sehr selten zu Reaktionen, die direkt durch die chemische Toxizität bedingt sind. Das Jod-Atom ist sehr eng in den Benzenring eingebunden, so daß freie Jod-Atome wahrscheinlich keine Gefahr bilden. Eine Überempfindlichkeit auf Jodidione kann bei Patienten in Gegenden mit endemischer Struma zu einer vermehrten Aufnahme von Jodid und einer Thyreotoxikose führen.

Osmolare Reaktionen

Die Osmolalität der konventionellen ionischen monomeren Salzlösungen ist 5 bis 8mal höher als die physiologische Osmolalität (300 mosmol/kg Wasser) jeder Zelle und der Flüssigkeit im Körper. Es ist deshalb wichtig, daß dieses sehr ausgeprägt gestörte osmolale Gleichgewicht durch Anwendung von niedrigosmolalen Kontrastmitteln möglichst reduziert wird.

Eine *Schädigung der Erythrozyten* wegen Verlust des intraerythrozytären Wassers führt zu einer Reduktion der Verformbarkeit und folglich zur Störung der Erythrozytenpassage durch die Kapillaren. Eine *Schädigung der Endothelien* im nachgeschalteten Kapillarbett der Arterien, in die Kontrastmittel injiziert wurde, führt zu einer erhöhten Permeabilität und dem Durchtritt toxischer Substanzen aus dem Blut in den extravaskulären Raum mit Schädigung der Gewebszellen. Jede *Störung der Blut-Hirnschranke* führt zum Übertritt der Kontrastmittelmoleküle oder Ionen durch die Kapillarwand in die extravaskuläre neurologische Gewebsflüssigkeit, die dort einen direkten toxischen Effekt auf die Nervenzellen haben. Eine *Vasodilatation* der mit Kontrastmittel gefüllten Arterien, Arteriolen und Kapillaren führt zu einer erhöhten Durchblutung. Dies wird vom Patienten mit einem Hitzegefühl oder sogar Schmerzen registriert. Eine ausgedehnte systemische Vasodilatation kann zu einer systemischen Hypotension und einer Reduktion des venösen Rückflusses zum Herzen führen. Durch osmotischen Druck und damit Übertreten der extravasalen Flüssigkeit in die Zirkulation wird eine *Hypervolämie* hervorgerufen, wobei das Blutvolumen um ungefähr 10% vermehrt wird. Durch direkte Wirkung auf die myokardiale Kontraktilität und infolge Hypervolämie mit konsekutiver kardialer Belastung und Hypotension mit vermindertem kardialem Rückfluß, kommt es zur *kardialen Depression.*

Alle diese Nebenwirkungen beruhen auf der Hyperosmolalität des Kontrastmittels und sind deshalb *dosisabhängig.* Sie können deutlich reduziert werden, wenn anstelle der hyperosmolaren ionischen monomeren Kontrastmittel niedrigosmolare Kontrastmittel eingesetzt werden.

Reaktionen ungeklärter Ätiologie

Die am meisten gefürchteten unvorhersehbaren Reaktionen auf Kontrastmittel entstehen aus Mechanismen, die ungenügend geklärt sind. Zahlreiche unterschiedliche Faktoren können dabei verantwortlich sein:

1. Eine echte Antigen-IGE-Antikörperimmunreaktion mit dem Kontrastmittel
2. Eiweißbindung des Kontrastmittels, die es wahrscheinlicher macht, daß sich die Substanz als aktives Agens mit Störung der normalen physiologischen Systeme auswirkt
3. Inhibition der Cholinesterase mit konsekutiv erhöhter Konzentration von Acetylcholin, die zu einer vagalen Überstimulation und damit Kollaps, Bradykardie und Bronchospasmus führt
4. Freisetzung vasoaktiver Substanzen wie Histamin, Serotonin, Bradykinin, was zu einem vasomotorischen Kollaps führen kann
5. Aktivierung der physiologischen Kaskadensysteme: Komplementsystem (setzt Anaphylatoxine frei), Kininsystem (Bradykininfreisetzung), Gerinnungssystem (bis hin zur intravaskulären Koagulation) und fibrinolytisches System
6. Angst/Streß während der radiologischen Untersuchung können zu einer Aktivierung der hypothalamischen Reaktion führen, die ihrerseits einen kardiovaskulären und respiratorischen Kollaps induziert.

Es ist wahrscheinlich, daß zahlreiche dieser Mechanismen untereinander in Beziehung stehen und daß ein protrahierter Circulus vitiosus schließlich zu einem kardiovaskulären Kollaps führt. Diese Nebenwirkungen sind *selten dosisabhängig.* Letale Komplikationen können sowohl nach intravenöser Injektion von 1 ml einer Testdosis auftreten als auch nach Applikation der vollen Dosis nach vorausgegangener negativer Testung. Es besteht deshalb keine Notwendigkeit für die routinemäßige Anwendung von Testdosen, da ein falsches Gefühl der Sicherheit bei negativer Testung gefährlich sein kann. Schwere Nebenwirkungen treten meistens, jedoch nicht immer entweder unmittelbar oder einige Minuten nach Kontrastmittelinjektion auf.

Klinik der Nebenwirkungen

Die Nebenwirkungen können in vier Gruppen unterteilt werden:

1. Leichte Reaktionen: Rötung der Haut, Armschmerzen, Pruritus, Erbrechen, Kopfschmerzen und milde Urtikaria führen nur zu einer geringen Belastung des Patienten, sind meist nur von geringem Ausmaß und kurzer Dauer und bilden sich in der Regel spontan zurück, ohne daß eine spezielle Behandlung erforderlich wird (außer daß der Patient beruhigt wird). Gelegentlich kann die orale Gabe eines Antihistaminikums gegen Urikaria, eines Sedativums oder eines milden Analgetikums hilfreich sein. Die Häufigkeit dieser geringen Reaktionen wird zwischen 5 und 30% angegeben.

2. Mittelschwere Reaktionen mit schwereren Formen der oben angegebenen Symptome, mäßiger Hypotonie, Bronchospasmus. Auch diese Reaktionen gehen meist nach entsprechender Therapie, Beruhigung, Gabe von Antihistaminika, eines Sedativums oder von Hydrocortison bei Bronchospasmus ohne Folgen zurück. Die Häufigkeit der Komplikationen mittleren Schweregrades liegt bei 0,5 bis 2% der intravenösen Injektionen von hochosmolalen ionischen Kontrastmitteln.

3. Schwere Reaktionen sind schwere Manifestationen der bisher genannten Symptome sowie Krämpfe, Bewußtlosigkeit, Larynxödeme, schwerer Bronchospasmus, Lungenödem, schwere kardiale Dysrhythmien und Herzstillstand, kardiovaskulärer und pulmonaler Kollaps. Die Behandlung ist dringlich und das Ansprechen auf Therapie nicht abschätzbar. Zusätzliche medizinische Unterstützung, insbesondere durch die Anästhesie, sollte unmittelbar verfügbar sein. Die Luftwege müssen offengehalten werden, Sauerstoff, künstliche Beatmung, Herzmassage, evtl. Defibrillation werden je nach Symptomen erforderlich. Zusätzlich erfolgt die intravenöse Volumensubstitution sowie die medikamentöse Therapie vor allem intravenös mit Barbituraten gegen Krämpfe, Adrenalin, Kortikoide, Aminophyllin, Vasopressoren zur Behandlung der Hypotension, evtl. Antihistaminica gegen allergische oder anaphylaktische Symptome. Die Häufigkeit dieser schweren, lebensbedrohlichen Reaktionen liegt zwischen 0,05 und 0,2% der intravenösen Injektionen eines konventionellen hyperosmolaren ionischen Kontrastmittels.

4. Letale Komplikationen: Die bisher beschriebenen schweren Reaktionen können extrem sein und auf Behandlung nicht ansprechen. Der Tod kann aber auch sofort, ohne Vorsymptome erfolgen. In der Regel resultiert er aus einem unbehandelbaren kardiopulmonalen Kollaps, Lungenödem oder Bronchospasmus. Die Häufigkeit lethaler Komplikationen beträgt 1 auf 20.000 bis 40.000 intravenöser Injektionen eines konventionellen hyperosmolalen ionischen Kontrastmittels und wahrscheinlich um einen Faktor 2 bis 3 weniger nach intraarterieller Injektion. Unglücklicherweise hat die Häufigkeit der Todesfälle während der letzten Jahre zugenommen, wahrscheinlich weil ältere Patienten in schlechtem Allgemeinzustand aggressiver mit größeren Mengen Kontrastmittel untersucht worden sind.

Faktoren, die zu Nebenwirkungen prädisponieren

Vorangegangene Nebenwirkungen: Eine vorangegangene signifikante, auf die Kontrastmittelgabe zurückzuführende Nebenwirkung erhöht das Risiko für eine zweite schwere Reaktion ungefähr um das Zehnfache. Wenn möglich sollten Patienten mit vorangegangener schwerer Reaktion auf Kontrastmittel durch alternative diagnostische Methoden ohne Kontrastmittelapplikation untersucht werden. Ist eine erneute radiologische Untersuchung mit Kontrastmittelgabe unerläßlich, muß der Patient 12 bis 24 Stunden vor der Injektion durch orale Gabe von Kortikoiden und Antihistaminika vorbereitet werden. Das Kontrastmittelprodukt soll gewechselt werden und ein niedrigosmolales Kontrastmittel zur Anwendung kommen, da diese in der Regel weniger schwere Reaktionen hervorrufen. Obschon eine Testdosis im allgemeinen nicht notwendig ist, sollten Patienten mit bekannter Überempfindlichkeit nach Injektion von 0,1 bis 1 ml Kontrastmittel mindestens 10 Minuten beobachtet werden, bevor die Gesamtdosis des Kontrastmittels appliziert wird.

Allergieanamnese: Patienten mit bekannter Allergie auf Medikamente oder unbekannte Antigene sind ungefähr 4mal stärker gefährdet, eine schwere Reaktion auf die intravenöse Applikation von Röntgenkontrastmitteln zu entwickeln. Besonders zu beachten sind anamnestische Angaben über Bronchospasmus und Larynxödem. Ionische Kontrastmittel sollten in solchen Fällen vermieden werden, oder wenn möglich die radiologischen Kontrastmitteluntersuchungen durch Alternativmethoden ersetzt werden.

Herzerkrankungen: Bei Patienten mit Herzinsuffizienz oder schwerer Dysrhythmie ist der Risikofaktor ungefähr 5mal höher als bei anderen Patienten. Eine hohe Natriumkonzentration des Kontrastmittels sollte vermieden werden; die Kontrastmittelinjektion muß langsam erfolgen, vorzugsweise unter EKG-Überwachung.

Hämatologische und metabolische Erkrankungen: Patienten mit Sichelzellanämie können auf hypertonisch-ionische Kontrastmittel mit Verlust des intraerythrozytären Wassers reagieren. Vereinzelt sind während zerebraler und koronarer Angiographie schwere und selbst letale Komplikationen beobachtet worden. Niedrigosmolale Kontrastmittel reduzieren das Risiko und sollten bei Patienten mit Sichelzellanämie zum Einsatz kommen. Patienten mit Homozystinurie können Thrombosen und Embolien während der Angiographie entwickeln, ähnliche Komplikationen müssen bei schwerer Polyzytämie in Betracht gezogen werden. Auch hier sind niedrigosmolare Kontrastmittel weniger gefährlich. Bei Patienten mit Phäochromozytom kann es zu einer hypertensiven Krise während der Kontrastmittelinjektion kommen; daher sollte eine Vorbereitung mit α- und β-adrenergischer Blockade erfolgen. Patienten mit multiplem Myelom können nach Kontrastmittelinjektion durch Proteinzylinder und Präzipitation von Bence-Jones- und Tam-Horsefall-Proteinen mit tubulärer Obstruktion eine Niereninsuffizienz entwickeln. Es ist wichtig, daß Patienten mit bekanntem multiplem Myelom gut hydriert sind und eine minimale Dosis von Kontrastmittel appliziert wird.

Sonstige Zustände mit erhöhtem Risiko: Neugeborene, alte und pflegebedürftige Patienten in schlechtem Allgemeinzustand sowie Diabetiker, (insbesondere wenn dehydriert) sind einem besonderen Risiko ausgesetzt. Unruhe und Streß prädisponieren ebenfalls zu Nebenwirkungen. Der Patient sollte entspannt und über die Untersuchung ausreichend informiert sein. In gewissen Fällen ist es notwendig, ihn mit Neuroleptika zu beruhigen.

Untersuchungsabhängige Nebenwirkungen

Nach *i.v. Kontrastmittelinjektion* kann es zu spezifischen Veränderungen der Blutzirkulation, wie Vermehrung des Blutvolumens, Schrumpfung, Deformation und Erstarrung der Erythrozyten, peripherer Vasodilatation und erhöhter kapillarer Permeabilität kommen. Bei der *Angiokardiographie* kann es zu Erhöhung des Blutvolumens, generalisierter Vasodilatation, Hypotension, erhöhtem Schlagvolumen, Belastung des linken Ventrikels und zur pulmonalarteriellen Hypertension kommen. Bei der *zerebralen Angiographie* sind eine Dilatation des Stromgebietes der A. carotis externa, erhöhte kapillare Permeabilität, Hirnödem, Schädigung der Blut-Hirnschranke, Bradykardie und Hypotension zu erwarten. Bei der *Koronarangiographie* können Bradykardie, verminderte myokardiale Kontraktilität, Hypotension, Arhythmien inkl. Kammerflimmern, Asystolie und EKG-Veränderungen auftreten. Die *periphere Arteriographie* kann eine periphere Vasodilatation, Hitzegefühl, Schmerzen, die *periphere Phlebographie* eine Thrombophlebitis evtl. sogar venöse Gangrän zur Folge haben.

Andere wasserlösliche Kontrastmittel

Orale wasserlösliche Kontrastmittel zur Untersuchung des Magen-Darmtraktes

Amidotrizoesäuren (Gastrografin®) werden als wasserlösliche Kontrastmittel bei Kontraindikationen für Bariumuntersuchungen zur Darstellung des Magen-Darmtraktes verwendet. Neben den Trijod-Benzoesäurederivaten enthalten sie Geschmackskorrigenzien. Die 76prozentige Lösung wird im Darmtrakt nur minimal resorbiert. Die hohe osmotische Aktivität kann bei Kindern zu einer erheblichen Verringerung des Plasmavolumens führen, da das Kontrastmittel Flüssigkeit aus der Blutbahn in den Darm zieht und bindet. Aus diesen Gründen werden in der Pädiatrie zur Darstellung des Magen-Darmtraktes nichtionische wasserlösliche Kontrastmittel verwendet.

Intravaskuläre hepatotrope Kontrastmittel

Intravenöse gallengängige Kontrastmittel bestehen aus zwei *Trijod-Amino-Benzoesäureestern,* die durch Restgruppen miteinander gekoppelt sind. Im Blutplasma erfolgt eine starke Albuminbindung sowie eine Bindung an die Rezeptorproteine der Leber. Über einen aktiven Sekretionsmechanismus der Leberzelle wird das Kontrastmittel in die Gallenwege ausgeschieden. Die Ausscheidungsfunktion ist durch ein Transportmaximum limitiert, das durch das Angebot von Albuminen und die Sekretionsleistung der Leberzelle definiert ist. Ein Überangebot an Kontrastmittel im Plasma durch Überdosierung oder rasche Injektion führt nicht zu einer Erhöhung der Sekretionsleistung, sondern zur alternativen Elimination des Kontrastmittels über die Niere. Auch bei Lebergesunden werden 10 bis 30% der injizierten Kontrastmittelmenge renal ausgeschieden. Die Injektion intravenöser hepatotroper Kontrastmittel soll langsam erfolgen (20 ml Kontrastmittel bei einer Flußgeschwindigkeit von 4 ml/Min.).

Intermediäre Stoffwechselprodukte und Medikamente wie Antibiotika, Salicylsäurederivate, Rifampycin u. a. können kompetitiv an die Albumine gebunden werden. Wenn zu wenig Albumine für die Kontrastmittelbindung zur Verfügung stehen, stagniert die Sekretion des Kontrastmittels über die Leber. Ebenfalls kompetitiv wirken perorale Antidiabetika, Porphyrine und Bilirubin. Für eine diagnostisch ausreichende *Darstellung der Gallenwege* ist eine Jodkonzentration von 0,25 bis 1% notwendig. Ursache einer schwachen oder fehlenden Darstellung der Gallenwege sind verminderte Albuminbildung bei Albuminmangel, Hypalbuminämie, kompetitive Albuminkopplung durch andere Substanzen sowie Leberzellschaden oder Abflußbehinderung in den intra- und extrahepatischen Gallenwegen. Das Transportmaximum der Leberzelle beträgt zwischen 20 und 30 mg pro Minute.

Orale hepatotrope Kontrastmittel

Orale hepatotrope Kontrastmittel werden unter der Detergenzienwirkung der Gallensäuren über den Dünndarm resorbiert. Die Säuregruppe ist nicht direkt, sondern über eine Kette (Brücke) an den Benzolring gebunden. Orale Cholegraphica sind daher sehr viel *schwächere Säuren* als die intravenös zu applizierenden Kontrastmittel; sie liegen beim pH-Wert des Darminhalts zu einem gewissen Teil in der lipophilen, undissoziierten Form vor und können daher die lipoidhaltigen Membranen des Darmepithels passieren. Die Wasserlöslichkeit vieler oraler Gallenkontrastmittel ist bei pH 7 sehr gering und wird erst durch Salzbildung in deutlich alkalischem Milieu besser. Die Ausscheidungsdauer liegt bei den verschiedenen Kontrastmitteln zwischen 3 und 20 Stunden. Resorptionsstörungen treten bei Gallensäuremangel und bei Diarrhoe auf. Nach der Resorption wird das Kontrastmittel an Albumine gebunden und über das hepatobiliäre System ausgeschieden. Für die orale Cholegraphie wird im Hinblick auf Chemie, Kontrastgebung, Pharmakokinetik und Verträglichkeit eine Vielzahl ähnlicher Kontrastmittel angeboten (Iopodat, Iobenzaminsäure, Iprominsäure, Iocetaminsäure, Iopansäure).

Orale hepatotrope Kontrastmittel stellen nur die *Gallenblase* dar, dies infolge Kontrastmittelkonzentration bei Wasserrückresorption durch die Gallenblasenschleimhaut. Eine Darstellung der intra- und extrahepatischen Gallenwege kommt nicht zustande.

Wasserunlösliche Kontrastmittel

Ölhaltige Kontrastmittel

Öl-Jod-Lipid-Emulsionen werden für die *Lymphographie* verwendet. Es sind jodierte Ethylester einer Mischung gesättigter und ungesättigter Fettsäuren. In den Lymphknoten kommt es zu einer ausgedehnten Fremdkörperreaktion mit Resorption des Kontrastmittels im Verlaufe von Monaten. Bei Übertritt der öligen Emulsion über den Ductus thoracicus in die venöse Zirkulation kommt es zur Embolisierung kleinster

Ölpartikel im Kapillarbett der Lunge. In Einzelfällen folgt darauf eine entzündliche Reaktion des Lungenparenchyms.

Bariumhaltige Kontrastmittel zur Untersuchung des Magen-Darmtraktes

Bariumsulfat (BaSO$_4$) hat ein Molekulargewicht von 233,5, ist im Wasser alkali- und säurenunlöslich und deshalb bei oraler und rektaler Anwendung als Suspension in der Regel unschädlich. Je nach Präparat werden Geschmackskorrigenzien, Konservierungsmittel und Netzmittel hinzugefügt. Bariumsulfat ist das Standardkontrastmittel für gastrointestinale Untersuchungen. Nur bei Vorliegen einer Kontraindikation (Perforation, Fistelbildung) wird ein wasserlösliches Kontrastmittel (Gastrografin®) eingesetzt. Dabei geht es um die Vermeidung eines Übertritts in die Peritonealhöhle mit kotiger, granulierender, meist letaler Peritonitis und eines evtl. letalen Übertritts des Kontrastmittels in die Blutbahn. Bei Aspiration in das Tracheobronchialsystem wird Bariumsulfat zum Teil durch das Flimmerepithel und den Hustenreflex wieder entfernt. Verbleibende Reste können zwar eine Fremdkörperreaktion verursachen, sind aber harmloser als Gastrografin, welches das Surfactans schädigt.

Kontrastmittel in der Magnetresonanztomographie

Obwohl der Weichteilkontrast in der MRT höher ist als der durch Röntgenstrahlen erreichbare Kontrast, werden zum Nachweis der Perfusionseigenschaften sowie von Störungen der Bluthirnschranke und der Kapillarpermeabilität Kontrastmittel eingesetzt. Diese Kontrastmittel wirken durch Beeinflussung der *Relaxationszeiten* T1 und T2. Der Einfluß sogenannter Paramagnetika auf die Protonenrelaxation wurde bereits 1946 von Bloch und Mitarbeitern beschrieben. Lauterbur et al. schlugen 1978 die intravenöse Applikation von paramagnetischen Substanzen zur Veränderung des Gewebekontrastes vor. In der Zwischenzeit werden verschiedene, überwiegend T1-verkürzende, paramagnetische MR-Kontrastmittel zur intravenösen und enteralen Verabreichung verwendet. Zahlreiche weitere Kontrastmittel finden sich in der vorklinischen oder klinischen Erprobung. Aufgrund ihres Wirkungsmechanismus lassen sich MR-Kontrastmittel in zwei große Kategorien einteilen: *positive,* überwiegend T1-verkürzende, eine Signalintensitätserhöhung hervorrufende Kontrastmittel und *negative,* überwiegend T2-verkürzende, die Signalintensität herabsetzende Kontrastmittel.

Wirkungsmechanismus der MR-Kontrastmittel

Der Gewebekontrast in der MRT resultiert aus unterschiedlichen Protonendichten, unterschiedlichen Relaxationszeiten, Suszeptibilitätseffekten und durch Bewegung. Die Protonenkonzentration läßt sich allenfalls in Hohlorganen (z. B. durch Ingestion von Wasser) verändern. Im Gewebe wirken sich Kontrastmittel durch Änderung der Relaxationszeiten T1 und T2 aus. Daher müssen MR-Kontrastmittel eine *magnetische Wirkung* ausüben, die direkt einen Einfluß auf die Gewebe-Relaxationszeiten einnehmen.

Die als Kontrastmittel verwendeten magnetischen Stoffe werden nach ihrer Magnetisierung in äußere Magnetfelder eingeteilt. Die vom äußeren Magnetfeld abhängige Magnetisierbarkeit wird als *Suszeptibilität* bezeichnet. Die induzierte Magnetisierung kann antiparallel (Diamagnetismus) oder parallel (Paramagnetismus, Superparamagnetismus, Ferromagnetismus) in Beziehung zum äußeren Magnetfeld entstehen. Die heute gebräuchlichen MR-Kontrastmittel haben *paramagnetische* Eigenschaften. Sie erzielen ihren Effekt durch das hohe magnetische Moment ihrer ungepaarten Elektronen, welches ungefähr 800mal höher ist als dasjenige der Protonen. Die wesentlich höheren magnetischen Momente führen zu einer schnelleren Relaxation der Protonen. Durch Bewegung verursacht die paramagnetische Substanz eine schnelle Änderung der örtlichen Magnetfeldstärke auf atomarem Niveau. Dieser Vorgang begünstigt die Energieübertragung zwischen den direkten Protonen und der Umgebung. Dabei wird sowohl die T1- als auch die T2-Relaxationszeit verkürzt. Diese Relaxationsvorgänge sind nur auf engstem Raum um die paramagnetische Substanz wirksam. Die Verkürzung der Relaxationszeiten hängt vom magnetischen Moment des verwendeten paramagnetischen Ions ab und ist eine Funktion seiner Endquantenzahl, die durch die Anzahl ungepaarter Elektronen bestimmt wird. Als paramagnetische Substanzen werden Schwermetallionen mit mehreren Elektronen wie Gadolinium^{3+} oder Mangan^{2+} verwendet.

Superparamagnetische Substanzen sind mikroskopisch kleine solide Partikel, die stabile Magnetfeldinhomogenitäten erzeugen und so auch in kleinsten Mengen zu einer deutlichen Verkürzung der Quer-Relaxationszeit führen. Der Effekt ist außerordentlich stark und führt zu einem Signalausfall, so daß die Substanzen als negative Kontrastmittel wirken.

Gadoliniumhaltige paramagnetische Kontrastmittel

Von den experimentell geprüften Kontrastmitteln in der Magnetresonanztomographie sind die gadoliniumhaltigen paramagnetischen Substanzen am besten untersucht. *Gadolinium-DTPA* (Gadopentatdimeglumin) **(Abb. 1-42)** wurde als erstes paramagnetisches Kontrastmittel für die Magnetresonanztomographie zugelassen, gefolgt von Gadolinium-DOTA (Gadoteratmeglumin) **(Abb. 1-43)** und kürzlich auch von weiteren gadoliniumhaltigen Verbindungen. Allen diesen Substanzen ist gemeinsam, daß das hochtoxische Gadolinium 3^+-Ion fest in einem Chelat gebunden wird. Die Verbindungen haben eine hohe Stabilität, so daß keine freien Metallionen in für die Verträglichkeit relevanten Mengen freigesetzt werden. Die Bindung an Chelate hat darüber hinaus den Vorteil, daß das Verteilungsvolumen des paramagnetischen Kontrastmittels auf den extrazellulären Raum beschränkt wird. Hinweise auf einen nennenswerten Übertritt in den intrazellulären Raum liegen nicht vor. Aufgrund ihrer Molekülgröße und starken Hydrophilie können gadoliniumhaltige Komplexe auch die intakte Bluthirnschranke nicht passieren. Die *geschädigte Bluthirnschranke* ist jedoch für gadoliniumhaltige Chelate

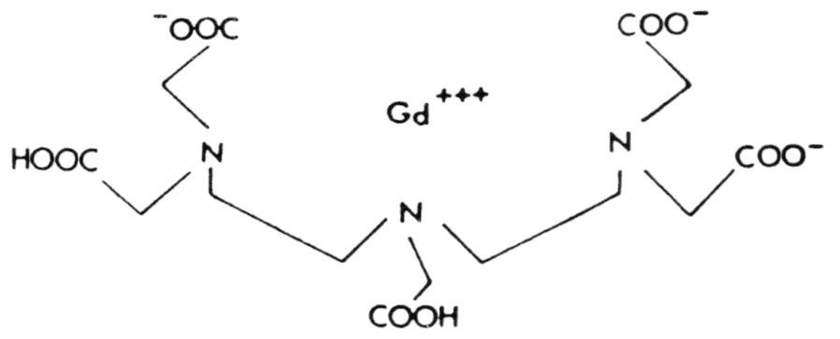

Abb. 1-42: Gadolinium-DTPA. An den Winkeln der durchgezogenen Verbindungslinien befinden sich Methylengruppen (CH2).

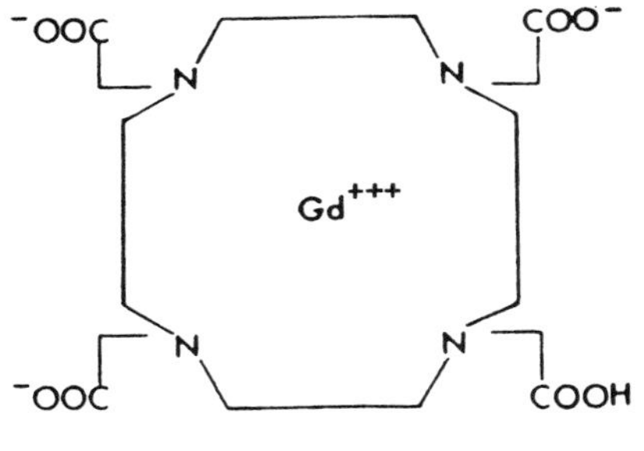

Abb. 1-43: Gadolinium-DOTA. An den Winkeln der durchgezogenen Verbindungslinien befinden sich Methylengruppen (CH2).

durchgängig und kann so mit hoher Sensitivität nachgewiesen werden. In der klinisch üblichen Dosierung (0,1–0,3 mmol/kg Körpergewicht) wird dem Körper trotz des ionischen Charakters der meisten gadolinumhaltigen Chelate nur eine geringe Menge osmotisch wirksamer Teilchen zugeführt. Dies ist deutlich weniger als bei einer Röntgenuntersuchung mit jodiertem Kontrastmittel, so daß hieraus auch eine gute Verträglichkeit resultiert. Die Halbwertszeit der durch glomeruläre Filtration unverändert ausgeschiedenen Substanz beträgt etwa 90 Minuten.

Die *Verträglichkeit* gadoliniumhaltiger Chelate ist insgesamt ausgezeichnet. Unerwünschte Reaktionen werden bei etwa 1% der Patienten beobachtet. Patienten mit einer Allergieanamnese wiesen eine Inzidenz von 2,5% auf; allerdings waren keine der in den bisherigen Studien beobachteten Kontrastmittelnebenwirkungen für die jeweiligen Patienten vital gefährdend. Das Spektrum der aufgetretenen unerwünschten Reaktionen ist qualitativ mit dem iodierter nichtionischer Kontrastmittel vergleichbar. Die Gesamtinzidenz unerwünschter Ereignisse nach i.v.-Injektion von gadoliniumhaltigen Chelaten liegt jedoch um einen Faktor 2 bis 3 niedriger. Gadoliniumhaltige Chelate zeigen in diagnostischen Dosen keinen Effekt auf das Serum-Kreatinin und auf andere Indikatoren der Nierenfunktion. Die Ausscheidungsphase kann in Abhängigkeit vom Grad der Funktionseinschränkung verlängert sein. Bei Patienten mit Nierenversagen kann Gadolinium-DTPA und Gadolinium-DOTA durch Dialyse aus dem Körper entfernt werden.

Superparamagnetische Kontrastmittel

Superparamagnetische Substanzen sind feste Stoffe, die als Suspension in den Körper eingebracht werden. Für die MRT werden verschiedene *Eisenoxydverbindungen* (Ferrite und Magnetite) entwickelt, die meistens mit Dextran oder einem Dextranderivat beschichtet werden. Nach i.v.-Injektion werden sie vom RES phagozytiert und führen dort durch die T2-Relaxationszeitverkürzung zu einer Signalauslöschung.

Die meisten Erfahrungen liegen mit AMI 25 vor (Endorem®). Die Halbwertszeit im Blut beträgt 15 Minuten. Die Ausscheidung aus dem RES ist stark variabel; die Halbwertszeit in der menschlichen Leber liegt bei etwa 8 Tagen.

Enterale Kontrastmittel für MRI

Sowohl paramagnetische gadoliniumhaltige Kontrastmittel als auch superparamagnetische Eisenoxydpartikel werden in speziellen Formulierungen als enterale Kontrastmittel eingesetzt. Sie können oral oder rektal appliziert werden. Durch den Zusatz von Manitol ist eine gleichmäßigere Verteilung gewährleistet. Paramagnetische Substanzen führen in der üblichen Dosierung (10 ml/kg Körpergewicht) zu einem positiven Kontrasteffekt. Demgegenüber führen superparamagnetische Eisenoxyde zu einem Signalverlust im Magen-Darm-Trakt.

Weitere Entwicklungen

Eine Reihe anderer Gadolinumchelate werden bereits klinisch erprobt. Die meisten unterscheiden sich in den Halbwertszeiten und Plasmakonzentrationen nicht wesentlich von Gadolinium-DTPA und Gadolinium-DOTA. Insbesondere zu erwähnen sind elektrisch neutrale Präparate wie Gadolinium-DTPA-BMA, Gadolinium-DO3A-HP und Gadolinium-DTPA-Bismorpholid.

Paramagnetische Kontrastmittel werden auch zur Markierung des Intravasalraumes und zur organspezifischen Kontrastierung entwickelt. Die Markierung des *intravasalen Raumes (Blutpool-Marker)* erlaubt eine quantitative Bestimmung der Perfusion des Myokards oder anderer Organe. Damit der Übertritt der Kontrastmittel aus den normalen Blutgefäßen ins Interstitium verhindert wird, sind Moleküle mit größeren Durchmessern notwendig. Dies kann durch Bindung von Gadolinium-DTPA an Albumin, Dextran oder Polylysin erreicht werden.

Zur spezifischen kontrastverstärkten Darstellung der *Leber* werden unterschiedliche Kontrastmittelgruppen entwickelt: Substanzen, die im RES aufgenommen werden und solche, die sich in den Hepatozyten anreichern. Bei ersteren wird das Kontrastmittel in Makrophagen phagozytiert, während bei letzteren die Ausscheidung aus den Hepatozyten über die Gallenwege erfolgt. Superparamagnetische Eisenoxydpartikel oder auch an Liposomen gebundene paramagnetische Substanzen werden im RES phagozytiert, während Mangan-DPDP bzw. Gadolinium-BOPTA und Gadolinium-EOB-DTPA über das hepatobiliäre System ausgeschieden werden.

Weiterführende Literatur

Davidson C. J., Hlatky M., Morris K. G., Pieper K., Skelton T. N., Schwab S. J., Bashore T. M.: Cardiovascular and renal toxicity of a nonionic radiographic contrast agent after cardiac chateterization: a prospective study. Ann Intern Med 1989; 110:119–1234.

Dawson P., Trewhella M.: Intravascular contrast agents and renal failure. Clin radiology 1990; 41:373–375.

Dawson P.: Thrombogenic potential af nonionic contrast media. Radiology 1990; 177:280–285.

Fritzsch T., Krause W., Weinmann H. J.: Status of contrast media research in MRI, ultrasound and X-ray. Eur. Radiol. 1992; 2:2–13.

Katayama Y. H., Yamaguchi K., Kozuka T., Takashima T., Seez P., Matsuura K.: Adverse reactions to ionic and nonionic contrast media. Radiology 1990; 175:621–628.

Schuhmann-Giampieri G., Krestin G. P.: Pharmacokinetics of Gd-DTPA in patients with chronic renal failure. Invest. Radiol. 1991; 26:975–979.

Stark D. D., Weisleder R., Elizondo G., Hahn P. F., Saini S., Todd L. E., Wittenberg J., Ferrucci J. T.: Superparamagnetic iron oxide: Clinical application as a contrast agent for MR imaging of the liver. Radiology 1988; 168:297–301.

Weinmann H. J., Brasch R. C., Press W. R., Wesbey G. E.: Characteristics of Gadolinium-DTPA, a potential NMR contrast agent. AJR 1984; 142:619–624.

Weissleder R., Elizondo G., Wittenberg J., Lee A. S, Josephson L. Brady T. J.: Ultrasmall superparamagnetic iron oxide: An intravenous contrast agent for assessing lymph nodes with MR imaging. Radiology 1990; 175:494–498.

Yamaguchi K. Katayama Y. H. Takashima T., Kozuka T., Seez P., Matsuura K.: Prediction of severe adverse reactions to ionic and nonionic contrast media in Japan: Evaluation of pretesting. Radiology 1991; 178:362–367.

2. Respirationstrakt

Radiologische Untersuchungsmethoden

W. A. Fuchs

Konventionelle Röntgenuntersuchungen

Standardtechnik

Röntgenaufnahmen im *postero-anterioren* und *seitlichen* Strahlengang erbringen eine dreidimensionale Darstellung der Thoraxorgane.

Bei Patienten auf der Intensivstation bzw. bei Notfalluntersuchungen sind oft nur Aufnahmen in a.p.-Projektion verfügbar. Bei Vorsorgeuntersuchungen und jüngeren Patienten werden vorerst Aufnahmen in p.a.-Projektion durchgeführt. Ist dabei ein pathologischer Befund zu erkennen bzw. zu vermuten, so ist zusätzlich unbedingt eine Aufnahme in seitlicher Projektion notwendig.

Die Grundregeln der radiologischen Technik sind: (1) Die *Positionierung* muß so sein, daß der Röntgenstrahl regelrecht auf die Thoraxmitte zentriert ist, der Körper des Patienten nicht rotiert ist und die Scapulae genügend nach lateral rotiert sind, damit sie sich nicht in die Lungen projizieren. (2) Die Aufnahmen müssen bei *voller Inspiration* und in Apnoe durchgeführt werden. (3) Die *Exposition* muß so sein, daß auf der Röntgenaufnahme die Brustwirbelsäule knapp sichtbar ist und die Lungenstruktur dorsal des Herzens zur Darstellung kommt. Eine leichte Überbelichtung ist günstiger als eine Unterexposition, da Strukturen in starkem Licht trotzdem zur Darstellung kommen. Die Expositionsdaten liegen bei 120 bis 150 kV, 10 bis 60 ms bzw. 5 bis 30 mAs. (4) Die *Focus-Film-Distanz* beträgt 2 m. (5) Die *Hartstrahltechnik* mit Röhrenspannung über 100 kV (**Abb. 2-1**) hat deutliche Vorteile gegenüber der sogenannten Standardtechnik mit 60 bis 80 kV Röhrenspannung (**Abb. 2-2**). Da die Koeffizienten der Strahlenabsorption von Knochen und Weichteilen bei einer Röhrenspannung von über 100 kV ähnlich sind, wird die radiologische Sichtbarkeit des Skeletts reduziert, während die Lungenstruktur gut zur Darstellung kommt. Zusätzlich ist das Mediastinum besser penetriert, die Lungenstruktur dorsal das Herzens ist dargestellt und die mediastinalen Umschlagsfalten sind sichtbar.

Röntgenaufnahmen bei voller *Inspiration* (Totalkapazität der Lunge) und maximaler *Exspiration* (Residualvolumen) können bei zentraler bronchialer Obstruktion zusätzliche Informationen bringen, indem bei Exspiration auf der ipsilateralen Seite eine ver-

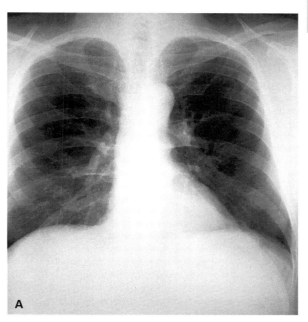

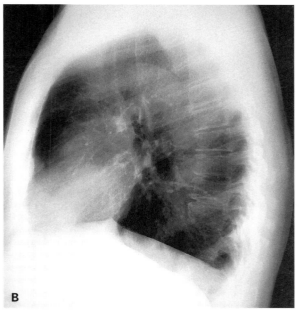

Abb. 2-1: Hartstrahltechnik. (**A**) Thorax d. v. stehend (**B**) Thorax d. s. stehend. Normalbefund.

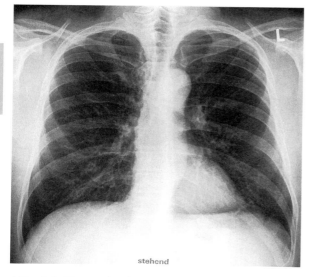

stehend

Abb. 2-2: Konventionelle Technik. Thorax d. v. stehend. Normalbefund.

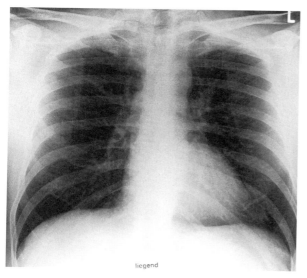

liegend

Abb. 2-3: Thorax a. p. liegend (Hartstrahltechnik). Normalbefund.

minderte Anhebung des Zwerchfells sowie eine Verlagerung des Mediastinums zur kontralateralen Seite beobachtet werden kann. Ein Pneumothorax geringen Ausmaßes kann auf Exspirationsaufnahmen deutlicher dargestellt werden, da der Luftgehalt im Pleuraraum im Vergleich zur nun kleineren Lunge relativ größer wird.

Aufnahmen in *Seitenlage* mit horizontalem Strahlengang sind zum Nachweis kleiner Pleuraergüße von weniger als 100 ml Menge notwendig, ebenso zur Darstellung der Lageveränderungen von Luftflüssigkeitsniveaus in einer Kavität.

Aufnahmen in *schräger Projektion* können manchmal zur genauen Lokalisation von intrathorakalen Erkrankungsherden sinnvoll sein. Sie werden heute in der Regel durch ein Schnittbildverfahren (meist Computertomographie) ersetzt.

Bettaufnahmen

Bettaufnahmen werden beim liegenden Patienten mit Spannungswerten von 80 bis 90 kV und einer Focus-Filmdistanz von 1 Meter durchgeführt (**Abb. 2-3**). Dementsprechend ist die Bildqualität häufig nicht optimal, insbesondere da diese Patienten meist ihren Atem nicht anhalten oder nicht vollständig inspirieren können. Wegen der verkürzten Focus-Filmdistanz sowie des anteroposterioren Verlaufes der Röntgenstrahlung entsteht eine Vergrößerung von Herz und Mediastinum von 15 bis 20% im Vergleich zu 5% bei der p.a.-Röntgenaufnahme im Stehen. Darüber hinaus ist beim liegenden Patienten das pulmonale Blutvolumen um zirka 30% größer als im Stehen, womit die Pulmonalgefäße kaliberstärker zur Darstellung kommen.

Durchleuchtung

Die Durchleuchtung der Thoraxorgane erfolgt mittels Bildverstärker-Fernseheinheit. Sie dient der dynamischen Beurteilung intrathorakaler Strukturen, vor allem des Zwerchfells, sowie der Lokalisation pathologischer Befunde vor geplanten interventionellen Eingriffen.

Spezielle radiologische Untersuchungstechniken

Digitale Lumineszenz-Radiographie

Speicherfolienaufnahmen sind vor allem für Aufnahmen mit transportablen Röntgengeräten ohne Belichtungsautomatik auf der Notfall- und Intensivstation geeignet. Die Vorteile der Anwendung liegen in der Vermeidung von Fehlbelichtungen bei gleichbleibend hoher Bildqualität (**Abb. 2-4**). Im Vergleich zu adäquaten Film-Folienaufnahmen ist eine Dosisreduktion kaum zu erzielen.

Computertomographie

Die Computertomographie (CT) ermöglicht die Schnittbildbeurteilung pathologischer Veränderungen im Mediastinum, der Thoraxwand und im Lungenparenchym (**Abb. 2-5**). Wichtige Indikationen sind die Diagnostik und Stadieneinteilung maligner Neoplasien (Bronchialkarzinom, maligne Lymphome, Pleuramesotheliom), der Nachweis von Metastasen, die Identifikation und Differenzierung von Erkrankungen des Lungenparenchyms mittels hochauflösender Dünnschnittechnik (**Abb. 2-6**) sowie die Bestimmung der Ausdehnung pathologischer Veränderungen in der Thoraxwand und im Spinalkanal.

Die *konventionelle Tomographie* wird heute nur noch vereinzelt durchgeführt, allenfalls zur überlagerungsfreien Darstellung von Strukturen des Lungenparenchyms (Rundherde) oder des Mediastinums (Trachea, Pulmonalarterien).

Magnetresonanztomographie

Die Magnetresonanz-Tomographie (MRI) erlaubt die Darstellung der Thoraxorgane in koronarer, sagittaler, transversaler oder schräger Projektion (**Abb. 2-7**). Sie hat sich mittlerweile als komplementäre Methode zur Computertomographie etabliert für den Nachweis und die Beurteilung hilärer und mediastinaler Raumforderungen, insbesondere deren Beziehung zu vaskulären Strukturen und zur Thoraxwand, die Differenzierung von Tumorrezidiv und posttherapeutischer Fibrose (Pneumonektomie, Strahlentherapie), und als primäre Methode für die Diagnostik pathologischer Veränderungen des Herzens und der großen mediastinalen Gefäße.

Bronchographie

Die Darstellung des Bronchialsystems durch Kontrastmittelfüllung mittels selektiver Katheterisierung

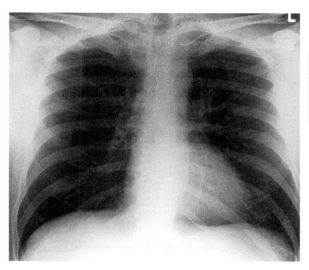

Abb. 2-4: Digitale Lumineszenz-Radiographie. Thorax d. v. stehend. Hartstrahltechnik. Normalbefund.

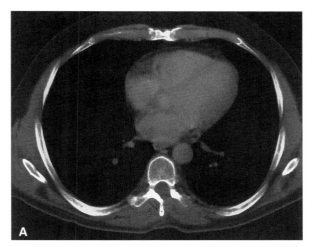

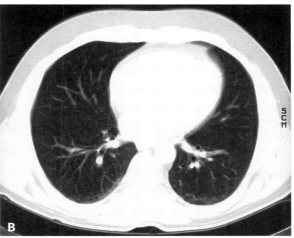

Abb. 2-5: Axiale kontrastmittelverstärkte Computertomographie des Thorax. (**A**) Mit Fenstereinstellung zur Beurteilung der mediastinalen Strukturen. (**B**) Mit Fenstereinstellung zur Beurteilung des Lungenparenchyms.

2.
Respi-
rations-
trakt

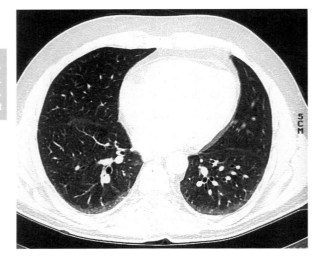

Abb. 2-6: Hochauflösende Computertomographie (HCRT) des Lungenparenchyms auf gleicher anatomischer Höhe wie **Abb. 2-5** (Schichtdicke 2 mm).

Abb. 2-7: Kernspintomographie des Thorax. **(A)** EKG-getriggerte axiale T1-gewichtete Spinechobilder auf der Höhe des rechtsventrikulären Ausflußtraktes. Sequentielle Aufnahmen von der Spätdiastole (links oben) bis zur Endsystole (rechts unten). **(B)** EKG-getriggerte sagittale T1-gewichtete Spinechosequenz. **(C)** Koronare Gradientenechosequenz auf der Höhe der Aorta thoracica descendens und des linken Vorhofes.

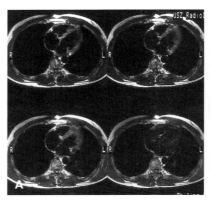
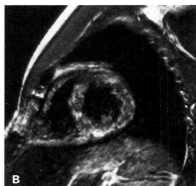
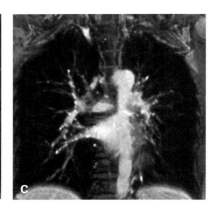

unter lokaler Anästhesie wird nur noch selten zur präoperativen Beurteilung der Ausdehnung krankhafter Veränderungen der Bronchien (Bronchiektasen) durchgeführt. Sie ist heute in den meisten Zentren durch die Computertomographie ersetzt worden. Das zur Bronchographie verwendete wasserlösliche Kontrastmittel wird über einen transglottisch durch Nase oder Mund eingelegten Katheter appliziert. Als Komplikationen können allergische Reaktionen auf das topisch verabreichte Lokalanästhetikum bzw. das Kontrastmittel oder eine temporäre Belüftungsstörung der kontrastierten Lungenabschnitte auftreten.

Angiographie

Die angiographischen Methoden für die Untersuchung thorakaler Erkrankungen umfassen die Pulmonalisangiographie, die Angiokardiographie, die Aortographie, die bronchiale Arteriographie, die Angiographie der V. cava superior und die Azygographie. Die Computertomographie hat die Indikationen für diese Untersuchungen stark eingeschränkt.

Bei der *Pulmonalisangiographie* wird Kontrastmittel entweder über einen Katheter in die V. cava superior, den rechten Vorhof oder die Pulmonalarterie injiziert oder selektiv in die linke oder rechte Pulmonalarterie bzw. in einen ihrer Äste. Die Indikationen umfassen die Suche nach Thromboembolien, den Nachweis von kongenitalen Anomalien der Lungendurchblutung, vor allem Agenesie, Hypoplasie oder Koarktation von Lungenarterien, die idiopathische Dilatation der Lungenarterien, arteriovenöse Malformationen der Lunge, abnorme Lungenvenendrainage und pulmonalvenöse Varizen, die Abklärung von erworbenen Erkrankungen der pulmonalarteriellen und pulmonalvenösen Zirkulation, die pulmonalarterielle Hypertonie sowie selten die Abklärung bei akuter Lungenblutung.

Die *thorakale Aortographie* (s. S. 258) hat ihre Bedeutung im Nachweis von Verletzungen der Aorta thoracica, in der Darstellung von Anomalien des Aortenbogens sowie die Beurteilung von abnormen Gefäßen wie beispielsweise systemischen Arterien bei der bronchopulmonalen Sequestration.

Die *Bronchialarteriographie* wird zur Untersuchung bei starker Hämoptyse durchgeführt, insbesondere im Hinblick auf eine therapeutische Embolisation.

Sonographie

Die Sonographie hat bei Thoraxerkrankungen einen umschriebenen Indikationsbereich, da weder Luft noch Knochen Schallwellen transmittieren. Ausgenommen sind «Fenster» im Thorax, vor allem die Interkostalräume, durch welche die Schallwellen zum Herzen und Perikard durchdringen können. Die *Echokardiographie* hat eine große Bedeutung in der Abklärung der kardialen Strukturen. Im übrigen hat die Sonographie ihre wichtigste Indikation in der Abklärung von Erkrankungen der *Pleura,* d.h. im Nachweis von lokalisierten Pleuraveränderungen, insbesondere umschrieben abgekapselter Ergüsse bzw. eines Empyems.

Nuklearmedizinische Untersuchungen

G. K. von Schulthess

Die nuklearmedizinische Lungendiagnostik basiert auf dem Euler-Lilijestrand-Rossier-«Reflex» (nicht-neural), nach dem in der Lunge im allgemeinen minderventilierte Segmente auch minderperfundiert werden (Perfusions-Ventilations-«*Match*»). Wird jedoch primär ein Segment minderperfundiert, wie bei einer Lungenembolie, wird keine Minderventilation beobachtet (Perfusions-Ventilations-«*Mismatch*»). Soll eine nuklearmedizinische Lungenuntersuchung durchgeführt werden, ist eine aktuelle Thoraxröntgenaufnahme unabdingbar. Radiologisch festgestellte Lungenparenchymveränderungen wirken sich praktisch immer auf die Ventilation aus; eine «reflektorische» Minderperfusion im Bereich eines Infiltrates oder einer Bulla ist zu erwarten.

Lungenperfusions-Szintigraphie

Das Funktionsprinzip der Lungenperfusionsszintigraphie ist das der *kapillären Mikroembolisation.* Etwa 80 MBq ^{99m}Tc-markierte Albumin-Molekül-Makroaggregate, die größer als der Lungenkapillardurchmesser sind, werden dem Patienten liegend antekubital venös injiziert. Eine Injektion im *Liegen* ist erforderlich, da die apikalen Lungensegmente beim stehenden Patienten aus hydrostatischen Gründen

schlecht perfundiert sind. Eine Injektion im Stehen würde daher einen apiko-basalen Gradienten in der Verteilung des Radiopharmakons bewirken. Die Partikel werden ins Lungenfilter eingeschwemmt und sind so dosiert, daß etwa jede tausendste Kapillare embolisiert wird, eine hämodynamische Wirksamkeit ist damit ausgeschlossen. Das Radiopharmakon verweilt mit einer effektiven Halbwertszeit von 1 bis 2 Stunden im Lungenparenchym und wird dort abgebaut.

Die Untersuchung selbst wird, wenn immer möglich, im Sitzen oder Stehen durchgeführt, um für die Abbildungen eine optimale Entfaltung des Lungenparenchyms zu erreichen. Aufnahmen werden standardmäßig a.p., p.a., links und rechts anterior schräg sowie links und rechts posterior schräg aufgenommen.

Relative *Kontraindikationen* sind Krankheiten, die zu einer Rarefizierung des Lungenparenchyms führen, wie schwere obstruktive Lungenerkrankungen oder pulmonal arterielle Hypertonien, da in dieser Situation hämodynamische Effekte nicht völlig auszuschließen sind. Ebenfalls relativ kontraindiziert ist die Perfusionsszintigraphie bei Rechts-Links-Shunt, weil sie zu systemischen Mikroembolien führen könnte, obwohl zerebrale Effekte nicht beobachtet werden. Eine Nierendarstellung nach Injektion des Radiopharmakons ist diagnostisch für das Vorliegen eines Rechts-Links-Shunts.

Lungenventilations-Szintigraphie

Bei dieser Untersuchung wird dem Patienten im Sitzen mittels eines Ventilationsgerätes durch einen schnorchelähnlichen Applikator *Xenon-Gas* zur Atmung verabreicht. Ein Minimum an Patientenkooperation ist daher erforderlich. Zu Beginn der Untersuchung wird in kurzer Abfolge (etwa alle 10 Sekunden) ein neues Bild aufgenommen. Die erhaltene Bildsequenz dokumentiert die Einwaschphase («wash-in»). Anschließend wird ein Bild im Gleichgewicht aufgenommen, und schließlich wird unter Zuschalten der externen Luftzufuhr die Auswaschphase dokumentiert («wash-out»). Technisch ist die Anwendung zweier Xenongase möglich. Das ^{133}Xe ist relativ billig, hat jedoch den Nachteil einer Strahlenenergie, die niedriger ist als diejenige des ^{99m}Tc. Die Ventilationsuntersuchung muß daher vor der Perfusionsuntersuchung durchgeführt werden, auch wenn die Perfusion sich nachträglich als normal herausstellt und somit die Ventilationsuntersuchung nicht nötig war. Zudem stehen keine Perfusionsbilder zur optimalen Wahl der Projektion zur Aufnahme der Ventilationsbilder zur Verfügung. ^{127}Xe mit seiner γ-Energie von 179 keV, die höher als diejenigen des ^{99m}Tc ist, erlaubt es, die Ventilationsuntersuchung nach der Perfusionsuntersuchung durchzuführen. Trotz der höheren Substanzkosten ist dieses Nuklid vorzuziehen, weil dann nicht jeder Patient ventiliert werden muß (bei unauffälligem Perfusionsszintigramm), und die Projektion der Ventilationsuntersuchung so gewählt werden kann, daß sie derjenigen entspricht, in der der Perfusionsausfall am besten sichtbar ist.

In letzter Zeit werden auch vermehrt mit *Tc-markierte Aerosole* zur Ventilation eingesetzt. Eine Tc-Verbindung wird dabei in feinste «Tröpfchen» zerstäubt, die bei Inhalation bis in die Alveolen gelangen können. Vorteilhaft ist, daß kein Xenon mit seinen relativ hohen Entsorgungsproblemen benötigt wird, anderseits verlangt die Herstellung eines qualitativ hochstehenden Aerosols ebenfalls substantielle technische Investitionen.

Zytologische und histologische Untersuchungen

Zytologie

Zellen oder anderes Material für zytologische Untersuchungen aus den Lungen wird häufig durch spontanes oder provoziertes Aushusten von Sputum, durch Bürstentechnik oder bronchioalveoläre Lavage während der Endoskopie erhalten. Wichtigste Indikation für die zytologische Untersuchung des Sputums ist der Nachweis maligner Zellen. In 55 bis 90% der Patienten mit Bronchialkarzinom kann damit eine positive Diagnose erzielt werden. Die Zytologie der Pleuraflüssigkeit erfolgt ebenfalls zum Nachweis eines malignen Prozesses. Zusätzlich ergibt die Anzahl und Art der Zellen im Pleurapunktat wichtige Aussagen über die Ätiologie des Pleuraprozesses.

Die *Feinnadel-Aspirationsbiopsie* kann transthorakal, transbronchial oder direkt während der Mediastinoskopie oder Thorakotomie durchgeführt werden. Die transthorakale Feinnadelbiopsie erfolgt unter Durchleuchtungskontrolle oder gezielt mittels Computertomographie. Die wichtigste Indikation ist die Materialgewinnung zur zytologischen Diagnostik pulmonaler und mediastinaler Neoplasien. In rund einem Drittel der Eingriffe tritt ein meist kleiner Pneumothorax auf, der jedoch nur selten behandlungsbedürftig ist. Eine substantielle Blutung ist außerordentlich selten. Die diagnostische Treffsicherheit zum Nachweis einer malignen Neoplasie liegt bei 90%. Lungenmetastasen können so vom primären Bronchialkarzinom differenziert werden. Die transbronchiale Feinnadelbiopsie eignet sich besonders zur Diagnose pathologischer Veränderungen entlang der großen zentralen und parazentralen Luftwege, beispielsweise in beiden Lungenoberlappen, und dient vor allem als Ergänzung zur Bronchiallavage.

Biopsie

Die *transbronchiale Biopsie* ist von Bedeutung bei der Diagnose der Sarkoidose, der Lymphangiosis carcinomatosa und diffuser opportunistischer Infektionen (Pilze). Sie hat geringe Signifikanz bei interstieller Pneumonitis, Fibrose und bakteriellen Pneumonien. Die *transthorakale Nadelbiopsie* ermöglicht die histopathologische Untersuchung von Gewebsteilen. Die *offene oder thorakoskopische Lungenbiopsie* ist vor allem bei chronischen diffusen Lungenerkrankungen indiziert.

Die am häufigsten angewandte Methode zur Gewinnung von *Pleuragewebe* zur histologischen Untersuchung ist die transthorakale Nadelbiopsie. Pleurale Veränderungen können auch durch thorakoskopische Biopsie bzw. eine offene Biopsie abgeklärt werden.

Gewebe zur histopathologischen Untersuchung *mediastinaler* Läsionen kann mittels perkutaner transthorakaler Punktion oder Biopsie, Mediastinoskopie oder offener Biopsie erhalten werden. Die wichtigste Indikation für diese Technik ist die Stadieneinteilung des Bronchialkarzinoms. Primäre mediastinale Neoplasien können ebenfalls mit dieser Technik diagnostiziert werden.

Weiterführende Literatur

Glazer H. S., Muka E., Sagel S. S., Jost R. G.: New techniques in chest radiography. In: Advances in chest radiology. Radiol Clin North Am 1994; 32:711.

Hermann H. J. (Hrsg.): Nuklearmedizin. 2. Aufl., München, Urban & Schwarzenberg, 1989.

McLoud T. C., Flower C. D. R.: Imaging the pleura: sonography, CT and MR imaging. AM J Roentgenol 1991; 156:1145.

Mehta A. C., Kavuru M. S., Mecker D. P. et al.: Transbronchial needle aspiration for histology specimens. Chest 1989; 96:1228.

Fraser R. S., Paré J. A. P., Fraser R. G., Paré P. D.: Synopsis of diseases of the chest. 2nd ed., Philadelphia, Saunders, 1994.

Radiologische Anatomie

W. A. Fuchs und M. Hauser

Luftwege

Trachea und Hauptbronchien

Die Trachea ist eine Mittellinienstruktur mit leichtem rechtsbogigem Verlauf bei Eintritt in die obere Thoraxapertur. Die Trachealwände verlaufen parallel, wobei eine leichte Eindellung von links her durch den Aortenbogen unmittelbar oberhalb der Tracheabifurkation vorhanden ist. Die Konturen der Trachea und der beiden Hauptbronchien sowie des Intermediärbronchus sind durch die Trachealknorpel fein gezähnelt. Die intrathorakale Länge der Trachea beträgt zwischen 6 und 9 cm, der mittlere Durchmesser sagittal bei Männern 27 mm und bei Frauen 23 mm. Die Trachea teilt sich an der Carina in die beiden Hauptbronchien auf. Der Winkel der Bifurkation zeigt eine große Variabilität zwischen 40 und 70°. Der rechte Hauptbronchus verläuft beim Erwachsenen distal direkter nach kaudal als der linke.

Die luftgefüllte Trachea sowie die beiden Hauptbronchien und der Intermediärbronchus sind auf regelrecht exponierten Thoraxaufnahmen in frontaler Projektion sichtbar. Die rechtslaterale und die dorsale Wand der Trachea sind in der Regel auf p.a. bzw. seitlichen Röntgenaufnahmen zu erkennen.

Lappen und Segmente

Die Anatomie des Bronchialbaums (**Abb. 2-8**) zeigt beträchtliche Variationen, die meistens ohne klinische Bedeutung sind.

Der *rechte Oberlappenbronchus* entspringt lateral am rechten Hauptbronchus etwa 2 cm distal der Carina; er teilt sich in den anterioren, posterioren und apikalen Segmentbronchus auf.

Der *Intermediärbronchus* bzw. Stammbronchus setzt sich über 3 bis 4 cm nach der Abgangsstelle des rechten Oberlappenbronchus fort und teilt sich dann in den Mittellappen- und Unterlappenbronchus.

Der *Mittellappenbronchus* entspringt anterolateral aus dem Intermediärbronchus, unmittelbar gegenüber dem apikalen Unterlappensegmentbronchus. Etwa 1 bis 2 cm weiter distal teilt er sich in den lateralen und medialen Segmentbronchus.

Der *rechte Unterlappenbronchus* verzweigt sich nach Abgang des apikalen Segmentbronchus dorsal von lateral nach medial in p.a.-Projektion gesehen in den anterobasalen, laterobasalen, posterobasalen und mediobasalen Segmentbronchus; in lateraler Projektion lautet die Reihenfolge anterior, medial, lateral und posterior.

Der *linke Oberlappenbronchus* teilt sich nach anterolateralem Abgang aus dem linken Hauptbronchus in zwei bzw. drei Segmente. Bei Bifurkation teilt sich die obere Portion in den apikoposterioren und den anterioren Segmentbronchus, der untere Teil entspricht dem Lingulabronchus in Analogie zum Mittellappenbronchus rechts. Bei Trifurkation gehen die apikoposterioren, die anterioren und Lingulasegmentbronchien gleichzeitig ab. Der Lingulabronchus verläuft über 2 bis 3 cm in anterio-inferiorer Richtung und teilt sich in ein superiores und inferiores Segment auf.

Die Aufteilung der Bronchien des *linken Lungenunterlappens* entspricht derjenigen der Gegenseite, ein separater mediobasaler Segmentbronchus fehlt jedoch. Die anterioren und medialen Abschnitte des linken Unterlappens werden durch einen einzelnen anteromedialen Segmentbronchus versorgt.

Lungenparenchym

Das Lungenparenchym kann in ein peripheres (kortikales) und ein zentrales (medulläres) Kompartiment (**Abb. 2-9A**) unterteilt werden. Der *Kortex* besteht aus gut organisierten und abgegrenzten sekundären Lungenlobuli von 1 cm Breite und 2,5 cm Tiefe. Sämtliche kortikalen Bronchiolen und Blutgefäße haben Durchmesser von weniger als 1,5 mm. Die *Medulla* ist breiter und komplex organisiert; sie enthält größerkalibrige Blutgefäße und Bronchien, die Lobulusstruktur ist schlecht durchgebildet, die Bronchien teilen sich disproportional.

Der *sekundäre Lobulus* (**Abb. 2-9B**) ist die anatomische Grundstruktur der Lunge. Er besteht aus 3 bis 5 Azini und hat die Form einer Pyramide. Die zentralen Abschnitte umfassen 3 bis 5 terminale Bronchioli, Lungenarterien und Lymphgefäße, die zusammen in die Lobulusspitze eintreten und zum Zentrum hin verlaufen. Die peripheren septalen Strukturen des Lobulus bestehen aus Lymphgefäßen und Lungenvenen. Bronchioli respiratorii, Sacculi und Ductuli alveolares sowie Alveolen unterteilen die beiden Kompartimente.

Auch das *Lungeninterstitium* kann in drei Kompar-

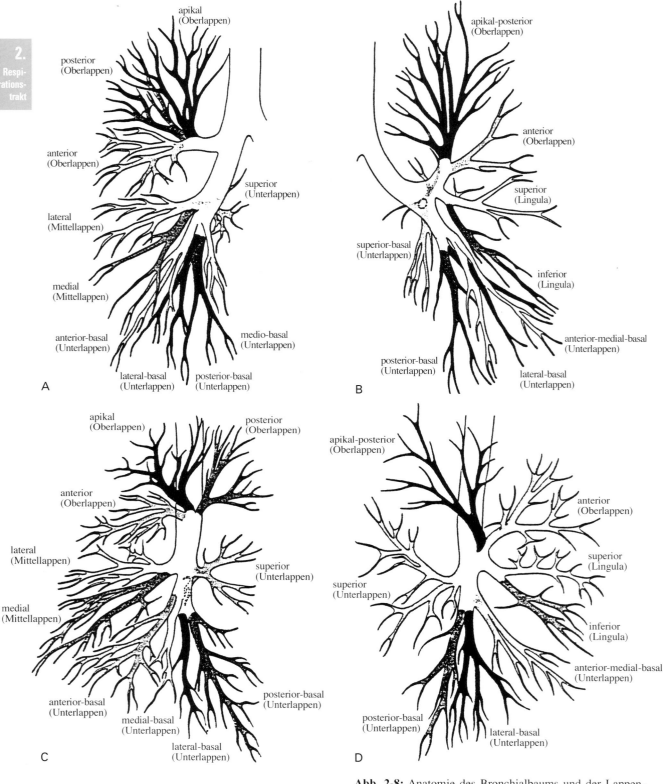

Abb. 2-8: Anatomie des Bronchialbaums und der Lappen-
segmente nach Lehmann und Crellin. (**A**) Rechte Lunge
von ventral. (**B**) Linke Lunge von ventral. (**C**) Rechte
Lunge von links lateral. (**D**) Linke Lunge von rechts lateral.

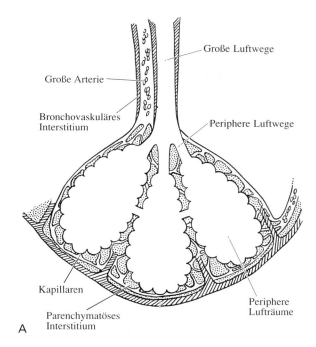

Große Luftwege

Große Arterie

Bronchovaskuläres
Interstitium

Periphere Luftwege

Kapillaren

Periphere
Lufträume

Parenchymatöses
Interstitium

A

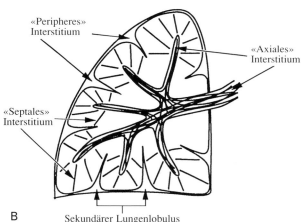

«Peripheres»
Interstitium

«Axiales»
Interstitium

«Septales»
Interstitium

B

Sekundärer Lungenlobulus

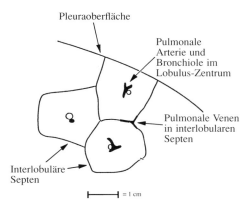

Pleuraoberfläche

Pulmonale
Arterie und
Bronchiole im
Lobulus-Zentrum

Pulmonale Venen
in interlobularen
Septen

Interlobuläre
Septen

C

= 1 cm

Abb. 2-9: (A) Kompartimente des Lungenparenchyms nach Fraser und Paré. **(B)** Kompartimente des Lungeninterstitiums nach Weibel und Gill. **(C)** Anatomie des sekundären Lungenlobulus nach Webb.

timente unterteilt werden: das axiale in den zentralen Abschnitten der Lunge liegt entlang den bronchovaskulären Strukturen, das periphere befindet sich subpleural und bildet die interlobulären Septen zwischen den sekundären Lobuli und das feine parenchymatöse umgibt die Ductus alveolares und bildet ein feines Netzwerk, das das axiale und periphere Kompartiment miteinander verbindet **(Abb. 2-9 C)**.

Lungengefäße (Abb. 2-10)

Der *Truncus pulmonalis* entspringt im Mediastinum oberhalb der Ebene der Pulmonalklappe; er verläuft nach kranial und dorsal sowie nach links, bevor er sich innerhalb des Perikards in die kürzere linke und längere rechte *Pulmonalarterie* aufteilt. Die rechte Pulmonalarterie verläuft horizontal nach rechts hinter der Aorta ascendens und verzweigt sich hinter der Vena cava superior und ventral des rechten Hauptbronchus in aszendierende (Truncus anterior) und deszendierende interlobäre Äste. Die aszendierende Arterie teilt sich in die Segmentäste auf, die den rechten Oberlappen versorgen, der deszendierende Ast in die Segmentarterien des Mittellappens und rechten Unterlappens. Der erste Abschnitt der rechten Interlobararterie verläuft horizontal; dann biegt das Gefäß bogenförmig nach kaudal um, wobei es einen Durchmesser von etwa 15 mm aufweist. Die mehr kranial gelegene linke Pulmonalarterie verläuft über den linken Hauptbronchus meist direkt in die vertikal verlaufende linke Interlobararterie, von der die segmentalen Arterien zu den Ober- und Unterlappen abgehen. Die linke Interlobararterie liegt posterior des Unterlappenbronchus.

Die Segmentvenen des rechten Oberlappens formieren die rechte obere *Lungenvene*, die medial im Mediastinum verläuft, bevor sie in den oberen und dorsalen Teil des linken Vorhofs einmündet. Die Vene des Mittellappens verläuft unter dem Mittellappenbronchus und mündet meist an der Basis der oberen venösen Konfluenz in den linken Vorhof ein. Gelegentlich können rechts drei separate Lungenvenen (obere, mittlere und untere) identifiziert werden. Links formieren die Segmentvenen des Oberlappens die obere linke Lungenvene, die nach Vereinigung mit der Lingulavene schräg und nach medial ins Mediastinum zieht. Die horizontal orientierten Unterlappensegmentvenen vereinigen sich beidseits medial der Unterlappenbronchi in die rechte bzw. linke untere Lungenvene.

Lungenhili (Abb. 2-11)

In *p.a.-Projektion* wird der obere Hiluspol rechts durch die aszendierende Pulmonalarterie und die

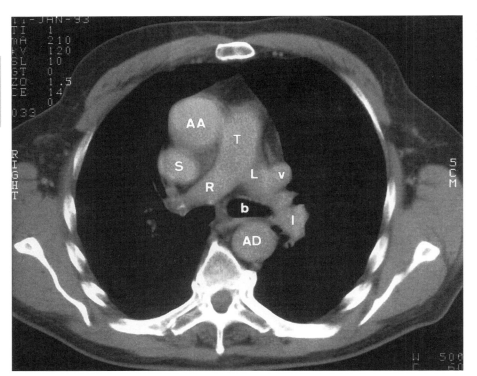

Abb. 2-10: Anatomie der proximalen Pulmonalgefäße. Axiale kontrastmittelverstärkte CT auf Höhe der Aufzweigung des Truncus pulmonalis (T). AA Aorta ascendens, AD Aorta descendens, S Vena cava superior, R rechte Pulmonalarterie, L linke Pulmonalarterie, I Interlobararterie, v obere linke Lungenvene.

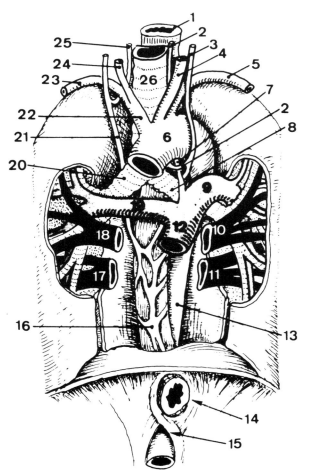

Abb. 2-11: Topographische Anatomie der Hili und der mediastinalen Leitstrukturen (nach Kubik). 1 Ösophagus, 2 N. laryngeus recurrens rechts, 3 N. vagus links, 4 A. carotis communis links, 5 A. subclavia links, 6 Aortenbogen, 7 Lig. arteriosum, 8 linker Hauptbronchus, 9 A. pulmonalis links, 10 obere linke Lungenvene, 11 untere linke Lungenvene, 12 Truncus pulmonalis, 13 Aorta thoracica descendens, 14 Hiatus oesophageus, 15 Hiatus aorticus, 16 Aa. und Vv. intercostales, 17 untere rechte Lungenvene, 18 obere rechte Lungenvene, 19 A. pulmonalis rechts, 20 rechter Hauptbronchus, 21 N. vagus rechts, 22 Truncus brachiocephalicus, 23 A. subclavia rechts, 24 A. carotis communis rechts, 25 N. laryngeus recurrens rechts, 26 Trachea.

rechte obere Lungenvene, die den Hilus schräg über-kreuzt, gebildet. Der untere Hiluspol wird durch die vertikal verlaufende Interlobärarterie, die lateral des Intermediärbronchus gelegen ist, sowie inferior durch die horizontal verlaufenden unteren Lungenvenen for-miert. Zusätzlich tragen kleine Lymphknoten, Fettge-webe sowie die Bronchialwände zur normalen radio-logischen Hilusstruktur bei.

Links wird der obere Hiluspol durch die distale linke Pulmonalarterie, die proximalen Abschnitte der linken Interlobararterie sowie deren segmentale Äste gebildet, ferner durch die linke obere Lungenvene und ihre wichtigen Zuflußvenen. Die proximale linke Lun-genarterie ist fast immer höher gelegen als der höch-ste Punkt der rechten Interlobararterie. Der obere Hiluspol ist häufig teilweise oder vollständig von mediastinalem Fett sowie der Pleura zwischen Aorten-bogen und linker Pulmonalarterie oder dem Herzen verdeckt. Der linke untere Hiluspol wird durch die distale Interlobararterie, die Lingulaarterie und Lin-gulavene sowie weiter kaudal durch die linke untere Lungenvene gebildet.

In *seitlicher Projektion* sind linker und rechter Hilus größtenteils superponiert. Die Carina liegt auf Höhe von Th4/Th5. Der rechte Oberlappenbronchus kommt in 50% als kranial gelegene, lufthaltige Struk-tur zur Darstellung. Der linke Oberlappenbronchus liegt weiter kaudal und ist häufiger dargestellt, da er allseits von Gefäßen umgeben ist. Gelegentlich ent-spricht die oberste lufthaltige Struktur dem rechten Hauptbronchus und die unterste dem linken Haupt-bronchus, besonders bei asthenischen Individuen. Die Hinterwand des rechten Haupt- und Intermediärbron-chus bildet die sogenannte intermediäre Stammlinie, eine vertikal orientierte lineare Transparenzminderung von ca. 3 mm Breite. Die Hinterwand des linken Hauptbronchus und der proximale Abschnitt des lin-ken Oberlappenbronchus können analog die linke retrobronchiale Linie hervorrufen.

Lymphgefäße und Lymphknoten der Lunge und Pleura

Die Lymphgefäße der Lunge formieren sich zu bron-cho-vaskulären und interlobulären septalen Bündeln **(Abb. 2-12)**. Sie stehen mit den pleuralen Lymphge-fäßen in Verbindung, deren Netzwerk in den basalen Abschnitten deutlicher ausgeprägt ist. Der Lymphfluß erfolgt zentripetal zu den Lungenhili und erreicht die bronchialen und mediastinalen Lymphknoten. Die Lymphe des oberen Teils der *rechten* Lunge drainiert in rechtsparatracheale und obere bronchopulmonale Lymphknoten, die der mittleren Abschnitte direkt in die rechtsparatrachealen Lymphknoten, die Bifurka-

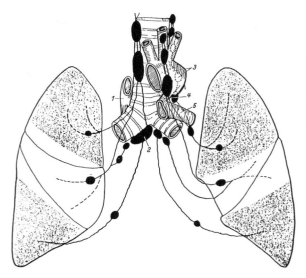

Abb. 2-12: Anatomie des Lymphgefäßsystems der Lunge mit Darstellung der regionären Lymphknotenstationen (LKS) für die verschiedenen Lungenlappen (nach Töndury). 1 V. azygos, 2 infrakarinäre LKS (Unterlappen) beidseits; Mittellappen, Lingula), 3 Arcus aortae, posterior davon linksseitige paratracheale LKS (Oberlappen links, Lingula), 4 Lig. arteriosum Botalli, aortopulmonale LKS (Oberlap-pen, Lingula), 5 linke Pulmonalarterie.

tionslymphknoten und die zentralen bronchopulmona-len Lymphknoten. Die basalen Bereiche der rechten Lunge drainieren in die rechten unteren bronchopul-monalen und Bifurkationslymphknoten sowie die hin-teren mediastinalen Lymphknoten. Die Lymphe der rechten Seite drainiert insgesamt durch den Truncus lymphaticus thoracalis dexter.

Links drainiert die Lymphe der oberen Lungen-abschnitte sowohl in die anterioren mediastinalen Lymphknoten als auch direkt in die linken paratra-chealen Lymphknoten. Die mittleren Lungenbezirke drainieren vor allem über die Bifurkationslymphkno-ten und zentralen bronchopulmonalen Lymphknoten sowie teilweise direkt in die linken paratrachealen Lymphknoten. Die basalen Abschnitte der Lunge drai-nieren in die Bifurkations- und unteren bronchopul-monalen Lymphknoten sowie in die hinteren media-stinalen Lymphknoten. Der obere Teil und ein Teil der mittleren Abschnitte der linken Lunge drainieren somit über die linken paratrachealen Lymphknoten in den Ductus thoracicus, währenddem die übrigen Ab-schnitte der linken Lunge in den Ductus lymphaticus dexter einmünden.

Mediastinum

Kompartimente

Traditionell wird das Mediastinum in ein anteriores, mittleres und posteriores Kompartiment eingeteilt (**Abb. 2-13**):

Das *anteriore mediastinale Kompartiment* wird anterior durch das Sternum und posterior durch das Perikard, die Aorta und die brachiocephalen Gefäße begrenzt. Das vordere Mediastinum enthält die Äste der Arteria und Vena mammaria interna, Lymphknoten, das inferiore sternoperikardiale Ligament und unterschiedliche Mengen von Fett- und Thymusgewebe. Der *Thymus* ist bei allen Individuen vor dem 30. Lebensjahr vorhanden, wobei mit zunehmendem Alter die Fettinvolution stärker wird. In zwei Dritteln zeigt der Thymus die Form einer Pfeilspitze; in einem Drittel weist er einen linken und rechten Lappen auf.

Das *mittlere mediastinale Kompartiment* enthält das Herz, die aszendierenden und horizontalen Abschnitte der Aorta thoracica, die Vena cava superior und Vena cava inferior, die brachiozephalen Arterien und Venen, die Nervi phrenici und die oberen Abschnitte des Nervus vagus, die Trachea, die Hauptbronchien, die Lymphknoten, die Lungenarterien und die Lungenvenen.

Das *hintere mediastinale Kompartiment* wird anterior vom Perikard und den vertikalen Abschnitten des Zwerchfells, lateral von der mediastinalen Pleura und posterior durch die Wirbelkörper der Brustwirbelsäule gebildet, wobei die paravertebralen Recessus eingeschlossen sind. Das Kompartiment enthält die Aorta thoracica descendens, den Ösophagus, den Ductus thoracicus, die Vena azygos und hemiazygos, die autonomen Nerven, Fett und Lymphknoten.

Eine Variante ist die von Heitzman vorgeschlagene Einteilung in Thoraxapertur, anteriores Mediastinum, supraaortale, infraaortale, Supraazygos-, Infraazygos-Region sowie Lungenhili.

Das *aortopulmonale Fenster* umfaßt den Bereich zwischen dem Arcus aortae und der Arteria pulmonalis sinistra. Die laterale Begrenzung ist die mediastinale Pleura bzw. die viszerale Pleura über der linken Lunge. Es enthält vor allem Fettgewebe, das Ligamentum Ductus arteriosus Botalli, den linksseitigen Nervus recurrens sowie Lymphknoten.

Die *Vena intercostalis superior sinistra* verläuft auf Höhe von Th3/4 bogenförmig nach vorne, steht in enger Beziehung zum Aortenbogen und mündet posterior in die Vena anonyma sinistra. Dabei kommt sie in p.a.-Projektion als sogenannter «aortic nipple»,

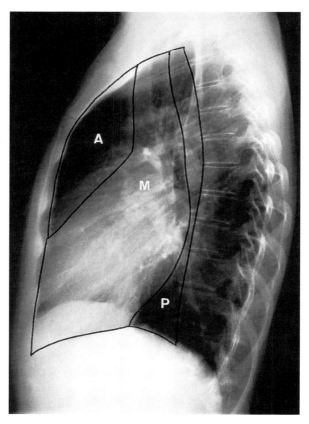

Abb. 2-13: Kompartimente des Mediastinums. Konventionelle Einteilung in ein anteriores (A), mittleres (M) und posteriores (P) Mediastinum.

d. h. als kleine rundliche Vorwölbung direkt am Aortenbogen zur Darstellung.

Der *Azygosbogen* setzt sich aus drei Teilen zusammen: dem hinteren (paraösophageal), mittleren (retrotracheal) und vorderen (tracheobronchial). Der hintere Teil des Azygosbogens ist lateral durch das Lungenparenchym des rechten Ober- oder Unterlappens und medial durch den Ösophagus begrenzt. Der mittlere oder retrotracheale Abschnitt kommt durch die luftgefüllte Trachea als Transparenzminderung zur Darstellung, die leicht nach kaudal und rechts gebogen ist. Lateral verbindet sie sich mit der in der Aufsicht ovalen oder elliptischen Transparenzminderung des anterioren Abschnitts, der nach vorne zum tracheobronchialen Winkel zieht. Auf seitlichen Thoraxaufnahmen kann die Vena azygos als retrotracheal gelegene, elongierte Struktur, die über den rechten Hauptbronchus führt, identifiziert werden. Der Durchmesser der V. azygos liegt durchschnittlich bei 7 mm, in liegender Position bei 14 mm.

Pleurale Umschlagsfalten (Abb. 2-14)

Die anteromedialen Abschnitte der rechten und linken Lunge und die sie bedeckende Pleura bilden retrosternal die *anteriore Umschlagsfalte* mit den superioren und inferioren Recessus. In p.a.-Projektion ist sie typischerweise als schräg von rechts oben nach links unten verlaufende retrosternale Struktur sichtbar. Bei unvollständigem Kontakt der retrosternalen Lunge mit dem mediastinalen Fettgewebe entsteht eine vertikale retrosternale Hypotransparenz, der sogenannte *retrosternale Streifen.*

Die *linke Paraspinallinie* erstreckt sich in p.a-Projektion als lineare Struktur vom Aortenbogen bis auf Höhe des 9. bis 12. Brustwirbelkörpers.

Die *rechte Paraspinallinie* wird weniger häufig identifiziert als die linke; sie verläuft für zwei bis vier vertebrale Segmente auf Höhe Th8 bis Th12, bevor sie distal in den rechten Zwerchfellschenkel übergeht. Normalerweise projiziert sich die rechte Paraspinallinie einige Millimeter innerhalb der Wirbelkörper.

Der linke Lungenunterlappen kann anterior der Aorta descendens und medial des Ösophagus in den präaortalen Recessus vorragen, wodurch die *präaortale Linie* zustande kommt.

Die Trachea ist rechts lateral anterior und posterior von Pleura begrenzt, die den rechten Oberlappen

bedeckt. Die rechte laterale Wand der Trachea und die benachbarte parietale und viszerale Pleura sowie das Lungengewebe bilden den *rechten Paratrachealstreifen.* Der *hintere Tracheallinie* ist eine vertikal gerichtete Struktur, die auf seitlichen Röntgenaufnahmen häufig in ihrer ganzen Länge entlang der Trachea sichtbar ist.

Die Spitzen des rechten und des linken Oberlappens stehen hinter dem Ösophagus und vor dem 1. und 2. Brustwirbelkörper zum Mediastinum in Beziehung und bilden eine dreiecksförmige Transparenzminderung, das sogenannte *hintere mediastinale Dreieck.* Kaudal wölbt sich die Lunge stärker in den präspinalen Raum hinter den Ösophagus und vor die 3. bis 5. Brustwirbelkörper vor. Dabei entsteht die *posteriore Umschlagsfalte,* die sich in p.a.-Projektion in die Trachea projiziert und dabei gerade oder leicht konkav nach rechts verläuft. Unterhalb der posterioren Umschlagsfalte reichen die Lungen wegen der Interkostalvenen bzw. der dorsalen Abschnitte des Azygosbogens rechts und Aortenbogens links nicht bis zur Mittellinie, dadurch kommt eine dreieckförmige Transparenzminderung zustande.

Zwischen Ösophagus und V. azygos befindet sich der *azygo-ösophageale Recessus,* der auf gut penetrierten p.a.-Aufnahmen als Grenzlinie identifiziert werden kann, die vom Zwerchfell bis zum Azygosbogen reicht. Die rechte Seite ist durch das Parenchym des rechten Lungenunterlappens scharf demarkiert; links kommen die V. azygos, der Ösophagus, die Aorta und das umgebende Bindegewebe im hinteren Mediastinum zur Darstellung. Enthält der dilatierte Ösophagus Luft, bilden die kombinierte Hypotransparenz der rechten Ösophaguswand und der benachbarten Pleura eine vertikal orientierte lineare Struktur, den *rechten inferioren ösophago-pleuralen Streifen.* Ein ähnlicher Streifen kann auch links identifiziert werden, wenn das Lungenparenchym zum luftgefüllten Ösophagus in Beziehung steht. Wenn der rechte und linke Lungenunterlappen hinter dem Ösophagus in Beziehung stehen, entsteht eine postero-inferiore Umschlagsfalte.

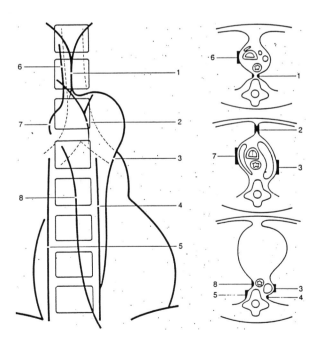

Abb. 2-14: Topographie der Pleuraumschlagsfalten. 1 hintere Mediastinallinie, 2 vordere Mediastinallinie, 3 Paraaortallinie, 4 linke Paravertebrallinie, 5 rechte Paravertebrallinie, 6 Paratracheallinie rechts, 7 Paraazygos-Linie, 8 Paraösophageallinie.

Mediastinale Gefäße

Ein großer Teil der mediastinalen Hypotransparenz wird durch die großen Gefäße gebildet, den sogenannten Gefäßstiel, an welchem das Herz sozusagen aufgehängt ist. Rechts ist er durch die V. anonyma dextra kranial und die V. cava superior kaudal begrenzt. Die linke Kontur wird von der A. subclavia sinistra und dem Aortenbogen gebildet. Die rechte Hälfte des Stiels ist anterior gelegen und besteht aus venösen, die mehr posteriore linke aus arteriellen Strukturen.

Lymphknoten

Die intrathorakalen Lymphknoten bestehen aus einer parietalen und einer viszeralen Gruppe. Die parietalen Lymphknoten befinden sich außerhalb der parietalen Pleura im extramediastinalen Gewebe. Sie drainieren die Thoraxwand und andere extrathorakale Strukturen. Die viszeralen Lymphknoten liegen im Mediastinum und bewerkstelligen vor allem die lymphatische Drainage der intrathorakalen Strukturen.

Die *parietalen Lymphknoten* können in drei Gruppen unterteilt werden: Die anterioren parietalen oder Mammaria interna-Lymphknoten liegen im oberen Thorax hinter den vorderen Zwischenrippenräumen bilateral entweder medial oder lateral der Vasa mammaria interna. Die posterioren parietalen Lymphknoten stehen in Beziehung zu den Rippenköpfchen und den posterioren Zwischenrippenräumen (interkostale Lymphknoten) sowie den Wirbelkörpern (juxtavertebrale Lymphknoten). Die diaphragmalen Lymphknoten bestehen aus einer anterioren präperikardialen Gruppe, die unmittelbar retroxyphoidal beidseits des Perikards lokalisiert sind, der mittleren juxtaphrenischen Gruppe, die in Beziehung zu den Nervi phrenici stehen, und der posterioren retrokruralen Gruppe, die hinter den Crura diaphragmatica lokalisiert sind.

Auch die *viszeralen Lymphknoten* werden in drei Gruppen unterteilt:

Die anterosuperioren mediastinalen (prävaskulären) Lymphknoten befinden sich entlang dem ventralen Aspekt der V. cava superior, der rechten und linken V. anonyma sowie der Aorta ascendens. Wenige Lymphknoten liegen retrosternal im unteren Thorax, während andere Lymphknoten hinter dem Manubrium anterior des Thymus gelegen sind. Die posterioren mediastinalen Lymphknoten liegen periösophageal sowie anterolateral der Aorta thoracica descendens (periaortale Lymphknoten). Sie sind in den unteren Abschnitten des Thorax am zahlreichsten anzutreffen. Die tracheobronchiale Lymphknotengruppe ist die wichtigste der viszeralen Lymphknoten. Die paratrachealen Lymphknoten befinden sich anterior, rechts oder links der Trachea, gelegentlich ebenfalls retrotracheal. Die rechte paratracheale Kette ist in der Regel am besten entwickelt. Ihr unterster Knoten ist der Azygos-Lymphknoten, der medial des Bogens der V. azygos im prätrachealen mediastinalen Fettgewebe lokalisiert ist. Die Lymphgefäße der Tracheabifurkation bzw. Carina befinden sich im prä- oder subkarinären Fett, ebenso zirkulär um den rechten und linken Hauptbronchus. Links sind die Lymphknoten im mediastinalen Fettgewebe zwischen der linken Pulmonalarterie und dem Aortenbogen lokalisiert und werden dann als aortopulmonale Lymphknoten bezeichnet. Die im Lungenhilus lokalisierten bronchopulmonalen Lymphknoten sind zahlreich, normalerweise jedoch zu klein, um auf konventionell-radiologischen oder computertomographischen Studien identifiziert werden zu können.

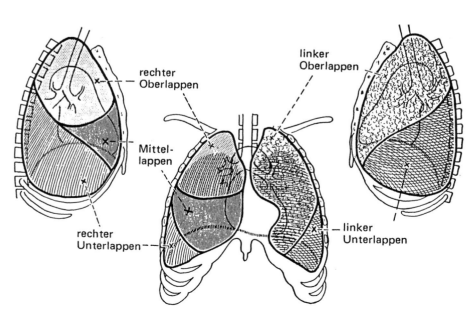

Abb. 2-15: Anatomie der Interlobärspalten.

Pleura

Pleura parietalis und Pleura visceralis sind zusammen über der Konvexität der Lungen sowie den mediastinalen und diaphragmalen Oberflächen zu dünn, um radiologisch zur Darstellung zu kommen. Die diaphragmale und mediastinale Pleura sind bei gleichmäßiger Verdickung nicht sichtbar, da die benachbarten Strukturen des Zwerchfells und des Mediastinum die gleiche Dichte aufweisen. In der Lungenkonvexität kann eine geringgradige Pleuraverdickung wegen der höheren Dichte der benachbarten Rippen identifiziert werden. In den Interlobien kommt die Pleura, wenn tangential abgebildet, wegen des benachbarten lufthaltigen Lungenparenchyms zur Darstellung.

Interlobärspalten

Die Interlobärspalten (**Abb. 2-15**) stellen die Kontaktfläche zwischen den verschiedenen Lungenlappen dar. Ihre Ausdehnung variiert und reicht von einer vollständigen Separation bis zum Hilus bis zu einer inkompletten Fissur mit einem oberflächlichen Spalt von lediglich 1 bis 2 cm Tiefe. Die Tiefe der Interlobärspalten ist von klinischer Bedeutung, da Parenchymbrücken zwischen den einzelnen Lungenlappen als kollaterale Ventilationsmöglichkeiten oder Ausbreitungswege für unilobär entstandene Parenchymerkrankungen funktionieren können.

Das *schräge Interlobium,* das links den Oberlappen und rechts den Mittellappen vom Unterlappen trennt, beginnt ungefähr auf Höhe von BWK 5 und verläuft etwa parallel der 6. Rippe schräg nach unten und vorne.

Das *horizontale oder kleine Interlobium* trennt das anteriore Segment des rechten Oberlappens vom Mittellappen und verläuft im wesentlichen horizontal, etwa auf Höhe der 4. Rippe nach vorne.

Ligamentum pulmonale

Das Ligamentum pulmonale besteht aus einer doppelten Schicht von Pleura, die kaudal vom Lungenhilus ausgehend den medialen Aspekt des Unterlappens vom Mediastinum und Zwerchfell abgrenzt. Es wird von der mediastinalen Pleura parietalis gebildet, wenn diese als viszerale Pleura über den Hauptbronchus und die Lungenarterien bzw. Lungenvenen zur Oberfläche der Lunge verläuft. Linkes und rechtes pulmonales Ligament können auf p.a.- oder seitlichen Thoraxübersichtsaufnahmen nie identifiziert werden, werden jedoch in der Computertomographie oft nachgewiesen.

Akzessorische Lappenspalten

Jedes Lungensegment kann durch einen akzessorischen Pleuraspalt teilweise oder vollständig von den benachbarten Segmenten abgegrenzt sein, was in rund der Hälfte aller Individuen vorkommt. Ihre Identifikation ist wichtig, da sie die Ausdehnung von Krankheitsprozessen hindern können, bei Verwechslung mit dem schrägen Interlobium zu Interpretationsfehlern der Thoraxübersichtsaufnahme führen und wichtige Komponenten in der Entstehung von Plattenatelektasen sind.

Eine *Azygosfissur* (Lobus venae azygos) entsteht durch die nach kaudal gerichtete Invagination der V. azygos durch den apikalen Teil des rechten Ober-

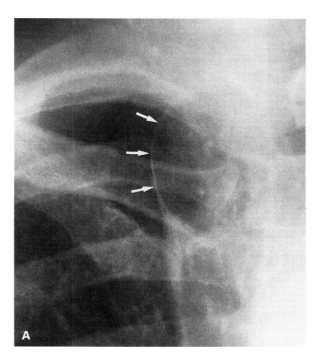

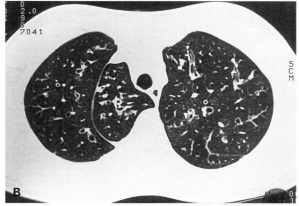

Abb. 2-16: Lobus venae azygos. (**A**) Thorax d. v. (**B**) Axiale CT.

lappens. Die bogenförmige Transparenzminderung verläuft schräg durch den oberen Teil der rechten Lunge und endet in einer Tränenfigur, die durch die V. azygos selbst in unterschiedlichem Abstand vom rechten Hilus gebildet wird (**Abb. 2-16**).

Die bei 30 bis 34% aller Lungen nachweisbare *inferiore akzessorische Fissur* trennt das mediobasale Segment vom übrigen Unterlappenanteil. Die *superiore akzessorische Fissur* trennt das apikale Segment von den restlichen basalen Segmenten der Unterlappen und wird häufiger rechts als links gefunden. Sie verläuft horizontal auf gleicher Höhe wie das horizontale Interlobium, so daß die beiden in frontaler Projektion verwechselt werden können.

Das *linke schräge Interlobium* trennt die Lingula vom Rest des linken Oberlappens. Sein Verlauf ist etwas mehr kranial als derjenige des rechten schrägen Interlobiums, seine laterale Begrenzung ist meist etwas höher als die mediale.

Thoraxwand

Die Strukturen der Thoraxwand umfassen Weichteile und Skelett, die superponiert zur Darstellung kommen.

Weichteile

In frontaler Projektion sind die Weichteilstrukturen deutlich zu erkennen; sie bestehen aus Haut, subkutanem Fettgewebe und Muskulatur und sind meist über den Schultern und entlang der Thoraxwand sichtbar. *Subpleurales Fett* kommt als flachbogige weichteildichte Transparenzminderung lateral der seitlichen Begrenzung der Lunge zur Darstellung (**Abb. 2-17**). Die *Pektoralmuskulatur* bildet die vordere Achselfalte, eine Struktur, die bogenförmig nach kaudal und medial von der Axilla zum Rippenthorax führt. Bei der Frau ist diese Hypotransparenz durch die *Mammae* überlagert, deren Größe und Ausdehnung bei der Beurteilung der Dichte der basalen Lungenabschnitte in Betracht gezogen werden muß. Ein kongenitales Fehlen der Pektoralismuskulatur ist beschrieben, aber selten. Der *Musculus sternocleidomastoideus* ist ebenfalls als Transparenzminderung sichtbar, deren laterale Kontur parallel der Wirbelsäule im mittleren Drittel der Lungenspitzen verläuft und nach kaudal und lateral in den Klavikulabegleitschatten übergeht.

Skelett

Wenn keine Lungen- oder Pleuraerkrankung, Deformation der Wirbelsäule oder kongenitale Anomalien der Rippen vorliegen, sollte der Rippenthorax symmetrisch zur Darstellung kommen. Die obere und untere Begrenzung der Rippen sollte außer in den mittleren und unteren Thoraxabschnitten scharf konturiert sein. Dort kommen die Konturen wegen der vaskulären Strukturen unscharf zur Darstellung.

Verkalkungen des Rippenknorpels sind häufig, haben aber keine pathologische Bedeutung (**Abb. 2-18**). Meistens ist der Rippenknorpel der ersten Rippe stark verkalkt. Bei Männern sind vorerst die obere und untere Begrenzung des Rippenknorpels verkalkt, später auch die zentralen Anteile. Bei der Frau ist zuerst der zentrale Rippenknorpel verkalkt, entweder in Form einer soliden Zunge oder als parallele Linien, die vom Ende der Rippe in den Knorpel hinein verfolgt werden können.

Kongenitale *Anomalien der Rippen* (Gabelrippen, Fusion) sind relativ selten. Akzessorische Rippen, ausgehend vom 7. Halswirbelkörper (Halsrippen), können bei etwa 1,5% aller Individuen nachgewiesen werden. Meistens sind sie bilateral, seltener asymme-

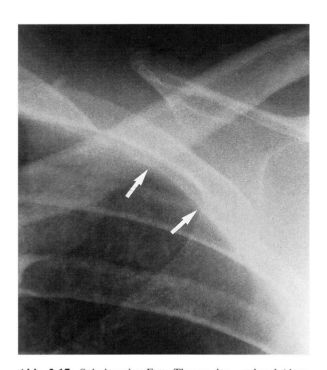

Abb. 2-17: Subpleurales Fett: Thorax d. v., stehend (Ausschnitt).

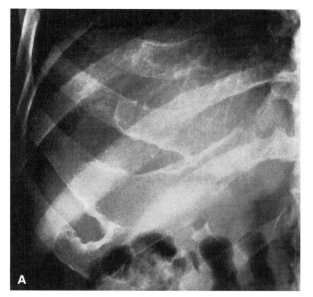

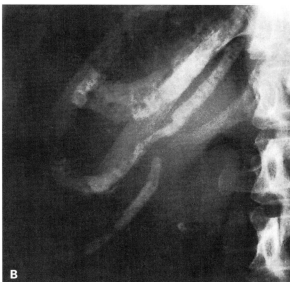

Abb. 2-18: Rippenknorpelverkalkungen. **(A)** Mann. **(B)** Frau.

trisch. Intrathorakale Rippen sind eine seltene kongenitale Anomalie.

Die untere Begrenzung der *Claviculae* zeigt gelegentlich eine unregelmäßige Eindellung, die sogenannte Fossa rhomboidea. Diese kommt bei etwa 10% aller Individuen vor.

Die normale *Brustwirbelsäule* verläuft geradlinig in frontaler Projektion und zeigt eine sanfte anteriore konkave Beugung in seitlicher Projektion (thorakale Kyphose).

Die laterale und obere Begrenzung des Manubriums sind die einzigen Abschnitte des *Sternums,* die in der frontalen Projektion des Thorax sichtbar sind, während in seitlicher Projektion das gesamte Sternum radiologisch zur Darstellung kommt.

Zwerchfell

Das Zwerchfell besteht aus Muskulatur und Sehnengewebe. Es trennt die Thoraxhöhle von der Abdominalhöhle. Das *Centrum tendineum* ist eine dicke Schicht von bumerangartig angeordneten Muskelfasern, die mit ihrer Spitze gegen das Sternum hin und nach posterior konkav gegen die Wirbelsäule gerichtet sind. Die *kostalen* Muskelfasern entspringen anterior vom Processus xyphoideus sowie im Bereiche der Thoraxkonvexität von den Rippen 7 bis 12. Posterior entspringen die *kruralen* Fasern vom lateralen Teil des

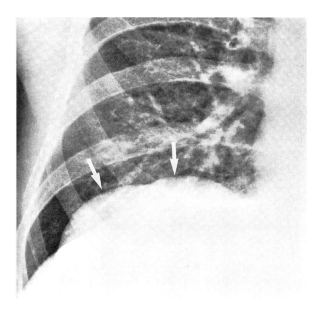

Abb. 2-19: Zwerchfellrelaxation (Zwerchfellbuckel): Thorax d. v., stehend (Ausschnitt) mit Darstellung einer scharf begrenzten buckligen Vorwölbung (Pfeil) der normalen Zwerchfellkontur rechts.

2.
Respi-
rations-
trakt

ersten bis dritten Lendenwirbelkörpers rechts und vom ersten und zweiten lumbalen Wirbelkörper links. Diese Fasern konvergieren zum Centrum tendineum hin und inserieren dort fast senkrecht zu dessen Rand. Die Museklfasern zeigen eine unterschiedliche Länge, wobei sie anterior kürzer sind als posterolateral. Die durchschnittliche *Verschieblichkeit* des Zwerchfells in Inspiration und Expiration liegt bei 3,5 cm.

Doppelte Vorwölbungen des Zwerchfells, sogenannte *Zwerchfellbuckel* oder Relaxationen, werden in rund 5% beobachtet und kommen meist rechts und seltener bilateral vor **(Abb. 2-19)**. Gelegentlich sind bei tiefer Inspiration von den lateralen und posterolateralen Rippenabschnitten ausgehende *Zwerchfellinsertionen* nachweisbar. Diese kommen auch bei gesunden Individuen vor, sind aber vorwiegend bei Patienten mit chronisch obstruktiver Lungenerkrankung nachzuweisen.

Der Scheitelpunkt der Zwerchfellkuppel rechts projiziert sich bei maximaler Inspiration auf die 5. bis 6. Rippe ventral bzw. auf die 10. bis 11. Rippe dorsal. Das Zwerchfell steht links im Normalfall in über 90% der Fälle um 2 bis 3 cm tiefer als rechts. Ein starker Meteorismus von Magen oder Kolon kann diesen Unterschied aufheben.

Weiterführende Literatur

De Troyer A., Sampson M., Sigrist S. et al.: The diaphragm: two muscles. Science 1982; 213:237.

Glazer G. M., Groß B. H., Quint L. E. et al.: Normal mediatinal lymph nodes: number and size according to American Thoracic Society mapping. Am J Röntgenol 1985; 144:261.

Felson B.: The mediastinum. Semin Röntgenol 1969; 4:31.

Fraser R. S., Paré J. A. P., Fraser R. G., Paré P. D.: Synopsis of diseases of the chest. 2nd ed., Philadelphia, Saunders, 1994.

Heitzman E. R.: The mediastinum. Radiologic correlations with anatomy and pathology. St. Louis, Mosby, 1977.

Lehmann J. S., Crellin J. A.: Med Radiogr Photog 1955; 31:81.

Töndury G.: Angewandte und topographische Anatomie. 5. Auflage, Thieme, Stuttgart 1981.

Weibel E. R.: Morphometry of the human lung. New York, Academic Press, 1963.

Weibel E. R., Gil J.: Structure-function relationships at the alveolar level. In: West J. B. (ed.): Bioengineering aspects of the lung. Dekker, New York 1977.

Webb W. R.: High-resolution computed tomography of the lung: normal and abnormal anatomy. Seminars in Roentgenology 1991; 26:110–117.

Radiologische Symptome

W. A. Fuchs und M. Hauser

Radiologische Befunde entsprechen einem patholo-gisch-anatomischen Substrat. Pathologische Veränderungen der Lunge manifestieren sich entweder als *verminderte* oder *vermehrte Transparenz.*

Verminderungen der Transparenz der Lungen betreffen die *peripheren Lufträume,* d. h. die Strukturen des Gasaustausches (Azini, Lobuli, parenchymatöses Interstitium), das *Interstitium* (Bronchien, Blutgefäße, Lymphgefäße, peribronchovaskuläres Interstitium) oder beide Kompartimente. Sind die peripheren Lufträume mit Flüssigkeit oder Zellen ausgefüllt, besteht eine *Parenchymkonsolidation;* ist die Luft absorbiert und nicht ersetzt, ist eine *Atelektase* vorhanden.

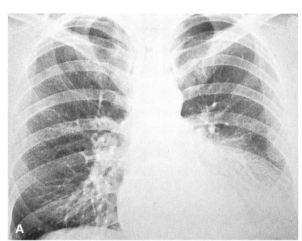

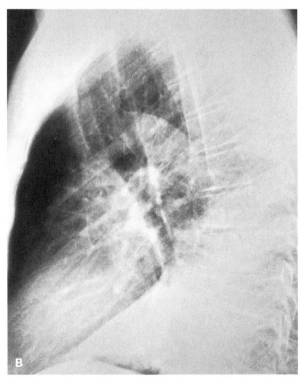

Transparenzverminderung durch Parenchymkonsolidation

Bei einer Parenchymkonsolidation ist die Luft in den Azini durch Flüssigkeit (Transsudat, Exsudat, Blut, Eiter) bzw. zelluläre Elemente ersetzt. Die Flüssigkeit in den Alveolen tritt über kollaterale Wege (Cohnsche Poren) in benachbarte Lungenbezirke über, wodurch die Herde unscharf begrenzt sind und konfluieren; daher kann es zu einer homogenen Transparenzminderung von einigen Zentimetern Durchmesser bis zur Größe eines ganzen *Lungenlappens* kommen (**Abb. 2-20, 2-53, 2-115**). Unscharf begrenzte rosetten- oder fleckförmige hypotransparente Areale von mindestens 5 mm Durchmesser entsprechen bezüglich Größe und Konfiguration einem *Azinus* (**Abb. 2-21, 2-54**). Durch Parenchymkonsolidation ist das betroffene Lungenvolumen vermehrt.

Eine Parenchymkonsolidation ohne oder mit nur geringem Befall der Luftwege läßt ein *Pneumobronchogramm* entstehen. Dieses wird durch den Kontrast zwischen der Luft im Bronchialsystem und dem umgebenden luftlosen Lungenparenchym hervorgerufen (**Abb. 2-22, 2-53**). Voraussetzung dafür ist allerdings, daß das Bronchialsystem nicht ebenfalls mit Flüssigkeit gefüllt ist. Kleine Transparenzvermehrungen innerhalb einer Konsolidation entsprechen inkomplett mit Flüssigkeit gefüllten Bronchiolen und Alveolen: es besteht ein *Luftbronchiologramm* bzw. *Luftalveologramm.*

Ätiologisch sind bei akutem Auftreten der Parenchymkonsolidation meistens Pneumonie (**Abb. 2-20**

Abb. 2-20: Lobäre Konsolidation des linken Unterlappens bei Pneumokokken-Pneumonie. Diffuse homogene Transparenzminderung. (**A**) Thorax d. v.: Silhouette zwischen Herzkontur und Unterlappen. (**B**) Thorax d. s.: durch Interlobium scharf begrenzte Konsolidation. Linke Zwerchfellkontur nicht abgrenzbar.

2.
Respi-
rations-
trakt

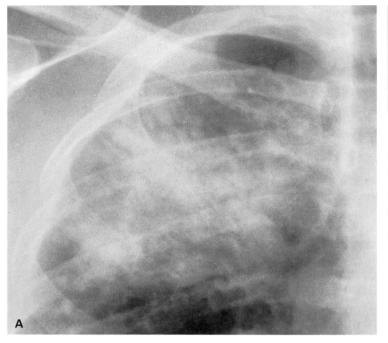

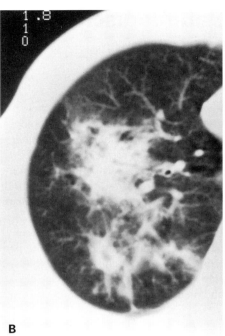

A

B

Abb. 2-21: Azinäre Parenchymkonsolidation bei Mykoplasma-Pneumonie. (**A**) Thorax d. v.: Rechter Oberlappen
mit unscharf begrenzten fleckförmigen Konsolidationen.
(**B**) CT: Konfluierende azinäre Herde.

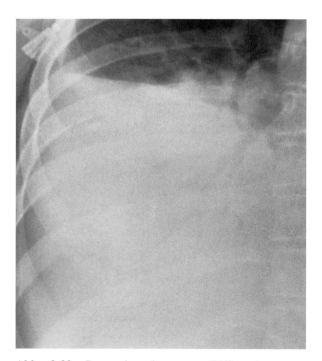

Abb. 2-22: Pneumobronchogramm. Diffuse homogene
Konsolidation des rechten Unterlappens bei lobärer Pneumonie. Luftgefüllte Bronchien sichtbar.

bis **2-22**), Lungenödem (**Abb. 2-23, 2-69**), seltener
Blutung (**Abb. 2-24, 2-63, 3-34**) und Fettembolie in
Betracht zu ziehen. Bei chronischem Geschehen kommen ein malignes Lymphom und das bronchioalveoläre Karzinom in Frage.

Transparenzverminderung durch interstitielle Lungenerkrankungen

Das periphere (subpleurale) Lungeninterstitium bildet
die Interlobulärsepten und findet sich entlang der viszeralen Pleura. Blutgefäße, Nerven und Lymphgefäße
liegen im perivaskulären bzw. axialen interstitiellen
Raum. Der parenchymatöse interstitielle Raum liegt
zwischen den Alveolen und Kapillaren, enthält elastische und kollagene Fasern sowie zelluläre Elemente.
Meist befallen die interstitiellen Erkrankungen der
Lunge sowohl die peribronchovaskulären als auch die
parenchymatösen Kompartimente. Allen interstitiellen
Lungenaffektionen gemeinsam ist, daß die Erkrankung auf das Interstitium beschränkt ist und die Azini
lufthaltig bleiben, obschon ihr Volumen durch Nar-

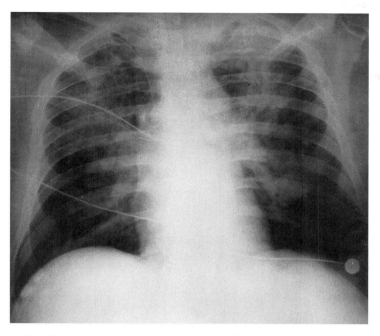

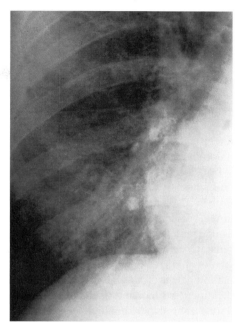

Abb. 2-23: Intraalveoläres Lungenödem bei Herzinfarkt. Azinäre Konso-lidation perihilär beidseits durch Transsudation bei links-ventrikulärer Insuffizienz.

Abb. 2-24: Lungenblutung bei Goodpasture-Syndrom. Azinäre Konsolidation durch intra-alveoläre Hämorrhagie.

benbildung reduziert sein kann. Diffuse interstitielle Erkrankungen des Lungenparenchyms führen radiolo-gisch zu einer inhomogenen Verminderung der Trans-parenz des Lungenparenchyms.

Bei interstitiellen Lungenerkrankungen können vier grundlegende *radiologische Strukturveränderungen* unterschieden werden: retikulär, nodulär, retikulo-nodulär und linear.

Retikuläre Strukturveränderung

Die retikuläre Struktur besteht aus einem Netzwerk von feinen Transparenzminderungen, die um lufthal-tige Bereiche angeordnet sind. Das Muster hängt vom Ausmaß der Verdickung des Interstitiums bzw. von der Auswirkung der interstitiellen Veränderungen auf die peripheren Lufträume ab. Verschiedene retikuläre Muster entsprechen in unterschiedlichem Ausmaß interstitiellen Strukturalterationen. Das retikuläre Muster kann fein, mittel oder grob sein. Eine *feine* retikuläre Zeichnung ist ähnlich einem sehr feinen Netzwerk; manchmal wird sie auch als Milchglas-muster bezeichnet (**Abb. 2-25, 2-55**). Die *grobe* reti-kuläre Struktur ist charakterisiert durch größere zystoide Strukturen von 1 cm und mehr Durchmesser.

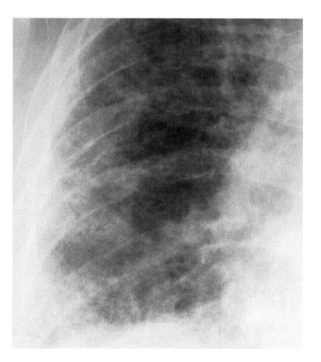

Abb. 2-25: Retikuläre Strukturalteration. Feine retikuläre Struktur des Lungenparenchyms bei idiopathischer Lungen-fibrose.

Dazwischen liegt die *mittlere* retikuläre Struktur, charakterisiert durch Elemente von 3 bis 10 mm Durchmesser (**Abb. 2-87**).

Retikuläre Strukturveränderungen können durch zahlreiche Erkrankungen wie die kryptogene oder sekundäre fibrosierende Alveolitis (idiopathische Lungenfibrose, systemische Sklerose, rheumatoide Arthritis), die Lymphangiomyomatose, Asbestose, chronisch interstitielle Infekte (Pilze) und das eosinophile Granulom bedingt sein.

Der Begriff *Honigwabenstruktur* (honeycombing) bezeichnet zystische Veränderungen der mittleren und groben Dimension. Sie wird auch als Endstadiumlunge bezeichnet. Der Begriff basiert darauf, daß die Lunge auf verschiedene Noxen in der chronischen reparativen Phase in einer relativ beschränkten und stereotypen Art reagiert. Die Endstadiumlunge ist pathologisch durch eine unregelmäßige noduläre Verdickung der Pleuraoberflächen charakterisiert, bedingt durch zahlreiche subpleurale zystische Räume, die von fibrotischem Gewebe umgeben sind. Die Lunge kann geschrumpft, starr oder durch emphysematöse Veränderungen überbläht sein. Die zystischen Veränderungen liegen ungleichmäßig verteilt sowohl subpleural wie auch tiefer im Lungenparenchym. Normalerweise stehen sie untereinander in Beziehung und bieten das Bild einer Honigwabenstruktur (**Abb. 2-26**). Die Wände der zystischen Gebilde haben eine unterschiedliche Dicke. Viele Waben sind teilweise oder vollständig mit Schleim gefüllt. Die radiologischen Befunde zeigen in Abhängigkeit von der zugrundeliegenden Lungengerüsterkrankung ein vermindertes, normales oder ein vergrößertes Lungenvolumen. Wenn die Fibrose im Vordergrund steht, sind die Lungen geschrumpft und schlecht belüftet. Bei obstruktiven Veränderungen zeigen die Lungen ein großes Volumen. Die Wabenräume haben meistens eine Größe von 1 bis 2,5 cm. Wenn sie mit Flüssigkeit oder zellulärem Material gefüllt sind, kommt es zur Überlagerung der retikulären Struktur durch fleckförmige Transparenzminderungen. Die Pleura kann eine Verdickung infolge Fibrose, Ödem oder Verkalkungen aufweisen. Die Ruptur von subpleuralen Blasen in die Pleura kann zum Spontanpneumothorax führen. Es können auch metastatische Foci mit Verkalkungen und sogar Knochenbildung in schwer veränderten Lungenabschnitten vorkommen.

Noduläre Strukturveränderungen

Noduläre Strukturveränderungen entstehen, wenn sich sphärische Läsionen im Interstitium entwickeln. Die interstitiellen Knötchen unterscheiden sich grundsätzlich dadurch von den azinären fleckförmigen

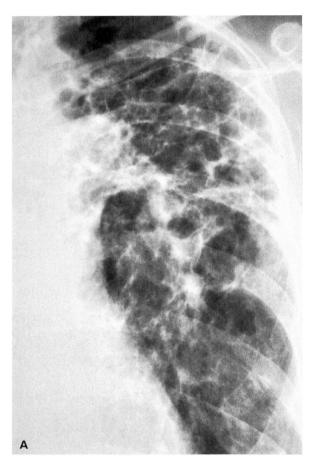

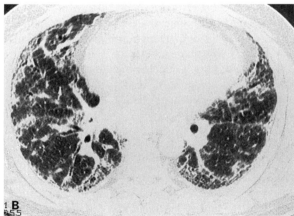

Abb. 2-26: Wabenstruktur (honeycombing). Zystische Strukturalterationen unterschiedlicher Größe und strangartige Fibrosezonen mit Schrumpfung bei Sarkoidose. (**A**) Thorax d. v. (**B**) HR-CT.

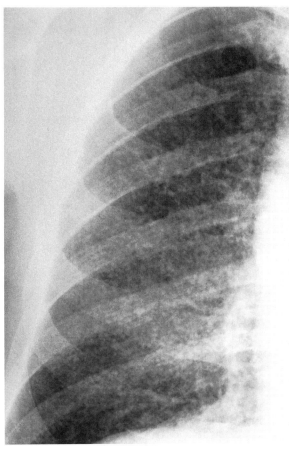

Transparenzminderungen, daß sie homogen, scharf begrenzt und von unterschiedlicher Größe sind. Aufgrund der Größe können sie in mikronoduläre (>1 mm, **Abb. 2-27**), kleine (1–3 mm), mittelgroße (3–5 mm) und große Noduli (5–10 mm und mehr) eingeteilt werden. Noduläre interstitielle Veränderungen werden charakteristischerweise durch die *Miliartuberkulose* hervorgerufen (**Abb. 2-60**). Die Mikroorganismen erreichen die Lunge hämatogen und werden im Kapillarbett abgefangen. Eine Größenzunahme der Granulome führt zu mikronodulären oder kleinen nodulären Transparenzminderungen. Eine frühe disseminierte hämatogene Karzinomatose zeigt ähnliche Veränderungen (**Abb. 2-28**). Die intravenöse Applikation von Talkpartikeln bei Drogenabusus sowie einzelne Inhalationskrankheiten wie die Silikose sind charakterisiert durch kleinknotige interstitielle Strukturalterationen. Auch die Sarkoidose kann sich mit zahlreichen, scharf begrenzten nodulären Veränderungen von 1 bis 10 mm manifestieren.

Retikulonoduläre Strukturveränderungen

Das retikuläre Maschenwerk verursacht, orthograd abgebildet, noduläre Strukturen. Zusätzlich kommen häufig echte noduläre Strukturelemente vor. Ätiologisch sind die Erkrankungen, die zu retikulären und nodulären Strukturalterationen führen, in Betracht zu ziehen.

Abb. 2-27: Mikronoduläre Strukturalterationen bei Miliartuberkulose: disseminierte scharf begrenzte miliare Knötchen.

Abb. 2-28: Noduläre Herde bei pulmonaler Dissemination eines Morbus Hodgkin. (**A**) Thorax d. v. (**B**) CT.

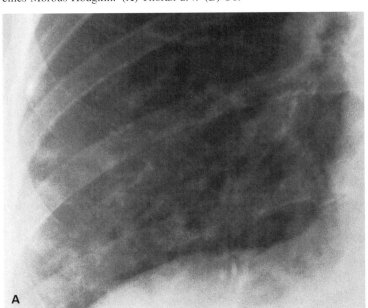

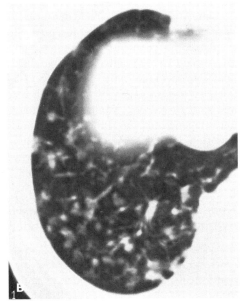

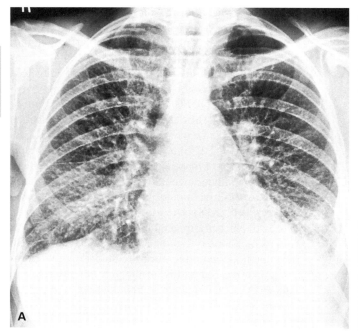

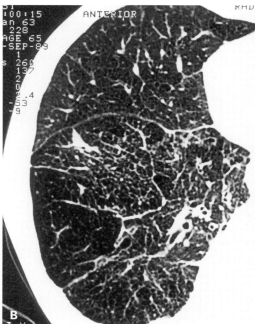

Abb. 2-29: Lineare Strukturalterationen durch Lymphangiosis carcinomatosa bei Mammakarzinom. Knotige Verdickung der Interlobulärsepten. **(A)** Thorax d. v. **(B)** HR-CT.

Lineare Strukturveränderungen

Lineare Strukturmuster entstehen durch Verdickung des Interstitiums im Bereich der bronchovaskulären Strukturen oder der Interlobulärsepten. Sind die Interlobulärsepten verändert, so kommen ätiologisch ein interstitielles Ödem oder eine Lymphangiosis carcinomatosa in Frage **(Abb. 2-29, 2-68, 2-81)**; meistens mit gleichzeitigem Befall der bronchoarteriellen und perivenösen Räume. Wenn die streifigen Strukturen überwiegend nur das bronchovaskuläre Interstitium betreffen, sind eine chronische Bronchitis, Bronchiektasen und evtl. eine zystische Fibrose in Betracht zu ziehen.

Kombination von Parenchymkonsolidation und interstitiellen Strukturveränderungen

Bei vielen Lungenerkrankungen zeigen die radiologischen pathologischen Veränderungen eine Kombination von Konsolidation, Atelektase und interstitieller Erkrankung. Die häufigsten Kombinationen sind interstitielle Erkrankung und azinäre Konsolidation sowie die Kombination aller drei Symptome.

Lungenveränderungen, bedingt durch eine Kombination von azinärer Konsolidation und interstitieller Erkrankung, kommen typischerweise im Rahmen des *Lungenödems* bei pulmonal-venöser Hypertonie vor. Diese Kombination ist ebenfalls für gewisse *infektiöse Erkrankungen* der Lungen charakteristisch, vor allem Pneumocystis carinii **(Abb. 2-116)** und die Zytomegalie-Pneumonie sowie die akute Pneumonitis bei Mycoplasma spp. oder Viruspneumonie. Die interstitiellen Veränderungen sind dabei häufig nur von sehr kurzer Dauer; die entzündliche Reaktion führt bald zu einer azinären Konsolidation.

Die Kombination einer azinären Konsolidation mit Atelektase und interstitieller Erkrankung ist beispielsweise typisch für eine akute Bronchopneumonie durch Staphylokokken.

Transparenzverminderung durch Atelektase

Atelektase bedeutet Verminderung der Luft in der Lunge, verbunden mit Reduktion (Kollaps) des Lungenvolumens.

Atelektaseformen und Ursachen

Eine *Resorptionsatelektase* entsteht, wenn die Verbindung zwischen Alveoli und Trachea unterbrochen ist. Der Mechanismus der Resorption ist folgender: Der Partialdruck der Gase ist im gemischten venösen Blut tiefer als in der alveolären Luft. Beim Durchtritt des Blutes durch die alveolären Kapillaren wird der Partialdruck der Gase mit dem alveolären Druck ausgeglichen. Die Alveolen nehmen proportional zur Menge des absorbierten Sauerstoffs an Volumen ab, während der Druck atmosphärisch bleibt. Dementsprechend wird der Partialdruck des Kohlendioxyds und des Stickstoffs in den Alveolen relativ zum kapillären Blut größer, und beide Gase diffundieren ins Blut, um dadurch das Gleichgewicht zu erhalten. Damit wird das alveoläre Volumen weiter reduziert mit einer entsprechenden Erhöhung des alveolär-kapillaren Blut-CO_2-Gradienten. Der Sauerstoff diffundiert in das kapilläre Blut; dieser Zyklus wiederholt sich, bis alles alveoläre Gas absorbiert ist.

Eine kollaterale Ventilation ermöglicht die Belüftung der Alveolen über andere Wege (Poren und Kanäle) als über direkte Luftwegverbindungen. Kollaterale Ventilation entsteht zwischen Lappensegmenten, jedoch nicht interlobär. Sie ist ein wichtiger Faktor in der Verhütung eines Parenchymkollapses. Ihre Möglichkeit hängt vor allem von der Lokalisation der bronchialen Obstruktion ab. Bei Obstruktion eines Lappenbronchus kann die Entstehung einer Atelektase leicht durch das Fehlen von Parenchymbrücken von benachbarten Lappen erklärt werden. Wenn die Obstruktion in einem Segment- oder Subsegmentbronchus lokalisiert ist, muß der Kollaps durch Faktoren, die eine kollaterale Belüftung verhindern – wahrscheinlich entzündliches Exsudat – entstanden sein.

Bei *obstruktiver Pneumonie* distal einer endobronchialen Läsion besteht eine Kombination von Atelektase, Bronchiektasen mit Schleimpröpfen und Parenchymkonsolidation. Diese Entzündung ist primär nicht durch eine bakterielle Infektion hervorgerufen, sondern entsteht durch Retention von epithelialem Sekret peripher der Obstruktion (xanthomatöse Pneumonie). Zusätzlich kann eine Superinfektion entstehen.

Eine Resorptionsatelektase kann auch bei *Bronchiektasen* als Folge einer bronchopulmonalen Infek-

tion im Kindesalter entstehen. Dabei führt eine obliterative und stenosierende Bronchitis und Bronchiolitis zur ungenügenden Ventilation über die normalen Luftwege. Die kollaterale Ventilation kann dann wegen Obliteration oder Einengung der kollateralen Ventilationswege oder durch ausgedehnte Parenchymerkrankungen behindert sein. Dadurch entsteht eine permanente Atelektase, wobei sich postentzündliche Bronchiektasen entwickeln können.

Resorptionsatelektasen entstehen auch bei reversibler bronchialer Obstruktion, beispielsweise die *postoperative* Resorptionsatelektase infolge bronchialer Obstruktion durch Schleimpfropf.

Eine *passive Atelektase (Relaxationsatelektase)* entsteht bei Lungenkollaps durch Pneumothorax oder Hydrothorax. Bei fehlenden pleuralen Verwachsungen ist das Ausmaß der Atelektase proportional zur Menge Luft oder Flüssigkeit im benachbarten Pleuraraum. Bei Kollaps der Lunge und Pneumothorax nimmt die Dichte der kollabierten Lunge auf der Thoraxaufnahme weniger stark ab, da eine Reduktion des Blutgehaltes der kollabierten Lunge vorliegt und sich zudem Luft im Pleuraraum befindet.

Als *Mantelatelektase* wird ein Parenchymkollaps in unmittelbarer Nähe einer Raumforderung bezeichnet.

Radiologisch zeigt die *Rundatelektase* eine ziemlich homogene, schlecht begrenzte Transparenzminderung in Beziehung zur Pleura mit einem Durchmesser von rund 6 cm, meist dorsal im Unterlappen. Die bronchovaskulären Strukturen der Umgebung der Raumforderung verlaufen bogenförmig, ähnlich einem Kometenschweif. Das Lungenparenchym unterhalb oder lateral der Raumforderung ist auffallend oligämisch. Computertomographisch ist die Masse am dichtesten in der Peripherie, während die mehr zentralen Aspekte ein Luftbronchogramm aufweisen. Die benachbarte Pleura ist durch Fibrose verdickt. Subpleurales Fett kann innerhalb der Massenläsion nachgewiesen werden. Die Ursache der Rundatelektase ist unklar; wahrscheinlich liegt der Läsion eine pleurale Narbe zugrunde, die sich zusammenzieht und zu einer Kompression des benachbarten Lungenparenchyms führt.

Die *Adhäsionsatelektase* entspricht einem alveolären Kollaps bei offenen Luftwegsverbindungen, d.h. es handelt sich um eine nicht-obstruktive Atelektase. Sie kommt beim Respiratory Distress Syndrome bei Neugeborenen oder bei einer akuten Strahlenpneumonitis vor. Vermutlich beruht sie auf einer Inaktivierung oder Fehlen des Surfactant-Faktors. Wahrscheinlich entstehen adhäsive Atelektasen auch postoperativ, insbesondere nach aortokoronarem Bypaß, möglicherweise bedingt durch Parese des linken Zwerchfells, wodurch es zur Retention von Sekretion und damit zur Atelektase kommt.

Bei der *Narbenatelektase* handelt es sich um einen fibrotischen Prozeß mit Narbenbildung und Verlust von Lungenparenchym. Lokalisierte Narbenatelektasen entstehen bei chronischer Infektion von häufig granulomatöser Natur, vor allem bei chronisch indurativer Lungentuberkulose. Ein Segment oder ein Lappen zeigt ein kleineres Volumen als normal; die Dichte ist inhomogen; es finden sich dilatierte lufthaltige Bronchien und unregelmäßig verdickte streifige Strukturveränderungen vom kollabierten Lungensegment zum Hilus.

Die radiologischen Befunde bei Atelektase sind entweder direkt oder indirekt, wobei sich die indirekten Zeichen vor allem auf die Kompensationsmechanismen beziehen.

Direkte Zeichen der Atelektase

Die *lokale Transparenzminderung,* welche durch eine nicht mehr lufthaltige Lunge hervorgerufen wird, ist das wichtigste direkte Zeichen einer Atelektase. Das reduzierte Volumen eines luftlosen Lappens oder Lungensegments hängt nicht nur von der Bronchusobstruktion ab, sondern auch von der Menge des sequestrierten Blutes und der Ödemflüssigkeit.

Der Verlust von Lungenvolumen führt zur *Verlagerung der Interlobärspalten.* Für jeden Lappen sind Lage und Konfiguration der verlagerten Fissuren charakteristisch.

Indirekte Zeichen der Atelektase

Der *Zwerchfellhochstand* ist am meisten in unmittelbarer Nähe des kollabierten Lappens ausgeprägt. Ein Unterlappenkollaps führt zur Anhebung der dorsalen Zwerchfellabschnitte, ein Mittellappen- oder Lingulakollaps induziert eine anteriore Anhebung des Zwerchfells, wobei diese nur geringfügig ist. Bei vorliegendem Zwerchfellhochstand muß stets auch eine infradiaphragmale Pathologie in Betracht gezogen werden.

Das normale Mediastinum ist eine ausgesprochen mobile Struktur, wobei die anterioren und mittleren Kompartimente weniger fixiert sind als das posteriore und damit häufiger verlagert werden. Das Ausmaß der *Mediastinalverlagerung* ist meist in der Umgebung des Kollapses am stärksten; somit kommt es zur Verlagerung der Trachea und des oberen Mediastinums bei Oberlappenatelektase, während bei Unterlappen-

atelektase der untere Teil des Mediastinums, d. h. die kardialen Strukturen, am stärksten verlagert werden.

Die *kompensatorische Überblähung* der Restlunge ist ein sehr wichtiges und zuverlässiges indirektes Zeichen der Atelektase. Sie besteht allerdings selten in den Frühstadien; bei längerer Dauer der Atelektase ist die kompensatorische Überblähung von zunehmender Bedeutung. Die vermehrte Transparenz der überblähten Lunge ist sehr schwierig zu erkennen, während die Veränderungen der Lungenstruktur deutlicher zur Darstellung kommen, wobei die Gefäße gespreizt und weniger zahlreich sind. Bei Totalatelektase einer Lunge entwickelt sich eine kompensatorische Überblähung der kontralateralen Lunge mit genereller oder lokaler Verlagerung des Mediastinums (mediastinale Herniation). Lokale Verlagerungen entstehen in den Bereichen des Mediastinums, wo beide Lungen in enger Beziehung stehen, nämlich in den anterioren mediastinalen, postero-superioren und postero-inferioren Abschnitten. Der radiologische Nachweis der anterioren Mediastinalverlagerung erfolgt anhand der anterioren pleuralen Umschlagsfalte, die sich bogenförmig in den kontralateralen Hemithorax vorwölbt. In lateraler Projektion kommt das anteriore Mediastinum besonders strahlentransparent und mit vergrößertem Tiefendurchmesser zur Darstellung.

Eine *Verlagerung der Hilusstrukturen* kommt häufiger bei Kollaps der Oberlappen als bei Unterlappenatelektase zustande. Sie ist in der Regel bei chronischer Atelektase, beispielsweise chronischer spezifischer Narbenbildung der Oberlappen ausgeprägter. Eine Verlagerung der Hili nach kaudal bei Unterlappenatelektase ist selten deutlich ausgeprägt. Links ist dieser Befund leichter zu erheben, da der Kollaps den linken Hilus auf Höhe des rechten bringt, was ein deutliches pathologisches Zeichen ist. Von gleicher Wertigkeit als Zeichen der Atelektase ist die Alteration der hilären vaskulären Strukturen. Der rechte Hilus hat normalerweise eine nach lateral konkave Begrenzung, hervorgerufen durch die obere Lungenvene kranial und die deszendierende Pulmonalarterie kaudal davon. Der Kollaps des rechten Oberlappens kann die obere Lungenvene nach medial rotieren und damit die rechte Hiluskonkavität abflachen. Ein wichtiges Zeichen des Unterlappenkollapses ist die fehlende Darstellung der Interlobararterie. Da das benachbarte Lungenparenchym dann ohne Luftgehalt ist, kommt es zum Verlust der Luft-Gewebekontur und damit zur fehlenden Darstellung dieses Gefäßes. Dieses Zeichen ist besonders wichtig auf der linken Seite, wo ein Pleuraerguß manchmal eine dreieckförmige Transparenzminderung posterior paravertebral erzeugen kann, die einen totalen Unterlappenkollaps links vortäuschen kann. Die sichtbare Identifikation der Interlobärarterie beweist die pleurale Ursache der Hypotransparenz, während deren Obliteration ein Hinweis auf die Unterlappenatelektase ist.

Die *Annäherung der Rippen* ist das am wenigsten zuverlässige Kompensationszeichen einer Atelektase. Kleinste Asymmetrien in der Thoraxwand oder Fehlformen (Skoliose) können die Beurteilung erschweren. Thoraxwandveränderungen kommen vor allem bei chronischem Kollaps vor.

Bei gleichzeitiger Konsolidation zeigt sich die Atelektase im *Fehlen eines Pneumobronchogramms*. Eine Resorptionsatelektase kann nicht vorliegen, wenn Luft im Bronchialbaum vorhanden ist. Besonders wenn die Pneumonitis hinter einer Obstruktion so stark ausgeprägt ist, daß die Konsolidation die Atelektase überwiegt, ist das Fehlen eines Pneumobronchogramms ein wichtiges radiologisches Zeichen, weil es der einzige Befund für die Differenzierung zwischen einer zentralen Obstruktion durch Bronchuskarzinom und einer Konsolidation bei bakterieller Pneumonie sein kann. Allerdings zeigt die akute konfluierende Bronchopneumonie durch Staphylococcus aureus, bei der ein Lappen oder ein Segment homogen transparenzgemindert wird, kein Pneumobronchogramm, da die Bronchien ebenfalls mit entzündlichem Exsudat gefüllt sind.

Totale Lungenatelektase

Bei totalem Kollaps einer Lunge infolge Obstruktion des Hauptbronchus liegt eine komplette Transparenzminderung der entsprechenden Thoraxhälfte vor (**Abb. 2-30, 2-58B**). Der Hochstand des ipsilateralen Zwerchfells kann nur links anhand der Lokalisation der Luft im Fundus des Magens identifiziert werden. Da die nicht betroffene kontralaterale Lunge überbläht ist, kommt es zu einer Verlagerung des Mediastinums zur kranken Seite hin, am stärksten anterior ausgeprägt, wo das Mediastinum am meisten beweglich ist. Die überblähte Lunge verlagert sich über die Mittellinie, verlagert das Herz, die Aorta und die kollabierte Lunge nach dorsal. In seitlicher Projektion kommt es zu einer deutlichen Verstärkung der Tiefe und Transparenz der retrosternalen Abschnitte durch die überblähte kontralaterale Lunge mit deutlicher Zunahme der Hypotransparenz in den posterioren Abschnitten des Thorax.

Lappenatelektasen

Die morphologischen Aspekte der Atelektase des rechten und linken Oberlappens sind unterschiedlich; die Atelektase beider Unterlappen zeigt weitgehend übereinstimmende Befunde.

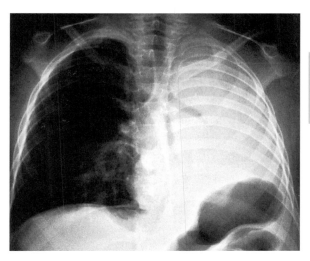

Abb. 2-30: Totalatelektase der linken Lunge durch Fremdkörper. Vollständige Transparenz-Reduktion der linken Lunge, Volumenreduktion mit Zwerchfellhochstand und homolateraler Verlagerung des Mediastinums. Überblähung der rechten Lunge. Linker Hauptbronchus luftgefüllt mit abruptem Abbruch infolge Obstruktion.

Bei Vorliegen einer *Oberlappenatelektase rechts* (**Abb. 2-31**) nähern sich die kleine Fissur und der obere Teil der großen Fissur unter Verlagerung nach oben und vorne. Beide Fissuren sind in lateraler Projektion leicht gebogen, die kleine Fissur inferior konkav, die große Fissur konvex, konkav oder geradlinig. Die kleine Fissur zeigt in der p.a.-Projektion den gleichen bogenförmigen Verlauf. Bei zunehmender Volumenreduktion kommt es zu einer weiteren Verlagerung der viszeralen Pleura nach oben über die Spitze des Hemithorax, so daß der Lappen flach dem Mediastinum anliegt. Bei vollständigem Kollaps ist das Volumen des Lappens so stark reduziert, daß in der p.a.-Projektion nur eine geringgradige Verbreiterung des Mediastinums sichtbar ist. In seitlicher Projektion kann der kollabierte Lappen als dreieckförmige Transparenzminderung mit Spitze am Hilus und Basis an der parietalen Pleura posterior zur Darstellung kommen. Der kollabierte Lappen steht meist in Beziehung mit dem Mediastinum, ohne daß Luft dazwischen sichtbar ist. Gelegentlich ist allerdings der überblähte Unterlappen zwischen Mediastinum und atelektatischem Oberlappen zu erkennen.

Der wichtigste Unterschied zwischen der Atelektase des *linken* und rechten *Oberlappens* besteht darin, daß infolge Fehlens der kleinen Fissur links das gesamte Lungenparenchym anterior des großen Interlobiums von der Pathologie betroffen ist (**Abb. 2-32**). Dieses

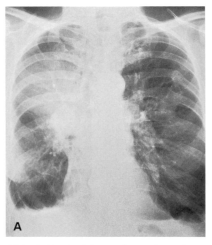

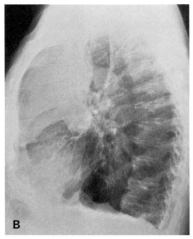

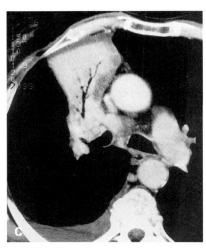

Abb. 2-31: Atelektase des rechten Oberlappens durch zentral wachsendes Bronchialkarzinom. **(A)** Thorax d. v. **(B)** Thorax d. s.: Homogene Transparenz-Reduktion im Bereiche des rechten Lungen-Oberlappens. **(C)** CT: Verlagerung des kollabierten Oberlappens nach ventral und paramediastinal. Pneumobronchogramm. Pleuraerguß dorsal.

Abb. 2-32: Atelektase des linken Oberlappens durch zentral wachsendes Bronchialkarzinom. **(A)** Thorax d.v.: Parakardiale Verminderung der Transparenz. **(B)** Thorax d.s.: Transparenzverminderung mit Projektion auf Herz und dorsal scharfe Demarkation. Kompensatorische Überblähung des Unterlappens. **(C)** CT: Kollabierter Oberlappen paramediastinal ventral. ▼

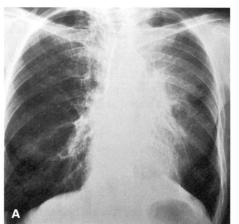

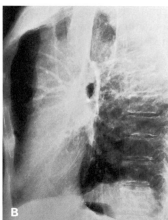

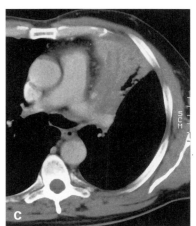

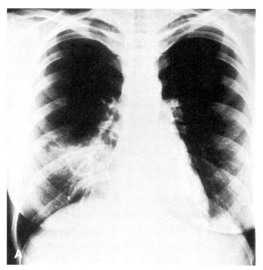

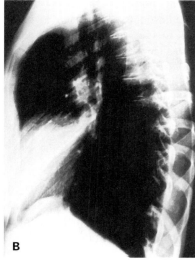

Abb. 2-33: Mittellappen-Syndrom. Partielle Atelektase des Mittellappens. **(A)** Thorax d. v.: Parakardiale Verminderung der Lungentransparenz parakardial mit Verwischung der Herzkontur. **(B)** Thorax d. s.: Dreieckförmige Reduktion der Transparenz mit Projektion auf das Herz.

Interlobium verläuft geringgradig stärker vertikal als das Hauptseptum der rechten Seite. Es wird bei Atelektase in einer Ebene ungefähr parallel zur vorderen Thoraxwand nach vorne verlagert, was besonders gut in seitlicher Projektion zu erkennen ist. Bei zunehmendem Verlust des Lungenvolumens verlagert sich das Interlobium weiter nach anterior und medial, bis die Atelektase in lateraler Projektion nur noch als breite lineare Verschattung in Beziehung und parallel zur vorderen Thoraxwand sichtbar ist. Die enge Beziehung des kollabierten Lappens mit dem vorderen Mediastinum obliteriert die linke Herzkontur in frontaler Projektion (Silhouettenphänomen). Das apikale Segment verlagert sich nach unten und vorne, sein Platz wird durch das überblähte apikale Unterlappensegment eingenommen. Die Spitze des linken Hemithorax enthält somit belüftete Lunge. Manchmal inseriert das überblähte apikale Unterlappensegment medial zwischen der Spitze des atelektatischen Unterlappens und dem Mediastinum, wodurch eine scharfe Begrenzung mit der medialen Kontur des kollabierten Lungenlappens entsteht. Eine Verlagerung des oberen Mediastinums als kompensatorisches Phänomen ist in der Regel links stärker ausgeprägt als rechts, wahrscheinlich wegen des größeren Volumens des linken Oberlappens. Die Verlagerung des mediastinalen Septums nach links durch die überblähte rechte Lunge kann den kollabierten linken Oberlappen von der Thoraxwand separieren und eine deutlich verstärkte Transparenz des Retrosternalraums bewirken, wobei eine scharfe Demarkationslinie zwischen der rechten Lunge und dem kollabierten rechten Mittellappen zustande kommt.

Die Diagnose einer Atelektase des *Mittellappens* (**Abb. 2-33**) ist in seitlicher Projektion einfach, in p.a.-Projektion jedoch schwierig. Mit zunehmendem Verlust des Volumens nähern sich die kleine Fissur und die untere Hälfte der großen Fissur; bei totalem Kollaps stehen sie in sehr enger anatomischer Nachbarschaft. Die dadurch entstehende trianguläre Transparenzminderung hat ihre Spitze am Hilus und die Basis an der parietalen Pleura über der anterolateralen Konvexität des Thorax. In der lateralen Projektion kommt die Atelektase als lineare Hypotransparenz zur Darstellung, die manchmal nicht breiter als 2 bis 3 mm ist. In der p.a.-Projektion ist eine Transparenzminderung häufig kaum zu erkennen; als einziger Befund ist dann eine Obliteration der rechten Herzkontur sichtbar (Silhouettenphänomen), bedingt durch die Nachbarschaft des rechten Vorhofs mit dem medialen Segment des kollabierten Lappens. Die Schwierigkeit, die Atelektase des Mittellappens in p.a.-Projektion zu erkennen, beruht darauf, daß der kollabierte Lappen in der superoinferioren Ebene schräg verläuft und nur geringe Dimensionen aufweist. In lateraler Projektion verläuft der kollabierte Lappen manchmal fast horizontal, wobei er jedoch auch parallel der Ebene des schrägen Interlobiums nachgewiesen werden kann.

Die Konfiguration der *atelektatischen Unterlappen* (**Abb. 2-34, 2-35**) wird durch die Hili und das Ligamentum pulmonale bestimmt. Dabei nähern sich die Fissuren dermaßen, daß der obere Teil des Hauptseptums nach unten und der untere Teil nach hinten verlagert werden. Dies wird am besten in lateraler Projektion sichtbar, wenn der Lappen nur teilweise atelektatisch ist und das Hauptseptum tangential zum Röntgenstrahl liegt und damit als scharf begrenzte Kontur zur Darstellung kommt. Bei der Verlagerung nach unten wird in der p.a.-Projektion die obere Hälfte der Fissur meist deutlich abgebildet als eine scharf begrenzte Kontur, die schräg nach unten und

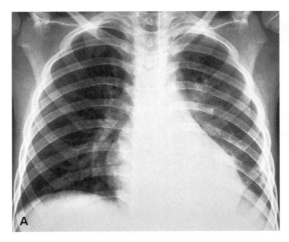
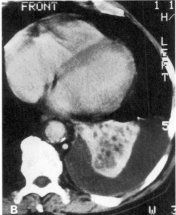

Abb. 2-34: Atelektase des linken Unterlappens. (**A**) Postoperative Atelektase. Transparenzverminderung der basalen Abschnitte der linken Lunge. Herzkontur sichtbar, Zwerchfellkontur nicht abgrenzbar (Thorax a. p.). (**B**) Unterlappen-Atelektase bei zentraler Obstruktion durch Bronchuskarzinom. CT: Unterlappen kollabiert dorsal paramediastinal. Pleuraerguß dorsal.

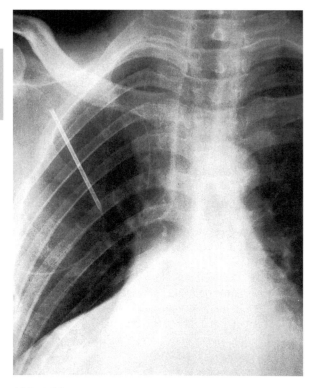

Abb. 2-35: Atelektase des rechten Unterlappens nach abdomineller Chirurgie. Transparenzverminderung parakardial rechts scharf begrenzt durch verlagertes Interlobium zwischen Mittellappen und Unterlappen.

lateral vom Hilus ausgehend verläuft. Bei zunehmender Atelektase verlagert sich der Lappen posteromedial in den medialen kostophrenischen Raum. Da die flache Begrenzung des Dreiecks dem Mediastinum anliegt, kann die Dichte des Gewebes ungenügend sein, um eine Transparenzminderung hervorzurufen. Bei ausgedehnter Atelektase kann eine nur geringgradige Verdichtung über der unteren Brustwirbelsäule und über den unteren Brustwirbelkörpern sichtbar sein. In Frontalprojektion ist bei adäquater Exposition der kollabierte Unterlappen als dreiecksförmige oder rundliche Hypotransparenz im kostovertebralen Winkel hinter dem Herzen zu erkennen. Diese unterschiedliche Morphologie steht in Zusammenhang mit der unterschiedlichen Konfiguration des Ligamentum pulmonale. Von großer diagnostischer Bedeutung ist die Obliteration der Zwerchfellkontur durch die benachbarte Transparenzminderung der Atelektase (Silhouettenphänomen).

Der Befall von *zwei Lappen* der linken Lunge führt zu einem totalen Lungenkollaps; rechts führt die Atelek-

tase von zwei Lappen zu charakteristischen radiologischen Veränderungen. Die Kombination einer Atelektase des Mittellappens und rechten Unterlappens führt zu einer Verlagerung der großen und kleinen Fissuren nach unten und dorsal, wobei die Verschattung den postero-inferioren Teil des Hemithorax einnimmt. In der p.a.-Projektion führt die Atelektase zu einer Obliteration der Kontur des Zwerchfells rechts sowie zu einer konkaven bzw. konvexen Begrenzung nach kranial. Dadurch ist eine Verwechslung mit einem Pleuraerguß möglich. Eine kombinierte Atelektase des rechten Oberlappens und Mittellappens ist wegen der getrennten und relativ weit auseinanderliegenden Abgänge der Bronchien dieser Lappen selten.

Segmentatelektasen

Da kollaterale Ventilationsmöglichkeiten anatomisch innerhalb der Segmente zahlreich sind, führt die Obstruktion eines Segment- bzw. Subsegmentbronchus nicht zur Atelektase, es sei denn, daß die kollaterale Belüftung behindert ist. Die komplette Obstruktion eines Segmentbronchus über eine längere Zeit kann sogar zu einer Überblähung des distalen Parenchyms führen. Die Ursache der Behinderung einer kollateralen Belüftung ist in der Regel ein entzündlicher Prozeß. Damit ist die Bezeichnung *obstruktive Pneumonitis* bei Obstruktion eines Segmentbronchus sinnvoll. Eine homogene Transparenzminderung mit der Anatomie eines bronchopulmonalen Segmentes ohne Luftbronchogramm ist ein Hinweis auf eine endobronchiale Obstruktion mit zusätzlicher Pneumonie.

Lineare Transparenzverminderungen

Das normale Substrat der Lungenstruktur ist durch die vaskulären Strukturen und interlobären Fissuren bedingt. Pathologische lineare Lungenstrukturen umfassen septale Linien, tubuläre Hypotransparenzen, lineare Transparenzminderungen von peripheren Parenchymläsionen zu den Hili oder zur viszeralen Pleura, parenchymatöse Narbenbildung, lineare Hypotransparenzen pleuralen Ursprungs sowie horizontale oder schräg orientierte lineare Verschattungen, sogenannte Plattenatelektasen.

Septale Linien

Die septalen Linien, die sogenannten *Kerley-Linien,* umfassen drei verschiedene Formen.

Die am häufigsten sichtbaren *Kerley-B-Linien* sind weniger als 2 cm lang, liegen in der Lungenperipherie, sind gerade und selten mehr als 1 mm dick, verlaufen horizontal und sind senkrecht zur Pleuraoberfläche angeordnet (**Abb. 2-68, 2-81, 3-32**). Ihre äußere Begrenzung liegt in der Pleura visceralis. Sie werden durch vermehrte Flüssigkeit oder Gewebe in den interlobulären Septen hervorgerufen, vor allem im perilymphatischen interstitiellen Gewebe. Wegen ihrer anatomischen Lokalisation werden sie als septale Linien bezeichnet. Die häufigste Ätiologie von Kerley-B-Linien ist das interstitielle Lungenödem bei pulmonalvenöser Hypertonie. Wegen der Schwerkraft werden die Septallinien knapp oberhalb des kostophrenischen Winkels sichtbar. Bei Erkrankungen anderer Ätiologie ist die anatomische Verteilung der B-Linien unterschiedlich, beispielsweise bei Pneumokoniose, Sarkoidose, Lymphangiosis carcinomatosa, Lipidpneumonie und Lymphom.

Kerley-A-Linien sind gerade oder fast gerade lineare Transparenzminderungen des Lungenparenchyms, selten mehr als 1 mm dick und 2 bis 6 cm lang. Ihr Verlauf hat keine definitive Beziehung zu anatomischen Strukturen. Sie liegen in Schichten von Bindegewebe tief in der Lunge, in welchen sich sowohl Venen als auch anastomosierende Lymphgefäße befinden. Die Darstellung der A-Linien hängt von der Akkumulation der Ödemflüssigkeit oder anderem Gewebe im perilymphatischen Bindegewebe ab und nicht von der Erweiterung der Lymphgefäße selbst.

Die *Kerley-C-Linien* sind ein feines Netzwerk von untereinander verbundenen linearen Transparenzminderungen, die durch Überlagerung zahlreicher B-Linien zustande kommen.

Tubuläre Transparenzminderungen

Tubuläre Verschattungen sind parallel verlaufende, doppelte Verschattungen, die der bronchovaskulären Anatomie folgen und sich entsprechend dem Bronchialsystem aufteilen. Wenn ein Linienpaar parallel zu einem Gefäß verläuft, so ist nur eine einzige Hypotransparenz parallel zum Gefäß zu erkennen. Die häufigste Ursache von tubulären Transparenzminderungen sind *Bronchiektasen* (**Abb. 2-36**). Morphologisch werden sie durch eine Kombination von verdickten Bronchialwänden und peribronchialer Fibrose sowie alveolärem Kollaps hervorgerufen. Sind die Bronchiektasen mit Schleim oder Eiter gefüllt, entstehen homogene bandförmige Hypotransparenzen.

Tubuläre Transparenzminderungen kommen häufig in den basalen Abschnitten der Lunge bei *chronischer Bronchitis* vor (**Abb. 2-71**).

Lineare Transparenzminderungen, ausgehend von einer peripheren Parenchymläsion

Lineare Transparenzminderungen von unterschiedlicher Dicke ziehen von einer peripheren Parenchymläsion zum *Hilus*. Normalerweise sind sie ungleich in Dicke und Verlauf und können unterbrochen sein. Sie haben eine ähnliche Anordnung wie die bronchovaskulären Strukturen und werden sowohl bei entzündlichen als auch bei neoplastischen Prozessen beobachtet. Ebenso kann bei peripher gelegener Parenchymläsion beliebiger Ätiologie eine lineare Hypotransparenz, die zur *viszeralen Pleura* zieht, meistens verbunden mit einer lokalen Einziehung, festgestellt werden.

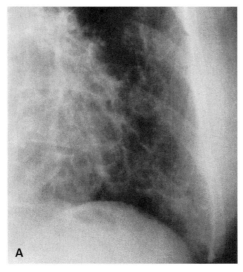
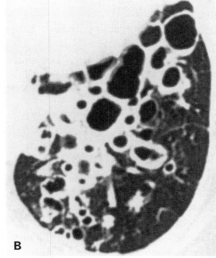

Abb. 2-36: Bronchiektasen. Tubuläre und sackförmige Strukturalterationen in den basalen Abschnitten der linken Lunge. (**A**) Thorax d. v. (**B**) CT.

A

B

Parenchymatöse Narbenbildung

Nach einer entzündlichen Erkrankung eines Lungensegmentes kann die entstehende Fibrose als lineare Transparenzminderung zur Darstellung kommen. Deren Breite hängt von der Dimension des betroffenen Lungenparenchyms ab. Die abgeheilte Oberlappentuberkulose ist das typische Beispiel dieser Form. Mehrere lineare Narben können ziemlich eng beieinander liegen und meistens vom Hilus zur viszeralen Pleuraoberfläche verlaufen, weil sie gegen die Lungenperipherie divergieren und von kompensatorisch überblähtem Lungenparenchym getrennt sind. Lineare Transparenzminderungen nach abgeheiltem Lungeninfarkt werden durch fibröse Narbenbildungen hervorgerufen. Sie reichen meist an die pleurale Oberfläche.

Lineare Transparenzminderungen pleuralen Ursprungs

Fibröse pleurale Verdickungen über der anterioren oder posterioren Lungenoberfläche führen zu relativ breiten linearen Hypotransparenzen, die im Bereiche der basalen Abschnitte der Lungen lokalisiert sind. Sie sind strangförmig und haben einen horizontalen oder schrägen Verlauf, ähnlich Narben nach altem Lungeninfarkt. Ihre Ätiologie wird meist durch das Vorhandensein einer zusätzlichen fibrotischen Pleurareaktion geklärt.

Plattenatelektasen

Plattenatelektasen als Zeichen einer Lungenerkrankung sind häufig; ihre Pathogenese ist jedoch unbekannt. Diese linearen meist horizontalen Transparenzminderungen von gleichmäßiger Dichte, einer Dicke von 1 bis 3 mm und einer Länge von 4 bis 10 mm sind vor allem in den mittleren und unteren Lungenpartien zu finden. Pathologisch-anatomisch besteht ein peripherer subpleuraler linearer Kollaps der Lunge, verbunden mit Invagination der darüber gelagerten Pleura. Häufig besteht eine Beziehung mit pleuralen Spalten, Einziehungen, Narben und inkompletten Fissuren.

Verkalkungen und Verknöcherungen

Intrathorakale Verkalkungen werden hauptsächlich durch *dystrophe* Verkalkungen mit Kalziumablagerung in beschädigten oder nekrotischen Zellen oder Gewebe verursacht. Weniger häufig sind *metastatische* Verkalkungen, d. h. Kalkeinlagerungen in vitales Gewebe. Zusätzlich zur Kalkablagerung im Gewebe kann es zur Verknöcherung mit Bildung von lamellärem Knochen kommen.

Lokale Parenchymverkalkung oder Verknöcherung

Die häufigste pulmonale Verkalkung ist ein *einzelner,* oft dicht verkalkter Herd im Rahmen einer geheilten primären granulomatösen Läsion, meist hervorgerufen durch Tuberkulose, Histoplasmose, seltener Coccidiomykose. Die Verkalkung eines solitären Lungenherdes ist ein wichtiger Hinweis dafür, daß die Läsion gutartig ist. Ausnahmen von dieser Regel kommen vor, wenn ein peripheres primäres Lungenkarzinom sich um ein bestehendes Granulom entwickel, bei solitären Metastasen eines osteogenen Sarkoms oder Chondrosarkoms, seltener bei einem peripheren Plattenepithelkarzinom, Adenokarzinom oder metastasierenden papillären Adenokarzinom. Punktförmige Verkalkungen sind charakteristisch für Hamartome. Computertomographische Untersuchungen ermöglichen die Identifikation von Verkalkungen, die auf konventionellen Röntgenaufnahmen nicht erkannt werden können.

Diffuse Parenchymverkalkungen oder Verknöcherung

Diffuse parenchymatöse Verkalkungen kommen bei verschiedenen Erkrankungen wie beispielsweise Silikose **(Abb. 2-37)**, Mitralstenose, gewissen abgeheilten disseminierten infektiösen Erkrankungen wie Tuberkulose, Histoplasmose und Varizellenpneumonitis vor. Eine interstitielle Ossifikation des Lungenparenchyms findet sich auch bei fibröser Alveolitis; ebenso bei lange andauernder chronischer Lungenstauung. Ausgedehnte metastatische Verkalkungen können bei lange dauernder Hyperkalzämie im Rahmen einer chronischen Nierenerkrankung mit sekundärem Hyperparathyreoidismus und renaler Osteopathie auftreten.

Lymphknotenverkalkungen

Lymphknotenverkalkungen sind in der Regel amorph und unregelmäßig im Knoten verteilt. Sie entstehen meist nach abgeheilten granulomatösen Infektionen, meist Tuberkulose oder Histoplasmose. Verkalkte hiläre und mediastinale Lymphknoten sind oft ein Zufallsbefund von geringer klinischer Signifikanz. *Eierschalenverkalkungen* sind selten; sie bestehen aus einer ringförmigen Verkalkung in der Peripherie eines Lymphknotens und kommen meist bei Silikose

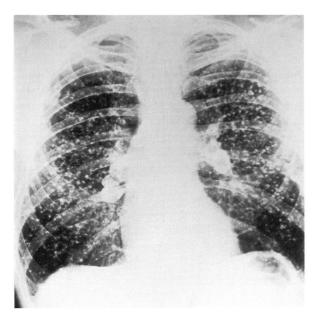

Abb. 2-37: Disseminierte noduläre Verkalkungen im Lungenparenchym und eierschalenförmige Verkalkungen in Hiluslymphknoten bei Silikose (Thorax d. v.).

(**Abb. 2-37**) oder Kohlenarbeiter-Pneumokoniose vor. Die bronchopulmonalen Lymphknoten sind am häufigsten befallen; mediastinale und selbst retroperitoneale Lymphknoten könen aber auch betroffen sein. Seltenere Ursachen sind Sarkoidose, Status nach Radiotherapie bei Hodgkin-Lymphom, Blastomykose, Histoplasmose, Sklerodermie und Amyloidose.

Verkalkungen oder Verknöcherungen der *Knorpel von Trachea und großen Bronchen* sind ein physiologischer Prozeß im Alter, häufiger bei Frauen als bei Männern. Eine *Verkalkung der Wand der zentralen Lungenarterien* kommt bei Patienten mit lange dauernder pulmonalarterieller Hypertonie vor, besonders bei solchen mit Links-Rechts-Shunt. Seltener sind *Verkalkungen in einem Aneurysma* der Pulmonalarterie bzw. in einem organisierten *Thrombus* in den Pulmonalarterien.

Spezielle radiologische Befunde

Kavitäten

Eine Kavität ist definiert als gashaltige rundliche intrapulmonale Läsion mit in der Regel unregelmäßiger Kontur, umgeben von einer Wand, deren Dicke größer ist als 1 mm. Das Vorhandensein eines Flüssigkeitsspiegels ist nicht notwendig zur Diagnose; auch spielt die Größe der Kavität keine Rolle. Die meisten Lungenkavitäten sind durch Gewebsnekrose und Übertritt von nekrotischem Material in den Bronchialbaum verursacht (**Abb. 2-38, 2-56, 2-61, 2-62**). Ausnahmen sind selten, beispielsweise die Ruptur einer bronchogenen Zyste oder einer Echinococcuszyste,

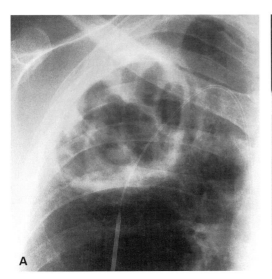

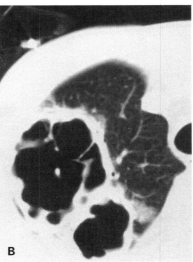

Abb. 2-38: Lungenabszeß durch Staphylokokken. (**A**) Thorax d. v. (**B**) CT. Rundliche Kavität mit Infiltration des benachbarten Lungenparenchyms. Zahlreiche septale Strukturen intrakavitär.

A

B

oder Infektion einer bestehenden Bulla. Die radiologische Darstellung einer Lungenkavität gelingt meist einfach, sie kann jedoch auch sehr komplex sein. Wenn die Kavität Flüssigkeit enthält, wie das häufig der Fall ist, kann der Flüssigkeitsspiegel als pathognomonischer Befund erkannt werden. Schwierigkeiten in der Diagnostik können auftreten, wenn die Kavitäten klein sind oder paramediastinal liegen.

Die Wand der Kavität ist bei akutem Lungenabszeß, bei primärem und metastatischem Karzinom und bei der Wegenerschen Granulomatose allgemein dick (**Abb. 2-65**). Bei infizierten Bullae und posttraumatischen Pneumatozelen ist sie dünn. Die innere Begrenzung der Wand ist meist unregelmäßig und knotenförmig bei Karzinom und unregelmäßig und unscharf bei einem Lungenabszeß, glatt bei den meisten übrigen kavitären Läsionen. Der Inhalt der Kavität ist in den meisten Fällen liquid, das Luft-Flüssigkeitsniveau meist scharf begrenzt. Typische Veränderungen durch intrakavitären Pilzbefall oder Blutgerinnsel sind bewegliche intrakavitäre Massen. Kollabierte Membranen einer rupturierten Echinococcuszyste, welche an der Oberfläche der Flüssigkeit innerhalb der Zyste schwimmen, sind ebenfalls pathognomonisch. Bei massiver pulmonaler Gangrän, etwa bei akuter Klebsiellen- oder Pneumokokkenpneumonie, sind unregelmäßige Stücke des zerstörten Lungenparenchyms innerhalb der Flüssigkeit sichtbar. Die Zahl der Kavitäten ist unterschiedlich. Sie sind solitär bei primärem Lungenkarzinom (**Abb. 2-39**), akuten Lungenabszeß, bei der posttraumatischen Lungenzyste und multipel bei Lungenmetastasen, Wegenerscher Granulomatose oder akuten pyämischen Abszessen.

Zysten und Bullae

Lungenzysten sind rundliche lufthaltige Strukturen von 1 cm Durchmesser bis zum Volumen eines Hemithorax mit dünner Wand von 1 mm Dicke oder weniger; sie können unilokulär oder septiert sein. Riesige Zysten verdrängen benachbarte Strukturen. Lungenzysten sind schlecht vaskularisiert und ventiliert.

Lungenzysten im eigentlichen Sinn sind kongenital. Auch entleerte bronchogene Zysten und Luftzysten bei Lungensequestration gehören definitionsgemäß dazu.

Bullae sind erworbene zystische Veränderungen der Lunge. Es sind lufthaltige rundliche Strukturen im Lungenparenchym, die mehr als 1 cm im Durchmesser messen und eine Wanddicke von weniger als 1 mm aufweisen. Bullae kommen häufig bei Emphysem vor; sie treten auch als Komplikation einer akuten Staphylokokkenpneumonie besonders bei Neugeborenen und Kindern auf und werden dann als Pneumatozelen bezeichnet (**Abb. 2-113**). Ihre Pathogenese beruht auf einem Ventilmechanismus durch partielle Obstruktion eines kleinen Bronchus oder einer Bronchiole, wobei es zur Dilatation der Lunge distal der Obstruktion kommt. Beim Erwachsenen ist die Bildung von Bullae im Rahmen einer Pneumonie selten. Bullae können auch vorkommen bei parasitären Erkrankungen, septischen Lungenembolien, zerfallenden hämatogenen Metastasen, nekrobiotischen Knoten der rheumatoiden Arthritis, Wegenerscher Granulomatose und traumatischer Pneumatozele.

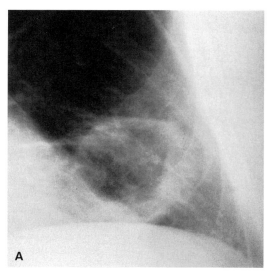
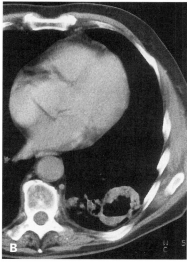

Abb. 2-39: Peripheres Bronchialkarzinom (Adenokarzinom). (**A**) Thorax d. v. (**B**) CT. Unregelmäßig begrenzte rundliche Raumforderung mit zentraler Hypodensität.

Silhouetten-Phänomen

Die mediastinalen und diaphragmalen Konturen kommen durch ihren Dichteunterschied zu den benachbarten lufthaltigen Lungen zur Darstellung. Wenn eine Transparenzminderung innerhalb der Lunge so lokalisiert ist, daß sie mit dem Mediastinum oder mit dem Diaphragma in Beziehung steht, so ist die entsprechende Kontur radiologisch nicht mehr sichtbar. Eine derartige Konturverwischung wird als Silhouettenphänomen bezeichnet. Eine Hypotransparenz in der Lunge, die die Mediastinalkontur oder die Zwerchfellkontur nicht auslöscht, kann nicht in einem Lungenabschnitt, der diesen Strukturen benachbart ist, lokalisiert sein. Durch das Silhouettenzeichen kann der linke Zwerchfellanteil vom rechten in seitlicher Projektion unterschieden werden, wobei das Zwerchfell links ventral, wo es mit dem Herzen in Kontakt steht, nicht mehr abgebildet ist, während das Zwerchfell rechts in seiner ganzen Ausdehnung anterior-posterior zu erkennen ist (**Abb. 2-1**). Das Silhouettenphänomen ist wichtig zur Differenzierung der Lokalisation eines Befundes im Mittellappen bzw. Unterlappen (Obliteration der Herzkontur, **Abb. 2-33, 2-34**) oder zur Differenzierung des apiko-posterioren Lappensegmentes und des anterioren Oberlappensegmentes (Aortenbogen bzw. A. ascendens und V. cava superior) oder zur Erkennung einer Atelektase der basalen Abschnitte des linken Lungenunterlappens (Obliteration der posterioren paraspinalen Linie). Wichtig ist auch die fehlende Darstellung der dorsalen Abschnitte des Zwerchfells in Seitenprojektion bei Atelektase des posterobasalen Unterlappensegmentes.

Vermehrung der Lungentransparenz

Eine Vermehrung der Lungentransparenz kann durch pathologische Veränderungen in der Lunge oder Abnormität der extrapulmonalen Strukturen bedingt sein.

Technisch bedingte Transparenzunterschiede entstehen infolge fehlerhafter Zentrierung der Röntgenröhre. Dabei treffen die Röntgenstrahlen nicht orthograd auf den Film bzw. den vorgeschalteten Strahlenraster auf, wodurch infolge ungleicher Strahlenabsorption die eine Hälfte des Röntgenfilms stärker belichtet wird.

Ursächlich verantwortlich für eine *vermehrte Transparenz der Lungen* kann eine Vermehrung des Luftgehalts bzw. Reduktion der Durchblutung und/oder des Lungeninterstitiums sein. In seltenen Fällen kann der Luftgehalt normal oder reduziert sein.

Vermehrter Luftgehalt

Eine Vermehrung des Luftgehaltes der Lunge ist meist durch Überblähung bedingt, wobei die Elastizität der Lunge vermindert ist (s. S. 140). Die radiologischen Symptome der generellen Überblähung sind Abflachung und Tiefstand des Zwerchfells, welches eine konkave Begrenzung aufweisen kann. Vergrößerter Retrosternalraum, faßförmige Konfiguration des Thorax mit Vorwölbung des Sternums und verstärkter Kyphose der Brustwirbelsäule sind keine zuverlässigen Befunde.

Eine lokale Überblähung besteht bei kompensatorischem Emphysem und durch einen Ventilmechanismus bei endobronchialer Obstruktion. Radiologisch besteht eine vermehrte Transparenz der Lunge sowie eine Spreizung der Gefäßstrukturen. Funktionelle Befunde in Inspiration und Exspiration lassen die pathologischen Befunde besser erkennen.

Reduktion der Gefäßstruktur

Eine *generelle* Reduktion der Gefäßstruktur ist an der Verschmälerung des Kalibers der Lungengefäße zu erkennen. Größe und Konfiguration der hilären Gefäße und das Fehlen oder Vorhandensein einer Überblähung sind weitere wichtige Befunde (**Abb. 2-66 A**). Besteht eine Kaliberreduktion der Lungengefäße bei normalen oder kleinen Hili und liegt keine Überblähung vor, so ist eine ursächliche kardiale Erkrankung wahrscheinlich. Bei schmalkalibrigen Lungengefäßen und vergrößerten Hilusgefäßen ohne Überblähung besteht eine pulmonalarterielle Hypertonie, meist sekundär eine Lungenembolie. Liegt eine Überblähung der Lungen vor und schmalkalibrige Lungengefäße bei zentral normalkalibrigen oder dilatierten Hilusgefäßen, so liegt ein Emphysem vor.

Eine *lokale* Reduktion der Lungendurchblutung kann segmental, lobär oder multilobär vorkommen. Bei Überblähung liegt ein lokales Emphysem vor, bei normalem Lungenvolumen wahrscheinlich eine Lungenembolie. Die lobäre oder unilaterale helle Lunge (Swyer-James-MacLeod-Syndrom) ist charakterisiert durch ein normales oder leicht reduziertes Lungenvolumen, starke Obstruktion in Exspiration sowie eine Oligämie und Verkleinerung der Hilusgefäße.

Abnormität von extrapulmonalen Strukturen

Veränderungen der extrapulmonalen Strukturen, die zu vermehrter Strahlentransparenz führen, umfassen Zustand nach Mastektomie, kongenitales Fehlen der Pektoralismuskulatur, Poliomyelitis und neuromuskuläre Erkrankungen mit Muskelschwund.

Pleuraerguß

Der Pleuraerguß ist die häufigste und wichtigste Abnormität der Pleura. Normalerweise wird die Flüssigkeit an der parietalen Pleura gebildet und von der viszeralen Pleura resorbiert. Die Transsudation und Absorption hängt vor allem vom Gleichgewicht zwischen hydrostatischem und osmotischem Druck ab. Der der kolloid-osmotische Druck und der Pleuradruck auf beiden Seiten der Pleuraoberfläche gleich sind, ist der einzige Unterschied der Kräfte, die an der pleuralen und viszeralen Pleura wirken, der hydrostatische Druck. Dieser ist in den parietalen Pleurakapillaren systemisch (etwa 30 cm H_2O) und entspricht in den pulmonalen, d. h. viszeralen pleuralen Kapillaren (etwa 11 cm H_2O) dem Druck im Lungenkreislauf. Der Nettoeffekt ist ein Druckgradient von 9 cm H_2O von den parietalen pleuralen Kapillaren zur Pleura und 10 cm H_2O von der Pleura zu den viszeralen pleuralen Kapillaren, d. h. von insgesamt 19 cm H_2O. Die normale Pleuradynamik garantiert infolge dieses osmotisch-hydrostatischen Druckgradienten den Transport der pleuralen Flüssigkeit von der parietalen zur viszeralen Pleura. Trotz dieser effektiven Kombination der Kräfte kommt es normalerweise zur Ansammlung geringer Mengen von Pleuraflüssigkeit.

Subpulmonaler Erguß

Schwerkraft und Lungenelastizität sind die wichtigsten Faktoren, die die Anordnung von freier Flüssigkeit im Pleuraraum definieren. Die Flüssigkeit sammelt sich in aufrechter Körperstellung zuerst in den basalen Abschnitten des Hemithorax an, wo sie zwischen der Unterfläche der Lungen und dem Zwerchfell zu liegen kommt, insbesondere posterior, wo der pleurale Sinus am tiefsten ist. Die subpulmonale Flüssigkeitsansammlung kann unilateral oder bilateral

sein; wenn sie unilateral ist, kommt sie rechts häufiger vor.

Ein subpulmonaler Erguß führt beim *aufrechten Patienten* zu folgenden radiologischen Veränderungen (**Abb. 2-40, 2-91, 2-138**): In frontaler Projektion liegt die Kontur des «Pseudodiaphragmas» mehr lateral als diejenige des Zwerchfells. Links ist die pseudodiaphragmatische Kontur weiter als normalerweise 1 cm von der lufthaltigen Magenblase entfernt. Sowohl die lateralen als auch die posterioren Sinus phrenicocostales können scharf und spitz sein, obschon in manchen Fällen dorsal eine Transparenzminderung des Sinus sichtbar ist. In Seitenprojektion verläuft anterior die konvexe obere Begrenzung der Flüssigkeit in das Hauptseptum. Eine kleine Menge Flüssigkeit ist meistens auch im unteren Teil des Hauptseptums am Übergang zur subpulmonalen Flüssigkeitsansammlung sichtbar. In p.a.-Projektion ist eine dünne trianguläre Hypotransparenz im links paramediastinalen Raum vorhanden, mit ihrer Spitze ungefähr auf Höhe des Mediastinums und ihrer Basis an der pseudodiaphragmatischen Kontur. Diese Transparenzminderung entspricht der mediastinalen Ausdehnung der subpulmonalen Flüssigkeitsansammlung. Sie darf nicht mit einer Unterlappenatelektase verwechselt werden.

Geringe subpulmonale Flüssigkeitsmengen von 100 ml sind durch Röntgenaufnahmen im horizontalen Strahlengang bei *Patienten in Seitenlage* nachzuweisen (**Abb. 2-41**). Ergußmengen von 200 bis 500 ml können in aufrechter Körperstellung nachgewiesen werden. Die subpulmonale Flüssigkeit tritt in den dorsalen kostophrenischen Sinus über und obliteriert diesen. Die normale Form des kostophrenischen Winkels ist abgerundet durch eine flache homogene Verschattung, deren obere Begrenzung eine Meniskusform hat. Diese meniskusförmige Verschattung ist verbunden mit einer Verbreiterung der Pleuralinie an der hinteren Thoraxwand.

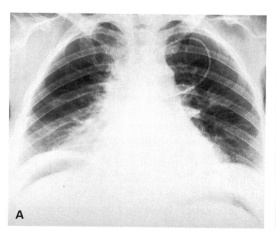

A

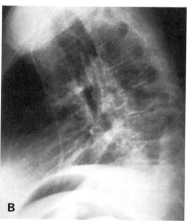

B

Abb. 2-40: Subpulmonale Pleuraergüsse beidseits und postoperatives Pneumoperitoneum. Subpulmonale Flüssigkeitsansammlung täuscht Zwerchfellhochstand vor.

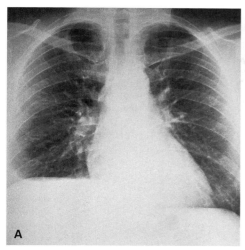

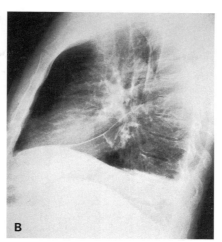

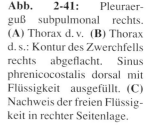

Abb. 2-41: Pleuraerguß subpulmonal rechts. **(A)** Thorax d. v. **(B)** Thorax d. s.: Kontur des Zwerchfells rechts abgeflacht. Sinus phrenicocostalis dorsal mit Flüssigkeit ausgefüllt. **(C)** Nachweis der freien Flüssigkeit in rechter Seitenlage.

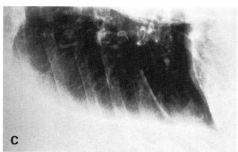

Ausgedehnter Erguß

Mit weiter zunehmendem Pleuraerguß kommt es zum Auffüllen des lateralen, evtl. anterioren kostophrenischen Winkels und zur *mantelförmigen Ausdehnung* der Flüssigkeit an der Thoraxwand. Die Flüssigkeit im kostophrenischen Winkel in Inspiration wechselt bei Exspiration in die subpulmonale Lokalisation. Bei weiterer Zunahme der pleuralen Flüssigkeit dehnt sich diese mantelartig (parietal) um die Konvexität der Lunge herum nach kranial aus. Bei einem mittleren Pleuraerguß von etwa 1000 ml kommt es zu einer vollständigen Transparenzminderung des Zwerchfells und der kostophrenischen Sinus, wobei sich die Flüssigkeit kranialwärts an der vorderen, seitlichen und hinteren Thoraxwand ausdehnt bis etwa auf die mittlere Höhe des Hemithorax. Da die mediastinale Seite der Lunge wegen der Fixation am Hilus und am Ligamentum pulmonale weniger elastisch ist, sammelt sich an der mediastinalen Fläche der Pleura weniger Flüssigkeit an als an der Konvexität. Dementsprechend steigt die Flüssigkeit in p.a.-Projektion lateral an und verläuft bogenförmig nach unten und medial mit einer glatten meniskusförmigen oberen Begrenzung, die auf mittlerer Höhe des Herzens endet. In seitlicher Projektion dehnt sich die Flüssigkeit anterior und posterior an der Thoraxwand ungefähr gleich aus, wobei die obere Begrenzung semizirkulär ist und anterior und posterior die Begrenzung am höchsten liegt. Bei Röntgenaufnahmen im Liegen lagert sich die Pleuraflüssigkeit dorsal ab, was zu einer diffusen Transparenzverminderung der basalen Abschnitte des Thoraxraumes führt (**Abb. 2-42**).

Große Mengen pleuraler Flüssigkeit führen zu einer Kompressionsatelektase der benachbarten Lunge. Wenn die Pleuraflüssigkeit stark ausgeprägt ist, kann es zum fast vollständigen Kollaps der ipsilateralen Lunge kommen. Trotz dieser Atelektase ist die Auswirkung eines *massiven Pleuraergusses* die eines raumfordernden Prozesses mit Vergrößerung des ipsilateralen Hemithorax, Verlagerung des Mediastinums zur Gegenseite und ausgeprägter Kaudalverlagerung und Abflachung der ipsilateralen Zwerchfellhälfte (**Abb. 2-43**). Das Zwerchfell kann so stark verlagert sein, daß es nach oben konkav begrenzt ist. Wenn ein Hemithorax total transparenzgemindert ist, muß eine Kombination von Pleuraerguß und möglicher parenchymatöser Lungenerkrankung in Betracht gezogen werden. Ohne Verlagerung des Mediastinums und Zwerchfells ist ein pathologischer Prozeß in der ipsilateralen Lunge mit bronchialer Obstruktion (z.B. Bronchuskarzinom mit Pleurametastasen) anzunehmen.

Atypische Verteilung der Pleuraflüssigkeit

Erkrankungen des Lungenparenchyms, vor allem Atelektasen, führen zur Retraktion und damit zur atypischen Verteilung der Pleuraflüssigkeit. Bei einem Unterlappenprozeß hat die Pleuraflüssigkeit die Tendenz, sich posteromedial anzusammeln, wodurch die pleurale Transparenzminderung mediastinal weiter kranial als lateral reicht.

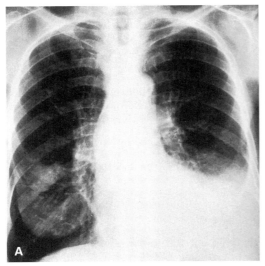

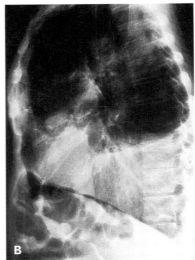

Abb. 2-42: Pleuraerguß links bei Pleuritis carcinomatosa infolge metastasierendem malignem Melanom. Transparenzverminderung basal und lateral mit nach kranial konkaver Begrenzung. **(A)** Thorax d. v. **(B)** Thorax d. s.

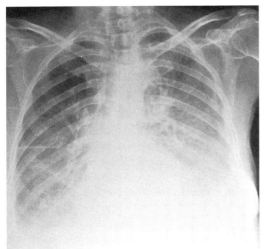

Abb. 2-43: Pleuraerguß beidseits: weitgehende Transparenzminderung durch ausgedehnten bilateralen Pleuraerguß (Thorax a. p., liegend).

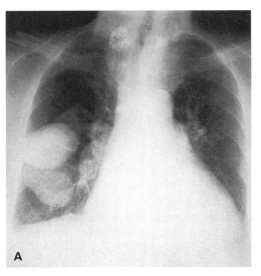

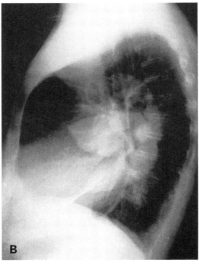

Abb. 2-44: Abgekapselter interlobärer Erguß bei Mitralvitium: bikonvex begrenzte Transparenzminderungen rechts lokalisiert im Interlobium zwischen Ober- und Mittellappen sowie Mittel- und Unterlappen. Struma nodosa calcarea. **(A)** Thorax d. v. **(B)** Thorax d. s.

Abgekapselter Erguß

Ein abgekapselter Erguß kann überall im Pleuraraum lokalisiert sein, entweder zwischen der parietalen und viszeralen Pleura über der Peripherie der Lunge oder zwischen den viszeralen Pleurablättern interlobär. Die Abkapselung entsteht durch Adhäsionen zwischen benachbarten Pleuraoberflächen. Sie entstehen während oder nach einer Pleuritis, häufig auch bei Pyothorax (**Abb. 2-57, 2-137**) oder Hämatothorax. Über der Konvexität des Thorax lokalisierte abgekapselte Ergüsse kommen als glatte, scharf begrenzte homogene Transparenzminderungen zur Darstellung, die sich in den Hemithorax vorwölben und die benachbarte Lunge komprimieren. Mediastinal gelegene abgekapselte Ergüsse sind selten.

Die *interlobär* gelegenen abgekapselten Ergüsse haben typischerweise eine elliptische Form; ihre Begrenzung erfolgt durch die Interlobärspalten (**Abb. 2-44**). Abgekapselte Interlobärergüsse entsprechen Raumforderungen; sie werden auch als Pseudotumoren bezeichnet. Die Unterscheidung eines abgekapselten Interlobärergusses von einer Atelektase des Mittellappens bzw. einer kombinierten Atelektase und Konsolidation des Mittellappens ist schwierig. Zur Differenzierung sind folgende Punkte zu beachten: Wenn die kleine Fissur als separate Transparenzminderung zur Darstellung kommt, kann die Diagnose eines abgekapselten Ergusses gestellt werden. Der abgekapselte Erguß hat die Tendenz, die rechte Herzkontur nicht zu tangieren, dies im Gegensatz zur Mittellappenatelektase (Silhouettenphänomen). In der lateralen Projektion ist der abgekapselte Erguß in seiner Begrenzung auf beiden Seiten vorgewölbt, während bei Erkrankungen des Mittellappens die Kontur der Transparenzminderung gerade oder leicht konkav verläuft.

Pleuraverdickung

Pleurafibrose

Eine Verdickung der Pleura über der Konvexität des Thorax oder in den Interlobärsepten ist häufig. Die Pleuralinie kann von 1 auf 10 mm verdickt sein, meistens infolge einer Pleuritis, wobei meist die Pleura visceralis befallen ist. Eine ausgeprägte Pleuraverdickung kann die Expansion der Lunge beeinträchtigen. Obschon teilweise lokalisiert, ist die Pleuraschwarte häufiger über der gesamten Lungenoberfläche vorhanden. Die Sinus phrenicocostales sind oft partiell oder vollständig obliteriert, vor allem lateral; meist ist der obliterierte kostophrenische Winkel scharf anguliert im Gegensatz zur Meniscusform beim

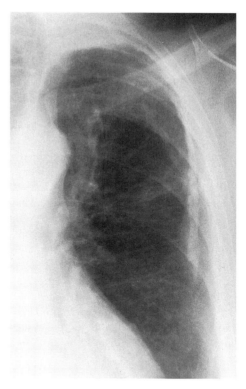

Abb. 2-45: Pleurale Verkalkungen in Pleuraschwarte links (lateral).

Pleuraerguß. Eine bogenförmige Hypotransparenz ist häufig in der Konkavität, die von der 1. und 2. Rippe gebildet wird, über einer oder beiden Lungenspitzen zu sehen. Diese apikalen Pleuraschwarten nehmen im Alter zu. Verkalkungen können vorkommen. Sie müssen vom «Begleitschatten» der 1. und 2. Rippe differenziert werden.

Pleuraverkalkung

Pleuraverkalkungen treten am häufigsten als Folge eines Hämatothorax, Pyothorax oder einer Pleuritis tuberculosa auf, wobei in der Regel eine Verdickung der Pleura über der gesamten Lungenoberfläche vorhanden ist. Der Kalk kann in Form einer breiten kontinuierlichen Ablagerung oder multipler kleinerer Plaques auftreten. In der Regel dehnen sich die Verkalkungen ungefähr von mittlerer Thoraxhöhe dorsal entlang der lateralen Abschnitte entlang der großen Fissur meist nach kaudal zu aus (**Abb. 2-45**). Der Kalk kann viszeral oder parietal unterhalb der verdickten Pleura abgelagert sein. Pleurale Verkalkungen gänzlich anderer Morphologie werden bei Asbestose und Talkose beobachtet. Die Verkalkungen sind meist plaqueförmig und liegen dem Zwerchfell an, wobei die Pleura parietalis befallen ist. Diaphragmale pleurale Verkalkungen, besonders bilaterale, sind ein wichtiger Hinweis für eine vorangegangene Asbest-Exposition.

Neoplasie

Lokalisierte mesotheliale Neoplasien können entweder von der parietalen oder viszeralen Pleura ausgehen (**Abb. 2-92**). Im Interlobium lokalisierte Neoplasien können mit einem abgekapselten Interlobärerguß verwechselt werden. Diffuse mesotheliale Neoplasien sind meistens hochgradig maligne und von einem Pleuraerguß begleitet. Dabei ist auch bei massivem Erguß nur eine geringgradige Verlagerung des Mediastinums vorhanden, was durch eine Kompression der Lunge durch ausgedehnte neoplastische Infiltration von der Pleuraoberfläche her oder durch neoplastische Infiltration der mediastinalen Seite der Lunge und konsekutiver bronchialer Obstruktion mit Atelektase bedingt sein kann.

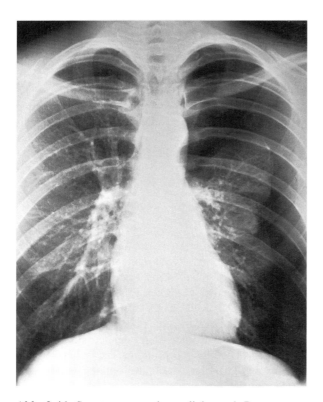

Abb. 2-46: Spontanpneumothorax links nach Ruptur paraseptaler Emphysembullae mit partiellem Kollaps der Lunge (Thorax d. v.).

Pneumothorax

Die radiologische Diagnose «Pneumothorax» läßt sich dann stellen, wenn die Pleura visceralis sichtbar ist. Die Dichte der kollabierten Lunge nimmt nur bei fortgeschrittenem Kollaps zu (**Abb. 2-46, 2-140**). Zur Diagnostik des Pneumothorax werden Aufnahmen in Expiration zur Reduktion des Lungenvolumens durchgeführt. Bei geschlossenem Pleuradefekt ist die Volumenänderung der ipsilateralen Lunge in Inspiration und Expiration deutlich, bei noch offenem Defekt minimal. In aufrechter Körperstellung sammelt sich die Luft apikal an, im Liegen findet sie sich anterior im Bereich der Zwerchfelle, evtl. mit vertieftem und vermehrt transparentem Sinus phrenicocostalis. Narbige pleurale Stränge verhindern eine rasche Expansion der kollabierten Lunge.

Hydropneumothorax

Ein Hydropneumothorax ist in aufrechter Körperstellung an der Luft-Flüssigkeits-Niveaubildung zu erkennen (**Abb. 2-47**). Bei abgekapseltem Hydropneumothorax finden sich einzelne oder multiple Flüssigkeitsansammlungen, zum Teil mit Luft-Flüssigkeitsniveaus.

Spannungspneumothorax

Zur Entstehung eines Spannungspneumothorax muß über einen Ventilmechanismus Luft aus der Lunge über einen Pleuradefekt in den Pleuraraum eindringen. Es resultiert eine Verlagerung der mediastinalen Organe zur Gegenseite sowie die Verlagerung des ipsilateralen Zwerchfells nach kaudal mit starker Einschränkung der Beweglichkeit (**Abb. 2-48, 2-90, 2-139**). Supradiaphragmal ist die Transparenz wegen der Ansammlung der Luft ventral deutlich erhöht. Klinisch befindet sich der Patient kardiopulmonal in einem kritischen Zustand.

Ein *Spannungs-Hydropneumothorax* liegt bei gleichzeitiger Ansammlung von Flüssigkeit und Luft mit bestehendem Ventilmechanismus vor.

2.
Respi-
rations-
trakt

Abb. 2-47: Hydropneu-
mothorax nach Punktion
eines malignen Pleuraer-
gusses links bei Morbus
Hodgkin (Stadium IV).
Schrumpfung der linken
Lunge. **(A)** Thorax d. v.
(B) Thorax d. s.

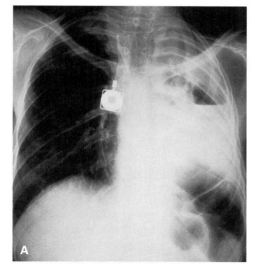
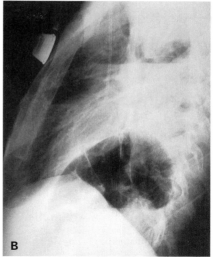

Weiterführende Literatur

Felson B.: A new look at pattern recognitiion of diffuse pulmonary disease. Am J Röntgenol 1979; 133:183.

Salzmann E.: Lung calcifications in X-ray diagnosis.
Springfield, Thomas, 1968.

Heitzman E. R., Ziter F. M. Jr., Makarian B. et al.: Kerley's
interlobular septal lines: röntgen pathologic correlation.
Am J Röntgenol 1967; 100:578.

Lupert M., Krause G. R.: Total unilateral pulmonary
collapse: a study of the röntgen appearance in the lateral
in the lateral view. Radiology 1956; 67:175.

Westcott J. L., Cole S.: Plate atelectasis. Radiology 1985;
155:1.

Mulvey R. B.: The effect of pleural fluid on the diaphragm.
Radiology 1965; 84:1080.

Peterson J. A.: Recognition of infrapulmonary pleural effu-
sion. Radiology 1960; 74:34.

Hanke R., Kretschmar R.: Round atelectasis. Semin Röntgenol 1980; 15:174.

Tocino I. M., Miller M. H., Fairfax W. R.: Distribution of
pneumothorax in the supine and semirecumbent critically
ill adult. Am J Röntgenol 1985; 144:901.

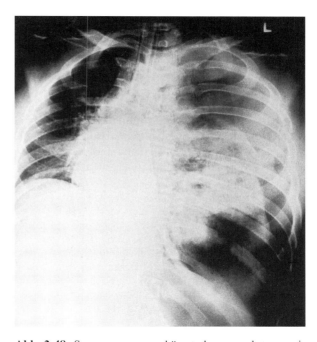

Abb. 2-48: Spannungspneumohämatothorax nach traumatischer Bronchusruptur und Lungenblutung. Erheblicher
Zwerchfelltiefstand links und Mediastinalverlagerung nach
kontralateral (Thorax a. p., liegend).

Lunge

P. Vock und V. Im Hof

Kongenitale Anomalien

Entwicklungsstörungen entstehen vor allem durch fehlerhafte Embryogenese des primitiven *Vordarms* und/oder der *Lungengefäße;* sie werden zumeist schon im Kindesalter manifest.

Bronchopulmonale Anomalien

Bei der pulmonalen *Agenesie* fehlen Bronchial- und Gefäßsystem sowie Parenchym. Bei der *Aplasie* sind Gefäßsystem und Parenchym nicht angelegt, während meist ein rudimentärer, blind endender Bronchus vorhanden ist. Bei der *Hypoplasie* ist das Bronchialsystem kleiner als normal ausgebildet, ein rudimentäres Parenchym und einzelne Gefäße können vorhanden sein. Radiologisch fehlt in der entsprechenden Lunge belüftetes Parenchym, wobei die kontralaterale Lunge infolge der massiven Volumenreduktion überdehnt ist und Teile des betroffenen Hemithorax einnimmt. Damit gilt es differentialdiagnostisch zwischen Atelektase und Fibrothorax zu unterscheiden.

Abb. 2-49: Sequestration. Charakteristische Lokalisation im Bereich des linken postero-basalen Unterlappensegmentes. **(A)** Wegen retrokardialer Lage kann der Befund in der p. a.-Projektion schlecht identifiziert werden. **(B)** Die seitliche Projektion zeigt die postero-basale Lokalisation einer rundlich-unregelmäßigen Transparenzminderung (Pfeil). **(C)** Diagnose durch angiographischen Nachweis der systemischarteriellen Versorgung des Segmentes (Pfeil) durch mehrere Arterien aus der tiefen Aorta descendens bzw. abdominalis.

Bei der Agenesie kommen in rund 60% der Fälle weitere kongenitale Anomalien, vor allem des Zwerchfells sowie kardiovaskulärer Strukturen vor.

Bronchopulmonale Sequestration

Die bronchopulmonale Sequestration besteht aus einem von der übrigen Lunge getrennten Parenchymanteil mit systemisch-arterieller Blutversorgung. Der *intralobäre* Typ liegt dabei angrenzend an die normale Lunge innerhalb der gleichen viszeralen Pleura, der *extralobäre* in einer eigenen Pleurahülle innerhalb des Thorax, weniger häufig im oder unter dem Zwerchfell. Die intralobäre Sequestration kommt selten zusammen mit anderen Mißbildungen vor, liegt in zwei Drittel der Fälle in der linken Lungenbasis und drainiert das venöse Blut über die Lungenvenen. Die extralobäre Sequestration ist in 90% in der linken Thoraxbasis lokalisiert, weitere Mißbildungen, insbesondere des Zwerchfells, kommen vor. Der venöse Abfluß erfolgt in den systemischen Kreislauf (Vena cava inferior, Vena-azygos- oder Pfortader-System).

Radiologisch kommt die Sequestration als homogene weichteildichte Masse meist in der Lokalisation des postero-basalen Unterlappensegments zur Darstellung (**Abb. 2-49**). Die intralobäre Form wird dabei meist erst beim Erwachsenen als Pneumonie manifest, nachdem eine Verbindung an die angrenzende Lunge und damit an den Bronchialbaum zustande gekommen ist. Sie präsentiert sich dann als lufthaltige rundliche Masse; viel seltener gelangt Luft über eine kollaterale Belüftung ohne Infekt oder über eine Verbindung mit

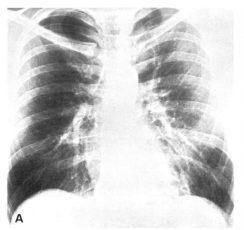
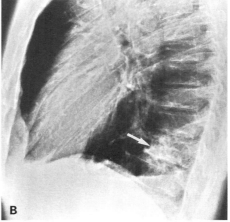
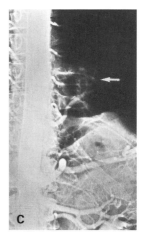

dem Gastrointestinaltrakt in die Sequestration. Die Wahrscheinlichkeit eines Infektes und damit auch der Lufthaltigkeit ist bei der extralobären Sequestration bedeutend geringer.

Die Sicherung der Diagnose erfolgt arteriographisch (**Abb.** 2-49 C) oder computertomographisch durch Darstellung der versorgenden Arterien und drainierenden Venen.

Kongenitale bronchogene Zysten

Bronchogene Zysten entwickeln sich infolge einer Störung der Aufzweigung des Tracheobronchialbaums. Sie unterscheiden sich dadurch von den ebenfalls vom Vordarm abgeleiteten, oft mit Wirbelsäulenanomalien verbundenen, im hinteren Mediastinum gelegenen enterischen Zysten und ebenso von den intramuralen Ösophaguszysten bzw. Duplikationen. Bronchogene Zysten können mediastinal oder intrapulmonal lokalisiert sein (**Abb. 2-50**). Zentrale Formen sind meist singulär und haben den Anschluß ans Bronchialsystem verloren.

Radiologisch bestehen scharf begrenzte, rundliche bis ovale Transparenzminderungen von homogener Dichte im mittleren Lungendrittel mit einer gewissen Bevorzugung der Unterlappen. In bis zu drei Viertel der Fälle kommt es primär oder infolge eines Infektes zum Anschluß an das Bronchialsystem, so daß die Zysten Luft enthalten. Im Mediastinum sind die bronchogenen Zysten paratracheal, karinär, hilär, paraösophageal und selten anderorts, in der Nähe der Karina, zu finden. Sie führen dadurch zu einer Vorwölbung des Mediastinums, verlagern den Ösophagus von der Trachea nach dorsal und komprimieren gelegentlich die Trachea oder einen zentralen Bronchus (**Abb. 2-50**).

Kongenitale zystische adenomatoide Malformation

Es handelt sich um eine intralobäre Masse aus desorganisiertem Lungengewebe, die man als Hamartom bezeichnen könnte. Radiologisch finden sich, in der sonst homogen gewebedichten Raumforderung verteilt, zahlreiche lufthaltige zystische Komponenten. Durch Expansion kann es zu einer Obstruktion der Luftwege kommen.

Kongenitale Bronchusatresie

Atresie oder Stenose betreffen einen Lappen- oder Segmentbronchus, am häufigsten den linken apikoposterioren. Das Bronchialsystem ist dabei peripher der Atresie offen. Distal der Stenose ist meist ein

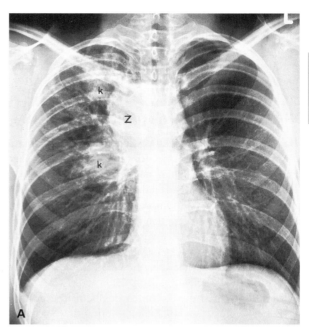

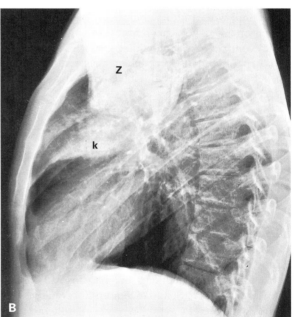

Abb. 2-50: Bronchogene Zyste. Thorax p. a. (**A**) und seitlich (**B**). Zentrale Lage einer rundlichen weichteildichten Masse (Z) paratracheal rechts. Wahrscheinlich durch Kompression des Bronchialsystems zu erkärende pneumonische Konsolidation (k) im rechten Oberlappen.

Schleimpfropf vorhanden, weiter peripher über kollaterale Belüftung überblähtes Lungenparenchym. Radiologisch wird zentral eine elliptische Transparenzminderung und peripher eine vermehrt transparente Zone mit «air trapping» sichtbar.

Kongenitales (neonatales) lobäres Emphysem

Bei dieser Pathologie besteht eine starke Überblähung eines Lungenlappens, die in rund zwei Drittel der Fälle erst einige Wochen nach der Geburt manifest wird; deshalb ist die Bezeichnung neonatales Emphysem zutreffender. Ätiologisch unterscheidet man vaskuläre Formen, bei denen ein abnormales Gefäß die Bronchialobstruktion verursacht, eine auf einem Bronchialknorpel-Defekt beruhende Form sowie eine idiopathische, die wahrscheinlich Folge eines Infektes ist (vgl. Swyer-James-Syndrom).

Radiologisch ist das Volumen des betroffenen Lappens bei totaler Lungenkapazität vermehrt, es kommt exspiratorisch zur Luftretention, das ipsilaterale Zwerchfell wird nach unten und das Mediastinum zur Gegenseite verlagert, angrenzende Lungenlappen infolge Kompression können atelektatisch sein. Im Gegensatz zu Zysten und Pneumatozelen sind die Gefäße im befallenen Lappen vorhanden, allerdings sind sie weit voneinander distanziert.

Syndrom der hypogenetischen Lunge

Bei dieser seltenen Mißbildung handelt es sich um eine partielle Hypoplasie der rechten Lunge und der rechten Pulmonalarterie mit Dextrokardie, meist eine Spiegelbildanomalie des rechten Bronchialbaumes sowie eine Lungenvenendrainage in die Vena cava inferior, nicht selten infradiaphragmal oder über die Pfortader. Die drainierende Vene verläuft als breites Band gegen das rechte Zwerchfell; wegen ihrer Ähnlichkeit mit einem Türkensäbel hat die Mißbildung die Bezeichnung «Scimitar-Syndrom» erhalten. Ein Vorhofseptumdefekt und weitere kardiovaskuläre Anomalien kommen häufig vor.

Abnormale Lungenvenendrainage und andere Lungenvenenmißbildungen

Bei der abnormalen Lungenvenendrainage entwickelt sich über die systemische Drainage ein extrakardialer links-rechts Shunt. Bei der *partiellen* Form betrifft diese Drainage Teile oder eine ganze Lunge, oft kommen zusätzlich andere kardiovaskulären Anomalien (ASD) vor. Bei der *totalen* Form vereinigen sich die Lungenvenen meist retrokardial und münden dann entweder suprakardial über eine linke Vena cava superior in die Vena anonyma sinistra, kardial ins rechte Atrium oder den Sinus coronarius oder schließlich infradiaphragmal in die Pfortader. Neben dem obligatorisch vorhandenen Vorhofseptumdefekt bestehen meist keine weiteren Mißbildungen. In Abhängigkeit vom Ausmaß der Behinderung des Lungenvenenrückflusses ist eine pulmonal-venöse Hypertonie vorhanden.

Entwicklungsanomalien der Lungenarterie

Das *Fehlen* oder die *proximale Unterbrechung der Arteria pulmonalis* wird in der Regel auf der dem Aortenbogen gegenüberliegenden Seite, also häufiger rechts beobachtet. Das Volumen der entsprechenden Lunge ist reduziert, sie bezieht die arterielle Versorgung aus der hypertrophen bronchialen Zirkulation. Trotz des geringen Volumens ist die Lunge vermehrt transparent, der Hilus ist verkleinert, und exspiratorisch fehlt die Luftretention in der befallenen Lunge (**Abb. 2-51**). Die Sicherung der Diagnose erfolgt szintigraphisch, arteriographisch, mittels Computertomographie oder Magnetresonanz-Bildgebung.

Die *Pulmonalarterienstenose* oder Koarktation kann zentral oder peripher lokalisiert sein. Radiologisch besteht nicht selten eine poststenotische Dilatation, die peripheren Lungengefäße können je nach dem Vorliegen weiterer Anomalien normal, vermehrt oder vermindert sichtbar sein.

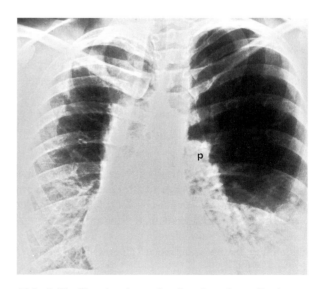

Abb. 2-51: Unterbrechung der Arteria pulmonalis dextra. Kleiner rechter Hemithorax und fehlende Arteria pulmonalis dextra bei normaler Arteria pulmonalis sinistra (p) (Befund computertomographisch bestätigt). Paratracheale Verbreiterung rechts, da Vena cava superior bzw. Vena brachiocephalica infolge des kleineren Volumens der rechten Lunge weit rechts positioniert.

Abb. 2-52: Pulmonale arterio-venöse Fistel. (A) Rundliche Transparenzminderung von 1 cm Durchmesser peripher in der rechten Lunge (Pfeile) mit angedeutetem zu- und wegführenden Gefäß. (B) Intravenöse digitale Subtraktionsangiographie zeigt vaskuläre Struktur der Raumforderung, die von der rechten Arteria pulmonalis intermedia arteriell versorgt wird.

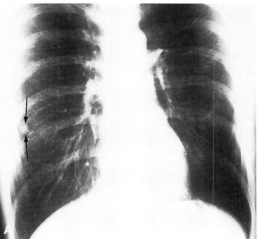
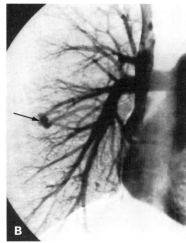

Der *abnormale Ursprung der linken Pulmonalarterie aus der rechten* ist selten; die aberrierende linke Pulmonalarterie verläuft hinter dem rechten Hauptbronchus bzw. der unteren Tachea und vor dem Ösophagus nach links. Sie kann damit eine Obstruktion der Luftwege mit Überblähung oder Atelektase verursachen. Die Sicherung der Diagnose erfolgt durch Kontrastdarstellung des Ösophagus, allenfalls angiographisch, bzw. mittels Computertomographie und Magnetresonanz-Bildgebung.

Kongenitale *Aneurysmata* der Lungenarterie kommen selten als alleinige Mißbildung vor; viel häufiger besteht eine erweiterte linke Pulmonalarterie distal einer Pulmonalklappenstenose.

Die *pulmonale arteriovenöse Fistel* ist im Gegensatz zu den erworbenen bronchopulmonalen arteriellen (bei chronischer Ischämie oder Infekt) bzw. venösen (beim Emphysem) Shunts kongenital, mit meistens einer zuführenden Pulmonalarterie und einer drainierenden Vene, selten mehreren zu- oder abführenden Gefäßen. In rund einem Drittel kommen mehrere pulmonale Fisteln vor. Rund die Hälfte aller Fälle werden im Rahmen einer hereditären hämorrhagischen Teleangiektasie (Morbus Osler, 15% mit Lungenbefall) dominant vererbt und meist erst im erwachsenen Leben manifest. Symptome sind Zyanose, Polyzythämie und Trommelschlegelfinger; Hämoptyse, Dyspnoe oder zerebrale Komplikationen (metastatische Abszesse, Hypoxämie, Thrombose bei Polyzythämie, Blutung bei zerebraler Gefäßmißbildung) können zusätzlich vorkommen. Radiologisch besteht im typischen Fall eine runde bis ovale, homogen dichte, scharf begrenzte Transparenzminderung (**Abb. 2-52**). Diese liegt etwas häufiger in den Unterlappen als in den übrigen Lungenabschnitten, sie kann anhand des

zuführenden und abführenden Gefäßes diagnostiziert werden. Unter einem Valsalva-Manöver ändert sich ihre Größe. Die Angiographie wird weniger zur Diagnose als zum Nachweis oder Ausschluß weiterer kleinster Fisteln durchgeführt. Bei mehreren versorgenden Gefäßen, Blutung oder Atelektase infolge Bronchuskompression sind die Befunde weniger charakteristisch. Selten liegen Verkalkungen in Form von Phlebolithen vor.

Weitere vaskuläre Mißbildungen sind die *systemische arterielle Versorgung der Lunge* ohne Sequestration (aus Aorta, Arteria thoracica interna, Bronchialarterien, Interkostalarterien oder Truncus coeliacus) sowie die prognostisch schlechte *pulmonale Lymphangiektasie*.

Das kongenitale Fehlen der linken Seite des parietalen *Perikards* führt radiologisch zur Linksverlagerung des Herzens mit drei Konvexitäten an der linken Herzkontur (Aortenbogen, vorgewölbte Pulmonalarterie, linker Ventrikel) und einer vermehrten Transparenz zwischen Aortenbogen und Pulmonalarterie sowie zwischen Herz und linkem Zwerchfell.

Infektiöse Erkrankungen

Infektiöse Erkrankungen des Lungenparenchyms sind in der ambulanten und der klinischen Medizin als alleinige oder aufgepfropfte Krankheiten von großer Bedeutung. Beim *ambulanten,* zuvor gesunden Patienten überwiegen bekannte Keime wie Pneumokokken, Mykoplasmen oder Viren, beim eventuell geschwächten *hospitalisierten* Patienten sind es sogenannte nosokomiale Keime, wie Pseudomonas aeruginosa, Staphylococcus aureus, Klebsiellen, Enterobacter und Escherichia coli. Beim *spezifisch abwehrgeschwächten* Patienten führt eine dritte Gruppe von Erregern zur Pneumonie (z. B. Pneumocystis carinii). In der Mehrzahl der Fälle beruht die Diagnose einer Pneumonie auf einer Kombination von klinischen Symptomen, Veränderungen in der Thorax-Röntgenuntersuchung ergänzt durch den Erregernachweis im Sputum oder aus eventuell bronchoskopisch entnommenem Material. Die Röntgenuntersuchung ist eine sehr empfindliche, aber wenig spezifische Methode (erhebliche Anzahl falsch positiver, nicht durch eine Pneumonie hervorgerufener Befunde). Die Radiologie ist bezüglich der Ätiologie der Pneumonie von sehr beschränktem Nutzen, geben doch Lokalisation, Verteilung und Morphologie der Veränderungen lediglich statistische Hinweise auf den möglichen Erreger. Auch der klinisch-physikalische Lokalbefund ist, obwohl im klassischen Fall hilfreich, häufig falsch negativ und ähnlich unspezifisch wie die Thorax-Röntgenuntersuchung; er wird durch andere, nicht-infektiöse Krankheiten imitiert.

Die drei typischen, häufig ineinander übergehenden radiologischen Befunde sind die alveoläre, typischerweise lobäre Pneumonie, die azinäre Bronchopneumonie und die interstitielle Pneumonie (**Tab. 2-1**). Besondere Pneumonieformen sind: Komplizierte Pneumonie, Pneumonierezidiv, Tuberkulose und die Pneumonie beim immunkompromitierten Patienten.

Lobäre (alveoläre) Pneumonie

Bei der am häufigsten durch *Pneumokokken* bedingten lobären bzw. alveolären Pneumonie sind die radiologischen Symptome der *azinären Konsolidation* am besten erfüllt, da die Exsudation vor allem ins gasaustauschende Parenchym (Alveolen) erfolgt und die Aussparung der luftleitenden Atemwege als *Pneumobronchogramm* sichtbar wird (**Abb. 2-53**). Die Konfluenz der Läsionen führt oft zur homogenen Transparenzminderung, die sich infolge zentrifugaler Ausbreitung über die Kohnschen Poren nicht an die Segmentgrenzen hält. Häufig besteht ein Begleiterguß. Das Volumen des befallenen Parenchyms ist in der Regel nicht vermindert, bei einzelnen Formen kann es sogar leicht vermehrt sein (z. B. bei der durch Klebsiellen verursachten, bevorzugt im Oberlappen lokalisierten Friedländer-Pneumonie älterer Patienten). Bei der Legionellen-Pneumonie konfluieren unscharfe Rundherde rasch zu multilobären, dichten, meist bilateralen Konsolidationen.

Lobuläre oder Bronchopneumonie

Die lobuläre oder Bronchopneumonie befällt die Bronchien und das angrenzende Parenchym, ist meist segmentär verteilt und zeigt radiologisch eher ein unscharf-fleckförmiges Muster als das typische Pneumobronchogramm (**Abb. 2-54**). Der häufigste Erreger,

Tab. 2-1: Typische morphologische Pneumonieformen.

	Befall	Radiologische Symptome	Erreger
Alveoläre/Lobärpneumonie	Bronchogen, z. T. auch hämatogen vor allem lufthaltiges Parenchym, zentrifugale Ausbreitung	Konfluierend, Pneumobronchogramm, öfter nicht segmental, homogen (evtl. inhomogen)	Streptococcus pneumoniae (Pneumokokken), Klebsiellen, Enterobacter, Serratia, Tbc, Legionella, Anaerobier, Pilze
Bronchopneumonie	Bronchogen: Luftwege und angrenzendes Parenchym	Fleckförmig, meist segmental, azinäre Symptome wenig ausgeprägt: kaum Pneumobronchogramm, homogen bis inhomogen.	Staphylococcus aureus, Tbc, Streptococcus pyogenes, Pseudomonas, Haemophilus, Salmonella, Pilze, Mykoplasma, Viren
Interstitielle (atypische) Pneumonie	Vor allem Interstitium	Interstitiell, v.a. retikuläre, aber auch noduläre Veränderungen.	Viren (Zytomegalie), Pneumocystis carinii, Mykoplasma
	Hämatogen: Sepsis	Unscharfe Rundherde, evtl. Einschmelzen	Bakterien (Staphylococcus aureus usw.), Pilze, etc.
	Miliaris	Miliare Rundherde	Tbc

Abb. 2-53: Lobäre Pneumonie. Typischer Befall des lufthaltigen Lungenparenchyms, im ganzen linken Unterlappen mit Übergreifen auf die inferiore Lingula sowie auf Teile des posterioren und anterioren rechten Oberlappens. Scharfe Begrenzung der Konsolidation gegenüber dem schrägen linken und dem horizontalen Interlobium. Klassisches Pneumobronchogramm (Pfeile).

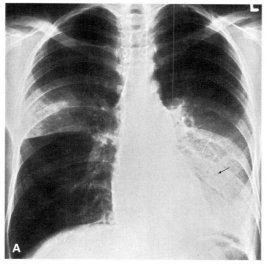
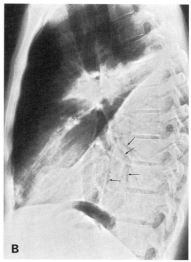

Staphylococcus aureus, führt in der Hälfte der Fälle zu einem Begleiterguß, nicht selten zur ventilbedingten Pneumatozele oder gar zum Abszeß oder Empyem.

Interstitielle Pneumonie

Die akute interstitielle Pneumonie, am häufigsten *viral* oder durch *Mykoplasmen* bedingt, verläuft klinisch oft atypisch und zeigt radiologisch am häufigsten ein retikuläres Muster. Übergänge zwischen allen drei morphologischen Formen, lobär, lobulär, interstitiell, ebenso wie Mischformen sind häufig zu beobachten etwa beim Mykoplasma oder beim *Pneumocystis carinii* **(Abb. 2-55)**, bei denen das initiale interstitielle Muster bald von alveolären Veränderungen überlagert ist und erst während der Abheilung wieder erkennbar wird (Mykoplasmen oft mit hilärer Lymphknotenvergrößerung).

Septische Metastasen manifestieren sich häufig als Rundherde, die durch die Exsudation unscharf begrenzt sind und zur Einschmelzung neigen. Bei der ebenfalls hämatogenen Miliartuberkulose sind die subakut auftretenden, der Krankheit den Namen gebenden miliaren Herde scharf begrenzt und nur 2 bis 3 mm groß.

Komplizierte Pneumonie

Die komplizierte Pneumonie kann nicht ambulant behandelt werden, da sie weitere Abklärungen (Klinik, Labor, Bronchoskopie, Computertomographie, Szintigraphie) notwendig macht.

Ein *Lungenabszeß* entspricht einer einschmelzenden (eitrigen) intrapulmonalen Entzündung, z. B. in der Folge von Flüssigkeitsaspiration (Anaerobier, Staphy-

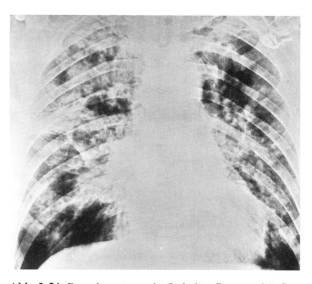

Abb. 2-54: Bronchopneumonie (Lobuläre Pneumonie): Staphylokokken-Pneumonie: Unregelmäßig über beide Lungen verteilte, unscharf begrenzte Konsolidationen.

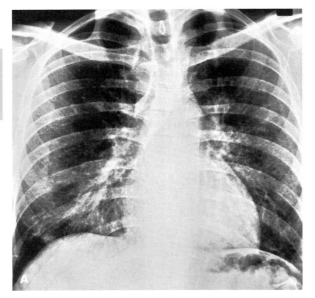

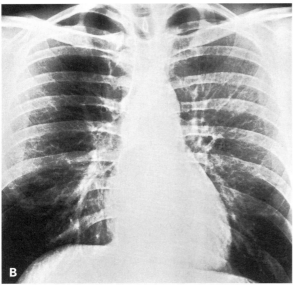

lococcus aureus), als Komplikation verschiedener Pneumonien oder einer vorbestehenden Lungenerkrankung (Bronchuskarzinom, Lungenembolie, Sequestration, ösophago-bronchiale Fistel, Fremdkörper). Radiologisch manifestiert sich der Lungenabszeß als unscharf begrenzte, bei Anschluß ans Bronchialsystem und Lufteinschluß (75%) als rundliche Masse von unregelmäßiger Wanddicke und Innenkontur **(Abb. 2-56)**. Die Lokalisation betrifft in 90% abhängige Lungenpartien, was auf die wichtige Bedeutung der Aspiration hinweist; in etwa 50% sind hiläre oder mediastinale Lymphknoten vergrößert. Neben den erwähnten Keimen (Anaerobier, Aerobier wie Staphylococcus aureus oder gramnegative Bakterien) kommen ätiologisch auch Pilze in Frage.

Eine *Pneumatozele* entsteht gehäuft beim Kind vor allem bei Infekten durch Staphylococcus aureus. Es handelt sich um eine Überblähung eines Lungenareals, die auf einem Ventilmechanismus beruht, initial reversibel ist und sich als scharf begrenzte, mehrere Zentimeter große dünnwandige Transparenzvermehrung manifestiert.

Das *Empyem* ist eine eitrige Entzündung in der Pleura; es manifestiert sich radiologisch als abgekapselter Pleuraerguß, solange es nicht durch Anschluß an das Bronchialsystem Luft enthält **(Abb. 2-57)**. Ob gashaltig oder nicht, das Pleuraempyem muß vom Lungenabszeß unterschieden werden, da es mittels perkutaner Thoraxdrainage behandelt wird, während der Abszeß in der Regel medikamentös und durch Positionsdrainage angegangen wird. Pathogenetisch entsteht das Pleuraempyem durch Ausbreitung eines Infektes aus der Umgebung (Lunge, Peritonealhöhle, Thoraxwand), aber auch durch Superinfektion eines vorbestehenden, nicht infizierten Ergusses oder Hämatothorax.

Abb. 2-55: Pneumocystis-Pneumonie. Diskrete, vorwiegend retikuläre interstitielle Veränderungen durch Pneumocystis-Infektion. **(A)** Akuter Status febrilis. Die prompte medikamentöse Therapie kann den Übergang in ein azinäres Stadium oft verhindern. **(B)** Vergleich mit Untersuchung zu einem Zeitpunkt ohne Beschwerden des Patienten. 29jähriger Mann mit Morbus Hodgkin IIIA, Status nach Strahlen- und Chemotherapie.

Abb. 2-56: Lungenabszeß. Häufiger als beim Empyem kommt es beim Abszeß zum Anschluß ans Bronchialsystem und damit zur Lufthaltigkeit (L) mit Flüssigkeitsniveau. Man beachte das Einstrahlen der Lungengefäße und Bronchien in die Läsion, deren dicke Wand und rundliche Konfiguration. Aufnahme im Hinblick auf eine CT-gezielte Intervention in Bauchlage.

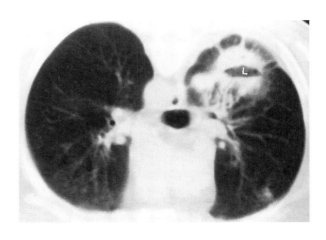

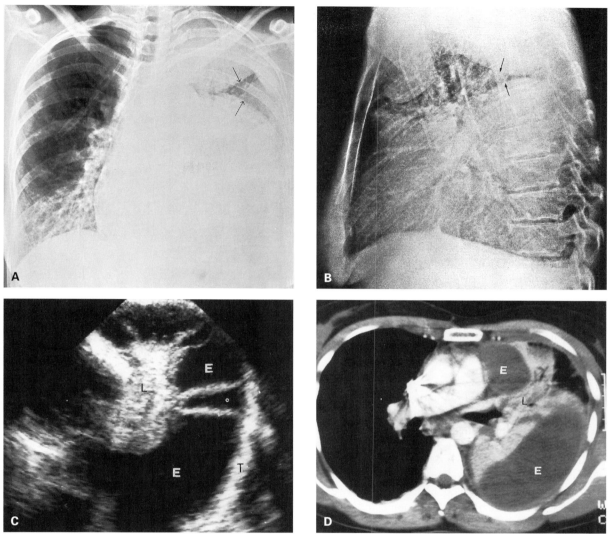

Abb. 2-57: Pleuraempyem. **(A, B)** Thoraxaufnahme mit der typischen homogenen Transparenzminderung mit scharfer Begrenzung (Pfeile) und fehlendem Pneumobronchogramm. **(C)** Sonographisch Septen in der sonst echofreien Flüssig-keitskollektion des Empyems (E) zwischen Pleura parietalis und Thoraxwand (T) sowie Pleura visceralis und luftfreier Lunge (L). **(D)** Die CT zeigt den gesamten Querschnitt und damit nicht nur den latero-dorsalen, sondern auch den antero-medialen Bereich des Empyems. Konfiguration typisch linsenförmig, das Lungengewebe und damit die Bronchien werden von der Läsion verdrängt.

Die *fehlende Resorption* (nach 2 bis 3 Wochen kor-rekter Therapie) verlangt den Ausschluß resistenter Keime (Tuberkulose, Pilze), vor allem aber auch eines Infarktes, einer obstruktiven Pneumonie, eines zentra-len Bronchuskarzinoms, eines malignen Lymphoms oder eines bronchiolo-alveolaren Karzinoms.

Die Abklärung mittels Bildgebung erfolgt bei der unkomplizierten Pneumonie mit der Thorax-Röntgen-aufnahme in zwei Ebenen, die auch zur Verlaufskon-trolle eingesetzt wird. Ergußaufnahme im horizonta-len Strahlengang und Ultrasonographie können einen Begleiterguß bestätigen und nötigenfalls dessen Punk-tion erleichtern. Bei der komplizierten Pneumonie ist die Thorax-Röntgenuntersuchung die Basismethode. Vor allem bei Verdacht auf Empyem oder Abszeß wird sie durch die Computertomographie ergänzt.

Pneumonierezidiv

Bei der fehlenden Resorption und bei Rezidiv einer Pneumonie sind ein Immundefekt (auch erworben, z. B. bei Alkoholismus oder Diabetes) sowie eine zugrundeliegende Erkrankung der Lunge (kardiale Stauung, Lungenembolie) oder der Bronchien (chronische Bronchitis, Bronchiektasen, benigne oder maligne Bronchusobstruktion, **Abb. 2-58**) auszuschließen. Differentialdiagnostisch ist die chronische eosinophile Pneumonie oder die Bronchiolitis obliterans in Betracht zu ziehen.

Tuberkulose

Die Tuberkulose ist in den industrialisierten Ländern dank guter Ernährung und Prophylaxe seltener geworden. Allerdings darf sie nicht übersehen oder zu spät diagnostiziert werden. Es gilt, die vielen möglichen, z. T. atypischen Erscheinungsformen der Krankheit in Betracht zu ziehen, die infolge der Immunschwächekrankheit Aids auch in Europa wieder häufiger beobachtet werden.

Primärtuberkulose: Nicht selten erst im Erwachsenenalter erfolgt die Erstinfektion durch Inhalation von feinen, durch einen Patienten mit offener Lungentuberkulose ausgehusteten Tröpfchen. Der Verlauf der Erkrankung hängt ab von der Zahl der Erreger, deren Virulenz, dem Allgemeinzustand und Immunstatus des Infizierten. Kommt es zur Infektion, so entwickelt sich über Erregervermehrung und Phagozytose eine morphologisch unspezifische Pneumonie mit Fibrin, Ödem und Leukozyten. Radiologisch entspricht dies einer homogenen (75% der Erwachsenen) oder fleckförmigen (häufiger beim Kind) *Transparenzminderung* vom azinären Typ, die in jedem Segment lokalisiert sein kann (vgl. Kapitel Pädiatrische Radiologie). Der Erregerabtransport findet auf dem Lymphweg in die regionären Lymphknoten statt, später indirekt über den Ductus thoracicus, ebenso wie auch direkt ins Blut. In der Thorax-Röntgenuntersuchung sind in über 90% der Kinder, aber nur in rund 10% der Erwachsenen (mittels Computertomographie auch bei diesen fast obligatorisch) vergrößerte hiläre oder paratracheale *Lymphknoten* radiologisch zu erkennen. Diese können infolge Bronchialkompression zu einer Atelektase vor allem des anterioren Oberlappensegmentes, aber auch des Mittellappens führen. Ein Pleuraerguß kommt bei Kindern in 10%, bei Erwachsenen in 25% vor. In 3 bis 10 Wochen entwickelt sich die zelluläre Immunantwort, die zur Ausbildung von Tuberkeln, einer käsigen Nekrose und diagnostisch zur Positivität des Tuberkulintests führt; in den meisten

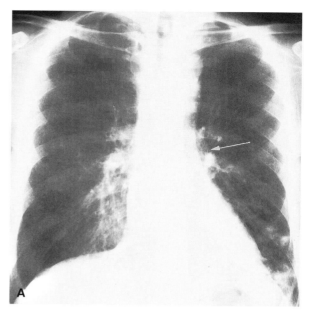

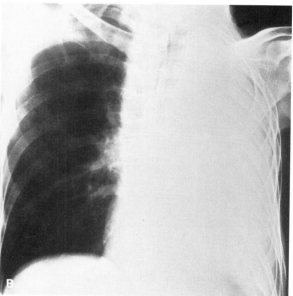

Abb. 2-58: Poststenotische Pneumonie bei Bronchuskarzinom. (**A**) Erstmalige Pneumonie des linken Unterlappens bei langjährigem Raucher mit Transparenzminderung und vereinzelten Pneumobronchogrammen. Tiefstand des linkes Hilus (Pfeil) infolge Volumenverminderung im Unterlappen. Erholung unter antibiotischer Therapie, in der Folge noch mehrere pneumonische Episoden, jeweils ohne weitere Diagnostik behandelt. (**B**) Thorax a. p., liegend, 11 Monate später, wenige Tage vor Exitus: Totalatelektase der linken Lunge. Die Autopsie bestätigte das inzwischen in den linken Hauptbronchus vorgewachsene Bronchialkarzinom.

Fällen kontrolliert diese Immunantwort auch die Infektion. Den kontrollierten, fibrosierten und kalzifizierten *Primärherd,* auch Ghonsche Läsion genannt, und die Kombination von Primärherd und regionärem Lymphknoten, auch Primärkomplex nach Ranke genannt, erkennt man radiologisch später als kalkdichte Herde **(Abb. 2-59).** Tuberkulöse *Granulome,* meist 0,5 bis 4 cm groß, selten größer, sind oft von mehreren kleineren runden Satellitenläsionen umgeben. Der Nachweis von zentralen Verkalkungen ermöglicht die sichere Unterscheidung vom malignen Neoplasma, da die Randmorphologie des tuberkulösen Granuloms variabel ist und damit nicht zur Dignitätsbeurteilung beiträgt.

Nur bei einer verschwindenden Minderheit von Patienten entwickelt sich beim Primärinfekt infolge progressiver käsiger Nekrose eine Kaverne. *Kavernen* sind etwa 3 bis 5 cm messende meist dickwandige Nekrosehöhlen, inmitten einer größeren entzündlichen Konsolidation; sie können multipel vorkommen.

Miliartuberkulose (sekundäre Tuberkulose): Obwohl eine diffuse, hämatogene Aussaat von Mykobakterien während des Primärinfektes häufig vorkommt, wird nur bei etwa 2% aller Patienten eine Miliartuberkulose manifest. Für deren Entstehung ist eine große Zahl von hämatogen ausgestreuten Erregern verbunden mit einer geschwächten Abwehrkraft ausschlaggebend. Eine hämatogene Aussaat von Tuberkelbazillen kann postprimär bei reaktivierter Tuberkulose entstehen. Radiologisch sind charakteristische, 1 bis 3 mm große *Knötchen* diffus in der ganzen Lunge verteilt **(Abb. 2-60).** Im Rahmen der hämatogenen Aussaat kann auch die Leber manifest erkrankt sein. Andere Organe werden zwar infiziert, meist aber erst nach einer kürzeren (Meningitis) oder längeren Latenzzeit (Organtuberkulose des Skeletts, Urogenitaltuberkulose) manifest.

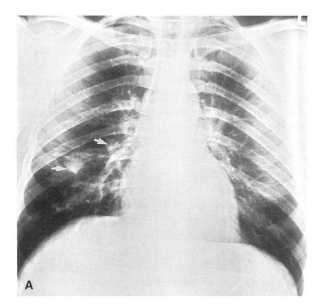

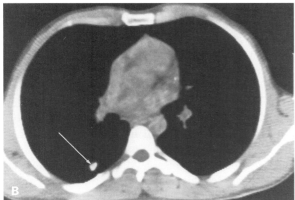

Abb. 2-59: Tuberkulöse Granulome (operativ verifiziert). **(A)** Thorax p. a.: Multiple ovale bis unregelmäßige Transparenzminderungen verschiedener Dichte in der rechten Lunge (Pfeile). **(B)** Computertomographisch Bestätigung von z.T. weichteildichten, z.T. verkalkten (Pfeil) Läsionen (reproduziert aus Schweiz. Med. Wschr. 1988; 118: 1348 – 1355 mit freundlicher Genehmigung).

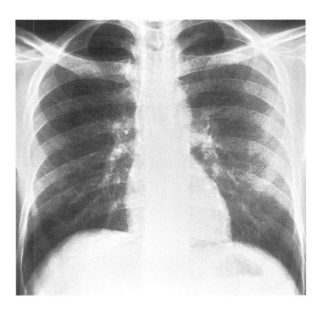

Abb. 2-60: Miliartuberkulose. Hämatogene bilateriale, symmetrische, diffuse 1 bis 3 mm große Knötchen («Hirsekörner») entsprechend der interstitiellen Lokalisation ohne Konfluenz.

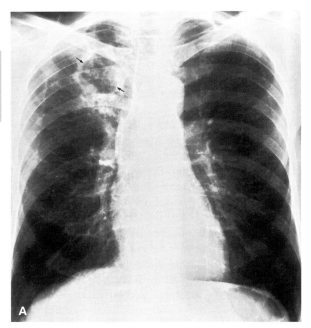

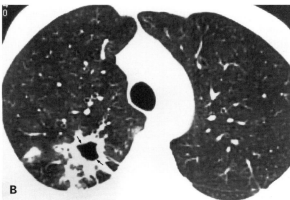

Abb. 2-61: Kavernöse Tuberkulose. Typische Lokalisation im Oberlappen bzw. der Lungenspitze. (**A**) Die Thoraxuntersuchung zeigt die Zerfallshöhle (Kaverne, Pfeile) mit unregelmäßiger, relativ dicker Wand, die durch die CT bestätigt wird (**B**).

Postprimäre Tuberkulose (tertiäre Tuberkulose): Zur postprimären Tuberkulose kommt es durch Reaktivierung eines früher erworbenen Infektionsherds. Auslösende Ursachen sind insbesondere fortgeschrittenes Alter, Diabetes mellitus, Silikose, Alkoholismus oder erworbene Immunschwäche. Die Reaktion wird gegenüber dem Primärinfekt dadurch verändert, daß eine Allergie mit – solange vorhanden – zellulärer Immunität aufgetreten ist, wodurch es zur Ausbildung von *tuberkuloiden Granulomen* mit käsiger Nekrose kommt. Die Krankheit kann sich unter Bindegewebsbildung und Retraktion stabilisieren (fibroproduktive Form) oder aber unter fortschreitender käsiger Nekrose durch Aushusten des infektiös-nekrotischen Materials zur *Kavernenbildung* führen. Das Zusammenwirken von Ventilation, Durchblutung und lymphatischer Drainage begünstigt die Lokalisation der postprimären Tuberkulose im apikalen und posterioren Oberlappensegment (**Abb. 2-61**), aber auch im apikalen Unterlappensegment, d. h. in den oberen und hinteren Segmenten der Lunge. Im Gegensatz zum Primärinfekt sind die Patienten meist symptomatisch mit Husten, Fieber, Gewichtsverlust und gelegentlich sogar Hämoptyse. Radiologisch kann das exsudativazinäre oder das fibronoduläre bzw. noduläre Muster überwiegen; in etwa 50 % ist eine Kavität nachweisbar. Aus dem Kavum kommt es zur *bronchogenen Aussaat* mit 5 bis 10 mm großen azinären Transparenzminderungen, die unspezifischen Bronchopneumonien ähnlich sind. Ein Pleuraerguß ist in 15 bis 20 % vorhanden. Dieser kann das einzige Symptom der postprimären Tuberkulose darstellen. Lymphknoten sind in diesem Stadium kaum vergrößert außer bei einer meist nicht gleichzeitig auftretenden tuberkulösen mediastinalen Lymphadenitis. In mehr als der Hälfte der Fälle von reaktivierter Tuberkulose weisen verkalkte Primärherde oder Lymphknoten auf den abgelaufenen Primärinfekt hin.

Kavitäten können saprophytär von verschiedenen Pilzen befallen werden: Fibrin, Zelltrümmer und Pilze formen ein *Myzetom* (**Abb. 2-62**). Dieses wird wegen seiner rundlichen Konfiguration innerhalb der Höhle mit peripherer Luftsichel auch als Pilzball bezeichnet, die Pleura in der Umgebung ist verdickt. Eine andere, unter Umständen lebensgefährliche Komplikation der Kaverne ist die *Blutung* aus arrodierten aneurysmatischen Gefäßen der Wand.

Bei der *fibroproduktiven Entwicklung,* etwa unter Therapie, bilden sich die akuten Veränderungen zurück, eine lineare bzw. noduläre narbige Induration mit fakultativer Verkalkung bleibt zurück. In diesen an sich inaktiven Läsionen können Bakterien jahrelang lebensfähig bleiben. Ein Aktivitätsausschluß ist deshalb radiologisch nicht möglich. Das Vorliegen

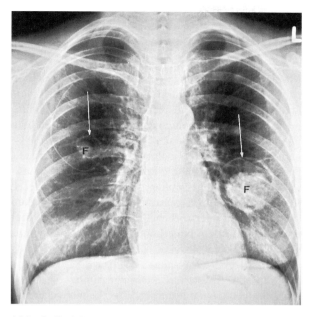

Abb. 2-62: Myzetom. Kavitäten bei akuter lymphatischer Leukämie. Zwei zerfallende Läsionen mit Pilzbällen (F), sichelförmiger Lufthöhle und dünner Wand (Pfeile). Kleine nicht eingeschmolzene Herde.

Tab. 2-2: Formen der Abwehrschwäche, zugrundeliegende Erkrankungen und zu erwartende Infektionen.

Betroffene Zellinie	Ursache	Zu erwartende Erreger
T-Lympho-zyten	Organtransplantation HIV-Infektion Immunosuppression Malignes Lymphom	Protozoen (Pneumo-cystis carinii, Toxo-plasma) Pilze (Kryptokokkus, Nokardia, Candida) Tuberkulose Viren (Zytomegalie)
B-Lympho-zyten	Myelom Leukämie Therapie (Steroide, alkylierende Sub-stanzen, Antimeta-boliten) Splenektomie Hypogammaglobulin-ämie	gramnegative Bakterien, Streptococcus pneumo-niae
Granulo-zyten	Leukämie Myelom Medikamente	gramnegative Bakterien, Streptococcus pneumo-niae Staphylococcus aureus, Pilze (Aspergillus, Can-dida)

einer Kaverne bzw. die Progredienz der radiologischen Symptome sind anderseits klare Hinweise für die Aktivität der Tuberkulose.

Nicht tuberkulöse, atypische Mykobakterien führen vor allem bei vorbestehender chronisch-obstruktiver Lungenerkrankung oder Immunschwäche (HIV-Infektion) zum Lungeninfekt. Das *Mykobakterium kansasii* bevorzugt ebenfalls die hinteren Anteile der Oberlappen, führt in 96% zu einer Kavernenbildung und in 41% zu einem bilateralen Befall. Eine Volumenreduktion ist häufig, im Einzelfall kann die Krankheit radiologisch nicht von der Tuberkulose unterschieden werden. Auch das *Mykobakterium intracellulare* zeigt radiologisch gleiche Veränderungen und kann deshalb von den beiden anderen Erregern nicht unterschieden werden.

Bildgebende Diagnostik bei der Tuberkulose: Grundmethode und Basis für die Verlaufskontrollen ist die Thorax-Röntgenuntersuchung. Beginnende, kleine Kavernen können nur tomographisch erfaßt werden, sei es mit der konventionellen Technik oder mit hochauflösender Dünnschicht-Computertomographie. Diese wird auch eingesetzt zur überlagerungsfreien Beurteilung der pulmonalen Feinmorphologie, zur Früherfassung von exsudativen Parenchymveränderungen, zum empfindlichen Nachweis feiner Verkalkungen und zur Darstellung hilärer bzw. mediastinaler Lymphome. Bei akuter lebensgefährlicher Blutung ist eine Bronchialarteriographie mit der Möglichkeit einer therapeutischen Embolisation indiziert.

Pneumonie beim immunkompromittierten Patienten

Kongenitale Störungen der Infektabwehr sind quantitativ von geringer Bedeutung. Die Zahl der Patienten mit erworbener Abwehrschwäche ist zunehmend größer geworden. Die unspezifische wie auch die einzelnen Komponenten der spezifischen immunologischen Infektabwehr können isoliert oder kombiniert betroffen sein. In Kenntnis der gestörten Abwehrmechanismen kann das Spektrum der zu erwartenden Infektionen grob vorausgesagt werden (**Tab. 2-2**).

Nicht jeder Fieberzustand ist beim immunkompromittierten Patienten infektbedingt. Akute Leukämien und Lymphome können die Ursache für Fieber sein. Trotz Vorhandensein eines Infektes kann Fieber fehlen, insbesondere unter Steroidtherapie. Obwohl infektiöse Komplikationen äußerst häufig sind, werden nicht alle radiomorphologischen Veränderungen in der Thorax-Röntgenuntersuchung durch die hervorgerufen. Differentialdiagnostisch kommen in Betracht: Ein

Befall durch die Grundkrankheit, Medikamenten-
bedingte Lungenveränderungen, speziell bei der Leukämie eine Lungenblutung und in den ersten drei
Wochen nach Nierentransplantation eine Lungenembolie. Schließlich können von der die Abwehrschwäche bedingenden Grundkrankheit unabhängige
Lungenläsionen vorliegen. Die Radiomorphologie
wird ebenfalls durch das Grundleiden beeinflußt: ein
Fehlen von Granulozyten kann eine typische exsudat-
bedingte pneumonische Transparenzminderung verhindern oder zumindest abschwächen und hinauszö-
gern, während sich der Infekt progredient in der
Lunge ausdehnt. Die erwähnten Beispiele zeigen, daß
nicht selten eine Biopsie zur definitiven Diagnosestellung erforderlich ist. Die radiologische Abklärung leistet bei der Wahl des transbronchialen oder offenen
Zuganges und der Biopsiestelle entscheidende Hilfe.

Bei einer *Organtransplantation* sind perioperativ
unter Granulozytopenie vor allem gramnegative Bakterien und Pilze als Infekt-Erreger zu erwarten. Nach
der Transplantation während der durch Immunsuppression bedingten Phase der zellgebundenen Ab-
wehrstörung etwa vom 10. bis 20. Tag ist eine Infektion mit Herpes simplex oder Legionella, ab dem 30.
bis zum 100. Tag mit Zytomegalie, Pneumocystis
carinii (**Abb. 2-55**) zu erwarten. Ab dem 50. Tag treten auch Infekte mit Varizellen und im Spätstadium
unter Granulozytopenie wieder eher mit Pneumokokken, allenfalls Staphylokokken auf.

Die *HIV-Infektion* führt in rund 40% zu schwerwiegenden Lungenkomplikationen, am häufigsten infolge
Infektes mit Pneumocystis carinii (**Abb. 2-55**), weniger oft durch das Zytomegalie-Virus, Mycobacterium
avium intracellulare, Tuberkulose, Legionella, Kryp-
tokokken oder durch ein Kaposisarkom. Radiologisch
sind am häufigsten keineswegs spezifische interstitielle, peribronchovaskuläre Veränderungen zu beobachten. Sind beim HIV-Infizierten hiläre oder mediastinale Lymphknoten vergrößert oder liegt ein Pleuraerguß vor, so ist ein Infekt mit Mykobakterien oder
Pilzen bzw. ein Kaposisarkom oder ein malignes
Lymphom in Betracht zu ziehen.

Gezielte bildgebende Diagnostik beim pulmonalen Infekt

Die Thorax-Röntgenuntersuchung in zwei Ebenen ist
mit nur wenigen Ausnahmen bei vermutetem pulmonalen Infekt die Basisuntersuchung. Entsprechend
Tab. 2-3 wird sie bei Bedarf mit einem für die kon-
krete Fragestellung empfindlicheren oder spezifische-
ren Zweitverfahren gezielt ergänzt.

Erkrankungen bei gestörter Immunität

Erkrankungen der Lunge bei gestörter Immunreaktion
entstehen durch pathologisch verminderte oder vermehrte bzw. für den Körper nachteilige Immunreaktion. Die *Immunmangelsyndrome* lassen sich in
Krankheiten mit humoralem Defekt (A-, Hypo-, Dys-
gammaglobulinämien), solche mit Defekt in der zellgebundenen Reaktion und kombinierte Formen unterteilen. Die Krankheitsbilder sind mehrheitlich genetisch (mit)bedingt, insgesamt nicht häufig und wirken
sich, wie bei erworbener Abwehrschwäche beobachtet, vor allem bei erhöhter Infektanfälligkeit aus
(s. o., **Tab. 2-2**).

Die für den Körper *nachteilige Immunantwort* basiert auf heute vier grundsätzlich zu unterscheiden-
den pathophysiologischen Mechanismen, welche in
Tab. 2-4 verglichen werden. Neben vom Immunsystem nicht mehr tolerierten körpereigenen Substanzen (sog. Autoimmunerkrankungen) sind es vor allem
infektiöse Agenzien sowie organische und anorganische Fremdstoffe (inkl. Medikamente), welche die
Immunantwort auslösen. Kreuzreaktionen auf verschiedene Antigene und das gleichzeitige Nebeneinander verschiedener Immunmechanismen erschweren
unter Umständen im Einzelfall die exakte Klassifikation und damit eine kausale Therapie. Das Spektrum radiologischer Befunde ist sehr breit; es wird
nicht selten durch Folgeerscheinungen überlagert und
ist somit unspezifisch (**Tab. 2-4**).

Beim *Goodpasture-Syndrom* (moderne Nomenklatur: Anti-Basalmembran-Antikörper-Erkrankung), das
im Gegensatz zur idiopathischen Lungenhämoside-
rose nach dem 16. Altersjahr beobachtet wird, kommt
es nach Ablagerung zirkulierender IgG-Antikörper
gegen Basalmembranen der Alveolen und der Glomeruli zu wiederholten Episoden von Lungenblutungen
mit radiologisch diffusen, oft fleckförmigen azinären
Konsolidationen (**Abb. 2-63**). Diese werden nach
2 bis 3 Tagen durch ein retikuläres, gleichmäßig ver-
teiltes Muster abgelöst, das durch den Abtransport des
Alveolarinhaltes ins Interstitium und die Lymphgefäße bedingt ist. Nach 10 bis 12 Tagen normalisiert
sich der radiologische Befund, wenn nicht wiederholte Episoden von Hämosiderinablagerung und eine
progressive Fibrose eingetreten sind.

Der systemische *Lupus erythematosus,* eine Auto-
immunerkrankung mit Bindegewebsbeteiligung, führt
zu einer Vergrößerung der Herzkonturen (Kardiomegalie oder Perikarderguß), zu einem Pleuraerguß und zu
vor allem basal lokalisierten unspezifischen (fleckför-

Tab. 2-3: Bildgebung beim pulmonalen Infekt.

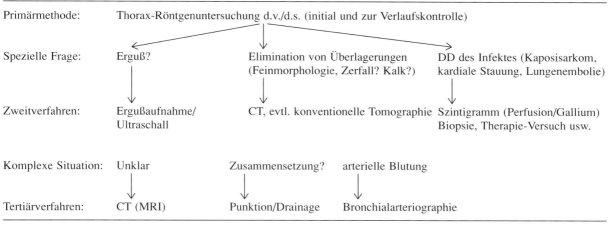

Primärmethode:	Thorax-Röntgenuntersuchung d.v./d.s. (initial und zur Verlaufskontrolle)		
Spezielle Frage:	Erguß?	Elimination von Überlagerungen (Feinmorphologie, Zerfall? Kalk?)	DD des Infektes (Kaposisarkom, kardiale Stauung, Lungenembolie)
Zweitverfahren:	Ergußaufnahme/ Ultraschall	CT, evtl. konventionelle Tomographie	Szintigramm (Perfusion/Gallium) Biopsie, Therapie-Versuch usw.
Komplexe Situation:	Unklar	Zusammensetzung?	arterielle Blutung
Tertiärverfahren:	CT (MRI)	Punktion/Drainage	Bronchialarteriographie

Tab. 2-4: Durch nachteilige Immunantwort (Hypersensitivität) bedingte Lungenerkrankungen.

Reaktionstyp	I	II	III		IV
Mechanismus	Ig E, Mastzellen, Basophile: aktive Substanzen, Kontraktion kleiner Luftwege/Schleimsekretion	Antigen auf Basalmembran oder Zelle, gewebespezifische zytotoxische Antikörper (Ig G, Ig M), Makrophagen, Neutrophile	Antigen-Antikörperkomplexe, Phagozytose: Entzündung, Vaskulitis		Zellgebundene Reaktion: Stimulation von T-Lymphozyten, Makrophagen, chemische Substanzen: Granulome
Beispiel	Atopisches Asthma	Goodpasture Syndrom	allergische Alveolitis intrinsisch	extrinsisch: Farmerlunge	Tuberkulose-Pilze-Allergien, Pneumokoniosen, Sarkoidose, Arteriitis-Granulomatose-Syndrome
Radiologische Veränderungen	Normal oder leichte Überblähung, evtl. zentrale Gefäßstauung, Pneumomediastinum, Atelektase. Chronisch nach vielen Rezidiven: Bronchialwandverdickung (Cuffing, Tramlines)	Blutung in Alveolen: diffuse fleckförmige alveoläre Veränderungen, nach Tagen Übergang in interstitielles Bild (initial reversibel, nach Rezidiven infolge Lungenhämosiderose irreversibel)	Hämatogen: progrediente interstitielle Fibrose, später auch Noduli und Zerfall	Bronchogen: interstitielle Veränderungen feinst bis feinnodulär, später Volumenminderung und Wabenlunge	Interstitielle Veränderungen, oft mehr nodulär als retikulär

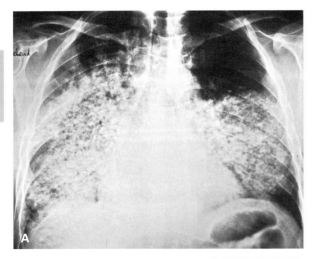

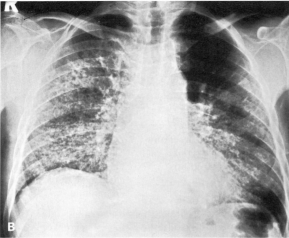

Abb. 2-63: Lungenblutung bei Antibasalmembran-Antikörpererkrankung. **(A)** Akute Blutung ins lufthaltige Lungenparenchym mit den typischen symmetrischen Konsolidationen mit unscharfer Begrenzung, Konfluenz und Pneumobronchogramm. **(B)** Sechs Tage später interstitielle Veränderungen, deren Dichte bedeutend geringer ist.

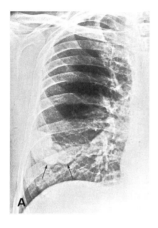
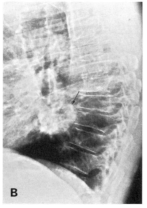

mig bis linearen, oft mit Volumenverlust verbundenen) Lungenveränderungen. Andere Kollagenkrankheiten sind mit einer Angiitis und/oder Granulomatose verbunden; sie weisen eine Eosinophilie auf, sodaß sie von den übrigen Lungenerkrankungen mit Eosinophilie differenziert werden müssen, namentlich von der idiopathischen (Löffler-Syndrom, chronische eosinophile Pneumonie) und den medikamenten-, parasiten- oder pilzinduzierten Formen. Eine nicht segmentale homogene, unscharf begrenzte Konsolidation in der Lungenperipherie, evtl. in multiplen Lokalisationen, entspricht dem typischen radiologischen Befund zweier Entitäten: beim *Löffler-Syndrom* sind diese Veränderungen transitorisch über Tage zu beobachten, sie wechseln ihre Lokalisation rasch, bei der *chronischen eosinophilen Pneumonie* bleibt die Pathologie ohne Steroidtherapie über viele Tage bis Wochen unverändert bestehen. *Medikamenteninduzierte eosinophile Lungenerkrankungen* können einerseits das Löffler-Syndrom imitieren (Penicillin, Sulfonamide, Salicylsäurederivate, trizyklische Antidepressiva u. a. m.); andererseits wird speziell unter Nitrofurantoin-Therapie ein diffuses retikuläres Muster vor allem basal beobachtet, das mitunter nur schwer von einem Lungenödem zu unterscheiden ist. *Parasiten,* wie Ascaris, Strongyloides oder Ancylostoma duodenale, verursachen während der Passage der Larven durch die Lunge radiologische Veränderungen, die nicht vom Löffler-Syndrom zu unterscheiden sind. *Pilze* wie Aspergillus, häufig verbunden mit Asthma bronchiale, können aufgrund der Hypersensitivität eine broncho-pulmonale Erkrankung, die allergische Aspergillose, hervorrufen. **(Abb. 2-64)**: Schleimpfröpfe in Segmentbronchien enthalten den Erreger und eosinophile Granulozyten, sie kommen radiologisch als homogene, fingerförmig die dilatierten zentralen Bronchien ausfüllende, vor allem in den Oberlappen lokalisierte Transparenzminderungen zur Darstellung (sogenannte «mucoid impaction»). Die *bronchozentrische Granulomatose* befällt die kleineren Bronchien und führt zu größeren Konsolidationsherden sowie zu linearen Strukturveränderungen.

Die *Wegenersche Granulomatose* ist gekennzeichnet durch die Trias obere Luftwegsveränderungen (z. B. Nase, Nasennebenhöhlen), Lungenerkrankung und Glomerulonephritis. Der Morbus Wegener unterscheidet sich von der Polyarteriitis nodosa und dem ihm verwandten, vorwiegend die Nase und die Nasen-

Abb. 2-64: Allergische broncho-pulmonale Aspergillose. Thorax p. a. **(A)** und d. s. **(B)** : Schleimpfröpfe in erweiterten Bronchien (sog. mucoid impaction) führen zu pseudotumorösen, scharfbegrenzten und gelegentlich fingerförmig konfigurierten Transparenzminderungen (Pfeile).

2.
Respi-
rations-
trakt

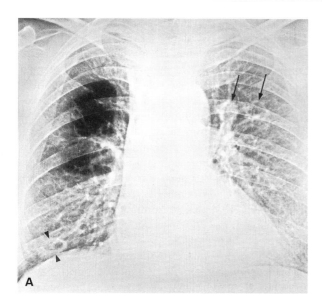

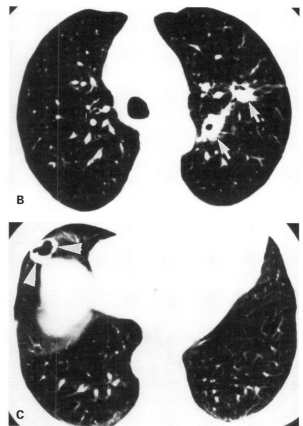

Abb. 2-65: Wegenersche Granulomatose. (A) Die Thorax-Aufnahme p. a. zeigt eine 2 cm große rundliche Transparenzminderung am Hiluspol links, ferner schlecht erkennbar etwas lateral davon eine zweite, wahrscheinlich zerfallende Läsion mit dünner, unregelmäßiger Wand (Pfeile). Zusätzlich besteht eine weitere zerfallende Läsion rechts supradiaphragmal von gut 2 cm Durchmesser mit etwa 3 mm dicker Wand und angedeutetem intrakavitärem Niveau (Pfeilspitzen). (B, C) Die CT bestätigt die drei zerfallenden Läsionen mit unregelmäßiger Wand im linken Oberlappen und im Mittellappen.

nebenhöhlen betreffenden Mittelliniengranulom durch den sehr häufigen, fast obligaten Lungenbefall. Radiologisch werden wenige Millimeter bis 9 Zentimeter große, in der Lokalisation teilweise wechselnde Rundherde beobachtet; sie sind oft multipel und in etwa einem Drittel zerfallend, und haben dicke Wände mit unregelmäßiger innerer Kontur (**Abb. 2-65**).

Die *Polyarteriitis nodosa* imitiert öfter das Löffler-Syndrom, sie zeigt wechselnde fleckförmige, periphere Transparenzminderungen, kann aber auch Zerfallsherde aufweisen. Nicht selten sind die Infiltrate mit einer Herzvergrößerung, Pleuraergüssen oder gar einem Lungenödem verbunden.

Bei der *chronischen Polyarthritis (cP)* ist die pulmonale Manifestation bei Männern häufiger. Es handelt sich dabei um eine diffuse interstitielle Fibrose mit anfänglich punktförmig-nodulärem und später vor allem basal lokalisiertem retikulären Muster und Wabenbildung. Zudem bestehen relativ häufig über Monate unveränderte Pleuraergüsse und eher selten multiple, 3 mm bis 7 cm große periphere nekrobiotische Knötchen, die zum Zerfall neigen. Das seltene

Caplan-Syndrom entsteht bei cP mit gleichzeitiger Kohlenstaubexposition, es verursacht 0,5 bis 5 cm große, sich relativ rasch entwickelnde Rundherde.

Die *systemische Sklerose (Sklerodermie)* befällt neben der Haut, dem Gastrointestinaltrakt, dem muskuloskelettalen System und dem Herzen in 90% die Lunge. Nur in 25% der mehrheitlich weiblichen Patienten werden Veränderungen auf der Thorax-Röntgenaufnahme beobachtet. Diese zeigen diffuse, retikuläre oder retikonoduläre, basal lokalisierte interstitielle Strukturalterationen. Ferner entwickelt sich über Jahre hinweg eine deutliche Volumenverminderung der Lunge infolge Restriktion. Bei gleichzeitigem Befall des Ösophagus können die primären Lungenveränderungen durch die Folgen von Aspirationen überlagert werden.

Dermatomyositis und *Polymyositis* führen nur in rund 5% zu radiologischen Lungenveränderungen, meist in Form von basal lokalisierten retikulären oder retikonodulären Strukturalterationen. Der Muskelbefall führt allenfalls zu Sekundärbefunden in der Lunge (Dystelektase, Pneumonie).

Staubförmige organische Substanzen können eine *broncho-pulmonale Hypersensitivität* verursachen. Das extrinsische Asthma (s. S. 139), die allergische bronchopulmonale Aspergillose und die Byssinose manifestieren sich vor allem in den Atemwegen, mit Bronchospasmus oder einer Ablagerung von Schleimpfröpfen in meist erweiterten Bronchien (**Abb. 2-64**).

Die alveoläre Hypersensitivität (*exogene allergische Alveolitis,* Reaktionstyp III) erzeugt episodisch Stunden nach Staubexposition Dyspnoe, trockenen Husten, Fieber und Malaise. Radiologisch bestehen diffuse retikulonoduläre oder noduläre Strukturveränderungen, die in der akuten Phase eine azinäre Morphologie aufweisen können und im Endstadium in ein Wabenmuster übergehen. Die *Farmerlunge* ist der Prototyp dieser Krankheitsgruppe; sie wird dort beobachtet, wo das Gras vor der Langzeitlagerung nicht genügend getrocknet werden kann. Die meisten Patienten weisen präzipitierende Antikörper gegen thermophile Aktinomyzeten auf (am häufigsten Micropolyspora faeni). Ähnliche Krankheitssymptome entwickeln sich bei Vogelzüchtern, Pilzarbeitern, nach Exposition von durch Klimaanlagen zubereiteter Luft, bei Malzarbeitern, Käsewaschern, bei der Verarbeitung von tropischen Hölzern und einer ganzen Reihe von zumeist beruflich inhalierten organischen Antigenen.

Lungenembolie

Pulmonale Thromboembolie

Die pulmonale Thromboembolie ist autoptisch die häufigste Todesursache und auch die häufigste Lungenerkrankung hospitalisierter Patienten. Schätzungsweise 80% aller Episoden werden nicht diagnostiziert, die Mehrzahl verläuft asymptomatisch. Entsprechend führt die Thromboembolie von allen Lungenerkrankungen auch am häufigsten zu einer Fehldiagnose, wobei die falsch positive wie auch die falsch negative Diagnose problematisch sind. Anamnestisch wichtig ist das Vorliegen einer prädisponierenden Erkrankung, wie periphere Venenthrombose, Status nach Fraktur oder nach Operation, Herzerkrankung, Adipositas, Schwangerschaft oder Östrogentherapie. Sind Symptome vorhanden, so handelt es sich typischerweise um akut aufgetretene Dyspnoe (80%), Husten (70%), Pleuraschmerz (etwa 60%) und meist etwas verzögert und deutlich weniger häufig Hämoptyse (etwa 25%). Alle Prozentangaben stammen aus einem angiographisch verifizierten Krankengut. Bei massiver zentraler Lungenembolie, bei der ein großer Teil

der Patienten ohne Therapie innerhalb von 2 Stunden verstirbt, entsteht das akute Cor pulmonale mit Rhythmusstörungen und dilatierten Jugularvenen. Beim Lungeninfarkt nach Blockierung einer lobären oder segmentalen Arterie durch einen mittelgroßen Embolus sind Dyspnoe, Schmerz, möglicherweise Hämoptyse und eine leichte Temperaturerhöhung die Hauptsymptome. Bei multiplen peripheren Mikroembolien sind bei einer Obstruktion von mehr als 50% des Gefäßbettes Dyspnoe und Rhythmusstörungen die Hauptsymptome. Bei auch nur geringem klinischen Verdacht auf Lungenembolie sind Thorax-Röntgenaufnahmen, EKG, Lungenszintigraphie sowie chemische Analysen und Blutanalysen durchzuführen.

Selbst bei angiographisch bestätigter Lungenembolie kann die *Thorax-Röntgenuntersuchung* keinen pathologischen Befund zeigen, da radiologische Veränderungen nur bei Verschluß einer großen Segmentarterie oder bei gestörter Hämodynamik infolge Obstruktion eines wichtigen Gefäßbereichs vorhanden sind.

Die periphere Oligämie (Westermark-Zeichen) durch Verschluß einer lobären oder segmentalen Arterie ist bei suboptimaler Röntgentechnik im Liegen und bei vorbestehenden Lungenerkrankungen nur sehr schwierig zu erkennen. Gleichzeitig können Veränderungen an den Lungenarterien auftreten: d.h. zentrale Erweiterung und periphere Engstellung bedingt durch die pulmonal-arterielle Hypertonie (**Abb. 2-66**). Nur in fortgeschrittenen Fällen kommt es infolge Cor pulmonale zur radiologisch erkennbaren Dilatation des rechten Ventrikels, evtl. mit Zeichen der Rechtsherzdekompensation (dilatierte Vena azygos und Vena cava superior), Veränderungen, die auf der liegenden Thorax-Röntgenaufnahme sehr schwierig zu erfassen sind. Zu beachten ist ferner ein Volumenverlust des betroffenen Lungenabschnittes, d.h. meist eines Unterlappens.

Entwickelt sich eine Hämorrhagie oder ein Infarkt, so entsteht zusätzlich eine Transparenzminderung des betroffenen Lungenparenchyms (**Abb. 2-66D**). Nur in 10 bis 15% dieser Fälle, vor allem bei vorbestehenden kardio-vaskulären Erkrankungen, handelt es sich dabei pathologisch-anatomisch um einen Infarkt mit Gewebsnekrose. Viel häufiger ist die Blutung, die oft von einem Ödem begleitet wird. Dabei verhindern die bronchiale Zirkulation, die Restperfusion bei unvollständigem Verschluß und die physiologische Thrombolyse das Entstehen einer Nekrose. Die Unterscheidung der beiden Formen kann radiologisch erst im Ablauf erfolgen, indem sich die Blutung nach 10 bis 15 Tagen weitgehend zurückbildet, der Infarkt jedoch als Transparenzminderung bestehen bleibt. Die blutungs- oder infarktbedingte Transparenzminderung

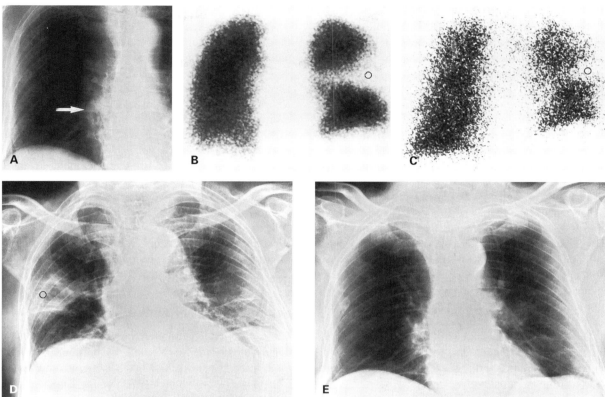

Abb. 2-66: Lungenembolie mit Hämorrhagie. Akuter rechtsseitiger Thoraxschmerz. **(A)** Kalibersprung (Pfeil) der Arteria pulmonalis dextra mit fraglicher peripherer Oligämie. **(B)** Lungenperfusionsszintigramm (dorsale Messung) 4 Wochen später mit keilförmigem Perfusionsausfall der rechten Lunge lateral (Kreis). **(C)** Lungenventilationsszintigramm (dorsale Messung, gleiche Zeit wie B): Während initial bei einer Lungenembolie die Ventilation ungestört ist und der alleinige Perfusionsausfall eine spezifische Diagnose ermöglicht, ist zu diesem späten Zeitpunkt die Ventilation deckungsgleich gestört, wozu auch die inzwischen radiologisch aufgetretene periphere Transparenzminderung rechts paßt (**D,** Kreis). **(E)** Die vollständige Normalisierung der Transparenz bei dieser weiteren Kontrolle 3 Wochen später spricht dafür, daß es sich um eine Hämorrhagie und nicht einen Infarkt handelte.

wird in der Mehrzahl der Fälle von einer Volumenverminderung (Zwerchfellhochstand) und/oder einem Pleuraerguß begleitet. Insgesamt handelt es sich um Befunde, die mit geringer Sensitivität erfaßt werden und denen einzeln eine geringe Spezifität zukommt. Zusammen mit der klinischen Konstellation liefern sie indessen wichtige Hinweise auf das Vorliegen einer Thromboembolie. Typischerweise (aber keineswegs obligatorisch) ist die Transparenzminderung keilförmig konfiguriert mit einer breiten Basis an der Pleura visceralis (**Abb. 2-66D**). Sie tritt meist zehn Stunden bis eine Woche nach dem akuten Ereignis auf. Bei voll ausgebildetem Infarkt dauert die Rückbildung der Transparenzminderung 3 bis 5 Wochen, wobei nicht selten narbige linienförmige Transparenzminderungen bestehen bleiben.

Feine lineare Strukturen sind weitere unspezifische, jedoch relativ häufige Befunde bei pulmonaler Thromboembolie. Je nach Ausmaß der Erkrankung und Stadium handelt es sich dabei um Plattenatelektasen oder Narben, viel seltener um pleurale Verdickungen.

Die *pulmonale Perfusionsszintigraphie* (s. S. 162) mit mindestens 10 bis 15 μm großen Teilchen, die rund einen Tausendstel des Lungengefäßbettes blockieren, ist eine sehr empfindliche, nicht-invasive Technik zur

2. Respirationstrakt

Beurteilung der pulmonalen Perfusion (**Abb. 2-66B**). Lobäre oder segmentale Perfusionsausfälle mit normaler Transparenz der entsprechenden Parenchymabschnitte auf der Röntgenaufnahme und regelrechter Ventilationsszintigraphie sind hochspezifische Befunde einer Thromboembolie. Perfusionsdefekte kommen allerdings bei zahlreichen Erkrankungen vor, etwa bei Emphysem, bei entzündlichen Lungenerkrankungen, Neoplasien, kongenitalen Mißbildungen, bei pulmonal-venöser Hypertonie oder fokaler Hypoventilation im Rahmen einer Bronchusobstruktion. Ist deshalb der Perfusionsausfall mit einer pulmonalen Transparenzminderung verbunden, so kann nicht zwischen einem pneumonischen Prozeß und einer thromboembolischen Hämorrhagie bzw. einem Infarkt unterschieden werden (**Abb. 2-66C, D**). Gleichermaßen führen vorbestehende Lungenerkrankungen, insbesondere eine chronisch obstruktive Pneumopathie, zu gleichzeitigen Veränderungen im Ventilationsszintigramm, so daß eine Unterscheidung der Thromboembolie kaum mehr gelingt.

Die Lungenszintigraphie ist deshalb ein wenig belastendes Suchverfahren, das im typischen Falle die definitive Diagnose ermöglicht, im Falle unspezifischer Befunde jedoch versagt.

Die *angiographische* Darstellung der Lungenarterien ist das akurateste Diagnoseverfahren zum Nachweis bzw. Ausschluß einer Thromboembolie.

Die *Katheterangiographie* mit selektiver Injektion von Kontrastmittel in den Truncus pulmonalis, die linke oder rechte Hauptarterie, eine Lappen- oder sogar Segmentarterie bringt intravital den definitiven Nachweis oder Ausschluß einer Thromboembolie. Komplikationen der Katheterisierung (Perforation, Rhythmusstörungen) und der Kontrastmittelinjektion sind nicht häufig. Zeigt die Druckmessung vorgängig der Arteriographie eine massive pulmonale Hypertonie (über 80 mm Hg), so muß auf eine Kontrastmittelinjektion verzichtet werden. Der persistierende intraluminale Füllungsdefekt, der vollständig oder partiell von Kontrastmittel umflossen wird, ist der typische angiographische Befund der Lungenembolie. Die Spezifität der Aussage ist vermindert, wenn lediglich ein abrupter Gefäßverschluß oder ein Perfusionsdefekt bzw. eine verminderte Anzahl feiner peripherer Gefäße nachgewiesen wird.

Durch periphere oder zentrale *venöse Injektion* mit Subtraktionstechnik wird das mechanische Risiko der invasiven Katheterangiographie umgangen. Allerdings ist eine verwertbare Untersuchung nur bei denjenigen Patienten möglich, die während 10 bis 15 Sekunden in absoluter Apnoe kooperieren können, eine Voraussetzung, die vor allem bei schwer dyspnoischen Patienten kaum gegeben ist. Die intravenöse digitale Subtraktionsangiographie (i.v.-DSA) ist damit eine Methode zum Ausschluß größerer Lungenembolien beim nicht-dyspnoischen Patienten.

Die *Computertomographie* mit Spiraltechnik und die *Kernspintomographie* weisen die Lungenembolie ebenfalls nach.

Bildgebende Verfahren werden eingesetzt zum Nachweis von *Beinvenenthrombosen* als Ausgangspunkt der Embolien. Neben der Beinphlebographie mit Kontrastmittel sind der szintigraphische Thrombusnachweis, die Farb-Doppler- und Duplex-Sonographie sowie die Magnetresonanzvenographie Methoden zur Diagnose peripherer Venenthrombosen. Bei Risikopatienten kommt bei Bein- oder Beckenvenenthrombose die Implantation eines Filters in die Vena cava inferior als Prophylaxe in Frage.

Septische Lungenembolien

Septische Lungenembolien kommen am häufigsten bei jüngeren Patienten vor. Sie haben ihren Ursprung im Herzen (Endokarditis) und den peripheren Venen (septische Thrombophlebitis) oder im Knochenmark (Osteomyelitis). Prädisponierende Faktoren sind Drogenabhängigkeit, Alkoholismus, Immunmangelsyndrome, kongenitale Herzerkrankungen und Hautinfekte; *Staphylococcus aureus* ist der häufigste Erreger.

Radiologisch manifestieren sich septische Lungenembolien als multiple unscharf begrenzte, rundliche oder keilförmige Transparenzminderungen, die sukzessive in unterschiedlicher Lokalisation auftreten. Zerfall ist häufig und tritt oft sehr rasch auf, die Wände der Abszeßhöhlen sind meist dünnwandig.

Fettembolie

Dieses Krankheitssyndrom tritt fast nur im Anschluß an ein *Trauma* auf, meist in Zusammenhang mit einer Fraktur der unteren Extremität. Weniger häufig entwickelt sich die Fettembolie bei Pankreatitis, Verbrennung, akuter alkoholischer Fettleber, extrakorporellem Kreislauf, Steroidtherapie, Sichelzellkrise, nach Lymphographie, Diabetes mellitus oder intraossärer Phlebographie. Während pathologisch-anatomisch eine Fettembolie bei einer Mehrzahl der Traumatiker nachgewiesen werden kann, beträgt die klinisch nachweisbare Inzidenz nur wenige Prozent aller Fälle mit Femur- oder Tibiafraktur. Die embolisierten Triglyzeride werden in der Lunge durch Lipase in Fettsäuren abgebaut, die zu Stauung, Ödem, alveolärer Blutung und sogar intravasaler Gerinnung führen. Das volle klinische Bild entwickelt sich dabei innerhalb von

1 bis 3 Tagen; es ist charakterisiert durch Erbrechen, verzögert aufgetretene Lungenveränderungen und zerebrale Manifestationen. Die alveoläre Blutung und das Ödem führen radiologisch zu ausgedehnten azinären Konsolidationen mit bevorzugt peripherer Lokalisation. Das freie Intervall unterscheidet die Erkrankung von der traumatischen Lungenkontusion, die sofort nach Trauma sichtbar ist, kaum symmetrisch diffus lokalisiert ist und meist schon nach 24 Stunden eine deutliche Regredienz zeigt.

Seltenere Embolieformen

Die Embolisierung von *Ammionflüssigkeit* in den pulmonalen Kreislauf führt zu ausgedehnter azinärer Konsolidation.

Bei der *Luftembolie,* arteriellen oder (häufiger) venösen Ursprungs, ist die Luft intrapulmonal radiologisch kaum je nachzuweisen. Die kardiovaskulären und zentralnervösen Veränderungen können sehr rasch zum letalen Ausgang führen.

Drogenabhängige verwenden als Heroinersatz intravenös verschiedene für die perorale Gabe mit *Talk* (Magnesiumsilikat) versetzte Substanzen, die pulmonal zu mikronodulären Veränderungen mit feinsten, bis 2 mm großen Läsionen führen.

Die iatrogene pulmonale *Ölembolie* kommt im Rahmen der Lymphangiographie vor. Dabei ist nicht nur die injizierte Menge des Kontrastmittels, sondern auch das Vorliegen einer abdominalen oder pelvinen Lymphgefäßobstruktion mit konsekutiv rascherem Abfluß über sytemische Venen ätiologisch von Bedeutung. Radiologisch stellen sich initial feinnoduläre, später retikuläre Strukturalterationen mit hoher Röntgendichte dar. Klinische Symptome, bedingt durch

Funktionsverschlechterung, können vor allem bei vorbestehender Lungeninsuffizienz ausgeprägt sein.

Die Embolisierung von metallischem *Quecksilber* in die Lunge ist anhand der hohen Dichte der feinsten, rundlichen oder zylindrischen Embolien in feinen Arterien radiologisch leicht nachzuweisen.

Bruchstücke von Kathetern aus Kunststoff sind je nach deren Röntgendichte nur sehr schwer zu identifizieren und zu lokalisieren.

Störungen der Lungendurchblutung und Lungenödem

Der Druck im pulmonalen Kreislauf wird von verschiedenen Faktoren beeinflußt. Entscheidend sind der Druck im rechten Ventrikel, der Druck im linken Vorhof, der Blutfluß (Volumen pro Zeit) und der Querschnitt des pulmonalen Gefäßbettes. Zusätzlich ist je nach Position des Patienten eine hydrostatische Komponente bedeutungsvoll.

Präkapilläre pulmonale Hypertonie

Die bedeutendste Ursache der pulmonal-arteriellen Hypertonie ist die Thromboembolie (s. S. 132). Es ist umstritten, wie häufig die primäre pulmonale Hypertonie vorkommt, da autoptisch immer wieder Residuen einer Thromboembolie nachgewiesen werden.

Unter den Affektionen mit primär gefäßbedingter präkapillärer Hypertonie ist der *Links-Rechts-Shunt* bei Vorhofseptumdefekt, Ventrikelseptumdefekt, offenem Ductus arteriosus, aorto-pulmonalem Fenster oder partieller abnormaler Lungenvenendrainage eine

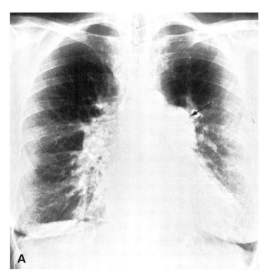
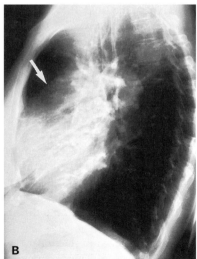

Abb. 2-67: Links-Rechts-Shunt bei Vorhofseptumdefekt. Massive Dilatation des Truncus pulmonalis nach links lateral (**A**) und vorn (**B**, Pfeile), aber auch der zentralen und peripheren Pulmonalarterien als Folge der Hyperzirkulation. Rechter Vorhof und rechter Ventrikel vergrößert.

wichtige Gruppe. Diese ist radiologisch anhand der Morphologie der Lungengefäße schwierig zu erkennen. Zwar führt der vermehrte Fluß durch das Lungengefäßbett zu einer generellen Dilatation der Pulmonalarterien bis in die Peripherie. Allerdings sind diese Befunde nicht konstant vorhanden, gerade beim häufigen Vorhofseptumdefekt vom Sekundumtyp können sie trotz eines Shunts von beispielsweise 50% fehlen. Im typischen Fall führt der Links-Rechts-Shunt zur Rekrutierung der Gefäßbettreserve und damit zu einer relativ stärkeren Durchblutung der oberen Lungenpartien, die indessen nie mehr Blut erhalten als die unteren **(Abb. 2-67)**. Kommt es zur Erhöhung des pulmonalen Widerstandes mit konsekutiver Abnahme des Links-Rechts-Shunts und zur Ausbildung einer pulmonal-arteriellen Hypertonie (sog. Eisenmenger-Reaktion), so nimmt das Kaliber der Pulmonalarterien gegen die Peripherie zu stärker ab, die zentralen Arterien und der rechte Ventrikel sind deutlich erweitert.

Pulmonale *Arteriitiden* als Ursache der pulmonal-arteriellen Hypertonie kommen bei Sklerodermie, gelegentlich bei chronischer Polyarthritis, bei isoliertem Morbus Raynaud und bei Takayasu-Arteriitis vor.

Unter den primär *nicht-vaskulären* Ursachen der präkapillären pulmonalen Hypertonie, die pathophysiologisch wahrscheinlich eine Folge der Hypoxie darstellen, sind vor allem das Emphysem, die chronische Bronchitis und die diffusen Lungenerkrankungen klinisch bedeutsam. Radiologisch sind neben den Veränderungen durch die Grundkrankheit die Zeichen der sekundären pulmonalarteriellen Hypertonie vorhanden.

Postkapilläre pulmonale Hypertonie

Die häufigsten Ursachen der postkapillären pulmonalen Hypertonie sind Erkrankungen der *Mitralklappe* und die *linksventrikuläre Insuffizienz*. Pathologische Veränderungen der *Lungenvenen* sind insgesamt selten.

Pathologisch-anatomisch entstehen infolge der venösen Hypertonie initial eine Venendilatation und schon früh Blutungen mit hämosiderinhaltigen Makrophagen. Später entwickelt sich eine Fibrose der Alveolarsepten, eine Intimaproliferation in den Lungenvenen sowie eine Dilatation der Lymphgefäße mit Ödem der Interlobulärsepten. Mit der Zeit bilden sich Anastomosen zwischen Lungen- und Bronchialvenen; als Folge der Erhöhung des pulmonalen Widerstandes entwickelt sich auch eine pulmonal-arterielle Hypertonie.

Bei Patienten mit beginnender pulmonal-venöser Hypertonie ist auf Thorax-Röntgenaufnahmen in auf-

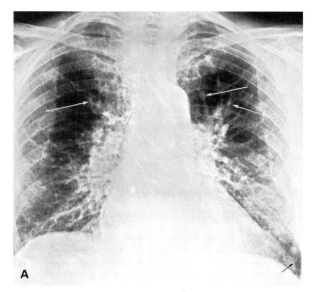

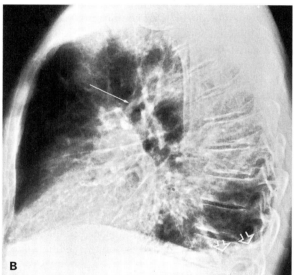

Abb. 2-68: Pulmonal-venöse Hypertonie bei Linksherzinsuffizienz. Angina pectoris und klinisch Linksherzinsuffizienz. Thorax p.a. **(A)** und d.s. **(B)** mit Kardiomegalie und Umverteilung mit Dilatation der oberen Gefäße (weiße Pfeile) und enggestellten basalen Gefäßen, interstitielle Transsudation mit Gefäßunschärfe und einzelnen Kerley-B-Linien (schwarzer Pfeil). Pleurale Transsudation. Ergüße durch die Auffüllung der dorsalen Sinus phrenicocostales zu erkennen (offene Pfeile).

rechter Körperhaltung (**Abb. 2-68**) eine *Umverteilung* des Blutes in die kranialen Abschnitte der Lunge sichtbar. Diese entsteht als Folge einer Kontraktion der basalen Lungenabschnitte. Bei weiterem Anstieg des pulmonal-venösen Drucks kommt es zur *interstitiellen Transsudation.* Diese führt zu einer Wandverdickung der Bronchien mit Unschärfe der Konturen der Bronchien und Gefäße sowie zu einer Verdickung der Interlobulärsepten, die als lineare Strukturen erkennbar werden. Die Interlobulärsepten sind topographisch-anatomisch im Bereich der latero-basalen Lungenabschnitte horizontal angeordnet; wenn ödematös verdickt, kommen sie als sogenannte Kerley-B-Linien zur Darstellung; es sind dies feine horizontale Linien, die von der Pleuraoberfläche über etwa 2 bis 3 cm nach medial zu verfolgen sind, s. S. 104. Bei chronisch pulmonal-venöser Druckerhöhung entsteht zusätzlich eine Hämosiderose (feine fibrosebedingte punktförmige Transparenzminderung) und selten sogar eine Knochenbildung (dicht verkalkte 2 bis 5 mm große Knötchen vor allem in den mittleren Lungenpartien). Die durch rezidivierende Episoden von interstitiellem Ödem hervorgerufene *Lungenfibrose* überdeckt die rein vaskulären Veränderungen. Nach Mitralklappenersatz können diese Lungenbefunde, trotz Normalisierung des pulmonal-venösen Drucks, unverändert längere Zeit bestehen bleiben. Bei weiter zunehmendem Anstieg des pulmonal-venösen Drucks erfolgt die Transsudation nicht nur interstitiell, sondern auch *azinär.* Der pulmonalvenöse Druckanstieg führt bei längerer Dauer und Transsudation sekundär zur präkapillären Druckerhöhung mit den Befunden der pulmonal-arteriellen Hypertonie.

Lungenödem

Beim Lungenödem besteht eine vermehrte Flüssigkeitsansammlung im extravaskulären Raum der Lunge interstitiell und in den Alveolen als Folge einer Störung des Flüssigkeitshaushaltes der Lunge. Eine zentrale Rolle spielen dabei der positionsabhängige, in verschiedenen Anteilen der Lunge wechselnd große interstitielle und intravaskuläre hydrostatische Druck, der onkotische Druck des Blutes und der interstitiellen Flüssigkeit sowie der Druck und die Oberflächenspannung in den Alveolen. Wichtig für die Genese des Lungenödems sind auch die Permeabilität des Kapillarendothels und des Alveolarepithels sowie der passiv durch Klappen und die ventilatorische Pumpenwirkung der Atmung unterstützte Lymphabfluß.

Zwei Hauptformen des Lungenödems werden pathophysiologisch unterschieden: *Transsudationsödem* mit erhöhtem mikrovaskulärem Druck und *Permeabilitätsödem* mit meist normalem mikrovaskulärem Druck. Chemisch ist dabei der Eiweißgehalt der Ödemflüssigkeit beim Transsudationsödem gegenüber jenem des Plasmas gering (typischerweise weniger als 50%), beim Permeabilitätsödem jedoch hoch (fast gleich hohe Werte wie im Plasma). Vereinfacht gesagt, ist beim Transsudationsödem das Lungenparenchym primär gesund, beim Permeabilitätsödem entsteht der primäre Schaden in der Lunge. Bestimmte klinische Krankheitsbilder lassen sich einem der beiden Typen zuordnen, bei anderen sind mit wechselndem Anteil beide Mechanismen beteiligt.

Das «*adult respiratory distress syndrome*» *(ARDS)* ist ein auf einer akuten Schädigung der alveolokapillären Membranen basierendes Syndrom, das bei normalem mikrovaskulärem (d. h. bei normalem pulmonal-arteriellem Wedge-Druck) rasch progredient ist und durch schwere Dyspnoe und therapieresistente Hypoxämie sowie eingeschränkte Compliance gekennzeichnet ist.

Radiologisch können das Transsudations- und das Permeabilitätsödem differenziert werden (**Tab. 2-5**). Basiert das Lungenödem auf einer *Transsudation renaler Genese* oder einer *Hyperhydration,* so erweitern sich die systemischen Venen und das Herz gleichzeitig mit den Lungengefäßen, die weitgehend unabhängig von der Schwerkraft kaliberstark sichtbar werden. Auch beim *kardialen* Ödem sind die empfindlichsten Zeichen am kardiovaskulären System zu erkennen (**Abb. 2-68**): die systemischen Venen sind nur bei Rechtsherzinsuffizienz, das Herz in der Regel nur bei länger dauernder Erkrankung wesentlich dilatiert; schon bei einem Druck von über 14 mm Hg kommt es zu einer Umverteilung der Lungendurchblutung, so daß die Lungengefäße kranial annähernd doppelt so breit sind wie basal. Übersteigt der mikrovaskuläre Druck 18 mm Hg, so beginnt die Transsudation ins Interstitium. Erst bei Erhöhung des Druckes auf rund 24 mm Hg, d. h. bei Versagen des interstitiellen Puffers und Dekompensation des Abflusses über das Lymphsystem entsteht eine alveoläre Transsudation mit homogener, symmetrischer perihilärer Verteilung. Lassen sich kardialer und renaler Typ von der Verteilung her theoretisch unterscheiden, so ist dies in der Praxis oft nicht möglich. Eine asymmetrische Transsudation bildet die Ausnahme, sie kann positionsabhängig nach längerer Lagerung auf einer Seite, bei vorbestehendem einseitigem Emphysem oder fehlender Pulmonalarterie beobachtet werden.

Im Gegensatz zum Transsudationsödem sind beim *Permeabilitätsödem* die systemischen Gefäße, das Herz und die Lungengefäße meist nicht pathologisch verändert, die interstitiellen Veränderungen sind weniger deutlich zu erkennen, die azinäre Transsudation

Tab. 2-5: Radiomorphologie des Lungenödems (modif. nach Milne).

Befund	Transsudationsödem		Permeabilitätsödem
	kardial	renal/hydrat.	
Extrapulmonal			
vascular pedicle width	60% erweitert (chronisch) 40% normal	85% erweitert	meist normal
Herzgröße	meist vergrößert	vergrößert	normal
Pleuraerguß	++		(+)
Lungengefäße			
Füllung oben:unten	Umverteilung 2:1	gleichmäßig weit 2:2	normal 1:2 oder 1:1
Lungenblutvolumen	normal oder vermehrt	vermehrt	normal
Interstitium			
Bronchialwandverdickung Wandunschärfe von Bronchien und Gefäßen	++		(+)
Kerley-Linien (= Interlobulärseptenverdickung)	+		–
Azini			
Pneumobronchogramm	(+)		++
Ödemverteilung	symmetrisch, homogen 90% abhängig, perihilär	80% zentral, medial	asymmetrisch, fleckförmig 40% peripher
Sinus phrenicocostalis	+	–, (+)	(–)

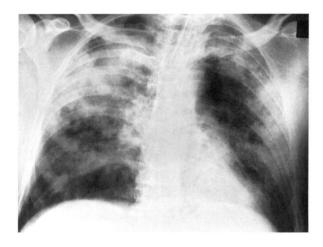

Abb. 2-69: Permeabilitätsödem. Kapillarschaden infolge Inhalation von Nitrose-Gasen bei Sturz in eine Jauchegrube. Typische periphere Verteilung fleckförmiger Konsolidationen.

steht von Anfang an im Vordergrund. Die azinären Herde sind zumindest anfänglich asymmetrisch und fleckförmig verteilt, oft bevorzugt peripher (**Abb. 2-69**). Das ARDS, ein wichtiger Vertreter des Permeabilitätsödems, ist gekennzeichnet durch radiologisch erst etwa 12 Stunden nach Beginn der klinischen Ateminsuffizienz auftretende fleckförmige Transparenzminderungen, die nach 24 bis 48 Stunden oft zu ausgedehnten Ödemarealen konfluieren.

Im Ablauf kann sich das Transsudationsödem unter Therapie bedeutend rascher (Stunden bis Tage) zurückbilden als das Permeabilitätsödem (Tage bis Wochen).

Erkrankungen der oberen Luftwege

Die oberen Luftwege bestehen aus Nase, Pharynx, Larynx und Trachea bis zur Tracheabifurkation. Radiologisch spielen vor allem diejenigen Erkrankungen eine Rolle, die mit einer Obstruktion verbunden sind. Dabei gilt es zwischen akuten und chronischen sowie zwischen statischen (unabhängig vom Atemzyklus gleichbleibenden) und dynamischen Obstruktionen zu unterscheiden. Klinisch kann ein inspiratorischer Stridor bestehen, nicht selten wird allerdings eine Obstruktion der oberen Luftwege über längere Zeit als Asthma oder chronische Bronchitis verkannt. Bei *statischer* Obstruktion ist in der Fluß-Volumen-Kurve vor allem im ersten anstrengungsabhängigen Teil des Exspiriums eine Flußreduktion deutlich. *Dynamische* Obstruktionen sind bei extrathorakaler Ursache vor allem inspiratorisch, bei intrathorakaler Lokalisation eher exspiratorisch wirksam. Die systematische Analyse der radiologischen Untersuchung läßt organische Ursachen, die bei oberflächlicher Analyse verpaßt werden, meistens nachweisen. Ein normales bis kleines Lungenvolumen bei weiten Luftwegen proximal der Stenose ist ein typischer Befund. Dynamische Obstruktionen sind unter Durchleuchtung nachzuweisen. Die Computertomographie stellt den Zustand der Luftwege morphologisch und dynamisch dar.

Akute Obstruktionen der oberen Luftwege sind vor allem durch Infekte, das angioneurotische Ödem im Rahmen einer Allergie, Blutungen in den angrenzenden Weichteilen sowie intraluminale Fremdkörper oder einen falsch positionierten Trachealtubus bedingt. *Chronische Obstruktionen* werden auf Höhe des Pharynx durch Hypertrophie des lymphatischen Gewebes sowie Schlaf-Apnoe-Syndrom, auf Höhe des Larynx durch die Stimmbandlähmung hervorgerufen. Im Bereich der Trachea sind Stenosen nach Intubation oder Tracheostomie, Neoplasien, eine Kompression von außen (durch Struma, sklerosierende Mediastinitis) und die rezidivierende Polychondritis ätiologisch zu unterscheiden. Bei obstruktiven Erkrankungen der unteren Luftwege sind Säbelscheidentrachea, ferner seltene Affektionen wie Tracheobronchomegalie, Tracheobronchopathia osteochondroplastica, Amyloidose und die dynamisch wirksame Tracheomalazie mit exspiratorischem Kollaps der intrathorakalen Trachea in Betracht zu ziehen.

Erkrankungen der unteren Luftwege

Das *Emphysem* wird definiert als Lungenerkrankung mit konstant erweiterten Lufträumen distal des terminalen Bronchiolus infolge Destruktion von Alveolarwänden ohne bedeutende Fibrose.

Unter dem Begriff *chronisch obstruktive Lungenerkrankung* (COPD = chronic obstructive pulmonary disease) werden diejenigen Krankheiten zusammengefaßt, bei denen über mehrere Monate hinweg ein reduzierter exspiratorischer Fluß (z.B. in Form des

forcierten exspiratorischen Erstsekundenvolumens, FEV1) nachgewiesen werden kann. Ätiologisch sind sie durch ein Emphysem, eine periphere Luftwegsaffektion und/oder eine chronische Bronchitis bedingt. Die COPD unterscheidet sich dementsprechend durch die protrahierte Dauer der Obstruktion vom anfallsweisen Asthma bronchiale.

Asthma bronchiale

Das Asthma bronchiale ist gekennzeichnet durch episodische Dyspnoe auf der Basis einer anfallsweisen diffusen peripheren Luftwegsobstruktion, beispielsweise als Folge einer allergischen Hyperreaktivität der peripheren Luftwege. Zumindest initial ist das Asthma vollständig reversibel. Die Thorax-Röntgenaufnahme im Intervall zwischen den Anfällen zeigt keinen pathologischen Befund. Da auch im Anfall lediglich eine Lungenüberblähung nachzuweisen ist **(Abb. 2-70)** und nur in etwa 10% der Fälle therapeutische Konsequenzen entstehen, wird im unkomplizierten Asthmaanfall in der Regel keine radiologische Abklärung durchgeführt. Die Indikation zur Thorax-Röntgenauf-

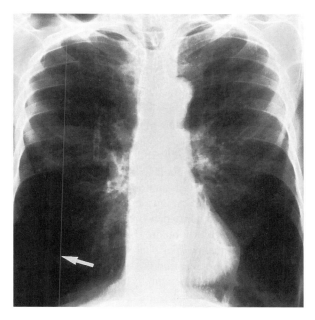

Abb. 2-70: Lungenvolumenvermehrung bei akutem Asthmaanfall. Statt des ventralen Endes der 5. bis 6. Rippe steht dasjenige der 7. (Pfeil) oder gar 8. Rippe oberhalb des rechten Zwerchfells. Zwerchfelle sind abgeflacht. Zuverlässige Kriterien der Lungenvolumenvermehrung sind Zwerchfelltiefstand (Vergleich mit anterioren Rippenenden bzw. absolute Distanz zwischen Tuberkulum der 1. Rippe und Zwerchfell) und Zwerchfellabflachung (Abnahme der Konvexitätshöhe) im Seitenbild.

nahme ist allerdings gegeben, wenn es um den Ausschluß einer anderen Ätiologie wie Tracheaobstruktion, Pneumonie geht oder der Nachweis einer Komplikation des Asthmaanfalls (Atelektase infolge intrabronchialem Schleimpfropf, interstitielles Emphysem, Pneumomediastinum, Begleitinfekt) gefragt ist. Fälle mit schwerem Asthma können nach längerer Krankheitsdauer in eine COPD übergehen. Radiologisch sind dann neben der Überblähung Verdickungen der Bronchialwand, Schleimpfröpfe oder gar Bronchiektasen nachzuweisen.

Chronische Bronchitis

Bei der chronischen Bronchitis besteht eine vermehrte Schleimsekretion mit produktivem Husten aufgrund einer Hyperreaktivität und Hyperplasie der Schleimdrüsen. Das Zigarettenrauchen spielt dabei ätiologisch eine vorrangige Rolle. Die chronische Bronchitis manifestiert sich sehr häufig als COPD. Allerdings kann auch nur eine geringe Obstruktion vorliegen, wobei dann meist keine Überblähung der Lunge vorhanden ist. Radiologisch ist eine Diagnose anfänglich kaum zu stellen. Mit der Zeit kommt es infolge Verdickung der Bronchialwände zur Ausbildung von Strukturveränderungen, die als «dirty chest» bezeichnet werden (**Abb. 2-71**).

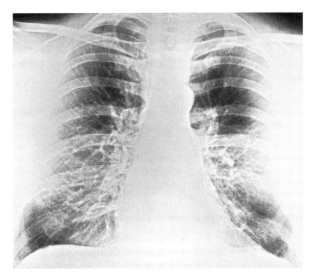

Abb. 2-71: «Dirty chest» bei chronischer Bronchitis eines Rauchers. Anamnese von 80 pack-years (während 40 Jahren täglich 2 Pakete) und chronischem Husten, bei der Lungenfunktionsprüfung Zeichen der Obstruktion (von normal 75 auf 46% der Vitalkapazität reduziertes Erstsekundenvolumen) sowie vermehrtes Residualvolumen. Verdickung der Bronchialwände, einzeln erkennbar oder zu unregelmäßiger axialer Strukturvermehrung führend mit vergröberten, geschlängelt verlaufenden und weit in die Peripherie verfolgbaren bronchovaskulären Elementen.

Emphysem

Beim Emphysem ist eine Destruktion von Alveolarwänden mit konsekutivem Verlust der elastischen Retraktionskraft der Lunge vorhanden. Funktionell resultiert daraus eine Obstruktion der kleinen Luftwege, eine Vermehrung der totalen Lungenkapazität sowie vor allem eine Überblähung mit Vermehrung der funktionellen Residualkapazität und des Residualvolumens. Pathologisch-anatomisch werden das unselektiv den ganzen Azinus betreffende panlobuläre Emphysem, das selektiv den Bronchiolus respiratorius einbeziehende zentrilobuläre Emphysem, ferner das in den pleuranahen peripheren Lungenabschnitten lokalisierte paraseptale und das angrenzend an Narben zu beobachtende Narbenemphysem (parazikatritielles Emphysem) unterschieden.

Das *panlobuläre Emphysem* kommt vor allem bei älteren Menschen beiden Geschlechts, Nichtrauchern, aber auch jüngeren mit familiärem Alpha-1-Antitrypsin-Mangel (**Abb. 2-72**) vor. Es besteht eine Prädilektion für die Unterlappen, die Lungengefäße werden früh und erheblich pathologisch verändert. Klinisch kommt es nur selten zur Superinfektion, der Hämatokrit steigt in der Regel nicht an, die Patienten werden nicht zyanotisch.

Das *zentrilobuläre Emphysem* ist häufig unregelmäßig über beide Lungen verteilt, die oberen Lungenpartien sind bevorzugt befallen. Bronchialinfekte sind häufiger, ebenso Zyanose, Hämatokritanstieg und pulmonal-arterielle Hypertonie mit Cor pulmonale. Das zentrilobuläre Emphysem ist die häufigste Form des Emphysems, es wird insbesondere bei schweren Rauchern angetroffen; damit wird die Abgrenzung gegenüber der meist gleichzeitig vorhandenen chronischen Bronchitis schwierig.

Das *paraseptale Emphysem* führt bei Progredienz zu größeren subpleuralen Emphysemblasen, die als Ursache für den auch bei jüngeren Individuen nicht seltenen Spontanpneumothorax gelten.

Das *Narbenemphysem* beschränkt sich auf die Umgebung von tuberkulösen Narben, zahlenmäßig und funktionell hat es geringe Bedeutung.

Die *Thorax-Röntgenuntersuchung* zeigt beim Emphysem um so häufiger positive Befunde, je stärker die pathologisch-anatomischen Veränderungen entwickelt sind und je schwerer die Luftwegsobstruktion funktionell ist (**Abb. 2-72**). Insgesamt sind indessen sowohl Sensitivität als auch Spezifität ungenügend, können

Abb. 2-72: Emphysem. Alpha-1-Antitrypsinmangel, eine der Ursachen des Emphysems beim jungen Erwachsenen. Vermehrung des Lungenvolumens (Kriterien siehe Abb. 2-70). Vermehrung der Gewebedestruktion und damit irreversible Schädigung des Lungenparenchyms.

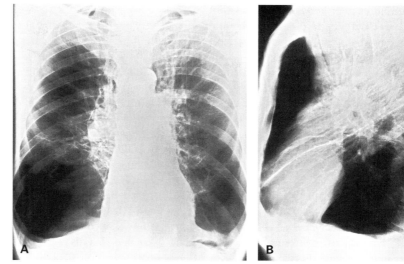

doch geringgradige Emphysemveränderungen überhaupt nicht und selbst mittelschwere bis schwere Emphysemformen nur in 20 bis 40% erfaßt werden. Das Vorliegen vermehrter broncho-vaskulärer Strukturveränderungen ist radiologisch unspezifisch, da solche sowohl bei der chronischen Bronchitis als auch beim zentrilobulären Emphysem zu finden sind. Eine Überblähung kann in der Thorax-Röntgenuntersuchung erfaßt werden, und falls nicht ein Asthma vorliegt, korreliert diese mit der pathologisch-anatomischen Diagnose eines Emphysems ebenso wie mit einer atemphysiologisch nachweisbaren Obstruktion. Für die Diagnose der Lungenüberblähung sind harte Kriterien zu verwenden, die zwar nicht sehr empfindlich sind, dafür nur ein geringes Risiko eines falsch positiven Befundes mit sich bringen **(Abb. 2-70)**: Eine signifikante Obstruktion liegt vor, wenn in der p.a.-Projektion das vordere Ende der rechten siebenten Rippe oberhalb des Zwerchfells zu erkennen ist (Sensitivität 36%, Spezifität 98%), die Distanz zwischen dem Tuberkulum der ersten Rippe und der medialen Oberfläche des rechten Zwerchfells mehr als 30 cm beträgt (Sensitivität 70%, Spezifität 95%) oder in der seitlichen Projektion die Senkrechte auf die Verbindungslinie zwischen vorderem und hinterem kostophrenischen Recessus bis zur Zwerchfellkuppe weniger als 2,6 cm mißt (aufgehobene Konvexität, Sensitivität 68%, Spezifität 95%). Die lokalisierte oder diffuse periphere Gefäßrarifizierung als Folge der Parenchymdestruktion ist ein weiterer wichtiger Befund des Lungenemphysems. Das Emphysem ist in der Regel fortgeschritten, wenn der Befund eindeutig pathologisch ist oder bereits größere Emphysembullae vorhanden sind.

Die *Computertomographie* mit hochauflösender Dünnschichttechnik demonstriert mit hoher Sensitivität die pathologischen Veränderungen des Emphysems. Durch objektive Densitometrie kann eine gute Korrelation zwischen dem Ausmaß der pathologisch-anatomischen Veränderungen und der Lungendichte gezeigt werden. Auch die visuelle Analyse von Zonen verminderter Dichte und Gefäßrarifizierung in der Computertomographie erweist sich der Thorax-Röntgenaufnahme überlegen. Die Computertomographie kann bei geringem Schweregrad des Emphysems die Lungenfunktionsuntersuchung an Sensitivität übertreffen.

Die *pulmonale Arteriographie* kann die periphere Oligämie anhand der Gefäßrarifizierung und die damit verbundene Umverteilung in nicht emphysematös veränderte Lungenanteile demonstrieren, sie ist allerdings für die Diagnostik des Emphysems nicht relevant. Gleiches gilt für die *Bronchographie,* die alterierte Bronchien und einen Kollaps unter forcierter Exspiration demonstrieren kann.

Nuklearmedizinische Untersuchungen können sowohl Perfusion als auch Ventilation als regionale funktionelle Parameter darstellen; sie sind dann wertvoll, wenn im Hinblick auf eine Operation die verbleibende Funktion des Restparenchyms beurteilt werden soll.

Seltenere Affektionen der unteren Luftwege

Das *unilaterale* oder *lobäre Emphysem* (Swyer-James- oder Macleod-Syndrom) kann einen oder mehrere Lungenlappen (auch bilateral) oder eine ganze Lunge befallen. Als Folge einer akuten Bronchiolitis obliterans kommt es zum Verschluß kleiner Luftwege, wobei das Parenchym über Kollateralen belüftet wird und Destruktion und Überdehnung, möglicherweise als Folge der Freisetzung von Elastin abbauenden Proteasen, entstehen. Ursächlich kann anamnestisch in vielen Fällen ein Luftwegsinfekt in der Kindheit (möglicherweise mit Adenoviren) nachgewiesen werden; Symptome können allerdings zum Zeitpunkt der Diagnose fehlen. Die Diagnose erfolgt deshalb meist radiologisch aufgrund des Befundes einer einseitig vermehrt transparenten Lunge. Der Hilus ist oft auch klein, das Volumen des betroffenen Lungenanteils normal oder vermindert. In jedem Falle kommt es unter Exspiration zum sogenannten «air trapping», d. h. einer Gasretention in der befallenen Lunge im Vergleich zur kontralateralen gesunden Seite. Dadurch unterscheidet sich die Affektion von einer proximalen Unterbrechung der Lungenarterie und von der Thromboembolie, pathologische Zustände, die ebenfalls zu einer einseitig «hellen» Lunge führen. Angiographie, Szintigraphie, Bronchographie oder Computertomographie erbringen die Diagnose.

Bronchiektasen sind irreversible Erweiterungen des Bronchialbaums; sie unterscheiden sich von der chronischen Bronchitis dadurch, daß die Ektasie lokalisiert und stärker ausgeprägt ist im Vergleich zur generellen geringgradigen Erweiterung bei der chronischen Bronchitis. In rund 50% ist die Affekion bilateral lokalisiert mit starker Bevorzugung der basalen Segmente der Unterlappen. Pathogenetisch ist stets eine Infektion von Bedeutung, aufgepfropft auf kongenitale strukturelle Defekte (zystische Fibrose, Kartagener-Syndrom, etc.), im Rahmen einer kongenitalen oder erworbenen Abwehrschwäche oder als Komplikation verschiedener primärer Lungenerkrankun-

gen. Morphologisch werden zylindrische (tubuläre Erweiterung regelmäßig), variköse (unregelmäßige bullöse Erweiterungen mit Einziehungen) und zystische (sakkuläre) Bronchiektasen unterschieden. Die Zahl der Bronchialaufzweigungen vom Hauptbronchus aus ist dabei bei zylindrischen Formen am größten, bei zystischen am kleinsten. Radiologisch können Veränderungen auf der Thorax-Röntgenaufnahme gelegentlich fehlen. Typisch sind umschrieben segmentär verdickte und unscharf begrenzte bronchovaskuläre Strukturen, bedingt durch peribronchiale Fibrose und Sekretretention. Der Volumenverlust des befallenen Lungenabschnitts führt zu einem geringeren Abstand zwischen den Bronchien bzw. Gefäßen. Längs getroffene Bronchien mit verdickten Wänden können sich als sogenannte «tramlines», d. h. als zwei parallele Linien ähnlich einem Bahngleis, darstellen. Größere zystische Bronchiektasen können bis 2 cm Durchmesser erreichen und Gas-Flüssigkeit-Niveaus aufweisen. Kompensatorisch ist die angrenzende gesunde Lunge überbläht. Der definitive Nachweis von Bronchiektasen erfolgt mit hoher Sensitivität mittels Computertomographie **(Abb. 2-73)**. Therapeutische Konsequenzen ergeben sich nicht nur aus dem Nachweis, sondern vor allem aus der Lokalisation der Ausdehnung der Bronchiektasen. Eine chirurgische Sanierung kommt in der Regel nur bei streng unilobärer Manifestation in Betracht. Die Bronchographie durch Instillation von Kontrastmittel in das Bronchialsystem kommt heute nicht mehr zur Anwendung.

Beim *Kartagener-Syndrom* handelt es sich um eine Anomalie mit Situs inversus, verbunden mit einer Sinusitis der Nasennebenhöhlen sowie Bronchiektasen und weiteren Abnormitäten. Die Krankheit wird

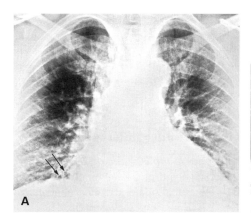

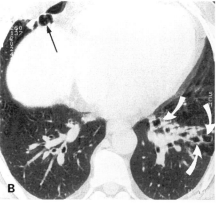

Abb. 2-73: Bronchiektasen bei chronischem Lungeninfekt. **(A)** Thorax-Untersuchung bei adipösem Patienten mit knapper Inspiration; supradiaphragmal rechts zwei rundliche Transparenzvermehrungen angedeutet erkennbar (Pfeile). **(B)** Computertomographie bestätigt zystische Bronchiektasen im Mittellappen und auch ähnlich erweiterte Bronchiallumina mit angrenzender Bindegewebsvermehrung im linken Unterlappen, vor allem im antero-basalen Segment (gebogene Pfeile).

familiär vererbt und gehört zum Formenkreis der gestörten ziliären Motilität.

Bei der *akuten Bronchiolitis* führt ein Infekt zu Metaplasie, vermehrter Schleimproduktion in Becherzellen und einem Ödem, das zu Obstruktion, Peribronchiolitis und kleinsten Atelektasen führt. Die Affektion befällt am häufigsten Kinder unter 3 Jahren, gelegentlich auch Erwachsene, insbesondere Asthmatiker. Radiologisch besteht eine generelle schwere Überblähung; fakultativ können weitverteilt feine noduläre bis miliare Transparenzminderungen und eine Vermehrung der Lungenstruktur zu erkennen sein, letzteres vor allem in den basalen Lungenabschnitten. Die Prognose dieser Krankheit ist in der Regel gut.

Bei der *Bronchiolitis obliterans* handelt es sich um einen Zustand bei Infekt der unteren Luftwege mit Verschluß von Bronchiolen durch Exsudat und Granulationsgewebe. Radiologisch können unterschiedliche Befunde vorliegen: sowohl noduläre oder azinäre Strukturalterationen als auch Zeichen der Überblähung. Die Bronchiolitis obliterans ist die wichtigste Abstoßungsreaktion nach Lungentransplantation.

Eine besondere Form der Atelektase ist die bei alveolärer Hypoventilation recht häufige *Plattenatelektase,* die sich als lineare Transparenzminderung manifestiert und manchmal nur bei Rückbildung von einer Narbe oder allenfalls Kerley-B-Linien zu unterscheiden ist. Die Ursachen für die alveoläre Hypoventilation sind vielfältig, so etwa Pleuraschmerz bei Lungenembolie, Schmerz im Anschluß an einen operativen Eingriff oder eine durch Adipositas bzw. Medikamente bedingte Atemdepression.

Beim *Mittellappensyndrom* handelt es sich um eine Kombination von Volumenminderung und Entzündung. Obwohl bei der Diagnose der Lappenbronchus meist offen ist, kann eine Einengung (z. B. durch Fremdkörper, Entzündung der Wand oder Kompression durch vergrößerte angrenzende Lymphknoten) meist nachgewiesen werden. Die Tatsache, daß es sich beim Mittellappen um das kleinste, vollständig von einer Pleuraoberfläche umgebene und damit von einer kollateralen Belüftung ausgeschlossene Lungenvolumen handelt, erklärt den bevorzugten Befall des Mittellappens.

Die kongenitale *zystische Fibrose,* mit vielfältigen, insbesondere neuralen mukoziliären Alterationen und Veränderungen der Sekretion führt infolge Obstruktion der mittelgroßen und kleinen Luftwege zu einer Überblähung, wobei radiologisch eine vermehrte lineare Strukturveränderung infolge Verdickung der Bronchialwand vorliegt. Atelektasen entstehen am häufigsten im rechten Oberlappen. Rezidivierende

lokale Pneumonien, Bronchiektasen und Abszesse sind bekannte Komplikationen. Schleimpfröpfe in den Bronchien («mucoid impaction») führen zu nodulären bis fingerförmigen Herden im Bereiche von Teilungsstellen der Bronchien.

Bei der *familiären Dysautonomie* (Riley-Day-Syndrom) entstehen infolge tracheobronchialer Hypersekretionen diffuse interstitielle Veränderungen mit fleckförmigen Bereichen von entzündlicher Infiltration, Atelektasen und Emphysem. Dabei ist pathophysiologisch oft eine Störung des oberen Ösophagussphinkters mit Aspiration entscheidend.

Tracheoösophageale und bronchoösophageale *Fisteln* sind kongenital oder erworben, letzteres vor allem bei mediastinalen malignen Neoplasien ausgehend von Ösophagus, Trachea, Bronchus. Seltener ist die infektiöse oder traumatische Genese. Klinik und radiologische Befunde richten sich nach dem Ausmaß der Aspiration, die beim aufrechten Patienten mehr in den rechten als in den linken Unterlappen zu lokalisieren ist. Die Darstellung der Fistel erfolgt mittels Kontrastmitteluntersuchung des Ösophagus mit wasserlöslichem Kontrastmittel.

Neoplasien

«Gutartige» Neoplasien

Die benignen Neoplasien betreffen quantitativ weniger als 10% aller Neoplasien der Lunge. Histologisch benigne Tumoren verhalten sich klinisch oft semimaligne, indem sie lokal rezidivieren, oder maligne, indem sie metastasieren. **Tab. 2-6** zeigt die wichtigsten sogenannt benignen Lungentumoren, die sich vom primären Bronchialkarzinom vor allem durch eine andere Geschlechts- und Altersverteilung und nur im Ausnahmefall durch eine andere Radiomorphologie unterscheiden. Der radiologische Befund entspricht bei peripherem Wachstum meist einem Rundherd (**Abb. 2-74**), bei zentralem Wachstum den Folgeerscheinungen der Bronchialobstruktion, d. h. einer Atelektase oder einer poststenotischen Pneumonie.

Adenome sind am häufigsten, sie sind als maligne Neoplasien mit zwar geringem Malignitätsgrad zu betrachten. Histologisch handelt es sich in 90% um Karzinoide, die evtl. ACTH produzieren und ein Cushing-Syndrom hervorrufen können. Etwa 10% der Adenome sind mit den Speicheldrüsen verwandt, insbesondere das adenoidzystische Karzinom, das mukoepidermoide und das pleomorphe Adenom.

Tab. 2-6: »Benigne« Lungentumoren (* = oft maligne).

Tumor	Geschlecht	Altersmaximum	Lokalisation	Radiologische Befunde
Adenom*	f, (m)	90% unter 50 J	80% Haupt- bis Segment-bronchien (submukös)	schon ab 5 mm Größe: Bronchialobstruktion mit Atelektase (fehlt bei kollateraler Ventilation) oder poststenotischer Pneumonie, evtl. sogar Ausbildung von Bronchiektasen oder Abszessen (klinisch: »Asthma« über Jahre)
			20% peripher	solitärer Rundherd oder (15%) negativer Befund
Hamartom	m	6. Dekade	peripher	scharfbegrenzter Rundherd bis 4 cm Größe, 25% verkalkt (Popcorn)
Papillom		Kind	v.a. Larynx, seltener tiefer	Folgen der Bronchialobstruktion (Atelektase, Pneumonie, Zerfall, Bronchiektasen)
Leiomyom*	w, (m)	über 40 J	peripher (zentral)	solitärer Rundherd 0,5–4 cm, (poststenotische Veränderungen)
Multiple Leiomyome	nur f		in der Regel peripher	Rundherde (= Metastasen gut differenzierter Uterus-Leiomyosarkome)
Lipom	m	5. Dekade	tracheobronchial oder pleural	poststenotisch oder solitärer Rundherd
Hämangiom	w	4.–5. Dekade	in der Regel peripher sub-pleural	solitäre/multiple Rundherde etwa 3 cm
Hämangioperi-zytom*		Erwachsene	zentral	scharf begrenzte riesige Rundherde (bis 14 cm)

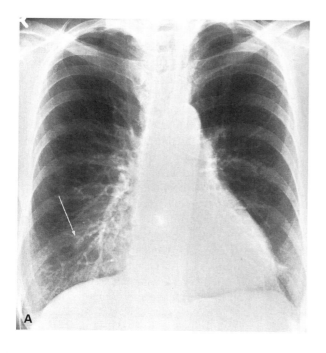

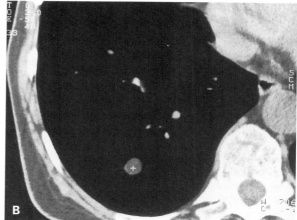

Abb. 2-74: Hamartom der Lunge. **(A)** Thorax d. v., wenig dichter Rundherd rechts basal (Pfeil). **(B)** Mittels CT wird das Fettgewebe durch negative Dichte von -80 HU spezifisch nachgewiesen.

Bronchialkarzinom

Das Bronchialkarzinom ist der am weitaus häufigsten vorkommende Lungentumor; er weist einen Altersgipfel in der 5. und 6. Dekade auf. Statistisch unbestritten ist der Einfluß des Zigarettenrauchens auf die Häufigkeit des Bronchialkarzinoms. Neben dem Rauchen stellen eine Asbest-, Uran-, Arsen-, oder Strahlenexposition der Lunge weitere Risikofaktoren dar, wobei die Kombination mehrerer Substanzen schwerer wiegt. Histologisch werden die *kleinzelligen* undifferenzierten Karzinome (small-cell lung cancer, SCLC, etwa 27%) von den übrigen Typen unterschieden, da sie sich biologisch bei der Diagnose meist als generalisierte Erkrankungen erweisen; deshalb spielt die Stadieneinteilung für die Wahl der Therapie nur eine beschränkte Rolle. Unter den übrigen, *nicht-kleinzelligen* Karzinomen (non-small-cell lung cancer, NSCLC, etwa 73%) sind Plattenepithelkarzinom, Adenokarzinom, großzelliges Karzinom und Alveolarzellkarzinom (Carcinoma alveolo-bronchiolare) die wichtigsten.

Die Aufgabe der bildgebenden Diagnostik beim Bronchialkarzinom ist dreifach: primär *Tumordetektion,* sekundär *Stadieneinteilung* mit dem Zweck der Wahl der individuell besten Therapie und tertiär unter sowie nach der Behandlung Beurteilung des *Behandlungserfolges,* Erfassung von Therapiekomplikationen und neuer Tumormanifestationen bzw. Zweittumoren.

Die Veränderungen in der *Thorax-Röntgenaufnahme* sind beim Bronchialkarzinom weniger von der Histologie als von der Lokalisation des Neoplasmas abhängig. Wächst dieses *peripher* (**Abb. 2-75**), so kommt es als rundliche Raumforderung zur Darstellung. Da nur rund 40% aller solitären Rundherde durch ein malignes Neoplasma hervorgerufen werden und selbst unter diesen rund ein Viertel metastasenbedingt ist, ist das Vorliegen eines solitären Rundherdes wenig spezifisch. Dabei gibt es nur wenige morphologische Kriterien, um die Spezifität zu verbessern. Unveränderte Morphologie über zwei Jahre oder eine zentrale Verkalkung sind relativ harte Kriterien der Benignität. Unregelmäßige äußere Begrenzung oder Zerfall mit dicker, innen unregelmäßiger Wand sind Hinweise auf eine maligne Genese; periphere Verkalkungen kommen auch am Rande eines Karzinoms vor, meist in Zusammenhang mit einem vorbestehenden tuberkulösen Granulom.

Die Sensitivität der Thorax-Röntgenaufnahme für das periphere, mindestens 5 mm große Bronchialkarzinom beträgt über 90%. Demgegenüber ist die Sensitivität beim *zentral* wachsenden Bronchialkarzinom deutlich geringer. Dies ist in erster Linie auf

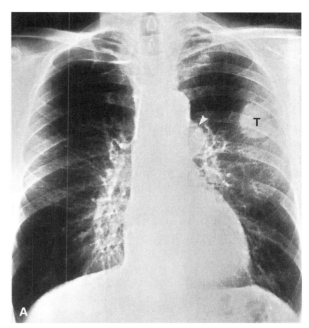

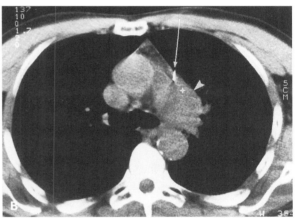

Abb. 2-75: Peripheres nicht-kleinzelliges Bronchialkarzinom. Wenig differenziertes, mittelgroßzelliges Karzinom des linken Oberlappens. (**A**) Primärtumor (T) auf der Thorax-Übersichtsaufnahme als rundliche, unscharf begrenzte Raumforderung. Metastatisch bedingte Lymphknotenvergrößerung im Bereich des linken Hilus und des Spatium aortopulmonale (N2) mit Vergrößerung des Pulmonalissegmentes mit partieller Auffüllung des Spatium aortopulmonale (Pfeilspitze). (**B**) Computertomographie mit Massenläsion, die ohne Gabe von Kontrastmitel nicht von der linken Arteria pulmonalis abzugrenzen ist. Zytologische Sicherung mediastinal unter CT-Kontrolle (Pfeil), pulmonal unter Durchleuchtungskontrolle. Die Operation bestätigte die computertomographische Vermutung einer Infiltration von der Lymphknotenmetastase aus in die Umgebung und damit die Inoperabilität.

die Überlagerung durch vaskuläre Strukturen zurückzuführen, die eine erhebliche Normvariation im Hilusbereich aufweisen und kleine Raumforderungen schlecht erkennen lassen. Die radiologischen Veränderungen werden deshalb beim zentral wachsenden Neoplasma meist zuerst durch die Bronchialobstruktion hervorgerufen, mit entsprechender Atelektase bzw. poststenotischer Pneumonie in einem Lappen, Segment oder sogar subsegmentär. Ein Pneumonierezidiv in identischer Lokalisation beim chronischen Raucher verlangt den bronchoskopischen Ausschluß einer zentralen Bronchialobstruktion (**s. Abb. 2-50**). Die Sputumzytologie ist bei zentraler Lokalisation des Bronchialkarzinoms in einem deutlich höheren Prozentsatz positiv als bei peripherer Tumorlokalisation. Wegen der gleichzeitigen Biopsiemöglichkeit ist die Bronchoskopie beim zentralen Bronchialkarzinom unerläßlich, solange eine kurative Behandlung in Frage kommt.

Beim *nicht-kleinzelligen Bronchialkarzinom* (NSCLC) liefert die klinische *Stadieneinteilung* wichtige prognostische Informationen und entscheidet über die zu wählende Therapie (**Tab. 2-7**). Da auch heute noch die Operation im Gesunden die einzige Behandlung des Bronchialkarzinoms ist, die in einem akzeptablen Prozentsatz eine Heilung verspricht, kommt der Stadieneinteilung eine entscheidende Bedeutung zu. In den Stadien I–IIIA wird, solange der Patient von der Lungenfunktion und vom Allgemeinzustand her operabel ist, die chirurgische Behandlung in kurativer Absicht durchgeführt. Bei den Stadien IIIB und IV würde es bei einem Operationsversuch in den meisten Fällen bei einer Probethorakotomie bleiben, einem Eingriff, der den Patienten für den verbleibenden Rest des Lebens erheblich belasten und seine Überlebenschancen nicht verbessern würde. Palliative Radio-, Chemo- und/oder Lasertherapie können hier primär oder allein zum Einsatz kommen. Radiologische Verfahren, insbesondere die Computertomographie spielen heute eine wichtige Rolle bei der klinischen Stadieneinteilung. Dabei sind die Ausdehnung des Primärtumors (T), der metastatische Befall von Lymphknoten (N) und Fernmetastasen (M) zu beurteilen. Beim klinischen Stadium I beträgt die Fünfjahresüberlebensrate etwa 50%, beim Stadium II knapp über

Tab. 2-7: TNM-Klassifikation und klinische Stadien beim nicht-kleinzelligen Bronchuskarzinom (vereinfacht n. Mountain).

Primärtumor (T)	Lymphknotenmetastasen (N)
(TX, T0, TIS)	N0 – negativ
T1 – maximal 3 cm	N1 – peribronchiale Lymphknoten (LK)
– innerhalb Pleura viszeralis	– homolaterale hiläre LK
– zentral bis maximal Lobärbronchus	– direkte hiläre Ausdehnung des T
T2 – > 3 cm, minimal 2 cm von Karina	N2 – homolaterale mediastinale LK
– Invasion der Pleura viszeralis	– subkarinäre LK
– Atelektase/Pneumonitis bis Hilus	N3 – kontralaterale hiläre LK
– (< ganze Lunge)	– kontralaterale mediastinale LK
T3 – direkte lokalisierte Invasion von: Thoraxwand,	– supraklavikuläre/Skalenus-LK
Zwerchfell, mediastinaler Pleura oder parietalem	
Perikard	
– Hauptbronchus < 2 cm von Karina	**Fernmetastasen (M)**
– Atelektase/Pneumonitis ganze Lunge	
T4 – Invasion des Mediastinums:	M0 – negativ
Herz, große Gefäße, Trachea, Karina, Oesophagus,	M1 – positiv
Wirbelkörper	

Klinische Stadien

I	– T1–2	N0	M0	
II	– T1–2	N1	M0	
IIIa	– T3	N0–1	M0	Kandidaten für kurative Operation
	– T1–3	N2	M0	
IIIb	– T1–4	N3	M0	
	– T4	N0–3	M0	i.R. Radio-, Laser-, Chemotherapie
IV	– T1–4	N0–3	M1	

30%, beim Stadium IIIA etwa 13% und bei den Stadien IIIB und IV weniger als 5%.

Primärtumorausdehnung (T): Die peripheren Stadien T1 und T2 können in der Regel mittels Thorax-Röntgenaufnahme erfaßt werden. Zur Beurteilung der direkten lokalisierten Invasion der Umgebung (T3) oder des Mediastinums (T4) wird ein Schnittbildverfahren eingesetzt (**Abb. 2-76**). Bei insgesamt vergleichbarer diagnostischer Aussagekraft wird die Computertomographie der Magnetresonanztomographie vorgezogen. Die Diagnose der Thoraxwandinfiltration sollte dabei nur bei klar erkennbarer Knochendestruktion oder Infiltration in den Interkostalraum hinein gestellt werden. Eine massive Infiltration des Mediastinum in der Computertomographie korreliert oft mit klinischen Zeichen der Inoperabilität, ein fragliches Stadium T4 bedarf einer bioptischen Verifikation.

Lymphknotenbefall (N): Hat die lymphogene Metastasierung in den Lungenhilus (N1) bereits prognostische, so hat jene ins Mediastinum auch therapeutische Konsequenzen. Vor allem beim Plattenepithelkarzinom wird bei homolateralem mediastinalem Lymphknotenbefall eine radikale Lymphadenektomie durchgeführt. Eine perinodale Infiltration der Lymphknotenmetastase in die Umgebung und vor allem eine Lymphknotenmetastasierung auf die Gegenseite des Mediastinums (kontralateral = N3) bedeutet eine schlechte Prognose und in den meisten Fällen die Inoperabilität. Computertomographisch kann der pathologisch veränderte Lymphknoten nur anhand der Vergrößerung erkannt werden (**Abb. 2-75**). Wenn bei der Computertomographie mehrheitlich die Normgrenze bei 10 mm angesetzt wird, werden mindestens 10% der pathologischen Knoten, die sogenannten Mikrometastasen verpaßt. Auch die Spezifität erreicht nur etwa 70%, d.h. rund ein Drittel der über 1 cm vergrößerten Lymphknoten erweisen sich bei der histologischen Untersuchung als entzündlich verändert, insbesondere bei infizierten Plattenepithelkarzinomen. Trotz dieser deutlich eingeschränkten Präzision der Computertomographie bezüglich des pathologisch-anatomischen Stadiums ist die diagnostische Aussage der Methode wertvoll. Fehlen in der Computertomographie vergrößerte mediastinale Lymphknoten, so kann betreffend der Lymphknotenmetastasierung ohne weitere Abklärung eine Thorakotomie durchgeführt werden, bei der allenfalls befallene, nicht vergrößerte homolaterale Lymphknoten mit intakten Heilungschancen entfernt werden können. Bei computertomographisch vergrößerten Lymphknoten ist deren Lokalisation von großer Bedeutung. Die American Thoracic Society hat die zehn wichtigsten Lymphknotenstationen so numeriert, daß sie sowohl vom Radio-

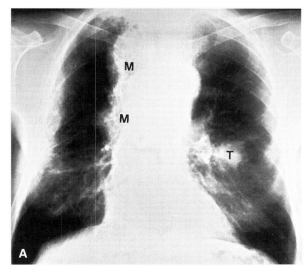

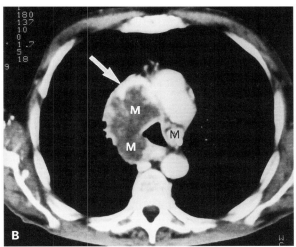

Abb. 2-76: Bronchuskarzinom, Stadium T4N3. Thoraxaufnahme (**A**) und CT (**B**) bei großem, zentral nekrotischem Tumor der linken Lunge (T) mit massiver, auch kontralateraler mediastinaler Lymphknoten-Metastasierung (M) und Kompression der Vena cava superior (Pfeil), klinisch obere Einflußstauung. Als Nebenbefund Rippenserienfraktur rechts.

logen als auch vom Chirurgen klar identifiziert werden können. Je nach Lokalisation der vergrößerten
Lymphknoten wird vorgängig einer Thorakotomie die
bedeutend weniger belastende Mediastinoskopie, die
perkutane Nadelbiopsie (**Abb. 2-75 B**) oder bei aorto-
pulmonalen und im vorderen Mediastinum lokalisierten verdächtigen Lymphknoten die anteriore Mediasti-
notomie zur Biopsie durchgeführt. Bei gesichertem
Stadium N3 kann dem Patienten damit die große belastende Operation erspart werden.

Fernmetastasen (M): Beim nicht-kleinzelligen
Bronchialkarzinom werden Lebermetastasen computertomographisch gesucht; auch sollen nicht nur weitere Lungenrundherde, sondern auch Nebennieren-
metastasen miterfaßt werden. Dabei gilt es selbst bei
nachgewiesener adrenaler Raumforderung zwischen
einem nicht aktiven Adenom und einer Metastase zu
unterscheiden. Zum Nachweis von Skelettmetastasen
ist die Szintigraphie eine hochempfindliche, allerdings
wenig spezifische Suchmethode. Die Abklärung von
Hirnmetastasen erfolgt computertomographisch oder
kernspintomographisch, wenn klinische oder neurologische Symptome vorhanden sind.

Das *kleinzellige Bronchialkarzinom* (SCLC) ist meist
schon bei der Diagnosestellung mediastinal und/oder
hämatogen disseminiert. Man unterscheidet ein auf
den Hemithorax (inklusive kontralaterale mediastinale
und supraklavikuläre Lymphknoten) beschränktes Stadium («limited disease») von einem den Hemithorax
überschreitenden oder mit einem malignen Pleuraerguß, Perikarderguß oder einer oberen Einflußstauung
verbundenen Befall («extensive disease»). Bildgebende Verfahren spielen eine geringere Rolle, liefern
aber trotzdem meist für Planung und Verlaufskontrolle
der Therapie wichtige Informationen.

Verlaufskontrolle unter und nach Therapie: Die
Thorax-Röntgenaufnahme ist bei operativer und nicht
operativer Therapie das bildgebende Basisverfahren.
Postoperativ geht es um die Beurteilung der Entfaltung der Restlunge, der Rückbildung des Pneumothorax und des Pleuraergusses sowie der Suffizienz
des Bronchialstumpfs. Bei nicht operativer Therapie
wird die Tumormasse anhand von reproduzierbaren,
quantitativen Parametern verfolgt. Folgen der Strahlentherapie sind nach 6 Wochen bis 6 Monaten bei
einer Dosis von mehr als 2000 cGy im bestrahlten
Volumen in Form einer Pneumonitis und später
Fibrose zu erwarten (**Abb. 2-77**). Typisch ist die
scharfe Begrenzung entsprechend dem Bestrahlungs-
feld und das Fehlen einer expansiven Massenläsion.
Auch die Chemotherapie, insbesondere jene mit
Bleomycin (s. S. 157), und deren Kombination mit

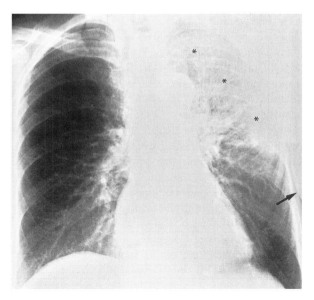

Abb. 2-77: Strahlenpneumonitis. Status nach Ablatio links
wegen Mamma-Ca und Status nach loko-regionärer
Bestrahlung. Postoperative Transparenzseitendifferenz des
basalen Thorax nach Ablatio. Ödem des linken Armes
(Pfeil), sich streng auf das Bestrahlungsvolumen beschränkende pulmonale Transparenzminderung der linken Lunge.
In diesem subakuten Stadium partiell konfluierende, daneben aber auch nicht konfluierende interstitielle Veränderungen (Sterne).

der Strahlentherapie, kann zu radiologisch erkennbaren meist interstitiellen Lungenveränderungen führen.

Sowohl durch das Neoplasma selbst als auch durch
die Therapie werden die normalen Abwehrmechanismen beeinträchtigt. Damit sind *pulmonale Infekte*
gehäuft zu erwarten. Die diagnostische Schwierigkeit
liegt in dieser Situation weniger im Nachweis einer
bestehenden Pathologie als in der korrekten Unterscheidung von iatrogenen Veränderungen, Infekt und
Neoplasie. Letztere kann mittels Computertomographie mit Biopsie gesichert werden. Die Behandlungs-
möglichkeiten beim rezidivierenden Bronchialkarzinom sind meist nur noch palliativ. Trotzdem ist eine
systematische Analyse der Thorax-Röntgenaufnahmen im Verlauf mit Vergleich zum Ausgangsbefund
kurz nach Operation von Bedeutung, da nur so intrathorakale Rezidive frühzeitig erkannt werden können
(**Abb. 2-78**). Das Tumorrezidiv ist etwa gleich häufig
lokal, regionär und durch Fernmetastasierung zu
erwarten. Dabei gilt es auch zu beachten, daß multiple
Bronchialkarzinome nicht selten simultan und bei entsprechender Beobachtungsdauer in bis zu 30% konsekutiv zu erwarten sind.

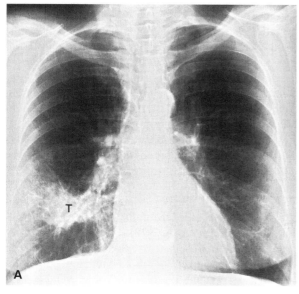

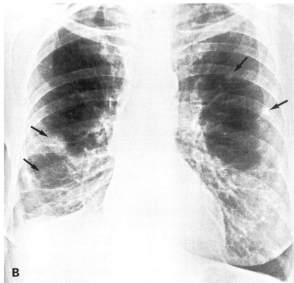

Abb. 2-78: Bronchuskarzinom-Rezidiv. **(A)** Nicht-kleinzelliges Bronchuskarzinom (T). **(B)** Zwei Jahre nach Unterlappenlobektomie rechts multiple bilaterale pulmonale Rundherde (Pfeile). Neben den postoperativen Veränderungen (Status nach Teilresektion der 5. Rippe rechts und Pleuraschwarte) im Verlauf leichte Hilusgrößenzunahme und nur leichte Mediastinalverbreiterung. Computertomographisch multiple Lymphknotenvergrößerungen hilär und mediastinal, bronchoskopisch Tumorrezidiv in beiden Hauptbronchien, klinisch zu diesem Zeitpunkt Schluckbeschwerden und eine Rekurrensparese.

Malignes Lymphom der Lunge

Beim *Morbus Hodgkin* ist die Ausbreitung in erster Linie an eine befallene Lymphknotenstation angrenzende weitere lymphatische Organe oder extralymphatisches Gewebe gebunden. Ein primärer Befall der Lunge bei Morbus Hodgkin ist eher selten, obwohl im Verlauf der Krankheit rund 90% aller Patienten eine intrathorakale Manifestation aufweisen. Sind die Hiluslymphknoten von der Krankheit erfaßt, so führt die kontinuierliche Ausbreitung über die Lymphgefäße auch zum Befall der intrapulmonalen Lymphknotenstationen. Sowohl vom befallenen Hilus nicht abgrenzbare als auch weiter peripher lokalisierte Raumforderungen können dabei beobachtet werden **(Abb. 2-79)**. In fortgeschrittenen Stadien werden nicht selten zerfallende Lungenrundherde sowie periphere subpleurale Raumforderungen, mit Befall der Thoraxwand, festgestellt.

Das *Non-Hodgkin-Lymphom* manifestiert sich seltener intrathorakal als der Morbus Hodgkin. Die Neoplasie kann dabei die Lunge primär befallen oder diskontinuierlich ohne nachweisbaren Hilus- oder sogar Mediastinalbefall in die Lunge metastasieren. Die radiologischen Befunde sind keineswegs spezifisch. Bei feineren retikulonodulären Veränderungen der Lungenstruktur gilt es differentialdiagnostisch den Infekt oder eine medikamentöse Behandlungsfolge zu differenzieren.

Leukämien, multiples Myelom

Die verschiedenen Formen der *Leukämie* befallen die Lunge sehr häufig. Die in der Thorax-Röntgenaufnahme nachweisbaren Veränderungen sind dabei statistisch viel häufiger infektbedingt, bzw. Folge eines Herzversagens oder einer Blutung. Der häufigste Befund der Leukämie ist die Vergrößerung hilärer Lymphknoten, die bei lymphatischen Formen in rund 25% nachzuweisen ist. Eine beidseitige diffuse, retikuläre Strukturalteration, analog einer Lymphangiosis carcinomatosa, deutet auf einen Tumorbefall des Lungenparenchyms hin. Fokale Läsionen sind viel häufiger durch Infarkt oder Pneumonie bedingt.

Das *multiple Myelom (Plasmozytom)* manifestiert sich intrathorakal viel häufiger im Skelett – solitäres Plasmozytom – als im oberen Respirationstrakt oder gar in der Lunge. Ein Befall der Lunge führt zu solitären oder multiplen Massenläsionen von homogener Dichte mit oft leicht lobulierter Kontur. Eine morphologisch sehr ähnliche benigne Läsion wird als inflammatorischer Pseudotumor der Lunge oder Plasmazelltumor bezeichnet.

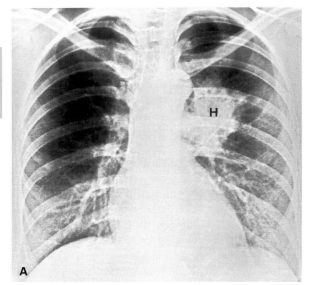

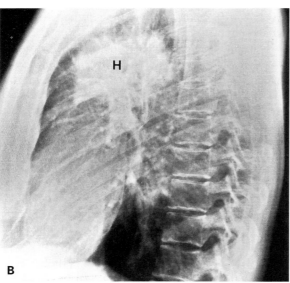

Abb. 2-79: Morbus Hodgkin der Lunge. Thorax p. a. (**A**) und d. s. (**B**): Über 5 cm messende, unregelmäßig gegenüber der Umgebung abgegrenzte Raumforderung im linken Oberlappen (**H**). Computertomographisch nur leicht vergrößerte angrenzende Lymphknoten im vorderen Mediastinum, Abgrenzung zu Bronchuskarzinom somit erst histologisch möglich.

Lungenmetastasen

Rund 30% aller Malignome metastasieren in die Lunge, davon rund die Hälfte ausschließlich pulmonal. Entsprechend der Altersverteilung der Neoplasien ist die überwiegende Mehrzahl der Patienten mit Lungenmetastasen über 50 Jahre alt. Die Wahrscheinlichkeit einer Lungenmetastasierung hängt von der Gefäßversorgung des Primärtumors, seiner Drainage in systemische Venen oder über das Lymphsystem in den Ductus thoracicus und von der Anzahl der in die Lunge embolisierten Tumorzellen ab. In über 80% sind die Mamma, das Skelett oder der Urogenitaltrakt (Niere, Gonaden) Sitz des Primärtumors. Beim Bronchialkarzinom können ebenfalls bilaterale Lungenmetastasen entstehen (**Abb. 2-78**).

Infolge Gefäßblockade kann bei disseminierter hämatogener Aussaat in die Lunge eine pulmonalarterielle Hypertonie klinisch im Vordergrund stehen. Wenn auch nicht häufig, so ist die hypertrophe pulmonale Osteoarthropathie ein mögliches Begleitsymptom der Lungenmetastasierung.

Radiologisch manifestieren sich *hämatogene Lungenmetastasen* in Form eines (25%) oder mehrerer bis zahlreicher (75%) scharf begrenzter pulmonaler Rundherde (Noduli), die statistisch in den unteren, besser durchbluteten Lungenpartien häufiger vorkommen und gelegentlich leicht lobuliert sein können; der Durchmesser beträgt 3 mm bis über 6 cm (**Abb. 2-80**).

Maximal 10% aller *solitären* pulmonalen Rundherde sind Lungenmetastasen (Mamma-Ca, rekto-sigmoidales Karzinom, Knochensarkome, Nierenzellkarzinom, Hodentumoren, malignes Melanom). Selbst bei anamnestisch bekanntem Malignom kann ein solitärer Lungenherd benigner Natur sein, wobei seine Konstanz über 2 Jahre diese Genese nahezu beweist. Andererseits entspricht keineswegs jeder neu aufgetretene Rundherd einer Metastase. Primäre Bronchialkarzinome, die sich initial als periphere Rundherde manifestieren, sind in der älteren Bevölkerung, insbesondere bei Rauchern, sehr häufig. Für den Ausschluß weiterer, d. h. multipler Läsionen und die Erfassung einer Verkalkung im Rundherd, ist die Computertomographie indiziert.

Disseminierte hämatogene Lungenmetastasen führen radiologisch zu mikronodulären (etwa beim Schilddrüsen-Ca) bis riesigen Rundherden. Bleibt auch hier die scharfe Begrenzung der Läsion die Regel, so kann eine unscharfe Begrenzung (manchmal rosettenförmig) auf ein Liposarkom, ein Larynx-Ca oder ein Pankreas-Karzinom, ein Zerfall auf ein Plattenepithelkarzinom im Bereich des Kopfes oder des Halses bzw. ein Adeno-Karzinom hinweisen. Ein Zerfall kommt in nur rund

2.
Respi-
rations-
trakt

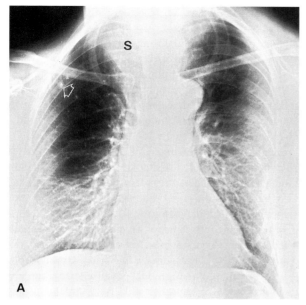

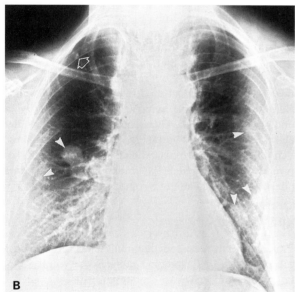

Abb. 2-80: Hämatogene Lungenmetastasen bei Struma maligna. **(A)** Präoperative Untersuchung mit großer Raumforderung im Bereich der oberen Thoraxapertur (S) durch den Primärtumor. Einzelne verkalkte Granulome im rechten Oberlappen (offener Pfeil). **(B)** Sechs Monate nach Thyreoidektomie Mediastinum auf Höhe der oberen Thoraxapertur nicht verbreitert, dort diskrete postaktinische paramediastinale Lungenveränderungen. Neu aufgetreten multiple pulmonale Rundherde (Pfeilspitzen), die Lungenmetastasen entsprechen.

4% der Metastasen vor und ist damit deutlich seltener als beim primären Bronchialkarzinom. Ebenso sind Verkalkungen selten; sie werden nur beim osteogenen Sarkom, Chondrosarkom oder medullären Schilddrüsenkarzinom gelegentlich beobachtet. Ist die disseminierte Aussaat auf der Thorax-Röntgenaufnahme zu erkennen, so ist eine weitere Abklärung mit bildgebenden Verfahren nicht erforderlich; andererseits können mittels Computertomographie kleinste Metastasen und größere Herde in überlagerten Bereichen (Sinus phrenico-costalis, Sinus costo-mediastinalis) entdeckt werden, die der Thorax-Röntgenaufnahme entgehen.

Eine Sonderform der neoplastischen Propagation ist die relativ seltene, meist subepitheliale *Metastasierung in die Bronchien*. Die Primärtumoren sind dabei gehäuft in der Niere, kolo-rektal, in der Brust, dem Pankreas oder in der Haut (malignes Melanom) lokalisiert. Radiologisch sind, vom zentralen Bronchialkarzinom kaum unterscheidbar, die Befunde der zentralen Bronchialobstruktion vorhanden.

Die *disseminierte lymphatische Metastasierung (Lymphangiosis carcinomatosa)* in die Lunge wird vor allem bei primären Malignomen der Mamma, des Magens, der Schilddrüse, des Pankreas, des Larynx, der Zervix, der Prostata und der Lunge beobachtet. Pathogenetisch handelt es sich in den meisten Fällen primär um eine hämatogene Metastasierung in die

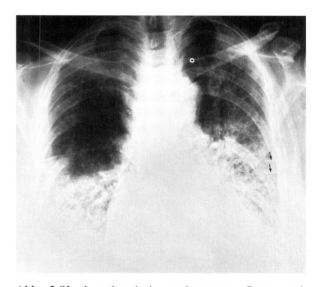

Abb. 2-81: Lymphangiosis carcinomatosa. Status nach Ablatio links wegen Mamma-Ca (Carcinoma cribriforme, schleimbildend). Homogene bilaterale basale Transparenzminderung durch Pleuraergüsse. Interstitielle retikuläre pulmonale Strukturen beidseits diffus, z. T. auch latero-basal als Kerley-B-Linien (Pfeile) durch verdickte Interlobärsepten.

Lunge mit anschließender Infiltration der Lymphgefäße und zentripetaler lymphatischer Ausbreitung in Richtung Lungenhilus. Wahrscheinlich nur in einer Minderzahl der Fälle spielt die retrograde lymphogene Ausbreitung von befallenen Hiluslymphknoten aus in die Lunge eine wesentliche Rolle. Entsprechend der primär hämatogenen Pathogenese ist die Verteilung in der Lunge in der Regel uniform, mit etwas stärkerem Befall der basalen als der apikalen Parenchymanteile. Ein asymmetrischer Befall ist beim Mammakarzinom und beim Bronchialkarzinom möglich.

Frühformen der Lymphangiosis carcinomatosa können dem Nachweis mit der Thorax-Röntgenaufnahme entgehen. Erkennbar wird die Erkrankung in Form linearer, retikulärer oder auch grobretikulo-nodulärer Veränderungen. Dabei sind die Interlobulärsepten infolge Tumorbefall oder Lymphgefäßobstruktion typischerweise verdickt und können als sogenannte Kerley-B-Linien identifiziert werden (**Abb. 2-81**). Mittels hochauflösender Dünnschichtcomputertomographie wird diese Pathologie nicht nur früher erfaßt, sondern infolge der typischen Morphologie der Interlobulärsepten-Verdickung auch spezifisch diagnostiziert und von anderen interstitiellen Pneumopathien unterschieden. Pleuraergüsse und Vergrößerungen der Hiluslymphknoten sind fakultative Begleitbefunde.

Pneumokoniosen

Bei Pneumokoniosen sind chemische Zusammensetzung, Dichte und Teilchengröße des inhalierten anorganischen Materials entscheidend. Teilchen kleiner als 5 bis 10 μm (Fasern bis 30 μm Länge) werden im Nasen/Rachenraum nicht aus der Inspirationsluft herausgefiltert und gelangen deshalb unter Umständen bis in die Alveolen. Erst durch die Reaktion der Lunge auf diese Fremdpartikel kommt es zur eigentlichen Erkrankung. Dabei sind sogenannte inerte Stoffe (Zinn, Eisen, Barium) wenig fibrogen; sie kommen jedoch auf Thorax-Röntgenaufnahmen infolge der hohen Dichte deutlich zur Darstellung. Andere Substanzen sind wenig röntgendicht, chemisch jedoch sehr reaktiv, weshalb sie zu schweren Symptomen, funktioneller Einschränkung und einer erheblichen Bindegewebsreaktion führen. Die Löslichkeit der Substanz spielt eine wichtige Rolle. Entscheidend ist auch, daß Staub in hoher, die Eliminationskapazität überschreitender Konzentration (1000 oder mehr Partikel pro Milliliter) über eine lange Dauer (selten Monate, meistens viele Jahre) in die Lunge gelangt. Die individuelle Empfindlichkeit ist ebenfalls wichtig. Der alveolo-bronchiale Abtransport (mukoziliäre

Clearance) über die Luftwege oder der lymphatische Abtransport nach Phagozytose durch Alveolarmakrophagen ist unterschiedlich intensiv. Aus den Alveolen gelangen die Staubpartikel z. T. in die Lymphwege und schließlich in die drainierenden Lymphknoten.

Trotz wirksamer prophylaktischer Maßnahmen (Naßbohren, Schutzmasken) entwickeln sich auch heute noch die meisten Pneumokoniosen nach beruflicher Exposition. Das International Labour Office (ILO) propagiert seit Jahrzehnten eine standardisierte Bezeichnung der bei Pneumokoniosen beobachteten thorax-radiologischen Veränderungen. Die Klassifikation wurde zuletzt 1971 überarbeitet. Innerhalb der Lunge werden kleine und große Transparenzminderungen unterschieden. Kleine Transparenzminderungen gliedern sich in runde (p = bis 1,5 mm, q = 1,5 bis 3 mm, r = 3 bis 10 mm), lineare (s = fein, t = mittelgrob, u = grob unregelmäßig) oder kombinierte Formen; dabei wird die Konzentration mit 0 bis 3 und die Verteilung in 6 Lungenzonen (oben, Mitte, unten; rechts und links) angegeben. Große Transparenzminderungen messen einzeln oder in der Summe 1 bis 5 cm (A), in ihrer Summe maximal die Fläche der rechten oberen Zone (B) oder überschreiten diese (C); die Zusatzbezeichnung wd oder id gibt an, ob die Läsionen scharf oder unscharf begrenzt sind. Neben den pulmonalen Befunden werden pleurale Verdickungen lokalisiert und graduiert und eine Unschärfe des Zwerchfells, der Herzkontur sowie Pleuraverkalkungen festgehalten. Schließlich erlauben zusätzliche Symbole die Kodierung weiterer, mit der Pneumokoniose verbundener oder davon unabhängiger Veränderungen.

Silikose

SiO_2 kommt in Sandstein, in Granit und anderen Mineralien vor. Deshalb sind eine ganze Reihe von Berufen potentiell durch Silikose gefährdet, etwa die Gießer und Sandbläser, vor allem aber natürlich die im Stollenbau Beschäftigten. Pathologisch-anatomisch findet man zwiebelschalenartig geschichtete Bindegewebsknötchen von 2 bis 3 mm Durchmesser, die in den Oberlappen und parahilär die höchste Konzentration aufweisen. Die Bindegewebsreaktion greift oft auch auf die Umgebung, d. h. auf Lymphgefäße und Arteriolen, Arterien, Kapillaren und Venen über. Mit der Zeit kommt es zu größeren Konglomeratherden.

Radiologisch findet man bei entsprechender Anamnese meist erst nach 10 bis 20 Jahren typischerweise multiple Noduli von 1 bis 10 mm Durchmesser, die meist gut abgegrenzt und von gleichmäßiger Dichte sind (**Abb. 2-82**). Verkalkungen kommen in etwa 20% vor. Vorgängig dem Auftreten von nodulären Herden können feine retikuläre Strukturveränderungen zu

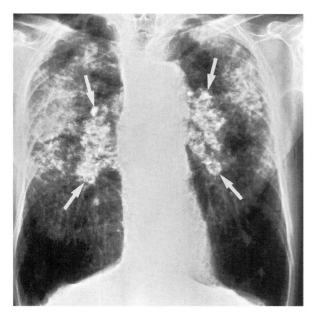

Abb. 2-82: Silikose. Berufliche Staubexposition. Kleine retikulonoduläre Veränderungen und größere konfluierende, wenig scharfbegrenzte Konsolidationen in den mittleren und oberen Lungenpartien sowie multiple vergrößerte bilaterale hiläre Lymphknoten, die z. T. verkalkt sind (Pfeile).

erkennen sein. Eine Vergrößerung der Hiluslymphknoten kommt häufig vor. Pleuraveränderungen sind die Ausnahme. Peripher schalenartig verkalkte, vergrößerte Hiluslymphknoten werden als «Eierschalenhili» bezeichnet. Dieser Befund kommt in etwa 5% der Silikosefälle vor, ist dafür fast pathognomonisch und wird nur gelegentlich bei der Sarkoidose beobachtet; weniger häufig sind mediastinale Lymphknoten verkalkt. Eine *einfache* Silikose liegt vor, solange kleine runde oder unregelmäßige retikuläre Strukturalterationen vorhanden sind. Entstehen durch Konfluenz kleinerer Läsionen größere Konglomeratherde, wird dieses Fortschreiten als *komplizierte* Silikose bezeichnet. Diese befällt meist die Oberlappen; die Herde haben mehr als 1 cm Durchmesser und können sehr groß werden und unregelmäßig begrenzt sein. Der Prozeß hat die Tendenz, sich von der Peripherie oder der mittleren Zone in Richtung des Hilus weiterzuentwickeln, wobei häufig subpleurale emphysematöse Bereiche entstehen. Diese voluminöse Ausdehnung entspricht einer progressiven massiven Fibrose. Konglomeratherde können infolge ischämischer Nekrose oder durch tuberkulöse Superinfektion zerfallen. Die fortgeschrittene Form der Silikose prädisponiert zur tuberkulösen Superinfektion.

Bei Sandbläsern wird die *akute Silikoproteinose* mit zusätzlichen alveolären Veränderungen beobachtet, die radiologisch der alveolären Proteinose ähnlich ist. Beim *Caplan-Syndrom* mit chronischer Polyarthritis bestehen große nekrobiotische Knoten, die die Veränderungen der Pneumokoniose (häufiger Kohlestaubpneumokoniose als Silikose) überlagern.

Silikatosen (Asbestose)

Salze der Siliziumsäure kommen in fibröser und nicht fibröser Form vor, wobei vor allem die beiden Fasern Asbest und Talk pathogenetisch wichtig sind. *Asbest* umfaßt eine Gruppe von faserigen Mineralien wechselnder chemischer Zusammensetzung, die industriell seit dem Jahre 1900 bis in die siebziger Jahre zunehmend verwendet wurden. Neben Arbeitern in der eigentlichen Asbestgewinnung waren Beschäftigte in der Isolationstechnik, der Textilindustrie, im Baugewerbe und Schiffsbau, im Bremsbau und der Automobilindustrie mit Asbest exponiert. Da die Fasern nur einen Durchmesser von etwa 3 μm aufweisen, können sie trotz großer Länge bis in die Peripherie des Lungenparenchyms gelangen. Eine ganze Reihe pathologischer Veränderungen werden bei einer Asbestexposition beobachtet: Pleuraergüsse, Pleuraplaques, die als Asbestose bezeichnete interstitielle Lungenerkrankung, maligne Mesotheliome und eine vermehrte Häufigkeit des Bronchialkarzinoms. Die meisten klinischen Manifestationen treten erst 20 bis 40 Jahre nach Exposition auf. Pathologisch-anatomisch sind die Unterlappen am stärksten betroffen. Peribronchiolär findet man Ödem und Fibrose, die später auf das Interstitium übergreift. Dazu kommen alveoläre Blutungen und sogenannte Asbestkörper vor.

Radiologisch sind feine Pleuraverdickungen (Plaques) häufiger als der Lungenbefall. Die Plaques beginnen in der parietalen Pleura und finden sich am häufigsten auf dem Zwerchfell, postero-lateral und lateral im Bereich der 6. bis 10. Rippe; sie können verkalkt sein (vgl. **Abb. 2-92**). Die als Asbestose bezeichnete Pneumokoniose beginnt meist fein retikulär basal (**Abb. 2-83**). Die Veränderungen nehmen im Verlaufe der Zeit zu, so daß eine diffuse interstitielle Fibrose, wie auch noduläre Herde gleichzeitig vorkommen. Die Kombination der pulmonalen und pleuralen Veränderungen führt zur recht typischen Unschärfe der Zwerchfell- und der Herz-Kontur («shaggy heart»). Pleurale und pulmonale Manifestationen können isoliert oder kombiniert vorkommen; in jedem Falle ist differentialdiagnostisch das insbesondere bei Zigarettenrauchern gehäufte Bronchialkarzinom und das Mesotheliom in Betracht zu ziehen.

Die *Talkose* ist bedeutend seltener, sie entsteht

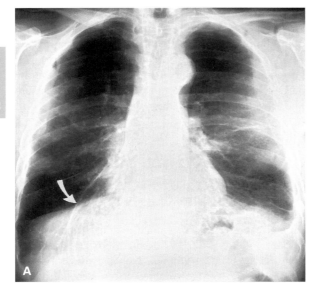

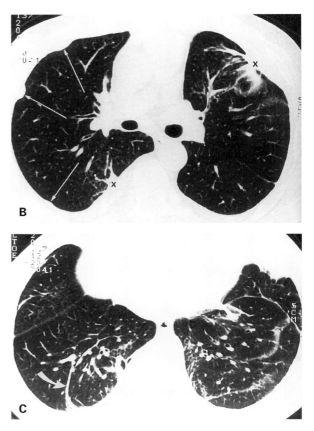

Abb. 2-83: Asbest-bedingte pleuro-pulmonale Erkrankung. **(A)** Thorax p.a.: Pleuraverdickung beidseits. Streifige Lungenveränderungen vom linken Hilus aus nach lateral sowie vom tiefstehenden rechten Hilusunterpol aus in Richtung des dorsalen Sinus phrenicocostalis, hier mit mehreren bogenförmig parallel verlaufenden Strukturen (gebogener Pfeil). **(B, C)** Hochauflösende Dünnschicht-CT: Auf subkarinärer Höhe **(B)** einzelne umschriebene Pleuraplaques rechts (Pfeile) und stärkere Pleuraverdickungen (x) mit streifigen Ausläufern in die angrenzende Lunge antero-lateral links und postero-medial rechts. Basal in den Unterlappen **(C)** vereinzelte retikuläre Lungenveränderungen links, bilaterale streifige Veränderungen mit einer bogenförmig verlaufenden, linear auf die Pleura zuziehenden Struktur im rechten Unterlappen (gebogener Pfeil), die mit dem Befund in der Thorax-Röntgenuntersuchung korreliert. Während diese kombinierten pleuro-pulmonalen Veränderungen wahrscheinlich sogenannten «rundlichen Atelektasen» zuzuordnen sind, könnten die diffusen interstitiellen Lungenveränderungen einer Asbestose entsprechen (funktionell leichte arterielle Hypoxämie, Biopsie mit Granulomen, jedoch ohne Nachweis asbestspezifischer Veränderungen).

durch berufliche Exposition, exzessiven Gebrauch von Talkpuder oder entwickelt sich durch Mikroembolien bei intravenösem Mißbrauch oraler, Talk enthaltender Medikamente. Radiologisch finden sich ausgedehnte, vorwiegend diaphragmale Pleuraplaques. Der Parenchymbefall der Lunge ist der Asbestose sehr ähnlich, es sind feine retikuläre, noduläre oder unscharfe Strukturen vorhanden.

Kohlenstaublunge

Kohlenstaub ist relativ inert. Deshalb gilt es bei Kohlewerkarbeitern vor allem Silikose, chronische Bronchitis, Emphysem und Tuberkulose zu diagnostizieren. Kohlenstaub wird peribronchiolär deponiert, etwas ausgeprägter in den Oberlappen als den übrigen Lungenabschnitten. Kleine Herde bis zu 5 mm Durchmesser mit dilatierten respiratorischen Bronchiolen (fokales Emphysem) werden als einfache Pneumokoniose bezeichnet. Bei fortdauernder Exposition kann eine progressive massive Fibrose auftreten, die sich fast ausschließlich auf die posterioren Oberlappen- und die apikalen Unterlappensegmente beschränkt.

Radiologisch werden bei einfacher Kohlenstaublunge kleine noduläre Herde von bis zu 5 mm Durchmesser, manchmal eher granuläre oder retikuläre Strukturveränderungen beobachtet. Verkalkungen sind in etwa 10% zu sehen. Die komplizierte Kohlestaub-Pneumokoniose zeigt Veränderungen von 1 cm bis Lappengröße, die meist in der oberen Lungenhälfte lokalisiert sind. Sie entwickelt sich bei rund einem Drittel der Patienten. Es finden sich diffuse bilaterale Veränderungen, die glatt begrenzt, peripher, parallel zum Rippenthorax beginnen, die zentrale Demarkation der Massenläsion ist dagegen unscharf konturiert. Die von Caplan beschriebenen bei gleichzeitiger chronischer Polyarthritis vorkommenden Noduli sind regelmäßiger begrenzt, peripherer lokalisiert, sie weisen einen Durchmesser von 0,5 bis 5 cm auf.

Seltene anorganische Pneumokoniosen

Die *Graphitpneumokoniose* entsteht durch Inhalation einer Mischung von Kohlenstaub mit meist geringeren Anteilen von SiO_2; sie verhält sich klinisch und radiologisch ähnlich wie die beschriebenen Pneumokoniosen.

Mischstaubpneumokoniosen kommen vor allem bei Gießereiarbeitern als Siderosilikose vor. Dabei ist Eisen sehr röntgendicht, löst jedoch keine Bindegewebsreaktion aus. Dementsprechend richtet sich der Fibrosegrad nach dem SiO_2-Anteil. Der radiologische Befund ist ähnlich dem der Kohlenstaublunge. Bei Siderose und Silikosiderose ist die Häufigkeit des Bronchialkarzinoms signifikant erhöht.

Röntgendichte Substanzen, wie Eisen, Zinn, Barium und Antimon, sind nicht fibrogen; die radiologischen Veränderungen überwiegen deshalb die klinische Funktionsbeeinträchtigung bei weitem. Die *Siderose* nach Eisenstaubexposition zeigt radiologisch ein weit verstreutes retikulo-noduläres Muster. Dabei sind die einzelnen Läsionen weniger röntgendicht als jene bei der Silikose. Nach Expositionsprophylaxe sind die Veränderungen teilweise reversibel. Die *Stannose* nach Inhalation von Zinnoxyd-Staub, klinisch kaum bemerkbar, führt radiologisch zu zahlreichen feinsten, etwa 1 mm großen Herden hoher Dichte, die gleichmäßig über die Lungen verteilt sind. Pneumokoniosen nach Inhalation von Bariumsulfat, Antimon und seltenen Erden führen in der Regel zu diffus verteilten punktförmigen Läsionen hoher Dichte.

Bei der *Berylliose* treten akut innert Wochen bis Monaten extrapulmonale und pulmonale Veränderungen auf. Radiologisch kann oft erst nach Wochen eine symmetrische Unschärfe oder unregelmäßige fleckförmige Transparenzminderung nachgewiesen werden, die innert 2 bis 3 Monaten wieder verschwinden. Die chronische Form der Erkrankungen befällt zahlreiche Organe. Die Thorax-Röntgenaufnahme zeigt

fein granuläre Herde, unscharf begrenzte Knötchen, retikuläre Veränderungen mit Volumenverlust. Lymphknotenvergrößerungen und Verkalkungen können vorkommen.

Die *Aluminose* führt zu radiologisch feinen bis grob retikulären Veränderungen, recht häufig mit Spontanpneumothorax als Komplikation.

Exogene Lungenveränderungen durch Aspiration, Inhalation, Medikamente oder Trauma

Aspiration solider Fremdkörper

In mehr als der Hälfte der Fälle werden solide Fremdkörper von Kindern unter 3 Jahren aspiriert. Diese aspirieren vor allem Erdnüßchen, gelegentlich aber auch kleine Spielgegenstände oder Zuckerwaren. Nach einem Gesichtstrauma kann es zur Aspiration von Zähnen bzw. Zahnfüllungen kommen. Der aspirierte Fremdkörper selbst kann toxisch auf die Atemwege wirken (z. B. hyperosmolarer Zucker). Es kommt meistens zu einer partiellen oder vollständigen *Bronchusobstruktion*, wobei die rechte Lunge häufiger als die linke und die Unterlappen häufiger als die übrigen Lappen betroffen sind.

Radiologisch findet sich in rund zwei Drittel aller Patienten eine vermehrte Transparenz der Lunge durch obstruktive Überblähung bzw. Oligämie infolge Reflex-Vasokonstriktion mit kollateraler Belüftung. In anderen Fällen kommt es zur Resorptionsatelektase bzw. zu poststenotischer Pneumonie. Werden diese akuten oder subakuten Befunde nicht erkannt und wird die Bronchialobstruktion nicht behoben, so entstehen chronische Entzündungen, oft mit Ausbildung von Bronchiektasen. Eher selten führt die Überblähung zu einem Pneumomediastinum oder Pneumothorax.

Neben der Thorax-Röntgenaufnahme ist die Durchleuchtung zum Nachweis einer exspiratorischen Ventilstenose mit Mediastinalpendeln zur gesunden Seite wichtig. Szintigraphische Verfahren können die funktionellen Veränderungen ebenfalls nachweisen. Bei Verdacht auf Aspiration eines Fremdkörpers sollte die Bronchoskopie eingesetzt werden.

Aspirationspneumonie

Die Aspirationspneumonie entsteht durch Aspiration von Material aus dem Gastrointestinaltrakt (saurer pH, anaerobe Bakterien) über den Larynx oder eine pathologische Verbindung zwischen Ösophagus und

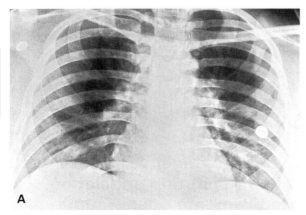

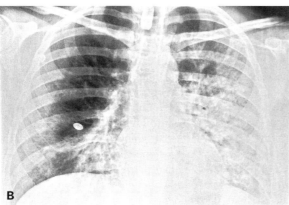

Abb. 2-84: Aspirationspneumonie. Status nach Aspiration im Rahmen eines toxisch bedingten Bewußtseinsverlustes. **(A)** Untersuchung unmittelbar nach der Spitalaufnahme mit ganz diskreter Transparenzminderung im linken Unterlappen. **(B)** Schon wenige Stunden danach massive Verschlechterung des klinischen und radiologischen Befundes mit azinärer Konsolidation größerer Teile des linken Unterlappens, aber auch des postero-basalen rechten Unterlappensegmentes. Die linksbetonte Verteilung der Pneumonie kann dadurch erklärt werden, daß die linke Seite zur Zeit der Aspiration tiefer positioniert war als die rechte.

Luftwegen. Die Schwerkraft bestimmt dabei weitgehend die Verteilung des Aspirates. In aufrechter Position sind vor allem die basalen Unterlappensegmente betroffen, in Rückenlage viel häufiger die posterioren Oberlappensegmente und die apikalen, latero- und posterobasalen Unterlappensegmente **(Abb. 2-84)**. Die Aspiration von Mageninhalt kann eine *akute fulminante* Reaktion mit Lungenödem bewirken, (Mendelson-Syndrom), weniger irritierendes Material führt zu einer *subakuten bis chronischen* entzündlichen Reaktion.

Funktionelle und organische Ursachen der *chronischen Aspirationspneumonie* sind: Hypopharynxdivertikel, Ösophagusstenose, -striktur und -achalasie, tracheoösophageale Fistel und sensorische bzw. motorische neuromuskuläre Störungen des Schluckaktes. Radiologisch findet sich stets eine Volumenverminderung, wenn auch eigentliche Atelektasen selten sind. Eine alveoläre Konsolidation durch Bronchopneumonie, die sich typischerweise innert Wochen bis Monaten in einzelnen Segmenten zurückbildet, in anderen sich neu entwickelt, ist charakteristisch. Als Residuen können nach dem akuten Infekt narbige lineare Transparenzminderungen bestehen bleiben.

Die *exogene Lipidpneumonie* führt nach der Aspiration von relativ inerten (Mineralöl) oder infolge Hydrolyse von reaktiven Substanzen durch die Lipase in der Lunge zu einer relativ homogenen Konsolidation eines oder mehrerer Segmente mit späterem Übergang in interstitielle Strukturveränderungen; gelegentlich entwickeln sich vor allem in der Peripherie der Unterlappen Massenläsionen, die differentialdiagnostisch vom Bronchialkarzinom zu unterscheiden sind.

Inhalation toxischer Gase und Aerosole

Chemische Zusammensetzung, Konzentration in der eingeatmeten Luft und Dauer der Exposition bestimmen das Ausmaß der akuten oder chronischen Schädigung. Eine starke Irritation der Schleimhäute der oberen Atemwege kann eine tiefe Inhalation verhindern, andere, insbesondere schlecht lösliche Substanzen können unbemerkt bis in die Lunge gelangen. In den Atemwegen entsteht eine *Bronchitis* oder *Bronchiolitis,* die akut zu Pneumonie und Atelektase führen oder subakut infolge Granulation und Organisation eine funktionell schwere *Obstruktion* bewirken kann.

Gelangen toxische Substanzen bis in die Lunge, so kommt es ähnlich wie bei hämatogenem Antransport zu unter Umständen schweren *Schädigungen der aveolokapillären Membranen,* wahrscheinlich über die Bildung von Oxidantien. Ätiologisch kommen Sauerstofftherapie (100% O_2), die Inhalation von Ozon, Nitrose-

Gasen, insbesondere NO_2 (**Abb. 2-69**) (Silofüller-krankheit), Schwefeldioxid, Ammoniak, Chlorgas, Phosgen, Rauchgasen (Feuersbrunst), Kohlenstoff-monoxid, Insektiziden und weiteren organischen so-wie metallischen Stoffen in Frage. In vielen Fällen ent-steht akut ein Lungenödem vom Permeabilitätstyp (**Abb. 2-69**). Subakut kann in einer zweiten Phase die Symptomatik klinisch gering sein und auch die Thorax-Röntgenaufnahme keine Pathologie zeigen. In einer dritten Phase können meist nach Wochen infolge Orga-nisation mit Bronchiolitis obliterans radiologisch noduläre interstitielle Veränderungen der Lungenstruk-tur verbunden mit respiratorischer Insuffizienz auftre-ten.

Radiologisch erkennbare Lungen-veränderungen durch Arzneimittel

Die Liste der unerwünschten Nebenwirkungen von Arzneimitteln ist lang und unübersichtlich. Die damit verbundenen Probleme sind entsprechend häufig, z. T. gefährlich und für den Patienten oft einschneidend. Unerwünschte Schädigungen des Lungenparenchyms (Ödem, Alveolitis, Pneumonitis, Fibrose) können sich bei über 40 verschiedenen registrierten Medikamenten entwickeln. Die Pathogenese der Gewebsschädigung ist dabei unklar. Diskutiert werden immunologische Reaktionen, toxische Wirkung auf Zellen (Endothe-lien, Epithelien, Leukozyten, Fibroblasten, Makro-phagen), Störungen des Oxidantien/Antioxidantien-Gleichgewichtes u. a. m.

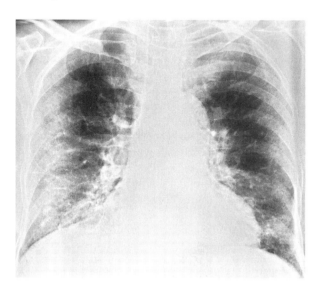

Abb. 2-85: Medikamentöse Lungenschädigung durch Bleomycin. Non-Hodgkin-Lymphom der Niere. Untere The-rapie mit Bleomycin Auftreten einer vor allem peripher und basal lokalisierten, vorwiegend retikulären Pneumopathie, die sich nach Behandlungsabbruch langsam zurückbildete.

Tab. 2-8: Medikamente, die zu einer sichtbaren Verände-rung des Thoraxröntgenbildes als Ausdruck einer uner-wünschten Nebenwirkung führen können.

I Lungenparenchym

Fibrose

- Zytostatika
  - Bleomycin
  - Mitomycin
  - Busulfan
  - Cyclophosphamid
  - Methotrexat
  - Chlorambucil

- Antibiotika
  - Nitrofurantoin
  - Amphotericin B
  - Sulfasalazin

- Antiarrhythmika
  - Amiodaron
  - Lidocain

- Antirheumatika
  - Penicillamin
  - Colchicin
  - Gold Salze
  - Salicylate

- Antikonvulsiva
  - Diphenylhydantoin
  - Carbamazepin

- Diuretika
  - Hydrochlorthiazid

- Medikamente, die einen syste-mischen Lupus erythematodes (SLE) indizieren können
  - Hydralazin
  - Procainamid
  - Isoniazid
  - Diphenylhydantoin
  - Practolol

Ödem

- Opiate
  - Morphin
  - Heroin
  - Methadon

Verkalkungen

- Vitamin D
- Calcium
- Anorganische Phosphate
- Busulfan

II Mediastinum und Hili

- Lymphknotenvergrößerungen bei Diphenylhydantoin
- Methotrexat
- Lipomatose bei Corticosteroiden

III Pleuraergüsse

- Nitrofurantoin
- Methysergid
- Practolol
- Methotrexat im Rahmen von SLE

Die radiologischen Veränderungen, wechselnd starke, meist *diffuse retikulo-noduläre Strukturalterationen* in beiden Lungen, sind in der Regel unspezifisch und erlauben ohne Zusatzinformationen weder eine klare ätiologische Zuordnung noch eine Quantifizierung **(Abb. 2-85)**. Es ist deshalb wichtig, daß die medikamentöse Ätiologie einer Schädigung des Lungenparenchyms in Betracht gezogen wird und daß mittels genauer Anamnese, Lungenfunktionsprüfung und allenfalls Gewebeentnahme eine Abklärung erfolgt. Abgesehen vom Weglassen des in Frage kommenden Medikamentes sind die therapeutischen Möglichkeiten allerdings gering. In **Tab. 2-8** sind diejenigen Medikamente, bei denen mit sichtbaren Veränderungen in der Thorax-Röntgenaufnahme als Ausdruck einer Nebenwirkung gerechnet werden muß, gruppenweise zusammengefaßt.

Lungentrauma

Das schwere Thorax-Trauma, bei Verkehrsunfällen mit Mehrfachverletzungen, betrifft meist gleichzeitig die Thoraxwand, die Pleura, die Lunge und/oder das Mediastinum. In der Lunge gilt es sekundäre Veränderungen von traumatischen Läsionen zu unterscheiden. Die *Kontusion* manifestiert sich radiologisch als fleckige azinäre Konsolidationen, die nach Ruptur feinster Gefäße durch Blutansammlung in den Alveolen zustande kommen und sich innerhalb von Tagen nach dem Trauma meist zurückbilden. Die *Lazeration* führt infolge der elastischen Retraktionskraft zu ovoiden Hohlräumen, die sich mit Blut (Lungenhämatom) oder Luft (Pneumatozele) füllen, meist einen Durchmesser von 2 bis 5 cm, selten bis 10 cm erreichen und sich, insbesondere das Hämatom, langsamer als die Kontusion zurückbilden. Kontusion und Lazeration finden sich meist in unmittelbarer Nachbarschaft traumatischer Läsionen.

Bei den *offenen Verletzungen* der Lunge durch ein Projektil entsteht ein Schußkanal, der luft- oder bluthaltig ist und nicht selten Fremdkörper enthält. Die darum herum erkennbaren pulmonalen Veränderungen sind bedingt durch eine zirkumferentielle Kontusion des Lungengewebes. Bei anderen offenen Verletzungen, etwa durch Messerstich, fehlt dieser Begleitbefund.

Beim *Explosionstrauma* wird die Druckwelle über die Luftwege in die Lunge geleitet, wodurch bilaterale Verletzungen des Lungenparenchyms entstehen. Bei schwerem *stumpfen Trauma* kann es zum Einriß oder Abriß eines großen Bronchus oder der Trachea kommen; radiologische Symptome dafür sind persistierende Atelektase, Pneumomediastinum und Pneumothorax. Seltener sind die traumatische Lungentorsion

und Lungenherniation, die mit vaskulären Komplikationen einhergehen können.

Sekundäre posttraumatische Lungenveränderungen sind Atelektase, Aspiration, das sich meist innert 24 bis 48 Stunden zurückbildende neurogene Lungenödem, das Erwachsenen-Atemnotsyndrom (ARDS, s. S. 137) und die sich erst verzögert nach 12 bis 72 Stunden manifestierende Fettembolie, die am häufigsten von geschlossenen Frakturen fettmarkreicher Knochen (Femur) ausgeht (s. S. 134). Die radiologischen Befunde der Fettembolie sind vom ARDS oft nicht zu unterscheiden.

Erkrankungen unklarer Genese

Bei Krankheiten unklarer Genese bestehen zwar Hinweise auf eine immunologische, exogene oder metabolische Ursache, manchmal mit genetischer Prädisposition, die genaue Ätiologie ist allerdings nicht geklärt.

Sarkoidose (Morbus Boeck)

Die Sarkoidose besteht pathologisch-anatomisch aus nicht verkäsenden Granulomen, die in absteigender Häufigkeit die Lunge und die hilären Lymphknoten (zusammen etwa 80–90%), die Leber, das Herz, das Knochenmark, die Haut und das Auge befallen. Zur Zeit der Diagnose sind etwa die Hälfte der Patienten symptomfrei, rund ein Viertel klagen über respiratorische Symptome. In den übrigen Fällen sind Erythema nodosum, mit oder ohne Uveitis, Lymphknotenvergrößerungen oder eine Herzbeteiligung die häufigsten Erstsymptome. Eine Bevorzugung des weiblichen Geschlechts konnte in einzelnen Statistiken gezeigt werden, sicher ist eine Häufung der Erkrankung im Alter von 20 bis 40 Jahren. Ätiologisch werden wegen der Parallelität zur Tuberkulose, mit Ausnahme des Fehlens der verkäsenden Nekrose und positiven Tuberkulinreaktion, eine infektiöse Ätiologie, eine Diathese und eine immunologische Genese diskutiert.

Radiologisch wird die Sarkoidose klassifiziert:

Stadium 0: Keine sichtbare Pathologie

Stadium I: Vergrößerung von Lymphknoten

Stadium II: Vergrößerung von Lymphknoten und Veränderungen des Lungenparenchyms

Stadium III: Veränderungen des Lungenparenchyms ohne Vergrößerung der Lymphknoten

Stadium IV: Lungenfibrose (inkl. Wabenlunge als Endstadium)

Die initiale *Diagnosestellung* erfolgt häufig radiologisch (**Abb. 2-86**). Im Verlauf der Erkrankung ist eine Remission sehr häufig. Allerdings kommt auch ein Übergang in ein höheres Stadium vor, mit Regredienz der Lymphknoten und progredienter Alteration der Lungenparenchyms. Pathologisch-anatomisch sind bei fast allen Patienten im radiologischen Stadium I eine interstitielle Pneumopathie (Alveolitis) und Granulome nachzuweisen. Da mittels Computertomographie (**Abb. 2-86C**) bei vielen Patienten ein Befall des Lungenparenchyms festgestellt werden kann, wird diskutiert, ob die Erkrankung nicht in der Lunge entsteht und sekundär die Lymphknoten befällt. Der Thorax-Röntgenaufnahme kommt auch eine prognostische Bedeutung zu. Entsteht bei insgesamt rund 20% der Patienten eine Lungenfibrose, so ist im Stadium I in etwa 8% eine radiologische Verschlechterung zu erwarten, beim Stadium II in 21% und beim Stadium III in 37%. Die Wahrscheinlichkeit einer Normalisierung der radiologischen Befunde nimmt vom Stadium I (60%) zum Stadium II (31%) und Stadium III (4%) ab. Da das Vorliegen einer Alveolitis die Prognose weitgehend bestimmt, hat die bronchoalveoläre Lavage (BAL) mit Analyse der Lymphozytenzahl eine gewisse prognostische Aussagekraft.

Lymphadenopathie: In 75 bis 90% werden vergrößerte intrathorakale Lymphknoten nachgewiesen, meist bilateral hilär. Im Gegensatz zum malignen Lymphom, mediastinalen Lymphknotenmetastasen und auch zur Tuberkulose ist die Vergrößerung von Hiluslymphknoten annähernd symmetrisch und überwiegt quantitativ die mediastinale Lymphadenopathie (**Abb. 2-86**). Computertomographisch werden sehr häufig leicht vergrößerte Lymphknoten paratracheal rechtsseitig, aortopulmonal und auch mediastinal nachgewiesen. Eine isolierte Vergrößerung von Lymphknoten im vorderen Mediastinum kommt praktisch nicht vor. Durch ihre Größe können die Lymphknoten gelegentlich die Trachea, die großen Bronchien, Pulmonalarterien und mediastinale Gefäße komprimieren bzw. verlagern. Eine Verkalkung der Hiluslymphknoten kommt in 5% vor, meist spät im Verlauf der Krankheit.

Pneumopathie: Die Sarkoidose befällt die Lunge in der Regel symmetrisch gleichmäßig, wobei eine gewisse Bevorzugung der perihilären Abschnitte bestehen kann. Die retikulo-noduläre Strukturalteration ist die häufigste Form der Manifestation; die Strukturveränderung kann sehr fein retikulär bis grob netzförmig oder auch nodulär mit Knoten von über 1 cm Größe sein (**Abb. 2-86**). Im Gegensatz zu anderen nodulären Prozessen sind Sarkoidoseknoten unregelmäßig konfiguriert und weisen unscharfe Konturen auf. Die interstitielle Pathologie des Lungenparenchyms führt infolge Verdickung des peribronchovaskulären Bindegewebes zu einer Unschärfe der hilären Strukturen. In etwa 20% der Fälle wird durch die Alveolitis und interstitielle Granulome, die das lufthaltige Parenchym komprimieren, eine alveoläre Konsolidation vorgetäuscht. Auf diese Art kann es sogar zur Konfluenz größerer Bezirke kommen, so daß insbesondere bei deren Lokalisation im Oberlappen diagnostisch eine postprimäre Tuberkulose in Betracht gezogen werden muß.

Bleiben Lungenveränderungen länger als 2 Jahre bestehen (etwa 20%), so ist in den meisten Fällen eine *irreversible Fibrose* vorhanden. In diesem Stadium

Abb. 2-86: Sarkoidose. Loefgren-Syndrom mit akutem Erythema nodosum, Fieber, Gelenkschmerzen. (**A**) Thorax p. a. (**B**) Thorax d. s. Radiologisch hiläre Lymphknoten symmetrisch am stärksten vergrößert (Pfeile), aber auch paratracheal rechtsseitige (p) und oft weitere Lymphknoten vergrößert; Lungenbeteiligung (Kreis). Stadium II. (**C**) CT bei anderem Patienten mit Sarkoidose zeigt die typische Verteilung unregelmäßiger interstitieller Veränderungen sowohl peripher subpleural und in den Interlobulärsepten als auch zentral axial im Lobulus, also um die Bronchien und Pulmonalarterien.

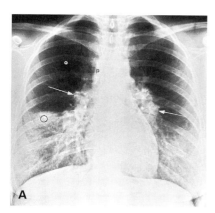
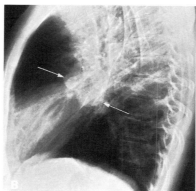
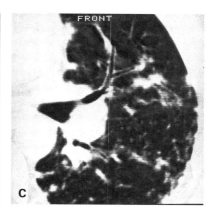

findet man meist grobe, unregelmäßige lineare Narbenstränge, die von den Hili aus in Richtung Peripherie verlaufen. Die Verteilung ist unregelmäßiger als während der aktiven retikulo-nodulären Phase. Oft finden sich gleichzeitig Zysten, Bullae, Bronchiektasen verbunden mit einer erheblichen Volumenminderung der Lunge. Das Endstadium entspricht der unspezifischen *Wabenlunge*. Während in den frühen Stadien die Korrelation zwischen radiologischen Veränderungen und der Funktionseinschränkung schlecht ist, haben terminale Patienten in der Regel eine schwere restriktive Störung verbunden mit einer Einschränkung der Diffusion.

Die *Computertomographie* demonstriert vergrößerte intrathorakale Lymphknoten und zeigt die topographisch-anatomische Lokalisation im Hinblick auf eine Biopsie. Mittels Dünnschicht-Technik kann die Verteilung der Parenchymläsionen entlang der bronchovaskulären Stränge, subpleural und in den Interlobulärsepten dargestellt werden (**Abb. 2-86C**). Bei Vorhandensein eines Milchglasmusters liegt eine aktive Phase der Erkrankung vor.

Diffuse interstitielle Fibrose und Wabenlunge (Endstadium)

Eine heterogene Gruppe von Erkrankungen, die im Endstadium alle zu einer diffusen Fibrose mit Wabenlunge führen, unterscheidet sich initial jedoch histologisch vor allem bezüglich der beteiligten Entzündungszellen. Dazu gehört die *fibrosierende Alveolitis,* bei der akut eine Verdickung der Alveolarwände mit einem vor allem mononukleäre Zellen enthaltenden Exsudat und hyalinen Membranen vorliegt, später jedoch eine fibrotische Destruktion der Architektur mit Epithelhyperplasie der Bronchiolen und einem Umbau in eine Wabenlunge zustande kommt. Andere Formen zeigen im akuten Entzündungsstadium vermehrt granuläre Pneumozyten in den distalen Lufträumen, interstitielle Plasmazellen, Eosinophile, Lymphozyten oder sogar Riesenzellen.

Ätiologisch werden vor allem eine unspezifische Reaktion auf eine ganze Reihe von Reizen diskutiert, daneben immunologische Phänomene und eine genetische Prädisposition. Die Spätform der «ausgebrannten» Lungenfibrose läßt sich kaum von fortgeschrittenen Granulomatosen, Autoimmunerkrankungen mit Bindegewebsbeteiligung, Pneumokoniosen, dem organisierten Ödem bei lange andauernder postkapillärer Hypertonie, der Strahlenfibrose und durch Medikamente induzierte Fibrosen unterscheiden. Die *idiopathische Lungenfibrose* (Hamman-Rich) ist eine rasch progrediente, innert eines Jahres zum Tode führende Krankheit.

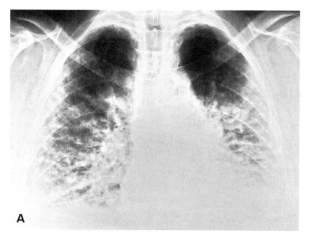

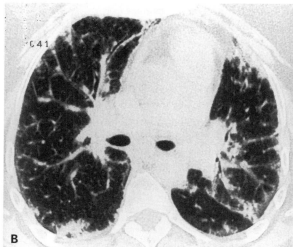

Abb. 2-87: Lungenfibrose. Histologisch verifizierte fibrosierende proliferative Alveolitis. (**A**) Thorax p. a.: Beidseitige retikuläre, vor allem peripher verteilte Strukturalterationen, deutlich vermindertes Lungenvolumen, nur z. T. durch die Adipositas, z. T. durch eine Lungenrestriktion zu erklären. (**B**) Hochauflösende Computertomographie auf subkarinärer Höhe: Typisch peripher lokalisierte unregelmäßige, vor allem subpleurale interstitielle Veränderungen. Peribronchovaskuläres Interstitium deutlich weniger beteiligt.

Radiologisch werden die frühesten Stadien dieser Erkrankungen kaum je dokumentiert. Erst im Spätstadium können interstitielle, retikuläre, basal lokalisierte Strukturveränderungen beobachtet werden (**Abb. 2-87**). Diese können auch noduläre Elemente aufweisen. Bei der fibrosierenden Alveolitis finden sich vorwiegend in den Unterlappen dorsal lokalisierte, subpleurale zystische Veränderungen. Bei fortschreitender Fibrose werden die Strukturen gröber, die ganze Lunge wird erfaßt, es entwickelt sich eine *Wabenlunge* mit Narbengewebe und kleineren oder größeren Lufträumen (etwa 3–10 mm Durchmesser). Es kommt innerhalb von Jahren zu einem erheblichen Volumenverlust der Lunge. Entsprechend bestehen funktionell meist eine schwere Restriktion und eine Diffusionsstörung. Solange eine aktive Entzündung vorliegt, ist eine medikamentöse Beeinflussung des Krankheitsverlaufs potentiell möglich.

Neurofibromatose

Die Neurofibromatose (von Recklinghausen) ist ein neurokutanes Krankheitssyndrom. In rund 10% der Fälle entwickelt sich zusätzlich eine *bullöse und fibrotische interstitielle Pneumopathie;* die Fibrose ist symmetrisch vor allem basal, die Bullae oft asymmetrisch in den Oberlappen lokalisiert. Die Thorax-Röntgenaufnahme demonstriert neben den genannten Lungenveränderungen typischerweise die viel häufigeren kutanen und neuralen Befunde sowie die Skoliose und Rippendeformitäten.

Lymphangiomyomatose, tuberöse Sklerose

Diese beiden seltenen Krankheiten können unabhängig oder kombiniert vorkommen. Radiologisch sind sie gekennzeichnet durch eine *progressive, interstitielle, diffuse retikuläre Lungenerkrankung* mit normalem oder vermehrtem Volumen, rezidivierenden chylösen Pleuraergüssen und Spontanpneumothoraces.

Die *tuberöse Sklerose,* eine vererbte mesodermale Störung, befällt zahlreiche Organe; der Lungenbefall ist mit 0,1% selten, häufiger bei Frauen als bei Männern. Die pulmonale *Lymphangiomyomatose* zeigt histologisch eine Proliferation glatter Muskulatur, sie kommt ausschließlich bei Frauen vor und manifestiert sich zwischen 17 und 47 Jahren. Dabei können mediastinale Lymphknoten oder gleichzeitig auch das Lungenparenchym befallen sein; zusätzlich können weitere Befunde der tuberösen Sklerose vorliegen.

Pneumopathien bei Lipidakkumulation

Die *Cholesterolpneumonie* kann primär oder als unspezifische Folge einer chronischen Bronchialobstruktion beim Bronchialkarzinom, Bronchiolitis obliterans und anderen Lungenerkrankungen vorkommen. Radiologisch und pathologisch-anatomisch bestehen segmentale Konsolidationen und Atelektasen bzw. Pseudotumoren.

Die *pulmonale alveoläre Proteinose* ist eine sehr seltene Erkrankung komplexer Ätiologie mit Dysfunktionen der Makrophagen und konsekutiver Ablagerung von Eiweiß und lipidhaltigem Material in den Lufträumen der Lunge. Vorwiegend bei Männern im Alter von 20 bis 50 Jahren vorkommend, zeigt sie symmetrische azinäre Veränderungen, die fleckförmig unscharf begrenzt oder konfluierend sind.

Beim *Morbus Gaucher,* einer autosomal rezessiven Erkrankung mit Speicherung von Glucosyl-Ceramid im retikuloendothelialen System sind radiologische Veränderungen der Lunge mit retikulo-nodulärer oder miliarer Strukturalteration selten.

Der *Morbus Niemann-Pick,* hervorgerufen durch vererbten Enzym-Defekt und konsekutive Ablagerung von Sphingomyelin in Leber, Milz, Lunge, Knochenmark und Gehirn, führt radiologisch zu diffusen retikulo-nodulären Veränderungen in der Lunge.

Histiozytose X

Die Histiozytose X ist eine Systemerkrankung mit Beteiligung zahlreicher Organe. Die beim Erwachsenen häufige Form des *eosinophilen Granuloms* manifestiert sich meist in der Lunge und im Skelett. Histologisch findet sich eine granulomatöse Infiltration der Alveolarsepten und Bronchialwände mit Histiozyten; mit der Zeit entwickelt sich eine Fibrose mit zahlreichen kleinsten Zysten und schließlich eine Wabenlunge.

Radiologisch bestehen diffuse, symmetrische, manchmal die oberen Lungenpartien etwas stärker beteiligende, noduläre Veränderungen (1 bis 10 mm große Knötchen), die mit der Zeit in retikulo-noduläre und schließlich grobretikuläre und zystische Veränderungen übergehen. Die Zysten erreichen einen Durchmesser von manchmal mehreren Zentimetern. Ein Spontanpneumothorax ist recht häufig, er kann sogar die erste Manifestation der Erkrankung sein.

Alveoläre Mikrolithiasis

In den Alveolen befinden sich zahlreiche kleinste Konkremente von 0,01 bis 3 mm Durchmesser. Radiologisch besteht ein sehr feines, dichtes diffus sandartig mikronoduläres Muster, wobei das Gewicht der Mikrolithen entsprechend der Schwerkraft zu einer Verziehung des Lungenparenchyms mit im Stehen basal erhöhter Dichte und apikaler Dehnung und damit erhöhter Transparenz führt. Anfänglich kontrastiert die Beschwerdefreiheit der Patienten mit dem massiven radiologischen Befund, über die Jahre kommt es indessen sehr oft zu einer respiratorischen Insuffizienz.

Nuklearmedizin

G. K. von Schulthess

Zur Diagnose der *Lungenembolie* wird als erste Methode nach der klinischen Evaluation die Lungenszintigraphie eingesetzt. Ist die Lungenperfusionsszintigraphie unauffällig oder nur ein wenig unregelmäßig, kann die Diagnose der Lungenembolie mit hoher Sicherheit ausgeschlossen werden («normal» oder «low probability scan», (**Tab. 2-9**). Dies ist die wichtigste Aussage, die die Perfusionsszintigraphie machen kann. Bestehen Perfusionsdefekte, wird ein Vergleich mit dem Röntgenbild angestellt. Dieser Vergleich erlaubt oft, eine Vermutungsdiagnose Embolie ja/nein zu stellen und muß bei unkooperativen Patienten genügen. Werden Perfusionsdefekte festgestellt, soll wenn immer möglich die Ventilationsuntersuchung durchgeführt werden. Im Röntgenbild wenig eindrückliche Parenchymveränderungen können zu starken Ventilationsstörungen führen. Ein Perfusions-

defekt ohne korrespondierenden Ventilationsdefekt – ein «mismatch» – spricht für eine Lungenembolie (**Abb. 2-88**), wobei man von «high probability» und «intermediate probability scans» spricht (**Tab. 2-9**). Frische Lungenembolien verursachen praktisch vollständige Defekte, bei älteren Embolien dagegen werden die Bezirke lediglich minderperfundiert.

Auf dem Röntgenbild festgestellte Lungenparenchymveränderungen kompromittieren meist primär die Ventilation. Sie führen deshalb zu Perfusionsstörungen. Besteht eine Übereinstimmung der szintigraphisch minderperfundierten mit den minderventilierten Bezirken («match»), ist die Diagnose einer primären Ventilationsstörung wahrscheinlich. Die *chronisch obstruktive Lungenerkrankung* (COPD) und die *zentrale Bronchusobstruktion* z. B. bei einem zentralen Bronchuskarzinom (**Abb. 2-89**) sind in dieser Situation die häufigsten Diagnosen. Nuklearmedizinische Verfahren werden jedoch nicht primär zur Diagnose dieser Krankheitsbilder eingesetzt. Die *pulmonal-arterielle Hypertonie* zeigt in der Perfusionsszintigraphie oft eine unregelmäßige Berandung der perfundierten Lungenbezirke.

Ist die Diagnose nicht eindeutig zu stellen («intermediate probability scan»), bewährt sich oft, den Patienten Antikoagulantien zu verordnen und nach 10 bis 20 Tagen die Untersuchung zu wiederholen. Die definitive Diagnose wird aus dem Verlauf klar. Nur in Fällen, wo die Diagnose sofort definitiv gestellt werden muß, z. B. bei einer schweren Kontraindikation zur Antikoagulation, muß eine Pulmonalisangiographie durchgeführt werden.

Tab. 2-9: Klassifizierung von Befunden der Perfusions-Ventilationsszintigraphie mittels ^{133}Xe (nach Gottschalk et al.).

«high probability» (> 80%)	– mind. 2 große segmentäre Perfusionsdefekte mit «mismatch» (2 subsegmentäre Defekte = 1 segmentärer Defekt)
«intermediate probability» (20–79%)	– 1 mäßiger bis 2 große segmentäre Perfusionsdefekte mit «mismatch» kombinierter Ventilations-Perfusions-Ausfall mit normaler Thoraxaufnahme
«low probability» (< 20%)	– nichtsegmentärer Perfusionsdefekt (Herz, Aorta, Hilus vergrößert, Zwerchfellhochstand)
	– Perfusionsdefekt mit auffälligem Befund in Röntgenthorax
	– Ventilations-Perfusions-«match» mit normalem Röntgenthorax
	– beliebig viele kleine Perfusionsdefekte mit normalem Röntgenthorax
Normal	– kein Perfusionsdefekt
	– Perfusionsdefekt entspricht genau dem Befund des Röntgenthorax

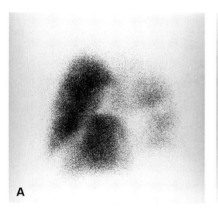
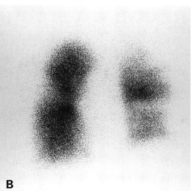
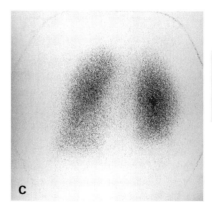

A   B   C

Abb. 2-88: «High probability»-Scan einer 84jährigen Patientin mit multiplen segmentären Lungenembolien (Lingula und apikales Unterlappen-Segment links, Teile des rechten Mittellappens und Unterlappens) **(A)** Perfusion links posterior schräg. **(B)** Perfusion dorsal. **(C)** Ventilation dorsal.

Weiterführende Literatur

Chapman S., Nakielny R.: Hilfen zur radiologischen Differentialdiagnose, G. Fischer 1992 (536 Seiten).

Felson B.: Chest Röntgenology, W. B. Saunders 1973 (574 Seiten).

Forrest J. V., Feigin D. S.: Röntgendiagnostik des Thorax, Enke 1985 (133 Seiten).

Fraser R. G., Paré J. A. P., Paré P. D., Fraser R. S., Genereux G. P.: Diagnosis of Diseases of the Chest, W. B. Saunders 1988 (3290 Seiten).

Loken M. K.: Pulmonary Nuclear Medicine. Los Altos, Appelton & Lange, 1987.

Gottschalk A. et al.: Ventilation-perfusion scintigraphy in the PIOPED study. Parts I and II J. Nucl. Med. 1993; 34:1109–1126.

Paré J. A. P., Fraser R. G.: Synopsis of Diseases of the Chest. Philadelphia, Saunders, 1983.

Sperber M.: Radiologic Diagnosis of Chest Disease. Berlin–Heidelberg–New York, Springer, 1990.

Vögeli E.: Praktische Thoraxradiologie. Bern–Göttingen–Toronto–Seattle, Huber, 1990.

Webb W. R., Müller N. L., Naidich D. P.: High-resolution CT of the lung. New York, Raven, 1992.

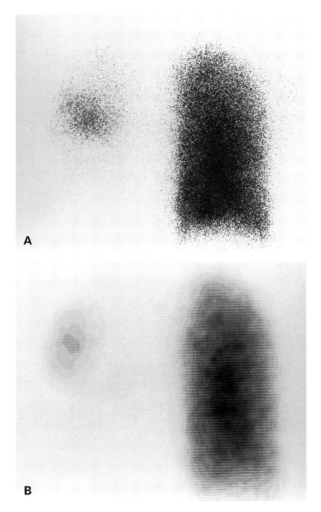

A

B

Abb. 2-89: «Low probability»-Scan bei einem Patienten mit Emphysem und obstruierendem Bronchuskarzinom. **(A)** Perfusion von dorsal mit praktisch fehlendem linkem Lungenflügel. **(B)** Ventilation von dorsal mit identischem Befund; es besteht also ein Perfusions-Ventilations-Match.

Pleura, Thoraxwand und Zwerchfell

P. Vock und V. Im Hof

Pneumothorax

Beim Pneumothorax gelangt Luft durch die Thoraxwand, das Mediastinum, das Zwerchfell oder – am häufigsten – aus der Lunge in die Pleurahöhle. Häufigste Ursachen sind das Platzen einer subpleuralen Emphysem-Blase (typischerweise beim jungen Mann), ein penetrierendes oder stumpfes Thoraxtrauma, diagnostische oder therapeutische Maßnahmen, eine mechanische Ventilation, die Luftwegsobstruktion bei chronischem Asthma, Ösophagusruptur, diffuse Lungenkrankheiten wie die Histiozytose X oder die zystische Fibrose und gelegentlich Infektionen, Neoplasien oder die Endometriose. Die radiologischen Symptome der Separation der viszeralen Pleura von der an der Thoraxwand fixierten parietalen Pleura mit fehlender Lungenstruktur im Zwischenraum ist in Grenzfällen auf der Exspirationsaufnahme besser zu erkennen. Der Nachweis kleinster Gasmengen erfordert die Untersuchung im horizontalen Strahlengang in Seitenlage auf der gesunden Seite oder – beim Intensivpatienten – in Rückenlage. Obwohl selten allein zur Klärung dieser Frage indiziert, kann die Computertomographie noch viel kleinere Gasmengen im Pleuraraum nachweisen und sie namentlich von atypischen extrapleuralen Luftansammlungen unterscheiden.

Ein kleiner Begleiterguß ist beim Pneumothorax fast die Regel. Der *Spannungspneumothorax* ist als hauptsächliche Komplikation gefürchtet. Über einen Ventilmechanismus steigt dabei der Druck in der Pleurahöhle an. Wenn nicht eine sofortige Drainage erfolgt, droht eine durch Mediastinalverlagerung bedingte Gefäßabklemmung mit Einflußstauung. In der liegenden Thorax-Röntgenaufnahme (**Abb. 2-90**) ist der Spannungspneumothorax dann zu vermuten, wenn das Zwerchfell der betroffenen Seite nach unten verlagert ist, eine konkave obere Begrenzung aufweist oder wenn das Mediastinum zur Gegenseite verlagert ist. Unter Drainage sollte der Pneumothorax innerhalb von Stunden verschwinden. Eine zu rasche Expansion der Lunge kann gelegentlich zum Lungenödem führen. Eine fehlende Entfaltung steht in Zusammenhang mit einer vorbestehenden Pleura- (Adhäsion) oder einer Lungenpathologie (z. B. broncho-pleurale Fistel).

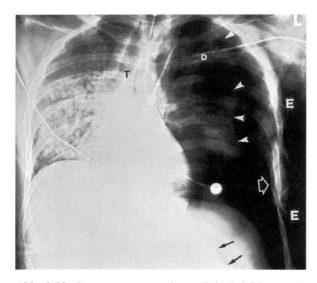

Abb. 2-90: Spannungspneumothorax links bei Rippenserienfraktur und Weichteilemphysem. Trotz Drainage (D) Pneumothorax links mit Zeichen des erhöhten Drucks, d.h. Zwerchfelltiefstand mit nach oben konkaver Begrenzung des Sinus phrenicocostalis (Pfeile) und Mediastinalverlagerung zur Gegenseite (T Trachea). Die gleichzeitig vorhandene Lungenpathologie verhindert einen Totalkollaps; die Pleura viszeralis (Pfeilspitzen) begrenzt den Mantelpneumothorax innen. Außerdem bestehen links eine Rippenserienfraktur (offener Pfeil) und ein Weichteilemphysem (E).

Pleuraerguß

Intrapleurale Flüssigkeit (5 ml), hydrostatisch durch die Pleura parietalis produziert, garantiert die respiratorische Beweglichkeit zwischen Pleura visceralis und parietalis. Größere Mengen von Pleuraflüssigkeit werden als Erguß bezeichnet.

Transsudate enthalten weniger als 30 g Eiweiß pro Liter, sind Ausdruck eines erhöhten hydrostatischen oder eines verminderten onkotischen Drucks und entstehen bei Herz- oder Niereninsuffizienz, konstriktiver Perikarditis, Obstruktion der Vena cava superior oder Hypoproteinämie.

Exsudate haben einen Eiweißgehalt von mehr als 30 g pro Liter, sie kommen zustande durch primären

oder sekundären Einbezug der Pleura in einen krankhaften Prozeß (Empyem, Tuberkulose, andere auch
nicht infektiöse Entzündungen [z. B. Pankreatitis] und
Neoplasien).

Blutige Pleuraergüsse (Hämatothorax) entstehen
posttraumatisch, postoperativ, unter Antikoagulation,
bei rupturierten Aortenaneurysmata, Thromboembolien oder Neoplasien.

Chylöse Pleuraergüsse werden am häufigsten bei
Verletzung oder Obstruktion des Ductus thoracicus
beobachtet; liegt die Läsion im oberen Mediastinum,
so kommt der Erguß eher links zustande, liegt sie weiter kaudal, so entwickelt sich die Flüssigkeitsansammlung rechts. Häufigste Ursachen des Chylothorax sind
Trauma, Operation, Infektion, Neoplasma (malignes
Lymphom, Bronchialkarzinom) oder primäre Pathologie des Lymphgefäß-Systems (Lymphangiomyomatose).

Kleine Mengen von Erguß-Flüssigkeit füllen den
Sinus phrenicocostalis von unten nach oben bzw. von
hinten nach vorne auf. Bis zu 250 ml Erguß können
sich ausschließlich *subpulmonal* verteilen und deshalb auf der postero-anterioren Thorax-Röntgenaufnahme schwierig zu erfassen sein **(Abb. 2-91)**. Ein
Pseudozwerchfellhochstand mit ungewöhnlich lateraler Kuppe, eine Separation von Magenblase und linker
Lunge (mehr als 2 cm) sind dafür wichtige Hinweise.
Größere Flüssigkeitsmengen in den Sinus phrenicocostales und latero-dorsal führen zu einer homogenen
Transparenzminderung, die medial oben mehr oder
weniger scharf konkav begrenzt wird. In liegender
Aufnahme verlagert sich der freie Erguß nach dorsal
und führt zu einer homogenen Transparenzminderung
des entsprechenden Hemithorax. Nicht nur das Ligamentum pulmonale, sondern vor allem vorbestehende
Adhäsionen verhindern ein freies Auslaufen: insbesondere Exsudate und blutige Ergüsse sind sehr oft
abgekapselt, aber auch atypisch interlobär zu finden.
Abgekapselte *Interlobärergüsse* werden auch als
«hängender Erguß» oder Pseudotumor bezeichnet.
Große Mengen pleuraler Flüssigkeit komprimieren
die Lunge, können das Zwerchfell nach unten verdrängen und das Mediastinum zur Gegenseite verlagern.

Thorax-Röntgenaufnahme und nötigenfalls Ergußaufnahme genügen diagnostisch in den meisten Fällen. Zum Nachweis eines abgekapselten Ergusses
kann die Sonographie oder Computertomographie
erforderlich sein. Beide Verfahren ermöglichen die
gezielte Punktion eines kleinen abgekapselten Ergusses.

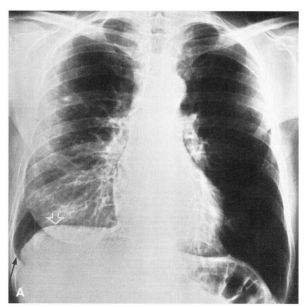

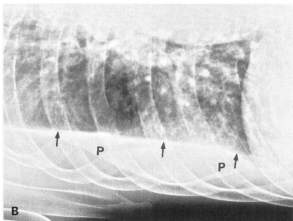

Abb. 2-91: Fast rein subpulmonaler Pleuraerguß. Status
nach Ablatio links wegen Mamma-Ca. **(A)** Thorax p. a.
Kleiner lateraler Erguß im Sinus phrenicocostalis (Pfeil),
Pseudozwerchfellhochstand bei subpulmonalem Erguß mit
charakteristisch lateralisierter höchster Stelle (hohler Pfeil).
(B) Ergußaufnahme beweist einen großen ausfließenden
Pleuraerguß (P) zwischen der Rippeninnenkontur (Pleura
parietalis) und der verlagerten Pleura visceralis (kleine
Pfeile).

Solide Pleuraveränderungen

Pleuraschwarten sind postentzündliche narbige Veränderungen, d. h. Adhäsionen, narbige Stränge und Verwachsungen, ausgedehnter Fibrothorax mit dicker, oft verkalkter Schwarte. Entsprechend dem Ausmaß der Pathologie kann eine schwere mechanische Behinderung der Ventilation vorhanden sein. Adhäsionen und Schwarten werden auf der Thorax-Röntgenaufnahme meist konklusiv beurteilt. Der Nachweis einer flüssigen Komponente erfolgt durch die Computertomographie.

Pleuraplaques sind der häufigste radiologische Befund bei Asbest-exponierten Personen (**Abb. 2-83**). Plaques unterscheiden sich von Adhäsionen dadurch, daß sie flächenförmig umschrieben, polytop, bilateral, vor allem in der parietalen Pleura gefunden werden. Häufigste Lokalisationen sind die postero-laterale Pleura costalis und die Pleura diaphragmatica, Verkalkungen sind häufig (**Abb. 2-83, 2-92**).

Benigne Pleuratumoren sind selten, am häufigsten handelt es sich dabei um ein Lipom, ein benignes Mesotheliom oder Fibrom.

Maligne Pleuraneoplasien entstehen primär, durch Einwachsen aus der Umgebung oder durch Metastasen. Das *maligne Pleuramesotheliom* (**Abb. 2-92**) manifestiert sich als primärer Pleuratumor durch Ergüsse, eine diffuse Pleuraverdickung, meist mit Volumenminderung des Hemithorax, und/oder unregelmäßige knotige pleurale Raumforderungen. Befallen sind typischerweise die interlobäre, diaphragmale und mediastinale Pleura. Die Neoplasie infiltriert früh in die umgebende Thoraxwand, das Zwerchfell und das Mediastinum und erreicht sehr oft und früh andere mesotheliale Höhlen. Dadurch ist die chirurgische Sanierung nur ausnahmsweise möglich. Die differenzierte Beurteilung erfolgt durch die Computertomographie.

Die Pleurahöhle wird häufig *sekundär* aus der Umgebung infiltriert, bei Bronchialkarzinom, Mam-

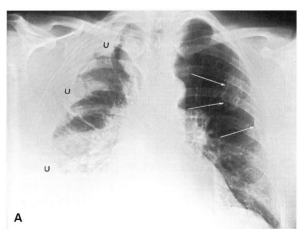

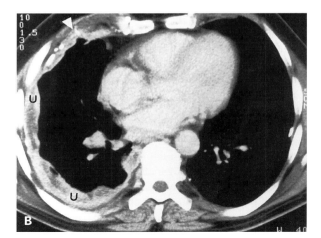

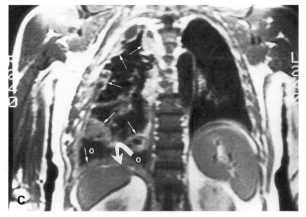

Abb. 2-92: Malignes Pleuramesotheliom. (**A**) Thorax p. a.: Neben zum Teil verkalkten Plaques entsprechenden und auf eine Asbestexpostion hinweisenden Pleuraverdickungen links (Pfeile), rechts eine vorwiegend diaphragmal, kostal, aber auch mediastinal und interlobär lokalisierte unregelmäßige massive Pleuraverdickung (U). (**B**) Computertomographie bestätigt die solide Natur der sich auch nach mediastinal ausbreitenden, z. T. in Richtung der Thoraxwand unscharf begrenzten Raumforderung (Pfeilspitze). Einzelne Verkalkungen beidseits entsprechen wiederum Asbest-Plaques. (**C**) Die Magnetresonanz-Tomographie, hier im T1-gewichteten Bild nach Kontrastmittelgabe, zeigt die polytope, mehrheitlich solide Pleuraraumforderung rechts (Pfeile) mit einer flüssigen Komponente basal (o). Dabei kann dank koronarer Schnittführung die Beteiligung des Zwerchfells (gebogener Pfeil), aber das fehlende Übergreifen auf die Leber besser gezeigt werden als mittels Computertomographie.

makarzinom, malignem Thymom und peritonealen Karzinosen, die sich über das Zwerchfell vor allem in den rechten Hemithorax ausbreiten. Radiologisch wird am häufigsten ein Erguß, verbunden mit primär einer solitären, später mit multiplen soliden extrapulmonalen Raumforderungen beobachtet. Meist bilaterale pleurale Pathologien sind durch *Pleurametastasen* des malignen Lymphoms und auch anderer Neoplasien bedingt.

Thoraxwand

Gewebe und Strukturen, die die Lunge und den Pleuraraum nach außen und gegen das Abdomen umgeben, haben in erster Linie Stütz- und Atemfunktion. Leitbahnen (arteriell, venös, lymphatisch, neural), Brustdrüse und Lymphknoten spielen allerdings eine wichtige Rolle. Recht häufig sind deshalb zusätzliche bildgebende Verfahren erforderlich zur Beurteilung der Mamma, der Weichteile, zur Darstellung der Muskeln und Sehnen, des Knochenmarks und der unmittelbaren Umgebung der Knochen. Man unterscheidet folgende topographisch-anatomische Teilregionen: obere Thoraxapertur, Schultergürtel mit Axilla, Sternum und Umgebung, laterale Thoraxwand mit Mamma, Wirbelsäule mit Umgebung sowie Zwerchfell.

Am *Skelett* werden kongenitale Varianten und Mißbildungen, vor allem der Rippen, degenerative Erkrankungen und die Auswirkungen metabolischer Veränderungen ebenso wie Folgen von Trauma mittels Thorax-Röntgenaufnahme meist adäquat erfaßt (**Abb. 2-90**). Der Verdacht auf eine Rippenfraktur verlangt eine systematische Analyse sämtlicher Rippen auf Kortikalisunterbruch und geringe Dislokationen. Eine Fraktur mehrerer angrenzender Rippen wird als Rippenserienfraktur bezeichnet; Mehrfachfrakturen der gleichen Rippen gefährden die Thoraxstabilität und können zu einer mechanischen Ateminsuffizienz führen. Das komplexe Trauma, insbesondere der Einbezug der Wirbelsäule und entzündliche sowie neoplastische Prozesse erfordern in der Regel den Einsatz zusätzlicher diagnostischer Verfahren.

In den *Weichteilen* der Thoraxwand sind Erkrankungen, die nicht mit einer Massenläsion, Gasansammlung oder Verkalkungen verbunden sind, auf der Übersichtsuntersuchung nur schlecht zu erfassen. Verkalkungen in Lymphknoten oder der Schulter-Rotatorenmanschette erbringen oft wichtige diagnostische Information. Ein Weichteilemphysem kann nicht nur beim frischen stumpfen Trauma mit Rippen- und Lun-

genverletzung, sondern auch umschrieben nach penetrierendem Trauma, beim Infekt oder als Folge eines schlecht erkennbaren Mediastinal- oder Zervikalemphysems große diagnostische Bedeutung haben.

Pathologische Prozesse können auch *sekundär* zu Veränderungen am Skelett führen: diagnostische Bedeutung haben Rippenusuren (arteriell bei Obstruktion der Aorta, Arteria subclavia oder pulmonaler Oligämie, venös bei Obstruktion der oberen Hohlvene, arteriovenös bei Mißbildungen, neural bei der Neurofibromatose). Hämatome, entzündliche und neoplastische Raumforderungen führen primär zu einer unspezifischen Verbreiterung der Thoraxwandweichteile bzw. einer umschriebenen stärkeren Minderung der Transparenz. Der Weichteildefekt nach Ablatio mammae ist meist leicht zu erkennen. Typische Befunde einer Thoraxwandmassenläsion entstehen erst bei Arrosion bzw. Druckatropie des angrenzenden Knochens, bei Vorwachsen in Richtung der Pleura oder Vorwölbung der Haut. Die Kriterien der extrapulmonalen Massenläsion (scharfe konvexbogige Begrenzung gegenüber der Lunge, breites Auslaufen und damit stumpfer Winkel zur Thoraxwand, fehlendes Pneumobronchogramm) unterscheiden sich nicht von denjenigen eines Pleuraprozesses, solange nicht eine Rippenpathologie auf die extrapleurale Entstehung hinweist (**Abb. 2-93**). Bedeutungslose gutartige Hauttumore können ebenso wie die Mamillen auf der Thorax-Röntgenaufnahme Lungenrundherde vortäuschen.

Die Sonographie erbringt wertvolle Zusatzinformationen über die Weichteile der Thoraxwand bis hin zur Pleura. Bei entzündlichen und neoplastischen Prozessen in den Weichteilen ist wegen der besseren Übersicht über die Strukturen häufig die Computertomographie oder Magnetresonanz-Untersuchung indiziert. *Maligne Neoplasien* sind bedeutend wichtiger als benigne; Metastasen oder das Einwachsen eines Malignoms aus der Umgebung sind von größerer Bedeutung als die Primärtumoren. Bronchial- und Mammakarzinom führen am häufigsten zu diagnostischen Problemen. Das Pancoast-Syndrom, durch maligne Infiltration der oberen Thoraxapertur, führt zu einer Läsion des Truncus sympathicus (Horner-Syndrom), der Subklaviagefäße, des Plexus brachialis und Infiltration von Rippen und Wirbelkörpern. Malignes Lymphom und metastasierende Malignome befallen die Lymphknotenstationen der Thoraxwand in der Thoraxapertur (infradiaphragmale, zervikale und thorakale Neoplasien), supraklavikulär und axillär (Mammakarzinom, malignes Melanom, Bronchialkarzinom) sowie entlang der A. mammaria interna unmittelbar parasternal retrokostal (Mammakarzinom, Bronchialkarzinom).

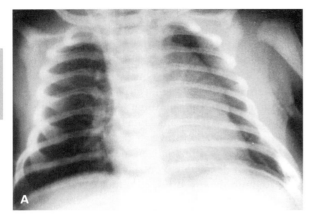

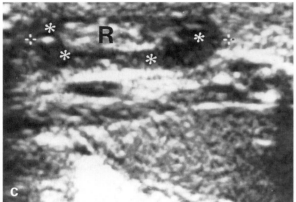

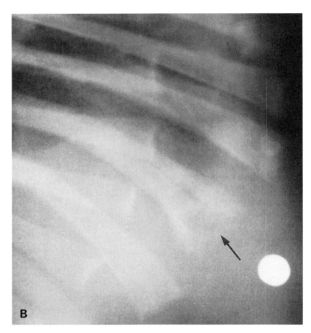

Abb. 2-93: Rippenosteomyelitis (Staphylococcus aureus) mit Weichteilschwellung über der linken Thoraxwand **(A)** Thorax p. a.: Veränderungen der 8. Rippe und der angrenzenden Weichteile kaum zu identifizieren. **(B)** Gezielte Rippenaufnahme zeigt eine Auftreibung und permeative Destruktion des distalen Endes der 8. Rippe links (Pfeil). **(C)** Sonographie bestätigt die Rippenveränderung (R), zeigt aber gleichzeitig das Übergreifen des Infektes auf die angrenzenden Weichteile (Sterne). Weibliches Neugeborenes.

Zwerchfell

Das Zwerchfell muß als wichtigster Atemmuskel beweglich sein, dabei Thorax und Abdomen voneinander trennen und gleichzeitig die Kommunikation zwischen diesen beiden Körperregionen über wichtige Leitungsstrukturen (Ösophagus, Aorta, Vena cava inferior, Nerven) gewährleisten. Störungen in den Funktionen des Zwerchfells, besonders eine pathologische Lage, abnorme Beweglichkeit und gestörte Schrankenfunktion führen zu klinischen Symptomen. Dabei prädisponieren neben den Durchtrittstellen der Vena cava, der Aorta und des Ösophagus zwei peripher gelegene physiologisch schwächere Stellen zur Krankheitsausbreitung: das Trigonum sternocostale zwischen sternaler und kostaler Insertion und das Trigonum lumbocostale zwischen vertebraler und kostaler Insertion des Zwerchfells.

Gestörte Zwerchfellposition und Beweglichkeit

Bei Inspiration in aufrechter Körperstellung steht die Zwerchfellkuppe rechts auf Höhe des 5. vorderen Interkostalraums (bzw. der 10. Rippe hinten). In 90% aller gesunden Individuen steht das linke Zwerchfell (meist 1 bis 3 cm) tiefer, in einem kleinen Prozentsatz gleich hoch wie das rechte Zwerchfell und nur selten eine Spur höher. Unter Durchleuchtung oder Ultraschallkontrolle bewegen sich die Zwerchfellkuppen während des Atemzyklus 3 bis 6 cm in kranio-kaudaler Richtung (75% aller Gesunden, 23% mit weniger als 3 cm).

Der Zwerchfellstand wird im wesentlichen durch den intrathorakalen und intraabdominalen Druck sowie durch Struktur und Funktion des Zwerchfells bestimmt. Überblähung der Lunge, Spannungspneumothorax, großer Pleuraerguß oder ausnahmsweise eine expansiv wachsende thorakale Raumforderung führen zum *Zwerchfelltiefstand*. Für den *Zwerchfellhochstand* spielen thorakale Volumenreduktion und abdominale Volumenvermehrung zahlenmäßig die größte Rolle. Bei fehlender Ursache in der Nachbarschaft ist bei bilateralem Zwerchfellhochstand in erster Linie die Exspiration in Betracht zu ziehen. Bei einseitigem Hochstand kommen Zwerchfellbuckel oder Parese in Frage. Der Zwerchfellbuckel (Eventration) beruht auf einer unvollständigen Muskularisation, die zu einer umschriebenen Ausstülpung nach oben, am häufigsten rechts antero-medial, Anlaß gibt.

Die Ursachen einer *Zwerchfellparese* sind sowohl lokalisatorisch als auch ätiologisch vielfältig. Der vor allem aus Fasern des Segments C4 gebildete Nervus phrenicus wird oft geburtstraumatisch geschädigt, beim älteren Kind und Erwachsenen häufiger infektiös, chirurgisch oder durch einen malignen Prozeß. Der Nachweis der Phrenikusparese erfolgt unter Durchleuchtung oder Ultraschallkontrolle mittels Schnupfversuch. Dabei ist eine paradoxe Beweglichkeit des gelähmten Zwerchfells nach oben bei abrupter Inspiration sichtbar. Differentialdiagnostisch kön-

Abb. 2-94: Morgagni-Hernie mit akuter intestinaler Obstruktion. **(A)** Thoraxröntgenuntersuchung zeigt eine große Gasansammlung supradiagphragmal rechts (x), unregelmäßige Innenkontur der Begrenzung erinnert an Magenschleimhautfalten. Angrenzende pulmonale Transparenzminderung infolge Minderbelüftung. **(B)** Im Abdomen ist der mit dem Antrum durch das Trigonum sternocostale herniierte Magen obstruiert und deshalb massiv dilatiert (M). **(C)** Die Einlage einer Magensonde erlaubt die Entlastung des Magens und bestätigt die Diagnose einer rechts parakardialen Herniierung des Magenantrums (A) durch das Zwerchfell in den Thorax, die in den beiden vorliegenden Projektionen nach Kontrastmittelmarkierung leicht zu erkennen ist.

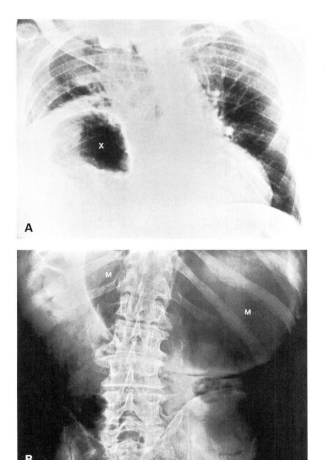

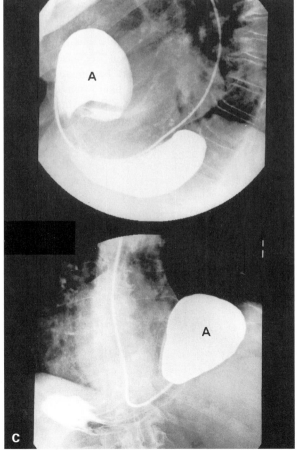

nen Läsionen im Bereich der Hirnrinde, der Pyramidenbahn oder des Halsmarks ebenfalls zu einer Phrenikusparese führen, nicht selten wird eine Phrenikusschwäche bei peripheren Neuropathien beobachtet. Eine Ermüdung des Zwerchfells kann namentlich bei verminderter Energiezufuhr oder erhöhtem Energiebedarf zu einer inadäquaten Respiration führen.

Gestörte Schrankenfunktion

Eine gestörte Schrankenfunktion kann zur Organverlagerung und zur Ausbreitung von Krankheiten aus dem Abdomen in den Thorax und umgekehrt führen.

Die *Bochdaleksche Hernie* entsteht kongenital bei fehlendem Verschluß des pleuroperitonealen Kanals; sie hat dann keinen Herniensack. Die Verlagerung abdominaler Organe in den Thorax und die damit verbundene Lungenhypoplasie, in 90% linksseitig, sind auch heute noch mit einer kritischen Prognose belastet. Anders verhält es sich mit den bei Erwachsenen vorkommenden, meist asymptomatischen und in der Mehrzahl lediglich Fett oder den Nierenoberpol enthaltenden kleinen Bochdalekschen Hernien durch das Trigonum lumbocostale, die als postero-mediale kleine Vorwölbung in der Zwerchfellkontur zu beobachten sind.

Die *Morgagni-Hernie* (**Abb. 2-94**) benutzt das Trigonum sternocostale. Es handelt sich um eine echte Hernie, die beim Erwachsenen als rechtsseitige anteriore costo-diaphragmale scharf begrenzte Raumforderung beobachtet wird. Am häufigsten enthält sie Fett (Omentum, weniger häufig Kolon, Magen, Dünndarm oder Leber). Als Abklärungsverfahren eignen sich Kontrastdarstellungen und die Computertomographie.

Die *Hiatushernie* kommt kongenital oder erworben vor (s. S. 336).

Die meist traumatische *Ruptur des Zwerchfells* wird initial vor allem beim überdruckbeatmeten Polytraumatiker nicht selten übersehen, da es häufig erst sekundär zum Hochtreten gastrointestinaler Strukturen mit akuter Einklemmung kommt.

Entzündliche Prozesse (Pankreatitis, Leberechinokokkose) und vor allem *maligne Tumoren* (der Lunge, der Pleura, der Leber, des Intra- und Retroperitonealraums) können sich durch die vorbestehenden Lücken aber auch durch die übrigen Abschnitte des Zwerchfells hindurch ausbreiten. Der schon physiologischerweise über das reiche Lymphgefäßsystem des rechten Zwerchfells erfolgende Abfluß peritonealer Flüssigkeit dient auch peritonealen Malignomen (am häufigsten Ovarialkarzinom) zur Propagation; vom Zwerchfell aus erreichen die malignen Zellen die superioren diaphragmalen (= kardiophrenischen) Lymphknoten, die ihrerseits nach kranial in die parasternalen (Mammaria interna) Lymphknoten drainieren. Eine Blockade des Lymphabflusses in den superioren diaphragmatischen Lymphknoten führt zu einem Pleuraerguß, der meist maligne Zellen enthält.

Mediastinum

W. A. Fuchs und M. Hauser

Raumforderungen im vorderen Mediastinum

Raumforderungen zeigen entsprechend ihres Ursprungsgewebes oder -struktur eine Prädilektion für einzelne mediastinale Kompartimente. Es ist deshalb sinnvoll, daß sie unter Berücksichtigung ihrer anatomischen Lokalisation eingeteilt werden. Dabei ist festzuhalten, daß eine Raumforderung von einem Kompartiment in das andere übergreifen kann.

Das *vordere Mediastinum* wird anterior vom Sternum begrenzt, posterior von der Vorderwand der Trachea, vom Perikard, der aszendierenden Aorta und den brachiozephalen Arterien. Es enthält den Thymus, die anterioren mediastinalen Lymphknoten und allenfalls ektopes Gewebe der Schilddrüse und Nebenschilddrüse.

Tumoren des Thymus

Tumoren verschiedener Histologie können von Zellen mit Ursprung im Thymus ausgehen. Je nach Histologie handelt es sich um ein Thymom, ein Thymolipom, einen neuroendokrinen Tumor oder Thymuszysten.

Thymome sind die zweithäufigste Raumforderung (12%) im vorderen Mediastinum; sie kommen bei Erwachsenen vor. Seltener sind diese Tumoren im mittleren oder hinteren Mediastinum lokalisiert. Die Neoplasie besteht aus unterschiedlichen Mengen von Lymphozyten, epithelialen oder spindelzelligen Elementen. Obschon die spindelzell- und lymphozytenreichen Zelltypen eine etwas bessere Prognose haben als die epithelialen und gemischten, ist es außerordentlich schwierig, aufgrund histologischer Kriterien zwischen benignen und malignen Neoplasien zu unterscheiden. Die lokale Infiltration ist aber ein zuverlässiges Zeichen der Malignität. Thymome sind nicht selten mit einer Myasthenia gravis assoziiert. Ungefähr 15% der Patienten mit Myasthenia gravis haben ein Thymom, während rund 35% der Patienten mit Thymom eine Myasthenia gravis aufweisen.

Radiologisch sind Thymome meistens an der Übergangsstelle zwischen Herz und großen Gefäßen lokalisiert, doch können sie im ganzen Bereich der Herzkontur vorkommen (**Abb. 2-95**). Sie sind typischerweise unilateral. Bilaterale großvolumige Tumoren, die eine lobulierte oder schlechte Abgrenzung der Konturen zeigen, weisen auf Malignität hin. Manchmal können Verkalkungen vorhanden sein. Gelegentlich sind Thymome nur in seitlicher Projektion sichtbar; sie liegen dann anterior der Aorta ascendens oder des Truncus pulmonalis oder überlappen diese Gefäßstrukturen.

Die Computertomographie stellt Thymome als lokalisierte Raumforderungen dar, welche die normale Konfiguration des Thymus deutlich verändern. Verkalkungen und zystische Degeneration können nachgewiesen werden. Die Diagnose Malignität wird aufgrund der nachweisbaren Tumorinfiltration in die Umgebung und die Pleura gestellt (**Abb. 2-96**).

Thymolipome sind seltene gutartige Tumoren des Thymus, die vor allem aus Fettgewebe, aber auch aus Bezirken mit Thymusgewebe bestehen. Der Tumor ist im allgemeinen symptomlos und kann sehr groß werden. Die Raumforderung lagert sich um das Herz herum an und kann dadurch eine Kardiomegalie vortäuschen. Aufgrund des hohen Fettgehaltes kann computertomographisch und mittels MR-Tomographie die Diagnose bereits präoperativ gestellt werden.

Neuroendokrine Tumoren des Thymus (Carcinoid-Tumoren) entstehen von Thymuszellen der Neuralleiste. Obschon diese Raumforderung sich nicht wesentlich vom Thymom unterscheidet, kann die Diagnose aufgrund klinischer Befunde vermutet werden, da rund 40% der Patienten wegen der Sekretion von ACTH durch den Tumor ein Cushing-Syndrom aufweisen; ungefähr 20% der Tumoren entstehen im Zusammenhang mit einem multiplen Endokrin-Neoplasie-Syndrom. Carcinoid-Tumoren sind aggressiver als Thymome und in den meisten Fällen maligne. Die lobulierte Raumforderung führt häufig zur Obstruktion der Vena cava superior.

Thymuszysten, kongenital oder erworben, sind kaum von soliden Tumoren zu unterscheiden, besonders nach vorangegangener Hämorrhagie. Die Computertomographie kann die Verdachtsdiagnose stellen, wenn wasseräquivalente Dichtewerte gemessen werden. Verkalkungen der Zystenwände können vorkommen. Thymome, Teratome und Lymphome können ebenfalls zystische Anteile aufweisen; sie zeigen jedoch vor allem solide Bezirke und weisen eine verdickte, unregelmäßige Wand auf.

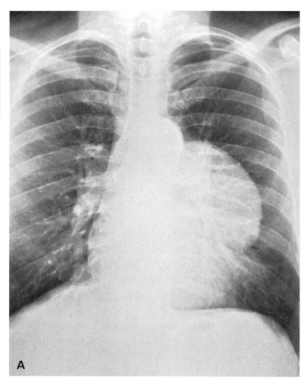

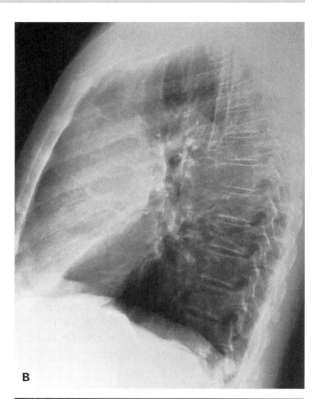

Abb. 2-95: Benignes Thymom. (**A, B**) Thorax d. v., d. s. (**C**) CT. Scharf begrenzte, laterodorsal vom Sternum und ventrolateral der Pulmonalarterien gelegene Raumforderung.

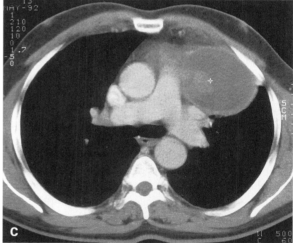

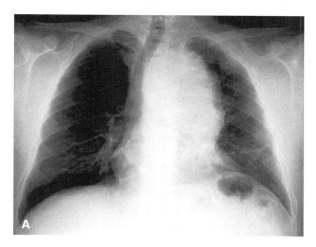

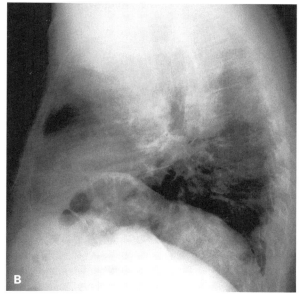

Abb. 2-96: Malignes Thymom. Retrosternale und paratracheale Raumforderung. (**A**) Thorax d. v. (**B**) Thorax d. s.
(**C, D**) CT zeigt Pleurametastasen.

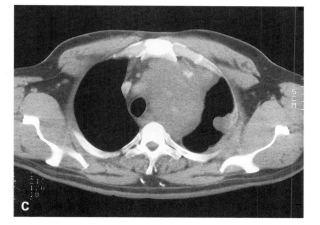

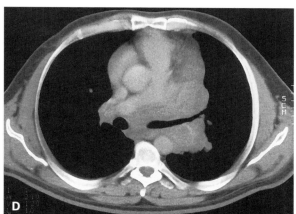

Abb. 2-97: Morbus Hodgkin. Paratracheale retrosternale
Raumforderung mit Verlagerung der Aorta ascendens nach
dorsal. Vergrößerte Lymphknoten dorsomedial der V. cava
inferior.

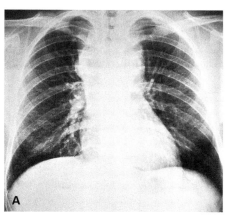

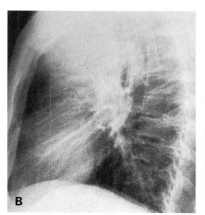

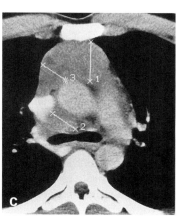

Die echte *Hyperplasie des Thymus* mit entsprechender Vergrößerung des Organs ist relativ selten, die Ätiologie meist unbekannt. Bei der Myasthenia gravis liegt eine lymphoide Hyperplasie vor; dabei ist das Organ nicht wesentlich vergrößert.

Lymphome

Lokalisierte Lymphknotentumoren kommen bei primär malignen Lymphomen vor, wobei 85% der Patienten mit Morbus Hodgkin und 60% derjenigen mit Non-Hodgkin-Lymphom multiple intrathorakale Lymphknotenvergrößerungen aufweisen. Eine Vergrößerung der anterioren mediastinalen Lymphknoten findet sich in rund der Hälfte der Patienten mit *M. Hodgkin,* insbesondere bei histologisch nodulärer Sklerose. Das *Non-Hodgkin-Lymphom* befällt diese Lymphknoten weniger häufig. Radiologisch kann die Lymphknotenvergrößerung im anterioren Mediastinum als unilaterale oder bilaterale Massenläsion zur Darstellung kommen (**Abb. 2-97, 2-146**). Gelegentlich findet sich auch eine große sphärische Raumforderung (Bulk). In diesen Fällen ist die Unterscheidung von einem Thymom oder einer Raumforderung anderer Ätiologie kaum möglich. Sind zusätzliche Lymphknotenstationen vergrößert, kann die Diagnose relativ einfach gestellt werden. Zystische Bereiche von Nekrose sind computertomographisch sichtbar. Verkalkungen ohne vorausgegangene Bestrahlung sind selten.

Keimzell-Tumoren

Verschiedene Tumoren, die von Resten der primitiven Germinalzellen ausgehen, kommen im vorderen Mediastinum vor: Dermoidzysten, Teratom, Seminom, Chorionkarzinom und endodermaler Sinustumor. Sie sind etwas weniger häufig als Thymome. Rund 20% der Germinalzelltumoren sind bösartig. Gutartige Tumoren sind häufiger bei Frauen, bösartige bei Männern.

Dermoidzysten und *Teratome* können zystisch oder solide sein; sie sind in der Regel gutartig. Dermoidzysten entstehen aus epidermalem Gewebe, während das Teratom ektodermale, mesodermale und endodermale Komponenten enthält. Radiologisch sind sie im vorderen, seltener im hinteren Mediastinum lokalisiert. Gutartige Läsionen sind oft rund, oval und scharf begrenzt (**Abb. 2-98, 2-145**). Computertomographisch finden sich zystische Anteile sowie Fett, was von großer diagnostischer Bedeutung ist. Andere Germinalzelltumoren (Seminom, Chorionkarzinom und Endodermalsinus-Tumoren), die sich im vorderen Mediastinum manifestieren, sind maligne Neoplasien, die vor allem bei jungen Männern vorkommen.

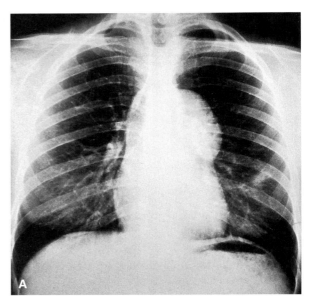

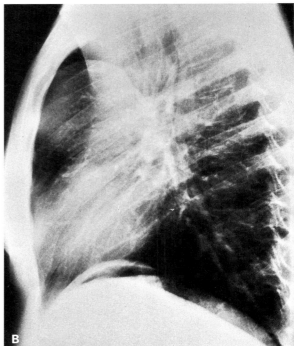

Abb. 2-98: Teratom. Scharf begrenzte, rundliche Raumforderung retrosternal, nach links ausladend.

Struma

1 bis 3% der Patienten mit Struma zeigen eine Ausdehnung der Raumforderung in das obere Mediastinum (s. S. 814). Gelegentlich kann eine intrathorakale Masse von ektopem mediastinalem Schilddrüsengewebe ausgehen. Die Raumforderungen gehen vom unteren Pol der Schilddrüse oder vom Schilddrüsenisthmus aus und können auch im Mediastinum nach lateral oder hinter die Trachea vordringen. Sie sind deshalb nicht ausschließlich im anterioren Mediastinum lokalisiert. Eine Kompression der Trachea bzw. des Ösophagus ist bei großen Raumforderungen häufig (**Abb. 2-99**). Computertomographisch kann die anatomische Verbindung mit der zervikal gelegenen Schilddrüse nachgewiesen werden. Raumforderungen, die anterior der Trachea gelegen sind, verdrängen die brachiozephalen Gefäße, während Raumforderungen, die sich dorsal und lateral der Trachea befinden, diese Gefäße nach vorne verlagern. Regressive Verkalkungen und zystische Areale sind häufig.

Tumoren der Nebenschilddrüse

Rund 2% der Nebenschilddrüsen weisen eine mediastinale Lokalisation auf. Die meisten Parathyreoidea-Adenome oder hyperplastischen Drüsen sind klein (1 bis 3 cm). Gelegentlich können sie auf Übersichtsaufnahmen sichtbar sein. Die Persistenz eines Hyperparathyreoidismus nach chirurgischer Resektion der zervikalen Drüsen läßt das Vorliegen eines Adenoms in einer ektopen Parathyreoidea vermuten. Computertomographie und Magnetresonanz weisen die Raumforderungen mit guter Treffsicherheit nach (s. S. 820).

Lipom und Lipomatose

Lipome befinden sich am häufigsten im anterioren Mediastinum. Meistens handelt es sich um gutartige Neoplasien, obschon Liposarkome vorkommen. Eine diffuse Ansammlung von Fett im Mediastinum, die *mediastinale Lipomatose,* kommt bei Patienten mit Morbus Cushing oder unter Langzeit-Steroidtherapie vor, seltener auch bei endogener Adipositas. Klinisch sind keine Symptome vorhanden. Radiologisch findet sich eine symmetrische, scharf begrenzte Verbreiterung des oberen vorderen Mediastinums. Eine Zunahme des epikardialen Fettes kann ebenfalls beobachtet werden. Der direkte Nachweis gelingt mittels Computertomographie durch Demonstration der charakteristischen geringen Dichtewerte des Fettes (**Abb. 2-100**). Die Fetteinlagerungen betreffen das anteriore Mediastinum, wobei das Fett die großen Gefäße umgibt und sich nach lateral ausdehnen kann.

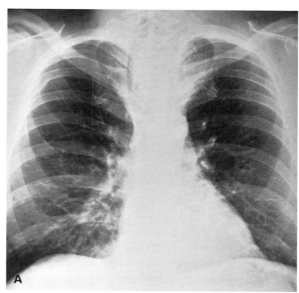
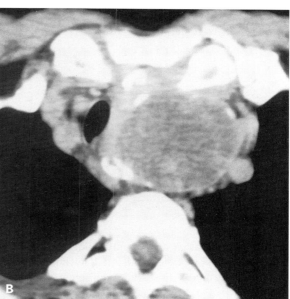

Abb. 2-99: Struma nodosa calcarea. Retrosternale Raumforderung mit Verlagerung der Trachea nach rechts. Randständige Verkalkungen.

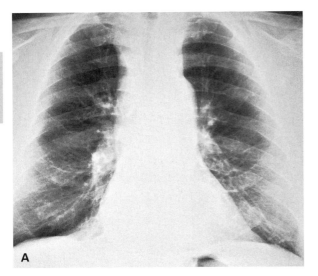

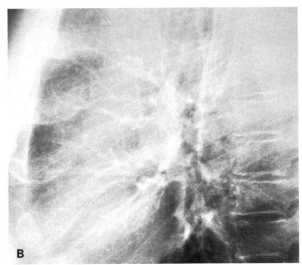

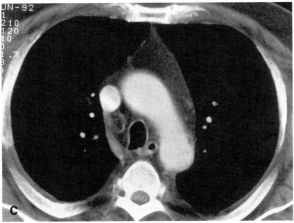

Abb. 2-100: Lipomatose des Mediastinums. (**A, B**) Symmetrische Verbreiterung des Mediastinums. (**C**) Computertomographie: Reichlich Fettgewebe im Mediastinum.

Liposarkom, Teratom und Thymolipom enthalten zusätzlich zum Fett weichteildichte Gewebselemente. Eine Fettablagerung im kardiophrenischen Winkel ist häufig, besonders bei adipösen Patienten. Sie kann eine Massenläsion vortäuschen. Die Computertomographie identifiziert das Fettgewebe anhand der typischen Dichtewerte.

Hämangiom und Lymphangiom

Hämangiome des Mediastinums sind selten. Meist sind sie anterior in fibrös-fettigem Gewebe in Verbindung mit Überresten des Thymus lokalisiert. Es kann zu einer Kompression der mediastinalen Strukturen kommen. Radiologisch ist eine glatte oder lobulierte Raumforderung im anterioren oberen Mediastinum sichtbar, die in 10% Phlebolithen als spezifischen Befund aufweist.

Lymphangiome und *Hygrome* können einfach, kavernös oder zystisch sein. Einfache Lymphangiome bestehen aus kleinen dünnwandigen Lymphkanälen mit beträchtlichem Bindegewebsanteil. Kavernöse Lymphome enthalten dilatierte Lymphkanäle, währenddem zystische Lymphangiome (Hygrome) solitäre oder multiple zystische, mit milchiger Flüssigkeit gefüllte Massenläsionen ohne oder mit nur geringgradiger Kommunikation zu normalen Lymphgefäßen sind. Am häufigsten werden diese Läsionen bei Kindern beobachtet, wobei sich die Raumforderung meist in die Halsregion ausdehnt. Radiologisch findet sich eine lokalisierte oder generalisierte Massenläsion im oberen Mediastinum ohne Verkalkungen, die zu einer Ummauerung, bzw. Verlagerung der mediastinalen Strukturen führt (**Abb. 2-144**).

Perikardzysten

Die Wand der Perikardzysten besteht aus Bindegewebe und einer einfachen Schicht von Mesothelzellen. Am häufigsten kommen sie im vorderen rechten kardiophrenischen Winkel vor. In einem Drittel der Fälle haben sie jedoch eine andere Lokalisation. Die meisten Patienten sind asymptomatisch. Radiologisch kommen die Zysten als glatt begrenzte runde Raumforderungen von 2 bis 16 cm Durchmesser mit homogener Dichte im Bereiche der vorderen Thoraxwand und des Herzens zur Darstellung (**Abb. 3-80**). Die Zysten können in das Interlobium zwischen Mittel- und Unterlappen der rechten Lunge vordringen und dabei eine elliptische oder linsenartige Form annehmen.

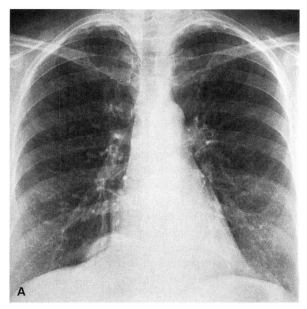

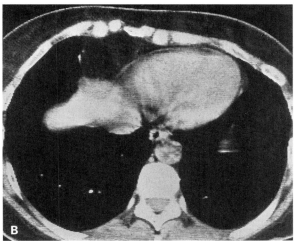

Abb. 2-101: Morgagni-Hernie. Kardiophrenische Raumforderung rechts, fetthaltig (**A**) Thorax d. v. (**B**) CT.

Morgagni-Hernie

Eine Herniation abdomineller Strukturen durch das antero-mediale Foramen Morgagni des Zwerchfells führt zu einer kardiophrenischen Raumforderung (**Abb. 2-101, 2-94**). In 90% liegt die Hernie rechts. Die Hernien enthalten meistens Omentum, d. h. Fettgewebe, seltener Leber und auch Darm.

Parakardiale Lymphknoten

Parakardial und supradiaphragmal gelegene Lymphknoten kommen, wenn vergrößert, als Raumforderung im kardiophrenischen Winkel zur Darstellung (**Abb. 2-102**). Bei Patienten mit malignem Lymphom kann dies die erste Manifestation eines Rezidivs sein. Die Computertomographie weist die Raumforderung nach und differenziert sie von Zysten und Fettansammlungen.

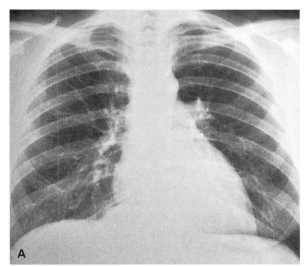

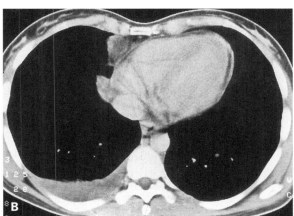

Abb. 2-102: Parakardiale Raumforderung rechts durch Adenopathie bei Non-Hodgkin-Lymphom in kardiophrenischen Lymphknoten (Pfeile). Pleuraerguß rechts.

Raumforderungen im mittleren Mediastinum

Das mittlere Mediastinum enthält das Herz samt Perikard, die zuführenden und abführenden Gefäße, Trachea und Hauptbronchien, die paratrachealen und tracheobronchialen Lymphknoten, den Nervus phrenicus und den oberen Nervus vagus.

Lymphknotentumoren

Lymphknotentumoren sind die häufigste Massenläsion im mittleren Mediastinum. Sie entstehen bei primär malignen Lymphomen, Leukämie oder Metastasen eines Bronchus-Karzinoms oder primär extrathorakalen Tumoren. Gutartige Raumforderungen werden durch Sarkoidose, verschiedene Infektionskrankheiten und gutartige reaktive Lymphknotenhyperplasie hervorgerufen. Durch Lymphknoten bedingte Raumforderungen sind elongiert und lobuliert, da meist mehrere Lymphknoten einer Lymphknotengruppe befallen sind. In der rechten Paratrachealregion kommt eine Verlagerung des paratrachealen Streifens durch große paratracheale Lymphknoten zustande. Eine Verlagerung der Vena cava superior nach lateral erfolgt durch vergrößerte zentrale mediastinale Lymphknoten.

Mediastinale Raumforderungen sind bei *M. Hodgkin* und *Nicht-Hodgkin-Lymphom* häufig. Meist ist die Lymphknotenvergrößerung bilateral, jedoch asymmetrisch. Paratracheale aorto-pulmonale subkarinäre Lymphknoten sind am häufigsten vergrößert (**Abb. 2-97**). Zusätzlich besteht meistens eine Vergrößerung der anterioren mediastinalen Lymphknoten. Eine Vergrößerung der bronchopulmonalen Lymphknoten kommt bei 20% der Patienten mit Morbus Hodgkin und bei 10% der Patienten mit Non-Hodgkin-Lymphom vor. Eine Infiltration des Lungenparenchyms ist in etwa 10% der Fälle vorhanden, meist verbunden mit einer ipsilateralen hilären Lymphadenopathie. Obschon keine histologische Diagnose aufgrund des radiologischen Befundes gestellt werden kann, spricht ein Befall der anterioren mediastinalen Lymphknoten für das Vorliegen eines Nicht-Hodgkin-Lymphoms. Große lymphomatöse Massen können durch Nekrose partiell zystisch sein. Eine Obstruktion der Vena cava superior oder Kompression des Nervus phrenicus mit Lähmung des Zwerchfells kommt vor. Vergrößerte Lymphknoten bei M. Hodgkin führen selten zu einer Kompression des Bronchialsystems mit bronchialer Obstruktion.

Die *Leukämie* – besonders die lymphatische Form – kann eine Vergrößerung der hilären und mediastinalen Lymphknoten, einen Pleuraerguß und gelegentlich infiltrative Lungenveränderungen verursachen. Die Lymphadenopathie ist meist auf das mittlere Mediastinum beschränkt. Die Raumforderung ist selten so groß wie bei Lymphomen.

Die häufigste Ursache von *Metastasen in mediastinalen Lymphknoten* ist das *Bronchialkarzinom,* wobei die Lymphadenopathie in der Regel im mittleren Mediastinum lokalisiert ist. Meistens bestehen weitere radiologische Befunde, die einen Hinweis auf den Primärtumor in der Lunge ergeben. Gelegentlich ist der Primärtumor kaum oder nicht zu erkennen, so daß die Metastasen im Mediastinum der einzig sichtbare pathologische Befund sind. Gelegentlich entsteht der Tumor primär im Mediastinum. In frühen Stadien ist die Lymphknotenvergrößerung beim nicht-kleinzelligen Bronchuskarzinom unilateral auf der Seite der pathologischen intrapulmonalen oder hilären Veränderungen lokalisiert. Bilaterale Lymphadenopathien können in fortgeschrittenen Fällen vorkommen. Die paratrachealen und aorto-pulmonalen Lymphknoten werden am häufigsten befallen (**Abb. 2-103**). In der Regel schließt eine radiologisch nachweisbare kontralaterale mediastinale Lymphknotenmetastasierung eine kurative chirurgische Therapie aus.

Extrathorakale Primärtumoren können ebenfalls zu *mediastinalen Lymphknotenmetastasen* führen. Metastasen in den paratrachealen Lymphknoten kommen bei kaudaler Ausdehnung maligner Neoplasien in der Halsregion zustande, d. h. beim Schilddrüsenkarzinom und bei Neoplasien der Halsregion und der Schädelbasis. Durch lymphogene Metastasierung infradiaphragmaler Tumoren (Hodentumor, Nierenkarzinom, gastrointestinale Malignome) werden vor allem die posterioren mediastinalen Lymphknoten befallen. Beim Mammakarzinom entstehen Metastasen entlang der A. mammaria interna sowie in den kardiophrenischen und hilären Lymphknoten.

Bei *Sarkoidose* ist eine Vergrößerung der mediastinalen Lymphknoten sehr häufig. Typischerweise sind die paratrachealen Lymphknoten betroffen; doch können auch die anterioren oder posterioren mediastinalen Lymphknoten vergrößert sein (**Abb. 2-104**). Die Raumforderung ist meist bilateral und symmetrisch, was in gewissen Fällen eine Differenzierung der Sarkoidose vom malignen Lymphom erlaubt. Obschon die Lymphknoten ziemlich groß sein können, führen sie nicht zu einer lokalisierten Raumforderung wie bei Lymphomen. Zusätzlich besteht häufig eine Pathologie der interstitiellen Lungenstruktur.

Die *benigne Lymphknoten-Hyperplasie* (Castleman), eine Lymphadenopathie unklarer Ätiologie, ist durch eine Vergrößerung der hilären und mediastinalen Lymphknoten vor allem im mittleren und hinteren Mediastinum charakterisiert. Radiologisch kommt sie

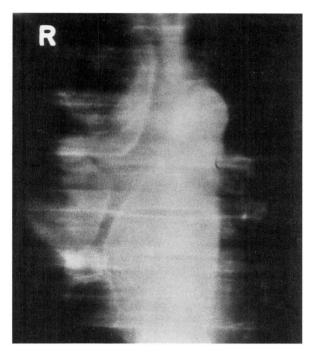

Abb. 2-103: Lymphogene Metastasierung bei Bronchuskarzinom. Tomographie: Vergrößerte bronchopulmonale und paratracheale Lymphknoten rechts.

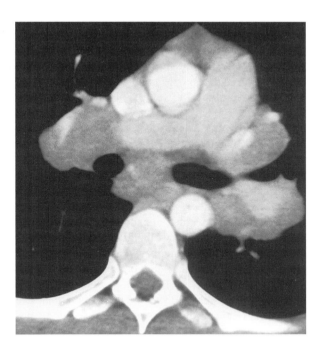

Abb. 2-104: Sarkoidose. CT: Bilaterale symmetrische Adenopathie der bronchopulmonalen und paratrachealen Lymphknoten.

als glatte oder lobulierte soliäre Masse, die eine beträchtliche Größe erreichen kann, zur Darstellung. Da die Läsion stark vaskularisiert ist, kommt es computertomographisch nach Kontrastmittelinjektion zu einer deutlichen Anhebung der Dichtewerte.

Neoplasien der Trachea

Die meisten von der Tracheawand ausgehenden Neoplasien (Papillom, Fibrom, Lipom, Hamartom) führen zu einer rein endotrachealen Läsion. Die häufigsten Tumoren der Trachea mit mediastinaler Raumforderung sind Bronchuskarzinom und bronchiales Adenom. Trachealtumoren können gelegentlich als lokale Einengung der Trachea auf der Übersichtsaufnahme identifiziert werden. Die Computertomographie ermöglicht in gewissen Fällen die Differenzierung zwischen einem primären Trachealtumor und einer sekundären Tumorinfiltration in die Trachea.

Ösophagus-Pathologien

Gutartige Tumoren des Ösophagus, vor allem Leiomyom, Fibrom, Lipom und ösophageale Duplikationszyste, kommen als lokalisierte mediastinale Raumforderungen zur Darstellung. Sie betreffen in der Regel den unteren Ösophagus zwischen Karina und Zwerchfell und sind als scharf begrenzte solitäre Massen zu erkennen.

Das *Ösophagus-Karzinom* macht klinische Symptome, bevor es radiologisch als Raumforderung zur Darstellung kommt. Dabei kann eine Verdickung des retrotrachealen Streifens beobachtet werden. Die Computertomographie beurteilt die Ausdehnung der Infiltration, insbesondere gegen die Aorta thoracica und die tracheobronchialen Strukturen und stellt durch Tumormetastasen vergrößerte mediastinale Lymphknoten dar.

Ein *Ösophagus-Divertikel* kann auf Übersichtsaufnahmen als Massenläsion zur Darstellung kommen. Die Diagnose wird aufgrund eines Luftflüssigkeitsspiegels, bzw. nach peroraler Kontrastmittelgabe gestellt.

Eine fixierte *Hiatushernie* führt auf Höhe des Zwerchfells zu einer Raumforderung mit oder ohne Luftflüssigkeitsniveau mit rechtskonvexer Verlagerung des azygo-ösophagealen Rezessus (**Abb. 2-105**).

Eine *Dilatation des Ösophagus,* bedingt durch entzündliche oder neoplastische Stenose oder auch Achalasie, kann zu einer elongierten mediastinalen Massenläsion führen, die sich meistens nach rechts im Mediastinum ausdehnt. Ein Luftflüssigkeitsniveau ist in der Regel bei deutlicher Dilatation sichtbar. Die perorale Kontrastmitteldarstellung beweist die Ösophagusdilatation.

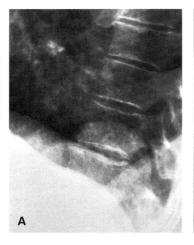
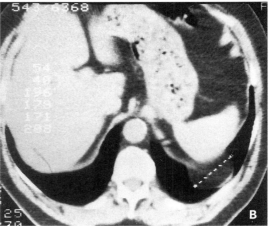

Abb. 2-105: Bochdalek-Hernie. Paravertebrale Raumforderung links, fetthaltig.

Bronchogene und ösophageale Zysten

Kongenitale *bronchogene Zysten* entstehen embryologisch durch abnormale Ausstoßung des Vordarmes. Am häufigsten ist die weichteildichte Masse subkarinär lokalisiert, wobei sie sich nach rechts ausdehnen und den rechten Hilus überdecken kann. Radiologisch kommt sie als solitäre, scharf begrenzte, runde oder elliptische Masse mit gelegentlichen wandständigen oder intraläsionären Verkalkungen zur Darstellung (**Abb. 2-147**). Durch Kommunikation mit der Trachea oder den Bronchien verursachte Luftflüssigkeitsniveaus können vorkommen, sind aber selten. Bei großer räumlicher Ausdehnung verursachen bronchogene Zysten Symptome durch Kompression der mediastinalen Strukturen. Eine rasche Größenzunahme kann durch Infektion oder Blutung bedingt sein.

Ösophageale Zysten können von bronchogenen Zysten radiologisch kaum unterschieden werden. Sie kommen in der Regel als scharf begrenzte Massenläsion zur Darstellung und können auch Luftflüssigkeitsspiegel aufweisen, wenn sie mit dem Ösophagus in Verbindung stehen. Die Computertomographie zeigt eine dünnwandige Struktur mit flüssigem Inhalt als Hinweis auf eine gutartige Zyste. Wenn die Zysten Blut oder gallertiges Material enthalten, besteht eine solide Massenläsion.

Vaskuläre Raumforderungen

Eine Erweiterung mediastinaler Gefäße, d. h. der Pulmonalarterie, der großen Venen, der Aorta und ihrer Äste, führt zu einer mediastinalen Raumforderung.

Bei Dilatation des *Truncus pulmonalis* befindet sich die Raumforderung im mittleren Mediastinum.

Eine Erweiterung der *Vena cava superior* entsteht bei erhöhtem Druck im rechten Vorhof. Eine linksseitige persistierende Vena cava superior führt zu einer Verbreiterung des linken oberen Mediastinums.

Eine Dilatation des Bogens der *Vena azygos* kann eine Vergrößerung mediastinaler Lymphknoten vortäuschen. Der Bogen der Vena azygos ist bei erhöhtem Druck im rechten Vorhof, bei Kollateralzirkulation durch die Vena azygos und bei Azygosfortsetzung der Vena cava inferior erweitert.

Eine Ektasie oder ein Aneurysma der *Aorta thoracica* führt zu einer Raumforderung im mittleren oder hinteren Mediastinum. Aneurysmen der Aorta ascendens dehnen sich in der Regel nach anterior und rechts aus, während sich solche des Aortenbogens nach links und in das aortopulmonale Fenster ausweiten. Vor allem atherosklerotische Aneurysmen der Aorta descendens werden anhand der sich nach links lateral ausdehnenden Vorwölbung diagnostiziert. Aortenaneurysmen zeigen meist Verkalkungen der Wand und haben eine spindelartige Konfiguration. Bei jeder Raumforderung, die in Beziehung zur Aorta steht, muß ein Aneurysma in Betracht gezogen werden. Die Entfaltung (Elongation) der Aorta thoracica und Anomalien der Aorta, Aortendissektion und Dilatation der supraaortalen Äste führen ebenfalls zu einer mediastinalen Raumforderung. Die Diagnose muß mittels Computertomographie, Magnetresonanz oder Angiographie erhärtet werden.

Raumforderungen im hinteren Mediastinum

Raumforderungen im hinteren Mediastinum stehen meistens in Zusammenhang mit der Wirbelsäule und werden vor allem durch neurogene Tumoren oder Pathologien der Wirbelsäule hervorgerufen. Lymphome, Zysten und mediastinale Neoplasien kommen ätiologisch ebenfalls in Betracht.

Neurogene Tumoren

Neurogene Tumoren gehen aus von den peripheren Nerven (Neurofibrome, Neurilemmome), von den sympathischen Ganglien (Ganglioneurome und Neuroblastome) und den Paraganglienzellen (Phäochromozytom und Chemodektom). Diese Neoplasien können gutartig oder bösartig sein. Obschon die neurogenen Tumoren in jeder Altersgruppe vorkommen, sind sie besonders bei jüngeren Patienten häufig. *Neuroblastome* und *Ganglioneurome* sind am häufigsten bei Kindern, während *Neurofibrome* und *Neurolemmome* vor allem bei jungen Erwachsenen beobachtet werden.

Radiologisch kommen die neurogenen Tumoren als scharf begrenzte, runde oder ovale weichteildichte Raumforderungen zur Darstellung, die typischerweise paravertebral lokalisiert sind (**Abb. 2-106, 2-148**). Obschon die einzelnen Tumoren kaum voneinander unterschieden werden können, haben Ganglioneurome die Tendenz zur Elongation und liegen in unmittelbarer Nähe der Wirbelsäule, während Neurofibrome kleiner sind und eine sphärische Form aufweisen. Kalkeinlagerungen kommen vor allem beim Neuroblastom vor; sie erlauben jedoch keine Unterscheidung zwischen benigner und maligner Neoplasie. Pathologische Veränderungen, d. h. eine Arrosion der Wirbelkörper, können sowohl bei gutartigen Neoplasien als auch bei infiltrativen Tumoren vorkommen. Bei Neurofibromen, die von einer Nervenwurzel ausgehen, kann eine sanduhrförmige Raumforderung teilweise innerhalb, teilweise außerhalb des Spinalkanals vorhanden sein, die das Foramen intervertebrale ausweitet.

Neurale Anomalien

Die anteriore oder laterale thorakale *Meningozele* entspricht einer abnormalen Herniation der spinalen Meningen durch das Foramen intervertebrale oder einen Defekt im Wirbelkörper. Dabei kommt eine weichteildichte Masse zustande. Meistens ist diese Pathologie mit einer Neurofibromatose verbunden. Meningozelen kommen als laterale oder anteriore Raumforderungen in Beziehung zur Wirbelsäule zur Darstellung. Sie liegen etwas häufiger rechts. Zusätzlich bestehen Anomalien der Rippen und Wirbelkörper, verbunden mit einer Skoliose, wobei die Massenläsion im obersten Teil der Skoliose sichtbar ist.

Neuroenterische Zysten sind selten; sie bestehen aus neuralen und gastrointestinalen Elementen und stehen häufig in Beziehung mit den Meningen und dem Gastrointestinaltrakt. Sie kommen als homogene Raumforderungen im hinteren Mediastinum zur Darstellung und enthalten selten Luft, bedingt durch eine Kommunikation mit den abdominellen Viscera. Häufig bestehen Anomalien der Wirbelsäule und eine Skoliose.

Erkrankungen der thorakalen Wirbelsäule

Primäre oder sekundäre Tumoren, eine infektiöse Spondylitis oder eine Wirbelkörperfraktur mit Blutung können zu einer paravertebralen Raumforderung

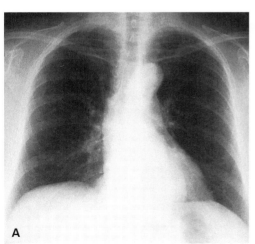
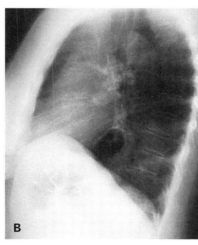

Abb. 2-106: Hiatushernie, fixiert paraösophageal und ösophagogastrisch. (**A**) Thorax d. v.: Retrokardiale Raumforderung. (**B**) Thorax d. s.: Luftgefüllte retrokardiale Hernie.

führen. Häufig ist die Pathologie bilateral. Zusätzliche pathologische Veränderungen der Wirbelkörper oder Zwischenwirbelräume unterstützen die Diagnose.

Extramedulläre Hämatopoese

Die extramedulläre Hämatopoese kann bei Patienten mi schwerer Anämie zu einer paravertebralen Massenläsion führen. Diese können von Lymphknoten oder vom Knochenmark ausgehen. Die Diagnose kann vermutet werden bei schwerer Anämie und pathologischen Veränderungen des Knochenmarks. Die lobulierte paravertebrale Masse kann zu einer Destruktion oder Arrosion der benachbarten Vertebralstrukturen führen. Die Raumforderungen können multipel oder bilateral sein und sind meistens im Bereiche der unteren Brustwirbelsäule lokalisiert. Meist ist eine Splenomegalie vorhanden. Am häufigsten kommt die Pathologie bei kongenitaler hämolytischer Anämie oder Thalassämie vor.

Flüssigkeitsansammlungen

Flüssigkeitsansammlungen im hinteren Pleuraraum können eine paravertebrale mediastinale Raumforderung vortäuschen. Eine mediastimale Ausdehnung einer *Pankreas-Pseudozyste* durch den Hiatus aorticus und oesophagealis kann vorkommen. Die *Bochdalek-Hernie* mit Verlagerung von Fettgewebe durch das Foramen lumbocostale kommt als rundliche, scharf begrenzte paravertebrale Raumforderung zur Darstellung (**Abb. 2-107**).

Mediastinitis

Entzündliche mediastinale Raumforderungen können akut oder chronisch entstanden sein.

Die *akute Mediastinitis* entsteht durch eine bakterielle Infektion, hat einen raschen Beginn mit akuten Symptomen und kann tödlich verlaufen. Ätiologisch besteht meist eine Ösophagusperforation, bedingt durch infiltrierende Neoplasie, Fremdkörper oder eine iatrogene Ursache (Endoskopie). Die spontane Perforation des Ösophagus vor allem nach schwerem Erbrechen (Boerhaave-Syndrom) erfolgt posterolateral oberhalb der Karina. Seltener als Ursache ist die Ausbreitung einer Infektion von benachbarten Strukturen bzw. Organen wie Pharynx, Lunge, Pleura oder Lymphknoten. Radiologisch besteht eine scharf begrenzte bilaterale Verbreiterung des oberen Mediastinums (**Abb. 2-108**). Manchmal kann Luft festgestellt werden, besonders bei Ösophagusperforation oder Abszeßbildung. Zusätzlich bestehen ein Pleuraerguß und Pneumothorax meist auf der linken Seite, vor allem bei Patienten mit Ösophagusperforation. Die Diagnose wird mittels Kontrastmitteldarstellung des Ösophagus bestätigt. Die Computertomographie zeigt eine Verbreiterung des Mediastinums und eine ödematöse Infiltration sowie Gasansammlungen.

Die *chronisch sklerosierende Mediastinits* kommt meist bei Histoplasmose, Tuberkulose oder anderen Infektionen, vor allem Aspergillose vor, selten bei Sarkoidose, Silikose. Fibröses Gewebe führt zu einer Kompression der mediastinalen Strukturen (Vena cava superior, Lungenarterien und Lungenvenen, Bronchus

Abb. 2-107: Neurogener Tumor. Scharf begrenzte, ovale, weichteildichte Raumforderung paravertebral rechts und retrokarinär mit Verlagerung der Trachea nach ventral.

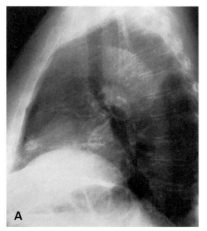
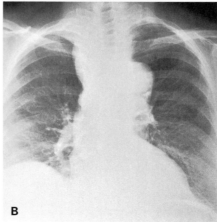
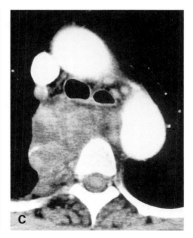

A B C

Abb. 2-108: Mediastinaler Abszeß. Demarkierte
Raumforderung, hypodens,
mediastinal rechts mit Verlagerung der V. caca superior sowie der Trachea.

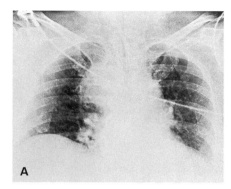

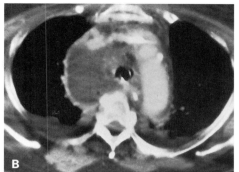

und Ösophagus). Die Vergrößerung der mediastinalen
Lymphknoten ist in der Regel asymmetrisch, ausgenommen bei Sarkoidose. Gelegentlich können Verkalkungen der Lymphknoten vorhanden sind. In einzelnen Fällen kann keine infektiöse Ätiologie festgestellt
werden, sondern es müssen ursächlich – ähnlich wie
bei der retroperitonealen Fibrose – immunologische
Faktoren diskutiert werden. Radiologisch besteht eine
Verbreiterung des Mediastinums. Computertomographisch sind ein raumfordernder Prozeß im Mediastinum mit Einengung der tracheobronchialen Strukturen sowie pathologisch vergrößerte Lymphknoten
festzustellen.

Mediastinale Blutung

Mediastinale Blutungen kommen in der Regel als
Folge eines Traumas mit venöser oder arterieller Verletzung, nach Aortenruptur oder Dissektion sowie
unter Antikoagulantien-Theapie vor. Die iatrogene
Verletzung der Vena subclavia bei Versuch einer
Katheterplazierung ist eine häufige Ursache eines
mediastinalen Hämatoms.

Radiologisch findet sich eine Verbreiterung des
oberen Mediastinums mit unscharfen mediastinalen
Konturen. Das Blut kann sich extrapleural über die
Lungenspitze ausdehnen. Bei einzelnen Patienten
findet man Blut im linken Pleuraraum **(Abb. 2-109)**.
Bei Verdacht auf Aortenruptur oder Dissektion
sind Zusatzuntersuchungen (Computertomographie,
Angiographie, Magnetresonanz) notwendig.

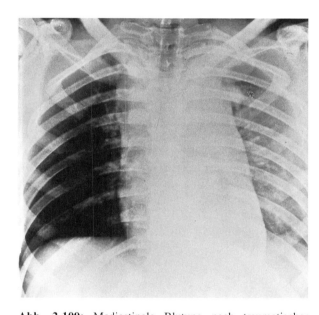

Abb. 2-109: Mediastinale Blutung nach traumatischer
Ruptur der A. thoracica durch Schußverletzung. Hämatothorax links.

Pneumomediastinum

Das Pneumomediastinum bzw. Mediastinalphysem
wird durch Luft im Mediastinum hervorgerufen. Der

Übertritt von Luft aus dem *Lungenparenchym* über die interstitiellen Strukturen ist der häufigste Mechanismus. Ursächlich liegt eine Ruptur der Alveolen bei plötzlicher Erhöhung des Alveolardruckes vor. Dies ist vor allem bei Neugeborenen häufig. Künstliche Beatmung mit positivem endrespiratorischem Druck (PEEP), tiefe Atemexkursionen, Valsalvamanöver, Asthma, schweres Erbrechen, stumpfes Thoraxtrauma und ein plötzlicher Abfall des atmosphärischen Druckes (Taucher, Piloten) sind die Hauptursachen von Rupturen im Lungenparenchym.

Traumatische Läsionen der *Tachea* und *Hauptbronchien* verursachen ein Pneumomediastinum. Meistens besteht zusätzich ein ausgeprägtes Weichteilemphysem im Halsbereich. Eine Ruptur des *Ösophagus* führt ebenfalls zu einem Mediastinalemphysem.

Nach Trauma der *Halsregion* oder Zahnextraktion kann Luft ins Mediastinum austreten. Eine seltene Ursache des Pneumomediastinums ist der Übertritt von Luft aus der *Abdominalhöhle* und vom *Retroperitoneum*.

Radiologisch wird eine Ansammlung von Luft mit leichter Verlagerung der mediastinalen Pleura nach lateral, vor allem links, beobachtet, wobei die Herzkontur deutlich zur Darstellung kommt (**Abb. 2-110**). Manchmal kann Luft im Interstitium der Lungen nachgewiesen werden, vor allem bei Adult Respiratory Distress Syndrom (ARDS). Bei Ösophagusperforation ist zusätzlich ein Hydropneumothorax links vorhanden.

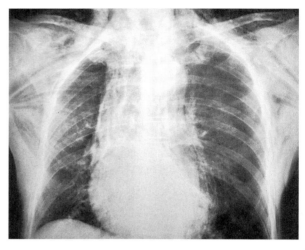

Abb. 2-110: Mediastinal-Emphysem. Spannungspneumothorax bei ARDS. Weichteilemphysem.

Weiterführende Literatur

Heitzman E. R.: The mediastinum. Radiologic correlations with anatomy and pathology. St. Louis, Mosby, 1977.
Felson B.: The mediastinum. Semin Röntgenol 1969; 4:40.
Brown L. R., Aughenbaugh G. L.: Masses of the anterior mediastinum: CT and MR imaging. Am J Röntgenol 1991; 157:1171.

Pädiatrische Radiologie

H. Tschäppeler

Pneumonie

Bis heute blieb der Versuch einer einheitlichen radiologischen Klassifizierung der Pneumonien problematisch; verantwortlich dafür sind altersbezogene Pneumonieformen und das komplexe Erregerspektrum. Insgesamt überwiegen heute die interstitiellen Pneumonien über die klassische Lobärpneumonie. Begünstigende Faktoren sind Vorschädigung des Respirationstraktes, beispielsweise durch Asthma bronchiale, exogene Noxen oder Immunsuppression, welche die lokalen Abwehr- und Reinigungsmechanismen stören und schwächen.

In Abhängigkeit vom *Alter* des Kindes sind folgende Unterschiede in der Manifestationsart einer Pneumonie zu berücksichtigen: Je jünger das Kind (Säugling, Kleinkind), um so ausgeprägter sind die Luftwege betroffen («air-way disease»). Je älter das Kind, um so mehr betrifft die Pneumonie auch die Lufträume («air-space disease»). Erregerbezogen herrschen in der Säuglings- und Kleinkinderzeit (ausgenommen Neugeborenes) die Viren vor. Im Schulkindesalter treten die Mykoplasma-Pneumonien in den Vordergrund.

Viren, das Mycoplasma pneumoniae, Chlamydien sind die *Haupterreger* der interstitiellen Pneumonie. Alveoläre Pneumonien sind meistens bakteriell verursacht. Probleminfektionen sind durch Pseudomonas aeruginosa, Klebsiella pneumoniae, Staphylokokken, Pneumocystis carinii, Zytomegalie-Viren bedingt.

Obwohl es das vordringliche Bestreben sein muß, für die gezielte Therapie den ursächlichen Erreger zu identifizieren, lassen sich beim Kind im Akutfall die notwendigen, oftmals aufwendigen diagnostischen Maßnahmen kaum durchführen. Der Röntgendiagnostik kommt deshalb auch heute noch ein hoher Stellenwert zu, indem versucht wird, auf Grund der Erfahrung den radiologischen Befund einem für bestimmte Erregergruppen typischen Muster zuzuordnen.

Virale Pneumonie

Die häufigsten viralen Erreger gehören zu folgenden Gruppen: RSV, Adenoviren, Myxoviren, Parainfluenza-, Influenza A und B Viren.

Das Charakteristikum der unkomplizierten viralen Pneumonie ist die diffuse, sich nicht auf einzelne Segmente bzw. Lappen beschränkende *interstitielle* (reti-

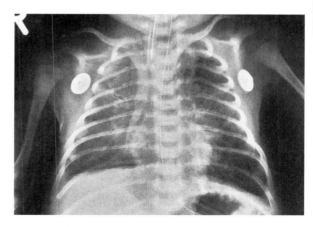

Abb. 2-111: Viraler Infekt der unteren Luftwege bei 3 Monate altem Säugling mit bilateralen, teils interstitiellen, teils azinären Strukturalterationen. Zeichen der Obstruktion (klinisch als Bronchiolitis imponierend).

kuläre, noduläre) Strukturvermehrung; die reaktive *hiläre Lymphadenopathie* ist sehr häufig. Je jünger das Kind, umso ausgeprägter ist wegen Lumenbeeinträchtigung der kleinen Luftwege die *Obstruktion;* diese tritt beim Säugling in ihrer schwersten, oft lebensbedrohlichen Form als Bronchiolitis auf (**Abb. 2-111**).

Im Verlauf einer Viruspneumonie verursachen bakterielle Superinfektionen *herdförmige*, azinäre Konsolidationen (Broncho-Pneumonie).

Mykoplasma-Pneumonie

Als sogenannte «primär atypische Pneumonie» ist ihr Auftreten endemisch mit Spitzen im Spätsommer und Herbst. Es sind vor allem Kinder ab dem 5. Lebensjahr und Jugendliche betroffen.

Die radiologischen Veränderungen sind sehr unterschiedlich und deshalb selten pathognomonisch. Wohl besteht in der Mehrzahl der Fälle eine zunächst perihiläre interstitielle Pneumonie mit hilären Lymphknotenvergrößerungen, wobei im Verlauf rasch bronchopneumonische Konsolidationen auftreten. Nicht selten ist jedoch von Anfang an eine lobäre Pneumonie mit Begleiterguß vorhanden (**Abb. 4-112**).

Der Krankheitsverlauf ist vielmals protrahiert, wobei typischerweise die radiologischen Veränderungen den klinischen Symptomen nachhinken. Die Diagnosesicherung erfolgt serologisch: positive Kälte-Agglutinine sind bereits im Frühstadium vorhanden.

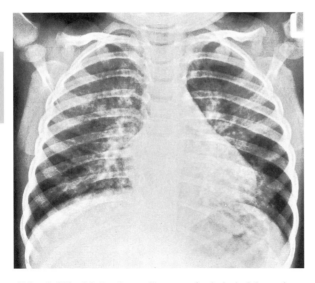

Abb. 2-112: Mykoplasma-Pneumonie bei 4 Jahre altem Knaben.

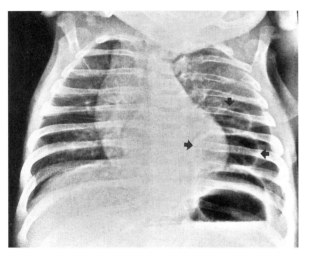

Abb. 2-113: Pneumopathie bulleuse im linken Unterlappen nach Staphylokokken-Pneumonie im frühen Säuglingsalter.

Bakterielle Pneumonie

Mit wenigen Ausnahmen (Chlamydien, Pertussis, Legionella) rufen die bakteriellen Pneumonien azinäre, segmental verteilte oder *lobäre Konsolidationen* hervor. Mögliche Komplikationen sind Pleuraerguß bzw. Empyem und/oder Abszedierung.

Beim Säugling und Kleinkind ist die bakterielle Pneumonie in der Regel eine Superinfektion, während das Neugeborene aber auch das ältere Kind häufiger primär an der bakteriellen Infektion erkrankt.

Die *Staphylokokken-Pneumonie* tritt insbesondere sekundär als Superinfektion bei Säuglingen und Kleinkindern auf und weist eine Tendenz zur Frühabszedierung ebenso wie zur eitrigen Pleuritis auf. Multizentrische, bilaterale Konsolidationen sind Hinweis auf den hämatogenen Infektionsweg. Vor allem beim Neugeborenen und jungen Säugling entwickeln sich in der Heilungsphase große Pneumatozelen, die nur in den seltensten Fällen wegen mangelhafter Rückbildung einer chirurgischen Entfernung bedürfen **(Abb. 2-113)**.

Eine *Pneumokokken-Pneumonie* manifestiert sich entweder als lobäre (Pleuro-) Pneumonie oder auch als segmentale Konsolidation unter Bevorzugung der Unterlappen; klinisch imponiert sie deswegen gelegentlich als «akutes Abdomen» **(Abb. 2-114)**.

Die *Klebsiella-pneumoniae-Pneumonie* (Friedländer Pneumonie), eine nosokomiale Infektion, geht mit voluminösen lobären Konsolidationen einher; Pleuritis und Abszeßbildung sind häufige Begleitveränderungen **(Abb. 2-115)**.

Im Frühstadium einer *Pertussis-Pneumonie* herr-

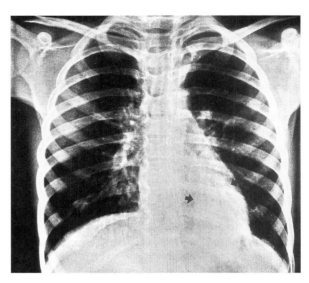

Abb. 2-114: Postero-basale Segmentpneumonie links (Pfeil). Klinische Manifestation als «akutes Abdomen».

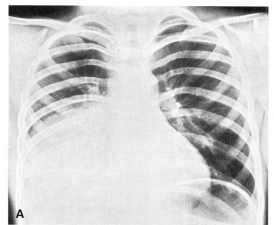
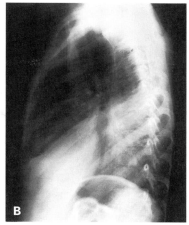

Abb. 2-115: Bakterielle Lobärpneumonie (rechter Unterlappen). **(A)** Thorax p. a. **(B)** Thorax d. s.

schen uncharakteristische, perihiläre interstitielle Strukturveränderungen vor; im Verlauf (v. a. Stadium convulsivum) tritt eine beträchtliche beidseitige Lungenüberblähung mit zahlreichen Plattenatelektasen auf. Als residuelle Veränderungen kommen umschriebene Bronchiektasen vor.

Im Säuglingsalter ist die peripartal erworbene Infektion durch *Chlamydia trachomatis* von Bedeutung; sie führt im Alter von durchschnittlich 6 Wochen zu Konjunktivitis und einer überwiegend interstiellen Pneumonie, typischerweise sind beide Lungen beträchtlich überbläht. Für die Diagnose wichtig ist die obligate Bluteosinophilie.

Spezielle Pneumonien

Kinder mit angeborener oder erworbener (v. a. chemotherapiebedingter) Störung der Immunabwehr sind besonders gefährdet, an Infektionen durch opportunistische Erreger zu erkranken.

Die *Pneumocystis-carinii-Pneumonie* verläuft ohne erregergerechte Behandlung vielfach letal. Die Erkennung des Frühstadiums ist deswegen von großer Wichtigkeit. Es ist charakterisiert durch zunächst diskrete, von zentral nach peripher fortschreitende, retikuläre Strukturvermehrungen; diese führen zu einer «milchglasartigen» Transparenzminderung beider Lungen. Nach 1 bis 2 Tagen kommt eine diffuse azinäre Komponente hinzu, bevor es zur großflächigen Konsolidation beider Lungen kommt **(Abb. 2-116)**.

Die *LIP (lymphozytäre intersitielle Pneumopathie)* stellt eine mehrheitlich im frühen bis mittleren Kindesalter auftretende Form einer opportunistischen Infektion bei HIV-Positivität dar. Ihr Verlauf ist weitaus milder und chronischer als beispielsweise die Pneumozystis-Pneumonie. Im Zeitpunkt der klinischen Symptome (trockener Husten, Dyspnoe) besteht

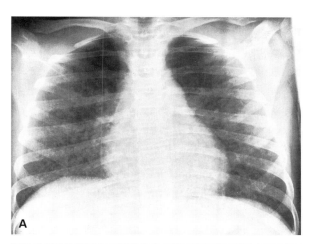

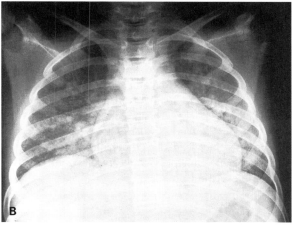

Abb. 2-116: Pneumocystis-carinii-Pneumonie während einer Zytostatika-Therapie wegen Leukämie. **(A)** Retikulonoduläre diffuse Strukturalterationen während des Frühstadiums. **(B)** Auftreten konfluierender, azinärer Konsolidationen beidseits sowie zunehmende Kardiomegalie 2 Tage später.

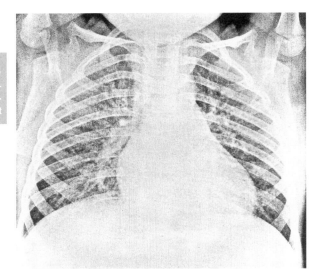

Abb. 2-117: Lymphozytäre interstitielle Pneumopathie (LIP) im Rahmen einer bekannten, konnatalen HIV-Infektion (3 Jahre altes Mädchen).

radiologisch eine fein- bis mittelgrobnoduläre, diffuse Pneumopathie mit vergrößerten hilären Lymphknoten. Histologisch bestehen diese Knötchen aus Lymphozyten- und Plasmazellen-Aggregationen, wobei aber gleichzeitig das gesamte Interstitium lymphozytär infiltriert ist. Ätiologisch wird ein Zusammenhang mit der Epstein-Barr-Virus-Infektion angenommen (**Abb. 2-117**).

Candida albicans sowie Aspergillus fumigatus sind die beiden hauptsächlichen opportunistischen *Pilzinfektions*-Erreger. Die Diagnose ist in den wenigsten Fällen nur auf Grund der radiologischen Veränderungen möglich; sie muß anderweitig, beispielsweise mittels Bronchiallavage oder Biopsie, erzwungen werden. Radiologisch verdächtig auf eine Pilzinfektion sind infarktähnliche, dichte Transparenzminderungen, d. h. nach peripher keilförmige, pleural breitbasige Konsolidationen, häufig mit Begleiterguß. Im Verlauf und als Ausdruck von Einschmelzungsvorgängen entsteht eine haloähnliche Luftansammlung in Randbereichen dieser Infiltrationen.

Lungentuberkulose

Primärtuberkulose

Die Erstinfektion durch das Mycobacterium tuberculosis folgt strengen, pathophysiologischen Gesetzesmäßigkeiten. Im Lungengewebe entwickelt sich am Ort der Bakterienansiedlung der Primärherd. Über

Lymphbahnen gelangen die Erreger zentripetal zu den regionären Lymphknoten (karinär, hilär, paratracheal), welche sich vergrößern. Die Ausbildung dieses Primärkomplexes dauert im Durchschnitt 6 Wochen ab Infektion, wobei sich im gleichen Zeitraum auch die mittels Tuberkulinprobe nachweisbare Tuberkulinallergie entwickelt. Diese bleibt solange bestehen, als sich Tuberkelbakterien im Organismus befinden. Der positive Tuberkulin-Test gibt somit an, daß irgendwann eine Infektion stattgefunden hat, erlaubt jedoch keine verbindliche Aussage über deren Aktivität; lediglich die erwiesene Tuberkulinkonversion innerhalb eines Wochen betragenden Zeitintervalls belegt die frischere Infektion.

Mehr als 90% der Infektionen gehen in Mitteleuropa ohne eindeutige klinische oder radiologische Veränderungen einher; für den Schweregrad der Erkrankung sind neben der inhalierten Bakterienmenge insbesondere auch die Abwehrlage des Organismus und der Ernährungszustand maßgebend.

Die radiologischen Veränderungen spiegeln die pathologisch-anatomischen Vorgänge wider. Wegen seiner Kleinheit ist zwar vielmals (in bis zu 90%) der *Primärherd* in der Lungenperipherie nicht erkennbar. Bei genügender Größe stellt er sich als flauer Fleckschatten dar; in nur sehr seltenen Fällen wird heute die Primärherd-Kaverne beobachtet, welche Hinweis für den erfolgten Anschluß an das Bronchialsystem ist.

Hingegen beherrschen die regionären, vergrößerten *Lymphknoten* das Erscheinungsbild; das Ausmaß ist um so ausgeprägter, je jünger das Kind ist. Verhältnismäßig selten besteht im Kindesalter das klassische Bild des bipolaren Primärkomplexes: Primärherd – streifförmige, zentripetal zum Hilus führende Transparenzminderungen als Ausdruck der Lymphangitis – regionale Lymphadenitis (**Abb. 2-118 A**). Im Gegensatz zur unspezifischen Lymphadenitis sind die tuberkulös vergrößerten Lymphknoten gut begrenzt und knotigknollig. Dem bevorzugt rechtsseitig erfolgenden Lymphabfluß entsprechend ist die hiläre und vor allem paratracheale Adenitis sehr häufig einseitig (sog. Hilus-Tbc). Typisch ist auch die Einengung des Bronchialwie auch Tracheallumens. Dadurch und insbesondere nach Durchbruch von verkästen Lymphknoten mit Entleerung von bakterienhaltigem Inhalt in den Bronchus entstehen einerseits segmentale oder lobäre Konsolidationen oder Atelektasen (früher als Epi-Tbc bezeichnet), andererseits Aspirationsinfiltrate in andern Lungenabschnitten (**Abb. 2-118 B**).

Die hämatogene Streuung erfolgt aus der tuberkulösen Lymphadenitis über den Ductus thoracicus in die Blutbahn. Die Streuherde liegen im Lungen- wie auch im Systemkreislauf; die miliare Aussaat beschränkt

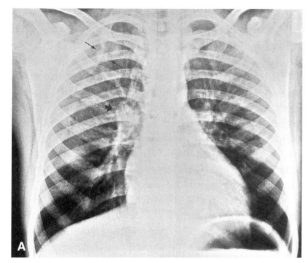

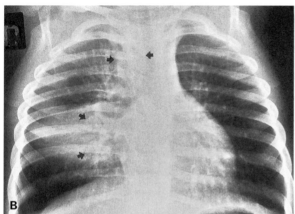

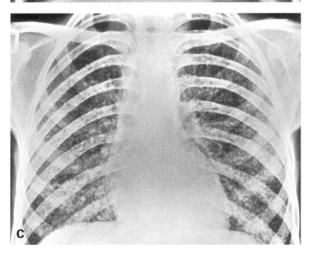

sich entweder auf einzelne Organe (Lungen, Nieren, Skelett) oder manifestiert sich in ihrer schwersten Form (insbesondere bei verminderter Abwehrlage) als *Miliartuberkulose* mit Enzephalo-Meningitis. Die Miliartuberkulose der Lungen ist charakterisiert durch diffuse, feinnoduläre (= miliare) Transparenzminderungen (**Abb. 2-118C**).

Unter tuberkulostatischer Behandlung bilden sich manifeste Veränderungen der Primärtuberkulose nur langsam im Zeitraum von Monaten bis Jahre zurück; radiologische Kontrollen sind deswegen nur in mehrwöchigen Intervallen sinnvoll; über die Aktivität bzw. «Abheilung» läßt sich keine verbindliche Aussage machen.

Radiologisch sichtbare Verkalkungen im ursprünglichen Primärherd und/oder regionalen Lymphknoten sind meistens erst nach 1 bis 2 Jahren nachweisbar; in Europa lassen sie mit ziemlicher Sicherheit auf die tuberkulöse Ätiologie schließen.

Postprimäre Lungentuberkulose

Die Reaktivierung intrathorakaler, während der Erstinfektion entstandener Herde geschieht nach jahrelanger Latenzzeit, beispielsweise während der Pubertät oder in der Adoleszenz. Die postprimäre Tuberkulose des Kindesalters stellt heute eine sehr seltene Verlaufsform dar.

Fremdkörper

Als Fremdkörper wird jedes feste, flüssige oder gasförmige Fremdmaterial bezeichnet, welches in den Respirationstrakt gelangt. Unabhängig von der materiellen Beschaffenheit und dem eventuell möglichen direkten Nachweis verursacht jeder aspirierte Fremdkörper sekundäre, radiologisch erkennbare Symptome.

Feste Fremdkörper

Der bis in einen Haupt- oder Lappenbronchus gelangte Fremdkörper führt im Frühstadium zunächst zu einer radiologisch gut erkennbaren *exspiratorischen Ventilstenose*. Sie tritt auf, wenn etwa ein Drittel des Bronchuslumens verlegt ist: während der Inspiration ist der Lufteintritt gewährleistet, während der Exspiration jedoch nicht mehr möglich, so daß eine exspiratorische, lokale Überblähung resultiert («air-trapping»). Diese ist durch eine momentane Transparenzvermehrung direkt sichtbar, indirekt führt das Volumenplus zur Verlagerung des Mediastinums

Abb. 2-118: Primäre Tuberkulose. (**A**) Bipolarer Primärkomplex: Primärherd im rechten Oberlappen (dünne Pfeile). Regionäre Lymphadenopathie im rechten Hilus (Pfeil) (**B**) Rechtsseitige Lymphknotentuberkulose hilär und paratracheal (Pfeile). Sekundäre Mittellappenkonsolidation infolge Lymphknoteneinbruch in den Bronchus (sog. Epi-Tbc). (**C**) Miliartuberkulose; charakteristischerweise keine begleitende Lymphadenopathie.

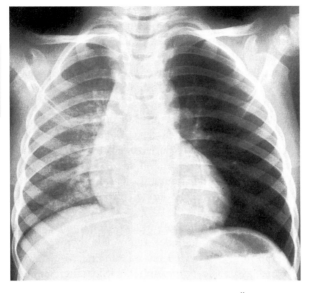

Abb. 2-119: Exspiratorische Ventilstenose (Überblähung der linken Lunge) infolge eines in den linken Hauptbronchus aspirierten Fremdkörpers.

nach der gesunden Seite (**Abb. 2-119**). In Inspiration begibt sich das Mediastinum wiederum in die normale Mittelposition (sog. Mediastinalpendeln).

Für den Nachweis der exspiratorischen Ventilstenose eignen sich die Durchleuchtungsuntersuchung (vorzugsweise bei schreiendem Kind) oder statische Thoraxaufnahmen in linker und rechter Seitenlage, wobei die pathologisch geblähte Seite beim Aufliegen wegen mangelhafter Kompressionsfähigkeit vermehrt transparent bleibt. Mittels Inhalations- und Perfusionsszintigraphie wird das Obstruktiv-Emphysem ebenfalls eindeutig nachgewiesen.

Viel seltener tritt ein sofortiger Totalverschluß des Bronchiallumens mit konsekutiver *Atelektase* auf, deren Diagnose keine Schwierigkeiten bietet.

Bei «verpaßter» Frühdiagnose entwickeln sich Spätveränderungen, welche einem *post-stenotischen Syndrom* entsprechen und pneumonische Konsolidationen, Abszedierung sowie Bronchiektasen beinhalten (**Abb. 2-124**).

Flüssige Fremdkörper

Grundsätzlich ist für die tiefen Luftwege jede Art von Flüssigkeit ein Fremdkörper:

Speichel, Magensaft, Blut (z. B. Verletzung des Mund-, Nasen-, Rachenraums): Die radiologische Symptomatik reicht von unspezifischen und umschriebenen fleckförmigen Transparenzminderungen (chronische Aspiration bei gastro-ösophagealem Reflux) (**Abb. 2-120**) bis zum akuten Lungenödem (Mendelson-Syndrom) nach massiver Aspiration von Magensaft.

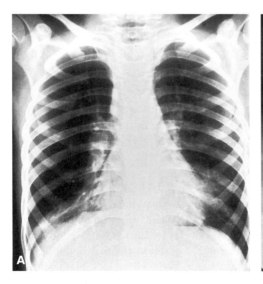

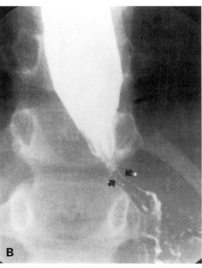

Abb. 2-120: (**A**) Basale, beidseitige Aspirationsveränderungen. (**B**) In der Ösophagus-Kontrastuntersuchung bestätigte, ursächliche Achalasie (Pfeile), Megaösophagus mit Überlaufsphänomen.

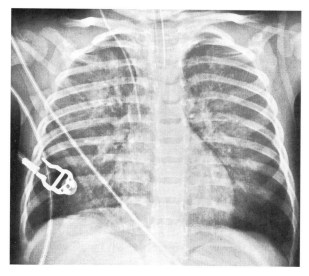

Abb. 2-121: Ertrinkungsunfall mit Wasseraspiration in beide Lungen.

Kohlenwasserstoffe (Benzin usw.): Bei akzidentellem Verschlucken dieser flüssigen Stoffe findet gleichzeitig auch eine Aspiration statt, oder das ingestierte Material wird erbrochen und sekundär aspiriert. Typisch sind schon sehr kurz nach erfolgter Aspiration nachweisbare parahiläre, azinäre Konsolidationen, die pathologisch-anatomisch einem Ödem entsprechen. Im Verlauf bilden sich gelegentlich über längere Zeit persistierende Pneumatozelen.

Wasser: Beim Ertrinkungsunfall mit Eindringen von Wasser in die Luftwege kommt es in ungefähr 10% zum Laryngospasmus, der ein weiteres Aspirieren in die unteren Luftwege verhindert, jedoch zur Hypoxie führt («trockene» Lunge); die dadurch bedingte Zellschädigung hat ihrerseits nach 24 bis 48 Stunden ein Lungenödem zur Folge. Viel häufiger jedoch blockiert primär in die Lunge eingedrungenes Wasser den Gasaustausch; dieses verursacht fleckförmig-konfluierende Transparenzminderungen (**Abb. 2-121**). In der Folge und abhängig davon, ob es sich um Süß- oder Salzwasser gehandelt hat, tritt mit größerer oder kürzerer Latenz ebenfalls ein Ödem auf, welches von einem ARDS anderer Genese nicht mehr unterschieden werden kann.

Gasförmige Fremdkörper

Sowohl die Jauchegasinhalation wie auch die Rauchvergiftung führen zum *Lungenödem*, das nicht von andern, toxisch bedingten Formen unterschieden werden kann.

Andere Lungenerkrankungen

Agenesie – Aplasie – Hypoplasie

Definitionsgemäß fehlen bei der Agenesie die Bronchien, das Parenchym und die Gefäße vollständig; bei der Aplasie ist noch ein kurzer Bronchialstamm vorhanden. Die Hypoplasie weist einen kleinen Bronchialstamm sowie ein mehr oder weniger gegliedertes Lungenrudiment auf. Die Mißbildungen treten uni- oder bilateral unter Miteinbezug der gesamten Lunge oder einzelner Lappen auf.

Die *unilaterale Agenesie* ist durchaus mit dem Leben vereinbar und stellt nicht selten einen Zufallsbefund dar. Der betroffene Hemithorax ist zum großen Teil (v. a. dorsal und lateral) homogen transparenzgemindert und in seinem Gesamtvolumen reduziert. Die kontralaterale, gesunde Lunge herniert ausgeprägt ventral gegen die aplastische Seite mit begleitender Verlagerung des Mediastinums. Im späteren Kindesalter entwickelt sich eine zur gesunden Seite konkave Skoliose (**Abb. 2-122**).

Bilaterale Hypoplasien verursachen bereits sehr früh schwere Atemstörungen und neigen insbesondere bei mechanischer Ventilation zum Pneumothorax. Die sekundären, durch Kompression der Lungen bedingten Hypoplasien sind häufiger als die anlagebedingten. Ursächlich wird zwischen der extrathorakalen Kompression (z. B. Oligohydramnion bei doppelseitiger Nierenagenesie), der thorakalen (z. B. Skelettdys-

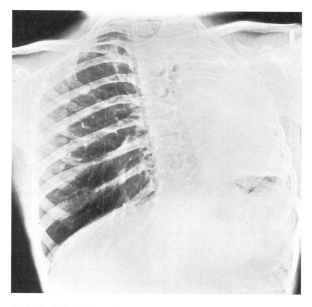

Abb. 2-122: Linksseitige Lungenaplasie mit deutlich volumengemindertem Hemithorax. Herniation der rechten Lunge nach links.

plasien, neuromuskuläre Erkrankung) sowie der intrathorakalen Kompression (z. B. Zwerchfellhernie, doppelseitiger Hydrothorax) unterschieden.

Pulmonale Sequestration

Als *Sequester* wird ein Teil einer Lunge bezeichnet, der keine Verbindung zum Bronchialsystem besitzt und nicht am Gasaustausch beteiligt ist. Er wird von einer Systemarterie aus der Aorta versorgt. Pathologisch-anatomisch wird zudem zwischen der intralobären und extralobären (eigene pleurale Umhüllung) Form unterschieden. Das sequestrierte, vorwiegend in den posterobasalen Lungensegmenten gelegene Parenchym ist häufiger Sitz rezidivierender Infekte, so daß der Sequester als persistierende Transparenzverminderung imponiert; sobald er Anschluß an das Bronchialsystem erhält, treten auch zystische Veränderungen, teils mit Luft-Flüssigkeitsniveaus auf.

Diagnostisch ist der angiographische Nachweis des aus der Aorta entspringenden und in die Läsion führenden arteriellen Gefäßes. Der Abfluß erfolgt entweder über eine Lungen- oder systemische Vene.

Atelektase

Wie beim Erwachsenen ist auch beim Kind die Atelektase stets ein Symptom mit verschiedenen Ursachen; die radiologischen Kriterien sind für beide Altersgruppen identisch.

Obstruktivatelektase (**Abb. 2-123**): häufige Ursachen sind Schleimverlegung der Bronchien bei akuten,

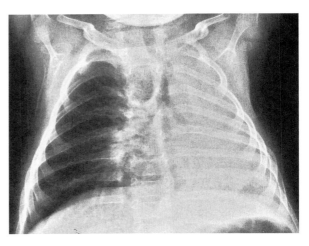

Abb. 2-123: Totalatelektase der linken Lunge infolge zentraler Bronchialobstruktion durch Schleimpfröpfe.

entzündlich-infektiösen Erkrankungen der mittleren Luftwege oder bei exazerbiertem Asthma bronchiale; aspirierte Fremdkörper; Lumenkompressionen von außen her (z. B. tuberkulöse Lymphadenitis); narbige Bronchusstenosen

Kompressionsatelektase: Spannungspneumothorax, große Pleuraergüsse, Lobäremphysem, intrathorakale neoplastische oder zystische Raumforderung, Zwerchfellhernie sind hier die hauptsächlichsten Ätiologien.

Je nach anatomischer Ausdehnung wird zwischen Total- (ganze Lungenhälfte) und Plattenatelektase (Lobulus) unterschieden.

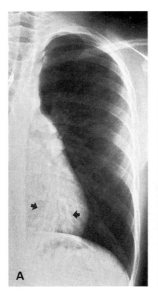

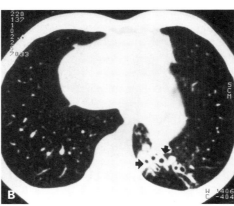

Abb. 2-124: Umschriebene Bronchiektasien im linken Unterlappen (anamnestisch postpneumonisch). (**A**) Überexponierte p. a.-Aufnahme linke Lunge (Pfeile). (**B**) Befundbestätigung mittels hochauflösender Computertomographie (Pfeile).

Bronchiektasen

Als Bronchiektasen werden irreversible, zylindrische oder sackförmige Erweiterungen der Bronchien bezeichnet; obwohl häufig die Ursache (postpneumonisch, Fremdkörper-Aspiration usw.) nicht mehr eruiert werden kann, gilt die Erkrankung heute als erworben.

In den befallenen und vielfach geschrumpften Segmenten oder Lappen sind die Bronchiektasen als parallelstreifige Doppelkonturen sichtbar; die hochauflösende Computertomographie der Lungen hat heute die Bronchographie als Diagnosemittel weitgehend abgelöst (**Abb. 2-124**).

Das *Kartagener-Syndrom* stellt eine Kombination von Situs inversus, Bronchiektasie und Sinusitis dar, wobei letztere sich aufgrund einer angeborenen Motilitätsstörung der Zilien entwickeln.

Sarkoidose

Die intrathorakale Sarkoidose führt zu sehr unterschiedlichen Veränderungen: vielfach sind die hilären und paratrachealen Lymphknoten beträchtlich vergrößert ohne Lungenveränderungen (**Abb. 2-125**); seltener sind diffuse interstitielle oder disseminierte azinäre Herde. Die Röntgenbefunde sind nicht spezifisch, und die Diagnose muß histologisch gestellt werden.

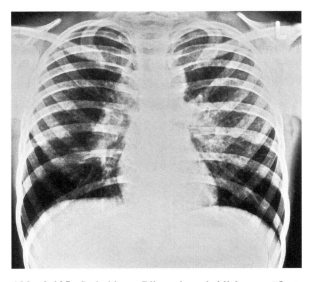

Abb. 2-125: Sarkoidose. Bilaterale, erheblich vergrößerte hiläre und paratracheale Lymphknoten.

Zystische Fibrose (Mukoviszidose)

Die Mukoviszidose als eine der häufigsten Erbkrankheiten (5% der weißen Bevölkerung gelten als Genträger – Erkrankungshäufigkeit etwa 1:2000 Lebendgeborene) ist eine Funktionsstörung der exokrinen Drüsen; sie kommt in allen Organen mit muköser Sekretion vor. Im Vordergrund steht in den meisten Fällen die Lungenbeteiligung mit chronisch fortschreitender Gewebezerstörung. Die Diagnose ist an den Nachweis pathologischer Elektrolytwerte im Schweiß gebunden; im spätern Kindes- und Adoleszentenalter sind die radiologischen Lungen-Befunde weitgehend pathognomonisch für die Erkrankung.

Meistens entwickeln sich die klinischen Symptome seitens der Luftwege bereits in den ersten Lebensjahren. Die zähen Sekretionen verstopfen zunächst die peripheren Luftwege, in welchen lokalisierte Infekte entstehen. Die chronisch-entzündlichen Veränderungen führen zu fortschreitender Wandverdickung der Bronchien, gleichzeitig werden die Gerüststrukturen zerstört. Poststenotische (infolge Vernarbung, anhaltende Schleimanschoppung) Erweiterungen von Bronchiolen und Alveolargängen führen schon früh zu Bronchiektasen; diese können bereits im Verlauf der ersten Lebensjahre vorhanden sein.

Im Langzeitverlauf sind die *radiologischen Veränderungen* progredient (**Abb. 2-126**): erste radiologische Hinweise beim Säugling sind persistierende perihiläre Strukturvermehrungen des Interstitiums sowie andauernde Überblähungen beider Lungen. Später führt die eitrige Bronchitis zur Verdickung der Bronchialwände, die Sekretanschoppung in den bronchiektatischen Luftwegen erzeugt das Bild einer generalisierten azinären Pneumopathie, und das Emphysem deformiert den Thorax oft grotesk. Vorübergehende vollständige Bronchusobstruktionen haben segmentale oder subsegmentale Atelektasen zur Folge. Im Spätstadium bilden sich vorwiegend apikal subpleurale Bullae, welche zu rezidivierenden Pneumothoraces führen. Die oftmals sehr ausgeprägte Hilusvergrößerung ist teils durch reaktive Lymphknotenvergrößerung, teils vaskulär durch die sich obligat entwickelnde pulmonal-arterielle Hypertonie bedingt.

Im Endstadium wird das bis dahin kleine *Herz* (Kompressionseffekt der Überblähung) infolge Dekompensation zunehmend größer mit den Begleitsymptomen der Rechtsherzinsuffizienz.

Eine gefürchtete Komplikation stellt die *Hämoptyse* dar, die durch eine bronchiale Gefäßarrosion bedingt ist. Diese wird angiographisch sowohl diagnostiziert als auch gegebenenfalls embolisiert.

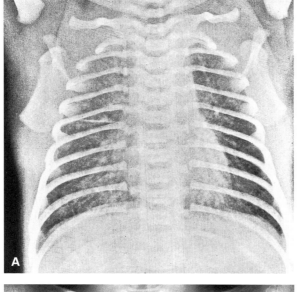

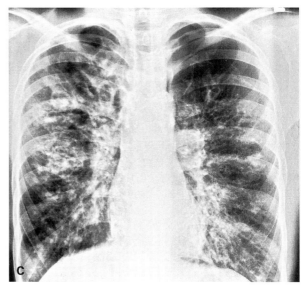

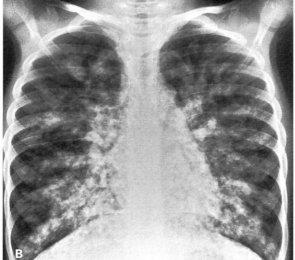

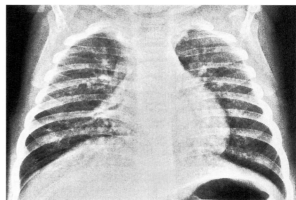

Abb. 2-127: Fruchtwasseraspiration bei Neugeborenem. Leichte, lokalisierte Überblähungen im linken Unterlappen; azinäre Konsolidationen vorwiegend im rechten Oberlappen; kleiner rechtsseitiger Interlobärerguß.

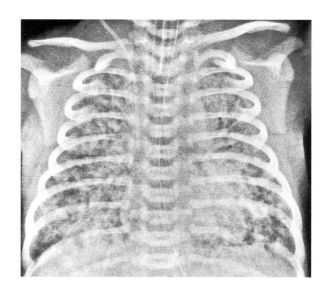

Abb. 2-128: Schwere Mekoniumaspiration mit diffusen, fleckförmigen Konsolidationen (intubierter Patient).

Respiratory Distress Syndrom (RDS)

Unter diesem Begriff wird eine Anzahl pulmonaler Erkrankungen verschiedener Ätiologien zusammengefaßt, welche beim Früh- wie auch beim Termingeborenen in den ersten Lebensstunden eine Atemnot verursachen.

Aspirationssyndrom: Eine fetale Asphyxie ist in den meisten Fällen für die peripartale Aspiration von klarem oder mekoniumhaltigem Fruchtwasser verantwortlich. Je nach Ausprägungsgrad der Aspiration variieren die radiologischen Veränderungen: sie reichen von diskreter Lungenüberblähung ohne anderweitige Strukturalterationen bis zur massiven, diffusen azinären Konsolidation beider Lungen nach Mekonium-Aspiration (**Abb. 2-127, 2-128**). Innerhalb von 2 bis 3 Tagen tritt in der Regel die vollständige Befundnormalisierung auf. Als Komplikation und Ausdruck des schweren Barotraumas entwickelt sich selten schon in den ersten Lebensstunden ein Pneumothorax; eine weitere Komplikation im Verlauf bildet die sekundäre Aspirations-Pneumonie, ihrerseits Ausdruck von infiziertem Fruchtwasser.

Perinatale Pneumonie: Diese Pneumonie entsteht entweder intrauterin bzw. dia-plazentar, sub partu nach Aspiration von infiziertem Fruchtwasser oder post partum im Rahmen einer Sepsis. Bakterielle Erreger überwiegen die viralen deutlich. Für die bakterielle Pneumonie wichtig sind vor allem die B-Streptokokken, Staphylokokken sowie E. coli und Klebsiellen. Die Reaktion der Neugeborenen-Lunge auf verschiedene Erreger ist identisch und führt initial zu einer diffusen Strukturvermehrung des Interstitiums; die B-Streptokokken-Sepsis weist ein diffuses retikulo-granuläres Muster auf.

Transitorische Neugeborenen-Tachypnoe («wetlung»): Häufiger bei Früh- als bei Termingeborenen sowie bevorzugt nach Sectio caesarea kommt es infolge verzögerter Resorption von fetaler Lungenflüssigkeit zu transitorischer Tachypnoe. Radiologisch bestehen eine symmetrische retikuläre Strukturvermehrung mit lokalen Überblähungen sowie kleine Pleuraergüsse.

Hyaline-Membran-Krankheit (HMD): Die funktionelle Unreife der Frühgeborenen-Lunge (Surfactant-Mangel infolge verminderter Phospholipidsynthese) führt zu exspiratorischem Alveolarkollaps; die Lungen sind minderbelüftet, d. h. insgesamt volumengemindert. Der Ausprägungsgrad variiert vom fein retikulo-granulären Muster mit erhaltenen Herz- und Zwerchfellkonturen bis zur sogenannten «weißen» Lunge (**Abb. 2-129**).

Je unreifer die Lungen (insbesondere bei Frühgeborenen), um so größer ist ihre Gefährdung für ein *Baro-*

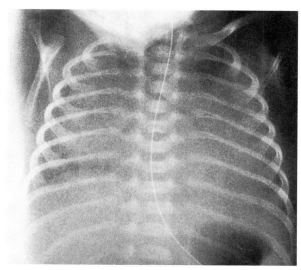

Abb. 2-129: Hyaline-Membranen-Krankheit eines Frühgeborenen. Insgesamt volumenverminderte Lungen (primäre Atelektasekrankheit) mit «milchglasartiger», diffuser Transparenzminderung der Lungen.

trauma (**Abb. 2-130**). Dieses stellt im Rahmen einer schweren Aspiration von Mekonium ein Spontan-Ereignis dar, bei mechanischer Ventilation mit positiv-endexspiratorischem Druck ist es iatrogen. Durch Rupturen im Bereich terminaler Bronchioli und Alveolen tritt Luft ins Lungeninterstitium über; dieses interstielle Emphysem ist radiologisch in Form von diffus verteilten, kleinen zystischen Aufhellungen erkennbar. Vielfach ist es direkter Vorläufer einer sehr umfangreichen extraalveolären Luftausbreitung in die Pleuraräume, ins Mediastinum, ins Perikard oder ins Peritoneum.

Folgeerkrankung einer neonatalen Atemstörung, die eine mindestens 24stündige mechanische Ventilation mit einer O_2-Konzentration von 80 bis 100% erfordert, ist die *bronchopulmonale Dysplasie* (BPD). Es handelt sich um eine Schädigung der Bronchialschleimhaut und Alveolen mit Entwicklung von Epithelmetaplasien und herdförmiger Fibrose sowie Schädigung der Intima und Media der Lungengefäße. Die radiologischen Veränderungen treten zwischen dem 10. und 20. Lebenstag auf. Die insgesamt beträchtlich volumvermehrten Lungen weisen ein grobretikuläres bis pseudozystisches Muster auf.

Kongenitales lobäres Emphysem

Eine angeborene zentrale Bronchusstenose mit Ventilmechanismus (Knorpelanomalie, Mukosafalten, alveoläre Fehlbildung, gefäßbedingt) ist häufigste

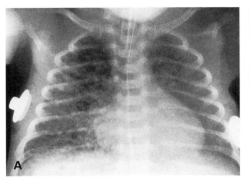
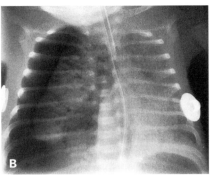

Abb. 2-130: **(A)** Iatrogenes (infolge hoher Beatmungs-drucke) interstitielles Emphysem der rechten Lunge. **(B)** Beim gleichen Neuge-borenen wenige Stunden später aufgetretener Span-nungspneumothorax (nur unvollständiger Kollaps der pathologisch veränderten rechten Lunge).

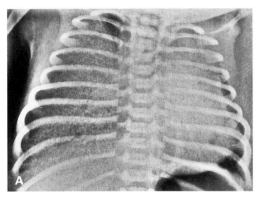
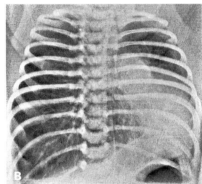

Abb. 2-131: Kongenitales lobäres Emphysem. **(A)** Nur während den ersten Lebens-stunden manifestes lobäres Ödem rechts. **(B)** Am drit-ten Lebenstag beträchtli-ches lobäres, raumverdrän-gendes Emphysem.

Ursache des kongenitalen lobären Emphysems. Bevor-zugt ist der linke Oberlappen betroffen. Progrediente Dyspnoe und Zyanose sind die klinischen Hauptsym-ptome.

Im Frühstadium ist wegen der erschwerten Resorp-tion der fetalen Lungenflüssigkeit ein lobäres Ödem vorhanden, in der Folge wird der betroffene Lappen zunehmend überbläht und wirkt auf die Nachbarstruk-turen raumverdrängend **(Abb. 2-131)**.

Kongenitale zystische adenomatoide Malformation

Diese hamartomartige Entwicklungsstörung des mitt-leren und terminalen Bronchialsystems ist gekenn-zeichnet durch eine Masse mit teils soliden, teils zystischen Anteilen unterschiedlicher Größe. Patholo-gisch-anatomisch fehlt die Läppchenausbildung, wo-gegen die kleinen Bronchien adenomatoid proliferie-ren.

Dem variablen Ausprägungsgrad der soliden und zystischen Komponenten entsprechend sind radiolo-gisch in der intrapulmonalen Raumforderung ver-schieden große lufthaltige und weichteildichte Läsio-nen enthalten.

Lungenneoplasie

Primäre Neoplasien sind im Kindesalter eine Selten-heit. Das Bronchus-Karzinom kommt nicht vor. Das seltene *Bronchus-Adenom* kommt beim Kleinkind wie auch beim älteren Kind vor; die klinischen Symptome sind Husten und rezidivierende Infekte. Radiologisch stehen die sekundären Auswirkungen der Bronchial-obstruktion wie Atelektase oder poststenotische Pneu-monie im Vordergrund, während sich der Primärtumor mittels Bronchographie, oder bei genügender Größe auch computertomographisch nachweisen läßt. Häufi-ger sind *Hamartome* (kongenitale Mißbildungsge-schwülste), die gelegentlich riesige Ausmaße errei-chen und einen gesamten Hemithorax ausfüllen kön-nen **(Abb. 2-132)**.

Hämatogene *Metastasen* treten vorwiegend beim Nephroblastom, Osteosarkom, Ewing-Sarkom, Rhab-domyosarkom und beim embryonalen Hodentumor auf. Der computertomographische Metastasen-Nach-weis ist heute bei kindlichen Malignomen Standard **(Abb. 2-133)**.

Im Rahmen einer *Histiozytose* sind die Lungen (und Pleura) gelegentlich eines der hauptsächlich befalle-nen Organsysteme. Sowohl die Abt-Letterer- als auch

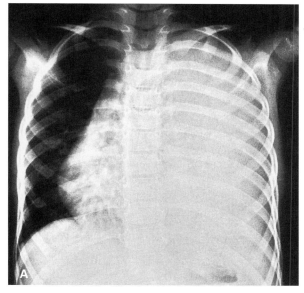

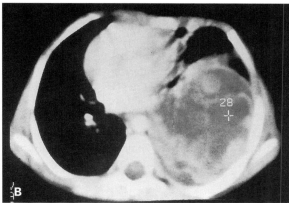

Abb. 2-132: Pneumoblastom in der linken Lunge (Ausgang: linker Unterlappen). **(A)** Weichteildichte Massenläsion im linken Hemithorax. **(B)** Im ergänzenden Computertomogramm Nachweis einer inhomogenen Tumormasse ohne Zeichen der Infiltration in die Umgebung.

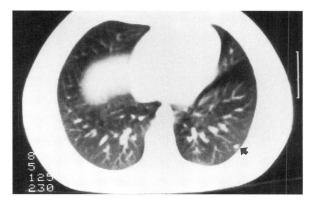

Abb. 2-133: Linksseitige subpleurale Lungenmetastase eines Osteosarkoms (Pfeil). Nachweis nur computertomographisch möglich.

die Hand-Schüller-Erkrankung verursachen interstitielle Infiltrate durch Mono- und Lymphozyten. Radiologisch besteht eine diffuse interstitielle Pneumopathie; die proliferative Form geht mit zusätzlichen bilateralen Pneumatozelen einher (honeycomb-lung).

Larynx und Trachea

Fremdkörper

Große Fremdkörper verschließen das Lumen des Larynx oder der Trachea, was den Erstickungstod zur Folge hat. Zwischen den Stimmbändern oder subglottisch bleiben gelegentlich aspirierte Fragmente von Eierschalen oder Fischgräte stecken. Die nur partielle Lumenverlegung täuscht mit Hustenanfällen sowie Stridor einen Pseudocroup vor, so daß der Fremdkörper als Ursache verkannt wird. Dieser läßt sich bei adäquater Technik (Seitenprojektion der Larynxregion, eventuell Hartstrahlaufnahme) sowohl direkt (falls röntgendicht) als auch indirekt (durch «Schattengebung» innerhalb der Luftsäule) identifizieren **(Abb. 2-134)**.

Epiglottitis

Die Epiglottitis (obstruktive supraglottische Laryngitis) ist zwar radiologisch in der Seitenprojektion aufgrund der oft grotesken Vergrößerung der Epiglottis zweifelsfrei zu erkennen **(Abb. 2-135)**. Die Diagnose dieser bakteriellen Erkrankung des Kleinkindes sollte jedoch klinisch gestellt und die Behandlung ohne Verzug begonnen werden, da mit der radiologischen Untersuchung unter Umständen wertvolle Zeit verloren geht; falls unumgänglich muß diese möglichst schonend im Sitzen und in der für das Kind am besten erträglichen Kopfhaltung erfolgen.

Trachealstenose

Klinisches Leitsymptom der Trachealstenose ist der von bellendem Husten begleitete in- und exspiratorische Stridor.

Bei der *primären Trachealstenose* besteht im Rahmen einer Lungenhypoplasie eine generalisierte Hypoplasie der Trachea. Eine segmentale Enge tritt bevorzugt im subglottischen sowie im distalen Abschnitt direkt oberhalb der Bifurkation auf. Die elastische Trachealstenose ist bedingt durch eine abnorme Weichheit des Knorpelgerüsts; sie ist charakterisiert durch ausgeprägte atemabhängige Kaliberschwankungen mit Kollapsneigung.

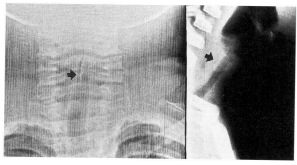

Abb. 2-134: Laryngeal bis knapp subglottisch steckenge-
bliebener Fremdkörper (Eierschalenfragment) (Pfeile).

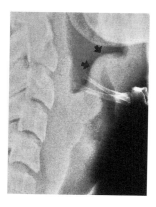

Abb. 2-135: Akute Epiglottitis. Lumenverlegung durch
die massiv geschwollene
Epiglottis (Pfeile).

Zur *sekundären Trachealstenose* gehören alle von
außen bedingten Stenosen. Von klinischer Bedeutung
sind im Kindesalter insbesondere Gefäßanomalien:

- aberrierende A. subclavia dextra mit retroösopha-
  gealem Verlauf nach rechts kranial
- doppelter Aortenbogen
- rechtsseitiger Aortenbogen, der häufig komplexe
  Herzfehler begleitet; in Kombination mit dem noch
  offenen oder obliterierten Ductus Botalli sowie der
  Pulmonalarterie Bildung eines kompletten Gefäß-
  ringes
- aberrierende linke Pulmonalarterie, die nach ihrem
  Abgang aus der zentralen rechtsseitigen Pulmonalarterie zwischen Trachea und Ösophagus nach
  links kreuzt (**Abb. 2-136**), häufig mit beträchtlicher
  tracheo-bronchialer Hypo-/Dysplasie kombiniert.

Je nach Schweregrad des externen Drucks auf die Trachea entsteht eine eigentliche Tracheomalazie.

Die Röntgendiagnostik umfaßt einerseits die Tra-
cheadarstellung mittels Hartstrahltechnik und die
dynamische Beurteilung unter Durchleuchtungskontrolle; die häufig begleitende Lumenbeeinträchtigung
(ohne klinische Symptome) der Speiseröhre wird mittels Kontrastdarstellung nachgewiesen. Der direkte
Nachweis einer ursächlichen Gefäßmißbildung erfolgt
entweder angiographisch oder mittels dynamischer
Kontrast-Computertomographie; auch die Kernspintomographie gelangt mit Erfolg zum Einsatz.

Tumoren

Die meist benignen *intramuralen* Raumforderungen
(Hämangiom, endotracheale Zyste, ektope Struma)
kommen vorwiegend in der subglottischen Region
vor. *Extramurale* Tumoren (Struma, paratracheale
Lymphome, bronchogene Zyste) führen mit oder ohne
Kompression zur Tracheaverlagerung.

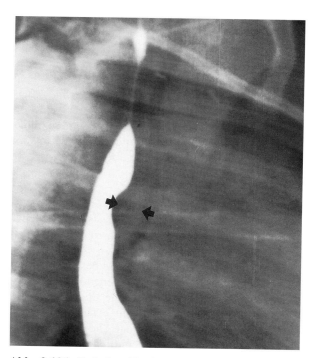

Abb. 2-136: Zwischen Trachea (von dorsal leicht imprimiert) und Ösophagus aberrierend verlaufende linksseitige
A. pulmonalis (pulmonary sling) (Pfeile).

Die krankhaften Veränderungen der Pleura sind im Kindesalter sowohl hinsichtlich Diagnostik wie auch Ätiologie nicht grundsätzlich verschieden von denjenigen des Erwachsenen. Für den pleuralen Flüssigkeitsnachweis hat die *Ultraschalldiagnostik* heute ihren festen Platz (**Abb. 2-138 B**).

Pleuraerguß

Flüssigkeit – ungeachtet ihrer Zusammensetzung – sammelt sich üblicherweise der jeweiligen Körperposition des Patienten entsprechend vorwiegend laterobasal, subpulmonal oder mantelförmig um die Lungen an; seltener sind reine Interlobärergüsse.

Abgekapselte pleurale Flüssigkeitsakkumulationen treten bei exsudativer Pleuritis auf; das meist raumverdrängende *Empyem* ist eine schwere Komplikation der bakteriellen Pleuro-Pneumonie (**Abb. 2-137**).

Große, meist bilaterale Ergüsse sind beim ältern Kind nicht selten Erstsymptom eines malignen Lymphoms, während primäre Neoplasien der Pleura eine große Seltenheit sind (**Abb. 2-138**).

Der kongenitale, bilaterale *Hydrothorax* ist lebensbedrohlich und die sofortige Thorakozentese lebensrettend. Durch die großen Ergüsse, welche die Lungen komprimieren, sind die Hemithoraces homogen weichteildicht transparenzvermindert.

Beim meist rechtsseitigen *Chylothorax* wird zwischen der kongenitalen und der sekundären Form unterschieden. Der angeborene Chylothorax des Neugeborenen – die genaue Pathogenese ist nicht geklärt – ist primär extrapleural lokalisiert; erst später gelangt Chylus durch die rupturierte Pleura mediastinalis in den Pleuraraum. Das paradoxe Ergußverhalten (in Rückenlage breiterer Ergußsaum kaudal) unterscheidet ihn von andern Ergüssen, u. a. auch von der sekundären Form, die als Komplikation nach intrathorakaler Operation (Verletzung des Ductus thoracicus) oder nach (iatrogener) Thrombose der V. cava superior auftritt.

Bilaterale Ergüsse sind häufige Begleitsymptome bei Nierenerkrankungen (v. a. beim nephrotischen Syndrom, bei akuter Glomerulonephritis).

Pneumothorax

Lufteintritt in den Pleuraraum erfolgt entweder durch die parietale Pleura (meist perforierende Verletzung, iatrogen nach Punktion) oder viel häufiger durch die viszerale Pleura. Ein *Barotrauma* irgendwelcher Genese ist in der Regel auslösender Faktor (Aspiration, mechanische Ventilation, Status asthmaticus);

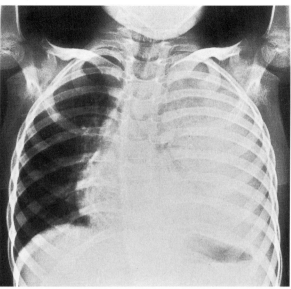

Abb. 2-137: Linksseitiges Empyem bei bakterieller Pneumonie.

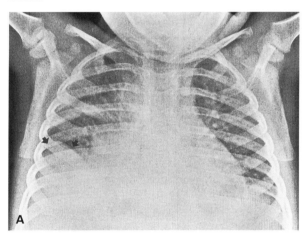

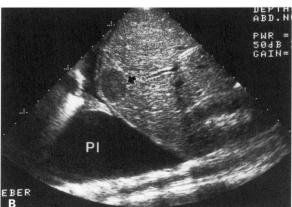

Abb. 2-138: (**A**) Vorwiegend subpulmonaler, rechtsseitiger Pleuraerguß bei akuter lymphatischer Leukämie (vorgetäuschter Zwerchfellhochstand rechts). (**B**) Sonographische Bestätigung des umfangreichen dorsobasalen Pleuraergusses (Pl); fokale Leberläsion (Pfeile).

beim ältern Kind und Adoleszenten mit Mukoviszidose ist der Pneumothorax eine häufige Komplikation. Der «Spontanpneumothorax» ist wahrscheinlich durch die (hustenbedingte?) Ruptur einer kleinen, subpleural gelegenen Bulla in die Pleura bedingt. Der *Spannungspneumothorax* ist vor allem beim kleinen Kind bedrohlich, da die Verlagerung des Herzens und der großen Gefäße eine erhebliche Störung der Hämodynamik zur Folge hat (**Abb. 2-139**).

Beim liegenden Patienten (z. B. intubierter Säugling) ist der Pneumothorax anterior. Radiologisch besteht eine auffallend scharfe Herzkontur (sharp edge sign) sowie eine unter Umständen nur diskret vermehrte Strahlentransparenz des Hemithorax im Vergleich zur Gegenseite (**Abb. 2-140**).

Thoraxwand

Die *äußere Form des Thorax* wird durch zahlreiche Erkrankungen beeinflußt. Das lange bestehende Emphysem etwa bei Mukoviszidose führt zu einer Ausweitung der oberen Thoraxabschnitte und im Seitenbild zu einer ausgeprägten konvexbogigen Prominenz des Sternums. Der «paralytische» Thorax andererseits (bei neuromuskulären Erkrankungen) ist glockenartig dekonfiguriert mit Konstriktion der Breite im mittleren Abschnitt. Die Trichterbrust (Pectus excavatum) bewirkt bei massiver Ausprägung eine Kompression des Herzens und der Lungen, das Herz ist typischerweise nach links lateral verdrängt. Im Rahmen von Skelettdysplasien wird die Thoraxform oft derart beeinträchtigt, daß das Neugeborene wegen begleitender Ateminsuffizienz nicht lebensfähig ist.

Die *Sprengelsche Deformität* der Skapula tritt einoder doppelseitig auf; der normale Deszensus fehlt, und die hochstehende sowie medialisierte Skapula artikuliert über einen abnormen omo-vertebralen Knochen mit zervikalen Wirbelkörpern (**Abb. 2-141**). Die Anomalie ist oft mit der Klippel-Feil-Deformität (angeborenes Fehlen der zervikalen Segmentation) verbunden.

Zwerchfell

Entwicklungsstörungen während der Zwerchfellgenese resultieren in einer *kongenitalen Zwerchfellhernie*; ihr Ausprägungsgrad ist abhängig vom Zeitpunkt der fetalen Entwicklungshemmung. Je früher, umso häufiger und schwerwiegender ist die homo- wie auch kontralaterale, begleitende Lungenhypoplasie, die im postoperativen Verlauf oft zu schwer zu beherrschen-

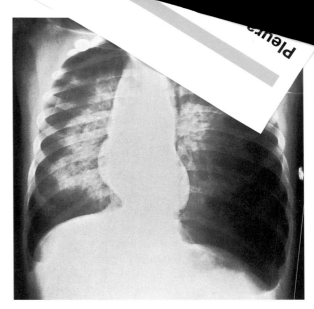

Abb. 2-139: Bilaterale Spannungspneumothoraces.

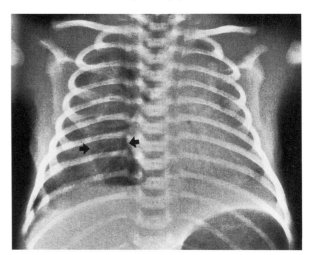

Abb. 2-140: Anteriorer, rechtsseitiger Pneumothorax bei Neugeborenem (Pfeile). Sehr scharf begrenzte rechte Herzkontur.

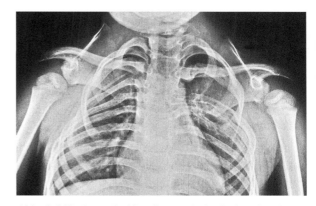

Abb. 2-141: Doppelseitige Sprengelsche Deformität: hochstehende und medialisierte Scapulae.

den Pneumothoraces Anlaß gibt. Die übliche Form ist die linksseitige postero-basale Hernie (Bochdalek), die schon unmittelbar nach der Geburt ein rasch zunehmendes Atemnotsyndrom verursacht.

Unmittelbar postpartal ist der betroffene Hemithorax durch eine weichteildichte Massenläsion ausgefüllt, die das Mediastinum nach der Gegenseite verdrängt; erst im Verlauf nach Stunden stellen sich die zunehmend luftgefüllten Darmschlingen innerhalb des Thoraxraumes als verschieden große, zystische Strukturen dar (**Abb. 2-142**). In Diskrepanz zum breiten Thorax ist das Abdomen eingefallen und enthält nur spärlich lufthaltiges Intestinum.

Mediastinum

Wie beim Erwachsenen hat sich auch für die Beurteilung des kindlichen Mediastinum die Einteilung in Kompartimente bewährt. Beim Neugeborenen und auch Säugling besteht physiologischerweise, bedingt durch den großen Thymus und das bei relativ hoher Zwerchfellposition quergestellte Herz ein breites Mediastinum. Erst beim Kleinkind nimmt das Mediastinum in Abhängigkeit zur Größenabnahme des Thymus allmählich die beim älteren Kind und Erwachsenen schlanke Form an, wobei die großen Gefäße beidseits randbildend werden.

Die klinische Symptomatik mediastinaler Erkrankungen umfaßt Stridor, Husten und/oder Dyspnoe infolge Kompression oder Dislokation der Trachea; Dysphagie bei Lumeneinengung des Ösophagus; Heiserkeit infolge Affektion des N. recurrens; obere Einflußstauung wegen Kompression oder Verschluß der V. cava superior. Nicht selten allerdings wird eine mediastinale Abnormität als Zufallsbefund entdeckt.

Die Bildgebung erfolgt primär konventionell-radiologisch in zwei Projektionen; die CT (mit KM-Enhancement) wird komplementär eingesetzt, um pathologische nicht-vaskuläre von vaskulären Strukturen zu unterscheiden. Der Sonographie ist das vordere Kompartiment zugänglich, sie ermöglicht die Differenzierung zwischen liquiden und soliden Läsionen.

Erkrankungen des Thymus

Der Thymus, ein für das Immunsystem vor allem des Säuglings zentrales Organ, liegt vor den großen Gefäßen des oberen Mediastinum und nimmt vielfach große Teile des vordern Kompartiments ein. Als Regel gilt, daß auch ein stark vergrößerter Thymus die Nachbarstrukturen wie Trachea, Gefäße, Lunge nicht disloziert oder komprimiert. Unter Streßsituationen (v. a. Infektionskrankheiten) kommt es zu einer vorübergehenden, oft dramatischen Organverkleinerung. Generelle Angaben über die Größe, Form und Konturen des Thymus sind nicht möglich, die physiologischen Variationen sind zu groß. Als typisch wird beispielsweise das «Segelzeichen» betrachtet, wobei der Thymus dreieckförmig dem Mediastinum angelagert erscheint mit nach peripher zu stumpf- oder spitzwinkliger Ausziehung (**Abb. 2-143**).

Bei *Persistenz* eines großen Thymus bis ins spätere Kindesalter ergeben sich bildgebungsmäßig differentialdiagnostische Schwierigkeiten; neuerdings läßt sich auf Grund der hohen Signalintensität in der T1-Gewichtung kernspintomographisch ein normaler Thymus befriedigend definieren.

Abnormitäten des Thymus betreffen zum einen die Aplasie, Ursache und Symptom von Immunmangelkrankheiten (z. B. DiGeorge-Syndrom), zum andern die Dystopie/Ektopie. Das ektope Organ ist (oft auch akzessorisch) zervikal oder im hintern Mediastinum

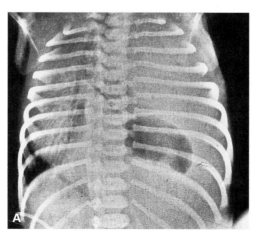
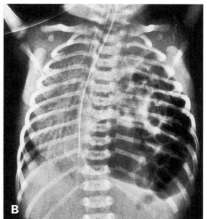

Abb. 2-142: Kongenitale, linksseitige Zwerchfellhernie. (**A**) Unmittelbar nach der Geburt. (**B**) 8 Stunden nach der Geburt: zunehmender Gasgehalt der in den linken Hemithorax verlagerten Intestinalstrukturen. Beträchtliche Mediastinalverschiebung nach rechts mit Kompression der rechten Lunge.

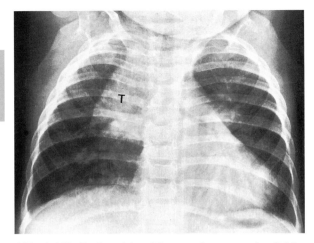

Abb. 2-143: Rechtsseitiger Thymus eines gesunden 8 Monate alten Säuglings. Leicht wellige, scharfe Konturen (T), keine Verlagerungseffekte auf benachbarte Strukturen.

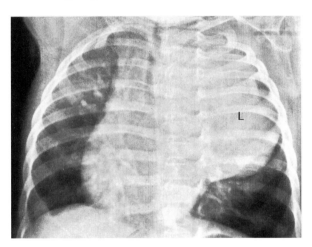

Abb. 2-144: Zystisches Lymphangiom. Sicht- und tastbare zervikale Komponente; großer, konventionell-radiologisch nachgewiesener und raumverdrängender intrathorakaler Anteil (L).

gelegen. Eine eigentliche Hyperplasie besteht gelegentlich bei der juvenilen Form der Myasthenia gravis, während das Thymom in der pädiatrischen Altersgruppe eine Seltenheit darstellt. Hingegen besteht bei malignen Lymphomen oftmals ein Thymusbefall (Thymolymphom) **(Abb. 2-146)**.

Zystisches Lymphangiom

Das zystische Lymphangiom dehnt sich meistens von der Schulter- oder Halsregion durch die obere Thoraxapertur ins Mediastinum hinein aus; dort bildet es eine sehr große, weichteildichte Massenläsion mit Kompressionseffekt auf Nachbarstrukturen **(Abb. 2-144)**. Histologisch handelt es sich entweder um reine, uni- oder multilokuläre Lymphangiome, oder um eine Mischform von Lymphangiom und Hämangiom. Bei Kommunikation mit zervikalen, extrathorakalen Anteilen ist die Größe des intrathorakalen Tumors atemabhängig größenvariabel.

Die Analyse der Binnenstrukturen und damit auch eine Differenzierung ist sonographisch möglich: das *zystische Lymphangiom* weist echofreie, liquide, ein- oder mehrkammrige Formationen auf, dazwischen liegen solide septenartige Strukturen. Das *Hämangiom* bzw. hämangiomatöse Anteile sind demgegenüber inhomogen und bestehen teils aus echoreichen, teils echoärmeren Arealen.

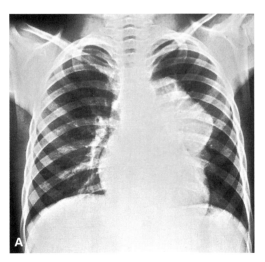

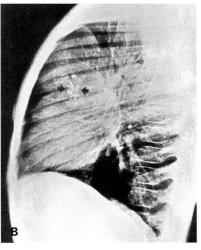

Abb. 2-145: Adultes Teratom im vorderen linken Mediastinum, Zahnanlage enthaltend (Pfeile).

Teratome

Aus Gewebe aller drei Keimblättern bestehend ist das Teratom in der Regel im vordern (und mittleren) Mediastinum gelegen. Bei langsamem Wachstum ist der Tumor kaum symptomatisch und wird als Zufallsbefund entdeckt. Er ist einseitig und zum Lungengewebe scharf abgegrenzt; vielfach sind pathognomonische verkalkte bzw. ossifizierte Binnenstrukturen erkennbar (**Abb. 2-145**). Die Dignität hängt vom histologischen Nachweis embryonaler Anteile ab, welche die Prognose ungünstig beeinflussen.

Malignes Lymphom

Das *Non-Hodgkin-Lymphom* (häufigste maligne kindliche Mediastinalerkrankung), das *Hodgkin-Lymphom* (in bis zu der Hälfte der Fälle auch mediastinal) und *Leukosen* (vorwiegend die akute lymphatische Leukämie) führen zu identischem Befall der paratrachealen, tracheobronchialen, hilären und retrosternalen Lymphknoten. In der Thoraxübersichtsaufnahme besteht eine zum Zeitpunkt der Diagnose meist bereits beträchtliche, doppelseitige obere und mittlere Mediastinalverbreiterung mit der typischen Obliteration des vordern Kompartiments. Die Trachea ist häufig verlagert und komprimiert; begleitende Pleura- und Perikardergüsse kommen vor allem beim Non-Hodgkin-Lymphom und bei der Leukämie vor (**Abb. 2-146**).

Bronchogene Zyste

Brochogene Zysten sind Ausdifferenzierungs-Fehlbildungen, die entweder zentral im mittleren Mediastinalkompartiment in enger Beziehung zur Trachea, den Hauptbronchien und der Speiseröhre, oder peripher bevorzugt in den Unterlappen gelegen sind.

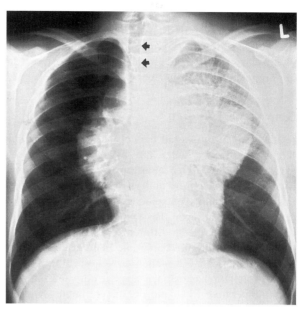

Abb. 2-146: Mediastinales (und zervikales) malignes Lymphom. Trachealverlagerung nach rechts mit Lumenkompression (Pfeile).

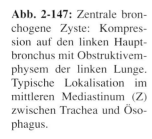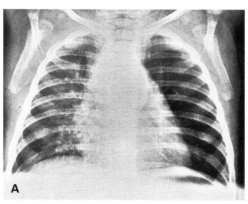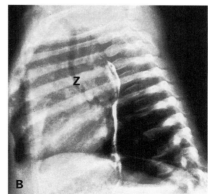

Abb. 2-147: Zentrale bronchogene Zyste: Kompression auf den linken Hauptbronchus mit Obstruktivemphysem der linken Lunge. Typische Lokalisation im mittleren Mediastinum (Z) zwischen Trachea und Ösophagus.

Radiologisch sind es rundliche, weichteildichte Massenläsionen, sonographisch ist ihr Inhalt mehrheitlich liquide. Belüftungsstörungen (Überblähung, selten Atelektas) sind obligate Begleitsymptome der zentralen bronchogenen Zyste **(Abb. 2-147)**.

Neurogene Tumoren

Je nach Ausreifungsgrad handelt es sich um *benigne* (Ganglioneurinom) oder um *maligne,* biochemisch aktive Tumoren (Neuroblastom), die im hintern Mediastinum wachsen und dem Ausbreitungsgebiet des N. sympathicus entsprechend der dorsalen Thoraxwand breit anliegen. Bis ins Alter von etwa 3 Jahren überwiegen die undifferenzierten Formen; diese infiltrieren durch die Foramina intervertebralia den Spinalkanal. Lokal bestehen erweiterte Interkostalräume mit Druckarrosionen an den dorsalen Rippen. Die präoperative Evaluation geschieht heute vorzugsweise mittels ergänzender Kernspintomographie **(Abb. 2-148)**.

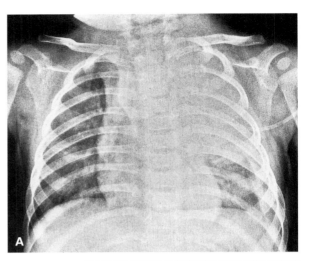

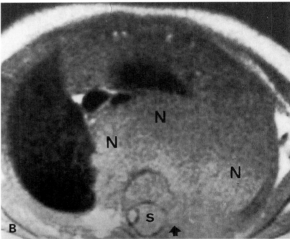

Abb. 2-148: Die Mittellinie von links nach rechts überschreitendes thorakales, vom hintern Mediastinum ausgehendes Neuroblastom. **(A)** Weichteildichte Massenläsion im linken Hemithorax, erweiterte Interkostalräume und Rippenarrosionen, Pleuraerguß. **(B)** Kernspintomographische Querschnittsdarstellung der Neoplasie (N) mit Nachweis der Tumorinfiltration durch ein Foramen intervertebrale (Pfeil) in den Spinalkanal (S) und Verdrängung des Rückenmarks nach rechts. Intrathorakal Verlagerung von Trachea und Ösophagus nach ventral und rechts.

Weiterführende Literatur

Alario A. J., McCarthy P. L., Markowitz R. et al.: Usefulness of chest radiographs in children with acute lower respiratory tract disease. J Pediatr 1987; 111:187.

Bettenay F., de Campo J. F., McCrossin D. B.: Differentiating bacterial from viral pneumonias in children. Pediatr Radiol 1988; 18:453.

Bisset G. S., Strife J. I., Kirks D. R. et al.: Vascular rings: magnetic resonance imaging. AJR 1987; 149:251.

Felman A. H.: Radiology of the pediatric chest. New York, Mc Graw-Hill, 1983.

Griscom N. T.: Pneumonia in children and some of its variants. Radiology 1988; 167:297.

King R. M., Telander R. L., Smithson W. A. et al.: Primary mediastinal tumors in children. J Pediatr Surg 1982; 17:512.

Kirks D. R., Korobkin M.: Computed tomography of the chest in infants and children: technique and mediastinal evaluation. Radiol Clin North Am 1981; 19:409.

Lamont A. C., Dremin B. J., Pelteret R. M.: Radiological patterns of pulmonary tuberculosis in the pediatric age group. Pediatr Radiol 1986; 16:2.

Panicek D. M., Heitzman E. R., Randall P. A. et al.: The continuum of pulmonary developmental anomalies. Radiographs 1987; 7:747.

Strife J. L.: Upper airway and tracheal obstruction in infants and children. Radiol Clin North Am 1988; 15:345.

Taussig L. M. (ed.): Cystic fibrosis. New York, Thieme-Stratton, 1984.

3. Kardiovaskuläres System

Herz

W. A. Fuchs und R. Jenni

Untersuchungstechnik

Die *konventionellen* Thoraxröntgenaufnahmen im dorsoventralen und linkslateralen Strahlengang sind die Basisuntersuchung der bildgebenden Diagnostik in der Kardiologie. In einem zweiten diagnostischen Schritt wird *nicht-invasiv* die Echokardiographie zur Analyse von Morphologie und Funktion des Herzens eingesetzt. Szintigraphie, Computertomographie und Magnetresonanz-Tomographie, ebenfalls nicht-invasiv, sind wegen des hohen technischen und materiellen Aufwandes für spezielle Fragestellungen einzusetzen. Die Angiokardiographie steht als *invasive* Methode am Schluß des kardioradiologischen Untersuchungsgangs.

Konventionelle röntgenologische Untersuchungen

Röntgenaufnahmen im *d.v.- und links-lateralen Strahlengang* mittels Hartstrahltechnik mit einem Fokus-Film-Abstand von 2 Meter (**Abb. 3-1**) sind die Grundlage der bildgebenden Diagnostik des Herzens.

Die Aufnahmen erfolgen in Inspirationsstellung, da bei Exspiration eine Vergrößerung von Herz und Mediastinum vorgetäuscht werden kann. Liegende Aufnahmen werden bei bettlägerigen Patienten im a.p.-Strahlengang mit einem Focus/Film-Abstand von 1 Meter angefertigt (**Abb. 3-2**), wobei die dadurch entstehende Vergrößerung in Betracht gezogen werden muß. Aufnahmen mit Kontrastmittelfüllung des Ösophagus zur besseren Darstellung der Herzhinterwand, d. h. der Konturen des linken Vorhofes und linken Ventrikels, können zusätzlich durchgeführt werden.

Röntgenaufnahmen in linksschräger oder rechtsschräger Projektion sind selten notwendig. Bei der rechtsvorderen *Schrägprojektion* wird die rechte Schulter um 60° nach vorne gedreht, bei linksvorderer Schrägprojektion wird die linke Schulter entsprechend gedreht.

Die radiologische *Durchleuchtung* des Herzens kommt zur Lokalisation von Verkalkungen bzw. implantierten Schrittmachern und Klappenprothesen zur Anwendung.

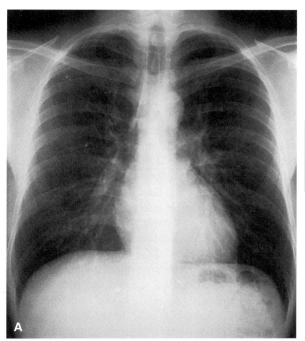

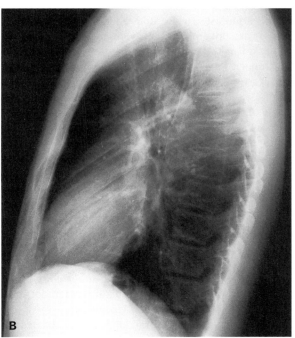

Abb. 3-1: (A) Thorax d. v., stehend. **(B)** Thorax d. s., stehend (Normalbefund).

Echokardiographie

Die Echokardiographie ist eine nicht-invasive Untersuchungstechnik, die eine vollumfängliche Analyse der Morphologie und Funktion des Herzens sowie Aussagen über Fluß- und Druckverhältnisse erlaubt.

Die eindimensionale *M-Mode- (motion-mode-) Darstellung* wird in Kombination mit der zweidimensionalen Echokardiographie mittels mechanischen bzw. elektronischen Sektoren-Scannern durchgeführt. Die Bildfrequenz von 30 Bildern pro Sekunde erlaubt eine 2D-Echtzeit-Darstellung. Die Frequenz der verwendeten Schallköpfe liegt je nach notwendiger Eindringtiefe zwischen 2 und 5 MHz.

Die M-Mode-Echokardiographie zur Beurteilung der Klappenfunktionen sowie der Dimension des linken Ventrikels erfolgt standardisiert von links parasternal **(Abb. 3-3)**. Dabei werden die Aortenklappe, der linke Vorhof, das vordere und hintere Mitralklappensegel, der rechte und linke Ventrikel sowie die rechte Ventrikelvorderwand, das interventrikuläre Septum und die linksventrikuläre Hinterwand dargestellt. Enddiastolischer und endsystolischer Durchmesser des linken Ventrikels werden als Parameter der Ventrikelfunktion bestimmt. Die Bewegung der Aortenklappen kann zusammen mit der Weite der Aorta bzw. des linken Vorhofs analysiert werden.

Bei der *Doppler-Echokardiographie* werden kontinuierliche oder impulsartige Schallwellen ausgesendet, wobei durch den Dopplereffekt die Geschwindigkeit der Blutströmung beurteilt werden kann. Die vom Dopplersignal resultierenden Spektren werden als Funktion der Zeit dargestellt, wodurch die Strömungsgeschwindigkeit quantitativ bestimmt werden kann. Die Kombination von Dopplerverfahren und zweidimensionalen Schnittbildverfahren ermöglicht die anatomische Zuordnung der Meßdaten.

Bei der *zweidimensionalen Echokardiographie* in der langen Achse parasternal und apikal werden der linke Ventrikel mit Einfluß- und Ausflußtrakt sowie das Aortentaschen- und Mitralklappensegel dargestellt **(Abb. 3-4 A)**. In der kurzen Achse, d. h. der parasternalen Querschnittsdarstellung, werden beide Vorhöfe, beide Ventrikel sowie Aorta-, Mitral- und Trikuspidalklappen sichtbar gemacht **(Abb. 3-4 D)**. Die Beurteilung der Funktion der Mitralklappen und Trikuspidalklappen ist im apikalen Vierkammer-Schnitt möglich, wobei Durchmesser und Längsachsen des linken und rechten Ventrikels sowie des linken und rechten Vorhofes bestimmt werden können **(Abb. 3-4 B)**.

Suprasternal gelingt die Darstellung des Aortenbogens und der abgehenden Halsgefäße sowohl im

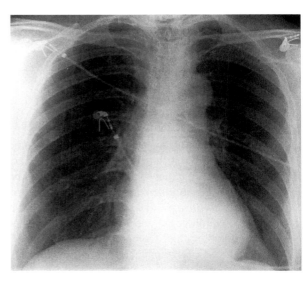

Abb. 3-2: Thorax v. d., liegend (Normalbefund).

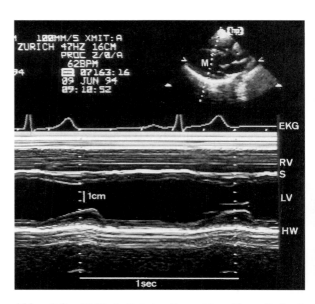

Abb. 3-3: M-Mode-Echokardiographie, Normalbefund. Rechs oben: parasternaler 2D-Längsschnitt mit M-Mode-Strahl (M). Untere Bildhälfte: M-Mode-Bild (RV rechter Ventrikel, S Septum, LV linker Ventrikel, HW Hinterwand). Beachte die zeitliche und räumliche Kalibrierung (Balken in Längsachse entspricht 1 Sek., Abstand von Strich zu Strich in der Vertikalebene entspricht 1 cm). Die hier aufgeführten Abkürzungen und Kalibrierungen gelten für alle folgenden Echokardiographie-Abbildungen.

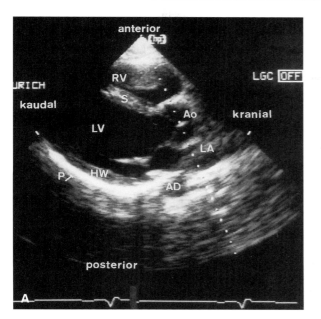

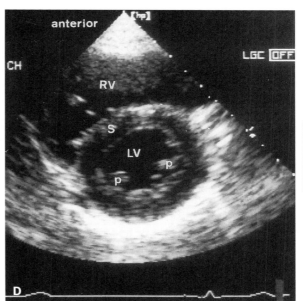

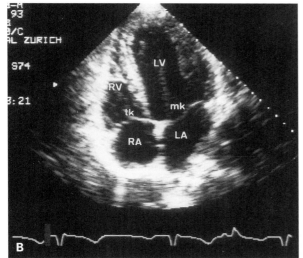

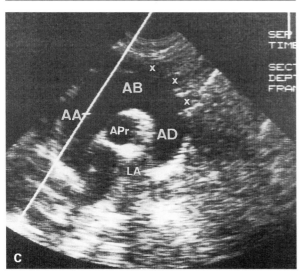

Abb. 3-4: 2D-Echokardiographie, Normalbefunde. (**A**) Parasternaler Längsschnitt. Ao Aorta, P Perikard, LA linker Vorhof, AD Aorta descendens. Beachte die anteroposteriore und kraniokaudale Orientierung des Schnittes. (**B**) Apikaler Vierkammerschnitt. RA rechter Vorhof, tk Trikuspidalklappe, mk Mitralklappe. (**C**) Suprasternaler Schnitt durch Aortenbogen in der Ebene der abgehenden supraaortalen Aeste (x). AA Aorta ascendens, AB Aortenbogen, AD Aorta descendens, APr Arteria pulmonalis rechts. (**D**) parasternaler Querschnitt auf Höhe der Papillarmuskeln. p Papillarmuskeln.

Quer- wie im Längsschnitt, von parasternal ebenso diejenige des Hauptstammes der Arteria pulmonalis wie auch des rechten Astes der Pulmonalarterie (**Abb. 3-4 C**).

Bei der *farbkodierten Doppler-Echokardiographie* werden die Strömungsbilder den Schnittbildern überlagert, wobei die Strömung auf den Schallkopf zu in roten, diejenige vom Schallkopf weg in blauen Farbtönen wiedergegeben werden. Eine Grünbeimischung dient der flächenhaften Darstellung von Wirbeln und Turbulenzen.

Angiokardiographie

Die Angiokardiographie, bei der Kontrastmittel gezielt in die einzelnen Herzhöhlen injiziert wird (selektive Lävokardiographie, selektive Dextrokardiographie), benutzt eine konventionelle radiologische Technik, meist unter Bildregistrierung mittels 35 mm-Kinematographie bzw. 100 mm-Kamera-Aufnahmen oder durch digitale Angiographie bzw. Subtraktionsangiographie. Zusätzlich besteht die Möglichkeit der Druckmessung, der Bestimmung der Sauerstoffsättigung sowie der Katheterisierung abnormaler Verbindungen zwischen den einzelnen Herzhöhlen.

Die *venöse Herzkatheter-Untersuchung* erfolgt von einer peripheren kubitalen Vene oder von der Vena femoralis, bei Säuglingen und Kleinkindern auch von der Vena subclavia aus. Sie ermöglicht die Messung der Druckwerte und Sauerstoffsättigung in der Vena cava superior und inferior, im rechten Vorhof, im rechten Ventrikel und in den Lungenarterien. Zudem gelingt die Katheterisierung von Vorhofseptum- bzw. Ventrikelseptum-Defekten und abnorm drainierenden Lungenvenen bzw. systemischen Venen. Durch gezielte Kontrastmittelinjektion läßt sich eine Dextrokardiographie oder Pulmonalis-Angiographie durchführen.

Die *transseptale Katheteruntersuchung* wird von der Vena femoralis dextra aus durchgeführt. Nach transseptaler Punktion des Vorhofseptums sind Messungen von Druck und Sauerstoffsättigung im linken Vorhof, linken Ventrikel und den Pulmonalvenen möglich.

Die *Katheterisierung der Aorta, der Koronararterien und des linken Ventrikels* erfolgt retrograd von der Arteria femoralis oder der Arteria axillaris/brachialis aus. Dabei ist die Druckmessung im linken Ventrikel und in der Aorta sowie nach Kontrastmittel-Injektion die Lävokardiographie und Aortographie möglich.

Die *selektive Koronarangiographie* ist die Methode der Wahl zur Darstellung der Koronararterien. Vorzuziehen ist der transfemorale Zugang, obschon zur

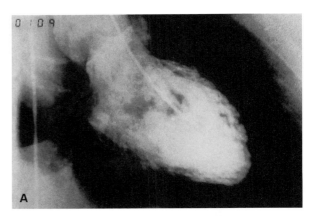

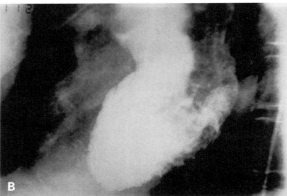

Abb. 3-5: Kardangiographie (Lävokardiographioe), Normalbefunde. (**A**) 30° RAO. (**B**) 90° LAO.

Durchführung der Gesamtuntersuchung ein dreifacher Katheterwechsel notwendig ist. Die Untersuchung wird unter Bildverstärker-Fernsehkontrolle durchgeführt und kinematographisch auf 35 mm-Film oder digital dokumentiert. Als Standardprojektionen werden 30° RAO- (**Abb. 3-5 A**), 90° LAO- (**Abb. 3-5 B**) sowie kaudo-kraniale LAO-Projektion durchgeführt. Zusatzprojektionen vervollständigen die überlagerungsfreie dreidimensionale Abbildung der Koronararterien. Die *Lävokardiographie* erfolgt im gleichen Untersuchungsgang zur Bestimmung der Funktion des linken Ventrikels.

Computertomographie

Moderne Computertomographen mit einer Umlaufzeit im Sekundenbereich erbringen eine qualitativ gute Darstellung des sich bewegenden Herzens (**Abb. 3-6**). Bei kardiographischer Fragestellung ist die *Kontrastmittel-Bolusinjektion* über einen peripher venösen Zugang notwendig. Durch EKG-Triggerung unter Anwendung der sogenannten Cine-Technik kann die Problematik der Herzbewegung weitgehend gelöst werden. Dabei ist die kontinuierliche Exposition während 8 bis 12

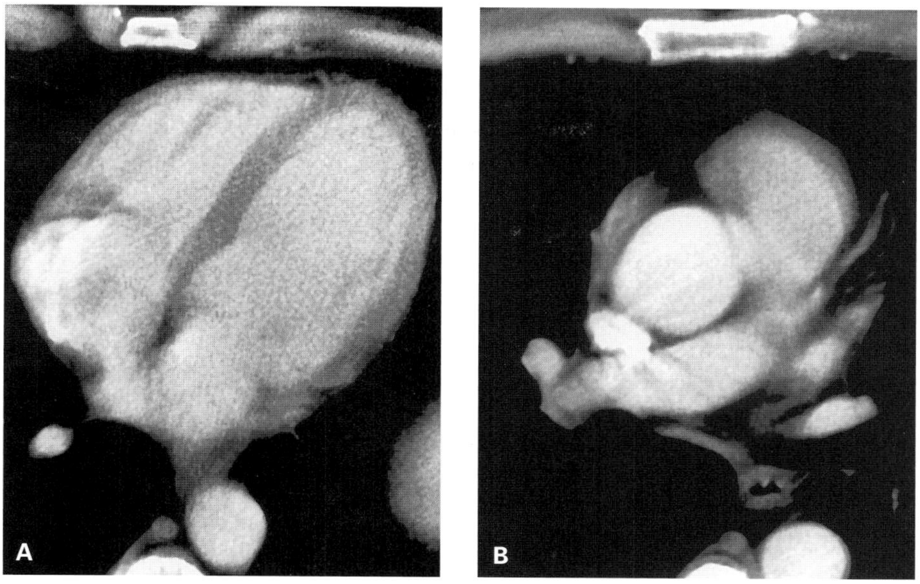

Abb. 3-6: Computertomographie nach Injektion von Kontrastmittel. **(A)** Schnittebene auf Höhe der vier Herzhöhlen. **(B)** Schnittebene auf Höhe der Aufzweigung des Truncus pulmonalis und der rechten Pulmonalarterie.

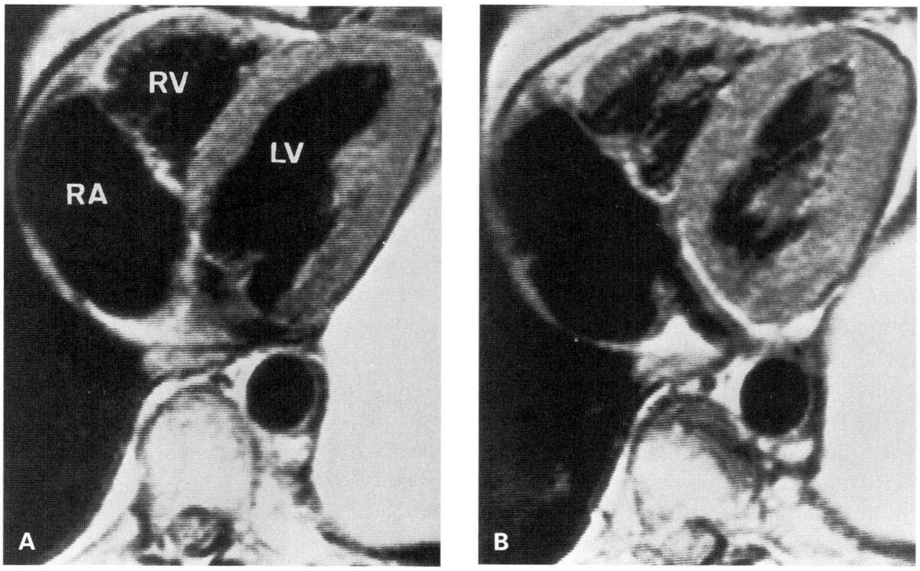

Abb. 3-7: MRI-Normalbefund: axiale T1-gewichtete Spinechosequenz. **(A)** Diastole. **(B)** Systole.

Sekunden mit zusätzlicher Bildrekonstruktion notwendig, um den Durchfluß des Kontrastmittels durch die Herzkammern und Gefäße darzustellen.

Magnetresonanz-Tomographie

Die konventionelle Spin-Echotechnik stellt die kardiale Anatomie bei erworbenen und angeborenen Herzfehlern gut dar und erlaubt die Berechnung des endsystolischen und enddiastolischen Volumens des linken Ventrikels. Sie ist jedoch eingeschränkt durch die lange dauernde Untersuchungszeit mit Repetitionszeit im Sekundenbereich und Aufnahmezeiten über mehrere Minuten.

Durch EKG-Triggerungen erzielt man Bildsequenzen, die den Kontraktionsablauf des Herzens in einer oder mehreren Schnittebenen mit hoher zeitlicher Auflösung wiedergeben. Schnellbildverfahren mit kleinem Auslenkwinkel, schnellen Gradientenschaltungen und Repetitionszeiten im Bereiche von Millisekunden verbessern die Bildqualität **(Abb. 3-7)**. Schnelle Bildsequenzen unter Echtzeitbedingungen bringen dem Echokardiogramm vergleichbare Information zur Funktion der Herzkammern bzw. Herzklappen.

Zu den nuklearmedizinischen Untersuchungstechniken siehe S. 254.

Radiologische Anatomie

Konventionelle Thoraxaufnahme

Auf der Thoraxübersichtsaufnahme kommt das Herz als homogene weichteildichte Struktur zur Darstellung, wobei einzelne Herzhöhlen randbildend sind.

In der *Frontalprojektion* wird die rechte Herzkontur vom rechten Vorhof hervorgerufen. Kranialwärts ist die Vena cava superior randbildend. Die linke Herzkontur entspricht dem linken Ventrikel, nach kranial schließt sich das linke Herzohr, der Pulmonalishauptstamm, die Aorta descendes, der Arcus aortae und die linken brachiozephalen Gefäße an.

In *lateraler Projektion* wird die vordere Herzkontur vom rechten Ventrikel, dem supravalvulären Teil der Pulmonalarterie und der Aorta ascendens gebildet. Die hintere Herzkontur wird supradiaphragmal von der Vena cava inferior und kranialwärts vom linken Ventrikel und linken Vorhof formiert. Klappenverkalkungen lassen sich in lateraler Projektion besser lokalisieren als in der Aufsicht.

Schrägprojektionen sind für angiokardiographische Untersuchungen von Bedeutung. Bei der rechts vorderen Schrägprojektion wird die obere rechte Herzkontur von der Hinterwand des linken Vorhofs, die untere vom rechten Vorhof gebildet, die linke Herzkontur vom rechtsventrikulären Ausflußtrakt, vom Hauptstamm der Pulmonalarterie und von der Aorta ascendens. Die links vordere Schrägprojektion zeigt links den linken Vorhof und linken Ventrikel als Kontur, rechts vorwiegend den rechten Vorhof und supradiaphragmal den rechten Ventrikel.

Die radiologische Bestimmung der *Herzgröße* orientiert sich am *Herz-Lungenquotienten*. Dabei wird der Transversaldurchmesser des Herzens, der aus der Summe der größten Entfernung des rechten und linken Herzrandes zur Mittellinie berechnet wird, in Beziehung zum Thoraxquerdurchmesser gesetzt. Der Herz-Lungenquotient beträgt normalerweise 1:2. Atemlage, Zwerchfellstand und Thoraxform sind bei der Beurteilung zu berücksichtigen. Die Größenbestimmung hat vor allem bei Verlaufskontrollen Bedeutung.

Die radiologisch-diagnostische Analyse des Herzens erfolgt am besten anhand *funktioneller Einheiten*. Der linke Ventrikel wird zusammen mit der Aorta thoracica beurteilt, der linke Vorhof zusammen mit der pulmonal-venösen Lungenzirkulation, der rechte Ventrikel mit dem Hauptstamm der A. pulmonalis und den intrapulmonalen Arterienästen, der rechte Vorhof zusammen mit der Vena cava superior, der Vena azygos und (sonographisch) der Vena cava inferior und den Lebervenen.

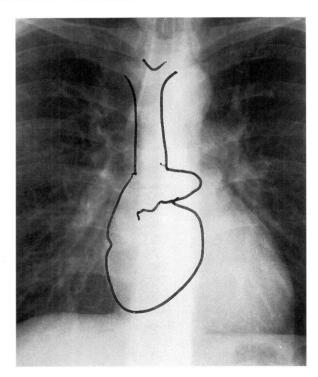

Abb. 3-8: Rechter Vorhof.

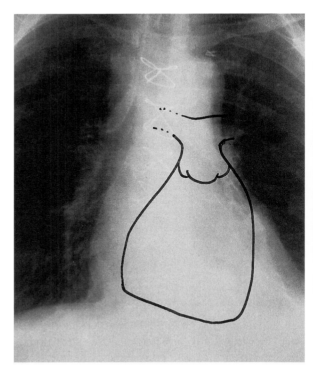

Abb. 3-9: Rechter Ventrikel.

Spezielle radiologische Anatomie

Eingehende Kenntnisse der speziellen radiologischen Anatomie sind notwendig zur fachlichen Beurteilung der kardiologischen Spezialuntersuchungen Echokardiographie, Angiokardiographie, Computertomographie und Magnetresonanz.

Die Wand des *rechten Vorhofs* (**Abb. 3-8**) besteht aus einem glattwandigen posterioren und einem dünnwandigen trabekulären Bereich, der durch die Crista terminalis unterteilt wird. Die mediale Wand des rechten Vorhofs besteht aus dem Vorhofseptum, in welchem zentral die Fossa ovalis gelegen ist. Das systemische venöse Blut von der Vena cava superior und inferor und vom Sinus coronarius gelangt in den glatten Teil des rechten Vorhofes. Während die Vena cava superior frei einmündet, ist die Einmündungsstelle der Vena cava inferior mit der Eustachischen Klappe versehen. Der Sinus coronarius mündet anterior und medial der Einmündungsstelle der vena cava inferior. Er enthält die Thebesische Klappe.

Die Trikuspidalklappe liegt anteromedial und verbindet den rechten Vorhof mit dem *rechten Ventrikel* (**Abb. 3-9**). Ihre drei Klappensegel, das anteriore, mediale (septale) und posteriore sind mit einem größeren anterioren und einem kleineren medialen Muskel durch Chordae tendineae verbunden. Der rechte Ventrikel umfaßt zwei Abschnitte, den postero-inferioren (Einflußtrakt oder Sinus) und den antero-superioren (Ausflußtrakt oder Konus), die fast rechtwinklig zueinander angeordnet sind. Der Sinusteil ist deutlich trabekuliert, besonders in der apikalen Region. Der Konusabschnitt ist weniger trabekuliert; von diesem geht der mediale Papillarmuskel aus. Der Sinus- und Konusteil des rechten Ventrikels werden von der dorsal gelegenen Crista supraventricularis getrennt, die aus zwei Bändern besteht, wobei das parietale zur freien Wand des Ventrikels, das septale zum Septum interventriculare verläuft. Ein Teil des septalen Bandes, das Moderatorband, verläuft zum anterioren Papillarmuskel und enthält das rechte Hissche Bündel. Die semilunare Pulmonalklappe hat drei Klappensegel. Sie verbindet den rechten Ventrikel mit dem Truncus pulmonalis, der nach oben posterior und geringgradig nach links verläuft, bevor er sich in die linke und rechte Pulmonalarterie aufteilt.

Der *linke Vorhof* (**Abb. 3-10**) liegt in der Mittellinie unterhalb der Bifurkation der Trachea und der beiden Hauptbronchien. Dorsal steht er in Beziehung zum Ösophagus. Der Querdurchmesser ist größer als der vertikale und der anteroposteriore Durchmesser. Die

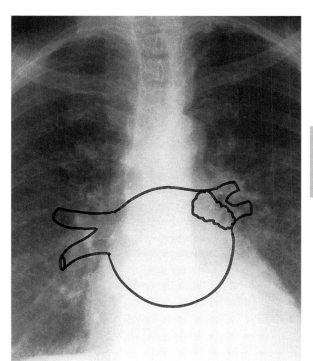

Abb. 3-10: Linker Vorhof.

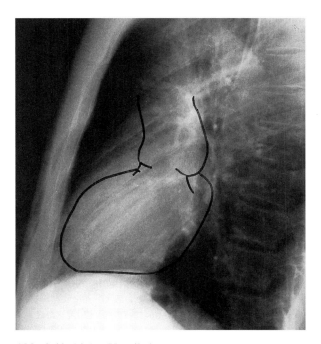

Abb. 3-11: Linker Ventrikel.

Wand des linken Vorhofes ist glatt und relativ dick. Das linke Herzohr hat eine längliche Konfiguration. Die Oberfläche des interatrialen Septums ist glatt, und die Klappe des Foramen ovale bedeckt den Bereich der Fossa ovalis.

Der *linke Ventrikel* (**Abb. 3-11**) umfaßt den größten Teil der dorsalen und linkslateralen Abschnitte des Herzens. Die beiden Klappensegel der Mitralklappe sind am atrioventrikulären Anulus befestigt. Das größere anteriore (septale) Mitralklappensegel befindet sich gegenüber dem Septum interventriculare und steht in Beziehung zur posterioren (nicht-koronaren) Aortenklappe. Das kleinere posteriore Klappensegel ist im linken Teil des Ventrikels lokalisiert. Zwei Papillarmuskeln, der anterolaterale und posteromediale, ziehen in den Ventrikel hinein, wobei Chordae tendineae in jedes Klappensegel inserieren. Der konische dickwandige linke Ventrikel ist in einen Einflußtrakt, der dorsal zum anterioren Mitralklappensegel liegt und einen anterior gelegenen Ausflußtrakt unterteilt. Das membranöse interventrikuläre Septum befindet sich im Winkel zwischen den rechten und nicht koronaren Aortentaschen. Die Aortenklappe ist eine Semilunarklappe mit drei Klappentaschen: der posterioren (nicht-koronaren), rechten und linken. Die Klappentaschen sind dünn und formieren die Sinus Valsalvae. Supravalvulär gehen die Koronararterien ab, die linke Koronararterie oberhalb der linken Klappentasche, die rechte und die Konusäste oberhalb der rechten Klappentasche.

Die *rechte Koronararterie* (**Abb. 3-12 A**) entspringt unmittelbar oberhalb des rechten Sinus Valsalvae; sie verläuft anterior nach rechts zwischen Pulmonalis-Hauptstamm und rechtem Vorhof und dann zum rechten atrioventrikulären Sulkus, von wo sie um die Herzkante zur Basis des Sulcus interventricularis posterior zieht. Häufig beschreibt die Arterie einen U-förmigen Bogen und setzt sich als A. descendens posterior zur Herzspitze fort.

Wenn die Konusarterie nicht separat aus der Aorta abgeht, ist sie der erste Ast der A. coronaria dextra; sie versorgt das rechtsventrikuläre Infundibulum. In etwa der Hälfte der Fälle ist das nächste abgehende Gefäß die Sinusknotenarterie, die nach posterior zum rechten Herzohr und dann zur Einmündungsstelle der Vena cava superior in den rechten Vorhof zieht. Sie gibt Äste zum rechten Vorhof ab. Zwei oder mehrere Muskeläste ziehen zur Vorderwand des rechten Ventrikels. Marginaläste ziehen über den Margo acutus und versorgen die anterioren und diaphragmalen Abschnitte des rechten Ventrikels.

In den meisten Fällen teilt sich die rechte Koronar-

arterie in einen posterioren deszendierenden und posterolateralen Ast auf; letzterer verläuft dann im linken Sulcus atrioventricularis und zieht zur lateralen Wand des linken Ventrikels.

Die *linke Koronararterie* (**Abb. 3-12 B**) entspringt unmittelbar oberhalb des linken Sinus Valsalvae und verläuft unter dem linken Herzohr. Nach kurzer Distanz (5–15 mm) teilt sie sich in den Ramus interventricularis anterior (RIVA) und den Ramus circumflexus.

Der *Ramus interventricularis anterior* (**Abb. 3-12 C**) verläuft im Sulcus interventricularis anterior zur Herzspitze; manchmal zieht er bis zum Sulcus interventricularis posterior. Septale Äste treten anterior ins Septum interventriculare über. Ein oder mehrere Diagonaläste gehen ab, wobei der erste das größte Kaliber aufweist. Der linke Konusast kann in der Nähe des ersten Septalastes entspringen, wobei er dann zum rechtsventrikulären Infundibulum zieht.

Der *Ramus circumflexus* (**Abb. 3-12 D**) geht spitzwinklig von der linken Koronararterie ab und biegt unter dem linken Herzohr zum atrioventrikulären Sulkus ab. Der Verlauf des Gefäßes ist unterschiedlich; entweder gibt es einen großen Marginalast ab, der vom atrioventrikulären Sulkus entlang der Seitenwand des linken Ventrikels zur Herzspitze zieht, oder es verläuft nach Abgang mehrerer kleiner Marginaläste selbst im atrioventrikulären Sulkus.

Die *Venen* des Herzens verlaufen epikardial entlang den Arterien und münden in den Sinus coronarius ein. Die Thebesischen Venen öffnen sich als kleine Gefäße direkt in die Vorhöfe. Der Sinus coronarius steht in enger topographischer Beziehung mit dem Ramus circumflexus der linken Koronararterie, verläuft im Sulcus atrio-ventricularis und mündet von dorsal in den linken Vorhof ein. Die großen Venen zum Sinus coronarius sind V. intenventricularis anterior, V. interventricularis posterior und die linke Marginalvene.

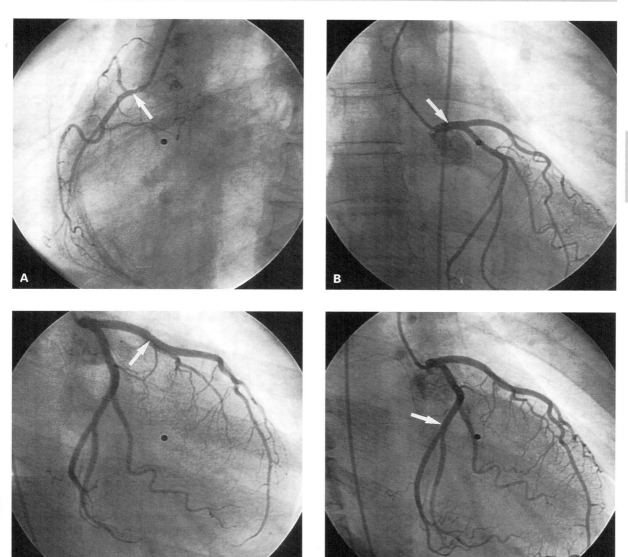

Abb. 3-12: Koronararterien. **(A)** Rechte Koronararterie (Pfeil) in RAO-Projektion. **(B)** Hauptstamm der linken Koronararterie (Pfeilkopf) mit Ramus interventricularis anterior (Pfeil) und Ramus circumflexus (Doppelpfeil). **(C)** Ramus circumflexus (Pfeil) mit abgehenden Posterolateralästen (Doppelpfeile). **(D)** Ramus interventricularis anterior mit diagonalen (Pfeil) und septalen Ästen (Doppelpfeil).

Kardiomegalie

Die konzentrische Hypertrophie einer Herzkammer kann zu einer gewissen Formveränderung des Herzens führen; nur eine Dilatation bzw. exzentrische Hypertrophie führt zu einer eigentlichen Formveränderung und Größenzunahme einer Herzkavität.

Linker Ventrikel (Abb. 3-34, 3-35, 3-38)

Bei *konzentrischer Hypertrophie* des linken Ventrikels ist dessen Form und Größe in der Regel kaum verändert; eine langbogige Elongation der linken Herzkontur und eine abgerundete Herzspitze sind hinweisende Befunde.

Bei *exzentrischer Hypertrophie und Dilatation* vergrößert sich die linke Herzkammer in sämtlichen Richtungen, insbesondere im Längsdurchmesser. Infolge Fixation der Aortenklappe erfolgt die Erweiterung nach lateral links, dorsal und kaudal. Damit projiziert sich die Herzspitze in d.v.-Projektion unterhalb der Zwerchfellkontur. Bei starker Vergrößerung des linken Ventrikels dehnt sich dieser bis zur lateralen Thoraxwand aus und projiziert sich seitlich und dorsal des Ösophagus, ohne diesen jedoch substantiell zu verlagern. Durch die Größenzunahme des linken Ventrikels nach dorsal wird die hintere untere Herzkontur zunehmend konvex. Der linke Ventrikel projiziert sich dann deutlich dorsal der Hinterwand der Vena cava inferior. Überragt die dorsale Begrenzung des linken Ventrikels diejenige der Vena cava inferior in einer Linie parallel zu den Deck- und Bodenplatten der Brustwirbelkörper um mehr als 15 mm, so kann eine Vergrößerung des linken Ventrikels diagnostiziert werden. Allerdings führt schon eine geringgradige Rotation des Patienten nach links vorne dazu, daß die hintere Kontur des linken Ventrikels vor die Vena cava inferior projiziert wird.

Rechter Ventrikel (Abb. 3-19, 3-23)

Bei *Vergrößerung des rechten Ventrikels* verbreitet sich dessen Dreiecksform. Ist die Vergrößerung nur geringfügig, so wird der linke Ventrikel nach kraniolateral verlagert, was zu einer Vorwölbung der Herzkontur in diesem Bereich führt. Mit zunehmender Vergrößerung des rechten Ventrikels wird der linke Ventrikel weiter nach kranial, lateral und dorsal rotiert, so daß schließlich die ganze linke Herzkontur durch den rechten Ventrikel gebildet wird. Der dilatierte rechte Ventrikel dehnt sich auch nach ventral aus, was zu einem vermehrten Kontakt der Herzkontur mit der Hinterwand des Sternums führt. Eine Kontaktbreite des Herzens über die Mitte des Corpus sterni hinaus

ist ein relativ spätes Zeichen der Erweiterung des rechten Ventrikels. Dieser Befund muß zudem mit Zurückhaltung beurteilt werden, da bei flachem Thorax und Trichterbrust ein vermehrter Kontakt vorgetäuscht wird. Eine Vergrößerung des rechten Ventrikels oder des rechten Vorhofs führt zu einer Dislokation der Vena cava inferior nach dorsal. Die Erweiterung der Arteria pulmonalis mit entsprechend lateral konvexer Vorwölbung ist ein sekundäres Symptom der Hypertrophie des rechten Ventrikels.

Linker Vorhof (Abb. 3-26, 3-27)

Bei *Dilatation* erweitert sich der linke Vorhof allseitig. Die Ausdehnung nach dorsal ist im seitlichen Strahlengang an der Eindellung des mit Kontrastmittel gefüllten Ösophagus zu erkennen. Dabei ist festzuhalten, daß auch der normal große linke Vorhof den Ösophagus in Vorhofdiastole geringgradig imprimieren kann. Bei stärkerer Dilatation des linken Vorhofes kommt es zu einer Verlagerung des Ösophagus nach dorsal und schließlich nach rechts. Eine Verlagerung nach links kann zur Kompression des Ösophagus zwischen Vorhof, Wirbelsäule und Aorta descendens führen. Bei Patienten mit geringem Tiefendurchmesser des Thorax ist auch eine Verlagerung der Aorta thoracica möglich. In der d.v.-Projektion entsteht ein sogenannter Kernschatten durch Silhouettenphänomenen infolge des vergrößerten, stark mit Blut gefüllten linken Vorhofs; dieser ist zudem an der rechten Herzkontur randbildend. Die Erweiterung des linken Vorhofs nach links manifestiert sich in der Vorwölbung des linken Herzohrs. Die Spreizung der Carina über 90° mit Verlagerung des linken Hauptbronchus nach kranial kommt nur bei starker Dilatation des linken Vorhofs zustande.

Rechter Vorhof (Abb. 3-39, 3-40)

Der rechte Vorhof bildet in frontaler Projektion die untere Hälfte der rechten Herzkontur mit flachbogig konvexer oder gerader Konfiguration. Das rechte Herzohr kann zusätzlich als kleinbogige Konvexität randbildend sein. Die Größenbeurteilung des rechten Vorhofes kann schwierig sein. Nur bei beträchtlicher konvexbogiger Verlagerung nach rechts um mehr als die Hälfte der gesamten rechtsatrialen Kontur kann eine *Dilatation des rechten Vorhofs* einwandfrei diagnostiziert werden. Ein vergrößerter rechter Vorhof kann sich auch nach medial und vorne ausdehnen und dann keine rechtslaterale Konvexität hervorrufen. In seitlicher Projektion kann sowohl die vordere wie auch die hintere Herzkontur durch den stark vergrößerten rechten Vorhof gebildet werden. Eine Vergrößerung des rechten Vorhofs kann vorgetäuscht werden bei Verlagerung des rechten Vorhofs durch den vergrößerten rechten Ventrikel, durch den vergrößerten linken Ventrikel oder den linken Vorhof, indem die rechte Herzkontur ebenfalls nach rechts verlagert wird und dann eine vermehrte Konvexität aufweist. Das Vorliegen einer Dilatation der Vena cava superior und Vena azygos ist ein wichtiges indirektes Symptom für das Vorliegen einer Vergrößerung des rechten Vorhofs. Normalerweise darf der Durchmesser der Vena azygos bei einem Patienten in aufrechter Körperstellung nicht mehr als 7 mm betragen.

Beurteilung der Kardiomegalie aufgrund indirekter Symptome

Die Beurteilung des Kalibers der *Aorta thoracica* und *Arteria pulmonalis* ist für die Zuordnung einer Herzvergrößerung zum linken Ventrikel oder rechten Ventrikel von großer praktischer Bedeutung. Bei Vergrößerung des linken Ventrikels findet sich in der Regel eine Erweiterung der Aorta thoracica. Eine Zunahme des Kalibers der Arteria pulmonalis ist meist mit einer konzentrischen bzw. exzentrischen Hypertrophie des rechten Ventrikels verbunden. Bei gleichzeitiger Vergrößerung des rechten und linken Ventrikels wird die Konfiguration des Herzens durch die am stärksten pathologisch veränderte Kammer bestimmt.

Störungen der Lungenzirkulation

Die Durchblutung der Lungen wird von der Schwerkraft, der arteriovenösen Druckdifferenz, dem Alveolardruck, dem interstitiellen Druck, dem organischen und funktionellen Zustand der Pulmonalgefäße sowie von der Sauerstoffsättigung bzw. dem pH-Wert des Blutes bestimmt. Bei aufrechter Körperstellung werden die Lungenspitzen nicht durchblutet, während die Durchblutung kaudalwärts kontinuierlich zunimmt. In horizontaler Lage sind die posterioren Lungenabschnitte entsprechend besser durchblutet als die anterioren. Der apiko-basale Durchblutungsunterschied läßt sich nur in tiefer Inspiration nachweisen. Bei Thoraxaufnahmen nach maximaler Expiration sind die Lungenvenen in den apikalen Lungenpartien deutlich sichtbar. Die Lungengefäß-Struktur ist dann unscharf konturiert, das Lungenparenchym, vor allem basal, zeigt verminderte Strahlentransparenz. Nicht selten wird dann fälschlicherweise eine Lungenstauung diagnostiziert. Dieser Zustand kann folgendermaßen erklärt werden: das Kaliber der extraalveolären

Gefäße wird durch den elastischen Zug des Lungenparenchyms mitbestimmt. Je weiter die Lunge ausgedehnt ist, desto stärker wirkt sich der erweiternde Gewebszug auf diese Gefäße aus. In aufrechter Körperstellung sind die basalen Lungenabschnitte, bedingt durch das Eigengewicht des Organs, weniger gedehnt als die apikalen. Nach vollständiger Exspiration ist der Gewebszug basal so gering, daß der normale Gefäßtonus die Strombahn der extraalveolären Gefäße deutlich einengt. Dadurch kommt es zu einer Verteilung der Durchblutung nach apikal. Bei einer normalen Ruheatmung und aufrechter Körperstellung ist eine apiko-basale Zunahme der Lungendurchblutung stets vorhanden, jedoch nicht so stark ausgeprägt wie nach tiefer Inspiration.

Pulmonal-venöse Hypertonie

Eine Zunahme des Lungenvenen-Druckes von normalerweise 5 bis 10 mm Hg auf Werte bis 20 mm Hg führt in den basalen Abschnitten der Lunge wegen des sich dort zusätzlich auswirkenden hydrostatischen Druckes zu einer Transsudation, d. h. Flüssigkeitsaustritt ins Interstitium. Dadurch steigt der interstitielle Druck an, und es kommt zu einer Verschmälerung der Lungengefäße im Interstitium. Die damit verbundene Erhöhung des Gefäßwiderstandes führt zu einer Minderdurchblutung. Dadurch entsteht eine Umverteilung der Lungendurchblutung von den basalen in die apikalen Lungenabschnitte. Das Gefäßkaliber in den apikalen Bereichen ist dabei gleich groß oder größer als in den basalen Lungenpartien (**Abb. 3-13**). Die mit dem interstitiellen Flüssigkeitsaustritt verbundene Störung des Gasaustausches in den basalen Lungenabschnitten hat zusätzlich eine regionäre alveoläre Hypoxie zur Folge. Diese führt ihrerseits über reflektorisch ausgelöste Spasmen zur Erhöhung des Gefäßwiderstandes. Dadurch wird die Umverteilung der Lungendurchblutung in die Lungenspitzen zusätzlich begünstigt. Radiologisch läßt sich diese Umverteilung der Lungendurchblutung gut erkennen an der Weitstellung der Pulmonalarterien und Pulmonalvenen in den apikalen Lungenpartien und an der Konstriktion der Gefäße in den basalen Lungenabschnitten. Diese *baso-apikale Umverteilung* ist das erste und zuverlässigste Zeichen einer pulmonal-venösen Hypertonie. Es ist radiologisch sichtbar, bevor auskultatorisch Befunde erhoben werden können.

Steigt der pulmonal-venöse Druck auf 20 bis 25 ml Hg, ist die Transsudation von Flüssigkeit ins Interstitium zu groß, als daß sie noch von den Lymphgefäßen bewältigt werden könnte. Die Symptome des *interstitiellen Ödems* treten auf: Konturunschärfe der basalen Lungengefäße, Herabsetzung der Strahlentransparenz der perihilären und basalen Lungenabschnitte, ödematöse interlobuläre Septen (Kerley-B-, -C-, -A-Linien) (**Abb. 3-14**). Mit zunehmender Flüssigkeitsansammlung im Lungenparenchym kommt es zu einer Abnahme des Residualvolumens und der Totalkapazität, die sich radiologisch durch einen *Zwerchfellhochstand* manifestiert. Bei pulmonal-venöser Hypertonie sind die *Pleuraergüsse* nur klein, häufiger rechts als links; sie sind entlang der lateralen Thoraxwand als schmale Pleuraverdickungen und subpulmonal angeordnet. Die pleurale Flüssigkeitsmenge ist klein, weil die Transsudation nur aus der Pleura visceralis erfolgt, der Flüssigkeitsabtransport über die Pleura parietalis ungehindert stattfinden kann.

Bei chronischer Druckerhöhung im linken Vorhof treten an der Lungenbasis *Kerley-Linien* gehäuft auf; sie können sogar nach Rückgang der pulmonal-venö-

sen Druckerhöhung persistieren, wenn eine gewebliche Induration vorhanden ist. Ferner kann es zur Ablagerung von Hämosiderin und sogar zu Verkalkungen im Interstitium kommen (**Abb. 3-15**).

Bei weiterem Anstieg des pulmonal-venösen Druckes auf 30 mm Hg und mehr kommt es zur intraalveolären Transsudation, d. h. zum *alveolären Lungenödem*. Erst jetzt sind auskultatorisch die typischen Rasselgeräusche zu hören. Radiologisch ist dieser Zustand charakterisiert durch eine meist nicht segmentäre perihiläre topographisch-anatomische Anordnung des Transsudates in den Ductus alveolares und Bronchioli respiratorii. Die Tendenz zur Verschmelzung der Herde, die unscharfe Begrenzung sowie das Vorliegen eines Pneumobronchogramms sind weitere Befunde der intraalveolären Lokalisation (**Abb. 3-16**). Das Lungenödem wechselt in Ausmaß und Konfigu-

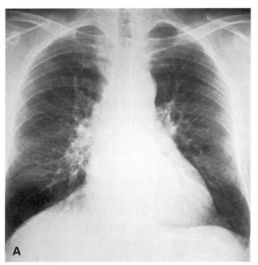
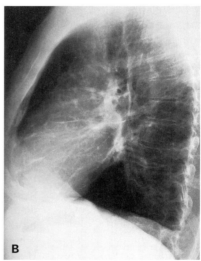

Abb. 3-13: Baso-apikale Umverteilung als Zeichen der beginnenden pulmonal-venösen Hypertonie bei linksventrikulärer Kardiomegalie infolge koronarer Herzkrankheit. Thorax d. v./d. s., stehend

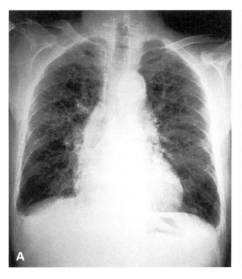
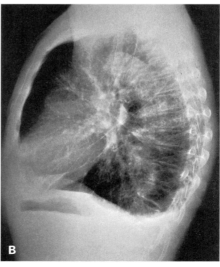

Abb. 3-14: Interstitielle Transsudation und bilateraler Pleuraerguß bei koronarer Herzkrankheit mit eingeschränkter linksventrikulärer Auswurffraktion. Thorax d. v./d. s., stehend.

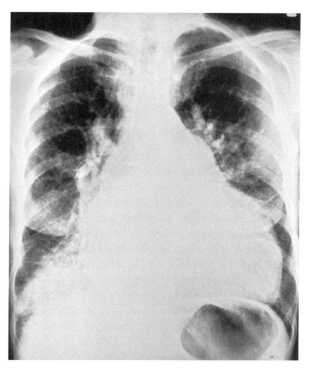

Abb. 3-15: Sekundäre Hämosiderose bei chronischer Lungenstauung infolge langjährigem schwerem Mitralvitium. Thorax d. v. Biventrikuläre Kardiomegalie, pulmonalvenöse und pulmonalarterielle Hypertonie.

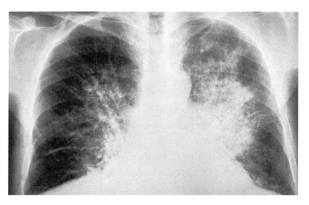

Abb. 3-16: Alveoläres Lungenödem bei ausgedehntem akutem anteriorem Myokardinfarkt. Thorax a. p., liegend.

ration von Stunde zu Stunde, von Tag zu Tag. Die Schwerkraft und die Position des Patienten können zu einer asymmetrischen Anordnung führen. Die häufig schmetterlingsartige Anordnung des Ödems ist pathophysiologisch dadurch zu erklären, daß die Lymphzirkulation, durch welche die Ödemflüssigkeit abtransportiert wird, in der Lungenperipherie infolge vermehrter Atemexkursion dieser Lungenpartien stärker in Gang gehalten wird als zentral. Dadurch erfolgt der Flüssigkeitsabtransport peripher rascher.

Eine *abnorme Umverteilung* der Lungendurchblutung kommt aufgrund einer Parenchymdestruktion bei Emphysem mit Obliteration von Gefäßen zustande. Wegen der Erhöhung des Gefäßwiderstandes im erkrankten Bereich wird der Blutstrom in die nicht oder weniger befallenen Lungenpartien umgeleitet. Tritt in dieser Situation zusätzlich eine Lungenstauung auf, so kommt es zur atypischen Umverteilung der Lungendurchblutung (**Abb. 3-17**). Infolge fehlender Reaktionsfähigkeit der durch den emphysematösen Krankheitsprozeß veränderten Lungengefäße bleibt die interstitielle und intra-alveoläre Transsudation in diesen Lungenpartien aus. Es kommt somit nicht zu baso-apikalen Änderungen der Durchblutungsverteilung, sondern zur interstitiellen und alveolären Transsudation im noch mehr oder weniger intakten Lungenparenchym.

Hyperzirkulation

Eine geringgradige Vermehrung der pulmonalen Zirkulation wird radiologisch nicht sichtbar. Die ersten radiologisch erkennbaren Veränderungen der Hyperzirkulation sind eine Verbreiterung des Pulmonalarterien-Hauptstammes sowie der zentralen Arterienverzweigungen. Dieser Befund ist allerdings nicht spezifisch, da ähnliche Veränderungen auch durch eine Erhöhung des pulmonal-arteriellen Drucks ohne ver-

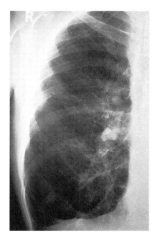

Abb. 3-17: Abnormale Umverteilung der Lungendurchblutung infolge chronischer obstruktiver Lungenerkrankung mit Lungenemphysem (vor allem im rechten Oberlappen).

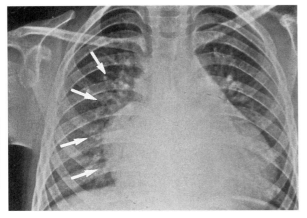

Abb. 3-18: Pulmonale Hyperzirkulation bei Vorhofseptum-Defekt. Generelle Erweiterung der Lungengefäße (Pfeile).

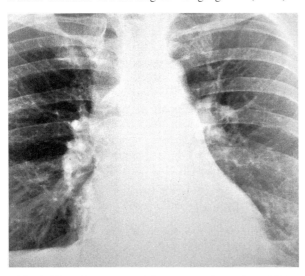

Abb. 3-19: Pulmonal-arterielle Hypertonie nach rezidivierenden Lungenembolien. Thorax d. v. Dilatation der zentralen Lungenarterien, Kaliberunterschied zu den peripheren Lungengefäßen.

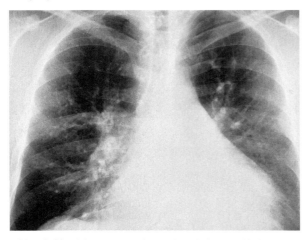

Abb. 3-20: Eisenmenger-Komplex bei Ventrikelseptum-Defekt.

mehrte pulmonale Zirkulation verursacht werden können. Mit zunehmendem pulmonalen Blutvolumen kommt es zur Dilatation der peripheren Gefäße, das Kaliber der Lungenarterien und Lungenvenen ist generell verbreitet, die Gefäßkonturen sind dabei scharf begrenzt (**Abb. 3-18**).

Pulmonal-arterielle Hypertonie

Eine pulmonal-arterielle Hypertonie, die vor allem durch eine Erhöhung des arteriolären Widerstandes zustande kommt, entspricht einer Erhöhung des pulmonal-arteriellen Druckes sowie des systolischen Druckes im rechten Ventrikel. Mit zunehmender Druckerhöhung findet sich zuerst eine Erweiterung des Hauptstammes der Arteria pulmonalis sowie der zentralen Lungenarterien (**Abb. 3-19**). In diesem Stadium kann dieser Befund kaum oder nicht von einer Hyperzirkulation unterschieden werden. Nimmt der pulmonal-arterielle Druck weiter zu, werden die zentralen Lungengefäße in ihrem Kaliber verbreitert und zeigen eine geschlängelte Morphologie. Es besteht dann ein deutlicher Kaliberunterschied des Durchmessers zwischen den erweiterten zentralen und normalkalibrigen peripheren Gefäßen. In fortgeschrittenen Stadien kommt es zu einer Verkalkung der Intima der zentralen Lungenarterien.

Bei primärer Hyperzirkulation und sekundärer pulmonal-arterieller Hypertonie (Eisenmenger-Komplex) bleiben die peripheren Gefäße großkalibrig (**Abb. 3-20**).

Oligämie

Bei pulmonaler Oligämie besteht eine generelle oder lokale Herabsetzung der Lungendurchblutung mit genereller oder lokaler Kaliberreduktion der Lungenarterien und Lungenvenen (**Abb. 3-21**). Durch Kollateralzirkulation über Bronchialarterien kann eine retikulo-noduläre Struktur des Lungenparenchyms entstehen.

Herzinsuffizienz

Linksherzinsuffizienz

Ätiologisch entsteht eine Insuffizienz des linken Herzens durch primäre Schädigung des Myokards (ischämisch, infektiös, toxisch) bei Kardiomyopathien, bei chronischer Drucküberlastung des linken Ventrikels (systemische arterielle Hypertonie, Aortenstenose, Aortenisthmusstenose) und chronischer Volumenüberlastung des linken Ventrikels (Aorten- bzw. Mitralinsuffizienz, Vitien mit Links-Rechts-Shunt). Die Insuffizienz der muskulären Kontraktion des linken Ventrikels führt zur systolischen und diastolischen Druckerhöhung im linken Ventrikel, eine Verminderung der Austreibungs- und Ejektionsfraktion mit Reduktion des Herzminutenvolumens. Der Rückstau infolge Reduktion der systolischen Leistung des linken Ventrikels führt zur linksatrialen und pulmonalvenösen Druckerhöhung und Dilatation des linken Vorhofs.

Radiologisch ist der Nachweis und das Ausmaß der pulmonal-venösen Hypertonie für die Diagnose Linksinsuffizienz entscheidend. Es besteht keine Korrelation zwischen Herzgröße und Funktionszustand des linken Ventrikels. Bei akuter Linksinsuffizienz durch Myokardinfarkt kann die Herzgröße normal sein; andererseits ist eine Kardiomegalie nicht immer Ausdruck einer bestehenden muskulären Kontraktionsinsuffizienz.

Echokardiographisch bestehen ein vergrößertes enddiastolisches und endsystolisches Volumen, eine reduzierte Auswurffraktion und reduzierte Wandbewegungen (**Abb. 3-22**).

Rechtsherzinsuffizienz

Eine Insuffizienz des rechten Herzens kommt aufgrund einer Druckbelastung bei Linksherzinsuffizienz, pulmonal-arterieller Hypertonie bei Lungenparenchym- und Lungengefäßerkrankungen, Shuntvitien, Mitral- und Aortenvitium oder Pulmonalklappenstenose zustande, ebenso durch Volumenbelastung bei Vorhofseptum-Defekt, Trikuspidal- und Pulmonalklappeninsuffizienz. Hämodynamisch besteht bei Erhöhung des enddiastolischen Füllungsdrucks des rechten Ventrikels ein Rückstau mit Dilatation des rechten Vorhofs und der großen Körpervenen sowie Hepatomegalie und Pleuraergüsse.

Radiologisch kommt die muskuläre Insuffizienz des rechten Ventrikels durch Vergrößerung des rechten Vorhofs nach rechts und Dilatation der Vena cava superior und Vena azygos infolge Trikuspidalinsuffizienz zur Darstellung. Es bestehen meist bilaterale Pleuraergüsse und ein Zwerchfellhochstand durch Hepatomegalie (**Abb. 3-23**).

Echokardiographisch wird die Trikuspidalinsuffizienz nachgewiesen, der vergrößerte rechte Vorhof, evtl. rechte Ventrikel und die Erweiterung der Vena cava inferior und der Lebervenen dargestellt (**Abb. 3-24**).

Globalinsuffizienz

Die Kardiomegalie betrifft sämtliche Herzhöhlen; es besteht zusätzlich eine pulmonal-venöse Hypertonie

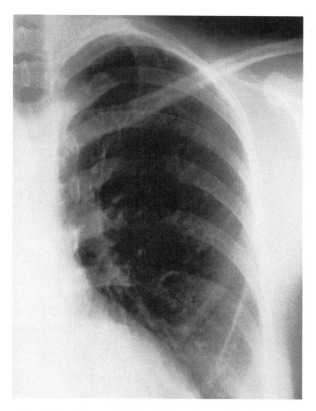

Abb. 3-21: Pulmonale Oligämie im linken Oberlappen mit Rarefizierung der Pulmonalgefäße bei Emphysem.

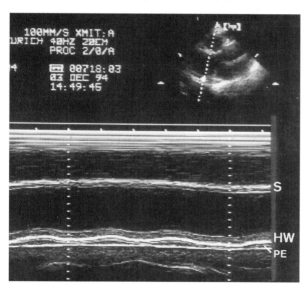

Abb. 3-22: M-Mode-Echokardiographie (vgl. Abb. 3-3) bei Linksinsuffizienz infolge koronarer Herzerkrankung mit schwer eingeschränkter linksventrikulärer Auswurffraktion. Beachte die deutlich eingeschränkte Beweglichkeit von Septum (S) und Hinterwand (HW). Zusätzlich Perikarderguß (PE).

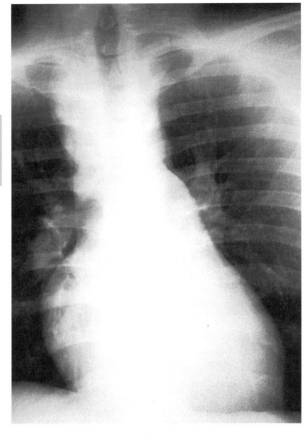

Abb. 3-23: Rechtsherzinsuffizienz mit Dilatation des rechten Ventrikels, des rechten Vorhofs und der Vena cava superior. Pneumonal-arterielle Hypertonie bei zentralen Lungenembolien.

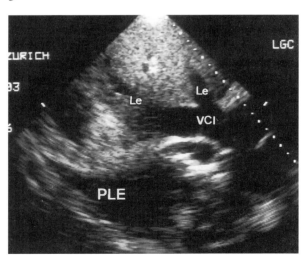

Abb. 3-24: Echokardiographie. Subkostaler Schnitt bei einem Patienten mit Rechtsherzinsuffizienz. Beachte die Dilatation der Lebervenen (Le) und der Vena cava inferior (VCI). Zusätzlich rechtsseitiger Pleuraerguß (PLE).

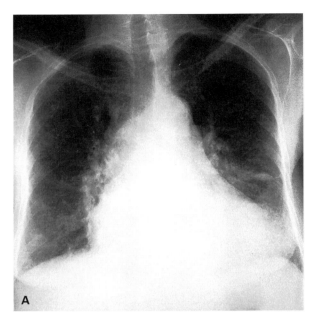

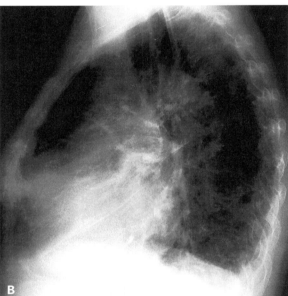

Abb. 3-25: Globale Herzinsuffizienz mit Zeichen der pulmonal-venösen Hypertonie bei Linksherzinsuffizienz sowie bilateralen Pleuraergüssen durch Rechtsherzinsuffizienz: Thorax p. a., d. v., stehend.

mit Lungenstauung. Ein Rückgang der pulmonal-venösen Hypertonie kann Ausdruck einer Besserung der myokardialen Funktion sein, aber auch durch eine zunehmende Trikuspidalinsuffizienz, d. h. Rechtsinsuffizienz, hervorgerufen werden (**Abb. 3-25**).

Herzklappenfehler

Erkrankungen der Herzklappen führen zu deren Stenose oder Insuffizienz; meistens liegt eine Kombination dieser pathologischen Veränderungen vor. Die Aortenklappen und Mitralklappen sind am häufigsten befallen. Pathologische Veränderungen der Trikuspidalklappen kommen seltener vor. Erworbene Veränderungen der Pulmonalklappen sind selten.

Eine *Klappenstenose* führt bei Klappenöffnung zur Erhöhung des Druckes in der proximal der Stenose gelegenen Herzhöhle. Damit ist bei einer Aortenstenose der Druck im linken Ventrikel in Systole erhöht, während bei Mitralstenose der Druck im linken Vorhof während der Diastole ansteigt. Das Myokard beantwortet diese Druckerhöhung mit einer Hypertrophie. In der Regel ist die Herzgröße unverändert bis zur Dekompensation; dann entsteht eine Kardiomegalie. Eine *Klappeninsuffizienz* führt zu einer Vergrößerung der Herzhöhlen bzw. Gefäßabschnitte auf beiden Seiten der insuffizienten Klappen.

Erkrankungen der Mitralklappen

Die *rheumatische Endokarditis* ist die Hauptursache für Erkrankungen der Mitralklappe. Während des akuten rheumatischen Fiebers kann der entzündliche Prozeß auch das Myokard betreffen. Nach der akuten Phase kommt es zu einer Verdickung, Schrumpfung und Fusion der Mitralklappensegel mit Verdickung und Verkürzung der Chordae tendineae. Damit entsteht sowohl eine Stenose als auch eine Insuffizienz der Klappe.

Die *Mitralstenose* umfaßt 40% aller rheumatischen Klappenläsionen, in zwei Drittel der Fälle sind Frauen betroffen. Seltenere Ursachen der Mitralstenose sind bakterielle Endokarditis mit Obstruktion der Mitralklappenöffnung durch große Vegetationen und Vorhofthromben oder Tumoren, die zu einer Obstruktion der Mitralklappenöffnung führen. Selten sind es kongenitale Anomalien. Bei Reduktion der Klappenöffnungsfläche kommt es zum Anstieg des Drucks im linken Vorhof mit konsekutiver Dilatation. Durch den erhöhten Druck im linken Vorhof entsteht eine pulmonal-venöse Hypertonie. Durch chronische Druck-

erhöhung entwickelt sich eine pulmonal-arterielle Hypertonie mit reaktiver Konstriktion und Sklerose der Arteriolen. Es kommt zur Hypertrophie und schließlich Insuffizienz des rechten Ventrikels mit relativer Trikuspidalinsuffizienz; die pulmonal-venöse Stauung geht dann zurück.

Die *radiologischen Symptome* sind je nach Ausmaß der Stenose unterschiedlich. Bei geringgradiger Mitralstenose sind Herzgröße, -kontur und Lungendurchblutung nicht pathologisch. Bei mäßig stark ausgeprägter Mitralstenose entsteht eine Dilatation des linken Vorhofs mit Vorwölbung des linken Herzohrs unterhalb der Pulmonalarterie an der linken Herzkontur, eine Verlagerung des Ösophagus nach dorsal, sowie Zeichen der pulmonal-venösen Hypertonie (**Abb. 3-26**). Bei schwerer Mitralstenose besteht eine deutliche Kardiomegalie, bedingt durch die Dilatation des linken Vorhofs infolge Trikuspidalinsuffizienz des rechten Ventrikels und des rechten Vorhofs; der linke Ventrikel ist klein. Der linke Hauptbronchus kann durch den stark erweiterten linken Vorhof nach kranial verlagert sein. Eine erhebliche Dilatation des linken Vorhofs weist auf eine zusätzliche Insuffizienz der Mitralklappen hin. Es bestehen die Befunde der pulmonal-venösen Hypertonie, d. h. mit zunehmender Druckerhöhung baso-apikale Umverteilung, interstitielle Transsudation mit perivaskulärer Verdickung des Interstitiums und verbreiterten interlobulären Septen und schließlich alveoläre Transsudation. In fortgeschrittenen Fällen werden Zeichen der pulmonal-arteriellen Hypertonie sichtbar, d. h. Erweiterung des Pulmonalis-Hauptstamms sowie der zentralen Lungenarterien, Kalibersprung zwischen den zentral erweiterten und peripher schmalkalibrigen Lungenarterien (**Abb. 3-27**). Bei lange bestehender Mitralstenose mit Lungenstauung finden sich Hämosiderinablagerungen als noduläre bzw. retikuläre Strukturveränderungen; diese können verkalken oder sogar verknöchern.

Echokardiographisch ist die Vergrößerung des linken Vorhofes sichtbar. Die Klappensegel sind verdickt und in den Kommissuren verwachsen; die Mitralöffnungsfläche ist reduziert. Bei pulmonaler Druckerhöhung ist die A. pulmonalis erweitert, der rechte Ventrikel und rechte Vorhof bei Trikuspidalinsuffizienz sind dilatiert. Vorhofthromben können identifiziert werden. Der Druckgradient an der Mitralklappe sowie die Klappenöffnungsfläche können berechnet werden (**Abb. 3-28**).

Die rheumatische Endokarditis ist die Hauptursache einer symptomatischen *Mitralklappeninsuffizienz*. Die Chordae tendineae sind dabei untereinander verwachsen und verkürzt; dadurch ist die Beweglichkeit der

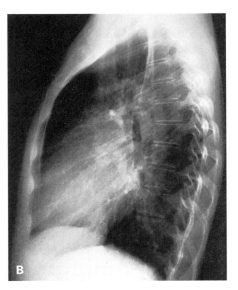

Abb. 3-26: Mitralstenose. Vergrößerung des linken Vorhofs, baso-apikale Umverteilung der Lungenzirkulation. Thorax d. v./d. s., stehend.

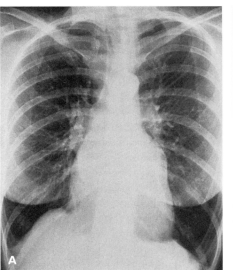
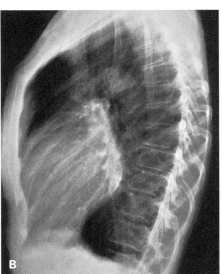

Abb. 3-27: Mittelschwere Mitralstenose. Dilatation des linken Vorhofs und des rechten Ventrikels, baso-apikale Umverteilung der Lungenzirkulation. Trichterbrust. Thorax d. v./d. s., stehend.

Abb. 3-28: Echokardiographie. Parasternaler Querschnitt auf Höhe des freien Randes der Mitralklappe bei leichter (A) und schwerer (B) Mitralstenose. Beachte die Verdickung des anterioren und posterioren Mitralsegels und die verbackenen Kommissuren. ams anteriores Mitralsegel, pms posteriores Mitralsegel, Pfeile Kommissuren, x mitrale Klappenöffnungsfläche, LV linker Ventrikel.

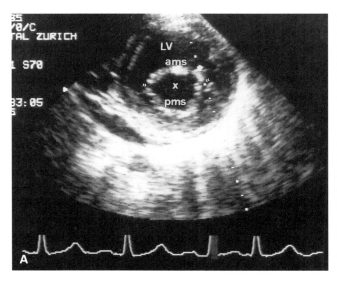
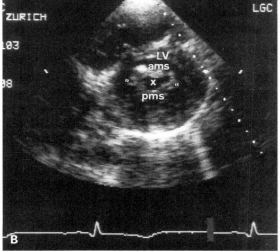

Mitralklappensegel beeinträchtigt, wodurch ein suffizientes Schließen des Klappenostiums in Systole nicht zustandekommt. Meist liegt zusätzlich eine Mitralstenose unterschiedlichen Ausmaßes vor. Andere Ursachen der Insuffizienz der Mitralklappen sind die Ruptur von Chordae tendineae und Papillarmuskeln bei Myokardinfarkt oder Trauma, die Perforation eines Klappensegels oder die Ruptur einer Chorda tendinea als Resultat einer bakteriellen Endokarditis. Die Mitralinsuffizienz kann sekundär durch Dilatation des Klappenrings bei Erweiterung des linken Ventrikels infolge Insuffizienz auftreten, vor allem bei systemischer Hypertension und ischämischer Herzerkrankung. Durch die Herzkatheterisierung wird der Druckgradient zwischen linkem Vorhof und linkem Ventrikel gemessen, ebenso der Druckunterschied zwischen Pulmonalarterie und linkem Vorhof.

Der *Mitralklappenprolaps* ist die häufigste Ursache für eine Insuffizienz der Mitralklappen; dabei wölbt sich das posteriore Klappensegel während der mittleren oder späten Diastole in den linken Vorhof vor. Dieser Befund führt nur zu einer minimalen Regurgitation und bedingt selten signifikante hämodynamische Veränderungen.

Hämodynamisch führt der insuffiziente Klappenschluß zu einer Regurgitation von Blut aus dem linken Ventrikel in den linken Vorhof. Der linke Ventrikel zeigt ein erhöhtes enddiastolisches Volumen, da er regurgitiertes Blut aus dem linken Vorhof aufnimmt. Dadurch werden der linke Vorhof und linke Ventrikel volumenüberlastet und dilatiert. Mit zunehmender linksventrikulärer Dilatation nimmt die Mitralinsuffizienz zu, was wiederum zu einer Erweiterung des linken Ventrikels führt, der schließlich dekompensiert. Mit progredienter Erhöhung des Drucks im linken Vorhof kommt es zu einer zunehmenden pulmonalvenösen Hypertonie mit sekundärer pulmonal-arterieller Hypertonie und Erhöhung des systolischen Drucks im rechten Ventrikel.

Radiologisch sind bei geringgradiger Insuffizienz der Mitralklappen Herzgröße und Herzkonfiguration sowie Lungendurchblutung nicht pathologisch. Bei mäßig stark ausgeprägter bis schwerer Mitralinsuffizienz besteht eine Kardiomegalie, vor allem bedingt durch die Vergrößerung des linken Vorhofs und linken Ventrikels. In der p.a.-Projektion führt die Dilatation des linken Vorhofs zu einem Kernschatten, zur Vorwölbung des linken Herzohrs an der linken Herzkontur, zu einer Doppelkontur der rechten Herzkontur sowie zur Anhebung des linken Hauptbronchus und Dislokation des Ösophagus nach rechts. In seitlicher Projektion verlagert der dilatierte linke Vorhof den Ösophagus nach dorsal (**Abb. 3-29**). Die Vergrößerung des linken Ventrikels führt zu einer dorsalen und diaphragmatischen Ausweitung der Herzkontur. Die Lungendurchblutung zeigt relativ spät die Zeichen der pulmonal-venösen Hypertonie mit baso-apikaler Umverteilung und interstitieller Transsudation. Ebenfalls sind die Befunde der pulmonal-arteriellen Hypertonie mit Erweiterung des Hauptstammes der Arteria pulmonalis sowie der zentralen Pulmonalarterien und schmalkalibrigen peripheren Lungenarterien vorhanden.

Die radiologische *Differenzierung zwischen Mitralstenose und Mitralinsuffizienz* erfolgt anhand der Dimen-

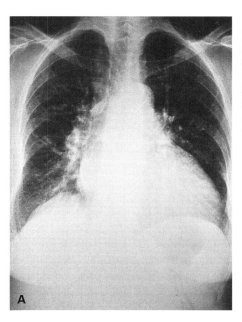
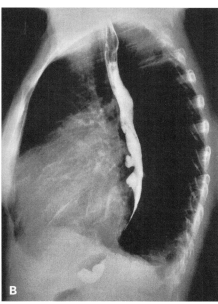

Abb. 3-29: Mitralklappeninsuffizienz. Vergrößerung des linken Vorhofs, linken Ventrikels, rechten Ventrikels. Pulmonal-venöse und arterielle Hypertonie. Traktionsdivertikel des mittleren Ösophagus. Thorax d.v./ d.s., stehend.

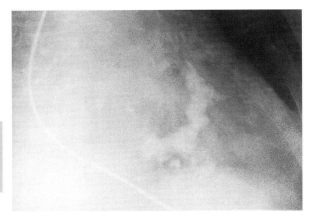

Abb. 3-30: Mitralanulusverkalkungen, ringförmig.

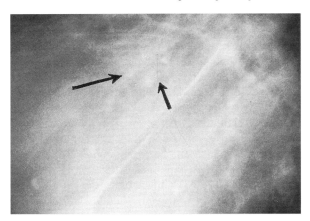

Abb. 3-31: Mitralklappenverkalkungen, grobschollig (Pfeile).

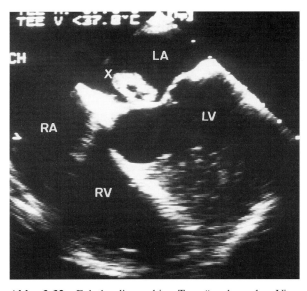

Abb. 3-32: Echokardiographie. Transösophagealer Vierkammerschnitt bei Mitralklappenendokarditis. Nachweis einer vorhofseitig am anterioren Mitralsegel haftenden großen Vegetation (X) mit beginnender Einschmelzung (intraläsionäre echoleere Bereiche).

sion des linken Ventrikels. Eine Verbreiterung des Herzens nach links und dorsal kann jedoch auch durch ein stark erweitertes rechtes Herz bedingt sein. Die Diagnose eines Mitralfehlers kann dann wohl gestellt werden, eine Aussage, ob die Stenose oder Insuffizienz der Mitralklappe überwiegt, bleibt schwierig.

Eine *Verkalkung des Anulus fibrosus* der Mitralklappe wird bei 10% der älteren Individuen gefunden **(Abb. 3-30)**. Sie entsteht durch Degeneration und ist nicht mit einer Verkalkung der Klappensegel verbunden. *Verkalkungen der Mitralklappen* entstehen sekundär nach rheumatischem Fieber; sie kommen meist bei schwerer Mitralstenose bzw. -Insuffizienz vor **(Abb. 3-31)**.

Echokardiographisch sind sowohl der linke Vorhof wie auch der linke Ventrikel dilatiert, die Kontraktion des linken Ventrikels ist verstärkt mit vermehrter Amplitude von Septum und Hinterwand. Die Verdickung der Mitralklappensegel, die Dilatation des Mitralklappenrings werden dargestellt **(Farbtafel Bild 4)**. Bei Mitralklappendokarditis sind die Vegetationen als flottierende Echostrukturen an Klappensegeln und Chordae tendineae nachzuweisen **(Abb. 3-32)**. Ein Abriß der Chordae tendineae sowie auch der Papillarmuskeln ist anhand flottierender Zusatzechos zu diagnostizieren. Bei Mitralklappenprolaps besteht eine systolische Vorwölbung des vorderen oder hinteren oder beider Klappensegel zum linken Vorhof **(Abb. 3-33)**. Mittels Farb-Doppler-Echokardiographie kann das Regurgitations-Blut bezüglich Form und Richtung dargestellt und semiquantitativ bestimmt werden.

Angiokardiographisch kann anhand der Größe des systolischen Refluxes vom linken Ventrikel in den linken Vorhof der Schweregrad der Mitralinsuffizienz bestimmt werden.

Erkrankungen der Aortenklappen

Der valvulären *Aortenstenose* liegt häufig eine rheumatische Endokarditis zugrunde, wobei zusätzlich die Mitralklappe durch den entzündlichen Prozeß befallen ist. Die Entzündung verursacht eine Verdickung und Schrumpfung der Klappensegel mit Adhäsionen zwischen den Segeln und Narbenbildung, wodurch die Beweglichkeit der Klappensegel eingeschränkt wird. Eine Verkalkung der Klappen ist nach rheumatischem Fieber selten. Klappenstenosen bei kongenital-bikuspiden Aortenklappen auf arteriosklerotischer Basis kommen vor allem bei Männern vor; sie werden im späteren Alter symptomatisch. Hier sind Verkalkungen häufig; sie umfassen nicht nur die Klappensegel, sondern auch die Sinus Valsalvae und den Anulus fibrosus der Aortenklappe. Selten führt eine bakterielle Endokarditis zur Obstruktion der Aortenklappen.

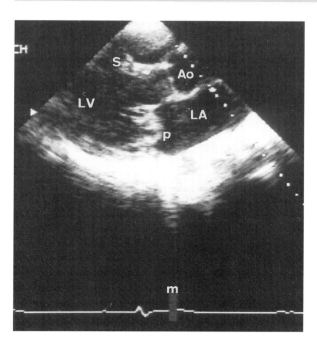

Abb. 3-33: Echokardiographie. Parasternaler Längsschnitt bei Mitralklappenprolaps-Syndrom. Beachte den mesosystolischen Prolaps (m mesosystolische EKG-Registrierung) des myxoid veränderten posterioren Mitralsegels.

Die Aortenstenose entwickelt sich allmählich, so daß sich der linke Ventrikel durch konzentrische Hypertrophie anpassen kann. Hämodynamisch kommt es zu einer Erhöhung des Druckes im linken Ventrikel. Dies führt zu einer Hypertrophie des linken Ventrikels mit vorerst normalem Schlagvolumen. Die konzentrische Hypertrophie des linken Ventrikels führt zu einer leichten Reduktion des linksventrikulären diastolischen Volumens. Eine linksventrikuläre Dilatation kommt bei Insuffizienz der Aortenklappen sowie bei reiner Aortenstenose mit Dekompensation zustande. Das Vorhandensein der Lungenstauung zeigt die linksventrikuläre Dekompensation an; der linke Vorhof kann erweitert sein.

Die *radiologischen Befunde* sind vom Zustand des linken Ventrikels abhängig. Bei kompensierter reiner valvulärer Aortenstenose ist die Herzgröße nicht pathologisch. Das Herz zeigt infolge linksventrikulärer Hypertrophie eine linksventrikuläre Kontur mit Abrundung der linken unteren Begrenzung. Eine Erweiterung der Aorta ascendens durch poststenotische Dilatation ist in über der Hälfte der Fälle vorhanden **(Abb. 3-34)**. Die Lungendurchblutung ist primär nicht pathologisch. Mit der Zeit kommt es neben der

3.
Kardiovaskuläres System

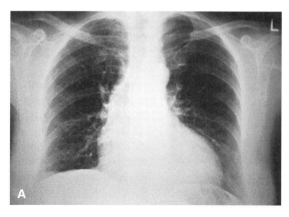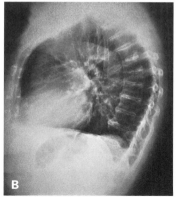

Abb. 3-34: Valvuläre Aortenstenose. Exzentrische Hypertrophie des linken Ventrikels, poststenotische Dilatation der Aorta ascendens. Thorax d. v./ d. s., stehend.

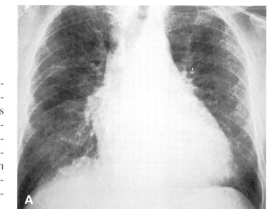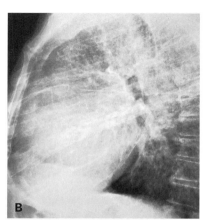

Abb. 3-35: Valvuläre Aortenstenose. Exzentrische Hypertrophie und Dilatation des linken Ventrikels. Baso-apikale Umverteilung der Lungenzirkulation und interstitielle Transsudation durch Insuffizienz des linken Ventrikels. Thorax d. v./ d. s., stehend.

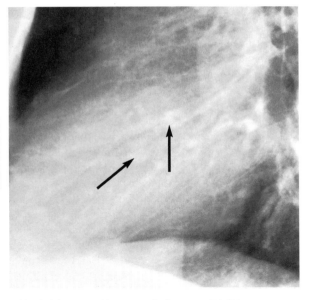

Abb. 3-36: Aortenklappenverkalkungen (Pfeile).

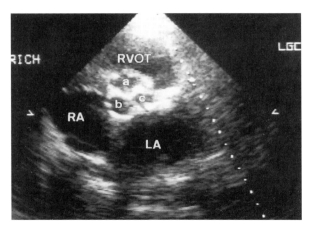

Abb. 3-37: Echokardiographie. Parasternaler Querschnitt durch die trikuspide verkalkte Aortenklappe bei schwerer Aortenstenose. a rechts-koronare Tasche, b nichtkoronare Tasche, c links-koronare Tasche, RVOT rechtsventrikulärer Ausflußtrakt.

Hypertrophie zur Dilatation des linken Ventrikels mit entsprechender Kardiomegalie. Bei dekompensierter valvulärer Aortenstenose mit signifikanter Aortenklappeninsuffizienz liegt eine linksventrikuläre Kardiomegalie vor. Bei Dekompensation des linken Ventrikels bestehen die Befunde der pulmonal-venösen Hypertonie, evtl. liegt eine Vergrößerung des linken Vorhofs vor (**Abb. 3-35**). Verkalkungen der Aortenklappen finden sich in 70% der Fälle; dieser Befund sagt nichts über den Schweregrad der Stenose aus (**Abb. 3-36**).

Die *Echokardiographie* demonstriert die verdickten und schlecht beweglichen Klappentaschen sowie die linksventrikuläre Myokardhypertrophie (**Abb. 3-37**). Die Aortenöffnungsfläche kann bestimmt und der mittlere systolische Druckgradient berechnet werden.

Die *Angiokardiographie* dient der Bestimmung der Auswurffraktion sowie der Messung des Druckgradienten. Die Koronarangiographie wird zur Erfassung der häufig vorkommenden arteriosklerotischen Gefäßveränderungen durchgeführt.

Die *Aorteninsuffizienz* ist meist durch eine rheumatische Endokarditis bedingt. Sie kommt meist bei Männern vor, häufig mit einem gleichzeitigen Befall der Mitralklappen. Während der akuten Phase der rheumatischen Karditis sind die freien Enden der Klappensegel entzündlich verändert. Später kommt es zur narbigen Kontraktion der Klappentaschen und Schrumpfung mit konsekutiver Beeinträchtigung des Schlußmechanismus. Der Anulus der Aorta kann sekundär durch rheumatische Veränderung dilatiert sein. Zusätzlich besteht meist eine valvuläre Aortenstenose. Eine Insuffizienz der Aortenklappen kann sekundär bei Mesaortitis luetica vorliegen. Diese kann zu einer Dilatation des Anulus der Aorta sowie der aszendierenden Aorta führen oder sogar direkt die Klappensegel befallen. Eine weitere Ursache ist die bakterielle Endokarditis, wenn Vegetationen die Klappentaschen zerstören und dabei den Verschlußmechanismus der Klappen beeinträchtigen. Seltener kommt es zu einer Aortenklappeninsuffizienz bei Thoraxtrauma oder durch Dissektion eines Aortenaneurysmas, das anatomisch bis zum Ansatz der Aortenklappentasche reicht. Seltene Ursachen der Insuffizienz der Aortenklappen sind das Marfan-Syndrom und Kollagenerkrankungen, vor allem die ankylosierende Spondylitis.

Hämodynamisch führt die mangelnde Schließfähigkeit der Aortenklappe in Diastole zur Regurgitation von Blut aus der Aorta in den linken Ventrikel. Zusätzlich mit dem vom linken Vorhof einfließenden Blut kommt es zu einer Dilatation des linken Ventrikels und einer Erhöhung des diastolischen Volumens. Während der Systole ist die Kontraktion des linken

Ventrikels verstärkt, wobei durch das regurgitierte Blut und zusätzliche normale Schlagvolumen ein großes Blutvolumen in die Aorta ausgeworfen wird. Dadurch entsteht eine Dilatation und vermehrte Pulsation in der Aorta ascendens. Die hauptsächliche Veränderung im linken Ventrikel ist die adaptative Dilatation; eine Hypertrophie entsteht sekundär. Diese Dilatation ist primär nicht Ausdruck einer myokardialen Insuffizienz. Meistens kann die Hypertrophie eine zusätzliche Volumenbelastung über längere Zeit bewältigen. Zunehmend entwickelt sich eine linksventrikuläre Dekompensation mit pulmonal-venöser Hypertonie. Bei akuter Insuffizienz der Aortenklappen z. B. nach Trauma oder bakterieller Endokarditis entsteht eine akute Herzinsuffizienz.

Die *radiologischen Befunde* sind je nach dem Ausmaß der Insuffizienz der Aortenklappen unterschiedlich. Bei geringgradiger aortaler Regurgitation sind Herzgröße und Lungendurchblutung nicht pathologisch. Bei mäßig stark ausgeprägter und schwerer Insuffizienz der Aortenklappen besteht eine Kardiomegalie, bedingt durch das regurgitierte Blutvolumen. Der linke Ventrikel ist nach dorsal lateral und diaphragmal unterschiedlich stark verbreitet, die aszendierende Aorta und der Aortenbogen sind wegen der poststenotischen Dilatation erweitert (**Abb. 3-38**). Der linke Vorhof kann vergrößert sein, da es durch die linksventrikuläre Erweiterung sekundär zu einer Mitralinsuffizienz kommen kann. Bei linksventrikulärer Insuffizienz ist eine pulmonalvenöse Hypertonie vorhanden. Bei syphilitischer Aortitis bestehen Verkalkungen in der Aorta ascendens. Eine ausgeprägte Dilatation der aszendierenden Aorta ist charakteristisch für das Marfan-Syndrom.

Echokardiographisch kann ein diastolisches Flattern des anterioren Segels der Mitralklappe bedingt durch das regurgitierte Blut festgestellt werden, die Amplitude der Mitralklappe ist reduziert, evtl. besteht ein frühzeitiger Klappenschluß. Der diastolische Durchmesser des linken Ventrikels ist vergrößert, es bestehen Veränderungen der Aortenklappen (z. B. bikuspide Klappen), Fibrose und Verkalkungen oder Vegetationen (**Farbtafel Bild 5**). In der Aorta thoracica kann eine diastolische Flußumkehr nachgewiesen werden. Das Ausmaß der Klappeninsuffizienz kann aufgrund der räumlichen Ausdehnung des Regurgitationsvolumens semiquantitativ bestimmt werden. Das Regurgitationsvolumen wird durch Subtraktion des Herzminutenvolumens über der Pulmonalklappe vom Blutfluß durch die Aortenklappe berechnet.

Angiographisch können durch Aortographie und linksventrikuläre Angiographie das Ausmaß der aortalen Regurgitation und der Zustand der linksventrikulären Funktion anhand der Kontraktion des Myokards beurteilt werden.

Trikuspidalvitien

Trikuspidalfehler kommen meist kombiniert mit rheumatischen Mitral- bzw. Aortenvitien vor.

Die häufigste Ursache einer *Trikuspidalstenose* ist die rheumatische Endokarditis. Die bakterielle Endokarditis ist eine seltene Ursache. Tumoren im rechten Vorhof können eine Trikuspidalstenose vortäuschen. Eine Stenose des Trikuspidalostiums führt zu einer Druckerhöhung im rechten Vorhof; es kommt zur Dilatation des rechten Vorhofs und zum venösen Rückstau in den großen Kreislauf.

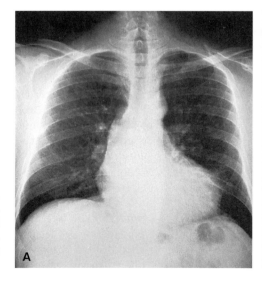
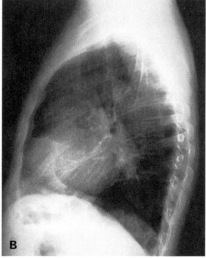

Abb. 3-38: Aorteninsuffizienz. Thorax d. v./d. s. Extentrische Hypertrophie und Dilatation des linken Ventrikels, Erweiterung der Aorta ascendens.

A

B

3.
Kardio-
vaskuläres
System

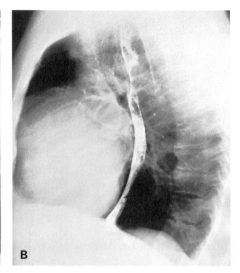

Abb. 3-39: Trikuspidalstenose. Thorax d. v./d. s. Dilatation des rechten Vorhofs. Erweiterung der Vena cava superior.

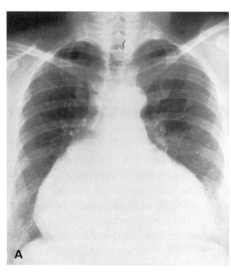

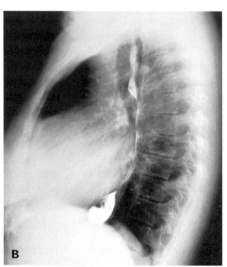

Abb. 3-40: Trikuspidalinsuffizienz. Thorax d. v./d. s. Massive Dilatation des rechten Atriums.

Radiologisch besteht eine Kardiomegalie mit Verbreiterung des Herzens nach rechts durch den dilatierten rechten Vorhof. Die V. cava superior und V. azygos sind verbreitert. Die Lungendurchblutung ist vermindert. Es besteht ein Zwerchfellhochstand durch Hepatomegalie und Aszites, ferner Pleuraergüsse **(Abb. 3-39)**.

Echokardiographisch sind verdickte, schlecht bewegliche Klappensegel sowie die Dilatation des rechten Vorhofs nachzuweisen. Die Doppler-Echokardiographie ermöglicht die Bestimmung des Druckgradienten **(Farbtafel Bild 6 und 7)**.

Eine geringgradige systolische Regurgitation vom rechten Ventrikel in den rechten Vorhof ist physiologisch und kommt häufig vor. Eine *Insuffizienz der*

Trikuspidalklappen entsteht bei terminaler Herzinsuffizienz, durch Dilatation des rechten Herzens mit konsekutiver Erweiterung des Klappenrings, bei rheumatischer Endokarditis (dann verbunden mit Stenose), traumatisch, ischämisch, durch infektiöse Endokarditis (Drogenabusus, zentraler Venenkatheter) sowie beim Karzinoid-Syndrom durch Ablagerung von bindegewebigem Material. Hämodynamisch besteht ein Blutrückfluß vom rechten Ventrikel in den rechten Vorhof. Die Volumenüberlastung führt zur Dilatation des rechten Vorhofs und zum venösen Rückstau in die großen Körpervenen.

Radiologisch ist eine Kardiomegalie vorhanden mit Verbreiterung des Herzens nach rechts durch den dilatierten rechten Vorhof. Der rechte Ventrikel ist infolge Volumenüberlastung vergrößert. Vena cava superior und Vena azygos sind erweitert. Ferner besteht ein Zwerchfellhochstand und Pleuraergüsse sowie Aszites **(Abb. 3-40)**.

Echokardiographisch erfolgen Nachweis und Quantifizierung der systolischen Regurgitation in den rechten Vorhof, ferner die Darstellung des dilatierten rechten Vorhofs und rechten Ventrikels sowie der erweiterten Venae cavae und der Lebervenen **(Farbtafel Bild 8)**.

Pulmonalklappenvitien

Eine relative *Insuffizienz der Pulmonalklappen* entsteht bei pulmonalarterieller Hypertonie und Shuntvitien. Die organische Ursache ist selten. Sie kommt durch eine rheumatische oder bakterielle Endokarditis bei Drogenabusus zustande und wird bei Marfan-Syndrom oder nach Trauma beobachtet. Hämodynamisch entwickelt sich eine Volumenüberlastung des rechten Ventrikels mit konsekutiver Dilatation. Der Hauptstamm der A. pulmonalis ist ebenfalls erweitert.

Radiologisch ist der volumenüberlastete rechte Ventrikel vergrößert, der linke Ventrikel ist klein. Der Hauptstamm und die zentralen Äste der Pulmonalarterie sind dilatiert.

Echokardiographisch wird der diastolische Rückstrom über der Pulmonalklappe dargestellt und der Druckgradient valvulär und infundibulär bestimmt. Bei Endokarditis sind flottierende Echos durch Vegetation sichtbar **(Abb. 3-41)**.

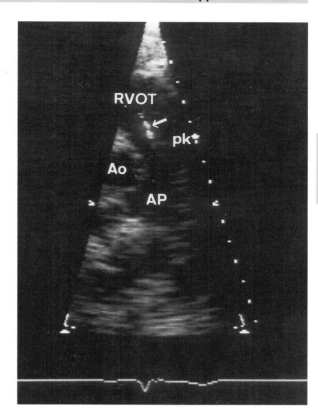

Abb. 3-41: Echokardiographie. Parasternaler Querschnitt durch die Pulmonalarterie (AP) bei leichter Pulmonalinsuffizienz (Pfeil). RVOT rechtsventrikulärer Ausflußtrakt, pk Pulmonalklappe.

Multivalvuläre Vitien

In einem Viertel bis Drittel aller erworbenen Klappenfehler besteht sowohl ein Mitralvitium als auch ein Aortenvitium. Die radiologischen Symptome werden von der jeweils dominierenden Pathologie bestimmt. Bei Mitralfehler weist eine bestehende Dilatation der Aorta auf ein Aortenvitium hin, wenn keine arterielle Hypertonie besteht. Ist bei einer Aorteninsuffizienz ein vergrößerter linker Vorhof und eine pulmonalvenöse Hypertonie vorhanden, kann diese durch eine relative Mitralinsuffizienz oder ein begleitendes Mitralvitium bedingt sein.

Ein organisch bedingtes trivalvuläres Vitium ist selten; dabei dominiert der Mitralfehler meist den radiologischen Befund.

Herzklappenersatz

Radiologische Kontrolluntersuchungen postoperativ nach Herzklappenersatz dienen zur Überwachung der Rückbildung der Herzgröße und Normalisierung der Konfiguration sowie zur Beurteilung der Lungenzirku-

lation. Der Nachweis der Klappendysfunktion ist unter Durchleuchtung anhand der Dislokation bzw. abnormer Schleuderbewegungen zu erbringen. Eine durch infektiöse Endokarditis verursachte Klappeninsuffizienz führt zur Dilatation der entsprechenden Herzhöhlen sowie zur Alteration der Lungendurchblutung **(Abb. 3-42)**.

Echokardiographisch können paravalvuläre Leckagen der Mitral- und Aortenklappen nachgewiesen werden. Zusatzechos im Bereiche der Klappen kommen bei Endokarditis und durch Thromben zustande. Die Unterscheidung der einzelnen Prothesenformen ist echokardiographisch nicht immer möglich. Maximale Flußgeschwindigkeit, Druckgradienten und Klappenöffnungsfläche können bestimmt werden **(Farbtafel Bild 8)**.

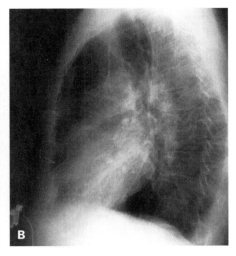

A   B

Abb. 3-42: Schwere para-valvuläre Mitralinsuffizienz nach Mitralklappenersatz mit ausgeprägter pulmonal-venöser Hypertonie. Thorax d. v./d. s.

Myokard-Ischämie

Eine koronare Minderperfusion führt zur Hypoxämie und Reduktion der myokardialen Kontraktilität. Ein *Herzinfarkt* wird meistens durch eine koronare Thrombose oder Einblutung in eine arteriosklerotische Plaque verursacht. Koronarspasmen, Embolie und Arteriitis sind seltene Ursachen. Das Ausmaß der Ischämie wird von den Kollateralen, dem Zustand der übrigen Koronararterien sowie des Myokards bestimmt.

Radiologisch haben Patienten mit koronarer Herzkrankheit ein normal großes Herz, wenn nicht eine arterielle Hypertonie oder Herzinsuffizienz vorliegt. Das Ausmaß der Pathologie der Koronararterien korreliert nicht mit dem Lungen-Herzbefund der konventionellen Thoraxröntgenaufnahme. Bei Nachweis von Verkalkungen der Koronararterien besteht eine koronare Pathologie. Bei *akutem Herzinfarkt* kann das Herz normal groß sein. Die Lungenzirkulation gibt Auskunft über den Funktionszustand des Myokards. Liegen die Befunde der pulmonal-venösen Hypertonie vor, so ist die Insuffizienz des linken Ventrikels eindeutig (**Abb. 3-43**). Persistiert die Lungenstauung 3 bis 5 Tage und kommt es zur progredienten Herzvergrößerung, verschlechtert sich die Prognose (**Abb. 3-44**). Ein Lungeninfarkt ist als Komplikation nicht selten. Auch kann ein sekundärer Perikarderguß auftreten. Ebenfalls kommen Atelektasen in den Unterlappen infolge inadäquater Belüftung der Lungen zustande.

3 bis 4 Wochen nach der akuten Episode kann eine plötzliche Veränderung der Herzkonfiguration auftreten mit myokardial bedingter Zunahme der Herzgröße oder Perikarderguß, ferner Pleuraerguß mit Lungeninfiltrat. Diese Veränderungen entsprechen dem *Postinfarkt-* oder *Dressler-Syndrom* (**Abb. 3-45**).

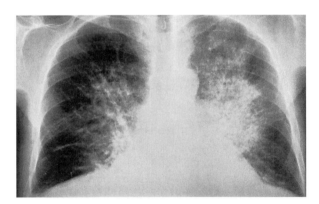

Abb. 3-43: Akuter Mokardinfarkt. Alveoläres Lungenödem vor allem links.

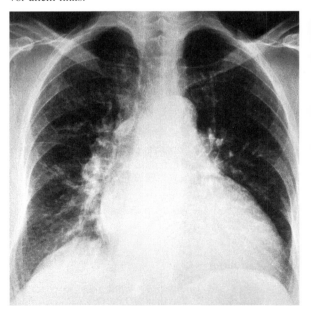

Abb. 3-44: Myokardinfarkt. Progrediente Herzdilatation mit Zeichen der biventrikulären Herzinsuffizienz.

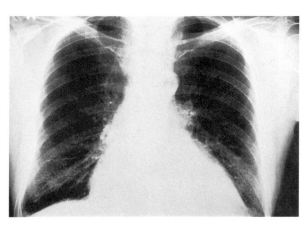

Abb. 3-45: Dressler-Syndrom. Thorax d. v. Kardiomegalie bei Perikarderguß. Einflußstauung.

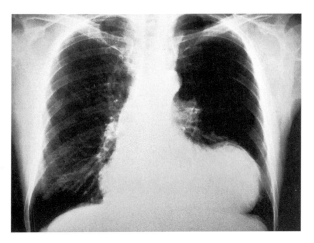

Abb. 3-46: Aneurysma verum des linken Ventrikels. Thorax d. v., massive Vorwölbung der linken Herzkontur.

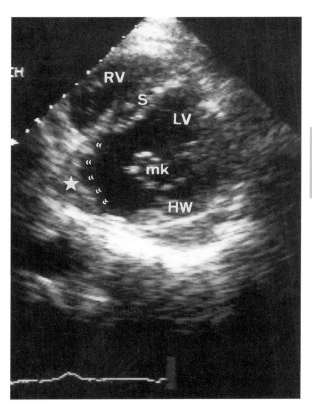

Abb. 3-47: Echokardiographie. Parasternaler Querschnitt auf der Höhe des freien Randes der Mitralklappe bei inferiorem Aneurysma verum des linken Ventrikels. Beachte die Wandverdünnung im Aneurysmabereich im Vergleich zur normalen Wanddicke im Septum- und Hinterwandbereich. Das Aneurysma ist mit einem Wandthrombus (Stern) ausgekleidet.

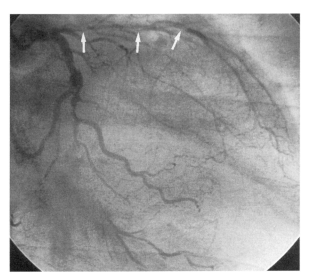

Abb. 3-48: Koronarangiographie. Mehrere hintereinandergeschaltete signifikante Stenosen des Ramus interventricularis anterior (Pfeile).

In der *chronischen* Phase der ischämischen Herzerkrankung ist eine generalisierte Kardiomegalie der
Hauptbefund, wobei der linke Ventrikel meist stärker
betroffen ist als der rechte. Nach narbiger Umwandlung des Infarktbereiches kommt es zur Störung
der Herzwandkontraktion. Nach Vorderwandinfarkt
kommt es an der Herzspitze zur Hypokinesie und
Akinesie. Bei Herzwandaneurysma besteht eine Vorwölbung der linken Herzwand mit systolisch para-
doxen Lateralbewegungen (**Abb. 3-46**). Verkalkte
Myokardschwielen sind als feine schalenförmige Verkalkungen zu erkennen.

Echokardiographisch werden zur Beurteilung der
Myokardfunktion Berechnungen der Volumina und
der Auswurffraktion durchgeführt. Ein Aneurysma
stellt sich als dyskinetischer Wandabschnitt mit sack-
förmiger Ausstülpung, gefüllt mit thrombotischem
Material dar (**Abb. 3-47**). Rupturierte Papillarmuskeln
sind als frei flottierende Strukturen sichtbar; die resultierende Mitralklappeninsuffizienz kann beurteilt werden. Bei Ruptur des Ventrikelseptums meist bei
Hinterwandinfarkt kann der Shunt bzw. die Rupturstelle nachgewiesen werden.

Die *Koronarangiographie* stellt die pathomorpho-
logische Manifestation der Arteriosklerose dar, d. h.
Ektasie, Einengung, Stenose und totaler Verschluß der
Arterien, ebenso die Kollateralzirkulation (**Abb. 3-48**).

Eine Läsion des Ramus interventricularis anterior
führt zu Akinesien im Vorderwandspitzenbereich, des
Ramus circumflexus in der Posterolateralwand und
der A. coronaria dextra in der Hinterwand und im
Septum. Die perkutane transluminale Dilatation von
Stenosen der Koronararterien und die intravasale
Thrombolyse sind wichtige therapeutische Eingriffe.

Die *Laevokardiographie* demonstriert die myokardiale Kontraktion des linken Ventrikels sowie dessen
Auswurfleistung.

Kardiomyopathien

Kardiomyopathien sind Erkrankungen des Herz-
muskels, bei denen ätiologisch keine Volumen- oder
Drucküberlastung, koronare Mangeldurchblutung oder
Herzfehler nachgewiesen werden können. Kardiomyopathien werden in primäre (idiopathische) und sekundäre (infektiöse oder toxische) unterteilt. Nach hämo-
dynamischen Kriterien klassifiziert kann eine dilatative, hypertrophe und obliterative Form unterschieden
werden.

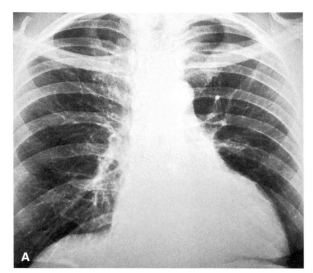

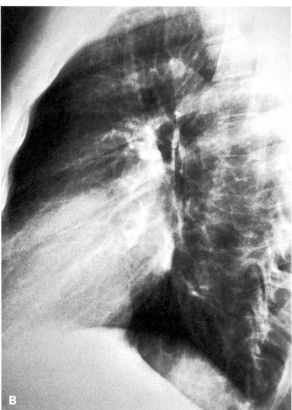

Abb. 3-49: Dilatative Kardiomyopathie. Thorax d. v./d. s.
Kardiomegalie. Lungenstauung.

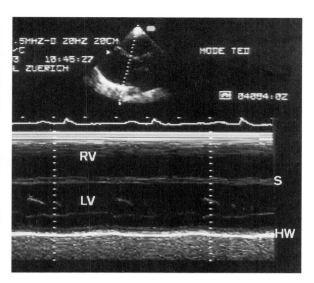

Abb. 3-50: M-Mode-Echokardiographie (vgl. Abb. 3-3) auf Höhe des freien Randes der Mitralklappe bei dilatativer Kardiomyopathie. Beachte die Dilatation beider Ventrikel und die eingeschränkten Kontraktionen von Septum (S) und Hinterwand (HW).

Dilatative Kardiomyopathie

Morphologisch besteht eine Dilatation aller Herzhöhlen, wobei diese rechts oder links unterschiedlich sein kann. Histologisch liegt eine Überdehnung und Verschmälerung der Herzmuskelfasern vor. Die Herzwände sind verdünnt; zudem ist eine Endokardfibroelastose vorhanden. Die Diagnose wird durch Biopsie gestellt. Hämodynamisch besteht ein relativ zu geringes Herzschlagvolumen ohne Erhöhung des enddiastolischen Füllungsdruckes. Bei Auftreten der kongestiven Form kommt zur Förderinsuffizienz ein Rückstau mit Lungenstauung dazu.

Radiologisch ist eine allseitige Vergrößerung des Herzens vor allem nach links, vorerst ohne Lungenstauung, zu sehen. Bei Kongestion entwickeln sich die Zeichen der pulmonal-venösen Hypertonie (**Abb. 3-49**).

Echokardiographisch kommt die Dilatation der Herzhöhlen zur Darstellung, Zeichen der Linksherzinsuffizienz, die relative Mitral-, später Trikuspidalinsuffizienz und evtl. randständige Thromben können nachgewiesen werden. Die biplane Berechnung der Auswurfsfraktion wird durchgeführt (**Abb. 3-50**).

Angiographie und *Magnetresonanz-Bildgebung* demonstrieren die vergrößerten enddiastolischen und endsystolischen Volumina und die reduzierte Auswurffraktion sowie wandständige Thromben.

Hypertrophe Kardiomyopathie

Morphologisch liegt eine unklare, durch Hypertrophie bedingte Verdickung des Myokards vor, die zu einer Obstruktion der linksventrikulären Ausflußbahn führen kann. Die hypertrophe obstruktive Kardiomyopathie weist vor allem eine Verdickung des Ventrikelseptums auf, wodurch die Ausflußbahn des mittleren Teils des linken Ventrikels eingeengt wird. Die Hypertrophie des Myokards findet sich im gesamten linken Ventrikel, seltener im rechten Ventrikel mit Obstruktion. Häufig besteht eine abnorme Vorwärtsbewegung des anterioren Mitralklappensegels mit sekundärer Insuffizienz der Mitralklappe. Die Diagnose erfolgt bioptisch. Der enddiastolische Druck ist wegen der reduzierten Dehnbarkeit der Muskulatur reduziert. Bei Obstruktion besteht eine Drucküberlastung. Das endsystolische und enddiastolische Ventrikelvolumen ist verkleinert oder normal. Bei kardialer Dekompensation entsteht keine Dilatation des linken Ventrikels.

Radiologisch ist die Herzgröße normal, in späteren Stadien ist das Herz nach links verbreitert; zudem besteht eine Lungenstauung. Die Kardiomegalie ist Folge der Hypertrophie des Myokards und der Dilatation der Vorhöfe (**Abb. 3-51**).

Echokardiographisch kommt die Septumhypertrophie zur Darstellung, ebenso die systolische Vorwärtsbewegung des anterioren Mitralsegels. Die Bestimmung des Druckgradienten und der Nachweis der Mitralinsuffizienz ist möglich (**Abb. 3-52**).

Angiokardiographisch kann die Einengung des Ventrikelraums lokalisiert werden, ebenso die Vorwölbung des Septums im Ausflußtrakt.

Die *Magnetresonanz-Bildgebung* stellt die Pathomorphologie dreidimensional überlagerungsfrei dar.

Obliterative Kardiomyopathie

Endomyokardfibrose und Endocarditis fibroblastica Löffler sind die beiden wichtigsten Erkrankungen, deren Ätiologie nicht bekannt ist. Morphologisch ist das Herz dickwandig durch Endokardverdickung, die sich auch auf Papillarmuskeln und Sehnenfäden ausdehnt und damit die Klappenfunktion stört. Die Diagnose erfolgt mittels Endomyokardbiopsie. Hämodynamisch besteht eine Füllungsbehinderung des entsprechenden Ventrikels mit erhöhtem Füllungsdruck und konsekutivem Rückstau (pulmonal-venöse Hypertonie bzw. Einflußstauung).

Radiologisch zeigt sich eine Diskrepanz zwischen der relativ wenig veränderten Herzgröße und der vorhandenen Lungenstauung (**Abb. 3-53**).

Echokardiographisch finden sich normal große Ventrikel mit primär diastolischer Funktionsstörung, eine

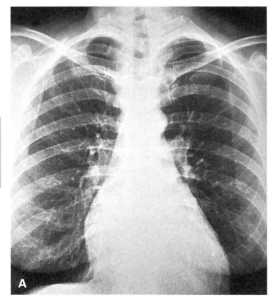
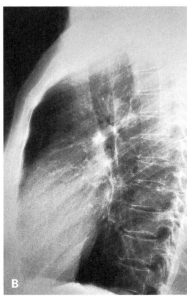

Abb. 3-51: Hypertrophe Kardiomyopathie. Thorax d. v./d. s., angedeutete Kardiomegalie.

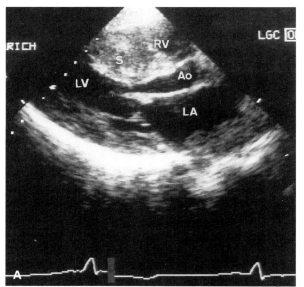

◀ **Abb. 3-52:** Hypertrophe Kardiomyopathie. Echokardiographie. **(A)** Parasternaler Längsschnitt (vgl. Abb. 3-4 A) mit deutlicher Hypertrophie des Septums (S). **(B)** Parasternaler Querschnitt auf Höhe der Mitralklappe. Beachte die Hypertrophie von Septum und Vorderwand (freie Wand) und die normale Wanddicke im Hinterwandbereich (HW).

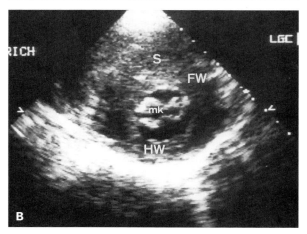

Abb. 3-53: Restriktive Kardiomyopathie. Thorax d. v. Kardiomegalie mit Zeichen der Links-Herz-Insuffizienz.

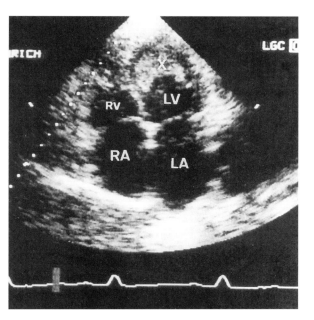

Abb. 3-54: Apikale Vierhöhlendarstellung bei linksventrikulärer apikaler Endomyokardfibrose (x). Beachte die stark vergrößerten Vorhöfe, bedingt durch die Füllungsbehinderung.

deutliche Vergrößerung der Vorhöfe sowie eine Trikuspidal- oder Mitralinsuffizienz. Endokardial können thrombotische Auflagerungen oder membranartige dargestellt werden (**Abb. 3-54**).

Angiographisch kommen die endokardialen Auflagerungen mit entsprechender Formveränderung des Ventrikellumens zur Darstellung.

Die *Magnetresonanz-Bildgebung* stellt die pathologische Morphologie ebenfalls dar.

Sekundäre Kardiomyopathien

Sekundäre Kardiomyopathien beruhen auf vielfältigen Ursachen: infektiös, Kollagenosen, hyperergische Reaktionen, toxisch, Stoffwechsel- und endokrine Erkrankungen, neuromuskulär, Neoplasie, granulomatös, puerperal, Ernährungsstörungen. Die *bakterielle Myokarditis* betrifft ebenso das Endokard, insbesondere die Klappen. Die *rheumatische Myokarditis* befällt das gesamte Herz, ebenso das Perikard, womit ein Perikarderguß auftreten kann. Die *alkoholtoxische Kardiomyopathie* ist meist kongestiv.

Radiologisch besteht eine Kardiomegalie mit Lungenstauung und Pleuraergüssen.

Hypertonie

Arterielle Hypertonie

Die systemische arterielle Hypertonie wird unterteilt in eine primäre essentielle Form und eine sekundäre, die renale, endokrine, neurale und pharmakologische Ursachen haben kann. Die andauernde Blutdruckerhöhung führt zu einer Erhöhung des peripheren vaskulären Widerstandes infolge morphologischer Alteration der arteriellen Strombahn. Bei größeren Arterien wird die Arteriosklerose beschleunigt. Die andauernde Drucküberlastung des linken Ventrikels führt zu dessen *konzentrischer Hypertrophie;* dabei ist die Ventrikelfunktion regelrecht. Bei progredientem Verlauf kommt es zur Erhöhung des enddiastolischen Volumens und Dilatation des linken Ventrikels. Bei myogener Kontraktionsinsuffizienz kommt es zur relativen Mitralinsuffizienz und Lungenstauung.

Radiologisch ist bei konzentrischer Hypertrophie des linken Ventrikels keine Kardiomegalie vorhanden. Bei myogener Dilatation ist der linke Ventrikel vergrößert, das Herz nach links und dorsal verbreitert. Die dauernde Druckbelastung führt zur Aortensklerose und Aortenelongation (**Abb. 3-55**). Mit zunehmender enddiastolischer Druckerhöhung treten als Ausdruck der Linksinsuffizienz die Befunde der Lungenstauung auf.

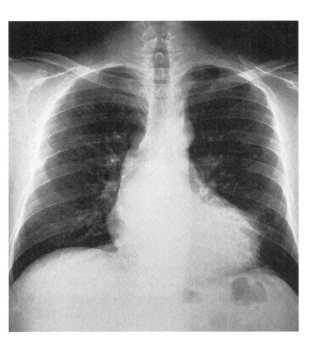

Abb. 3-55: Arterielle Hypertonie mit elongierter thorakaler Aorta und leicht dilatiertem linkem Ventrikel. Thorax d. v.

3.
Kardiovaskuläres System

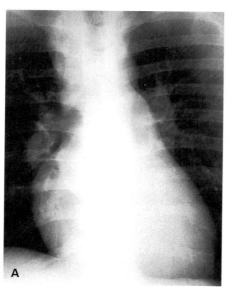

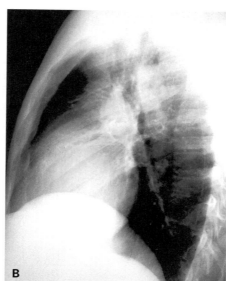

Abb. 3-56: Pulmonal-arterielle Hypertonie bei zentraler Lungenembolie. Dilatation des Truncus pulmonalis und der zentralen Lungenarterien, periphere Oligämie. Dilatation des rechten Ventrikels und rechten Vorhofs. Einflußstauung mit Erweiterung der Vena cava superior.

Echokardiographisch kann die linksventrikuläre Myokardhypertrophie und die reduzierte Dehnbarkeit des linken Ventrikels mittels Doppler nachgewiesen werden.

Pulmonal-arterielle Hypertonie (Cor pulmonale)

Ätiologisch kann eine pulmonale, eine vaskuläre und eine kardiale Form des Cor pulmonale unterschieden werden. Akut tritt die pulmonal-arterielle Hypertonie bei ausgedehnter Lungenembolie, seltener bei Pneumonie auf. Das chronische Stadium entsteht bei lange dauernden Erkrankungen des Lungenparenchyms und rezidivierenden Lungenembolien, evtl. medikamentös. Eine kardial bedingte sekundäre pulmonal-arterielle Hypertonie ist bei lange dauernden Herzfehlern (Mitralvitium, Eisenmenger-Syndrom) vorhanden. Hämodynamisch kommt es durch die pulmonal-arterielle Druckerhöhung zu einer Dilatation des Truncus pulmonalis, des rechtsventrikulären Ausflußtrakts sowie der zentralen Pulmonalarterienäste. Zudem besteht ein Kaliberunterschied zwischen zentralen und peripheren Lungenarterien. Der rechte Ventrikel zeigt eine konzentrische Hypertrophie. Bei zunehmendem endsystolischem Restvolumen mit Anstieg des endsystolischen Ventrikeldrucks wird der rechtsventrikuläre Ausflußtrakt dilatiert. Durch myogene Dilatation entwickelt sich eine rechtsventrikuläre Vergrößerung. Zunehmend kommt es zur Rechtsherzinsuffizienz. Eine linksventrikuläre Dekompensation kann durch Hypoxie und Azidose verursacht werden.

Radiologisch sind zu Beginn die Symptome der pulmonal-arteriellen Hypertonie bei nicht vergrößertem Herzen vorhanden. Bei chronisch-obstruktiver Lungenerkrankung bleibt die Herzgröße lange unverändert klein. Durch zunehmende myogene Dilatation des rechten Ventrikels kommt es zu dessen Rotation nach dorsal; es wird damit links randbildend. Bei Trikuspidalinsuffizienz tritt eine Verbreiterung des Herzens nach rechts durch den erweiterten rechten Vorhof auf; zudem bestehen die Symptome der Einflußstauung (**Abb. 3-56**).

Echokardiographisch zeigt sich die Dilatation der Pulmonalarterie und die Erweiterung des rechten Ventrikels und Vorhofs.

Herztumoren

Neoplasien des Herzens sind selten primär. Am häufigsten wachsen maligne Neoplasien der Mamma und der Lunge sekundär in das Herz ein bzw. metastasieren kardial. *Myxome* sind die häufigsten primären Herztumoren, wobei sie im linken Vorhof häufiger vorkommen als im rechten (**Abb. 3-57, Farbtafel Bild 9**). Die Kardiomegalie ist bei Herztumoren der am meisten beobachtete radiologische Befund. Die Herzvergrößerung kann entweder generalisiert oder lokalisiert sein, wobei der Tumor eine Vergrößerung der Herzhöhlen vortäuschen kann. Eine Obstruktion der Mitralklappe durch ein Myxom im linken Vorhof führt zu einer Vergrößerung des linken Vorhofs und Lungenstauung.

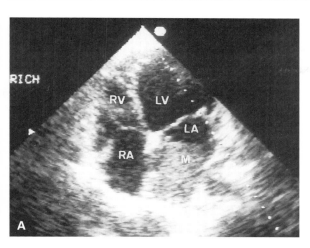

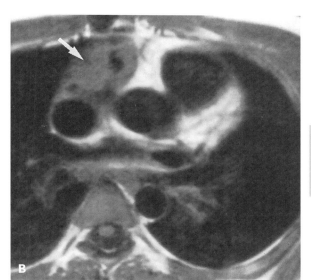

Abb. 3-57: Myxom des linken Vorhofs. **(A)** Echokardiographie. Apikaler Vierkammerschnitt mit Darstellung einer echoreichen Raumforderung (vgl. die farbcodierte Darstellung in Farbtafel Bild 9). **(B, C)** Axiales MRI vor **(B)** und nach intravenöser Kontrastmittelgabe **(C)** mit Darstellung einer muskelisointensen, deutlich kontrastmittelaufnehmenden Läsion (Pfeil) im Bereich des rechten Vorhofsohrs (T1-gewichtete Spinechosequenz).

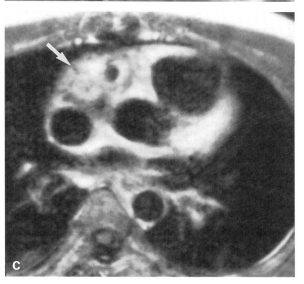

Liegt der Tumor im rechten Vorhof, entsteht eine Einflußstauung mit Dilatation der großen Körpervenen und Hepatomegalie. Als einziger pathologischer Befund der Neoplasie kann ein Perikarderguß vorhanden sein.

Echokardiographie und *Magnetresonanz-Bildgebung* stellen die intrakardiale bzw. die von extrakardial infiltrierende Raumforderung direkt dar.

Kongenitale Herzfehler

Klassifikation und Häufigkeit

Kongenitale Herzfehler kommen bei 1% der Lebendgeborenen vor. Die Systematik der Einteilung beruht auf dem Vorhandensein oder Fehlen einer Zyanose sowie der radiologischen Morphologie der Lungenzirkulation. Die Lungendurchblutung kann normal sein, eine Hyperzirkulation, Hypozirkulation, pulmonal-arterielle Hypertonie oder pulmonal-venöse Hypertonie oder eine Kombination von Hyperzirkulation und pulmonal-arterieller Hypertonie (Eisenmenger-Syndrom) aufweisen **(Tab. 3-1).**

Die Größe und Morphologie der einzelnen Herzhöhlen nimmt erst im Verlaufe des extrauterinen Lebens nach Adaptation an die Kreislaufverhältnisse eine bestimmte Konfiguration ein, so daß deren Identifikation bei Neugeborenen problematisch ist. Ebenso erschwert die Überlagerung des Herzens durch den Thymus die Beurteilung im Kleinkindesalter.

Azyanotische Herzfehler machen 30 bis 40% der kongenitalen Herzfehler aus. Vitien mit *Links-Rechts-Shunt* (Vorhofseptum-Defekt, Ventrikel-Septum-Defekt, persistierender Ductus arteriosus Botalli) sowie solche mit *Ausflußtrakt-Stenose* (valvulärer Pulmonalstenose, valvuläre Aortenstenose, Aortenisthmusstenose) werden meist erst im Schulalter erkannt.

Zyanotische Herzvitien manifestieren sich im Säuglingsalter, wobei die Transposition der großen Gefäße in den ersten Tagen und Wochen postnatal, die Fallot-Tetralogie in den ersten Wochen und Monaten zu klinischen Symptomen führt.

Tab. 3-1: Einteilung und Häufigkeit der wichtigsten angeborenen Herzfehler (1 % der Lebendgeborenen).

1. Herzfehler ohne Shunt (20–30 %)

Pulmonalstenose	6–7 %
Aortenstenose	6–8 %
Aortenisthmusstenose	6–9 %
Isolierte Aortenisthmusstenose	
Koarktationssyndrom	
Aortenbogenanomalien	< 1 %
Aortenbogenunterbrechung	
Verlaufsanomalien	
Mitralklappenprolaps-Syndrom	1 %

2. Herzfehler mit Links-Rechts-Shunt (ca. 50 %)

Vorhofseptumdefekt	5–10 %
Endokardissendefekte	3–7 %
Ventrikelseptumdefekt	20–30 %
Persistierender Ductus arteriosus	10–15 %
Aortopulmonales Fenster	< 1 %
Koronararterienanomalien	< 1 %
Koronararterienfistel	
Bland-White-Garland-Syndrom	

3. Herzfehler mit Rechts-Links-Shunt (20–30 %)

Vitien mit überwiegend verminderter Lungenperfusion	
Fallot'sche Tetralogie	6–10 %
Pulmonalatresie mit intaktem Ventrikelseptum	1–2 %
Trikuspidalatresie	1–2 %
Ebstein-Anomalie	< 1 %
Vitien mit überwiegend vermehrter Lungenperfusion	
Transposition der großen Arterien	4–6 %
Totale Lungenvenenfehlmündung	1–2 %
Truncus arteriosus communis	1–2 %
Double outlet right ventricle	< 1 %
Singulärer Ventrikel	1 %
Hypoplastisches Linksherzsyndrom	1 %

Azyanotische Vitien

Pulmonalstenose

Die Obstruktion des rechtsventrikulären Ausflußtrakts ist am häufigsten bedingt durch eine *valvuläre Pulmonalstenose,* seltener sind die supravalvuläre und infundibuläre Pulmonalstenose; Kombinationen sind möglich. Die valvuläre Pulmonalstenose wird durch eine Fusion der Klappen hervorgerufen, seltener liegt eine Dysplasie vor. Der rechte Ventrikel weist eine Erhöhung des systolischen Drucks mit Hypertrophie des Myokards auf.

Die *radiologischen Befunde* zeigen eine normale Herzgröße und normale Lungenzirkulation, jedoch eine Erweiterung des Pulmonalhauptstamms und der linken Pulmonalarterie infolge poststenotischer Dilatation. Eine idiopathische Dilatation der Pulmonalarterie muß differentialdiagnostisch in Betracht gezogen werden. Bei Widerstandsdilatation kommt es zur Vergrößerung des rechten Ventrikels (**Abb. 3-58**).

Echokardiographisch findet sich eine Verdickung des Myokards des rechten Ventrikels, die Pulmonalklappen sind verdickt und zeigen eingeschränkte Bewegung.

Die *Angiokardiographie* zeigt während der Systole eine domförmige Konfiguration der Klappen mit Kontrastmitteljet durch die Klappenöffnung sowie eine poststenotische Dilatation des Pulmonalishauptstammes und der linken Pulmonalarterie.

Aortenstenose

Die Aortenstenose ist valvulär, subvalvulär oder supravalvulär lokalisiert. Die am häufigsten vorkommende *valvuläre Aortenstenose* beruht auf einer bikuspiden, seltener monokuspiden Klappe infolge

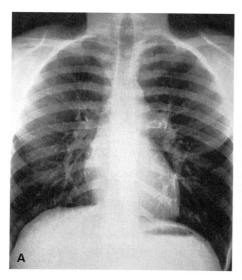
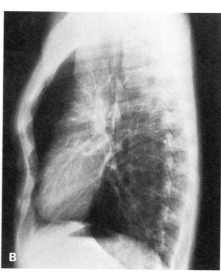

Abb. 3-58: Valvuläre Pulmonalstenose. Thorax d. v./d. s. Poststenotische Dilatation des Pulmonalis-Hauptstammes sowie der A. pulmonalis sinistra.

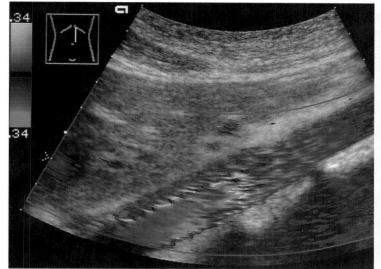

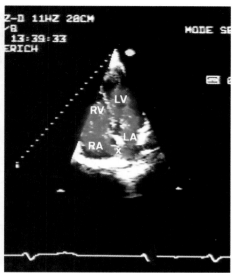

Bild 1: Farbcodierte Doppler-Sonographie der Aorta abdominalis.

Bild 2: Apikale farbkodierte Vierhöhlendarstellung bei ASD Typ II. x = Shunt durch den ASD.

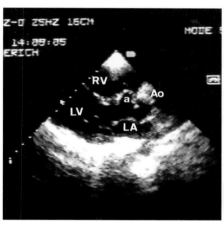

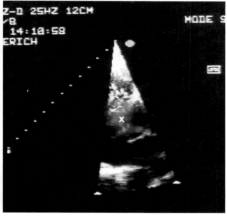

Bild 3: **(A)** Parasternaler Längsschnitt bei VSD mit Septum-membranaceum-Aneurysma. **(B)** Farbkodierter Längsschnitt beim gleichen Patienten, beachte den VSD im Septum-membranaceum-Aneurysma (x).

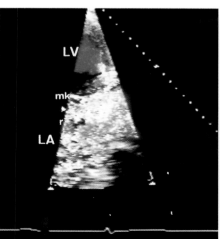

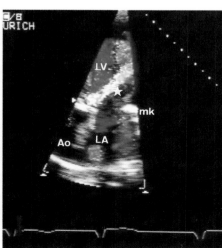

Bild 4: Apikaler farbkodierter Vierkammerschnitt einer schweren Mitralinsuffizienz bei Mitralklappenprolaps-Syndrom (gleicher Pat. wie Abb. 3-33). r turbulente Regurgitation in den dilatierten linken Vorhof (LA), mk Mitralklappe.

Bild 5: Apikales farbkodiertes RAO-Äquivalent bei Aorteninsuffizienz. * Jet der Aorteninsuffizienz in den linken Ventrikel, mk Mitralklappe.

Bild 6: Apikale farbkodierte Vierhöhlendarstellung bei Trikuspidalstenose. tk Trikuspidalklappe. Beachte den stark dilatierten rechten Vorhof (RA), bedingt durch den durch die stenosierte Trikuspidalklappe verursachten diastolischen Jet (Pfeil).

Bild 7: Gleiche Schnittführung und gleicher Pat. wie Abb. 3-40 mit Darstellung der Trikuspidalinsuffizienz. Beachte den diastolischen Regurgitationsjet (JJJ) in den rechten Vorhof.

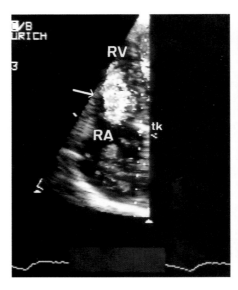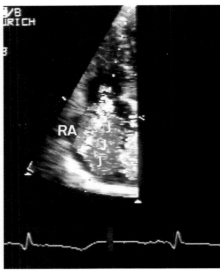

Bild 8: Apikale farbkodierte Vierhöhlendarstellung bei Patientin nach Mitralklappenersatz mit einem paravalvulären Jet (x) in den linken Vorhof. Gleichzeitig vorhandene Trikuspidalinsuffizienz (t).

Bild 9: Myxom des linken Vorhofs. Apikale farbkodierte Vierhöhlendarstellung beim selben Patienten wie in Abb. 3-57. Beachte die Verdrängung des Blutstromes aus den Lungenvenen (PB) in den linken Ventrikel.

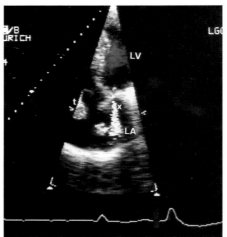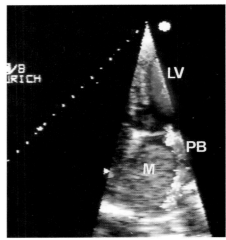

Bild 10: Untere gastrointestinale Blutung infolge Pseudoaneurysma (eines pankreatischen Milzarterienastes) mit pseudozystokolischer Fistel bei Pankreatitis (Abb. Dr. Ch. Looser, St. Claraspital, Basel).

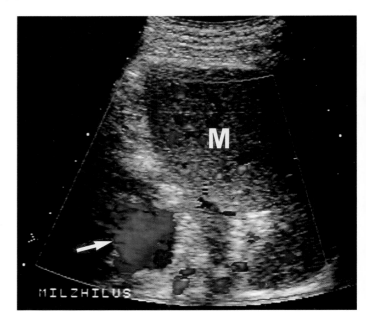

Fusion der Kommissuren. Die *subvalvuläre Aorten-stenose* wird durch eine Membran mit fibrösem Ring bzw. durch eine muskuläre Hypertrophie im subaortalen Bereich insbesondere des Septums mit Verlagerung des septalen Klappensegels der Mitralklappe nach anterior hervorgerufen. Hämodynamisch entsteht eine konzentrische Hypertrophie, spät eine Dilatation des linken Ventrikels sowie eine poststenotische Dilatation der Aorta ascendens durch den Blutjet durch die stenosierten Aortenklappen.

Radiologisch ist die Lungendurchblutung normal, ebenso die Herzgröße. Die linke Herzkontur kann durch die linksventrikuläre Hypertrophie abgerundet sein. Bei zusätzlicher Insuffizienz der Aortenklappen oder linksventrikulärer Dekompensation besteht eine exzentrische Hypertrophie mit abgerundeter und elongierter linker Herzkontur und Verlagerung der Herzspitze nach unten. Die Aorta ascendens ist poststenotisch erweitert. Eine pulmonal-venöse Hypertonie kommt bei Neugeborenen mit schwerer Aortenstenose und linksventrikulärer Insuffizienz vor. Bei älteren Kindern ist eine Kardiomegalie selten **(Abb. 3-59 A)**.

In der *Echokardiographie* zeigt der linke Ventrikel ein verdicktes Myokard, die Aortenklappe weist eine verminderte Beweglichkeit der Klappensegel auf. Die Lokalisation der Aortenstenose: supravalvulär, valvulär, subvalvulär (membranös bzw. muskulär), erfolgt ebenfalls echokardiographisch **(Abb. 3-59 B)**.

Angiokardiographisch findet sich eine domförmige Konfiguration der Aortenklappen durch Fusion der Kommissuren sowie eine verminderte Beweglichkeit. Meistens besteht eine poststenotische Dilatation der Aorta ascendens supravalvulär.

Aortenisthmusstenose

Die Koarktation der Aorta besteht in einer lokalisierten Obstruktion am Übergang Aortenbogen–Aorta descendens, meist in unmittelbarer Nähe des Ductus Botalli. In der Hälfte der Fälle finden sich zusätzlich bikuspide Aortenklappen. Zwei anatomische und hämodynamische Typen können unterschieden werden. Die *lokalisierte Koarktation* mit meist verschlossenem Ductus Botalli ist häufiger und kommt bei Kleinkindern und Erwachsenen vor. Die seltene *tubuläre Hypoplasie des Aortenisthmus* (infantile Form der Koarktation) mit häufig offenem Ductus Botalli ist zusätzlich durch einen Ventrikelseptumdefekt kompliziert. Wegen der Einengung des Aortenlumens entstehen arterielle Kollateralen über interkostale, Mammaria interna, intraspinale und skapuläre Arterien. Es entsteht eine Hypertrophie und schließlich Dilatation des linken Ventrikels.

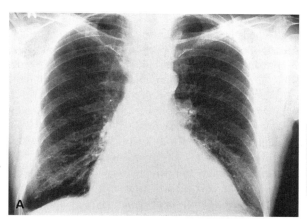

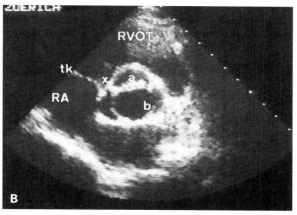

Abb. 3-59: Valvuläre Aortenstenose. **(A)** Thorax d. v. **(B)** Parasternaler Querschnitt durch die Aorta bei bikuspider Aortenklappe. a anteriore Tasche, b posteriore Tasche, x Raphe, tk Trikuspidalklappe.

Die *radiologischen Befunde* zeigen beim asymptomatischen Neugeborenen oder Kind eine normale Herzgröße sowie eine Vorwölbung der linken Herzkontur infolge linksventrikulärer Hypertrophie, ferner eine normale Lungendurchblutung. Es besteht eine poststenotische Dilatation der proximalen Aorta descendens unmittelbar peripher der Koarktation, ähnlich der Zahl 3. Der proximale Teil wird medial vom distalen Aortenbogen und lateral von der erweiterten proximalen Arteria subclavia sinistra gebildet, der distale Teil durch die poststenotische Dilatation der Aorta peripher der Koarktation. Der Aortenbogen ist nicht vorgewölbt, besonders bei Hypoplasie. Ferner bestehen Usuren bedingt durch die Kollateralen am unteren Rand der dorsalen Abschnitte der 4. bis 8. Rippe bei Kindern über 8 Jahren und Erwachsenen (**Abb. 3-60 A, B**).

Die *Echokardiographie* zeigt die linksventrikuläre Hypertrophie sowie die Morphologie der pathologischen Veränderungen am Aortenisthmus. Der Druckgradient durch die Obstruktion kann berechnet werden.

Die *Aortographie* zeigt die bandförmige oder tubuläre Einengung der Aorta, meist peripher der Abgangsstelle der Arteria subclavia sinistra, sowie eine mögliche Hypoplasie des Aortenbogens (**Abb. 3-60 C, 3-98**).

Die *Magnetresonanz-Tomographie* stellt die Morphologie der Stenose genau dar; ebenso kann der Druckgradient berechnet werden.

Vorhofseptum-Defekte

Ein offenes Foramen ovale kommt bei 20 bis 30% aller Herzen vor. Es besteht ein schräger Spalt im Vorhofseptum, ohne daß in der Regel ein intrakardialer Shunt besteht. Die Defekte des Vorhofseptums werden entsprechend ihrer Topographie unterteilt. Die häufigste Form ist der Vorhofseptumdefekt vom *Ostium-secundum-Typ,* bedingt durch eine Entwicklungshemmung des Septum secundum, die zu einem Defekt im mittleren Anteil des Vorhofseptums führt. Der *Sinus-venosus-Defekt* (11% aller Vorhofseptum-Defekte) liegt zwischen der Einmündung der oberen Hohlvene und der Fossa ovalis im hinteren oberen Anteil des interatrialen Septums. Er entsteht durch die fehlerhafte Einbeziehung des Sinus venosus in den rechten Vorhof, weshalb oft zusätzlich eine Fehleinmündung der rechten Lungenvene in die obere Hohlvene bzw. in den rechten Vorhof vorhanden ist. Der seltene *Ostium primum-Defekt* entsteht als Folge der unvollständigen Vereinigung des nach kaudal wachsenden Septum primum mit dem fehlerhaft ausgebildeten Endokardkissen. Zusätzlich besteht meist eine Spaltung des vorderen Mitralklappensegels oder des septalen Segels der Trikuspidalklappe.

Haemodynamisch führen Vorhofseptumdefekte zu einer Volumenüberlastung des rechten Ventrikels. Größe und Richtung des Shunts sind abhängig von der Defektgröße, ferner vom Widerstand im großen und kleinen Kreislauf. Der Links-Rechts-Shunt induziert eine Volumenüberlastung des rechten Vorhofs und rechten Ventrikels, pulmonale Hyperzirkulation und relative Pulmonalstenose wegen erhöhtem rechtsventrikulärem Schlagvolumen bei normal weitem Pulmonalostium.

Abb. 3-60: Aortenisthmusstenose. (**A, B**) Thorax d. v./d. s. Poststenotische Dilatation der Aorta thoracica. (**C**) Aortographie mit Nachweis der schweren postduktalen Aortenisthmusstenose.

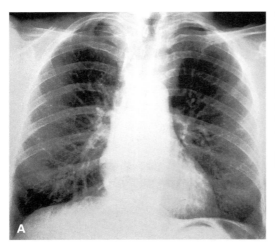
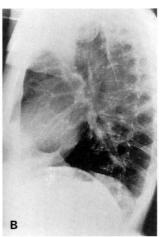
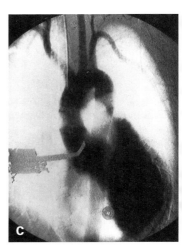

In 90% der Fälle mit Sinus venosus-Defekt bzw. 25% der Ostium secundum-Defekte besteht eine partielle Fehleinmündung einer oder mehrerer Lungenvenen meist des rechten Lungenoberlappens. Das *Scimitar-Syndrom* ist eine besondere Form der Einmündung eines Teils oder aller rechten Lungenvenen über ein neben dem rechten Herzrand verlaufendes Sammelgefäß in die untere Hohlvene.

Radiologisch besteht in der Regel eine mäßig starke Kardiomegalie mit vermehrt gerundeter und angehobener Herzspitze durch den großen links konturbildenden rechten Ventrikel, der den linken Ventrikel nach dorsal verdrängt. Selbst bei größerem Links-Rechts-Shunt kann die Herzgröße noch grenzwertig normal sein. Gelegentlich besteht eine Vorwölbung der rechten Herzkontur durch den vergrößerten rechten Vorhof. Ferner liegt eine Vorwölbung des Hauptstammes der Arteria pulmonalis vor, die Aorta thoracica ist kleinkalibrig. Die Lungengefäße zeigen Zeichen der Hyperzirkulation, wobei diese Befunde jedoch bei Shuntvolumina unter 30% fehlen. Der linke Vorhof ist ebenso wie der linke Ventrikel normal groß **(Abb. 3-61)**.

Echokardiographisch gelingen Darstellung, Lokalisation und Größenbestimmung des interatrialen Septumdefektes. Die Doppler-Echokardiographie zeigt den Blutfluß im Defekt von links nach rechts **(Farbtafel Bild 2)**.

In den meisten Fällen ist eine Herzkatheterisierung und Angiographie zur Diagnose des Vorhofseptum-Defektes nicht notwendig.

Atrioventrikular-Kanal

Bei fehlerhaftem bzw. ausbleibendem Verschmelzen der Endokardkissen entsteht ein tiefsitzender Vorhofseptum-Defekt und ein *persistierender Atrioventrikular-Kanal* mit Spaltung des aortalen Mitralsegels und septalen Trikuspidalsegels. Besteht zusätzlich ein

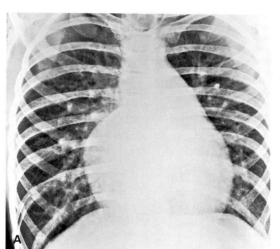
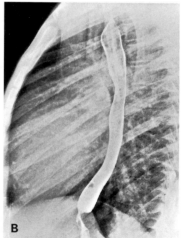

Abb. 3-61: Vorhofseptum-defekt (Sekundum-Typ). Pulmonale Hyperzirkulation. Vergrößerung des rechten Vorhofs und rechten Ventrikels. Dilatation des Pulmonalis-Hauptstamms.

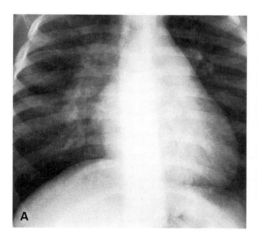
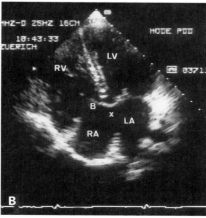

Abb. 3-62: Atrioventrikular-Kanal. **(A)** Thorax d. v. Hyperzirkulation, Vergrößerung des rechten Atriums. **(B)** Apikale Vierhöhlendarstellung bei partiellem AV-Kanal. x Primum-Defekt, B Brückensegel.

Ventrikel-Septumdefekt, so liegt ein totaler Atrioventrikular-Kanal vor. In ausgeprägten Fällen kommunizieren sämtliche Herzhöhlen miteinander. Bei fehlendem großem Ventrikelsetpum-Defekt bestehen Verbindungen zwischen den beiden Vorhöfen und Ventrikeln. Bei zusätzlichem interventrikulären Shunt kommt es zu starker Volumenbelastung und Druckerhöhung im rechten Ventrikel und Lungenkreislauf. Der Herzfehler wird meist im Säuglingsalter diagnostiziert. Herzinsuffizienz und respiratorische Infekte sind häufig.

Radiologisch liegt eine Kardiomegalie vor mit Erweiterung des Pulmonalis-Hauptstammes, weiten zentralen Pulmonalarterien und Hyperzirkulation (**Abb. 3-62A**).

Die *Echokardiographie* stellt den Shunt auf Vorhof- und/oder Ventrikelebene dar, ebenso die Insuffizienz der Mitralklappen und ermöglicht die genaue Klassifikation der Mißbildung (**Abb. 3-62B**).

Im *Angiokardiogramm* ist die typische Elongation des linksventrikulären Ausflußtrakts in Diastole («Goose-Neck»), bedingt durch die atypische Mitralklappe, zu erkennen.

Ventrikelseptum-Defekt

Der Ventrikelseptum-Defekt ist der *häufigste kongenitale Herzfehler* (20 %). Meistens ist der Defekt im membranösen Anteil des Kammerseptums unmittelbar unterhalb der Crista supraventricularis lokalisiert. Muskuläre Ventrikelseptum-Defekte kommen isoliert oder multipel im gesamten Bereich des muskulären

ventrikulären Septums vor. Der paratrikuspidal gelegene Sinus-Septumdefekt bzw. der supra- oder intrakristal gelegene hohe infundibuläre Septumdefekt sind seltene Formen. Hämodynamisch besteht infolge Links-Rechts-Shunt eine Volumenbelastung des linken Vorhofs und linken Ventrikels sowie eine pulmonale Hyperzirkulation. Das linke Herz ist volumenbelastet, der rechte Ventrikel hauptsächlich druckbelastet. Bei großem Ventrikel-Septumdefekt besteht ein Druckausgleich zwischen beiden Ventrikeln. Die pulmonale Volumenbelastung führt zu einem Anstieg des Lungengefäßwiderstandes bzw. zur Druckbelastung des rechten Ventrikels und schließlich zur Shuntumkehr, d. h. Rechts-Links-Shunt (Eisenmenger-Reaktion).

Radiologisch ist bei kleinem Ventrikelseptumdefekt die Volumenbelastung des linken Herzens nicht feststellbar. Als Zeichen der vermehrten Lungendurchblutung ist der Hauptstamm der Arteria pulmonalis sowie der linke Vorhof erweitert. Bei zunehmender Größe des Shunts entsteht dementsprechend eine zunehmende Vergrößerung des linken Ventrikels mit Verlagerung des linken Vorhofs nach rechts und dorsal durch Rechts-Rotation des Herzens. Der vergrößerte linke Vorhof führt zu einer Impression des Ösophagus, der vergrößerte linke Ventrikel überragt den Ösophagus nach dorsal (**Abb. 3-63**). Bei mittelgroßem und großem Ventrikelseptumdefekt verursacht die zunehmende Druck- und Widerstandserhöhung in der pulmonalen Zirkulation eine Größenzunahme des rechten Ventrikels. Durch Dilatation des linken und rechten Ventrikels entsteht eine Verbreiterung des

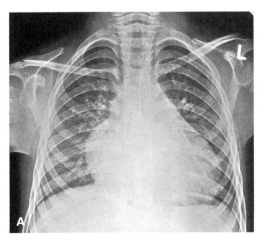

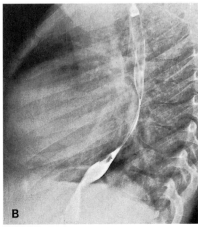

Abb. 3-63: Ventrikelseptum-Defekt. Thorax d. v./ d. s. Vergrößerung des linken und rechten Ventrikels sowie des linken Vorhofs, Hyperzirkulation.

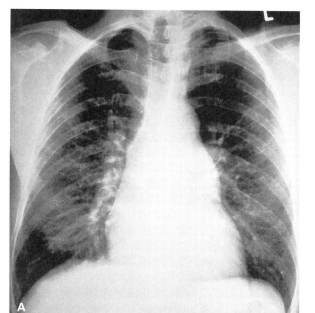

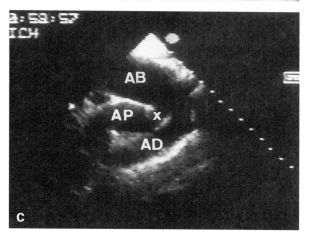

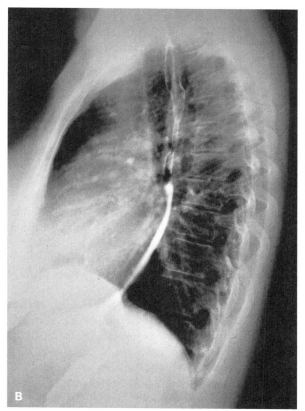

Abb. 3-64: Persistierender Ductus arteriosus Botalli. (**A, B**) Thorax d. v./d. s. Vergrößerung des linken und rechten Vorhofs und des rechten Ventrikels, Dilatation des Hauptstamms der A. pulmonalis, Hyperzirkulation. (**C**) Suprasternaler Schnitt durch Aortenbogen und Aorta descendens bei einem Patienten mit offenem Ductus arteriosus Botalli und pulmonalarterieller Hypertonie, x Ductus Botalli. Beachte die dilatierte Pulmonalarterie bei pulmonal-arterieller Hypertonie.

Herzens nach links. Der vergrößerte rechte Ventrikel führt zu einer Verschattung des Retrosternalraumes. Die pulmonale Hyperzirkulation ist um so stärker, je größer der Links-Rechts-Shunt ist.

Bei *Eisenmenger-Reaktion,* d. h. Rechts-Links-Shunt, sind die zentralen Pulmonalarterien stark erweitert bei Reduktion des Kalibers der peripheren Lungengefäße.

Echokardiographisch gelingt die direkte Darstellung der Ventrikel-Septum-Defekte mittels Farbdopplertechnik unter gleichzeitiger Messung der Flußgeschwindigkeit sowie der Druckgradienten (**Farbtafel Bild 3**).

Angiographisch ist der Übertritt von Kontrastmittel vom linken in den rechten Ventrikel entsprechend der Lage und Zahl der Defekte sichtbar.

Offener Ductus Botalli

Der Ducuts Botalli ist im fötalen Kreislauf die funktionelle Verbindung zwischen Truncus pulmonalis und Aorta thoracica. Er geht peripher der Abgangsstelle der Arteria subclavia sinistra aus der Aorta thoracica ab. Kommt es nicht zu einer postnatalen Fibrosierung bzw. Obliteration, entsteht je nach Weite des Ductus Botalli ein Links-Rechts-Shunt unterschiedlicher Größe. Hämodynamisch führt der offene Ductus Botalli zu einer Hyperzirkulation in den Lungen mit entsprechender Volumenbelastung des linken Vorhofs und linken Ventrikels. Bei großem Shuntvolumen kann es infolge protrahierter Volumenüberlastung durch sekundäre Alteration der Lungengefäße zur Veränderung der Struktur der kleinen Lungengefäße kommen mit sekundärer Druckbelastung des rechten Ventrikels durch pulmonal-arterielle Hypertonie und Druckangleichung des linken und rechten Kreislaufes (Eisenmenger-Reaktion).

Radiologisch ist bei geringem Shuntvolumen eine Erweiterung des Pulmonalis-Hauptstammes sowie eine pulmonale Hyperzirkulation vorhanden. Mit zunehmender Shuntgröße ist die Dilatation des linken Vorhofes bzw. des linken Ventrikels mit Verbreiterung des Herzens nach links deutlich sichtbar. Die Aorta ist bis zur Stelle des offenen Ductus Botalli deutlich erweitert, die zentralen Lungenarterien sind dilatiert und die Lungengefäße bis in die Peripherie deutlich dargestellt (**Abb. 3-64 A, B**). Bei *sekundärer pulmonal-arterieller Hypertonie* nimmt der Links-Rechts-Shunt ab. Dadurch wird der linke Ventrikel kleiner, dementsprechend jedoch der rechte Ventrikel größer. Ferner besteht ein Kaliberunterschied zwischen den weiten zentralen und schmalkalibrigen peripheren Lungenarterien.

Die *Farbdoppler-Echokardiographie* demonstriert den systolisch-diastolischen Fluß durch den Shunt in die Pulmonalarterie und gestattet die Bestimmung des aorto-pulmonalen Durckgradienten (**Abb. 3-64 C**).

Angiographisch kommt der Ductus Botalli nach Kontrastmittelinjektion in die Aorta ascendens direkt zur Darstellung; ebenso werden die Lungengefäße mit Kontrastmittel gefüllt.

Zyanotische Vitien

Die Kombination von *Zyanose* und *Hyperzirkulation* entsteht bei bidirektionellem Shunt mit entsprechender Vermischung der systemischen und pulmonalen Zirkulation. Die häufigsten Mißbildungen, die dazu führen, sind *Transposition der großen Gefäße, Truncus arteriosus* und *total abnorme Lungenvenendrainage*.

Der Hauptstamm der Pulmonalarterie ist erweitert bei Truncus arteriosus Typ I und total abnormer Lungenvenendrainage, er ist nicht vorgewölbt wegen medianer Lage bei Transposition. Bei Vorwölbung des Pulmonalishauptstammes und Vergrößerung des linken Vorhofs besteht ein Shunt auf Ventrikelebene oder zwischen den großen Gefäßen, d. h. in der Regel ein Truncus arteriosus. Besteht keine Vergrößerung des linken Vorhofs, liegt der Shunt auf Vorhofebene bzw. im Bereiche der großen Venen, d. h. es liegt meist eine total abnorme Lungenvenendrainage vor.

Transposition der großen Gefäße

Die Transposition der großen Gefäße ist dadurch charakterisiert, daß die Aorta aus dem anatomisch rechten, die Pulmonalarterie aus dem anatomisch linken Ventrikel entspringt. Die Aorta liegt in der Regel anterior und rechts der Pulmonalarterie (D-Malposition). Beim *«double outlet right ventricle»* mit oder ohne Transpositionsstellung der großen Gefäße entspringen Aorta und Truncus pulmonalis mit oder ohne Pulmonalstenose aus einem einzigen Ventrikel (single ventricle). Beim *Taussig-Bing-Komplex* liegen Aorta und Truncus pulmonalis nebeneinander, wobei letzterer über einem Ventrikelseptum-Defekt reitet. Die *korrigierte Transposition* ist klinisch nur zufällig zu erfassen, da der rechte und linke Ventrikel vertauscht sind, häufig ohne Shunt.

Die *komplette Transposition* der Gefäße kommt bei rund 6% der kongenitalen Herzfehler vor und ist die häufigste Ursache einer Zyanose beim Neugeborenen. Die Aorta entspringt aus dem rechten Ventrikel und erhält systemisches venöses Blut, während die Pulmonalarterie aus dem linken Ventrikel mit pulmonalvenösem Blut entspringt. Dadurch entstehen zwei voneinander fast unabhängige Zirkulationssysteme. Bei intaktem Ventrikelseptum erfolgt die Durchmischung über einen offenen Ductus arteriosus und ein offenes Foramen ovale. Da sich der Ductus arteriosus in der Regel während der ersten 48 Stunden verschließt, bleibt nur das Foramen ovale offen. Dadurch ist die Durchmischung unvollständig, so daß innerhalb der ersten Tage nach der Geburt der Tod eintritt. Bei Patienten mit Ventrikelseptumdefekt besteht ein bidirektioneller Shunt. Bei zusätzlicher Pulmonalstenose ist die Lungenzirkulation reduziert und der Übertritt von sauerstoffgesättigtem Blut aus dem funktionellen linken Ventrikel in die Aorta vermehrt.

Die meisten Patienten entwickeln schon in der Neugeborenenperiode eine Zyanose, die stark ausgeprägt sein kann.

Radiologisch findet sich bei Vorhofseptum-Defekt, Ventrikelseptum-Defekt oder offenem Dutus Botalli eine pulmonale Hyperzirkulation, bei Pulmonalstenose eine Hypozirkulation (**Abb. 3-65**). Das Herz ist vergrößert, die Herzkonfiguration ei- bzw. apfelförmig, das Mediastinum ist schmal, da die großen Gefäße hintereinander und nicht nebeneinander liegen. Die Pulmonalarterie kann nicht identifiziert werden, da sie dorsal der Aorta liegt und mittelständig ist.

Echokardiographisch wird der Ursprung der Aorta aus dem anterioren anatomisch rechten, funktionell linken Ventrikel und der Pulmonalarterie aus dem posterioren anatomisch linken, funktionell rechten Ventrikel demonstriert. Ebenso kann ein großer Ventrikelseptumdefekt nachgewiesen werden, der Zustand des Vorhofseptums und auch obstruktive Veränderungen im Ausflußtrakt des anatomisch linken Ventrikels beurteilt werden (**Abb. 3-66**).

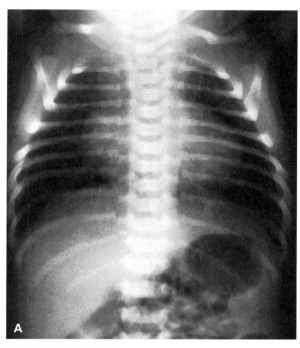

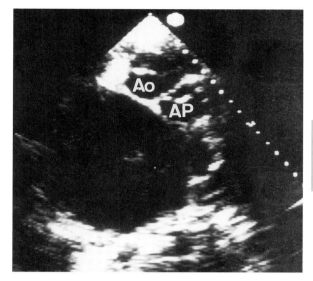

Abb. 3-66: Parasternaler Querschnitt mit D-Transposition der großen Gefäße (Aorta rechts anterior der Arteria pulmonalis).

Angiographisch wird die Diagnose der kompletten Transposition eindeutig demonstriert, indem die Aorta anterior aus dem rechten Ventrikel und die Pulmonalarterie posterior aus dem linken Ventrikel dargestellt wird. Ebenfalls lassen sich die subvalvuläre bzw. valvuläre Pulmonalstenose wie auch der Vorhofseptum- bzw. Ventrikelseptumdefekt und der offene Ductus Botalli nachweisen.

Truncus arteriosus communis

Der *persistierende Truncus arteriosus,* der in 2% der Fälle aller kongenitalen Herzfehler vorkommt, resultiert aus der fehlenden Aufteilung in Aorta ascendens und Pulmonalarterie. Der Truncus reitet über einem großen Ventrikelseptumdefekt. Meistens entspringen die Pulmonalarterien vom postero-lateralen Abschnitt des Truncus. Seltener teilt sich der Truncus in einen Aorta- und Pulmonalishauptstamm, oder es geht aus dem Truncus nur eine Pulmonalarterie weg, was zu einer Kollateralzirkulation über Bronchialarterien führt.

Radiologisch ist die Kombination von Zyanose, Arcus aortae dexter und Hyperzirkulation mit konkavem Pulmonalissegment hinweisend für das Vorliegen eines Truncus. Die Kardiomegalie ist meist durch eine Vergrößerung des linken Ventrikels bedingt. Eine Vergrößerung des linken Vorhofs entsteht infolge der pulmonalen Hyperzirkulation. Das Pulmonalissegment ist in der Regel nicht sichtbar, dafür der Truncus arteriosus am Platz der Aorta. In einem Drittel der Fälle findet sich ein Arcus aortae dexter (**Abb. 3-67 A**).

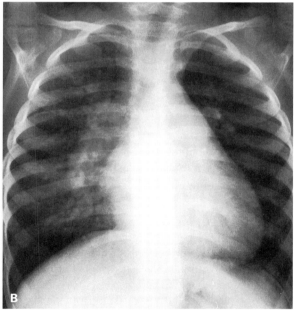

Abb. 3-65: Transposition der großen Gefäße. (**A**) Kardiomegalie mit pulmonaler Hyperzirkulation wegen Pulmonalstenose. (**B**) Kardiomegalie mit pulmonaler Hyperzirkulation bei Ventrikelseptum-Defekt.

3.
Kardio-
vaskuläres
System

3. Kardio-vaskuläres System

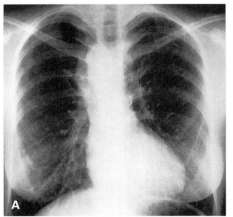

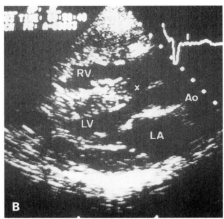

Abb. 3-67: Truncus arteriosus communis. **(A)** Thorax d. v., zusätzlich rechts aszendierende und deszendierende thorakale Aorta. Abgerundete Herzspitze durch rechts ventrikuläre Hypertrophie. **(B)** Parasternaler Längsschnitt mit Darstellung des VSD (x). Erhebliche Zeichen der rechtsventrikulären Hypertrophie. Kein Nachweis eines rechtsventrikulären Ausflußtraktes.

Echokardiographisch ist der Abgang des Truncus arteriosus über dem Ventrikelseptumdefekt sichtbar. Die vordere Wand des rechten Ventrikels ist verdickt, der linke Vorhof und der linke Ventrikel infolge pulmonaler Hyperzirkulation vergrößert. Der Truncus arteriosus kommt als großes dilatiertes Gefäß zur Darstellung. Die klassifizierende Unterteilung des Vitiums ist möglich (**Abb. 3-67B**).

Angiographisch wird die Diagnose durch Kontrastmittelinjektion in den Truncus arteriosus gestellt, wobei die Anomalie des Abgangs der Pulmonalarterien sichtbar wird.

Total abnorme Lungenvenendrainage

Die komplette Lungenvenenfehleinmündung kommt aufgrund einer Fehlentwicklung des Sinus venosus zustande. Nur das gleichzeitige Vorliegen eines Vorhofseptum-Defekts oder offenen Foramen ovale macht den Säugling lebensfähig. Bei der *suprakardialen* Fehleinmündung münden die Lungenvenen in eine persistierende Vena cava superior sinistra, die Vena anonyma oder die Vena cava superior dextra. Bei *kardialer* Fehleinmündung treten die Lungenvenen über den erweiterten Sinus coronarius in den rechten Vorhof über. Die *infrakardiale* Fehleinmündung kommt über einen Gefäßstamm durch den Hiatus oesophageus in die Lebervenen, das Pfortadersystem oder die Vena cava inferior zustande.

Die gesamte systemische und pulmonal-venöse Zirkulation mündet in den rechten Vorhof ein, wo die Durchmischung erfolgt. Das Blut vom rechten Vorhof tritt in den rechten Ventrikel über und von dort in die Pulmonalarterie oder tritt über einen Vorhofseptumdefekt in den linken Vorhof über den linken Ventrikel und von dort in die Aorta.

Radiologisch findet sich ein verstärktes Kaliber der Pulmonalarterien sowie eine Kardiomegalie durch Vergrößerung des rechten Vorhofs und rechten Ventrikels, eine Dilatation des Pulmonalishauptstamms, jedoch keine Vergrößerung des linken Vorhofs. Bei Einmündung in die Vena cava superior sinistra kommt es durch Erweiterung der supracardialen Venen der Vena cava superior sinistra, der Vena anonyma und der rechten Vena cava superior zu einer charakteristischen Achter-Konfiguration des Herzens. Bei pulmonalvenöser Obstruktion entsteht eine pulmonal-venöse Hypertonie mit entsprechenden radiologischen Befunden (**Abb. 3-68**).

Angiokardiographisch können die verschiedenen Typen der pulmonal-venösen Verbindung dargestellt werden, nämlich die Verbindung zur Vena cava superior sinistra, die Verbindung zur Vena cava superior dextra, die Verbindung zum Sinus coronarius und die Verbindung zu infradiaphragmalen Strukturen, wie Vena portae und Lebervenen.

Fallotsche Tetralogie

Die Fallot-Tetralogie entsteht durch eine Fehlentwicklung der rechts-ventrikulären Ausflußbahn, wodurch eine infundibuläre Pulmonalstenose, ein hochsitzender Ventrikel-Septumdefekt, eine reitende Aorta bzw. eine Hypertrophie des rechten Ventrikels zustande kommt. Bei Pulmonalatresie besteht ein *Pseudotruncus arteriosus*, wobei die Aorta aus dem Herzen über dem Ventrikelseptumdefekt entspringt und die pulmonale Zirkulation kollateral über dilatierte Bronchialarterien erfolgt. Die Hämodynamik ist abhängig vom Ausmaß des intrakardialen Defektes sowie vom Grad der Obstruktion des rechts-ventrikulären Ausflußtraktes.

Bei der *Fallot-Trilogie* ist das Ventrikelseptum intakt; es besteht eine valvuläre Pulmonalstenose mit dadurch bedingter Hypertrophie des rechten Ventrikels und Rechts-Links-Shunt über einen Vorhofseptum-Defekt.

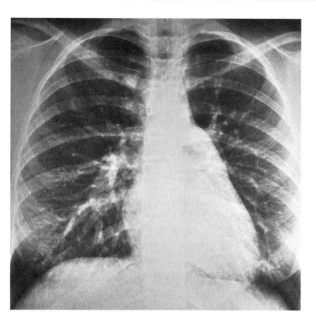

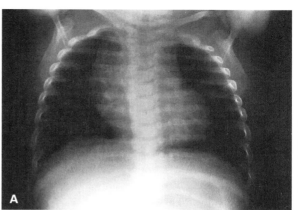

Abb. 3-68: Total abnorme Lungenvenendrainage. Thorax d.v. Vergrößerung des rechten Vorhofs und Ventrikels, Hyperzirkulation.

Der *radiologische Befund* der Tetralogie wird vom Ausmaß der Pulmonalstenose bzw. der Dextroposition der Aorta sowie von der Größe des Ventrikelseptumdefektes bestimmt. Das Herz zeigt die typische Konfiguration (Holzschuhform) durch exzentrische Hypertrophie des rechten Ventrikels nach links und Hypoplasie des rechts-ventrikulären Ausflußtraktes. Der linke Ventrikel ist klein, evtl. hypoplastisch und durch Linksrotation des Herzens nach dorsal verlagert. Die Aorta thoracica ist erweitert bzw. elongiert. Die verminderte Lungendurchblutung ist anhand der kleinkalibrigen Lungengefäße zu erkennen. Bei Kollateralkreislauf über dilatierte Bronchialarterien besteht eine retikuläre Lungenstruktur (**Abb. 3-69 A, B**).

Die *Farbdoppler-Echokardiographie* stellt den Ventrikel-Septumdefekt mit Shunt von links nach rechts und rechts nach links mit systolischer Füllung der Aorta thoracica vorwiegend aus dem linken Ventrikel dar, ebenso den diastolischen Übertritt von Blut aus dem rechten Ventrikel in den linken Ventrikel. Im rechtsventrikulären Ausflußtrakt und in der Pulmonalarterie besteht eine turbulente Strömung. Die infundibuläre und valvuläre Pulmonalstenose sind zu beurteilen (**Abb. 3-69 C**).

Angiokardiographisch kommt nach Kontrastmittelinjektion in den rechten Ventrikel die Aorta thoracica über dem hohen Ventrikel-Septumdefekt reitend zur Darstellung. Ebenso ist der hypoplastische rechtsventrikuläre Ausflußtrakt direkt sichtbar.

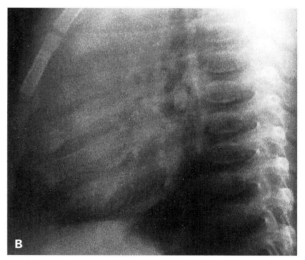

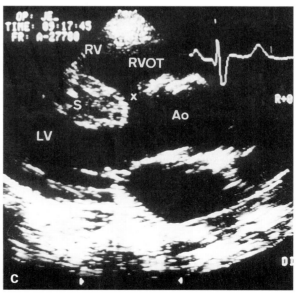

Abb. 3-69: Fallot-Tetralogie. (**A, B**) Thorax v. d./d. s. Rechtsventrikuläre Hypertrophie, Hypozirkulation. (**C**) Parasternaler Längsschnitt durch die reitende Aorta (Ao), x VSD. Im Gegensatz zum Truncus arteriosus (Abb. 3-27) ist hier ein rechtsventrikulärer Ausflußtrakt abgrenzbar.

Trikuspidalatresie

Die Atresie der Trikuspidalklappe ist verbunden mit einem Fehlen des Klappenostiums sowie einem hypoplastischen rechten Ventrikel. Ein Vorhofseptum-Defekt bzw. ein offenes Foramen ovale stellen eine interatriale Verbindung her. Zusätzlich besteht eine Verbindung zwischen systemischem und pulmonalem Kreislauf, meistens ein Ventrikelseptum-Defekt. Häufig besteht eine Pulmonalstenose bzw. -atresie. Nicht selten liegt zusätzlich eine Transposition der großen Gefäße vor. Das Blut fließt aus dem rechten Vorhof über die interatriale Verbindung in den linken Vorhof und von dort mit oxygeniertem Blut aus den Lungen in den linken Ventrikel. Ist ein Ventrikelseptum-Defekt vorhanden, so besteht ein Links-Rechts-Shunt, über den der Blutstrom vom linken in den rechten Ventrikel und schließlich in die Lungenzirkulation gelangt. Bei intaktem Ventrikelseptum fließt das Blut über den offenen Ductus Botalli oder einen Kollateralkreis über Bronchialarterien in die Lunge. Bei hypoplastischem rechtem Ventrikel besteht meistens eine Hypoplasie der Pulmonalarterie.

Radiologisch ist das Herz infolge der Vergrößerung des linken Ventrikels nach links und dorsal verbreitert. Die Hypoplasie bzw. Atresie des Truncus pulmonalis läßt eine konkave linke obere Herzkontur entstehen. Die rechte obere Herzkontur kann durch den vergrößerten rechten Vorhof nach rechts ausladend sein. Die Aorta thoracica ist infolge Volumenbelastung verbreitert. Die Lungengefäße sind wegen der rechtsventrikulären Ausflußtraktstenose schmalkalibrig (Hypozirkulation).

Echokardiographisch kann mittels Farb-Doppler der Vorhofseptum-Defekt sowie die Pathologie der Trikuspidalklappe dargestellt werden.

Angiokardiographisch gelingt die Katheterisierung des rechten Ventrikels nicht; der Katheter tritt vom rechten Vorhof über den Vorhofseptum-Defekt in den linken Vorhof und linken Ventrikel über. Dementsprechend fließt das Kontrastmittel vom rechten Vorhof über eine interatriale Verbindung in die linken Herzhöhlen sowie die Aorta thoracica.

Erkrankungen des Perikards

Entzündungen des Perikards sind fibrinös oder exudativ mit Erguß. Die akute Perikarditis heilt meist unter Bildung von perikardialen Adhäsionen ab, seltener entwickelt sich eine chronische Entzündung mit chronischen Ergüssen.

Akute Perikarditis

Die akute Perikarditis hat folgende Ursachen: infektiös (viral, pyrogen, tuberkulös), kollagene Erkrankungen, vor allem rheumatoide Arthritis und rheumatisches Fieber, akuter Myokardinfarkt, kardiale Chirurgie, Tumorinfiltration, metabolische Ursachen wie Urämie, Trauma und idiopathisch. Ein Perikarderguß entsteht sekundär bei akuter Perikarditis oder bei lange dauernder Herzinsuffizienz. Die Flüssigkeit kann serös, purulent oder blutig sein (nach Trauma oder bei Neoplasie).

Radiologisch ist die fibrinöse Perikarditis nicht nachzuweisen. Kleine Flüssigkeitsmengen, d.h. ein *Perikarderguß,* sind mittels Echokardiographie, Computertomographie und Magnetresonanz darzustellen. Flüssigkeitsmengen über 200 ml führen zu Veränderungen von Größe und Konfiguration des Herzens. Die radiologischen Befunde zeigen eine plötzlich auftretende Kardiomegalie. Das Herz ist dabei allseitig verbreitert, die Herzkonturen zeigen keine Demarkation der Herzhöhlen und großen Gefäße (**Abb. 3-70A**). Die Herzkontur kann beidseitig bogenförmig vorgewölbt sein. Die Lungendurchblutung ist reduziert, die Lungengefäße sind kleinkalibrig. Wegen der Einflußstauung ist die Vena cava superior dilatiert, d.h. das Mediastinum ist verbreitert. In seitlicher Projektion kann das epikardiale Fett als sichelförmige transparente Struktur zwischen Perikarderguß und Epikard sichtbar sein.

Die *Echokardiographie* stellt auch geringe Flüssigkeitsmengen als echofreien Raum zwischen Epikard und Perikard dar (**Abb. 3-70B**). Die Flüssigkeit ist im Bereiche der Hinterwand meist ausgedehnter als anterior.

Computertomographie und *Magnetresonanz-Tomographie* stellen die Flüssigkeitsansammlung zwischen Epikard und Perikard anatomisch genau dar (**Abb. 3-70C**).

Eine *Perikardtamponade* entsteht bei ausgedehntem Perikarderguß. Ätiologisch verantwortlich sind die infektbedingte und die unspezifische Entzündung, akute rheumatische Perikarditis, Perikard- und Herztumoren, Perforation der Ventrikelwand, Thoraxtrauma, Antikoagulantienblutung und Perforation eines Aortenaneurysmas. Durch Ansammlung von großen Mengen Flüssigkeit im Perikard können sich die Ventrikel in Diastole nicht mehr adäquat ausdehnen. Diese Einschränkung der diastolischen Füllung der Ventrikel führt zu einer Erhöhung des pulmonal-venösen und systemisch venösen Drucks und zu einer Reduktion des Schlagvolumens mit Reduktion des Pulsdrucks.

Die *Echokardiographie* stellt notfallmäßig die Dia-

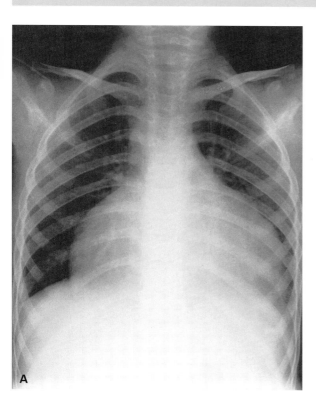

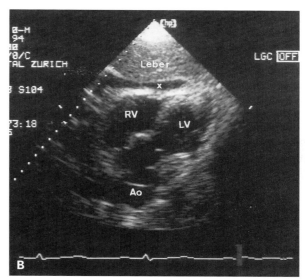

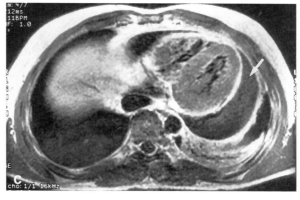

Abb. 3-70: Perikarditis. **(A)** Thorax d. v. bei Hämophilus-influenzae-Perikarditis. Kardiomegalie, Lungendurchblu-tung reduziert, Vena cava superior erweitert. **(B)** Subkosta-ler Schnitt (x Perikarderguß). **(C)** Axiale MRT, T1-gewich-tete Spinechosequenz, mit Nachweis eines großen, vorwie-gend hinter dem linken Ventrikel gelegenen Perikardergus-ses.

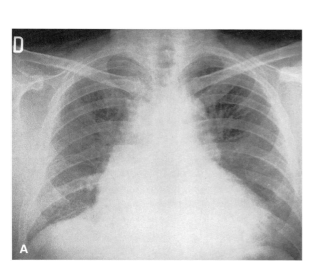

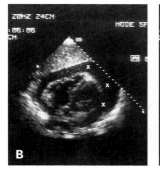

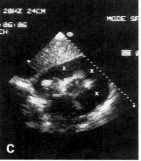

Abb. 3-71: Perikardtamponade. **(A)** Thorax v. d., liegend, bei Patient mit Antikoagulantienblutung. Kardiomegalie, oligaemie der Lungenzirkulation. **(B, C)** Subkostale 2D-Echokardiographieschnitte mit Darstellung eines zirkulären Perikardergusses. Beachte den diastolischen Kollaps **(C)** der rechtsseitigen Herzhöhlen. **(B)** Vorangehende Systole.

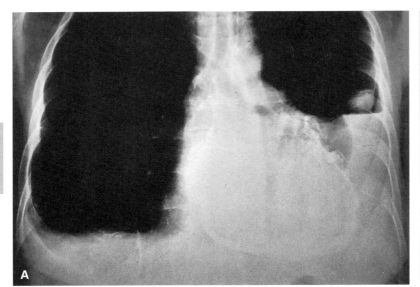
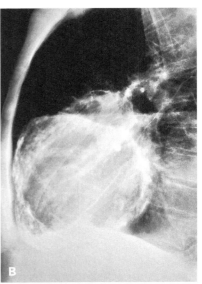

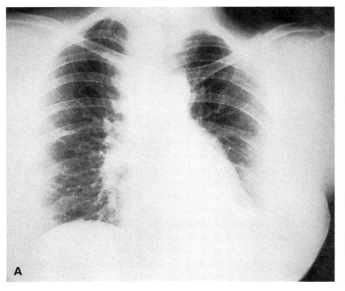

Abb. 3-72: Konstriktive Perikarditis. **(A, B)** Thorax d. v./d. s. Schalenförmige Verkalkungen des Perikards. Seropneumothorax links. **(C)** Transösophagealer Vierkammerschnitt. Beachte die Wandverdickung im Bereich des RA und RV.

Abb. 3-73: Perikarddefekt. **(A)** Thorax d. v., mit Mediastinalverlagerung zur linken Seite und auffälliger Herzkontur im Bereich des Arcus aortae und des Truncus pulmonalis. **(B)** Parasternaler Längsschnitt. Beachte die angedeutete Luxation der Herzspitze (x).

▼

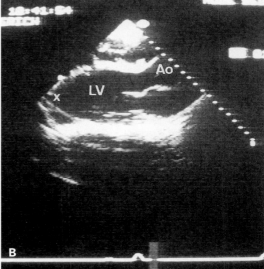

gnose und ermöglicht die gezielte Punktion zur Drainage (**Abb. 3-71**).

Bei Tamponade ist diastolisch ein Kollaps des rechten Vorhofs oder rechten Ventrikels vorhanden. Als Zeichen der Einflußstauung sind Vena cava inferior und Lebervenen erweitert.

Chronisch konstriktive Perikarditis

Die Pericarditis constrictiva ist am häufigsten durch Tuberkulose bedingt, sie kann Folge einer akuten Perikarditis infektiöser Genese sein oder nach intraperikardialer Blutung auftreten. Das Perikard ist verdickt und fibrös und kann verkalkt sein (Panzerherz). Infolge Narbenbildung können sich die Ventrikel in Diastole nicht vollständig ausdehnen. Das rechte Herz ist besonders betroffen, wodurch es zur Einflußstauung kommt.

Radiologisch ist die Herzgröße normal oder sogar klein, nicht selten auch vergrößert. Schalenförmige Verkalkungen des Perikards werden in rund der Hälfte der Fälle gefunden. Sie liegen bevorzugt in den Fugen zwischen Vorhöfen und Kammern, im Ventrikelbereich und diaphragmal meist über dem rechten Ventrikel. Das Vorliegen einer Verkalkung bedeutet nicht unbedingt Konstriktion (**Abb. 3-72A, B**).

Echokardiographisch ist die Perikardverdickung und die langsame diastolische Füllung des Ventrikels zu erkennen. Der Ausstrom aus den Lebervenen in das rechte Herz ist verkürzt (**Abb. 3-72C**).

Perikarddefekt

Das kongenitale Fehlen des Perikards führt zu charakteristischen radiologischen Befunden: Die Herzkontur ist bogenförmig nach links ausladend, der linke Ventrikel zeigt große Bewegungsamplituden (**Abb. 3-73**).

Perikardzysten, Perikarddivertikel

Perikardzysten sind flüssigkeitsgefüllte Raumforderungen, meist im rechten Herz-Zwerchfellwinkel gelegen. Es besteht keine Beziehung zum Herzbeutel. Perikarddivertikel kommen durch Narbenzug oder abgekapselte Perikardergüsse zustande; sie liegen über dem rechten Vorhof oder im linken Herzzwerchfellwinkel.

Radiologisch kommen sie als scharf begrenzte Verschattungen, abgegrenzt von der Herzkontur zwischen der Lunge lateral, der Thoraxwand anterior und dem Herz medial zur Darstellung. *Echokardiographie* und *Computertomographie* stellen die flüssigkeitsgefüllte Raumforderung direkt dar (**Abb. 3-74**). Differentialdiagnostisch kommen vor allem peri- und parakardiale Fettbürzel und Lipome in Betracht.

Abb. 3-74: Perikardzyste. (**A**) Thorax d. v., große scharfbegrenzte kardiophrenische Raumforderung. (**B**) Apikale Vierhöhlendarstellung der Perikardzyste (X). Beachte die Impression der rechten Vorhofswand.

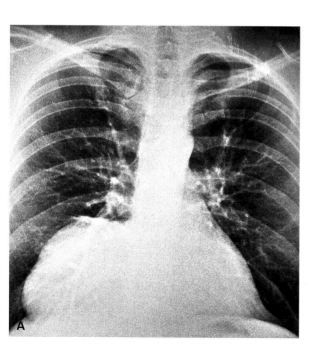

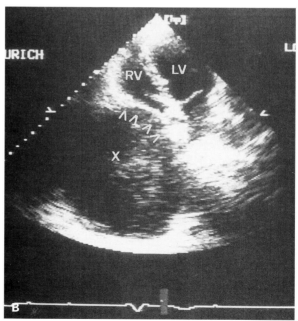

Nuklearmedizin

G. K. von Schulthess

Die nuklearmedizinische Herzdiagnostik verfügt heute über ein breites Spektrum von Untersuchungsmethoden. Die häufig verwendeten Methoden sind die Herzinnenraum-Szintigraphie und die Myokardperfusionsszintigraphie. Weniger Verwendung findet heute die Infarktdiagnostik mit Tc-Pyrophosphat, das sich in infarziertem Gewebe anlagert. Neu ist die Transplantat-Abstoßungs-Diagnostik mit markierten monoklonalen Antimyosinantikörpern und die Diagnostik des «hibernating myocardium» mittels PET.

Herzinnenraum-Szintigraphie

Die Herzinnenraum-Szintigraphie kann als Bolus-Methode zur Beurteilung der ersten Passage der Aktivität oder als «steady state»-Methode durchgeführt werden. Die letztere ist unter dem Namen EKG-gesteuerte Herzinnenraum-Szintigraphie oder *Radionuklidventrikulographie* (RNV) bekannt und ist eine Methode zur Messung der Herz-Auswurffraktion sowie zur Beurteilung der regionalen Wandmotilität. Mittels inaktiven Pyrophosphats werden die Erythrozyten in vivo oder in vitro so vorbereitet, daß eine nachfolgende Injektion (etwa 10 Minuten später) von TcO_4^- (Pertechnetat, dem Generatoreluat) die Erythrozyten in vivo markiert. Wird die Aktivität unter gleichzeitiger Bildaufzeichnung im Computer injiziert, resultiert eine sogenannte Erstpassage-(«first pass») Untersuchung (die im Prinzip auch mit jedem anderen Tc-Radiopharmakon durchgeführt werden kann).

Nach Gleichverteilung der Aktivität im Blutpool («steady state») wird die EKG-gesteuerte Herzinnenraum-Szintigraphie folgendermaßen durchgeführt: Der Computer mißt vorerst das mittlere RR-Intervall des Patienten. Anschließend definiert er bei einer vorbestimmten Anzahl von Bildern pro Herzzyklus die Aufnahmezeit pro Bild T (z. B. 20 Bilder, d. h. je 50 ms Aufnahmezeit bei einem RR-Intervall von 1000 ms). Durch ein vom QRS-Komplex des Patienten abgeleitetes EKG-Steuersignal wird die Aufnahme gestartet und dann während des ersten Zeitabschnittes T die Information der Gammakamera in ein erstes Bild im Computer abgelegt, während des zweiten Zeitabschnittes T in ein zweites Bild usw. Beim nächsten QRS-Komplex führt das Steuersignal dazu, daß die Informationsablage wieder im ersten Bild beginnt usw. Nach etwa 200 bis 500 Herzschlägen besteht dann im Computer eine Summenbildserie, die einen einzigen Herzzyklus darstellt. Die Summation ist notwendig, weil die injizierte Akti-

vität (etwa 800 MBq) nicht genügend groß ist, um eine Bildserie innerhalb eines einzigen Herzschlages aufzunehmen.

Im Filmablauf abgespielt, werden die Daten erstens visuell auf Wandmotilitätsstörungen untersucht, zweitens wird die *Auswurffraktion* (EF = ejection fraction) mittels der ROI-(region of interest)Technik aus den Zerfällen innerhalb einer end-diastolischen (EDC = enddiastolic counts), einer end-systolischen (ESC = endsystolic counts) und einer Hintergrund-ROI (BC = background counts) bestimmt (**Abb. 3-75**). Die Auswurffraktion berechnet sich aus enddiastolischem (EDV) und endsystolischem Volumen (ESV) wie folgt:

$$EF = \frac{EDV - ESV}{EDV} = \frac{EDC - B - (ESC + B)}{EDC - B} = \frac{EDC - ESC}{EDC - B}$$

Die Auswurffraktion ist ein gutes Maß für die Herzfunktion und ein wichtiger Prädiktor. Sie ist unabhängig von der Körpergröße des Patienten, variiert aber mit Alter, Geschlecht und der Herzfrequenz. EF-Bestimmungen können unter Ruhebedingungen und – im Gegensatz zur Sonographie – unter fahrradergometrischer Belastung durchgeführt werden. Eine unter Belastung gleichbleibende oder absinkende Auswurffraktion ist als pathologisch zu werten. Die EF hat sich als sehr sensitiver Parameter zur Diagnose einer Kardiopathie etabliert (EF < 30% nach Myokardinfarkt = Mortalität 50% innerhalb eines Jahres). Neben der EF können auch regionale, z. B. sektorielle Auswurffraktionen bestimmt werden. Sie erlauben eine quantitative Beurteilung auch regionaler Wandmotilitätsstörungen.

Myokardperfusionsszintigraphie

Die Myokardperfusionsszintigraphie ist das wichtigste nuklearmedizinische herzdiagnostische Verfahren. In den siebziger Jahren entwickelt, verwendet sie Thallium-201 als Radionuklid; da Thallium weder eine optimale Gamma-Energie noch eine sehr günstige Halbwertszeit hat und damit eine relativ hohe Strahlenbelastung verursacht, wurde seit langem nach Ersatzpräparaten gesucht. Seit kurzem stehen nun auch Tc-Radiopharmaka, wie das Tc-MIBI (Methoxy-Isobutyl-Isonitril) zur Verfügung.

TI- und Tc-MIBI-Untersuchungen werden folgendermaßen durchgeführt: Der Patient wird fahrradergometrisch oder auch pharmakologisch (mit Dipyridamol oder Adenosin) belastet, bis ein fahrradergometrisches Kriterium zum Abbruch der Belastung erreicht ist. Zu diesem Zeitpunkt wird das Radionuklid injiziert (TI: 80–120 MBq; Tc-MIBI: 600–800 MBq) und

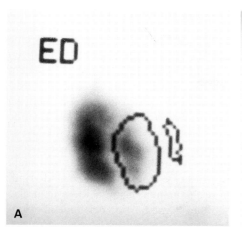

A

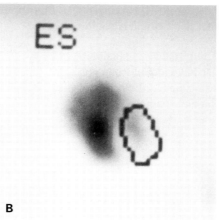

B

Abb. 3-75: Ausgewertete Daten einer Herzinnenraumszintigraphie. **(A)** Enddiastole mit ED- und «Background»-ROI. **(B)** Endsystole mit ES-ROI. **(C)** Ventrikuläre Volumenkurve (Fourier-gefiltert). **(D)** Regionale Auswurffraktionen.

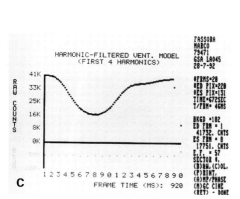

C

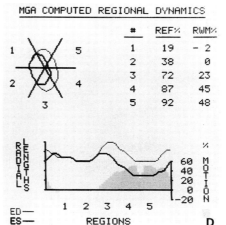

D

der Patient angewiesen, noch ca. eine Minute weiterzuarbeiten. Um die Aussagekraft der Untersuchung zu maximieren, ist eine optimale Belastung und ein Absetzen von Medikamenten wie Nitraten und Betablockern vor der Untersuchung notwendig.

Beim *Thallium* führt eine Ischämie zu einer Minderbelegung, weil einerseits die Na-K-ATPase schlecht funktioniert und so das K-Analog TI schlecht in die Muskelzellen aufgenommen wird. Andererseits liegt eine Minderperfusion vor, und das TI-Angebot ist kleiner als im normalen Myokard. In Infarktarealen ist die Aufnahme von TI wegen fehlender Muskelzellen ebenfalls gering. In der Belastungsuntersuchung zeigt damit die TI-Szintigraphie verminderte Aktivitätsaufnahme bei Ischämien und Infarkten. Zur Unterscheidung von Ischämie- und Infarkt-bedingter Aktivitätsminderbelegung muß zusätzlich zur Belastungsuntersuchung auch eine Ruheuntersuchung durchgeführt werden. Die TI-Ruhe-Untersuchung erfolgt wegen des TI-Aufnahmemechanismus nach Redistribution: das

einmal aufgenommene TI verläßt während der Muskeldepolarisationen die Zellen wieder, zirkuliert und wird erneut aufgenommen. So kann 4 bis 5 Stunden nach der Belastungsuntersuchung die Ruheuntersuchung durchgeführt werden, denn in dieser Zeit hat das TI durch Redistribution eine den Ruhebedingungen entsprechende Aktivitätsverteilung angenommen.

Das *Tc-MIBI* wird passiv und nicht durch eine Ionenpumpe in die Muskelzellen aufgenommen, dort im Zytosol chemisch umgewandelt und kann dann die Zelle nicht mehr verlassen. Dieser Aufnahmemechanismus ist in weiten Bereichen proportional zur Perfusion, und Muskelzellen nehmen die Substanz sehr viel besser auf als Narbengewebe. Das Aktivitätsverteilungsmuster von Tc-MIBI gleicht daher demjenigen des TI. Wegen des von TI verschiedenen Aufnahmemechanismus gibt es bei Tc-MIBI jedoch praktisch keine Redistribution, und eine Ruheuntersuchung mit einer zweiten Injektion von Tc-MIBI muß durchgeführt werden. Die Reihenfolge der Ruhe- und

Belastungsuntersuchung ist bei Tc-MIBI irrelevant, wesentlich ist, daß die Aktivität der Erstuntersuchung abgeklungen ist.

Für beide Untersuchungen gilt, daß bei gleichbleibendem Defekt in der Aktivitätsbelegung in Ruhe und unter Belastung der Patient an einem Infarkt leidet, normalisiert sich die Aktivität im fraglichen Bezirk unter Ruhebedingungen, handelt es sich um eine Ischämie **(Abb. 3-76)**.

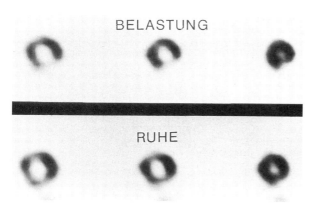

Abb. 3-76: Tomographische Kurzachsenschnitte (senkrecht zur langen Herzachse) einer Tc-MIBI-Myokardperfusions-szintigraphie unter Belastung mit inferiorem Aktivitätsdefizit (obere Reihe), welches bei Injektion unter Ruhebedingungen praktisch nicht mehr vorhanden ist (untere Reihe). Es handelt sich um einen typischen Ischämiebefund.

Positronenemissionstomographie

Es hat sich in den letzten Jahren gezeigt, daß eine Aktivitätsminderbelegung unter Ruhebedingungen nicht immer einem Infarktareal entspricht, sondern daß in diesem Bereich noch vitale Muskelzellen vorhanden sein können. Wenn sie chronisch-ischämisch sind, gewinnen die Zellen ihre metabolische Energie vorwiegend anaerob durch Verbrennung von Glukose statt von Fettsäuren. Obwohl die Zellen so am Leben bleiben, erlaubt es der reduzierte Stoffwechsel nicht mehr, daß die Muskelzellen kontrahieren und damit ihrer Funktion nachkommen: auch in Ruhe liegt also eine Wandmotilitätsstörung wie bei einem Myokardinfarkt vor. Man nennt diesen Zustand des Herzens das *«hibernating myocardium»* (winterschlafendes Herz). Ein ähnlicher Zustand wird nach Reperfusion nach einem Myokardinfarkt beobachtet und als «stunned myocardium» («aufgeschrecktes Myokard») bezeichnet. Die einzige Untersuchungsmethode, die die Diagnose des «hibernating myocardium» mit hoher Treffsicherheit zu stellen vermag, ist die Positronenemissionstomographie (PET), obwohl in einem gewissen Prozentsatz auch Thallium bei Ruhe-Injektion und verzögerter Bildgebung nach mindestens 60 Minuten noch vitales Gewebe identifizieren kann.

Bei der Herz-PET-Untersuchung wird dem Patienten vorerst eine Glukoselast (50 g Glukose p.o.) verabreicht; das Herz wird dadurch vollständig auf Glukosemetabolismus umgeschaltet. Dann wird beim Patienten eine Untersuchung mit ^{82}Rb oder ^{13}NG$_3$ durchgeführt, die beide Positronen-strahlende Perfusi-

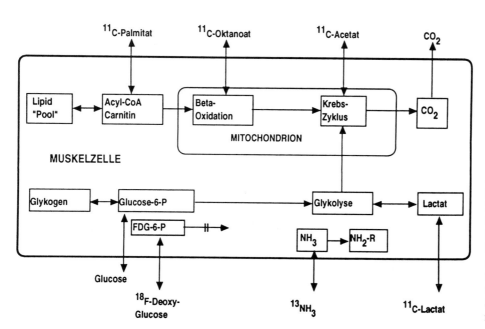

Abb. 3-77: Schematische Darstellung wichtiger metabolischer Prozesse, die in einer Muskelzelle ablaufen. Die außen angegebenen Substanzen wurden mit Positronenstrahlern markiert und können so verwendet werden, um verschiedene Stoffwechselvorgänge zu markieren.

onsmarker sind. Wegen der kurzen Halbwertszeit der dabei verwendeten Nuklide kann eine Untersuchung mit Fluorodeoxyglucose (FDG) gleich anschließend durchgeführt werden. FDG ist ein idealer Marker des Glukose-Metabolismus, weil es in die Zelle aufgenommen und in FDG-6P umgewandelt wird; eine 1-Phosphorilierung oder der Einbau in Glycogen findet aber nicht statt (**Abb. 3-77**). Da die 1-Phosphorylase die Rate des Glukosemetabolismus kontrolliert, stellt die Aufnahme ausschließlich die Aktivität dieses Enzyms dar. Eine quantitative Analyse der Daten ist damit möglich, weil die Biochemie des FDG durch ein einfaches Modell beschrieben werden kann. Das normale Myokard speichert bei unauffälligem Perfusionsbild nach Glukoselast homogen FDG, ein Infarktareal dagegen speichert bei reduzierter Perfusion kein FDG und erscheint als «match» der Minderspeicherung. Ein «hibernating myocardium» zeigt eine normale bis gesteigerte FDG-Aufnahme bei gleichzeitiger Minderperfusion und wird damit wie die Lungenembolie als ein «mismatch» zweier Szintigramme identifiziert (**Abb. 3-78**).

Wie die nuklearmedizinischen Perfusionsuntersuchungen zur Identifikation ischämischer Areale wichtig sind, ist die Identifikation des «hibernating myocardium» wichtig, um sicherzustellen, daß bei einer Intervention (Bypass oder Ballon-Dilatation) nur vitales Muskelgewebe revaskularisiert wird.

Klinische Indikationen

Die nuklearmedizinischen Methoden haben sich in der Diagnose der *koronaren Herzkrankheit* (KHK) sowie beim Ischämienachweis bei bekannter KHK in den letzten 15 Jahren fest etabliert. Bei der Diagnose der koronaren Herzkrankheit spielen die nuklearkardiologischen Verfahren bei derjenigen Patientengruppe eine Rolle, bei welcher der Nachweis oder Ausschluß der KHK aufgrund der Anamnese und der Ergometrie nicht gelingt. Hat ein Patient die typischen Symptome der Angina pectoris und ist die Ergometrie positiv, so ist die Wahrscheinlichkeit, daß der Patient an einer KHK leidet, über 90%. Umgekehrt ist bei fehlenden Symptomen und einer unauffälligen Ergometrie die Wahrscheinlichkeit einer KHK unter 10%. Bei Patienten, bei denen entweder die Klinik positiv und die Ergometrie negativ ist oder die Klinik negativ und die Ergometrie positiv, ist die Prävalenz der KHK jedoch nur 30 bis 50%. In diesen Situationen können die nuklearkardiologischen Verfahren die Wahrscheinlichkeit des Vorhandenseins einer KHK auf 85 bis 90% steigern oder wieder unter 10% reduzieren. Dazu wird heute primär eine Myokardperfusionsszintigraphie durchgeführt, die im Vergleich zur Radionuklidventri-

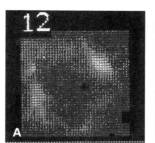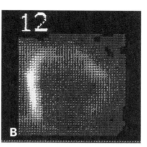

Abb. 3-78: Horizontale Kurzachsenschnitte mit FDG- (**A**) und Rubidium-PET (**B**) bei einem Patienten mit schwerer koronarer Herzkrankheit. Während die Perfusion nur noch hoch lateral adäquat ist, ist der Glucosemetabolismus auch im Septum intakt. Das Septum zeigt damit das typische Bild eines «hibernating myocardium».

kulographie eine höhere Spezifität aufweist. Bis vor kurzem wurde die RNV als die sensitivere, aber unspezifischere Methode betrachtet; neue Ergebnisse mit modernsten SPECT-Kameras zeigen jedoch auch für die Perfusionsmethoden eine mit der RNV vergleichbare Sensitivität.

Die Myokardperfusionsszintigraphie wird auch bei Patienten mit etablierter KHK eingesetzt, insbesondere, wenn der Patient einen Herzinfarkt erlitten hat. In dieser Situation stellt sich bei geplanter Revaskularisation oder Ballondilatation oft die Frage, ob eine Restischämie vorliegt oder das ganze gefährdete Myokardareal schon infarziert ist. Wird mittels Perfusionsszintigraphie eine Restischämie gefunden, ist eine Revaskularisation sinnvoll. Im andern Fall ist sie möglicherweise nicht indiziert, da dann nur Narbengewebe revaskularisiert wird. Wie aber besprochen, muß aber davon ausgegangen werden, daß nicht alle in der Perfusionsszintigraphie als Infarkt erscheinende Gebiete aus Narbengewebe bestehen, sondern daß «hibernating» oder «stunned myocardium» vorliegen kann. In dieser Situation ist eine PET- oder eine Thallium-Untersuchung mit verzögerten Aufnahmen nach Reinjektion indiziert.

Serielle nuklearkardiologische Bestimmungen der Auswurffraktion werden zur Beurteilung der Toxizität von gewissen Chemotherapeutika (Adriamycin) durchgeführt. Ein Absinken der EF ist ein Zeichen dafür, daß die zulässige Gesamtdosis erreicht ist. Dasselbe gilt bei Patienten mit Aorteninsuffizienz. Sinkt die EF ab, ist der Zeitpunkt zur chirurgischen Intervention gekommen.

Weiterführende Literatur

Zaret B. L., Beller G. A.: Nuclear cardiology: State of the art and future directions. St. Louis, Mosby, 1993.

3.
Kardio-
vaskuläres
System

Aorta und periphere Arterien

Ch. Zollikofer

Anatomie

Aorta thoracica

Die Aorta thoracica kann in vier Abschnitte eingeteilt werden:

1. Aortenwurzel mit Sinus Valsalvae
2. Aorta ascendens anschließend an die Sinus bis kurz vor Abgang der großen Halsgefäße (etwa auf Höhe der Knochenknorpelgrenze der 2. Rippe)
3. Aortenbogen mit Isthmus bis etwa auf Höhe Unterrand des 4. Thorakalwirbels (Isthmus = Aorta zwischen Abgang der linken A. subclavia und Ligamentum arteriosum). Eine leichte Ausbuchtung an der Innenseite des Aortenbogens distal des Abganges der linken A. subclavia entspricht dem rückgebildeten Infundibulum des Ductus arteriosus. Selten ist dies Ausbuchtung sehr ausgeprägt, d. h. es liegt ein Ductus-Divertikel vor.
4. Aorta descendens ab Unterrand des 4. Thorakalwirbels bis zum Durchtritt durch das Diaphragma. Sie gibt die paarigen Interkostalarterien sowie 2 bis 4 Bronchialarterien auf Höhe Th3 bis Th8 ab.

Die Aorta entspringt am Anulus der Aortenklappe, ca. auf Höhe des 8. bis 9. Thorakalwirbels, knapp links der Mittellinie. Die Aorta ascendens steigt nach rechts oben und zieht etwa auf Höhe des 5. Thorakalwirbels in einem Bogen schräg nach links hinten, um paravertebral in die Aorta descendens überzugehen. Die Aorta thoracica ist vorwiegend an drei Punkten fixiert: an der Aortenklappe, an den brachiocephalen Gefäßen und dem Ligamentum arteriosum und am Hiatus diaphragmaticus. Im Bereich des Aortenbogens entspringen die großen Halsgefäße normalerweise in der Reihenfolge Truncus brachiocephalicus, linke A. carotis communis und linke A. subclavia.

Die Aorta thoracica ist als mediastinale Struktur in der *Thoraxaufnahme* des Jugendlichen nur dort erkennbar, wo sie lufthaltigen Strukturen, wie Lunge und Trachea oder dem kontrastgefüllten Ösophagus benachbart ist. Erweiterung und Elongation im Alter (Aortensklerose), Verkalkungen der Arterienwand, krankhafte Veränderungen oder Trauma können die Aortensilhouette besser sichtbar machen.

Auf der *dorso-ventralen Thorax-Aufnahme* (**Abb. 3-79A, B**) ist die Aorta ascendens beim jugendlichen Patienten häufig durch den Cavaschatten überlagert und erst beim älteren Patienten gut zu sehen. Vom Aortenbogen ist nur der Teil unmittelbar nach Abgang der linken A. subclavia erkennbar. Die links-laterale Wand der Aorta descendens ist gegen das Lungengewebe gut abgrenzbar; bei jüngeren Individuen etwa bis Mitte Thorax – wo sie mit der linken Paravertebrallinie verschmilzt – bei älteren Patienten mit elongierter Aorta bis auf Zwerchfellhöhe. Der anteromediale Aortenbogen und die Aorta descendens verlaufen normalerweise parallel dem Ösophagus, resp. dem azygo-ösophagealen Rezessus. Die brachiozephalen Gefäße sind in der p.-a.-Projektion kaum zu erkennen, außer bei verkalkter Wand oder bei gewundenem Verlauf resp. aneurysmatischer Erweiterung des Truncus brachio-cephalicus und seiner Äste, die sich als rechts mediastinale Raumforderung auf Höhe des Manubrium sterni und der Clavicula manifestiert (**Abb. 3-79C, D**). Der Aortenbogen imprimiert die Trachea leicht von links und verdrängt sie besonders beim älteren Patienten. Diese Landmarke ist äußerst wichtig zur Seitenlokalisation des Aortenbogens. Zudem findet sich auf Höhe des Aortenbogens auch eine leichte Impression am Ösophagus.

Auf der *seitlichen Thorax-Aufnahme* (**Abb. 3-80**) ist die Aorta ascendens in ihrem extraperikalen Verlauf deutlich gegen die rechte Lunge bis zum Truncus brachiocephalicus sichtbar. Die äußere Kontur des Aortenbogens ist erst nach Abgang der linken A. subclavia gegen die linke Lunge abgrenzbar. Die Aorta descendens ist bei jüngeren Individuen nur im proximalen Bereich zu erkennen. Bei elongierter, gewundener Aorta oder verkalkter Aortenwand ist die Aorta descendens weit nach distal zu verfolgen. Die anteromediale Wand des hinteren Aortenbogens und der Aorta descendens grenzen wiederum an den Ösophagus.

Entsprechend dem Verlauf von rechts vorne nach links hinten ist die steile *linksanteriore Schrägprojektion* (**Abb. 3-81**) am geeignetsten für eine überlagerungsfreie Darstellung des Aortenbogens und seiner großen Äste.

Im Aortogramm hat die Aorta ascendens einen gleichbleibenden Durchmesser von etwa 25 bis 30 mm beim jungen Erwachsenen. Der Aortenbogen reduziert sein Lumen nach Abgabe der großen Halsgefäße um etwa ein Drittel gegenüber der Aorta ascendens. Der Durchmesser der thorakalen Aorta nimmt mit zunehmendem Alter zu.

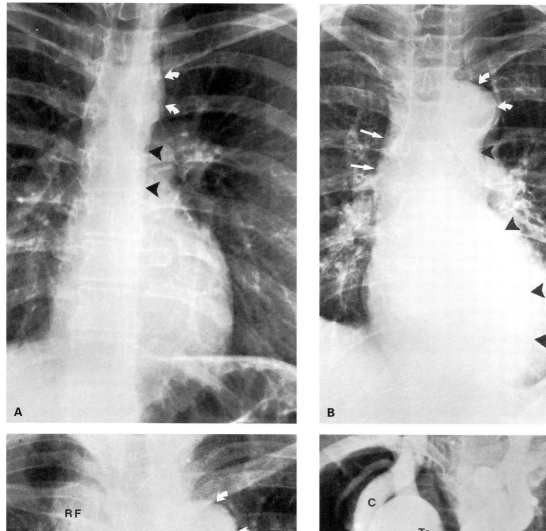

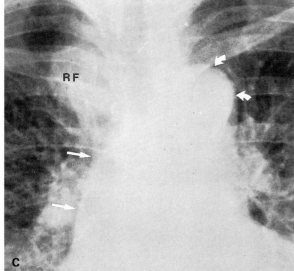

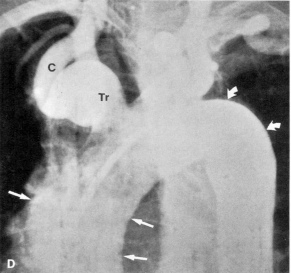

Abb. 3-79: Thorax d. v. **(A)** Jugendlicher Patient: Die Aorta ascendens ist kaum zu sehen. Aortenbogen deutlich erkennbar (weiße gebogene Pfeile). Laterale Wand der Aorta descendens nur bis Mitte Thoraxhöhe erkennbar (schwarze Pfeilspitzen). **(B)** Älterer Patient: Aorta ascendens als leichtgebogene, rechte Mediastinalbegrenzung gut erkennbar (weiße gerade Pfeile). Aortenbogen verkalkt (weiße gebogene Pfeile). Durch die Elongation ist die laterale, linksseitige Begrenzung der Aorta bis zum Zwerchfell erkennbar (schwarze Pfeilspitzen). **(C, D)** Vorgetäuschte Raumforderungen im rechten oberen Mediastinum (RF) durch stark elongierten, gewunden verlaufenden Truncus brachiocephalicus (Tr) sowie elongierte und gewunden verlaufende A. carotis rechts (C). Aorta ascendens (gerade Pfeile) deutlich erkennbar.

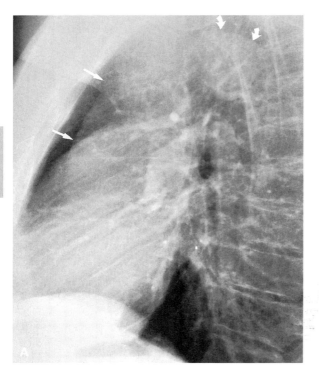

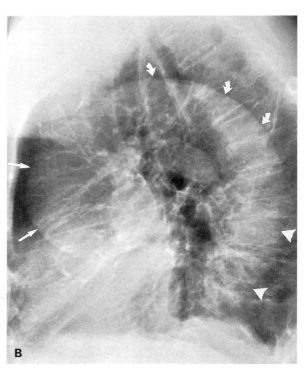

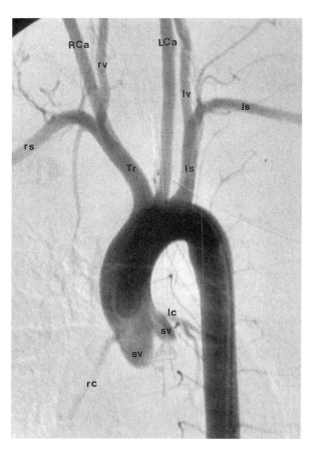

Abb. 3-80: Thorax d. s. **(A)** Jugendlicher Patient: Nur die Aorta ascendens (Pfeile) und Teile des Aortenbogens (gebogene Pfeile) sind sichtbar. **(B)** Älterer Patient mit stark elongierter Aorta: Durch die Elongation und Wandverkalkungen ist der gesamte Verlauf der Aorta ascendens (gerade Pfeile) des Aortenbogens (gebogene Pfeile) und der Aorta descendens (Pfeilspitzen) erkennbar.

Abb. 3-81: Angioanatomie der Aorta thoracalis (Aortographie in linksanteriorer Schrägprojektion). rc rechte Koronararterie, lc linke Koronararterie, sv Sinus valsalvae, Tr Truncus brachiocephalicus, rs rechte A. subclavia, ls linke A. subclavia, RCa rechte A. carotis, LCa linke A. carotis, rv rechte A. vertebralis, lv linke A. vertebralis.

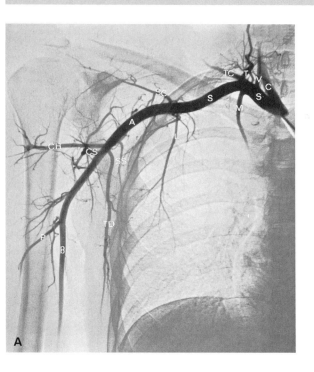

A

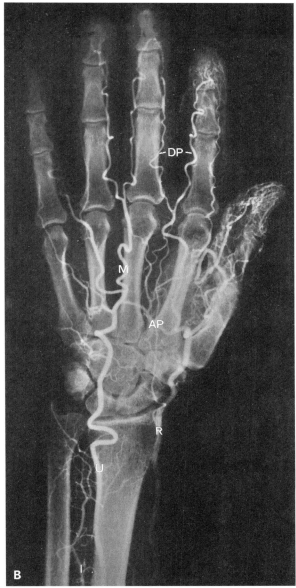

B

Obere Extremitäten

Die Extremitätenarterien sind außer bei Wandverkalkungen, arteriosklerotischer Erweiterung oder
Schlängelung in der proximalen Subclavia resp. Truncus brachiocephalicus in nativen Röntgenbildern nicht
zu erkennen.

Die *A. subclavia* entspringt rechts aus dem Truncus
brachocephalicus und links direkt aus dem Aortenbogen. Sie reicht beidseits bis zum lateralen Ende der
1. Rippe. Der erste große Ast der A. subclavia ist
die A. vertebralis. Die weiteren größeren abgehenden
Äste sind der Truncus thyreocervicalis, die A. mammaria interna und der Truncus costocervicalis.

Die *A. axillaris* ist die direkte Fortsetzung der
A. subclavia, sie beginnt am äußeren Rand der
1. Rippe und geht lateral des unteren Randes des Musculus teres major in die A. brachialis über. Die wichtigsten Äste sind der **Abb. 3-82A** zu entnehmen.

Die *A. brachialis* endet in der Regio cubiti und
gibt als wichtigsten Ast die A. profunda brachii ab
(**Abb. 3-82A**).

Im Ellbogenbereich teilt sich die A. brachialis in
die *A. radialis* und *A. ulnaris,* welche ihrerseits die
A. interossea abgibt.

A. radialis und ulnaris formen distal den tiefen und
oberflächlichen *Hohlhandbogen* (**Abb. 3-82B**). Die
Ausbildung der beiden Hohlhandbogen ist oft unterschiedlich stark ausgeprägt, der eine oder andere kann
auch ganz fehlen. Normalerweise gibt der oberfläch-

Abb. 3-82: Angioanatomie der oberen Extremitäten (Schul-
ter/Arm-Angiographie. (**A**) Schulter-Oberarmbereich. A Arteria axillaris, B Arteria brachialis, C Arteria carotis communis, CH Arteria circumflexa humeri posterior, CS Arteria circumflexa scapulae, L Arteria thorakalis lateralis,
M Arteria mammaria interna, P Arteria profunda brachii,
S Arteria subclavia, SC Arteria suprascapularis, SS Arteria
subscapularis, T Truncus thyreocervicalis, TC Arteria trans-
versa colli, TD Arteria thorakodorsalis, V Arteria vertebralis. (**B**) Handarteriographie. AP Arcus profundus (ein
eigentlicher superficialer Arcus ist nicht ausgebildet),

liche Hohlhandbogen die Aa. digitales palmares communes ab, die sich in die Aa. digitales propriae aufteilen. Der tiefe Hohlhandbogen gibt die A. metacarpalia palmaris ab, die Verbindungen zu den Aa. digitales communes abgeben. Der Daumen wird über die A. princeps pollicis und die A. radialis versorgt.

Kongenitale *Varianten* sind:
– separater Abgang der rechten A. subclavia vom distalen Aortenbogen, sog. A. lusoria (ca. 1%)
– Abgang der linken A. vertebralis direkt von der Aorta (ca. 5%)
– hohe Aufzweigung in A. radialis und ulnaris, sehr selten auf Höhe der A. axillaris und selten auf Höhe des Oberarmes
– am Unterarm abnorm starke Entwicklung oder Hypoplasie einer der Hauptarterien.

Aorta abdominalis

Die Bauchaorta ist auf der *Abdomenleeraufnahme* nur bei Vorliegen von Verkalkungen erkennbar. Bei ausgeprägten Verkalkungen wird der ganze Verlauf und die Weite der Aorta übersehbar, u. U. bis in die Beckengefäße (**Abb. 3-83**). Bei stärkerer Sklerose können auch die großen abgehenden Äste der Aorta abdominalis sichtbar werden. Die Aorta abdominalis beginnt am Durchtritt durch das Diaphragma und endet an der Bifurkation in die Beckengefäße (etwa L4). Die Aorta liegt meist direkt vor oder leicht links von der Wirbelsäule. Ihre normale Weite mißt etwa 25 mm auf Höhe des Zwerchfells und 15 mm oberhalb der Bifurkation, mit einer deutlichen Kaliberreduktion unterhalb der Nierenarterien.

Die Hauptäste der Aorta abdominalis von proximal nach distal sind der Truncus coeliacus, die A. mesenterica superior, die Nierenarterien und die A. mesenterica inferior. Der Truncus coeliacus teilt sich klassischerweise in drei Hauptäste, die A. hepatica communis, die A. linealis und die A. gastrica sinistra auf.

Variationen sind relativ häufig, insbesondere der sog. Truncus hepato-mesentericus, bei dem die rechte A. hepatica der A. mesenterica superior entspringt. Die Nierenarterien entspringen etwa 2 cm unterhalb der A. mesenterica superior auf Höhe L1–L2, in etwa 10 bis 20% finden sich multiple Nierenarterien, links häufiger als rechts.

Weitere, teils paarig entspringende Äste der Aorta sind die A. phrenica inferior, die Aa. suprarenales mediales, die Aa. testiculares/ovaricae sowie die paarigen vier Lumbalarterien. Die 5. Lumbalarterie entspringt aus der A. sacralis media, welche aus der terminalen Aorta abdominalis zwischen den Iliakalarterien abgeht.

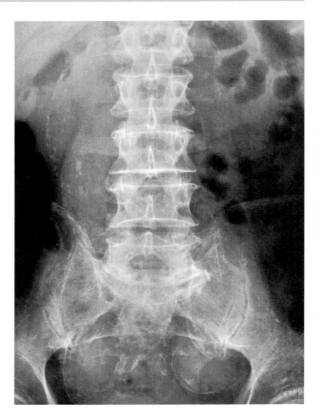

Abb. 3-83: Abdomen-Übersichtsaufnahme: Verkalktes Aortenaneurysma mit Ausdehnung bis in die Beckengefäße. Dank der ausgeprägten Wandverkalkungen ist das Ausmaß des abdominalen Bauchaortenaneurysmas und der aneurysmatischen Erweiterung der Beckengefäße weitgehend zu erkennen.

Angiographisch (**Abb. 3-84**) wird die Aorta abdominalis routinemäßig in a.p.-Projektion dargestellt. Für die genauere Beurteilung der Abgänge der großen viszeralen Äste und der Nierenarterien sind seitliche oder Schrägprojektionen nötig.

Beckenarterien

Die Aorta abdominalis teilt sich gewöhnlich auf Höhe des 4. Lumbalwirbels in die *Aa. iliacae communes*. Diese geben normalerweise keine größeren Äste ab. Ektope Nierenarterien oder die A. iliolumbalis können aus der A. iliaca communis abgehen.

Nach variabler Distanz teilen sich die Aa. iliacae communes etwa auf Höhe von L5–S1 in die *Aa. iliacae externae* und *internae*. Die A. iliaca externa gibt direkt oberhalb des Ligamentum inguinale nach lateral die A. circumflexa profunda und nach medial die A. epigastrica inferior ab. Dies sind wichtige potentielle Kollateralen. Auf Höhe des Ligamentum ingui-

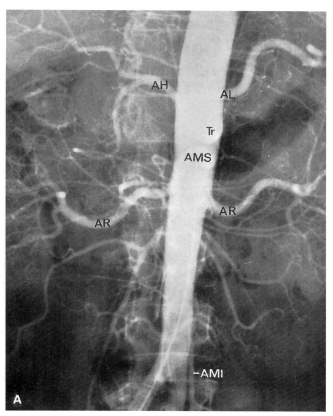

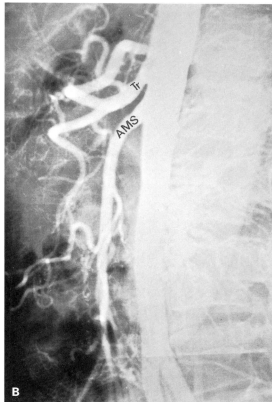

Abb. 3-84: Angioanatomie der Bauchaorta. Aortographie a. p. **(A)** und seitlich **(B)** mit Darstellung der Abgänge der großen Arterien. AMS A. mesenterica superior, AMI A. mesenterica inferior, AR A. renalis, AH A. hepatica, AL A. lienalis, Tr Truncus coeliacus.

nale geht die A. iliaca externa in die *A. femoralis communis* über. Die Äste der A. iliaca interna sind ziemlich variabel und werden am besten in schräger Projektion dargestellt **(Abb. 3-85 B)**. Normalerweise findet sich eine hintere und vordere Gruppe. Die hintere gibt gewöhnlich die A. iliolumbalis nach lateral und 1 bis 2 latero-sakrale Äste ab und setzt sich in die A. glutaea superior fort. Die vordere Gruppe gibt neben den muskulären Ästen der A. glutaea inferior und obturatoria die viszeralen Äste sowie die A. pudenda interna ab.

Untere Extremitäten (Abb. 3-86)

Die *A. femoralis communis* gibt die normalerweise nur schwach ausgebildeten Aa. circumflexae iliae superficiales nach lateral und die A. epigastrica inferior und A. pudenda externa ab. Die A. femoralis communis teilt sich ca. auf Höhe des Femurkopfes in die *A. profunda femoris* und *femoralis superficialis* auf. Die

A. profunda femoris versorgt vor allem den Oberschenkel und dient als wichtige Kollaterale bei Verschlüssen der A. femoralis superficialis. Sie teilt sie in mehrere größere Äste, die A. circumflexa femoris medialis und lateralis (wichtige Kollateralen zu Ästen der A. iliaca interna) sowie in einen absteigenden Ast mit perforierenden und muskulären Ästen. Nicht selten sind Varianten in der Verzweigung der A. femoralis communis, in der Höhe resp. gesonderte Abgänge der A. circumflexa femoris lateralis und medialis.

Die *A. femoralis superficialis* verläuft medial des Femurs und gibt außer der A. genu descendens kurz vor dem Hiatus adductorius keine größeren Äste ab. Beim Durchtritt durch den Hiatus adductorius nach dorsal mündet sie in die A. poplitea. Die *A. poplitea* endet distal unterhalb des Kniegelenkes, wo sie sich in die A. tibialis anterior und den Truncus tibio-fibularis aufteilt. Die A. poplitea gibt als wichtige potentielle Kollateralen nach medial und lateral, die A. genu superiores und inferiores ab, welche ein Kollate-

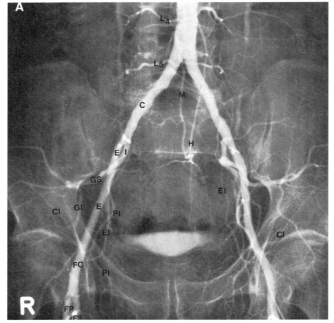

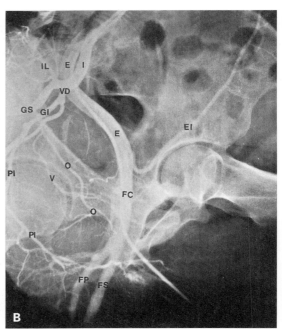

ralnetz (Rete genus) bilden und mit dem Ramus perforans III der A. femoralis profunda und der A. genu descendens in Verbindung stehen.

Die *A. tibialis anterior* verläuft durch die Membrana interossea nach vorne in die vordere Muskelloge und setzt sich distal am Fuß in die A. dorsalis pedis fort. Der *Tractus tibio-fibularis* teilt sich in die A. peronaeae und die meist kräftigere A. tibialis posterior auf. Letztere geht unterhalb des Malleolus medialis in die Aa. plantares mediales und lateralis über. Die A. dorsalis pedis und Aa. plantares pedis versorgen die Fußarkaden.

Abb. 3-85: Angioanatomie der Beckengefäße. (**A**) a. p.-Projektion. (**B**) Schrägprojektion mit selektiver Darstellung der A. iliaca interna. C Arteria iliaca communis, Cl Arteria circumflexa ilii, E Arteria iliaca externa, El Arteria epigastrica inferior, FC Arteria femoralis communis, FP Arteria femoralis profunda, FS Arteria femoralis superficialis, Gl Arteria glutaea inferior, GS Arteria glutaea superior, H Arteria haemorrhoidales superior, I Arteria iliaca interna, IL Arteria iliolumbalis, L4 und L5 Arteriae lumbales 4 und 5, M Arteria sacralis mediana, O Arteria obturatoria, Pl Arteria pudenda interna, V viszerale Äste der vorderen Division, VD vordere Division.

Abb. 3-86: Angioanatomie der unteren Extremitätenarterien. 1 A. femoralis superficialis, 2 A. femoralis profunda, 3 A. circumflexa femoris lateralis, 4 A. genu descendens, 5 A. poplitea, 6 Aa. surales, 7 A. tibialis anterior (auf der rechten Seite Normvariante mit hohem Abgang der A. tibialis anterior aus der mittleren Poplitea), 8 Truncus tibio-fibularis, 9 A. fibularis, 10 A. tibialis posterior, 11 Aa. plantares, 12 A. dorsalis pedis.

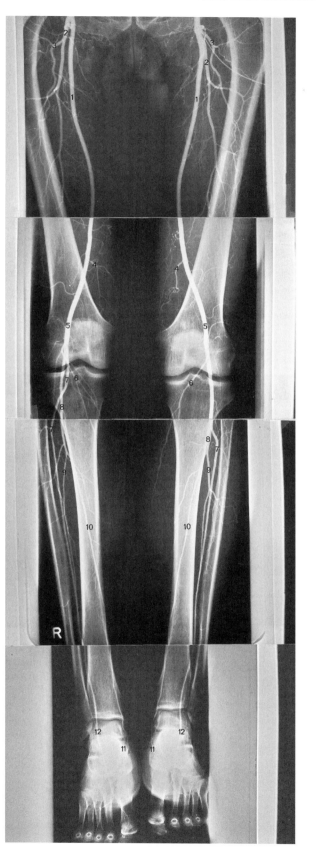

Angiographie

Der Zugang zum arteriellen System wird durch die Klinik bzw. das zu untersuchende Gefäßgebiet bestimmt. Am häufigsten wird wegen ihrer oberflächlichen Lage (leicht zu palpieren und zu komprimieren) die *A. femoralis* in der Inguina als Zugang verwendet. Die Injektion des Kontrastmittels erfolgt entweder direkt über die Punktionsnadel (ipsilaterale Beingefäße) oder über einen perkutan eingeführten Katheter. Verwendet werden dünnwandige Kunststoffkatheter (Polyäthylen, Polyuretan, Nylon) mit möglichst kleinem Außendurchmesser bei genügendem Innendurchmesser. Die Kontrastmittelinjektion erfolgt entweder von Hand (vorwiegend bei der Direktpunktion) oder mit einem Hochdruck-Injektor (Katheterangiographie von Aorta und ihren Ästen, peripheren Gefäßen). Die Injektionsgeschwindigkeit ist jeweils dem Blutfluß anzupassen.

Technik der Arterienpunktion und Kathetereinführung nach Seldinger (Abb. 3-87)

Nach erfolgter Lokalanästhesie und einer kleinen Hautinzision erfolgt die Punktion des Gefäßes. Zur Arterienpunktion werden steife, dünnwandige Hohlnadeln mit Mandrin oder Nadeln verwendet, die mit einer flexileln Kunststoffkanüle versehen sind **(Abb. 3-88 A)**. Die Nadel wird in einem Winkel von etwa 45° vorgeführt, wobei meist die vordere und hintere Arterienwand durchstochen werden. Nach Herausziehen des Mandrins wird die Nadel so weit zurückgezogen, bis ein kräftiger pulsierender Blutstrom durch die Nadel zurückfließt. Bei gutem Rückfluß wird ein Führungsdraht (mit Vorteil ein sog. «J»-Draht, **Abb. 3-87 A**) durch die Hohlnadel in das Gefäßlumen vorgeschoben. Unter gleichzeitiger manueller Kompression der Arterie oberhalb der Punktionsstelle wird die Hohlnadel entfernt und ein Angiographie-Katheter **(Abb. 3-88 B)** über den liegenden Draht an die gewünschte Stelle unter Durchleuchtungskontrolle vorgeschoben. Der Führungsdraht wird entfernt, der Blutrückfluß aus dem Katheter kontrolliert, und der Katheter sorgfältig mit Kochsalz gespült. Nach fluoroskopischer Kontrolle und Einstellung des zu untersuchenden Gefäßsystems wird der Katheter an den Kontrastmittel-Injektor angeschlossen, und die angiographische Aufnahmeserie durchgeführt.

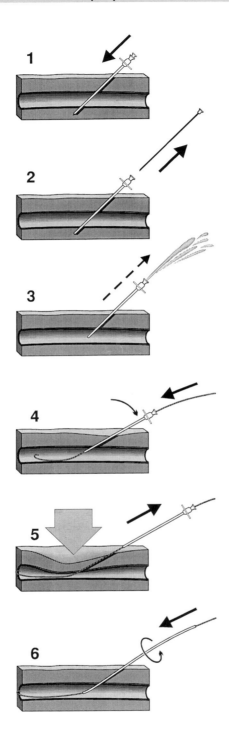

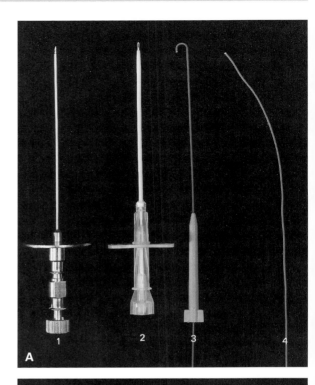

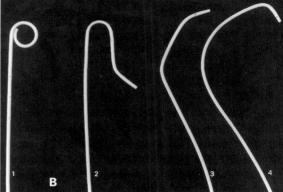

Abb. 3-88: (A) Punktionsnadeln und Führungsdrähte. 1. Klassische dreiteilige Seldingernadel mit Mandrin, 2. Amplatz-Nadel mit vorschiebbarem kurzen Teflonkatheter, 3. «J»-Draht mit kurzer flexibler, gebogener Spitze, 4. Gerader Draht mit langer, sehr weicher Spitze. **(B)** Angiographiekatheter. 1 Pigtailkatheter mit multiplen Seitenlöchern zur Übersichts-Aortographie. Selektive Katheter: 2 «Sidewinder», 3 «Headhunter», 4 «Cobra»-Katheter.

Abb. 3-87: Technik der Arterienpunktion und Kathetereinführung nach Seldinger. 1. Punktion des Gefäßes, 2. Entfernung des Mandrins, 3. Zurückziehen der Nadel bis pulsierender Rückstrom des Blutes aus der Nadel, 4. Vorschieben des Führungsdrahtes, 5. Zurückziehen der Hohlnadel unter gleichzeitiger Kompression des Gefäßes an der Einstichstelle, 6. Vorführen des Angiographiekatheters unter rotierender Bewegung.

Andere arterielle Zugänge

Transaxillärer Zugang: Kann die A. femoralis nicht punktiert werden, z. B. postoperativ oder wegen Verschluß der distalen Aorta und/oder von Beckenarterien, kommen diese beiden Verfahren in Frage. Beim *axillären Zugang* wird die proximale A. brachialis bzw. A. axillaris in der Achselhöhle bei ausgestrecktem Arm retrograd punktiert. In der Regel wird die linke A. axillaris benutzt. Wegen erhöhtem Komplikationsrisiko (insbesondere Hämatom, Aneurysma, spurium, Nervenplexusschädigung) bevorzugt man die intravenöse digitale Substraktionsarteriographie (DSA).

Punktion der A. brachialis in der Regio cubiti: Dieser Zugang ist wegen der gegenüber dem femoralen Zugang erhöhten Komplikationsrate infolge Neigung zu Spasmen und thrombembolischen Verschlüssen nur bei speziellen Fragestellungen, insbesondere zur Handarteriographie bei starken arteriosklerotischen Veränderungen im Subclaviabereich, sowie für Interventionen im Arm- und Handbereich indiziert.

Punktion der A. poplitea: Die retrograde Punktion der A. poplitea wird nur ausnahmsweise zu Interventionen in der A. femoralis superficialis verwendet, wenn ein inguinaler Zugang (z. B. nach Operationen) nicht möglich ist.

Indikationen der Angiographie und Schnittbildverfahren

Die spezifischen pathologischen angiographischen Befunde werden in den entsprechenden Kapiteln behandelt.

Thorakale Aortographie (s. **Abb. 3-81**): Evaluation von Aneurysmen, Dissektionen, Trauma, Arteriosklerose und selten thorakale Raumforderungen. Verwendet werden 5-F- oder 6-F-Pigtail-Katheter (**Abb. 3-88 B**), die einen hohen Kontrastmitteldurchfluß (etwa 30 cc/Sek.) erlauben. Die Dokumentation erfolgt in DSA- oder DSI-Technik, sonst 100 mm, oder konventionelle Blattfilmtechnik.

Thorakale Aorta im Schnittbildverfahren (**Abb. 3-89**): Die *Computertomographie* mit 2D- und 3D-Rekonstruktion wird heute primär für die Abklärung von Pathologien der Aorta verwendet; sie ersetzt häufig die Katheterangiographie. Die Querschnitte auf verschiedenen Ebenen zeigen deutlich die Beziehungen der Aorta thoracica zu benachbarten Strukturen, wie Pulmonalgefäße, V. cava, Ösophagus etc. (**Abb. 3-89 A–D**). Die Computertomographie eignet sich vorzüglich zur Messung des Aortenlumens. Die Normalweite für die Aorta ascendens beträgt 25 bis 38 mm (Mittel 32) und 17 bis 28 mm (Mittel 23 mm) für die Aorta descendens. Die *Magnetresonanz-Tomographie* eignet sich ebenfalls ausgezeichnet zur Darstellung der Aorta und Halsgefäße. Die Anatomie kann in der schrägen sagittalen Ebene analog der Katheter-Aortographie nichtinvasiv dargestellt werden (**Abb. 3-89 E**).

Abdominale Aortographie (**Abb. 3-84**): Evaluation von Arteriosklerose, Aneurysmen, Dissektion, Trauma und als ergänzende Untersuchung bei diversen Pathologien der Abdominalorgane. Verwendet werden 4-F- oder 5-F-Pigtail-Katheter, deren Spitze etwa auf Höhe Th 11–12 liegen sollte (für die Nierenarterie L1–L2). Dokumentation wie thorakale Aorta.

Schnittbildverfahren der abdominalen Aorta: Ultraschall (**Abb. 3-90**) und *Computertomographie* (**Abb. 3-91**) haben insbesondere für die Diagnostik von Aneurysmen als die Katheter-Aortographie weitgehend abgelöst. Räumliche Ausdehnung, Verkalkungen, Dissektionsmembranen und Thromben sowie Wanddicke können besser als mit der Aortographie erfaßt werden. Mit der Duplex-Sonographie sind auch Aussagen über Stenosierungen der abgehenden Äste möglich. Verlauf und Beziehung der Aorta und ihrer großen Äste zur Umgebung sind in der Computertomographie gut darstellbar (**Abb. 3-91**). Auf die Katheter-Aortographie kann präoperativ trotzdem nicht immer verzichtet werden, insbesondere für die genaue Evaluation der Abgänge der großen Aortenäste, speziell der Nierenarterien oder bei Stenosen der großen viszeralen Äste. Auch die Beckenarterien sind wegen ihres teils gewundenen Verlaufes angiographisch besser darzustellen. Die *Magnetresonanz-Tomographie* erlaubt ebenfalls eine nichtinvasive Abklärung von Aorta und der großen Gefäßabgänge (**Abb. 3-92**).

Beckenarterien und untere Extremitätenarterien: Evaluation von peripherer arterieller Verschlußkrankheit, Aneurysmen, Trauma. Für die Beckengefäße und die sog. retrograde Aortographie zur simultanen Darstellung beider Beine werden F-4- oder F-5-Pigtail-Katheter verwendet. Die Katheterspitze liegt in der distalen Aorta abdominalis oberhalb der Bifurkation. Die Dokumentation erfolgt wie bei der thorakalen Aortographie. Ein optimales Timing der Kontrastmittel-Injektion mit möglichst langdauerndem Kontrastmittelbolus ist dabei äußerst bedeutsam (Injektionsgeschwindigkeit 8–12 ml/Sek.). Zur Darstellung der Beinarterien, kann die Injektion direkt über die Punktionsnadel oder einen Teflon-Katheter (Amplatz-Nadel) von Hand (evtl. mit dem Injektor) erfolgen. Mit der zunehmenden Verfeinerung der chirurgischen Technik im Unterschenkel- und Fußbereich (in situ-Bypass, femoro-krurale Rekonstruktionen) muß auf eine möglichst gute Bildqualität auch im Bereich des Unterschenkels und der Fußarkaden geachtet werden.

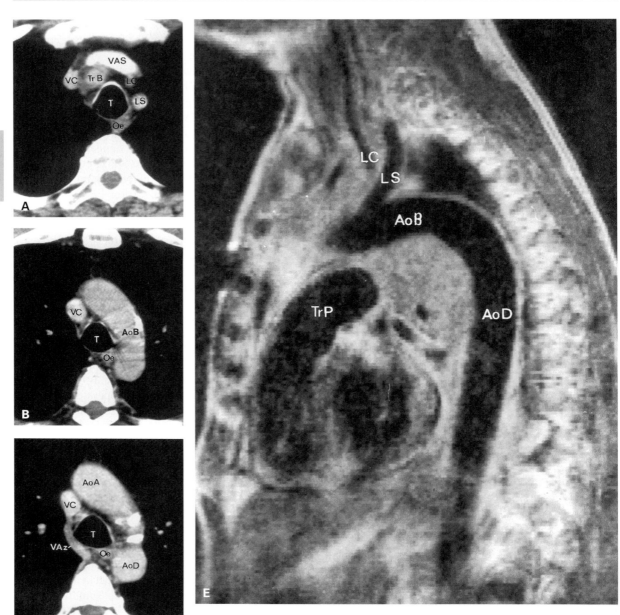

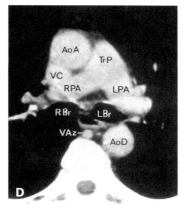

Abb. 3-89: Thorakale Aorta im Schnittbildverfahren. **(A–D)** Computertomographie auf Höhe des Konfluens der Venae anonymae **(A)**, des Aortenbogens **(B)**, des aortopulmonalen Fensters **(C)** und auf Höhe der pulmonalen Arterien. **(D)**. AoA Aorta ascendens, AoD Aorta descendens, RBr rechter Hauptbronchus, LBr linker Hauptbronchus, Oe Oesophagus, LC linke Arteria carotis, LS linke A. subclavia, RPA rechte A. pulmonalis, LPA linke A. pulmonalis, TrB Truncus brachiocephalicus, TrP Truncus pulmonalis, T Trachea, VAS linke V. anonyma, VC V. cava, VAz V. azygos. **(E)** MRI in schräger sagittaler Schnittführung in der Ebene des Aortenbogens (AoB) und der Aorta descendens (AoD). LC linke A. carotis, LS linke A. subclavia, TrP Truncus pulmonalis.

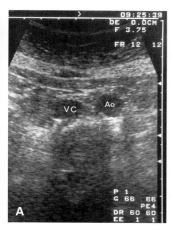 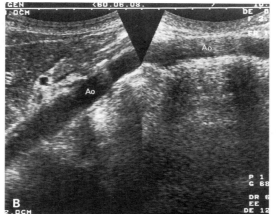 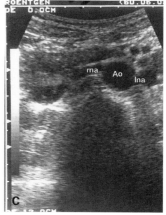

3.
Kardio-
vaskuläres
System

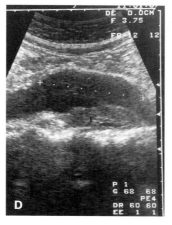 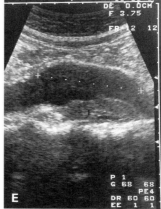

Abb. 3-90: Sonographie der abdominalen Aorta.
(A–C). Normale Aorta im Querschnitt oberhalb der
Nierenarterien **(A)**, im Längsschnitt **(B)** und im Querschnitt auf Höhe der Nierenarterien **(C)**. **(D, E)** Infrarenales, arteriosklerotisches Aneurysma der Aorta mit
einem Durchmesser von 4 cm und einer Länge von
etwa 8 cm. Es ist deutlich das teilweise thrombosierte,
echodichtere Lumen (T) vorwiegend an der dorsalen
Aneurysmawand zu erkennen. Ao Aortenlumen,
VC Vena cava, rna rechte Nierenarterie, lna linke
Nierenarterie.

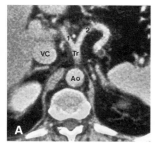 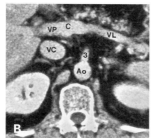 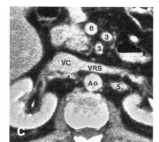 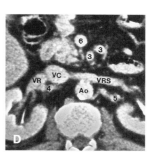

Abb. 3-91: Computertomographie der abdominalen Aorta.
Darstellung der abdominalen Aorta und großen Gefäßabgänge. Schnittführung auf Höhe des Truncus coeliacus **(A)**,
der A. mesenteria superior **(B)** sowie der Nierenarterien
(C, D). Ao Aorta, VC Vena cava, Tr Truncus coeliacus,
VP Vena portae, VL Vena lienalis, VR reche Vena renalis,
VRS linke Vena renalis, C Confluens von Vena mesenterica superior und Vena lienalis, 1 Arteria hepatica, 2 Arteria lienalis, 3 Arteria mesenterica superior, 4 rechte Arteria
renalis, 5 linke Arteria renalis, 6 Vena mesenterica superi-
or.

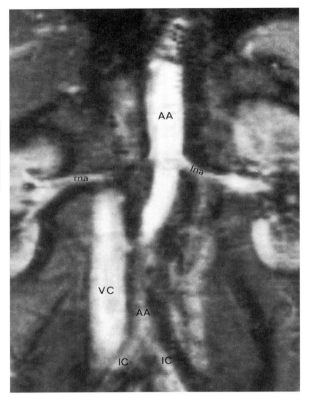

Abb. 3-92: MRI der abdominalen Aorta in koronarer Schnittführung in der Ebene der abdominalen Aorta (AA) und der Nierenarterien sowie der V. cava inferior (VC). rna rechte Nierenarterie, lna Nierenarterie, IC A. iliaca communis.

Obere Extremitäten: Evaluation von Arteriosklerose, Aneurysmen, Trauma, Kompressions-Syndrome und Thromboembolien. Transfemoraler Zugang mit drehstabilem Katheter F-4 oder F-5 **(Abb. 3-88B)**. Katheterspitze je nach Ort der Läsion am Abgang der A. subclavia, in der A. axillaris oder brachialis. Falls der femorale Zugang nicht möglich ist, ist ein transaxillärer Zugang oder die Punktion der A. brachialis.

Schnittbildverfahren bei Extremitäten: Abklärung der Extremitätengefäße prätherapeutisch v. a. angiographisch. Sonographie bei Verdacht auf Aneurysma (Poplitea) sowie Duplex vor allem als Screening für Kontrollen nach Bypass-Operationen. CT nur in Ausnahmefällen (z. B. Poplitea-Entrapment). MRI als MR-Angiographie zukunftsträchtige, nichtinvasive Methode.

Pharmakoangiographie

Zur verbesserten Darstellung der peripheren Gefäße und Verhütung oder Behebung von Spasmen, insbesondere bei der Handarteriographie, können vasodilatierende Substanzen direkt über den liegenden Katheter intraarteriell injiziert werden. Weiter kann bei fraglich signifikanter Stenose, besonders in der Beckenstrombahn, durch Applikation von Vasodilatatoren eine Belastung simuliert und die Signifikanz einer Stenose beurteilt werden. Am gebräuchlichsten ist heute Nitroglycerin, daneben werden auch Papaverin, Tolazolin und Phentolamin (vor allem im Splanchnikus-Bereich) verwendet.

Komplikationen und Kontraindikationen der Arteriographie

Die Gesamt-Komplikationsrate ist bei femoralem Zugang mit etwa 1,73% am niedrigsten, gefolgt von 2,89% bei translumbalem Zugang, und ist am höchsten beim transaxillären Zugang mit 3,23%. Die Komplikationen werden unterteilt in:
– lokale am Punktionsort (Hämatom, Pseudoaneurysma, AV-Fistel, arterieller Verschluß, Spasmen, Intimadissektion oder Embolie durch Ablösung einer Plaque)
– punktionsferne durch Führungsdraht- oder Kathetermanipulationen (Perforation, Plaque-Embolisation, Luftembolie, Spasmen)
– Systemreaktionen und kontrastmittelbedingte Niereninsuffizienz
– eigentliche allergische Kontrastmittelreaktionen.

Die *Komplikationen durch die Punktion* selbst hängen in erster Linie von der Ausbildung und einer sorgfältigen Technik ab. Die Gerinnungsparameter müssen bei der transaxillären und translumbalen Aortographie im Normbereich liegen (Quick mindestens 60%). Die wichtigste *kontrastmittelbedingte Komplikation* ist die meist reversible Niereninsuffizienz. Speziell gefährdet sind Patienten mit vorbestehender Niereninsuffizienz und Diabetiker. Diese Patienten sollten vor der Untersuchung mittels Infusion über Nacht hydriert werden; Die möglichst sparsame Kontrastmittelanwendung ist angezeigt. *Systemische Komplikationen* hängen einerseits mit vagovasalen Blutdruckabfällen und andererseits mit der akuten Volumenzufuhr und toxischen Kontrastmittelreaktionen zusammen (Arrhythmien, Herzinfarkt, Apoplexie, Lungenödem). Deshalb ist bei Patienten mit erhöhtem Risiko, bei koronarer Herzkrankheit oder Herzinsuffizienz, ein venöser Zugang vor der Untersuchung herzustellen. Als Prophylaxe bei bekannter Allergie-Anamnese werden 100 mg

Ultracorten und ein Antihistaminicum i.v. verabreicht. Ist ein früherer schwerer Kontrastmittelzwischenfall mit Anaphylaxie oder kardiopulmonalen Problemen bekannt, ist die Präsenz der Anästhesie während der Untersuchung erforderlich.

Dilatation und Rekanalisation

Die *perkutane transluminale Angioplastie (PTA)* ist eine anerkannte Methode zur nichtoperativen Behandlung der peripheren arteriellen Verschlußkrankheit (PAVK) im Iliakal- und Femoro-Poplitealbereich. Besondere Vorteile sind die geringe Morbidität und Komplikationsrate (etwa 5%), gute Langzeitresultate (5-Jahre 65–90%) und kurze Hospitalisationszeit (meist unter 24 Stunden). Seltenere Indikationen sind Stenosen der Aorta und Schulter-Armgefäße. Vor jeder Behandlung ist eine klinisch-angiologische sowie angiographische Abklärung notwendig. Die Indikation wird im Teamgespräch zwischen Radiologen, Angiologen und Gefäß-Chirurgen gestellt. **Tab. 3-2** zeigt die häufigsten Indikationen. Mit Verbesserung der Technik und des Materials werden die Indikationen ständig erweitert, insbesondere bei erhöhtem Operationsrisiko, zur möglichst langen Erhaltung der Extremität vor Amputation. Bei gleichzeitiger Verwendung von Gefäßendoprothesen werden zunehmend auch kürzere Iliaca-Verschlüsse (unter 10 cm) perkutan behandelt.

Man verwendet meist doppellumige *Ballonkatheter,* die nach dem Seldingerprinzip über einen Führungs-

Tab. 3-2: Häufigste Indikationen zur perkutanen transluminalen Rekanalisation und Angioplastie.

– Stenosen der Beckenstrombahn
– Beckenarterienverschlüsse unter 10 cm Länge; häufig zusätzlich vaskuläre Endoprothese
– Stenosen der A. femoralis communis
                    femoralis profunda
                    femoralis superficialis
– Verschlüsse (meist unter 10 bis 15 cm) der A. femoralis superficialis
– Stenosen, Verschlüsse der A. poplitea
– Stenosen der Unterschenkelarterien, eventuell Verschlüsse, vor allem bei «limbsalvage»
– Stenosen der Aortenbifurkation
– Lokalisierte infrarenale Stenosen der Aorta abdominalis

Abb. 3-93: Dilatationsballon und vaskuläre Endoprothesen. (**A**) Ballonkatheter mit unterschiedlichen Ballondurchmessern von 4 bis 8 mm und Längen von 2 und 4 cm. (**B**) Drei verschiedene vaskuläre Metallendoprothesen jeweils in komprimierten und expandierten Zustand. Links: Selbstexpandierende Wallstent-Prothese, Durchmesser 10 mm. Mitte: Ballonexpandierbarer Strecker-Stent, Durchmesser 8 mm. Rechts: Ballonexpandierbarer Palmaz-Stent, Durchmesser 10 mm.

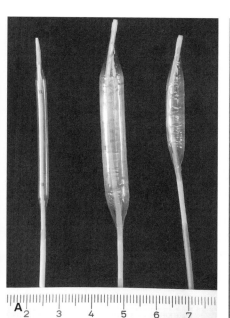
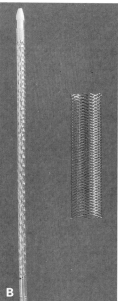
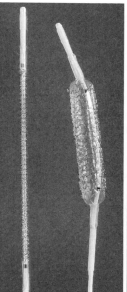
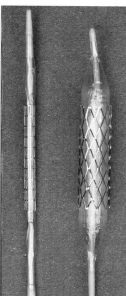

3.
Kardiovaskuläres System

draht eingeführt werden (**Abb. 3-93 A**). Die Dilatation erfolgt nach Passage des Führungsdrahtes durch die Stenose oder den Verschluß und Nachführen des Ballons an die gewünschte Stelle. Die Arterienpunktion erfolgt retrograd femoral für die ipsilaterale Beckenstrombahn oder für eine kontrolaterale Dilatation iliako-femoral; ebenso für aortale und supraaortale (obere Extremitäten) Äste. Die anterograde femorale Punktion kommt für ipsilaterale femoro-popliteale Achse und Unterschenkelarterien zur Anwendung.

Spezielle drehstabile *Führungsdrähte* erleichtern die Passage von unregelmäßigen, exzentrischen Stenosen sowie Verschlüssen. Die lokale Thrombolyse mit Urokinase kann die Rekanalisation auch älterer Verschlüsse erleichtern und beschleunigen. Spezielle *Aspirationskatheter* mit großem Innenlumen erlauben das Absaugen von nicht organisierten Thromben und frischeren Embolien. Der *Atherektomiekatheter* nach Simpson schneidet mit einem rotierenden Messer über eine seitliche Öffnung in einer Metallkammer Verschlußmaterial ab. Er ist vor allem für exzentrisch lokalisierte, kurze Stenosen geeignet.

Häufigste *Komplikationen* (insgesamt etwa 5%; in 1 bis 2% ist ein chirurgischer Sekundäreingriff nötig) sind: Nachblutungen an der Einstichstelle, evtl. mit retroperitonealer Ausdehnung bei zu hoher anterograder Punktion; Makroembolisationen; akuter Verschluß; Dissektion bei Rekanalisation, Aneurysma spurium an der Punktionsstelle. Letzteres kann in gewissen Fällen durch Direktkompression des Aneurysmahalses mit der Farbdopplerultraschallsonde zur Thrombosierung gebracht und damit nichtoperativ behandelt werden. Bei Katheterlyse sind Blutungen an der Punktionsstelle häufiger und schwerer. Hinzu kommt die Gefahr der systemischen Wirkung bei hohen Dosen.

Neuere Verfahren

Dynamische Rekanalisation, Lasertechnik: Das arteriosklerotische Material wird durch Verdampfen entfernt. Diese Technik erzeugt aber nur einen maximal 3 mm großen Kanal, der mit Ballonkatheter nachdilatiert werden muß, bringt erhebliche Probleme hinsichtlich der intravasalen Steuerbarkeit und eine hohe Perforationsgefahr mit sich und ist finanziell aufwendig. Die Methode hat sich bis heute nicht durchgesetzt.

Mechanische Rekanalisation: Zahlreiche schnell oder langsam rotierende Bohrer resp. modifizierte Führungsdrähte sind derzeit in Erprobung als Rekanalisationshilfe für langstreckige oder auch verkalkte Verschlüsse.

Vaskuläre Endoprothesen (Stents): Ziel dieser perkutan einsetzbaren Prothesen ist die Verhütung von Rezidivstenosen resp. die Verbesserung ungenügender PTA-Resultate bei elastischen oder sehr harten, fibrösen Stenosen sowie zur Behandlung von intimalen Dissektionen durch eine innere mechanische Stützung. Außerdem werden sie bei externer Kompression durch Tumor oder Metastasen eingesetzt. Verwendet werden sog. selbstexpandierende oder passiv, d.h. ballondilatierbare Prothesen (**Abb. 3-93 B**). Bis jetzt sind gute Langzeitresultate bei Iliakalarterien sowie V. cava und großen zentralen Venen erzielt worden. Probleme entstehen bei Femoral- und Koronararterien wegen sekundärer intimaler Hyperplasie mit Restenosierung meist nach 6 Monaten bis 1 Jahr.

Nachsorge

Jede lumeneröffnende Katheterintervention am Gefäßsystem muß regelmäßig nichtinvasiv und gegebenenfalls auch angiographisch nachkontrolliert werden, um Rezidive rechtzeitig zu erfassen und zu behandeln. Eine Sekundärprophylaxe mit Antikoagulantien oder Thrombozytenfunktionshemmern ist vor allem im femoro-poplitealen Bereich notwendig. Zusätzlich sind die Risikofaktoren der Arteriosklerose soweit wie möglich zu eliminieren.

Embolisation

Die Embolisationstherapie ist eine wichtige Alternative zur chirurgischen Behandlung von unstillbaren Blutungen verschiedenster Ätiologie, von Aneurysmen, arterio-venösen Fisteln, arterio-venösen Malformationen (Angiodysplasien) und Tumoren.

Wichtigste Indikationen im Bereich von Aorta und peripheren Arterien sind:
- iatrogene und traumatische Blutungen, speziell retroperitoneal und im Becken sowie Extremitäten
- traumatische und ioatrogene Aneurysmen und erworbene arterio-venöse Fisteln
- arterio-venöse Malformationen und kongenitale AV-Fisteln
- Tumorblutungen (vor allem urogenitale Tumoren) sowie adjuvante Chemoembolisationen bei Knochentumoren (vor allem Osteosarkom und nicht operabler Riesenzelltumor)
- spezielle Fälle von rupturiertem echtem oder falschem Aneurysma (z.B. iliaca interna und Obliteration von nicht operablem abdominalen Aortenaneurysma).

Jede Embolisation erfordert primär die genaue Darstellung der Angiomorphologie der zu behandelnden

3.
Kardio-
vaskuläres
System

Läsion. Der *Katheter,* über den das Embolisationsmaterial appliziert wird, muß möglichst nahe an die Läsion herangeführt werden, damit gesunde Gefäßbezirke nicht mitembolisiert werden. Man verwendet drehstabile dünnwandige Katheter (French 4 und French 5) sowie spezielle Führungsdrähte. Für sehr periphere Läsionen oder bei dünnen, stark gewundenen Gefäßen kommen Coaxialsysteme mit einem Innenkatheter von F-2,7 bis 3 zur Anwendung.

Es stehen unzählige *Embolisationsmaterialien* in fester und flüssiger Form, resorbierbar und nicht resorbierbar, zur Verfügung (**Abb. 3-94**). Das ideale, ubiquitär anwendbare Embolisationsmaterial existiert nicht. Für jede Situation müssen ein oder allenfalls mehrere passende Embolisationsmaterialien gewählt werden. Für größere Gefäße und Aneurysmen sowie große arterio-venöse-Verbindungen werden vor allem Metallspiralen, ablösbare Ballons, Gelatine-Schwamm (Gelfoam) und Gewebekleber (Bucrylat) verwendet. Blutungen aus kleinen Gefäßen oder arterio-venöse Malformationen und Tumoren werden oft mit kleineren Partikeln wie Polyvinylalkohol (Ivalon), Gelfoam, Okklusionsgele (Ethiblock), Gewebekleber oder sog. Mikrocoils behandelt.

Komplikationen:
– Komplikationen am Zielorgan sind Ischämie, Infarzierung, Nekrose und Abszeß.
– Durch Reflux oder Passage des Materials durchs Zielorgan kommt es zur Okklusion von Nicht-Zielgefäßen. Dadurch entstehen Ischämie, Thrombose, Infarzierung usw. von anderen Organen oder der peripheren Gefäßstrombahn.
– Technische Fehler sowie die fehlerhafte Anwendung von Embolisationsmaterial führen zu Komplikationen.
– allgemeine Symptome entstehen durch Herz-Kreislaufreaktionen, Temperaturerhöhung, Nierenversagen, Kontrastmittelüberempfindlichkeit.

Die Komplikationsrate variiert stark mit dem Zielorgan. Am häufigsten sind akzidentelle periphere Embolien der unteren Extremitäten infolge Reflux oder Abschwimmen von Embolisationsmaterial. Eine große Gesamtstatistik bei 12.800 Patienten ergab eine durchschnittliche Komplikationsrate von 3,8% und eine Mortalitätsrate von 0,9%. In jedem Fall sind die technischen, operativen und personellen Möglichkeiten gegen ein oft hohes Operationsrisiko abzuwägen, und die Indikation ist gemeinsam vom Radiologen und beteiligten Kliniker bzw. Chirurgen zu stellen.

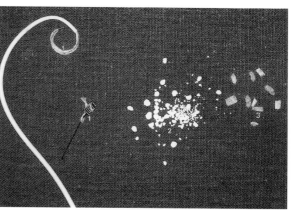

Abb. 3-94: Embolisationsmaterialien. 1. Metallspiralen (Gianturco-Spirale), 2. Polyvinylalkohol (Ivalon) in unterschiedlichen Partikelgrößen, 3. Gelatineschwamm (Gelfoam), mit dem Skalpell in kathetergängige Partikel geschnitten.

Kongenitale Anomalien

Lageanomalien von Aorta thoracica und Halsgefäßen

Lage- und Verlaufsanomalien beruhen auf einer fehlerhaften Persistenz oder Involution von embryonal angelegten Kiemenbogenarterien bzw. der ventralen und dorsalen Aorta. Von den zahlreichen theoretisch möglichen Mißbildungen sind die wichtigsten:
– rechtsseitiger Aortenbogen mit spiegelbildlichen Abgängen der Halsgefäße (gehäuft vorkommend bei kongenitale Herzmißbildungen) oder mit aberrierender linker A. subclavia (A. lusoria)
– linksseitiger Aortenbogen mit aberrierender rechter A. subclavia (A. lusoria), meist besteht keine zusätzlichen Herzmißbildungen
– doppelter Aortenbogen.

Diese Mißbildungen sind häufig asymptomatisch, außer bei sog. Ringbildungen durch doppelten Aortenbogen oder persistierendes Ductusligament sowie bei Duktusdivertikeln und im Alter bei Elongation und Dilatation der Aorta. Der Druck auf Ösophagus und Trachea führt zu Atemnot oder Schluckbeschwerden. Die Diagnose kann oft auf der Thoraxübersichtsaufnahme bei Darstellung des Ösophagus mit Kontrastmittel erkannt werden. Die aberrierende A. subclavia zeigt eine typisch schräg verlaufende posteriore Eindellung der Ösophagus, die im Falle einer ektatischen

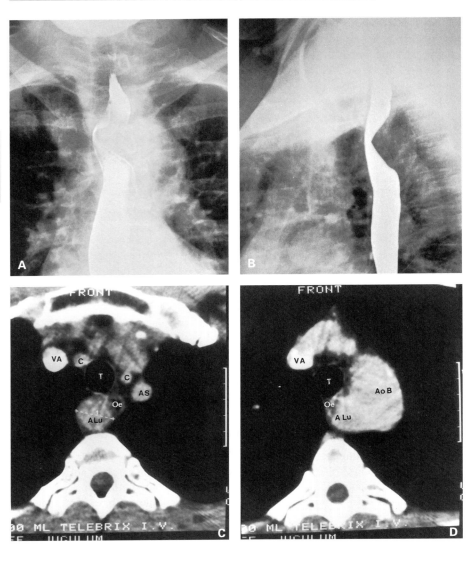

Abb. 3-95: Arteria lusoria bei linksseitigem Aortenbogen. **(A, B)** Thorax d. v. und d. s. mit Breischluck zeigt typische dorsale Impression in der Kontrastmittelsäule des Ösophagus mit von links kaudal nach rechts kranial schrägen Verlauf im d. v.-Bild. **(C, D)** Computertomographie in zwei Schnitten zeigt die Ektasie des Abganges der rechten Arteria subklavia. Sie geht als letztes Gefäß aus dem Aortenbogen ab und kreuzt hinter Ösophagus und Trachea von links nach rechts. AoB Aortenbogen, ALu Arteria lusoria, AS Arteria subclavia sinistra, C Arteria carotis, Oe Ösophagus, T Trachea, V Vena anonyma.

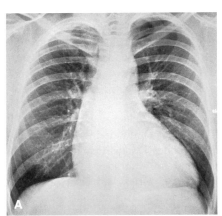

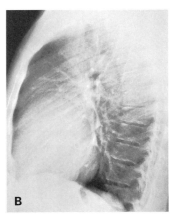

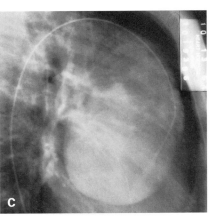

Abb. 3-96: Patient mit Ehlers-Danlos-Syndrom. **(A, B)** Thorax d. v. und d. s. zeigt Kardiomegalie mit Verdacht auf erweiterte Aorta ascendens. **(C)** Aortographie bestätigt die massive Erweiterung der Aorta ascendens, die den Anulus aortae und die Sinus valsalvae miteinbezieht. Die Erweiterung der Sinus und des Anulus aortae sind typisch für Ehlers-Danlos- und Marfan-Syndrom.

Erweiterung oder eines sog. Lusoriadivertikels relativ groß sein kann (**Abb. 3-95**). Beim doppelten Aortenbogen findet sich typischerweise eine beidseitige Impression des Oesophagus auf Höhe des Aortenbogens in a.p.-Projektion sowie eine große posteriore und etwas kleinere und höher gelegene vordere Impression im Seitenbild. Zur definitiven Diagnostik ist eine Aortographie meist unnötig, da unklare Fälle mittels CT oder MRI auch nichtinvasiv diagnostiziert werden können.

Anomalien in Verbindung mit Bindegewebsschwächen

Eine Aufweitung der Aorta ascendens mit Einbezug des Anulus und der Sinus Valsalvae finden sich bei der *zystischen Medianekrose* bzw. *Marfan-Syndrom* und *Ehlers-Danlos-Syndrom* (**Abb. 3-96**). Typische Komplikationen sind Aorteninsuffizienz und Dissektion der Aortenwand.

Das sog. *Aneurysma der Sinus Valsalvae* beruht ebenfalls auf einer Bindegewebsschwäche. Betroffen sind meistens der rechte oder hintere Sinus, jedoch nicht der Anulus. Komplikationen sind Rupturen in den rechten Vorhof oder Ausflußtrakt des rechten Ventrikels mit Links/Rechts-Shunt.

Coarctatio aortae

Die Coarctatio besteht in einer kongenitalen Einengung der Aorta, meist distal des Abgangs der linken A. subclavia und nahe dem Ductus arteriosus. Generell werden zwei Typen unterschieden: Lokalisierte Coarctatio und diffuse Coarctatio bzw. tubuläre Hypoplasie. Die frühere Einteilung in infantilen resp. adulten oder prä- und postduktalen Typ wurde wegen mangelhafter Korrelation mit den physiologischen und klinischen Veränderungen verlassen.

Die *lokalisierte Coarctatio* besteht in einer exzentrischen, septenähnlichen Einengung von lateral, posterior und anterior, wobei der inferiore Anteil frei bleibt. Die Einengung liegt direkt distal der A. subclavia, meist gegenüber dem Ductus (juxtaduktal) oder auch prä- oder sehr selten postduktal. Die Patienten haben gehäuft Aortenklappenfehler, insbesondere bikuspide Klappen (etwa 50%). Zusätzliche Herzvitien sind selten, der Ductus Botalli ist meist verschlossen. Diese Form wird meist bei älteren Kindern und Erwachsenen (sog. adulte Form), bei schwerer Obstruktion aber auch schon im Kleinkindesalter symptomatisch.

Die *diffuse Coarctatio* oder tubuläre Hypoplasie besteht in einer längeren tubulären Einengung des Aortenbogens distal des Truncus brachiocephalicus.

Vor allem das Segment zwischen der linken A. carotis und subclavia sowie besonders der Isthmus sind hypoplastisch. Dieser Typ ist gewöhnlich von Herzmißbildungen (Ventrikel-Septumdefekt, offener Ductus Botalli) begleitet und deshalb oft schon frühkindlich symptomatisch. Die Obstruktion führt zur Ausbildung typischer Kollateralen, die die distale Aorta versorgen.

Klassisch führt die Coarctatio zur proximalen Hypertonie bzw. zur Blutdruckdifferenz zwischen Armen und Beinen sowie zur Linkshypertrophie des Herzens wegen des erhöhten Widerstands, in schweren Fällen zur Linksinsuffizienz und pulmonal-venösen Hypertonie. Bei bikuspidaler Aortenklappe zeigen sich zusätzlich die Zeichen der Aortenstenose oder -insuffizienz. Infolge der Hypertonie kommt es vermehrt zur Koronarsklerose und zur Aortendissektion.

Thoraxröntgen: Typischerweise besteht normale Herzkonfiguration, aber abnorme Kontur des Aortenbogens («figure of three sign») durch poststenotische Dilatation der Aorta descendens. Usuren am Unterrand der 3. bis 8. Rippen auf Grund der dilatierten Interkostalarterien sind meist erst ab dem Schulalter erkennbar (**Abb. 3-97**). Bei schwerer Coarctatio kommen Zeichen der Linksdekompensation mit Linksherzvergrößerung und Lungenstauung dazu. Bei älteren Patienten mit bikuspiden Aortenklappen evtl. zusätzliche Klappenverkalkungen.

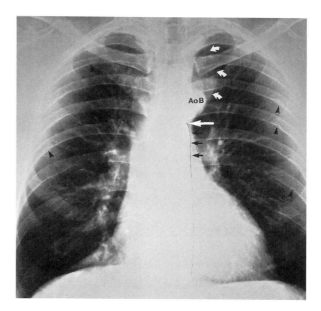

Abb. 3-97: Thorax d. v. bei Coarctatio: Einziehung der Aorta an der Stelle der Coarctatio (weißer, gerader Pfeil) sowie poststenotische Dilatation der Aorta descendens (kleine schwarze Pfeile). Beachte die dilatierte linke Arteria subclavia (gebogene Pfeile) sowie die Rippenusuren (Pfeilspitzen). AoB Aortenbogen.

3.
Kardio-
vaskuläres
System

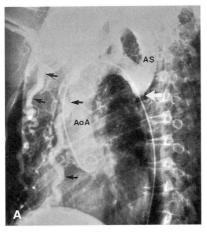
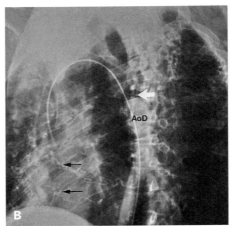
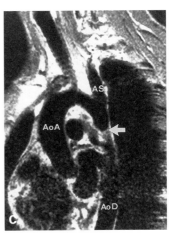

Abb. 3-98: Lokalisierte Coarctatio der Aorta. **(A, B)** Aorto-graphie mit Frühaufnahme **(A)** und Spätbild **(B)**. Beachte in A die dilatierten Kollateralen, insbesondere die Aa. mammariae internae (Pfeile) und die linke Arteria subclavia (AS) proximal der Coarctatio (weißer Pfeil). Im Spätbild B sind die dilatierten und gewunden verlaufenden Interkostalarte-rien (Pfeile) sowie die poststenotische Dilatation von der Aorta descendens zu erkennen. **(C)** Das MRI in sagittaler Projektion zeigt deutlich die dilatierte Arteria subclavia (AS) proximal der Coarctatio (weißer Pfeil). AoA Aorta ascendens, AoD Aorta descendens.

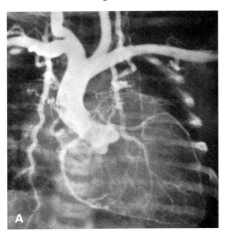
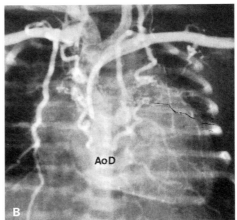

Abb. 3-99: Interruption des Aortenbogens distal der lin-ken Arteria subclavia. **(A)** Aortographie über die linke Arteria subclavia zeigt Unterbrechung der Aorta direkt nach Abgang der Arteria subclavia. **(B)** Erst in der Spätphase erfolgt eine schwache Kontrastmit-telanfärbung der Aorta des-cendens (AoD) über die Arteriae mammariae inter-nae und kostozervikale Kol-lateralen.

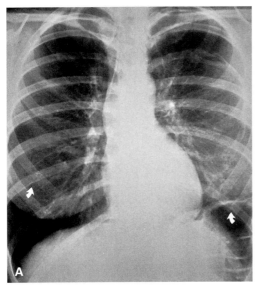
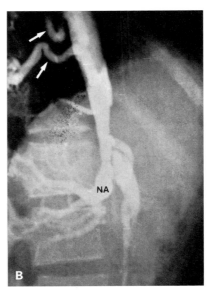

Abb. 3-100: Abdominale Coarctatio. **(A)** Thorax d. v. mit deutlichen Rippenusu-ren ab der 9. Rippe (Pfeile). **(B)** Die seitliche Aortogra-phie zeigt einen Verschluß der Aorta distal des Ab-gangs der Nierenarterien (NA). Beachte die erheblich erweiterten Interkostalarte-rien (Pfeile), die als Kolla-teralen dienen.

Angiographie und Schnittbildverfahren: Die klassische Abklärung erfolgt mit thorakaler Aortographie sowie Messung der Druckverhältnisse im linken Ventrikel und Aorta **(Abb. 3-98 A, B)**. Mittels der Magnetresonanz **(Abb. 3-98 C)** kann die Morphologie der Coarctatio nichtinvasiv genau abgeklärt werden. Bei komplizierten Fällen und Begleitmißbildungen ist die invasive Katheterabklärung mit Messung der haemodynamischen Parameter weiterhin nötig.

Die *Therapie* der Coarctatio erfolgt chirurgisch. Eine primäre Ballondilatation hat sich nicht bewährt, wurde aber bei sekundären postoperativen Rezidiv-Stenosen erfolgreich angewendet.

Als *Komplikationen* treten auf: Linksherzversagen mit Lungenödem, Dissektion der Aorta prä- oder auch poststenotisch, Subarachnoidalblutung infolge gehäuft vorkommender Aneurysmen im Circulus Wilisii.

Andere Anomalien des Aortenbogens

Die *Interruption des Aortenbogens* besteht in einer vollständigen Unterbrechung der Kontinuität zwischen Aorta ascendens und descendens **(Abb. 3-99)**. Es werden verschiedene Typen unterschieden, wobei in etwa 50% die linke A. subclavia von der deszendierenden Aorta abgeht. Meist versorgt ein offener Ductus Botalli die deszendierende Aorta und intrakardiale Mißbildungen, besonders Ventrikelseptum-Defekt sind häufig.

Bei der *Pseudocoarctatio* handelt es sich um eine seltene Verlaufsanomalie des Aortenbogens, der abnorm weit nach kranial zieht und eine Abknickung auf Höhe des Ligamentum Botalli zeigt. Meist ist sie asymptomatisch, da keine eigentliche Stenosierung vorliegt. Eine isolierte Pseudocoarctatio stellt keine Operationsindikation dar, regelmäßige Thoraxkontrollen sollten aber wegen der seltenen Komplikation einer Dissektion erfolgen. Die Pseudocoarctatio kann von denselben Mißbildungen wie die echte Coarctatio (vor allem bikuspide Aortenklappen und Ventrikelseptum-Defekt) begleitet sein.

Ein *aorto-pulmonales Fenster* (aorto-septaler Defekt) ist eine offene Verbindung zwischen Aorta ascendens und Truncus pulmonalis. Funktionell besteht ein extrakardialer Links-Rechts-Shunt wie beim offenen Ductus Botalli. Die Verdachtsdiagnose wird mittels Aortographie oder MRI bestätigt. In 25% bestehen assoziierte Mißbildungen, insbesondere offener Ductus, Ventrikelseptum-Defekt und Coarctatio.

Anomalien der Aorta abdominalis und der peripheren Arterien

Die kongenitalen Veränderungen der Aorta abdominalis und der peripheren Arterien betreffen im wesentlichen Verlaufs- und Aufzweigungsanomalien. Dazu kommen Agenesien und Dysplasien.

Die Coarctatio abdominalis findet sich typischerweise direkt oberhalb der Nierenarterien, kann diese jedoch mit einbeziehen. Auf der Thoraxübersichts-Aufnahme sind Rippenusuren, beschränkt auf die vier untersten Rippenpaare (8–12), typisch und sollten zu weiteren Abklärungen im Bereich der abdominalen Aorta führen **(Abb. 3-100)**. Die Coarctatio abdominalis kommt auch im Rahmen der Neurofibromatose und der Takayasu-Arteriitis vor.

Arteriovenöse Mißbildungen

Es können zwei Hauptgruppen unterschieden werden:
– kongenitale arteriovenöse Mißbildungen oder Angiodysplasien, die lokal oder im Rahmen einer systemischen Erkrankung vorkommen
– erworbene arteriovenöse Mißbildungen, die fast immer traumatisch oder postoperativ, selten auch degenerativ auftreten.

Die arteriovenösen (AV) Mißbildungen können je nach Lokalisation der AV-Verbindung weiter unterteilt werden in:
– kapilläres oder kavernöses Hämangiom
– arteriovenöses Angiom mit Mikroshunts
– größere direkte Verbindungen zwischen Arterien und Venen (arteriovenöse Fistel oder Makroshunts)
– venöses Angiom ohne signifikante arteriovenöse Verbindungen

Kapilläres oder kavernöses Hämangiom

Diese Mißbildung besteht aus kapillären Gefäßen. Beim Säugling und Kleinkind kommt es oft zur spontanen Regredienz dieser angeborenen Dysplasie. In Nativ-Röntgenaufnahmen sind evtl. Verkalkungen vorhanden. Ein systemischer Befall mit multiplen Hämangiomen liegt bei *familiären Teleangiektasien* (Rendu-Weber-Osler) vor. Teleangiektasien befinden sich vor allem im Tegumentbereich und den Schleimhäuten. Die *Angiographie* zeigt normale Gefäße oder eine langsame Kontrastmittelfüllung von pathologischen Gefäßen ohne oder mit nur geringen arteriovenösen Shunts.

Die Therapie erfogt je nach Befund und Symptomen chirurgisch oder bei größeren Hämangiomen mit nachweisbaren arterio-venösen Shunts durch Embolisation.

Arteriovenöses Angiom

Ein komplexes Netzwerk von arteriovenösen Verbindungen (Shunts) auf der Ebene der Arteriolen kann zu erheblicher tumorähnlicher Raumforderung führen. Es besteht eine Tendenz zu progredientem Wachstum. Bei massiven arterio-venösen Verbindungen kann es zu einer Dekompensation des linken Ventrikels kommen. Arteriovenöse Angiome sind vor allem im Kopf-Halsbereich (50%) und an den Extremitäten lokalisiert. Bei Extremitätenbefall besteht eine Neigung zu vermehrtem Längenwachstum. Symptome wie Schmerzen, Ulzerationen und Blutungen treten meist erst nach der Pubertät auf. Bei systemischem Befall im Rahmen des *Morbus Rendu-Weber-Osler* sind die Angiome gastrointestinal, pulmonal, cerebral und in den Extremitäten lokalisiert.

Beim *Klippel-Tréaunay-Syndrom* besteht die Trias mit Hemihypertrophie von Weichteil und Knochen, metamerem Naevus flammeus und Varizen oder Angiomen der betreffenden Extremität. Das *F. P.-Weber-Syndrom* ist gekennzeichnet durch Längenriesenwuchs eines Beines ohne Varizen der tiefen Venen, jedoch mit hämodynamisch wirksamen arteriovenösen Fisteln.

Bei oberflächlicher Lokalisation ist die *Duplex-Sonographie* diagnostisch. Bei tiefen, großen Läsionen demonstriert die *Magnetresonanz-Tomographie* (MRT) **(Abb. 3-101 A, B)** die Größenausdehnung und Beziehung zu anderen Organen.

Die *Angiographie* zeigt oft stark gewundene, dilatierte zuführende Arterien, häufig mit früher Venenfüllung. Je nach Ausmaß der arteriovenösen Shunts können Läsionen mit hohem oder niedrigem Durchfluß unterschieden werden **(Abb. 3-101 C, D)**. Es können Steel-Phänomene aus den nicht betroffenen Arterien auftreten. In 10% können die AV-Verbindungen dem angiographischen Nachweis entgehen.

Die *Therapie* erfolgt wenn möglich mittels Embolisation, evtl. in multiplen Sitzungen, besonders bei ausgedehnten Läsionen. In Intervallen gehen häufig vorher stumme zuführende Kollateralgefäße auf. Mittels Embolisation können gute Resultate erzielt werden, wenn der sog. Nidus verschlossen wird. Das Embolisationsmaterial muß dabei permanent okkludierend sein: Gewebekleber, Okklusionsgel, Polyvinylalkohol, Metallspiralen. Wegen hoher Rezidivgefahr ist daher der chirurgische Ligatur ungünstig. Sie ist zudem nur bei kleinen, in toto exstirpierbaren Läsionen sinnvoll. Gelegentlich ergibt ein kombiniertes Vorgehen von Embolisation und Chirugie gute Resultate.

Venöses Angiom

Venöse Angiome kommen als Kavernome oder echte variköse Veränderungen vor. Die arteriovenösen Verbindungen sind minimal oder fehlen. Häufig bestehen Dysplasien des tiefen Venensystems und Klappenagenesien.

Die Abklärung erfogt mittels Duplex-Sonographie oder MRT. Die Phlebographie dient zur prätherapeutischen Darstellung der Gefäßmorphologie, während die Angiographie zum Ausschluß arteriovenöser Shunts eingesetzt wird **(Abb. 3-102 A)**.

Therapeutisch werden bei lokalen venösen Angiomen bzw. Kavernomen mit geringen oder fehlenden AV-Verbindungen gute Erfoge mit Embolisation durch perkutane Direktpunktion mit Ethanol, Gewebekleber oder Okklusionsgel **(Abb. 3-102 B)** erzielt. Bei diffusem Befall ist die Therapie schwierig.

Gelegentlich sind multiple perkutane Embolisationen notwendig; chirurgische Eingriffe sind nur bei umschriebenen, in toto entfernbaren Läsionen ohne kosmetische Beeinträchtigung oder nach vorangegangener Embolisation sinnvoll.

Arterielle Verschlußkrankheit, Arteriosklerose

Jede ischämische Gefäßerkrankung ist primär klinisch und nichtinvasiv angiologisch (Doppler-Verschlußdrücke, Duplex-Sonographie, Oszillometrie) abzuklären, bevor eine Kontrastmittelangiographie durchgeführt wird. Die periphere arterielle Verschlußkrankheit (PAVK) wird in vier funktionelle Stadien unterteilt (nach Fontaine):

I: Asymptomatische Arterienveränderungen
II: Claudicatio intermittens
     a) leicht (freie Gehstrecke über 100 – 200 m)
     b) schwer (freie Gehstrecke unter 100 m)
III: Ruheschmerzen
IV: Trophische Störungen, Nekrosen, Gangrän.

Akuter Arterienverschluß

Als Ursache liegt in 90% arterielle Embolie oder arterielle Thrombose vor. Andere Ursachen sind Dissektion der Arterienwandung bei Trauma oder spontan (Aneurysma dissecans), externe Kompression der Arterie, Spasmen durch Trauma oder iatrogen (Medi-

Abb. 3-101: Arteriovenöse Mißbildung (AVM) in den Weichteilen proximal des Kniegelenkes. Klinisch mediale Weichteilschwellung. **(A, B)** MRI oberhalb des Knies in transversaler und koronaler Schichtführung: Es sind deutlich die signalarmen Gefäßknäuel der AVM im Bereich des Musculus vastus medialis erkennbar (Pfeile). **(C, D)** Anterograde Angiographie der Arteria femoralis superficialis. Die früharterielle **(C)** und spätarterielle **(D)** Phase zeigen pathologische Gefäßknäuel (Peile), ausgehend von einem dilatierten Seitenast der Arteria femoralis superficialis (A) mit früher Venenfüllung (V).

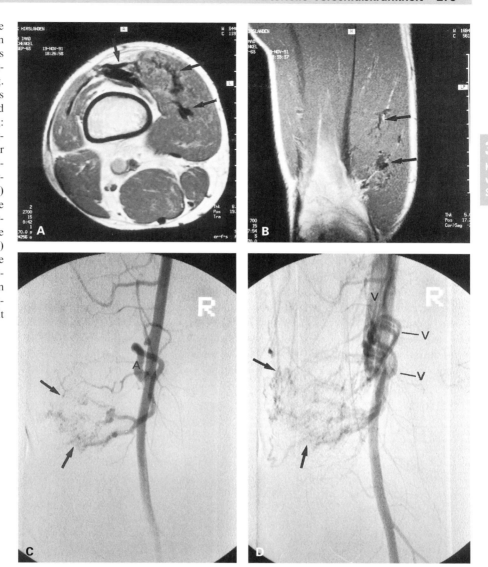

3.

**Kardio-
vaskuläres
System**

Abb. 3-102: Kavernöses Hämangiom am Halsbereich rechts. **(A)** Direktpunktion der Schwellung am Hals mit Injektion von 5 ml Kontrastmittel zeigt große venöse Hohlräume, die sich nur langsam füllen und nur einen sehr verzögerten venösen Abfluß zeigen (Pfeile). **(B)** Zustand nach Injektion von 10 ml Gewebekleber (Ethiblock gemischt mit Lipiodol) zeigt die Auffüllung der kavernösen Hohlräume durch das kontrastmitteldichte Embolisationsmaterial.

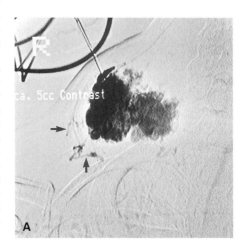

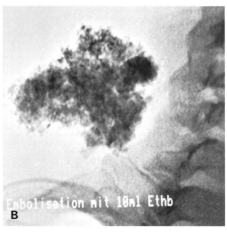

kamente, Ergotismus), oder auf hämodynamischer Grundlage, wie z. B. Phlegmasia coerulea dolens.

Die *arterielle Embolie* ist ein akuter Verschluß durch vorwiegend aus dem linken Herzen verschleppte Blutgerinnsel (86%) bei rheumatischen Herzvitien, Vorhofflimmern, dekompensierter Kardiosklerose, Herzinfarkt. Weitere Emboliequellen sind Aneurysmen oder ulzerierte Plaques der Stammarterien. Klinischer Befund und Symptomatik sind abhängig vom Sitz der Embolie. Die Embolien bleiben meistens an Gefäßaufzweigungen hängen, dort erfolgt eine rasche Anlagerung von Appositions- bzw. Stagnationsthromben. Häufigster Sitz mit 46% ist die A. femoralis communis. Arteriographisch zeigt der frische Embolus eine glatt konturierte Begrenzung (**Abb. 3-103 A**). Falls keine vorbestehenden Stenosen bestanden, zeigen frische embolische Verschlüsse im Gegensatz zu den chronischen kaum Kollateralen.

Eine Sonderform sind *arterio-arterielle Embolien* aus Fragmenten von Plaques, oft vermischt mit thrombotischem Material bei Aneurysmen oder aus Stammarterien mit ulzerösen Plaques oder dilatierender Arteriosklerose. Diese äußern sich vor allem in peripheren Embolien.

Cholesterinembolien bei Aortensklerose führen zu Mikroembolien in den digitalen Arterien (Blue toe-Syndrom).

Bei der *arteriellen Thrombose* kommt es zum akuten oder subakuten Arterienverschluß infolge eines thrombosierenden Prozesses im Gefäßlumen. Ursache ist in über 90% die Arteriosklerose (obliterierend und dilatierende Form), seltener liegen entzündliche Arteriopathien, Trauma, iatrogene oder hämatologische Erkrankungen zugrunde. Die Klinik richtet sich nach Lokalisation und Ausdehnung der Thrombose, ist im allgemeinen jedoch weniger heftig als bei der frischen Embolie. Arteriographisch zeigt auch der akute thrombotische Verschluß häufig eine relativ scharfe Begrenzung und eine noch geringe Kollateralisation, falls nicht eine vorbestehende Verschlußkrankheit vorliegt (**Abb. 3-103 B**).

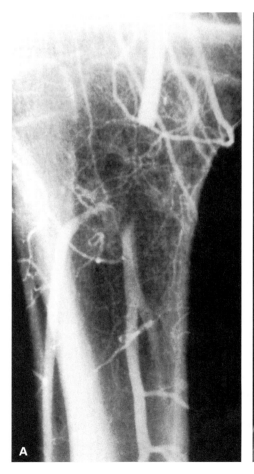

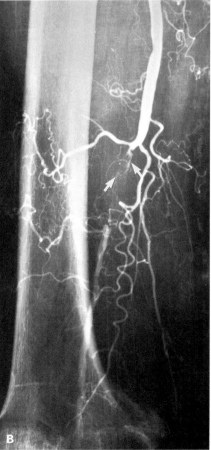

Abb. 3-103: (**A**) Akuter embolischer Verschluß der A. femoralis superficialis, Kollateralen fehlen weitgehend. (**B**) Subakuter Verschluß der A. femoralis superficialis durch arterielle Thrombose, wenig ausgeprägte Kollateralen.

Chronische arterielle Verschlußkrankheit, Arteriosclerosis obliterans

Die *Arteriosklerose* ist Teil des Alterungsprozesses, der schon kurz nach der Geburt einsetzt. Der Manifestationsbeginn ist unterschiedlich, meist nach dem 40. Altersjahr und abhängig u. a. von Risikofaktoren, wie Nikotinabusus, Diabetes, Hypertonie, Hyperlipidämie etc. Die Symptomatik der Arteriosklerose äußert sich typischerweise in der chronischen arteriellen Verschlußkrankheit, deren Prädilektionsstellen die Becken- und Beingefäße, die Abgänge der großen Halsgefäße (sog. Aortenbogensyndrom) und die Carotisgabel betreffen.

Die Arteriosklerose der *thorakalen Aorta* führt vor allem zur Elongation, zur Wandverdickung mit Kalkeinlagerung und zu einer gewissen Erweiterung. Diese Veränderungen sind auf der Thorax-Übersichtsaufnahme anhand der vermehrten Sichtbarkeit der Aorta ascendens und des Aortenbogens, in einer deutlichen Schlängelung der Aorta descendens sowie in schalenförmigen oder irregulären Verkalkungen erkennbar **(Abb. 3-79 B, 3-80 B)**. Atheromatöse Plaques und Ulzerationen führen nicht zu signifikanten Stenosen, sind aber Quelle von peripheren und zerebralen Embolien. Die diagnostische Abklärung der Aorta thoracica erfolgt bei Verdacht auf aneurysmatische Veränderungen vorwiegend computertomographisch. Die thorakale Aortographie ist primär zur Abklärung von Stenosen an den Abgängen der großen Halsgefäße sowie sekundär zum Nachweis von Emboliequellen oder bei Aneurysmen indiziert.

Die Arteriosklerose der *Bauchaorta* befällt bevorzugt den infrarenalen Teil und setzt sich distal der Bifurkation in die *Beckengefäße* fort. Stenosierende Prozesse finden sich vor allem an der Aortenbifurkation sowie der A. iliaca communis und A. iliaca externa. Als primäre Abklärung der Aorta und Beckengefäße eignet sich die Sonographie. Mit dieser lassen sich ausgedehnte Plaquebildungen anhand von verstärkten Wandreflexen und aneurysmatische Erweiterungen gut darstellen **(Abb. 3-104)**. Die genaue Beurteilung von Stenosierungen und Verschlüssen sowie der Abgänge der großen Äste der Bauchaorta erfordern eine Aortographie. Verschlüsse der distalen Aorta beginnen häufig an der Bifurkation und thrombosieren nach proximal entweder bis auf Höhe des Abgangs der A. mesenterica inferior, oder falls diese verschlossen ist, bis zum Abgang der Nierenarterien. Verschlüsse proximal der Nierenarterien sind äußerst selten. Zum Aortenbifurkationsverschluß kommt es aufgrund einer vorbestehenden Stenose oder akut durch Embolien.

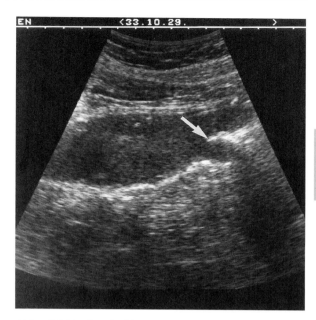

Abb. 3-104: Arteriosklerose der Bauchaorta, Abklärung mittels Ultraschall. Darstellung eines arteriosklerotischen Aneurysmas. Es sind deutlich die verstärkten Wandreflexe zu erkennen. Das Aneurysma reicht bis zur Bifurkation (Pfeil) mit Darstellung der proximalen Aa. iliacae communis.

Als sog. Leriche-Syndrom wurde ursprünglich ein Symptomkomplex bei jungen Männern mit Bifurkationsverschluß der Aorta bezeichnet, bestehend u. a. aus erektiler Impotenz, Schwäche der unteren Extremitäten, Kältegefühl und fehlenden peripheren Pulsen. Heute wird dieser Ausdruck aber allgemein zur Bezeichnung eines Verschlusses der Aortenbifurkation mit variabler klinischer Symptomatik verwendet **(Abb. 3-105)**.

Die *Symptomatik* von Aorten- und Beckengefäßverschlüssen und Stenosen richtet sich nach dem Ausmaß des Befundes und der Ausbildung von Umgehungskreisläufen sowie der allfälligen Assoziation mit peripheren Verschlüssen. Die wichtigsten Kollateral-Systeme sind die viszeralen Arterien (insbesondere A. mesenterica inferior), die Interkostal- und Lumbalarterien sowie Äste der A. iliaca interna, femoralis communis und profunda femoris. Zwischen Klinik und angiographischem Befund besteht oft eine gewisse Diskrepanz.

Für die Therapieplanung hat die *Angiographie* eine erstrangige Bedeutung zur genauen Lokalisation der Stenose oder des Verschlusses, des Ausmaßes und der Morphologie der Kollateralen, sowie der Bestimmung

3.
Kardio-
vaskuläres
System

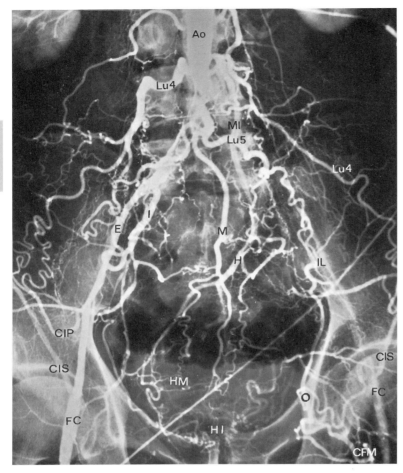

Abb. 3-105: Becken-Aortographie bei beidseitigem Beckenarterienverschluß mit Darstellung abdomino-pelviner Kollateralen. Auch die Arteriae iliacae internae sind hochgradig verändert resp. auf der linken Seite weitgehend verschlossen. Die Kollateralisation erfolgt sowohl über die Interkostalarterien (nicht dargestellt) zur Arteria circumflexa ilii superficialis (CIS) sowie über die Lumbal-Arterien 4 und 5 zu den Arteriae circumflexae ilii und den Arteriae iliolumbales (IL). Als weitere Kollateralen dienen der Arteria sacralis media (M) sowie Arteria mesenterica inferior (MI) resp. haemorrhoidales superiores (H), mediae (HM) und haemorrhoidales inferiores zu Ästen der Arteria iliaca interna (I), besonders der Arteria glutaea inferior und obturatoria (O). Letztere zeigt große Kollateralen zur Arteria circumflexa femoris medialis (CFM). E Arteria iliaca externa, FC Arteria femoralis communis.

der peripheren Anschlußmöglichkeiten. Entsprechend muß der Injektionsort, die Geschwindigkeit der Kontrastmittelinjektion sowie die zeitliche Abfolge der Dokumentation gewählt werden.

Die angiographischen Befunde der Obstruktion bei der Arteriosklerose bestehen in unregelmäßigen Gefäßkonturen und Füllungsdefekten durch atheromatöse Plaques. Die Stenosen sind häufig exzentrisch, weshalb evtl. mehrere Projektionen nötig sind. Die Stenosen können aber auch relativ glatt, lokal oder diffus sein. Andere Ursachen für arterielle Stenosen sind disseziierendes Aneurysma, Aortitis/Arteriitis, periaortale Fibrose, Tumorkompression, Status nach Radiotherapie, eine kongenitale Hypoplasie oder abdominale Coarctatio. Kleine aneurysmatische Aussackungen durch ulzerierte Plaques wie auch größere Aneurysmen sind weitere angiographische Befunde der Arteriosklerose.

Sonderformen der peripheren Arteriosklerose obliterans sind der akute thrombotische Arterienverschluß, das Elongationssyndrom mit Knickung der

Iliakalarterien, die sog. dilatierende Arteriosklerose mit aneurysmatischer Erweiterung, die besonders die Gefahr der arteriellen Embolisierung in sich bergen, sowie schließlich die Steal-Syndrome. Steal-Syndrome haben eine Strömungsumkehr zur Folge, z. B. in der A. iliaca interna bei Verschluß der A. iliaca externa (mit konsekutivem Erektionsverlust bei Beinbewegungen) oder in der A. mesenterica inferior bei proximal gelegener Obstruktion der Aorta abdominalis.

Die arterielle Verschlußkrankheit betrifft die *obere Extremität* viel weniger häufig als die untere. Vor allem die proximalen Läsionen (A. subclavia) sind wegen der sehr guten Kollateralisation oft nicht symptomatisch. Ein Verschluß der proximalen A. subclavia kann aber zu einem sog. *Subclavia-Steal-Syndrom* führen mit Fluß-Umkehr in der A. vertebralis als kollaterale Versorgung des Armes **(s. Abb. 3-109).** Die Fluss-Umkehr führt zur zerebralen Minderdurchblutung mit entsprechender neurologischer Symptomatik.

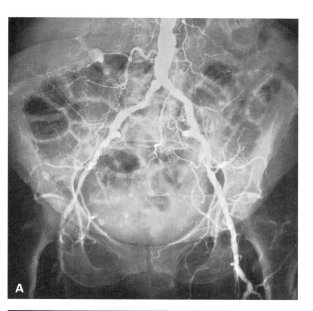

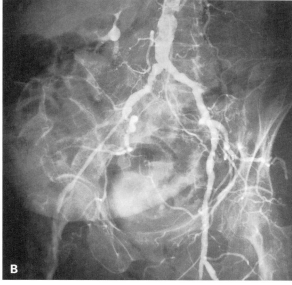

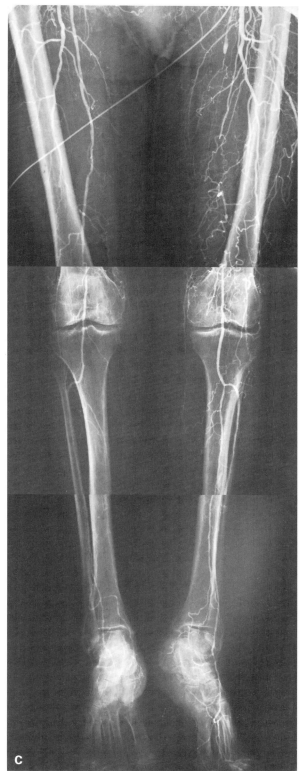

3.
Kardio-
vaskuläres
System

Abb. 3-106: Angiographie vom Becken und unteren Extremitäten mit typischen arteriosklerotischen Gefäßveränderungen. (**A, B**) Becken a.p. und schräg. Diffuse Arteriosklerose. Die hochgradige Stenose der A. iliaca externa ist in a.p.-Projektion wegen Überlagerung durch die A. iliaca interna überdeckt. Durch die links angehobene Schrägprojektion wird die langstreckige Stenose der A. iliaca externa rechts deutlich sichtbar. (**C**) Arteriographie der Beine zeigt diffuse Arteriosklerose der Ober- und Unterschenkel mit Verschluß der A. femoralis superficialis links und Wiederauffüllen der A. poplitea über Kollateralen der Profunda femoris. Deutliche Stenose im Adduktorenkanal und der A. poplitea rechts. Arteriosklerotische Kaliberschwankungen von A. fibularis und tibialis anterior beidseits bei Verschlüssen der A. tibialis posteriores sowie schwere Veränderungen der Plantararterien beidseits.

Thrombosen von Vorderarm- und Fingerarterien sind meist arteriosklerotisch bedingt, seltener embolisch, traumatisch oder bei Morbus Buerger. Die Arteriosklerose ist die häufigste Ursache des sekundären Raynaud-Phänomens (s. unten).

Die Hauptbefunde der Arteriosclerosis obliterans der *unteren Extremität* bestehen in Stenosen, Verschlüssen und Kollateralkreisläufen (**Abb. 3-106**). Entsprechend der Klinik und der Qualität der Femoralispulse wird eine retrograde Aortographie mit Katheter zur Darstellung des Beckens und beider Beine, eine direkte Femoralisangiographie bei einseitigem Extremitätenbefall oder bei fehlenden Femoralispulsen eine intravenöse Digitall-Subtraktions-Angiographie durchgeführt. Wichtig ist bei jeder Angiographie, daß Lokalisation und Länge des Verschlusses sowie der periphere Ausfluß zur Ermittlung der therapeutischen Möglichkeiten genau dargestellt werden. Die Stenosen sind je nach Plaquebildung asymmetrisch, ringförmig, lang- oder kurzstreckig. Obwohl meist ein diffuses Geschehen, gibt es Prädilektionsstellen für Stenosen und Verschlüsse wie die A. femoralis superficialis im Adduktorenkanal und die A. poplitea sowie Trifurkation der Unterschenkelarterien. Die Signifikanz der Lumeneinengung (über 60%) kann auch am Vorhandensein von Kollateralen, poststenotischer Dilatation oder differenter Kontrastmittelströmung erkannt werden. Beim Diabetes mellitus sind vor allem die Unterschenkel- und Fußarterien befallen und die Kombination von Läsionen im Femoral-, Poplitea- und Unterschenkelbereich ist erhöht, ebenso wie Veränderungen im Bereich der A. profunda femoris. Die Verschlußlänge wird angiographisch oft überschätzt wegen der Stase vor der Okklusion und der distal des Verschlusses einmündenden Kollateralen. Typischerweise erfolgt die Thrombosierung proximal einer Stenose bis zum nächsten größeren Kollateralgefäß (**Abb. 3-106**). Neben Verschlüssen und Stenosen kommen auch lokale Erweiterungen infolge Ulzerationen vor.

Eine Sonderform der Arteriosklerose ist die *dilatierende Arteriosklerose* mit der typischen gänsegurgelförmigen Morphologie (**Abb. 3-107**). Wegen des turbulenten und verlangsamten Blutstromes besteht ein erhöhtes thrombo-embolisches Risiko mit Konsekutiven peripheren arteriellen Verschlüssen. Eine weitere Form ist das *Tibialis anterior-Syndrom* mit akutem thrombotischem bzw. embolischem Verschluß der A. tibialis anterior, meist bei vorbestehender Arteriosklerose.

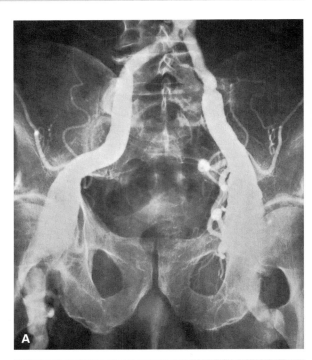

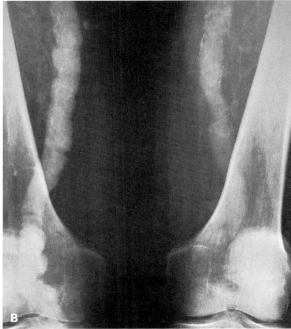

Abb. 3-107: Dilatierende Arteriosklerose. Retrograde Aortographie mit Darstellung der Becken- und Oberschenkelstrombahn. (**A**) Massiv dilatierte distale Beckenstrombahn und Arteria femoralis communis mit Verschluß der Iliaca interna rechts (möglicherweise bei Aneurysma). (**B**) Die Oberschenkelarterien zeigen erhebliche diffuse Erweiterungen mit sogenanntem Gänsegurgelaspekt. Die Kontrastmittelfüllung ist relativ schlecht infolge des sehr langsamen Kontrastmittel- resp. Blutflusses.

Mönckebergsche Mediasklerose

Sie manifestiert sich in einer diffusen Arterienverkal-
kung auf der Röntgen-Leeraufnahme. Sie ist primär
nicht stenosierend, kann jedoch mit stenosierender
Atheromatose kombiniert sein. Gehäuft kommt sie
vor bei Diabetes, Hyperparathyreoidismus (auch
sekundär bei Dialysepatienten) und bei Vitamin-D-
Hypovitaminose.

Arteriitis

Im Gegensatz zu der weit häufigeren Arteriosklerose
sind nur etwa 5% aller arteriellen Erkrankungen auf
nicht degenerative, entzündliche Ursachen zurückzuführen.

Thrombangitis obliterans (Morbus Buerger)

Es handelt sich um eine entzündliche Systemerkrankung der Arterien zunächst von mittlerem und kleinem Kaliber, später auch größerer muskulärer Extremitätenarterien. Betroffen sind vorzugsweise junge
Männer, die über starke Belastungs- und Ruheschmerzen im Bereich der Unterschenkel und Füße resp. der
Hände klagen, über Kältegefühl sowie Störungen von
Sensibilität und Motorik. Auch trophische Störungen
an den Akren kommen vor. Ursache ist wahrscheinlich eine hyperergisch-entzündliche Reaktion auf verschiedene Noxen, speziell Nikotin; zusätzlich besteht
möglicherweise eine Immunpathogenese. Im Arterio-
gramm (**Abb. 3-108**) sieht man gestreckte Gefäße und
segmentäre periphere Gefäßabbrüche ohne Kalkablagerung, vor allem im Bereich der Unterschenkel und
Füße, seltener Unterarme und Hände. Oft sind auch
die kleineren Äste der A. profunda femoris betroffen.
Kollateralen vor allem über Vasa vasorum entlang des
verschlossenen Gefäßes zeigen ein sog. Korkenzieher-
muster. Die Differentialdiagnose gegenüber der Arteriosclerosis obliterans ist möglich durch das Fehlen
arteriosklerotische Veränderungen von anderen großen
Gefäßen oder dem Mitbefallensein der oberen Extremitäten. Betroffen sind junge Patienten unter 40 mit
Nikotinabusus. Die definitive Diagnose erfolgt vor
allem klinisch und histologisch.

Morbus Takayasu (Aorto-Arteriitis)

Es handelt sich um eine unspezifische Pan-Aortitis
und Arteriitis der elastischen Aortenäste, wahrscheinlich eine Auto-Immunerkrankung. Betroffen sind vorwiegend jüngere Frauen. Die Erkrankung beginnt mit
Fieber, Myalgie, Schwindel und erhöhter Blutsen-

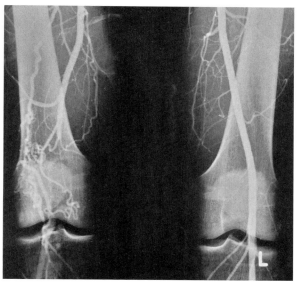

Abb. 3-108: Retrograde Aortographie mit Darstellung der
Poplitearegion beidseits bei Morbus Bürger. Chronischer
Verschluß der Arteria poplitea rechts mit zahlreichen
gewundenen Kollateralen. Beachte die perlschnurartigen
Kaliberschwankungen der kleinen Arterienäste sowie fehlende arteriosklerotische Plaquebildungen femoro-popliteal
links.

kung. Befallen werden vor allem die brachiozephalen
Gefäße mit oft langstreckigen fusiformen Stenosen,
insbesondere im Bereich der Carotiden (**Abb. 3-109**)
(Aortenbogensyndrom, pulseless disease Typ I). Ein
zweiter Typ zeigt vorwiegend Befall der Aorta abdominalis mit den abdominellen Aortenästen und
Beckenstammgefäßen. Als dritter Typ kommt die
Kombination des Befalls von thoracalen und abdominalen Aortenästen vor. Als vierten Typ gibt es
schließlich noch den zusätzlichen Befall der Pulmonalarterien. Die angiographischen Befunde müssen
gegenüber Arteriitiden anderer Genese sowie auch
fibromuskulärer Dysplasie, Arteriosklerose, Spasmen
und Tumorkompression abgegrenzt werden.

Andere Arteriitiden

Zahlreiche andere Erkrankungen können ebenfalls zu
stenosierenden Arteriitiden mit Verschlüssen führen.
Erwähnt seien die Kollagenkrankheiten, Periarteriitis
nodosa, Riesenzell-Arteriitis sowie auch spezifische
Arteriitiden bei Tuberkulose und Lues sowie Arteriitis
bei Allgemeininfektionen. Nebst stenosierenden Prozessen werden bei diesen Formen häufig Mikro- oder
Makroaneurysmen gesehen, bei der Arteriitis temporalis Horton als Komplikation auch das disseziierende
Aortenaneurysma.

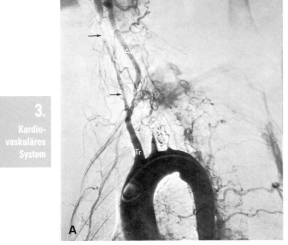

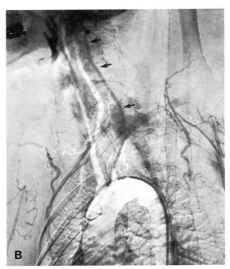

Abb. 3-109: Thorakale Aortographie bei junger Frau mit Takayasu-Arteriitis (Aortenbogensyndrom). **(A)** Früharterielle Phase zeigt Verschluß der Arteria carotis und subclavia links. Nur der Truncus brachiocephalicus (Tr) ist durchgängig. Langstreckige Stenose der Arteria carotis communis rechts (Pfeile). Die Arteria subclavia rechts ist am Abgang verschlossen. Beachte kompensatorische Dilatation der Arteria vertebralis rechts (AV) sowie die zahlreichen feinen Kollateralen im Halsbereich supraaortal. **(B)** Spätarterielle Phase zeigt ein sogenanntes subclavian-steal-Syndrom mit kraniokaudaler, retrograder Füllung der linken Arteria vertebralis (Pfeile).

Abb. 3-110: Fibromuskuläre Dysplasie. **(A)** Befall der Arteria iliaca. **(B)** Befall beider Nierenarterien. Angiographisch finden sich in beiden Abbildungen die für die mediale fibromuskuläre Dysplasie typischen perlschnurartigen Veränderungen, welche durch abwechselndes Auftreten von Stenosen und aneurysmatischen Erweiterungen der Gefäße auftreten.

Abb. 3-111: Fibromuskuläre Dysplasie, intimaler Typ. Die selektive Angiographie der rechten Nierarterie zeigt die für die intimale fibromuskuläre Dysplasie typische kurzstreckige, umschriebene exzentrische Stenose (Pfeil) mit poststenotischer Dilatation.

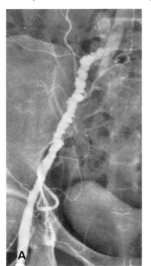

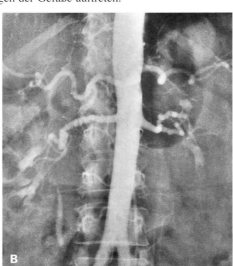

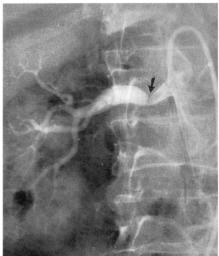

Andere Ursachen arterieller Verschlüsse

Fibromuskuläre Dysplasie (FMD)

Sie kommt vor allem bei jüngeren Frauen zwischen 20 und 40 vor, nur selten bei über 50jährigen oder bei Kindern. Wahrscheinlich wird sie autosomal dominant vererbt mit variabler Penetranz. Die FMD befällt vorwiegend mittelgroße Arterien wie Nierenarterien und A. carotis interna. Seltener sind die A. vertebrales, A. iliaca und subclavia sowie viszerale Arterien befallen.

Man unterscheidet nach histopathologischen und angiographischen Befunden verschiedene Typen. Am häufigsten ist die *mediale fibromuskuläre Dysplasie* mit tpyischen perlschnurartigen Veränderungen von abwechselnd lokalisierten Stenosen und aneurysmatischen Dilatationen **(Abb. 3-110)**. Kurze konzentrische fokale Stenosen mit poststenotischer Dilatation finden sich bei der medialen Hyperplasie sowie der *intimalen Fibroplasie* **(Abb. 3-111)**.

Vaskuläre Kompressionssyndrome

Beim *Schultergürtel-Syndrom (thoracic outlet syndrome)* kommt es zur meist einseitigen, intermittierenden oder dauernden Kompression von Plexus brachialis und/oder Vena bzw. A. subclavia. Schmerzen und Parästhesien treten bei neurogener Ursache auf; Kältegefühl und sekundäres Raynaud-Syndrom mit trophischen Störungen an Fingerkuppen (periphere Embolie) sowie Belastungs-Ischämie bei arterieller Kompression. Bei Kompression der V. subclavia besteht die Gefahr der Armvenenthrombose. Ursache sind Halsrippen oder fibromuskuläre Strukturen, klinisch findet sich ein fehlender Radialispuls bei Hochheben des Armes dies gelegentlich nur in sitzender oder stehender Position, nicht aber beim liegenden Patienten. Die Diagnose erfolgt arteriographisch mit Provokationstest bei eleviertem Arm oder abduziertem Arm mit Gewichtsbelastung. Analog der klinischen Untersuchung muß die Untersuchung evtl. in aufrechter Stellung durchgeführt werden (insbesondere bei Verdacht auf muskuläre Kompressions-Syndrome).

Entsprechend der komprimierenden Struktur werden unterschieden:

– Halsrippensyndrom: Ein- oder doppelseitige Kompression durch größere Halsrippen, bzw. durch ligamentäre Verlängerung der Rippe durch einen Bindegewebsstrang von der Halsrippe zur 1. Rippe
– Costo-Claviculär-Syndrom: Kompression zwischen Clavicula und 1. Rippe. Beschwerden vor allem durch Hängenlassen und starkes Zurücknehmen der

Schulter. Häufigste Form der neurovaskulären Schultergürtel-Syndrome
– Scalenus anticus-Syndrom: Kompression im Scalenusdreieck infolge angeborener oder erworbener Muskelveränderungen
– Pectoralis minor-Syndrom: Kompression der A. axillaris durch einen hypertrophierten Musculus pectoralis minor. Häufig nur in stehender oder sitzender Position nachweisbar.

Arteriographisch zeigen sich Stenosierungen verschiedenen Ausmaßes bis zum vollständigen Verschluß in Provokationsstellung **(Abb. 3-112)**. Außerdem kommen poststenotische Dilatationen sowie thrombotische Auflagerungen vor. Als Komplikationen finden sich periphere arterio-arterielle Embolien mit sekundärem Raynaud-Syndrom, das gelegentlich auch als erstes klinisches Syndrom vorhanden ist.

Beim *Entrapment-Syndrom der A. poplitea* werden zwei Typen unterschieden. Beim häufigeren Typ I besteht ein abnormer Verlauf der A. poplitea medial des normal entspringenden medialen Gastrocnemiuskopfes. Dadurch wird die Arterie zwischen Muskel und Femurcondylus eingeklemmt. Beim selteneren Typ II wird die A. poplitea durch einen abnorm entspringenden Muskelkopf komprimiert.

Das Entrapment-Syndrom manifestiert sich durch Claudicatio intermittens oder akuten Popliteaverschluß bei jungen Männern in etwa ein Fünftel der Fälle beidseitig. Im Angiogramm zeigt sich meist eine nach medial abweichende A. poplitea mit variabler Stenosierung oder Verschluß **(Abb. 3-113 A)**. Die Stenosierung kann durch maximale Dorsalflexion des Fußes oder auch Rotation im Kniegelenk verstärkt werden. Gesichert wird die Diagnose mittels Computertomographie **(Abb. 3-113 B, C)**.

Die *zystische Adventitia-Degeneration* führt zur Kompression des Gefäßes mit wechselndem Füllungszustand der Zysten. Im Angiogramm sieht man meist eine typische bogenförmige, selten polyzyklische, glattwandige Stenose. Befallen ist vor allem die A. poplitea, seltener die A. iliaca externa und A. femoralis communis. Typische Manifestation durch rasch auftretende, schubweise Claudicatio bei Männern in der 4. Lebensdekade. Sicherung der Ätiologie mittels Computertomographie oder Kernspintomographie **(Abb. 3-114)**.

Weitere arterielle Kompressionen kommen u. a. auch bei exogener Kompression durch Weichteiltumoren, Metastasen oder lokale Knochenhypertrophien sowie durch Hämatome etc. zustande.

3.

Kardiovaskuläres System

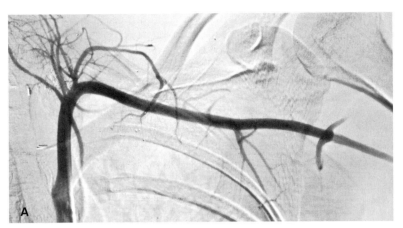

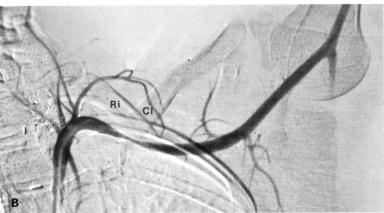

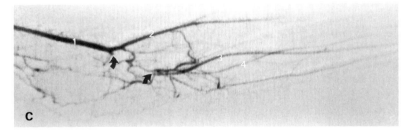

Abb. 3-112: Schultergürtelsyndrom links (kostoklavikuläre Kompression). Selektive Subklaviaangiographie. (**A**) In Normalstellung keine Gefäßunregelmäßigkeiten erkennbar. (**B**) In Provokationsstellung mit eleviertem und abduziertem Arm subtotale Kompression der Arteria subclavia zwischen der 1. Rippe (Ri) und der Clavicula (Cl). (**C**) Die Armangiographie im Bereich der Ellenbeuge zeigt einen embolischen Verschluß der Arteria radialis als Folge einer arterio-arteriellen Embolie bei kostoklavikulärem Kompressionssyndrom. 1 Arteria brachialis, 2 Arteria ulnaris, 3 Arteria radialis, 4 Arteria interossea.

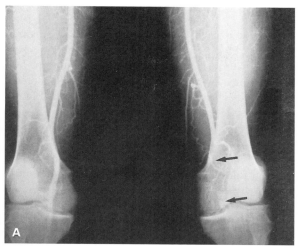

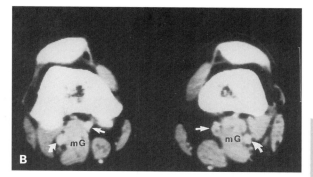

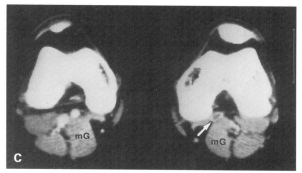

Abb. 3-113: Entrapement-Syndrom Typ 1 der Arteria poplitea. **(A)** Femoralisangiographie beidseits: Leichte bogenförmige Medialverlagerung der A. poplitea beidseits mit Verschluß links (Pfeile). **(B)** Computertomographie am Übergang zu den Kondylen: Die Arteria poplitea (gerader Pfeil)
verläuft beidseits medial vom medialen Gastrocnemiuskopf
(mG) und ist links verschlossen. Die Vena poplitea (gebogener Pfeil) ist beidseits in normaler Lage lateral vom
Gastrocnemius. **(C)** CT auf Höhe der Kondylen: Arteria
und Vena poplitea rechts verlaufen wieder nebeneinander.
Links ist die Arteria poplitea verschlossen und medial zwischen Gastrocnemius und medialem Femurkondylus eingeklemmt (Pfeil).

Abb. 3-114: Zystische
Adventitia-Degeneration.
(A) Das Femoralis-Angio-
gramm zeigt eine exzentrische, scharf berandete Stenose am Übergang der Arteria femoralis superficialis
zum proximalen Poplitea-
Segment. Nur spärliche
Kollateralen und keine arteriosklerotischen Verände-
rungen erkennbar. **(B)** Das
Computertomogramm auf
Höhe des stenosierten
Poplitea-Segmentes zeigt
eine sichelförmige Einen-
gung des Arterienlumens
durch die zystische Ad-
ventitiaveränderung (Cy).
V Vena poplitea.

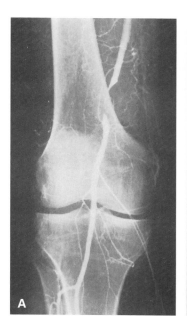

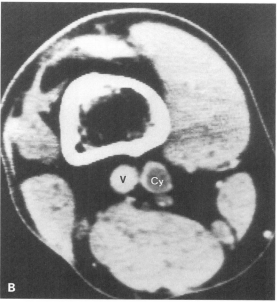

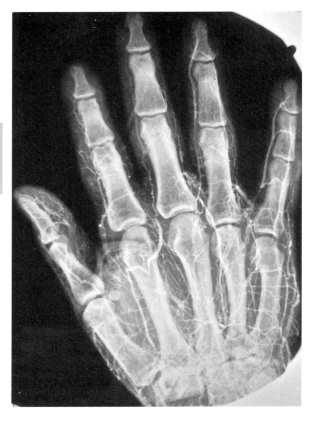

Raynaud-Syndrom

Man unterscheidet das primäre Raynaud-Syndrom (Raynaud-Phänomen) aufgrund funktioneller zentralvenöser Störung der peripheren Vasomotorik mit Vasospasmen vom sekundären Raynaud-Phänomen, das bei verschiedenen Grundkrankheiten mit Fingerarterienverschlüssen vorkommt.

Das *primäre vasospastische Raynaud-Syndrom (Morbus Raynaud)* betrifft vor allem Jugendliche und/oder Migränepatienten und ist familiär gehäuft. Es zeigt klinisch eine meist kurzdauernde intermittierende Ischämie bzw. Hypozirkulation der Finger mit symmetrischem Befall. Typisch ist die Auslösung durch Kälte-Provokation oder auch bei Erregung. Die Diagnostik erfolgt vorwiegend klinisch und mit nichtblutigen angiologischen Methoden (Doppler). Die Prognose ist gut.

Im Gegensatz zum primären Morbus Raynaud ist das sog. *sekundäre Raynaud-Phänomen* manchmal lange

Abb. 3-115: Sekundäres Raynaud-Syndrom bei 36jährigem Mann mit Morbus Bürger. Klinisch Ulzerationen an den Fingerspitzen. Die Handarteriographie zeigt ausgeprägte Gefäßverschlüsse und Stenosen sowohl des Hohlhandbogens wie auch der Fingerarterien.

Abb. 3-116: Akutes Ischämie-Syndrom des rechten Armes nach Hyperextensionstrauma mit Plexusläsion. Die Arteriographie des rechten Oberarmes zeigt eine traumatische Intimaläsion der Arteria axillaris mit hochgradiger Stenose (Pfeil).

Abb. 3-117: Akute Schußverletzung der Arteria cubiti. Das Brachialisangiogramm zeigt eine Kontrastmittelextravasation in Form eines falschen, sakkulären Aneurysmas in der Ellenbeuge.

Abb. 3-118: Hypothenar-Hammer-Syndrom bei Preßlufthammerarbeiter. Die Handarteriographie zeigt den typischen Abbruch der Arteria ulnaris (Pfeil) sowie distale Fingerarterienverschlüsse ulnarseits (3. bis 5. Finger).

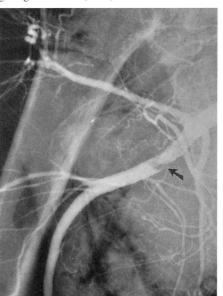

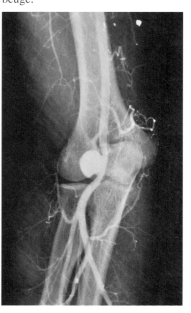

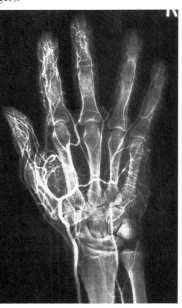

persistierend, meist asymmetrisch oder nur einseitig, oder auf einzelne Finger beschränkt. Je nach Grundleiden sind trophische Störungen akral mehr oder weniger ausgeprägt. Als Grundleiden steht die chronische arterielle Verschlußkrankheit bei Arteriosklerose oder Thrombangitis obliterans im Vordergrund, daneben arterio-arterielle Embolien bei Aneurysmen oder Schulterkompressionssyndrom, Cholesterinembolien in die Haut bei Aortensklerose und Aneurysmen. Als weitere Ursachen kommen in Frage: Akute thrombotische Verschlüsse kleiner peripherer Arterien, z. B. bei Periarteriitis nodosa sowie nach Erfrierung, akuter Verletzung oder Vibrationstraumen (Hypothenar-Hammer-Syndrom), ferner Kollagenkrankheiten, Blutkrankheiten (Polyzytämie, Sichelzellanämie usw.), arterio-venöse Mißbildungen, Ergotismus. Die *Arteriographie* zeigt Okklusionen und Stenosen der Fingerarterien, zum Teil auch Veränderungen im Bereich der Hohlhandbogen (**Abb. 3-115**). Typisch ist der Verschluß A. ulnaris beim Hypothenar-Hammer-Syndrom. Nebst der Arteriographie der Hand ist immer auch eine Untersuchung der Arm- und Schultergefäße durchzuführen, zum allfälligen Nachweis von arterio-arteriellen Emboliequellen.

Durchblutungsstörungen nach Verletzungen

Geschlossene Arterienverletzungen mit Wandkontusion entstehen nach Trauma oder Operation. Lazeration oder Dissektion der Intima können zur vollständigen Thrombose führen. Die frühzeitige Angiographie ist präoperativ indiziert (**Abb. 3-116**). Eine Aortenruptur bei Dezelerationstrauma erfolgt typischerweise thorakal im Aortenbogen im Bereich des Ligamentum arteriosum.

– Offene Arterienverletzungen führen zur vollständigen Kontinuitätsunterbrechung oder zur Kontrastmittelextravasation (falsches Aneurysma). In unklaren Fällen ist die sofortige Arteriographie indiziert. Am häufigsten ist A. brachialis, Femoralis und Poplitea befallen (**Abb. 3-117**)
  Eine Arterienkompression kann durch knöcherne Fragmente oder Hämatom hervorgerufen werden. Klinisch besteht ebenfalls ein akutes Ischämiesyndrom
– Komplikationen durch Manipulationen mit Katheter oder Führungsdraht bei Arteriographien führen zu: Dissektion, Thrombosierung, Hämatom
– Chronisch-rezidivierende traumatische Schädigung durch: Berufsbedingte Erschütterungstraumen, z. B. durch Preßluftbohrer oder bei Schnitzern bewirken das Hypothenar-Hammer-Syndrom mit typischem Verschluß der A. ulnaris (**Abb. 3-118**).

Interventionelle radiologische Therapie bei Gefäßverschlüssen

Akuter Gefäßverschluß

Die Therapie ist im Beckenbereich primär chirurgisch, da die akute Ischämie möglichst rasch behoben werden muß. Für femoro-poplitea Verschlüsse bestehen gute Rekanalisationserfolge (bis 90 %) mit *lokaler Lyse* und *Katheteraspiration*. Eine erfolgreiche Rekanalisation ist abhängig vom klinischen Vorstadium und dem Zustand der peripheren Ausflußbahn (**Abb. 3-119**). Bei ausgedehnten Femoralisverschlüssen oder frischen Bypassgraftverschlüssen ist die *lokale Langzeitlyse* (40–100.000 Einheiten Urokinase pro Stunde bzw. rt-PA 0,5 bis 2 mg/h über 24 bis 72 Stunden) eine gute Alternative zur Chirurgie.

Kurze embolische Verschlüsse im Popliteabereich sind gelegentlich allein mit Katheteraspiration behandelbar. Für die obere Extremität sowie die Mesenterial- und Nierenarterien sind erfolgreiche lokale Thrombolysen im Sinne der regionalen Infusionstherapie (Langzeitlyse) beschrieben.

Chronische arterielle Verschlußkrankheit

Grundsätzlich sind die meisten Stenosen der distalen Aorta, des Beckens und der oberen und unteren Extremität mit der *Ballondilatation* behandelbar. Die Indikation ist auf Grund der Beschwerden und der angiologischen Befunde interdisziplinär zu stellen. Insbesondere ist das symptomatische Stadium Fontaine II eine eigentliche Domäne der perkutanen-transluminalen Angioplastie (PTA) und nicht der Chirurgie. Stark verkalkte oder diffus verengte Gefäße eignen sich weniger zur PTA. In der distalen Aorta oder im Beckenbereich sind bei Rezidiv-Stenosen oder unbefriedigendem PTA-Ergebnis *vaskuläre Endoprothesen* erfolgreich eingesetzt worden. Verschlüsse der femoro-poplitealen Gefäße sind bis zu 10 cm Länge in etwa 75% erfolgreich rekanalisierbar (**Abb. 3-120**). Auch längere Verschlüsse sind bei entsprechender klinischer Situation bzw. im Rahmen des «limb salvage» mit dem Katheter zu behandeln.

Dank verbesserten Ballonkathetern sind heute auch Unterschenkelarterien einer PTA oder Thrombembolektomie mit guten Erfolgsaussichten zugänglich. Zudem werden vermehrt Rekanalisationen von Iliakalarterienverschlüssen mit gleichzeitiger Anwendung von Endoprothesen erfolgreich und mit minimalen Komplikationen durchgeführt (**Abb. 3-121**).

Allgemein gilt, daß PTA-Ergebnisse auf Beckenebene besser als femoro-popliteal sind und die «patency rate» im ersten Jahr am stärksten abnimmt.

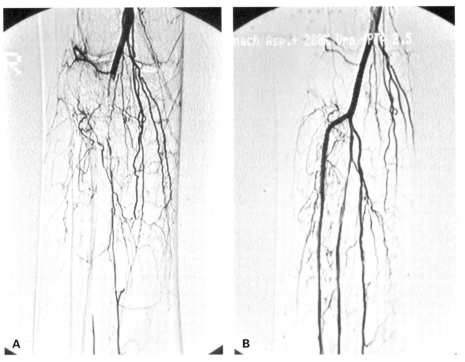

Abb. 3-119: Akuter Verschluß der Arteria poplitea und Unterschenkelgefäße. Behandlung mit Katheteraspiration und Thrombolyse. **(A)** Das Femoralisarteriogramm zeigt einen langstreckigen Verschluß der distalen Arteria poplitea und aller drei Unterschenkelgefäße. **(B)** Nach perkutaner Katheteraspiration von Thromben, lokaler Kurzzeitlyse mit 280000 Einheiten Urokinase sowie zusätzlicher Ballondilatation (PTA) der Unterschenkelgefäße zeigt das Angiogramm eine Rekanalisation aller vorher verschlossenen Stammgefäße.

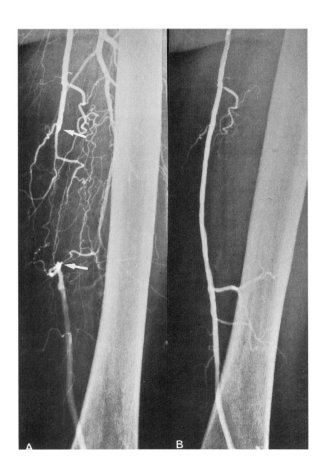

Abb. 3-120: Rekanalisation mit Führungsdraht und Dilatationskatheter eines über 10 cm langen Verschlusses der Arteria femoralis superior bei Patient mit PAVK Stadium IIb. **(A)** Das Angiogramm zeigt einen chronischen Verschluß der Arteria femoralis superficialis mit deutlichen Kollateralen. Beachte die Begrenzung der Verschlußlänge durch die abgehenden resp. hinzuführenden größeren Kollateralen (Pfeile). **(B)** Glattes durchgängiges Lumen nach Rekanalisation und PTA mit Führungsdraht und Ballondilatation. Die vorher sichtbaren Kollateralen an den Verschlußenden kommen wegen des nun wiederhergestellten normalen Kontrastmittelflusses nicht mehr zur Darstellung.

Abb. 3-121: Rekanalisation eines chronischen Verschlusses der Arteria iliaca externa rechts bei zusätzlichem Verschluß der Arteria femoralis superficialis. **(A)** Die Beckenangiographie zeigt einen Verschluß der ganzen rechten Arteria iliaca externa bis kurz oberhalb der Femoralisbifurkation (Pfeil). Versorgung des Beines über Kollateralen der Arteria profunda femoris (Pfeilspitze). **(B)** Eine Kontrollangiographie nach Rekanalisation zeigt die Wiederherstellung der rechten Beckenstrombahn. Die Arteria femoris superficialis ist weiterhin verschlossen (Pfeil).

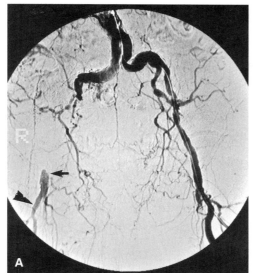
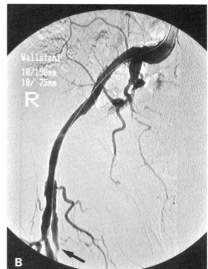

Stenosen und kurze Femoro-Poplitealverschlüsse haben etwa gleiche Resultate. Längere Verschlüsse, distal gelegene Verschlüsse oder eine zusätzlich schlechte periphere Ausflußbahn verschlechtern die Ergebnisse. Die primäre Erfolgsrate iliakal beträgt etwa 95%, femoro-popliteal 87%; nach einem Jahr etwa 90% bzw. 70% und nach 3 bis 5 Jahren 79 bis 96% bzw. 59 bis 70%. Diese Langzeitresultate sind der chirurgischen Arterienrekonstruktion vergleichbar.

Als weitere PTA-Indikationen sind zu nennen Stenosen an chirurgischen Anastomosen (Bypass), Stenosen von Nieren- und Viszeralarterien sowie brachiozephalen Gefäßen.

Aneurysmen

Pathologisch-anatomisch werden unterschieden:

– Aneurysma verum: (echtes Aneurysma) sack- oder spindelförmig. Ausbuchtung aller drei Wandschichten. Ätiologie: vor allem Arteriosklerose (70–80%), mykotisch-infektiös (früher vor allem Lues), kongenital Bindegewebsschwäche (Marfan, Ehler-Danlos), zystische Medianekrose Erdheim-Gsell, poststenotisch (z. B. Aortenstenose, Coarctatio)
– Aneurysma spurium: (falsches Aneurysma). Unterbrechung von Intima und Media, Begrenzung durch Adventitia oder umgebendes Bindegewebe. Ätiologie vor allem Trauma, infektiös, iatrogen, seltener arteriosklerotisch (Ruptur)

– Aneurysma dissecans: Einriß in Intima und meist auch Media mit Bildung von falschem Lumen zwischen den Wandschichten. Dieses kann durchströmt sein, vor allem wenn distal ein Wiedereintritt ins echte Lumen besteht oder thrombosieren. Durchströmtes falsches Lumen komprimiert häufig das echte Lumen. Ätiologie und Pathogenese: Vor allem Hypertonie, primäre oder sekundäre Wandschwäche (Marfan und Ehler-Danlos, zystische Medianekrose). Arteriosklerose. Seltener iatrogen (Punktion, Kathetermanipulation usw.), Isthmusstenose, Trauma. Nach der Stanford-Klassifikation unterscheidet man zwei Typen **(Abb. 3-122)**: Typ A mit Intimaeinriß in der Aorta ascendens, meist kranial der rechten Coronararterie, und Typ B mit Intimaeinriß distal der linken A. subclavia. Der Typ A kann auf die Aorta ascendens beschränkt sein, sich auf den Aortenbogen und/oder in die brachiocephalen Gefäße ausdehnen oder auch (gelegentlich zwei- oder mehrzeitig) die Aorta descendens und abdominalis miteinbeziehen. Gelegentlich kommt auch eine retrograde Ausdehnung der Dissektion in die Coronararterie und die Sinus Valsalvae vor (zusätzlicher Herzinfarkt und/oder Aorteninsuffizienz). Der Typ B kann ebenfalls sekundär nach distal weiter dissezieren. Typ A ist eine absolute Operationsindikation, Typ B nur bei kardialen Komplikationen, Kompression der renalen oder viszeralen Gefäße (Abgang dieser Gefäße aus falschem Lumen mit Minderdurchblutung) sowie bei Zunahme des Gefäßdurchmessers auf über 6 cm oder bei Ruptur.

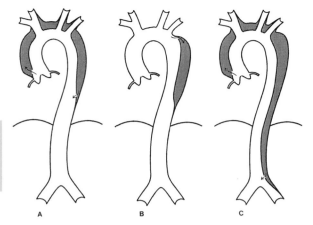

Abb. 3-122: Schematische Darstellung der Aneurysma dissecans-Formen. **(A)** Typ A, Dissektionsbeginn oberhalb der rechten Koronararterie. **(B)** Typ B, Dissektionsbeginn distal der linken Arteria subclavia. **(C)** Typ A mit Ausdehnung thorako-abdominal bis auf Höhe der Aortenbifurkation.

Aneurysma der thorakalen Aorta

Die häufigsten Ursachen sind Arteriosklerose und Trauma (früher Lues). Thorakale Aneurysmen sind häufig Zufallsbefunde auf Thorax-Übersichts-Aufnahme: mediastinale Raumforderung mit Wandverkalkung, evtl. Rippen- und Wirbelkörperarrosion durch pulsierendes Aneurysma, Symptome durch Druckwirkung auf Nebenorgane (Dysphagie, Dyspnoe).

Das *arteriosklerotische Aneurysma* befällt vor allem die Aorta descendens, oft zusammen mit der abdominalen Aorta (**Abb. 3-123**), häufig zusätzlich die Koronararterien, die brachiozephalen Gefäße sowie die Nieren- und Beckengefäße. Umschriebene sackförmige Aneurysmen oder ein Durchmesser über 6 cm gelten als rupturgefährdet und damit als Operationsindikation.

Typisch für ein *traumatisches Aneurysma* ist eine sichel- oder ringförmige Verkalkung im Aortenbogen in der Region des Ligamentum arteriosum. Die Verkalkungen sind meist dünner und regelmäßiger als bei Arteriosklerose.

Aneurysmen bei *Lues* befallen vor allem die Aorta ascendens. Meist relativ dünne, schalenartige Verkalkung im Gegensatz zur Arteriosklerose.

Ein *dissezierendes Aneurysma* zeigt sich als Doppelkontur mit Weichteilmanschette außerhalb der Intima- und Mediasklerose.

Bei *akutem* traumatischem oder dissezierendem Aneurysma findet sich auf der Thorax-Übersichts-Aufnahme eine Mediastinalverbreiterung, umschrieben oder diffus mit Verlust der scharfen Begrenzung oder Doppelkonturen an Aortenbogen und Aorta descendens sowie der rechten Paratracheallinie sowie eine verbreiterte Weichteile außerhalb der Aortenwandverkalkungen, Kaudalverlagerung des linken Hauptbronchus, Obliteration des aorto-pulmonalen Fensters und linksseitige apikale Flüssigkeitsammlung (**Abb. 3-124**). Bei Rupturgefahr oder Dissektion treten schwerer Schmerzanfall, ausstrahlend in den Rücken.

Die *Echokardiographie* wird als erste Untersuchung bei Verdacht auf Aneurysma der Aorta ascendens, der Sinus Valsalvae oder Aortendissektion Typ A eingesetzt. Die Befunde zeigen die Bewegung der Dissektionsmembran, Pleuraerguß sowie Komplikationen wie Aorteninsuffizienz, Hämoperikard und verminderte Herzwandbewegung bei Myokardischämie infolge Dissektion in die Koronararterien.

Für nicht akute Stadien hat die *Computertomographie* die Angiographie weitgehend abgelöst. Sie genügt meistens für die präoperative Planung (**Abb. 3-125**). Nur bei unklaren Fällen ist die *Angiographie* indiziert. CT und MRI sind vor allem für Verlaufskontrollen nach akutem Geschehen nützlich.

Rasch wachsendes arteriosklerotisches Aneurysma: Umschriebene sackförmige Aneurysmen oder Durchmesser über 6 cm gelten als rupturgefährdet und damit als Operationsindikation. Rasches Wachstum und Schmerzen sprechen für imminente Ruptur und sollten mit CT abgeklärt werden. Eine Kontrastanreicherung im periaortalen Hämatom sind Zeichen eines «leckage» oder einer Ruptur, ebenso ein Pleuraerguß mit hohen Dichtewerten. Eine Angiographie nur in unklaren Fällen notwendig.

Akutes Aneurysma dissecans: Bei starkem klinischem Verdacht insbesondere auf Typ A ist die Echokardiographie bzw. die Computertomographie erste Wahl. Die Angiographie zeigt Zusatzbefunde wie Aorteninsuffizienz und Beteiligung der brachiozephalen und Koronargefäße (**Abb. 3-126 A, B**). Auch das sog. Reentry ist besser erkennbar. Bei Typ B ist eine Angiographie indiziert, wenn der Verdacht auf Einziehung der Nieren und viszeralen Äste besteht (**Abb. 3-126 C**).

Akutes traumatisches Aneurysma: Nur 15 bis 20% der Verletzten überleben, davon nur 50% die ersten 24 Stunden, falls unbehandelt. Die Ruptur liegt meist im Isthmusbereich (über 80%; Fixation der Aorta durch Ligamentum Botalli), seltener Aorta ascendens oberhalb der Klappe (unter 20%; überleben praktisch nie wegen Perikardtamponade). Die Angiographie ist die Methode der Wahl (**Abb. 3-127**).

Abb. 3-123: Arteriosklerotisches, thorako-abdominales Aortenaneurysma. **(A, B)** Thorax d. v. und d. s. zeigt massive Dilatation der Aorta im Bogenbereich mit deutlichen Wandverkalkungen (Pfeile). **(C, D)** Thorako-abdominale Aortographie zeigt die genauere Lokalisation und Ausdehnung wie Multiplizität der Aneurysmen in der thorakalen Aorta sowie Ausdehnung und Beziehung zu den Gefäßabgängen des Aneurysmas der infrarenalen Bauchaorta.

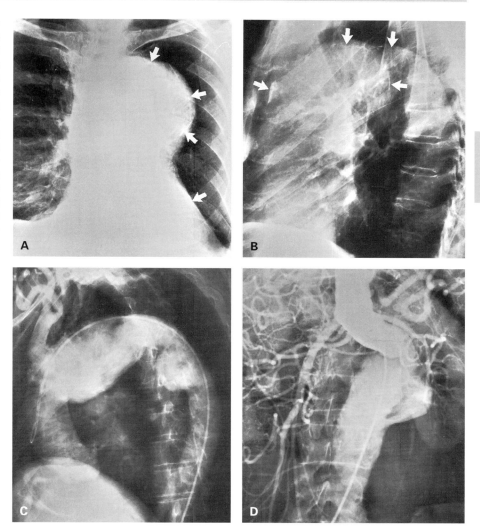

Abb. 3-124: Akute traumatische Aortenruptur (junger Patient in **A**) und akutes dissezierendes Aneurysma (älterer Patient in **B**). **(A)** Thorax a. p. zeigt verbreitertes oberes Mediastinum, Verlust der scharfen Begrenzung des Aortenbogens und der rechten paratrachialen Linie. Apikale Flüssigkeitsansammlung links, sogenannte «apical cap» (Pfeile). **(B)** Thorax a. p. mit typischer Weichteilmanschette (Pfeile) außerhalb der Wandverkalkung des Aortenbogens (Pfeilspitzen). Transpararenzverminderung der linken Lunge durch Hämatothorax.

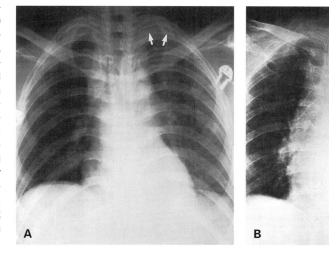

3.
Kardio-
vaskuläres
System

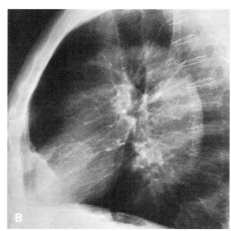

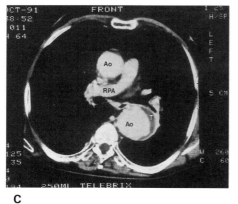

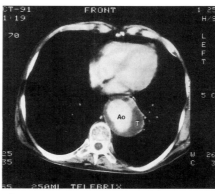

Abb. 3-125: Arteriosklerotisches Aneurysma der thorakalen Aorta. **(A, B)** Thorax d. v. und d.s. zeigt große Raumforderungen im Bereich der descendierenden Aorta vereinbar mit Aortenaneurysma. **(C, D)** CT auf Höhe der rechten Pulmonalarterie (RPA) und des Herzens (Abb. D) zeigt deutlich die aneurysmatische Erweiterung der descendierenden Aorta mit teilweise thrombosiertem Lumen (T). Ao durchströmtes Lumen der Aorta, AoA Aorta ascendens, AoD Aorta descendens, VC Vena cava.

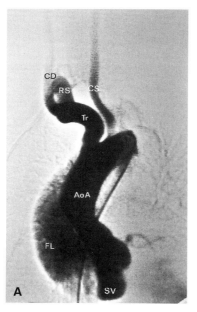

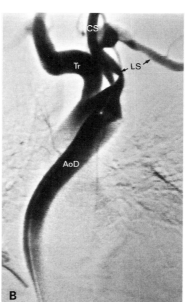

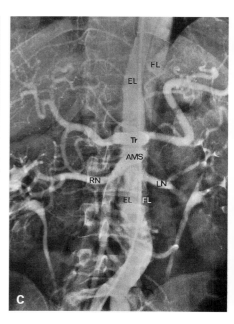

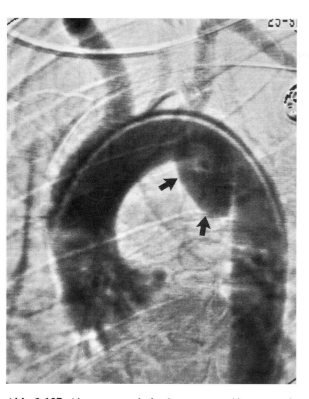

Abb. 3-127: Akute traumatische Aortenruptur (Aneurysma). Die thorakale Aortographie zeigt eine Extravasation des Kontrastmittels mit Bildung eines falschen Aneurysmas an typischer Stelle (Pfeile) an der inneren Kurvatur im Bereiche des Ligamentum arteriosum.

Akutes mykotisches Aneurysma: Heute kommt diese Affektion meist bei Patienten mit Septikämie oder bakterieller Endokarditis nach Herzklappenersatz oder Aortengraft vor. Ein akutes bakterielles Aneurysma ist meist ein sackförmiges falsches Aneurysma mit erhöhter Rupturgefahr. Eine rasche Abklärung bzw. MRI mit CT zeigt das Ausmaß des Aneurysmas und der Abszeßbildung periaortal sowie die Beziehungen zu den Nachbarorganen; bei Unklarheiten ist zusätzlich die Angiographie indiziert.

Aneurysmen der abdominalen Aorta

Sie sind vorwiegend arteriosklerotisch bedingt. Eine isolierte Dissektion der Bauchaorta ist sehr selten (evtl. auf Grund penetrierender arteriosklerotischer Ulcera). Graft-Aneurysmen kommen meist in der Anastomosenregion vor (gefürchtete Komplikation: Hämorrhagie oder Infektion). Seltene Ursachen sind mykotische Aneurysmen, Trauma, Aortitis oder Lues.

Arteriosklerotisches Aneurysma: In 40% asymptomatisch. Symptome sind unbestimmte Bauch- und Rückenschmerzen, evtl. nach links ausstrahlende pulsierende Masse, periphere Embolien. Auf der Abdomenleeraufnahme ist in über 80% die verkalkte Aortenwand erkennbar. Gelegentlich Druckusuren an Vorderkante der Lendenwirbel, Kompression von Darmanteilen (vor allem Duodenum) oder Ureteren. Das Aneurysma beginnt in 95% unterhalb der Nierenarterien, in 18% auf Bifurkation und Iliakalarterien greift es über. Häufig bestehen andere kardiovaskuläre Erkrankungen. Rupturgefahr besteht bei plötzlicher Größenzunahme und Schmerzen in der Flanke und Leiste. Selten ist eine Ruptur in die Cava (aortocavale Fistel). Aneurismen sind eine häufige Quelle für periphere Makroembolien (10%) und Cholesterinembolien.

Abb. 3-126: Angiographie bei akuter Dissektion Typ A thorako-abdominal. **(A, B)** Die thorakale Aortographie mit Kontrastmittelinjektion in das echte Lumen der Aorta ascendens (AoA in A) und der Aorta descendens (AoD in B) zeigt eine erhebliche Kompression des echten Lumens durch das falsche Lumen (FL). Die rechte Koronararterie entspringt dem echten Lumen, die linke ist nicht erkennbar, da sie aus dem falschen Lumen abgeht, weil die Dissektion direkt oberhalb des Sinus Valsalvae (SV) beginnt. Der Truncus brachiocephalicus (Tr) entspringt aus dem echten Lumen, während die A. carotis communis links (CS) und die A. subclavia (LS) in die Dissektion miteinbezogen sind. Entsprechend ist das echte Lumen der A. subclavia bis in einem distalen Anteil deutlich komprimiert (Pfeile). Im Bereich der Aorta descendens sind nur auf der rechten Seite im Bereich des echten Lumens Interkostalarterien erkennbar, während links infolge Abgangs aus dem falschen Lumen keine Interkostalarterien zur Darstellung kommen. CD rechte A. carotis communis, RS rechte A. subclavia. **(C)** Die abdominale Aortographie zeigt deutlich das echte, dichter angefärbte Lumen (EL) durch eine Dissektionsmembran getrennt vom falschen, etwas weniger dicht angefärbten Lumen (FL). Die Arteria mesenterica inferior ist nicht erkennbar, sie wird möglicherweise ebenfalls aus dem falschen Lumen gespeist. Truncus coeliacus, Arteria mesenterica superior und rechte Nierenarterie gehen aus dem echten Lumen ab. Die linke Nierenarterie geht offensichtlich seitlich aus dem falschen Lumen ab, da sie weniger dicht und zeitlich verzögert angefärbt wird. Tr Truncus coeliacus, SMA Arteria mesenterica superior, RN rechte Nierenarterie, LN linke Nierenarterie.

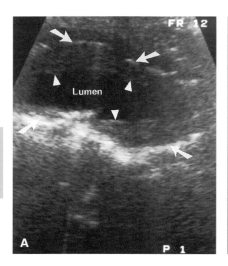
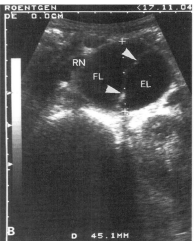
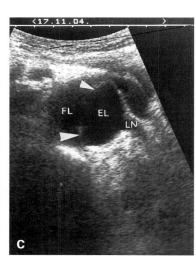

Abb. 3-128: Abklärung abdominaler Aortenaneurysmen mittels Ultraschall. (**A**) Arteriosklerotisches Aneurysma: Verkalkte Aortenwand (Pfeile) und wandständige Thromben (Pfeilspitzen). (**B**) Dissezierendes Aneurysma der Aorta abdominalis: Deutlich ist die Dissektionsmembran (Pfeil-spitzen) zu erkennen, die das echte (EL) und das falsche (FL) Lumen trennt. Die rechte Nierenarterie (RN) geht aus dem falschen Lumen ab (**B**), die linke Nierenarterie (LN) aus dem echten Lumen (**C**).

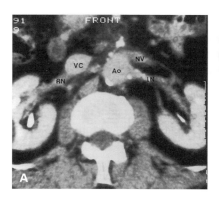
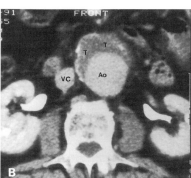
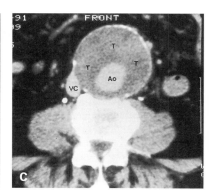

Abb. 3-129: Arteriosklerotisches infrarenales Aorten-aneurysma: Computertomographische Abklärung. (**A**) Aorta auf Höhe der Nierenarterien noch normalkalibrig. Ao durchflossenes Lumen der Aorta, RN rechte Nierenarterie, LN linke Nierenarterie, NV linke Nierenvene, VC Vena cava. (**B**) Aorta etwa 2 cm unterhalb der Nieren-arterie zeigt ein beginnendes Aneurysma mit ventral wandständigem Thrombus (T). (**C**) Schnitt auf Höhe der größten Ausdehnung des Aneurysmas (Durchmesser etwa 6 cm). Das Aneurysma ist durch die gut sichtbar verkalkte Aorten-wand begrenzt, der größte Teil des Aneurysmas ist thrombosiert (T). Das durchflossene Lumen (Ao) mißt nur etwa 2 cm im Durchmesser.

Abb. 3-130: Aortendissektion Typ B mit Ausdehnung in die Bauchaorta. CT-Darstellung des echten und falschen Lumens mittels Kontrastmittel-Bolusinjektion. Abgang des Truncus coeliacus (TR) aus dem echten Lumen (EL), das eine deutlich höhere Kontrastmitteldichte als das falsche Lumen (FL) aufweist.

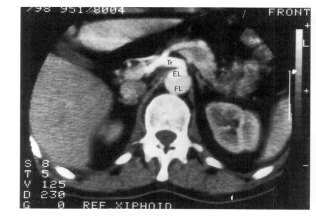

Inflammatorisches Aneurysma (**Abb. 6-64**)*:* Sonderform des arteriosklerotischen Aneurysmas, typisch bei Männern ab fünftem Lebensjahrzehnt. Gekennzeichnet durch perianeurysmatische fibrotische Manschette, möglicherweise durch Autoimmunprozeß hervorgerufen. Histologisch findet sich Granulationsgewebe mit Lymphozyten und Plasmazellen.

Ultraschall ist die Primärmethode im akuten Stadium und als Verlaufskontrolle bei allen Aneurysmaformen. Er zeigt den Durchmesser des durchflossenen Lumens und den thrombosierten Anteil (**Abb. 3-128 A**) oder stellt eine sich bewegende Dissektionsmembran dar (**Abb. 3-128 B, C**).

Die *Computertomographie* dient zur präoperativen Evaluation insbesondere der genauen Längenausdehnung und Beziehung zu den abgehenden Aortenästen sowie Ausmessen und Differenzierung von durchflossenem und thrombosiertem Lumen (**Abb. 3-129**). Eine imminente Ruptur ist durch hohe Kontrastmitteldichte außerhalb der durch die Kalkschale definierten Media erkennbar. Bei Dissektion wird das falsche und echte Lumen dargestellt (**Abb. 3-130**).

Das *inflammatorische Aneurysma* zeigt in der CT eine pathognomonische hufeisenförmige, 2 bis 3 cm dicke, stark kontrastanreichernde Fibroseschicht, die typischerweise die dorsale Aortenwand ausspart. Angiographisch ist es von einem gewöhnlichen arteriosklerotischen Aneurysma nicht zu unterscheiden.

Die *MR-Tomographie* kann bei Aneurisma dissecans klar zwischen echtem und falschem Lumen unterscheiden dank Erfassen von unterschiedlicher Flußrichtung oder Flußgeschwindigkeit in den beiden Lumina.

Eine *Katheterangiographie* ist indiziert, wenn die Beziehung zu Nierenarterien und Mesenterialgefäßen, insbesondere bei starker Schlängelung, unklar ist (**Abb. 3-131**), zur besseren Evaluation der Beckengefäße; ferner bei allgemeiner PAVK-Abklärung und bei mykotischen und traumatischen Aneurysmen.

Aneurysmen der peripheren Arterien

Sie entstehen vor allem arteriosklerotisch, seltener posttraumatisch oder postoperativ (Graft-Aneurysma) oder iatrogen nach Punktionen (Angiographie), sehr selten mykotisch. Eine Sonderform ist das Aneurysma der A. ulnaris bei Hypothenar-Hammer-Syndrom.

Prädilektionsstellen sind Kniekehle (26%) und Leistengegend (17%), häufig symmetrisch, selten an den oberen Extremitäten, Truncus brachiocephalicus und A. subclavia. Typisch ist ein systolisches Geräusch, gelegentlich eine Wandverkalkung. Es kann zur vollständigen Thrombosierung kommen (vor allem A. poplitea) mit Ischämie-Syndrom. Als Komplikation kommen arterio-arterielle Embolien oder die Ruptur vor.

Zur Abklärung der peripheren Aneurysmen wird der Ultraschall, Untersuchung mit Doppler, als erstes benutzt.

Abb. 3-131: Arteriosklerotisches Bauchaortenaneurysma. Abdominale Aortographie in a. p. und rechtsanteriorer Schrägprojektion. Die a. p.-Projektion (**A**) täuscht eine sehr kurze infrarenale Strecke bis zum Beginn des Aortenaneurysmas (An) vor. Erst die Schrägprojektion (**B**) zeigt die nach ventral gerichtete Knickbildung der Aorta und die effektiv deutlich längere normalkalibrige Strecke der infrarenalen Aorta bis zum Beginn des Aneurysmas (1 Nierenarterien).

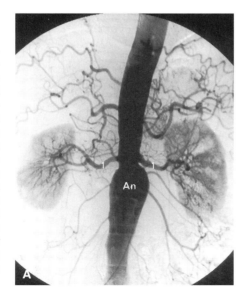
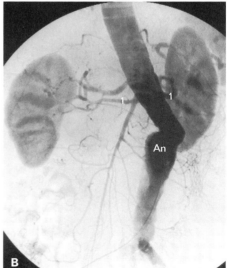

Die Angiographie dient zur prätherapeutischen Abklärung: Ausdehnung, weitere Aneurysmata und allgemeine Gefäßverhältnisse (**Abb. 3-132**).

Erworbene arteriovenöse Fisteln

Sie sind am häufigsten traumatisch verursacht, vor allem in den Beckengefäßen und die A. femoralis (postoperativ und iatrogen), seltener durch Ruptur eines Aneurysmas in eine benachbarte Vene oder tumorbedingt.

Die Kurzschlußverbindung zwischen Arterie und Vene führt zu einem lauten systolischen Geräusch. Arteriovenöse Fisteln haben eine starke Tendenz, mit der Zeit größer zu werden. Eine große Fistel kann zu Linksherzinsuffizienz führen.

Die Abklärung der arteriovenösen Fisteln erfolgt primär durch *Ultraschall* mit Duplex. Jede Fistel muß prätherapeutisch *angiographisch* abgeklärt werden (**Abb. 3-133**).

Therapie der Aneurysmen und arteriovenösen Fisteln

Ein arteriosklerotisches, dissezierendes und mykotisches Aneurysma spurium der Aorta wird praktisch immer chirurgisch saniert. Bei inoperablen Patienten kommt evtl. die Embolisation eines arteriosklerotischen Aneurysmas nach extraanatomischem Bypass in Frage, in Zukunft allenfalls die Stentbehandlung von dissezierenden Aneurysmen. Iatrogene oder traumatische Aneurysmen sind je nach Lokalisation durch radiologische Embolisation behandelbar. Da häufig größere Gefäße betroffen sind, benutzt man zur Embolisation vor allem Metallspiralen oder ablösbare

Ballons, evtl. zusätzlich Gewebekleber und Gelfoam (**Abb. 3-134**). Aneurysmen in der Leistenbeuge nach Arterienpunktion anläßlich einer Angiographie oder Katheterinvention können durch direkte Kompression des Aneurysmahalses mittels der Farbdopplersonde erfolgreich verschlossen werden.

Hämorrhagie

Akute Blutungen

Sie sind vor allem traumatisch und iatrogen (Punktionen, Lysetherapie) bedingt, dann postoperativ, durch ein rupturiertes Aneurysma oder einen Tumor. Eine traumatische Blutung in Thorax, Abdomen und Beckenbereich entsteht vor allem durch stumpfe Traumen. An den Extremitäten liegen in zwei Drittel offene Verletzungen vor (Messerstiche, Schußverletzungen). Tumorblutungen kommen vor allem im Beckenbereich durch urogenitale Tumoren vor.

Im Hinblick auf eine möglichst schnelle Therapie ist praktisch immer eine *Angiographie* indiziert, zur Lokalisation der Blutungsquelle und evtl. sofortigen nicht-chirurgischen Therapie durch Katheterembolisation. Deshalb sollte eine Angiographie auch bei instabilen Patienten forciert werden.

Bei traumatischer Blutung und rupturierten Aneurysmen der Aorta ist die Therapie chirurgisch. Bei einer traumatischen Blutung in Halsregion, Axilla, Becken-Retroperitoneum und Oberschenkel ist die Chirurgie oft schwierig (Intensivierung der Blutung durch Aufheben der Tamponade oder weitere Gefäßverletzungen. Die Ligatur der A. iliaca interna ist heute kontraindiziert). Deshalb sollte man primär die

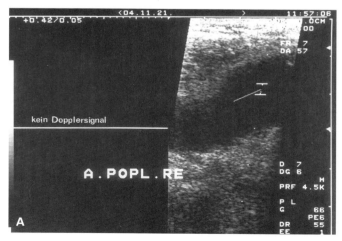

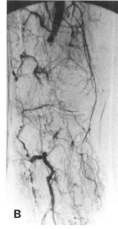

Abb. 3-132: Aneurysma der Arteria poplitea. (**A**) Doppler-Ultraschall: Deutlich erweitertes Lumen von knapp 2 cm mit wenig Binnenechos. Im Doppler (linke Bildhälfte) kein Flußsignal nachweisbar; das Aneurysma ist thrombosiert. (**B**) Die Angiographie bestätigt den Verschluß im Politeabereich entsprechend dem thrombosierten Aneurysma.

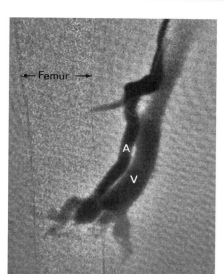
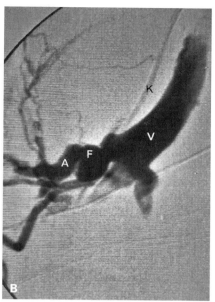
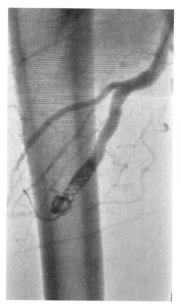

Abb. 3-133: Iatrogene AV-Fistel der Arteria profunda femoris nach Thrombektomie mit Fogarty-Ballon. **(A)** Die Angiographie des deszendierenden Astes der Arteria profunda femoris (A) zeigt eine sofortige Füllung der Vena profunda femoris (V). Beachte, daß praktisch keine peripheren Arterienäste wegen des sofortigen Abflusses des Kontrastmittels in die Vene über die Fistel dargestellt werden. **(B)** Die superselektive Angiographie mit Katheterspitze im Bereich der Fistel zeigt nun den genauen Ort der Fistel (F) und stellt die peripheren Äste der Arteria profunda femoris dar (K Katheter).

Abb. 3-134: Embolisation einer AV-Fistel mit Gianturco-Spiralen (gleicher Fall wie in Abb. 3-137). Die Kontrollangiographie nach Embolisation mit mehreren Gianturco-Spiralen zeigt den Verschluß der Fistel und des deszendierenden Astes der Arteria profunda femoris durch die Spiralen.

Abb. 3-135: Traumatische Läsion der Arteria iliaca interna nach Beckenfraktur mit massiver retroperitonealer Blutung. **(A, B)** Die Beckenangiographie links zeigt eine massive Extravasation aus der Arteria glutea superior. **(C)** Nach vergeblichen Embolisationsversuchen mit Gelfoam Verschluß der Arteria iliaca interna mit zwei Gianturco-Spiralen. Die selektive Kontrollarteriographie zeigt den Verschluß des Gefäßes. Die Blutung ist nicht mehr nachweisbar.

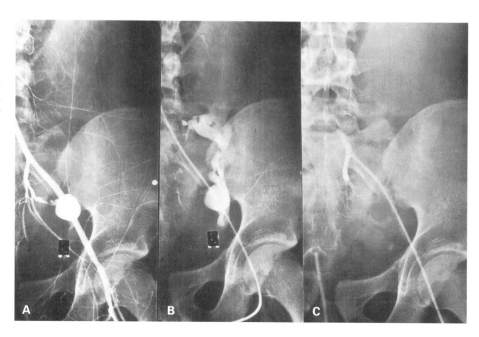

Embolisation versuchen. Ein hämorrhagischer Schock ist keine Kontraindikation (**Abb. 3-135**). Bei iatrogenen, postoperativen Blutungen und Aneurysmen ist die chirurgische oder Embolisationstherapie je nach Lokalisation und Grundleiden zu wählen. Blutungen bei urogenitalen Tumoren sollte man wenn möglich embolisieren.

Chronische und intermittierende Blutungen

Ursachen sind vor allem iatrogen und postoperativ oder traumatisch (Aneurysma spurium, arterio-venöse Fisteln und Tumore), selten arterio-venöse Mißbildung.

Zur Abklärung wird primär oft der Ultraschall oder die Computertomographie bzw. Magnetresonanz-Tomographie eingesetzt, prätherapeutisch immer Angiographie (Angiomorphologie und Möglichkeiten der Embolisation).

Aneurysma spurium, Tumor, die arterio-venöse Fisteln und Malformationen werden wenn möglich embolisiert, da dieses Verfahren viel weniger traumatisch und oft auch effektvoller ist als die Chirurgie (**Abb. 3-136**). Ein postoperatives Aneurysma, Blutungen und Aneurysmen von Stammgefäßen (z. B. iatrogen nach Punktion oder Lysetherapie) und Graftaneurysmen werden meist chirurgisch saniert.

Weiterführende Literatur

Abrams H. L.: Abrams Angiography. 3d ed., Boston, Little Brown, 1983.

Amplatz K., Moller J. H.: Radiology of congenital heart disease, St. Louis, Mosby, 1993.

Dondelinger R. F., Rossi P., Kurdziel J. C., Wallace S. (eds.): Interventional Radiology. Stuttgart, Thieme, 1990.

Gerlock A. J., Mirfakhraee M.: Essentials of diagnostic and interventional angiographic techniques. Philadelphia, Saunders, 1985.

Hessel, J. S., Adams D. F., Abrams H. L.: Complications of angiography. Radiology 1981; 138:273–281.

Kappert A.: Lehrbuch und Atlas der Angiologie. 12. Auflage, Bern Göttingen Toronto Seattle, Hans Huber, 1987.

Kim D., Orron D. E.: Peripheral vascular imaging and intervention. St. Louis, Mosby, 1992.

Mahler F.: Katheterinterventionen in der Angiologie. Stuttgart, Thieme, 1990.

Abb. 3-136: Intermittierende Blutung mit Oberschenkelschwellung und Hb-Abfall nach Hüfttotalprothese. (**A**) Die anterograde Arteriographie der Arteria profunda femoris zeigt Kontrastmittel-Extravasationen bzw. ein traumatisches postoperatives Aneurysma, gespeist von einem kleinen lateralen Arterienast. (**B**) Superselektive Katheterisierung des Aneurysmas mit Koaxialkatheter zur Emboliation des Aneurysmas. (**C**) Kontrollangiographie nach Auffüllen des Aneurysmas mit sieben Gianturco-Spiralen (Pfeil) sowie Verschluß des zuführenden Gefäßes (Pfeilspitze) ebenfalls mit Spiralen. Keine Kontrastmittel-Extravasation mehr nachweisbar.

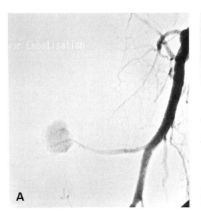
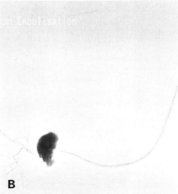
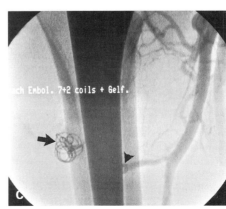

Vena cava und periphere Venen

P. Probst

Anatomie

Vena cava superior

Die *Vena axillaris* geht am Rand der Rippen in die *Vena subclavia* über, die unter der Clavicula, ventral der Arterie auf Höhe der 1. Rippe, durch die vordere Scalenuslücke zieht (**Abb. 3-137**). Dorsal der Sterno-Claviculargelenke vereinigt sie sich mit der Vena jugularis interna zur *Vena brachiocephalica* (**Abb. 3-138 A**). Die Venae brachiocephalicae vereinigen sich rechts paramedian zur *Vena cava superior,* die am rechten Rand des Mediastinums die ventrale Grenze des Spatiums cavo-tracheale bildet. Als wichtigstes Kollateralgefäß stößt brückenförmig über den rechten Hauptbronchus ziehend die Vena azygos von dorsal zur Vena cava superior (**Abb. 3-138 B**). Zur Darstellung der Vena cava superior wird heute die Computertomographie als Methode der Wahl benützt, da bei intravenöser Verabreichung eines Kontrastmittels das Lumen der Hohlvene, das Vorliegen von Kollateralen und die Ursache einer oberen Einflußstauung direkt darzustellen sind.

Obere Extremität

Am Arm ist ein *oberflächliches* und ein *tiefes* Venensystem zu unterscheiden. In der venösen Spätphase einer Angiographie der Armarterien gelangen tiefe und oberflächliche Venen zur Darstellung. Bei der Phlebographie des Armes mittels Punktion einer Handrückenvene werden vorwiegend die oberflächlichen Venen sichtbar, sofern nicht durch Anlegen eines Stauschlauches am Oberarm auch die Füllung der tiefen Äste erzwungen wird. Die radiale *Vena cephalica* und ulnare *Vena basilica* stellen die beiden wichtigsten oberflächlichen Venen von Vorder- und Oberarm dar. In der Fossa cubiti sind diese beiden Hauptvenen durch eine schrägverlaufende Vena mediana cubiti verbunden. Am Oberarm zieht die Vena cephalica subkutan lateral (**Abb. 3-139**) im Sulcus bicipitalis zur deltoideo-pektoralen Furche, wo sie die Armfaszie durchstößt und in die Vena axillaris mündet (**Abb. 3-140**). Medial verläuft die Vena basilica, welche die Armfaszie im mittleren Drittel des Sulcus bicipitalis medialis perforiert und sich mit der Vena brachialis vereinigt.

Die tiefen Venen folgen den entsprechenden Arterien. *Vena radialis* und *ulnaris* verbinden sich in der

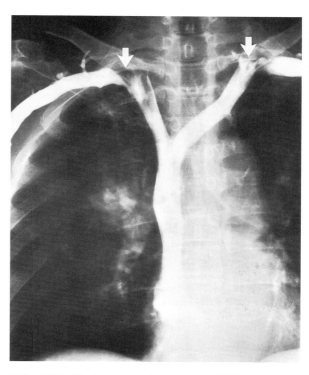

Abb. 3-137: Die Vv. subclaviae zeigen medial Einstromphänomene durch das zufließende, nonkontrastierte Blut der Vv. jugulares internae (Pfeil). Die V. cava superior bildet die rechte Kontur des Mediastinums.

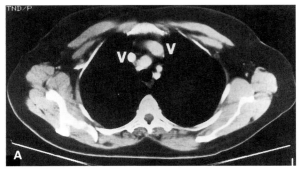

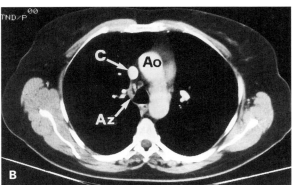

Abb. 3-138: CT. **(A)** Supraaortales Niveau: Die V. brachiocephalica sinistra (V) liegt der Rückfläche des Sternums an und vereinigt sich paramedian rechts mit der randbildenden V. brachiocephalica dextra (V). Dahinter sind die supraaortalen brachiozervikalen Arterienäste erkennbar. **(B)** Niveau des Aortenbogens: Die Aorta ascendens (Ao) ist ventral im Mediastinum und die Aorta descendens dorsal auf der Wirbelsäule lokalisiert. Rechts vorne ist die V. cava superior (C) gelegen, in die von dorsal rechts neben der Trachea die V. azygos mündet (Az).

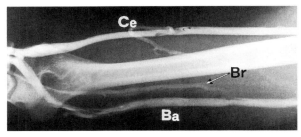

Abb. 3-139: Die V. cephalica (Ce) verläuft im lateralen, die V. basilica (Ba) im medialen Sulcus bicipitalis. Die V. brachialis (Br) folgt in der Tiefe dem Humerusschaft.

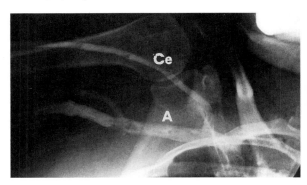

Abb. 3-140: Aus dem Zusammenfluß von V. brachialis und basilica geht die V. axillaris (A) hervor. Die V. cephalica (Ce) zieht bogenförmig durch den Sulcus deltoideopectoralis und stößt stumpfwinklig zur V. axillaris.

Ellenbeuge zur Vena brachialis, welche am Unterrand des Musculus pectoralis major in die *Vena axillaris* übergeht **(Abb. 3-140)**. Die in die Vena axillaris ziehende Vena thoraco-epigastrica wird phlebographisch erst sichtbar, wenn sie bei Verlegung der Vena subclavia als Kollaterale zur Vena cava inferior wirksam wird. Phlebographisch läßt sich die Vena axillaris nur mit abduziertem Arm optimal darstellen, da sie sonst durch die Muskulatur komprimiert wird. Zur Einführung eines Katheters in die Vena cava superior wird vorzugsweise die Vena basilica benützt, da die Vena cephalica mit der Vena axillaris an der Einmündungsstelle einen stumpfen Winkel bildet, der sich häufig nicht überwinden läßt **(Abb. 3-140)**.

Vena cava inferior

Die Vena cava inferior entsteht auf dem Niveau L4/5 durch die Vereinigung der Venae iliacae communes.

Sie zieht rechts prävertebral zum Foramen venae cavae, wobei sie sich im cranialen Abschnitt von der Wirbelsäule entfernt. Hier gewinnt sie Anschluß an die Leber, wo sie dorsal dem Lobus caudatus unmittelbar anliegt. Auf dem Niveau L1/2 nimmt sie links die ventral der Aorta vorbeiziehende linke Nierenvene und rechts die im spitzen Winkel zustoßende kurze rechte Nierenvene auf. Auf diesem Niveau erzeugt die dorsal kreuzende rechte Nierenarterie eine diskrete Delle der Cavahinterwand **(Abb. 3-141A)**. In der Leberrinne münden kurz unterhalb des Zwerchfelles die drei Lebervenen. Die Cava reicht unmittelbar an die Rückfläche des Pankreaskopfes und des inferioren Duodenums heran. Sie wird von der Mesowurzel überspannt.

Die Vena cava inferior läßt sich im kranialen Abschnitt durch die Leber *sonographisch* gut untersuchen, wobei während der Inspiration infolge des abnehmenden intrathorakalen Druckes der Rückstrom

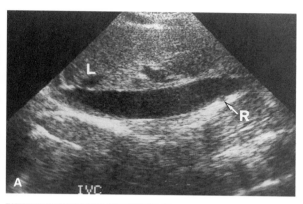

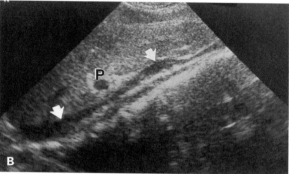

Abb. 3-141: Sonographie der V. cava inferior. (**A**) Exspiration: Die dilatierte V. cava inferior zieht am Lobus caudatus entlang leicht ventral zum rechten Vorhof. Der Mündungsbezirk der mittleren Lebervene (L) ist angeschnitten. Die dorsal kreuzende A. renalis dextra (R) ist quer getroffen als kleines rundes Lumen sichtbar. (**B**) Inspiration: Passagere Kaliberreduktion der Cava (Pfeile) infolge der inspiratorischen thorakalen Sogwirkung. Ventral der V. cava Schnitt durch die V. portae (P).

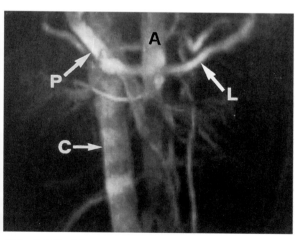

Abb. 3-142: Magnetresonanzangiographie. Dreidimensionale Darstellung der großen abdominalen Gefäße mittels Erfassung der Signale fließenden Blutes nach Subtraktion der Signale des Gewebes. Auf dem Monitor lassen sich mit dem im Computer gespeicherten Bilddatensatz Sofortbilder unter verschiedenen Blickwinkeln berechnen. C V. cava inferior, P portae, L V. lienalis, A Aorta.

erhöht ist und damit phasenweise eine Kaliberreduktion eintritt (**Abb. 3-141 B**). Mittels Doppler-Sonographie sind die Strömungsverhältnisse in der Vena cava inferior zu objektivieren.

In der *Computertomographie* lassen sich nach i.v.-Kontrastmittelgabe alle Cavaabschnitte bezüglich Durchgängigkeit und Verhalten zu den umgebenden retroperitonealen Strukturen exakt abbilden. Die Phlebographie wird ergänzend in Fällen durchgeführt, wo nach Sonographie und CT diagnostische Unklarheiten bestehen bleiben.

Spezielle Pulssequenzen ermöglichen es in der *Kernspintomographie,* die Signale fließenden Blutes in arteriellen und venösen Gefäßen von den Signalen der übrigen Strukturen zu differenzieren. Mit dieser Methode, der MRI-Angiographie, gelingt es, Bilder von Gefäßen ohne die Verwendung von Kontrastmittel zu erzeugen (**Abb. 3-142**).

Vena azygos

Die *Vena azygos* folgt rechts latero-ventral der Brustwirbelsäule. Sie kommuniziert kaudal des Zwerchfelles mit der Vena lumbalis ascendens. Auf Höhe BWK 7 bis 10 nimmt sie die *Vena hemiazygos* auf, die entsprechend links auf der Wirbelsäule verläuft. Gemeinsam ergießen sie sich über den rechten Hauptbronchus ziehend von dorsal in die Vena cava superior. Das Azygos-Hemiazygos-System drainiert die Venen der hinteren Rumpfwand, die Venae intercostales im thorakalen und Venae lumbales im abdominalen Bereich. Es kommuniziert mit dem strickleiterförmig ausgebildeten Plexus venosi vertebrales interni et externi. Das Azygo-Hemiazygo-Venensystem stellt ein wichtiges kollaterales Stromgebiet dar, das bei Verschlüssen von Vena cava superior oder inferior wirksam wird.

Beckenvenen

Die *Vena iliaca externa* zieht medial der Arterie durch die Lacuna vasorum (**Abb. 3-143**). Medial auf dem Musculus iliopsoas reitend, nimmt sie auf Höhe der Ileosakralgelenke die *Vena iliaca interna* auf, welche die parietalen Äste des Beckens sammelt. Die iliakalkommunen Gefäße werden durch den Ureter überkreuzt. Kurz vor der Konfluenz zur Vena cava inferior wird die linke *Vena iliaca communis* von der rechten Arteria iliaca communis ventral überquert und dabei bandförmig eingedellt. Auf diesem Niveau finden sich im Lumen der linken Vena iliaca communis gelegentlich leisten- oder diaphragmaförmige Hindernisse, am ehesten kongenital bedingt, die den Blutstrom behindern können (sog. *Venensporn* nach May). Phlebogra-

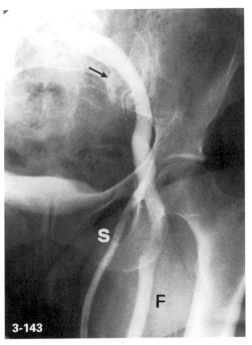

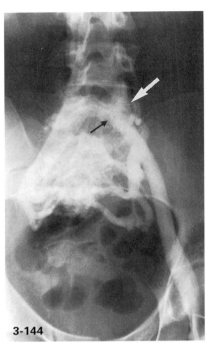

Abb. 3-143: Die V. femoralis communis, die aus der V. femoralis (F) hervorgeht und in der Fossa ovalis die V. saphena magna (S) aufnimmt, tritt medial in der Lacuna vasorum in das Becken ein. Die V. iliaca externa folgt medial dem Musculus psoas. Geringer Kontrastmittel-Rückstrom in die V. iliaca interna (Pfeil).

Abb. 3-144: Umschriebene Verengung der linken V. iliaca communis (Pfeile), intraluminal durch eine bandförmige Intimaleiste und extravaskulär durch Kompression der ventral kreuzenden A. iliaca communis dextra bedingt. Ausbildung präsakraler Kollateralen zur Gegenseite.

phisch wird ein Venensporn erst bei starker Ausbildung durch präsakrale Kollateralen zur Gegenseite erkennbar (**Abb. 3-144**). Arterienüberkreuzung und intraluminale leistenförmige Wandvorsprünge erklären die klinische Beobachtung, daß Thrombosen des linken Beines häufiger sind als rechts.

Untere Extremität

Die venöse Drainage des Beines erfolgt über ein *tiefes* und ein *oberflächliches* System. Die tiefen Venen verlaufen gemeinsam mit den Arterien und liegen zusammen mit den Muskelvenen im subfaszialen Kompartiment. Zwischen oberflächlichen und tiefen Venen bestehen zahlreiche Verbindungen in Form der die Fascia cruris durchstoßenden *Vena perforantes* (**Abb. 3-145**). Diese sind als kurze, meist paarige, horizontal verlaufende, mit Klappen ausgestattete Verbindungsstücke ausgebildet. Kontrahieren sich im starren subfaszialen Kompartiment die Muskeln, werden infolge der Querschnittsvermehrung die Venen komprimiert, wodurch das Blut in der durch die Klappen gewiesenen Richtung herzwärts getrieben wird. Dadurch entsteht eine Sogwirkung, die das Blut aus dem oberflächlichen in das tiefe System befördert. Die Abflußrichtung von der Oberfläche zur Tiefe ist außerdem gegeben durch die Öffnungsrichtung der Klappen in den Perforansvenen und die vergleichsweise im oberflächlichen System größeren Abstände

der Venenklappen mit dadurch etagenweise wirksamen Druckgradienten von außen nach innen. Die paarig ausgebildeten Hauptvenen des Unterschenkels heißen in Analogie zu den Arterien *Venae tibiales posteriores, anteriores* und *peronaeae* (**Abb. 3-146**). Sie vereinigen sich unterhalb des Knies zur *Vena poplitea*, die in ca. der Hälfte der Fälle zwei- oder dreiläufig ausgebildet ist (**Abb. 3-147**).

In die dorsalen Unterschenkelvenen münden etagenweise die *Soleusvenen*, kurze, schräg nach kranial ziehende Venen unterschiedlicher Weite mit dichtem Klappenbesatz. Die *Gastrocnemiusvenen* ziehen in den beiden Muskelköpfen nach proximal, wo sie sich unpaar in die Vena poplitea ergießen.

Die *Vena femoralis superior* ist in etwa 20% doppelläufig ausgebildet und zeigt oft auf Höhe des Hiatus adductorius eine breite Verbindung zur *Vena femoralis profunda* (**Abb. 3-148**). In der Leiste tritt die *Vena femoralis communis* medial der Arterie durch die Lacuna vasorum ins Becken ein (**Abb. 3-143**).

Nach Limborgh bestehen zwischen dem oberflächlichen und tiefen Venensystem etwa 60 Querverbindungen in Form der Venae perforantes. Die Erfahrung lehrt, daß nur eine kleine Zahl davon eine klinische Bedeutung aufweist. Am medialen Unterschenkel liegen die drei *Cockettschen Perforansvenen*, welche die Venae tibiales posteriores mit dem Arcus posterior der Vena saphena magna verbinden (**Abb. 3-145, 3-149**).

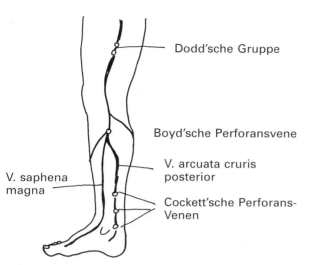

Abb. 3-145: Schema der typischen Lokalisation der klinisch und radiologisch wichtigsten Perforansvenen am Bein.

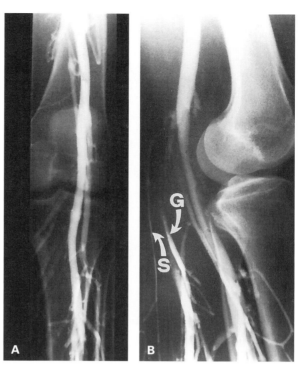

Abb. 3-147: V. poplitea. **(A)** a. p.-Projektion: Die zwischen den Gastrocnemiusköpfen durchziehende Vene ist häufig doppelläufig ausgebildet. **(B)** Seitliche Projektion: Die Gastrocnemiusvenen (G) nähern sich bogenförmig und vereinigen sich auf Höhe der Femurkondylen mit der V. poplitea. Auf diesem Niveau liegt auch die Mündung der V. saphena parva (S).

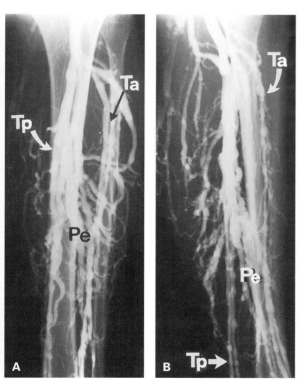

Abb. 3-146: Unterschenkelvenen. **(A)** a. p.-Projektion: Tiefe Unterschenkelvenen und Muskelvenen sind übereinander projiziert. Die Kontrastierung der V. saphena magna wird durch einen supramalleolären Stauschlauch verhindert. Ta Vv. tib ant, Tp Vv. tib post, Pe Vv peronaeae **(B)** Seitliche Projektion: Die tiefen Unterschenkelvenen sind paarig ausgebildet. Die Vv. tibiales anteriores liegen ventral der Membrana interossea. Die Vv. tibiales posteriores ziehen über die Rückfläche der Tibia. Die Vv. peronaeae folgen medial der Fibula und werden im Zentrum des Unterschenkels abgebildet. Die Soleusmuskelvenen stoßen etagenweise schräg zu den tiefen Venenpaaren.

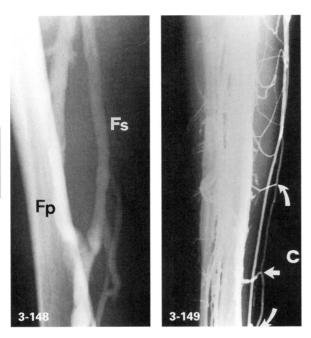

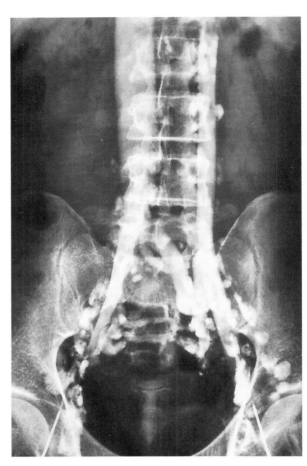

Abb. 3-148: Oberschenkelvenen. Die V. femoralis superficialis (Fs) zieht neben der gleichnamigen Arterie in der Rinne zwischen Quadriceps femoris und Adduktoren nach proximal. Die V. femoralis superficialis weist im Hiatus adductorius häufig eine Verbindung zur V. femoralis profunda (Fp) auf.

Abb. 3-149: Mediale Perforansvenen. Darstellung der drei Cockettschen Perforantes (C), die aus den Vv. tib. post. horizontal in den Arcus posterior der V. saphena magna münden (vgl. Abb. 3-145).

Abb. 3-150: Doppelte V. cava inferior. Die persistierende V. cava inferior sinistra zieht in die V. renalis sinistra.

Da sie nicht von einem schützenden Muskelmantel umgeben sind und nur eine geringe Länge aufweisen, stellen sie Prädilektionsorte zur Ausbildung einer Perforansinsuffizienz dar. Die kaudalste Cockett ist auf Höhe der Malleolenspitze, die zweite und dritte je etwa 6 cm weiter kranial lokalisiert. Als weitere klinisch wichtige Venen sind die *Boyd'sche Vene,* eine Handbreite caudal der Kniegelenksspalte, und die *Dodd'sche Perforans,* auf Höhe des Hiatus adductorius, zu nennen **(Abb. 3-145)**.

Das oberflächliche epifasziale System mit der *Vena saphena magna* auf der Innenseite des Beines und der *Vena saphena parva* dorsal am Unterschenkel stellt sich bei der aszendierenden Phlebographie bei suffizienten Perforantes und angelegtem supramalleolärem Stauschlauch inkonstant dar. Die Vena saphena parva mündet in die Vena poplitea **(Abb. 3-147)**, die Saphena magna auf Höhe der Fossa ovalis in die Vena femoralis communis **(Abb. 3-143)**.

Anomalien und Dysplasien

Verdoppelungen der Vena poplitea und femoralis finden sich in etwa 20 bis 30% der Fälle. Sie stellen Formvarianten und nicht eigentliche Anomalien dar. Eine Verdoppelung der Vena iliaca externa ist selten.

An der embryologischen Entwicklung der Vena cava inferior nehmen drei Gefäße teil. Die Pars hepatica geht aus der Vena revens communis (Dottervene) hervor. Die Pars renalis bildet sich aus der Vena subcardinalis. Die Vena supracardinalis wandelt sich kranial in die Vena azygos bzw. hemiazygos. Dasselbe Gefäß bildet kaudal rechts den infrarenalen Abschnitt der Vena cava inferior, während sie links kaudal obliteriert. Persistiert die linke kaudale Vena supracardinalis, entwickeln sich *zwei Venae cavae inferiores* **(Abb. 3-150)**. Verbindet sich die Vena subcardinalis zephalwärts anstelle der Dottervene mit der Vena supracardinalis, kommt es zur *Azygos-Fortsetzung der Vena cava inferior* **(Abb. 3-151)**. Diese Anomalie ist schon auf der Thoraxaufnahme durch die Verbreiterung der Endstrecke der Vena azygos über dem rechten Hauptbronchus erkennbar, was nicht als Tumorbildung verkannt werden darf. Der Nachweis der vaskulären Natur der Mediastinalverbreiterung gelingt mit der CT. Selten tritt die Azygos-Fortsetzung im Erwachsenenalter als solitäre Anomalie auf. Die Form, die schon im Kleinkindesalter manifest wird, ist mit Mißbildungen des Herzens (Links-Rechts-Shunts) und der Viszera (Polysplenie-Syndrom) vergesellschaftet. Die Persistenz der Vena cardinalis anterior sinister führt zur *doppelten Vena cava superior,* was auf der Thoraxaufnahme wegen der Überlagerung mit dem Truncus pulmonalis und Arcus aortae meist nicht festgestellt werden kann.

Fehlbildungen der Gefäße der Extremitäten können Venen, Arterien und Lymphgefäße einzeln oder gemeinsam betreffen. Beim *Klippel-Trénaunay-Syndrom* finden sich nebst einem Naevus angiomatosus eine Hypertrophie einer Extremität und variköse venöse Mißbildungen (**Abb. 3-152**). Beim *F. P. Weber-Syndrom* bestehen nebst venösen Phlebektasien auch arterio-venöse Kurzschlüsse. Die Knochen zeigen Konturdefekte durch angiomatöse Druckusuren. Auch bei diesem Syndrom kommen Hyperthrophien der Extremitäten vor.

3. Kardiovaskuläres System

Abb. 3-151: Azygos-Fortsetzung. (**A**) Thorax d. v. Die verbreiterte V. azygos (Az) kann an der Kreuzungsstelle mit dem rechten Hauptbronchus einen Tumor vortäuschen. (**B**) CT in Höhe Trachealbifurkation: Die V. azygos (Az) ist auf dem Niveau der Einmündung in die ventral gelegene V. cava superior (C) als paratracheales breites Gefäß erkennbar. (**C**) CT Zwerchfellniveau: Stark verbreiterte V. azygos (Az) rechts paraaortal. Die Pars hepativa der V. cava inferior ist sichtbar. (**D**) Phlebographie: Charakteristische «Schirmstock-Konfiguration» der erweiterten V. azygos mit Einmündung in die V. cava superior. Kontrastmittel-Rückstrom in die Pars hepatica der V. cava inferior (Pfeil) durch Valsalva-Manöver. Eine direkte Verbindung zwischen Pars hepativa und Pars renalis der V. cava inferior fehlt.

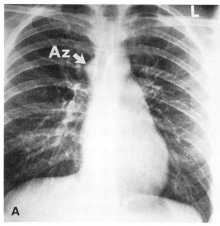

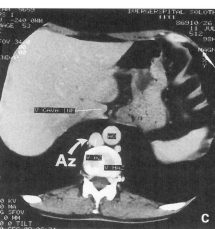

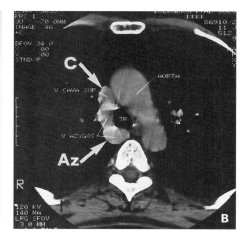

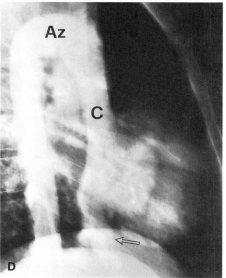

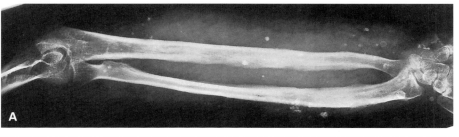

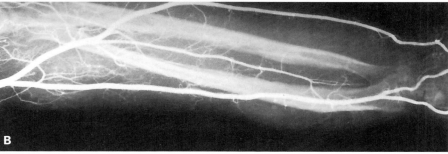

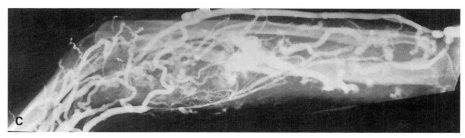

Abb. 3-152: Venöse Angiodysplasie. **(A)** Leeraufnahme: Phlebolithen in den Weichteilen. Druckusuren der Knochen durch vaskuläre Strukturen. **(B)** Arteriographie: Die normal angelegten Arterien sind auseinandergedrängt. Arterio-venöse Shunts fehlen. **(C)** Phlebographie: Dysplastische venöse Strukturen mit angiomatösen Konglomeraten und ektatischen Gefäßstrecken.

Thrombose

Wird klinisch eine tiefe Venenthrombose vermutet, findet sich nur in etwa der Hälfte der Fälle phlebographisch eine frische Verlegung der tiefen Venen. Die klinische Diagnose einer akuten Thrombose muß deshalb mittels diagnostischer Methoden erhärtet oder entkräftet werden. Als erste Methode zum Nachweis oder Ausschluß von Thromben kann heute die *Sonographie* mit hochauflösendem Weichteilschallkopf eingesetzt werden. Dabei hat sich als zuverlässigstes diagnostisches Merkmal die Untersuchung der *Kompressibilität* der Venen herausgestellt **(Abb. 3-153)**. Normale Venen kollabieren im Gegensatz zu den Arterien sogleich, wenn mit der Sonde auf der Hautoberfläche Druck ausgeübt wird. Thrombosierte Venen behalten auch unter Druck ihre runde oder ovaläre Form. Auf diese Weise lassen sich die oberflächlich gelegenen Venen untersuchen, nämlich Vena femoralis communis und superficialis sowie Vena poplitea. Die Prüfung der Kompressibilität der Venen ist dabei ein wichtiges Kriterium, da frische Throm-

ben in etwa der Hälfte der Fälle echoarm sind und sich damit sonographisch vom strömenden Blut nicht verläßlich unterscheiden lassen.

Eine Verbesserung der noninvasiven Diagnostik ist durch die *Farbdoppler-Sonographie* gegeben. In dieser Technik werden Richtung und Ausmaß von Strömungen in codierten Farbwerten ausgedrückt und in Simultanzeit auf dem Monitor im Lumen des gerade untersuchten Gefäßes sichtbar gemacht. Thromben lassen sich als Strömungsabbrüche erkennen.

Ein sonographischer Normalbefund schließt jedoch eine akute Thrombose nicht aus, da Thromben im Unterschenkel verborgen bleiben können. Klinisch verwertbar ist nur der zweifelsfreie sonographische Nachweis einer venösen Thrombose.

Die *Phlebographie,* zur Zeit noch der Goldstandard der Untersuchungsmethoden, läßt eine Thrombose in ihrer topographischen Ausdehnung nachweisen. Sie wird mit Kontrastmitteln geringer Osmolalität durchgeführt. Dadurch ist die Untersuchung schmerzlos und komplikationsarm geworden. Durch die Phlebo-

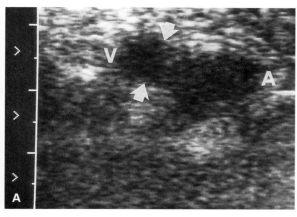

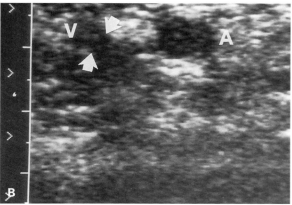

Abb. 3-153: Sonographie, venöser Normalbefund. (A) In der transversalen Darstellung der Inguina wird die V femoralis communis (V) als ovales liquides Areal und die begleitende Arterie (A) als runde Struktur abgebildet. (B) Wird während der Untersuchung mittels der Schallsonde auf die Gefäße Druck ausgeübt, kollabiert die Vene zu einem schlitzförmigen Gebilde (Pfeile), während die Arterie (A) ihre Konfiguration beibehält.

graphie induzierte Thrombosen der Beinvenen treten in weniger als 1‰ der Fälle auf. Zur verläßlichen Diagnostik muß die Phlebographie mit angelegtem supramalleolärem Stauschlauch auf dem Kipptisch in halbschräger Stehlage mit ausreichender Kontrastmittel-Menge durchgeführt werden. Die akute Thrombose beginnt am Bein in der Mehrzahl der Fälle im Unterschenkel (tiefe Venen oder Muskelvenen) und dehnt sich nach proximal aus. Die frische Thrombose stellt sich als zentraler zylindrischer Füllungsdefekt dar, der von einem feinen Kontrastmittelsaum umgeben ist (**Abb. 3-154**). Nach einigen Tagen wird die scharfe Kontur des Gefäßausgusses stellenweise unscharf als Ausdruck der vom Endothel vorwachsenden Kapillarsprossen. Im Verlaufe von Wochen werden die Thromben rekanalisiert. Das Lumen wird erneut durchgängig. Residuelle strickleiterförmige parietale leistenartige Füllungsdefekte, wechselnde Weite des Kalibers und narbig geschrumpfte Klappen sind die Residuen einer abgelaufenen Thrombose. Diese Veränderungen finden sich phlebographisch im Rahmen eines postthrombotischen Syndromes (**Abb. 3-155**).

Während die Ursache einer akuten Thrombose der *Beinvenen* eine breite Differentialdiagnose umfaßt (Status nach Operation, Trauma, Bettlägerigkeit, Tumor, Immobilität u. a. m.), treten am *Arm* überwiegend symptomatische Thrombosen bei Stenosen des Schultergürtels (Scalenuslücke, Halsrippen, kostoklavikuläres Syndrom, Fehlstellung nach Klaviculafraktur) oder nach Einlage eines Pacemakers bzw. Subklaviakatheters auf.

Thrombosen der *Vena cava superior und inferior* treten fast ausschließlich sekundär auf bei Lymphknotenmetastasen, mediastinalen oder retroperitonealen Tumoren, selten im Rahmen entzündlicher Prozesse wie Akinomykose oder Pankreatitis. Thrombosen bilden sich auch nach Traumata oder iatrogener Einlage eines Cavafilters zur Embolie-Prophylaxe aus. Das renale Segment der Vena cava inferior wird erfahrungsgemäß von einer Thrombose nur betroffen, wenn die Nierendurchblutung chronisch oder temporär reduziert ist. Die Thrombose der Pars hepatica, die bei Leberzirrhose oder Lebertumoren vorkommt, erzeugt zusätzlich das Bild eines Budd-Chiari-Syndromes, sofern die Mündungen der Venae hepaticae verlegt werden.

Eine Beckenvenensperre mit bilateraler Obliteration der *Venae iliacae* bildet sich selten nach ausgedehnter Thrombophlebitis, gegebenenfalls kompliziert durch eine Lymphadenitis oder postaktinisch bei fortgeschrittenen Tumorstadien aus. Klinisch besteht in diesen Fällen eine beidseitige chronische Beinschwellung.

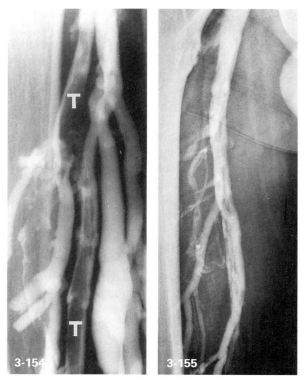

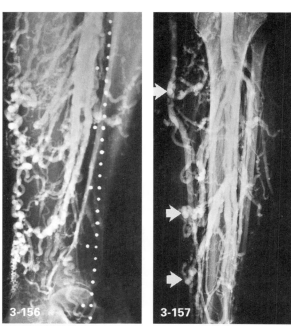

Abb. 3-154: Akute Thrombose. Im Lumen und den Klappensinus der Unterschenkelvenen sind zentrale Gefäßausgüße (T) sichtbar, die von einem zarten Kontrastmittelsaum umgeben sind.

Abb. 3-155: Postthrombotisches Syndrom, Die V. femoralis weist longitudinale, unregelmäßig verlaufende Füllungsdefekte («Strickleitern») und Kaliberunregelmäßigkeiten auf. Die Klappensinus sind deformiert. Im Profundagebiet haben sich Kollateralen ausgebildet.

Abb. 3-156: Primäre Varikose. Die oberflächlichen Venen haben sich in zahllose variköse Gefäßknäuel umgewandelt, die durch erweiterte Perforansvenen mit den normal dargestellten tiefen Venen in Verbindung stehen.

Abb. 3-157: Stammvarikose. Starke Verbreiterung der Äste der V. saphena magna am Unterschenkel mit sekundärer Ausweitung der Perforansvenen (Pfeile). Die tiefen Venen weisen normale Kontur und Klappen auf.

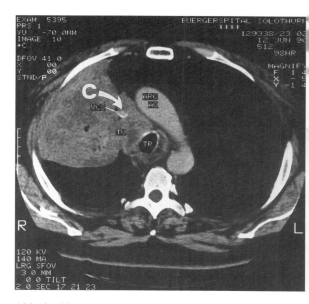

Abb. 3-158: Tumorkompression der V. cava superior, CT. In der Schnittebene auf Höhe des Arcus aortae ist das Spatium cavo-tracheale von Tumorgewebe eingenommen. Die kontrastierte V. cava superior (V) ist komprimiert.

Varikosis

Zur *primären Varikosis* (**Abb. 3-156**) führen eine hereditäre Dispositon, berufliche Orthostase und Zusatzfaktoren (z. B. Adipositas, mehrmalige Gravidität), die durch Wandveränderungen eine Erweiterung der Venen bewirken, was konsekutiv zur Insuffizienz der Klappen führt. Kleine Hautvenen mit resultierendem retikulärem Venenmuster und die großen epifaszialen Venen in Form der Stammvarikose von Vena saphena parva oder magna (**Abb. 3-157**) sind vorwiegend betroffen.

Zur *sekundären Varikosis* kommt es bei postthrombotischen Zuständen der tiefen, subfaszialen Venen mit Einengung der Strombahn und Insuffizienz der zerstörten Venenklappen. Der resultierende Funktionsverlust der Muskelpumpe führt durch Stromumkehr in den Perforansvenen und damit besonders im Stehen zur Überlastung des epifaszialen Venensystems mit Varizenbildung.

Die Indikation zur *Phlebographie* ist in der Abklärung von Varizen zu stellen, wenn offene Fragen hinsichtlich des Zustandes des tiefen Venensystems bestehen. Anläßlich der radiologischen Untersuchung ist darauf zu achten, die Beckenetage mitzuerfassen, da nicht selten Becken- und Beinvenen gemeinsam postthrombotische Alterationen aufweisen. Als seltene Ursache sekundärer Varizen sind arterio-venöse Fisteln, Tumorkompression proximaler Venenstämme und Angiodysplasien anzuführen.

Tumorinfiltration bzw. -kompression

Durch Neoplasien bedingte Verlegungen der Strombahn betreffen überwiegend die großen Venen des Körperstammes. In der oberen Thoraxapertur komprimieren große Strumen die brachiozephalen Gefäße. Die *Vena cava superior* wird durch primäre (Morbis Hodgkin, Non-Hodgkin-Lymphom) und sekundäre Lymphknotenneoplasien (meistens Metastasen eines Bronchuskarzinoms, selten Mammakarzinom oder intestinale Tumore) komprimiert oder infiltriert (**Abb. 3-158**). Auch das maligne Thymom und Disgerminome führen zur Cavaverlegung.

Ebenso verlegen primäre und sekundäre (Karzinom von Ovar oder Testis) Lymphknotenneoplasien oder retroperitoneale Disgerminome die *Vena cava inferior.* Nierenkarzinome, die in die Nierenvene einbrechen, bewirken durch intrakanalikuläres Vorwachsen per continuitatem eine Verlegung der Vena cava inferior (**Abb. 3-159**). Infolge der rechts kürzeren Nierenvene

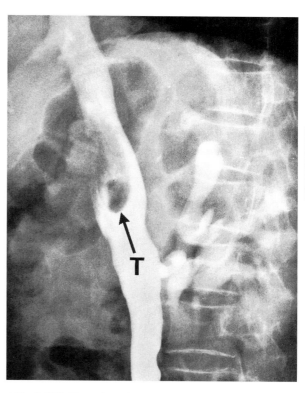

Abb. 3-159: Tumorinvasion der V. cava inferior, Phlebographie. Herzwärts sich verjüngender Füllungsdefekt im Cavalumen (Pfeil) auf Höhe der Nierenvenenmündung durch canaliculäre Tumorausdehnung eines hypernephroiden Nierenkarzinomes.

kommt die tumoröse Cavainvasion bei rechtsseitigen Nierentumoren häufiger vor. Die Pars hepatica der Vena cava inferior wird selten durch lokale oder diffuse Leberprozesse (Zirrhose, Malignes Hepatom, Metastasen) obliteriert. In diesen Fällen bildet sich ein kollateraler Abstrom über das Azygos-System aus (**Abb. 3-160**). Primäre Neoplasien der Cavawand treten in Form von Leiomyo- oder Fibrosarkomen als große Seltenheiten auf.

Tumorkompressionen oder Infiltrationen der *iliakalen Venen* ereignen sich direkt per continuitatem oder häufiger bedingt durch Lymphknoten-Metastasen bei pelvinen Neoplasien (Karzinom von Rectum, Blase, Uterus oder Prostata).

Der Nachweis einer Infiltration oder Kompression der Cava-Strombahn erfolgt heute im Mediastinum primär durch die *Computertomographie* mit Kontrastmittelgabe. Im Retroperitoneum läßt die Computertomographie die Ausdehnung perivasaler Prozesse zuverlässiger dokumentieren als die Sonographie, da sie durch die gashaltigen Dünndarm-Schlingen nicht behindert wird. Der Vorteil der *Kernspintomographie,*

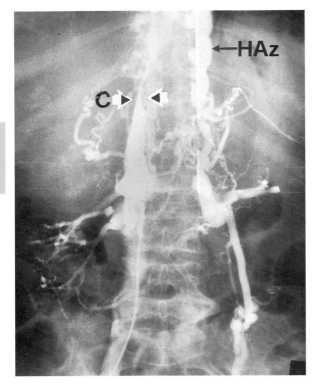

Abb. 3-160: Kompression der Pars hepatica der V. cava inferior (malignes Hepatom). Bikonkave Lumenreduktion der V. cava (C). Kollateraler Abstrom des Blutes aus den Beckenvenen via V. lumbalis ascendens in das Hemiazygos-System (HAz). Auf Höhe der Nierenvenen bestehen netzförmige Verbindungen zwischen V. cava und V. azygos via Canalis reno-azygo-lumbalis.

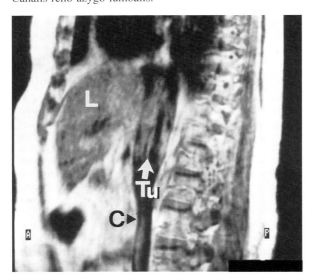

Abb. 3-161: Tumorinvasion der V. cava inf. Die Kernspintomographie zeigt in der Sagittalebene die hinter der Leber (L) zum Vorhof ziehende V. cava inferior. Im Lumen der V. cava ist ein Tumorthrombus (T) sichtbar, in dem ein nutritives Gefäß als schwarze tubuläre Struktur erkennbar wird.

von der Vena cava direkt anatomische Schnitte in der Körperlängsachse zu erzeugen (**Abb. 3-161**), wird künftig zur vermehrten Anwendung dieser Methode führen, besonders in Fällen, die beide Körperhöhlen betreffen. Die *Phlebographie* der Hohlvene ist zunehmend als ergänzende Technik denjenigen Fällen vorbehalten, die sich mit den anderen bildgebenden Methoden nicht klären lassen.

Die *retroperitoneale Fibrose,* ein chronisch proliferativ-fibrotischer Prozeß unbekannter Ätiologie, der selten auch das Mediastinum befällt, führt zur tubulären Verengung der Vena cava inferior und seltener ein- oder beidseitig der Vena iliaca communis. Computertomographisch unterscheidet sich der mehr plattenförmige Gewebsprozeß von den nodulären Läsionen maligner Lymphknotenerkrankungen. Schwierigkeiten ergeben sich aber in der Abgrenzung der retroperitonealen Fibrose zur disseminiert-interstitiellen lymphogenen retroperitonealen Metastasierung, wie sie z. B. beim Mamma- und Pankreaskarzinom aufzutreten vermag.

Eine simultane obere und untere Einflußstauung ereignet sich bei pathologischen Veränderungen der *Perikardhöhle,* die mit einer Restriktion der Hüllen oder einer Tamponade einhergehen (Panzerherz, rasch progredienter entzündlicher oder maligner Perikarderguß).

MR-Phlebographie

G. P. Krestin

Die MR-Angiographie eröffnet im Vergleich zu anderen Verfahren neue Möglichkeiten für die nichtinvasive Beurteilung des Venensystems. Voraussetzung für die Darstellung der Gefäße ist lediglich ein ausreichender Blutfluß, während die Gabe eines Kontrastmittels meist nicht erforderlich ist. Insbesondere lassen sich mit diesem Verfahren auch Gefäße erfassen (wie z. B. die Vv. iliacae internae und die postpartalen Ovarialvenen), die dem Nachweis mit Hilfe etablierter bildgebender Methoden bisher entgingen.

Untersuchungstechnik

Zur Darstellung venöser Gefäße eignet sich die zweidimensionale «*time of flight*»-*(TOF)Technik* am besten. Dabei wird eine Gradienten-Echo-Sequenz mit dephasierender Gradientenschaltung verwendet, um die Restmagnetisierung im stationären Gewebe zu minimalisieren. Die beste Bildqualität liefert die

Kombination der technisch kürzestmöglichen Repetitions- (TR = 45 ms) und Echozeiten (TE = 8,7 ms) mit einem größeren Flipwinkel (60°). Damit läßt sich ein Gesichtsfeld von 440 cm in nur 13 Minuten abbilden. Nach Erstellung der axialen Schnittbilder erfolgt eine dreidimensionale Rekonstruktion in verschiedenen Winkelprojektionen nach dem Prinzip der «maximal intensity projection» (MIP). Zusätzlich kann ein Summationsbild aller axialen Schichten angefertigt werden, das einen Überblick über die Gefäßanatomie- bzw. -pathologie liefert.

Die *Phasenkontrast-Technik* hilft zusätzlich zur Bestimmung der Flußrichtung und zur Quantifizierung des Blutflusses. So lassen sich bei korrekter Wahl der Geschwindigkeitskodierung Informationen über Flußraten und Geschwindigkeiten gewinnen. Auch bei sehr langsamem Blutfluß kann die Phasenkontrast-Technik gegenüber der TOF-Methode, die durch Sättigungseffekte beeinflußt wird, mit Vorteil eingesetzt werden.

Venenanatomie

Die *obere Hohlvene* und die Jugularvenen stellen sich in der Regel als vertikal verlaufende Gefäße mit stetigem kranio-kaudalem Blutfluß dar. Dadurch lassen sich Aufnahmen in axialer Schichtebene mit kaudalem Vorsättigungspuls (zur Unterdrückung des arteriellen Flußsignals) aquirieren.

Die Darstellung der *Vv. subclaviae* ist aufgrund des horizontalen Verlaufes schwieriger und kann eher in sagittaler Schichtorientierung erfolgen, wobei die jeweilige Seite mit entsprechendem Vorsättigungspuls einzeln aufgenommen werden sollte. Eine Darstellung in Phasenkontrast-Technik ist ebenfalls möglich **(Abb. 3-162)**.

Im Abdominalbereich ist insbesondere die *V. cava inferior* und das *portale* Venensystem von Interesse, da die konventionelle indirekte Splenoportographie einen höheren Aufwand erfordert. Die MRA erfolgt in diesem Bereich vorzugsweise mit der TOF-Methode während kurzen Atempausen **(Abb. 3-163)**. Die Phasenkontrast-Technik erlaubt zusätzlich die Quantifizierung des Blutflusses im Pfortaderhauptstamm bzw. in den einzelnen Ästen.

Im Becken lassen sich *Vv. iliacae externae, internae und communes* regelmäßig abgrenzen **(Abb. 3-164)**. Von den drei Zuflüssen der Vv. iliacae internae können die *Vv. gluteae* superiores und inferiores praktisch immer, die *Vv. pudendae* internae in mehr als der Hälfte der Fälle erfaßt werden. Die *Vv. ovaricae bzw. testiculares* können im proximalen Drittel dargestellt werden. Hierbei ist die Vene der rechten Seite mit dem Einfluß in die V. cava inferior häufiger sichtbar

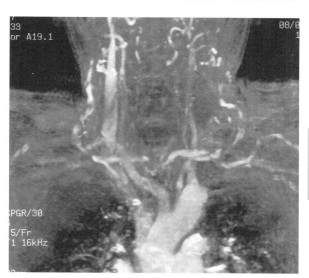

Abb. 3-162: TOF-MR-Angiographie der oberen Thoraxappertur mit Darstellung sowohl der Arterien als auch der Venen. Die in der Schicht verlaufenden Vv. subclaviae lassen sich mit dieser Technik nur eingeschränkt beurteilen.

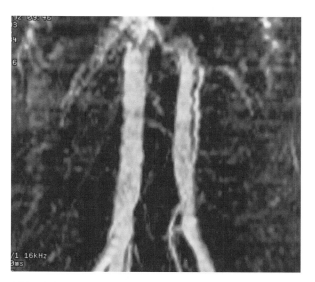

Abb. 3-163: TOF-MR-Phlebographie des Abdomens mit Darstellung einer infrarenal gedoppelten V. cava inferior.

3.
Kardio-
vaskuläres
System

als die linke V. ovarica, die in die li. Nierenvene einmündet.

Die diagnostisch aussagekräftige Darstellung *peripherer Venen* ist problematisch. Durch langsamer Flußgeschwindigkeit kommt es häufig zu Sättigungseffekten und konsekutiver Signalminderung bzw. -auslöschung, die eine Okklusion vortäuscht. Gute Ergebnisse sind lediglich im proximalen Oberschenkel zu erwarten (**Abb. 3-164**).

Als Merkmale einer *Venenthrombose* dienen im MR-Angiogramm folgende Kriterien:
– Fehlende Gefäßdarstellung (z. B. einer gesamten Beckenachse, der V. iliaca interna oder ihrer Äste)
– Unregelmäßig begrenzter Gefäßabbruch
– Darstellung von Umgehungskreisläufen (bei chronischen Verschlüssen)
– Verschmälertes, unregelmäßiges Flußsignal bei postthrombotisch veränderten Gefäßen.

Demgegenüber zeigen sich *komprimierte oder spastische Gefäße* mit:
– Verschmälertem, aber glatt begrenztem Flußsignal
– Komplettem Signalausfall mit spitz verlaufender Begrenzung des Signalabbruches
– Fehlenden Umgehungskreisläufen.

Portale Hypertension und Thrombose

Die gesamte spleno-portale Achse läßt sich in einer einzigen koronaren Übersichtsaufnahme erfassen. Dies ist von Vorteil, da nicht nur die geänderten anatomischen Verhältnisse, sondern auch die Umgehungskreisläufe zur Darstellung kommen. Die MRA ist sehr sensitiv im Nachweis submuköser, seröser und periösophagealer Varizen. Quantitative Informationen über den Blutfluß lassen sich entweder durch Kontrastmittelbolus-Verfolgung oder durch die Phasenkontrast-Technik gewinnen. Dies erlaubt Rückschlüsse nicht nur auf die Flußrichtung (hepatopetal oder -fugal), sondern auch auf die Flußgeschwindigkeit. Nach portosystemischen Shuntoperationen oder nach TIPSS-Einlage kann die Durchgängigkeit und Flußrate kontrolliert werden.

Thrombosen der Pfortader und ihrer Hauptäste entstehen meist infolge von Lebererkrankungen, die zu einer Verlangsamung der portalen Strömungsgeschwindigkeit führen. Die Diagnose gelingt mittels MRA in der Regel ohne Probleme. Allerdings dürfen Artefakte, die bei bis zu 60% der Gradienten-Echo-Aufnahmen der Pfortader gesehen werden, nicht als umspülte Thromben fehlinterpretiert werden. Eine ergänzende Phasenkontrast-Aufnahme kann in den meisten Fällen die Unsicherheit beseitigen.

Iliakalvenenthrombosen

Die MRA ist eine zuverlässige, nichtinvasive Methode in der Diagnostik frischer und älterer thrombotischer Veränderungen der Beckenvenen (**Abb. 3-165**). Mit diesem Verfahren können simultan die beiseitigen Beckenvenen kontrastreich dargestellt werden. Ein Vergleich der MR-Angiographie mit anderen bildgebenden Verfahren (Doppler-Sonographie, farbkodierte Duplexsonographie und Phlebographie) bei Patienten mit Thromboseverdacht bzw. mit postthrombotischen

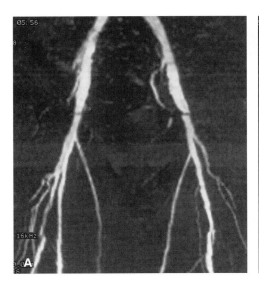
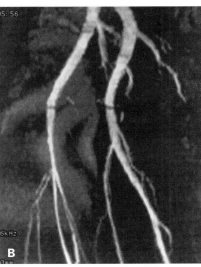

Abb. 3-164: MR-Phlebographie der Becken- und proximalen Oberschenkelvenen ohne pathologische Veränderungen. (**A**) Frontale Projektion. (**B**) 30° LAO-Projektion.

Veränderungen der Beckenvenen ergab eine eindeutige Überlegenheit der neuen Methode. Der entscheidende Vorteil liegt darin, daß mit der MRA auch Thrombosen der Vv. iliacae internae diagnostizierbar sind. Dies gelingt weder phlebographisch noch sonographisch mit ausreichender Sicherheit.

Ovarialvenenthrombosen

Die postpartale Thrombose der Ovarialvenen ist eine der möglichen Ursachen des Wochenbettfiebers, die ohne Behandlung fatale Konsequenzen haben kann. Klinisch manifestiert sich die Ovarialvenenthrombose neben der Temperaturerhöhung durch Schmerzen im rechten (oder linken) Unterbauch, Übelkeit, Brechreiz und Abwehrspannung.

Als beste diagnostische Methode galt bisher die dynamische, kontrastmittelverstärkte Computertomographie. Doppler- und farbkodierte Duplexsonographie sind in ihrer Treffsicherheit bei den postpartal adipösen Patientinnen und wegen des üblicherweise begleitenden Meteorismus eingeschränkt. Die MR-Phlebographie erweist sich als das beste bildgebende Verfahren zum Nachweis oder Ausschluß einer Ovarialvenenthrombose. Es können zuverlässige Informationen über partielle Verschlüsse und komplette Okklusionen sowie über Begleitveränderungen der übrigen Beckenvenen gewonnen werden. Die fehlende Darstellung der Ovarialvenen ist dabei beweisend.

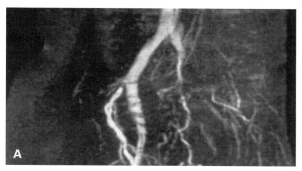
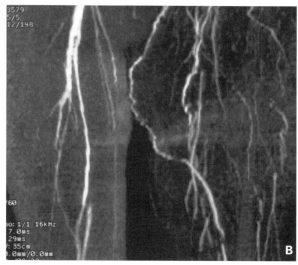

Abb. 3-165: Akuter thrombotischer Verschluß der V. iliaca externa und partiell der V. iliaca communis links mit spärlicher Kollateralisation aus der V. iliaca interna. **(A)** Darstellung der Beckenetage. **(B)** Der Verschluß der tiefen Oberschenkelvenen bestand schon etwas länger, so daß bereits einige oberflächliche Kollateralen nachweisbar sind.

Weiterführende Literatur

Arlart I. P., Guhl L., Fauler L., Edelmann R. R., Kim D., Laub G.: MR-Angiographie (MRA) der Abdominalvenen. Radiologie 1991; 31:192–201.

Cronan J. J., Dorfman G. S., Scola F. H., Schepps B., Alexander J.: Deep venous thrombosis: US assessment using vein compression. Radiology 1987; 162:191–194.

Fürst G., Kuhn F.-P., Trappe R. P., Mödder U.: Diagnostik der tiefen Beinvenenthrombose. Farb-Doppler-Sonographie versus Phlebographie. Fortschr. Röntgenstr. 1990; 152:151–158.

Gehl H.-B., Bohndorf K., Klose K.-C., Günther R. W.: Two-dimensional MR angiography in the evaluation of abdominal veins with gradient refocused sequences. J Comput Assist Tomogr 1990; 14:619–624.

Johnson C. D., Ehmann R. L., Rakela J., Ilstrup D. M.: MR angiography in portal hypertension: detection of varices and imaging techniques. J Comput Assist Tomogr 1991; 15:578–584.

Levy H. M., Newhouse J. H.: MR imaging of portal vein thrombosis. AJR 1988; 151:283–286.

May R., Nissl R.: Die Phlebographie der unteren Extremität. Stuttgart, Thieme, 1973.

May R., Partsch H., Staubesand J. (Hrsg): Venae perforantes. München–Wien, Urban & Schwarzenberg, 1981.

Richter C. S., Duewell S., Krestin G. P., Vesti B., Franzeck U. K., Bollinger A., von Schulthess G. K., Fuchs W. A.: Dreidimensionale Darstellung der Beckenvenen mit Magnetresonanz-Angiographie. Fortschr Röntgenstr. 1993; 159:161–166.

Salvader S. J., Ottero R. R., Salvader B. L.: Puerperal ovarian vein thrombosis: Evaluation with CT, US, and MR Imaging. Radiology 1988; 167:637–639.

Spritzer C. E., Sostman H. D., Wilkes D. C., Coleman R. E.: Deep venous thrombosis: Experience with gradient-echo MR imaging in 66 patients. Radiology 1990; 177:235–241.

Tavares N. J., Auffermann W., Brown J. J., Gilbert T. J., Sommerhoff C., Higgins C. B.: Detection of thrombus by using phase-image MR scans: ROC curve analysis. AJR 1989; 153:173–178.

Weber J., May R.: Funktionelle Phlebologie. Stuttgart, Thieme, 1989.

Lymphgefäße und Lymphknoten

G. P. Krestin

Anatomie

Das Lymphgefäßsystem bildet ein eigenes Transportsystem. Lymphgefäße gehen aus peripheren, kapillären Lymphnetzen hervor und führen die Lymphe herzwärts in das Venensystem. Der Verlauf des Lymphgefäßsystems entspricht in der Subkutis annähernd demjenigen der Venen; in tieferen Schichten folgt es dem Verlauf der großen Arterien- und Venenstämme.

Bevor die Lymphe in das venöse Blut gelangt, durchfließt sie mindestens einen *Lymphknoten,* der als «Filterstation» dient. Die *regionären Lymphknoten* (nodi lymphatici regionales) sind in Gruppen angeordnet und sammeln Lymphe von verschiedenen Körperregionen. Die wichtigsten regionären Lymphknotenstationen sind die axillären Lymphknoten, die als Einzugsgebiet Arm, Brustwand und Rücken haben, die inguinalen Lymphknoten für Beine, Bauchwand und Gesäß und die zervikalen Lymphknoten, welche die Lymphe aus dem Kopfbereich drainieren. Die Lymphe aus der Darmwand wird in die mesenterialen Lymphknoten drainiert. In der Regel durchfließt die Lymphe vor ihrem Einmünden in das Blut zusätzlich noch *Sammellymphknoten,* welche vor allem im Halsbereich und entlang der Bauchaorta zu finden sind.

Die Lymphgefäße vereinigen sich in größeren Lymphstämmen und schließlich in zwei Hauptstämmen. Diese beiden Hauptstämme, der *Ductus thoracicus* auf der linken Seite und der *Ductus lymphaticus dexter* auf der rechten Seite münden am sogenannten Venenwinkel (Zusammenfluß der V. subclavia und der V. jugularis) in das venöse System ein. Dabei drainiert der Ductus lymphaticus dexter nur die Lymphe der rechten oberen Körperhälfte einschließlich der rechten Lunge sowie den linken Lungenunterlappen. Der größere, ungefähr bleistiftdicke Ductus thoracicus drainiert die Lymphabflußwege des gesamten übrigen Körpers in den Venenwinkel der linken Seite.

Im Bereich der Venenwinkel liegen die *Venenwinkellymphknoten,* welche auf der linken Seite als Virchowsche Lymphknoten bezeichnet werden. Da an ihnen die Lymphe des gesamten Körpers vorbeifließt, können Absiedlungen aus dem ganzen Körper hier erfolgen. Entsprechend dem Einzugsgebiet des Ductus lymphaticus dexter muß bei vergrößerten Venenwinkellymphknoten auf der rechten Seite zuerst an eine intrathorakale Pathologie, bei vergrößerten Virchow'schen Lymphknoten hingegen zuerst an eine abdominale Neoplasie gedacht werden.

Lymphangiopathien

Lymphödem

Das Lymphödem ist ein progressiver pathologischer Zustand der Lymphzirkulation. Die Ursache kann *primär* in einer Aplasie, Hypoplasie oder Ektasie der epifaszialen Lymphgefäße bestehen. In der Regel treten diese Malformationen isoliert auf. Sie können jedoch auch im Rahmen von kombinierten kongenitalen Angiodysplasien, wie z. B. dem Klippel-Trenauney-Weber-Syndrom (das mit einem Naevus flammeus, einer Extremitätenhypertrophie, atypischen Varizen, AV-Fisteln und einem Lymphödem einhergeht) vorkommen. Häufiger entsteht ein Lymphödem *sekundär* und ist entzündlich, traumatisch, postoperativ (z. B. nach Axillaausräumung bei Mammakarzinom) oder durch Tumorinfiltration bedingt. Das Lymphödem wird in drei Stadien eingeteilt: Stadium 1 reversibles Lymphödem, Stadium 2 irreversibles Lymphödem, Stadium 3 Elephantiasis.

Komplikationen vor allem des primären Lymphödems sind Erysipel, lymphokutane Fistel, Chyloperitoneum, lymphointestinale Fistel, Chylurie, Chylothorax, selten ein Lymphangiosarkom (Stewart-Treves-Syndrom).

Die Diagnose des Lymphödems erfolgt vorerst klinisch. Zahlreiche diagnostische Methoden liefern jedoch weitere Informationen. Die *Magnetresonanztomographie* differenziert zwischen Lymphödem, Phlebödem und Lipödem, wobei beim Lymphödem bei unveränderten Anteilen von Subkutis und Muskulatur eine Wabenstruktur in der Subkutis und entlang den Muskelfaszien zur Darstellung kommt (**Abb. 3-166**). Die *Lymphoszintigraphie* mittels radioaktiv markierten Kolloiden ermöglicht die Beurteilung der veränderten Dynamik der Lymphzirkulation. Durch die *interstitielle Lymphangiographie* mit Injektion von wasserlöslichen dimeren Kontrastmitteln können periphere Lymphgefäße dargestellt werden. Mittels *Fluoreszenz-Mikrolymphographie* werden periphere subkutane Lymphgefäße sichtbar gemacht.

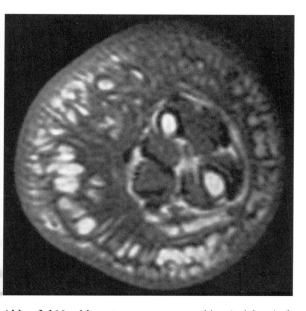

Abb. 3-166: Magnetresonanztomographie (axiale Aufnahme des Unterarmes, T1-gewichtet). Ausgeprägtes Lymphödem mit Wabenstruktur der Subkutis und entlang der Muskelfaszien.

Die *Lymphographie* nach Freilegung von peripheren Lymphgefäßen und Injektion von wasserlöslichem Kontrastmittel stellt Anatomie und Pathologie der Lymphgefäße dar. Die chirurgische Freilegung der Lymphgefäße sowie die Applikation von Kontrastmittel kann zu einer zusätzlichen Belastung der Lymphzirkulation führen und damit das Ödem verstärken. Eine therapeutische Konsequenz basierend auf der direkten Lymphographie besteht nur bei wenigen Indikationen (z. B. Darstellung einer Lymphfistel).

Lymphozele

Lymphozelen bilden sich als Komplikationen nach Lymphadenektomie oder posttraumatisch; sie stellen sich sonographisch, computertomographisch und magnetresonanztomographisch als liquide Raumforderungen mit glatten Konturen und dünner Wand im Operationsgebiet dar. Einer Lymphozele liegt häufig eine *Lymphfistel* zugrunde, die mittels Lymphographie dargestellt werden kann (**Abb. 3-167**).

Kavernöse *Lymphangiome* und zystische *Hygrome* kommen vor allem im Gesicht, Hals und Mediastinum vor und sind mittels Schnittbildverfahren zu lokalisieren und in ihrer Ausdehnung zu bestimmen.

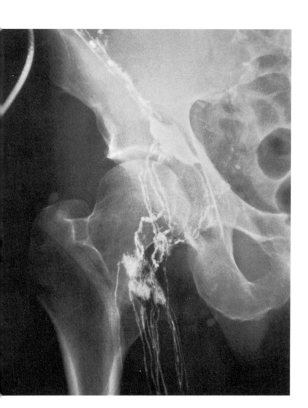

Abb. 3-167: Lymphographie (Lymphangiogramm, Ausschnitt in der rechten Leiste). Lymphfistel nach Nierentransplantation.

Erkrankungen der Lymphknoten

Die bildgebende Diagnostik pathologisch veränderter Lymphknoten erfolgt heute mittels *Schnittbildverfahren* (Sonographie, CT, MR), da mit diesen Methoden jede Körperregion dargestellt und neben der lymphogenen Metastasierung (N) zusätzlich der Primärtumor (T) und die Fernmetastasierung (M) beurteilt werden können. Die *Lymphographie* (**Abb. 3-168**) wird nur noch selten und an wenigen Zentren zur Stadieneinteilung und Verlaufskontrolle von primär malignen Lymphomen sowie gelegentlich zur Beurteilung der Lymphknotenmetastasen des Zervixkarzinoms durchgeführt.

Die genaue Kenntnis der topographisch-anatomischen Beziehungen der Lymphknoten, insbesondere des regionären Lymphabflusses der durch die maligne Neoplasie befallenen Organe und Strukturen, ist für die effiziente Diagnostik von größter Bedeutung.

Der *mikroskopische tumoröse Befall* eines Lymphknotens ist mittels bildgebenden Verfahren nicht darzustellen. Sie können deshalb nicht zum Ausschluß eines pathologischen Befundes herangezogen werden. In 15 bis 20% der Fälle weisen die mit bildgebenden Verfahren als nicht pathologisch beurteilten Lymphknoten maligne neoplastische Veränderungen auf.

3.
Kardio-
vaskuläres
System

3.
Kardio-
vaskuläres
System

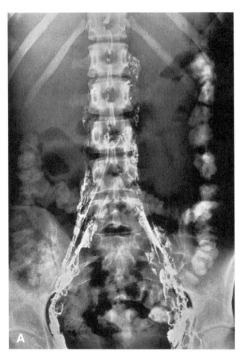

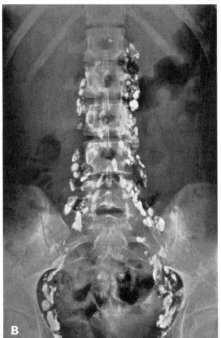

Abb. 3-168: Lymphographie ohne pathologischen Befund. (**A**) Lymphangiogramm (während der langsamen Injektion von Kontrastmittel am Fußrücken). (**B**) Lymphadenogramm (48 Std. nach Injektion des Kontrastmittels).

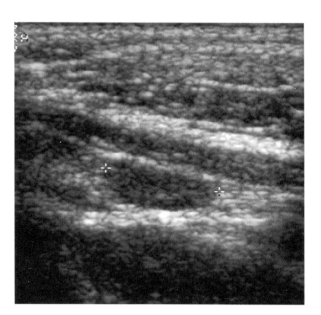

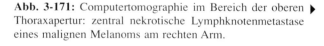

Abb. 3-169: Sonographie der rechten Axilla: Lymphknotenmetastase (Lymphknotenvergrößerung mit Durchmesser von 2 cm) bei Mammakarzinom.

Abb. 3-171: Computertomographie im Bereich der oberen ▶ Thoraxapertur: zentral nekrotische Lymphknotenmetastase eines malignen Melanoms am rechten Arm.

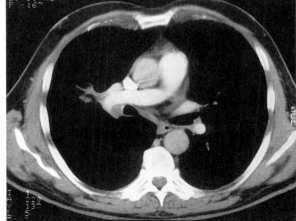

Abb. 3-170: Spiral-CT der Lungenhili: Lymphknotenmetastase eines Bronchuskarzinoms im rechten Hilus durch gute Kontrastierung der Pulmonalgefäße erkennbar.

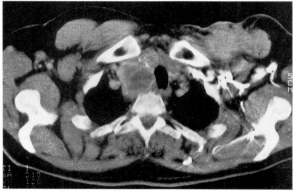

Die mittels Schnittbildmethoden gezielte Biopsie der Lymphknoten bleibt somit die einzige Möglichkeit zur Diagnose eines mikroskopischen Lymphknotenbefalls.

Lymphknotenmetastasen

Die *Sonographie* stellt metastatisch befallene Lymphknoten als vergrößerte (> bis 1,5 cm große) hypoechogene homogene Raumforderungen dar (**Abb. 3-169**). Der bei normalen oder entzündlich reaktiv vergrößerten Lymphknoten vorhandene zentrale hyperechogene Hilus läßt sich nicht mehr darstellen. Bei oberflächlicher Lage der Lymphknoten (zervikal, supraklavikulär, axillär, inguinal) ist die räumliche Auflösung gut, bei tiefer Lage der Lymphknoten (retroperitoneal, mesenterial, iliakal) ist die Darstellbarkeit wegen Überlagerung durch Darmgase und bei Adipositas oft eingeschränkt.

Die *computertomographische* Diagnose einer Lymphknotenmetastasierung beruht auf der Größe und Form der Lymphknoten, dem Vorliegen einer zentralen Nekrose sowie der Lokalisation der Pathologie in den regionären Lymphknoten des betreffenden Primärtumors. Die Grenzwerte der normalen Lymphknotengröße sind für die einzelnen topographisch-anatomischen Regionen unterschiedlich: juguläre und submandibuläre Lymphknoten 15 mm, übrige zervikale Lymphknoten 10 mm, supraklavikuläre, axilläre, mediastinale, aortale, iliakale, inguinale Lymphknoten 10 bis 30 mm (**Abb. 3-170**). Vier Fünftel der Lymphknoten, die diese Dimensionen übertreffen, sind neoplastisch verändert. Je größer die Lymphknoten, desto wahrscheinlicher ist das Vorliegen eines malignen pathologischen Prozesses. Hyperplastische, reaktive Lymphknoten sind eher bohnenförmig, durch Neoplasie veränderte Lymphknoten jedoch eher sphärisch vergrößert. Die extrakapsuläre Ausdehnung einer Tumormetastase führt zu unscharf begrenzten Konturen des Lymphknotens. Der zuverlässigste Befund einer Lymphknotenmetastasierung ist die durch Nekrose oder Tumorgewebe bedingte zentrale Hypodensität bei peripherer Dichteanhebung nach intravenöser Gabe von Kontrastmittel (**Abb. 3-171**). Eine Größenzunahme mehrerer benachbarter Lymphknoten ist ein wichtiger Hinweis auf das Vorliegen einer Metastasierung.

Eine Vergrößerung von Lymphknoten kann durch zahlreiche andere Erkrankungen hervorgerufen werden. So sind durch *maligne Lymphome* vergrößerte Lymphknoten meistens deutlicher begrenzt und weisen eine homogene Struktur auf, auch dann, wenn eine beträchtliche Volumenzunahme vorhanden ist.

Bei *Lipomatose* des Lymphknotens im Hilus kann eine exzentrische zentrale Hypodensität festgestellt werden. *Entzündlich* veränderte Lymphknoten mit Abszeß zeigen nach Injektion von Kontrastmittel zentral nur eine geringe Dichteanhebung und peripher eine breite unregelmäßige und unscharfe Kontur. Zusätzlich ist das umgebende Gewebe durch die Entzündung diffus infiltriert. Bei *Tuberkulose* findet sich ein Konglomerat von vergrößerten Lymphknoten, von denen einzelne eine Dichteanhebung nach Injektion von Kontrastmittel aufweisen; es besteht eine entzündliche Infiltration der benachbarten Fettschichten. Die *Sarkoidose* weist zahlreiche vergrößerte, homogen strukturierte, scharf begrenzte Lymphknoten auf, die oft nicht von hyperplastischen Lymphknoten zu unterscheiden sind. Die *HIV-Infektion* kann zu einer diffusen hyperplastischen Lymphadenopathie führen, die diagnostisch unspezifisch ist.

Sonographie und Computertomographie sind sehr geeignet zur gezielten Durchführung der Punktion von auf malignen Befall suspekten, nicht palpablen Lymphknoten.

Für die Diagnostik der Lymphknotenpathologie mittels *Magnetresonanztomographie* gelten betreffend Größe und Form der Lymphknoten die gleichen Kriterien wie für die Computertomographie (**Abb. 3-172**). Für das Vorliegen von Metastasen spricht eine inhomogene gewichtete Signalintensität mit fokalen hohen Intensitätswerten innerhalb des Knotens auf den T2-gewichteten Aufnahmen. Bei Anwendung von Kontrastmittel kommt es bei Vorliegen von Metastasen analog zur Computertomographie zu einer Anhebung der Intensität in den peripheren Abschnitten. Durch Fettsuppression sind diese Veränderungen sowie auch die extranodale Tumorinfiltration besser zu beurteilen.

Die *Lymphographie* ermöglicht neben der Beurteilung von Größe und Form der Lymphknoten auch die Darstellung der makroskopischen Binnenstruktur. Lymphographische Befunde der Karzinommetastasierung sind: Vergrößerung der Lymphknoten, marginale Füllungsdefekte durch Tumorgewebe und Obstruktion der Lymphzirkulation mit Kollateralkreislauf (**Abb. 3-173**). Primäre maligne Lymphome weisen vergrößerte Lymphknoten mit abnormer Binnenstruktur auf; die Obstruktion der Lymphgefäße und Behinderung der Lymphzirkulation ist selten. Die reaktive Hyperplasie der Lymphknoten mit Knotenvergrößerung und regelmäßiger intakter Binnenstruktur ist unspezifisch.

3.
Kardiovaskuläres System

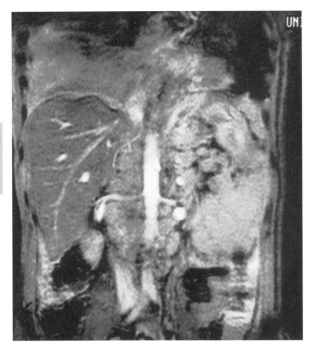

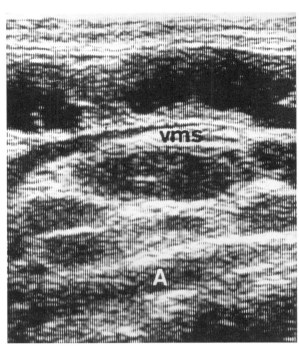

Abb. 3-172: Magnetresonanztomographie (koronare Schnittführung im Retroperitoneum, Gradientenechoaufnahme). Ausgedehnte paraaortale Lymphknotenmetastasierung mit Ummauerung der Nierenarterien und perihepatische Metastasen eines Ovarialkarzinoms.

Abb. 3-174: Sonographie (abdomineller Längsschnitt links paramedian): multiple vergrößerte Lymphknoten zwischen Aorta (A) und Vena mesenterica superior (vms) bei malignem Non-Hodgkin-Lymphom.

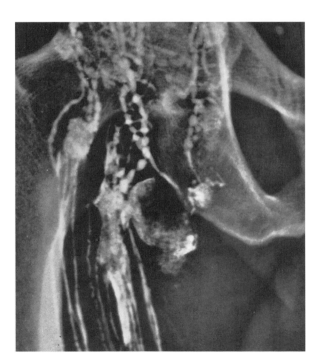

Abb. 3-173: Lymphographie (Lymphangiogramm im Bereich der rechten Leiste). Lymphknoten mit großen Speicherdefekten durch Metastasen eines malignen Melanoms am Unterschenkel.

Primär maligne Lymphome

Der M. Hodgkin (Lymphogranulomatose) und die Non-Hodgkin-Lymphome bilden zusammen die Gruppe der malignen Lymphome.

Ein vergrößerter, indolenter zervikaler Lymphknoten ist häufig das erste Zeichen eines *M. Hodgkin*. Entsprechend dem histologischen Bild werden vier verschiedene Formen unterschieden: lymphozytenreich, nodulär sklerosierend, Mischtyp und lymphozytenarm. Die Altersverteilung der Hodgkin-Lymphome zeigt zwei Häufigkeitsgipfel: ein erster Gipfel liegt zwischen 20 und 40 Jahren – hier kommen vor allem die lymphozytenreichen und nodulär sklerosierenden Formen vor – und ein zweiter Gipfel nach 60 Jahren, bei dem besonders der Mischtyp und das lymphozytenarme Hodgkin-Lymphom anzutreffen sind.

Unter dem Begriff *Non-Hodgkin-Lymphome* werden heute alle primären Lymphknotentumoren zusammengefaßt, die vom lymphatischen Gewebe ausgehen und nicht zum M. Hodgkin zählen. Für die histologische Einteilung der Non-Hodgkin-Lymphome werden verschiedene Klassifikationssysteme benutzt. Die Kiel-Klassifikation unterscheidet Lymphome von niedrigem und hohem Malignitätsgrad.

Für die *Stadieneinteilung* des M. Hodgkin wird die Ann Arbor Klassifikation (erarbeitet an der Konferenz in Ann Arbor 1971) benutzt; die Einteilung in TNM Stadien hat sich als nicht praktikabel erwiesen. Für die Stadieneinteilung der Non-Hodgkin-Lymphome wird zur Zeit ebenfalls diese Klassifikation empfohlen.

Bei klinischem Verdacht auf ein Lymphom ist eine *Lymphknotenbiopsie* zur Diagnosesicherung unerläßlich. In der Regel empfiehlt es sich, diese ultrasonographisch gesteuert durchzuführen. Besonders bei intraabdominalem Lymphknotenverdacht ist eine Computertomographie gesteuerte Punktion indiziert. Nach Diagnosestellung sind heute konventionelle Röntgenthoraxaufnahmen, Sonographie und Computertomographie Methoden der Wahl zur Bestimmung der primären Ausdehnung sowie zur Verlaufskontrolle. Nur in seltenen Fällen eines Parenchymbefalls (Leber- oder Milzbefall) kann die Magnetresonanz zusätzliche Informationen liefern.

Für das Erkennen pathologischer Lymphknoten bei primär Tomographie malignen Lymphomen in Sono-

Abb. 3-175: Computertomographie des Thorax und Abdomens eines Patienten mit Non-Hodgkin-Lymphom. Vergrößerte Lymphknoten axillär und mediastinal (**A**), retrokrural (**B**), retroperitoneal (**C**), und beidseits iliakal (**D**).

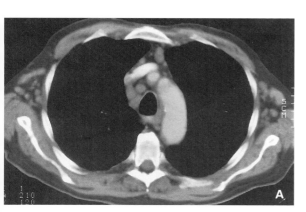
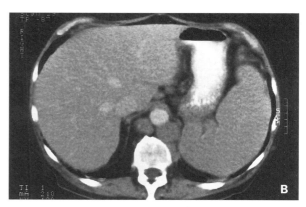
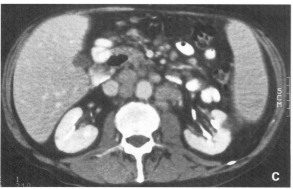
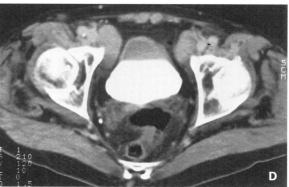

graphie, Computertomographie und Magnetresonanz-Tomographie gelten die gleichen Kriterien wie bei Lymphknotenmetastasen. Somit beruht die Differenzierung in erster Linie auf Größe und Form und ultrasonographisch auf der Echostruktur der Lymphknoten **(Abb. 3-174, 3-175)**.

Die Lymphographie und die Thallium-67-Szintigraphie haben an Bedeutung verloren und werden nur noch selten zur Diagnostik bzw. Ausdehnungsbestimmung maligner Lymphome durchgeführt. So hat die Lymphographie allenfalls bei sonographisch und computertomographisch negativem retroperitonealem Befund eine Bedeutung zum Nachweis befallener, nicht pathologisch vergrößerter lumbaler Lymphknoten. Auch die früher bei M. Hodgkin regelmäßig durchgeführte Staging-Laparotomie wird heute nur noch selten angewendet.

Weiterführende Literatur

Castellino R. A.: Hodgkin disease: practical concepts for the diagnostic radiologist. Radiology 1986; 159:305.

Dooms G. C., Hricak H., Moseley M. E. et al.: Characterization of lymphadenopathy by magnetic resonance relaxation times – preliminary results. Radiology 1985; 155:691.

Duewell S., Hagspiel K. D., Zuber J., von Schulthess G. K., Bollinger A., Fuchs W. A., Swollen Lower Extremity: Role of MR Imaging. Radiology 1992; 184:227.

Müller K.-H. G., Kaiserling E. (Hrsg.): Lymphgefäß-System, Lymphatisches Gewebe. Diagnostik mit Bildgebenden Verfahren. Berlin, Heidelberg, New York, Springer, 1995.

Lee J. K. T., Heiken J. P., Ling D. et al.: Magnetic resonance imaging of abdominal and pelvic lymphadenopathy. Radiology 1984; 153:181.

Strijk S. P.: Lymphography and abdominal computed tomography in the staging of Non-Hodgkin lymphoma. Acta Radiol 1987; 28:263.

4. Gastrointestinaltrakt

Hypopharynx

W. Brühlmann

Untersuchungsmethoden

Die gebräuchlichste Untersuchungsmethode ist die Anfertigung von *Einzelaufnahmen* auf Blattfilm oder mittels Bildverstärkerphotographie, unter Verwendung von Bariumsulfatsuspension als Kontrastmittel. Aufnahmen nach Boluspassage zeigen den Hypopharynx im erschlafften Zustand, im Doppelkontrast. Zur besseren Entfaltung der Recessus piriformes sollten dabei auch Aufnahmen mit Valsalvamanöver (Aufblasen der Backen bei geschlossenem Mund) durchgeführt werden. Aufnahmen in Prallfüllung sind wegen der raschen Boluspassage am besten mittels *Serientechnik* (Bildverstärkerphotographie) zu erreichen.

Die erwähnten Untersuchungstechniken liefern nur statische Informationen. Aufschlüsse über die Funktion sind auch bei Serientechnik mit 6 Bildern pro Sekunde nicht in befriedigendem Maß zu erreichen. Die *Röntgenkinematographie* mit 50 Bildern pro Sekunde oder – bei Fehlen einer geeigneten Einrichtung – die Magnetbandaufzeichnung erlauben die funktionelle Untersuchung des Schluckaktes und seiner Störungen. Die *Computertomographie* ist weder zur Schleimhautdiagnostik noch zur funktionellen Untersuchung geeignet. Sie zeigt jedoch die Ausdehnung krankhafter Prozesse, insbesondere von Tumoren, in die Umgebung des Hypopharynx.

Anatomie und Physiologie

Der Hypopharynx ist die kaudal an den Mesopharynx anschließende, dritte Etage des Schlundes. Er beginnt auf Höhe der Valleculae und endet am pharyngo-ösophagealen Übergang, der sich auf Höhe des Ringknorpels befindet. Die Vorderwand des Hypopharynx wird durch den Kehlkopf gebildet und steht mit diesem durch den Aditus laryngis in Verbindung. Die Seitenwände des Hypopharynx wölben sich zu beiden Seiten des Larynx in Form von zwei Taschen, den Recessus piriformes, vor.

Der Hypopharynx ist von quergestreiften Muskeln, den Pharynxkonstriktoren, umgeben. Eine weitere Gruppe von Muskeln, die Pharynxelevatoren, die an Schädelbasis, Zungenbein und Larynx inserieren, verursachen eine Aufwärtsbewegung des Hypopharynx beim Schluckakt. Der unterste der Pharynxkonstrikto-

ren, die Pars horizontalis des M. cricopharyngeus, schließt als tonisch kontrahierter Sphinkter den Hypopharynx zum Ösophagus hin ab.

In *Prallfüllung,* während der Boluspassage **(Abb. 4-1)** zeigt der Hypopharynx in frontaler Projektion die Form eines auf der Spitze stehenden Eis, welches nach kaudal in den bandförmigen Schatten des Ösophagus übergeht. Die Recessus piriformes sind verstrichen. In Seitenprojektion steht die Hinterwand im direkten Kontakt mit den prävertebralen Weichteilen. Die Vorderwand zeigt mehrere Impressionen, die durch den Zungengrund, die nach unten gekippte Epiglottis, den Larynxeingang und den Ringknorpel verursacht werden.

Der *erschlaffte* Hypopharynx in *Doppelkontrastdarstellung* **(Abb. 4-2)** zeigt vier kleine Taschen: Die Valleculae am Zungengrund, beidseits der Epiglottis, sowie die beiden Recessus piriformes links und rechts des Larynx.

Aufgabe des Pharynx ist der aktive Transport flüssiger und fester Nahrung von der Mundhöhle zum Ösophagus. Dabei muß die Überkreuzung von Speisewegen und Luftwegen durch aktiven Verschluß des Larynxeinganges unterbrochen werden. Der Schluckvorgang geschieht reflektorisch, ausgelöst durch Berührungsreize an der Rachenschleimhaut. Er wird durch ein medulläres Schluckzentrum gesteuert, die efferenten Bahnen verlaufen hauptsächlich in den Nn. vagus und hypoglossus. Der *aktive Transport* geschieht durch eine dorsale Abrollbewegung der Zunge über das Zungenbein sowie durch peristaltische Kontraktion der Pharynxkonstriktoren. Der pharyngo-ösophageale Sphinkter muß dabei zeitgerecht, vollständig und bis zur vollständigen Passage des Bolus erschlaffen. Die Boluspassage erfolgt normalerweise symmetrisch, zu beiden Seiten des als zentraler Füllungsdefekt erkennbaren Larynx **(Abb. 4-1)**. Kopf und Körper müssen allerdings genau frontal ausgerichtet sein; bereits leichte Halsdrehungen bewirken eine asymmetrische Passage. Die Entleerung des Pharynx muß vollständig erfolgen; Retentionen von Kontrastmittel in den Valleculae oder den Recessus piriformes sind pathologisch.

Der *Verschluß* des Larynxeinganges geschieht hauptsächlich durch eine Kontraktion der Muskeln zwischen Zungenbein und Schildknorpel, wobei der

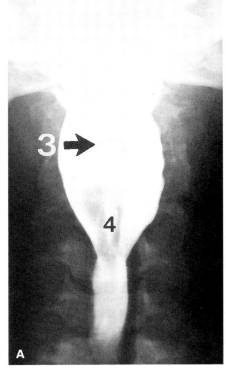
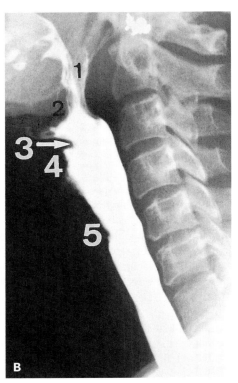

Abb. 4-1: Aufnahmen in Prallfüllung (frontal und seitlich). 1 Uvula, 2 Zungengrund, 3 Epiglottis, 4 Impression des Larynx, 5 Impression der Krikoidplatte.

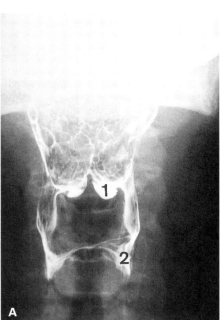
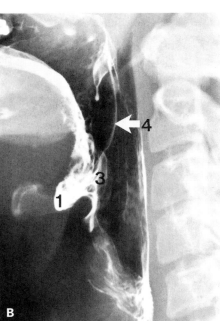

Abb. 4-2: Doppelkontrastdarstellung (a.p. und seitlich). 1 Valleculae, 2 Recessus piriformes, 3 Epiglottis, 4 Arcus pharyngopalatinus.

Larynxeingang durch den Zungengrund komprimiert und verschlossen wird. Die Epiglottis klappt dabei nach dorsal/kaudal über den Larynxeingang. Kleine Mengen von Kontrastmittel können zu Beginn des Schluckaktes unter die Epiglottis in den Larynxeingang eindringen, werden aber bei fortschreitender Kompression wieder ausgepreßt. Ein weitergehendes Eindringen von Kontrastmittel durch die Glottis hindurch (primäre Aspiration) oder ein Überlaufen retinierten Kontrastmittels aus dem Hypopharynx in den Larynx nach beendigtem Schluckakt (sekundäre Aspiration) sind pathologisch.

Funktionsstörungen

Störungen der Propulsion

Störungen des pharyngealen Transportes können verursacht werden durch postoperative Defekte (z. B. Zungenteilresektionen), durch mechanische Hindernisse (Tumoren, Membranen), durch zentrale oder periphere Läsionen des Nervensystems und durch Erkrankungen der Endplatten oder der Muskulatur. Läsionen des *Zentralnervensystems* oberhalb der Hirnnervenkerne verursachen symmetrische Störungen des Schluckaktes, der Tonus des Pharynx in der Ruhephase ist nicht vermindert (typisches Beispiel: Pseudobulbärparalyse durch Schädigung der kortikobulären Bahnen). Läsionen der Hirnnervenkerne oder der *Hirnnerven* selbst verursachen einseitige Störungen der Kontraktilität mit Passage des Kontrastmittels auf der nicht befallenen Seite. Die Muskulatur der befallenen Seite ist schlaff, der Recessus piriformis weit und tief (**Abb. 4-3**). Erkrankungen der motorischen Endplatten (Myasthenie) sowie der *Muskulatur* selbst (Muskeldystrophien, Kollagenosen, Sklerodermie) verursachen symmetrische Störungen. Charakteristisch für die Myasthenie ist das Ermüdungsphänomen mit zunehmend schlechterer Transportleistung bei Untersuchung über mehrere Schluckakte.

Funktionsstörungen des pharyngoösophagealen Sphinkters

Von Interesse sind hier lediglich die Störungen der normalen Sphinkterrelaxation. Veränderungen des Ruhetonus sind äußerst selten (Atonie) oder radiologisch nicht diagnostizierbar (Spasmus). Sphinkterrelaxationsstörungen treten meist idiopathisch auf und sind häufig mit Zenker'schen Divertikeln assoziiert. Sekundäre Relaxationsstörungen treten im Rahmen von neuromuskulären Erkrankungen, Refluxkrankheit und Pharyngitis sowie oberhalb mechanischer Hindernisse auf. Bei der *inkompletten Relaxation (Achalasie)* bleibt die dorsale Sphinkterimpression auf Höhe des pharyngoösophagealen Überganges während der gesamten Boluspassage bestehen. Bei der *zeitlichen Dyskoordination* ist die Sphinkterimpression nur während eines Teils der Boluspassage erkennbar: Bei verspäteter Relaxation verstreicht sie verspätet, bei vorzeitiger Kontraktion tritt sie bereits während der

4.
Gastro-
intestinal-
trakt

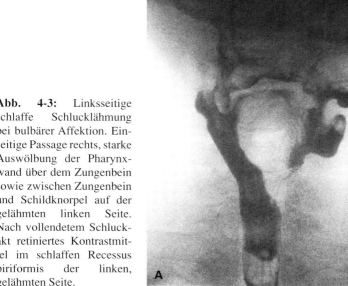
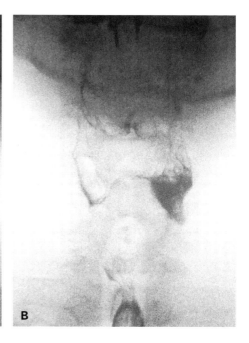

Abb. 4-3: Linksseitige schlaffe Schlucklähmung bei bulbärer Affektion. Einseitige Passage rechts, starke Auswölbung der Pharynxwand über dem Zungenbein sowie zwischen Zungenbein und Schildknorpel auf der gelähmten linken Seite. Nach vollendetem Schluckakt retiniertes Kontrastmittel im schlaffen Recessus piriformis der linken, gelähmten Seite.

A

B

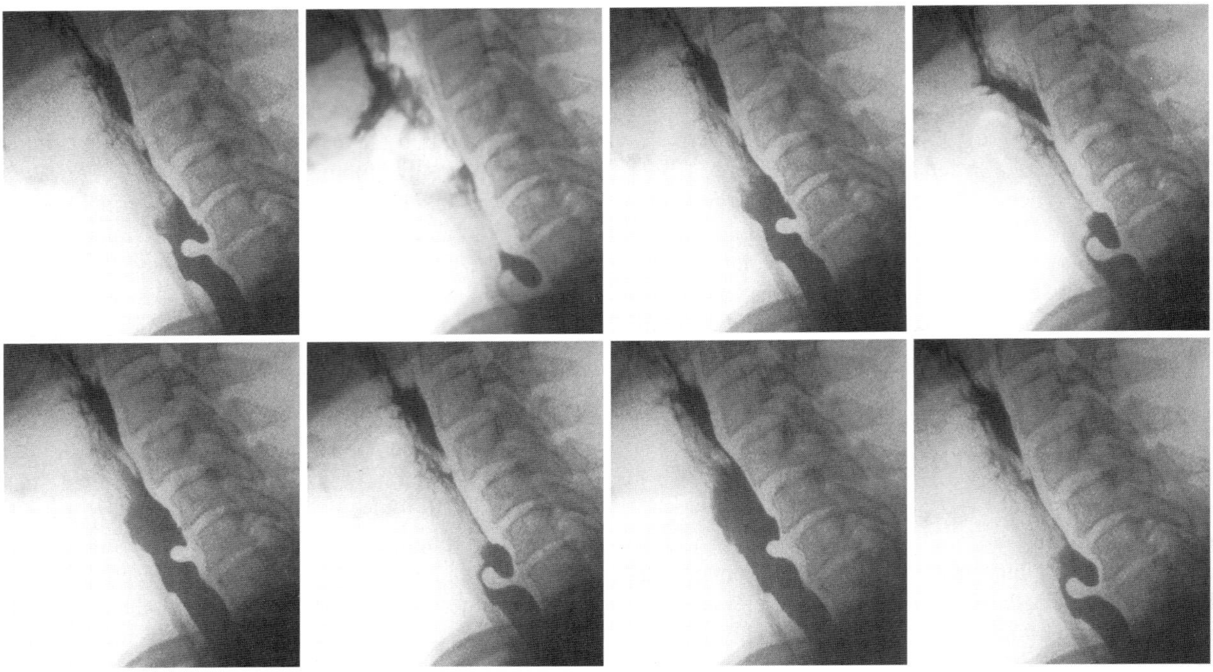

Abb. 4-4: Zenkersches Divertikel in Stadium III mit vorzeitiger Sphinkterkontraktion. Zeitabstände zwischen den Aufnahmen: 40 ms.

Passage auf und verschließt den Ösophagusmund vorzeitig, so daß ein Teil des geschluckten Bolus im Hypopharynx oder in einem Zenker'schen Divertikel retiniert wird **(Abb. 4-4)**.

Divertikel

Am wichtigsten und am häufigsten ist das *Zenkersche Divertikel* **(Abb. 4-4)**. Seine Austrittsstelle liegt an der Hinterwand des pharyngoösophagealen Überganges. Dort befindet sich eine Schwachstelle zwischen den schräg verlaufenden Fasern des M. cricopharyngeus, die funktionell noch zum untersten Schlundschnürer gehören, und seinen horizontal verlaufenden Fasern, der Pars fundiformis, die hauptsächlich die Funktion des pharyngoösophagealen Sphinkters ausüben. Zenkersche Divertikel sind sehr häufig mit Relaxationsstörungen, vor allem vorzeitigen Kontraktionen, des pharyngoösophagealen Sphinkters verbunden; wahrscheinlich kommt diesen Relaxationsstörungen auch eine pathogenetische Bedeutung für die Divertikelentstehung zu.

Die Einteilung nach Brombart **(Abb. 4-5)** unterscheidet vier Stadien. Kleine Divertikel im Stadium I und II sind oft nur kurze Zeit, gegen Ende der

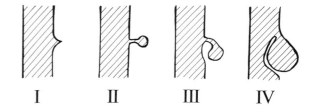

Abb. 4-5: Stadieneinteilung der Zenkerschen Divertikel nach Brombart.

Boluspassage durch den Hypopharynx, erkennbar, sie können dem Nachweis durch Einzelaufnahmen entgehen. Vor allem bei diesen kleinen Divertikeln ist die Dysphagie nicht durch das Divertikel selbst, sondern durch die assoziierte Sphinkterrelaxationsstörung bedingt. Divertikel in den Stadien III und IV retinieren Barium und sind in der Regel auch nach erfolgter Kontrastmittelpassage noch sichtbar. Bei diesen größeren Divertikeln fließt das geschluckte Kontrastmittel zunächst ins Divertikel und füllt dieses aus, erst anschließend kommt es zu einem Überlaufen in den Ösophagus. Im Stadium IV entsteht eine zusätzliche Passagebehinderung durch Kompression des Ösophagus von dorsal her. Kleinere Divertikel liegen in der Mittellinie hinter dem pharyngoösophagealen Übergang, größere Divertikel weichen in der Regel nach links aus. Sehr große Taschenbildungen können sich nach kaudal bis ins Mediastinum ausdehnen. Sie sind oft schon in Thoraxübersichtsaufnahmen durch Luft/Flüssigkeitsspiegel im Hals oder oberen Mediastinum zu erkennen.

Inkonstante Vorwölbungen der lateralen Hypopharynxwand (sog. «hypopharyngeal ears», die nur während der Boluspassage auftreten, sind relativ häufig. Durch den Druckanstieg im Hypopharynx und die axiale Verkürzung wird dabei die laterale Wand zwischen Zungenbein und Schildknorpel ausgewölbt, die Ausbuchtung verstreicht in der Ruhephase wieder vollständig.

Hingegen sind *persistierende Divertikel* der lateralen Pharynxwand äußerst selten. Zu unterscheiden sind dabei erworbene und kongenitale Taschenbildungen. *Erworbene Divertikel* haben ihren Ursprung in einer Schwachstelle über der Membrana thyreohyoidea, entsprechend den vorher erwähnten inkonstanten Ausbuchtungen, oder zwischen den Muskelfasern des pharyngoösophagealen Sphinkters und den obersten zirkulären Ösophagusmuskelfasern, an der lateralen Wand des pharyngoösophagealen Überganges. *Kongenitale Divertikel* sind, wie die branchiogenen Zysten oder Fisteln, Überreste der embryonalen Kiemenspalten. Sie haben ihre Mündung in der Fossa tonsillaris oder der Vallecula (2. Kiemenspalte) oder in der Seitenwand des Recessus piriformis (3. und 4. Kiemenspalte). Sie liegen, wie die entsprechenden Fisteln und Zysten, im vorderen Halsdreieck, meist am Vorderrand des M. sternocleidomastoideus.

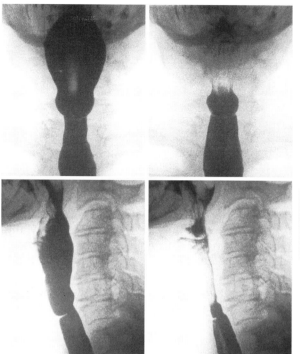

Abb. 4-6: Einseitige Membran («Web») an der Vorderwand unmittelbar unter dem pharyngoösophagealen Übergang. Obere Reihe: Dünne bandförmige Aufhellung in a. p.-Projektion. Untere Reihe: Typischer ventraler zungenförmiger Füllungsdefekt.

Membranen

Die Ätiologie der meisten Membranen des Pharynx und des pharyngoösophagealen Überganges ist unklar. Der oft behauptete Zusammenhang mit Eisenmangelanämie und Glossitis (sideropenische Dysphagie, Plummer-Vinson-Syndrom, Paterson-Kelly-Syndrom) konnte in großen epidemiologischen Studien nicht bestätigt werden. Es handelt sich um dünne Duplikaturen der Schleimhaut, die kaum submuköses Gewebe enthalten. Zu unterscheiden sind die nur von der Vorderwand ausgehenden *Webs* von zirkulären *Diaphragmen* mit einer zentral oder etwas dorsal exzentrisch gelegenen Öffnung. Webs und Diaphragmen liegen meist unmittelbar unter dem pharyngoösophagealen Übergang. Sie sind nur bei guter Füllung des entsprechenden Abschnittes zu erkennen und zeigen sich dann als dünne, bandförmige, oft etwas nach kaudal konvexe Aufhellungen **(Abb. 4-6)**.

Entzündliche Erkrankungen

Akute, bakterielle oder virale *Pharyngitiden* sowie die chronische Pharyngitis sicca werden nicht mit radiologischen Methoden diagnostiziert. Die *Tuberkulose* des Pharynx ist heute in Mitteleuropa eine extreme Rarität. Sie kann zu Fisteln mit externer Öffnung in den Halsweichteilen oder der Supraklavikulärgrube führen. *Schleimhautverätzungen* durch Einnahme kaustischer Substanzen werden im Kapitel über den Ösophagus besprochen. Sie führen auch am Pharynx nach einer akuten, nekrotisierenden Phase zu schweren Narbenstenosen. Einige *dermatologische Affektionen* (Pemphigus-Gruppe, Epidermiolysis bullosa, Lichen ruber und Psoriasis) können auch die Schleimhaut von Pharynx und Ösophagus in Mitleidenschaft ziehen. Sie führen zu Strikturen oder segelartigen Membranstenosen.

Neoplasien

Tumoren des Pharynx werden in erster Linie *endoskopisch* diagnostiziert. Der Bereich des Mesopharynx ist der indirekten Spiegelung gut zugänglich; Ösophagustumoren sind mit der Fiberendoskopie gut erfaßbar. Der Hypopharynx und vor allem der Bereich des pharyngoösophagealen Überganges hingegen ist nur mit der direkten Hypopharyngoskopie unter Verwendung eines starren Instrumentes zuverlässig zu beurteilen. Die *radiologische Untersuchung* mittels Doppelkontrastaufnahmen des Pharynx sowie durch die Röntgenkinematographie kann durch Aufdeckung von Füllungsdefekten und einseitigen Passagestörungen bei dysphagischen Patienten Hinweise auf das Vorliegen eines Tumors liefern. Nach endoskopischer Bestätigung kommt in erster Linie die *Computertomographie* zum Einsatz, die die Ausdehnung in die benachbarten Halsweichteile, die Beteiligung von Lymphknoten und die Beziehung zu wichtigen benachbarten Strukturen (Gefäße, Nerven) demonstriert.

Weiterführende Literatur

Brühlmann W.: Die röntgenkinematographische Untersuchung von Störungen des Schluckaktes. Bern, Han Huber Verlag, 1985.

Dodds W.: The physiology of swallowing. Dysphagia 3 171–178, 1989.

Nowack Th., Ionasescu V., Anuras S.: Gastrointestina manifestations of the muscular dystrophies. Gastroenterology 82: 800–810, 1982.

Unger J., Chintapalli K.: Computed Tomography of the parapharyngeal space. J. Comput. Assist. Tomogr. 7 605–609, 1983.

Semenkovich J., Balfe D., Weyman Ph., Heiken J., Lee J. Barium pharyngography: comparison of single and double contrast. Am. J. Röntgenol. 144: 715–720, 1985.

Ösophagus

C. Becker

Anatomie und Motilität

Der Ösophagus besitzt einen oberen und unteren Sphinkter und wird entlang seiner Längsachse in einen zervikalen, einen intrathorakalen und einen intraabdominellen Abschnitt unterteilt. Der *zervikale Ösophagus* reicht vom Musculus cricopharyngeus (Ösophagusmund, oberer Ösophagussphinkter) bis zur oberen Thoraxapertur und liegt unmittelbar dorsal der Pars membranacea der Trachea an. Der *intrathorakale Ösophagus* steht in seinem kranialen Anteil in engem Kontakt zur linken Tracheahinterwand. Sowohl der Aortenbogen als auch aberrierende Gefäße können in diesem Abschnitt zur Verlagerung bzw. Einengung des Ösophagus führen. Kaudal der Karina verläuft der Ösophagus dorsal des linken Hauptbronchus, welcher das Ösophaguslumen gelegentlich leicht von ventral imprimiert. Eine weitere physiologische Impression von ventral her geschieht durch die Konfluenz der linken Pulmonalvenen bzw. den linken Vorhof. Der relativ kurze *intraabdominelle Ösophagus* erstreckt sich vom Hiatus oesophageus zum gastro-ösophagealen Übergang (Kardia, unterer Ösophagussphinkter).

Die Ösophagusmotilität ist ein komplexer Vorgang, der mit der Röntgen-Kontrastmittelpassage untersucht und mittels Video-Fluoroskopie oder Ciné-Fluorographie dynamisch aufgezeichnet werden kann. Die *primäre Peristaltik* wird durch das Schlucken eines Bolus eingeleitet und bewirkt die koordinierte, wellenförmige Kontraktion des gesamten Ösophagus sowie die spontane Öffnung des unteren Ösophagussphinkters. In tiefer Inspiration erweitert sich der distale Ösophagus kurzfristig zur sogenannten epiphrenischen Ampulle. Die *sekundäre Peristaltik* wird durch das Vorhandensein eines intraösophagealen Bolus an einer bestimmten Stelle ausgelöst. Diese Form der Peristaltik ist verantwortlich für das Entleeren des Ösophagus nach distal, beispielsweise beim Vorliegen residueller intraösophagealer Speisereste oder bei gastroösophagealem Reflux. *Tertiäre Kontraktionen* sind ringförmige oder segmentäre, oft simultan an mehreren Stellen des Ösophagus vorkommende, nicht peristaltische d.h. ineffektive Kontraktionen. Tertiäre Kontraktionen finden sich proximal von Stenosen, werden mit zunehmendem Alter aber auch ohne pathologische Begleitbefunde beobachtet.

Divertikel und Membranen

Divertikel

Als Divertikel bezeichnet man scharfbegrenzte, kontrastmittelgefüllte Ausstülpungen des Ösophaguslumens. Ösophagusdivertikel sind fast ausnahmslos erworben, meistens handelt es sich – wie beim Zenkerschen Divertikel des Hypopharynx – um *Pulsionsdivertikel*. Als Entstehungsmechanismus wird ein erhöhter intraluminaler Druck angenommen, welcher zu einer Ausstülpung der Ösophagusmukosa durch Schwachstellen in der muskulären Ösophaguswand führt. Pulsionsdivertikel sind somit «falsche» Divertikel, bei denen nur ein Teil der Wandschichten ausgestülpt ist. Sie weisen einen verhältnismäßig engen Hals auf, sind formvariabel und nicht an den umgebenden Strukturen fixiert. Prädilektionsstellen im Ösophagus sind (a) zwischen Aortenbogen und linkem Hauptbronchus (b) unterhalb der Karina und (c) unmittelbar oberhalb des Zwerchfells (epiphrenisches Divertikel).

Traktionsdivertikel entstehen durch Retraktion vernarbender mediastinaler Lymphknoten, vorwiegend nach Tuberkulose. Radiologisch weisen sie einen breiten Divertikelhals und eine spitzige bzw. zeltförmige Konfiguration auf. Traktionsdivertikel sind echte Divertikel, betreffen also alle Wandschichten. Sie sind an den umgebenden Strukturen fixiert und daher nicht formvariabel.

Die *intramurale Pseudodivertikulose* kommt gelegentlich in Verbindung mit chronischen Ösophaguserkrankungen wie Ösophagitis, Membranen oder Strikturen vor. Es handelt sich um millimetergroße intramurale Mukosaausstülpungen, welche sich nach Behandlung der zugrundeliegenden Erkrankung zurückbilden.

Membranen

Unter Ösophagusmembranen versteht man zirka 1 bis 2 mm dicke transversale Mukosafalten, welche in das Ösophaguslumen hineinragen. Die überwiegende Mehrzahl liegt unmittelbar postkrikoidal und geht von der vorderen Ösophaguswand aus. Zirkulär konfigurierte Membranen mit engem Lumen bewirken eine Dysphagie. Ösophagusmembranen sind in der Regel erworben. Man unterscheidet zwischen den einfachen

Mukosamembranen und solchen, die aus pathologischem Epithel hervorgehen, wie beim Plummer-Vinson-Syndrom und verschiedenen Hauterkrankungen (Epidermolysis bullosa, Pemphigoid). Membranen des distalen Ösophagus werden gelegentlich im Rahmen der Reflux-Ösophagitis beobachtet. Kongenitale Membranen sind eine Seltenheit.

Entzündliche Erkrankungen

Als Ursache der *Reflux-Ösophagitis* gilt die Insuffizienz des unteren Ösophagussphinkters. Die Häufigkeit und Länge der Refluxepisoden sowie der Säuregrad des peptischen Mageninhaltes bestimmen das Ausmaß der entzündlichen Veränderungen. Bei der Diagnostik der Reflux-Ösophagitis steht die Endoskopie im Vordergrund, da sie entzündliche Veränderungen bereits in einem sehr frühen Stadium erfassen kann. Radiologisch zieht man zunächst eine verminderte Ösophagusperistaltik sowie ödematöse Mukosafalten mit nodulärem oder granulärem Muster. Im ausgeprägten Stadium kommt es zu Erosionen und Ulzera sowie fixierten transversalen Mukosafalten. Das Spätstadium der Reflux-Ösophagitis ist durch peptische Strikturen und ausgeprägte narbige Veränderungen gekennzeichnet, durch narbige Retraktion kommt es zu einer Verkürzung des Ösophagus (Brachyoesophagus) (**Abb. 4-7**). Die Hiatushernie gilt in solchen Fällen weniger als Ursache, sondern eher als Folge der Reflux-Ösophagitis. Gelegentlich kommt es zur Metaplasie des Ösophagus-Plattenepithels in Form von Magenschleimhautepithelinseln (sog. Barrett-Ösophagus). Radiologisch kann diese Diagnose dann vermutet werden, wenn tiefe breite Ulzera mit unregelmäßigem Ulkusgrund vorliegen. Die Sicherung der Diagnose durch Biopsie ist wichtig, da ein erhöhtes Malignomrisiko besteht.

Infektiöse Ösophagitiden werden nicht selten bei Patienten mit chronischer Immunschwäche infolge systemischer Erkrankungen, oder iatrogen (Steroid-Antibiotika-Chemotherapie) beobachtet. Die wichtigsten Erreger sind Candida albicans und Herpes. Das radiologische Bild kann von umschriebenen nodulär-ulzerativen Veränderungen bis zum typischen Vollbild wie auf **Abb. 4-8** variieren.

Eine Beteiligung des Ösophagus im Rahmen eines *Morbus Crohn* ist relativ selten und manifestiert sich mit ähnlichen radiomorphologischen Veränderungen wie am Dünn- oder Dickdarm.

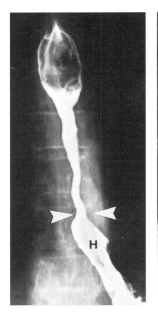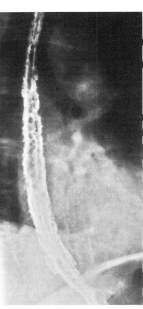

Abb. 4-7: Chronische Reflux-Ösophagitis, Brachyösophagus. Langstreckige peptische Stenose des distalen Ösophagus mit prästenotischer Dilatation. Der gastro-ösophageale Übergang ist weit nach kranial verlagert (Pfeilspitzen). Axiale Hiatushernie (H).

Abb. 4-8: Soorösophagitis. Befall des gesamten Ösophagus mit multiplen feinen Exulzerationen der Mukosa.

Ösophagusvarizen

Unter Ösophagusvarizen versteht man die pathologische Erweiterung intramuraler Venenplexus des Ösophagus, welche physiologische Verbindungen zwischen dem Pfortadersystem und den systemischen Venen einerseits sowie den systemischen Venen der oberen und unteren Körperhälfte andererseits darstellen. Ursache der Erweiterung ist praktisch immer eine Druckerhöhung im Pfortaderkreislauf (Leberzirrhose, Pfortaderthrombose, Milzvenenthrombose usw.). Die klinische Bedeutung der Ösophagusvarizen liegt im Risiko lebensbedrohlicher Blutungen. Bei fortgeschrittener Ausprägung der Ösophagusvarizen ist das radiologische Bild sehr charakteristisch (**Abb. 4-9**).

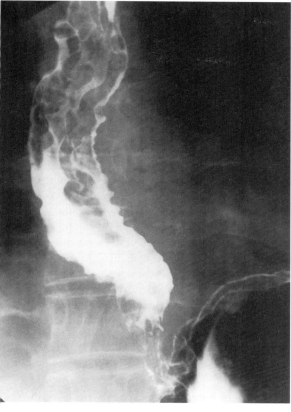

Abb. 4-9: Ösophagusvarizen. Ausgeprägte Erweiterung des submukösen Venenplexus im distalen Ösophagus bei Pfortaderhochdruck. Die Varizen imponieren als Eindellungen des Ösophaguslumens im Profilbild sowie als serpiginöse Strukturen im Doppelkontrast-en-face-Bild.

Achalasie

Die Achalasie ist eine relativ seltene Erkrankung unklarer Ätiologie, bei welcher es durch eine neurale Störung zur fehlenden Erschlaffung bzw. Dauerkontraktion des distalen ösophagealen Sphinkters kommt. Radiologisch manifestiert sich die Achalasie durch eine mehr oder weniger ausgeprägte Dilatation des gesamten Ösophagus bei spitzwinkliger Stenosierung auf Höhe der Kardia. Meist liegt eine Luftflüssigkeitsspiegelbildung aufgrund retinierter Flüssigkeit bzw. Speisereste vor.

Kollagenosen

Bei systemischen Kollagenosen kommt es nicht selten zur Beteiligung des Ösophagus. Die Mehrzahl der Patienten mit Sklerodermie weisen eine verminderte Ösophagusperistaltik, eine gestörte Ösophagusmotilität durch Degeneration der glatten Muskulatur sowie eine Fibrose der Submukosa auf. Die Kardia ist insuffizient und es kommt zu einer chronischen Reflux-Ösophagitis. Auch bei der Dermatomyositis und beim Lupus erythematodes kann es zu Motilitätsstörungen des Ösophagus kommen.

Neoplasien

Benigne Neoplasien

Benigne Neoplasien des Ösophagus sind selten. Bei den benignen Schleimhautläsionen sind das Papillom, das Adenom und die Leukoplakie zu erwähnen. Adenom und Papillom erscheinen radiologisch als polypoide Füllungsdefekte und werden durch endoskopische Biopsie verifiziert. Benigne, submuköse, intramurale Läsionen des Ösophagus sind meistens mesenchymaler Natur. In typischen Fällen gestattet die Radiomorphologie eine Unterscheidung von epithelialen Läsionen. Zu erwähnen sind hier das Leiomyom (**Abb. 4-10**), das Lipom und das Neurofibrom.

Maligne Neoplasien

Die wichtigsten malignen Tumoren des Ösophagus sind die Karzinome, nämlich das Plattenepithelkarzinom und das seltenere Adenokarzinom. Letzteres wird vorwiegend im disalen Ösophagus und Kardiabereich angetroffen. Undifferenzierte Karzinome, das Kar-

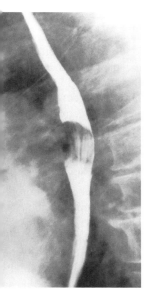

Abb. 4-10: Leiomyom des Ösophagus. Scharf- und glattbegrenzte intramurale Raumforderung im mittleren Ösophagus ohne Zeichen der Schleimhautdestruktion oder ulzerative Veränderungen als Hinweise für einen benignen intramuralen Prozeß. Dieser Tumor zeigte über mehrere Jahre keine Progredienz.

zinosarkom, Sarkome und sekundäre Malignome (Metastasen, Lymphome) sind weitaus seltener.

Das *Ösophaguskarzinom* wird meistens in einem fortgeschrittenen Stadium diagnostiziert, da meist erst ein zirkumferenzieller Befall der Ösophaguswand zur Dysphagie führt. Die Langzeitprognose des Ösophaguskarzinoms ist schlecht, und sowohl die chirurgische Ösophagusresektion als auch die Radiotherapie haben in der Regel mehr palliativen als kurativen Charakter. Für die Therapieplanung ist es von Bedeutung, ob der Tumor das mediastinale Fettgewebe infiltriert oder ob gar lebenswichtige Organe wie Trachea oder Aorta beteiligt sind. Da die Lymphabflußwege des Ösophagus sowohl in kranialer als auch in kaudaler Richtung verlaufen, sind infradiaphragmale Lymphknotenmetastasen bei intrathorakalen Ösophagustumoren relativ häufig (Truncus coeliacus, Ligamentum hepatogastricum, Leberhilus). Zum prätherapeutischen Staging ösophagealer Tumoren wird neben der Endoskopie und der Bariumpassage die *Computertomographie* (CT) eingesetzt. Insbesondere bei den Tumoren des thorakalen Ösophagus erlaubt die CT eine bessere Beurteilung der transversalen Tumorausdehnung (**Abb. 4-11**). Bei Tumoren des zervikalen Ösophagus ist die Aussagekraft der CT etwas eingeschränkt durch fehlende Fettgewebsschichten und im Kardiabereich durch den schrägen Verlauf der Kardia zur axialen CT-Schnittebene.

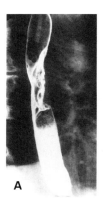 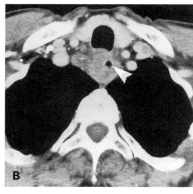

A   **B**

Abb. 4-11: Ösophaguskarzinom. **(A)** Die Doppelkontrastdarstellung des Ösophagus zeigt eine ausgeprägte Schleimhautdestruktion im mittleren Ösophagus, bedingt durch ein Plattenepithelkarzinom. **(B)** Computertomogramm bei Plattenepithelkarzinom des oberen thorakalen Ösophagus mit fortgeschrittener extramuraler Infiltration: dorsal der Trachea erkennt man das Ösophaguslumen (Pfeil) innerhalb der tumorös verdickten Ösophaguswand, welche die Trachea von dorsal her konvexbogig imprimiert. Unmittelbar an den Tumor angrenzend findet sich eine noduläre Struktur (+), die einer periösophagealen Lymphknotenmetastase entspricht. Die großen supraaortalen Gefäße sind durch intravenöse Kontrastmittelinjektion weiß dargestellt.

Perforation

Die transmurale Perforation des Ösophagus ist wegen der nachfolgenden Mediastinitis ein lebensbedrohlicher Zustand. Die meisten Ösophagusperforationen werden *iatrogen* verursacht (Endoskopie, Bougierung, Einlegen von Sonden usw.).

Die *spontane Ösophagusruptur (M. Boerhaave)* ist ein relativ seltenes, klinisch meist spät diagnostiziertes Ereignis. Die Rupturstelle befindet sich meistens im distalen Ösophagus in Form eines Längsrisses. Prädestinierend sind vorbestehende intramurale Risse im distalen Ösophagus (Mallory-Weiß-Syndrom), welche durch plötzliche starke endoluminale Druckerhöhung (z. B. Erbrechen) zur transmuralen Ruptur führen. Die radiologische Diagnose kann häufig bereits auf der Thorax-Übersichtsaufnahme vermutet werden: linksseitiger Pleuraerguß, Erweiterung der linksseitigen paravertebralen Weichteile bzw. Obliteration der Aorta descendens, Pneumomediastinum bzw. Weichteilemphysem im Halsbereich. Diese diagnostischen Zeichen sollten die Indikation zur Ösophagusröntgenuntersuchung mit wasserlöslichem Kontrastmittel (nicht Barium!) stellen lassen (**Abb. 4-12**).

Ösophagusperforationen können auch nach *Verätzungen* beobachtet werden, häufiger nach Laugenverätzungen als nach Säureverätzungen.

Ösophago-tracheale Fisteln sind trotz der unmittelbaren Nachbarschaft der beiden Organe selten; sie werden gelegentlich bei fortgeschrittenen Bronchus- oder Ösophagustumoren (vor allem unter Radiotherapie) beobachtet.

Hiatushernie

Die Hiatushernie ist sehr häufig. Man unterscheidet die axiale Gleithernie und die paraösophageale Hernie. Über 95 % aller Hiatushernien sind axiale Hernien. Obwohl die *axiale Gleithernie* sehr häufig bei Patienten mit Reflux-Ösophagitis angetroffen wird, wird ihre pathogenetische Bedeutung bei der Entstehung der Reflux-Ösophagitis heute angezweifelt, denn viele Hiatusgleithernien bleiben klinisch asymptomatisch. Es wird vielmehr angenommen, daß die narbige Verkürzung des Ösophagus, wie sie bei der chronischen Reflux-Ösophagitis resultiert ihrerseits die Entstehung einer Hiatushernie begünstigt. Die radiologische Diagnose der axialen Hiatushernie kann zuverlässig gestellt werden, wenn die Kardia 2 cm oder mehr oberhalb des Hiatus ösophageus des Zwerchfells gelegen ist. Am besten läßt sich die Hiatushernie in

Abb. 4-12: Spontane Ösophagusruptur (M. Boer-
haave). **(A)** Thoraxaufnahme a.p., liegend: linksseitiger Pleuraerguß, Pneumo-
mediastinum sowie Weich-
teilemphysem im Hals-
bereich (Pfeile). **(B)** Die
anschließend durchgeführte
Ösophaguspassage mit was-
serlöslichem Kontrastmittel
zeigt den Kontrastmittel-
austritt auf Höhe der Rupturstelle unmittelbar links
supradiaphragmal.

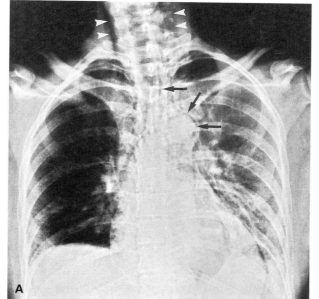
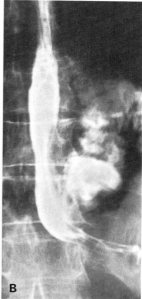

4.
Gastro-
intestinal-
trakt

Abb. 4-13: Axiale Hiatushernie mit Mukosa- und
Schleimhautring. **(A)** Bei
mässiger Füllung des distalen Ösophagus sowie der
Hernie in Bauchlage er-
kennt man zwei Ringe etwa
4 cm oberhalb des Zwerch-
fells. Der funktionell bedingte muskuläre Ring markiert die Kardia (kleine
Pfeilspitze) unmittelbar distal davon erkennt man einen Mukosaring (Schatzki-
Ring) (große Pfeilspitze),
welcher im kranialen Ab-
schnitt der Hiatushernie gelegen ist. **(B)** Bei stärkerer
Prallfüllung verstreicht der
funktionell bedingte mus-
kuläre Ring, während der
Mukosaring unverändert
bestehen bleibt (große
Pfeilspitze). Die Hiatushernie ist in Abbildung **(A)** und
(B) durch das Faltenrelief
des Magens gekennzeich-
net.

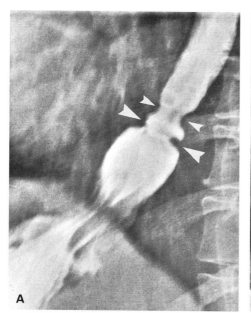
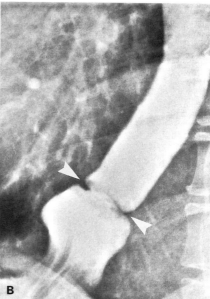

4.
Gastro-
intestinal-
trakt

Bauchlage des Patienten darstellen. Die Hiatushernie sollte nicht mit der physiologischerweise in Inspiration vorkommenden funktionell bedingten epiphrenischen Ampulle verwechselt werden. Kommt distal des – beim Schluckakt variablen – muskulären Rings der Kardia ein weiterer, konstanter Ring (Mukosaring) zur Darstellung, so ist die Diagnose der Hiatushernie praktisch gesichert. Der Mukosaring ist ein konstanter symmetrischer Befund von zirka 3 bis 4 mm vertikalem Durchmesser und einem inneren Durchmesser von etwa 2 cm (**Abb. 4-13**). Die meisten unteren Mukosaringe sind asymptomatisch, gelegentlich führen sie jedoch zur Dysphagie (Schatzki-Ring).

Die klinische Bedeutung der relativ seltenen *paraösophagealen Hernie* liegt in den Komplikationen, die im Falle einer Inkarzeration auftreten können.

Weiterführende Literatur

Eisenberg R. L.: Gastrointestinal radiology: A pattern approach. 2nd edition, Philadelphia, J. B. Lippincott, 1990.

Levine M. S.: Radiology of the esophagus. Philadelphia, W. B. Saunders, 1989.

Margulis A. R., Burhenne H. J. (eds.): Alimentary tract radiology. 4th edition, St. Louis, Baltimore, Toronto, Mosby, 1989.

Meyers M. A. (eds.): Computed tomography of the gastrointestinal tract. New York, Springer, 1986.

Magen

W. Brühlmann

Untersuchungstechnik und Anatomie

Prozesse der Magenwand sowie Infiltrationen und Impressionen durch benachbarte Organe können mittels *Ultraschall-Diagnostik* und *Computertomographie* diagnostiziert und allenfalls auch perkutan biopsiert werden.

Die klassische Untersuchung von Magen und Duodenum ist die Darstellung mittels peroral verabreichter *Bariumsulfatsuspension.* Sie wird heute nicht mehr als einfache Prallfüllung, sondern mit Doppelkontrasttechnik, unter Hypotonie (Buscopan oder Glucagon i. v.) und Entfaltung der Magenwand durch CO_2 (Brausetabletten, Brausepulver) vorgenommen. Dies erlaubt eine Beurteilung der Schleimhautstruktur und auch kleiner erhabener oder eingesenkter Läsionen. Obwohl die Doppelkontrastuntersuchung von Magen und Duodenum durch die moderne Fiberendoskopie stark an Bedeutung eingebüßt hat, ist sie, vor allem für die Diagnostik intramuraler Prozesse, immer noch wichtig.

Am Magen sind, von oral nach aboral, folgende Abschnitte zu unterscheiden: *Fundus, Corpus, Antrum* und *Pylorus.* Unterschieden wird eine rechtsseitige kleine und eine linksseitige große Kurvatur. Zwischen Fundus und Corpus liegt auf der Seite der kleinen Kurvatur die Mündung des Ösophagus, die Cardia. Das Corpus wird vom Antrum durch den Magenwinkel, die Incisura angularis, abgesetzt. Bei mäßiger Gasinsufflation sind an der kleinen Kurvatur des Magenkorpus einige Längsfalten erkennbar, während die übrigen Magenfalten meist vollständig verstrichen

sind. Das Feinrelief der Magenschleimhaut, bedingt durch die Areolae, zeigt sich als ein feines Netz kontrastierter Linien mit einer Maschenweite von 2 bis 5 mm.

Entzündliche Erkrankungen

Magenulkus

Die wichtigste nicht tumorale Erkrankung des Magens, die *Ulkuskrankheit,* wird hier behandelt, obwohl es sich dabei wahrscheinlich nicht um eine primär entzündliche Affektion handelt. Ein Ulkus ist per definitionem ein *Defekt der Magenschleimhaut,* der durch die Muscularis mucosae hindurch bis in die Submukosa reicht. Der Defekt ist von einem entzündlichen bzw. ödematösen Randwall umgeben. Durch Spasmen und narbige Retraktion kommt es zu einer konzentrischen Raffung der angrenzenden Magenwand mit sternförmig einstrahlenden Falten, die bis zum Ulkusrand reichen. Die Ulkusnische selbst wird bei Prallfüllung des Magens im Profil dargestellt; sie projiziert sich dabei außerhalb des Magenlumens. Mit einer dünnen Kontrastmittelschicht (Kompression oder Doppelkontrasttechnik) kann das Ulkus in der Aufsicht dokumentiert werden **(Abb. 4-14)**. Der *Randwall* eines gutartigen Ulcus ventriculi umgibt die Nische konzentrisch. Er ist rund und regelmäßig begrenzt und zeigt, abgesehen von den einstrahlenden Falten, eine glatte Oberfläche. Seine Begrenzung ist jedoch in der Aufsicht unscharf, da er kontinuierlich flachbogig in die angrenzende Magenwand übergeht. Die *Nische* selbst ist, mit Ausnahme der akuten

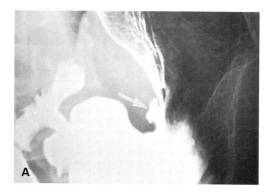
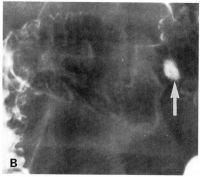

Abb. 4-14: Ulcus ventriculi im Profil. **(A)** Konzentrischer Randwall mit tiefer, regelmässiger Ulkusnische (Pfeil). Aufnahme im Doppelkontrast. **(B)** Kontrastmittelgefüllte Nische, Umgebung mit dünnem Kontrastmittelbeschlag, konzentrisch einstrahlende Falten.

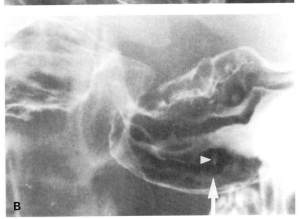

Abb. 4-15: Erosive Antrumgastritis. In Serien auf Faltenkämmen angeordnete, erhabene Läsionen (Pfeile) mit kleinem zentralen Schleimhautdefekt (Pfeilspitzen).

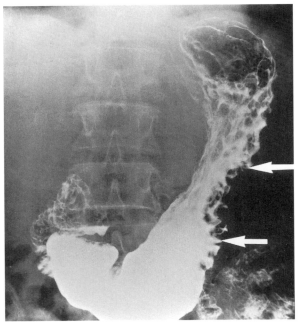

Abb. 4-16: Morbus Mènètrier. Die Magenfalten sind vor allem in den Zwischenteilen gelegenen Abschnitten der großen Kurvatur vergröbert, jedoch von normaler Form.

Streßulzera, die unregelmäßig gezackte Ränder aufweisen können, ebenfalls glatt begrenzt. Die Magenwand in der unmittelbaren Umgebung des Ulkus ist elastisch und durch Kompression oder peristaltische Bewegungen verformbar.

Gastritis

Eine *erosive Gastritis* wird bei 5 bis 10% aller endoskopischen und radiologischen Magenuntersuchungen diagnostiziert. Sie ist gekennzeichnet durch sogenannte komplette Erosionen, 5 bis 10 mm große, runde Aussparungen mit einem kleinen zentralen Kontrastmittelfleck (**Abb. 4-15**). Die Erosionen sind vorwiegend im Magenantrum lokalisiert und liegen meist auf den Kämmen von Schleimhautfalten.

Verätzungen des Magens nach Einnahme von Säure oder Lauge führen in der akuten Phase zu massiver ödematöser Verdickung der Magenfalten mit Ulzerationen und Wandstarre. Später treten narbige Verkürzungen und Stenosen, vor allem im Antrumbereich auf. Die *phlegmonöse Gastritis,* eine bakterielle Entzündung mit entzündlicher Infiltration der gesamten Magenwand, führt zu einem ähnlichen Bild.

Ebenfalls durch eine lokalisierte oder generalisierte Verdickung der Magenfalten charakterisiert ist die *Riesenfaltengastropathie (M. Ménétrier)* (**Abb. 4-16**). Die Magenwand bleibt dabei jedoch elastisch. Die Riesenfaltengastropathie ist durch enteralen Eiweißverlust und eine erhöhte Inzidenz von Magenkarzinomen charakterisiert.

Entzündlich-narbige Strikturen und tiefe, transmurale Ulzerationen bis hin zur Fistelbildung treten beim *M. Crohn* des Magens und bei der sehr seltenen *Magentuberkulose* auf.

Neoplasien

Magenkarzinome

Magenkarzinome werden nach Borrmann in vier morphologische Typen eingeteilt. Der *Typ I,* das rein polypoide Karzinom, stellt sich radiologisch als unregelmäß begrenzter, blumenkohlartiger Füllungsdefekt des Magenlumens dar. Kleine Karzinome dieses Typs können allerdings glatt begrenzt sein und sind dann von benignen Polypen nicht mit Sicherheit zu unterscheiden.

Am häufigsten sind Karzinome der Typen II und III, die unregelmäßige Ulzerationen aufweisen. Der *Typ II* weist stark aufgeworfene Ränder auf, so daß das Bild eines schüsselförmigen Kraters entsteht. Der *Typ III* entspricht einer Ulzeration mit flachen Rändern. Bei

Tab. 4-1: Röntgenzeichen des malignen Ulkus.

1. Randwall

   a) Form
       unregelmäßig
       asymmetrisch

   b) Begrenzung
       scharf

   c) Oberflächenstruktur
       zerstörtes Feinrelief
       polypoid, höckrig
       Abbrüche, Verschmelzungen und keulenartige
         Auftreibung einstrahlender Falten

2. Nische

   a) Form und Lage
       unregelmäßig
       exzentrisch im Randwall evtl. angehoben

   b) Begrenzung
       scharf
       ausgezackt

   c) Oberflächenstruktur
       unregelmäßiger Ulkusgrund

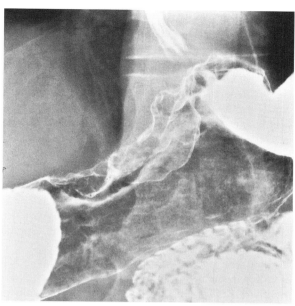

Abb. 4-17: Großes exulzeriertes Karzinom der kleinen Kurvatur des Magens.

diesen beiden Karzinomtypen ist die Unterscheidung vom benignem Ulcus ventriculi von zentraler Bedeutung. Die wichtigsten differentialdiagnostischen Zeichen sind in Tab. 4-1 zusammengefaßt. Der Randwall eines malignen Ulkus ist starr, er wird durch Kompression oder Peristaltik nicht deformiert. Je nach dem Ausmaß der submukösen Infiltration erstreckt sich diese Wandstarre auch in die unmittelbare oder weitere Umgebung des Randwalls (**Abb. 4-17**).

Der *Typ IV,* das vorwiegend submukös wachsende, diffus infiltrierende Karzinom, führt zu einer Verdickung und Versteifung der Magenwand bei zumindest teilweise erhaltener normaler Oberflächenstruktur der darüberliegenden Schleimhaut. In fortgeschrittenen Stadien, der sogenannten Linitis plastica, entsteht das Bild eines völlig starren Magens mit stark verkleinertem Lumen, des sogenannten Magenszirrhus (**Abb. 4-18**).

Andere Tumore

Maligne Lymphome machen ungefähr 5% der malignen Magentumore aus, etwa die Hälfte davon sind primäre, extranodale Lymphome des Magens. Neben polypoiden, meist exulzerierten Läsionen, die vom Magenkarzinom morphologisch nicht zu unterscheiden sind, kommen häufig vorwiegend submukös infiltrierende Lymphome mit multiplen polypoiden Vor-

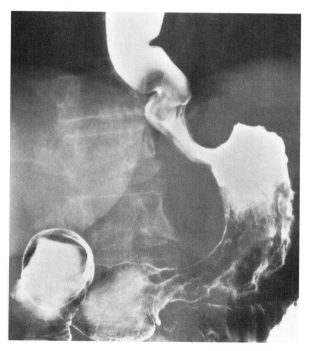

Abb. 4-18: Submukös infiltrierendes Karzinom (Szirrhus) des Magens. Ausgespart ist lediglich das Magenantrum. Das übrige Lumen des Magens ist durch die massive Wandverdickung stark verkleinert und unregelmäßig begrenzt. Der Abstand des Magenfundus zum Zwerchfell ist erheblich vergrößert.

wölbungen und Faltenverdickungen vor (**Abb. 4-19**). Die Wandstarre ist dabei nicht so ausgeprägt wie beim submukös infiltrierenden Karzinom.

Andere Malignome des Magens sind selten. Neben primären *Sarkomen* handelt es sich meist um hämatogene *Metastasen* in die Magenwand. Sie zeigen das typische Bild des intramuralen Knotens mit rechtwinkligem Übergang zur benachbarten Magenwand und intakten, bis auf die Kuppe und an den Rand einer allfälligen oberflächlichen Exulceration reichenden Magenfalten.

Folgende *gutartige Tumore* des Magens sind zu unterscheiden: Hyperplastische und adenomatöse Polypen (sporadisch oder im Rahmen einer Polypose des Verdauungstraktes), Leiomyome, Neurinome, Lipome und Hämangiome.

Gutartige Tumore der Magenwand haben, wie die Magenwandmetastasen, den typischen Aspekt des intramuralen Knotens mit oder ohne oberflächliche Exulzeration.

Weiterführende Literatur

Balthazar E., Rosenberg H., Davidian H.: Scirrhous carcinoma of the pyloric channel and the distal antrum. Am. J. Roentgenol. 134: 669–673, 1980.

Green P., O'Toole K., Weinberg L., Goldfarb J.: Early gastric cancer. Gastroenterology 81: 247–256, 1981.

Muhletaler C., Gerlock A., de Soto L., Halter S.: Gastroduodenal lesions of ingested acid: radiographic findings. Am. J. Roentgenol. 135: 1247–1252, 1980.

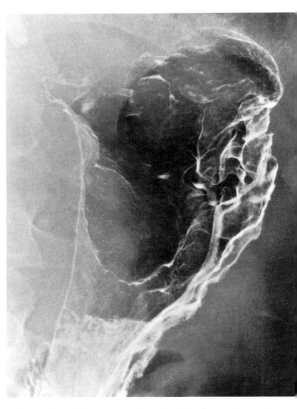

Abb. 4-19: Malignes Lymphom im Fundus und proximalen Corpus des Magens. Grobe, zum Teil polypoide Faltenverdickungen.

Duodenum

W. Brühlmann

Untersuchungstechnik und Anatomie

Bei der Untersuchung des Duodenums sind die medikamentös erzeugte Hypotonie und die Entfaltung durch Gasinsufflation besonders wichtig, da an dem sonst durch peristaltische Aktivität kontrahierten Organ weder eine zureichende Beurteilung der Schleimhaut noch die Erkennung von Impressionen durch Nachbarschaftsprozesse möglich ist.

Unmittelbar an den Pylorus schließt ein birnenförmig ausgeweiteter Teil des Duodenums, der *Bulbus duodeni,* an. Hier sind am genügend entfalteten Darm die Querfalten völlig verstrichen, während sonst im ganzen übrigen Duodenum kräftige Zirkulärfalten erkennbar bleiben. Die Bulbusspitze geht in einen kurzen oberen horizontalen Teil über. Bulbus und *Pars horizontalis superior* stehen in Kontakt mit der Gallenblase und dem Ductus choledochus. Am oberen Duodenalknie geht das Duodenum in einen vertikalen Teil, die *Pars descendens,* über, die unmittelbar mit dem Pankreaskopf in Kontakt steht. An ihrer mediodorsalen Wand befindet sich die Vatersche Papille, die gemeinsame Mündung von Ductus choledochus und Ductus pancreaticus. Am unteren Duodenalknie geht das Duodenum in einen zunächst horizontalen, später leicht ansteigenden Teil über (*Pars horinzontalis inferior* und *Pars ascendens*), der dem Panzreasunterrand entlang über die Wirbelsäule nach links verläuft, bis er schließlich am Treitzschen Winkel in die erste Jejunalschlinge übergeht. Mit Ausnahme des Bulbus liegt das gesamte Duodenum normalerweise im Retroperitoneum.

Mißbildungen und Divertikel

Komplette *Atresien* und stenosierende *Diaphragmen* des Duodenums werden unten (S. 374) besprochen. *Duodenalduplikaturen* kommunizieren meist nicht mit dem Duodenallumen; sie sind zystisch und stellen sich als submuköse glatt begrenzte Raumforderungen dar. *Lageanomalien* im Rahmen von Darmrotationsstörungen werden ebenfalls im pädiatrischen Abschnitt besprochen (S. 376). Eine weitgehend bedeutungslose Variante ist das Duodenum mobile, bei welchem ein Teil der Pars II des Duodenums nicht retroperitoneal fixiert ist.

Das Duodenum ist mit Abstand der häufigste Sitz von *Divertikeln* im oberen Gastrointestinaltrakt. Die meisten Divertikel liegen in unmittelbarer Umgebung der Papille, an der medialen Wand der Pars II des Duodenums. Es handelt sich meist um einen Zufallsbefund ohne jede pathologische Bedeutung. Mögliche, sehr seltene Komplikationen sind Divertikulitis, Blutung und Perforation. Eine seltene Sonderform ist das sogenannte *intraluminale Divertikel* (**Abb. 4-20**). Diese Taschenbildungen können bei starker Auffüllung zu intermittierenden Duodenalobstruktionen führen.

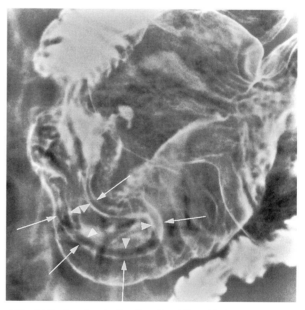

Abb. 4-20: Intraluminales Duodenaldivertikel von der Mitte der Pars II bis über das untere Duodenalknie. Sowohl Außenwand (Pfeile) als auch Innenwand (Pfeilspitzen) des Divertikels sind von Kontrastmittel umgeben.

Entzündliche Erkrankungen

Duodenalulkus

Das peptische *Ulcus duodeni* entsteht durch eine vermehrte Einwirkung von Magensäure und/oder eine verminderte Resistenz der Duodenalschleimhaut gegenüber der Säurewirkung. Die überwiegende Mehrzahl der peptischen Ulcera duodeni liegt im Bulbus. Postbulbäre Ulzera sind selten und kommen fast nur bei massiv gesteigerter Magensäureproduktion (Zollinger-Ellison-Syndrom) vor (**Abb. 4-21**).

In *Doppelkontrasttechnik* stellen sich Ulzera der Hinterwand als kontrastmittelgefüllte Nische, Ulzera der Vorderwand durch den Kontrastmittelbelag auf den von den Röntgenstrahlen tangential getroffenen Ulkusrändern als Ringschatten dar (**Abb. 4-22**). Beide sind in der Regel von einem Stern von konvergierenden Falten umgeben.

Die beiden häufigsten akuten *Komplikationen* des Ulcus duodeni sind die Perforation und die akute Gastrointestinalblutung. Beide werden heute in der Regel endoskopisch diagnostiziert. Bei klinischem Verdacht auf eine *Ulkusperforation* werden heute die früher üblichen Untersuchungen mit wasserlöslichen Kontrastmitteln kaum mehr angewandt. Indirekt kann die Perforation durch Nachweis von freier Luft im Abdomen nachgewiesen werden (vgl. das Kapitel über die Peritonealhöhle (S. 366). Die angiographische Diagnostik *akuter Gastrointestinalblutungen* hat wegen der Möglichkeiten der Endoskopie an Bedeutung verloren. Sie eröffnet jedoch die Möglichkeit, bei inoperablen Patienten durch Embolisation oder direkte Infusion vasokonstriktorischen Substanzen in die blutenden Gefäße die Blutung zum Stillstand zu

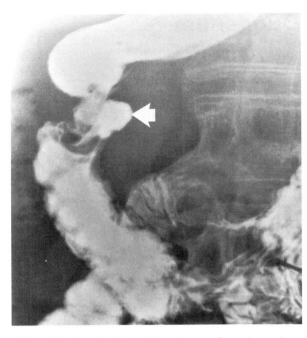

Abb. 4-21: Postbulbäres Ulkus in der Pars descendens. Massive exzentrische Schrumpfung des Darmlumens, dichtes Kontrastmitteldepot in der Ulkusnische.

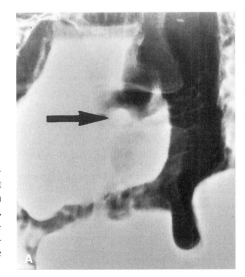
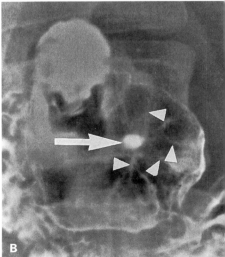

Abb. 4-22: Ulkus der Hinterwand in Prallfüllung mit Kompression (**A**) und in Doppelkontrasttechnik (**B**). Kontrastmittelgefüllte Ulkusnische (Pfeil) und konvergierende einstrahlende Falten (Pfeilspitzen).

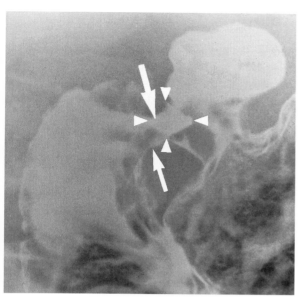

Abb. 4-23: Chronisches Ulcus bulbi duodeni. Die Bulbus-spitze am Übergang zum postbulbären Duodenum ist exzen-trisch geschrumpft (Pfeile). Innerhalb der Bulbusspitze rau-penförmiges Kontrastmitteldepot in einer Ulkusnische (Pfeilspitzen).

bringen. Die chronische Ulkuskrankheit führt häufig zu einer narbigen Deformation und Schrumpfung des Bulbus mit den Symptomen eines Retentionsmagens **(Abb. 4-23).** Hier kann die radiologische Untersu-chung das Ausmaß der Retention objektivieren und damit zur Indikationsstellung für eine Drainageopera-tion beitragen.

Duodenitis

Die *unspezifische Duodenitis* ist als eigenständige Krankheit umstritten. Radiologisch sind Faltenvergrö-berungen über 4 mm, ein noduläres Schleimhautrelief und gelegentlich komplette Erosionen wie bei der erosiven Gastritis nachweisbar. Ein erhöhter Serum-gastrinspiegel bei Zollinger-Ellison-Syndrom und bei terminaler Niereninsuffizienz führt zu einer nodulären Duodenitis mit kompletten Erosionen, die zu akuten Blutungen neigen. Die Hypergastrinaemie kann auch zu postbulbären Ulcera duodeni führen. Postbulbäre Ulkusnischen sind radiologisch schwierig darzustel-len; im Vordergrund steht die zirkuläre Einengung des Duodenallumens durch Ödem und Spastizität der Umgebung.

Der *Morbus Crohn* sowie *infektiöse Erkrankungen* durch Viren, Bakterien und Pilze treten kaum je iso-liert im Duodenum auf. Sie werden in den entspre-chenden Abschnitten des Kapitels über den Dünndarm besprochen (S. 350).

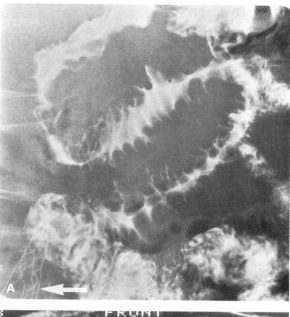

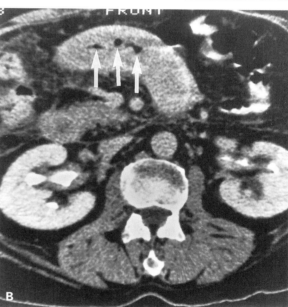

Abb. 4-24: Intramurales Hämatom des Duodenums und der ersten Jejunalschlinge bei Antikoagulation nach Einlage eines Cavafilters (Pfeil). Die Kontrastmittelpassage **(A)** zeigt massiv verdickte Schleimhautfalten mit verdünnten und spitz ausgezogenen Faltentälern. Das Darmlumen ist konzentrisch eingeengt. Die Computertomographie **(B)** zeigt, vor den Nieren und Wirbelsäule gelegen, die Pars III des Duodenum mit massiv verdickter Wand. Im zentralen Darmlumen sind einige Luftblasen zu erkennen (Pfeile).

Neoplasien

Gutartige Tumore der Duodenalschleimhaut treten praktisch immer im Zusammenhang mit generalisierten Polyposen auf; diese werden im Kapitel über den Dünndarm besprochen.

Tumorähnliche Läsionen entstehen durch Hyperplasien (Brunnersche Adenome, lymphoide Hyperplasie) oder durch ektopisches Gewebe in der Duodenalschleimhaut (Magenschleimhaut, Pankreasgewebe). Mit Ausnahme der unregelmäßig gezackten und gefelderten Magenschleimhautinseln handelt es sich um glatt begrenzte flach erhabene Knoten mit einem Durchmesser von etwa 1 bis 5 mm. Die gutartigen intramuralen Tumore der Duodenalwand entsprechen weitgehend jenen des Magens und wurden dort bereits besprochen.

Primäre maligne Neoplasien des Duodenums (Duodenalcarcinome, Sarkome) sind außerordentlich selten. Sehr viel häufiger handelt es sich bei malignen Läsionen des Duodenums um eine Tumorinfiltration aus dem Bereich der Papille oder des Pancreaskopfes. Hämatogene *Metastasen* in die Duodenalwand treten, wie im Magen, unter dem Bild von intramuralen Knoten, meist mit oberflächlicher Exulceration, auf.

Trauma

Direkte Einwirkungen auf den Oberbauch (typisch: Lenkrad- oder Lenkstangentrauma bei Verkehrsunfällen) können zu *Rupturen* oder *intramuralen Hämatomen* der Duodenalwand führen. Am häufigsten betroffen ist die die Wirbelsäule überkreuzende Pars III.

Intramurale Hämatome können bei Gerinnungsstörungen (Antikoagulation, Purpura Schönlein-Henoch) auch spontan auftreten. Sie führen zu einer akuten duodenalen Obstruktion mit Verdickung der Dudenalwand und der Schleimhautfalten. Die Faltentäler sind verdünnt und spitz ausgezogen (**Abb. 4-24**).

Weiterführende Literatur

Manolakis P., Manolakis G.: Multiple intraluminale Duodenaldivertikel. Fortschr. Röntgenstr. 136: 608–610, 1982.

Schnell H., Oehler G., Schultz A., Rau W.: Ektope Magenschleimhaut im Bulbus duodeni. Fortschr. Röntgenstr. 150: 151–155, 1989.

Zukerman G., Mills B., Kochler R. et al: Nodular duodenitis. Pathologic and clinical characteristics in patients with endstage renal disease. Dig Dis Sci 28: 1018–1024, 1983.

Dünndarm

W. Brühlmann

Untersuchungstechniken und Anatomie

Die *Abdomenleeraufnahme* ist vor allem zur Untersuchung von obstruktiven Dünndarmerkrankungen geeignet. Die unabdingbare Basisaufnahme ist immer das Leerbild in Rückenlage und vertikalem Strahlengang. Zusätzlich sind Aufnahmen im horizontalen Strahlengang (im Stehen oder in linker Seitenlage) beim «akuten Abdomen» unabdingbar. Sie können Zusatzinformationen liefern, indem sie pathologische Spiegelbildungen oder extraintestinale Luftansammlungen erkennen lassen. Subdiaphragmale Luftansammlungen sind allerdings in der Thoraxaufnahme im Stehen besser erkennbar.

Kontrastmitteluntersuchungen erfolgen grundsätzlich mit Bariumsulfatsuspension. Wasserlösliche Kontrastmittel haben erhebliche Nachteile (schlechte Darstellung, osmotische Aktivität mit Dehydrierung des Patienten und Verschlimmerung der Obstruktionssymptomatik, hoher Preis). Ihr Einsatz ist nur bei Verdacht auf eine intestinale Perforation gerechtfertigt. Peroral verabreichtes Kontrastmittel wird durch die Magenperistaltik nur in kleinen Portionen in den Dünndarm transportiert. Eine bessere Auffüllung und damit übersichtlichere Darstellung des Faltenreliefs ergibt die sogenannte selektive Dünndarmpassage über eine ins Duodenum eingelegte Sonde.

Computertomographie und *Sonographie* dienen zur Darstellung primärer oder von Nachbarorganen ausgehender Wandinfiltrationen des Dünndarms. Die *Angiographie* wird zur Diagnostik intestinaler Ischämien und akuter Blutungen aus dem endoskopisch nicht erreichbaren Dünndarm eingesetzt.

Die Gesamtlänge des Dünndarms beträgt beim Lebenden etwa 3 m. *Jejunum* und *Ileum* sind nicht scharf voneinander zu trennen, Höhe und Breite der Kerckringschen Falten sowie Schlingenkaliber nehmen von oral nach aboral hin kontinuierlich ab.

Bei selektiver Dünndarmpassage beträgt das Schlingenkaliber im Jejunum max. 4,5 cm, im Ileum 3,5 cm. Die Höhe der Kerckringschen Falten beträgt im Jejunum etwa 10 mm, im Ileum etwa 5 mm.

Das Ileum terminale mündet über die Iliozökalklappe in die medio-dorsale Wand des Übergangs zwischen Coecum und Colon ascendens.

Obstruktion und Motilitätsstörungen

Obstruktion

Die häufigsten Ursachen für *mechanische Obstruktionen* im Bereich des Dünndarms sind entzündliche Stenosen (M. Crohn, Strahlenenteritis; s. S. 358), Briden und Adhäsionen und schließlich die Inkarzeration von Dünndarm in Inguinalhernien. Briden und Adhäsionen sind in der Regel Folgen früherer abdominaler Eingriffe, mit einer Latenz von Monaten bis Jahren. Betroffen ist meist das mittlere bis distale Ileum.

Die Leeraufnahme zeigt dilatierte, mit Flüssigkeit und Gas gefüllte *Dünndarmschlingen* im Ober- und Mittelbauch. Sie sind von dilatierten Kolonanteilen zu unterscheiden durch Falten in Abständen von weniger als 1 cm und durch ihre zentrale Lage (**Abb. 4-25**). Die Haustren des Kolon umfassen nicht die ganze Zirkumferenz und sind weiter voneinander entfernt.

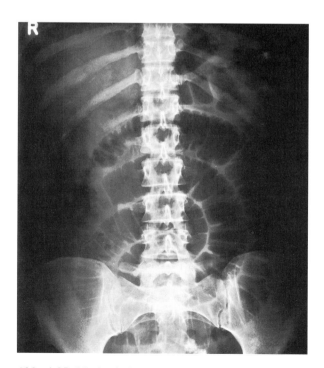

Abb. 4-25: Mechanischer Bridenileus. Darstellung massiv geblähter Dünndarmschlingen mit typischen Kerckringschen Falten.

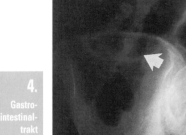
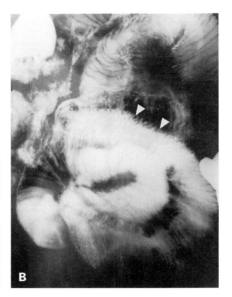

Abb. 4-26: Bridenileus kompliziert durch Strangulation des Darmes in der Bride. Die Leeraufnahme (**A**) zeigt strangulierte, sternförmig fixierte Falten (großer Pfeil) mit Wandödem und teils daumendruckartigen Wandverdickungen (dicker Pfeil) Die Bariumuntersuchung (**B**) bestätigt den mehrfach geknickten Schlingenverlauf, die Falten sind zum Teil verdickt, mit spitz ausgezogenen Faltentälern (Pfeilspitzen).

Colon ascendens und descendens liegen lateral an der Bauchwand («Kolonrahmen»). Colon transversum und Sigma können sich ebenfalls in den Mittelbauch projizieren. Zu erkennen sind in der Leeraufnahme nur gashaltige Schlingen. Andererseits sind, vor allem bei Aufnahmen im Stehen, die unmittelbar vor der Obstruktion gelegenen Darmanteile vollständig mit Flüssigkeit aufgefüllt, so daß das Niveau der Obstruktion meist zu hoch vermutet wird. Eine gefährliche Komplikation des Briden-Ileus ist die *Strangulation* einzelner Schlingen, die durch ischämische Wandschädigung zur Perforation führen kann. Zeichen der Strangulation sind: Fixierte Lage einer einzelnen Schlinge auf mehreren Aufnahmen, Wandverdickung mit vergröberter, evtl. polypoider Schleimhautzeichnung und schließlich intramurale Gasansammlungen (**Abb. 4-26**). Bei Untersuchung einer Obstruktion mit *Bariumsulfat* zeigt sich eine starke Verdünnung des Kontrastmittels sowie eine zum Niveau der Obstruktion hin zunehmende Dilatation. Auf Höhe der Obstruktion erfolgt ein abrupter Kalibersprung. Die Abknickung und Stenosierung im Obstruktionsbereich selbst ist wegen starker Überlagerung durch die dilatierten Darmanteile oft schwierig darzustellen, so daß das Niveau der Obstruktion nur ungefähr bestimmt werden kann.

Einem *Volvulus* des Dünndarms liegen kongenitale Mißbildungen wie Bänder, Malrotationen oder atypische Fixationen des Darms zu Grunde. Diese Mißbildungen werden unten (S. 376) besprochen. Die betroffene Dünndarmschlinge ist isoliert gebläht, fixiert und häufig, wie bei der Strangulation, ebenfalls ischämisch.

Bei *Herniation* des Dünndarmes kann es durch Einschnürung in einem engen Hals des Bruchsackes zu intermittierenden, evtl. akuten Obstruktionen mit ischämischen Komplikationen kommen. Am häufigsten sind Inguinal- und Femoralhernien (**Abb. 4-27**, vgl. S. 358), seltener ist eine Obstruktion durch Nabelhernien oder innere Herniationen (retroduodenal, transdiaphragmal).

Eine entero-enterale *Invagination* geschieht im Erwachsenen-Alter in 90% der Fälle nicht idiopathisch, sondern bedingt durch eine «Schrittmacherläsion», die von der Darmperistaltik wie ein Fremdkörper erfaßt und mit dem nachfolgenden Dünndarm ins Intussuscipiens hineingezogen wird. Diese Schrittmacherläsionen sind im Dünndarm in 60% Tumoren (20% maligne, 40% benigne). Andere mögliche Ursachen sind Divertikel, chirurgische Anastomosen und intramurale Hämatome. Weiter kommen Invaginationen bei der Sprue und bei der Mukoviszidose vor.

Die häufigste entzündliche Ursache einer Dünndarmobstruktion ist der *M. Crohn*. In der Spätphase, typischerweise nach jahrelanger Latenz, führt auch die *Strahlenenteritis* zu einem meist chronischen Subileus. Subakute, verkannte oder konservativ behandelte *Ischämien* des Dünndarms können in der Spätphase, nach Wochen bis Monaten, ebenfalls zu fibrösen Stenosen mit Passagebehinderung führen.

Motilitätsstörungen

Die *intestinale Pseudoobstruktion,* eine Motilitätsstörung des Dünndarms, kann bei akuten Exazerbationen das Bild eines mechanischen Ileus klinisch und radiologisch imitieren. Sie kommt akut bei Pneumonien, Herzinfarkten und der Cholecystitis, chronisch

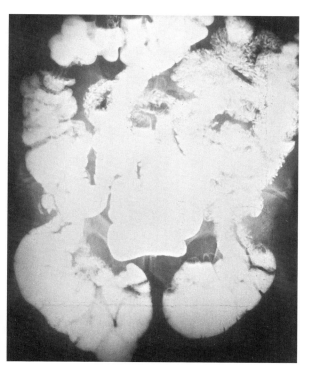

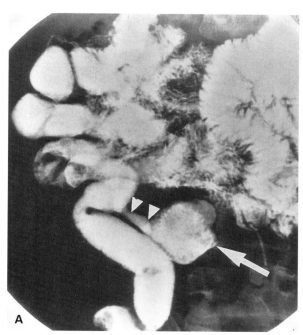

Abb. 4-27: Große Inguinoskrotalhernien beidseits mit multiplen Dünndarmschlingen in den Bruchsäcken.

bei Sklerodermie, viszeraler Myopathie, Amyloidose, Myxoedem und schließlich idiopathisch vor.

Die häufigsten Ursachen des *paralytischen Ileus* sind die Peritonitis und die Darmatonie in der unmittelbar postoperativen Phase nach Abdominaleingriffen und nach Traumen. Die Unterscheidung zwischen mechanischem und paralytischen Ileus erfolgt in allererster Linie durch Anamnese, Klinik und Auskultation des Abdomens. Die radiologische Unterscheidung ist nicht immer zuverlässig möglich. In der Regel finden sich beim paralytischen Ileus lange, ausgedehnte Spiegelbildungen sowohl im Dünndarm als auch im Kolon, die luftgefüllten erkennbaren Schlingen sind nicht hufeisenförmig gesteift, sondern schlaff.

Primäre Tumoren des Dünndarms sind relativ seltene Ursachen des Dünndarmileus (s. u.).

Mißbildungen und Divertikel

Anomalien der Lage und der mesenterialen Fixation des Dünndarmes gehen auf Störungen der Drehung der Nabelschleife in der embryonalen Entwicklung zurück. Diese Mißbildungen sowie ihre hauptsächlichen Komplikationen werden im Abschnitt «Pädiatrie» (S. 376) besprochen.

Abb. 4-28: (A) Großes Meckelsches Divertikel, gefüllt über einen rechtwinklig vom Ileum abgehenden engen Divertikelgang (Pfeilspitzen). **(B)** Das Pertechnetat-Szintigramm zeigt eine Aktivität im Bereich der Magenschleimhaut und des Meckelschen Divertikels (Pfeil).

Duplikaturen sind intraabdominale oder transdiaphragmale, bis in den Thoraxraum reichende Doppelmißbildungen des Dünndarms. Kommunizierende Duplikaturen sind durch eine Dünndarmpassage direkt darstellbar. Sie können mit anderen Mißbildungen, vor allem der Wirbelsäule, vergesellschaftet sein. Nicht kommunizierende Duplikaturen sind zystische, mit Dünndarmepithel ausgekleidete Strukturen, die das Darmlumen wie ein submuköser Tumor imprimieren können.

Das *Meckelsche Divertikel* ist ein Überrest des embryonalen Ductus omphalo-entericus. Es handelt sich um eine Ausstülpung der antimesenterialen Darmwand des Ileum 20 bis 100 cm proximal der Iliozökalklappe. Seine hauptsächlichsten Komplikationen sind der Dünndarmvolvulus und die intraluminale Blutung. Die Achse des Volvulus ist ein bindegewebiger Strang, der das Divertikel mit dem Nabel verbindet. Blutungen entstehen auf Grund von Ulzerationen durch Säureproduktion in ektopischer Magenschleimhaut, die das Divertikel auskleidet. Der Nachweis eines Meckelschen Divertikel durch eine Dünndarmpassage ist nur bei sehr sorgfältiger Untersuchungstechnik möglich (**Abb. 4-28 A**). Die Säureproduktion in der ektopischen Mukosa kann szintigraphisch (Anreicherung von 99-m-Technetiumpertechnetat) nachgewiesen werden (**Abb. 4-28 B, 473**) (vgl. S. 386). Schließlich kann während einer akuten Blutungsepisode die Blutung direkt angiographisch nachgewiesen werden.

Erworbene Dünndarmdivertikel finden sich vor allem im proximalen Jejunum, ihre Häufigkeit nimmt nach distal ab (**Abb. 4-29**). Sie kommen idiopathisch oder im Zusammenhang mit intestinalen Myopathien, Neuropathien und der Sklerodermie vor. Sie sind meist asymptomatisch, können jedoch bei bakterieller Besiedlung zu Durchfällen und Steatorrhoe führen. Sehr selten sind Divertikelperforationen als Folge akuter Entzündungen.

Entzündliche Erkrankungen

Morbus Crohn

Die häufigste unspezifische, chronische Entzündung des Dünndarms ist der Morbus Crohn. Es handelt sich an sich um eine Erkrankung des gesamten Magen-Darmtraktes, die jedoch am häufigsten den Dünndarm, vor allem das Ileum terminale (95%) befällt. Die Entzündung beginnt in den Lymphfollikeln der Darmschleimhaut. Sie dehnt sich später in Mukosa und Submukosa, schließlich in alle Wandschichten

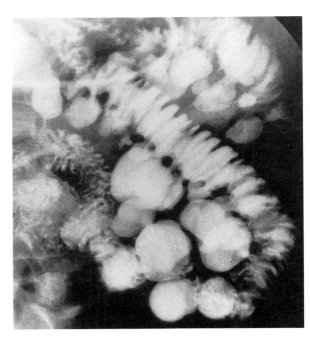

Abb. 4-29: Füllung zahlreicher großer Divertikel im proximalen Jejunum bei selektiver Dünndarmpassage über Duodenalsonde.

und in das Mesenterium aus. Typisch ist ein *dyskontinuierlicher Befall*. Zwischen entzündlich veränderten Arealen sind kleine Inseln normaler Schleimhaut oder längere, zusammenhängende gesunde Darmabschnitte ausgespart.

Die frühesten radiologisch erfaßbaren Veränderungen sind sogenannte aphtoide Ulzerationen, die sich, wie komplette Erosionen im Magen, als erhabene Läsionen mit kleiner zentraler Ulzeration darstellen. Später entwickeln sich tiefe, transmurale Ulzera, die submukös miteinander verschmelzen können. Typisch sind lineare Ulzera in Längs- und Querrichtung, so daß ein gitterartiges Muster entsteht. Zwischen den Ulzera bleiben Areale normaler oder geschwollener Schleimhaut stehen, die ein pflastersteinartiges Relief verursachen (**Abb. 4-30**). Bereits in dieser Phase der Krankheit können durch Spasmen und Hypersekretionen Stenosen vorgetäuscht werden («string sign»). Später entwickeln sich jedoch echte, entzündlichfibröse Strikturen, die chronisch intermittierende oder akute Obstruktionen verursachen. Durch die fibröse Schrumpfung hauptsächlich der mesenterialen Seite entwickeln sich Auffaltungen (Pseudodivertikel) der antimesenterialen Seite des Dünndarms.

Eine typische Komplikation des M. Crohn ist die Ausbildung von *Abszessen* oder *Fisteln* in benachbarte Darmabschnitte oder andere Hohlorgane (Coecum, Blase).

Abb. 4-30: Morbus Crohn des Illeum. Die Schlingen sind stenosiert und durch die erhebliche Wandverdickung von einander distanziert. Grobes Darmrelief mit multiplen tiefen Ulzera. Die Aufnahme **(B)** zeigt ein Netz feiner Fistelgänge zwischen benachbarten Dünndarmschlingen (Pfeile).

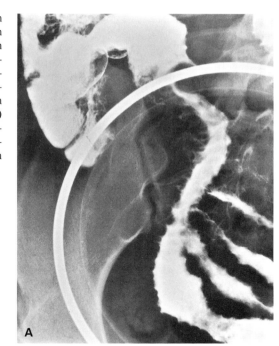
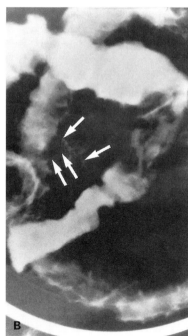

Differentialdiagnostisch sind die radiologischen Veränderungen beim M. Crohn abzugrenzen von anderen entzündlichen Darmerkrankungen (Yersiniose, Tuberkulose, Strahlenenteritis, ischämische Enteritis) sowie von tumorösen Veränderungen (malignes Lymphom, Tumorinfiltration von außen bei peritonealer Aussaat).

Andere Enteritiden

Infektiöse Enteritiden werden verursacht durch Bakterien (Campylobacter jejuni, Salmonellen, Shigellen, Clostridium difficile, Yersinien), durch Viren (Zytomegalie) und durch Parasiten (Lamblien).

Bakterielle Enteritiden sind häufig akute, selbst limitierende Krankheiten, die in der Regel nicht radiologisch diagnostiziert werden. Die Yersiniose verursacht Veränderungen des Ileum terminale, die von der prästenotischen Phase eines M. Crohn kaum zu unterscheiden sind. Durch Clostridium difficile verursachte Enterokolitiden sind eine gefürchtete Komplikation der Verwendung von Breitspektrumantibiotika. Neben einer pseudomembranösen Kolitis können schwere, nekrotisierende Dünndarmentzündungen auftreten **(Abb. 4-31)**.

Durch *Zytomegalievirus* verursachte Enteritiden treten vor allem bei Patienten mit geschädigter Abwehr (Immunsuppression bei Transplantatempfängern oder

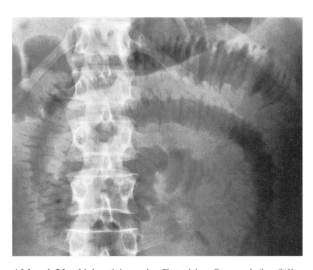

Abb. 4-31: Nekrotisierende Enteritis. Starre luftgefüllte Schlingen mit unregelmäßig verdickter Wand und durch die Faltenverdickung spitz ausgezogenen Faltentälern.

bei Chemotherapie) auf. Sie verursachen Ulzera mit Neigung zu akuten Blutungen.

Lamblien können auch im Duodenum und Dünndarm von gesunden, asymptomatischen Trägern nachgewiesen werden. Pathogen sind sie vor allem bei Patienten mit Dysglobulinämien. Radiologisch ist vor allem die direkte Folge des Immunglobulinmangels, die lymphfolliculäre Hyperplasie, die sich in Form eines feingranulären Schleimhautmusters äußert, zu erkennen. Die Lambliasis selbst verursacht einen Reizzustand mit Hypermotilität, Hypersekretion und Faltenödem im Duodenum und oberen Jejunum.

Eine *Strahlenenteritis* kann nach Belastungen mit über 4000 cGy auftreten. Zunächst zeigen sich Wandverdickungen durch Ödem und submuköse Blutung, später, typischerweise nach jahrelanger Latenzzeit, können sich Stenosen entwickeln. Das radiologische Bild ist von dem der chronischen Ischämie nicht zu unterscheiden (s. u.).

Chemische Noxen können durch direkten Schleimhautkontakt (akzidentelle Einnahme ätzender Substanzen, Eisensubstitution) oder hämatogen (Zytostatika) den Dünndarm schädigen. Darmschäden durch Zytostatika imitieren ebenfalls das Bild der radiogenen oder ischämischen Enteritis.

Malabsorption

Das klinische Bild der intestinalen Malabsorption mit Gewichtsverlust, Mangelerscheinungen, Hypovitaminosen, Hypoproteinämie sowie Diarrhoe und evtl. Steatorrhoe kann durch eine sehr große Vielfalt von Dünndarmerkrankungen verursacht werden. Eine häufige Ursache ist eine bakterielle Besiedlung des Dünndarmes in Folge von Motilitätsstörungen, Divertikeln oder chirurgischer Ausschaltung von Darmschlingen.

Eine Gruppe von Krankheiten, die durch eine Zottenatrophie gekennzeichnet ist, wird unter dem Sammelbegriff *Sprue* zusammengefaßt. Eine dieser Erkrankungen, die *Zöliakie,* wird durch eine toxische Wirkung von Weizenproteinen auf die Darmmukosa verursacht. Die Sprue bewirkt ein einheitliches radiologisches Bild. Im Vordergrund stehen die Atonie und Dilatation vor allem des Jejunum und die Hypersekretion. Die betroffenen Schlingen sind weit, ihr Verlauf ist nicht mehr rundbogig, sondern eckig, die Schlingen imprimieren sich gegenseitig. Das Kontrastmittel wird durch die Hypersekretion verdünnt, die Faltenstruktur wird unscharf dargestellt **(Abb. 4-32)**. Dadurch kann ein Verschwinden der Kerckringschen Falten, das sogenannte Moulagezeichen, vorgetäuscht

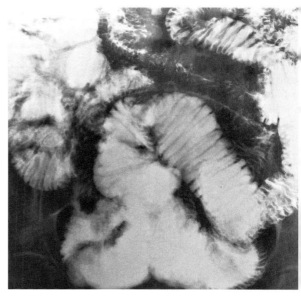

Abb. 4-32: Schlaffe, erweiterte Dünndarmschlingen im Bereich des Ileum bei Sprue.

werden. Die Segmentation (langstreckige Füllungsausfälle von Darmschlingen) und die Flokkulation (Ausfälle von Bariumsulfat aus der Suspension) werden ebenfalls durch die Hypersekretion verursacht. Sie werden bei selektiver Dünndarmpassage mit einer Duodenalsonde kaum mehr gesehen. Bekannte Komplikationen der Sprue sind die Invagination und die Ausbildung eines malignen Lymphoms.

Die *systemische Sklerose* (Sklerodermie mit Organbefall) verursacht ebenfalls eine Motilitätsstörung mit Dilatation. Durch bakterielle Besiedlung kann es zu einem sprueähnlichem Bild kommen.

Seltene Ursachen einer Malabsorption sind der *M. Whipple* und die *intestinale Lymphangiektasie.* Beide sind charakterisiert durch eine erhebliche, oft bizarre Faltenverdickung, die nicht zum Bild der Sprue gehört.

Ischämie

Akute Dünndarmischämien (**Abb. 4-33 A, B**) können verursacht werden durch embolische oder thrombotische Verschlüsse der Arteria oder Vena mesenterica superior und durch Strangulation von Dünndarmabschnitten in Briden oder Hernien. Akute Ischämiesymptome und Dünndarminfarkte können sich aber auch bei offenen Gefäßstämmen entwickeln. Es handelt sich um eine Dekompensation der Mikrozirkulation bei Linksherzinsuffizienz (nicht okklusive

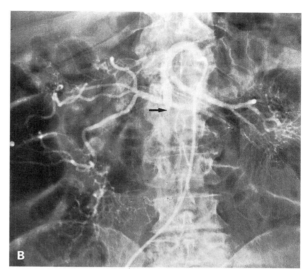

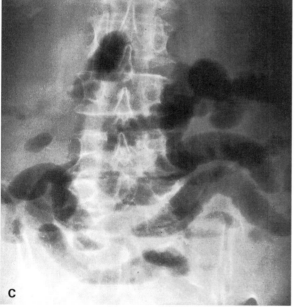

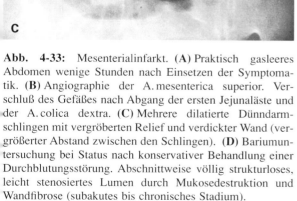

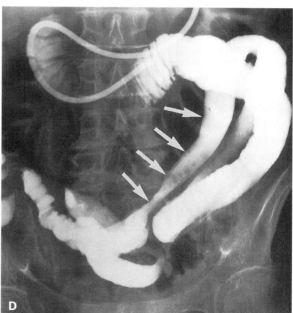

Abb. 4-33: Mesenterialinfarkt. **(A)** Praktisch gasleeres Abdomen wenige Stunden nach Einsetzen der Symptomatik. **(B)** Angiographie der A. mesenterica superior. Verschluß des Gefäßes nach Abgang der ersten Jejunaläste und der A. colica dextra. **(C)** Mehrere dilatierte Dünndarmschlingen mit vergröberten Relief und verdickter Wand (vergrößerter Abstand zwischen den Schlingen). **(D)** Bariumuntersuchung bei Status nach konservativer Behandlung einer Durchblutungsstörung. Abschnittweise völlig strukturloses, leicht stenosiertes Lumen durch Mukosedestruktion und Wandfibrose (subakutes bis chronisches Stadium).

Ischämie, open vessel disease). Begünstigend wirken periphere Mikroangiopathien (Diabetes, Vaskulitis) oder eine periphere Vasokonstriktion der Mesenterialgefäße durch Medikamente (Digitalis). In den ersten Stunden nach Einsetzen einer akuten Ischämie kommt es zu einer Hyperperistaltik, die sich in der Abdomenleeraufnahme in Form eines auffallend geringen Gasgehaltes der Dünndarmschlingen manifestiert. Anschließend kommt es zu einem Ödem und zu Einblutungen in die Darmwand. Das Lumen ist stenosiert, die Falten vergröbert oder vollständig verstrichen und durch grobe, daumendruckartige Impressionen ersetzt. Vollständiger Infarkt und Nekrose führen schließlich zu intramuralen Gasansammlungen, in fortgeschrittenen Stadien kann Gas auch in den Mesenterialvenen und der Vena portae nachgewiesen werden. Wird der betroffene Darmabschnitt nicht reseziert, kommt es schließlich zur Perforation mit Pneumoperitoneum.

Vor allem bei venösen Verschlüssen entwickeln sich *subakute Ischämien* mit einem weniger dramatischen Verlauf, der nicht zwingend zu einer chirurgischen Resektion führt. Im Anschluß an die subakute Phase der Einblutung und des Wandödems wird die nekrotische Mukosa abgestoßen, in den vitalen äußeren Wandschichten entwickelt sich eine Fibrose. Die Dünndarmpassage zeigt langstreckige Strikturen mit aufgehobener Motilität und glatter strukturloser Innenwand («starres Rohr»; **Abb. 4-33 C, D**).

Typisches Beispiel einer *chronischen Ischämie* durch Schädigung des peripheren intestinalen Gefäßbettes ist die Strahlenenteritis (s. o.).

Blutung

Intramurale Blutungen oder *Darmwandhämatome* werden durch stumpfe Bauchtraumen, Gerinnungsstörungen oder akute Ischämien verursacht. Das Darmlumen ist sanduhrförmig oder unregelmäßigpolypoid stenosiert. Durch die Verdickung der Falten werden die Faltentäler verdünnt und spitz ausgezogen (vgl. **Abb. 4-24**).

Bei der *akuten Gastrointestinalblutung* wird als erste diagnostische Maßnahme die Endoskopie eingesetzt. Kann damit in Ösophagus, Magen, Duodenum und Kolon keine Blutungsquelle lokalisiert werden, muß eine blutende Läsion im Dünndarm gesucht werden. Die Untersuchungsmethode der Wahl ist die *mesenteriale Angiographie*. Bei genügend selektiver Technik können Blutungen ab 0,5 bis 1 ml/Min. nachgewiesen werden. Zudem besteht die Möglichkeit angiographischer Interventionen zur Blutstillung (Embolisation, Instillation vasokonstriktorischer Substanzen). Als Blutungsquelle kommen Ulzera (vor allem in Meckelschen Divertikeln), vaskuläre Prozesse (Angiome, arterio-venöse Malformationen) und blutende Tumore (vor allem Leiomyome) in Frage. Angiome und Leiomyome können auch im Intervall zwischen Blutungen nachgewiesen werden (**Abb. 4-34**). Die Dünndarmpassage ist zur Suche nach Blutungsquellen wenig geeignet. Bei der akuten Blutung ist sie kontraindiziert, da das eingebrachte Barium andere Untersuchungen, wie z. B. die Angiographie, verunmöglicht. Sie ist während einer akuten Blutung auch kaum

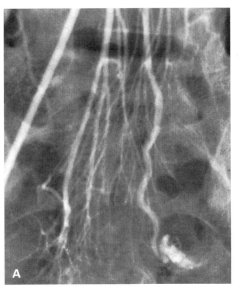 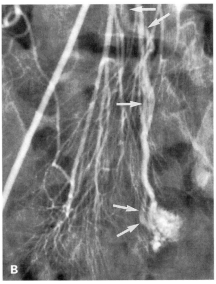

Abb. 4-34: Angiographie der A. mesenterica superior bei Dünndarmhämangiom. Früharterielle Phase **(A):** Beginnende Darstellung des kapillären Gefäßbettes. Spätarterielle Phase **(B):** Frühe Füllung der aus dem Hämangiom abführenden Vene (Pfeile).

durchführbar (störende Koagula, mangelnde Kooperation des Patienten). Auch im Intervall und bei chronischen Blutungen ist ihre diagnostische Ausbeute enttäuschend, da Blutungen meist von submukösen Läsionen des Dünndarms ausgehen.

Zum nuklearmedizinischen Nachweis einer Blutung siehe Seite 385.

Neoplasien

Benigne Neoplasien

Multiple gutartige Tumore der Mukosa treten meist im Rahmen von *Polyposen* des Gastrointestinaltraktes auf. Es handelt sich um hyperplastische oder adenomatöse Polypen (Cronkhite-Canada-Syndrom, Gardner-Syndrom) oder um Hamartome (Peutz-Jeghers-Syndrom). Sie sind als zahlreiche, scharf begrenzte intraluminale Füllungsdefekte mit einer Größe von wenigen Millimetern bis 1 bis 2 cm erkennbar. Selten kommen, vor allem beim Peutz-Jeghers-Syndrom, Tumore mit einem Durchmesser von bis zu 5 cm vor.

Die *gutartigen submukösen Tumore* sind im Dünndarm, wie im Magen und Duodenum, in der Regel Fibrome, Myome, Lipome, Neurinome und Angiome. Da sie das Lumen des Dünndarms kaum einengen, sind sie in der Dünndarmpassage nur schwer erkennbar.

Maligne Neoplasien

Die häufigsten primär vom Dünndarm ausgehenden Malignome sind *Non-Hodgkin-Lymphome*. Die Dünndarmpassage zeigt bei lokalisierten Formen solitäre oder multiple polypöse Füllungsdefekte. Häufig sind diffus infiltrierende Formen, die zu einer Wandverdickung und einer unregelmäßigen knotigen Faltenvergröberung führen (**Abb. 4-35**). Die radiologische Differentialdiagnose zum Morbus Crohn ist gelegentlich schwierig, besonders, da auch maligne Lymphome zur Ausbildung von Fisteln in Nekrosezonen neigen.

Etwa ein Drittel aller primären Malignome des Dünndarms sind *Carcinoide*. Der Dünndarm, vor allem das terminale Ileum, ist nach der Appendix die zweithäufigste Lokalisation. Carcinoide sind Tumoren niedrigen Malignitätsgrades, die langsam wachsen und spät, vor allem in die Leber, metastasieren. Sie produzieren Serotonin, das einerseits systemische (Carcinoidsyndrom) und andererseits Lokalwirkungen im Sinne einer bindegewebigen Reaktion hat. Als submuköse, nicht vorwiegend zum Darmlumen hin orientierte Prozesse sind Carcinoide in der Dünndarm-

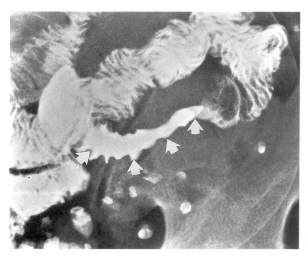

Abb. 4-35: Non-Hodgkin-Lymphom des Dünndarms mit submuköser Infiltration. Zerstörung des normalen Faltenrelief, Stenose.

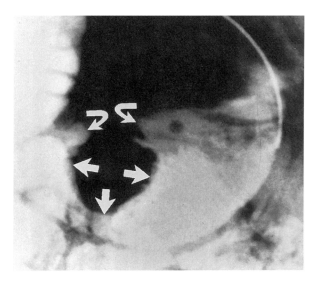

Abb. 4-36: Intramuraler Füllungsdefekt durch Carcinoid. Die überhängenden Ränder (gebogene Pfeile) entstehen durch die für das Carcinoid typische fibröse Retraktion.

4.
Gastrointestinaltrakt

passage schwer nachzuweisen. Die lokale Fibrose führt zu einer Wandverdickung, die Fibrose des Mesenterium zu Fixation und Abknickung der betroffenen Darmschlinge **(Abb. 4-36)**.

Adenokarzinome des Dünndarms sind seltene Tumore; sie machen weniger als 1% aller malignen Tumore des Verdauungstraktes aus. Radiologisch findet sich eine Stenose mit zerstörter Schleimhaut und überhängenden Rändern.

Ein *sekundärer Befall* des Dünndarms durch maligne Tumore kann per continuitatem, von Nachbarorganen oder vom Peritoneum aus, oder hämatogen geschehen. *Sekundäre maligne Lymphome* des Dünndarms sind in der Dünndarmpassage von primären Lymphomen nicht zu unterscheiden. Hingegen zeigt die computertomographische Untersuchung den Befall retroperitonealer oder mediastinaler Lymphknoten. Hämatogene *Karzinommetastasen* in den Dünndarm führen zu submukösen Knoten, häufig mit oberflächlicher Exulceration. Die *Peritonealkarzinose* bewirkt eine Fixation und Stenosierung multipler Dünndarmschlingen, wobei die Schleimhautzeichnung vorerst erhalten bleibt.

Weiterführende Literatur

Brühlmann W., Zollikofer Ch., Pouliadis G., Wellauer J., Amplatz K.: Die Rolle der Angiographie bei der akuten Gastrointestinalblutung. Schweiz. Rundschau Med. (PRAXIS) 70: 1214–1221, 1981.

Maglinte D., Elmore M., Isenberg H., Dolan P.: Meckel Diverticulum: radiologic demonstration by enteroclysis. Amer. J. Roentgenol. 134: 925–932, 1980.

Rex D., Lappas J., Maglinte D., Malczewski M., Kopecky K., Cockerill E.: Enteroclysis in the evaluation of suspected small intestinal bleeding. Gastroenterology 97: 58–60, 1989.

Sartoris D., Harell G., Anderson M., Zboralske F.: Small-bowel lymphoma and regional enteritis: radiologic similarities. Radiology 152: 291–296, 1984.

Kolon

C. Becker

Anatomie

Radiomorphologisch unterscheidet sich das Kolon durch seine Haustren vom Dünndarm mit seinen Kerckringschen Falten. Im linken Hemikolon ist die Haustrierung allerdings nicht obligat. *Coecum, Colon ascendens* und *descendens* liegen sekundär retroperitoneal, sind also nur ventral und lateral von Serosa überzogen. Das *Colon transversum* liegt intraperitoneal und ist am Mesocolon transversum fixiert. Es steht in Verbindung mit dem Ligamentum gastrocolicum und dem Omentum majus, ferner in enger Nachbarschaft zu Leber, Gallenblase, Duodenum und Milz. Das *Sigma* liegt ebenfalls intraperitoneal und hat – wie das Colon transversum – eine sehr variable Länge. Das Mesocolon sigmoideum verläuft vom unteren Ende des Colon descendens schräg zur Vorderfläche des Sakrums. Das obere Drittel des *Rektums* reicht vom rektosigmoidalen Übergang bis zur peritonealen Umschlagsfalte am Beckenboden. Die beiden unteren Drittel des Rektums sind extraperitoneal gelegen, und vom perirektalen Fett, den rektalen Hüllfaszien und dem Musculus levator ani umgeben.

Im *Abdomenübersichtsbild* enthält das Kolon normalerweise etwas Gas in allen Abschnitten, das aus verschluckter Luft und bakterieller Fermentation stammt, sowie Skybalareste. Der Durchmesser des gasgefüllten Kolons ist normalerweise nicht größer als etwa 5 cm. Die Wanddicke des Kolons beträgt nur wenige Millimeter und kann z.B. an den Flanken beurteilt werden, wo das gashaltige Kolon dem präperitonealen Fettstreifen anliegt.

Die *arterielle Versorgung* des rechten Hemikolons erfolgt durch die Arteria mesenterica superior, welche im Uhrzeigersinn die Arteria ileocolica, colica dextra und colica media abgibt. Die Arteria mesenterica inferior mit der Arteria colica sinistra, rectosigmoidea und rectalis superior versorgt das linke Hemikolon. Die «Wasserscheide» zwischen diesen beiden Versorgungsgebieten liegt im Bereiche der linken Flexur, kann aber recht stark variieren. Die unteren zwei Drittel des Rektums werden aus der Arteria iliaca interna versorgt. Der venöse und lymphatische Abfluß des gesamten Kolons und des kranialen Anteils des Rektums erfolgt über das portale Abflußgebiet zum Leberhilus hin. Die Drainage des kaudalen Rektumabschnitts erfolgt über die iliakalen bzw. inguinalen Abflußbahnen.

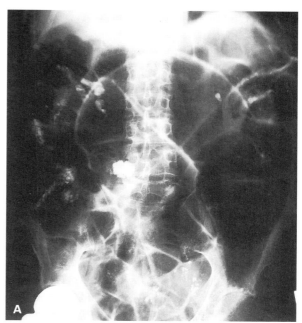

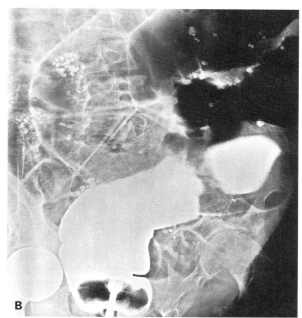

Abb. 4-37: Sigmavolvulus. **(A)** Abdomen-Leeraufnahme: Massiv dilatiertes Kolon mit typischer «kaffeebohnenförmiger» Konfiguration des Sigmas in der Mitte des Abdomens. **(B)** Kolonkontrasteinlauf: Kontrastmittelstop auf Höhe des Passagehindernisses im Bereich des volvulierten Sigmas.

Obstruktion und Perforation

Die mechanische Obstruktion und die Perforation des Kolons sind akute Notfallsituationen, die unmittelbarer weiterer Abklärung bzw. chirurgischer Interventionen bedürfen. Die radiologische Diagnostik des akuten Abdomens im Zusammenhang wird an anderer Stelle separat erörtert.

Bei der *mechanischen Obstruktion* des Kolons zeigt die Abdomenübersichtsaufnahme eine Dilatation der proximal des Hindernisses gelegenen Kolonabschnitte bei gleichzeitig fehlendem Gasgehalt der distal gelegenen Abschnitte, insbesondere des Rektums. Proximal der Obstruktion finden sich im horizontalen Strahlengang multiple Gas-Flüssigkeitsspiegel als Ausdruck der Stase. Liegt das Passagehindernis im Zökum, kommt das gesamte Kolon wegen fehlenden Gasgehaltes nicht zur Darstellung, und es kommt zum Bild des distalen, mechanischen Dünndarmileus. In vielen Fällen läßt sich der Ort der Kolonobstruktion aufgrund der Abdomenleeraufnahme bereits recht genau lokalisieren. Eine typische Gasverteilung wie z. B. beim Sigmavolvulus weist gelegentlich sogar auf die Ursache der Obstruktion hin (**Abb. 4-37**). Die weitere radiologische Untersuchung zur Abklärung des Passagehindernisses besteht im Kontrastmitteleinlauf mit Barium oder wasserlöslichem Kontrastmittel je nach Indikation (s. u.). Die Differentialdiagnose der mechanischen Kolonobstruktion ist in Tabelle 4-2 zusammengefaßt.

Die *freie Perforation* des Kolons manifestiert sich durch freie intraperitoneale Luft, welche sich im horizontalen Strahlengang unter dem Zwerchfell (stehende Aufnahme) bzw. zwischen Abdominalwand und Leber (Linksseitenlage) nachweisen läßt. Bei *gedeckter Perforation* oder retroperitonealer Perforation läßt sich keine freie subdiaphragmale Luft, jedoch gelegentlich umschriebene kleinere retroperitoneale Luftansammlungen nachweisen.

Kolitis

Die wichtigsten Formen der Kolitis sind die Colitis ulcerosa, die Enterokolitis Crohn und die ischämische Kolitis. Spezifische, infektiöse Formen der Kolitis wie Tuberkulose und Amöbiasis sind – außer bei Patienten aus Endemiegebieten – selten. Die Zeichen der Kolitis im *Abdomen-Übersichtsbild* sind zunächst unspezifisch und weisen nicht unbedingt auf eine bestimmte Form der Kolitis hin. Die befallenen Abschnitte zeigen einen Verlust der Haustrierung und eine verdickte Wand. Entzündlich befallene Kolonsegmente enthal-

Tab. 4-2: Ursachen der mechanischen Kolonobstruktion.

1. Benigne

  Inkarzerierte Hernie
  Volvulus
  Adhäsionen (entzündlich oder postoperativ)
  massive, impaktierte Koprostase
  entzündliche Strikturen
  – Divertikulitis (Abszeß usw.)
  – ischämische Kolitis
  – Morbus Crohn
  – Infektionen (Abszeß, Amöbom)
  Narbenstenosen (Anastomosen, radiogen)
  benigne Neoplasien (selten)

2. Maligne

  Karzinom
  Lymphon
  Sarkom
  Metastasen
  Peritonealkarzinose
  sekundäre Koloninfiltration durch
    abdominelle oder pelvine Tumoren   } selten

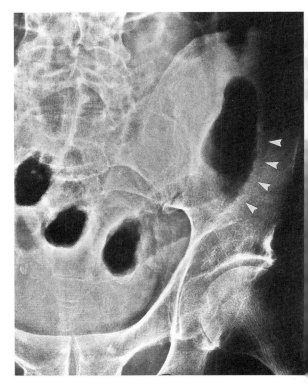

Abb. 4-38: Kolitis. Ödematöse, wandverdickte Sigmaschlinge im linken Unterbauch. Die Wandverdickung wird erkennbar durch die Distanz zwischen dem präperitonealen Fettstreifen (Pfeilspitzen) und der intraluminalen Luft. Die wellenförmige Konfiguration der Kolonwand weist auf ödematöse Veränderungen hin («thumbprinting»). Diese Befunde sind nicht spezifisch für eine bestimmte Form der Kolitis.

ten meist keine ödematöse Veränderungen und führen zum Bild des «thumbprinting», welches Eindellungen der Kolonwand von innen her ähnelt (**Abb. 4-38**).

Bei der fulminanten, akuten Kolitis kann es durch eine Mitbeteiligung der Muskelschichten des Kolons zu einer progredienten Dilatation der befallenen Abschnitte kommen. Man spricht dann vom *toxischen Megakolon,* welches wegen der unmittelbaren Perforationsgefahr eine schwerwiegende Komplikation darstellt. Die Barium-Untersuchung ist bei Verdacht auf toxisches Megakolon oder Perforation wegen der Gefahr der Bariumperitonitis kontraindiziert.

Zur Unterscheidung zwischen Colitis ulcerosa und Enteritis regionalis Crohn wird im allgemeinen die Rektosigmoidoskopie mit Biopsie benötigt. Die beiden Formen der Kolitis unterscheiden sich hauptsächlich im Befallsmuster und in der Penetrationstiefe der entzündlichen Veränderungen. Im typischen Fall können diese beiden Formen auch bereits radiologisch mit Hilfe der Barium-Doppelkontrastuntersuchung des Kolons unterschieden werden: bei der *Colitis ulcerosa* ist vorwiegend das Kolon, weniger der Dünndarm befallen, das Rektum ist fast immer eingeschlossen. Das charakteristische Bild ist granulär mit flachen Schleimhautulzera und nur leichter submuköser Ausdehnung. Im chronischen Stadium kommt es zur Verkürzung und Einengung des gesamten Kolons durch narbig-fibrotische Veränderungen. Bei lange bestehender Colitis ulcerosa besteht ein erhöhtes Karzinomrisiko.

Die *Enterokolitis Crohn* zeigt – im Gegensatz zur Colitis ulcerosa – einen transmuralen entzündlichen Befall. Häufig beginnt sie im distalen Dünndarm und befällt das Kolon in segmentärer Weise, d.h. mit dazwischenliegenden, unveränderten Kolonabschnitten («skip lesions»). Die typischen Zeichen der Enterokolitis Crohn bei der Barium-Doppelkontrastuntersuchung sind aphthoide Ulzerationen und Fissuren, welche tief in die Submukosa hineinreichen und zum sogenannten «Pflastersteinrelief» führen (**Abb. 4-39**). Wandverdickungen führen zu Strikturen und, nicht selten, zur kompletten Obstruktion. Nach Kolonteilresektionen kommt es sehr häufig zu Rezidiven im Anastomosenbereich. Im akuten Schub der Enterokolitis Crohn kann es – wenn auch seltener als bei der Colitis ulcerosa – zum toxischen Megakolon kommen. Ein weiteres typisches Merkmal des Morbus Crohn ist die Neigung zur Fistelbildung. Radiologisch sieht man entero-enterale, entero-kolische sowie entero-kutane Fisteln. Bei akuten Schüben sind Abszeßbildungen keine Seltenheit.

Die *ischämische Kolitis* führt in erster Linie zu Spasmus und submukösem Ödem des Kolons. Sie ist am häufigsten im Bereich der linken Flexur und des

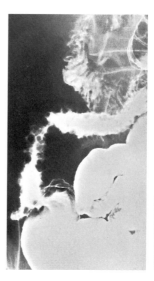

Abb. 4-39: Morbus Crohn im Colon ascendens. Das Colon ascendens und die rechte Flexur zeigen die typischen Veränderungen der Kolitis Crohn mit Pflastersteinrelief und tiefen intramuralen Fissuren.

4.
Gastrointestinaltrakt

Colon descendens lokalisiert. In fortgeschrittenen Stadien kommt es zu aphthoiden flachen oder auch tiefen Ulzerationen, welche sich von entzündlichen Veränderungen anderer Ätiologie kaum unterscheiden lassen. In den meisten Fällen handelt es sich mehr um eine chronische als eine akute Durchblutungsstörung. Die Angiographie ist bei der ischämischen Kolitis diagnostisch unergiebig und daher nicht indiziert. Im Stadium der Abheilung kann die ischämische Kolitis zu narbig fibrotischen Strikturen führen.

Appendizitis

Die meisten Patienten mit Appendizitis benötigen keine radiologische Abklärung. In unklaren Fällen kann die radiologische Untersuchung jedoch wichtige Hinweise geben oder die Diagnose sogar beweisen. Im *Abdomenübersichtsbild* findet man in etwa 15% der Fälle einen Appendikolithen. Eine gleichzeitig bestehende, relative, mechanische Passagestörung im rechten Unterbauch weist ebenfalls auf die Diagnose hin.

Die *Sonographie* wird v. a. differentialdiagnostisch bei gleichzeitigem Verdacht auf andere akute Unterbaucherkrankungen wie Extrauteringravidität, stielgedrehte Ovarialzyste oder Salpingitis herangezogen. Die entzündete Appendix läßt sich mit entsprechender hochauflösender Ultraschalltechnik als distendierte, nicht kompressible Struktur im Bereich des abdominellen Schmerzpunktes in der Mehrzahl der Fälle darstellen. Appendikolithen lassen sich sonographisch auch dann demonstrieren, wenn sie röntgennegativ

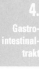

sind. Allerdings muß beachtet werden, daß das negative Ultrasonogramm die Appendizitis nicht ausschließt (z. B. bei retrozökaler Appendix usw.).

Unter den Komplikationen der Appendizitis sind
der *perityphlitische Abszeß* und die *freie Perforation*
mit *eitriger Peritonitis* zu erwähnen. In solchen Fällen
zeigt die Sonographie bzw. die CT umschriebene
periappendikuläre Flüssigkeitsansammlungen bzw.
freie, intraperitoneale Flüssigkeit.

Divertikulose und Divertikulitis

Die *Divertikulose* des Kolons ist sehr häufig (etwa
30 bis 50% der über 50jährigen Bevölkerung) und
bleibt meistens asymptomatisch. Pathologisch-anatomisch handelt es sich um Defekte in der muskulären
Wand des Kolons, durch welche sich die Mukosa aus-
stülpt («falsche Divertikel») **(Abb. 4-40)**. Der häufigste Sitz der Divertikulose ist das Sigma. Die radiologisch-diagnostische Bedeutung der Divertikulose
liegt nicht zuletzt darin, daß sie die Entdeckung von
Kolonpolypen beeinträchtigen kann.

Die *Divertikulitis* entsteht durch die Einengung
mehrerer Divertikelhälse mit anschließender Abszedierung und perikolischer Fistelbildung. Die intramurale oder perikolische Ausbreitung dieser Abszesse
kann schließlich zu größeren zirkulär stenosierenden,
entzündlichen Tumoren (sog. «Divertikulitistumoren») führen **(Abb. 4-40)**. Wird die Diagnose der
Divertikulitis klinisch vermutet, sollte wegen der
Möglichkeit der freien oder gedeckten Perforation bei
der weiteren Abklärung mittels Kontrasteinlauf wasserlösliches Kontrastmittel verwendet werden. Bei
Fistelkommunikationen zur Harnblase hin kommt es
zur Pneumaturie. Entzündliche Divertikulitistumoren
können – ähnlich dem Karzinom – zur kompletten
Kolonobstruktion führen.

Polypen und Neoplasien

Kolonpolypen

Der Begriff des «Polypen» ist ein Sammelbegriff für
Schleimhautläsionen, welche sich in das Kolonlumen
vorwölben. Pathologisch-anatomisch handelt es sich
um Läsionen sehr unterschiedlicher Ätiologie. Der
juvenile Polyp ist ein Hamartom, also benigner
Natur. *Pseudopolypen* sind entzündlich-regenerative
Schleimhautveränderungen bei chronischer Kolitis.

Benigne Neoplasien wie z. B. das Lipom und das
Leiomyom sind relativ selten. Die weitaus wichtigsten

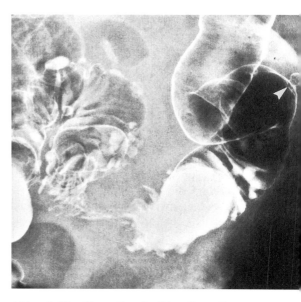

Abb. 4-40: Sigmadivertikulitis. Doppelkontrastuntersuchung des Kolons: Multiple Divertikel (Pfeilspitze) sowie
unregelmäßig begrenzte zirkuläre Stenose des Sigmas im
mittleren Abschnitt.

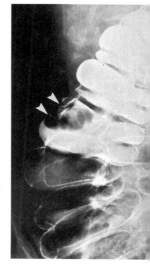

Abb. 4-41: Maligne entarte-
ter Polyp (Adenokarzinom)
im Colon ascendens. Lobu-
lierter Füllungsdefekt im
Colon ascendens mit deutlicher Einziehung an der
Basis.

neoplastischen Polypen des Kolons sind die *Adenome*. Aufgrund ihrer makroskopischen Morphologie unterscheidet man gestielte und breitbasige *adenomatöse Polypen* und das *villöse Adenom*. Sämtliche polypoiden Läsionen des Kolons müssen endoskopisch biopsiert und histologisch bestimmt werden. Bei der Doppelkontrastuntersuchung des Kolons geht es daher mehr um die Entdeckung der Polypen als um die Dignitätsbeurteilung. Allerdings gibt es auch radiologische Kriterien, welche auf die Dignität schließen lassen: Läsionen von 1 cm oder weniger Durchmesser, gestielte Polypen sowie solche mit glattbegrenzter Oberfläche sind meist benigner Natur. Ein Durchmesser von mehr als 1 cm, eine unregelmäßige Oberfläche und eine breite, eingezogene Basis muß den Verdacht auf maligne Entartung wecken **(Abb. 4-41)**.

Die *Kolon-Doppelkontrastuntersuchung* – nach adäquater Kolonvorbereitung und in optimaler Technik durchgeführt – besitzt eine hohe Sensitivität bei der Erfassung polypoider Läsionen im Zökum, Kolon aszendens, transversum und deszendens. Im Sigma hingegen ist die Diagnose von Kolonpolypen wegen der Überlagerung der einzelnen Darmschlingen und der oft gleichzeitig bestehenden Divertikulose erschwert. Da das Sigma – zusammen mit dem Rektum – den häufigsten Sitz des Kolonkarzinoms darstellt, sollte die Röntgenuntersuchung von der Rekto-Sigmoidoskopie ergänzt werden.

Unter dem Begriff *Polyposis coli* versteht man das simultane Vorkommen multipler Kolonpolypen **(Abb. 4-42)**. Wie bei den solitären Polypen gibt es auch bei der Polyposis unterschiedliche Histologien. Bei der *juvenilen Polyposis* und beim *Peutz-Jeghers-Syndrom* handelt es sich um Hamartome. Die *benigne lymphoide Hyperplasie* ist nicht neoplastischer, sondern reaktiver Natur. Bei der *familiären adenomatösen Polyposis* und beim *Gardner-Syndrom* liegen multiple, oft unzählige Adenome vor. Da es sich bei den beiden letzteren Formen um obligate Präkanzerosen handelt, ist die totale Kolektomie unumgänglich.

Maligne Neoplasien

Das *Kolonkarzinom* kann sich in unterschiedlichen morphologischen Formen manifestieren. Die beiden häufigsten Erscheinungsbilder sind die polypoide Massenläsion mit unregelmäßiger Oberfläche und eingezogener Basis **(Abb. 4-41)** und die zirkulär stenosierende Raumforderung mit überhängenden Rändern **(Abb. 4-43)**. In etwa 5% der Kolonkarzinome liegen zum Zeitpunkt der Diagnose zusätzliche adenomatöse Polypen, sogenannte synchrone Polypen vor. Daher muß die Diagnostik beim Kolonkarzinom immer das gesamte Kolon einschließen.

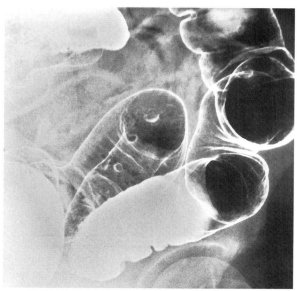

Abb. 4-42: Polyposis coli. Doppelkontrastuntersuchung des Colon sigmoideum: Vier breitbasige polypoide Läsionen im Colon sigmoideum.

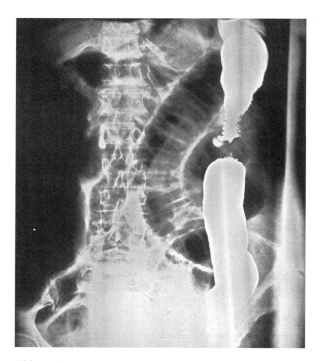

Abb. 4-43: Stenosierendes Kolonkarzinom. Kolon-Kontrasteinlauf: Kurzstreckige, zirkuläre Stenose im Colon descendens. Dilatation des Zökums sowie des Dünndarms, erkennbar an den durchgehenden Kerckringschen Falten (mechanischer Ileus).

Aufgrund der speziellen anatomischen Verhältnisse nimmt das *Rektumkarzinom* eine Sonderstellung ein. Die Möglichkeiten der chirurgischen Sanierung bestehen in der kontinenzerhaltenden, anterioren Resektion und – bei besonders tiefsitzenden oder fortgeschrittenen Tumoren – in der abdomino-perinealen Rektumamputation. Lokalrezidive nach Resektion fortgeschrittener Rektumkarzinome sind relativ häufig. Bei entsprechendem klinischem Verdacht (steigendes karzino-embryonales Antigen, CEA) wird – insbesondere nach Amputation, wo die klinische Untersuchung nur begrenzt möglich ist – die *Computertomographie* (CT) durchgeführt. Die CT erlaubt die Erfassung und die Beurteilung der Ausdehnung pelviner Lokalrezidive und in unklaren Fällen ihre Unterscheidung von postoperativer Narbenbildung mittels CT-gesteuerter Feinnadelbiopsie **(Abb. 4-44)**. Die optimale radiologische Nachkontrolle sollte in derartigen Fällen eine CT-Basisuntersuchung etwa 8 bis 12 Wochen nach der Operation (Vergleichsuntersuchung) beinhalten. Die CT ist auch bei der Planung der Radiotherapie von Bedeutung.

Nicht-epitheliale Neoplasien des Kolons wie maligne Non-Hodgkin-Lymphome, Leiomyome, Lipome, Leiomyosarkome, Liposarkome und angiomatöse Tumoren sind im Vergleich zum Karzinom viel seltener. Aufgrund der engen anatomischen Beziehungen des Kolons zu anderen Abdominalorganen können Tumoren verschiedener Primärlokalisationen wie z. B. Magen, Nieren, Ovarien oder Blase das Kolon *sekundär* involvieren.

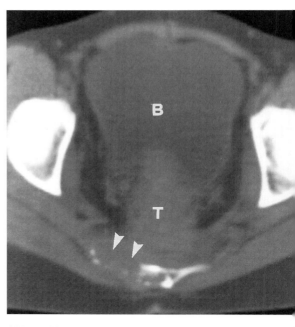

Abb. 4-44: Lokalrezidiv nach abdomino-perinealer Amputation eines Rektumkarzinoms. Computertomographie des Beckens: Weichteiltumor (T), der infiltrierend in Richtung Harnblase (B) vorwächst und das Os sacrum osteolytisch destruiert (Pfeilspitzen).

Blutung

Die Abklärung der unteren Gastrointestinalblutung richtet sich vor allem nach der Intensität der Blutung. Mäßiggradige Blutungsquellen lassen sich oft endoskopisch lokalisieren. Die endoskopische Lokalisation massiver Blutungen ist hingegen oft schwierig, da massenhaft Koagula im Kolonlumen vorhanden sein können. Die diagnostische Methode der Wahl bei starken Blutungen ist daher die *Angiographie.*

Blutungen aus einem *Divertikel* sind – im Gegensatz zur Kolonblutung bei Polypen oder Karzinom, welche mehr chronischen Charakter hat – oft abrupt, stark und intermittierend. Bei der angiographischen Abklärung, welche immer notfallmäßig im Stadium eines akuten Blutungsschubes erfolgen sollte, findet man die Blutungsquelle am ehesten als Kontrastmittelextravasat bei der Darstellung der Arteria mesenterica superior, da sich blutende Divertikel häufig im rechten Hemikolon befinden.

Die *Angiodysplasie* ist keine seltene Läsion und ann akut und massiv bluten. Sie befindet sich übliherweise im Coecum oder Colon ascendens. Angioraphisch zeigt die Angiodysplasie ein typisches Bild **Abb. 4-45)**. Weitere Ursachen der akuten massiven Kolonblutung sind traumatische Läsionen (z. B. iatroen nach Punktionen oder unmittelbar postoperativ an Anastomosen) sowie Ulzera.

Weiterführende Literatur

Bartram C. I., Kumar P.: Clinical radiology of the gastrointestinaltract. Oxford, Blackwell Scientific Publications, 1981.

Eisenberg R. L.: Gastrointestinal Radiology: A Pattern Approach. 2nd edition, Philadelphia, Lippincott, 1990.

Margulis A. R., Burhenne H. J. (eds.): Alimentary tract radiology. 4th edition, St. Louis, Baltimore, Toronto, Mosby, 1989.

Meyers M. A.: Dynamic radiology of the abdomen (normal and pathologic anatomy). 2. Aufl., New York, Heidelberg, Berlin, Springer Verlag, 1982.

Meyers M. A. (Hrsg.): Computed tomography of the gastrointestinal tract. New York, Springer, 1986.

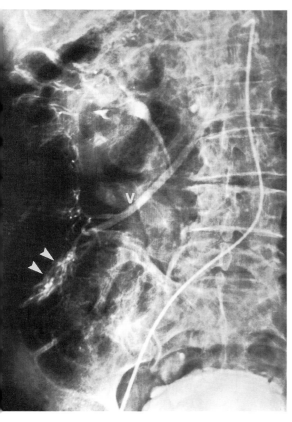

Abb. 4-45: Angiodysplasie des Zökums. Selektive Kathetesierung der Arteria mesenterica superior: Angiographische Darstellung eines Gefäßkonvoluts im Bereich des Zökums (Pfeilspitzen) sowie frühzeitige und deutliche persistierende Füllung der Vena ileo-colica (V).

Peritonealhöhle und Retroperitoneum

G. P. Krestin

Anatomie

Peritonealhöhle

Die Peritonealhöhle wird durch das Mesocolon transversum in einen *supra-* und *inframesokolischen* Raum geteilt. Die schrägverlaufende Mesenterialwurzel trennt das inframesokolische Kompartiment in zwei ungleich große Abschnitte: Den kleineren rechten inframesokolischen Raum, der nach unten durch die Verbindung des Mesenteriums des Dünndarms mit dem Ansatz des Colon ascendens begrenzt wird, und den größeren linken inframesokolischen Raum, der anatomisch gegen das Becken offen ist.

Lateral der sekundär retroperitonealisierten aszendierenden und deszendierenden Kolonabschnitte bilden sich *intraperitoneale Verbindungswege* zwischen Ober- und Unterbauch: Die rechte parakolische Rinne ist breit und tief; sie geht kranialwärts in den rechten subhepatischen Raum über, der posterosuperior als «Morrison's Pouch» (Fossa hepatorenalis) bezeichnet wird und tief zwischen rechter Niere und Leber gelegen ist. Weiterhin steht der rechte subhepatische Raum über den lateralen Rand des rechten Ligamentum coronarium in kontinuierlicher Verbindung mit dem rechten subphrenischen Raum. Die linke parakolische Rinne ist schmal und weniger tief; sie wird durch das Ligamentum phrenicocolicum, das von der linken Kolonflexur zum linken Zwerchfell zieht, vom linken subphrenischen Raum getrennt.

Die *Bursa omentalis* stellt eine Ausstülpung der Peritonealhöhle dar, die ventral von Magen und Bulbus duodeni sowie vom kleinen Netz und dem Ligamentum gastrocolicum, dorsal vom Pankreas, kaudal von Colon und Mesocolon transversum, nach rechts vom Lobus caudatus der Leber und nach links vom Ligamentum gastrosplenicum und Ligamentum splenorenale begrenzt wird. Die Bursa omentalis kommuniziert mit der Periotonealhöhle über das Foramen epiploicum (Winslowi).

In der Beckenregion stellen der *Douglassche Raum* und der *paravesikale Rezessus* die tiefsten Punkte der Peritonealhöhle sowohl in aufrechter Körperstellung als auch in Rückenlage dar. Der Douglassche Raum befindet sich auf Höhe S2 bis S4 und liegt zwischen dem Rektum und der Harnblase (bzw. Rektum und Uterus) und ist am rektovaginalen bzw. rektovesikalen Septum (Denonvilliersche Faszie) fixiert. Die Lage des Douglasschen Raumes hängt vom Füllungszustand des Rektums und der Harnblase ab. Anatomisch besteht zwischen dem tiefsten Punkt der Peritonealhöhle und den beiden parakolischen Rinnen und weiter nach kranial hin lateral des Colon ascendens und descendens eine freie Verbindung.

Retroperitoneum

Das Retroperitoneum wird durch bindegewebige Faszien von 1 bis 2 mm Dicke in drei Hauptkompartimente aufgeteilt:

Der *vordere Pararenalraum* ist ventral vom posterioren parietalen Peritoneum und dorsal vom anterioren Blatt der Fascia renalis (Fascia Gerota) begrenzt und wird nach lateral hin von der laterokonalen Faszie abgeschlossen. Im vorderen Pararenalraum sind Pankreas, Duodenum, Colon ascendens und descendens im Fettgewebe eingebettet. Ventral steht er mit der Mesenterialwurzel und dem Mesocolon transversum in kontinuierlicher Verbindung.

Der *perirenale Raum* liegt zwischen dem anterioren (Fascia Gerota) und posterioren Blatt (Fascia Zuckerkandl) der renalen Faszie. Das posteriore Blatt der Fascia renalis grenzt nach medial hin an den M. psoas bzw. an den M. quadratus lumborum. Das anteriore Blatt der Fascia renalis verschmilzt medial mit dem perivaskulären Bindegewebe; eine Verbindung zur Gegenseite besteht allerdings nicht. Kaudalwärts verschmälert sich der Perirenalraum kegelförmig, die Faszien gehen ineinander über. Obschon der perirenale Raum zur Fossa iliaca anatomisch offen ist, kommt es durch entzündliche Verwachsungen häufig zu einer Abgrenzung. Kranialwärts sind die beiden renalen Faszien oberhalb der Nebennieren fest verbunden und an der Zwerchfellfaszie fixiert. Der Perirenalraum enthält somit die Nieren und Nebennieren sowie Fett und Bindegewebe, das vor allem dorsal und lateral des unteren Nierenpols lokalisiert ist.

Der *hintere Pararenalraum* reicht vom posterioren Blatt der Fascia renalis zur Fascia transversalis. Er besteht aus einer dünnen Fettschicht und enthält keine Organe. Das Fettgewebe des hinteren Pararenalraumes geht kranialwärts in eine dünne subdiaphragmale extraperitoneale Fettschicht über, und nach lateral setzt sie sich außerhalb der laterokonalen Faszie unterhalb der Fascia transversalis als Flankenstreifen

4.
Gastro-intestinal-trakt

ort. Medial ist er durch die Fusion mit der Muskelfaszie vom M. psoas bzw. quadratus lumborum begrenzt. Auf Höhe der Crista iliaca stehen der anteriore und posteriore Pararenalraum anatomisch in Verbindung. Auf dieser Höhe verschwindet die laterokonale Faszie und endet im Perirenalraum, so daß der anteriore Pararenalraum mit dem properitonealen Fett des Flankenstreifens kommuniziert.

Freie Flüssigkeitsansammlungen

Aszites

Freie intraperitoneale Flüssigkeit kann im Laufe entzündlicher Erkrankungen (Peritonitis, Tuberkulose), einer venösen Stauung (Pfortaderhypertonie oder -thrombose, Budd-Chiari-Syndrom, Rechtsherzinsuffizienz, Pericarditis constrictiva), einer Lymphabflußbehinderung (Lymphknotenvergrößerung, Unterbrechung des Ductus thoracicus), einer peritonealen Tumoraussaat, eines Meigs-Syndroms, einer Hypoproteinämie oder als galliger Aszites bei Gallenwegsleckage bzw. pankreatogener Aszites bei Pankreatitis oder Pankreastumoren entstehen. In über 50% der Fälle sind Malignome, in etwa 30% eine Leberzirrhose und in etwa 10% der Fälle kardiale Ursachen für einen Aszites verantwortlich.

Aszites sammelt sich zuerst – vor allem bei mobilisierbaren Patienten – im kleinen Becken, im Douglasschen Raum und im paravesikalen Rezessus an, bei liegenden Patienten und größeren Flüssigkeitsmengen ist eine Lokalisation überwiegend in den Flanken zu finden. In den *Abdomen-Übersichtsaufnahmen* (die wichtigste Aufnahme ist hierbei die in Rückenlage) sind nur größere Flüssigkeitsmengen faßbar. Als Hauptsymptome werden dann zentralisierte (von den Flanken durch Flüssigkeit verlagerte) und distanzierte Darmschlingen beobachtet (**Abb. 4-46 A**).

Kleinere Flüssigkeitsmengen lassen sich *sonographisch* als echofreie Struktur retrovesikal und subhepatisch (im hepatorenalen Rezessus) erkennen (**Abb. 4-46 B**). Eine Differenzierung einzelner Flüssigkeiten (seröse Flüssigkeit, Blut, Galle) ist sonographisch nicht möglich; hier kann die CT durch charakteristische Dichtewerte weiteren Aufschluß geben.

Retroperitoneale Flüssigkeitsansammlungen

Je nach Lokalisation des Ursprungsorgans verteilen sich Flüssigkeiten retroperitoneal vorerst in den anatomisch vorgegebenen Kompartimenten. Die Ursachen

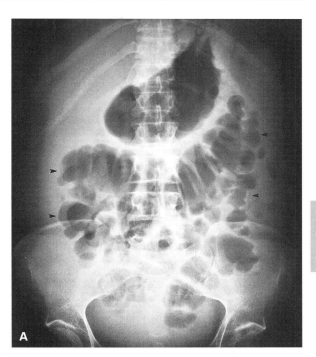

Abb. 4-46: Aszites bei Hypoproteinämie. **(A)** Abdomenübersicht (Rückenlage): Das leicht geblähte Kolon (Pfeile) ist durch die parakolische Flüssigkeit von der Bauchwand distanziert (Zentralisation). **(B)** Sonographie (Querschnitt im Mittelbauch): Große Mengen echofreier Flüssigkeit in der Peritonealhöhle mit frei flottierenden Darmschlingen.

freier retroperitonealer Flüssigkeitsansammlungen sind in erster Linie Blutungen (posttraumatisch wie in **Abb. 4-47**, iatrogen oder nach Aneurysmaruptur) und seltener Urinome (posttraumatisch, iatrogen). Radiodiagnostisch wird eine Verlagerung angrenzender Organe, eine weichteildichte Verschattung und insbesondere ein Verstreichen sonst sichtbarer Strukturen (Psoasschatten, Flankenstreifen) beobachtet. Die Sonographie besitzt eine deutlich höhere Sensitivität im Nachweis retroperitonealer Flüssigkeitsansammlungen; am besten eignet sich sowohl zur Lokalisation als auch zur Charakterisierung, bzw. Nachweis des Ursprungsorgans die CT (**Abb. 4-47**).

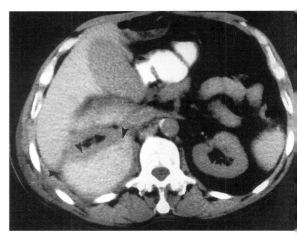

Abb. 4-47: Perirenale Blutung nach Polytrauma. C (Nativ): Hyperdenses frisches Hämatom perirenal recht (Pfeile) mit Kompression und Ventralverlagerung der rech ten Niere.

Blutung

Freie intra- und retroperitoneale Blutungen kommen traumatisch (Organrupturen, Gefäßabrisse), beim Tubarabort, nach Ruptur eines arteriellen Aneurysmas, bei antikoagulierten Patienten oder iatrogen bedingt vor. Intraperitoneal verteilt sich Blut ähnlich wie Aszites, so daß eine Differenzierung nativdiagnostisch bzw. sonographisch nicht möglich ist. In der CT deuten erhöhte Dichtewerte der freien Flüssigkeit (40–60 HE) auf eine Hämorrhagie hin (**Abb. 4-47**). Mit dieser Methode sind auch die exakte Lokalisation, die Blutungsmenge und oft auch das Ursprungsorgan differenzierbar. Zum Nachweis einer posttraumatischen Gefäßläsion (Nierenarterien, Mesenterialgefäße) ist die Angiographie indiziert.

Freie Gasansammlungen («freie Luft»)

Freies intraperitoneales Gas (Pneumoperitoneum)

Als Ursache freier intraperitonealer Luft kommt die *Perforation* eines Hohlorgans (Ulkusperforation, Appendixperforation, Divertikelperforation, toxisches Megakolon, postoperative Nahtinsuffizienz, posttraumatische oder iatrogene Läsion, posttraumatische Perforation, perforierende Neoplasien und nach Inkorporation von Fremdkörpern), der Eintritt über die weiblichen Genitalorgane oder der transperitoneale Gaseintritt postoperativ bzw. iatrogen (nach Laparoskopie oder Punktion) in Frage. Das intraperitoneale Gas sammelt sich lageabhängig am höchsten Punkt der Peritonealhöhle an, daher sind die wichtigsten Aufnahmen zum Nachweis freier intraperitonealer Gasansammlungen diejenigen im *Stehen* (**Abb. 4-48**) oder in *Linksseitenlage*. In 10 bis 35% aller Perfora-

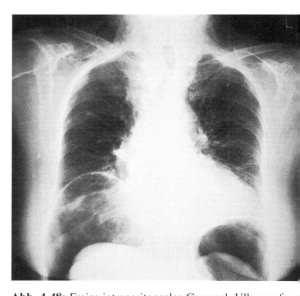

Abb. 4-48: Freies intraperitoneales Gas nach Ulkusperfora tion (Thorax p. a. im Stehen): Massive bilaterale subphreni sche Gasansammlung (Nebenbefunde: Kardiomegalie und Mediastianalverbreiterung bei retrosternaler Struma).

tionen von Hohlorganen ist auch auf diesen Aufnahmen keine freie Luft zu sehen.

Retroperitoneale Gasansammlungen

Als Ursachen hierfür kommen *Perforationen* retroperitoneal gelegener Hohlorgane (Rektum, retrozökale Appendixperforation, Duodenalperforation, nach Trauma), ein Mediastinalemphysem mit Ausbreitung der Luft nach kaudal in den hinteren Pararenalraum oder ein postoperativer Zustand nach retroperitonealem Eingriff in Frage. Die Gasansammlung kann in den verschiedenen retroperitonealen Kompartimenten lokalisiert sein. Dadurch ist auch ein Rückschluß auf die Ätiologie möglich. Eine Gasansammlung im hinteren Pararenalraum wird die Psoaskonturen nicht überschreiten, kann sich allerdings in die Flankenstreifen ausbreiten (**Abb. 4-49**). Gasansammlungen im vorderen Pararenalraum können sich auf beiden Seiten der Wirbelsäule ausdehnen und überschreiten die Psoaskonturen. Die sensitivste Methode zum Nachweis freier retroperitonealer Gasansammlungen ist die *CT*. Hierbei ist auch die ätiologische Zuordnung in etwa 90% der Fälle möglich.

Entzündungen

Peritonitis

Die entzündliche Peritonitis entsteht am häufigsten nach *Ruptur eines Hohlorgans:* Appendizitis, Ulcus ventriculi oder duodeni, Typhus oder Tuberkulose, Ulkus des Dünndarms, Kolondivertikel, Ruptur der Gallenblase oder Gallengänge, Dünndarmgangrän, Invagination, Volvulus oder Ruptur eines Leber- oder Milzabszesses. Die Infektion kann auch aufsteigend sein infolge einer Pyosalpinx, eines infizierten Uterus oder Pyonephrose. Eine weniger akute Form der Peritonitis kann auch durch Austritt von steriler Galle oder Urin in die Bauchhöhle entstehen.

Die Diagnose der Peritonitis gelingt in der Regel klinisch. Im *Röntgenbild* werden eine Atonie von Dünn- und/oder Dickdarm, bzw. intraperitoneale Flüssigkeitsansammlungen beobachtet. Die Distanzierung der Darmschlingen kann ein Hinweis auf die Flüssigkeitsansammlung oder auch auf eine Darmwandverdickung sein. *Sonographisch* und *computertomographisch* wird die Darmwand- und Peritonealverdickung direkt nachgewiesen; die Verdickung des Mesenteriums und Omentums kann ebenfalls ein Hinweis auf die generalisierte peritoneale Entzündung sein (**Abb. 4-50**).

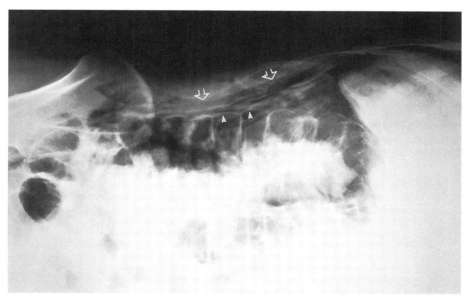

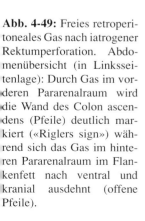

Abb. 4-49: Freies retroperitoneales Gas nach iatrogener Rektumperforation. Abdomenübersicht (in Linksseitenlage): Durch Gas im vorderen Pararenalraum wird die Wand des Colon ascendens (Pfeile) deutlich markiert («Riglers sign») während sich das Gas im hinteren Pararenalraum im Flankenfett nach ventral und kranial ausdehnt (offene Pfeile).

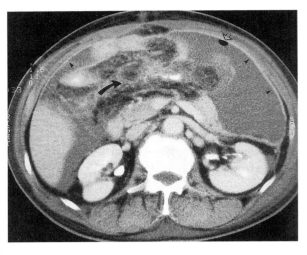

Abb. 4-50: Peritonitis nach Divertikelperforation. CT (i. v. Kontrastmittel): Deutliche intraperitoneale Flüssigkeitsansammlung mit kleinem Gaseinschluß (offener Pfeil), verdicktes und anreicherndes Peritoneum (Pfeile), Verdickung und vermehrte Zeichnung des Mesenteriums (gebogener Pfeil).

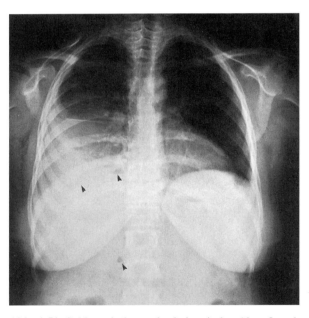

Abb. 4-51: Subhepatischer und subphrenischer Abszeß nach perforierter Appendizitis. Thorax p. a. im Stehen: Fixierte Gasblasen in Projektion auf den rechten Oberbauch, subphrenisch und subhepatisch (Pfeile), Zwerchfellhochstand und sympatischer Pleuraerguß rechts.

Abszesse

Häufigste Ursache intraperitonealer Abszesse sind *postoperative Infektionen.* Bei einer Letalität intraabdomineller Abszesse von nach wie vor 30% kommt der bildgebenden Diagnostik (insbesondere bei durch Antibiotikagabe maskierter Schmerzsymptomatik) eine bedeutende Rolle zu.

Die *topographisch-anatomische Lokalisation* von intra- und retroperitonealen Abszessen hängt von der Lage der Eintrittspforte, von der Zusammensetzung und Schnelligkeit des Austritts viszeraler Flüssigkeiten, von der Schwerkraft und den intraperitonealen Druckverhältnissen sowie von der Körperlage des Patienten ab. Eine wichtige Rolle spielen typische Ausbreitungswege entzündlicher Exsudate in intra- und retroperitonealen Räumen, wobei hier die Aufmerksamkeit auch auf entferntere Absiedlungsorte gelenkt werden muß. Die bevorzugten Lokalisationen von Abszessen intraperitoneal sind der Douglassche Raum, die lateralen paravesikalen Räume, der rechte subhepatische Raum, die subphrenischen Räume beidseits **(Abb. 4-51)** und die Bursa omentalis. Im Retroperiteum sind es der vordere Pararenalraum bei Pankreatitis und der Perirenalraum bei Infektionen der Nieren.

Radiologisch imponieren Abszesse als weichteildichte Raumforderungen mit in etwa 50% nachweisbarer extraluminaler fixierter Gasansammlung **(Abb. 4-51)**. Abszesse führen sekundär zur Verschattung oder Verlagerung von Nachbarschaftsstrukturen. Als sekundäre Zeichen werden basale Pleuropneumonien und Zwerchfellhochstand bei subphrenischer Lokalisation des Abszesses **(Abb. 4-51)**, Entlastungsskoliose der LWS bei retroperitonealer Lage und eine reflektorische lokalisierte oder generalisierte Darmatonie beobachtet.

Ist die nativdiagnostische Untersuchung mittels Abdomenübersichtsaufnahmen nicht eindeutig, sind die *Sonographie* und insbesondere die *CT* mit dem direkten Nachweis der pathologischen Flüssigkeitsansammlung mit oder ohne Lufteinschlüsse vorzuziehen **(Abb. 4-52)**. Bestehen Fistelgangsysteme mit Kontakt zur Hautoberfläche, kann ein Abszeß durch *Fistulographie* direkt dargestellt und somit bewiesen werden. *Nuklearmedizinische* Methoden wie Thallium 67-Szintigraphie und 111-Indium-markierte Leukozytenszintigraphie können bei Fehlen lokalisierter Symptome als initiale Suchmethoden wertvoll sein.

Die *interventionelle Radiologie* gewinnt eine zunehmende Bedeutung auch für die Therapie intra- und retroperitonealer Abszesse. So ist die sonographisch oder computertomographisch gesteuerte Punktion und Drainage häufig therapeutische Methode der ersten Wahl.

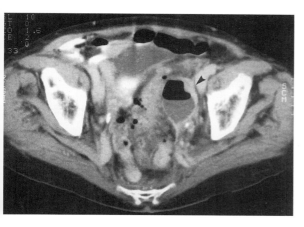

Abb. 4-52: Divertikulitischer Abszeß in der Fossa iliaca. CT (i.v. Kontrastmittel): Luft- und flüssigkeitshaltige Raumforderung mit anreichernder Wand (Pfeil) links iliakal in unmittelbarer Nachbarschaft des wandverdickten Colon sigmoideum.

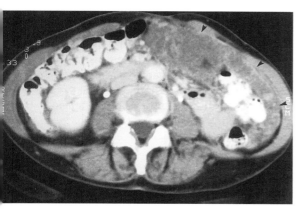

Abb. 4-53: Peritoneales Mesotheliom. CT (i.v. Kontrastmittel): Inhomogene, hypodense plattenartige Raumforderung im linken Mittelbauch (Pfeile) entlang des Peritoneums mit Ummauerung von Darmschlingen.

Neoplasien

Primäre Neoplasien

Primäre gut- oder bösartige Neubildungen des Peritoneums sind selten. Das gelegentlich vorkommende *Mesotheliom des Peritoneums* ist nur bioptisch zu sichern (**Abb. 4-53**).

Primäre retroperitoneale Tumoren entstehen aus allen Keimblättern des Retroperitoneums. Dementsprechend kommen verschiedene histologische Typen von mesenchymalen und neurogenen Tumoren vor. Sie stellen weniger als 3% aller malignen Erkrankungen dar. Radiologisch manifestieren sich diese Erkrankungen durch Raumforderung und Verlagerung benachbarter Strukturen. Die beste Abgrenzung und die Planung des therapeutischen Vorgehens erfolgt anhand der CT. Die Diagnose kann durch computertomographisch gesteuerte Feinnadelbiopsie gesichert werden.

Die *retroperitoneale Fibrose (M. Ormond)* kommt als idiopathische Form oder durch Medikamente, Neoplasien, Strahlentherapie oder bei Aortenaneurysmen vor. Sie bedingt eine bindegewebige Raumforderung um die Gefäße des Retroperitoneums herum. Typischerweise beginnt der Prozeß distal der Nierengefäße und kann sich bis ins Becken ausdehnen. Häufige Komplikation ist die Hydronephrose. Im Ausscheidungsurogramm sieht man charakteristischerweise eine Medialisierung der Ureteren mit zylindrischen Stenosen und prästenotischer Dilatation. CT und/oder Kernspintomographie lassen eine genaue Lokalisation und eine gewisse Differenzierung der Veränderung zu, wobei Lymphknotenmetastasen abzugrenzen sind.

Sekundäre Neoplasien

Die *Ausbreitung maligner Neoplasien in der Peritonealhöhle* erfolgt entlang vorgegebener Strukturen durch direkte Invasion, durch intraperitoneale Aussaat, lymphogen und hämatogen. Die direkte Infiltration kann von Nachbarorganen ausgehen oder entlang der peritonealen Umschlagsfalten, des Mesenteriums oder der Ligamente erfolgen. So ist eine Ausbreitung von Magenkarzinomen über das Ligamentum gastrocolicum zum Colon transversum, eine Ausbreitung von Pankreastumoren bzw. der Pankreatitis entlang des Mesenteriums zum Dickdarm und eine Ausdehnung von Omentummetastasen ebenfalls zum Colon transversum nicht selten.

Die *Peritonealkarzinose* (**Abb. 4-54**, **4-55**) stellt eine peritoneale Dissemination von malignen Neoplasien dar, die mit der intraperitonealen Flüssigkeit in die anatomischen Kompartimente der Peritonealhöhle erfolgt. Die sich dabei bildende Aszitesflüssigkeit unterstützt die Ablagerung und Fixation der malignen Zellen. Die häufigsten Absiedlungsorte sind der Douglassche Raum (50%), der kaudale Abschnitt des Mesenteriums am Übergang zum Colon ascendens (40%), das Mesocolon sigmoideum (20%) und die rechte parakolische Rinne (20%). Bei Männern ist der *Primärtumor* am häufigsten im Gastrointestinaltrakt (Magen, Colon, Pankreas), bei Frauen im Genitaltrakt (Ovar) zu suchen. Aber auch extraabdominelle Raumforderungen können zu einer peritonealen Aussaat führen (Bronchialkarzinom, Mammakarzinom). Beim Nachweis von Aszites ist stets die Frage nach einer neoplastischen Genese zu stellen. Die Peritonealkarzi-

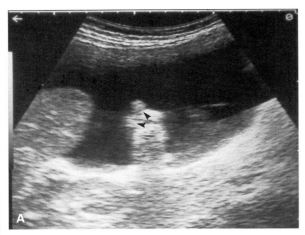

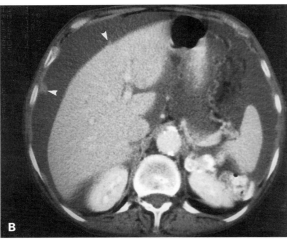

Abb. 4-54: Peritonealkarzinose bei Ovarialkarzinom. **(A)** Sonographie (Schrägschnitt subhepatisch): Im massiven echofreien Aszites zeigen sich flottierende Darmschlingen mit nodulären Tumorauflagerungen (Pfeile). **(B)** CT (i. v. Kontrastmittel): Tumorknoten an der Bauchwand perihepatisch sowie an der Leberoberfläche (Pfeile) durch Aszites sichtbar.

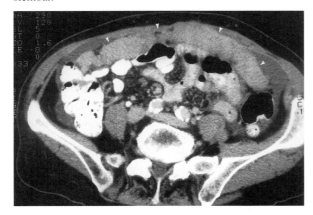

Abb. 4-55: Peritonealkarzinose bei Ovarialkarzinom. CT (i. v. Kontrastmittel): Plattenartige Verdickung des Omentum majus unter der vorderen Bauchwand («omental cake») und Aszites in den Flanken.

nose kann *computertomographisch* direkt durch Darstellung einer Omentumverdickung diagnostiziert werden **(Abb. 4-55)**. Sekundäre Zeichen einer Peritonealkarzinose sind Verdickungen der Darmwand, diffuse oder umschriebene Verdickungen der vorderen Bauchwand, bzw. des Peritoneums und eine netzigstreifige Zeichnungsvermehrung des mesenterialen Fettgewebes.

Hämatogene Metastasen siedeln sich intraperitoneal primär submukös und antimesenterial im Magen, Dünndarm und Colon an. Sekundär entstehen intraluminale Raumforderungen und später folgt auch eine intraperitoneale Aussaat. Häufigste *Primärtumoren* sind Melanome, Mammakarzinome und Bronchuskarzinome. Der Nachweis erfolgt überwiegend durch *Kontrastmitteluntersuchungen* der entsprechenden Darmabschnitte. Auch im Magen und Colon können submuköse Metastasen dem endoskopischen Nachweis entgehen.

Im *Retroperitoneum* sind sekundäre Tumoren in erster Linie lymphogene Metastasen diverser maligner Erkrankungen sowohl des Abdomens als auch extraabdominaler Organe. Hämatogene Metastasen kommen seltener vor, wobei sie insbesondere im Perirenalraum lokalisiert sind (malignes Melanom, Bronchuskarzinom).

Weiterführende Literatur

Hulnick D. H., Megibow A. J., Naidich D. P., Hilton S., Cho K. C., Balthazar E. J.: Abdominal tuberculosis: CT evaluation. Radiology 157: 199–204, 1985.

Jeffrey R. B., Federle M. P., Laing S. C.: Computed tomography of silent abdominal abscesses. J Comput Assist Tomogr 7: 825–827, 1983.

Krestin G. P., Beyer D., Steinbrich W.: Rationelles Vorgehen bei der Diagnostik abdomineller Abszesse mit Hilfe bildgebender Verfahren. Fortschr. Röntgenstr. 141 (1984) 673–677.

Krestin G. P., Mödder U., Beyer D.: Retroperitoneale Gasansammlungen: Diagnose durch Einsatz bildgebender Verfahren. Dtsch. med. Wschr. 109: 1313–1318, 1984.

Lorenz R., Krestin G. P., Schmitz-Rixen T., Arnold G.: Bedeutung von Sonographie und Computertomographie für die Diagnostik intraperitonealer Tumorausbreitungen. Fortschr. Röntgenstr. 152: 516–522, 1990.

Meyers M. A., Oliphant M., Berne A. S.: The peritoneal ligaments and mesenteries: Pathways of intra-abdominal spread of disease. Annual oration. Radiology 163: 593–604, 1987.

Meyers M. A.: Intraperitoneal spread of malignancies and its effect on the bowel. Second Annual Leeds Lecture. Clin Radiol 32: 129–146, 1981.

Miller R. E., Becker G. J., Slabaugh R. D.: Detection of pneumoperitoneum: Optimum body position and respiratory phase. AJR 135: 487–490, 1980.

Yeh H. C., Wolf B. S.: Ultrasonography in ascites. Radiology 124: 783–789, 1977.

Pädiatrische Radiologie

U. V. Willi

Klinische Symptomatik

Ein häufiges Symptom in der Pädiatrie, das zur weiteren bilddiagnostischen Untersuchung führt, ist der *abdominale Schmerz*. An sich unspezifisch und in der Mehrzahl der Fälle ohne nachweisbare Ursache, sind vermutlich funktionelle/psychische Faktoren oft mitbeteiligt oder gar die Hauptursache der Beschwerden. «Je näher der Schmerz dem Nabel, desto weniger wahrscheinlich ist eine pathologische Erklärung möglich» (Apley). Im Zusammenhang mit schwerer Erkrankung, Fieber, Verlust von Gewicht und/oder Appetit, funktioneller Abnormität eines bestimmten Organsystems, abnormer Palpation, einer systemischen Erkrankung und evtl. abnormen Laborresultaten besteht in der Regel ein ernsthafter organischer Befund und oft eine Abnormität, die bilddiagnostisch nachweisbar ist. Es ist wesentlich, die *begleitenden Symptome* (**Tab. 4-3**) und die *Schmerzcharakteristik* (**Tab. 4-4**) in Betracht zu ziehen und so das bilddiagnostische Vorgehen auf eine klinische Basis zu stellen.

Ein Zustand nach stumpfem Trauma oder nach Laparatomie sind weitere Möglichkeiten bei gastrointestinalen Symptomen.

Bei *akutem Abdomen* können chirurgische und medizinische Erkrankungen Ursache sein. Der abnorme Prozeß kann den Gastrointestinaltrakt oder ein anderes Organsystem betreffen. Tatsache ist, daß bei Kindern mit akutem Abdomen eine chirurgische Ätiologie ausgeschlossen werden muß.

Gastrointestinale Obstruktion beim Neugeborenen

Bei *proximaler* Gastrointestinalobstruktion ist das Abdomen flach oder konkav. Eine *distale* Obstruktion charakterisiert sich durch zunehmende abdominale Blähung innert Stunden nach Geburt. Die Farbe des Erbrochenen ist weißlich bei Magenausgangsbehinderung, grünlich bei Obstruktion distal der Papilla Vateri. Die Art des Erbrechens (z. B. explosiv) oder des Schmerzes (z. B. krampfartig) kann auf die Art der obstruktiven Läsion hinweisen. Die Anamnese eines Polyhydramnions ist charakteristisch für eine proximale Dünndarmobstruktion (Duodenum oder Jeju-

Tab. 4-3: Symptome im Zusammenhang mit Abdominalschmerz.

Fieber
abnormes Blutbild
erhöhte Blutsenkungsreaktion
abnormer Urinstatus
positive Blutkultur
Erbrechen
Durchfall
Dysurie
Verlust von Gewicht/Appetit
Wachstumsstillstand
Müdigkeit
reduzierter Allgemeinzustand
Hepato-/Splenomegalie
abdominale Masse
Blutung/Meläna
Aszites
Blähung
Obstipation

Tab. 4-4: Schmerzcharakteristika.

plötzlich – akut
chronisch
rezidivierend
episodisch
krampfartig/kolikartig
persistierend
Schmerzempfindlichkeit bei Palpation
lokal
diffus
ausstrahlend
im Zusammenhang mit Mahlzeit
im Zusammenhang mit Stuhlgang

4.
Gastrointestinaltrakt

num). Gelegentlich bewirken aber auch eine Ileumatresie oder ein Mekoniumileus ein Polyhydramnion.

Eine *Übersichtsaufnahme des Abdomens in Rückenlage* bzw. ein *Babygramm* (Abdomen und Thorax), evtl. ergänzt durch Ultrasonographie und Kontrastuntersuchungen, sind die bilddiagnostischen Untersuchungen der Wahl. Die *gastrointestinale Gasverteilung* ist zwar nicht spezifisch für die Diagnose, zeigt aber oft in charakteristischer Weise die Lokalisation der Obstruktion. Deren Ursache ist bilddiagnostisch häufig nicht eindeutig zu bestimmen und klinisch irrelevant: die chirurgische Revision ist in diesen Fällen meist notwendig. Somit wird die Diagnose bei der Laparatomie komplettiert. «Zu wenig Luft von oben» ist Ausdruck einer proximalen Obstruktion des Gastrointestinaltraktes; «zuviel Luft von oben» ist in der Regel bei distaler Dünndarmobstruktion vorhanden; dieses Gasmuster ist aber nicht zu unterscheiden von jenem, bei dem die vermehrte Luftmenge nicht durch Obstruktion, sondern durch eine unphysiologische Zufuhr von Luft, wie etwa bei tracheo-ösophagealer Fistel bedingt ist. «Zuviel Luft distal» entspricht der intestinalen Gasverteilung bei distaler Obstruktion im Kolon. Diese Verteilungsmuster des intraintestinalen Gasgehaltes sind alle nicht spezifisch und verlangen eine weitere Abklärung.

Die *Abdomenaufnahme in Bauchlage* zeigt bei Unklarheit der Gasverteilung im Dünn-Dickdarm, ob Luft im Kolon bzw. im Rektum vorhanden ist. Aufnahmen mit horizontalem Strahlengang beim Kind in Bauchlage demonstrieren Luft-/Flüssigkeitsspiegel einfacher als beim Vertikalhalten des Kindes, was in diesem Alter eine unergiebige Untersuchung ist. *Kontrastmitteluntersuchungen,* von oral oder rektal, beantworten die Frage nach Vollständigkeit der intestinalen Obstruktion. In diesen akuten Situationen

des Neugeborenen wird wasserlösliches Kontrastmittel verwendet. Bei proximaler Intestinalobstruktion genügt in der Regel die Luft als Kontrastmittel zur Lokalisation der Obstruktion. Ein Kolonkontrasteinlauf kann das «nicht gebrauchte» Kolon (Mikrokolon bei vollständiger distaler Dünndarmobstruktion, aber auch die Lage des Dickdarms (Rotationsanomalie) demonstrieren. Die *Sonographie* kann bei der Diagnostik einer Malrotation und/oder eines Volvulus nützlich sein, da sie evtl. die charakteristische Lageanomalie mit spiraligem Verlauf der oberen Mesenterialgefäße zeigt. Die Untersuchung zwischen mechanischem und paralytischem Ileus ist sonographisch in der Frühphase der Affektion möglich: Aktive Hin und Her-Peristaltik mit Hyperperistaltik sind charakteristisch bei akutem mechanischem Ileus; fehlende Darmmotilität spricht für Darmparalyse (z. B. bei Sepsis, nekrotisierender Enterokolitis usw.).

Ösophagusatresie

Die Diagnose ist meistens bekannt oder vermutet; sie kann über eine Sonde in der proximalen Ösophagustasche durch Injektion von wenigen ml Luft zum Zeitpunkt der Exposition in einer lateralen Aufnahme sehr gut gestellt werden (**Abb. 4-56 A**). Die Verwendung von flüssigem Kontrastmittel zieht die Gefahr der Aspiration nach sich. In den meisten Fällen (85–94%) der Ösophagusatresie besteht eine wenige mm distal der Atresie gelegene tracheo-ösophageale Verbindung mit dem distalen Ösophagussegment (Typ B1, Abb. 4-57). Aus diesem Grund entwickeln diese Kinder bald nach Geburt ein geblähtes Abdomen (**Abb. 4-56 B**). Nach der bei diesem Typ der Atresie in der Regel gut möglichen End-zu-End Anastomose der beiden Ösophagusanteile leiden diese Patienten

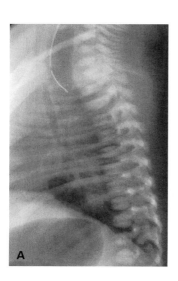
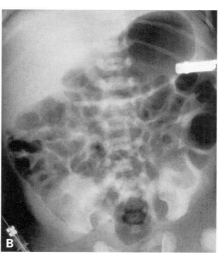

Abb. 4-56: Ösophagusatresie. Knabe, 1. Lebenstag. (**A**) Thorax lateral: Nasoösophageale Sonde mit Kontraststreifen, bis auf Höhe von Th 1/2 reichend. Während Exposition Injektion von wenig ml Luft, Darstellung der proximalen Ösophagustasche. Mäßiger kompressiver Effekt von dorsal her auf die Trachea. (**B**) Abdomen a. p. in Rückenlage: Mittelgradige Blähung des gesamten Intestinums durch vermehrte Luftzufuhr via tracheo-ösophageale Fistel.

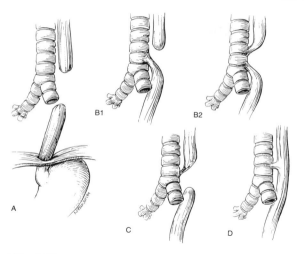

Abb. 4-57: Schematische Darstellung der Typen von Ösophagusatresie mit ihrer Frequenz (nach Stringer: Pediatric gastrointestinal imaging, Decker, 1989): Häufigste Form Typ B 1 mit distaler tracheo-ösophagealer Fistel (85–94%); Typ A, ohne Fistel (5–10%); Typ B 2 (selten); Typ C, mit proximaler tracheo-ösophagealer Fistel (selten); Typ D, sogenannte H-Fistel, ohne Atresie (1–5%).

Abb. 4-58: Duodenalobstruktion. Mädchen, 2 Tage, grünlicher Magenrest, flaches Abdomen. **(A)** Abdomen a. p. in Rückenlage: Starke Dilatation der proximalen Duodenalpartie. Mäßige Luftfüllung des Magens mit Zeichen von Hyperperistaltik. Keine Luft distal des mittleren Duodenalbereiches. **(B)** Intraoperativer Befund: Nonrotation mit komplett komprimierenden Laddschen Bändern.

gewöhnlich an einer inadäquaten ösophago-gastrischen Verbindung mit Reflux des Mageninhalts. Ein dazu beitragender Faktor ist die stets abnorme Peristaltik des Ösophagusanteils distal der ehemaligen Atresie. Einige dieser Kinder benötigen in der Folge eine Fundoplikatio als protektive Maßnahme gegen den gastro-ösophagealen Reflux. Eine andere, geläufige postoperative Intervention ist die Dilatation einer sich bildenden Striktur im Anastomeosenbereich; dies wird vielerorts als interventionell-radiologisches Prozedere mit einem dilatierbaren Ballonkatheter durchgeführt.

Magenausgangsstenose

Angeborene Läsionen mit Obstruktion des Magenausganges sind selten. Segelartige Fehlbildungen oder Klappen ebenso wie eine *Pylorusatresie* sind beschrieben. Die hypertrophe Pylorusstenose (s. u.) ist nicht eine Erkrankung des Neugeborenen.

Duodenalobstruktion

Charakteristischerweise zeigt die Abdomenübersichtsaufnahme eine zweite, dem Magen folgende Luftansammlung («double bubble») **(Abb. 4-58)**. In den meisten Fällen ist das Erbrochene grünlich gefärbt, was für eine obstruktive Läsion distal der Papilla Vateri spricht. Ob die Obstruktion intrinsisch oder extrinsisch ist, kann in der Regel nicht gesagt werden. Beispiele *intrinsischer* Duodenalobstruktion sind:

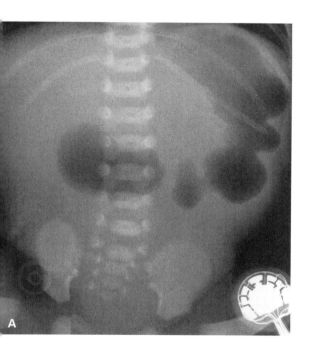

A

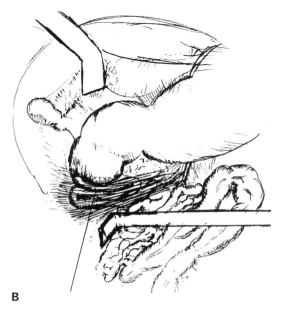

B

Duodenalatresie, Duodenalstenose, duodenales Segel, Pankreas annulare. Beispiele *extrinsischer* Duodenalobstruktion sind: Laddsche Bänder (assoziiert mit Rotationsanomalie), Mesenterialvolvulus, Pankreas annulare, Duplikationsfehlbildung des Duodenums, Tumor im Bereich des Duodenums oder dessen Nachbarschaft, Duodenalwandhämatom. Ob die duodenale Obstruktion vollständig oder unvollständig ist, kann durch Fehlen oder Vorhandensein von Luft distal der Obstruktion vermutet werden. Es ist zu beachten, daß Luft via Rektum in den Darm gebracht werden kann durch Thermometer, Einlauf und andere Maßnahmen.

Dünndarmobstruktion

Entsprechend der Zunahme des Abstandes vom Duodenum wird bei mechanischer Obstruktion des Dünndarms eine zunehmende Menge von Darmschlingen gebläht sein. Atresien sind vor allem im Ileum lokalisiert, eher im mittleren und distalen Drittel. Obstruktive Dünndarmveränderungen sind aber entlang des ganzen Dünndarms möglich; gerade im Zusammenhang mit dem *Mekoniumileus* (bei zystischer Fibrose) sind unterschiedliche Manifestationen des Dünndarmileus möglich, entweder durch die Atresie selbst oder durch die fötal erworbenen Komplikationen bei intestinaler Ruptur (Pseudozyste, entstanden durch Austritt von Darminhalt mit konsekutiver Abkapselung durch eine Pseudomembran). Diese Fälle sind in der Regel assoziiert mit einer Mekoniumperitonitis, die ihrerseits Verkalkungen im Peritoneum hinterläßt (**Abb. 4-59**). Fehlende peritoneale Verkalkungen schließen einen Mekoniumileus nicht aus. Zur Differentialdiagnose der distalen Dünndarmobstruktion gehören: Mekoniumileus, Ileumatresie, Morbus Hirschsprung, Rotationsanomalie mit distaler Dünndarmobstruktion, und andere (**Abb. 4-60**).

Enddarmobstruktion

Dem *Morbus Hirschsprung* liegt ein a- oder hypoganglionäres Enddarmsegment zugrunde, in der Regel wenige Zentimeter lang. Typischerweise besteht ab Geburt ein oft tagelanges Ausbleiben des Mekoniumabgangs. Die Diagnose wird meist in der neonatalen Periode gestellt. Die starke Blähung des gesamten Darms, manchmal auch nur des Dünndarms, ist ein charakteristisches, jedoch unspezifisches Zeichen auf der Abdomenübersichtsaufnahme (**Abb. 4-61**). Der Kaliberunterschied zwischen der aganglionären und proximal davon dilatierten Enddarmpartie ist in manchen Fällen bei der Kontrastuntersuchung (wasserlösliches Kontrastmittel) nachweisbar. Die Diagnose wird durch Schleimhautbiopsien erbracht.

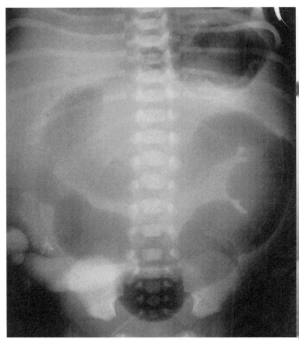

Abb. 4-59: Mekoniumileus. Knabe, 1 Tag, progrediente Abdominaldistension. Abdomen a. p. in Rückenlage: Dünndarmblähung mit Kompression durch überlagernde Pseudozyste bei Mekoniumileus. Der Zystenkontur entlang peritoneale Verkalkungen, rechts prominenter als links.

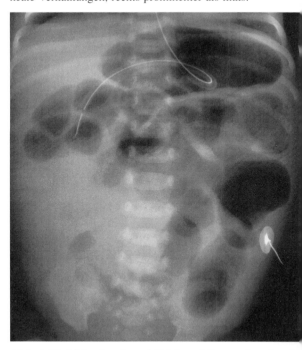

Abb. 4-60: Mekoniumileus. Mädchen, 4 Tage, schwerkrank. Abdomen a. p. in Rückenlage: Mittelgradige Dilatation multipler Dünndarmteile. Masseneffekt im rechten unteren Abdominalquadranten durch flüssigkeitsgefüllte Darmschlingen prästenotisch. Keine peritonealen Verkalkungen, was gegen eine durchgemachte Mekoniumperitonitis spricht.

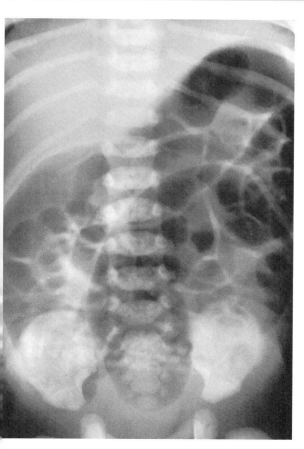

Abb. 4-61: Morbus Hirschsprung. Knabe, 4 Tage. Abdomen a. p. in Rückenlage: Massive Dilatation der Enddarmpartie (Rektosigmoid); vermutlich Colon transversum mittelgradig dilatiert.

Die Diagnose der sogenannten tiefen *Analatresie* läßt sich meistens aufgrund der klinischen Beobachtung vermuten; im Bereich des Anus findet sich oft eine leichte äußere Eindellung. Eine Variante der tiefen Analatresie endet durch einen subkutanen Fistelkanal perinealwärts. Die früher praktizierte Methode zur Demonstration der Reichweite der Luft im Enddarmbereich durch das sogenannte Invertogramm (Füße hoch, Kopf tief) ist obsolet. Eine transverse Aufnahme mit dem Kind in Bauchlage läßt die Luft im Rektum an die höchstmögliche Stelle treten, d. h. so nahe zur Atresie wie möglich. Die Auskleidung des blinden Enddarmsackes durch Mekonium kann allerdings zu einer irreführenden Beurteilung führen (**Abb. 4-62**). In manchen Fällen gelingt die Messung der Distanz zwischen Blindsack und Perineum durch die Ultrasonographie. Die hohe Analatresie kann assoziiert sein mit einer Malformation des Sakrums sowie des Urogenitaltrakts, z. B. mit rektovesicaler bzw. rektourethraler Fistel.

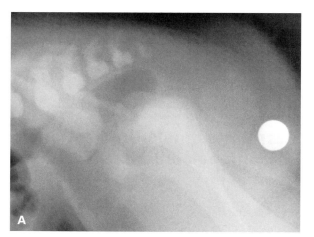

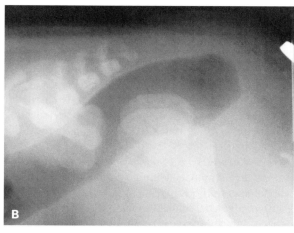

Abb. 4-62: Tiefe Analatresie. (**A**) Horizontalaufnahme in Bauchlage mit 22 Stunden. (**B**) Entsprechende Aufnahme mit 39 Stunden. Beide Aufnahmen mit Bleimarkierung der Analregion. Im Verlauf der Untersuchungen Progression der Enddarmdilatation mit Tiefertreten der Luft in Richtung Perineum. Beachte: Die Aufnahme zu einem bestimmten Zeitpunkt zeigt möglicherweise nicht das Maximum der Darmextension.

Es ist zu beachten, daß sowohl die Analatresie als auch die Ösophagusatresie im Rahmen der VATER-*Assoziation* vorkommen können: V = vertebrale, vaskuläre Anomalie, A = Analatresie, T = tracheo-ösophageale Fistel, E = Ösophagusatresie (esophageal atresia), R = radiale, renale Anomalie.

Malrotation

Die unterschiedlichen Arten der *Mal- oder Nonrotation* des Kolons und/oder des Duodenums sind Manifestationen der inkompletten oder abnormen embryonalen/fötalen Entwicklung. Je nach der Art der Abnormität besteht eine wechselnde Länge der Mesenterialwurzel. Je kürzer diese ist, desto eher kann sich ein *mesenterialer Volvulus* einstellen. Ein akuter Dünndarmvolvulus ist eine absolute Notfallsituation wegen der möglichen vaskulären Strangulation von Darmteilen. Mit den verschiedenen Typen der Rotationsanomalie sind unterschiedliche Grade von Darmfixationen durch Laddsche Bänder am Peritoneum verbunden. Diese fibrotischen Bänder führen, besonders im Bereich des Duodenums, zu extrinsischer Darmkompression bis zur vollständigen Obstruktion (**Abb. 4-58**). Rotationsanomalien mit Duodenalkompression sind assoziiert mit Störungen der duodenalen Passage wie Stenose, Atresie oder Pankreas annulare.

Gastrointestinale Duplikationen und omphaloenterische Anomalien

Verschiedene Entstehungsmechanismen führen zu *Duplikationsanomalien*. Duplikationsmißbildungen kommen im gesamten Gastrointestinaltrakt vor, häufig in Form einer Duplikationszyste; etwa ein Drittel der Fälle betrifft die Region des terminalen Ileums. Die meisten abdominalen zystischen Malformationen werden sonographisch diagnostiziert. Intestinale Duplikationsmißbildung weisen eine charakteristische Wandstruktur mit Mukosa- und Muskularisschichten auf (**Abb. 4-63**). Eine antegrade Kontrastuntersuchung des Darms ist empfehlenswert zur Präzisierung der Lokalisation.

Omphaloenterische (omphalomesenterische) Ganganomalien kommen dadurch zustande, daß sich der omphaloenterische Kanal nicht wie sonst in der 5./6. Embryonalwoche schließt. Unterschiedliche Fehlbildungen können daraus resultieren: Der *umbilikale*

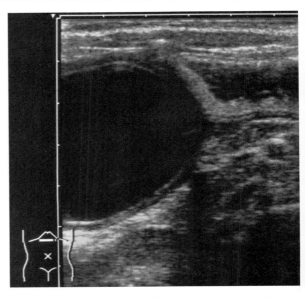

Abb. 4-63: Duplikation des Pylorus. 3 Jahre alter Knabe, Erbrechen, postprandiale Beschwerden. Sonographie zeigt Duplikationszyste im Oberbauch paramedian rechts. Charakteristischer Befund einer intestinalen Struktur durch echoreiche dünne Mukosa und echoärmere dickere Muskularis.

Polyp als externe Manifestation; der *vitelline Sinus* als ein aus der Umbilikalgegend nach innen sich bildender Krater; die *vitelline Fistel* (offene Verbindung zwischen Nabel und Intestinum); die *vitelline Zyste* als eine lokale residuelle Ektasie des ehemaligen Kanals; das *Meckelsche Divertikel* als intestinale Aussackung in Richtung des omphaloenterischen Kanals, jedoch ohne offene Verbindung zum Nabel. Letzteres ist die häufigste Fehlbildung des omphaloenterischen Kanals (etwa 90%, vgl. S. 350).

Pylorushypertrophie

Die sogenannte *idiopathische hyptertrophe Pylorusstenose* entwickelt sich im Verlaufe der ersten Lebenswochen. Der Grund dieser Fehlentwicklung ist unklar. Sie wird eher häufiger bei Knaben, bei Erstgeborenen und nach Frühgeburt beobachtet. In typischen Fällen entwickelt sich ein zunehmend schwallartiges Erbrechen innerhalb weniger Tage, das jeweils nach der Mahlzeit auftritt. Die damit verbundene frustane Hyperperistaltik des Magens kann eindrücklich beobachtet werden. Befallene Kinder zeigen rasch einen Gewichtsstillstand, bzw. eine Gewichtsabnahme und leben in der Gefahr der Elektrolytentgleisung. Die

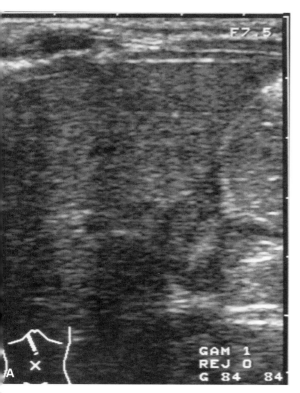

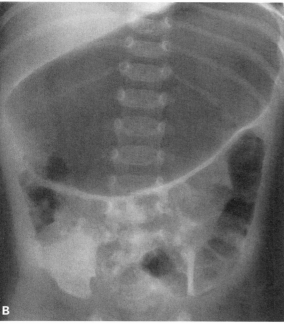

Abb. 4-64: Hypertrophe Pylorusstenose. (A) Charakteristischer Ultraschall-Befund einer idiopathischen hypertrophen Pylorusstenose bei 5wöchigem Knaben. Echoreichere dünnere Innenpartie entspricht der Mukosa; die echoärmere umgebende Wand von etwa 7 mm Dicke entspricht der hypertrophen Muskularis. (B) 6wöchiger Knabe mit hypertropher Pylorusstenose. Abdomen a. p. in Rückenlage: Charakteristischer Röntgenbefund bei Magenausgangsbehinderung und massiver Magendilatation.

Sonographie zeigt den charkteristischen Befund (**Abb. 4-64A**). Gelegentlich sind die Zeichen der Magenausgangsobstruktion auf der Abdomenübersichtsaufnahme offensichtlich, falls das Kind nicht unmittelbar zuvor erbrochen hat (**Abb. 4-64B**). Die operative Korrektur durch eine Längsinzision des Pylorus, wobei die gesamte Dicke der Muskularisschicht durchtrennt wird und die Mukosa intakt bleibt, führt zur unmittelbaren Entlastung.

Nekrotisierende Enterokolitis

Nicht nur Frühgeborene unter Intensivbehandlung, auch am Termin geborene Kinder mit schweren Erkrankungen sind dem Risiko der *nekrotisierenden Enterokolitis* unterworfen. Bekannt sind Komplikationen durch intravaskuläre Fremdkörper (Katheter). Das Krankheitsbild entwickelt sich als Folge von intestinalen Perfusionsstörungen, vermutlich im Zusammenhang mit entzündlichen, evtl. infektiösen Veränderungen. Kinder mit nekrotisierender Enterokolitis sind krank, haben ein schmerzempfindliches, gerötetes und geblähtes Abdomen. Die Befunde der Abdomenübersichtsaufnahme zeigen evtl. mehr oder weniger deutlich eine intestinale Pneumatose (Luft in der Darmwand) (**Abb. 4-65A**). Komplikationen sind Abtransport der Luft aus der Darmwand über das enterohepatische System oder Darmperforation (**Abb. 4-65A und B**). Es hat sich bewährt, diese kranken Kinder bei der radiologischen Untersuchung möglichst in Ruhe zu lassen. Die a.p.-Aufnahme erfolgt im Liegen, ergänzt durch die seitliche Aufnahme mit horizontalem Strahlengang, ebenfalls in Rückenlage, bei Verdacht auf Perforation. Bei der bestehenden Peritonitis ist freie Luft durch Verklebungen nicht in großer Menge zu erwarten. Es ist daher nicht gerechtfertigt, das Kind in Vertikalposition zu bringen. Die beste Technik, Luft zu erkennen, besteht in der Horizontalaufnahme des in der Lage unveränderten Kindes: man sieht freie trianguläre Luftansammlungen unmittelbar unter der Bauchdecke (**Abb. 4-65B**).

Appendizitis

Die *Appendizitis* ist der häufigste Grund einer notfallmäßigen Laparatomie beim Kind. Sie ist selten beim Säugling, kommt jedoch gelegentlich beim Neugeborenen vor, dann in der Regel verbunden mit totaler Aganglionose. In rund einem Drittel der Fälle bestätigt sich der klinische Verdacht auf eine Appen-

4. Gastrointestinaltrakt

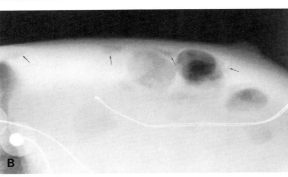

Abb. 4-65: Nekrotisierende Enterokolitis. (**A**) Frühgeborenes Mädchen, 29 Gestationswochen; 3 Tage alt. Abdomen a.p. in Rückenlage: Extensive intestinale Pneumatose. Erkennbare Luft in den portalen Gefäßen (Pfeile). Freie Luft in Projektion auf die Porta hepatis (Pfeilkopf). (**B**) Abdomen lateral, horizontal in Rückenlage bei 8 Tage altem Knaben, frühgeboren bei einer Gestation von 29 Wochen. Intestinale Perforation: Multiple trianguläre Luftansammlungen unter der Abdominalwand (Pfeile).

dizitis bei der Operation nicht. Trotzdem ist die Perforation, infolge Verzögerung der Diagnose, relativ häufig.

Die *Abdomenübersichtsaufnahme* in Rückenlage kann einen unauffälligen oder nur «unspezifischen» Befund zeigen. Verdächtige Befunde sind: Skoliose mit Konkavität in Richtung des Prozesses (Schonhaltung), Faekolith (Appendikolith), lokale oder diffuse Dünndarmblähung (Darmmotilitätsstörung), Masse im rechten unteren Abdominalquadranten (Abszedierung), Obliterierung des präperitonealen Fettstreifens auf der Seite des Prozesses (Ausdruck lokaler Peritonitis) (**Abb. 4-66**). Der Nachweis eines Faekolithen beweist bei klinischem Verdacht auf Appendizitis fast immer die Diagnose.

Die *Sonographie* mittels gradueller Kompression des rechten unteren Abdominalquadranten durch einen linearen Schallkopf mit hoher Auflösung erweist sich als wichtige Methode zur Diagnostik der Appendizitis. Sie zeigt die lokale Darmwandschwellung, eine mögliche Abszedierung und evtl. freie Flüssigkeit. Ein ultrasonographisch negativer Befund schließt jedoch die Diagnose der Appendizitis nicht aus.

Die häufigste entzündliche Erkrankung des Magendarmtrakts beim Kind ist die *akute Gastroenteritis*. Sie führt gelegentlich zum klinischen Verdacht einer Appendizitis. Die Abdomenübersichtaufnahme ist unspezifisch und zeigt gewöhnlich Zeichen der Darmmotilitätsstörung. Sonographisch erkennbar sind häufig intestinale Hyperperistaltik, stark flüssigkeitshaltige Darmpartien, unterschiedliche Grade muköser Darmwandverdickung und geringere Mengen freier intraperitonealer Flüssigkeit.

Eine *basale Pneumonie,* besonders links, manifestiert sich beim Kind nicht selten durch abdominale Schmerzen, diffus oder im rechten unteren Abdominalquadranten lokalisiert. Bei der Evaluation der Abdomenübersichtsaufnahme im Zusammenhang mit Verdacht auf Appendizitis sind deshalb stets auch die basalen Lungenabschnitte zu beurteilen (**Abb. 4-67**).

Eine seltenere differentialdiagnostische Möglichkeit beim kranken Kind mit Abdominalbeschwerden, gastrointestinaler Passagestörung und Fieber ist ein *Lymphombefall* des Intestinaltraktes (**Abb. 4-68**).

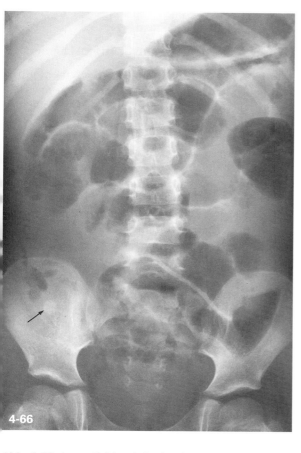

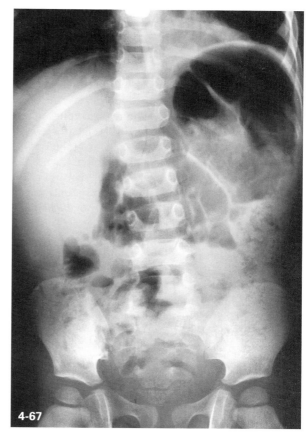

Abb. 4-66: Appendizitis mit Perforation und Abszedierung. 3jähriger Knabe. Abdomen a. p. in Rückenlage: Skoliose (Schonhaltung). Appendikolith (Pfeil). Mittelgradige diffuse Dünndarmblähung als Zeichen der gestörten Motilität. Masseneffekt im kranialen Nachbarschaftsbereich des Appendikolith, entsprechend der Abszedierung. Verschwinden der präperitonealen Fettlinie rechts.

Abb. 4-67: Basale Pneumonie links. 2jähriger Knabe, seit einer Woche Fieber, seit einem Tag Unterbauchschmerzen. Abdomenaufnahme a. p. in Rückenlage wegen klinischen Verdachts auf Appendizitis.

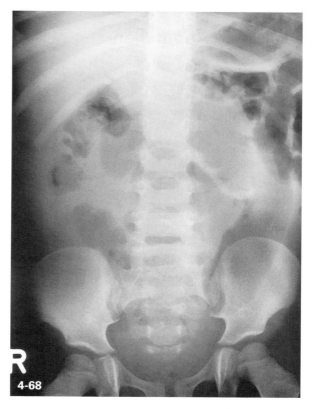

Abb. 4-68: Intestinales Lymphom. 3jähriger Knabe, seit 2 Monaten unklare abdominale Schmerzen, wiederholt dünner Stuhl, subfebril. Sonographisch (nicht abgebildet) große intraluminale Darmläsion je im rechten oberen und im rechten unteren Quadranten, uncharakteristisch für Invagination. Abdomen a. p. in Rückenlage zeigt multiple gut mittelgradig geblähte Darmabschnitte, z. T. Dünndarm, d. h. unspezifischer Hinweis auf eine Darmmotilitätsstörung.

Idiopatische entzündliche Darmerkrankungen

Der *Morbus Crohn,* eine regionale Enteritis, bzw. Enterokolitis ist beim älteren Kind und Adoleszenten zu diagnostizieren. Fieber unklarer Genese, unklarer Wachstumsstillstand, wiederholte gastrointestinale Beschwerden («Pseudoappendizitis»), Diarrhoe, evtl. blutig und lokale Schmerzempfindlichkeit sind Symptome dieser Erkrankung. Zur radiologischen Diagnose siehe Seite 350.

Idiopathische entzündliche Darmveränderungen können vorgetäuscht sein durch *enterale Infektionen* mit verschiedenen Bakterien, unter anderem Yersinia, aber auch viral (Zytomegalievirus) oder parasitär (Amöben). Weitere differentialdiagnostische Möglichkeiten sind Enterokolitiden aufgrund eines *allergischen Prozesses,* bei einer ischämischen Affektion oder durch Intoxikation. Eine wichtige Differentialdiagnose ist die eosinophile Gastroenteritis, die klinisch einen relativ kurzen Verlauf nimmt im Vergleich zu der langwierigen und chronischen Affektion bei Morbus Crohn.

Die *Colitis ulcerosa* betrifft lediglich die Darmmucosa bzw. submuköse Region. Es ist eine Erkrankung, die eher den älteren Adoleszenten oder jungen Erwachsenen betrifft als Kinder (s. S. 358).

Vaskuläre Anomalien

Bei manchen vaskulären Anomalien der Aortenbogenregion zeigt die Kontrastdarstellung des Ösophagus charakteristische Veränderungen. Eine aberrierende linke Subklaviaarterie mit rechtsseitigem Aortenbogen, wie auch eine aberrierende rechte Subklaviaarterie aus dem linksseitigen Aortenbogen, bewirken eine dorsale Impression des Ösophagus. Eine aberrierende linke Pulmonalarterie verläuft zwischen Ösophagus und Trachea und bewirkt daher eine ventrale Impression des Ösophagus sowie eine lokale Verdrängung der Trachea auf dieser Höhe nach ventral. Der doppelte Aortenbogen umfaßt die Trachea ventral und den Ösophagus dorsal und bewirkt die entsprechenden Veränderungen durch lokale Kompression unterschiedlicher Stärke.

Hernien

Diaphragmatische Hernien, Hiatushernie

Eine *pleuroperitoneale Hernie* zieht durch einen persistierenden pleuroperitonealen Kanal (von manchen als Bochdaleksche Hernie bezeichnet; deren originale Beschreibung betraf eine Herniation durch das kostolumbale Dreieck). In 90% dieser Hernien ist der betroffene Darm frei in der Thoraxkavität, in 10% durch einen Herniensack gedeckt. Wenn die Hernie durch einen diaphragmatischen Defekt zieht und der Herniensack noch einzelne muskuläre Elemente enthält, spricht man von einer Eventration des Zwerchfells. Die meisten Eventrationen sind Zufallsbefunde jenseits der Neugeborenenperiode. Das akute Auftreten einer diaphragmatischen Hernie/Eventration beim Neugeborenen ist eine chirurgische Notfallsituation. Initial enthält der hernierte Intestinalanteil im Thorax oft Flüssigkeit; diese wird graduell durch Luft ersetzt. die Differentialdiagnose umfaßt die zystisch-adenomatoide Malformation der Lunge sowie entzündliche Affektionen der Lunge durch Streptokokken und Staphylokokken mit Pneumatozelenbildung. Assoziiert mit ausgedehnter Zwerchfellhernie ist die ipsilaterale Lungenhypoplasie.

Eine *Morgagni-Hernie* resultiert aus einer inadäquaten Befestigung der ventralen Zwerchfellportion im Rippen- und Parasternalbereich bzw. in einem ventromedialen Zwerchfelldefekt.

Das Zustandekommen einer *Hiatushernie* (vgl. S. 336) beim kleinen Kind scheint im Zusammenhang zu stehen mit verzögerter Magenentleerung und erhöhtem intragastischem Druck. Eine Assoziation mit einer idiopathischen hypertrophen Pylorusstenose wurde in 10% der Hiatushernien beschrieben. Gastroösophagealer Reflux ist nur in einem relativ geringen Prozentsatz der Hiatushernien vorhanden. Die Kombination von Hiatushernie und gastroösophagealem Reflux ist bei Patienten mit zystischer Fibrose bekannt. Bemerkenswert ist, daß die relativ voluminösen gastroösophagealen Hernien relativ symptomarm sind.

Inguinalhernie

Die *indirekte Inguinalhernie* ist bei Knaben häufig infolge einer persistierenden Kommunikation zwischen Peritonealraum und Skrotum durch den offenen Processus vaginalis. Sie ist gewöhnlich verbunden mit einer testikulären Hydrozele. Der offene Processus vaginalis kann Prädisposition für die Hernie sein bzw. die Hernie den Schluß des Inguinalkanals verhindern. Rund 10% der Inguinalhernien inkarzerieren, jedoch

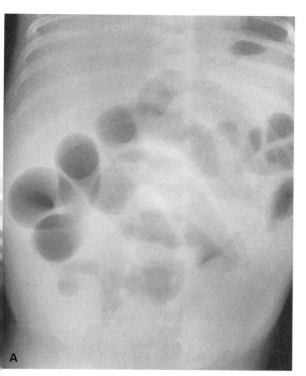

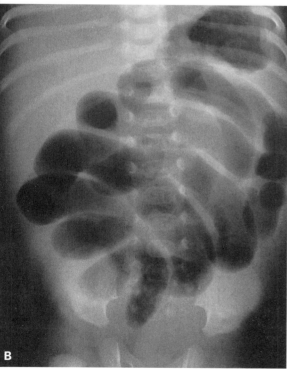

Abb. 4-69: Inkarzerierte Inguinalhernie rechts. Knabe, 4 Wochen. (**A**) Abdomen a. p., vertikal, horizontaler Strahlengang: Ileus. Durch Vertikalposition Hochziehen der luftgefüllten Darmanteile; die inkarzerierte Dünndarmpartie ist kaum als solche erkennbar. (**B**) Abdomen a. p. in Rückenlage: Pathologische Position einer Dünndarmschlinge im Inguinalkanal rechts.

die meisten unkompliziert. Die Diagnose wird gewöhnlich klinisch gestellt. Gelegentlich kann die Abdomenübersichtsaufnahme die abnorme Lage eines Dünndarmanteils, der in inguinaler Lokalisation fixiert ist, darstellen. Dieser Befund persistiert in Rücken- und Bauchlage und kann in der Vertikalposition des Patienten bei Untersuchung mit horizontalem Strahlengang übersehen werden (**Abb. 4-69**, vgl. **Abb. 4-27**).

Invagination

Der Verdacht auf eine *intestinale Invagination,* in der Regel ileokolisch, ist eine typische pädiatrische Notfallsituation. In etwa 90% der Fälle liegt das Alter der Patienten zwischen 2 Monaten und 2 Jahren. Dem akuten Ereignis geht oft eine virale Infektion der Luftwege voraus. Man nimmt an, daß die Keimbesiedlung des Gastrointestinaltrakts zur reaktiven Hypertrophie des lymphatischen Gewebes und dadurch, in Kombination mit einer intestinalen Hyperperistaltik, zur Invagination führt. Die typische Manifestation besteht in kolikartigen abdominalen Schmerzen und blutigem Stuhl im Verlauf von 24 bis 48 Stunden. Ein intestinaler «Tumor» ist möglicherweise palpierbar. In manchen Fällen aber besteht lediglich ein wenig spezifischer intermittierender Abdominalschmerz, der nicht von der Symptomatik bei Gastroenteritis zu unterscheiden ist. In wenigen Fällen verhält sich das Abdomen klinisch unauffällig, wobei die Invagination ein Zufallsbefund bei der abdominalen Sonographie sein kann. Mit zunehmendem Alter der Kinder sind vermehrt fokale strukturelle Abnormitäten mögliche Ursache der Invagination. Solche sind: Meckelsches Divertikel, ein entzündlicher oder neoplastischer Prozeß, ein intramurales intestinales Hämatom und anderes.

Ähnlich der klinischen Präsentation ist die radiographische Symptomatologie auf der *Abdomenübersichtsaufnahme* in Rückenlage variabel. Die intestinale Gasverteilung kann normal sein; es können unspezifische Blähungen einzelner Darmabschnitte vorliegen; die intestinale Masse, die man öfters auch palpiert, kann radiologisch vermutet werden oder eindeutig erkennbar sein (**Abb. 4-70 A**); die radiologischen Zeichen eines mechanischen Ileus können vorliegen (**Abb. 4-71**). Eine intestinale Perforation mit freier intraperitonealer Luft ist selten. *Sonographisch* ist der Befund charakteristisch: Das proximale Intussusceptum ist von einem distalen Intussuscipiens eng umgeben (Darm-in-Darm) (**Abb. 4-70 B** und **C**). Gelegentlich ist bei ileo-ileo-kolischer Invagination eine

4.
Gastrointestinaltrakt

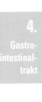

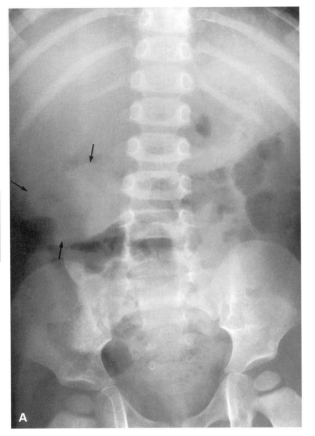

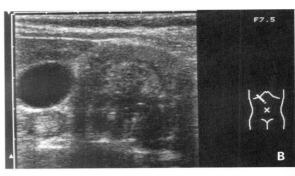

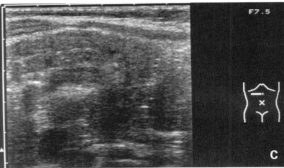

Abb. 4-70: Ileokolische Invagination. Einjähriges Mädchen, krampfartige Abdominalschmerzen seit 4 Stunden. (**A**) Abdomen a. p. in Rückenlage zeigt die palpierbare intestinale Masse im rechten Hemiabdomen (Pfeile). (**B, C**) Sonographie transversal bzw. longitudinal: Invagination (Darm-in-Darm). Hydrostatische Reposition beim ersten Versuch erfolgreich.

dreifach ineinanderliegende Darmstruktur zu erkennen. Je länger der Invaginationsprozeß andauert, desto undeutlicher werden Darmstrukturen unterscheidbar, wegen der progressiven Schwellung der beteiligten Darmabschnitte, besonders des Intussusceptum.

Die *Reduktion der Invagination* mit verdünntem wasserlöslichem Kontrastmittel unter hydrostatischem Druck (70–100 cm H_2O) ist empfohlen bei einer Obstruktion oder einem Invaginationsprozeß, der über 12 bis 24 Stunden alt ist. Bei nur wenigen Stunden alten Invaginationen kann die Untersuchung auch durch einen Bariumeinlauf erfolgen. In manchen Zentren wird zunehmend auch kontrollierter Luftdruck zur Reposition der Invagination verwendet. In jedem Fall ist die Überwachung des Prozedere unter Durchleutung erforderlich. Ein profuser Reflux von Kontrastflüssigkeit oder Luft ins distale Ileum spricht für eine erfolgreiche Reposition. Der Erfolg der Maß-

nahme hängt davon ab, wie frühzeitig nach Beginn der Invagination man den Repositionsversuch unternimmt. In den ersten 6 Stunden ist die Chance der Reposition sehr hoch. 12 bis 24 Stunden und länger nach Beginn der Invagination sind evtl. mehrere Versuche der hydrostatischen oder pneumatischen Reduktion notwendig (bis zu drei oder vier Versuche können unternommen werden). Nach 24 bis 48 Stunden oder später nimmt die Wahrscheinlichkeit der erfolgreichen Reposition ab. In einzelnen Fällen kann es schwierig sein, die Dauer des pathologischen Prozesses zu bestimmen. Es ist wichtig, den Allgemeinzustand des Patienten zu beachten. Bei einem eher kranken Kind mit starker Reduktion des Allgemeinzustandes kann eine ischämische Darmschädigung vermutet werden, und der Chirurg mag sich zur direkten Laparatomie entscheiden, ohne Zeit durch einen radiologischen Repositionsversuch zu verlieren.

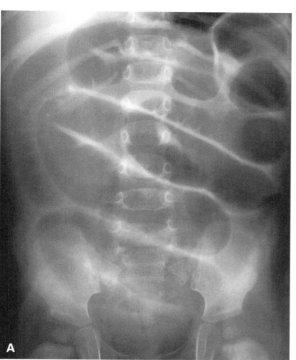

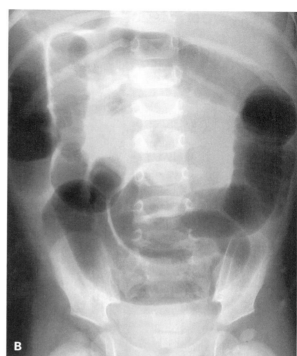

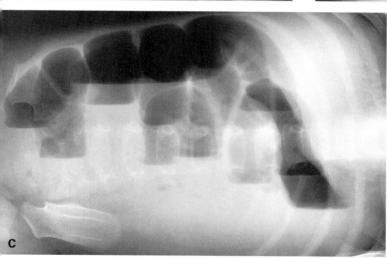

Abb. 4-71: Invagination mit Ileus. Einjähriger Knabe. (**A**) Abdomen a. p. in Rückenlage. (**B**) Abdomen p. a. in Bauchlage. (**C**) Abdomen a. p. horizontal in Linksseitenlage. Charakteristischer Befund bei mechanischem Ileus. Die Bauchlage zeigt, daß die Distension nur den Dünndarm betrifft. (**C**) zeigt Luft-Flüssigkeitsspiegel, gibt aber keine weitere Information.

Fremdkörper, Bezoare

Die Ingestion eines *Fremdkörpers* ist beim kleinen Kind ein häufiges Ereignis. Unterschiedlichste Objekte werden in den Mund genommen und verschluckt. Gelegentlich bleiben solche Objekte im proximalen Ösophagusbereich stecken; chronische entzündliche Reaktionen bis zur Überwucherung mit Granulationsgewebe können die Folge sein, so daß auch bei Inspektion der Fremdkörper nicht direkt gesehen werden kann. Schluckbeschwerden, z. T. schmerzhaft, führen schließlich zur Abklärung. Anders als bei der Aspiration eines Fremdkörpers in die Luftwege, die von einer akuten Hustenepisode begleitet ist, fehlen solche charakteristische anamnestische Angaben beim Verschlucken von Gegenständen. Für die radiologische Evaluation ist die Seitenaufnahme der Halsregion wesentlich. Es empfiehlt sich, primär eine Thoraxaufnahme in zwei Ebenen durchzuführen, sowie, bei Unklarheit, eine Kontrastdarstellung des Ösophagus.

Verschiedene Typen von *Bezoaren* sind beim Kind bekannt. Der Trichobezoar besteht aus Haaren und kann nicht nur den Magen, sondern auch, in Kontinuität, das Duodenum und weitere Dünndarmpartien relativ satt ausfüllen. Die Symptomatik solcher Kinder ist oft unklar. Anorexie, Gewichtsstillstand oder -verlust, Müdigkeit und Apathie sind neben Nausea und Erbrechen zu beobachten. Der Atem ist übelriechend. Der Laktobezoar besteht aus konzentrierter, nicht verdauter Milch und ist selten jenseits der Säuglingsperiode. Bezoare aus anderen Materialien sind beschrieben, so der Phytobezoar aus pflanzlichem Material und Fasern und Bezoare aus gemischten Produkten.

Weiterführende Literatur

Caffey J., Stringer D. A.: Pediatric Gastrointestinal Imaging, Burlington, Decker, 1989.
Teele R. L., Share J.: Ultrasound of Infants and Children, Philadelphia, Saunders, 1991.

Nuklearmedizin

G. K. von Schulthess

Funktionsdiagnostik

Die Dynamik der *Speicheldrüsenentleerung* wird mittels Speicheldrüsenszintigraphie abgeklärt. TcO$_4$- wird injiziert und akkumuliert neben der Schilddrüse (s. S. 61) auch in den Speicheldrüsen. Die Speicherung wird dynamisch aufgezeichnet, und die Gabe von Zitronensaft nach etwa 20 Minuten erlaubt die Beurteilung der Speichelflußdynamik.

Zur Diagnostik von *Reflux* und nachfolgender Aspiration wird – vor allem bei Säuglingen – der sog. «Milkscan» durchgeführt. Eine Milchmahlzeit wird mit Tc-Schwefelkolloid gemischt und verabreicht. Wiederholte Kameraaufnahmen der Aktivitätsverteilung erlauben nachzuweisen, ob ein gastro-ösophagealer Reflux vorliegt; selten kann auch eine Aspiration nachgewiesen werden.

Zur Beurteilung der Dynamik der *Magenentleerung* können Mahlzeiten radioaktiv markiert und verabreicht werden. Aus dynamischen Kameraaufnahmen über dem Magen lassen sich dann die Passagezeiten ermitteln.

Blutung

Zum Nachweis von *enteralen Blutungsquellen* stehen zwei nuklearmedizinische Verfahren zur Verfügung: Eine hervorragende Methode ist die Untersuchung mit *markierten Erythrozyten,* wobei es oftmals sinnvoll ist, wegen der besseren Markierungsausbeute und der entsprechend schwächeren Hintergrund-Aktivität die Markierung in vitro durchzuführen. Ist die Aktivität injiziert, werden serielle Kameraaufnahmen bis zu 24 Stunden nach Injektion durchgeführt und beobachtet, ob es im Verlauf zu einer pathologischen Anreicherung im enteralen Bereich kommt. Wird eine solche identifiziert und verschiebt sie sich im Verlauf der Zeit (Darmperistaltik), ist die Blutungsquelle identifiziert und lokalisiert (**Abb. 4-72**). Im Vergleich zum angiographischen und kolonoskopisch-duodenoskopisch geführten Blutungsnachweis hat das nuklearmedizinische Verfahren den Vorteil größerer Sensitivität, vor allem deshalb, weil im Gegensatz zu jenen Methoden eine über Stunden gehende Beobachtung möglich ist: die beiden anderen Verfahren weisen nur eine aktive Blutung während der Injektion von Kontrastmittel

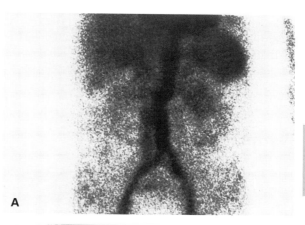

A

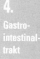

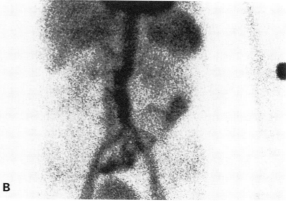

B

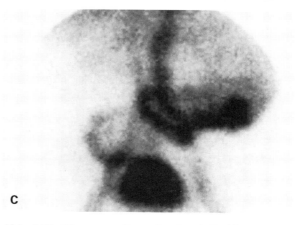

C

Abb. 4-72: Blutungsquellennachweis mit Tc-99m markierten Erythrozyten. Im ersten Bild nach 2 Minuten (**A**) zeigt sich intravasale Aktivität in den großen Abdominalgefäßen sowie den großen Abdominalorganen. Nach 40 Minuten (**B**) fällt eine Aktivitätsansammlung im linken Mittelbauch, wahrscheinlich im Jejunum auf, wobei schon Aktivität in Richtung rechter Unterbauch gewandert ist. Nach 2 Stunden (**C**) hat sich die Aktivität entlang den distal gelegenen Schlingen des Dünndarms ausgebreitet.

bzw. während der Endoskopie nach. Eine Blutung durch ein *Meckelsches Divertikel* (vgl. S. 350) wird fast immer im Kindesalter verursacht. Diese Divertikel enthalten in 50 bis 70% ektope Magenschleimhaut, die im Gegensatz zum Darm die Eigenschaft hat, Jod und damit TcO_4^- zu resorbieren: das Meckelsche Divertikel manifestiert sich dann als pathologische Aktivitätsanreicherung von TcO_4^- außerhalb des Magens. Entsprechend kann die Diagnose sehr spezifisch gestellt werden (**Abb. 4-73**).

Neoplasien

Eine neue, vielversprechende Szintigraphie wird mit einem ^{111}In-markierten Somatostatinrezeptor-Analog durchgeführt. Dieses Oligopeptid bindet hochspezifisch an die entsprechenden Rezeptoren und erlaubt die Lokalisation von *endokrin aktiven Tumoren* des Gastrointestinaltrakts. Da das Analog Octreotid zu Suppressionstherapie bei solchen Tumoren eingesetzt werden kann, kann ein positives Szintigramm darauf hinweisen, daß der Tumor mit dieser Hormontherapie erfolgreich behandelt werden kann. Da nicht nur endokrin aktive Tumoren des Gastrointestinaltrakts Somatostatinrezeptoren exprimieren, sondern offenbar ein großes Spektrum anderer Neoplasien, das von Lymphomen bis zu Glomustumoren reicht, wird diese Szintigraphie möglicherweise für viele Tumoren eingesetzt werden können.

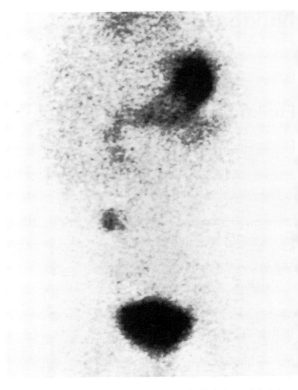

Abb. 4-73: TcO_4^--Scan bei einem dreijährigen Mädchen. Neben der normalen Aktivität im Magen und der Blase erkennt man einen Aktivitätsherd im rechten Mittelbauch, entsprechend einem Meckelschen Divertikel.

Weiterführende Literatur

Büll U., Schicha H., Biersack H. J., Knapp W. H., Reiners Ch., Schober O. (Hrsg.): Nuklearmedizin. Kap. Gastrointestinaltrakt. Stuttgart, Thieme, 1994, S. 337–359.

5. Übrige Abdominalorgane

Leber

B. Marincek

Anatomie

Die klassische *morphologische* Leberanatomie gliedert das Organ anhand von Fissuren in einen rechten, einen linken und zwei akzessorische Leberlappen. Die Fissura umbilicalis und das Ligamentum falciforme trennen den größeren rechten Leberlappen vom kleineren linken. An der Leberunterfläche verläuft die Fissura transversalis, welche den ventral gelegenen Lobus quadratus vom dorsal gelegenen Lobus caudatus abgrenzt. Der Lobus quadratus ist rechts vom Gallenblasenbett, links von der Fissura umbilicalis begrenzt.

Die moderne *funktionelle* und operationstechnisch relevante Leberanatomie basiert auf dem Verlauf der Äste der V. portae und der Lebervenen (**Abb. 5-1, 5-2**). Die drei Leberhauptvenen teilen die Leber in vier Sektoren auf. Die Äste der V. portae verlaufen innerhalb dieser Sektoren. Die Sektoren sind jeweils in Segmente unterteilt. Entsprechend dieser funktionellen Anatomie kann die Leber durch eine Ebene, welche von der mittleren Lebervene zur V. cava inferior und zum Gallenblasenbett verläuft, in eine rechte und eine linke Leber unterteilt werden (um eine Verwechslung mit der klassischen anatomischen Bezeichnung zu vermeiden, wird auf dem Begriff «Leberlappen» verzichtet und man spricht nur von rechter und linker Leber). Die rechte Leber besteht aus dem anteromedialen Sektor (Segment 8 und Segment 5) und dem posterolateralen Sektor (Segment 7 und Segment 6). Die linke Leber ist in den anterioren Sektor (Segment 4 = Lobus quadratus und Segment 3) und in den posterioren Sektor, welcher nur ein Segment (Segment 2) enthält, gegliedert. Zusammen mit dem Lobus caudatus (= Segment 1) besteht die Leber aus insgesamt acht Segmenten. Die rechte und die linke Leber besitzen eine eigenständige portal-venöse und arterielle Gefäßversorgung sowie eine getrennte biliäre Drainage. Der Lobus caudatus ist funktionell-anatomisch, d. h. in seiner Gefäßversorgung, autonom. Er wird sowohl vom linken als auch vom rechten Ast der V. portae bzw. der A. hepatica direkt versorgt, und der venöse Abfluß erfolgt in die V. cava inferior.

5.
Übrige
Abdominal-
organe

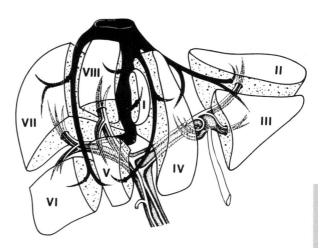

Abb. 5-1: Anatomie der Lebersegmente. Numerierung der acht Segmente im Gegenuhrzeigersinn (Nomenklatur nach Couinaud und Bismuth) (Aus Bismuth H: Surgical anatomy and anatomical surgery of the liver. World J Surg 1982; 6:3–9).

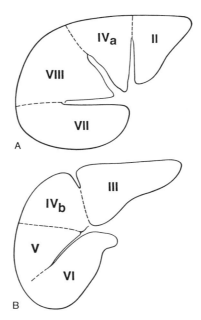

Abb. 5-2: Axiale Anatomie der Lebersegmente. (**A**) Schnitt auf Höhe der Lebervenenmündung. (**B**) Schnitt auf Höhe des rechten Pfortaderastes. Das Segment I ist nicht dargestellt.

Kongenitale Zysten

Kongenitale *simple Leberzysten* sind häufig und oft multipel. Meistens sind sie symptomlos und Zufallsbefunde. Die Zysten sind glatt begrenzt und rundlich oder oval är. Die sonographischen Charakteristika sind ein vollständig reflexfreies Areal mit Echoverstärkung an der schallkopffernen Seite und einer lateralen schmalen bandförmigen Schallauslöschung (**Abb. 5-3**). Computertomographisch findet sich eine scharf begrenzte Raumforderung von wasserähnlicher Dichte. Die Wand ist dünn oder nicht definierbar. Im MRI ist die simple Leberzyste auf dem T1-gewichteten Bild homogen signalarm und zeigt eine starke Zunahme der Signalintensität auf dem T2-gewichteten Bild.

Differentialdiagnostisch sind Echinokokkuszyste, Abszeß oder Neoplasie in Betracht zu ziehen. Diese zeigen aber eine unterschiedlich dicke Wand (evtl. mit Verkalkungen) und oft eine inhomogene Binnenstruktur.

Bei der *Zystenleber* (polyzystische Lebererkrankung) ist das Organ von zahlreichen, unterschiedlich großen Zysten durchsetzt; die Leberoberfläche wird dadurch höckrig. Meistens ist die Zystenleber mit Zystennieren vergesellschaftet (vgl. S. 455) (**Abb. 5-4**).

Entzündliche Erkrankungen

Pyogene Abszesse

Wichtige Ursachen von *pyogenen Leberabszessen* sind: (1) aszendierende Cholangitis infolge benigner (Choledocholithiasis, Striktur, sklerosierende Cholangitis) oder maligner (Karzinom des Ductus choledochus oder des Pankreas) Gallenwegsobstruktion; (2) portale Bakteriämie bei Kolondivertikulitis, Kolonkarzinom, sowie eitriger Appendizitis; (3) abdominales Trauma. Relativ hoch ist die Zahl nicht eruierbarer Ätiologien. Pyogene Leberabszesse sind oft multifokal. Erfolgt in der Frühphase keine Therapie, so konfluieren sie zu größeren Abszessen. In der Mehrzahl der Fälle sind sie in der rechten Leber lokalisiert, meistens in den posterioren Abschnitten.

Sonographisch sind Leberabszesse in der initialen Phase der Suppuration echoreich aufgrund von zellulärem Austritt von Proteinen, Cholesterol und anderen Lipiden. In der Phase der Liquefaktion nimmt mit zunehmender Verflüssigung der Zelltrümmer die Echogenizität ab. In der Frühphase kann somit ein Leberabszeß übersehen werden, wenn er isoechogen mit dem umgebenden Leberparenchym ist. In der

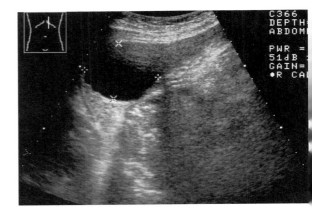

Abb. 5-3: Leberzyste. Sonographisch echofreies Areal, Echoverstärkung an der schallkopffernen Seite und laterale bandförmige Schallauslöschung.

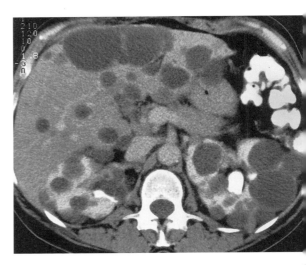

Abb. 5-4: Kontrastverstärkte CT bei Zystenleber und Zystennieren.

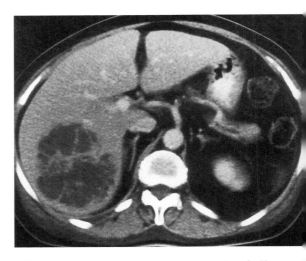

Abb. 5-5: Gekammerter pyogener Leberabszeß. Kontrastverstärkte CT.

Reparationsphase findet sich eine Bindegewebsproli-
feration mit Ausbildung einer Abszeßmembran und
eventueller Verkalkung, und die Echogenizität nimmt
wieder zu.

Computertomographisch ist ein Leberabszeß immer
hypodens. Ein Wandenhancement nach i.v. Kontrastmittelapplikation und ein perifokales Ödem sind Ausdruck einer Umgebungsreaktion. Ein Leberabszeß
kann gekammert sein (**Abb. 5-5**). Die pathognomonischen Gaseinschlüsse sind in Leberabszessen weniger
häufig nachweisbar als in sonstigen Abdominalab-
szessen.

Im *MRI* imponiert ein Abszeß im T1-gewichteten
Bild als hypointense, im T2-gewichteten als hyperintense Raumforderung. Bei ausgedehntem perifokalem
Ödem kann die Läsion bei T2-Gewichtung größer
erscheinen als bei T1-Gewichtung.

Amöbenabszesse

Hauptmanifestationsort des Parasiten *Entamoeba hi-
stolytica* ist der Intestinaltrakt. Der Leberabszeß ist die
häufigste extraintestinale Komplikation der Amöbiasis
und weltweit die *häufigste Form des Leberabszesses*.
Die sonographische und computertomographische
Morphologie ist variabel und im Vergleich zu pyogenen
Abszessen grundsätzlich nicht verschieden. Allerdings
sind Amöbenabszesse meistens solitär und bevorzugt
subkapsulär in der rechten Leber posterior-superior.
Deswegen findet sich oft eine Zwerchfellinfiltration
und Ruptur in Pleura und Lunge, seltener in Perikard
oder Peritoneum (**Abb. 5-6**).

Pilz- und mykobakterielle Abszesse

Candida albicans ist der häufigste Erreger von Pilz-
abszessen. Prädisponierend sind zytotoxische und
immunsuppressive Therapie bei Leukämie, sowie
immunsuppressive Therapie nach Organtransplantation. Die charakteristische Morphologie, nämlich bis
zu 2 cm messende Mikroabszesse, legt bei Vorliegen
der genannten Grunderkrankungen die Diagnose nahe.
Meistens finden sich diese Abszesse gleichzeitig in
Leber und Milz. Sonographisch bestehen typischerweise echoarme Läsionen mit echoreichem Zentrum
(«target» oder «bull's eye») oder solche mit Doppel-
radstruktur. Computertomographisch sind Mikroabszesse hypodens (**Abb. 5-7**). Differentialdiagnostisch
sind staphylokokkenbedingte Mikroabszesse, Metastasen und ein malignes Lymphom in Betracht zu
ziehen.

Mykobakterielle Leberabszesse (Mycobacterium tuberculosis und Mycobacterium avium-intracellulare)
werden hauptsächlich bei AIDS-Patienten beobachtet.

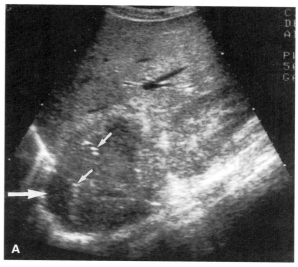

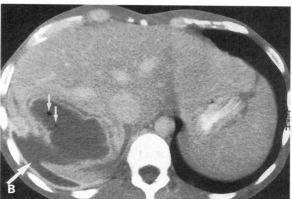

Abb. 5-6: Amöbenabszeß in posterioren Leberabschnitten
rechts mit Zwerchfellinfiltration und Ruptur in Pleura
(großer Pfeil) und Lunge. Sagittale Sonographie (**A**) und CT
(**B**). Kleine Lufteinschlüsse (kleine Pfeile) infolge hepato-
bronchialer Fistel. In der kontrastverstärkten CT mehr-
schichtige Abszeßmembran entsprechend einem reifen
Abszeß.

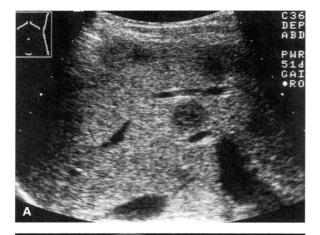

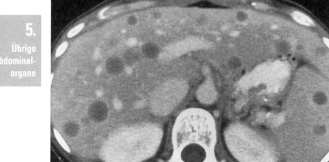

Abb. 5-7: Hepatolienale Candidiasis. Leberläsionen sonographisch (**A**) mit «target appearance». In der kontrastverstärkten CT (**B**) hypodense Mikroabszesse mit Wandenhancement.

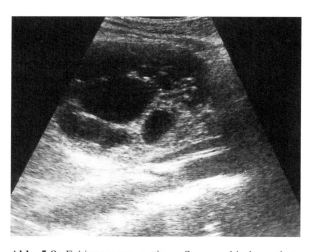

Abb. 5-8: Echinococcus cysticus. Sonographisch septierte Zyste.

Sie sind sonographisch und computertomographisch von hepatischen fungalen Mikroabszessen nicht unterscheidbar.

Echinokokkose

Die Echinokokkose ist eine parasitäre Bandwurminfektion, verursacht durch den Echinococcus (E. cysticus (granulosus) oder E. alveolaris (multilocularis). Der Mensch ist fakultativer Zwischenwirt. Beim E. cysticus ist der Hund Endwirt, beim E. alveolaris der Fuchs (selten der Hund). Der weltweit häufigere E. cysticus ist endemisch in Ländern mit Schafzucht (Zwischenwirt), der E. alveolaris in Zentral- und Nordeuropa, Sibirien und Kanada. Aus den peroral aufgenommenen Eiern schlüpfen im Darm die Larven aus und gelangen durch die Dünndarmmukosa in das portalvenöse und/oder lymphatische System. Die Leber fängt in der Mehrzahl der Fälle die Echinokokkuslarven auf und ist deswegen in 90% alleiniger Manifestationsort. Selten sind die Lungen befallen, noch seltener Hirn, Nieren und Knochen, da nach erfolgter Leberpassage das pulmonale Gefäßsystem ein weiterer Filter ist.

Der *Echinococcus cysticus* wächst zystisch-expansiv. In 20% sind die Zysten multipel. Auf konventionellen Röntgenbildern erkennbare Veränderungen sind schalenartige Membranverkalkungen der Mutterzyste und der durch Fragmentation entstehenden Tochterzysten. Diese sind innerhalb der großen Mutterzyste wandständig angeordnet. Bei Ruptur können Tochterzysten in das Gallengangsystem durchbrechen und zu Obstruktion führen. Bei Ruptur durch das Zwerchfell kann es zu Pleuraerguß und/oder bronchobiliären Fistel kommen, letztere erkennbar an Luft in den Gallenwegen. Sonographisch ist manchmal die Echinokokkuszyste von einer simplen Zyste nicht unterscheidbar, häufig finden sich aber Septenbildungen, die eine Differenzierung erlauben (**Abb. 5-8**). Computertomographisch ist die Echinokokkus-Zyste hypodens, gut demarkiert, teilweise verkalkt und mit oder ohne Septenbildungen. Die Septen und die Zystenwand zeigen ein Kontrastenhancement nach i.v.-Kontrastmittelverabreichung (**Abb. 5-9**).

Der *Echinococcus alveolaris* wächst infiltrativ-destruierend. Die Abdomenleeraufnahme kann multiple gruppierte Leberverkalkungen zeigen. Im Sonogramm sieht man unregelmäßig begrenzte, solitäre oder multiple Läsionen, häufig nahe am Leberhilus. Ein Durchbruch der Leberkapsel, eine Ummauerung der Lebervenen oder der V. cava inferior, eine Ausbreitung in den Leberhilus mit Obstruktion der Gallenwege oder der V. portae und/oder ein Befall der ableitenden Lymphwege verunmöglichen häufig eine

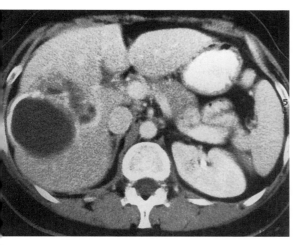

Abb. 5-9: Echinococcus cysticus. Kontrastverstärkte CT. Teilweise wandverkalkte Zyste und Tochterzysten.

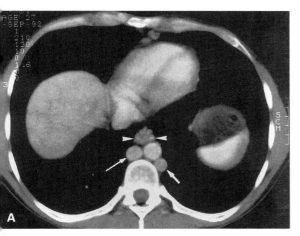

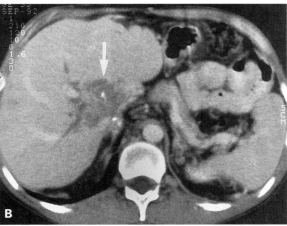

Abb. 5-10: Echinococcus alveolaris. Inhomogene Läsion mit kleinen Verkalkungen im Leberhilus (großer Pfeil). Infolge infiltrativen Wachstums dilatierte intrahepatische Gallenwege, Verschluß der V. portae mit konsekutiven Ösophagusvarizen (Pfeilköpfe), sowie Verschluß der intrahepatischen V. cava mit Kollateralzirkulation über die V. azygos (schlanker Pfeil) und V. hemiazygos (kleiner Pfeil).

kurative Operation. Computertomographisch sind die Läsionen typischerweise inhomogen, hypodens und irregulär begrenzt als Ausdruck einer zystischen Nekrose mit geringem oder fehlendem Kontrastenhancement in den Randgebieten. Perifokal angeordnete Verkalkungen und dilatierte Gallenwege werden häufig angetroffen (**Abb. 5-10**).

Während der Nachweis von Tochterzysten die Vermutungsdiagnose eines E. cysticus erlaubt, kann die Abgrenzung des E. alveolaris gegenüber einem primären oder sekundären malignen Lebertumor schwierig sein.

Vaskuläre Erkrankungen

Erkrankungen der *Leberarterien* (posttraumatisches oder postinfektiöses Aneurysma) und *arteriovenöse Fisteln* (hereditäre hämorrhagische Teleangiektasien bei M. Osler-Weber-Rendu) sind selten. Der *Leberinfarkt* ist ebenfalls selten, wahrscheinlich aufgrund der doppelten, d. h. arteriellen und portalvenösen Blutversorgung des Leberparenchyms.

Portale Hypertonie

Die portale Hypertonie ist definiert als *Erhöhung des Portalvenendruckes* über 8 mm Hg. Wichtigste Ursachen eines erhöhten Strömungswiderstandes sind:

1. postsinusoidal: chronische Herzinsuffizienz, konstriktive Perikarditis, Budd-Chiari-Syndrom
2. sinusoidal: Zirrhose infolge Alkoholabusus, Virushepatitis, biliärer Obstruktion, medikamenteninduziert
3. präsinusoidal: partielle oder komplette Pfortaderthrombose infolge neonataler Omphalitis, Stase bei Zirrhose, Tumorinfiltration, nekrotisierender Pankreatitis, Appendizitis, Divertikulitis, Hyperkoagulopathie (**Abb. 5-11**).

Vor der *angiographischen* Diagnostik (direkt: Splenoportographie, indirekt: venöse Phase bei Angiographie der A. mesenterica superior oder A. lienalis) gelangen *Sonographie* (Real-time-Sonographie ergänzt durch Duplex-Sonographie zur Beurteilung von Strömungsrichtung und Qualität des Blutflusses), *CT* und *MRI* zum Einsatz. Morphologisch ist die portale Hypertonie an variablen hepatofugalen (V. coronaria und assoziierte gastrooesophageale Venen, retroperitoneale, mesenteriale und paraumbilikale Kollateralen) und hepatopetalen (periportale Venen = kavernöse Transformation) *Kollateralen* sowie an der *Größenänderung* von Leber und Milz erkennbar (**Abb. 5-12, 5-13**). Die

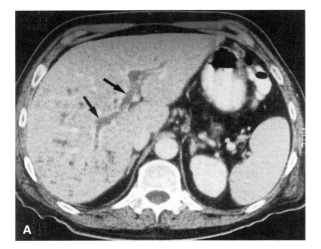

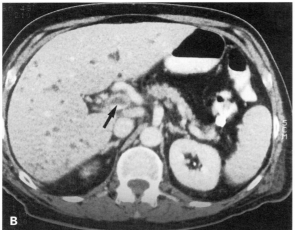

Abb. 5-11: Septische Thrombose der V. portae (Pfeile) und multiple pyogene Leberabszesse. Kontrastverstärkte CT.

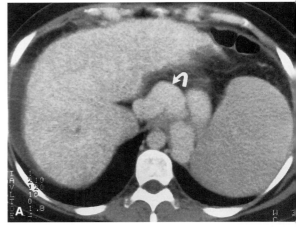

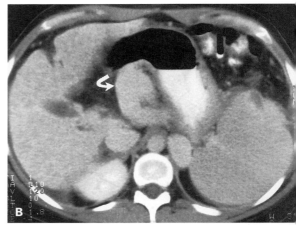

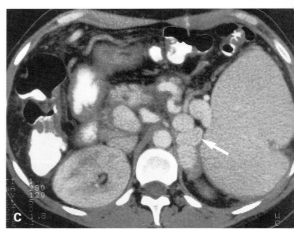

Abb. 5-12: Thrombose der V. portae und portale Hypertonie infolge posthepatitischer Leberzirrhose. Kontrastverstärkte CT. Gastrorenale (gebogener Pfeil) und splenorenale Kollateralen (gerader Pfeil). Splenomegalie, perihepatischer Aszites

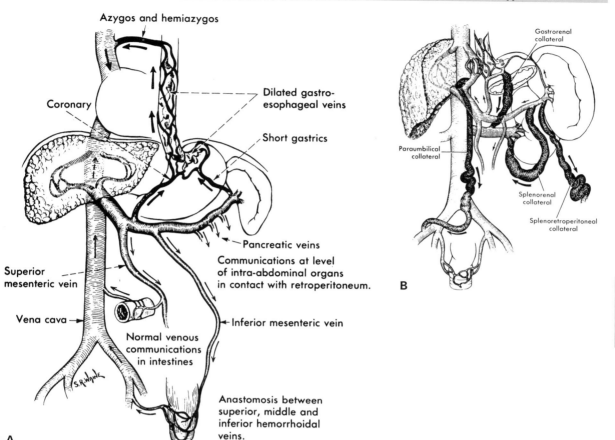

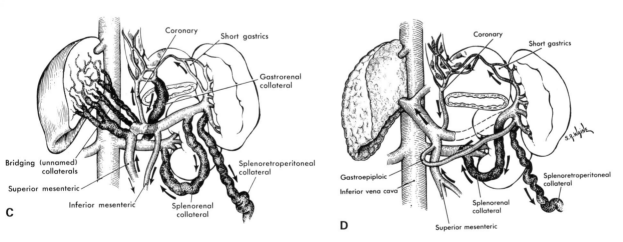

Abb. 5-13: Portosystemische Kollateralen. **(A)** Haupt-Kollateralen. **(B)** Zusatz-Kollateralen. **(C)** Kollateralen bei Verschluß der V. portae. **(D)** Kollateralen bei Verschluß der V. lienalis (A und B modif. nach Rousselot L. M. et al., Ann Surg 1959; 150:384; C und D aus Ruzicka J. F.: Portal venous system, slide series, Chicago, Micro X-Ray Recorder)

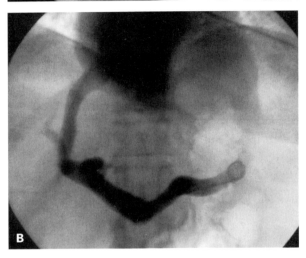

Abb. 5-14: Transjugulärer intrahepatischer portosystemischer Shunt (TIPSS). **(A)** Metall-Stent in situ, Katheterspitze in V. lienalis: Der Gewebetrakt zwischen Pfortaderast und Lebervene wird durch einen Metall-Stent geschient, um einen Kollaps oder Verschluß des Shunts zu verhindern. **(B)** Direkte Portographie: Das Kontrastmittel fließt über den Stent-Trakt in den rechten Vorhof.

paraumbilikale Kollaterale verläuft im Lig. falciforme und verbindet den linken Ast der V. portae über epigastrische Venen mit dem systemischen Kreislauf («caput medusae»). Ihr Nachweis korreliert mit einer portalen Hypertonie und schließt eine präsinusoidale Ursache aus. Der Durchmesser des Hauptstammes der V. portae ist ein wenig sensitiver Gradmesser einer portalen Hypertonie, weil infolge Blutabfluß über variable Kollateralen eine lineare Gefäßkaliberzunahme nicht zustande kommt.

Bei portaler Hypertonie stellt die Anlage eines transjugulären intrahepatischen porto-systemischen Shunt (TIPSS) eine neue, nicht-chirurgische Erweiterung der therapeutischen Möglichkeiten dar. Die permanente Verbindung zwischen Lebervenen und Pfortadersystem bewirkt eine portale Drucksenkung (**Abb. 5-14**). Das Ziel der Intervention besteht in einer Reduktion der Komplikationen der portalen Hypertonie, vornehmlich der Varizenblutung oder des therapierefraktären Aszites.

Budd-Chiari-Syndrom

Die wichtigsten Ursachen einer Obstruktion der *venösen* Leberdrainage (sog. Budd-Chiari-Syndrom) sind neben den idiopathischen Formen Koagulopathien (bes. Polycythaemia vera und sekundär bei Ovulationshemmern), primäre und sekundäre Neoplasien (bes. Hepatom und Metastase bei Adenokarzinom der Niere), Trauma, Schwangerschaft sowie kongenitale fibröse segelartige Membranen der intrahepatischen V. cava inferior und/oder Vv. hepaticae. Aufgrund der Lokalisation der Obstruktion werden drei Formen unterschieden: (1) Verschluß der V. cava inferior mit oder ohne sekundären Verschluß von Lebervenen, (2) primärer Verschluß einer oder mehrerer Leberhauptvenen mit oder ohne Verschluß der V. cava inferior, (3) progressiver thrombotischer Verschluß der kleinen zentrilobulären Venen («veno-occlusive disease»).

Die *Duplex-Sonographie* ist die initiale bildgebende Methode zum Nachweis von Thromben, CT und evtl MRI werden komplementär eingesetzt. Im akuten Stadium findet sich *computertomographisch* eine diffuse Hepatomegalie mit inhomogen vermindertem Kontrastenhancement und Aszites. Allerdings ist die Dichte des Lobus caudatus typischerweise normal (**Abb. 5-15 A**). Die V. portae kann infolge reduzierter Blutflusses thrombosiert sein. Im subakuten und chronischen Stadium ist der Lobus caudatus meistens vergrößert bei gleichzeitig inhomogenem Kontrastenhancement der übrigen Leberabschnitte. Diese Veränderungen treten auf, wenn eine Umleitung des Blutflusses von Leberabschnitten mit verschlossener

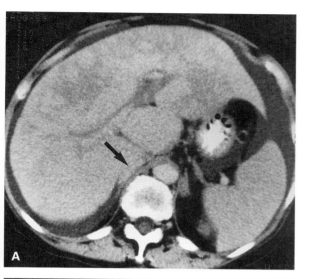

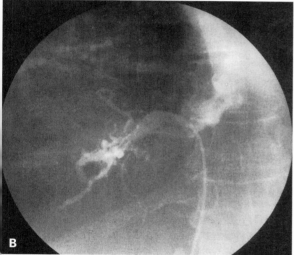

Venen zum nicht alterierten Lobus caudatus erfolgt, dessen Venen direkt in die V. cava inferior münden. Die Diagnose eines Budd-Chiari-Syndroms wird in der Regel *angiographisch* bestätigt (**Abb. 5-15 B**).

Diffuse Parenchymerkrankungen

Zu den diffusen Parenchymerkrankungen gehören ätiologisch unterschiedlichste Pathologien wie Steatose, Hepatitis, Zirrhose und Hämochromatose. Anhand bildgebender Verfahren sind diese Erkrankungen schwieriger zu beurteilen als fokale Leberläsionen. In der Diagnostik stehen immunologische und bioptische Methoden im Vordergrund. Die Aufgabe der Bildgebung besteht in der Beurteilung der Lebergröße und von Zusatzbefunden, z. B. tumoröser Läsionen.

Die *Lebersteatose* (Hauptursachen: Alkoholabusus, Diabetes mellitus, Adipositas, Medikamente) kann diffus, multifokal oder fokal sein. Die Verfettung führt im Sonogramm zu einer erhöhten Echodichte (**Abb. 5-16**), im CT zu einer Dichteminderung.

Die *Hepatitis* zeigt im akuten Stadium eine Volumenvermehrung des Organs, sonographisch vor allem erkennbar an einer Abrundung der kaudalen Leberkante. Im Sonogramm ist das Parenchym infolge Oedem echoärmer, im CT hypodenser. Die verschiedenen Formen der chronischen Hepatitis sind kaum

Abb. 5-15: Budd-Chiari-Syndrom, subakute Form. (**A**) In der kontrastverstärkten CT inhomogene Kontrastierung des Leberparenchyms und Hypertrophie des Lobus caudatus mit Kompression der retrohepatischen V. cava (Pfeil). (**B**) Lebervenenangiographie mit Darstellung des Gefäßverschlusses.

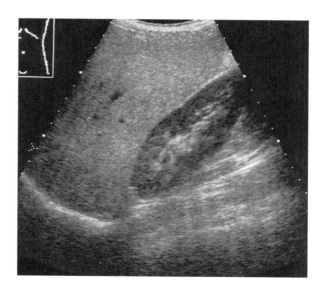

Abb. 5-16: Lebersteatose. Sonographie. Im Vergleich zur Niere echoreiches Leberparenchym.

diagnostizierbar. Die Hauptaufgabe der Bildgebung bei akuter oder chronischer Hepatitis ist der *Ausschluß einer biliären Obstruktion* als Ursache der Lebererkrankung.

Die *Leberzirrhose* kann im fortgeschrittenem Stadium sonographisch und mittels CT/MRI anhand folgender Veränderungen diagnostiziert werden (**Abb. 5-12, 5-17**):
- lobulierte Oberflächenkontur infolge Regeneratknoten
- Vergrößerung der linken Leber einschließlich des Lobus caudatus bei Schrumpfung der rechten Leber
- vermindertes Gesamtvolumen der Leber
- verbreiterte Fissuren infolge Parenchymschrumpfung
- Kollateralzirkulation bei portaler Hypertonie, Splenomegalie und Aszites als Sekundärzeichen.

Bei der *Hämochromatose* erfolgt die vermehrte hepatische Eisenablagerung in den Hepatozyten (primäre, kongenitale Form) oder in den Kupffer-Zellen des retikuloendothelialen Systems (inkl. von Milz und Knochenmark) (sekundäre Form, Hämosiderose, z. B. nach wiederholten Bluttransfusionen). Sind die Kupffer-Zellen abgesättigt, wird das Eisen auch in den Hepatozyten aufgenommen. Weil ein Überangebot an Eisen für Hepatozyten (nicht aber für die Kupffer-Zellen) toxisch ist, können bei der primären Hämochromatose eine Leberzirrhose oder ein hepatozelluläres Karzinom entstehen. Die vermehrte hepatische Eiseneinlagerung verursacht im CT eine Dichtezunahme und im MRI eine Verkürzung der Relaxationszeiten. Das ferromagnetisch wirksame Eisen verkürzt die T1- und besonders T2-Relaxationszeiten, so daß die Erkrankung am besten auf T2-gewichteten Bildern durch den Verlust der Signalintensität nachzuweisen ist (**Abb. 5-18**). Primäre und sekundäre Hämochromatose können anhand der Signalintensität der Milz unterschieden werden; sie ist bei der primären normal, bei der sekundären hingegen erniedrigt.

Bei *Verlust von Parenchymsubstanz* besitzt die Leber die Fähigkeit zur Regeneration mit kompensatorischer Hypertrophie und Hyperplasie nicht alterierter Parenchymabschnitte. Im Rahmen einer Leberteilresektion können bei nicht zirrhotisch verändertem Organ bis zu 80% des Parenchyms entfernt werden. Eine fokale hepatische Atrophie mit kompensatorischer Hypertrophie und Hyperplasie kann bei Leberzirrhose, Budd-Chiari-Syndrom, intrahepatischer Gallenwegsobstruktion benigner oder maligner Ätiologie (intrahepatische Cholelithiasis, Striktur nach Cholezystektomie, Cholangiokarzinom), Pfortaderobstruktion und nach

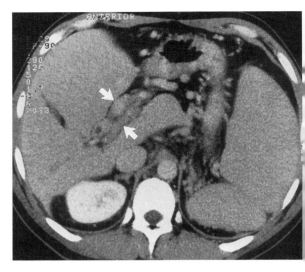

Abb. 5-17: Thrombose der V. portae und kavernöse Transformation (Pfeile) bei Polycythaemia vera. Kontrastverstärkte CT. Vergrößerte linke Leber, multiple perigastrische Kollateralen, Splenomegalie

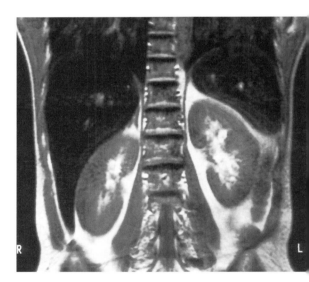

Abb. 5-18: Sekundäre Hämochromatose nach multiplen Bluttransfusionen (Hämosiderose). Koronares MRI. Leber und Milz weitgehend signallos.

Radiotherapie auftreten. Bei primären und sekundären Leberneoplasien ist die Pfortaderobstruktion die wichtigste Ursache für die Entstehung einer fokalen Parenchymatrophie.

Neoplasien

Kavernöses Hämangiom

Das kavernöse Hämangiom ist die *häufigste benigne Leberneoplasie.* Es ist bei Frauen häufiger als bei Männern, in 10 bis 20% multipel, oft subkapsulär gelegen und hat eine Durchschnittsgröße von 2 cm, kann aber 30 cm erreichen. Die Außenkontur ist glatt, eine Tumorkapsel ist nicht vorhanden. Histologisch besteht es aus unterschiedlich großen blutgefüllten Hohlräumen, welche von einem Endothel ausgekleidet sind. Der intratumorale Blutfluß ist sehr langsam und zentripetal. Oft findet sich eine zentrale Thrombose, welche sich fibrotisch umwandeln kann. Verkalkungen oder Phlebolithen sind selten. Hämangiome sind meistens asymptomatisch. Sie können während einer Schwangerschaft an Größe zunehmen und abdominale Beschwerden verursachen. Eine spontane Hämorrhagie ist rar.

Sonographisch ist das Hämangiom glatt begrenzt und typischerweise echoreich (**Abb. 5-19**); allerdings werden in 20–30% echoarme Areale gesehen, welche das Bild einer malignen Neoplasie vortäuschen können. Ein inhomogenes Echomuster ist bei größeren Hämangiomen Ausdruck der Hämorrhagie und/oder Nekrose. Ein zentral echoreiches Areal findet sich bei fibrotischer Umwandlung.

In der Nativ-*CT* ist das Hämangiom hypodens. Nach intravenöser Kontrastmittel-Bolusapplikation findet sich in der Frühphase ein knötchenförmiges peripheres Enhancement, welches im weiteren Verlauf zentripetal fortschreitet. Nach einem variablen Zeitraum (wenige Minuten bis eine Stunde) ist das Hämangiom zum umgebenden Lebergewebe isodens. Dieses pathognomonische Kontrastmittelverhalten wird allerdings nur in 50–60% beobachtet, da in den übrigen Fällen mit thrombosierten oder fibrotischen Bezirken hypodense Areale verbleiben (**Abb. 5-20**).

Aufgrund des sehr langsamen Blutflusses und des damit verbundenen hohen Flüssigkeitsgehaltes besitzen Hämangiome im *MRI* ein typisches Erscheinungsbild: Auf T1-gewichteten Bildern gelangen sie als glatt begrenzte, hypointense Raumforderung zur Darstellung, auf T2-gewichteten Aufnahmen besitzen sie eine sehr hohe (wie Liquor), homogene Signalintensität. Eine inhomogene Signalintensität kommt lediglich bei großen Hämangiomen mit thrombosierten

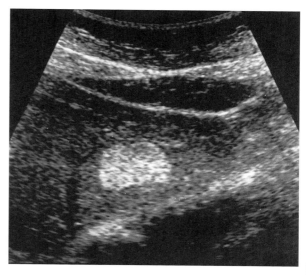

Abb. 5-19: Kavernöses Leberhämangiom. Sonographisch echoreiche fokale Läsion.

oder fibrotischen Anteilen vor. Analog zur CT findet sich nach intravenöser Applikation eines paramagnetischen gadoliniumhaltigen Kontrastmittels ein von peripher nach zentral fortschreitendes Kontrastenhancement, wobei im Gegensatz zur CT auf Spätaufnahmen das Hämangiom hyperintens (dagegen im CT isodens) ist (**Abb. 5-20, 5-21**). Eine maligne Neoplasie ist im Vergleich zum Hämangiom signalärmer, inhomogen und unscharf begrenzt. Aufgrund des morphologischen Erscheinungsbildes kann mit Hilfe des MRI in über 90% zwischen einem Hämangiom und einer malignen Leberneoplasie unterschieden werden.

Fokale noduläre Hyperplasie

Die seltene fokale noduläre Hyperplasie (FNH) ist eine *benigne* tumorartige Läsion. Sie tritt gehäuft bei Frauen im 3. bis 5. Lebensjahrzehnt auf, ist in 20% multipel, oft subkapsulär lokalisiert und eventuell gestielt. Makroskopisch zeigt sich eine zentrale sternförmige «Narbe» (= kongenitale arteriovenöse Malformation) mit radiär verlaufenden Septen. Eine Tumorkapsel ist nicht vorhanden. Mikroskopisch ist die FNH durch hyperplastische Hepatozyten und kleine Gallengänge, sowie in ungefähr 60% durch Kupffer-Zellen gekennzeichnet. Innerhalb der zentralen «Narbe» und der radiären Septen verlaufen hyperplastische Gefäße. Klinische Symptome sind selten.

Das *sonographische* Echomuster ist sehr variabel, d.h. es findet sich eine glatt begrenzte Raumforderung, welche echoreicher oder -ärmer als das normale Leberparenchym sein kann. In der Nativ-*CT* gelangt

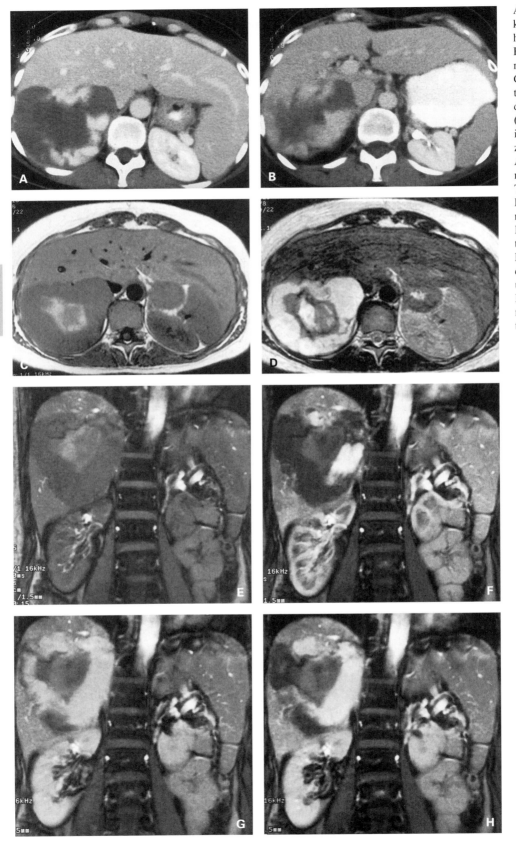

Abb. 5-20: Großes karvenöses Leberhämangiom. (**A**) CT Frühphase: peripheres Enhancement. (**B**) CT Spätphase: zentripetal fortschreitendes Enhancement. (**C**) MRI T1w: hypointense Läsion mit zentral signalreichem Areal infolge Hämorrhagie. (**D**) MRI T2w: hyperintense Läsion. (**E–H**) Dynamische koronare MRI mit zentripetal fortschreitendem Enhancement wie bei der CT (sofort, 3, 6 und 9 Min. nach Injektion von gadoliniumhaltigem Kontrastmittel)

5.
Übrige Abdominalorgane

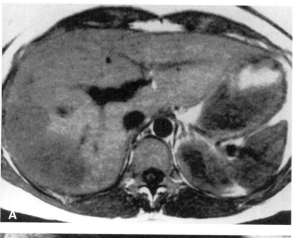

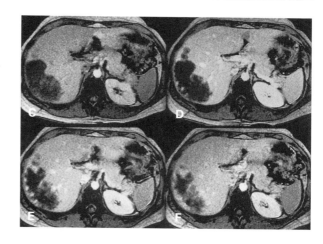

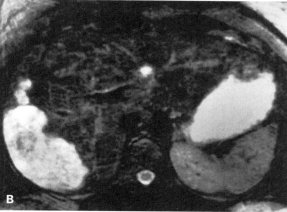

Abb. 5-21: Kavernöses Leberhämangiom. MRI: T1w (**A**), T2w (**B**), dynamische Serie: (**C, D**) Frühphase, (**E, F**) Spätphase.

die FNH als hypodense Raumforderung zur Darstellung, oft mit zentraler Narbenfigur. Nach intravenöser Kontrastmittelbolusapplikation ist ein biphasisches Enhancement erkennbar. In der Frühphase zeigt der Parenchymanteil – in Analogie zum angiographischen Befund einer hypervaskularisierten Läsion mit von peripher radspeichenartig zuführenden Arterien – ein starkes Kontrastenhancement. Die zentrale «Narbe» ist hypodens. Auf späteren Bildern ist die «Narbe» kurzzeitig hyperdens, während der Parenchymanteil isodens mit dem umgebenden Lebergewebe wird. Die auf T1-gewichteten *MRI*-Bildern hypointense zentrale «Narbe» ist auf T2-gewichteten hyperintens. Dynamische MRI-Sequenzen zeigen ein der CT analoges Signalverhalten (**Abb. 5-22, 5-23**).

Leberzelladenom

Das stark vaskularisierte Leberzelladenom kommt in 95% bei Frauen vor und ist mit Hormonmedikation (kontrazeptive Steroide, anabole Steroide) assoziiert. Nach Sistieren der Hormoneinnahme kann es sich

zurückbilden. Im Gegensatz zur FNH ist es von einer gefäßreichen Pseudokapsel umgeben. Spontane Hämorrhagien und Nekrosen sind häufig. Die sonographische und angiographische Unterscheidung gegenüber der FNH ist schwierig. In der CT zeigt das Leberzelladenom eine uncharakteristische Morphologie. Eine hepatische Raumforderung mit zentraler Hyperdensität infolge frischer Hämorrhagie ist grundsätzlich suspekt auf ein Leberzelladenom. Spontane Hämorrhagien sind demgegenüber bei Metastasen ungewöhnlich. Im Schwefel-Kolloid-Szintigramm ist eine Aktivitätsanreicherung im Leberzelladenom selten, bedingt durch die nur sporadisch vorhandenen Kupffer-Zellen.

Hepatozelluläres Karzinom

Das hepatozelluläre Karzinom (Hepatom) repräsentiert 90% der *primär malignen Leberneoplasien*. Es ist besonders häufig in Asien und Afrika. Hauptsächliche Risikofaktoren sind männliches Geschlecht, Zirrhose, chronische Hepatitis B und C-Virusinfektion,

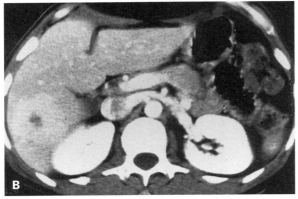

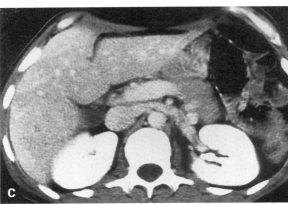

Abb. 5-22: Fokale noduläre Hyperplasie. **(A)** CT nativ. **(B)** Frühphase 1 Min. nach i.v. Kontrastmittel. **(C)** Spätphase 5 Minuten nach i.v. Kontrastmittel.

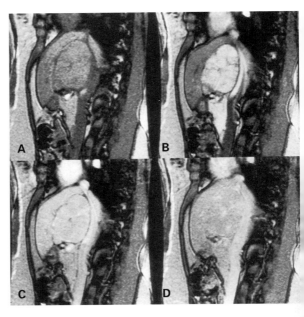

Abb. 5-23: Fokale noduläre Hyperplasie. Dynamische sagittales MRI nativ **(A)**, Frühphase **(B)** und Spätphasen **(C, D)** nach i.v. gadoliniumhaltiges Kontrastmittel. Biphasisches Enhancement (initial Parenchymanteil, dann zentrale «Narbe»).

Hämochromatose und Toxine (z. B. Aflatoxin, ein ubiquitär vorkommendes Mykotoxin). Das Hepatom tritt uni- oder multifokal, seltener diffus infiltrierend auf. Eine fibröse Pseudokapsel findet sich besonders bei Hepatomen mit histologischem Grad 1 oder 2, eine Infiltration der V. portae, V. cava inferior oder Vv hepaticae besonders bei solchen mit histologischem Grad 3 oder 4. Das massive hepatozelluläre Karzinom ist oft von kleinen Satellitenläsionen umgeben. Eine Gallenwegsinfiltration ist verhältnismäßig selten.

Sonographisch präsentiert sich das hepatozelluläre Karzinom als polyzyklische, unscharf begrenzte Raumforderung mit variablen echoreichen und echoarmen Arealen. Echoarme Areale entsprechen solidem Tumorgewebe, echoreiche einer fettigen Tumordegeneration und ein gemischtes Echomuster findet sich bei partieller Tumornekrose.

In der Nativ-*CT* findet sich eine oft gut begrenzte vorwiegend hypodense, bei Hämorrhagie z. T. hyperdense Läsion. Nach intravenöser Kontrastmittelbolusapplikation sind stark vaskularisierte Tumoren in der Frühphase hyperdens und zeigen anschließend eine Dichteangleichung zum umgebenden Leberparenchym; hypodense Areale sind Ausdruck einer Nekrose **(Abb. 5-24, 5-25A)**. Bei gering vaskularisierten Tumoren ist das Kontrastenhancement protrahiert, und ihre Hypodensität kann persistieren.

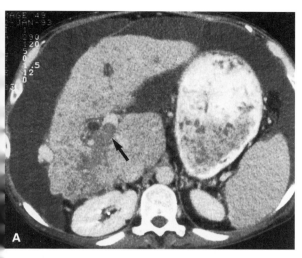

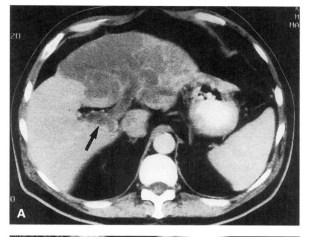

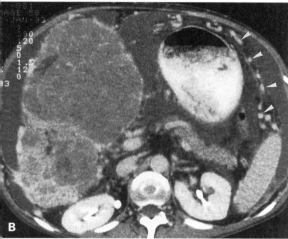

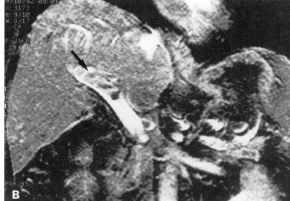

Abb. 5-24: Hepatozelluläres Karzinom bei äthylischer Leberzirrhose. Tumorinfiltration und Thrombose der rechtseitigen intrahepatischen V. portae (Pfeil). Hepatofugaler Blutfluß mit Kollateralzirkulation über Leberkapselgefäße und splenogastrische (Pfeilköpfe) Gefäße. Massiver Aszites.

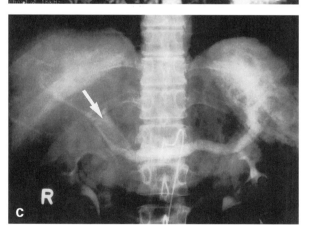

Abb. 5-25: Hepatozelluläres Karzinom mit Thrombose der V. portae infolge Tumorinfiltration. Kontrastverstärkte CT **(A)**, koronares MRI **(B)** und splenoportale Phase der Zöliakographie **(C)** mit Tumorthrombus in der V. portae (Pfeil).

Im *MRI* sind 50% der hepatozellulären Karzinome auf T1-gewichteten Bildern iso- oder hyperintens, auf T2-gewichteten Bildern sind über 90% hyperintens. Die Hyperintensität auf T1-gewichteten Bildern ist Folge einer fettigen Degeneration, einer Glykogenvermehrung oder einer Einblutung. Der solitär große Tumorknoten kann eine hypointense fibröse Pseudokapsel aufweisen (**Abb. 5-25B, 5-26**). Metastasen, Hämangiome oder Leberzysten haben demgegenüber nie eine Tumorkapsel.

Eine Sonderform des hepatozellulären Karzinoms, das *fibrolamelläre Karzinom,* besitzt eine bessere Prognose und tritt vorwiegend bei jungen Erwachsenen auf. Die Ätiologie ist unbekannt. Im Gegensatz zum Hepatom ist eine Leberzirrhose meistens nicht vorhanden und das Alpha-Fetoprotein ist nicht erhöht. Makroskopisch findet man eine glatt begrenzte, gut vaskularisierte Raumforderung, welche oft eine zentrale Narbe, multiple fibröse Septen, sowie in 30% dystrophe Verkalkungen aufweist (**Abb. 5-27**).

Metastasen

Metastasen sind die *häufigsten malignen Leberneoplasien.* Der Primärtumor ist meistens ein Karzinom, ausgehend von Kolon, Lunge, Mamma oder Pankreas.

Die *Sonographie* ist die Screening-Methode der Wahl für Lebermetastasen. Oft sind sie multipel, so daß bei multiplen nichtzystischen Läsionen und bekanntem Primärtumor Metastasen anzunehmen sind. Ihre Morphologie ist allerdings unspezifisch: echoreich, echoarm oder echolos (**Abb. 5-28**). Bei größeren Metastasen ist das Zentrum echoarm infolge Nekrose. Bei Einblutung findet sich eine erhöhte Echodichte. Ein echoarmer Randsaum (Halo) ist wahrscheinlich Ausdruck einer peritumoralen Parenchymkompression. In unklaren Fällen, z.B. bei einer solitären fokalen Läsion, ist für die definitive Metastasendiagnose eine Feinnadelaspirationspunktion notwendig.

Analog ist die *CT-Morphologie* von Metastasen variabel und abhängig von Nekrose, Einblutung oder Verkalkung (**Abb. 5-29**). Karzinommetastasen sind vor und nach intravenöser Kontrastmittelapplikation meistens hypodens. Sarkommetastasen sind vorwiegend nekrotisch. Verkalkungen werden häufig bei Metastasen von muzinösen kolorektalen Adenokarzinomen gesehen. Stark vaskularisierte Metastasen (Karzinoid, Inselzelltumor, Phäochromozytom, Nierenzellkarzinom) sind auf Nativaufnahmen hypodens, nach intravenöser Kontrastmittelapplikation in der Frühphase hyperdens und auf Spätaufnahmen isodens (**Abb. 5-30**). Das Leberscreening von onkologischen Patienten mittels CT ist wichtig, da Patienten mit

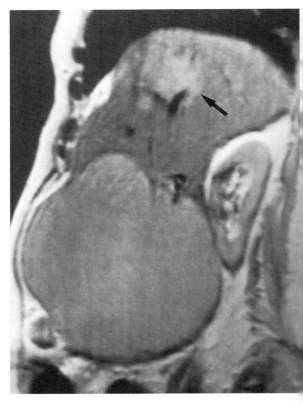

Abb. 5-26: Hepatozelluläres Karzinom. Sagittales MRI protonengewichtet. Große Raumforderung mit hypointenser fibröser Kapsel. Weitere Tumorläsion subdiaphragmal (Pfeil).

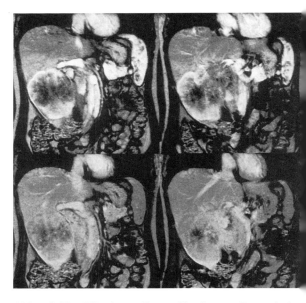

Abb. 5-27: Fibrolammelläres Karzinom. Dynamische koronares MRI (obere Reihe: Frühphase, untere Reihe Spätphase, nach i.v. gadoliniumhaltiges Kontrastmittel. Gefäßreiche Kapsel, keine Umgebungsinfiltration.

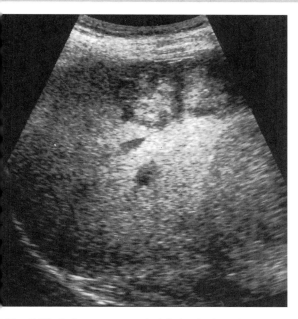

Abb. 5-28: Lebermetastasen bei kolorektalem Karzinom. Sonographie. Metastasen mit echoarmen Halo.

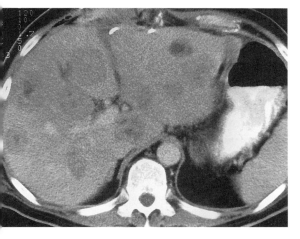

Abb. 5-29: Lebermetastasen bei kolorektalem Karzinom. Kontrastverstärkte CT

Lebermetastasen eines kolorektalen Karzinoms eine bessere Prognose haben, wenn eine Metastasenresektion möglich ist. Der alleinige Nachweis von Lebermetastasen genügt nicht, weil präoperativ die genaue Anzahl, Größe und Segmentlokalisation jeder Metastase bestimmt werden muß (Resektion bei vier oder weniger Metastasen, Größe unter 5 cm).

Gegenüber der CT-Technik mit intravenöser Kontrastmittelapplikation zeigt die *intraarterielle CT* eine besonders hohe Treffsicherheit im Nachweis von kleinen Läsionen, da ein maximales Kontrastenhancement möglich ist. Während das normale Leberparenchym zu 75% portal-venös und zu 25% arteriell versorgt wird, besitzen primäre oder sekundäre maligne Neoplasien eine hauptsächlich arterielle Blutversorgung. Bei intraarterieller CT mit selektivem Katheter in der A. hepatica gelangt eine Neoplasie hyperdens zur Darstellung und ist von hypodensem Parenchym umgeben. Bei CT mit selektivem Katheter in der A. mesenterica superior (CT-Portographie, Kontrastierung des Leberparenchyms via V. mesenterica superior und V. portae) stellt sich die Neoplasie hypodens dar und ist von hyperdensem Parenchym umgeben (**Abb. 5-31**).

Im *MRI* haben Lebermetastasen auf T1-gewichteten Aufnahmen eine niedrigere und auf T2-gewichteten eine höhere Signalintensität als das normale Leberparenchym. Zentrale Tumornekrosen sind auf T1-gewichteten Bildern stärker hypointens und auf T2-gewichteten hyperintenser als das vitale Gewebe. In etwa 20% zeigen Metastasen im T1-gewichteten Bild einen signalreichen Randsaum als Ausdruck eines perifokalen Ödems und erscheinen dadurch im T2-

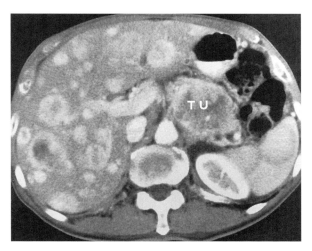

Abb. 5-30: Lebermetastasen bei Glukagonom von Pankreaskorpus und -kauda (TU). Kontrastverstärkte CT mit Nachweis von multiplen hypervaskularisierten Metastasen, z. T. mit zentraler Nekrose.

5.
Übrige
Abdominal-
organe

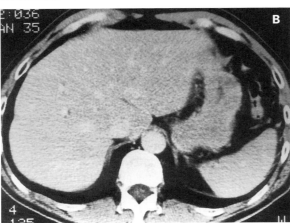

Abb. 5-31: Lebermetastasen, CT-Portographie. Oben: retrohepatische V. cava noch nicht kontrastiert, subkapsulär gelegene Metastasen. Unten: 30 Sek. später, Metastasen nicht mehr abgrenzbar.

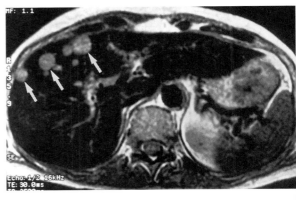

Abb. 5-32: Lebermetastasen bei Gallenwegskarzinom. MRI (T2w, nach i.v. superparamagnetisches Kontrastmittel). Metastasen signalreich (Pfeile, mit kleinen Nachbarmetastasen). Leberparenchym signalarm.

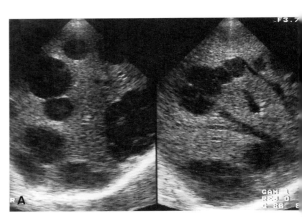

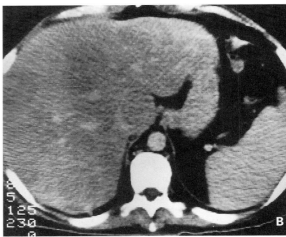

Abb. 5-33: Non-Hodgkin-Lymphom. Multiple fokale Leberläsionen. Sonographie (**A**) und kontrastverstärkte CT (**B**).

gewichteten größer als im T1-gewichteten. Neuartige Kontrastmittel (z. B. superparamagnetische Kontrastmittel) verbessern die Sensitivität des MRI für Metastasen. Superparamagnetische Kontrastmittel bestehen aus Eisenoxydpartikeln, welche selektiv von den Kupffer-Zellen phagozytiert werden. Durch extreme T2-Verkürzung bewirken sie eine Signalintensitätsabnahme des Leberparenchyms. Weil Metastasen keine Kupffer-Zellen enthalten, bleibt deren Signalintensität unverändert und es resultiert ein Kontrastenhancement. Mit superparamagnetischen Kontrastmitteln sind Metastasen bereits ab einer Größe von 5 mm nachweisbar (**Abb. 5-32**).

Mittels *intraoperativer Sonographie* können präoperativ nicht diagnostizierte kleine Läsionen zusätzlich nachgewiesen bzw. ausgeschlossen werden.

Malignes Lymphom

Die Leber ist ein seltener Manifestationsort des malignen Lymphoms. Das hepatische Non-Hodgkin-Lymphom tritt mit der gleichen Häufigkeit als fokale Läsion oder diffus infiltrierend auf (**Abb. 5-33**), während beim M. Hodgkin der diffuse Organbefall überwiegt. Der Nachweis eines diffusen Befalls mittels Sonographie, CT oder MRI ist im Vergleich zum fokalen Befall schwierig, und die Unterscheidung gegenüber einer diffusen Metastasierung oder einem diffusen hepatozellulären Karzinom kann unmöglich sein.

Trauma

Beim *Abdominaltrauma* ist die Leber nach der Milz und der Niere das am häufigsten verletzte Organ. Die Pathologie reicht von intrahepatischen Kontusionen, Hämatomen und Lazerationen mit intakter Leberkapsel bis zu ausgedehnten Verletzungen mit Kapselriß und intraperitonealer Blutung. Die *rechte* Leber ist aufgrund ihrer Lage wesentlich häufiger betroffen als die linke.

Die *Sonographie* ist beim Lebertrauma von untergeordneter Bedeutung. Ihre Hauptaufgabe besteht im Nachweis von freier Flüssigkeit in der Bauchhöhle. Intrahepatische Hämatome sind in der akuten Phase echoreich und werden innerhalb weniger Tage echoarm.

Die *CT* ist die Methode der Wahl bei Verdacht auf ein Lebertrauma. Der wichtigste Vorteil gegenüber der Sonographie ist die gleichzeitige Darstellung von Begleitverletzungen, z. B. Rippenfrakturen, Pneumothorax oder Lungenkontusion. Am häufigsten werden

in der CT Lazerationen nachgewiesen. Sie gelangen als lineare oder sternförmig verzweigte hypodense Läsionen zur Darstellung und verlaufen typischerweise entlang den Lebervenen und/oder den Ästen der V. portae (**Abb. 5-34**). Oft zeigen Verlaufskontrollen von konservativ behandelten Patienten eine Rückbildung der Parenchymverletzungen und des Hämatoperitoneums bereits innerhalb einer Woche. Persistierende intraparenchymatöse hypodense Areale sind durch residuelles Blut und Galleflüssigkeit bedingt.

Ein wichtiger Nachteil der CT ist die fehlende Darstellbarkeit der genauen Verletzungsform von kleinen Leberarterien (z. B. Lazeration oder Pseudoaneurysma). Die Diagnose erfolgt in diesen Fällen *angiographisch*. Größere Pseudoaneurysmen sind mittels Duplex-Sonographie und/oder CT nachweisbar.

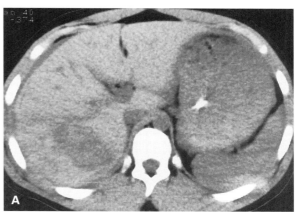

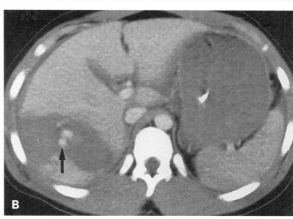

Abb. 5-34: Stumpfes Abdominaltrauma mit zentraler Leberruptur rechts und Blutung. CT nativ (**A**) und nach i.v. Kontrastmittel (**B**) mit Kontrastmittelextravasation infolge Blutung (Pfeil).

Lebertransplantation

Hauptindikationen zur Lebertransplantation sind posthepatitische und primär biliäre Zirrhose, sklerosierende Cholangitis, angeborene Stoffwechselstörungen, sowie nicht resezierbare primäre Lebertumoren. Neben der Gefährdung des Transplantates durch Abstoßungsreaktion können technische Komplikationen den Erfolg einer Transplantation beeinträchtigen. Diese treten besonders in der frühen postoperativen Periode auf. Die wichtigsten sind Nachblutungen, Gefäßthrombosen (A. hepatica, V. portae, V. cava inferior), sowie Komplikationen von seiten der Gallenwege (Strikturen und Leckagen). Gallenwegsobstruktionen infolge ischämischer Strikturen können sich Wochen bis Monate nach der Transplantation manifestieren.

Vaskuläre Komplikationen werden vor einer eventuellen Angiographie mittels Duplex-Sonographie und CT untersucht, biliäre Komplikationen mittels Sonographie, T-Drain-Cholangiographie bzw. perkutaner transhepatischer Cholangiographie. Ein vor allem in der CT auffallender Normalbefund in der frühen postoperativen Phase sind hypodense Areale um die V. portae und ihre Hauptäste sowie um die retrohepatische V. cava inferior. Sie sind Ausdruck eines kompromittierten Lymphabflusses. Diese Lymphstase bildet sich nach Regeneration der Lymphgefäße zurück (**Abb. 5-35**).

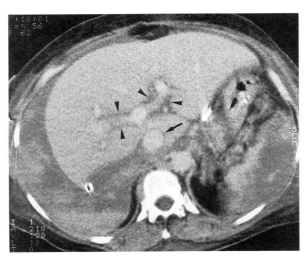

Abb. 5-35: Lebertransplantation. Kontrastverstärkte CT. Ausgedehntes perihepatisches Hämatom. Periportale (Pfeilköpfe) und perikavale Hypodensität (Pfeil) infolge Lymphstase. Infarzierte Milz.

Besonderheiten im Kindesalter

U. V. Willi

Hepatomegalie

Die Hepatomegalie ist, wie die Splenomegalie, durch mehrere mögliche Ursachen bewirkt:

– Entzündung (infektiös, abszedierend, toxisch)
– Stauung (Kongestion bei Herzversagen, rechte Einflußstauung)
– Hyperplasie der Kupfferzellen (akut entzündliche oder maligne Erkrankung)
– Infiltration (lokal/diffus zellulär, benigne oder maligne, z. B. Leukämie, Lymphom, fötale Erythroblastose)
– Metabolische Erkrankung (Speicherkrankheit: Glykogenose, Mukopolysaccharidose, Gangliosidose, Alphaantitrypsinmangel)
– Intrahepatischer Tumor (benigne/maligne, z. B. konnatale Leberfibrose/Hepatoblastom, Hepatokarzinom)
– Mißbildung (Hämangioendotheliom)
– Trauma (Pseudozyste)
– Steatose (Über-/Unterernährung, medikamentös)
– Stoffwechselkrankheit, endokrine Krankheit.

Die *Sonographie* zeigt, wenn auch nicht spezifisch, in manchen Fällen einer diffusen Affektion des Leberparenchyms eine Echovermehrung oder Irregularität der Echostruktur. Zystische oder solide fokale Läsionen sind ultrasonographisch sehr gut zu erfassen. Die Hepatome bei Glykogenose I können echoarm wie echoreich, aber auch isoechogen im Vergleich zur Leber sein. Daher sind sie nicht in jedem Fall erkennbar.

Neoplasien

Das *Hepatoblastom* gehört zu den häufigeren soliden Tumoren beim Kind. Ähnlich wie das Nephroblastom und das Neuroblastom ist es ein embryonaler Tumor der vor allem das Kleinkind befällt. Gewöhnlich besteht klinisch eine starke Vergrößerung der Leber. Sonographisch ist das Hepatoblastom scharf begrenzt relativ hyperechogen, in der Regel heterogen durch nekrotisch-hämorrhagische Zerfallsveränderungen im Inneren des Tumors. Die Computertomographie zeigt eine Hypodensität, mit der entsprechenden Heterogenität, je nach dem aktuellen biologischen Verhalten des Tumors.

Differentialdiagnostisch kommt das *hepatozelluläre Karzinom* in Frage, das bei Adoleszenten mit angebo ener Hepatitis B vorkommen kann. Während früher die selektive hepatische Angiographie zur Operationsplanung (partielle Leberresektion) als unumgängliche diagnostische Maßnahme galt, wird sie durch die heute mögliche Bestimmung der hepatischen Segmente mit Hilfe der Magnetresonanztomographie oder auch des CT fast immer überflüssig.

Portale Hypertension

Häufigste Ursache einer portalen Hypertension beim Kind ist die extrahepatische Obstruktion der Portalvene. Ein Zustand nach Nabelvenenkatheterisierung, abdominalem Trauma, Pankreatitis oder ein entzündlicher Prozeß, bzw. eine Neoplasie kommen ätiologisch in Betracht. Zystische Fibrose, Stoffwechselerkrankungen (Alphaantitrypsinmangel; Morbus Wilson usw.), oder eine chronisch aggressive Hepatitis sind ebenfalls ätiologische Möglichkeiten. Die Pathologie der portalen Zirkulation ist sonographisch vor allem mit Hilfe der Farbdopplertechnik eindeutig darzustellen.

Nuklearmedizin

G. K. von Schulthess

Für die Leber stehen drei wesentliche Substanzklassen als Marker zur Verfügung: die Marker des RES (Tc-Schwefelkolloide), der Hepatozyten und Gallenwege (Tc-HIDA-Präparate) und die Blutpool-Marker (Tc-markierte Erythrozyten).

Die *RES-Marker* hatten vor der Einführung der Sonographie große Bedeutung, heute beschränkt sich ihre Anwendung auf die Differenzierung zwischen Leberadenomen (die keine Kupfferzellen enthalten) und der fokal-nodulären Hyperplasie, die Kupfferzellen enthält.

Die *Blutpool-Marker* leisten nach wie vor gute Dienste zur Identifikation von Hämangiomen, die aus stark bluthaltigen Gefäßmißbildungen mit oft schlechter arterieller Versorgung bestehen. Ein Aktivitätsdefizit in der Läsion im RES- oder Hepatozyten-spezifischen Scan bei gleichzeitig vermehrter Aktivität in der Läsion bei Anwendung eines Blutpoolmarker ist ein Hämangiom **(Abb. 5-36)**. Ist der Blutpoolscan negativ, schließt dies ein Hämangiom jedoch nicht aus, da die pathologischen Gefäße des Hämangioms thrombosiert sein können.

Aktuelle Indikationen zur Darstellung der *Gallenwege* sind: der Nachweis von Gallengangsatresien beim Neugeborenen, die Funktionsbeurteilung der Gallenausscheidung und die Identifikation regional pathologischer Ausscheidung. In den USA wird die Gallengangsszintigraphie sehr häufig zur Diagnose der akuten Cholezystitis eingesetzt: die Gallenblase stellt sich nicht dar, da bei der akuten Cholezystitis ihre Fähigkeit, die Galle zu konzentrieren, gestört ist.

Weiterführende Literatur

Ferrucci J. T.: Liver tumor imaging. Current concepts. Radiol Clin N Am 1994; 32:39–54.

Jeffrey R. B. Jr.: The liver. In: Jeffrey R. B. Jr. (ed.): CT and sonography of the acute abdomen. New York, Raven Press, 1989, pp 1–52.

Marincek B., Thurnher S., Decurtins M., von Schulthess G. K., Largiadèr F.: CT und MRT nach Lebertransplantation. Radiologe 1988; 28:544–548.

Mitchell D. G.: Hepatic imaging: Techniques and unique applications of magnetic resonance imaging. Magnetic Resonance Quarterly 1993; 9: 84–112.

5.
Übrige
Abdominalorgane

Abb. 5-36: Leberhämangiom bei einem 40jährigen Mann. **(A)** In der rechtslateralen Projektion findet sich ein Bereich vermehrter Aktivität, der sich vom umliegenden Leberparenchym klar abhebt. Die Untersuchung wurde mit Tc-markierten Erythrozyten zur Blutpoolmarkierung durchgeführt. Entsprechend stellen sich alle Strukturen mit relativ großem Blutvolumen dar. **(B)** Die CT zeigt die entsprechende Struktur infero-posterior im rechten Leberlappen.

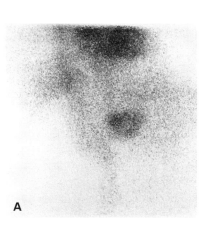

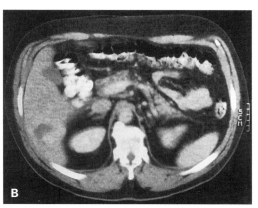

Gallenblase und Gallenwege

C. Becker

Anatomie

Die *intrahepatischen Gallenwege* verlaufen parallel zu den Ästen der Pfortader und der Arteria hepatica im gemeinsamen Bindegewebskompartiment. Sie folgen dabei der segmentären Leberanatomie und sind im Zentrum der Lebersegmente angeordnet. Die Gallengänge des rechten und linken Leberlappens vereinigen sich in variabler Folge zum rechten und linken *Ductus hepaticus.* Im axialen Schnittbild sind die peripheren, intrahepatischen Gallengänge normalerweise kaum sichtbar; die zentralen intrahepatischen Gallengänge stellen sich ventral der jeweiligen Pfortaderäste dar und weisen ein deutlich kleineres Kaliber als letztere auf **(Abb. 5-37A).** Im Leberhilus bilden die beiden Ductus hepatici den Ductus hepaticus communis. Der Ductus hepaticus communis verläuft im Ligamentum hepato-duodenale parallel latero-ventral zum Pfortaderhauptstamm. Der Durchmesser des normalen extrahepatischen Gallengangs ist variabel (ca. 3–4 mm), jedoch immer geringer als derjenige des Pfortaderhauptstammes **(Abb. 5-37B).**

Die *Gallenblase* besteht aus Fundus, Corpus und Infundibulum. Am Übergang zum Ductus cysticus liegt eine leichte Ausstülpung, die Hartmannsche Tasche. Der Fundusbereich sowie die lateralen und kaudalen Abschnitte der Gallenblase sind von Peritoneum überzogen, im kranialen Anteil fehlt jedoch der peritoneale Überzug (Pars affixa). Der *Ductus cysticus* ist durch die Heisterschen Klappen gekennzeichnet, welche kleinen septenartigen Mukosafalten entsprechen, die sich in das Lumen des Ganges vorwölben. Die Einmündung des Ductus cysticus in den Ductus hepaticus ist in sehr unterschiedlicher Höhe gelegen; er variiert auch in seiner topographischen Lage in bezug auf den Gallengang. Die Einmündung kann sowohl von rechts, von links, von dorsal oder ventral erfolgen. Gelegentlich verläuft der Ductus cysticus eine Strecke gemeinsam mit dem Ductus hepaticus communis in einer bindegewebigen Scheide.

Distal der Zystikusmündung folgt der *Ductus choledochus,* bei dem man einen suprapankreatischen und einen intrapankreatischen Abschnitt unterscheidet. Der distale, suprapankreatische Abschnitt liegt unmittelbar dorsal des (meist gashaltigen) Bulbus duodeni. Daher ist dieser Anteil im Sonogramm oft nicht einsehbar. Der Sphinkter-Apparat im Mündungsbereich

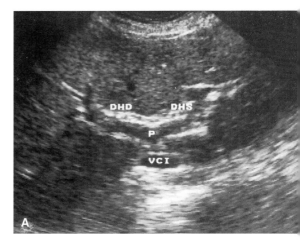

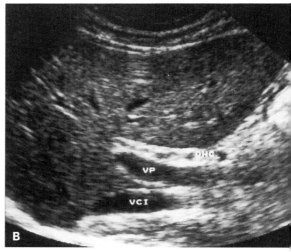

Abb. 5-37: Anatomie des intra- und extrahepatischen Gallengangsystems im sonographischen Schnittbild. **(A)** Axiale Schnittebene auf Höhe des Leberhilus: Ductus hepaticus dexter (DHD) und sinister (DHS) sind ventral der korrespondierenden Pfortaderäste (P) erkennbar und vereinigen sich zum Ductus hepaticus communis. **(B)** Der parasagittale Schnitt durch das Ligamentum hepatoduodenale zeigt die Pfortader (VP) sowie ventral davon gelegen den Ductus hepaticus communis (DHC) im Längsschnitt. Der distale Abschnitt des Ductus hepato-choledochus ist wegen Gasüberlagerung nicht einsehbar. Vena cava inferior (VCI).

des Ductus choledochus formt auf Höhe der Pars II des Duodenums die *Ampulla Vateri,* in welche der Pankreasgang mündet.

Cholezystolithiasis

Die Methode der Wahl zum Nachweis der Cholezystolithiasis ist die *Sonographie,* welche Konkremente bereits ab wenigen Millimetern Durchmesser mit großer Präzision zu entdecken vermag. Konkremente stellen sich sonographisch als echodichte Bezirke innerhalb der Gallenblase mit einem charakteristischen dorsal gelegenen, echofreien Bezirk (Schallschatten) dar **(Abb. 5-38)**. Die Sedimentation und die Lageverschieblichkeit der Konkremente bei Positionsänderung des Patienten (z. B. Linksseitenlage), wie sie sich im real-time Betrieb beobachten läßt, sind weitere wichtige diagnostische Merkmale. Am besten lassen sich Konkremente bei distendierter, d. h. gefüllter Gallenblase nachweisen, weshalb die Gallenblasensonographie beim nüchternen Patienten durchgeführt werden soll. Sedimentierendes, echogenes Material wird häufig als eingedickte Galle oder «sludge» bezeichnet und wird bei fehlender Entleerungsfunktion der Gallenblase, z. B. bei parenteraler Ernährung oder nach längerdauerndem Fasten, beobachtet. Agglomerate eingedickter Galle («sludgeballs») unterscheiden sich von eigentlichen Konkrementen nur durch den fehlenden dorsal gelegenen Schallschatten. Falsch positive Diagnosen von Gallenblasenkonkrementen können durch die irrtümliche Abbildung von Gas im der Gallenblase unmittelbar anliegenden Duodenum, welches ebenfalls einen dorsalen Schallschatten aufweisen kann, produziert werden.

Die Komposition von Konkrementen (Cholesterinsteine, verkalkte Cholesterinsteine, Kalzium-Bilirubinatsteine) kann bisher nicht sonographisch analysiert werden. Bei der konventionellen, *oralen Cholezystographie* (OCG) (inkl. Leerbild) lassen sich in etwa 15 bis 20% der Gallenkonkremente Verkalkungen nachweisen (hoher Kalzium-Bilirubinat-Anteil). Die *Computertomographie* kann aufgrund ihres hohen Dichteauflösungsvermögens wesentlich kleinere Kalziumanteile in Konkrementen nachweisen als die OCG. Als Suchmethode bzw. Ausschlußmethode für Gallenkonkremente ist die CT im übrigen keine Alternative zur Sonographie, da sehr viele Konkremente ähnliche Absorptionswerte aufweisen wie die umgebende Galleflüssigkeit und daher unentdeckt bleiben.

Die *Kontraktilität* der Gallenblase kann nach Gabe einer Reizmahlzeit mittels OCG (oder auch Ultraschall) beurteilt werden.

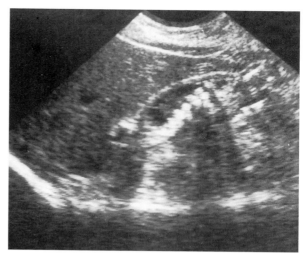

Abb. 5-38: Cholezystolithiasis. Sonographie (Schnittbild durch die Längsachse der Gallenblase): Multiple, sedimentierende, echodichte Konkremente mit typischem, dorsal gelegenen Schallschatten.

5.
Übrige
Abdominal-
organe

Cholezystitis

Akute Cholezystitis

Bei der Diagnostik der *akuten Cholezystitis* wird in der Regel die Sonographie als erste bildgebende Methode eingesetzt, da sie rasch verfügbar und weit verbreitet ist. Das typische sonographische Bild der akuten Cholezystitis zeigt Gallenblasenkonkremente, wovon oft eines im Gallenblasenhals impaktiert (nicht lageverschieblich) ist **(Abb. 5-39)**. Die Gallenblase ist groß und zeigt eine verdickte Wand (5 mm oder mehr) mit einem echoarmen, intramuralen Streifen, welcher Ödem bzw. beginnender intramuraler Gangrän entspricht. Läßt sich während der Untersuchung das Maximum der peritonealen Défense auf die Gallenblase lokalisieren («sonographisches Murphy-Zeichen»), so sichert dies meistens die Diagnose. Keines der genannten Zeichen ist spezifisch oder obligat, so daß die sonographische Diagnose der akuten Cholezystitis im Einzelfall recht schwierig sein kann. Die Gallenblasenwand kann auch in der Gegenwart von Aszites sowie bei Lebererkrankungen (Hepatitis, Zirrhose) verdickt sein, ohne daß entzündliche Veränderungen vorliegen müssen. Das Fehlen von Gallenblasenkonkrementen schließt das Vorliegen einer akuten Cholezystitis keineswegs aus. Die akute, akalkuläre Cholezystitis wird vor allem bei polytraumatisierten Patienten, nach größeren operativen Eingriffen, aber auch bei Sepsis und verschiedenen anderen Risikofaktoren

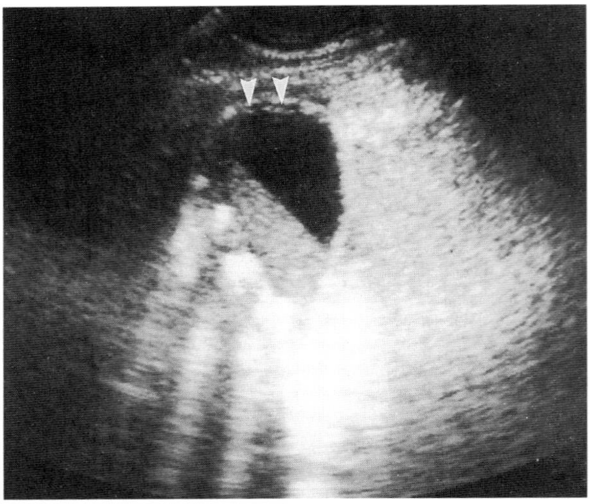

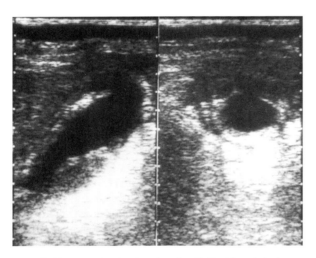

Abb. 5-39: Gallenblasenempyem bei kalkulöser Cholezystitis. Sonographie: Das Gallenblasenlumen enthält – neben mehreren Konkrementen mit dorsalem Schallschatten – sedimentierendes echoreiches Material. Die Gallenblasenwand weist im anterioren Teil einen echoarmen intramuralen Streifen auf (Pfeilspitzen), einem intramuralen Ödem bzw. beginnender Gangrän entsprechend.

Abb. 5-40: Gedeckte Perforation der Gallenblase bei akuter, akalkulärer Cholezystitis. Sonographie, Längsschnitt (links) und der Querschnitt (rechts) der Gallenblase: Kontinuitätsunterbrechung (bei Perforation) der Gallenblasenwand im Fundusbereich mit beginnender pericholezystischer Abszedierung. Das echodichte Material innerhalb der Gallenblase entspricht entzündlichem Débris.

beobachtet. Die sonographische Diagnose der akuten akalkulären Cholezystitis ist vor allem dadurch erschwert, daß viele der betroffenen Patienten ohnehin durch parenterale Ernährung eine große Gallenblase mit retiniertem «sludge» aufweisen, oft liegt sogar freie intraperitoneale Flüssigkeit im Rahmen vorangegangener Operationen vor.

Sowohl die kalkuläre als auch die akalkuläre Form der Cholezystitis können zu verschiedenen Komplikationen Anlaß geben, die mit der Sonographie oder CT erfaßt werden können. Echodichtes, nicht schattengebendes «sludge»-ähnliches Material findet man beim *Gallenblasenempyem* (**Abb. 5-39**) und bei der *hämorrhagischen Cholezystitis.* Letztere manifestiert sich im Computertomogramm durch stark hyperdensen Gallenblaseninhalt. Ein Kontinuitätsunterbruch der Gallenblasenwand oder pericholezystische Flüssigkeit weisen auf eine gedeckte oder freie *Perforation der Gallenblase* hin (**Abb. 5-40**). Multiple starke Echos innerhalb der Gallenblasenwand mit dorsal gelegenen Schallschatten, welche Reverberationsechos enthalten und durch Gasbildung hervorgerufen werden, sind die Zeichen der emphysematösen Cholezystitis; Lufteinschlüsse im Gallenblasenlumen können auch mittels Abdomen-Übersichtsaufnahme oder CT nachgewiesen werden.

Die ^{99m}Technetium-Imino-Diacetat- (IDA-) Szintigraphie besitzt eine hohe Aussagekraft bei der Diagnostik sowohl der kalkulären als auch der akalkulären Form der akuten Cholezystitis. Die szintigraphische Diagnose der akuten Cholezystitis beruht auf dem fehlenden Nachweis von Aktivität in der Gallenblase nach intravenöser Applikation des Isotops infolge Obstruktion des Ductus cysticus, bzw. auf dem fehlenden Abnahme der Aktivität in der Gallenblase nach intravenöser Applikation von Cholezystokinin. In der Regel ist die IDA-Szintigraphie allerdings weniger gut verfügbar als die Sonographie und spielt daher in der Praxis eine geringere Rolle.

Chronische Cholezystitis

Die *chronische Cholezystitis* manifestiert sich durch eine wandverdickte und oft volumenreduzierte Gallenblase mit Konkrementen. Das Endstadium der chronischen Cholezystitis ist die Schrumpfgallenblase, bei welcher kein freies Gallenblasenlumen mehr vorhanden ist, da dieses von Konkrementen vollständig ausgefüllt ist. Sonographisch erscheint die Gallenblase aufgrund der Konkremente als echodichter Komplex im Bereich der Leberpforte mit deutlichem ausgeprägtem dorsalem Schallschatten. Bei der OCG stellt sich die Gallenblase in solchen Fällen meist nicht dar («Vésicule exclue»). Gelegentlich kommt es zu Verkalkungen innerhalb der Gallenblasenwand. Dieser Befund (sog. Porzellangallenblase) ist mit einem erhöhten Risiko des Gallenblasenkarzinoms verbunden.

Neoplasien der Gallenblase

Gallenblasenpolypen und hyperplastische Cholezystosen

Weichteilläsionen in der Gallenblasenwand, welche nicht sedimentieren und bei Lagewechsel nicht verschieblich (an der Wand fixiert) sind, bezeichnet man als *Gallenblasenpolypen*. Die Differentialdiagnose der intraluminalen Läsionen der Gallenblase und der Gallenblasenpolypen ist in **Tab. 5-1** zusammengefaßt. Polypoide Gebilde von weniger als etwa 1 cm Durchmesser werden im allgemeinen primär nicht als malignomverdächtig beurteilt und können zunächst anhand von Verlaufskontrollen beobachtet werden (**Abb. 5-41**). *Cholesterinpolypen* sind nicht neoplastischer Natur. Bei der *Cholesterolose* der Gallenblase ist die gesamte Gallenblasenwand von multiplen Cholesterinpolypen besetzt (**Abb. 5-42**).

Tab. 5-1: Differentialdiagnose echogener intraluminaler Läsionen der Gallenblase im Sonogramm.

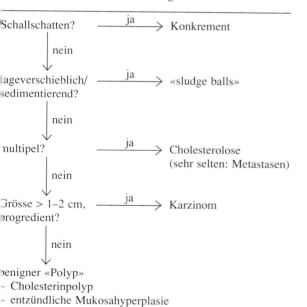

Schallschatten? ⎯⎯ja⎯→ Konkrement

nein

Lageverschieblich/ ⎯⎯ja⎯→ «sludge balls»
sedimentierend?

nein

multipel? ⎯⎯ja⎯→ Cholesterolose
(sehr selten: Metastasen)

nein

Grösse > 1–2 cm, ⎯⎯ja⎯→ Karzinom
progredient?

nein

benigner «Polyp»
- Cholesterinpolyp
- entzündliche Mukosahyperplasie
- Adenomyose
- adenomatöser Polyp
- villöses Adenom
- Cystadenom
- Neurinom
- etc.

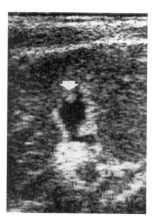

Abb. 5-41: Gallenblasenpolyp. Sonographie (Querschnitt durch das Gallenblasenlumen): Einige Millimeter messende echodichte, nicht sedimentierende Weichteilstruktur (Pfeil). Derart kleine Befunde können zunächst mittels Verlaufskontrollen beobachtet werden.

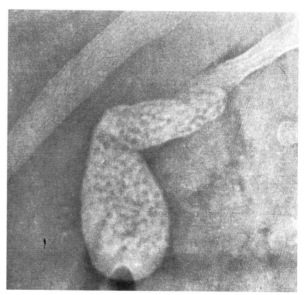

Abb. 5-42: Cholesterolose der Gallenblase. Orale Cholezystographie: Multiple wandständige, nicht sedimentierende Füllungsdefekte, Cholesterinpolypen entsprechend.

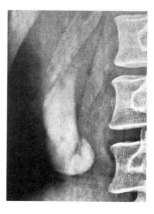

Abb. 5-43: Adenomyose der Gallenblase. Orale Cholezystographie: Septenartiger, unregelmäßig konfigurierter Füllungsdefekt im Fundusbereich der Gallenblase.

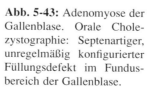

5.
Übrige
Abdominal-
organe

Die *Adenomyose* ist eine gutartige Erkrankung der Gallenblase, bei der eine Hyperplasie der adenomatösen und muskulären Anteile der Gallenblasenwand in Form von kryptenartigen bzw. septenartigen Veränderungen vorliegt. Im oralen Cholezystogramm präsentiert sich die Adenomyose durch polypoide Gebilde und Septierungen des Lumens (**Abb. 5-43**); nach Reizmahlzeit stellen sich gelegentlich die sog. typischen Rokitansky-Aschoff-Sinus dar. Die Adenomyose wird bei der Sonographie nur selten diagnostiziert. Sonographische Zeichen der Adenomyose sind Gallenblasenwandverdickungen mit intramuralen Ausstülpungen und leicht schattengebenden echogenen Bezirken innerhalb der Gallenblasenwand, welche durch eingedickte Galle hervorgerufen werden.

Gallenblasenkarzinom

Das *Gallenblasenkarzinom* kann sich im frühen Stadium als unregelmäßig konfigurierte, polypoide Raumforderung der Gallenblasenwand (**Abb. 5-44A**) oder auch als diffuse Gallenblasenwandverdickung präsentieren. In der überwiegenden Mehrzahl der Fälle ist das Gallenblasenkarzinom mit Cholezystolithiasis vergesellschaftet. Häufig wird das Gallenblasenkarzinom erst zu einem relativ späten Zeitpunkt diagnostiziert, z. B. dann, wenn ein Verschlußikterus auftritt. Ultraschall bzw. CT zeigen dann typischerweise eine die Leber infiltrierende Massenläsion mit oder ohne intrahepatischen Sekundärläsionen. Nicht selten ist das Gallenblasenlumen vollständig aufgehoben und der Ursprungsort des Tumors läßt sich nur noch anhand der zentral in der Massenläsion gelegenen Gallenblasenkonkremente nachweisen. Zu diesem Zeitpunkt liegt oft bereits eine Kompression des Ductus hepaticus communis bzw. der Hepaticusgabel mit Verschlußikterus vor (**Abb. 5-44B, vgl. Abb. 5-50**).

Sekundäre Neoplasien der Gallenblase sind selten, gelegentlich werden sie beim hämatogen metastasierenden malignen Melanom beobachtet.

Untersuchung der Gallenwege, Verschlußikterus

Für die bildgebende Diagnostik der Gallenwege stehen drei Gruppen von Untersuchungstechniken im Vordergrund, die komplementäre diagnostische Information liefern: die Schnittbildverfahren Ultraschall und CT, die direkte Cholangiographie (perkutan-transhepatisch bzw. endoskopisch-retrograd) und die Gallenwegszintigraphie.

Die *Sonographie* ist die am wenigsten belastende

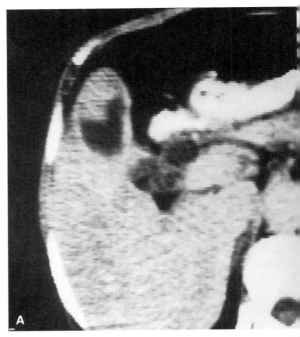

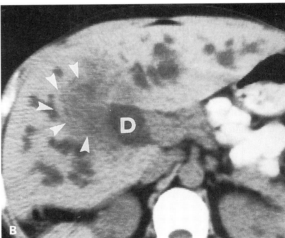

Abb. 5-44: Gallenblasenkarzinom. (**A**) Computertomographie: Mehr als 2 cm messende, unregelmäßig begrenzte Weichteilläsion im Fundusbereich der Gallenblase ohne Zeichen der transmuralen Infiltration. (**B**) Computertomographie: Fortgeschrittenes, infiltrierendes Gallenblasenkarzinom. Weichteildichte Raumforderung ausgehend von der Gallenblase (Pfeile) mit Infiltration des Leberparenchyms. Die Gallenblase ist ausgefüllt von multiplen Konkrementen, welche aufgrund ihres geringen Kalkgehaltes nur schwach erkennbar sind. Ausgeprägter Verschlußikterus mit Dilatation des Ductus hepaticus communis (D) sowie der intrahepatischen Gallengänge.

und am raschesten durchführbare Untersuchung und steht am Anfang der Abklärung. Die Aussagekraft der Sonographie ist allerdings stark untersucherabhängig und kann zusätzlich bei meteoristischen und adipösen Patienten sowie postoperativ erheblich beeinträchtigt sein. Die etwas aufwendigere *Computertomographie* (*CT*) wird in der Regel als Zweituntersuchung bei nicht eindeutiger Sonographie durchgeführt, da die für den Ultraschall genannten technischen Einschränkungen für die CT weit weniger gelten. Die *Gallengangsszintigraphie* mit ^{99m}Technetium-Imino-Diacetat-(IDA-) Derivaten dient vorwiegend der Funktionsdiagnostik. Der zeitliche Ablauf des Übertritts der Aktivität von der Leber in den Dünndarm gibt Aufschluß über die biliären Abflußverhältnisse. Bei der *direkten Cholangiographie* unterscheidet man die perkutantranshepatische Cholangiographie (PTC) und die endoskopisch-retrograde Cholangiographie (ERC). Bei der PTC wird das intrahepatische Gallengangssystem mit einer Feinnadel unter Röntgen-Bildverstärkerkontrolle punktiert und durch Kontrastmittelinjektion antegrad dargestellt; bei der ERC wird die Papilla Vateri vom Duodenum her unter endoskopischer Sicht kanüliert und der Ductus choledochus retrograd kontrastiert. Beide Verfahren der direkten Cholangiographie sind relativ atraumatisch und haben die *intravenöse Cholangiographie* weitgehend ersetzt. Letztere wird vor allem noch zur präoperativen Gallenwegsdarstellung eingesetzt.

Bei der Abklärung des *Verschlußikterus* geht es zunächst um den *Nachweis der biliären Obstruktion* (Differenzierung vom parenchymatösen Ikterus). Die Erweiterung der intrahepatischen Gallengänge zeigt ein charakteristisches Bild sowohl bei der Sonographie als auch bei der CT (**Abb. 5-44B**). Die alleinige Erweiterung des Ductus hepato-choledochus ohne gleichzeitige intrahepatische Gallengangserweiterung ist etwas schwieriger zu diagnostizieren, da die Weite des normalen Choledochus im Ultrasonogramm variiert. Selten überschreitet jedoch der Durchmesser des Gallengangs 4 mm; 7 mm sind eindeutig pathologisch; nach Cholezystektomie liegen die Normwerte etwas höher. In Grenzfällen kann die Wiederholung der Untersuchung nach Verabreichung einer Fettmahlzeit hilfreich sein, nach welcher der Gallengang sich normalerweise entleert und daher enger wird. Bei einer Abflußstörung hingegen wird der Gallengang durch die Entleerung der Gallenblase nach Reizmahlzeit weiter. In unklaren Fällen, vor allem bei chronischer subtotaler Obstruktion, kann auch die Szintigraphie eingesetzt werden.

Die nächste Frage gilt der *Höhe der Obstruktion* in bezug auf das Gallensystem (Ductus hepaticus communis, supra- bzw. intrapankreatischer Ductus choledochus). Auf Höhe des Abflußhindernisses «bricht der erweiterte Gallengang ab» (**Abb. 5-45**). Sekundäre diagnostische Zeichen wie der Gallenblasenhydrops (Courvoisier-Zeichen) oder die Dilatation des Ductus pancreaticus lassen indirekte Rückschlüsse auf die anatomische Lage des Abflußhindernisses zu. Während bei der Sonographie nicht selten die erwähnten technischen Einschränkungen vor allem bei der Darstellung des distalen Ductus choledochus gelten, läßt sich mit Hilfe der CT die Höhe der Obstruktion in praktisch allen Fällen korrekt definieren.

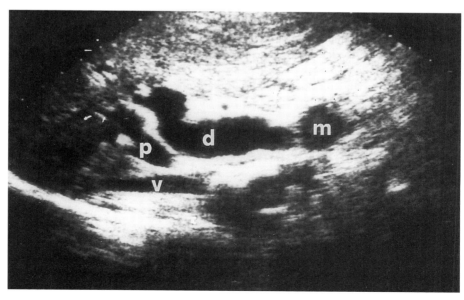

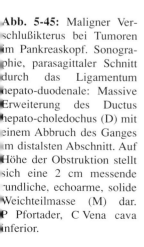

Abb. 5-45: Maligner Verschlußikterus bei Tumoren im Pankreaskopf. Sonographie, parasagittaler Schnitt durch das Ligamentum hepato-duodenale: Massive Erweiterung des Ductus hepato-choledochus (D) mit einem Abbruch des Ganges im distalsten Abschnitt. Auf Höhe der Obstruktion stellt sich eine 2 cm messende rundliche, echoarme, solide Weichteilmasse (M) dar. P Pfortader, C Vena cava inferior.

5.
Übrige
Abdominal-
organe

Tab. 5-2: Differentialdiagnose des Verschlußikterus nach der Höhe der Gallengangsobstruktion.

A. Läsionen mit bevorzugter oder ausschließlicher Höhenlokalisation

	Intrahepatisch	Bifurkation	Suprapankreatisch	Intrapankreatisch	Ampullär
Lebertumoren	X	X			
Gallenblasenkarzinom		X	X		
Mirizzi-Syndrom		(X)	X		
postoperative Striktur			X		
Pankreaskarzinom			X	X	X
Lithiasis	(X)	(X)	(X)	X	X
Adenokarzinom der Ampulla Vateri					X

B. Läsionen ohne Prädilektion in Bezug auf Obstruktionshöhe

Sklerosierende Cholangitis	Intrahepatisch bis Intrapankreatisch
Cholangiokarzinom	Intrahepatisch bis Intrapankreatisch
Metastasen	überall
Malignes Lymphom	überall

Auch die *Ursache der Obstruktion* läßt sich, wenn auch etwas weniger häufig, mit Hilfe der Sonographie bzw. CT ermitteln, beispielsweise dann, wenn auf Höhe des Gallengangabbruches eine raumfordernde Weichteilläsion (Tumor, Lymphknotenmetastasen, Zyste) **(Abb. 5-45)** oder ein Konkrement nachweisbar ist. In den meisten Fällen muß jedoch zur genauen Beurteilung der morphologischen Verhältnisse, insbesondere des Ausmaßes und der Länge biliärer Strikturen sowie der Lage und Größe von Konkrementen die direkte Cholangiographie eingesetzt werden. Die Differentialdiagnose des Verschlußikterus in bezug auf die Höhe der Obstruktion in **Tab. 5-2** zusammengefaßt.

Der perkutane wie der endoskopisch retrograde Zugangsweg zum Gallensystem werden nicht nur zur Diagnostik, sondern gleichzeitig auch für verschiedene nicht-operative *interventionelle Verfahren* benutzt (Drainage, Gallengangsdilatation, Endoprotheseneinlage, Konkrementtentfernung).

Variationen und Anomalien der Gallenwege

Variationen der Gallenwege sind relativ häufig. Klinisch relevant sind z. B. die intrahepatische, d. h. fast oder vollständig von Leberparenchym umgebene Gallenblase, die tiefe Einmündung eines rechtsseitigen Gallengangs in den Ductus hepaticus communis oder Ductus cysticus sowie die tiefe Zystikusmündung.

Gallengangsanomalien im engeren Sinne sind verhältnismäßig selten. Man unterscheidet drei kongenitale Formen zystischer Gallengangserweiterungen. Die *intrahepatische Form (Morbus Caroli)*, die mit multiplen sackförmigen Erweiterungen einhergeht und häufig durch Cholangitis und Konkrementbildung kompliziert wird, hat eine ungünstige Langzeitprognose **(Abb. 5-46)**. Die *extrahepatische Choledochuszyste* ruft ebenfalls häufig Cholangitiden hervor, ist jedoch operativ sanierbar und daher prognostisch günstiger als die intrahepatische Form. Die *Choledochozele* ist eine Ausstülpung des distalsten Anteils des Ductus choledochus innerhalb der Duodenalwand; diese Form bleibt oft asymptomatisch. Intra- und extrahepatische Zysten können auch kombiniert vorkommen. Zur genauen Abklärung der morphologischen Verhältnisse benötigt man die direkte Cholangiographie.

Choledocholithiasis

Im Gegensatz zur Cholezystolithiasis läßt sich die *Choledocholithiasis* sonographisch höchstens in der Hälfte aller Fälle nachweisen, einerseits da die meisten Konkremente im – oft schwer einsehbaren – distalen Ductus choledochus gelegen sind und andererseits, da sie sich nicht so gut wie in der Gallenblase durch die umgebende Flüssigkeit darstellen lassen. Die meisten Gallengangskonkremente bewirken keinen Gallengangsverschluß, sondern nur eine gering-

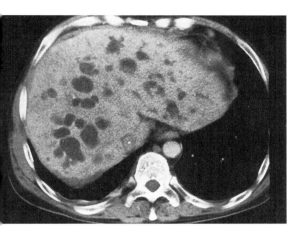

Abb. 5-46: Morbus Caroli. Computertomographie: Multiple zystische Erweiterungen der Gallengänge im rechten und linken Leberlappen (kein Nachweis einer zentralen Gallengangserweiterung).

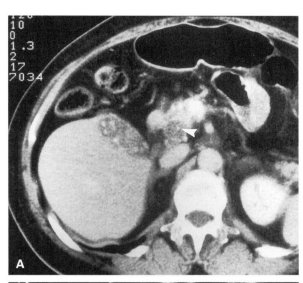

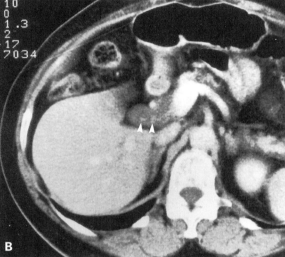

Abb. 5-47: Choledocho- und Cholezystolithiasis. Computertomographie: Schnittebene durch die Gallenblase und den Ductus choledochus (transversal) **(A)**; und Schnittebene durch den Ductus hepaticus communis (Längsachse) **(B)**. Multiple kalkhaltige Konkremente in der Gallenblase sowie im mäßig dilatierten Gallengang (Pfeilspitzen).

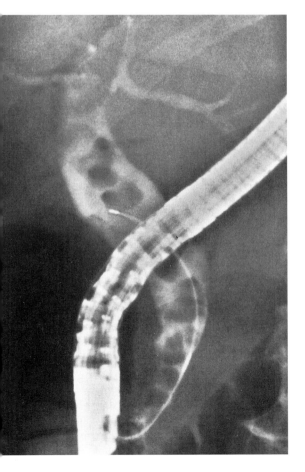

Abb. 5-48: Choledocholithiasis. Endoskopisch-retrograde Cholangiographie (ERC): Nach endoskopisch-retrograder Kanülierung der Papilla Vateri und Kontrastmittelinjektion in den Choledochus stellen sich multiple röntgennegative Gallengangskonkremente dar.

5.
Übrige
Abdominal-
organe

fügige Erweiterung des Ductus hepato-choledochus um weniger Millimeter. Intrahepatische Konkremente lassen sich leichter nachweisen, sind aber verhältnismäßig selten. Die *CT* kann Choledochuskonkremente schon beim Vorliegen geringfügiger Verkalkungen nachweisen (**Abb. 5-47**). Wegen des insgesamt großen Anteils röntgennegativer Konkremente ist die CT jedoch nicht zum zuverlässigen Nachweis oder Ausschluß der Choledocholithiasis geeignet. Die Methode der Wahl bei Verdacht auf Choledocholithiasis ist die *ERC*. Sie ermöglicht bei gegebener Indikation neben der Diagnose gleichzeitig die retrograde Papillotomie und Steinentfernung (**Abb. 5-48**). Die intravenöse Cholangiographie wird zum Ausschluß von Gallengangskonkrementen und zur Erfassung morphologischer Gallengangsanomalien vor der laparoskopischen Cholecystektomie eingesetzt.

Entzündungen der Gallenwege

Die *akute bakterielle Cholangitis* tritt meistens auf der Grundlage einer Cholostase durch sekundäre Infektion der Gallenwege auf. Multiple cholangitische Abszesse sind eine seltene aber bedrohliche Komplikation der akuten Cholangitis. Cholangitische Abszesse lassen sich sowohl mit der US als auch mit der CT nachweisen. Sie können gelegentlich dem Bild beim Morbus Caroli (**Abb. 5-46**) ähnlich sehen. Bei *chronisch-rezidivierenden bakteriellen Cholangitiden*, z. B. bei intermittierender Cholostase infolge Choledocholithiasis, bei Gallengangsstenosen sowie bei biliärem Parasitenbefall (Clonorchis sinensis) kann es zu umschriebenen entzündlichen Strikturen der intra- und extrahepatischen Gallengänge und sekundär zur Bildung intrahepatischer Konkremente kommen.

Die *primäre sklerosierende Cholangitis* ist eine relativ seltene Erkrankung unklarer Ätiologie, welche mit einer diffusen Fibrosierung der intra- und extrahepatischen Gallengänge und hyperplastischen Lymphknoten in der Porta hepatis einhergeht. Konkremente fehlen in der Regel. Etwa die Hälfte der Fälle sind mit einer Colitis ulcerosa oder einer Enteritis regionalis Crohn vergesellschaftet. Die sklerosierende Cholangitis führt typischerweise zu multiplen intra- und extrahepatischen Gallengangsstrikturen, welche jedoch wegen der diffusen Bindegewebsvermehrung keine wesentliche prästenotische Dilatation aufweisen. Unilokuläre Strikturen können ebenfalls durch die sklerosierende Cholangitis hervorgerufen werden; die Abgrenzung vom Cholangiokarzinom ist dann oft nicht oder nur aufgrund des Verlaufs möglich.

Gelegentlich kommt eine entzündliche Stenose des Ductus hepaticus communis dadurch zustande, daß ein Konkrement, welches in der Hartmannschen Tasche oder im Ductus cysticus impaktiert ist, eine chronisch-entzündliche Reaktion verursacht, die schließlich das Ligamentum hepatoduodenale und den Gallengang einbezieht. Dieser Befund wird als *Mirizzi-Syndrom* bezeichnet.

Die *chronische Pankreatitis* im Pankreaskopfbereich führt nicht selten zu einer konzentrischen, subtotalen Einengung des Ductus choledochus in seinem intrapankreatischen Abschnitt mit einer prästenotischen Dilatation im suprapankreatischen Abschnitt. Die Abgrenzung solcher narbig-entzündlicher Stenosen von einer Neoplasie (Pankreaskarzinom) ist radiologisch oft nicht möglich.

Neoplasien der Gallenwege

Neoplasien der Gallengänge sind in der Regel maligne und haben – wie das Gallenblasenkarzinom – eine schlechte Prognose. Benigne Neoplasien der Gallengänge sind äußerst selten. Das *primäre Cholangiokarzinom* präsentiert sich gelegentlich als polypoide intraluminale Raumforderung (papilläre Form), wesentlich häufiger jedoch als konzentrische Gallengangsstriktur ohne wesentliche Massenläsion (szirrhöse Form). Beim Befall eines intrahepatischen Gallenhauptastes kommt es typischerweise zur segmentären Gallengangsdilatation und anschließend zur Atrophie des betroffenen Lebersegmentes. Beim Befall der Hepatikusgabel (sog. Klatskin-Tumor) (**Abb. 5-49**) oder des Ductus hepaticus/choledochus kommt es zum Verschlußikterus. Wegen des oft nur geringen Masseneffektes imponiert das szirrhöse Cholangiokarzinom sonographisch und computertomographisch nicht unbedingt als Tumor und kann dann von entzündlichen Strikturen (sklerosierende Cholangitis, chronische Pankreatitis) kaum unterschieden werden.

Verschiedene primäre und sekundäre Neoplasien können zu einer *externen neoplastischen Kompression* der Gallengänge und somit zum malignen Verschlußikterus führen. Meistens handelt es sich dann um fortgeschrittene Tumoren wie Gallenblasenkarzinome (**Abb. 5-50**), Pankreaskopfkarzinome (**Abb. 5-51**) oder Lymphknotenmetastasen von Tumoren anderer Primärlokalisation. Auch beim primären malignen Lymphom (vor allem Non-Hodgkin Lymphom) kann es durch externe Kompression des Gallengangs zum Verschlußikterus kommen. In der Mehrzahl dieser Situationen weist die Sonographie bzw. CT einen raumfordernden Prozeß nach (vgl. **Abb. 5-44 B, 5-45**). Je nach klinischer Indikation kann durch sonogra-

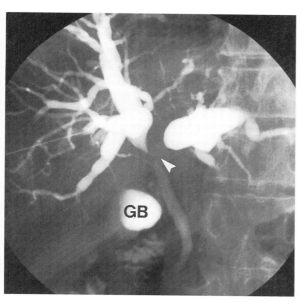

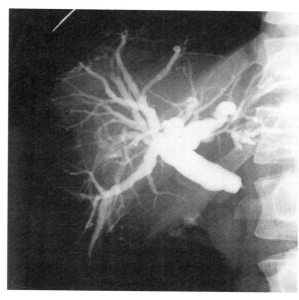

Abb. 5-49: Cholangiokarzinom der Hepaticusgabel (Klatskin-Tumor). Perkutan-transhepatische Cholangiographie (PTC), separate Darstellung des linken und rechten Gallengangsystems. Striktur im Bereich der Hepaticusgabel, welche beide intrahepatische Gallengänge einbezieht (Pfeil). GB Gallenblase.

Abb. 5-51: Pankreaskarzinom. Perkutan-transhepatische Cholangiographie (PTC). Deutliche Dilatation der intrahepatischen Gallengänge sowie des Ductus hepato-choledochus. Spitzwinkliger Abbruch des Gallengangs suprapankreatisch. Typisch für das Pankreaskarzinom ist auch die Medialisierung des distalen Gallengangs

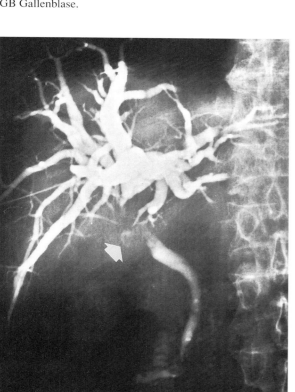

Abb. 5-50: Gallenblasenkarzinom. Perkutan-transhepatische Cholangiographie (PTC). Partieller Verschluß des Ductus hepaticus communis durch externe Kompression. Kalkdichtes Gallenblasenkonkrement (Pfeil).

phisch oder computertomographisch geführte Feinnadelbiopsie der Tumor näher differenziert werden. Die genauere Beurteilung der Gallengangsmorphologie erfolgt durch die direkte Cholangiographie. In prognostisch ungünstigen Situationen ermöglichen sowohl der perkutan-transhepatische als auch der endoskopisch-retrograde Zugang zum Gallensystem eine palliative, temporäre Wiederherstellung des Gallenabflusses durch nicht-operative, interventionelle Maßnahmen wie Katheterdrainage und Endoprotheseneinlage.

Postoperative Veränderungen

Bei Verschlußikterus in der frühen postoperativen Phase nach biliären Eingriffen muß an eine iatrogene Gallengangsverletzung oder Ligatur gedacht werden. Bei der *Gallengangsverletzung* findet man eine peri- oder subhepatische Flüssigkeitsansammlung (Bilom), welches sich mittels Ultraschall oder CT nachweisen läßt. Die PTC ist die geeignete Untersuchung zur Lokalisation eines Lecks (Kontrastmittelaustritt) oder einer Ligatur (abrupter, konzentrischer Gallengangsverschluß). Bei der *T-Drain-Cholangiographie* nach Gallengangsrevision wird Kontrastmittel durch das chirurgisch eingelegte T-Drain injiziert, um die Stein-

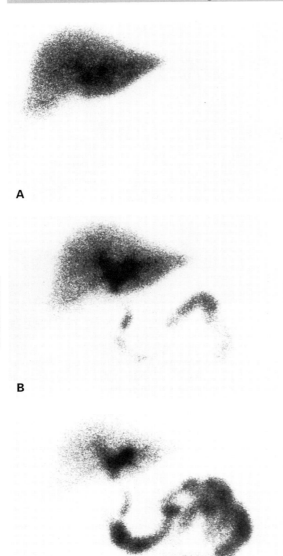

A

B

C

Abb. 5-52: Inkomplette Abflußbehinderung bei iatrogener Choledochusstriktur. Hepato-biliäre Szintigraphie mit ^{99m}Tc-IDA-Derivat nach (**A**) 5 Minuten, (**B**) 30 Minuten und (**C**) 60 Minuten: prolongierter Uptake des Nuklids in der Leber sowie verzögerte Ausscheidung in den Darm.

freiheit der Gallengänge und die unbehinderten Abflußverhältnisse zu dokumentieren bzw. residuelle Gallengangskonkremente zu erfassen. Residuelle Konkremente können durch den Radiologen unter Bildverstärkerkontrolle mit Hilfe eines Drahtkörbchens durch den T-Drainkanal entfernt werden. Dieser Eingriff ist rasch und atraumatisch durchführbar und macht die retrograde Papillotomie überflüssig.

Bei *biliodigestiven Anastomosen* wird normalerweise eine Ärobilie beobachtet (Luft in den Gallenwegen), dies als Ausdruck einer intakten Kommunikation zwischen Intestinum und Gallengängen. Ärobilie wird auch nach Papillotomie oder bei biliären Endoprothesen beobachtet.

Iatrogene *Gallengangsstrikturen* werden hauptsächlich nach Cholezystektomie beobachtet, Anastomosenstrikturen nach Hepatiko-Jejunostomie. Methode der Wahl zur Abklärung ist die direkte Cholangiographie; bei inkompletter Abflußbehinderung geschieht die funktionelle Beurteilung mittels IDA-Szintigraphie (**Abb. 5-52**).

Weiterführende Literatur

Eisenberg R. L.: Gastrointestinal radiology: A pattern approach, 2nd edition, Philadelphia, Lippincott, 1990.

Margulis A. R., Burhenne H. J. (eds.): Alimentary Tract Radiology. 4th edition, St. Louis, Baltimore, Toronto, Mosby, 1989.

Zeman R. K., Burrell M. I. (eds.): Gallbladder and bile duct imaging: A clinical radiologic approach. New York, Churchill Livingstone, 1987.

Pankreas

B. Marincek

Anatomie

Das retroperitoneal im vorderen Pararenalraum gelegene Pankreas liegt zwischen Duodenum und Milzhilus. Es ist unterteilt in *Caput, Corpus* und *Cauda*. Der größte Anteil, der Pankreaskopf, wird allseitig von der Duodenalschlinge umfaßt und geht kaudal in einen hakenförmigen Fortsatz, den Processus uncinatus, über. Der Pankreaskörper liegt vor der Wirbelsäule und den großen Gefäßen und endet im Pankreasschwanz. Die Durchschnittsbreite des Pankreaskopfes beträgt 2,5 cm, diejenige von Corpus und Cauda 2 bzw. 1,5 cm. Mit zunehmendem Alter nimmt die Organgröße ab.

Der *Ductus pancreaticus* verläuft zentral im Pankreasschwanz und im Pankreaskörper; er vereinigt sich im Pankreaskopf mit dem Ductus choledochus und bildet eine Ampulle, deren Papille (Papilla Vateri) in die mediale Wand der Pars descendens duodeni mündet. Der Durchmesser des Pankreashauptganges nimmt vom Schwanz- zum Kopfbereich von 1,5 auf 3,5 mm zu.

Das Pankreas hat enge Nachbarschaftsbeziehungen zu *Gefäßen*. Bei Schnittbildverfahren ist die V. lienalis Leitstruktur. Sie verläuft dorsal von Pankreasschwanz und -körper und bildet mit der V. mesenterica superior die V. portae, welche dorsal des Pankreaskopfes zum Leberhilus zieht. Der linke Rand der V. mesenterica superior bzw. der V. portae markiert den Übergang von Pankreaskopf zu -körper, derjenige von Pankreskörper zu -schwanz ist auf Höhe des linken Randes der Aorta. Die A. lienalis verläuft im Bereiche der kranialen Pankreaszirkumferenz, die A. mesenterica superior dorsal des Pankreaskörpers.

Kongenitale Anomalien

Das *Pancreas divisum* ist die häufigste kongenitale Anomalie. Es handelt sich um eine Fusionsanomalie, bei der die ventrale und dorsale Anlage nicht miteinander verschmelzen, so daß zwischen dem Ductus Wirsungianus (ventraler Pankreasgang) und dem Ductus Santorini (dorsaler Pankreasgang) keine Kommunikation besteht (**Abb. 5-53**). Die fehlende Verschmelzung der Gangsysteme hat zur Folge, daß der größere dorsale Pankreasanteil (antero-superiorer Teil

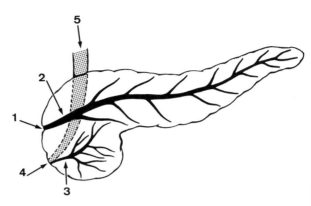

Abb. 5-53: Pancreas divisum. 1 Ductus Santorini, 2 Dorsaler Pankreasgang, 3 ventraler Pankreasgang, 4 Ductus Wirsungianus, 5 Ductus choledochus

des Kopfes, gesamter Körper und Schwanz) über den Ductus Santorini in eine akzessorische Papille drainiert wird, während der Ductus Wirsungianus den kleineren ventralen Pankreasanteil (postero-inferiorer Teil des Pankreaskopfes) drainiert und mit dem Ductus choledochus in die Ampulle bzw. Hauptpapille mündet. Das Pancreas divisum hat keinen Krankheitswert.

Beim *Pancreas anulare* verläuft der Ductus pancreaticus bogenförmig um das Duodenum, und es besteht oft eine Duodenalstenose.

Entzündliche Erkrankungen

Nach der revidierten Marseiller Klassifikation von 1984 werden die akute (reversible) und die chronische (progressive) Pankreatitis unterschieden. Die akute Pankreatitis ist am häufigsten mit Cholelithiasis assoziiert, die chronische meistens mit chronischem Alkoholabusus.

Akute Pankreatitis

Morphologisch werden die akute ödematöse Pankreatitis mit mildem Verlauf und die akute hämorrhagisch-nekrotisierende Pankreatitis mit schwerem Verlauf unterschieden. Die *ödematöse* Form ist durch ein interstitielles Ödem und peripankreatische Fettgewebsnekrosen charakterisiert. Infolge fehlender Bindegewebskapsel des Pankreas resultiert frühzeitig eine Exsudation von Enzymen aus peripheren Azinuszellen in das peripankreatische Fettgewebe. Bei Progression treten fokale Fettgewebsnekrosen auf, welche sich in das Pankreasparenchym erstrecken können. Die *hämorrhagisch-nekrotisierende* Pankreatitis ist durch ausgedehnte konfluierende peri- und intrapankreatische Fettgewebsnekrosen, Parenchymnekrosen und Hämorrhagien gekennzeichnet.

Die *Sonographie* zeigt bei der akuten ödematösen Pankreatitis eine Organvergrößerung mit verminderter Echodichte **(Abb. 5-54)**. Hauptindikation zur Sonographie ist der Nachweis einer Cholelithiasis als Hinweis auf eine biliäre Ätiologie. Bei der hämorrhagisch-nekrotisierenden Form ist die Sonographie wenig geeignet, da sie aus technischen Gründen (Interposition von gasdistendierten Darmschlingen infolge begleitendem paralytischen Ileus) oft keine eindeutigen Schlüsse zuläßt.

Die *Computertomographie* ist bei der akuten ödematösen Pankreatitis keine Routineuntersuchung. Sie ist hingegen bei der hämorrhagisch-nekrotisierenden Form indiziert. Die Nativ-CT zeigt eine Organvergrößerung mit unregelmäßigen Konturen und Parenchyminhomogenitäten, d. h. hypodense (Exsudationen und Nekrosen), isodense (Parenchymsequester) und hyperdense (frische Blutungen) Areale als Folge enzymatischer Autolyse und Pankreasgangruptur. Nach intravenöser Kontrastmittelapplikation werden die durchbluteten, funktionstüchtigen Parenchymanteile von den hypodens bleibenden, nicht durchbluteten Parenchymnekrosen demarkiert **(Abb. 5-55)**. Parenchymnekrosen sind mit einer höheren Morbidität und Mortalität assoziiert. Die peripankreatische Flüssigkeit breitet sich im vorderen Pararenalraum unter reaktiver Verdickung der Nierenfaszie in kranialer und kaudaler Richtung aus **(Abb. 5-56)**. Sie kann in die Bursa omentalis übertreten und sich in das Mesocolon transversum und die Mesenterialwurzel ausdehnen.

Komplikationen der akuten Pankreatitis sind Abszeß, Pseudozyste und Hämorrhagie. Intrapankreatische und peripankreatische Flüssigkeitsansammlungen, die nicht innerhalb von zwei bis vier Wochen spontan resorbieren, bilden Nährboden für Bakterienwachstum und Abszeßbildung. Ein *Abszeß* tritt vor allem bei ausgedehnten Parenchymnekrosen (> 50% des Pankreasorgans) auf. Im CT gelangt er als hypodense Raumforderung zur Darstellung, evtl. mit kleinen Gaseinschlüssen. Sind keine Gaseinschlüsse nachweisbar, kann ein Abszeß nur mittels Feinnadelpunktion von einer Pseudozyste unterschieden werden.

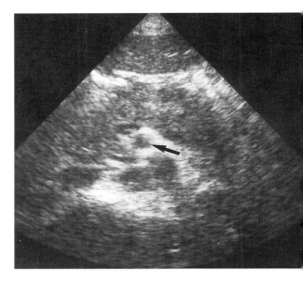

Abb. 5-54: Akut-ödematöse Pankreatitis. Sonographie. Echoarmes, volumenvermehrtes Pankreas. A. mesenterica superior (Pfeil).

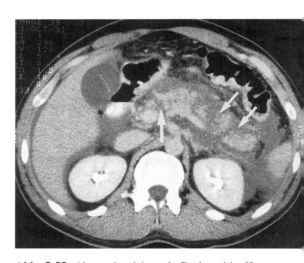

Abb. 5-55: Akut-nekrotisierende Pankreatitis. Kontrastverstärkte CT. Ausgedehnte hypodense peripankreatische Fettgewebsnekrosen und multifokale Parenchymnekrosen (Pfeile).

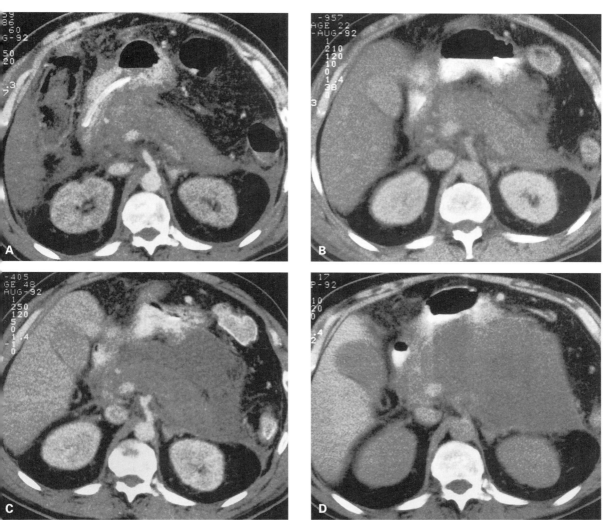

Abb. 5-56: Verlauf bei akut-nekrotisierender Pankreatitis. Entstehung ausgedehnter peripankreatischer Nekrosen mit Ausdehnung in die Bursa omentalis. Kontrastverstärkte CT. Ausgangsbefund (**A**), 4 Tage später (**B**), weitere 7 Tage später (**C**), weitere 21 Tage später (**D**).

Pankreaspseudozysten finden sich bei 2 bis 3% der Patienten mit akuter Pankreatitis. Sie entwickeln sich aus intra- bzw. peripankreatischer Flüssigkeit und sind von einer fibrösen Kapsel umgeben, welche nicht von Epithel ausgekleidet ist. Die eingeschlossene Flüssigkeit ist amylase- und lipasehaltig. Pseudozysten treten erst im späteren Verlauf einer Pankreatitis auf, da die Entstehung der bindegewebigen Kapsel Zeit beansprucht. Sie können längere Zeit bestehen bleiben und kommunizieren in der Regel mit dem Pankreasgangsystem. Die Ligamente des Oberbauches bilden anatomische Leitstrukturen, entlang denen sich entzündliche Pankreasflüssigkeit ausdehnen und zu atypisch lokalisierten Pseudozysten führen kann (Lig. hepatoduodenale und Lig. gastrohepaticum: subkapsuläre intrahepatische Pseudozysten; Lig. splenorenale: Pseudozysten in der Milz; Lig. gastrolienale: Pseudozysten im Bereich der großen Magenkurvatur). Mit zunehmender Größe werden die Komplikationen einer

Pseudozyste, d. h. biliäre oder duodenale Obstruktion sowie pankreatiko-enterische Fistel infolge Perforation, häufiger. Weniger als 6 cm messende Pseudozysten werden daher sonographisch kontrolliert, größere hingegen perkutan, endoskopisch oder chirurgisch drainiert.

Der proteolytische Effekt der Pankreasenzyme kann zu einer Gefäßwandschädigung mit konsekutiver *Hämorrhagie* führen. Auf der arteriellen Seite ist infolge Gefäßarrosion (hauptsächlich A. lienalis) eine freie Blutung oder ein Pseudoaneurysma möglich (**Abb. 5-57,** vgl. **Farbtafel Bild 10**). Mitunter entwickelt sich ein Pseudoaneurysma innerhalb einer Pseudozyste. Für den Nachweis ist die alleinige Sonographie unspezifisch, da die Differenzierung zwischen komplexer zystischer Raumforderung und vaskulärer Pathologie nicht gelingt. Die Farb-Doppler-Sonographie kann den pulsatilen arteriellen Fluß in der Läsion nachweisen. Zur genauen Lokalisation vor Embolisation oder chirurgischer Resektion erfolgen zusätzlich CT und Angiographie.

Auf der venösen Seite führt die Gefäßwandschädigung zu einer Thrombose. Am häufigsten ist die V. lienalis betroffen. Als Folge der *Milzvenenthrombose* entstehen Magenfundusvarizen, die Ursache einer gastrointestinalen Blutung sein können. Eine Milzvenenthrombose wird vorzugsweise mittels CT nachgewiesen.

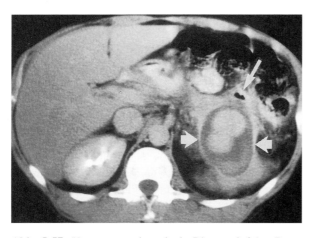

Abb. 5-57: Untere gastrointestinale Blutung infolge Pseudoaneurysma (eines pankreatischen Milzarterienastes) mit pseudozystokolischer Fistel bei Pankreatitis (Abb. Dr. Ch. Looser, St. Claraspital, Basel). Kontrastverstärkte CT: Lufteinschlüsse (langer Pfeil) als Hinweis auf Fistel zwischen Pseudozyste mit Pseudoaneurysma (kurze Pfeile) und benachbarter linksseitiger Kolonflexur

Chronische Pankreatitis

Die Diagnose einer chronischen Pankreatitis basiert auf dem klinischen Langzeitverlauf und dem Nachweis morphologischer Veränderungen. Morphologisch findet man eine *Fibrose* mit Zerstörung des exokrinen Drüsengewebes; das endokrine Pankreas, die Langerhansschen Inseln, sind vergleichsweise lange Zeit erhalten. Die Fibrose induziert unterschiedlich ausgeprägte Strikturen und Kaliberschwankungen des Ductus pancreaticus und der Seitenäste. Da der Abfluß des Pankreassekretes dadurch behindert ist, resultieren im Gangsystem Proteinniederschläge, die verkalken (Konkremente). Fokal akzentuierte Veränderungen (Pankreaskopf, Pankreasschwanz) sind relativ häufig.

Sonographisch kann die Pankreasgangerweiterung dargestellt werden. Duktale Verkalkungen sind hingegen schwierig erkennbar. Eine erhöhte Echogenizität des Pankreasparenchyms ist Ausdruck einer Fibrose. Die *Computertomographie* liefert die umfassendste Darstellung bei chronischer Pankreatitis. Typisch ist ein geschlängelter, erweiterter Pankreasgang (**Abb. 5-58**). Der Nachweis von intraduktaler Konkrementen (Pankreasverkalkungen) ist beweisend. Eine Parenchymatrophie ist unspezifisch, denn sie findet sich auch bei Altersinvolution oder bei Gangobstruktion infolge Karzinom.

Wichtigste *Komplikationen* der chronischen Pankreatitis sind Pseudozyste und Milzvenenenthrombose. *Pseudozysten* finden sich bei 2 bis 3% der Patienten mit akuter Pankreatitis (s. o.), während sie bei der chronischen Pankreatitis in bis zu 30% nachweisbar sind (**Abb. 5-58**). Sie entstehen nach Ruptur eines obstruierten Pankreasganges. Komplikationen der Pseudozyste ihrerseits sind Infektion, Ruptur in den Gastrointestinaltrakt oder die freie Bauchhöhle, Blutung infolge Arrosion einer anliegenden Arterie, Gallengangsobstruktion und Obstruktion eines Hohlorgans. Bei Arrosionsblutung kann sich ein Pseudoaneurysma innerhalb einer Pseudozyste entwickeln. Als Folge der *Milzvenenthrombose* bilden sich Varizen der Vv. gastricae breves, welche Ursache einer gastrointestinalen Blutung sein können.

Die *endoskopische retrograde Cholangiopankreatikographie (ERCP)* (**Abb. 5-58 C**) wird zwecks genauer Darstellung des Pankreas- und Gallengangsystems und dessen Beziehung zu Pseudozysten sowie zur differentialdiagnostischen Abgrenzung gegenüber dem Pankreaskarzinom eingesetzt. Der normale Pankreasgang ist glatt konturiert und sein Kaliber nimmt vor der Papille bis zum Schwanz kontinuierlich ab (Gangdurchmesser Kopfregion 3,6 mm, Körper 2,7 mm, Schwanz 1,6 mm). Je nach Schweregrad der chroni-

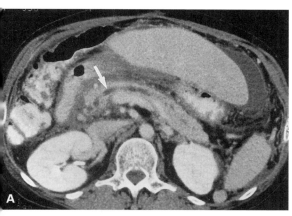

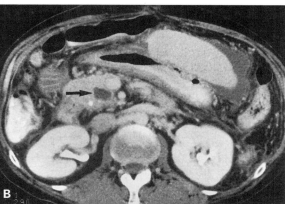

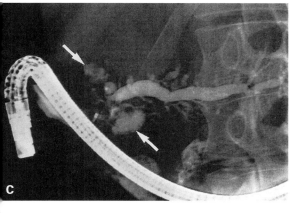

Abb. 5-58: Chronische Pankreatitis. **(A, B)** Kontrastverstärkte CT: Parenchymatrophie, erweiterter Ductus pancreaticus (weißer Pfeil), kleine Pseudozyste (schwarzer Pfeil) und kleine Verkalkungen im Pankreaskopf. Vergrößerte linke Leber bei äthylischer Leberzirrhose. **(C)** ERCP mit unregelmäßiger Erweiterung des Ductus pancreaticus und seiner Seitenäste, Anschluß an zwei Pseudozysten im Pankreaskopf (Pfeile).

schen Pankreatitis sind nur die Seitenäste kaliberunregelmäßig; in fortgeschrittenen Fällen ist auch der Ductus pancreaticus verändert, zunächst bestehen Konturunregelmäßigkeiten und Kaliberschwankungen, später Strikturen, intraduktale Konkremente sowie Zysten.

Neoplasien

Adenokarzinom

Das duktale Adenokarzinom ist die *häufigste Pankreasneoplasie.* 70% der Fälle sind im Caput, 15% im Corpus und 5% in der Cauda lokalisiert. In 10% findet sich eine diffuse Tumordurchsetzung des gesamten Organs. Charakteristikum des duktalen Adenokarzinoms ist die frühe Entwicklung von subklinischen *Metastasen.* In weniger als 20% der Fälle ist zum Zeitpunkt der Diagnose das Karzinom auf das Pankreas beschränkt; 40% der Patienten zeigen Metastasen in häufig nicht vergrößerten regionären Lymphknoten (peripankreatisch, periaortal, perikaval und periportal) und in über 40% besteht eine hämatogene Metastasierung in die Leber. Peritoneale Metastasen sind zum Zeitpunkt der Diagnose in 35% vorhanden und wenige Millimeter groß.

Aufgrund der engen Nachbarschaft mit dem Ductus choledochus manifestieren sich *Kopfkarzinome* klinisch (schmerzloser Ikterus) früher als solche im Corpus oder in der Cauda; dementsprechend liegt bei Diagnosestellung ein niedrigeres Tumorstadium vor. 75% der Kopfkarzinome zeigen eine Gallenwegsobstruktion. Eine Pankreasgangobstruktion findet sich in 90% der Kopfkarzinome und in ca. 60% der Karzinome des Corpus. Das Parenchym um den obstruierten Pankreasgang ist häufig atroph. Im Gegensatz zur chronischen Pankreatitis werden bei Pankreasgangobstruktion infolge Karzinom praktisch nie Konkremente gesehen.

Die Aufgaben der Bildgebung sind Tumornachweis und präoperatives *Staging.* Ziel des Staging ist die Tumorevaluation im Hinblick auf eine kurative Operation. Sie erfolgt nach der TNM-Klassifikation **(Tab. 5-3).** Ausschlußkriterien für eine kurative Resektion sind Leber- und Lymphknotenmetastasen, Infiltration der V. portae und V. mesenterica, sowie Ummauerung des Truncus coeliacus oder der A. mesenterica superior. Die Infiltration der A. oder V. lienalis ist kein Ausschlußkriterium.

Die primäre bildgebende Methode beim Pankreaskarzinom ist die *Sonographie,* insbesondere bei Lokalisation im Pankreaskopf. Eine echoarme Raumforderung sowie eine Dilatation des Pankreas- und/oder

5.
Übrige
Abdominalorgane

Tab. 5-3: TNM-Klassifikation des Pankreaskarzinoms.

T1	Tumor begrenzt auf Pankreas
	T1a Tumor 2 cm oder weniger in größter Ausdehnung
	T1b Tumor mehr als 2 cm in größter Ausdehnung
T2	Tumor breitet sich direkt in Duodenum, Gallengang und/oder peripankreatisches Gewebe aus
T3	Tumor breitet sich direkt in Magen, Milz, Kolon und/oder benachbarte große Gefäße aus
N0	Keine regionären Lymphknotenmetastasen
N1	Regionäre Lymphknotenmetastasen
M0	Keine Fernmetastasen
M1	Fernmetastasen

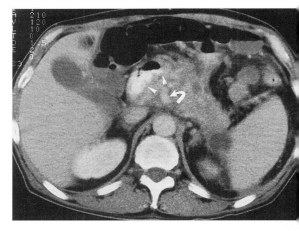

Abb. 5-59: Karzinom von Pankreaskopf und -körper. Kontrastverstärkte CT: Infiltration von Magen-/Duodenalwand (Pfeilköpfe) und Truncus coeliacus (gebogener Pfeil).

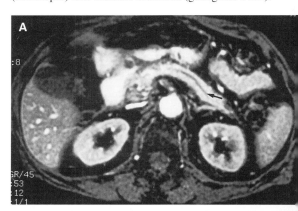

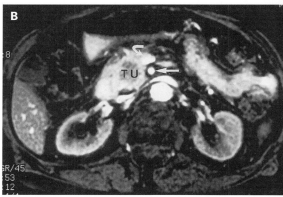

Abb. 5-60: Pankreaskopfkarzinom. MRI mit Fettsuppression nach i.v. gadoliniumhaltiges Kontrastmittel. Dilatierte Ductus pancreaticus (schwarzer Pfeil) infolge neoplastischer Obstruktion im Pankreaskopf. Zentralnekrotische Raumforderung (TU) mit Infiltration der Wand der V. mesenterica superior (gebogener Pfeil). A. mesenterica superior (gerader Pfeil).

Gallengangs sind die wichtigsten Hinweise. Wegen Darmgasinterposition kann die vollständige Untersuchung des Pankreas erschwert sein, so daß besonders Karzinome im Corpus- und Caudabereich nicht erfaßt werden.

Der hohe Stellenwert der Computertomographie beruht auf der Zuverlässigkeit im Ausschluß einer kurativen Resektabilität. Am häufigsten ist das Pankreaskarzinom wegen Gefäßinfiltration nicht mehr kurativ operabel **(Abb. 5-59)**. Die Zuverlässigkeit der CT-Diagnose einer Resektabilität ist deutlich geringer, weil Metastasen in nicht vergrößerten Lymphknoten, kleine Lebermetastasen und kleine peritoneale Metastasen dem Nachweis entgehen. Zur Sicherung der Karzinomdiagnose muß eine Feinnadelpunktion mittels Sonographie oder CT erfolgen. Pankreaskarzinome zeigen oft eine zentrale Hypodensität, welche dem szirrhösen, gefäßarmen Tumor entspricht, sowie eine entzündliche Umgebungsreaktion infolge obstruktiver Pankreatitis. Das *MRI* ist gegenwärtig der CT hinsichtlich Tumornachweis und Staging ebenbürtig **(Abb. 5-60)**.

Die Bedeutung der *ERCP* liegt im Nachweis einer Pankreasgangstenose. Beim Pankreaskopfkarzinom können infolge enger anatomischer Nachbarschaft gleichzeitig tumorbedingte Stenosen des Ductus pancreaticus und des Ductus choledochus auftreten («double duct sign») **(Abb. 5-61)**.

Im Nachweis von kleinen Pankreaskarzinomen und der Sonderform des Pankreaskopfkarzinoms, des periampullären Karzinoms, werden CT und MRI von der *Endosonographie* übertroffen **(Abb. 5-62)**. Diese Methode verbindet die Vorzüge von Endoskopie und Sonographie. Sie wird mit einem Seitblick-Echoendoskop durchgeführt, an dessen Spitze sich ein rotierender Ultraschall-Transducer befindet, der ein Sek-

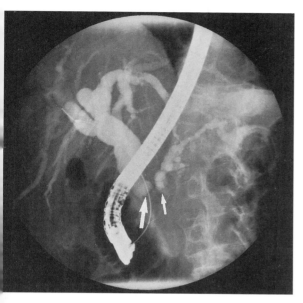

Abb. 5-61: Pankreaskopfkarzinom. ERCP: Tumorbedingte Obstruktion des Ductus choledochus (großer Pfeil) und des Ductus pancreaticus (kleiner Pfeil), sog. «double duct sign».

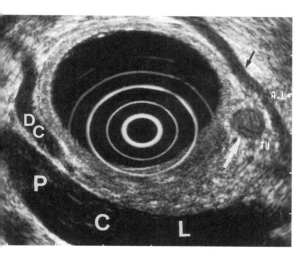

Abb. 5-62: Karzinom der Ampulla Vateri (Pfeile). Endosonographie mit Instrumentenspitze in der Pars II duodeni. DC Ductus choledochus.

torbild von 360° senkrecht zur Instrumentenachse erzeugt. Das Plazieren des Instrumentes in Magen oder Duodenum in die unmittelbare Nachbarschaft des Pankreas erlaubt eine hohe Bildauflösung bei geringer Eindringtiefe. Die Ultraschallfrequenz ist von 7,5 auf 12 MHz umschaltbar. Läsionen, die nahe der Instrumentenspitze liegen, können mit 12 MHz, weiter entfernt liegende mit 7,5 MHz dargestellt werden.

Zystische Neoplasien

Die seltenen zystischen Pankreasneoplasien können mittels Sonographie, CT oder MRI dargestellt werden. Wichtig ist die präoperative Differenzierung gegenüber Pseudozysten. Es werden mikrozystische Adenome und muzinöse zystische Neoplasien unterschieden.

Mikrozystische Adenome treten gehäuft bei Frauen im 7. und 8. Lebensjahrzehnt auf und bestehen aus multiplen kleinen Zysten; der Zystendurchmesser beträgt weniger als 2 cm. In 20% findet sich eine zentrale Narbe mit Verkalkungen. Eine maligne Entartung ist nicht beschrieben. *Muzinöse zystische Neoplasien* treten bevorzugt bei Frauen im 6. Lebensjahrzehnt auf, finden sich vorwiegend im Corpus oder in der Cauda und sind makrozystisch, d.h. der Zystendurchmesser beträgt mehr als 2 cm. Sie sind multi- oder unilokulär, dickwandig und zeigen gelegentlich periphere Verkalkungen. Im Frühstadium können sie als Zystadenome auftreten, im Verlauf entarten sie zu *Zystadenokarzinomen* (**Abb. 5-63**).

Inselzelltumoren

Die seltenen Inselzelltumoren werden aufgrund ihrer klinischen Symptome sowie spezifischer Laboruntersuchungen diagnostiziert. Es werden die endokrin aktiven (60–85%) von den endokrin inaktiven Tumoren unterschieden.

Unter den *endokrin aktiven Tumoren* ist das Insulinom am häufigsten (70%), gefolgt von Gastrinom, VIPom (Vasoaktives Intestinales Polypeptid), Glukagonom und Somatostatinom. Das Leitsymptom des *Insulinoms* ist eine Nüchternhypoglykämie. Insulinome sind typischerweise klein (90% der Insulinome < 2,5 cm) und präoperativ deshalb schwierig lokalisierbar. Das *Gastrinom* führt zum Zollinger-Ellison-Syndrom mit charakteristischer Säurehypersekretion, konsekutiv rezidivierenden Ulzera und Diarrhöe. Es kommt sporadisch oder hereditär im Rahmen des MEN-Syndroms (Multiple Endokrine Neoplasien), Typ 1, vor. Sporadische Gastrinome sind oft im Pankreaskopf lokalisiert und mehr als 2 cm groß, here-

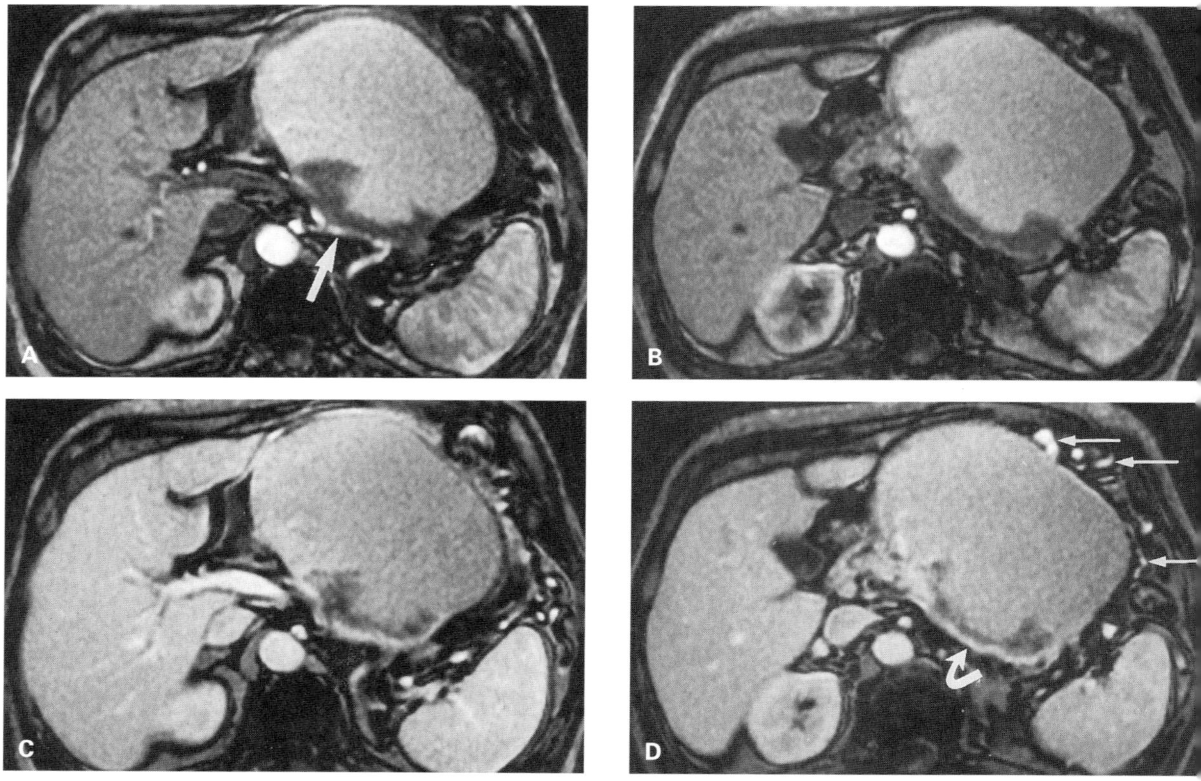

Abb. 5-63: Zystadenokarzinom von Corpus und Cauda des Pankreas. Dynamisches MRI. **(A, B)** Arterielle bzw. portal-venöse Phase. Signalreiche Zystenflüssigkeit (hoher Proteingehalt). Tumorbedingte Verlagerung des Truncus coeliacus und seiner Äste (weißer Pfeil). Tumorkompression und -infiltration der V. lienalis (gebogener Pfeil) mit Ausbildung von splenogastrischen Kollateralen (schlanke Pfeile).

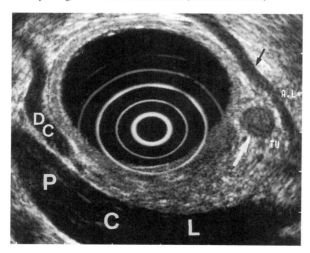

Abb. 5-64: Gastrinom im Pankreasschwanz. Endosonographie mit Instrumentenspitze in der Pars II duodeni. 1,5 cm messende Raumforderung (weißer Pfeil). A. lienalis (schwarzer Pfeil). DC Ductus choledochus, P V. portae, C Confluens, L V. lienalis.

ditäre treten vorzugsweise in der Duodenalwand als multizentrische kleine Tumoren (< 1 cm) auf.

Endokrin inaktive Tumoren machen sich klinisc erst bemerkbar, wenn durch ihre Größe Nachbar organe beteiligt sind (Gallengang-/Darmobstruktion oder Metastasen auftreten.

Alle Inselzelltumoren können *maligne entarter* Die geringste Malignitätsrate besitzt das Insulinon (< 15%), die übrigen Tumoren sind maligne i 60–85%. Maligne Inselzelltumoren wachsen meisten langsam. Inselzelltumoren sind typischerweise star vaskularisiert. Wegen ihrer meist geringen Größe erfolgt der Nachweis oft in Kombination von CT Angiographie und *transhepatischem Venensampling* Die selektive venöse Blutentnahme des pankreati schen und parapankreatischen Venensystems erlaub eine präoperative Lokalisation durch Analyse de abnormen Hormonproduktion. Sehr sensitiv in de Lokalisationsdiagnostik ist die *Endosonographi* **(Abb. 5-64)**. Die *Somatostatinrezeptor-Szintigraphi* basiert auf der Tatsache, daß 40 bis 80% der Tumore Rezeptoren für Somatostatin haben. Somatostatin Analoga wie das Octapeptid Octreotid binden an dies Rezeptoren; es können rezeptorpositive Tumoren vo 0,5 cm Größe nachgewiesen werden. Vorteilhaft ist daß bei Malignität auch Fernmetastasen darstellba sind.

Trauma

Das Pankreas wird beim stumpfen Abdominaltrauma selten lädiert. Der häufigste Verletzungsmechanismus ist die Kompression der Pankreaskopf-/körperregion gegen die Lendenwirbelsäule durch Aufprall auf das Autolenkrad oder die Fahrradlenkstange. Dadurch kann es zu einer Ruptur des Pankreasganges oder zu einer kompletten Organdurchtrennung kommen. Durch den Austritt von Pankreasenzymen entwickelt sich eine akute Pankreatitis. Die Morphologie der *traumatischen Pankreatitis* unterscheidet sich grundsätzlich nicht von der nichttraumatischen Form; es treten dieselben Komplikationen auf (Pseudozyste, Abszess, Fistelbildungen).

Bei einem Pankreastrauma werden Sonographie und/oder CT eingesetzt. Kann trotz normalen Befundes klinisch eine Pankreasverletzung nicht ausgeschlossen werden, ist die Wiederholung der Untersuchung innerhalb von 12 bis 24 Stunden sinnvoll, da sich traumatische Veränderungen langsam entwickeln können. Bei persistierend unklarem Befund ist eine ERCP zum Nachweis bzw. Ausschluß einer Gangruptur indiziert.

Pankreastransplantation

Die Pankreastransplantation, kombiniert mit einer simultanen Nierentransplantation, ist die Therapie der Wahl beim Diabetes mellitus Typ I mit terminaler Niereninsuffizienz. Die Implantation, entweder eines Pankreassegmentes (Corpus und Cauda) oder eines ganzen Organes mit Duodenalsegment, erfolgt grundsätzlich heterotop, in der Regel intraperitoneal, mit Gefäßanschluß an die Beckenstrombahn. Die exokrine Sekretion des Transplantates wird vesikal (Anastomose zur Harnblase) **(Abb. 5-65)** oder enteral (Anastomose zum Dünndarm) drainiert oder aber durch Verödung des Ductus pancreaticus (Injektion eines Okklusionsmittels) unterbunden. Die simultane Nierentransplantation erfolgt extraperitoneal in die kontralaterale Fossa iliaca.

Die bildgebende Diagnostik bei Pankreastransplantation erfolgt zur Abklärung von *postoperativen Komplikationen,* welche im Vergleich zur Nierentransplantation häufig sind. Die wichtigsten Ursachen für das Versagen des Transplantats sind Abstoßungsreaktion und chirurgische Komplikationen, insbesondere der Abszeß in der Transplantatloge und die Thrombose.

Abb. 5-65: Kombinierte Pankreas-/Nierentransplantation. Normalbefund. Dynamisches MRI nach i.v. gadoliniumhaltiges Kontrastmittel: Koronare Schichten von posterior nach anterior **(A–D)**. Anastomosen des Truncus coeliacus des Pankreastransplantates und der Nierengefäße mit den Iliakalgefäßen **(A)**, Ductus pancreaticus (schlanker Pfeil) in **(B),** Anastomose des Pankreaskopfes mit der Duodenalmanschette an die Harnblasenwand (Pfeil) **(D)**.

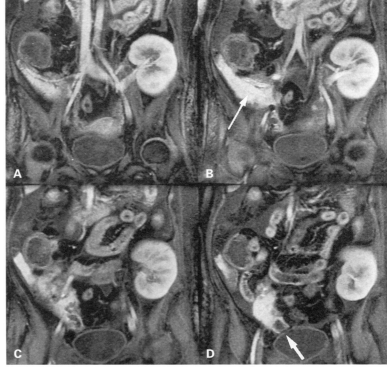

Sekret- und Lymphexsudation aus dem Transplantat führt häufig zu peripankreatischen Flüssigkeitsansammlungen, wobei als Folge eines Infektes sich ein Abszeß entwickeln kann. Der Nachweis dieser Flüssigkeitsansammlungen erfolgt mittels Sonographie, CT oder MRI, die Unterscheidung zwischen steriler Flüssigkeit und Abszeß liefert die Feinnadelpunktion. Der akute Gefäßverschluß ist nach dem intraabdominalen Infekt die zweithäufigste technische Frühkomplikation. Diese tritt in der Regel in den ersten postoperativen Tagen auf und manifestiert sich klinisch durch plötzlichen Funktionsverlust des Transplantates, d. h. durch insulinbedürftige Hyperglykämie. Für die Diagnosesicherung kommt neben der Duplexsonographie die Angiographie zum Einsatz (**Abb. 5-66**).

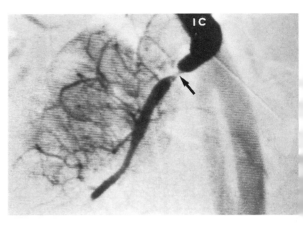

Abb. 5-66: Pankreassegmenttransplantation. Arteriographie: Umschriebene Stenose (Pfeil) der transplantierten A. lienalis kurz nach Abgang aus der linksseitigen ilikalen Anastomose. IC A. iliaca communis.

Weiterführende Literatur

Balthazar E. J., Robinson D. L., Megibow A. J., Ranson J. H. C.: Acute pancreatitis – value of CT in establishing prognosis. Radiology 1990; 174: 331–336.

Marincek B., Schlumpf R., Decurtins M., von Schulthess G. K., Largiadèr F.: Radiologische Diagnostik nach Pankreastransplantation. Radiologe 1988; 28, 560–565.

Müller M. F., Meyenberger C., Bertschinger P., Schaer R., Marincek B.: Pancreatic tumors: evaluation with endoscopic US, CT, and MR imaging. Radiology 1994; 190: 745–751.

Warshaw A. L., Gu Z. Y., Wittenberg J., Waltman A. C.: Preoperative staging and assessment of resectability of pancreatic cancer. Arch Surg 1990; 125:230–233.

Milz

B. Marincek

Anatomie

Die konvex begrenzte, kraniolaterale Oberfläche der Milz ist dem Zwerchfell benachbart, die konkaven Seiten liegen posteromedial der linken Niere und anteromedial dem Magenfundus an. Die mit Schnittbildverfahren bestimmten Normgrößen betragen: kraniokaudal 11 bis 14 cm, axial längs 7 bis 11 cm und quer 4 bis 5 cm. Eine Splenomegalie liegt vor, wenn mindestens zwei Meßachsen den Normwert überschreiten.

Die oft stark gewundene A. lienalis liegt dem Pankreasoberrand an und teilt sich vor dem Milzhilus in mehrere Äste auf. Die V. lienalis verläuft im Lig. splenorenale dorsal des Pankreas. Sie nimmt die V. mesenterica inferior auf und vereinigt sich mit der V. mesenterica superior dorsal des Pankreaskopfes zur V. portae. Im Lig. splenorenale und im Lig. gastrosplenicum verlaufen multiple Venen, die bei portaler Hypertonie den Kollateralkreislauf zwischen portaler und systemischer Zirkulation bilden (s. **Abb. 5-12**).

Das normale Milzparenchym zeigt im Sonogramm eine Echogenität zwischen derjenigen von Leber (höher) und Niere (niedriger). Die Dichte im Nativ-CT ist im Vergleich zur Leber um 5 bis 10 Hounsfield-Einheiten niedriger. Bei Bolusinjektion ist das initiale Kontrastenhancement infolge unterschiedlicher Flußraten heterogen. Die native MRI-Signalintensität ist auf T1-gewichteten Sequenzen im Vergleich zum Leberparenchym niedriger, auf T2-gewichteten höher. Dynamische MRI-Sequenzen zeigen in Analogie zur CT nach bolusförmiger Kontrastmittelapplikation ein initial heterogenes Enhancement.

Kongenitale Anomalien

Wandermilz ist die Bezeichnung für eine abnorme Milzlage. Bei mangelhaft ausgebildeten Ligamenten kann die Milz bis in das kleine Becken dislozieren.

Als *Nebenmilz* oder akzessorische Milz wird kongenital dystopes Milzgewebe (im Unterschied zur Splenosis = nach Milzruptur versprengtes Milzgewebe, das am Peritoneum über einsprossende Gefäße ernährt wird) bezeichnet. Die Nebenmilz ist relativ häufig (10–30%), größenvariabel (wenige Millimeter bis mehrere Zentimeter) und meistens in Nähe des Milzhilus. Nach Splenektomie kann eine Nebenmilz stark an Größe zunehmen. Ist der Befund anhand Schnittbildverfahren unklar, erlaubt die Szintigraphie (Technetium-99m-Schwefelkolloid) eine spezifische Diagnose.

Das seltene *Polysplenie-Syndrom* zeigt multiple kleine, meistens rechtsseitig gelegene Milzen. Wie beim Asplenie-Syndrom findet sich zusätzlich eine zentral gelegene, symmetrische Leber. Beide Syndrome sind oft mit weiteren kongenitalen Anomalien assoziiert, u. a. Malrotation des Magendarmtraktes, Gallenblasenagenesie, Azygos-Kontinuation der hypoplastischen oder fehlenden intrahepatischen V. cava inferior, kardiale Vitien und Symmetrie der Lungenlappen.

Zysten

Es gibt drei Arten von nichtneoplastischen Milzzysten: kongenitale, parasitenbedingte und Pseudozysten.

Die seltene *kongenitale Zyste* (Epidermoidzyste) ist von einem Epithel ausgekleidet und dünnwandig. *Parasitenbedingte Zysten* sind meistens durch den Echinococcus granulosus verursacht. Sie sind eine seltene Manifestationsform der Echinokokkose (< 2%) und entstehen infolge systemischer Dissemination oder Ruptur einer Leberzyste. Ihre Morphologie ist analog

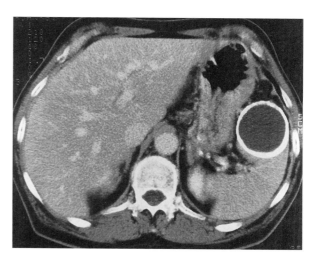

Abb. 5-67: Wandverkalkte posttraumatische Milzzyste. Kontrastverstärkte CT.

den Zysten in der Leber. Am häufigsten sind *Pseudozysten* (80%), d. h. nicht von einem Epithel ausgekleidete Zysten. In der Regel sind sie posttraumatisch (**Abb. 5-67**), d. h. Folge eines Milzhämatoms, seltener infarkt- oder infektbedingt.

Eine Milzzyste stellt sich *sonographisch* als rundliche, glatt begrenzte, echolose Raumforderung mit dorsaler Schallverstärkung und lateraler Schallbeugung dar. In der *CT* ist die Dichte meistens wasseräquivalent und die Wand ist nicht erkennbar. Ein hyperdenser Zysteninhalt infolge Hämorrhagie, erhöhtem Proteingehalt oder Infekt wird bei 30% der Pseudozysten gesehen, zusätzlich zeigen 50% Wandverkalkungen. In Analogie zur CT variiert im *MRI* die Signalintensität des Zysteninhaltes; in Abhängigkeit vom Protein- und Blutgehalt ist er auf T1-gewichteten Bildern von mittlerer Signalintensität, auf T2-gewichteten immer signalreich.

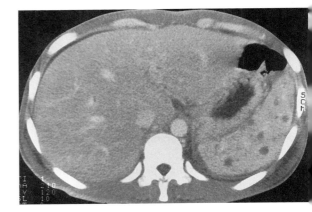

Abb. 5-68: Multiple kleine Milzabszesse bei Tuberkulosepsis. Kontrastverstärkte CT.

Abszesse

Milzabszesse sind meistens Folge einer hämatogenen Infektstreuung, 15% entstehen nach Trauma und 10% nach Infarkt. Sie können solitär oder multipel sein.

Wichtigste Ätiologien des *solitären Abszesses* sind subakute Endokarditis, Sepsis und Trauma. Die Sonographie-, CT- oder MRI-Diagnosekriterien entsprechen grundsätzlich den Abszessen anderer Lokalisation, d. h. es besteht eine liquide, evtl. septierte Raumforderung; ein Randenhancement kann erkennbar sein. Gaseinschlüsse sind selten. Therapie ist die Splenektomie, zunehmend wird die sonographisch oder CT-gesteuerte perkutane Drainage durchgeführt.

Multiple Milzabszesse entstehen meistens bei immunkompromittierten Patienten infolge Pilzinfektion. Am häufigsten ist die Candidiasis, gefolgt von Aspergillose und Kryptokokkose. Pilzabszesse sind oft sehr klein und bei neutropenischen Patienten nicht nachweisbar. Die CT zeigt typischerweise multiple kleine hypodense Läsionen (< 2 cm, meistens 5–10 mm) mit Randenhancement (s. **Abb. 5-7**). Gelegentlich besteht eine kleine zentrale Hyperdensität («bull's-eye lesion»). Im MRI gelangen Abszesse auf T1-gewichteten Sequenzen hypointens, auf T2-gewichteten hyperintens zur Darstellung. In der Regel findet sich eine Splenomegalie, oft ein gleichzeitiger Leberbefall. Bei Patienten mit AIDS sind im Gegensatz zu den übrigen immunkompromittierten Patienten kleine hypodense Milzläsionen selten durch fungale Mikroabszesse bedingt. Meistens handelt es sich um Granulome oder Abszesse infolge Mykobakterien (M. tuberculosis, seltener M. avium intracellulare) oder Pneumocystis

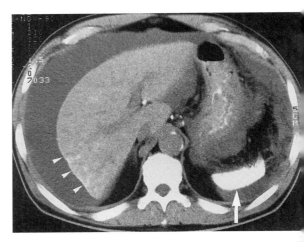

Abb. 5-69: Thorotrastspeicherung in fibrotisch geschrumpfter Milz (Pfeil), Lymphknoten (zöliakal und Leberhilus) und Leber (Pfeilköpfe). Kontrastverstärkte CT. Aszites bei zusätzlich malignem peritonealem Mesotheliom (hier nicht abgebildet).

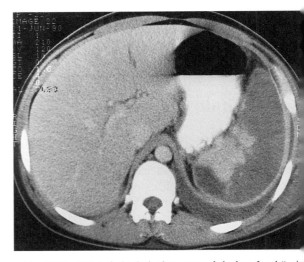

Abb. 5-70: Milzinfarkt bei akuter myeloischer Leukämie und Sepsis. Kontrastverstärkte CT

arinii (**Abb. 5-68**). Bei Pneumocystis carinii-Erreger önnen im Verlauf stippchenförmige Verkalkungen pontan oder nach Therapie auftreten. In der Regel ist ie Leber mitbeteiligt.

Diffuse Parenchym-
erkrankungen

Diffuse Parenchymerkrankungen manifestieren sich äufig als *Splenomegalie*. Die wichtigsten Differen- aldiagnosen der Splenomegalie sind: Kongestion Herzinsuffizienz, portale Hypertonie, Milzvenen- hrombose); Neoplasie (Leukämie, malignes Lym- hom); Infekt (Septikämie, Mononukleose, Tuberku- ose, Malaria); Kollagenose (Lupus erythematodes); arkoidose; hämatologische Erkrankung (hämolyti- che Anämie, Thalassämie, Myelofibrose, Polycythae- nia vera); Speicherkrankheiten (M. Gaucher, M. Nie- nann-Pick, Amyloidose, Hämochromatose).

Aus Schnittbildverfahren kann die Ätiologie einer omogenen Splenomegalie nur im Zusammenhang mit en klinischen Befunden eruiert werden. Aus der ver- nderten sonographischen Echodichte bzw. CT-Dichte t eine Artdiagnose nicht möglich. Ausnahme ist die ermehrte Eisenablagerung in den Zellen des retikulo- ndothelialen Systems infolge wiederholten Bluttrans- usionen (Hämosiderose, siehe Leberkapitel), welche n einer erhöhten CT-Dichte und einem MRI-Signal- erlust auf T1- und T2-gewichteten Bildern erkennbar st.

Bei der *Thorotrastose* sind Thorotrastpartikel in den Zellen des retikuloendothelialen Systems irreversibel hagozytiert. Thorotrast ist die Handelsbezeichnung iner kolloidalen Suspension von Thoriumdioxid, die a den Jahren 1930 bis 1950 als intravaskuläres Kontrastmittel eingesetzt wurde. Die Akkumulation rfolgt in Leber (60%), Milz (30%) und abdominalen ymphknoten. Die natürliche Radioaktivität von Tho- ium (Halbwertszeit $> 10^{10}$ Jahre) führt zu einer Gewebsfibrose. In der Milz kann dadurch eine Organ- chrumpfung von $> 80\%$ resultieren. Die CT zeigt ementsprechend eine kleine Milz mit homogen oder unktförmig stark erhöhter Dichte. Metalldichte reale finden sich auch in Leber und Lymphknoten Abb. 5-69). Neben der fibrotischen Gewebsumwand- ung induziert Thorotrast maligne Neoplasien. Am äufigsten sind Angiosarkom, Cholangiokarzinom nd hepatozelluläres Karzinom, welche nach einer atenzperiode von 14 bis 45 Jahren auftreten.

Infarkt

Die Äste der A. lienalis sind Endarterien, so daß bei Verschluß eine ischämische Nekrose resultiert. Die Infarzierung ist abhängig von der Zeitdauer, dem Ausmaß der lokalen Oligämie sowie dem Kollateral- kreislauf. Hauptursachen sind thromboembolische Verschlüsse (bakterielle Endokarditis, Vorhofflim- mern), seltener lokale Thrombosen (Sichelzellanämie, Myelofibrose, Leukämie; Pankreatitis, Pankreaskarzi- nom). Das Ausmaß der Infarzierung wird verstärkt, wenn gleichzeitig ein Verschluß der Milzvene vor- liegt. Komplikationen des Milzinfarktes sind Abszeß, Ruptur und Blutung. Besonders häufig ist eine Abs- zeßbildung bei Endocarditis lenta.

Akute Milzinfarkte gelangen sonographisch mei- stens als echoarme bzw. in der CT als hypodense Bezirke zur Darstellung (**Abb. 5-70**). Sie sind subkap- sulär gelegen und keilförmig oder ovalär konfiguriert, häufig findet sich eine flächenhafte Ausdehnung längs der Zirkumferenz. Im weiteren Verlauf kann sich der Infarkt verflüssigen, so daß eine Pseudozyste entsteht. Im Endstadium können Infarkte durch Resorption des nekrotischen Materials vollständig verschwinden oder als Narbe abheilen.

Neoplasien

Malignes Lymphom

Das maligne Lymphom ist die häufigste maligne Neo- plasie der Milz. Beim M. Hodgkin ist zum Zeitpunkt der initialen Diagnose die Milz in 30% befallen, beim Non-Hodgkin-Lymphom in 30 bis 40%. Makrosko- pisch kommen vier verschiedene Manifestationsarten vor: (1) homogene Milzvergrößerung ohne erkenn- bare Massenläsion, (2) miliare Läsionen, (3) solitäre Läsion, (4) multifokale Läsionen (> 2 cm). Sonogra- phie, CT oder MRI können solitäre Massenläsionen und multifokale, über 1 cm messende Läsionen dar- stellen (**Abb. 5-71, 5-72**), sie versagen aber bei Vor- liegen einer normal großen Milz mit mikroskopischer Lymphommanifestation. Die Milzgröße ist kein zuverlässiges Diagnosekriterium, da 30% der Non- Hodgkin-Lymphome mit Splenomegalie histologisch keine Milzmanifestation zeigen, während 30% der Hodgkin- oder Non-Hodgkin-Lymphome mit Milzbe- fall eine normal große Milz aufweisen.

Die Unterscheidung der seltenen zystischen Ne- krose eines Milzlymphoms gegenüber einem Abszeß ist schwierig. Ein Milzinfarkt ist eine häufige Begleit- läsion bei malignem Lymphom und ist typischerweise keilförmig und subkapsulär.

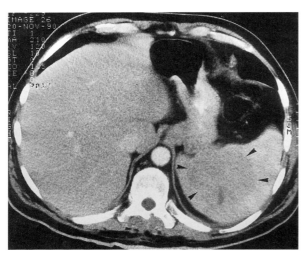

Abb. 5-71: Malignes Lymphom. Kontrastverstärkte CT: Solitäre Milzläsion (Pfeilköpfe).

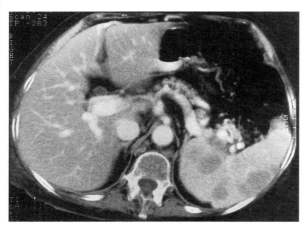

Abb. 5-72: Malignes Lymphom. Kontrastverstärkte CT: Multifokale Milzläsionen.

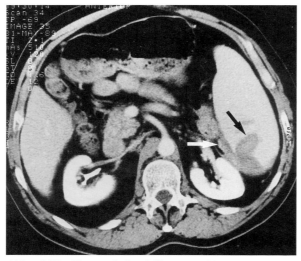

Abb. 5-73: Traumatische Milzruptur. Kontrastverstärkte CT: Intrasplenisches und subkapsuläres Hämatom (schwarzer Pfeil), perisplenisches Hämatom (weißer Pfeil).

Lymphome im *Milzhilus* finden sich bei 50% de Non-Hodgkin-Patienten, bei solchen mit M. Hodgki sind sie ungewöhnlich.

Metastasen

Die Milz ist ein seltener Metastasierungsort. Primär tumor ist am häufigsten ein Karzinom der Mamma gefolgt von Lunge, Ovar, Magen, Prostata und malig nes Melanom. Milzmetastasen treten in der Regel i einem fortgeschrittenen Stadium der Erkrankung au d. h. wenn bereits andere Organe metastatische Verän derungen aufweisen. Sonographisch gelangen sie al echoarme oder echoreiche Läsionen zur Darstellung computertomographisch in der Regel als hypodens Bezirke. Die Milz ist normal groß oder vergrößer Melanommetastasen sind typischerweise zystisch.

Seltene Neoplasien

Andere *maligne* Neoplasien der Milz sind rar. Sie sin vorwiegend vaskulären Ursprunges (Hämangiosar kom, Hämangioendotheliom). *Benigne* Neoplasie sind ebenfalls selten (Hämangiom, Hamartom, Lymph angiom). Am häufigsten ist das Hämangiom. Das mor phologische Spektrum des Hämangioms reicht vo solide bis zystisch mit oder ohne zentrale oder peri phere Verkalkungen. Sonographie, CT und MRI zeige dem Leberhämangiom ähnliche Befunde.

Trauma

Die Milz ist beim stumpfen Abdominaltrauma das ar häufigsten verletzte Organ. Verletzungsformen sin Kapselruptur mit subkapsulärem Hämatom, Lazera tion mit intra-/perisplenischem Hämatom und Hämo peritoneum sowie Gefäßstielverletzung. Die Therapi (konservativ, Splenorrhapie oder Splenektomie) rich tet sich nach dem Schweregrad der Läsion.

Beim Milztrauma wird zunächst die *Sonographi* wegen der universellen Verfügbarkeit eingesetzt. Da sonographische Echomuster ist abhängig von Ausma und Alter der Verletzung. Frische Hämatome sin echoreich, bei subakuten finden sich unregelmäßi echodichte Areale. Eine perilienale Flüssigkeitsan sammlung weist auf eine Ruptur. Bei Residuen intra splenischer und/oder subkapsulärer Hämatome kör nen Pseudozysten oder echodichte Fibroseareale en stehen.

Die *Computertomographie* ist zum Nachweis trau matischer Milzveränderungen sensitiv und spezifisc **(Abb. 5-73)**. Das frische intrasplenische Hämatom i yperdens; später wird es hypodens und demarkiert. eim subkapsulären Hämatom besteht eine sichelförmige randständige Zone zwischen verformtem Parenhym und abgehobener Kapsel. Bei Ruptur mit perisplenischem Hämatom wird der Konturdefekt nach Kontrastmittelapplikation besser sichtbar. Dieser beendet sich typischerweise an der lateralen Milzoberfläche (infolge Rippenfraktur) und selten medial. Ist er eigentliche Ort der Milzruptur nicht abgrenzbar, so ist das perisplenische Hämatom einziges Zeichen für ein Trauma («sentinel clot sign»).

Die *zweizeitige Milzruptur* ist Ausdruck einer intrasplenischen Lazeration mit Hämatom, unter dessen zunehmender Druckwirkung die Kapsel einreißt. Klinisch besteht ein freies Intervall zwischen Trauma und der akuten intraabdominalen Blutung.

Nuklearmedizin

G. K. von Schulthess

Die selektive Darstellung der Milz kann mit Hilfe von *hitzedenaturierten Erythrozyten* erfolgen und wurde vor Einführung der Sonographie zur generellen Beurteilung des Milzparenchyms verwendet. Die Untersuchung erlaubt es, Aussagen über das Funktionieren des Milzgewebes zu machen. Heute wird die Methode vor allem zur Suche von Nebenmilzen eingesetzt.

Weiterführende Literatur

Freeman J. L., Jafri S. Z. H., Roberts J. L., Mezwa D. G., Shirkhoda A.: CT of congenital and acquired abnormalities of the spleen. RadioGraphics 1993; 13:597–610.

Rabushka L. S., Kawashima A., Fishman E. K.: Imaging of the spleen: CT with supplemental MR examination. RadioGraphics 1994; 14:307–332.

6. Urogenitaltrakt

Niere

B. Marincek

Anatomie

Die bilateral angelegten, retroperitoneal gelegenen Nieren besitzen eine Kapsel (Capsula fibrosa) und sind von Fettgewebe umgeben. Der Perirenalraum wird von der vorderen und hinteren Nierenfaszie (Fascia prae- und retrorenalis) begrenzt. Die Nierenlängsachsen sind in kraniokaudaler Richtung divergent. Die rechte Niere steht tiefer, da sie durch die Leber verlagert wird. Die Meßwerte der Erwachsenenniere betragen: Länge 11 bis 13 cm, Breite 5 bis 6 cm, Tiefe 4 bis 5 cm, Atemverschieblichkeit 3 bis 7 cm.

Das Nierenparenchym besteht aus *Rinde (Cortex)* und *Mark (Medulla)*. Die Medulla entspricht den *Pyramiden;* die Pyramidenbasis erstreckt sich parallel zur Nierenoberfläche, und die Spitze (Papille) zeigt zum Sinus renalis. Einzelne Pyramiden können basisnahe fusionieren, während die Pyramidenspitzen erhalten bleiben («Compound-Papille»). Compound-Papillen liegen in den Ober- und Unterpolregionen (**Abb. 6-1**). Der Cortex erstreckt sich zwischen den Pyramiden und bildet die Columnae Bertini. Der Cortex enthält Glomerula und Tubuli, die Medulla nur Tubuli. Die Tubuli enden in den Papillen. Die Linie, welche die Papillen verbindet, wird als Interpapillarlinie bezeichnet (**Abb. 6-1**). Das Parenchym zwischen dieser Linie und der Nierenoberfläche nimmt von der Interpolarregion in Richtung Polregionen an Breite zu.

Einfache Papillen münden in einen einzelnen *Kelch* (Calix minor), Compound-Papillen in einen entsprechend fusionierten Compound-Kelch. Einfache Papillen zeigen an ihrer Oberfläche schlitzförmige Tubulusmündungen (**Abb. 6-2**). Diese Morphologie verhindert einen Reflux von Urinflüssigkeit aus dem Nierenbecken in die Tubuli. Compound-Papillen mit teilweise konkaver Oberfläche besitzen zusätzlich runde Mündungsöffnungen, welche bei Druckerhöhung im Nierenbecken einen Reflux nicht verhindern können. Die Niere besitzt durchschnittlich 6 bis 8 Kelche. Die anatomische Beziehung der Kelche ist ziemlich konstant, d. h. je eine Kelchgruppe (oft Compound-Kelche) drainieren den Ober- und Unterpol und eine dritte die Interpolarregion. Die seitliche Kelchkontur ist normalerweise spitz auslaufend und wird Fornix genannt. Die Kelche münden in Kelchhälse (= Calices majores), diese in das dreiecksförmige, im Sinus renalis gelegene *Nierenbecken*. Der

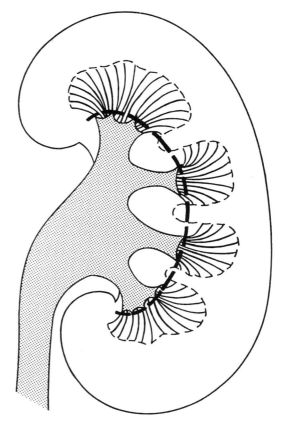

Abb. 6-1: Schema der Niere. Compound-Papillen in der Unter- und Oberpolregion. Die Interpapillarlinie (gestrichelt) markiert die Breitenzunahme des Nierenparenchyms in den Polregionen.

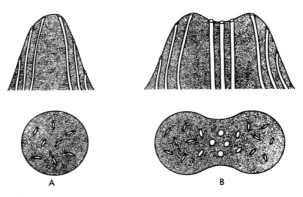

Abb. 6-2: Schema der Tubulusmündungen (Profil und en face). Einfache Papille (**A**) mit schlitzförmigen Mündungsöffnungen, Compound-Papille (**B**) mit zusätzlich runden Mündungsöffnungen. Letztere können einen Reflux von Urinflüssigkeit aus dem Nierenbeckenkelchsystem in die Tubuli nicht verhindern (aus Davidson A. J.: Radiology of the kidney. Philadelphia, Saunders 1985).

Sinus renalis enthält zusätzlich Blut- und Lymphgefäße, Nerven sowie eine variable Menge Fettgewebe.

Die *Gefäßversorgung* der rechten und linken Niere erfolgt in 75% über eine Arterie, die auf Höhe des Intervertebralraumes L1/2 aus der Aorta abdominalis entspringt. In 25% werden die Nieren durch mehrere Arterien versorgt. Eine akzessorische Arterie findet sich am häufigsten am Unterpol. Die A. renalis teilt sich gewöhnlich in einen ventralen und einen (kaliberschwächeren) dorsalen Ast auf. Im Hilus zweigen sich beide Arterienhauptäste in Segmentarterien auf (**Abb. 6-3**). Diese ziehen zu den Columnae Bertini, um hier unter Versorgung der Markpyramiden als Aa. interlobares bis zur Markrindengrenze zu verlaufen, wo sie rechtwinklig umbiegen und an der Pyramidenbasis als Aa. arcuatae weiterziehen. Aus ihnen entspringen die senkrecht zur Nierenoberfläche verlaufenden Aa. interlobulares mit den abgehenden Vasa afferentia. Somit sind die Nierenarterien Endarterien und ihre Unterbrechung bedeutet einen Untergang des betroffenen Parenchyms.

Der *venöse Abfluß* der Nieren erfolgt über ein oberflächliches und ein tiefes (intrarenales) Venensystem. Im Gegensatz zu den Arterien besitzen die Äste der Nierenvenen Anastomosen intrarenal, mit Venen umgebender Organe (Milz, Pankreas), sowie zur V. azygos über aszendierende Lumbalvenen. Die Venen des tiefen Systems verlaufen wie die gleichnamigen Arterien. Beide Nierenvenen liegen ventral der Nierenarterien und münden in die V. cava inferior. Die längere linke Nierenvene überkreuzt die Aorta und nimmt die V. gonadalis, periureterale Venen und die V. suprarenalis auf. In 12% der Fälle verläuft sie retroaortal. Die rechte Nierenvene ist in ungefähr 20% doppelt angelegt. Sie nimmt periureterale Venen auf, selten auch die V. gonadalis.

Kongenitale Anomalien

Anomalien des Urogenitaltraktes sind verbreitet. Die Häufigkeit wird in Autopsiestatistiken mit 5 bis 10% angegeben.

Anomalien von Zahl und Größe der Nieren

Agenesie beinhaltet das Fehlen jeglicher Struktur; nur die einseitige Nierenagenesie ist auf Dauer mit dem Leben vereinbar.

Aplasie ist definiert als fetal angelegte, jedoch nicht entwickelte, funktionslose Niere. Die kontralaterale Niere ist kompensatorisch vergrößert.

Hypoplasie entspricht dem Vorhandensein einer kleinen, funktionsfähigen Niere.

6.
Urogenitaltrakt

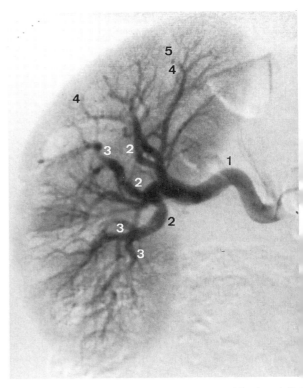

Abb. 6-3: Normale selektive Nierenangiographie. Arterielle Phase. 1 A. renalis, 2 Aa. segmentales, 3 Aa. interlobares, 4 Aa. arcuatae, 5 Aa. interlobulares.

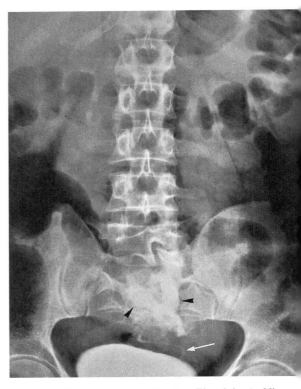

Abb. 6-4: Pelvine Ektopie (Becken-Einzelniere). Nierenbeckenkelchsystem (Pfeilköpfe), Ureter (schlanker Pfeil).

Fetale Lobulation (Renkulierung) der Nieren ist bis zum 5. bis 6. Lebensjahr normal; findet sie sich später, ist sie als Formvariante ohne klinische Bedeutung anzusehen.

Eine weitere, nur die linke Niere betreffende, nicht krankhafte Formvariante ist die *Kamelhöckerniere* (dromedary kidney). Als Ursache wird eine Impression durch die Milz angenommen.

Lageanomalien der Nieren

Unter *Ektopie* versteht man eine lumbale, iliosakrale oder sakrale bzw. pelvine Lageanomalie (**Abb. 6-4**). Sie ist meist einseitig. Der Ureter ist kurz, und die Gefäßversorgung erfolgt über aberrierende Arterien aus der Aorta abdominalis oder Iliakalarterien.

Ist eine Niere auf die Gegenseite verlagert, so spricht man von *gekreuzter Ektopie*. Beide Nieren können unilateral isoliert oder verschmolzen sein (gekreuzte Ektopie ohne und mit Fusion). Der gekreuzte Ureter mündet normal in die Harnblase, und die Gefäßversorgung erfolgt über aberrierende Arterien.

Die *Hufeisenniere* ist kaudal ektop. Die beiden unteren Pole sind parenchymatös oder bindegewebig zum Isthmus fusioniert (**Abb. 6-5**). Dieser liegt prä-aortal und präkaval. Die Gefäßversorgung erfolgt über aberrierende Arterien, die Ureteren verlaufen ventral des Isthmus bzw. der Unterpole.

Entzündliche Erkrankungen

Als *Pyelonephritis* bezeichnet man eine Entzündung des Nierenbeckenkelchsystems und des Niereninterstitiums. Entzündungen nur des Interstitiums *(interstitielle Nephritis)* werden in infektiöse (bakterielle) und nichtinfektiöse (abakterielle) unterteilt. Mit Ausnahme der hämatogen streuenden Tuberkulose und akuten Staphylokokkeninfektion entstehen die meisten infektiösen Pyelonephritiden aszendierend, d. h. die Bakterien breiten sich vom unteren zum oberen Harntrakt aus. Prädisponierend sind Reflux, neurogene Blase, Harnblasenkarzinom, Diabetes mellitus, Schwangerschaft, prolongierte Katheterdrainage und Immunsuppression. Die nichtinfektiöse interstitielle Nephritis ist in der Regel medikamentös (Analgetikaabusus) induziert.

Akute Nierenentzündungen

Bei der unkomplizierten *akuten bakteriellen Pyelonephritis* breitet sich die Entzündung vom Nierenbeckenkelchsystem in das Mark und die Rinde aus. Die Niere ist infolge des entzündlichen Ödems vergrößert und enthält diffus verteilte Entzündungsherde. Weil das Mark vergleichsweise geringer durchblutet ist als die Rinde, wird es stärker von Bakterien besiedelt. Ein häufiger pathogener Keim ist E. coli.

Beim immunkompromittierten Patienten oder bei Diabetikern kann die akute bakterielle Pyelonephritis in die virulente Form, die *akute bakterielle Nephritis,* übergehen. Diese kann bilateral und fokal oder diffus auftreten. Bei der fokalen Form besteht eine Nierenphlegmone nach aszendierender Infektion, bei der sel-

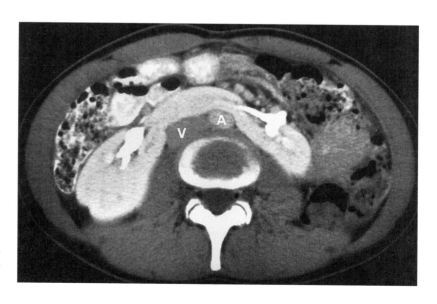

Abb. 6-5: Hufeisenniere mit parenchymatösem Isthmus. Kontrastverstärkte CT. A Aorta, V Vena cava.

teneren diffusen Form finden sich zahlreiche kleine Abszesse als Folge einer Staphylokokkensepsis. Die Entzündungsherde sind im Gegensatz zur aszendierenden Pyelonephritis hauptsächlich in der stark durchbluteten Nierenrinde lokalisiert. Eine Sonderform ist die emphysematöse, d. h. gasbildende Pyelonephritis, welche typischerweise als Folge einer E. coli-Infektion bei diabetischen Patienten auftritt. Die akute bakterielle Nephritis kann bei Fehlen einer Begleitpathologie, z. B. renaler Obstruktion, ohne makroskopisch sichtbare Narbenbildung heilen, selten finden sich Papillennekrosen.

Nach erfolgloser bzw. nicht erfolgter Therapie einer akuten bakteriellen Nephritis kann ein *Nierenabszeß* entstehen. Nierenabszesse treten v. a. bei Risikopatienten, z. B. intravenöser Drogenabusus, auf. Die Infektion einer vorbestehenden Zyste ist von einem Abszeß radiologisch nicht unterscheidbar. Bei Zystennieren oder erworbenen Nierenzysten unter Dialysebehandlung kann sich ein Abszeß nach Zysteninfektion entwickeln. Ein Nierenabszeß kann sich in das Nierenbeckenkelchsystem oder in den Perirenalraum ausbreiten. Ein Befall des Perirenalraumes ist gehäuft bei Staphylokokkensepsis, da diese eine vorwiegend kortikale Absiedlung zeigt.

Bei den meisten Patienten mit klinischen Zeichen einer akuten Pyelonephritis ist die *intravenöse Urographie* normal. In 25% findet sich eine fokale oder globale Volumenvermehrung der Nieren. Die eingeschränkte Nierenfunktion und die daraus resultierende verminderte Kontrastmittelelimination ist an einem abgeschwächten nephrographischen Effekt und einer verzögerten Kontrastierung des Nierenbeckenkelchsystems erkennbar. Die radiologische Differentialdiagnose der akuten Pyelonephritis und akuten bakteriellen Nephritis umfaßt die Nierenvenenthrombose, den Niereninfarkt und infiltrative Nierenprozesse (z. B. Lymphom, Amyloidose). Die Schnittbildverfahren haben den Stellenwert der intravenösen Urographie stark limitiert.

Wie bei der intravenösen Urographie ist der *sonographische* Befund bei akuter Pyelonephritis häufig normal. Es existieren keine pathognomonischen Veränderungen, selten ist eine Größenzunahme der Niere erkennbar. Die akute fokale bakterielle Nephritis stellt sich als unregelmäßig begrenzte echoarme Massenläsion dar. Ein Nierenabszeß ist charakteristischerweise rund, glatt begrenzt und besitzt Binnenechos (**Abb. 6-6A**). Die Wanddicke ist variabel. Diese Veränderungen sind jedoch unspezifisch und erlauben differentialdiagnostisch keine Unterscheidung gegenüber hämorrhagischer oder infizierter Zyste oder zentral nekrotischer Neoplasie.

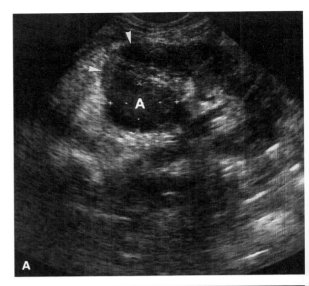

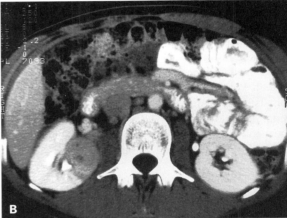

Abb. 6-6: Nierenabszeß rechts. **(A)** Sagittale Sonographie: Glatt begrenzte Raumforderung (A) mit Binnenechos (Pfeilköpfe Nierenoberpol). **(B)** Kontrastverstärkte CT.

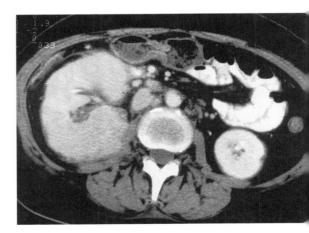

Abb. 6-7: Akute Pyelonephritis rechts. Kontrastverstärkte CT. Globale Volumenvermehrung und unscharfe Kontur der Niere rechts.

Vier grundsätzliche pathophysiologische Veränderungen sind in der *Computertomographie* nachweisbar: Alteration der Nierenkontur, Alteration der normalen Parenchymdichte, Alteration des Kontrastenhancement und der Kontrastausscheidung und perirenale Pathologie. Bei der unkomplizierten akuten Pyelonephritis finden sich Parenchymsegmente mit protrahiertem Kontrastenhancement. Sie sind Ausdruck von obstruierten Nierentubuli durch entzündlichen Debris oder Folge der Entzündung des umgebenden Interstitiums. Unspezifische Veränderungen sind unscharfe Organkontur, Verdickung der Fascia renalis und Ödem des perirenalen Fettgewebes (**Abb. 6-7**). Die akute fokale bakterielle Nephritis gelangt als solitäre oder multifokale entzündliche Massenläsion zur Darstellung, die erst nach intravenöser Kontrastmittelapplikation deutlich abgrenzbar wird. Charakteristischerweise ist die Läsion rundlich oder oval, unregelmäßig begrenzt, inhomogen und 20 bis 40 Hounsfield-Einheiten weniger dicht als das normale Nierenparenchym. Nierenabszesse erscheinen als solitäre oder multiple, rundliche, gut begrenzte, hypodense Massenläsionen (**Abb. 6-6B**). Ein randständiges Kontrastenhancement ist Ausdruck einer Abszeßwand. Die kontrastverstärkte CT ist die Untersuchungsmethode der Wahl zum Nachweis einer perirenalen Ausdehnung (**Abb. 6-8**). Die Spezifität ist nicht 100%, da ein segmentaler Niereninfarkt, ein altes Hämatom, eine infizierte Zyste oder eine nekrotisch zerfallende Neoplasie eine ähnliche Morphologie aufweisen können.

Die diagnostischen Informationen der *Magnetresonanztomographie* sind bei einer akuten Nierenentzündung limitiert. Die auf T1-gewichteten Bildern normalerweise vorhandene unterschiedliche Signalintensität von Nierenrinde und -mark (sog. kortikomedulläre Differenzierung, Mark infolge hohen Wassergehaltes in den Tubuli signalärmer als Rinde) geht bei akuter Pyelonephritis verloren. Dieser Befund ist jedoch unspezifisch und wird auch bei anderen Nierenparenchymerkrankungen (Glomerulonephritis, Hydronephrose, vaskuläre Affektionen, Abstoßungsreaktion bei Transplantatniere) angetroffen.

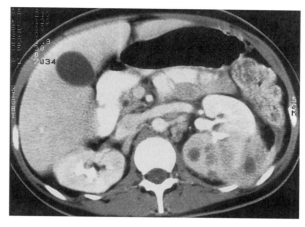

Abb. 6-8: Nierenabszeß links mit Ausdehnung bis in die Thorakoabdominalwand. Kontrastverstärkte CT.

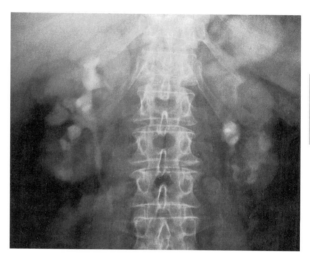

Abb. 6-9: Chronische Pyelonephritis beidseits mit Parenchymschrumpfung vor allem der linken Niere. Narbige Einziehungen der Oberflächenkonturen und deformierte, verplumpte Kelche. Sonographisch verifizierte kortikale Zyste im Bereiche der laterokaudalen Nierenzirkumferenz rechts als Zusatzbefund.

Chronische Nierenentzündungen

Die meisten chronischen Nierenentzündungen entwickeln sich als Folge einer Allgemeinerkrankung (Diabetes mellitus, Immunabwehrschwäche), eines Analgetikaabusus oder einer lokalen Pathologie (vesikoureteraler Reflux, Harnwegsobstruktion, Konkremente). Bis auf das Mycobakterium tuberculosis, das typischerweise eine chronische Infektion verursacht, sind die pathogenen Keime die gleichen wie bei der akuten Nierenentzündung.

Unter *chronischer Pyelonephritis* wird eine chronische interstitielle Nephritis als Folge eines Infektes verstanden, obwohl die Parenchymschädigung durch Autoimmunreaktionen mitverursacht sein kann. Im Kindesalter ist der vesikoureterale Reflux Hauptursache. Ein konsekutiver intrarenaler Reflux führt zu typischerweise fokaler chronischer Entzündung. Polregionen sind häufiger betroffen, da Compound-Papillen zu intrarenalem Reflux prädisponieren. Diese Pathologie wird als Refluxnephropathie bezeichnet.

Weitere Ursachen für eine chronische Pyelonephritis sind Konkremente, chronische Obstruktion der ableitenden Harnwege, neurogene Blase, sowie Ureteroneostomie nach Zystektomie.

Die urographischen Veränderungen sind fokale Schäden der Niere mit Parenchymverlust von Mark und Rinde (**Abb. 6-9**). Es resultieren Narben, die über einem deformierten Kelch liegen. Bei ausgiebigem Befall wird die Niere infolge Parenchymschrumpfung klein. Nicht betroffene Nierenabschnitte können kompensatorisch hypertrophieren und Pseudotumoren bilden.

Als *Pyonephrose* wird die chronische eitrige Entzündung einer obstruierten Niere bezeichnet. Häufigste Ursache ist ein Stein. Die assoziierte Pyelonephritis führt zu einer Schädigung des Nierenparenchyms mit Funktionsverlust und verminderter oder fehlender Kontrastmittelausscheidung. Deswegen ist die wichtigste Untersuchungsmethode die Sonographie. Sie zeigt im proximal erweiterten Harnwegsystem echogenes Material als Ausdruck von Debris. Die Bestätigung der Diagnose erfolgt mittels Feinnadelaspiration von Urinflüssigkeit aus dem Nierenbeckenkelchsystem. Die anschließende perkutane Nephrostomie erlaubt eine Entlastung der obstruierten und infizierten Harnwege.

Die *xanthogranulomatöse Pyelonephritis* ist eine chronisch-granulomatöse Nierenentzündung als Folge einer lokalen Abwehrschwäche gegenüber bakterieller Besiedlung. Sie kommt besonders bei Frauen im mittleren Alter vor. Meistens ist nur eine Niere betroffen, diese kann global oder fokal befallen sein. Oft findet sich ein Nierenbeckenausgußkonkrement. Die entzündliche Destruktion beginnt im Nierenbecken und breitet sich in Mark und Rinde aus. Das nekrotische Nierenparenchym wird durch Xanthomzellen, d. h. Makrophagen mit lipidhaltigem Material (nicht abgebaute Bakterienprodukte) ersetzt.

Urographisch besteht eine global oder fokal vergrößerte, meist konkrementhaltige Niere mit fehlender Kontrastmittelausscheidung. Im Sonogramm finden sich ein zentral gelegenes Konkrement und multiple

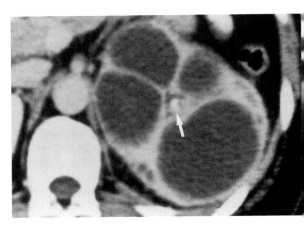

Abb. 6-10: Xanthogranulomatöse Pyelonephritis. Kontrastverstärkte CT. Zentral gelegenes Ausgußkonkrement (Pfeil) und multiple Kavitäten nach entzündlicher Destruktion von Mark und Rinde.

echoarme Areale (Kavitäten nach Parenchymdestruktion); das residuelle Nierenparenchym ist verschmälert. Analog zeigt die CT eine vergrößerte, funktionslose Niere mit Ausgußkonkrement und multiple Kavitäten, deren Dichte in Abhängigkeit des Lipidgehaltes −10 bis +30 Hounsfield-Einheiten beträgt. Nach intravenöser Kontrastmittelapplikation zeigen die Kavitäten ein randständiges Kontrastenhancement, bedingt durch gut vaskularisiertes Granulationsgewebe (**Abb. 6-10**). Das xanthomatöse Material zeigt keine Kontrastmittelaufnahme. Die entzündlichen Veränderungen können auf den Perirenalraum übergreifen.

Eine *Nierentuberkulose* entwickelt sich in der Regel 10 bis 15 Jahre nach Lungentuberkulose, wegen zwischenzeitlicher Heilung zeigen jedoch nur ungefähr 30% der Patienten mit Nierentuberkulose einen pathologischen Befund im Thoraxröntgenbild.

Die Nierentuberkulose entsteht durch hämatogene Mykobakterienabsiedlung in die periglomerulären Kapillaren. Es bilden sich kortikale Granulome in beiden Nieren, die je nach Abwehrlage des Organismus über Jahre hinweg inaktiv bleiben können. Bei reduzierter Abwehrlage kommt es zur Reaktivierung der Granulome mit Größenzunahme und Ausbreitung der Mykobakterien in die Markpyramiden. Hier entsteht eine meist einseitige fokale oder diffuse nekrotisierende Papillitis, die in das Nierenbeckenkelchsystem ulzerieren kann. Folge der Ausbreitung in die ableitenden Harnwege sind Entzündung und im weiteren Verlauf Fibrose mit Strikturen im Bereiche von Kelchhälsen, Nierenbecken, Ureter und Harnblase. Bei ausgedehnter Pathologie kommt es zur weitgehenden Destruktion der Niere und Verkalkung (Auto-

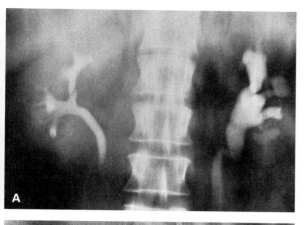

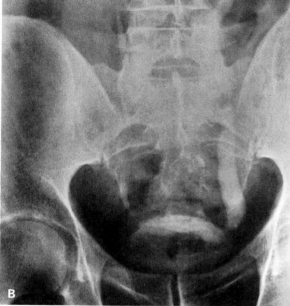

Abb. 6-11: Nierentuberkulose links. **(A)** Papillendestruktionen und Kelchhalsstenose im Unterpolbereich. **(B)** Zusätzlich Ureterdilatation links infolge tuberkulöser prävesikaler Stenose sowie tuberkulöse Zystitis (zystoskopisch verifiziert).

nephrektomie, Kittniere). Der tuberkulöse Prozeß kann sich in den Perirenalraum und in das übrige Retroperitoneum ausbreiten.

Die in der intravenösen Urographie am frühesten erkennbare Veränderung ist eine unregelmäßige Kelchkontur infolge nekrotisierender Papillitis. Mit zunehmender Destruktion bilden sich Kavitäten, die mit dem Nierenbeckenkelchsystem kommunizieren. Wenn die Erkrankung nicht fortschreitet, bleiben fokale Narben, Parenchymverkalkungen und deformierte Kelche über lange Zeit unverändert. Die für eine Tuberkulose pathognomonischen Strikturen im Bereiche der Kelchhälse, des Nierenbeckens und/oder des Ureters treten vor allem im Spätstadium auf (**Abb. 6-11**).

Die Sonographie ist bei einer Nierentuberkulose wenig ergiebig, da die charakteristischen radiologischen Veränderungen am Nierenbeckenkelchsystem und Ureter kaum zu erkennen sind. Die CT besitzt gegenüber der Urographie den Vorteil, daß die tuberkulöse Pathologie auch in einer funktionslosen Niere erkennbar ist. Die häufigsten Befunde sind Kaliektasien, Parenchymnarben und Verkalkungen (**Abb. 6-12**).

Die *Papillennekrose* tritt gehäuft bei Analgetikaabusus, Diabetes mellitus, chronischem oder rezidivierendem Harnwegsinfekt sowie Sichelzellanämie auf. Die Pathogenese ist bei der Analgetikanephropathie am besten untersucht; wichtigste Ursache ist die medulläre Ischämie. Die nekrotische Pyramidenspitze wird resorbiert oder bleibt in der entstandenen Kavität liegen und verkalkt. Sie kann in das Pyelon übertreten und mit dem Urin ausgeschieden werden; dabei ist eine akute Ureterobstruktion als zusätzliche Kompli-

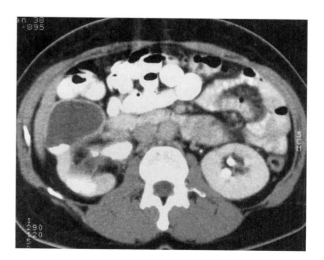

Abb. 6-12: Nierentuberkulose rechts. Kontrastverstärkte CT. Ausgedehnte Destruktionen mit Kaliektasien, Parenchymnarben und Verkalkungen.

6.
Urogenital-trakt

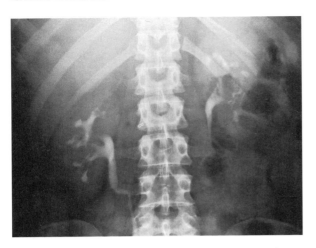

Abb. 6-13: Papillennekrosen mit teilweise abgestoßenen Papillen, z. B. im Bereiche der oberen und mittleren Kelchgruppe der rechten Niere.

kation möglich. Im Urogramm ist die abgestoßene Papille, falls verkalkt, im Bereiche der ableitenden Harnwege erkennbar. Nach Kontrastmittelverabreichung ist in der resultierenden Kavität der Papillenspitze ein Füllungsdefekt zu sehen (**Abb. 6-13**). Differentialdiagnostisch muß die Papillennekrose von der Tuberkulose, einem Kelchdivertikel und der Markschwammniere abgegrenzt werden.

Sonographie, CT und MRT sind bei Papillennekrose infolge limitierter räumlicher Auflösung diagnostisch nicht ergiebig.

Vaskuläre Erkrankungen

Nierenarterienstenose

Eine Nierenarterienstenose kann einerseits die Ursache einer renovaskulären *Hypertonie* sein und andererseits die Folge einer essentiellen Hypertonie. Der Nachweis einer Nierenarterienstenose beweist somit noch nicht die renovaskuläre Ätiologie einer Hypertonie. Erst die Beseitigung der Stenose mit konsekutiver Blutdrucknormalisierung bei einer im übrigen normalen Niere belegt die renovaskuläre Ursache.

Ungefähr 70% der Fälle mit Nierenarterienstenosen sind *arteriosklerotisch* bedingt. Sie sind typischerweise exzentrisch am Abgang aus der Aorta oder im proximalen Drittel der A. renalis lokalisiert. Sie zeigen Wandunregelmäßigkeiten mit Plaques sowie Verkalkungen. Zweithäufigste Ursache für eine Nierenarterienstenose ist die *fibromuskuläre Dysplasie*. Diese befällt mehrheitlich junge Frauen und ist vorwiegend im mittleren und distalen Drittel der Nierenarterie und ihren Aufzweigungen lokalisiert (**Abb. 6-14**).

Der *Goldstandard* zum Nachweis einer renovaskulären Erkrankung ist die *Arteriographie*. Die zuverlässigsten angiographischen Zeichen für eine Nierenarterienstenose sind die poststenotische Dilatation bei arteriosklerotischen Wandunregelmäßigkeiten und der Nachweis einer Kollateralzirkulation (Nebennieren-, Kapsel- und Periureteralgefäße, Lumbalarterien).

Die verminderte Nierenperfusion setzt den Renin-Angiotensin-Mechanismus in Gang und löst eine Hypertonie aus. Das im Exzeß gebildete Renin gelangt in die Nierenvene und kann durch *selektive Blutentnahme* mittels Angiographiekatheter bestimmt werden.

Nierenarterienstenosen können mittels *Duplexsonographie* morphologisch und funktionell analysiert werden (**Abb. 6-15**). Die Untersuchung kann aus verschiedenen Gründen (Vorliegen von akzessorischen Nierenarterien, nur segmentäre Darstellbarkeit der Nierenarterie, Adipositas) erschwert sein. Mit dem gepulsten Doppler werden gezielt Flußsignale aus der Arterie abgeleitet und die Flußgeschwindigkeit berechnet. Die systolische Spitzengeschwindigkeit der normalen A. renalis beträgt knapp 1 m/Sek. die diastolische Flußgeschwindigkeit 0,3 bis 0,5 m/Sek. (diastolisch/systolisches Verhältnis >0,3). Im Bereich einer Stenose kommt es zu Beschleunigung des Blutflusses. Mit zunehmendem Stenosegrad nimmt die systolische und später auch die diastolische Flußgeschwindigkeit zu. Ein verminderter diastolisch/systolischer Quotient (<0,3) weist auf einen erhöhten Widerstand, d. h. eine Stenose, hin.

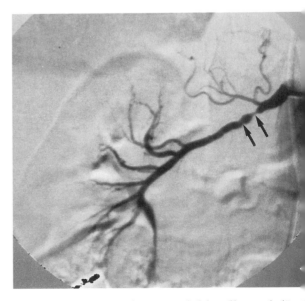

Abb. 6-14: Nierenarterienstenose infolge fibromuskulärer Dysplasie. Selektive Angiographie. Teilweise hochgradige perlschnurartige Stenosen (Pfeile) im mittleren Drittel der A. renalis rechts nach Abgang der A. suprarenalis.

Abb. 6-15: Duplexsonographie einer normalen Nierenarterie rechts. Dopplerspektrum (unterer Teil der Abbildung) mit zyklischer Form, Meßvolumen in der Nierenarterie (Doppellinie im oberen Teil der Abbildung mit eingetragenem Doppler-Winkel zwischen Gefäßachse und einfallendem Schallstrahl). S maximale systolische Frequenzverschiebung, D minimale enddiastolische Frequenzverschiebung, SF offenes systolisches Spektralfenster, A Aorta.

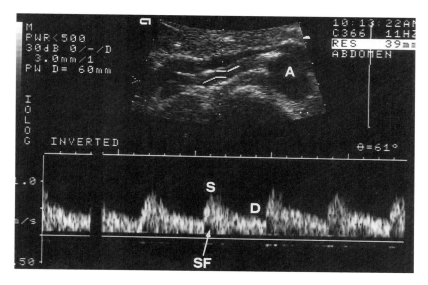

Nephrosklerose

Patienten mit Hypertonie können eine Nephrosklerose (Arteriolosklerose der Nieren) entwickeln. Bei der *benignen Nephrosklerose* ist zusätzlich zur Arteriosklerose der mittelgroßen und kleinen Arterien das Lumen der Arteriolen durch subendotheliale Hyalinisierung eingeengt. Die *maligne Nephrosklerose* bei akzelerierter Hypertonie ist durch eine proliferative Endarteriitis der Aa. interlobulares und Arteriolen sowie durch eine nekrotisierende Arteriolitis gekennzeichnet. Im Angiogramm scheinen die Aa. interlobares durch Verlust der normalen arteriellen Verjüngung abrupt an der Markrindengrenze zu enden. Die pathologischen Veränderungen greifen von den kleinen auf die großen Gefäße über. Infolge Gefäßverschlüssen treten Infarkte auf. Mit zunehmender Dauer und Schwere der Erkrankung nimmt die Nierengröße ab und es entwickelt sich eine progrediente Niereninsuffizienz.

Im intravenösen Urogramm ist bei der benignen Nephrosklerose das Nephrogramm normal, bei der malignen Form je nach Ausmaß der Einschränkung der Nierenfunktion vermindert. Es bestehen symmetrisch kleine Nieren, eventuell mit infarktbedingten Unregelmäßigkeiten der Oberflächenkontur.

Periarteriitis nodosa

Bei dieser Form der Vaskulitis findet sich histologisch eine fibrinoide Verquellung aller Gefäßwandschichten mit nekrotisierenden Entzündungsherden der mittelgroßen und kleinen Arterien (**Abb. 6-16**), hauptsächlich im Bifurkationsbereich. Infolge Gefäßwandschwäche entstehen kleine, 2 bis 3 mm messende

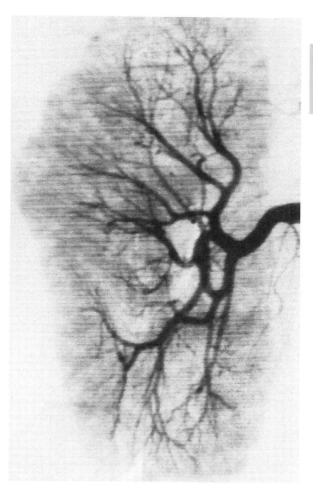

Abb. 6-16: Obliterierende Arteriitis. Selektive Nierenangiographie links. Multiple Stenosen und spindelförmige Lumenerweiterungen der Arterien. Einziehungen der Parenchymoberfläche infolge Nierenrindeninfarkten.

6.
Uro-
genital-
trakt

Aneurysmata. Das angiographische Bild *multipler Aneurysmata* der Aa. interlobares und Aa. arcuatae ist pathognomonisch.

Strahlennephritis

Die Strahlennephritis ist Folge einer Radiotherapie, bei der die Nieren innerhalb des Bestrahlungsfeldes lagen. Sie betrifft meistens nur eine Niere und wird heute infolge verbesserter Bestrahlungstechnik selten angetroffen. Das Ausmaß der Parenchymschädigung hängt von der applizierten Dosis und der Größe des Bestrahlungsfeldes ab. Die Schwellendosis zur Induktion einer Strahlennephritis liegt bei einer Gesamtdosis von 23 Gray, appliziert im Verlauf von 5 Wochen. Alle Elemente des Nierenparenchyms werden geschädigt, d. h. es resultiert eine interstitielle Fibrose, Tubulusatrophie, Glomerulosklerose, Sklerose sämtlicher Arterien und Verdickung der Nierenkapsel. Die radiologischen Befunde sind unspezifisch, vergleichbar mit denjenigen infolge Ischämie. Das Nierenbeckenkelchsystem bleibt unbeteiligt.

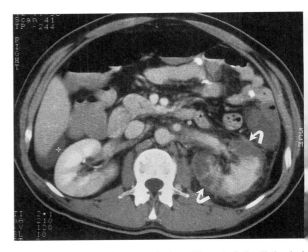

Abb. 6-17: Subtotaler anämischer Niereninfarkt links bei embolischen arteriellen Verschlüssen. Kontrastverstärkte CT. Ausgedehnte hypodense Areale infolge Infarzierung. Periphere Rindenabschnitte hyperdens (gebogene Pfeile) infolge Durchblutung über Kollateralen aus Kapselarterien («cortical rim sign»). Wenig Aszites (*).

Niereninfarkt

Beim Niereninfarkt kann die gesamte Niere oder nur ein Segment bzw. Subsegment involviert sein. Ein *globaler* Niereninfarkt ist Folge einer Okklusion der A. renalis nach kardialer Embolie (bei Arrhythmie, subakuter bakterieller Endokarditis, linksseitigem Vorhoftumor, Myokardinfarkt, Herzklappenprothese), nach traumatischer Intima-Dissektion oder nach plötzlicher kompletter Nierenvenenthrombose; die primäre Arteriosklerose der A. renalis ist selten Ursache eines Niereninfarktes. Am häufigsten sind *segmentale* Infarkte; Hauptursachen sind kardiale Embolien. *Subsegmentale* Niereninfarkte treten vorwiegend bei Vaskulitis auf und sind rezidivierend, multipel und bilateral.

Die *CT* ist die Untersuchungsmethode der Wahl beim segmentalen oder globalen Niereninfarkt. Nach intravaskulärer Kontrastmittelverabreichung findet sich beim segmentalen Infarkt ein keilförmiges hypodenses Areal mit Basis an der Nierenoberfläche, bei einem globalen Infarkt ist das gesamte Nierenparenchym hypodens. Wenn die peripheren Rindenabschnitte über Kollateralen aus Kapselarterien durchblutet werden, ist eine schmale Rindenzone erhöhter Dichte («cortical rim sign») abgrenzbar **(Abb. 6-17)**.

Das segmental infarzierte Parenchym atrophiert innerhalb weniger Tage. Im Verlaufe von 4 Wochen bildet sich eine Narbe, welche als Einziehung der Nierenoberfläche im Urogramm bzw. Sonogramm, CT oder MRI erkennbar ist.

Nierenvenenthrombose

Hauptursache einer Nierenvenenthrombose ist beim Kind die Dehydratation, beim Erwachsenen ist sie meistens Folge einer neoplastischen Gefäßinfiltration oder einer Nierenparenchymerkrankung (z. B. Glomerulonephritis). Die klinischen und radiologischen Symptome sind abhängig vom Ausmaß und der Geschwindigkeit des Gefäßverschlusses. Die komplette akute Nierenvenenthrombose verursacht einen hämorrhagischen Infarkt mit Hämaturie. Bildet sich die Nierenvenenthrombose über einen längeren Zeitraum, so können sich Kollateralen ausbilden, und es entwickelt sich ein nephrotisches Syndrom.

Im *Urogramm* kann eine vergrößerte Niere mit reduzierter Kontrastmittelausscheidung und persistierendem Nephrogramm als unspezifische Veränderungen vorhanden sein.

Die *Duplexsonographie* ermöglicht die direkte Darstellung eines echoreichen Venenthrombus bei fehlendem Blutfluß.

CT oder MRI sind bei Nierenvenenthrombose oft diagnostisch, denn der Thrombus ist als Defekt in der erweiterten Nierenvene erkennbar **(Abb. 6-18)**. Im Gegensatz zum blanden Thrombus zeigt ein Tumorthrombus ein Kontrastenhancement. Die betroffene Niere ist wegen venöser Stase vergrößert, und es finden sich perirenale venöse Kollateralen. Die Kollateralen sind bei linksseitiger Nierenvenenthrombose ausgeprägter, weil die V. gonadalis, V. phrenica inferior und V. suprarenalis inferior Umgehungskreisläufe

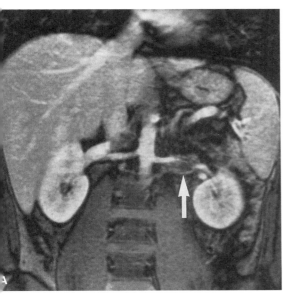

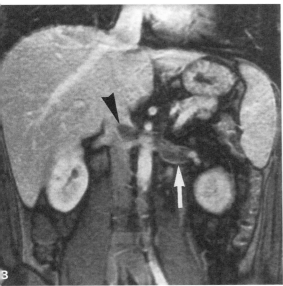

bb. 6-18: Nierenvenenthrombose links (weißer Pfeil)
folge nephrotischem Syndrom bei Glomerulonephritis.
ynamisches MRI. Ausdehnung des Thrombus bis in die
. cava (schwarzer Pfeilkopf).

der venösen Drainage darstellen. Auf der rechten Seite
ist dieser Umgehungskreislauf nicht vorhanden (allerdings besteht in 20% eine doppelt angelegte Nierenvene) und es resultiert bei rechtsseitiger Nierenvenenthrombose häufiger ein hämorrhagischer Infarkt.

Nierenarterienaneurysma, arterio-venöse Fistel

Die häufigste Aneurysmaform ist das sackförmige
arteriosklerotische Nierenarterienaneurysma. Es entsteht im proximalen Abschnitt des Gefäßhauptstam-
mes oder an der Teilungsstelle in den dorsalen und
ventralen Ast. Die Hälfte der Fälle zeigen Verkalkungen und intraluminale schalenförmige Thromben.
Große Aneurysmen können das Nierenbecken imprimieren. Die selteneren Aneurysmen bei *fibröser Dysplasie* treten im Bereich einer bifurkationsfreien
Gefäßstrecke auf. Intrarenale Aneurysmen, d. h. solche der kleinen Arterienäste, werden v. a. bei *Periarteriitis nodosa* angetroffen und sind dann bilateral und
multipel.

Unter den *arterio-venösen Fisteln* werden erworbene Formen (perkutane Nadelbiopsie bzw. penetrierendes Trauma; maligne Neoplasie; Perforation eines
arteriellen Aneurysmas in eine Vene) und angeborene
Veränderungen (arterio-venöse Malformation) unterschieden.

Die *Angiographie* ist die Methode der Wahl zur
Bestätigung der Diagnose, wenn in der Duplexsonographie oder im CT ein Aneurysma oder eine arterio-
venöse Fistel vermutet wird (**Abb. 6-19**).

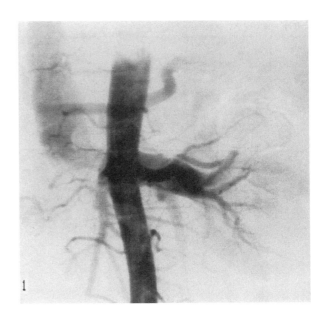

bb. 6-19: Arterio-venöse Fistel der A. renalis links nach
ierenteilresektion. Abdominale Aortographie. Frühe Kon-
astierung der V. renalis links und der V. cava inferior.

6.
Uro-
genital-
trakt

Glomeruläre Erkrankungen

Glomerulonephritis

Es werden zwei Gruppen glomerulärer Erkrankungen unterschieden: Eine erste, bei der nur die Nieren betroffen sind; diese umfaßt verschiedene Formen der Glomerulonephritis (endokapillär proliferativ nach Streptokokkeninfektion, mesangioproliferativ, intra-extrakapillär proliferativ, membranoproliferativ, membranös, minimal proliferativ, fokal segmental sklerosierend). In der zweiten Gruppe sind systemische Erkrankungen mit Glomerulumveränderungen zusammengefaßt (diabetische Glomerulosklerose, systemischer Lupus erythematodes, Periarteriitis nodosa, Wegenersche Granulomatose, Goodpasture-Syndrom, allergische Angiitis, anaphylaktoide Purpura Schönlein-Henoch).

Bei der *akuten Glomerulonephritis* sind infolge des globalen Parenchymbefalles beide Nieren normal groß oder vergrößert, ihre Oberfläche ist glatt. Die intravenöse Urographie zeigt je nach Nierenfunktion eine normale oder verminderte Kontrastmittelelimination. Die wichtigste Untersuchungsmethode ist die Sonographie, die ein normal weites Nierenbeckenkelchsystem nachweist und eine Obstruktion der ableitenden Harnwege als Ursache der Niereninsuffizienz ausschließt.

Wenn die akute Glomerulonephritis in ein chronisches Stadium übergeht, resultiert ein globaler symmetrischer Parenchymverlust. Bei einzelnen Formen jedoch, z. B. bei der membranösen Glomerulonephritis, bleiben die Nieren auch bei protrahierter Erkrankung normal groß.

Bei der *chronischen Glomerulonephritis* sind die Nieren meistens global verkleinert, die Oberfläche is glatt, Papillen und Kelche sind normal (**Abb. 6-20**) Die Dichte des Nephrogrammes nimmt mit zunehmender Einschränkung der Nierenfunktion ab. Die sonographischen Veränderungen sind unspezifisch. E findet sich eine erhöhte Echodichte des Parenchym infolge bindegewebiger Umwandlung. Der zentrale Sinus renalis-Komplex ist infolge vermehrt peripelvinem Fett echodichter und größer.

Akute tubuläre Nekrose

Die *akute tubuläre Nekrose* entwickelt sich als reversible Niereninsuffizienz mit oder ohne Oligurie nach verschiedenen Noxen (Kontrastmittel, Quecksilber chlorid, Tetrachlorkohlenstoff, u. a.) oder nach eine prolongierten Ischämie (Crush-Verletzung, ausge dehnte Verbrennung, Transfusionsreaktion, Nieren transplantation). Infolge interstitiellem Ödem sine beide Nieren gleichmäßig vergrößert. Da die Tubul durch Debris blockiert sind, zeigt sich im Urogramm nach Kontrastmittelverabreichung ein sofort auftreten der persistierender nephrographischer Effekt und eine schwache oder fehlende Kontrastmittelausscheidung in das Nierenbeckenkelchsystem. Die Sonographie ergibt bilateral vergrößerte Nieren ohne Hinweis au erweiterte ableitende Harnwege. Die Echodichte is durch das interstitielle Ödem vermindert.

Akute kortikale Nekrose

Die *kortikale Nekrose* ist eine seltene Ursache akute Niereninsuffizienz und tritt bei vorzeitiger Plazenta

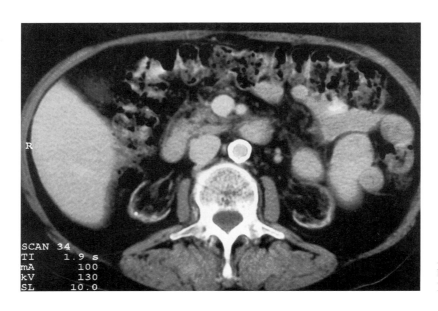

Abb. 6-20: Schrumpfnieren beidseit bei chronischer Glomerulonephritis Kontrastverstärkte CT.

ablösung auf, bei Sepsis, Dehydratation, Schock und Intoxikation mit Schlangengift. Verschiedene pathogenetische Mechanismen werden diskutiert (Vasospasmus der kleinen Gefäße, toxischer Schaden des Glomerulumkapillarendothels, primäre intravaskuläre Thrombose). Initial sind beide Nieren groß. Die Nekrose kann fokal oder global sein. Die CT zeigt ein fehlendes Kontrastenhancement der betroffenen Kortexabschnitte mit Ausnahme einer schmalen subkapsulären Zone (Kollateralversorgung aus Kapselarterien, «cortical rim sign») und der Medulla. Sonographisch findet sich analog der CT eine mit Ausnahme der subkapsulären Zone echoarme Rinde als Folge der Nekrose. Typisch ist das Auftreten von stippchenförmigen Verkalkungen im Kortex und eine globale Schrumpfung der Nieren innerhalb weniger Wochen.

Amyloidose

Die *Amyloidose* ist durch eine extrazelluläre Proteinakkumulation in verschiedenen Organen gekennzeichnet. Die Nieren sind bei primärer Amyloidose in 35% und bei sekundärer (nach chronischem Infekt, z.B. Lungentuberkulose, Bronchiektasen, Osteomyelitis, Colitis ulcerosa, u.a.) in 80% befallen. Das Amyloid lokalisiert sich vorwiegend in den Glomerula. Die Nieren sind initial vergrößert, im weiteren Verlauf führen ischämische Prozesse zu einer Schrumpfung. Die urographischen und sonographischen Veränderungen sind unspezifisch. Als Komplikation kann eine Nierenvenenthrombose auftreten.

Steinerkrankung

Nephrokalzinosis

Unter Nephrokalzinose versteht man radiologisch nachweisbare *diffuse Kalkablagerungen* im Nierenparenchym. Fokale Verkalkungen (z.B. bei Adenokarzinom, einfache Zyste, Tuberkulose) fallen nicht unter den Begriff der Nephrokalzinose. Histologisch befinden sich die Kalkablagerungen im Interstitium, im Tubulusepithel oder im Lumen der Tubuli. Es werden drei Krankheitsgruppen unterschieden:

- Nephrokalzinose bei Skelettdemineralisation: Hyperparathyreoidismus, Skelettmetastasen, multiples Myelom.
- Nephrokalzinose bei vermehrter intestinaler Kalziumabsorption: Milch-Alkali-Syndrom, D-Hypervitaminose, Sarkoidose.
- Nephrokalzinose unterschiedlicher Ätiologie: Renale tubuläre Azidose, Markschwammniere (**Abb. 6-21**), Hyperoxalurie (**Abb. 6-22**).

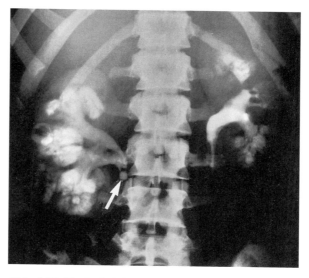

Abb. 6-21: Nephrokalzinose bei Markschwammnieren und Hydronephrose rechts bei proximalem Ureterkonkrement (Pfeil).

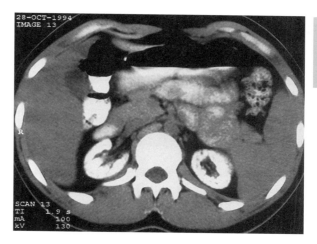

Abb. 6-22: Nephrokalzinose bei Hyperoxalurie. CT nativ. Dialysepflichtige Niereninsuffizienz.

Für die Einschränkung der Nierenfunktion sind sowohl die Parenchymverkalkungen als auch die Hyperkalzämie verantwortlich. Das Ausmaß der radiologisch erkennbaren Verkalkungen ist variabel und bei geringer Ausprägung mittels Nativ-CT am leichtesten zu erkennen. Meistens bestehen punktförmige, geringgradige Verkalkungen in der Medulla. Eine Ausnahme bildet die tubuläre Azidose mit oft sehr dichten Verkalkungen in der Medulla sowie die Markschwammniere, die zusätzlich zu den Verkalkungen urographisch faßbare erweiterte Sammelrohre zeigt.

Urolithiasis

Die Urolithiasis ist häufig: in den USA betrifft sie 10% der Bevölkerung, Männer viermal häufiger als Frauen. Über 80% der Konkremente sind kalkhaltig. Prädisponierende Faktoren für *Kalziumoxalatsteine* (mit oder ohne Kalziumphosphat) sind Hyperkalziurie (in 10% sekundär bei Hyperparathyreoidismus, Hyperthyreoidismus, M. Paget, Sarkoidose, u. a.), Hyperurikosurie (bei fleischreicher Nahrung), Hyperoxalurie (bei Fettmalabsorption infolge Dünndarmerkrankung, nach intestinaler Bypassoperation wegen Adipositas, biliärer oder pankreatogener Erkrankung) und Hyperzitraturie. Reine *Kalziumphosphatsteine* treten meistens bei renaler tubulärer Azidose auf. *Tripelphosphatsteine* (Magnesium-Ammonium-Phosphat) finden sich typischerweise als geschichtete Ausgußsteine des Nierenbeckenkelchsystems bei Bakteriurie von Urease-produzierenden Bakterien (Proteus, Pseudomonas, Staphylokokken, u. a.). *Harnsäuresteine* sind gehäuft bei geringem Urinvolumen und Hyperurikosurie. *Zystinsteine* entstehen bei Patienten mit Zystinurie, einem seltenen kongenitalen Defekt der tubulären Reabsorption von Zystin.

80% der symptomatischen Nierenkonkremente gehen spontan ab, jedoch weniger als 50% der mehr als 8 mm messenden.

Die *konventionelle Nativaufnahme* des Abdomens, evtl. ergänzt durch eine Nierentomographie, sowie die *intravenöse Urographie* sind die klassischen bildgebenden Verfahren bei Urolithiasis (**Abb. 6-23**). 80% der Konkremente sind aufgrund ihres Kalziumgehaltes röntgendicht. Urographisch sind renale und ureterale Konkremente sowie eine konkrementbedingte akute Harnabflußbehinderung und Fornixruptur nachweisbar. Die verzögerte Kontrastmittelausscheidung der Nieren infolge verminderter Filtration wegen erhöhtem Druck im Nierenbeckenkelchsystem und die stehende Kontrastmittelsäule im Ureter proximal des Konkrementes sind die typischen Veränderungen bei Urolithiasis.

Die *retrograde Ureteropyelographie* wird bei einem

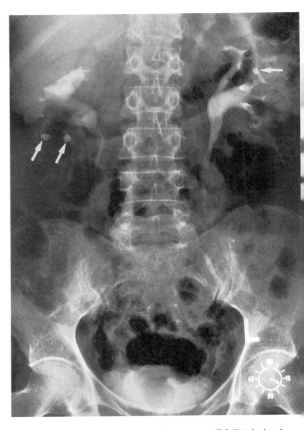

Abb. 6-23: Kalziumoxalat-Konkremente (Pfeile) bei sekundärem Hyperparathyreoidismus.

abnormen Befund im Urogramm, d. h. bei Verdacht auf Konkrement, Blutkoagel oder Tumor durchgeführt oder bei unklaren anatomischen Verhältnissen der ableitenden Harnwege.

Mittels *Sonographie* sind im Gegensatz zur konventionellen Röntgenuntersuchung auch kalziumfreie Konkremente darstellbar, sofern sie eine Mindestgröße von 5 mm aufweisen und ihre Abbildung nicht durch Darmgasartefakte behindert ist. Unabhängig von ihrer Zusammensetzung sind sie als echoreiche Struktur faßbar. Auch nicht röntgendichte Konkremente verursachen einen Schallschatten im Gegensatz zu sonstigen Füllungsdefekten im Urogramm (Tumor, Blutkoagel). Gleichzeitig ist die Darstellung einer Hydronephrose möglich, während ein Hydroureter wegen Darmgasartefakten meist nicht evaluiert werden kann. Einzig der prävesikale Ureterabschnitt ist aufgrund des «Harnblasenfensters» einer sonographischen Beurteilung zugänglich (**Abb. 6-24**).

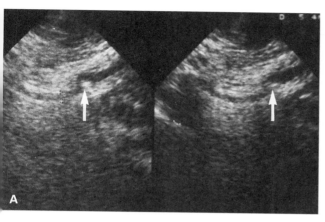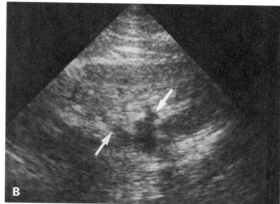

Abb. 6-24: Sonographie bei prävesikalem Ureterkonkrement links (Pfeile in **A**) mit konsekutiver Dilatation des Nierenbeckenkelchsystems links (Pfeile in **B**).

Mittels *Nativ-CT* sind Konkremente identifizierbar, die nicht «röntgendicht» sind. Meistens handelt es sich um Harnsäuresteine. Ihre Dichte beträgt über 150 Hounsfield-Einheiten (HE) (kalziumhaltige Konkremente 400–600 HE). Damit ist eine Differenzierung von unklaren Füllungsdefekten im Urogramm möglich: ein nicht-röntgendichtes Konkrement weist eine höhere Dichte als ein Übergangsepithelkarzinom (20–40 HE) oder ein Blutkoagel (50–70 HE) auf.

Lithotripsie

Die *extrakorporelle Stoßwellen-Lithotripsie (ESWL)* ist die Therapie der Wahl bei Konkrementen der Niere und des proximalen Ureters. Distale Ureterkonkremente werden ureteroskopisch entfernt. Kontraindikationen zur ESWL sind weitgehende oder vollständige Harnwegsobstruktion distal des Konkrementes, funktionslose Niere, Sepsis, hämorrhagische Diathese, abdominales Aortenaneurysma, Schwangerschaft und renale Neoplasie. Bei Harnwegsobstruktion distal des Konkrementes, z. B. Kelchhalsstenose bei Kelchkonkrement oder Ureterabgangsstenose bei Nierenbeckenkonkrement, können fragmentierte Steine nach ESWL die Engstelle nicht passieren. Bei derartigen Konkrementen wird eine perkutane Nephrostomie angelegt oder eine Pyelolithotomie durchgeführt.

Nach Konkrementdesintegration durch ESWL kommt es im Verlauf zu einer säulenartigen Ansammlung von Fragmenten (Steinstraße) im distalen Ureter. Diese Fragmente gehen meistens spontan in wenigen Tagen ab. Hauptursachen für unvollständigen Abgang sind initial großes Konkrementvolumen (Größe 2,5–3 cm oder mehr), Konkrementlokalisation im Nierenunterpolbereich und anatomische Anomalien der ableitenden Harnwege. Bei großen Konkrementen können multiple ESWL-Behandlungen notwendig sein. Komplikationen sind in der Regel geringfügig. Bei fast allen Patienten kommt es zu einer kurzzeitigen Hämaturie. Ein größeres subkapsuläres Nierenhämatom ist selten.

Die *endoluminale Lithotripsie* mittels perkutaner Nephrostomie ist Ersatzmethode bei Kontraindikation zur ESWL.

Zystische Erkrankungen

Unter die zystischen Nierenerkrankungen werden verschiedene Formen zystischer Nephropathien eingeordnet (s. Klassifikation in **Tab. 6-1**).

Einfache Nierenzyste

Die *typische einfache Nierenzyste* ist die häufigste Raumforderung der Erwachsenenniere nach dem 30. Lebensjahr und stellt eine flüssigkeitsgefüllte, nicht neoplastische Läsion dar. Sie entsteht in der Nierenrinde, ihre Größe variiert von wenigen Millimetern bis zu mehreren Zentimetern Durchmesser. Große Zysten deformieren die Nierenkontur. Die epitheliale Zystenwand ist glatt und dünn und der Inhalt wie Transsudat. Das Vorkommen mehrerer einfacher Nierenzysten in einer oder in beiden Nieren ist häufig. Die genaue Pathogenese ist nicht bekannt. Als Ursache werden ischämische Prozesse und Tubulusobstruktionen, die mit dem Alter zunehmen, diskutiert.

Im Urogramm findet sich eine umschriebene Vorwölbung der Nierenkontur und/oder Verlagerung be-

Tab. 6-1: Klassifikation zystischer Nierenerkrankungen.

(1) Einfache (kortikale) Nierenzyste
    Typisch
    Kompliziert
    Atypisch

(2) Zystische Nierenerkrankung assoziert mit multiplen
    renalen Neoplasien
    Erworbene zystische Nierenerkrankung
    von Hippel-Lindau Syndrom
    Tuberöse Sklerose

(3) Polyzystische Nierenerkrankung
    Autosomal rezessive polyzystische
    Nierenerkrankung
    Autosomal dominante polyzystische
    Nierenerkrankung

(4) Zysten des Nierenmarks
    Markschwammniere
    Medulläre zystische Nierenerkrankung

(5) Multizystische dysplastische Niere

(6) Zysten des Sinus renalis (parapelvine Zysten)

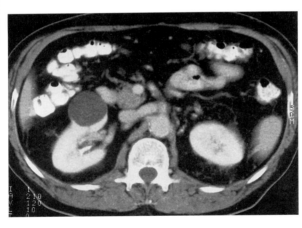

Abb. 6-25: Einfache kortikale Nierenzyste rechts. Kontrastverstärkte CT.

nachbarter Abschnitte des Nierenbeckenkelchsystems. Sonographisch ist die Zyste durch eine glatt begrenzte Wand, fehlende Binnenechos und dorsale Schallverstärkung mit lateraler Schallbeugung charakterisiert. In der CT ist sie scharf begrenzt, rundlich und homogen mit wasseräquivalenter Dichte. Die Wand ist dünn und als solche nicht erkennbar (**Abb. 6-25**). Im MRI erscheint sie im T1-gewichteten Bild homogen signalarm und im T2-gewichteten homogen signalreich.

Eine einfache Nierenzyste kann durch Hämorrhagie, Infektion und selten durch eine vom Zystenwandepithel ausgehende Neoplasie *kompliziert* werden.

Die komplizierte *hämorrhagische Zyste* kann bei Blutung in eine vorbestehende einfache Zyste oder bei Verflüssigung eines Hämatoms nach Trauma oder Gerinnungsstörung entstehen. Bei jeder Hämorrhagie in eine Zyste muß eine maligne Neoplasie ausgeschlossen werden. Die sonographische Unterscheidung gegenüber der unkomplizierten einfachen Zyste kann schwierig sein. CT und MRI zeigen vom Alter der Blutung abhängige Dichtewerte bzw. Signalintensitäten und mitunter eine positionsabhängige Flüssigkeitsniveaubildung infolge unterschiedlicher Blutbestandteile. Bei einer chronisch-hämorrhagischen Zyste findet sich eine dicke Wand mit Verkalkungen.

Eine *infizierte Nierenzyste* entsteht bei Bakteriämie oder als Komplikation einer Intervention (Zystenpunktion). Im Sonogramm findet sich eine dickwandige flüssigkeitsgefüllte Raumforderung mit Binnenechos. CT und MRI zeigen eine liquide Läsion mit dicker Wand und mitunter Septen- und Flüssigkeitsniveaubildungen sowie Gaseinschlüssen.

Das *Karzinom,* ausgehend von der epithelialen Zystenwand, ist selten und kann sich als kleine wandständige Raumforderung manifestieren.

Atypische Nierenzysten sind durch Wandverkalkungen oder durch einen hyperdensen Zysteninhalt im CT charakterisiert. In 1 bis 3% zeigen Nierenzysten dystrophe Wandverkalkungen als Folge von Hämorrhagie, Infekt oder Ischämie. Die CT ist die sensitivste Methode zum Nachweis von Wandverkalkungen. Als hyperdense Zyste wird eine Raumforderung bezeichnet, die eine homogene, 50 bis 100 Hounsfield-Einheiten messende Dichte ohne Kontrastenhancement aufweist. Die Hyperdensität ist meistens Folge einer intrazystischen Blutung oder eines hohen Eiweißgehaltes. Die Unterscheidung gegenüber einem zystischen Nierenzellkarzinom kann schwierig sein. Für eine Neoplasie sprechen Kontrastenhancement im CT und Gefäßneubildungen im Angiogramm.

Die Sonographie ist bei atypischen Nierenzysten wenig sensitiv.

Zystische Nierenerkrankungen assoziiert mit renalen Neoplasien

Multiple Nierenzysten und multiple renale Neoplasien finden sich bei der erworbenen zystischen Nierenerkrankung, dem von Hippel-Lindau Syndrom und der tuberösen Sklerose (Morbus Bourneville-Pringle).

Die *erworbene zystische Nierenerkrankung* tritt als Folge einer langdauernden Dialyse (mehr als 3 Jahre) auf und ist durch bilateral multiple kleine Zysten in Rinde und Mark charakterisiert. Sonographisch gelangen kleine Nieren mit multiplen Zysten zur Darstellung. Im CT sind die kleinen Zysten am besten nach intravenöser Kontrastmittelverabreichung erkennbar **(Abb. 6-26)**. Zystenwandverkalkungen und Zystenblutungen sind häufig. Letztere können neoplastisch bedingt sein. In 7% finden sich komplizierend meist mehr als 2 cm messende Neoplasien.

Kleine multiple bilaterale Nierenzysten sind die häufigste renale Manifestation beim *von Hippel-Lindau-Syndrom*. Diese treten bei 70 bis 80% der Patienten auf. In ungefähr 35% der Fälle findet sich zusätzlich ein bilaterales oder unilateral-multifokales Adenokarzinom, sowie in 10% ein meistens intraadrenales Phäochromozytom. Besteht im CT der Verdacht auf eine derartige Neoplasie, so ist die selektive Nierenangiographie zur Bestätigung der Diagnose und zur Planung eines konservativen chirurgischen Vorgehens sinnvoll.

Die *tuberöse Sklerose* ist in 70 bis 90% mit multiplen und bilateralen Angiomyolipomen assoziiert. Außerdem finden sich gehäuft Nierenzysten, so daß das Vorkommen von Nierenzysten und fetthaltigen Nierentumoren für eine tuberöse Sklerose pathognomonisch ist (s. S. 767).

Polyzystische Nierenerkrankung

Zwei Formen polyzystischer Nierenerkrankung werden unterschieden: Die *infantile, autosomal rezessive Form* ist gekennzeichnet durch eine Pathologie im Bereiche der Nieren (erweiterte Sammelrohre) und der Leber (dysplastisch erweiterte Gallengänge und periportale Fibrose). Die *adulte, autosomal dominante Form* ist charakterisiert durch zahlreiche unterschiedlich große kortikale und medulläre Zysten. Das klinische Manifestationsalter der adulten Form liegt zwischen dem 30. und 50. Lebensjahr. Mit fortschreitender Erkrankung nehmen Zahl und Größe der Zysten zu und entsprechend das Gesamtvolumen der Nieren. Die Zystenprogredienz führt zu massivem Verlust von funktionstüchtigem Parenchym mit konsekutiver Niereninsuffizienz. Diese findet sich bei 50% der Patienten bis zum 60. Lebensjahr. Komplika-

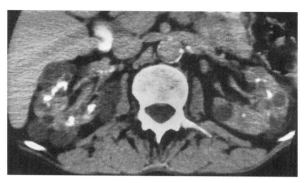

Abb. 6-26: Erworbene zystische Nierenerkrankung infolge langdauernder Hämodialyse bei Schrumpfnieren mit verkalkten Papillennekrosen nach Analgetikaabusus. Kontrastverstärkte CT.

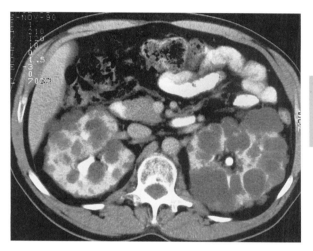

Abb. 6-27: Polyzystische Nierenerkrankung. Kontrastverstärkte CT. Große Nieren mit multiplen Zysten und reduziertem Parenchym.

tionen sind intrazystische Hämorrhagie, Infektion, Konkrementbildung, Zystenruptur und Obstruktion. Die Bildgebung erfolgt mittels Sonographie, CT oder MRI. Im CT gelangen unkomplizierte Zysten hypodens zur Darstellung, hämorrhagische Zysten hyperdens **(Abb. 6-27)**. Im MRI sind unkomplizierte Zysten hypointens auf T1- und hyperintens auf T2-gewichteten Bildern; hämorrhagische Zysten sind in Abhängigkeit vom Alter der Blutung hyperintens auf T1- und T2-gewichteten Bildern.

Ein großer Teil der Patienten zeigt zusätzlich *extrarenale* Manifestationen, nämlich Leber- (60%), Pankreas- (10%) und Milzzysten (5%). Hirnbasisaneurysmen werden in 15% angetroffen.

Zysten des Nierenmarks

Die *Markschwammniere* ist eine Pathologie unbekannter Ätiologie, charakterisiert durch erweiterte Sammelrohre in einer oder mehreren Pyramiden einer oder beider Nieren. Die Nieren sind normal groß oder leicht vergrößert. Oft finden sich Verkalkungen in dilatierten Sammelrohren, die Koliken verursachen können. Die Nativaufnahme des Abdomens kann normal sein oder eine Nephrokalzinose (**Abb. 6-21**) oder Urolithiasis zeigen. Die erweiterten Sammelrohre sind im Urogramm anhand diskreter streifiger Kontrastmittelakkumulationen in einer oder mehreren Papillen erkennbar (**Abb. 6-28**). In fortgeschrittenen Stadien finden sich streifig angeordnete Kavitäten in deformierten Papillen. Computertomographisch kann eine medulläre Nephrokalzinose erkennbar sein, bei hochauflösender CT eine Kontrastmittelakkumulation in erweiterten Sammelrohren.

Die *medulläre zystische Nierenerkrankung* kommt in der Kindheit als autosomal rezessive und im Erwachsenenalter als autosomal dominante Form vor. Sie ist durch eine progressive renale Tubulusatrophie mit sekundärer Glomerulosklerose und medullärer Zystenbildung charakterisiert. Die Nieren sind normal groß oder klein bei ausgeprägter interstitieller Fibrose ohne Kalzifikationen.

Multizystische dysplastische Niere

Die *multizystische dysplastische Niere* ist eine nicht hereditäre Entwicklungsanomalie, charakterisiert durch unterschiedlich große Zysten bei gleichzeitig geringem oder fehlendem Nierenparenchym. Die Erkrankung ist in der Regel unilateral, befällt die ganze Niere und ist mit Atresie des Nierenbeckens und Ureters assoziiert, d. h. die Niere ist funktionslos. Klinisch manifestiert sie sich meistens beim Neugeborenen als symptomlose abdominale Raumforderung.

Manifestiert sich die multizystische dysplastische Niere beim älteren Kind oder Erwachsenen, zeigt das intravenöse Urogramm eine oder mehrere ringförmige Zystenverkalkungen ohne erkennbare funktionstüchtige Niere. In der Sonographie und in der CT gelangt eine Raumforderung bestehend aus multiplen, verschieden große Zysten zur Darstellung.

Zysten des Sinus renalis (parapelvine Zysten)

Parapelvine Zysten sind extraparenchymatöse Läsionen im Sinus renalis und entstehen aus obstruierter Lymphgefäßen mit sekundärer Dilatation. Sie kommen in allen Altersgruppen vor und sind meistens asymptomatisch. Ihre Form ist rund oder ovoid, und sie sind oft multipel und multilokulär. Sie kommunizieren nicht mit dem Nierenbeckenkelchsystem, doch infolge enger anatomischer Nachbarschaft sind sie im Urogramm anhand von Impressions- und Verlagerungseffekten des Nierenbeckenkelchsystems erkennbar. Im Sonogramm können parapelvine Zysten ein dilatiertes Nierenbeckenkelchsystem vortäuschen. Am besten sind sie im CT erkennbar, weil sie kein Kontrastmittel aufnehmen und damit gut vom kontrastierten und deformierten Nierenbeckenkelchsystem unterschieden werden können.

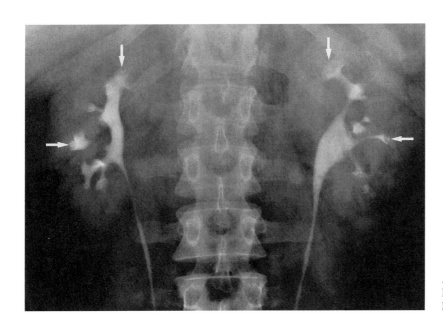

Abb. 6-28: Markschwammniere: Erweiterte Sammelrohre in mehreren Papillen (Pfeile).

Neoplasien

Nachweis und Charakterisierung von renalen Neoplasien sind durch die Sonographie und vor allem die kontrastverstärkte CT erheblich verbessert worden. Beide Methoden haben die Urographie in der Abklärung von renalen Raumforderungen verdrängt. Die selektive Nierenangiographie gelangt nur noch selten zum Einsatz, z. B. bei geplanter organerhaltender Tumorresektion oder bei Tumorembolisation. Das MRI ist im Rahmen der präoperativen Stadieneinteilung die Methode der Wahl zur Beurteilung der vaskulären Beteiligung und der perirenalen Tumorinfiltration.

Adenokarzinom

Das *Adenokarzinom* ist mit einem Anteil von über 85% die häufigste primäre renale Neoplasie. Für Nachweis und Artdiagnose besitzt die *kontrastverstärkte CT* eine hohe Sensitivität und Spezifität (**Abb. 6-29**). Die CT-Diagnosekriterien sind:

Solide Raumforderung mit oder ohne Alteration der Nierenkontur;
Fakultative zentrale und/oder periphere Verkalkungen unterschiedlicher Größe und Form;
Unterschiedliches Kontrastenhancement der Raumforderung im Vergleich zum normalen Nierenparenchym. Bei dynamischer CT nach bolusartiger intravenöser Kontrastmittelgabe zeigt sich analog der Angiographie eine früharterielle, transiente hypervaskuläre Phase; während der anschließenden nephrographischen Phase ist die Dichte des Adenokarzinoms im Vergleich zum normalen Nierenparenchym niedriger.

– Unregelmäßig dicke Wand bei nekrotischer und/oder zystischer Neoplasie. Adenokarzinome von > 3 cm Durchmesser sind oft zentral nekrotisch, so daß der Tumor das Aussehen eines zystischen Prozesses annehmen kann.
– Tumorausdehnung in die V. renalis und ev. V. cava inferior, wobei eine Gefäßerweiterung resultiert. Ein Tumorthrombus zeigt gegenüber einem blanden Thrombus ein Kontrastenhancement.
– Vergrößerte regionäre Lymphknoten. Lymphknotenvergrößerungen >1,5 cm sind in Gegenwart einer renalen Neoplasie meistens Ausdruck eines metastatischen Befalles.

Zum *Staging* des Adenokarzinoms sind sowohl die Stadieneinteilung nach Robson als auch die TNM-Klassifikation in Gebrauch (**Tab. 6-2**). Die Tumorausdehnung in den Perirenalraum ist an einer unscharfen Begrenzung der normalerweise glatten Kontur der Nierenkapsel erkennbar. Bei Tumorthrombus in der V. cava inferior ist die Bestimmung der kranialen Ausdehnung wichtig, da sich der Thrombus bis in den rechten Vorhof erstrecken kann. Ist der CT-Befund unklar, können Sonographie, MRI oder inferiore Kavographie diagnostisch weiterführen (**Abb. 6-30**).
Die *Angiographie* liefert bei artdiagnostisch unklarer Raumforderung in der kontrastverstärkten CT keine Zusatzinformation.

Nierenbeckenkarzinom

Nierenbeckenkarzinome sind in 90% Urothelkarzinome und machen 5 bis 10% aller malignen renalen Neoplasien aus. 20 bis 40% der Fälle sind multilokulär. Sie sind 3mal häufiger als Ureterkarzinome, aber 50mal weniger häufig als Harnblasenkarzinome (größere Oberfläche der Harnblase). Analgetika- und

6.
Urogenitaltrakt

Tab. 6-2: Stadieneinteilung nach Robson und TNM-Klassifikation des Adenokarzinoms der Niere.

Robson	Tumorausbreitung	TNM
	Tumor begrenzt auf die Niere (< 2,5 cm)	T1
	Tumor begrenzt auf die Niere (> 2,5 cm)	T2
	Tumorausbreitung in das perirenale Fettgewebe oder in die Nebenniere, aber nicht jenseits der Nierenfaszie	T3a
IIIA	Tumorausbreitung in die Vena renalis oder Vena cava	T3b
IIIB	Tumorausbreitung in regionäre Lymphknoten	N1–N3
IIIC	Tumorausbreitung in regionäre Gefäße und Lymphknoten	T3b, N1–3
IVA	Tumorausbreitung jenseits der Nierenfaszie	T4
IVB	Fernmetastasen	M1a–d, N4

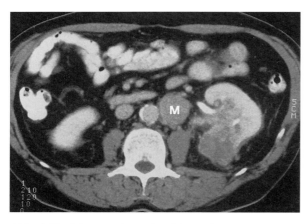

Abb. 6-29: Adenokarzinom der linken Niere mit paraaortaler Lymphknotenmetastase (M). Kontrastverstärkte CT.

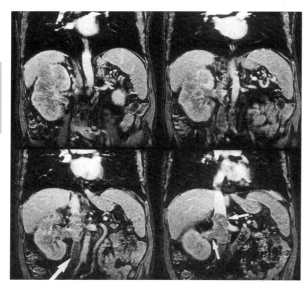

Abb. 6-30: Adenokarzinom der rechten Niere. Dynamisches MRI. Tumorthrombus mit Kontrastenhancement (Pfeile) in der V. renalis und V. cava interior, Appositionsthrombus (kein Kontrastenhancement) in der infrarenalen V. cava (großer weißer Pfeil). Breitflächiger Tumorkontakt mit der Leber, intraoperativ keine Leberinfiltration.

Nikotinabusus sind wichtige induzierende Noxen. D. Prognose richtet sich nach Infiltrationstiefe und histo logischem Grad (G1–G3) der Differenzierung.

Das intravenöse Urogramm zeigt einen unterschied lich ausgeprägten Füllungsdefekt des Nierenbecker kelchsystems. Im CT findet sich ein mittelgradige Kontrastenhancement des intraluminalen Tumors un eine unscharfe Abgrenzung bei Infiltration des Nie renparenchyms. Bei unklarem CT-Befund wird di Diagnose mittels retrograder Pyelographie untermat ert (**Abb. 6-31, 6-32**).

Lymphom

Das *maligne Lymphom* zeigt in 5% einen Nierenbe fall. Eine höhere Inzidenz (11%) findet sich bei AIDS Patienten. Der Nierenbefall ist häufiger beim No Hodgkin-Lymphom als beim M. Hodgkin und erfolg durch hämatogene Ausbreitung oder direkte Infiltra tion. Renale Lymphome können als solitäre oder mu tiple und unilaterale oder bilaterale Raumforderunge auftreten; die direkte Infiltration erfolgt aus perika valen/periaortalen Lymphomen. Die häufigste Man festationsform (45%) zeigt multiple bilaterale intrare nale Massenläsionen (**Abb. 6-33**). Gelegentlich kan das maligne Lymphom den Perirenalraum ausfülle und die Niere vollständig umgeben und zu eine Obstruktion der ableitenden Harnwege führen.

Metastasen

Die *Metastase* ist die häufigste maligne Neoplasie de Niere. Sie findet sich bei 12% der an einem dissem nierten malignen Tumor verstorbenen Patienten. De Primärtumor ist meistens ein Karzinom von Lunge Mamma, Gastrointestinaltrakt oder das maligne Mela nom. Metastasen in den Nieren verursachen selte klinische Symptome und sind daher Zufallsbefunde Sie sind klein, multipel und in der Rinde und/oder ir Mark lokalisiert. Verkalkungen sind selten.

Sofern eine Metastase die Nierenkontur nicht über ragt, kann sie im Nativ-CT dem Nachweis entgehe Nach intravenöser Kontrastmittelverabreichung sin Metastasen fast ausnahmslos hypodens. Die Unter scheidung zwischen Metastase und primärer Neo plasie kann schwierig sein. Bei bekannter metastasie render Erkrankung spricht eine neu entdeckte renal Raumforderung für das Vorliegen einer Metastase. Is hingegen der nicht-renale Primärtumor in komplette Remission, muß bei einer neu aufgetretenen renale Raumforderung eine primäre Neoplasie in Betrach gezogen werden.

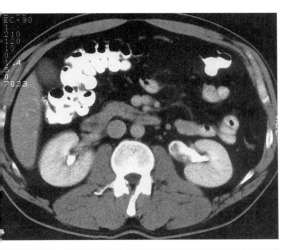

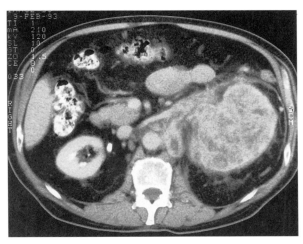

Abb. 6-32: Urothelkarzinom. Kontrastverstärkte CT. Weitgehende Tumorinfiltration der linken Niere und paraaortale Lymphknotenmetastasen.

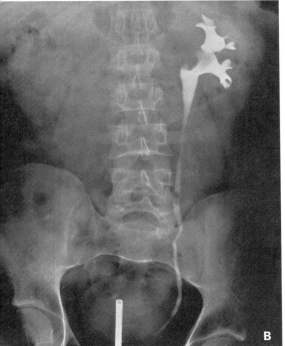

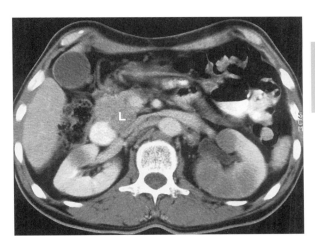

Abb. 6-33: Malignes Non-Hodgkin-Lymphom mit Nierenbefall beidseits. Kontrastverstärkte CT. Multifokale hypodense Raumforderungen. Gleichzeitig lymphombedingte Volumenvermehrung im Bereiche des Pankreaskopfes (L).

bb. 6-31: Urothelkarzinom des Nierenbeckens. Tumorbengter Füllungsdefekt im linken Nierenbecken. (A) Konastverstärkte CT. (B) Retrograde Ureteropyelographie.

Benigne Nierentumoren

Das *Angiomyolipom* ist ein Hamartom und besteht aus Fettgewebe, glatter Muskulatur und Blutgefäßen. Es kommt solitär bei Frauen im gebärfähigen Alter und multipel bei der tuberösen Sklerose vor. Seine Morphologie hängt von der Zusammensetzung der verschiedenen Gewebeanteile ab. Der CT- oder MRI-Nachweis von Fettgewebe erlaubt die Artdiagnose (**Abb. 6-34, 6,35**). Im Sonogramm sind überwiegend aus Fettgewebe bestehende Angiomyolipome echoreich, bei geringem Fettgewebsanteil sind sie entsprechend echoarm. Eine häufige Komplikation der stark vaskularisierten größeren Angiomyolipome ist die Hämorrhagie. Die nach einer Hämorrhagie komplexe Tumormorphologie macht die Artdiagnose schwierig.

Nierenadenome werden bei einer Größe unter 2 cm als benigne betrachtet. Im CT gelangen sie als homogene, glatt begrenzte, isodense oder wenig hyperdense Raumforderungen zur Darstellung. Zuverlässige computertomographische oder sonographische Unterscheidungskriterien gegenüber einer kleinen malignen Neoplasie bestehen nicht.

Das *renale Onkozytom* ist ein seltener Adenomtyp und wird meistens als Zufallsbefund bei Patienten in höherem Lebensalter entdeckt. Charakteristika im CT oder MRI sind eine rundliche, glatt begrenzte Raumforderung mit zentraler sternförmiger Narbe bei im übrigen homogenem Kontrastenhancement. Eine sichere Abgrenzung gegenüber dem Adenokarzinom ist nicht möglich. Gelangt keine zentrale Narbe zur Darstellung, sollte eine Angiographie durchgeführt werden, die bei Onkozytom ein radspeicherartiges Gefäßmuster zeigt.

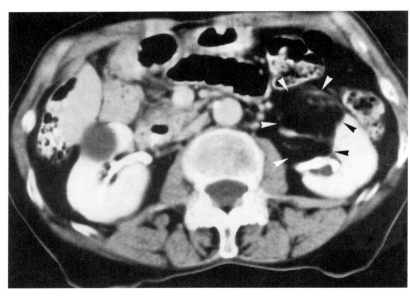

Abb. 6-34: Solitäres Angiomyolipom der linken Niere (Pfeilköpfe). Kontrastverstärkte CT.

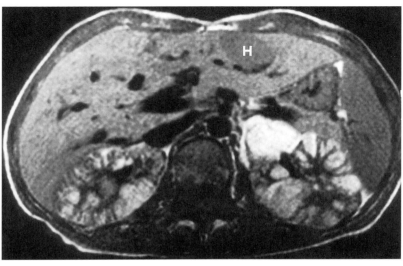

Abb. 6-35: Multiple Angiomyolipome beider Nieren bei tuberöser Sklerose. T1-gewichtetes MRI. H Hämangiom der linken Leber als Zusatzbefund.

Trauma

Nierenverletzungen finden sich bei 15 bis 40% der Patienten mit Abdominaltrauma. Ihre Einteilung in Schweregrade richtet sich nach der Ausdehnung und Tiefe der Parenchymlazeration, der Integrität der ableitenden Harnwege sowie dem Zustand des Gefäßstiels. 85% aller Nierenverletzungen sind Kontusionen, oberflächliche kortikale Lazerationen und kleine perirenale Hämatome und werden konservativ behandelt; in 10% der Fälle finden sich tiefe kortikale Lazerationen mit oder ohne Ruptur des Nierenbeckenkelchsystems und in 5% bestehen vollständige Nierenrupturen oder Verletzungen des Gefäßstiels. Die intravenöse Urographie und die Sonographie können bei Verdacht auf eine traumatische Nierenläsion eingesetzt werden. Wesentlich aussagekräftiger ist die kontrastverstärkte CT, da sie eine genaue Darstellung von Nierenparenchymkontusionen und -lazerationen, subkapsulären und perirenalen Hämatomen sowie Verletzungen des Nierenbeckenkelchsystems und des Gefäßstiels ermöglicht.

Kontusionen präsentieren sich als unregelmäßige Areale mit vermindertem Kontrastenhancement. *Parenchymrupturen* zeigen ein dichtes Nephrogramm, bedingt durch verzögerte Kontrastmittelelimination infolge tubulärer Mikrohämaturie, Blutkoagel im Nierenbecken oder Kompression der Nierenvene. Beim subkapsulären Hämatom ist die Nierenkontur abgeflacht oder eingedellt. Perirenale Hämatome führen in Abhängigkeit vom Ausmaß der Blutung zu einer Nierenverlagerung. Bei Parenchymruptur mit Aus-

breitung in das Nierenbeckenkelchsystem findet sich eine Extravasation von kontrastmittelhaltigem Urin in den benachbarten perirenalen oder periureteralen Raum **(Abb. 6-36)**.

Die Diagnose einer *Gefäßstielverletzung* ist mittels CT möglich, allerdings erlaubt die Angiographie eine präzisere anatomische Darstellung. Die traumatische Nierenarterienthrombose ist Folge einer Gefäßwandblutung nach Intimariß durch Scherkräfte oder direkte Kompression gegen die Wirbelsäule. Die CT zeigt dann im abhängigen Gefäßterritorium kein Kontrastenhancement des Nierenparenchyms. Mitunter findet sich ein geringes peripheres Enhancement («cortical rim sign») über Kollateralen aus Kapselarterien. Da die Blutzufuhr unterbrochen ist, kommt es bei der traumatischen Nierenarterienthrombose nicht zu einer größeren perirenalen Blutung.

Eine Sonderform ist die *Gefäßverletzung nach perkutaner Biopsie*. Bei akuter massiver Hämaturie ist eine notfallmäßige Angiographie zur Identifikation des aktiv blutenden Gefäßes notwendig. In klinisch weniger bedrohlichen Fällen ist das Ausmaß der subkapsulären oder perirenalen Blutung mittels Sonographie oder CT nachweisbar. Als Spätkomplikation resultiert eine traumatische arterio-venöse Fistel.

Nierentransplantation

Nach Nierentransplantation können chirurgische und nephrologische *Frühkomplikationen* die Funktion des Transplantates beeinträchtigen. Chirurgische Komplikationen umfassen perirenale Flüssigkeitsansammlungen (Hämatom, Abszeß, Lymphozele, Urinom), vaskuläre (Anastomosenstenose, Thrombose der Vena renalis) und ureterale Probleme (Urinleckage, Stenose am Neoostium). Die nephrologischen Komplikationen sind akute Abstoßungsreaktion, akute tubuläre Nekrose (vgl. S. 450), sowie die Toxizität des Cyklosporin A. Indikationen zur radiologischen Abklärung von Nierentransplantaten sind: Abnahme der glomerulären Filtrationsrate infolge prärenaler (Gefäßverschluß), renaler (nephrologische Komplikationen) oder postrenaler (Ureterobstruktion) Ursache, zudem Blutdruckanstieg und Fieber oder Schmerzen (perirenaler Abszeß, Hämatom, Urinom, Lymphozele).

Die *Sonographie* ist die Methode der Wahl zur Darstellung der transplantierten Niere, perirenaler/periureteraler Flüssigkeitsansammlungen und/oder einer Obstruktion der ableitenden Harnwege **(Abb. 6-37)**. Eine Abflußbehinderung kann durch Striktur, Blutkoagel oder extraluminale Kompression des Ureters

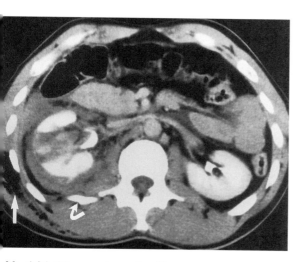

Abb. 6-36: Nierenruptur rechts. Kontrastverstärkte CT. Bis zum Nierenbecken sich erstreckende Ruptur. Perirenales Hämatom mit Ventralverlagerung der Niere. Frakturierte Rippe (gebogener Pfeil), subkutanes Weichteilemphysem (gerader Pfeil).

durch periureterale Flüssigkeitsansammlungen bedingt sein. Urinome entstehen durch ein ischämisch bedingtes Ureterleck infolge Durchblutungsstörung nach Skelettierung des Ureters aus dem periureteralen Gefäßnetz, oder sie treten im Bereiche der Ureterozysteneostomie auf.

Mittels Duplex-Sonographie ist eine Stenose bzw. Verschluß der Nierenarterie sowie eine Thrombose der Nierenvene nachweisbar. Zusätzlich können nephrologische Komplikationen wegen des ödembedingt erhöhten Parenchymwiderstandes erfaßt werden; die dopplersonographisch erhobenen Flußkurven erlauben aber keine zuverlässige Unterscheidung der verschiedenen Pathologien.

Die in der Literatur beschriebenen sonographischen Kriterien einer akuten Abstoßungsreaktion (ödematöse Volumenzunahme des Organs, unscharfe Rinden/Mark-Grenze, vergrößerte Markpyramiden, geringe Echogenizität des Sinus renalis) sind unsicher. Zuverlässiges, aber nicht obligates Kriterium ist das submuköse Ödem des Nierenhohlraumsystems, das sich als streifige echoarme Zone entlang des Pyelons und proximalen Ureters darstellt.

Die *intravenöse Urographie* und die *Angiographie* sind Zusatzuntersuchungen bei Verdacht auf Komplikationen im Bereiche der ableitenden Harnwege oder Gefäße. Mittels *MRI* können nephrologische Komplikationen anhand der kortiko-medullären Differenzierung erfaßt werden. Bei akuter Abstoßungsreaktion verringert sich die kortiko-medulläre Differenzierung wegen des Ödems der Nierenrinde, oder sie verschwindet vollständig. Dieses Kriterium ist wenig spezifisch, da jede Form der Ödembildung diese Veränderung zeigt.

Spätkomplikationen nach Nierentransplantation können renal oder extrarenal sein. Zu den renalen Spätkomplikationen gehören vaskuläre (Stenose, Thrombose) und parenchymatöse Probleme (chronische Abstoßung, Wiederauftreten einer Glomerulopathie) zu den extrarenalen die aseptische Femurkopfnekrose, gastrointestinale Komplikationen (Blutung, Ulkus, Perforation), sowie eine erhöhte Inzidenz maligner Neoplasien (besonders Karzinome der Haut und der Lippen sowie maligne Lymphome).

Nuklearmedizinische Funktionsdiagnostik

G. K. von Schulthess

Dank verschiedener nierengängiger Radiopharmaka besitzt die nuklearmedizinische Nierendiagnostik einen hohen Stellenwert bei der Quantifizierung und Charakterisierung verschiedener renaler Funktionsstörungen.

Im Kindesalter ist die Hauptindikation die *Verlaufsbeurteilung* der Nierenfunktion bei renaler Obstruktion und bei vesiko-urethralem Reflux. Gehört bei der Diagnosefindung zur initialen Diagnostik ohne Zweifel eine i.v.-Urographie ist in der Verlaufskontrolle das anatomische Detail oft weniger relevant als bei der Diagnosestellung. Eine Änderung der Funktion ist die entscheidende Information: sie wird nuklearmedizinisch bestimmt. Da die Strahlenbelastung durch serielle Bilder eines intravenösen Urogramms relativ hoch ist (die Belastung durch eine Einzelaufnahme im

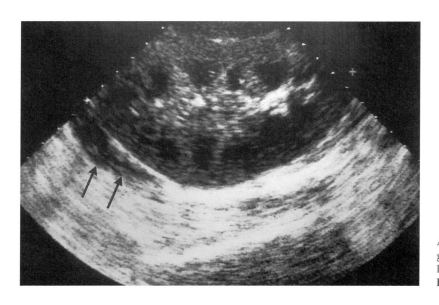

Abb. 6-37: Nierentransplantat. Sonographisch echoarme, ödematöse Papillen bei Abstoßungskrise. Perirenale Flüssigkeit (Pfeile).

vergleichbar mit einer ganzen nuklearmedizinischen Untersuchung) bieten sich aus diesem Grund die nuklearmedizinischen Verfahren an.

An nierengängigen Radiopharmaka stehen folgende Substanzen zur Verfügung: Tc-DTPA als glomerulär filtriertes Agens, ^{123}J- und ^{131}J-Orthojodhippursäure sowie neuerdings Tc-MAG$_3$ (s. **Tab. 1-4**, S. 61) als Hippuran-Analog und damit zur Darstellung der tubulären Sekretion. Schließlich erlaubt Tc-DMSA (s. **Tab. 1-4**) ebenfalls eine Darstellung der Nierensekretion, allerdings im statischen Bild, da die Substanz als «chemische Mikrosphäre» in den für die sekretive Leistung der Nieren verantwortlichen Tubuluszellen hängen bleibt. Auch die zur Skelettszintigraphie verwendeten Phosphonate werden renal ausgeschieden, und so ist in der Skelettszintigraphie ebenfalls eine qualitative Beurteilung des Urogenitalsystems möglich.

Quantitative Untersuchungstechniken

Die nuklearmedizinische Nierendiagnostik erlaubt die *quantitative Beurteilung der Nierenfunktion.* Mittels Tc-DMSA kann die seitengetrennte tubuläre Funktion abgeschätzt werden, indem im statischen Bild «regions of interest» (ROI) über beide Nieren gelegt werden und das Verhältnis der Aktivitäten berechnet wird.

Untersuchungen mit glomerulär filtrierten und sezernierten Substanzen werden folgendermaßen quantifiziert: Sequentielle Aufnahmen zuerst im Takt von einigen Sekunden, dann von 30 bis 60 Sekunden ermöglichen die Darstellung der Nierenperfusion, der renalen Funktion und schließlich der Ausscheidung. Aus den ROIs über beiden Nieren werden Zeitaktivitätskurven bestimmt und ebenso bei einer weiteren ROI (Background-ROI), die oberhalb der Nieren gelegt wird. Aus diesen läßt sich die seitengetrennte prozentuale Nierenleistung und aus dem Abfall der bei Blutentnahmen bestimmten Blutradioaktivität die *absolute renale Clearance* berechnen (**Abb. 6-38**).

Die Untersuchungsmethoden zur Clearance-Bestimmung werden zur Erhöhung ihrer Sensitivität und Spezifität oft in Kombination mit einer pharmakologischen Intervention durchgeführt. Bei der *Furosemid-(Lasix-)Nephrographie* wird dem Patienten etwa 10 Minuten nach Injektion des Radiopharmakons Furosemid i.v. verabreicht. Die dadurch erzielte Erhöhung der Urinproduktion führt bei einer nicht-signifikanten Abflußbehinderung dazu, daß die Radioaktivität über der betroffenen Niere rasch abfällt, ist die Obstruktion signifikant, ist der Abfluß weiterhin verzögert.

Neuerdings wird die Nephrographie auch nach Verabreichung von *Converting-Enzym-Inhibitoren* (CEI) wie Captopril durchgeführt, was das Verfahren zur

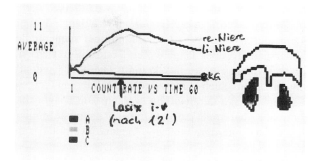

Abb. 6-38: 5jähriger Knabe mit pyeloureteraler Stenose rechts und Ureterabgangsstenose links. Die Isotopennephrographie zeigt initial die Anreicherung im Nierenparenchym, die sich im Verlauf im Nierenbecken konzentriert. Trotz Gabe von Furosemid kommt es 15 bis 25 Minuten nach Radiopharmakoninjektion nicht zu einer markanten Abnahme der Aktivität. Dieser Befund wird in der quantitativen Auswertung mittels der Zeitaktivitätskurven bestätigt. Während die linke Niere nach Furosemid einen leichten Abfall zeigt, bleibt die Aktivität rechts unvermindert bestehen. Die mit BKG bezeichnete Kurve zeigt den Verlauf der Hintergrundaktivität. Die seitengetrennte Leistung berechnet sich aus den initialen Kurvenabschnitten und war in diesem Patienten 48% rechts zu 52% links.

Diagnose von renal-arterieller Hypertonie sehr empfindlich macht. Beim Patienten mit einer Nierenarterienstenose wird der Blutfluß (RBF) der betroffenen Niere dadurch aufrecht erhalten, daß Angiotensin II die arteriolären Sphinkter in den postglomerulären (efferenten) Arteriolen öffnet und damit den postglomerulären Druck senkt. Dadurch wird gleichzeitig auch der glomeruläre Perfusionsdruck und damit die glomeruläre Filtrationsrate (GFR) erhalten, da die Glomeruli zwischen afferenten und efferenten Arteriolen liegen und die GFR durch den Druckgradienten zwischen afferenten und efferenten Arteriolen bestimmt wird. Die Niere funktioniert relativ normal. Wird Captopril verabreicht, so wird das Radiopharmakon bei Nierenarterienstenose immer noch in den Nieren akkumuliert, aber wegen des reduzierten Primärharnflusses verzögert aus dem Nierenparenchym abtransportiert. Ist der Befund nicht eindeutig, kann zur Kontrolle eine zweite Isotopennephrographie ohne Captopril gemacht werden, die dann eine Beschleunigung der Ausscheidung zeigt.

Weitere Techniken erlauben die Bestimmung des vesiko-urethralen Reflux und die Diagnose einer Hoden-Perfusionsstörung bei Torsion. Bei der nuklearmedizinischen *Reflux-Diagnostik* wird die Blase retrograd mit z.B. Tc-markiertem Human-Albumin gefüllt und das Kind angehalten, vor der Kamera Wasser zu lassen. Eine schnelle Bildsequenz wird dann zeigen, ob Aktivität retrograd in die Ureteren gelangt. Weiter kann durch eine 30- bis 60minütige sequentielle Untersuchung über längere Zeit kontrolliert werden, ob es spontan zum Reflux kommt. Dieselbe Untersuchung kann auch anterograd mit nierengängigen Radiopharmaka durchgeführt werden. Die Diagnostik ist dann aber nicht so sensitiv, da es nicht immer leicht ist, anterograd ausgeschiedene Aktivität von Reflux-Aktivität zu unterscheiden. Die *Hodentorsion* kann dadurch identifiziert werden, daß bei einer Perfusionsuntersuchung keine Aktivität in den abgeschnürten Hoden gelangt: es stellt sich ein Aktivitätsdefizit im Bereich des betroffenen Hodens dar.

Klinische Indikationen

Eine wichtige Indikation zur nuklearmedizinischen Nierendiagnostik ist das Vorliegen einer *renalen oder postrenalen Obstruktion,* im Kindesalter vorwiegend im Rahmen von kongenitalen, beim Erwachsenen vorwiegend von erworbenen Erkrankungen. Aufgrund des zeitlichen Verlaufs der Aktivität über beiden Nieren kann bestimmt werden, ob Obstruktionen einer Korrektur bedürfen, oder ob sie urodynamisch nicht signifikant sind. Diese Unterscheidung erfordert die oben beschriebene pharmakologische Intervention mit Furosemid. Aufgrund der seitengetrennten Leistung kann bestimmt werden, ob die Obstruktion die Nieren schon geschädigt hat, und insbesondere, ob es schon zu einer unilateralen Funktionseinschränkung gekommen ist.

Seitengetrennte Clearance-Bestimmungen werden auch oft vor der *Nephrektomie* angeordnet, um zu definieren, ob der Patient post Nephrektomie noch genügende Niereneigenfunktion aufweist, oder ob er dialysepflichtig wird. Die Diagnose der Obstruktion bei *Transplantatnieren* wird ebenfalls durch Clearance-Bestimmung unter Furosemid-Belastung durchgeführt. Auch bei Radiotherapien mit einer *Niere im Strahlenfeld* kann prätherapeutisch abgeschätzt werden, ob der Patient dialysepflichtig wird oder nicht. Die Diagnostik der *Nierenarterienstenose* wurde früher aus dem Anstieg der Zeitaktivitätskurven über die Nieren-ROI gestellt. Die Methode hat sich als zu wenig treffsicher erwiesen und wird heute kaum noch angewandt. Dagegen verwendet man heute bei Verdacht auf Nierenarterienstenose die oben besprochene Radionephrographie unter Gabe von CEI, die eine hohe Treffsicherheit aufweist.

Die Diagnose von *kongenitalem Reflux* gelingt mit nuklearmedizinischen Verfahren hervorragend. Da nach Instillation einer radioaktiven Substanz deren Verhalten in der Blase über längere Zeit (typischerweise 30–60 Minuten) verfolgt werden kann, kann gelegentlicher Reflux sicher diagnostiziert werden. Ist die Diagnose gesichert, muß ein Miktionszysturethrogramm durchgeführt werden, um Anlageanomalien auszuschließen. Bei der Verlaufskontrolle der Nierenfunktion bei Status nach Korrektur kongenitaler Nierenanomalien wird die quantitative Nierendiagnostik mit Tc-DMSA oder den Hippuran-Analoga regelmäßig eingesetzt.

Als Notfall wird mittels dynamischer Untersuchung mit Tc-DTPA eine *postoperative Anurie wegen Nierenarterienverschluß* bei Graftimplantation von einer akuten Tubulärnekrose unterschieden. In der ersteren Situation erfolgt keine Darstellung der betroffenen Niere in der Perfusionsphase, bei der Tubulärnekrose hingegen stellt sich die Niere durchblutet, jedoch nicht speichernd dar.

Weiterführende Literatur

Becker J. A.: The role of radiology in evaluation of the failing renal transplantation. Radiol Clin N Am 1991; 29:511–526.

Blaufox M. D.: Evaluation of renal function and disease with radionuclides: the upper urinary tract. Basel, Karger, 1989.

Hillman B. J.: Imaging advances in the diagnosis of renovascular hypertension. AJR 1989; 153:5–14.

Kenney P. J.: Imaging of chronic renal infections. AJR 1990; 155:485–494.

Leder R. A., Dunnick N. R.: Transitional cell carcinoma of the pelvicalices and ureter. AJR 1990; 155:713–722.

Lüscher T. F., Kaplan N. M.: Renovascular and renal parenchymatous hypertension. Heidelberg, Springer, 1992.

McClennan B. L., Deyoe L. A.: The imaging evaluation of renal cell carcinoma: diagnosis and staging. Radiol Clin N Am 1994; 32:55–69.

Pollack H. M., Wein A. J.: Imaging of renal trauma. Radiology 1989; 172:297–308.

Soulen M. C., Fishman E. K., Goldman S. M., Gatewood O. M. B.: Bacterial renal infection: role of CT. Radiology 1989; 171:703–707.

Nebenniere

B. Marincek

Anatomie und Untersuchungstechnik

Die paarig angelegten *Nebennieren* liegen im kranialten Abschnitt des Perirenalraumes. Ihre Länge beträgt etwa 3,5 cm, die Breite variiert zwischen 2 und 4 mm. Jede Nebenniere besitzt einen medialen und einen lateralen Schenkel. Die Nebennieren bestehen aus Nebennierenrinde (NNR) und Nebennierenmark (NNM). Diese können radiologisch nicht unterschieden werden. Leitstruktur für die Nebenniere auf axialen Schnittbildern ist rechts die V. cava inferior, links die V. lienalis. Die arterielle Gefäßversorgung ist variabel und besteht aus Ästen der A. phrenica inferior, Aorta abdominalis und A. renalis. Die venöse Drainage erfolgt links in die V. renalis und rechts in die V. cava inferior. Bei Nierenektopie befinden sich die Nebennieren in normaler Lage im Perirenalraum.

Verschiedene radiologische Methoden stehen für die Evaluation der Nebennieren zur Verfügung. Die intravenöse Urographie zeigt nur bei ausgedehnter adrenaler Raumforderung einen pathologischen Befund (Kaudalverlagerung der Niere und/oder vertikaler Verlauf der Nierenlängsachse). Die Untersuchungsmethode der Wahl ist die *Computertomographie*. Die CT besitzt eine hohe Sensitivität, weil das perirenale Fettgewebe eine klare Abgrenzung der Nebennieren ermöglicht. Hingegen ist die Spezifität limitiert, so daß oft weitere Untersuchungsmethoden eingesetzt werden müssen, nämlich MRI, Szintigraphie und/oder Feinnadelpunktion. Die Sonographie der Nebennieren ist wegen der geringen Organgröße schwierig und sie kommt allenfalls bei Kindern und bei schlanken Patienten zum Einsatz, wenn die Beurteilung mittels CT infolge mangelhaft entwickelten retroperitonealen Fettgewebes beeinträchtigt ist.

Überfunktion der Nebennierenrinde

Cushing-Syndrom

Das Cushing-Syndrom ist Ausdruck eines *Überangebotes an Glukokortikoiden,* entweder exogen (Steroidmedikation) oder endogen (Kortisol-Hypersekretion). Die charakteristischen klinischen Befunde sind Stammfettsucht, Hirsutismus, abdominale Striae, Muskelatrophie und Hypertonie.

Ursache der Kortisol-Hypersekretion sind eine autonome benigne oder maligne NNR-Neoplasie oder eine NNR-Hyperplasie infolge hypophysärer ACTH-Überproduktion. Die bilaterale Hyperplasie ist die häufigste Ursache (70%) des Cushing-Syndroms und meistens durch ein Hypophysenadenom bedingt. Ein Cushing-Syndrom kann auch paraneoplastisch entstehen, d. h. als Folge einer ektop ACTH-sezernierenden Neoplasie (z. B. kleinzelliges Bronchuskarzinom, Bronchuskarzinoid, Neoplasien von Ovar, Pankreas, Thymus oder Schilddrüse). In 20% liegt ein autonomes Adenom vor und in 10% ein primäres Karzinom der NNR.

Beim Cushing-Syndrom infolge *Hypophysenadenom* sind die Nebennieren normal groß oder hyperplastisch (**Abb. 6-39**); bei längerer Dauer der Erkrankung kann eine knotige (multinoduläre) Hyperplasie entstehen. Gelegentlich sind derartige Läsionen autonom und zeigen eine massive makronoduläre Hyperplasie, welche eine bilaterale Adrenalektomie erfordert (**Abb. 6-40**).

Ein zum Cushing-Syndrom führendes *Nebennierenadenom* mißt in der Regel 2 bis 4 cm. Raumforderungen mit einem Durchmesser über 5 cm oder solche mit einer zentralen Nekrose sind suspekt auf Malignität und entsprechen meistens einem *primären Karzinom*. Das MRI ermöglicht in diesen Fällen eine Differenzierung, da auf T2-gewichteten Bildern Karzinome hyperintens und Adenome (sofern keine zentrale Nekrose besteht) hypointens sind.

Conn-Syndrom

Das Conn-Syndrom ist Ausdruck einer *Überproduktion von Aldosteron,* entweder infolge eines benignen Aldosteron-sezernierenden NNR-Adenoms (80%) oder einer bilateralen NNR-Hyperplasie (15%). Das primäre Aldosteron-sezernierende Karzinom ist selten. Das Conn-Syndrom verursacht eine Hypokaliämie und Hypertonie.

Der Nachweis des *Adenoms* ist mitunter schwierig, da es klein ist und oft weniger als 2 cm mißt (**Abb. 6-41**). Entgeht ein Aldosteron-sezernierendes Adenom aufgrund seiner Größe dem CT-Nachweis, kann die Nebennierenvenenblutentnahme mit Hormonbestimmungen diagnostisch weiterführen.

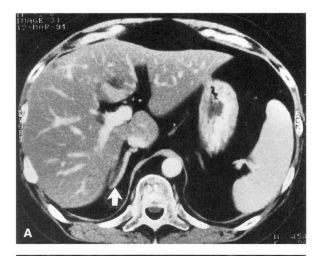

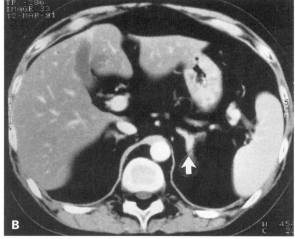

Abb. 6-39: Hyperplasie der Nebenniere beidseits (Pfeile) bei Cushing Syndrom. Kontrastverstärkte CT.

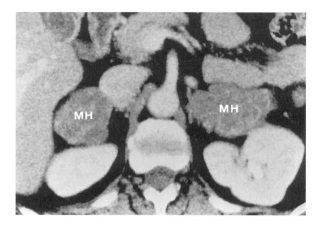

Abb. 6-40: Makronoduläre Hyperplasie (MH) der Nebennieren bei Cushing-Syndrom. Kontrastverstärkte CT.

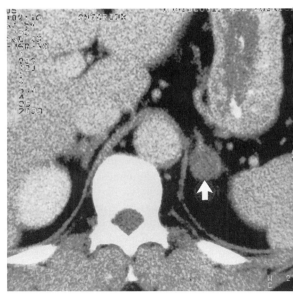

Abb. 6-41: Adenom der Nebenniere links bei Hyperaldosteronismus (Conn-Syndrom). Kontrastverstärkte CT. 2 cm messende Raumforderung der linken Nebenniere (Pfeil).

Adrenogenitales Syndrom

Beim adrenogenitalen Syndrom besteht eine Virilisierung infolge Überproduktion von männlichen Sexualhormonen. Die erworbene Form beruht meistens auf einer Hyperplasie oder einem Adenom, seltener auf einem Karzinom der NNR. Der kongenitalen Form liegt ein Enzymdefekt zugrunde. Die dadurch gestörte Synthese von Kortisol führt zu einer kompensatorischen Mehrproduktion von ACTH und damit zu vermehrter Bildung androgener NNR-Steroide.

Überfunktion des Nebennierenmarks

Phäochromozytom

Phäochromozytome sind *Tumoren aus chromaffinen Zellen* und meistens im NNM lokalisiert. Extraadrenale Phäochromozytome (Paragangliome) können entlang des gesamten Sympathikusstranges zwischen Hirnbasis und Epididymis auftreten; meistens liegen sie im Retroperitonealraum. Phäochromozytome treten sporadisch oder im Rahmen verschiedener Syndrome auf, nämlich bei multiplen endokrinen Neoplasien (MEN II oder III) und bei neurokutanen Phakomatosen (Neurofibromatose Recklinghausen, von Hippel-Lindau-Syndrom). Während sporadische Phäochromozytome in 25% extraadrenal lokalisiert sind, sind sie bei MEN-Syndromen fast immer intraadrenal und in >80% bilateral. In ungefähr 10% sind Phäochromozytome maligne. Die Phäochromozytom-Diagnose basiert auf der Bestimmung der Vanillin-Mandelsäure im 24-Stunden-Urin und der Katecholamine im Plasma.

Die *CT* ist die primäre bildgebende Methode. Die meisten Phäochromozytome sind mehr als 3 cm groß. Häufig findet sich eine zystische Degeneration infolge Nekrose (**Abb. 6-42**). Im MRI gelangen das benigne und das maligne Phäochromozytom auf T1-gewichteten Bildern hypointens, auf T2-gewichteten hyperintens zur Darstellung. Die soliden Anteile sind stark vaskularisiert und zeigen in CT und MRI ein ausgeprägtes Kontrastenhancement (**Abb. 6-43**). Bei der Suche nach *extraadrenalen Phäochromozytomen* sind nuklearmedizinische Verfahren (markiertes Metaiodobenzylguanidin = MIBG) einzusetzen.

Neuroblastom

Neuroblastome sind *Tumoren des sympathischen Nervengewebes* im Bereich von Hals und Körperstamm. Die häufigste Lokalisation ist die Nebenniere (35%). In der Regel treten sie bei Kleinkindern auf (80% bis zum 3. Lebensjahr) und manifestieren sich klinisch als abdominale Raumforderung. Die Vanillin-Mandelsäure im Urin ist in 90% erhöht. Beim Erwachsenen ist das Neuroblastom selten, wobei extraadrenale (Mediastinum) und multilokuläre Lokalisationen vergleichsweise häufig sind.

Die *Bildgebung* erfolgt mittels Sonographie, CT und/oder MRI. In der CT sind beim Erwachsenen im Gegensatz zum Kleinkind stippchenförmige Verkalkungen selten abgrenzbar. Die Schnittbildverfahren erlauben den Nachweis einer Tumorausdehnung in die V. cava inferior sowie von Lymphknoten- und/oder Lebermetastasen. Das Skelett ist ein typischer Metastasierungsort; die Suche nach Skelettmetastasen erfolgt szintigraphisch.

Endokrin inaktive Neoplasien

Primäres Nebennierenrindenkarzinom

Das seltene *primäre NNR-Karzinom* ist in je ungefähr 50% der Fälle endokrin inaktiv bzw. endokrin aktiv (s. o. zum Cushing-Syndrom). Wird es klinisch manifest, beträgt der Tumordurchmesser meistens über 6 cm. Oft findet sich eine zentrale Nekrose. Verkalkungen werden in 30% angetroffen. Eine Infiltration

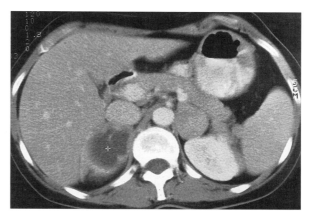

Abb. 6-42: Bilaterales Phäochromozytom, rechts mit zystischer Degeneration. Kontrastverstärkte CT.

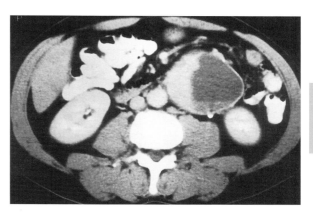

Abb. 6-43: Extraadrenales Phäochromozytom (Paragangliom) links mit Einblutung und positionsabhängigem Sedimentationseffekt. Kontrastverstärkte CT.

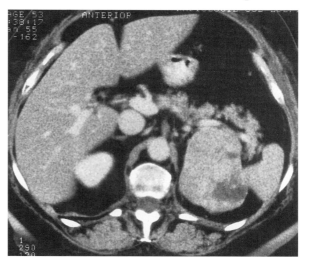

Abb. 6-44: Nebennierenkarzinom links. Kontrastverstärkte CT. Hypodense Areale infolge Tumornekrose.

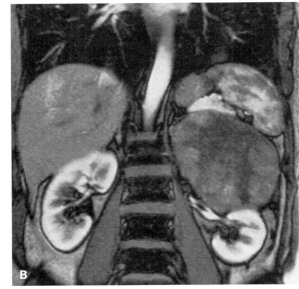

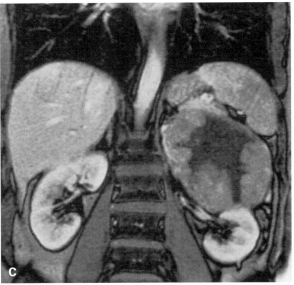

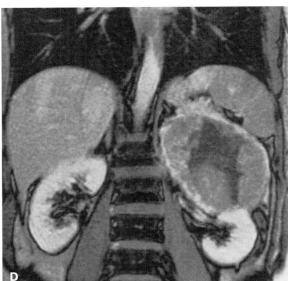

Abb. 6-45: Nebennierenkarzinom links. Dynamisches MRI (**A**) Nativ, (**B**) 1 Minute, (**C**) 2 Minuten, (**D**) 5 Minuten nach intravenöser Bolusinjektion eines gadoliniumhaltigen Kontrastmittels. Zentral nekrotische Raumforderung mit Kaudalverdrängung der linken Niere.

der V.cava inferior ist häufig, rechts erfolgt sie auf direktem Weg, links über die V.renalis. Sonographie, CT und MRI zeigen eine große, strukturinhomogene Raumforderung (**Abb. 6-44, 6-45**). Im MRI ist auf T1-gewichteten Bildern das Karzinom hypointens, auf T2-gewichteten hyperintens.

Metastasen

Die Nebennieren sind ein *häufiger Metastasierungsort* von Karzinomen der Lunge, der Mamma, des Gastrointestinaltraktes und des malignen Melanoms. Die Bildgebung erfolgt mittels Sonographie, CT oder MRI (**Abb. 6-46**). Metastasen können unterschiedlich groß und uni- oder bilateral sein. Hämorrhagien oder Verkalkungen kommen gelegentlich vor, so daß morphologisch eine Unterscheidung von anderen adrenalen Raumforderungen nicht möglich ist.

Bei Patienten mit bekannter metastasierender Neoplasie entspricht eine adrenale Raumforderung am ehesten einer zusätzlichen Metastase, und eine weitere diagnostische Abklärung erübrigt sich. Eine Evaluation ist hingegen bei Neoplasien im frühen Stadium und geplanter Lokaltherapie (Chirurgie, Bestrahlung) erforderlich; zur Differenzierung zwischen Metastase und dem relativ häufigen endokrin inaktiven Adenom kann das MRI eingesetzt werden (s. u.).

Adenom

Das endokrin inaktive kortikale Adenom wird meistens als Zufallsbefund während einer CT-Untersuchung entdeckt. In der Regel handelt es sich um eine homogene, von einer Kapsel umgebene weichteildichte Raumforderung, welche typischerweise weniger als 3 cm mißt. Bei hohem Cholesterolgehalt kann sie in der nativen CT-Untersuchung eine wasserähnliche Dichte aufweisen (**Abb. 6-47**). Das «chemical shift imaging» des MRI erlaubt den direkten Fettgewebsnachweis in einer adrenalen Raumforderung und damit die wichtige Unterscheidung gegenüber einer Metastase, weil mit Ausnahme des seltenen metastasierenden Liposarkoms Fettgewebe in Metastasen nicht vorkommt.

Lymphom

Eine *Nebennierenmanifestation des malignen Lymphoms* ist rar (1–4%). Sie wird beim Non-Hodgkin-Lymphom häufiger angetroffen als beim M. Hodgkin. In der Regel ist sie bilateral und gleichzeitig bestehen Lymphome in anderen Abdominalregionen, hauptsächlich in retroperitonealen Lymphknoten. Eine pri-

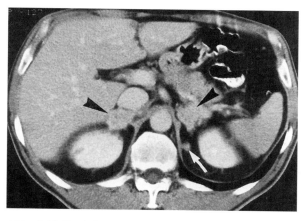

Abb. 6-46: Partiell nekrotische Nebennierenmetastase beidseits (schwarzer Pfeilkopf) bei Bronchuskarzinom, Kontrastverstärkte CT. Zusätzliche Metastase im Bereiche des Zwerchfellschenkels links (weißer Pfeil).

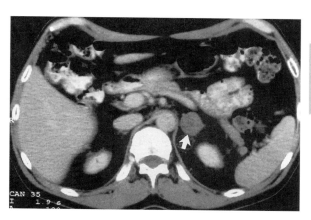

Abb. 6-47: Endokrin inaktives Nebennierenadenom links. Hypodense Raumforderung (Pfeil) in der kontrastverstärkten CT.

märe Nebennierenmanifestation ist extrem selten. Die CT zeigt eine Raumforderung mit meistens homogener Weichteildichte.

Myelolipom

Das seltene *adrenale Myelolipom* ist ein Hamartom und besteht aus Knochenmarkselementen (hämatopoetische Elemente und Fettzellen) ohne Assoziation mit einer extramedullären Hämatopoese. In Abhängigkeit vom Fettgehalt ist es im Sonogramm echoreich und in der CT hypodens (**Abb. 6-48**). Verkalkungen und Hämorrhagien kommen vor.

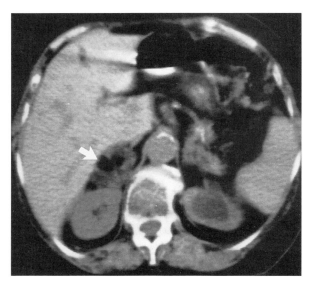

Abb. 6-48: Myelolipom der rechten Nebenniere. Kontrastverstärkte CT. Raumforderung mit fettäquivalenten Dichtewerten (Pfeil).

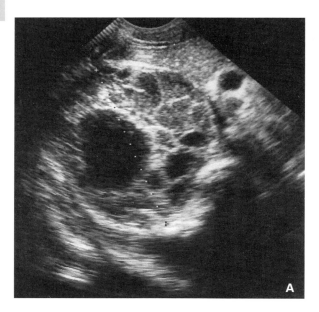

Zysten

Adrenale Zysten sind selten und meistens Zufallsbefunde. Es gibt vier Gruppen: Endotheliale, epitheliale und parasitäre Zysten, sowie Pseudozysten. Sonographie, CT oder MRI erbringen den Nachweis einer zystischen Raumforderung.

Endotheliale Zysten sind am häufigsten und lymphangiomatösen oder angiomatösen Ursprungs. Bei der *epithelialen Zysten* handelt es sich um embryonale Zysten oder Retentionszysten. *Parasitäre Zysten* sind am seltensten und meistens durch eine Echinokokkose bedingt. *Pseudozysten* entstehen nach Verflüssigung einer intraadrenalen Blutung und zeigen oft Septenbildungen und eine unregelmäßig dicke Wand, evtl. mit Verkalkungen (**Abb. 6-49**).

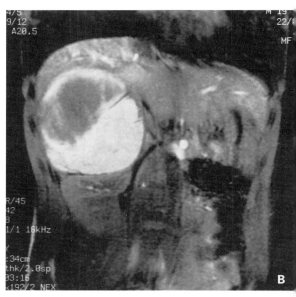

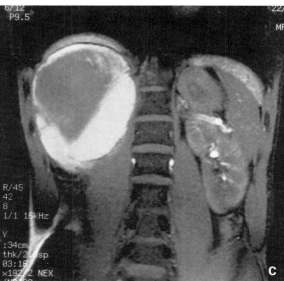

Abb. 6-49: Pseudozyste nach Nebennierenblutung rechts (ältere und frischere Blutungen). (**A**) Sonographie: Strukturinhomogene Raumforderung (11 cm) mit multifokalen Arealen unterschiedlicher Echodichte. (**B, C**) MRI (Gradientenechosequenz): Raumforderung mit Arealen unterschiedlicher Signalintensität. Impression der rechten Niere von kranial.

Hämorrhagie

Adrenale Hämorrhagien können besonders unter Antikoagulation auftreten. Bei bilateraler Hämorrhagie ist eine Nebenniereninsuffizienz möglich. Die posttraumatische Hämorrhagie findet sich mehrheitlich rechts als Folge einer Kompression durch die Leber an die Wirbelsäule oder infolge einer akuten Erhöhung des intraadrenalen venösen Druckes nach Kompression der V. cava inferior. Weitere Ursachen einer adrenalen Hämorrhagie sind Stress, Sepsis, Nierenvenenthrombose, Lebertransplantation sowie Asphyxie in der Perinatalperiode.

Das akute Hämatom ist sonographisch *echodicht* und wird im weiteren Verlauf infolge Verflüssigung *echoarm*. In der CT besteht analog anfänglich eine hohe Dichte, die später abnimmt. Ebenso ist die Signalintensität im MRI vom Alter des Hämatoms abhängig **(Abb. 6-49)**.

Entzündliche Erkrankungen

Pyogene Nebennierenabszesse sind beim Erwachsenen sehr selten, häufiger sind sie beim Neugeborenen als Komplikation einer Nebennierenblutung.

Am wichtigsten sind *granulomatöse Erkrankungen* (Tuberkulose und Histoplasmose), die meistens beide Nebennieren befallen und gleichzeitig in den Lungen oder in anderen extraadrenalen Lokalisationen mani-

fest sind. Im akuten Erkrankungsstadium sind die Nebennieren vergrößert und infolge verkäsender Nekrose inhomogen **(Abb. 6-50)**. Bei Abheilung können sie schrumpfen und vollständig verkalken **(Abb. 6-51)**. Nach einer granulomatösen Nebennierenerkrankung resultiert bei den meisten Patienten eine Nebenniereninsuffizienz (M. Addison). Differentialdiagnostisch sind bei kleinen verkalkten Nebennieren eine durchgemachte granulomatöse Erkrankung oder eine alte Hämorrhagie in Betracht zu ziehen.

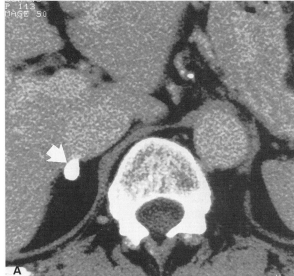

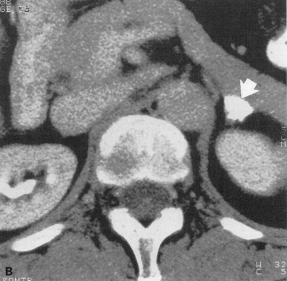

Abb. 6-51: Nebennierentuberkulose beiseits. Geschrumpfte, vollständig verkalkte Nebenniere rechts, weitgehend verkalkte Nebenniere links (Pfeile). Klinisch M. Addison.

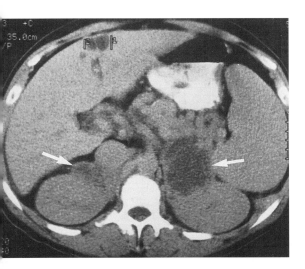

Abb. 6-50: Histoplasmose beider Nebennieren. Kontrastverstärkte CT. Raumforderung der Nebenniere beidseits mit zentraler Verflüssigung (Pfeile). Leberzirrhose, partiell rekanalisierte Pfortader-Thrombose mit hepatofugalen Kollateralen und Splenomegalie als Zusatzbefund.

Nuklearmedizinische Funktionsdiagnostik

G. K. von Schulthess

Nebennierenmark

Als *Norepinephrin-Analogon* steht heute der nuklearmedizinischen Diagnostik das mit Jod-123 oder Jod-131 markierte *Meta-Jod-Benzyl-Guanidin (MIBG)* zur Verfügung. Die Substanz reichert sich im Gewebe an, das zur Synthese von adrenergen Substanzen befähigt ist. Nach Injektion der Substanz werden Aufnahmen nach 2 und 24 Stunden angefertigt.

Im Erwachsenenalter wird die Methode hauptsächlich zur Diagnose von *Phäochromozytomen* verwendet, die bilateral und in ektoper Lage auftreten können (**Abb. 6-52**). Eine wichtige Rolle spielt die Untersuchung auch bei Kindern mit *Neuroblastomen,* da nicht nur der Primärtumor, sondern auch die Knochenmarkmetastasen hervorragend zur Darstellung kommen: die Skelettszintigraphie ist hier oft weniger sensitiv (vgl. **Abb. 8-182**). Andere *Grenzstrangtumoren* wie Ganglioneurome und sogar Karzinoide können mit dieser Methode dargestellt werden, allerdings stehen für letztere Tumoren seit neuestem markierte Somatostatin-Analoga zur Verfügung (^{111}In-Octreotid). Da die Anreicherung von MIBG hochspezifisch ist und das Tumor/Knochenmark-Anreicherungsverhältnis relativ günstig ist, werden mit hohen Dosen auch gelegentlich inoperable Phäochromozytome und Neuroblastome therapiert.

Nebennierenrinde

Mit *Jod-131-Aldosterol* steht der Nuklearmedizin auch eine Substanz zur Verfügung, die spezifisch in die Nebennierenrinde aufgenommen wird. Als *Cholesterol-Analogon* ist sie ein Vorläufer der Gluko- und der Mineralokortikoide. Die Methode hat ihre Bedeutung darin, daß sie eine quantitative Aussage über die Jod-131-Aufnahme erlaubt und daß Kriterien bestehen, um zwischen Adenomen und Hyperplasien zu entscheiden, denn erstere werden operativ, letztere medikamentös therapiert. Nach Injektion der Substanz erfolgen sequentielle Aufnahmen am 2., 5. und 8. Tag (deshalb ist hier Jod-131 als Marker notwendig). Ist die Aufnahme in einer Nebenniere größer als 2,5‰ der injizierten Gesamtdosis, ist diese Nebenniere als pathologisch verändert anzusehen. Eine unilateral pathologische Aufnahme spricht für ein Adenom, eine bilaterale Aufnahme für eine Hyperplasie. Eine Zweituntersuchung nach Suppression mit einem Gluko-

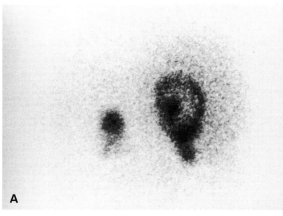

A

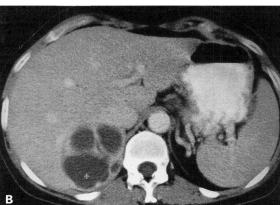

B

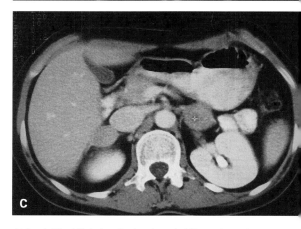

C

Abb. 6-52: 43jährige Patientin mit bilateralen Phäochromozytomen. (**A**) Der rechtsseitige Tumor ist zystisch verändert, wie aus der dorsalen Szintigraphie mit [123]J-MIBG hervorgeht. (**B**) Dieser Befund läßt sich in der CT bestätigen. (**C**) Das linksseitige Phäochromozytom wird ebenfalls in der CT gesehen. Metastatische Herde wurden in dieser Patientin nicht gefunden.

kortikoid (z. B. Dexamethason) erlaubt, die Treff-sicherheit der Methode bei der Differenzierung von Adenomen und Hyperplasien entscheidend zu stei-gern, da oft Aktivitätsaufnahmen im Grenzbereich vorliegen. Eine nur leichte Supprimierbarkeit beid-seits erlaubt dann die Diagnose einer Hyperplasie, während eine gute Supprimierbarkeit auf einer Seite für ein kontralaterales Adenom spricht (**Abb. 6-53**). Die Untersuchung erfordert obligatorisch eine Com-putertomographie, da zur Quantifizierung der Jod-Aufnahme eine Absorptionskorrektur durchgeführt werden muß. Die Tiefe der Nebenniere kann aus der CT gemessen werden. Die definitive Diagnose, ob ein Adenom oder eine Hyperplasie vorliegt, wird aber szintigraphisch dank dem Suppressionstest und der Funktionsinformation mit wesentlich höherer Sicher-heit gestellt als mit den morphologischen bildgeben-den Verfahren.

Weiterführende Literatur

DeAtkine A. B., Dunnick N. R.: The adrenal glands. Semin Oncol 1991; 18:131–139.

Francis I. R., Gross M. D., Shapiro B., Korobkin M., Quint L. E.: Integrated imaging of adrenal disease. Radiology 1992; 184:1–13.

Gottschalk A., Hoffer P. B., Potchen E. J.: Diagnostic nuclear medicine, 2nd ed., Vol. 2, S. 815 ff.

Krestin G. P., Friedmann G., Fischbach R., Neufang K. F. R., Allolio B.: Evaluation of adrenal masses in oncologic patients: dynamic contrast-enhanced MR vs CT. J Comput Assist Tomogr 1991; 15:104–110.

Mitchell D. G., Crovello M., Matteucci T., Petersen R. O., Miettinen M. M.: Benign adrenocortical masses: diagno-sis with chemical shift MR imaging. Radiology 1992; 185:345–351.

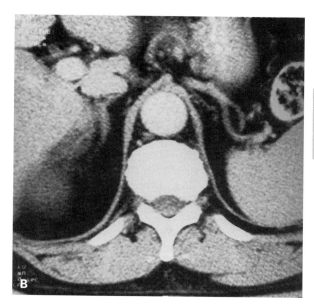

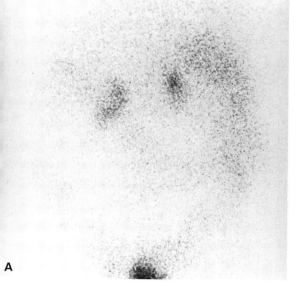

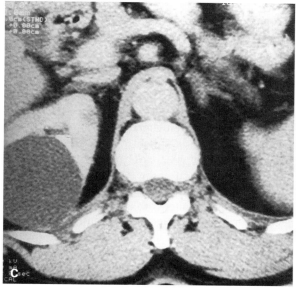

Abb. 6-53: Nebennierenrinden-Hyperplasie bei einem 9jährigen Patienten. (**A**) Die Szintigraphie mit [131]J-Aldo-sterol nach 5 Tagen zeigt neben der Aktivität in der Blase und geringfügig auch im Darm bilateral starke Anreicherun-gen im Bereich der Nebennieren. Eine quantitative Aufnah-memessung war abnormal erhöht. (**B, C**) Die CT-Schnitte zeigen beidseits grenzwertig verdickte Nebennieren.

Ureter

B. Marincek

Anatomie

Der Ureter ist ein von Urothel ausgekleideter, 25 bis 30 cm langer Muskelschlauch, in welchem 1 bis 8 Kontraktionswellen pro Minute ablaufen. Er wird in die Pars abdominalis und Pars pelvina unterteilt.

Das *Pars abdominalis* beginnt am Nierenbecken und verläuft im Perirenalraum auf dem M. psoas beckenwärts. In Rückenlage steigt der Ureter leicht ventralwärts an bis er die höchste Stelle am Beckenrand erreicht und die Iliakalgefäße ventral kreuzt. Die Ureter-Gefäß-Kreuzungsstellen sind leicht asymmetrisch, weil rechts die A. iliaca communis ventral, links hingegen kranial der gleichnamigen Vene verläuft.

Die Kreuzungsstelle des Ureters mit dem Iliakalgefäßen markiert den Beginn der *Pars pelvina*. Die Biegung nach dorsal, mit welcher der Ureter in die Beckenhöhle tritt, ist auf der rechten Seite fast rechtwinklig, links stumpfwinklig. Anschließend verläuft der Ureter medial der iliakalen Gefäße entlang der seitlichen Beckenwand, tritt in schräger Richtung durch die Blasenwand und mündet schlitzförmig im oberen lateralen Winkel des Trigonum vesicae.

Aus den anatomischen Gegebenheiten resultieren für den Ureter drei physiologische Engen: (1) pyeloureteraler Übergang, (2) Gefäßkreuzung iliakal, (3) Harnblasenmündung.

Anomalien

Duplikation

Duplikationen des Nierenbeckens und Ureters haben eine Inzidenz von 1 bis 10%. Sie können unilateral oder bilateral, inkomplett oder komplett sein. Bei inkompletter Duplikation vereinigen sich die Ureteren von zwei Nierenbecken in variabler Höhe (Ureter fissus). Bei kompletter Duplikation (Ureter duplex) münden zwei Ureteren separat in die Harnblase. Der aus dem kaudalen (= normalen) Nierenbecken austretende Ureter erreicht in gewohnter Weise die Harnblase, während der aus dem kranialen Nierenbecken austretende weiter kaudal und medial des anderen ektop intra- oder extravesikal mündet (beim Mann: Blasenhals, hintere Urethra, Ductus deferens, Samenblase; bei der Frau: Blasenhals, hintere Urethra, Vagina, Cervix uteri).

Konsekutive Harninkontinenz ist beim Mann ein seltenes, bei der Frau hingegen häufiges Begleitsymptom der ektopen Uretermündung, da das Ostium bei der Frau in der Regel distal des Spincter externus urethrae lokalisiert ist (**Abb. 6-54**).

Vesikoureteraler Reflux und Ureterobstruktion sind bei Duplikation gehäuft. Sie betreffen vorwiegend den ektopen Ureter. Der *vesikoureterale Reflux* entsteht infolge Ostiuminsuffizenz, da der Ureter mehr senkrecht statt schräg in der Harnblasenwand verläuft. Die *Obstruktion* ist durch eine Stenose des ektop mündenden Ureters bedingt und führt zu Funktionseinbuße mit verminderter oder fehlender Kontrastierung des Nierenbeckenkelchsystems und Ureters, so daß die urographische Diagnose schwierig sein kann. Als Folge der Dilatation bekommt das kranial gelegene Nierenbeckenkelchsystem raumfordernde Wirkung und verdrängt das kontrastierte kaudale («drooping lily sign»). Die Distanz zwischen kontrastierten Kelchen des kaudalen Nierenbeckens und Parenchymkontur im Oberpol wird dadurch asymmetrisch vergrößert. Mittels retrograder Uretero-Pyelographie oder nicht-invasiv mittels CT/MRI ist der im intravenösen Urogramm nicht diagnostizierbare Hydroureter mit Hydronephrose der kranialen Anteile nachweisbar.

Pyeloureterale Stenose

Die *pyeloureterale Stenose mit Hydronephrose* ist die häufigste kongenitale Anomalie der ableitenden Harnwege. Sie ist oft bilateral. Ätiologisch werden verschiedene Mechanismen beschrieben: Ein hoch anteromedial abgehender Ureter, ein aberrierendes (arterielles oder venöses) Gefäß oder ein fibröses Band, welches den pyeloureteralen Übergang einengt sowie eine pyeloureterale Knickbildung als Folge eines wegen massiven Refluxes dilatierten und elongierten Ureters.

Im Urogramm kann die pyeloureterale Stenose bei einem dehydrierten Patienten weniger offensichtlich sein als unter forcierter Diurese, da ein großes Urinvolumen durch Dehnung des Nierenbeckens einen Ventilmechanismus induziert und die Stenose deutlich erkennbar wird. Bei ausgeprägter Hydronephrose ist die diagnostische Information der intravenösen Urographie ungenügend, so daß zur Abklärung Schnittbildverfahren eingesetzt werden (**Abb. 6-55**).

Abb. 6-54: Doppelniere rechts mit Harninkontinenz. Weibliche Patientin. **(A)** Intravenöse Urographie. Nierenbeckenkelchsystem rechts nach kaudal verdrängt. **(B)** Retrograde Ureteropyelographie rechts. Darstellung eines zweiten, massiv dilatierten Ureters und dilatierten Nierenbeckenkelchsystems; letzteres verdrängt das nicht dilatierte zweite Kelchsystem nach kaudal. Der Ureter der kranialen Niere mündet ektop in der Vagina.

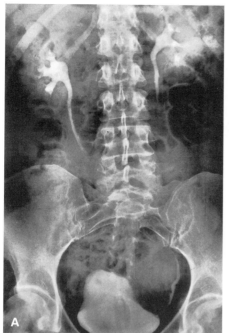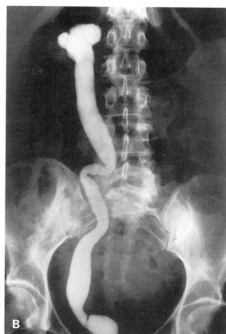

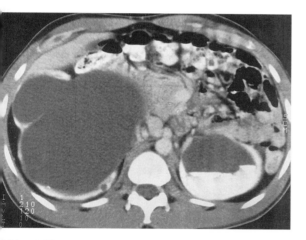

Abb. 6-55: Hydronephrose beidseits bei Ureterabgangsstenose. Kontrastverstärkte CT.

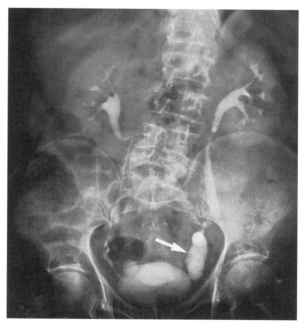

Abb. 6-56: Primärer segmentaler Megaureter links (Pfeil). Harnblasendivertikel rechts und Anhebung des Harnblasenbodens infolge Prostatahypertrophie als Zusatzbefund.

Megaureter

Der *primäre (kongenitale) uni- oder bilaterale Megaureter* ist durch eine neurogene oder myogene Störung
des intravesikalen-intramuralen Ureterabschnittes bedingt. Dieser erscheint im Urogramm normalkalibrig,
ist jedoch aperistaltisch. Der proximal davon gelegene
Ureterabschnitt wird dadurch dilatiert (Megaureter),
wobei die Dilatation in der Regel auf den pelvinen
Ureter beschränkt bleibt **(Abb. 6-56)**.

Megakalikosis

Bei dieser in der Regel einseitigen kongenitalen
Anomalie sind die Kelche infolge *Hypoplasie der
Papillen* gleichmäßig erweitert, das Nierenbecken und
der Ureter sind normal. Die Anzahl der Kelche ist oft
vermehrt, und die Längenausdehnung der Niere ist
vergrößert. Im Urogramm ist die Kontrastmittelelimination nicht beeinträchtigt und die Breite der
Nierenrinde ist erhalten (Differentialdiagnose zur
postobstruktiven Atrophie), hingegen ist das Maximum der Kontrastmittelkonzentration im Nierenbeckenkelchsystem infolge Verdünnung durch das
große Urinvolumen verzögert.

Retrokavaler Ureter

Der *retrokavale Ureter* ist Folge einer Entwicklungsanomalie der V. cava inferior und mit Ausnahme des
Situs inversus rechtsseitig gelegen. Die anatomische
Lage der V. cava inferior ist zwar normal, doch sie
entsteht nicht wie üblich aus der dorsal des rechten
Ureters gelegenen V. supracardinalis, sondern aus der
ventralen V. subcardinalis. Der rechte Ureter verläuft
zuerst kaudalwärts und anschließend dorsal der
V. cava inferior unter gleichzeitiger Bildung einer
kranialwärts gerichteten Schlinge, um weiter kaudal
in die normale ventrale Position zurückzukehren.
Infolge venöser Kompression des Ureters gegen die
Wirbelsäule resultieren ein proximaler Hydroureter
und eine Hydronephrose. Die Bestätigung der urographischen Vermutungsdiagnose erfolgt mittels CT oder
MRI **(Abb. 6-58)**.

Ureterozele

Die Ureterozele entsteht als Folge einer kongenitalen
Stenose des orthotopen oder ektopen Ureterostiums.
Die Stenose führt zu einer zystischen Dilatation des
submukös in der Harnblasenwand gelegenen Ureter-
abschnittes, der in das Harnblasenlumen prolabiert.
Die *orthotope Ureterozele* manifestiert sich in der
Regel erst beim Erwachsenen und enthält oft ein oder
mehrere Konkremente. Die *ektope Ureterozele* tritt

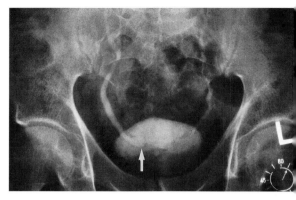

Abb. 6-57: Ureterozele rechts («cobra head sign») (Pfeil).

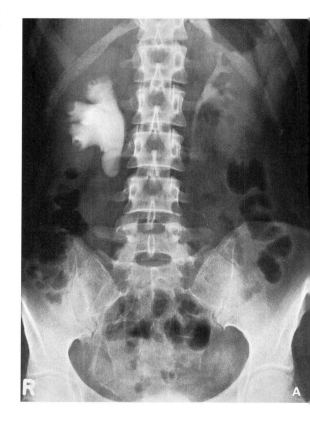

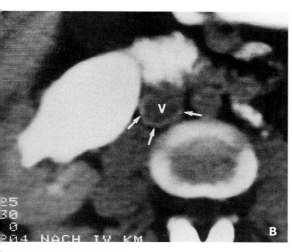

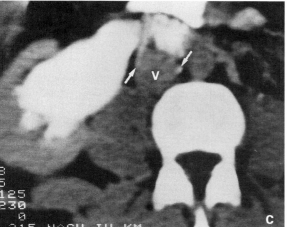

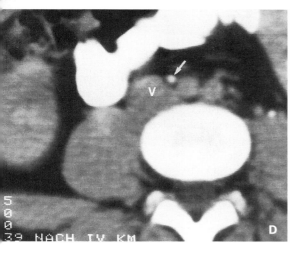

Abb. 6-58: Retrokavaler Ureter. **(A)** Intravenöse Urographie. Hydronephrose und proximaler Hydroureter rechts, Schlingenbildung des Ureters nach medial. **(B–D)** Kontrastverstärkte CT. Schnittebenen von kranial nach kaudal. Retrokavaler Verlauf des Ureters (Pfeile) V V. cava.

bereits im Kindesalter in Erscheinung und mündet ektop am Blasenhals oder in die Urethra. Im Gegensatz zur orthotopen Ureterozele besteht bei der ektopen gehäuft ein vesikoureteraler Reflux. Sie ist praktisch immer mit einem Ureter duplex kombiniert, wobei die Mündungsanomalie mit dem Oberpolureter assoziiert ist. Wenn die Uretermündung distal des Sphinkter externus urethrae liegt resultiert eine Harninkontinenz (in der Regel nur bei weiblichen Personen).

Die Ureterozele zeigt sich im Urogramm oder in der CT bei kontrastmittelgefüllter Harnblase als intravesikale, von einer radiotransparenten Wand glatt begrenzte Läsion **(Abb. 6-57)**. Die Radiotransparenz ist durch die prolabierte und aneinanderliegende Schleimhaut von Harnblase und Ureter bedingt. Die intravesikale kontrastierte Ureterozele hat die Form eines Schlangenkopfes («cobra head sign»).

Entzündliche Erkrankungen

Ureteritis cystica

Die *Ureteritis bzw. Pyeloureteritis cystica* zeigt urographisch multiple, rundliche, gleichmäßig verteilte und bis 5 mm messende Füllungsdefekte **(Abb. 6-59)**. Die Harnblase kann ebenfalls Manifestationsort sein (Cystitis cystica). Pathogenetisch wird eine durch chronisch-entzündliche Reize gesteigerte Schleimproduktion von Epithelzellnestern der Ureterwand mit sekundärer Zystenbildung diskutiert. Differentialdiagnostisch muß die Pyeloureteritis cystica von Gefäßimpressionen abgegrenzt werden, wie sie bei arteriellem bzw. venösem Kollateralkreislauf am Ureter infolge Stenose oder Verschluß der A. bzw. V. renalis entstehen können. Diese verursachen jedoch größere und unregelmäßige Füllungsdefekte.

Ureteritis tuberculosa

Die *Ureteritis tuberculosa* entsteht meistens sekundär aus einer renalen Tuberkulose. Analog zur Niere verursacht die Tuberkulose eine Ulzeration der Ureterwand mit anschließender Fibrose, Striktur und Verkalkung. Obwohl multiple Ureterabschnitte betroffen sein können (v. a. physiologische Engen), finden sich häufig solitäre Läsionen prävesikal **(Abb. 6-11)**. Bei kompletter Ureterobstruktion resultiert eine Autonephrektomie.

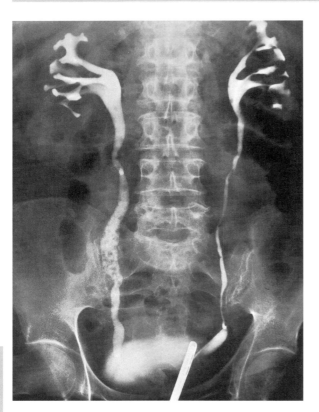

Abb. 6-59: Ureteritis cystica beidseits, rechts ausgeprägter als links. Retrograde Ureteropyelographie. Multiple, auf die ganze Zirkumferenz der mittleren Ureterabschnitte verteilte Füllungsdefekte. Verlagerte untere Kelchgruppe rechts bei Adenokarzinom im Nierenunterpol.

Neoplasien

75 bis 80% der Ureterneoplasien sind maligne; unte allen Neoplasien des Harntraktes (Niere, Urete Harnblase) beträgt die Häufigkeit der primären Ure terneoplasien 1 bis 2%.

Ureterkarzinom

Ureterkarzinome kommen vorwiegend im 5. bis 7 Lebensjahrzehnt vor und manifestieren sich klinisc mit Hämaturie und Flankenschmerz. Sie entstehe vorwiegend im distalen Ureterabschnitt als breitbasig Raumforderungen und führen zu einer partiellen ode kompletten Obstruktion. Histologisch handelt es sic in mehr als 80% um *papilläre Urothelkarzinome*, wel che in einem Drittel multifokal sind.

Die Ausbreitung des Ureterkarzinoms erfolgt direk in das periureterale Gewebe, in die regionäre Lymphknoten und/oder hämatogen in die Leber.

Die Veränderungen im intravenösen Urogramm sin unspezifisch, nämlich fehlende Kontrastmittelimina tion der Niere («stumme Niere», 40–50%), Hydro ureter/Hydronephrose (30–40%) und/oder intralumi naler Füllungsdefekt des Ureters (20%). Die retro grade Ureterographie erlaubt die Ureterevaluatio auch bei urographisch stummer Niere. Die Method der Wahl ist die CT, da sie den Ureter im gesamte Verlauf darstellt, zwischen Konkrement, Blutkoage und Neoplasie unterscheiden kann und eine Beurtei lung der extraureteralen Tumorausbreitung ermöglich (**Abb. 6-60**).

Uretermetastasen

Uretermetastasen können durch direkte Tumoraus breitung aus der Nachbarschaft (Karzinome vo Zervix, Prostata, Rektum und Pankreas) ode seltener durch hämatogene Ausbreitung (Karzinom von Mamma, Magen, Pankreas, Prostata, Zervix) ent stehen. Sie sind uni- oder multifokal und in 25 bi 60% bilateral. Klinisch treten sie vorwiegend durc Flankenschmerzen in Erscheinung, eine Hämaturie is infolge submuköser bzw. periureteraler Lokalisatio selten.

Urographisch zeigt sich eine Obstruktion infolg metastatischer Raumforderung in der Ureterwan oder infolge Striktur nach Induktion einer desmopla stischen Reaktion. Wie beim Ureterkarzinom ist di CT die Methode der Wahl (**Abb. 6-61**).

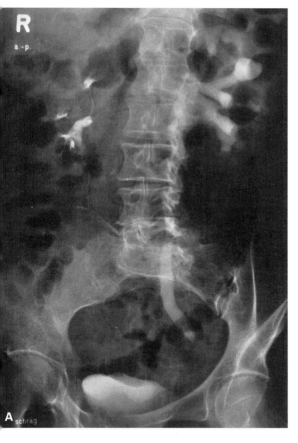

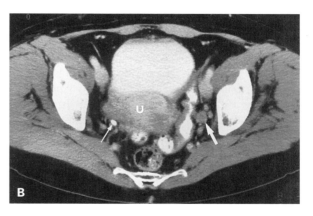

Abb. 6-60: Ureterkarzinom links. **(A)** Intravenöse Urographie mit distaler Ureterobstruktion. **(B)** Kontrastverstärkte CT: 1,5 cm messendes Ureterkarzinom (Pfeil) lateral des Colon sigmoideum in Nachbarschaft der Iliakalgefäße. Normaler Ureter rechts (schlanker Pfeil). U Uterus.

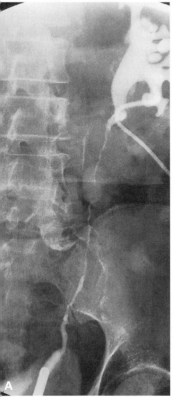

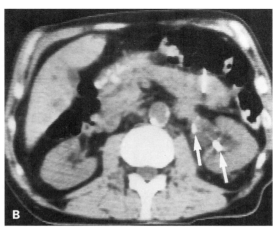

Abb. 6-61: Uretermetastasen eines Pankreasschwanzkarzinoms. **(A)** Retrograde Ureteropyelographie: Langstreckige Ureterstenose links. Liegende Nephrostomie. **(B)** Kontrastverstärkte CT: Raumforderung im Pankreasschwanz, liegende Biopsienadel. Direkte Tumorausbreitung mit Ummauerung des Ureters. Nephrostomiekatheter (Pfeile).

Fibroepithelialer Polyp

Der *fibroepitheliale Ureterpolyp* ist eine benigne Neoplasie und kommt vorwiegend im jüngeren Erwachsenenalter vor, solitär oder multipel. Prädilektionsorte sind der pyeloureterale Übergang und der proximale Ureter. Der Polyp ist in der Regel schmalbasig gestielt und glatt konturiert. Während er im Urogramm als intraluminaler Füllungsdefekt auffallenderweise nicht mit einer entsprechenden Harnstauung einhergeht (**Abb. 6-62**), ist in der retrograden Ureterographie eine positionsabhängige Formvarianz als Ausdruck der geschmeidigen Natur des Polypen charakteristisch.

Obstruktion

Eine Ureterobstruktion manifestiert sich urographisch als Ureterdilatation. Grundsätzlich sind pathogenetisch drei Formen einer Ureterdilatation (Megaureter bzw. Hydroureter) unterscheidbar: primärer (kongenitaler) Megaureter, Megaureter mit Reflux und sekundärer (erworbener) Megaureter.

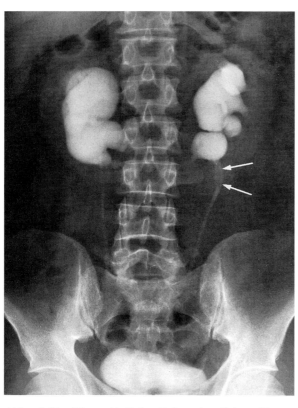

Abb. 6-62: Fibroepithelialer Polyp des linken Ureters (Pfeile) bei Hufeisenniere.

Die *erworbene Ureterdilatation* ist Folge einer partiellen oder kompletten Obstruktion und kann intraluminal, intramural oder extramural bedingt sein. Bei urographisch unklarer ureteraler Abflußbehinderung erlaubt die ante- oder retrograde Ureterographie die Differenzierung zwischen intra- und extraluminaler Pathologie. Oft ist aber die CT die geeignetere Untersuchung, weil sie nicht-invasiv die Ätiologie einer Ureterobstruktion direkt demonstrieren kann.

Wichtigste Ursachen für eine akute oder chronische *intraluminale* Ureterobstruktion sind Konkremente und Blutkoagel. Sie sind meistens an den physiologischen Engen (pyeloureteral, iliakal, ureterovesikal) lokalisiert.

Die Differentialdiagnose *intramuraler* Obstruktionen umfaßt neoplastische Prozesse (primäres Karzinom, Metastase) sowie entzündliche (Tuberkulose) und posttraumatische/postoperative Strikturen.

Bei *extramuraler* Obstruktion ist der dilatierte Ureter oft zusätzlich verlagert. Die wichtigsten Ursachen sind vergrößerte Lymphknoten bei lymphogener Metastasierung oder primär malignem Lymphom, primäre und sekundäre retroperitoneale Fibrose sowie Endometriose.

Retroperitoneale Fibrose

Die *retroperitoneale Fibrose* ist durch proliferativ fibrotische Plaquebildungen in der infrarenalen aortokavalen sowie in der iliakalkommunen Gefäßregion charakterisiert. Sie wird klinisch manifest, wenn die Ureteren in die Fibrose miteinbezogen sind und es zu einer Harnabflußbehinderung kommt. Ätiologisch wird eine hypersensitive Angiitis diskutiert, die infolge Plasmaexsudation eine Proliferation von Fibroblasten bewirkt und zu einer entzündlichen Fibrose führt. Die primäre (idiopathische) Form (M. Ormond) umfaßt 70% der Fälle und tritt vorzugsweise bei Männern in der fünften und sechsten Lebensdekade auf. Ursachen der sekundären Form sind vasoaktive Substanzen (Ergotaminderivate), Entzündungsprozesse benachbarter Organe (Ileitis terminalis Crohn, Appendizitis, Divertikulitis), Gefäßprozesse (aortoiliakale Aneurysmen, Gefäßprothesen), desmoplastische Reaktion bei Karzinommetastasen von Mamma, Magen, Pankreas, Prostata (maligne retroperitoneale Fibrose), sowie posttraumatische/postoperative Ursachen (Hämatom, Urinom, Rektumamputation, Radiotherapie).

Das Urogramm zeigt eine glatt berandete segmentale Ureterstenose (in 50% bilateral) auf Höhe des lumbosakralen Überganges der Wirbelsäule. Die im Sonogramm echoreiche Fibrose ist mittels CT oder MRI gut identifizierbar (**Abb. 6-63**). Differentialdiagnostisch bewirken neoplastisch vergrößerte Lymph-

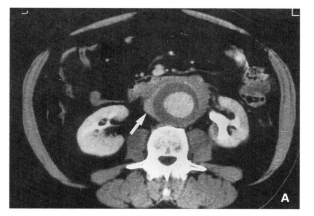

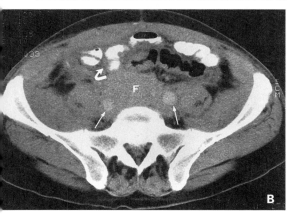

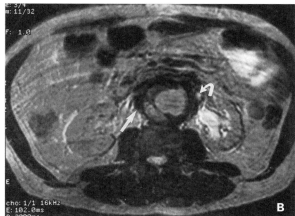

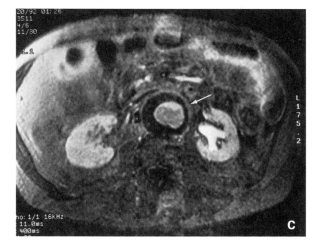

Abb. 6-63: Retroperitoneale Fibrose. **(A)** Antegrade Pyelographie beiseits über Nephrostomie. Bilaterale extraluminale Ureterstenose lumbosakral mit prästenotischer Dilatation. **(B)** Kontrastverstärkte CT. Ausgedehnte Fibrose (F) auf Höhe der A. iliaca beidseits (Pfeile). Sklerosierende Mesenteritis (gebogener Pfeil) als Zusatzbefund.

Abb. 6-64: Ureterstenose links bei inflammatorischem Aneurysma der infrarenalen Aorta. **(A)** Kontrastverstärkte CT: Aneurysma mit konzentrischem Wandthrombus, kleinen Wandverkalkungen, sowie kontrastmittelaufnehmender perianeurysmatischer Fibrose. In letztere ist die V. cava (Pfeil) einbezogen. Dilatiertes Nierenbeckenkelchsystem links. **(B)** T2-gewichtetes MRI: Ureter (gebogener Pfeil) und V. cava (gerader Pfeil) in die perianeuyrysmatische Fibrose einbezogen. **(C)** T1-gewichtetes kontrastverstärktes MRI mit Fettsaturation. Kontrastmittelaufnehmende perianeurysmatische Fibrose (schlanker Pfeil).

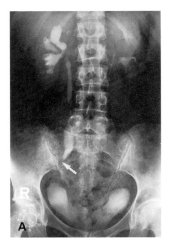 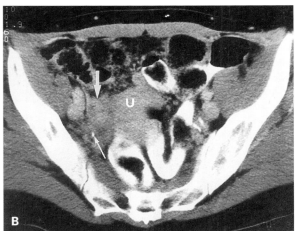

Abb. 6-65: Distale Ureterstenose rechts infolge Endometriose. **(A)** Intravenöse Urographie mit Ureterstenose (Pfeil). Ureter duplex links. **(B)** Kontrastverstärkte CT. Parauterin rechts (U Uterus) weichteildichte Raumforderung (Endometrioseherd). Stenosierter Ureter (schlanker Pfeil).

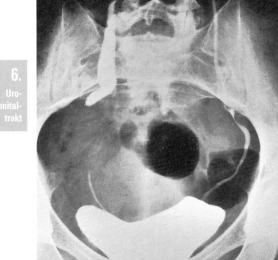 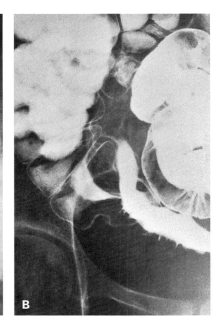

Abb. 6-66: Distale Ureterstenose rechts infolge M. Crohn. **(A)** Intravenöse Urographie mit extramuraler Einengung des Ureters durch weichteildichte Raumforderung im kleinen Becken. **(B)** Kontrastmitteldarstellung der Ileozökalregion. Fortgeschrittenes Stadium einer Ileitis terminalis Crohn mit Wandverdickung und linear angeordneten Ulzera.

knoten oft eine Lateralverlagerung des Ureters, während bei einer retroperitonealen Fibrose der Ureter eine Verlagerung nach medial aufweisen kann. Je nach Ausmaß der Vaskularisation zeigen die fibrotischen Plaquebildungen im Gegensatz zu primär malignen Lymphomen und Lymphknotenmetastasen ein mitunter deutliches Kontrastenhancement.

Bei gleichzeitig bestehendem *aortalen oder aortoiliakalen Aneurysma* umgibt die Fibrose die Aorta bzw. die Iliakalgefäße oft hufeisenförmig ventral, lateral und medial unter Aussparung der dorsalen Zirkumferenz (inflammatorisches Aneurysma). Mittels CT/MRI werden typischerweise in konzentrischer Anordnung von innen nach außen vier unterschiedliche Strukturen in verschiedener Ausprägung definierbar: durchblutetes Gefäßlumen, nicht-kontrastmittelaufnehmende Thromben, Verkalkungen der Gefäßwand, sowie kontrastmittelaufnehmende perianeurysmale Fibrose (**Abb. 6-64**). Bei 20 bis 25% dieser Aneurysmen besteht eine Ureterstenose, welche infolge paramedianer Lage der Aorta vorwiegend linksseitig auftritt.

Endometriose

Die *Endometriose* tritt bei Frauen im gebärfähigen Alter auf. Die Beteiligung des Harntraktes beträgt 1 bis 11%, wobei die Harnblase am häufigsten betroffen ist. Bei Einbeziehung des Ureters resultiert im Urogramm eine kurzstreckige filiforme Stenose, welche in der Mehrzahl der Fälle 2 bis 8 cm prävesikal gelegen ist und mit einer Knickbildung einhergeht (**Abb. 6-65**). Ursache dieser Stenose und Knickbildung sind entzündliche Reaktion und Fibrose nach wiederholten lokalen Hämorrhagien, sowie die enge Nachbarschaftsbeziehung des Ureters zum Lig. sacrouterinum. Dieses zeigt infolge frühzeitigem und ausgedehntem Befall mit Endometrioseherden eine Umgebungsfibrose mit Einbezug der Ureters. Die wichtigsten Differentialdiagnosen sind primäre und sekundäre Ureterneoplasie, Tuberkulose, sowie rechtsseitig eine Ureterobstruktion infolge appendizitischem Abszeß oder Ileitis terminalis Crohn (**Abb. 6-66**).

Weiterführende Literatur

Marincek B., Nachbur B.: Computertomographie beim aortoilikalen Aneurysma mit Ureterstenose. Fortschr Röntgenstr 1986; 145:256–262.

Marincek B., Scheidegger J. R., Studer U. E., Kraft R.: Metastatic disease of the ureter: patterns of tumoral spread and radiologic findings. Abdom Imaging 1993; 18:88–94.

6.
Urogenitaltrakt

Harnblase

P. Vock

Kongenitale Mißbildungen

Urachus-Mißbildungen

Der Urachus ist eine sich von der Blasenvorderwand zur Innenseite der vorderen Abdominalwand beziehungsweise zum Nabel erstreckende tubuläre Struktur, die die Kloake mit der Allantois verbindet. In der ersten Hälfte der Fötalzeit erstreckt sich also die Harnblase bis zum Nabel. Der Urachus obliteriert dann in der zweiten Fötalperiode und wird zum medianen umbilikalen Ligament. Dieses liegt zwischen den beiden lateralen uimbilikalen Ligamenten, welche die obliterierten Umbilikalarterien enthalten.

Die Häufigkeit der Urachus-Mißbildungen ist bei Knaben doppelt so hoch wie bei Mädchen. Am häufigsten bleibt der Urachus in seinem ganzen Verlauf offen (50% aller Fälle). Oft kombiniert mit dieser Anomalie ist eine Atresie oder schwere Obstruktion der Urethra durch hintere Urethralklappen. Der Urin fließt dann durch den *offenen Urachus* in die Amnionflüssigkeit, so daß kein Oligohydramnios und damit auch keine Beeinträchtigung der Lungenentwicklung entsteht. Ein Fistulogramm oder eine Miktions-Zysto-Urethrographie (MCUG) im seitlichen Strahlengang zeigt den offenen Urachus.

Die *Urachuszyste* entsteht durch das Offenbleiben eines Teils des Urachus, meist im unteren Drittel oder intramural. Die häufigste Komplikation der Urachuszyste stellt die Infektion, meist durch Staphylokokken, dar. Die infizierte Zyste kann sich über einen Fistelgang in die Harnblase oder den Umbilikus entleeren. Daneben ist die Gefahr der malignen Entartung (Adenokarzinom) nicht unerheblich. Zur radiologischen Diagnostik eignet sich die Sonographie oder Computertomographie.

Wenn der Urachus nabelseits obliteriert, auf der Seite der Blase aber offen bleibt, entsteht ein *Urachusdivertikel*. Dieses kommt häufig beim prune-belly-Syndrom vor und ist meist asymptomatisch. Als Komplikation steht auch hier die maligne Entartung zum Adenokarzinom im Vordergrund. Im Urogramm oder in der MCUG stellt sich ein typisches Divertikel dar, das aber vom Blasenfundus ausgeht.

Embyrologie der Harnblase, Agenesie

Durch die Bildung eines Septum urorectale wird di Kloake in der 4. bis 7. Entwicklungswoche in eine hinteren Abschnitt, den Anorektalkanal, und eine vorderen, den Sinus urogenitalis, unterteilt. Aus der größeren und kranialen Teil des Sinus urogenitali entsteht die Harnblase.

Bei der *Harnblasenagenesie* fehlen sowohl die Blas als auch die Urethra. Diese Mißbildung kommt prak tisch nur bei Mädchen vor. Die Ureteren münden an de Stelle, wo sich normalerweise der externe urethral Meatus befindet. Assoziierte Anomalien sind: Nieren agenesie, Ureterduplikation und die VATER-Assozia tion (vertebrale Defekte, Anus imperferatus, trache: ösophageale Fistel, radiale und renale Dysplasie).

Duplikation

Man unterscheidet drei Typen:

Typ I: Die Duplikation umfaßt die Schleimhaut un die muskulären Wandschichten. Eine perito neale Falte variabler Ausprägung trennt di beiden Harnblasen.

Typ II: Ein inneres Septum, meist nur aus Mukos bestehend, unterteilt die Harnblase. Subtype umfassen ein sagittales Septum (vollständi oder unvollständig), ein frontales Septun (vollständig oder unvollständig) und multipl Septen.

Typ III: Hier besteht ein dickes Muskelband, welche die Blase transversal in zwei unterschiedlich Kompartimente aufteilt (Stundenglasblase Diese Mißbildung kann dem Bild eine großen Urachusdivertikels ähneln. Im Fa der Stundenglasdeformität weisen aber beid Kompartimente eine normale Kontraktilit: auf, das Divertikel hingegen zeigt keine Kor traktionen.

Hypoplasie

Hypoplastische Harnblasen kommen meist bei Kir dern mit Sakralagenesie oder bei Kindern von diabe tischen Müttern vor, daneben auch bei Patienten m Hypospadien und bilateraler Nierenagenesie.

Ekstrophie-/Epispadiekomplex

Diese Anomalien gehören zur Gruppe der vorderen Abdominalwanddefekte. Bei allen diesen Mißbildungen beobachtet man eine Diastase der Symphyse um mehr als 1 cm (**Abb. 6-67**). Die häufigste Anomalie dieses Komplexes ist die Harnblasenekstrophie. Sie kommt bei etwa 1 : 30.000 Lebendgeburten vor. Die nächsthäufigere ist die Epispadie, welche bei etwa 1 : 100.000 Lebendgeburten vorkommt.

Bei der *Blasenekstrophie* fehlen der untere Teil der vorderen Abdominalwand und die Vorderwand der Blase. Die Blase prolabiert häufig durch den Abdominalwanddefekt nach außen. Neben einer beträchtlichen Diastase der Symphyse, besteht eine Rotation der Ossa ilii um die Ileosakralgelenk-Achse nach außen sowie eine Außenrotation der Ossa pubis an ihrer Verbindung zum Ilium und Ischium. Die Blasenekstrophie weist eine um den Faktor 200 erhöhte Wahrscheinlichkeit auf, ein Karzinom zu entwickeln, in 90% der Fälle handelt es sich um Adenokarzinome. In zwei Drittel der Fälle ist der obere Harntrakt normal, die übrigen zeigen beidseitige Hydronephrosen, die durch die Obstruktion der Ureter zwischen der evertierten Blase und der Abdominalwand zustande kommt.

Die *Epispadie* entspricht einer kongenitalen Fissur in der oberen Wand der weiblichen Urethra oder einem kongenitalen Defekt der männlichen Urethra, deren Öffnung sich auf dem Dorsum penis befindet. Bei weiblichen Patienten mit einer Epispadie ist die Klitoris gespalten, die Blase ist klein und dünnwandig und der Blasenhals fehlt. Die Patientinnen sind inkontinent. Beim Mann kann sich die Urethraöffnung von der Penisbasis bis zur Glans überall befinden. Der externe Sphinkter ist in einem Drittel der Patienten intakt. Die zwei Drittel, die inkontinent sind, werden meist bei Erreichen der Pubertät kontinent, weil die Prostata an Größe zunimmt (interner Sphinkter). Im Urogramm fällt vor allem die Diastase der Symphyse auf, die Blase erscheint röhrenförmig und reicht bis unter die Symphyse.

Divertikel

Blasendivertikel sind Herniationen der Blasenmukosa durch den Detrusormuskel. Sie sind das Resultat einer Druckerhöhung in der Harnblase bei infravesikaler Obstruktion. Selten sind *kongenitale Divertikel*. Man findet sie am Blasenboden, im Gebiet des Hiatus uretericus, bekannt als Hutch's Divertikel. Sie können zu Obstruktion oder Reflux führen. Differentialdiagnostisch müssen die kongenitalen Blasendivertikel von

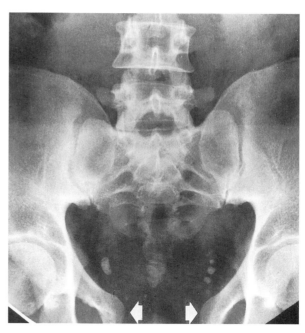

Abb. 6-67: Ausgeprägte Diastase (Pfeile) der Symphyse bei einem Patienten mit Blasenekstrophie. Die rundlichen Verkalkungen beidseits im kleinen Becken entsprechen Phlebolithen.

den sogenannten Blasenohren unterschieden werden. Diese sind vorübergehende Blasenaussackungen in den Inguinalkanal bei männlichen Säuglingen unter 6 Monaten. Die Blasenohren finden sich anterior, und man findet keinen distinkten Kanal zwischen der Aussackung und der Blase. Im weiteren müssen Blasendivertikel von Aussackungen der Blase unterschieden werden, die sich postero-lateral der Uretermündungen befinden. Bei Mädchen ist dies ein Gebiet mit einer dünnen Muskelschicht, so daß sich die Blase während der Miktion dorthin ausbuchten kann.

Blasendivertikel aufgrund einer *Abflußbehinderung* sind im Kindesalter selten, können aber bei Vorhandensein von hinteren Urethralklappen oder kongenitalen Urethrastrikturen auftreten. Bei Erwachsenen treten Blasendivertikel meist aufgrund einer Prostatapathologie mit Obstruktion, wie Prostatitis, Prostatahypertrophie oder -karzinom auf, bei Frauen liegt oft eine Urethrastriktur vor.

Weil die Divertikel meist eine breite Verbindung zur Harnblase aufweisen, wird der Urin während der Miktion ins Divertikel gepreßt, welches sich dadurch stark vergrößern kann.

Die Divertikel sind am besten durch eine MCUG (Miktions-Zysto-Ureterographie) darstellbar (**Abb. 6-68 A**). Weitere bildgebende Methoden umfassen die Sonographie, die Computertomographie (**Abb. 6-68 B**) oder Magnetresonanz-Tomographie.

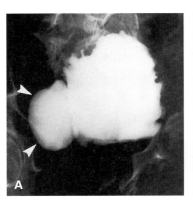
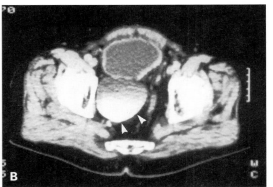

Abb. 6-68: (A) Die Miktionszystourethrographi (MCUG) zeigt bei diese Patienten mit einer benignen Prostatahyperplasi eine verdickte und star trabekulierte Harnblase wand. Rechts lateral e kennt man ein große Divertikel (Pfeile). (B Die CT beim gleichen Pat enten zeigt das Divertik (Pfeile) dorsolateral rech der Harnblase.

Infektionen

Bakterielle Zystitiden

Bakterielle Infektionen des harnableitenden Systems sind vor allem bei Kindern häufig. In den meisten Fällen sind sie durch E. coli bedingt, seltener durch Proteus, Klebsiella oder Pseudomonas. Die Symptome sind abhängig vom Alter des Kindes. Beim Neugeborenen oder Säugling stehen Entwicklungsrückstand, mangelnde Gewichtszunahme, Erbrechen und Diarrhoe im Vordergrund, während beim Kleinkind eher Fieber, Pollakisurie, Hämaturie und Enuresis imponieren. Ältere Kinder und Erwachsene klagen oft über suprapubische Schmerzen, Pollakisurie und Inkontinenz. Fieber steht in dieser Altersklasse weniger im Vordergrund. Wenn vorwiegend die Hämaturie imponiert, wird oft von einer hämorrhagischen Zystitis gesprochen. Diese entspricht einer besonders schweren Entzündung und nicht einer eigenständigen Zystitisart.

Die radiologische Abklärung von *Kindern* mit Infektionen der Blase sollte primär auf die Suche nach prädisponierenden anatomischen oder pathologischen Ursachen gerichtet sein. Ultraschall und Radionukliduntersuchungen sind hilfreich bei der Identifikation einer Pathologie im Bereich des oberen Harntraktes im Neugeborenenalter. Beim älteren Kind steht die Urographie zur Evaluation im Vordergrund. Die MCUG-Untersuchung dient vor allem dazu, einen vesiko-ureteralen Reflux, Divertikel, Ureterozelen oder hintere Urethralklappen zu diagnostizieren. Die Urographie und die Zystographie sind von beschränktem Wert bei der Diagnose einer akuten Zystitis: Die Blase stellt sich im Urogramm meist normal dar. Allenfalls kann ein Mukosaödem, bedingt durch die Entzündung, eine Wandverdickung verursachen. Die primäre Abklärung wird mittels Zystoskopie geführt.

Beim *Erwachsenen* ist die Zystitis primär eine Erkrankung des weiblichen Geschlechts. Die Blas wird meist durch aszendierende Infektion aus Vagin oder Rektum befallen. Beim männlichen Patienten i die Zystitis fast immer mit einer Obstruktion i Bereich der Urethra oder einer akuten oder chron schen bakteriellen Prostatitis assoziiert. Der häufigs Erreger ist bei Männern wie bei Frauen E. coli. D urographische Abklärung von Frauen mit Blasen infektionen ist selten indiziert.

Emphysematöse Zystitits

Die emphysematöse Zystitits kommt bei Patienten m einem langebestehenden, schlecht eingestellten *Di betes mellitus* vor. Durch bakterielle Fermentation d überschüssigen Glukose im Urothel entsteht Kohle dioxid in der Blasenwand. Daneben kann auch Gas i der Blase selbst vorhanden sein. Die Patienten weise oft die Symptome einer Zystitis und manchmal ein Pneumaturie auf. Auch diese Zystitiden sind mei durch E. coli bedingt, seltener durch Areobacter aer genes oder Candida albicans. Gangränöse emphyse matöse Zystitiden aufgrund einer Klostridiuminfek tion sind sehr selten, diese Patienten haben meist ein schwere Sepsis.

Die Röntgendiagnose einer emphysematösen Zyst tis basiert auf dem Nachweis von *Gas in der Blase wand.* Dies kann anläßlich einer Urographie diagno stiziert werden, wenn in der Blasenwand selbst mult ple Luftblasen zur Darstellung kommen. Im weitere Verlauf kann sich ein kompletter Gasring um di Blase herum ausbilden. Die Blasenwand ist dan meist verdickt und weist eine noduläre Oberfläch auf, teilweise wegen des intramuralen Gases, teilweis aufgrund des Begleitödems. Die Urographie und/od Computertomographie sind diagnostisch. Allerding muß intraluminales Gas aufgrund einer iatrogene Manipulation oder einer Darmfistel ausgeschlosse werden.

Pilzinfekte

Das häufigste Pathogen stellt Candida albicans dar. Betroffen sind meistens immunsupprimierte oder mit Breitspektrumantibiotika behandelte Patienten mit Dauerkatheter oder Diabetiker. Meist findet man urographisch unspezifische inflammatorische Veränderungen wie Blasenwandverdickung und Schleimhautödem. Seltener findet man sogenannte «Pilzbälle», kugelige Strukturen aus Pseudomyzelien, die recht groß werden können. Da Candida albicans Zucker fermentieren kann, können diese Pilzkonglomerate Luftblasen aufweisen.

Chronische Zystitiden

Die *Cystitis cystica* kommt vor allem bei Frauen und Kindern mit chronischen Urininfekten vor und ist meist auf das Trigonum und den Blasenboden konzentriert. Die kleinen Zystchen entstehen aus den sogenannten Brunnschen Zellnestern, einer Zusammenballung von Urothelzellen in der Lamina propria der Harnblase. Wenn die inneren Anteile dieser Zellnester degenerieren, resultieren flüssigkeitsgefüllte Zysten. Diese Zysten können verkalken (Cystitis cystica calcinosa), häufig assoziiert mit Schistosomiasis.

Bei der *Cystitis follicularis* sind die Zysten begleitet von submukösen Lymphozytenansammlungen. Meist lokalisiert sich diese Zystitisform im Trigonumbereich oder am Blasenhals.

Cystitis glandularis: Mit dem Fortschreiten der chronischen Irritation können aus den Brunnschen Zellnestern glanduläre Strukturen entstehen. Diese Veränderungen sieht man ebenfalls bei Patienten mit Ekstrophie der Blase oder einer Lipomatosis pelvis. Sie gelten als Präkanzerose, aus der sich bevorzugt Adenokarzinome der Blase entwickeln.

Tuberkulose

Die Harnblase ist häufig befallen. Meist geschieht die Infektion deszendierend von den Nieren her. Die frühesten Manifestationen sind Schleimhautödem und Ulzerationen, vorwiegend im Bereich der Uretermündungen. Das Ödem der trigonalen Mukosa kann die Ureteren obstruieren. Die Tuberkulome in der Blasenwand können sehr groß werden und im Urogramm oder MCUG als Füllungsdefekte imponieren und so ein Blasenkarzinom vortäuschen. Mit der Abheilung der Tuberkulose entsteht durch fibrotische Umwandlung eine dickwandige kleine Blase, die sogenannte tuberkulöse Schrumpfblase. Verkalkungen in der Blasenwand sind selten, sie erscheinen als multiple lineare oder amorphe kalkdichte Strukturen.

Schistosomiasis

Die Bilharziose ist weltweit eine der häufigsten parasitischen Infektionen. Sie kommt aber in Europa relativ selten vor. Die Abdomenleeraufnahme zeigt typischerweise schalenförmige, oft die gesamte Blasenzirkumferenz einnehmende Verkalkungen.

Neurogene Störungen

Verletzungen des Rückenmarks

Diese Verletzungen sind meist durch Unfälle oder Beeinträchtigung der Blutversorgung (arterio-venöse Mißbildungen) bedingt. Seltener können ausgedehnte Diskushernien oder Infektionen im Bereich der Wirbelsäule verantwortlich sein.

Die Patienten mit einer suprasakralen Rückenmarksschädigung weisen üblicherweise einen sogenannten *spinalen Schock* auf. Diese Phase kann einige Stunden bis einige Monate dauern. Während dieser Periode sind die somatischen Reflexe, außer dem bulbokavernösen Reflex, beeinträchtigt. Das bedeutet, daß die Blase areflektorisch bleibt und der Patient eine akute Retention entwickelt.

Die Blase ist dabei vergrößert, zeigt aber eine glatte Kontur. Der Blasenhals ist geschlossen. Je nach Schwere der Rückenmarksverletzung erholen sich die somatischen Reflexe in der Phase nach dem spinalen Schock zusehends: die Blase kann durch äußere Reize (suprapubische Massage) angeregt werden. Die ersten Zeichen einer Detrusor-Sphinkter-Dyssynergie sind in dieser Phase zu bemerken. Die länger bestehende Dyssynergie führt zum Vollbild der *neurogenen Blase* mit verdickten, stark trabekulierten Wänden und einem hohen, sich nach oben verjüngenden Blasenprofil (**Abb. 6-70**). Weitere Ursachen für die Entstehung einer neurogenen Blase sind Multiple Sklerose, Tabes dorsalis, Poliomyelitis und spinale Tumoren.

Myelodysplasien

Der Begriff *Myelodysplasie* umschreibt eine Vielzahl ähnlicher kongenitaler Mißbildungen des Rückenmarks und der Nervenwurzeln. Diese beinhalten Myelomeningozele, Meningozele, «tethered cord» und Sakralagenesie. Die meisten Myelodysplasien resultieren aus einem Defekt in der Formation des Neuralrohres zwischen dem 17. und 30. Tag nach der Befruchtung.

Der Ausdruck *Spina bifida* beschreibt die Separation der Wirbelkörper bzw. die fehlende Fusion der dorsalen Anteile der Wirbelsäule, namentlich des hin-

6.
Urogenitaltrakt

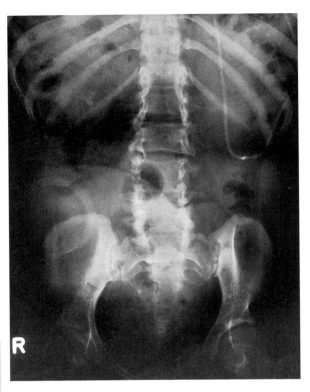

Abb. 6-69: Spina bifida. Bei dieser Patientin sind sowohl die lumbalen als auch die sakralen Wirbelsäulenabschnitte betroffen.

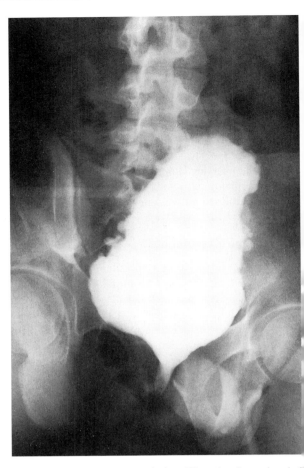

Abb. 6-70: MCUG mit typischer Blasenkonfiguration bei Myelomeningozele. Die verdickte Blasenwand und die zahlreichen Divertikel sind Ausdruck der gestörten Blasenfunktion.

teren oder neuralen Bogens (**Abb. 6-69**). Durch diesen Defekt können die Meningen hernieren (Meningozele). In schwereren Fällen herniert auch neurales Gewebe (Myelomeningozele). Die Myelomeningozelen sind viel häufiger als die Meningozelen (90%). Die bevorzugte Lokalisation liegt lumbal oder sakral, nur 10% aller Fälle liegen zervikal oder thorakal. Die häufigste Form der Spina bifida, die Spina bifida occulta, resultiert aus einer inkompletten Fusion und Ossifikation des hinteren Wirbelbogens. Diese isolierte vertebrale Anomalie lokalisiert sich auf Höhe L5/S1 und wird meist zufällig entdeckt. Die Spina bifida occulta kommt bei Erwachsenen in 5 bis 10% vor und hat keinen Krankheitswert.

Myelodysplasien repräsentieren die häufigste Ursache einer *neurogenen Blasendysfunktion* im Kindesalter. Eine normale Blaseninnervation ist äußerst selten. Neurologische und radiologische Befunde entstehen aufgrund einer Innervationspathologie des Detrusors und/oder des Sphinktermuskels und ihrer funktionellen Interaktion (**Abb. 6-70**). Komplikationen der Blasenentleerungsstörung sind vesikoureteraler Reflux und/oder distale Ureterobstruktion (**Abb. 6-71**) sowie eine erhöhte Inzidenz der Steinformation.

Die *Miktionszystourethrographie* stellt die primäre und wichtigste Untersuchung bei diesem Krankheitsbild dar. Sie zeigt das residuelle Blasenvolumen, allfälligen Reflux in die Ureteren, Blasenkapazität und Detrusor-Sphinkter-Interaktion. Die Blasenkonfiguration resultiert aus der neuromuskulären Schädigung und der Sphinkterobstruktion. Es entsteht eine verdickte, trabekulierte Harnblase mit Pseudodivertikeln, weil der Detrusormuskel gegen eine pathologisch hohe Resistenz mit erhöhten intravesikalen Drucken arbeiten muß. Aufgrund der schwachen Beckenbodenmuskulatur ist oft ein Deszensus der Harnblase zu beobachten. In 18% aller Fälle sind Nierenanomalien (außer der Hydronephrose) assoziiert. Die Qualität der Urographie wird oft durch die starken Skoliosen oder metalldichte Fremdkörper nach orthopädischen Operationen sowie die häufige Koprostase bei diesem Patienten beeinträchtigt.

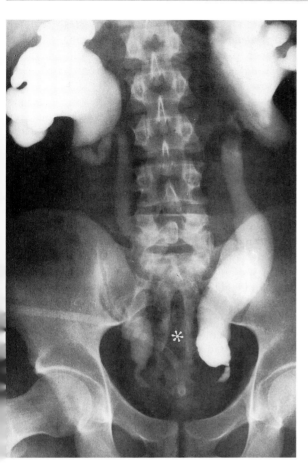

Abb. 6-71: Dilatation und Dekonfiguration des Nierenhohl-systems und der Ureteren beidseits durch distale Ureterob-struktion bei Myelomeningozele. Die Spina bifida liegt sakral (Stern).

Konkremente

Blasenkonkremente können als primäre idiopathisch-endemische Konkremente oder als sekundäre Konkremente klassifiziert werden. Dazu kommen noch diejenigen Konkremente, die aus dem Nierenbecken-kelchsystem über den Ureter in die Blase gelangen. Die letzteren sind meist weniger als 1 cm im Durchmesser und passieren zumeist bei Erwachsenen komplikationslos durch die Urethra. Bleiben diese Konkremente aber in der Blase, können sie wachsen und beträchtliche Ausmaße annehmen.

Primäre idiopathische, endemische Konkremente findet man vorwiegend bei Kindern und jungen Erwachsenen als Ausdruck einer Mangelernährung oder Falschernährung. Dieser Steintyp ist in zivilisierten Ländern praktisch nicht existent.

Sekundäre Blasenkonkremente entstehen meist aufgrund einer Urinstasis bei Erwachsenen mit einer infravesikalen Abflußstörung. Weiter sind Frauen mit großen Zystozelen und Patienten mit neurogener Blasendysfunktion und Residualurin (speziell wenn infiziert) gefährdet. Fremdkörper in der Blase können als Nidus für eine Steinformation dienen.

Etwa ein Drittel der Blasenkonkremente sind assoziiert mit einer *Urininfektion,* meistens mit Proteus mirabilis (80%), weniger häufig mit Pseudomonas, Klebsiella und Streptococcus faecalis. Diese Keime hydrolysieren Harnsäure, woraus Harnsäurekristalle entstehen, die bei einem gewissen Sättigungsgrad eine Steinformation initiieren. Dazu kommt, daß bei einem Urininfekt häufig eine Oxalat- oder Phosphaturie besteht. Für die Infektsteine sind Phosphatgemische typisch.

Eine *infravesikale Abflußbehinderung* ist in etwa drei Viertel aller Fälle die Ursache von Blasensteinen bei Erwachsenen. Am häufigsten sind Uratsteine. Bevorzugt entstehen diese Konkremente in größeren Divertikeln.

Klinisch können Blasensteine absolut asymptomatisch sein und als Zufallsbefund bei einer Urographie diagnostiziert werden. Andere Patienten klagen über Blasenschmerzen oder eine plötzliche Interruption der Miktion bei Obstruktion durch die Konkremente.

Die Blasensteine können auf Abdomen-Leer-Aufnahmen, anläßlich einer Urographie, einer Zysto-graphie oder auch ultrasonographisch und computerto-mographisch diagnostiziert werden. Die Sichtbarkeit in der Abdomen-Leer-Aufnahme hängt von der *Kalzifika-tion* der Konkremente ab. Wenig kalzifizierte Steine sind nicht oder nur sehr schwierig zu diagnostizieren. Stark kalzifizierte Steine können schon bereits ab wenigen Millimetern Größe entdeckt werden. Liegt eine solche kalzifizierte Läsion oberhalb des perivesikalen Fettstreifens, handelt es sich oft um eine extravesikale Läsion; liegt die Läsion unterhalb des Fettstreifens, liegt sie intravesikal. Meistens liegen die Steine beim liegenden Patienten in der Mittellinie; eine große, nicht verschiebliche Verkalkung lateral der Mittellinie kann einem Divertikelstein entsprechen, sollte aber immer den Verdacht auf einen verkalkten Blasentumor wecken.

Reine *Uratsteine* sind nicht röntgendicht und somit auf der Abdomen-Leer-Aufnahme nicht zu diagnostizieren. Sie können nach Kontrastmittelgabe als rundliche Füllungsdefekte in der Harnblase identifiziert werden (**Abb. 6-72**). Wird der Kontrast in der Harnblase allerdings zu dicht, können diese Steine maskiert werden. Ultrasonographisch sind sowohl die röntgendichten wie auch die nicht röntgendichten Blasensteine in der flüssigkeitsgefüllten Harnblase

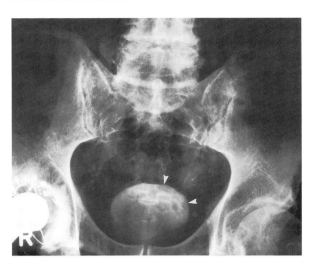

Abb. 6-72: Multiple röntgennegative Konkremente, die hier als scharf begrenzte, rundliche Füllungsdefekte (Pfeile) in der kontrastierten Harnblase zur Darstellung kommen.

leicht zu diagnostizieren: das Konkrement selbst ist stark hyperechogen und weist eine dorsale Schallauslöschung auf.

Neoplasien

Die malignen Tumoren der Harnblase machen etwa 4% aller malignen Neoplasien aus. Der Altersgipfel liegt in der sechsten und siebten Dekade. Blasentumoren kommen etwa dreimal häufiger bei Männern als bei Frauen vor. Als prädisponierende Faktoren zählen chemische Substanzen wie Anilin und Benzidin. Status nach Strahlentherapie, chronische Entzündung des Urothels, Bilharziose und Nikotin sind andere signifikante Risikofaktoren.

90% der Blasentumoren entstehen aus dem *Urothel*. Die häufigsten Lokalisationen sind der Trigonumbereich sowie die laterale und die dorsale Wand der Harnblase. Ungefähr ein Drittel aller Tumoren sind unmittelbar neben den ureteralen Mündungen gelegen. Urothelkarzinome sind charakterisiert durch ihre hohe Rezidivrate (50–90%) und ihre Multizentrizität. Die Harnblasenneoplasien können sich in der Blasenwand ausbreiten und danebenliegende Organe durch direkte Expansion infiltrieren.

Das *Plattenepithelkarzinom* ist weit weniger häufig (5% aller Blasentumoren). Es ist die bevorzugte Neoplasieform bei Patienten mit chronischen Entzündungen, speziell der Bilharziose. Die Prognose beim Plattenepithelkarzinom ist schlecht weil dieses früh infil-

triert und metastasiert. Etwa 2% aller Blasentumoren sind *Andenokarzinome,* die ebenfalls eine schlechte Prognose haben. Bei Kindern sind vor allem die *embryonalen Rhabdomyosarkome* (botryoides Sarkom) zu erwähnen.

Die metastatische Ausbreitung geschieht primär über die Lymphwege zu den perivesikalen, iliakalen und paraaortalen Lymphknotenstationen. Die hämatogene Aussaat findet in die Lungen, Leber und ins Skelett statt.

Das häufigste klinische Zeichen eines Harnblasentumors ist die Hämaturie. Daneben können die Patienten auch eine Dysurie und Pollakisurie sowie suprapubische Schmerzen aufweisen.

Man unterscheidet zwischen *papillären* und *nicht-papillären* urothelialen Tumoren. Die papillären Tumoren wiederum werden eingeteilt in das Papillom, einen epithelialen Tumor ohne Kernatypien und somit histologisch benigne, in das Urothelkarzinom in situ, bei dem die dysplastischen Veränderungen in flachem, nicht papillärem Urothel vorherrschen, in papilläre Karzinome Grad I bis III, die mit steigender Gradzahl eine jeweils höhere Entdifferenzierung aufweisen. Bei den nicht papillären urothelialen Tumoren ist das invasive Urothelkarzinom, welches eine hohe Malignität aufweist, zu nennen.

Der wichtigste Parameter für die Prognose des Blasenkarzinoms ist das *Stadium* bzw. die Ausdehnung des Tumors zu Therapiebeginn. Die Prognose des Blasenkarzinoms hängt auch ab vom histologischen Typ, vom Grading, von der eventuellen Multizentrizität, von der Antigenizität des Tumors und der «tumor host response». Für die Stadieneinteilung dient zumeist die Jewett Strong Klassifikation (s. **Tab. 6-3**).

Die *Urographie* ist die Basisuntersuchung zur Evaluation von Patienten mit vermutetem Blasenkarzinom. Sie liefert eine Gesamtinformation über den Status

Tab. 6-3: Stadieneinteilung des Blasenkarzinoms (nach Jewett H. J., and Strong G. H., 1946).

Stage 0	Der Tumor befällt ausschließlich die Mukosa
Stage 1A	Die Läsion betrifft Mukosa und Submukosa
Stage B$_1$	Stage A mit Befall der inneren Hälfte der Muskulatur
Stage B$_2$	Stage A mit Befall der gesamten Muskulatur
Stage C	Der Tumor infiltriert ins perivesikale Fettgewebe
Stage D	Stage C mit Fernmetastasen

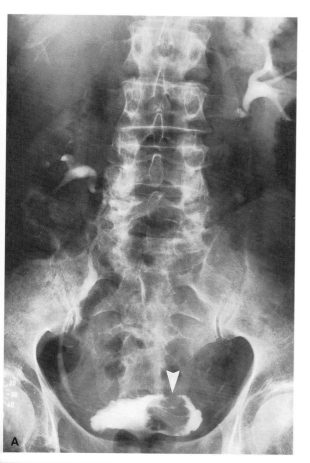

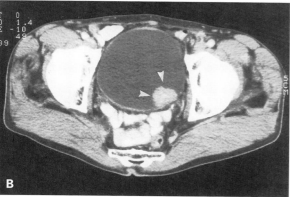

des harnableitenden Systems und kann zusätzliche Pathologien, wie renale Massenläsionen, Konkremente oder signifikante Anomalien zeigen. Zudem können größere Tumoren als Füllungsdefekte in der Harnblase entdeckt werden (**Abb. 6-73**). Die Leer-Aufnahmen anläßlich der Urographie sind von beschränktem Nutzen. Allenfalls können osteolytische Knochenmetastasen entdeckt werden. Die Urothelkarzinome sind selten verkalkt (0,7–7%).

Die *Skelettszintigraphie* dient vor allem dazu, Knochenmetastasen frühzeitig zu entdecken. Etwa ein Viertel aller an Blasenkarzinom verstorbenen Patienten weisen bei der Autopsie Knochenmetastasen auf.

Die *Computertomographie* kann das Ausmaß der perivesikalen Tumorinfiltration (**Abb. 6-74**), die Extension des Tumors zur Beckenwand und auch die Metastasierung in die regionären Lymphknoten darstellen. Dabei finden sich auch konventionell-radiologisch okkulte Knochenmetastasen. Bei nur geringer perivesikaler Fettgewebsalteration kann allerdings in der Computertomographie zwischen echter Tumorinfiltration und reaktiven Fettgewebsalterationen nach Operation und Bestrahlung nicht konklusiv unterschieden werden.

Die großen Vorteile der Magnetresonanz-Tomographie liegen in der Möglichkeit der multiplanaren Darstellung des zu untersuchenden Gebietes. Damit können die Infiltration des Neoplasmas in die Prostata und in die Samenblasen besser gezeigt werden (**Abb.**

6.
Uro-
genital-
trakt

Abb. 6-73: Harnblasenkarzinom. Scharf begrenzter, lobulierter Füllungsdefekt (Pfeil) in (**A**) in der Harnblase links. (**B**) Die CT zeigt das Karzinom (Pfeile), das von der linken Seiten- bzw. Vorderwand der Harnblase ins Lumen vorwächst.

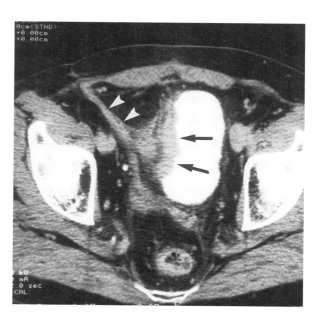

Abb. 6-74: Karzinom der rechten Harnblasenseitenwand (schwarze Pfeile) mit Infiltration des perivesikalen Fettgewebes. Das Karzinom wächst entlang des rechten Ductus deferens zur Bauchwand (weiße Pfeile).

6-75A). Limitierend ist die Tatsache, daß die Infiltration in die verschiedenen Wandschichten der Harnblase nicht sicher differenziert werden kann. Ebenso können asymmetrische Blasenwandverdickungen aufgrund einer Entzündung oder eines Ödems nach chirurgischem Eingriff oder Radiotherapie ein infiltrierendes Neoplasma vortäuschen.

Die Diagnose eines Blasenneoplasmas kann vermutet werden durch Kalzifikation auf dem Abdominal-Leer-Bild, bei Füllungsdefekten in der Urographie oder durch intraluminale bzw. murale Massenläsionen in Computertomographie, Magnetresonanz-Tomographie oder Ultraschall. Die Zystoskopie und die transurethrale Biopsie bleiben allerdings die Basis der definitiven Diagnose und des histologischen Grading.

Trauma

Blasenverletzungen sind das Resultat von stumpfen, penetrierenden oder iatrogenen Traumamechanismen. Die Empfindlichkeit der Blase auf ein Trauma ist abhängig von ihrem Füllungsgrad: eine stark gefüllte Harnblase ist viel anfälliger auf eine Verletzung als eine leere.

Die Zeichen und Symptome einer Blasenverletzung sind unspezifisch. Meist wird die Symptomatik durch eine gleichzeitig vorliegende Beckenfraktur überdeckt. Eine Hämaturie liegt in den meisten Fällen vor, wobei es sich in 95% der Fälle um eine Makrohämaturie handelt.

Die Diagnose wird radiologisch gestellt. Das *Zystogramm* ist die Untersuchung der Wahl, wobei dieses vorzugsweise unter Durchleuchtung geschieht. Nach der Leeraufnahme und nach dem Ausschluß einer Urethraverletzung wird ein Foley-Katheter in die Blase gelegt. Die Blase wird dann langsam mit verdünntem Kontrastmittel gefüllt. Durch eine Ruptur bedingtes Extravasat kann so leicht entdeckt werden.

Die Harnblase ist das am häufigsten verletzte Organ bei Patienten mit Beckenfrakturen (10%). Es werden fünf verschiedene Typen unterschieden: Typ 1 Blasenkontusion, Typ 2 intraperitoneale Ruptur, Typ 3 interstitielle Blasenverletzung, Typ 4 extraperitoneale Ruptur und Typ 5 kombinierte Blasenverletzung.

Blasenkontusion: Diese ist definiert als eine inkomplette Ruptur der Blasenmukosa aufgrund eines stumpfen Traumas. Es resultiert ein Hämatom der Blasenwand, wobei eine Hämaturie vorhanden ist, zystographisch die Blase sich meist normal darstellt. Die Blasenkontusion erfordert keine spezifische Therapie. Dieser Typ ist häufig bei Patienten mit einer sog. Tränentropfenharnblase: die Harnblase wird hier-

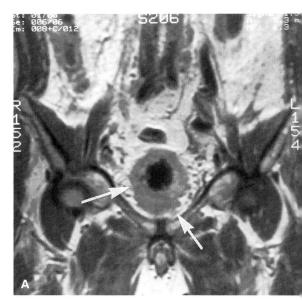

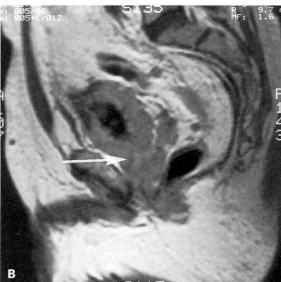

Abb. 6-75: Harnblasenkarzinom. T1-gewichtete Spin-Echo Sequenz mit i.v. Gadolinium zeigt die durch den Tumor verdickte Harnblasenwand (weiße Pfeile). **(B)** Das Karzinom infiltriert nach kaudal in die Prostata (weißer Pfeil).

bei durch ein beidseitiges Hämatom im kleinen Becken seitlich komprimiert und erscheint schmal und hoch.

Intraperitoneale Blasenruptur: Diese kommt bei einem stumpfen Beckentrauma mit gefüllter Harnblase zustande. Durch die intravesikale Druckerhöhung entsteht ein horizontaler Riß entlang der peritonealisierten Blasenwand. Die Zystographie zeigt einen Kontrastmittelaustritt nach intraperitoneal in den Douglas'schen Raum und zwischen die Dünndarmschlingen.

Interstitielle Blasenverletzung: Hierbei handelt es sich um eine dissezierende Ruptur im Bereich der Harnblasenwand, meist entlang der extraperitonealen Harnblasenwand.

Extraperitoneale Blasenruptur: Die Harnblase wird durch Knochensplitter der begleitenden Beckenfraktur perforiert. Das Zystogramm zeigt einen Kontrastmittelaustritt ins perivesikale Fettgewebe.

Kombinierte Blasenverletzung: Hierbei liegt eine intra- und extraperitoneale Blasenruptur vor, sie ist relativ selten (5%). Die Diagnose wird ebenfalls zystographisch gestellt.

Neben den stumpfen Traumata können auch durch penetrierende Verletzungen, z. B. Stich- oder Schußwaffen, Blasenperforationen entstehen. Und schließlich besteht noch die Möglichkeit einer iatrogenen Blasenruptur aufgrund einer akzidentellen Verletzung während einer urologischen oder gynäkologischen Operation im kleinen Becken.

gen Männern, die oft chronische Blasenentzündungen haben. In dieser Gruppe ist ein Fortschreiten der Erkrankung mit folgender Ureterobstruktion charakteristisch. Die zweite klinische Gruppe besteht aus älteren Männern mit einer weniger ausgeprägten Blasendeformität und ohne Progression der Erkrankung. Differentialdiagnostisch muß bei der obenerwähnten Blasendekonfiguration an eine diffuse Beckenkarzinomatose, an eine massive Adenopathie der Lymphknoten im kleinen Becken, an ein perivesikales Liposarkom sowie an eine idiopathische pelvine Fibrose (eine Variante der retroperitonealen Fibrose) gedacht werden. Ein weiterer Grund für eine bilaterale Blasenkompression kann ein ausgedehntes Beckenhämatom sein. In diesem Fall hilft aber die Anamnese (Trauma) differentialdiagnostisch weiter.

Weiterführende Literatur

Dunnick N. R., McCallum R. W., Sandler C. M.: Textbook of uroradiology. Baltimore, Williams & Wilkins, 1991.

Pollack H. M.: Clinical urography. Philadelphia, Saunders, 1990.

Sadler T. W. (ed.): Langman's medical embryology. 5. ed. Baltimore, Williams and Wilkins, 1985.

Beckenlipomatose

Die Beckenlipomatose ist eine seltene Erkrankung, die in einer *Proliferation von fibrösem und Fettgewebe* im extraperitonealen, paravesikalen Raum besteht. 95% aller Fälle kommen bei Männern vor, die meisten bei der schwarzen Bevölkerungsgruppe.

Die klassischen radiologischen Befunde sind eine relative Hyperluzenz des kleinen Beckens auf dem Leer-Bild und eine Kompression der Blase und des Rektosigmoids im Urogramm und im Kolonkontrasteinlauf. Die Blase hat die Form einer auf den Kopf gestellten Birne. Das Rektosigmoid ist elongiert und eng, und oft besteht eine Erweiterung des retrorektalen Raumes. Die distalen Ureter sind häufig medialisiert. In der Hälfte aller Fälle besteht eine Ureterektasie aufgrund einer ureteralen Obstruktion.

Die Diagnose kann computertomographisch, da Fettgewebe eine charakteristische Dichte aufweist, gestellt werden. Man unterscheidet zwei klinische Subgruppen: die erste besteht aus jüngeren fettleibi-

Urethra und Samenblasen

P. Vock

Anatomie

Die männliche *Urethra* teilt sich in einen anterioren und einen posterioren Anteil, die voneinander durch das urogenitale Diaphragma getrennt sind. Der anteriore Anteil besteht aus der penilen und der bulbösen Urethra. Der posteriore Teil besteht aus der membranösen Urethra, welche sich auf Höhe des urogenitalen Diaphragmas befindet, und der prostatischen Urethra. Das urogenitale Diaphragma wird gebildet durch das trianguläre Ligament und ist antero-lateral am Arcus pubicus und Os ischium befestigt. Posterior wird es durch die Musculi perinei transversi begrenzt und verläuft kontinuierlich mit der analen Faszie. Die Urethra durchtritt das urogenitale Diaphragma an seinem Apex (externer Sphinkter, an dieser Stelle befinden sich auch die Cowperschen Drüsen). Die kaudale Faszie des urogenitalen Diaphragmas setzt sich als Scarpa's Faszie nach anterior fort und mündet in die Fascia lata der Hüfte, die kraniale Faszie ist kontinuierlich mit der Fascia pelvis (**Abb. 6-76**).

Die *Samenblasen,* welche eigentlich Divertikel der Vasa deferentia darstellen, sind länglich-ovoide Gebilde, die hinter der Harnblase etwas oberhalb der Prostata liegen. Die Samenblasen verjüngen sich gegen medial, wo sie den Ductus ejaculatorius bilden, der schräg durch die Prostata nach ventral verläuft und auf beiden Seiten des Colliculus seminalis im Gebiet des Utrikels in die Urethra münden. Das Va deferens führt durch den internen Inguinalring in Abdomen, folgt der lateralen Blasenwand und bieg dann nach unten hinten und medial um, um schließ lich in die Samenblasen zu münden.

Entzündliche Erkrankungen

Man unterscheidet infektiöse Urethritiden und ander entzündliche und strikturinduzierende Erkrankunge (s. **Tab. 6-4**).

Tab. 6-4: Entzündliche Veränderungen der Urethra.

Infektiöse Urethritiden

  Gonokokken-Urethritis und Striktur
  Nichtgonokokken-Urethritis
  Condylomata acuminata
  Tuberkulose

andere Entzündungen und strikturinduzierende Erkrankungen

  chemische Urethritis
  Reiter-Syndrom
  Wegenersche Granulomatose
  Malakoplakie

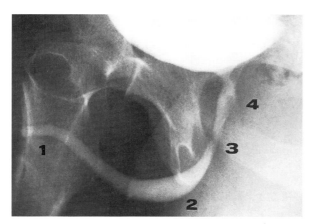

Abb. 6-76: Normale Miktionszystourethrographie (MCUG): Pars libera (1), Pars bulbosa (2), Pars membranacea (3) und Pars prostatica urethrae (4).

Gonorrhoe

Eine *Gonokokkeninfektion* stellt die häufigste Ursach für eine Urethritis dar. Der Altersgipfel liegt zwische 20 und 30 Jahren. Klinisch besteht eine Dysurie mi Pyurie. Die Gonorrhoe wird durch Sexualkontak übertragen. Die Gonokokken vermehren sich primä in der distalen Urethra, vor allem in der Mukosa und in den Littré'schen Drüsen, und können sich unbehan delt bis zum externen Sphinkter nach proximal aus dehnen.

Als Hauptkomplikation entstehen *Urethrastriktu ren,* die sich in 70% der Fälle in der bulbären Harn röhre manifestieren. Im Gegensatz dazu finden sich iatrogene Strikturen typischerweise an den engste Stellen der Urethra, im Meatus der Fossa naviculari oder am Blasenhals sowie im Bereich der membranö sen Urethra. Die postgonokokkalen Strikturen können obstruktive Symptome verursachen, die in einem zeitlichen Intervall von Monaten bis Jahren nach der Infektion auftreten. Zu diesem Zeitpunkt zeigt die kombiniert retrograd und anterograd durchgeführte *Urethrographie* die Lokalisation und den Grad der Stenosierung. Postgonokokkale Strikturen sind oft multipel und können sich über mehrere Zentimeter ausdehnen. Proximal der Stenose findet man häufig eine prästenotische Dilatation der Harnröhre.

Die Urethrographie wird auch zur postoperativen Verlaufskontrolle eingesetzt, um allfällige residuelle Strikturen oder Rezidive zu diagnostizieren.

Nicht gonokokkale Urethritiden

Diese Entzündungen der Harnröhre nehmen in den letzten Jahren deutlich an Häufigkeit zu. Charakterisiert durch eine milde Dysurie und schleimigen Ausfluß, stellen sie heute die häufigste Ursache einer Urethritis beim männlichen Patienten dar. Die häufigsten Verursacher sind *Chlamydia trachomatis* und *Ureaplasma urealyticum*. Die Häufigkeit der postentzündlichen *Strikturbildung* ist deutlich niedriger als bei den Gonokokkeninfekten, sie liegt etwa zwischen 0,5 und 5%. Bei adäquater Antibiotikatherapie liegt die Strikturrate noch deutlicher tiefer. Urethrographisch unterscheiden sich die Strikturen bei nicht gonokokkaler Urethritis nicht von anderen postinflammatorischen Harnröhrenstrikturen.

Condyloma acuminatum

Diese durch *Papillomavirus* verursachten Warzen kommen häufig auf der Haut im perianalen, genitalen und perinealen Bereich vor, sie können sich aber auch in den urethralen Meatus, in die Vagina und den Anus ausbreiten. Etwa 5% der Patienten mit penilen Condylomata haben auch einen urethralen Befall. In der Urethrographie findet man multiple Füllungsdefekte, welche von 1 bis 10 mm Größe variieren und, da sie durch Mukosa bedeckt sind, als scharfbegrenzte Aussparungen imponieren. Strikturen und Ulzerationen fehlen. Differentialdiagnostisch kommen benigne und maligne primäre Urethralneoplasmen sowie urethrale Metastasen als auch die polypoide Urethritis und Urethritis cystica in Frage.

Tuberkulose

Die männliche Urethra ist selten betroffen (weniger als 2% der Patienten mit Urogenitaltuberkulose). Die Infektion geschieht durch infizierten Urin oder durch direkte Invasion der Keime aus der Prostata. Eine Striktur resultiert fast immer im Bereich der bulbomembranösen Urethra, die von anderen Strikturen radiologisch nicht unterschieden werden kann. Häufig ist die urethrale Striktur mit periurethralen Abszessen und multiplen Fisteln von der Urethra zum Perineum assoziiert. Die Tuberkulose der weiblichen Urethra ist extrem selten.

Chemische Urethritis

In der präantibiotischen Ära wurde die Gonokokkenurethritis durch Instillation von *Kaliumpermanganat* in die Urethra behandelt. Diese Instillationen führten häufig zu Strikturen. Diese chemisch bedingten Strikturen trifft man heute praktisch nicht mehr an. Hohe Dosen oralen *Östrogens*, wie man sie bei der Behandlung des Prostatakarzinoms manchmal verwendet, können zu reversiblen anterioren urethralen Strikturen führen. Urethrographisch erscheinen diese langstreckig und glattbegrenzt. Nach Absetzen der Östrogentherapie verschwinden diese Stenosen wieder.

Reiter-Syndrom

Die Urethritis beim Reiter-Syndrom kann zu einer inflammatorischen Nekrose der Mukosa führen und die ganze Urethra befallen. Da in diesen Fällen eine extensive Rekonstruktion der Harnröhre häufig nötig ist, dient die Urethrographie dazu, die Ausdehnung der Vernarbung in der postinflammatorischen Phase zu definieren.

Divertikel

Die meisten Divertikel der *weiblichen Urethra* entstehen aus einer Infektion und Abszeßformationen in den periurethralen Drüsen, welche dann ins Urethrallumen rupturieren und als Aussackungen bleiben. Die meisten liegen posterior in der mittleren Urethra, dort wo auch die Urethraldrüsen sich befinden. Die Größe und die Anzahl solcher Divertikel können stark variieren, es können sogar multilokuläre Divertikel auftreten. Die Urethroskopie allein ist nicht sensitiv genug, um ein Divertikel zu diagnostizieren (60% der Läsionen werden verpaßt). Die Urethrographie (anterograd und retrograd) ist die Untersuchung der Wahl. Die Divertikel erscheinen als rundliche oder elongierte sackförmige Gebilde mit einem mehr oder weniger langen Divertikelhals, der die Verbindung zum Urethrallumen herstellt. Füllungsdefekte in diesen Divertikeln können Konkrementen oder benignen und malignen Neoplasmen entsprechen.

In der *männlichen Urethra* finden sich Divertikel häufiger als beim weiblichen Geschlecht, meist bedingt durch Trauma und/oder Infektion oder dann durch eine traumatische Katheterisierung (**Abb. 6-77**). Die häufigste Lokalisation liegt in der penilen Urethra am skrotalen Übergang. Vor allem paraplegische Patienten sind dazu prädestiniert, als Folge der ständigen Katheterisierung, in der anterioren Urethra Divertikel zu entwickeln. In der hinteren Urethra ist als häufigste Ursache eine Ruptur eines prostatischen Abszesses in die Harnröhre zu nennen. Die antero- und retrograde Urethrographie stellt auch bei den männlichen erworbenen Divertikeln die diagnostische Methode der Wahl dar.

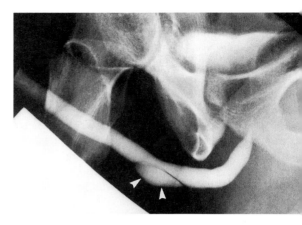

Abb. 6-77: Großes Urethraldivertikel (Pfeile) am Übergang der Pars libera zur Pars bulbosa urethrae.

Trauma

Die meisten Verletzungen der Urethra geschehen aufgrund eines stumpfen oder penetrierenden Traumas. Die Verletzungen der männlichen Urethra werden in zwei Hauptkategorien eingeteilt: (1) Verletzungen der posterioren Urethra (meist aufgrund einer Beckenfraktur), (2) Verletzungen der anterioren Urethra. Verletzungen der weiblichen Urethra sind aufgrund deren Mobilität und kurzen Verlaufsstrecke extrem selten.

Die Häufigkeit von *posterioren Urethraverletzungen* bei Beckenringfrakturen liegt bei etwa 6%. Hintere Urethraverletzungen ohne Beckenfrakturen kommen beim traumatisierten Patienten praktisch nicht vor. Klinisch äußert sich eine hintere Urethraverletzung durch eine Blutung aus dem Meatus, Unvermögen spontan zu miktionieren und eine nicht palpable Prostata. Klassischerweise rupturiert die Urethra im Bereich des urogenitalen Diaphragmas. Die Prostata wird vom urogenitalen Diaphragma abgeschert, und meist bestehen gleichzeitig Rupturen der puboprostatischen Ligamente. Die urethrale Verletzung ist also aufgrund einer Scherwirkung und nicht aufgrund eines direkten Traumas durch einen Knochensplitter entstanden. Durch die Ruptur entwickelt sich ein retropubisches und perivesikales Hämatom, die Prostata disloziert nach oben ebenso wie die Blase, was in der Urographie deutlich zur Darstellung kommt. Ein Urethrogramm bei einem solchen Patienten zeigt klassischerweise eine Kontrastmittelextravasation ins perivesikale Gewebe unterhalb des intakten urogenitalen Diaphragmas. 10 bis 20% aller männlichen Patienten mit einer hinteren Urethraverletzung haben eine begleitende Blasenruptur.

Verletzungen der anterioren Urethra lokalisieren sich meistens im bulbösen Abschnitt. Diese Verletzungen sind als sogenannte «straddle»-Verletzun-

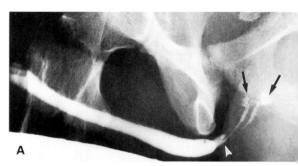

A

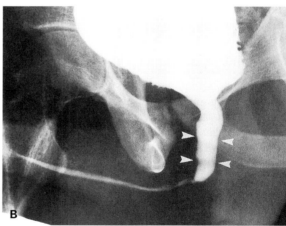

B

Abb. 6-78: Hochgradige Striktur im Bereich der pars membranacea urethrae nach traumatisierendem Katheterismus. **(A)** Retrograde Kontrastmittel-Füllung: Kontrastmittel-Stop auf Höhe der Striktur (weißer Pfeil), durch den Füllungsdruck wurden die paarigen Cowperschen Drüsen dargestellt (schwarze Pfeile). **(B)** Anterograde Darstellung: Prästenotische Dilatation der Pars prostatica urethrae (Pfeile).

en beschrieben. Typischerweise gehört hierzu die tumpfe Fahrradstangenverletzung. Eine Beckenfraktur ist meist nicht vorhanden. Die Verletzung kann on der Kontusion bis zur kompletten Ruptur der bulösen Urethra reichen. Die meisten Kontusionen heien ohne Folgen ab und sind auch im Urethrogramm icht nachweisbar. Allerdings können sekundär Strikuren auftreten, so daß eine Kontrollurethrographie Monate nach der Verletzung empfohlen ist. Die parielle Ruptur zeigt im Urethrogramm eine periurethrale Kontrastmittelextravasation, ohne daß die Koninuität der Urethra unterbrochen wäre. Reflux von Kontrastmittel in die Cowper'schen Drüsen sollte icht als Extravasation mißinterpretiert werden. Bei iner kompletten Ruptur ist die Kontinuität der Urehra unterbrochen, und kein Kontrastmittel gelangt in ie proximale Harnröhre.

Schließlich sind noch die urethralen Verletzungen ufgrund iatrogener Umstände zu nennen, wie beipielsweise urethrale Instrumentation (**Abb. 6-78**), tatus nach Strahlentherapie und Prostataoperationen.

nkontinenz

nkontinenz beim weiblichen Patienten

Die Kontinenz bei der Frau hängt von verschiedenen aktoren ab: Blasenhalsstabilität, Urethralänge, Verchlußdruck, intaktem Muskulaturreflex des Beckenodens gegen erhöhte Drucke bei intraabdominaler Druckerhöhung, z. B. beim Husten.

Die *Inkontinenz* ist klinisch definiert als Unfähigeit, den Urin in der Blase zu halten, sie kann aufrund einer Blasen- oder einer urethralen Dysfunktion uftreten. Im Falle einer *blasenbedingten Inkontinenz* ommen folgende Zustände vor: (1) *Überlaufinkontinenz,* bedingt durch eine Obstruktion oder schwache Blasenkontraktilität. In diesen Fällen ist eine Urinrention mit inkompletter Blasenentleerung kombiniert. 2) Die «*urge*»-*Inkontinenz* besteht in unwillkürlichen Blasenkontraktionen bei Patienten ohne neurologische Defekte. Diese Patienten sind nicht fähig, die Blasenontraktionen zu supprimieren, so daß eine Inkontinenz resultiert. (3) Die *hyperreflexive Blase* ist definiert als unwillkürliche Blasenkontraktionen bei Patinten mit neurologischen Defiziten. Hier besteht meitens eine Detrusor-Sphinkter-Dyssynergie, was zu tarker Trabekulierung und Verdickung der Harnblaenwand führen kann.

Die häufigste Form der *urethralbedingten Inkontinenz* ist die sogenannte *Streßkontinenz.* In diesen Fällen ist der Kontinenzmechanismus nur partiell intakt, . B. im Liegen. Plötzliche intraabdominale Drucksteigerungen, wie z. B. beim Husten oder Lachen, verursachen einen unwillkürlichen Urinverlust.

Die vollständige Abklärung der weiblichen Urininkontinenz erfordert mehrere Untersuchungen: Anamnese und klinischen Status, Zystoskopie und urodynamische sowie radiologische Abklärungen. Die radiologische Abklärung stellt einen der wichtigsten Aspekte dieser Untersuchungskette dar.

Auf der *Leer-Aufnahme* können kongenitale oder posttraumatische Wirbelläsionen sowie Blasensteine oder Fremdkörper diagnostiziert werden.

Nach *Kontrastmittelgabe* in die Harnblase werden antero-posteriore und seitliche Aufnahmen gemacht. In der antero-posterioren Strahlenrichtung liegt die Blase beim Mädchen oberhalb des vorderen Beckenrings, während der Pubertät deszendiert die Blase auf Höhe der oberen Schambeinäste. Die a.p.-Projektion wird meist gebraucht um die Mobilität und Position der Blasenbasis zu prüfen. Während des Pressens sollte der Blasenboden nicht unter die unteren Schambeinäste treten. Die seitlichen Projektionen geben objektive anatomische Informationen über die Position des Blasenhalses, der Urethra und der Blase selbst. Die drei wichtigsten radiologischen Befunde sind: (1) *Erweiterung des urethrotrigonalen Winkels* von normal etwa 100°. (2) *Prolaps der Blase* nach kaudal unterhalb die unteren Schambeinäste der Symphyse. (3) *Prolaps der Urethra* und dadurch eine Erhöhung der Rotation ihrer Achse über die Vertikallinie (normal nicht mehr als 35°). Die meisten Patientinnen mit einer Streßinkontinenz zeigen einen vermehrten urethrotrigonalen Winkel.

Der Begriff *Zystozele* definiert sich radiologisch als Blase, die während des Pressens bei der stehenden Patientin unterhalb der inferioren Schambeinäste liegt. Die Zystozele ist meist mit hypermobilem Blasenhals und Urethra kombiniert. Es existieren verschiedene Schweregrade, im schlimmsten Fall kann die Blase als Ganzes aus dem Becken nach unten heraustreten.

Inkontinenz beim männlichen Patienten

Status nach Prostatektomie und *neurogene Inkontinenz* (Myelomeningozele, Multiple Sklerose) sind die häufigsten Ursachen der männlichen Inkontinenz. Zwei funktionelle urethrale Sphinkter gewährleisten die Kontinenz beim Mann: Der proximale urethrale Sphinkter, bestehend aus Blasenhals und prostatischer Urethra oberhalb des Verumontanum, und der distale urethrale Sphinkter im Bereich der membranösen Urethra. Dieser besteht aus dem urethralen Epithel, einer mittleren Schicht aus elastischem Gewebe und glatter

Muskulatur und einer äußeren Schicht aus intra- und extramuraler gestreifter Muskulatur. Prinzipiell genügt zur Erhaltung der Kontinenz ein einziger dieser beiden Sphinkteren. Der proximale wird oft während einer Prostatektomie entfernt; der Patient bleibt kontinent aufgrund seines intakten distalen urethralen Sphinkters. Andererseits kann eine Verletzung des distalen urethralen Sphinkters, wie beispielsweise bei extensiven Beckenfrakturen, die Kontinenz nicht beeinträchtigen, wenn der proximale urethrale Sphinkter intakt bleibt. Eine Inkontinenz tritt erst auf, wenn beide Sphinkteren insuffizient werden; dies geschieht manchmal bei Prostatektomie und bei Verletzungen, die sowohl den äußeren wie auch den inneren Sphinkter betreffen. Weitere Ursachen können verschiedenartige neuronale bzw. neurogene Störungen sein.

Weiterführende Literatur

Elkin M. (ed.): Radiology of the urinary system. Boston, Little, Brown & Co, 1980, pp. 497.

McCallum R. W.: The adult male urethra: normal anatomy, pathology and method of urethrography. Radiol Clin North Am 1979; 17:227.

Sandler C. M., Harris J. H., Corriere J. N. et al.: Posterior urethral injuries after pelvic fracture. AJR 1981; 137:1233.

Prostata

P. Vock

Anatomie

Die Prostata besteht aus etwa 15 bis 30 verzweigten, alveolären Drüsen, die in ein Stroma aus Bindegewebe und glatten Muskelzellen eingebettet sind. Die Drüse ist durch eine Bindegewebskapsel vom periprostatischen Fettgewebe getrennt. Es werden drei verschiedene Regionen unterschieden: eine zentrale, eine periphere und eine periurethrale Region. Diese Regioneneinteilung ist insofern von klinischer Bedeutung, da die meisten Karzinome in der peripheren Zone entstehen, die benigne Hypertrophie aber in der zentralen Zone.

Die arterielle Blutversorgung kommt aus Ästen der A. iliaca interna, das venöse Blut fließt über den prostatischen Venenplexus in die V. iliaca interna. Der Lymphabfluß führt über die iliakal internen und die obturatorischen Lymphknoten.

Prostatitis

Die Entzündung der Prostata ist schwierig zu diagnotizieren und zu behandeln. Grundsätzlich unterscheidet man vier Erscheinungsformen: (1) die bakterielle Prostatitis, (2) die nichtbakterielle Prostatitis, (3) die chronische Prostatitis und (4) Prostadynie (keine Entzündungszellen bzw. Erregernachweis).

Die *bakterielle Prostatitis* ist in über 80% durch E. coli bedingt, weniger häufig durch Klebsiellen oder Pseudomonas, selten durch grampositive Keime wie Staphylokokken. Die chronische Prostatitis kann sich sowohl aus der bakteriellen, wie auch aus einer nicht bakteriellen Entzündung entwickeln. Im akuten Entzündungsstadium ist die Drüse meist ödematös geschwollen, im chronischen Stadium eher geschrumpft und Verkalkungen aufweisend. Die Urographie bleibt in den allermeisten Fällen ohne pathologischen Befund, manchmal kann eine Vergrößerung der Prostata anhand der vermehrten Anhebung des Blasenbodens diagnostiziert werden.

Abszesse entstehen meist als Folge einer Prostatitis, können aber auch durch hämatogene Streuung aus einem Fokus anderer Lokalisation auftreten. Der Prostataabszeß ist durch Fluktuationen bei der Palpation gekennzeichnet. Der transrektale Ultraschall zeigt echofreie Zonen neben aufgelockerten Binnenechos.

Benigne Hypertrophie

Vorwiegend durch hormonale Beeinflussung kann eine *Hypertrophie und Hyperplasie der periurethralen Drüsenregion* entstehen; dies vor allem beim alternden Mann. Etwa 80% aller Männer entwickeln eine Hypertrophie der Prostata, aber nur etwa 10% müssen deswegen chirurgisch versorgt werden. Histologisch besteht die vergrößerte Drüse aus multiplen Fibro- und Myoadenomen. Diese können Hämorrhagien, Infarkte und Verkalkungen aufweisen. Klinisch besteht ein verminderter Urinstrahl bei der Miktion, sowie ein endmiktionelles Nachträufeln. Die rektale Palpation ist die primäre Untzersuchungsmethode. Die transabdominelle *Sonographie* stellt die vergrößerte Prastata direkt dar (**Abb. 6-80**). Ebenso kann die Restharnmenge nach Miktion bestimmt und die Rückstauung in die ableitenden Harnwege beurteilt werden.

Die *Abdomenleeraufnahme* ist meist normal, manchmal sieht man kleine Verkalkungen hinter der Symphyse oder knapp darüber.

Die *Urographie* und *Sonographie* zeigt eine Anhebung des Blasenbodens durch die vergrößerte Prostata; nach Miktion kann allfälliger Resturin dargestellt werden. Durch die zunehmende infravesikale Obstruktion nimmt das Residualvolumen der Harnblase zu. Daneben kommt es zur Verdickung und Trabekulierung der Wand, es kann sogar zur Divertikelbildung kommen. Die interureterale Leiste wird angehoben, so daß es zu einer charakteristischen Schlängelung («fishhook-deformation») der Ureteren kommt. Wenn der intravesikale Druck weiter ansteigt kommt es zur Dilatation der Ureteren und des Nierenbeckenkelchsystems (**Abb. 6-79**).

Karzinom

Das *Prostatakarzinom* ist ein sehr langsam wachsender Tumor, der eine lange symptomlose Periode aufweisen kann. Er hat die höchste Prävalenz aller Malignitäten beim Mann, ist er doch in über 30% aller Männer im Alter von mehr als 50 Jahren vorhanden. Nur ein kleiner Prozentsatz dieser Neoplasien entwickeln sich aber soweit, daß sie klinisch symptomatisch werden. Meist (75% aller Fälle), aber nicht immer beginnt das Wachstum in der peripheren Zone

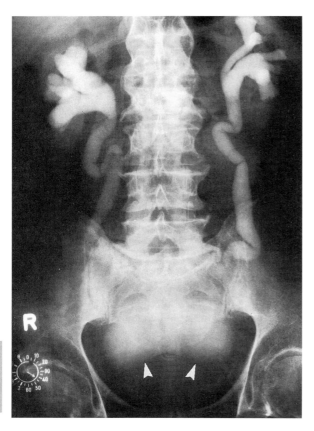

Abb. 6-79: Prostatahyperplasie. Starke Anhebung des Blasenbodens (Pfeile), Schlängelung der Ureteren und Ektasie der oberen Harnwege bei Prostatahypertrophie.

Tab. 6-5: TNM-Stadien des Prostatakarzinoms.

T1A	fokaler, nicht palpabler Tumor (< als 5% des Drüsengewebes)
T1B	diffuser, nicht palpabler Tumor (> als 5% des Drüsengewebes)
T2A	Tumor ≤ 1,5 cm Durchmesser
T2B	Tumor > 1,5 cm Durchmesser
T3	lokal invasiver Tumor, die prostatische Kapsel überschreitend
T3A	Tumor wächst ins periprostatische Gewebe oder eine Samenblase
T3B	Tumorgröße > 6 cm; beide Samenblasen betroffen
T4	Infiltration benachbarter Organe, z.B. Blase, Rektum, Levator ani-Muskulatur

der Prostata. Es handelt sich in über 95% um Adeno karzinome mit variablen Differenzierungsgraden. Sehr selten kommen Plattenepithel- oder Urothel karzinome vor, Sarkome sind äußerst selten. Je undif ferenzierter der Tumor, um so größer ist die Wahr scheinlichkeit eines Befalls der Beckenlymphknoten und um so schlechter ist die Prognose.

Das Prostatakarzinom macht, wenn lokalisiert, kaum klinische Symptome. Prostatakarzinome können Symptome einer Prostatitis vortäuschen. Manchmal weisen die Patienten eine Hämaturie auf. Weitere Symptome sind Knochenschmerzen und/oder patholo gische Frakturen aufgrund einer Knochenmetastasie rung, Urämie wegen distaler Ureterkompression und Hämorrhagie aufgrund einer Tumornekrose. Die Dia gnose wird aufgrund der klinischen Untersuchung und Feinnadelpunktion gestellt. Das Prostata-spezifische Antigen ist heute die wichtigste Suchmethode.

Ein Prostatakarzinom kann über Jahre hinaus be züglich Größe unverändert bleiben oder sehr rasch wachsen, wie es häufig bei Männern unter 50 Jahren der Fall ist. Das Karzinom wächst direkt durch die Kapsel ins periprostatische und perirektale Fett gewebe und in die Gefäß- und Lymphgefäßkanäle. Am häufigsten betroffene Lymphknoten sind die ob turatorischen, die iliakal internen und die iliakal ex ternen Knoten. Das Karzinom kann direkt nach kra nial in die Samenblasen wachsen. Nach kaudal wächst es aber selten über die membranöse Urethra hinaus (**Tab. 6-5**).

Ist ein Prostatakarzinom bioptisch gesichert, ist für die weitere Therapieentscheidung die Bestimmung der Tumorausdehnung entscheidend. Zum Ausschluß einer ossären Metastasierung ist eine Skelettszinti graphie, zum Ausschluß von Lymphknotenmetastasen eine Computertomographie (**Abb. 6-81**) bzw. Magne tresonanztomographie (**Abb. 6-84**) des Beckens durchzuführen. Bei Patienten ohne Metastasen ist eine genaue Bestimmung des Lokalstadiums entscheidend, denn nur bei Patienten mit einem auf die Prostata lokalisiertem Tumorstadium (TNM T2) ist eine kura tive chirurgische Therapie möglich. Dafür sind heute die *transrektale Sonographie* (**Abb. 6-82**) sowie die *Magnetresonanztomographie mit endorektalen Ober flächenspulen* (**Abb. 6-83**) die bildgebenden Metho den der Wahl. Der transrektale Ultraschall hat jedoch die Tendenz, das Tumorstadium zu unterschätzen. Die Magnetresonanztomographie unter der Verwendung von endorektalen Oberflächenspulen ermöglicht die Darstellung der Prostata mit einer hohen räumlichen Auflösung und hohem Gewebekontrast und hat sich heute bei der Stadieneinteilung des Prostatakarzinoms weitgehend durchgesetzt. Die Treffsicherheit bei der Stadieneinteilung mit der endorektalen MRT variiert

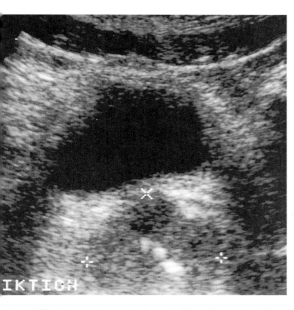

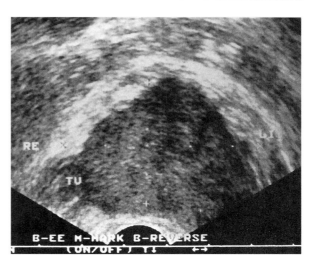

Abb. 6-82: Prostatakarzinom. Der Tumor (TU) durchbricht auf der rechten Seite die Prostatakapsel und infiltriert das neurovaskuläre Bündel (transrektaler Ultraschall).

bb. 6-80: Prostatahyperplasie mit Eindellung der Harnlase, die nach Miktion ca. 200 ml Restharn aufweist (transbdominelle Sonographie).

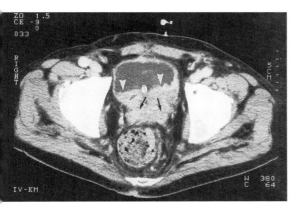

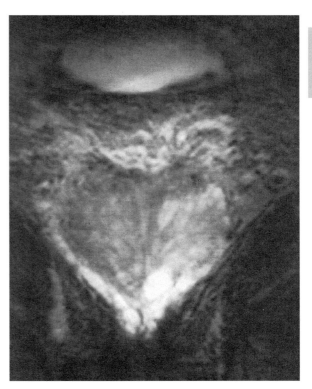

bb. 6-81: Prostatakarzinom, in die Harnblase (weiße feile) und beide Samenblasen (schwarze Pfeile) infiltrieend (Computertomographie).

Abb. 6-83: Prostatakarzinom. Hypointense Läsion in der rechten Seite der Prostata mit Verdacht auf Kapseldurchbruch (koronares T2-gewichtetes endorektales MRI).

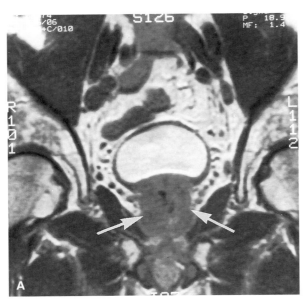

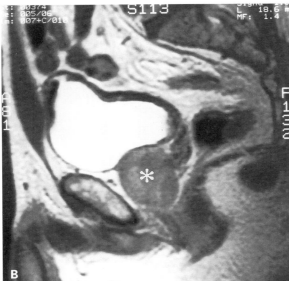

Abb. 6-84: Prostatakarzinom. Vergrößerte inhomogene Prostata nach intravenöser Applikation von Gadolinium-Kontrastmittel (T1-gewichtete Aufnahme). Ganzkörper-Magnetresonanz-Tomographie.

in der Literatur zwischen 74% und 86%. Die Tumorinfiltration der Samenblasen sowie des periprostatischen Gewebes werden weitgehend konklusiv dargestellt. Im gleichen Untersuchungsgang durchgeführte Aufnahmen mit der Körperspule können zusätzliche Informationen über ossäre Strukturen und Lymphknotenregionen ergeben.

Weiterführende Literatur

Hricak H., White S., Vigneron D., Kurhanewicz J., Kosco A., Levin D., Weiss J., Narayan P., Caroll P.: Carcinoma of the prostate gland: MR imaging with pelvic phased array coils. Radiology 1994; 193:703–709.

Huch Böni R. A., Boner J. A., Lütolf U. M., Trinkler F., Pestalozzi D., Krestin G. P.: Contrast-enhanced endorectal coil MRI in local staging of prostate carcinoma. J Comput Assist Tomogr 1995; 19:232–237.

Huncharek M., Muscat J.: Serum prostate-specific antigen as a predictor of radiographic staging studies in newly diagnosed prostate cancer. Cancer Investigation 1995; 13:31–35.

Hutch J. A. and Rambo O. N.: A study of the anatomy of the prostate, prostatic urethra and the urinary sphincter system. J Urol 1970; 104:443.

McNeal J. E.: The prostate and prostatic urethra: a morphological synthesis. J Urol 1972; 107:1008.

McNeal J. E.: The zonal anatomy of the prostate. Prostate 1981; 2:35.

Norberg M., Häggmann M., Andersson T., Busch C., Magnussion A.: Evaluation of localized prostate cancer: a comparative study of transrectal.

Schiebler M., McSherry S., Keefe B., Mettelstaedt C. A., Mohler J. I., Dent G. A., McCartney W. H.: Comparison of digital rectal examination, endorectal utrasound and body coil magnetic resonance imaging in the staging of adenocarcinoma of the prostate. J Urol 1992; 13:110–118

Schiebler M., Schnall M., Pollack H., Lensinki R., Tomazewski J., Wein A., Whittington R., Rausching W., Kressel H.: Current role of MR imaging in the staging of adenocarcinoma of the prostate. Radiology 1993 189:339–359.

Hoden

3. Marincek

Anatomie

Der *Hoden* (Testis) liegt zusammen mit dem Nebenhoden (Epididymis) und Teilen des Samenstranges (Funiculus spermaticus) im Skrotum **(Abb. 6-85)**. Der Längsdurchmesser des Hodens beträgt 4 bis 5 cm, der Querdurchmesser 2 bis 3 cm. Das Hodenparenchym ist durch radiär verlaufende Septen in 250 bis 400 pyramidenförmige Lobuli unterteilt. Die Septen konvergieren zum Mediastinum testis an der posterolateralen Hodenzirkumferenz. In den Lobuli verlaufen die Tubuli seminiferi contorti, die sich sich im Mediastinum testis zum Rete testis vereinigen. Eine bindegewebige Kapsel, die Tunica albuginea, umgibt das Hodenparenchym. Die Tunica albuginea hat einen Serosaüberzug, die Tunica vaginalis, die aus einer Lamina visceralis und einer Lamina parietalis besteht. Eine Flüssigkeitsansammlung zwischen den beiden Serosablättern wird als Hydrozele bezeichnet. Die Tunica vaginalis ist der Überrest des Processus vaginalis peritonei, einer Ausstülpung des Peritoneum parietale.

Der *Nebenhoden* gliedert sich in Caput, Corpus und Cauda. Das Caput ist mit den Hoden verwachsen und liegt auf seinem oberen und hinteren Umfang. Es mißt 10 bis 12 mm. Der Durchmesser von Corpus und Cauda beträgt 2 bis 5 mm. Die Cauda liegt dem unteren Hodenpol an und geht in den Ductus deferens über. Postero-superior in Nachbarschaft zum Caput liegt der vom venösen Plexus pampiniformis umgebene Samenstrang, welcher bis zum Inguinalkanal reicht.

Die Bildgebung des Hodens erfolgt primär mittels *Sonographie*. Das Hodenparenchym besitzt eine homogene, mittlere Echodichte. Das kranio-kaudal verlaufende Mediastinum testis gelangt als echoreiches Band zur Darstellung. Die Appendix testis befindet sich am Oberpol des Hodens und ist als kleine gestielte Struktur erkennbar, wenn sie von Flüssigkeit (Hydrozele) umgeben ist. Die Tunica albuginea ist gewöhnlich nicht als eigenständige Struktur zu registrieren. Der Nebenhoden zeigt eine ähnliche Echodichte wie der Hoden.

Bei sonographisch unklarem Befund kann das *MRI* diagnostisch weiterführend sein. Auf T1-gewichteten Bildern zeigt das Hodenparenchym eine homogene mittlere, auf T2-gewichteten eine sehr hohe Signalintensität und ist von der dünnen signalarmen Tunica

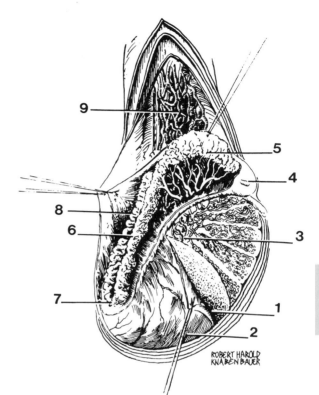

Abb. 6-85: Normalanatomie des Skrotums. 1 Tunica albuginea, 2 Tunica vaginalis, 3 Mediastinum testis, 4 Appendix testis, 5 Caput epididymis, 6 Corpus epididymis, 7 Cauda epididymis, 8 Ductus deferens, 9 Plexus pampiniformis (aus Fritzsche P. J.: MRI of the scrotum. Urol Radiol 1988; 10: 52).

albuginea bzw. Tunica vaginalis umgeben. Das Mediastinum testis ist ebenfalls signalarm. Der Nebenhoden ist strukturinhomogen und besitzt eine niedrigere Signalintensität als der Hoden auf T2-gewichteten Bildern.

Kryptorchismus

Kryptorchismus (nicht deszendierter Hoden) kommt in 3% bei männlichen Termingeburten vor und ist 25% bilateral. Meistens deszendieren die Hoden spontan bis zum 1. Lebensjahr, aber in 1% der Fälle bleibt der Kryptorchismus bestehen. Ein Kryptorchismus sollte aus zwei Gründen operativ saniert werden, nämlich (1) wegen signifikant höherer Inzidenz von Infertilität, sowie (2) wegen im Vergleich zur Normalbevölkerung 10- bis 20mal höherer Inzidenz von malignen Neoplasien.

Die *Sonographie* ist die Screening-Methode der Wahl. In 80% sind nicht deszendierte Hoden im Inguinalkanal lokalisiert und können gut erfaßt werden. Infolge Atrophie sind sie kleiner als normal. Differentialdiagnostisch zeigen benachbarte Lymphknoten eine geringere Echodichte. Befindet sich der nicht deszendierte Hoden außerhalb des Inguinalkanals im Becken- oder Abdominalbereich, so ist die sonographische Evaluation infolge Darmgasüberlagerung erschwert.

Die abdomino-pelvinen Regionen können mittels CT oder MRI nach nicht deszendierten Hoden untersucht werden. Das *MRI* bietet den Vorteil der multiplanaren Schnittführung und der fehlenden ionisierenden Strahlung (**Abb. 6-86**). Mit zunehmendem Patientenalter werden nicht deszendierte Hoden infolge Atrophie und Fibrose klein und signalarm.

Entzündliche Erkrankungen

Beim akut schmerzhaften Hoden ist die wichtigste Differentialdiagnose zur Hodentorsion (s. S. 508) die Epididymitis oder Epididymo-Orchitis. Bei akuter *Epididymitis* findet sich sonographisch ein vergrößerter echoarmer Nebenhoden (**Abb. 6-87**). Bei assoziierter *Orchitis* ist zusätzlich der Hoden vergrößert und echoarm oder zeigt umschriebene echoarme Areale. Eine isolierte Orchitis ist selten (Ausnahme: Mumps-Orchitis). Sonographisch ist dann eine Unterscheidung gegenüber subakuter Torsion oder Neoplasie nicht möglich. Der duplexsonographische Nachweis einer Hyperämie ist allerdings Hinweis auf eine Orchitis und schließt eine Torsion aus. Bei Abheilung

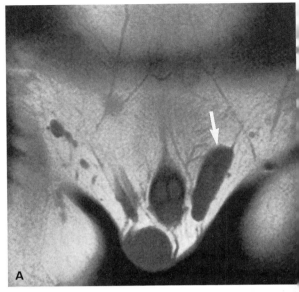

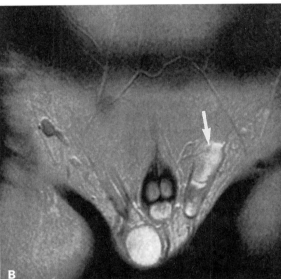

Abb. 6-86: Kryptorchismus links. Koronales MRI, T1 gewichtet (**A**), T2-gewichtet (**B**). Nicht deszendierter, im Vergleich zur Gegenseite kleinerer Hoden links, welcher im Bereich des Samenstranges hoch im Skrotum in der Nähe zur Inguina gelegen ist (Pfeil).

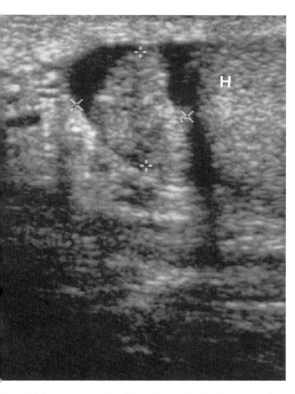

Abb. 6-87: Subakute Epididymitis. Nebenhoden vergrößert mit inhomogenem Echomuster. Symptomatische Hydrozele. H Hoden.

bildet sich die Hodenvergrößerung unter eventueller Ausbildung einer echoreichen Narbe zurück. Das MRI zeigt bei entzündlichen Hodenveränderungen eine inhomogene Signalintensität auf T1- und T2-gewichteten Bildern, die nicht von einer Neoplasie unterschieden werden können.

Neoplasie

Testikuläre Neoplasien sind die häufigsten Neoplasien des Mannes zwischen dem 20. und 35. Lebensjahr. Die WHO-Klassifikation unterscheidet als Hauptgruppen Keimzelltumoren, Tumoren des Gonadenstromas, Tumoren des lymphatischen und hämatopoetischen Systems sowie Metastasen.

In der Mehrzahl der Fälle (95%) handelt es sich um *maligne Keimzelltumoren* (am wichtigsten: Seminom, embryonales Karzinom, Teratom und Chorionkarzinom, die als isolierter Gewebstyp, häufiger aber in Kombinationen auftreten). Für die klinische Praxis ist die Einteilung in reine Seminome und Nicht-Seminome gebräuchlich. Die Metastasierung der Keimzelltumoren erfolgt zunächst direkt in die ipsilateralen paraaortalen bzw. parakavalen Lymphknotenstationen. Frühzeitig werden auch kontralaterale retroperitoneale Lymphknoten erfaßt. Mediastinale und linkssupraklavikuläre Lymphknoten sind die weiteren Metastasenstationen. In diesem Tumorstadium sind oft schon hämatogene Organmetastasen vorhanden. In 4 bis 7% der Keimzelltumoren findet sich ein kontralateraler Zweittumor, der gleichzeitig oder nach jahrelangem Intervall auftreten kann.

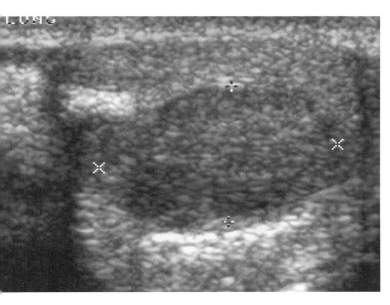

Abb. 6-88: Seminom des linken Hodens. Intratestikuläre, homogen echoarme Raumforderung. St. nach Seminom des rechten Hodens vor 12 Jahren.

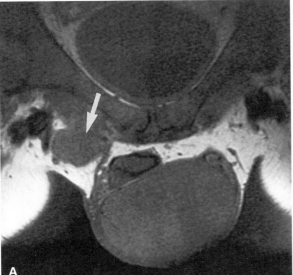

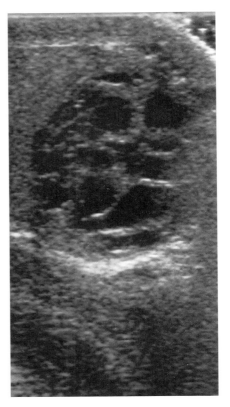

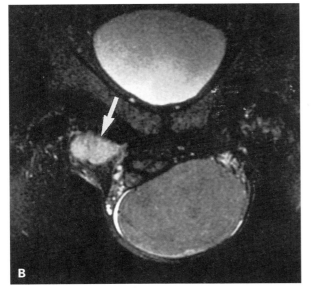

Abb. 6-90: Teratokarzinom. Intratestikuläre Raumforderung mit echoarmen fokalen Läsionen entsprechend zystischen Tumoranteilen.

Abb. 6-89: Seminom des linken Hodens. 33jähriger Patient. St. nach Kryptorchismus-Operation beidseits im Alter von 9 Jahren. MRI, T1-gewichtet **(A)**, T2-gewichtet **(B)**. Homogener, signalarmer Tumor, welcher das linke Hodenparenchym vollständig verdrängt hat. Kleine Hydrozele. Hodenatrophie rechts (Pfeil).

Abb. 6-91: Teratokarzinom des linken Hodens. MRI, T2-gewichtet. Intratestikuläre, strukturinhomogene Raumforderung mit signalarmer Tumorkapsel.

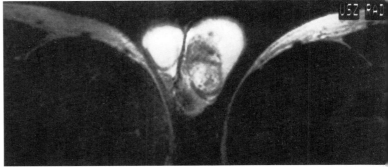

Das *Seminom* (**Abb. 6-88, 6-89**) ist der häufigste maligne Keimzelltumor (40–50%). Seminomanteile finden sich in 30% der Tumoren mit mehr als einem Gewebstyp. Das Seminom ist auch der häufigste bilateral sowie bei Kryptorchismus auftretende Tumor.

Das *embryonale Karzinom* ist der zweithäufigste maligne Keimzelltumor (25%). Meistens ist es mit anderen Gewebstypen kombiniert. Im Gegensatz zu den übrigen testikulären Neoplasien, die in der Regel auf das Hodenparenchym beschränkt sind, neigt es zur Infiltration der Tunica albuginea.

Teratome zeigen unterschiedliche Reife- und Differenzierungsgrade. Sie sind fast immer mit anderen malignen Zelltypen kombiniert und werden dann als *Teratokarzinome* bezeichnet (**Abb. 6-90, 6-91**). Teratomanteile finden sich in ungefähr 25% der Hodentumoren.

Das seltene *Chorionkarzinom* (2%) ist meistens mit Elementen des embryonalen Karzinoms und des Teratoms kombiniert. Es handelt sich um eine sehr aggressive Neoplasie mit frühzeitiger hämatogener Metastasierung.

Etwa 10% aller Keimzelltumoren manifestieren sich klinisch durch *Metastasen*. In zwei Drittel der Fälle kann ein intraskrotaler Tumor lokalisiert werden. In den übrigen Fällen liegt ein echter extragonadaler Keimzelltumor vor (Primärtumor im Mediastinum oder in der Epiphyse), oder die Metastasen stammen von einem maligne entarteten Hoden bei Kryptorchismus oder von einem okkulten Hodentumor (der Primärtumor im Hoden ist infolge regressiver Veränderungen nur noch als kleine intratestikuläre Narbe erkennbar bei gleichzeitig progredienten Metastasen).

Die wichtigste *Neoplasie des Gonadenstromas* ist der *Leydig-Zelltumor* (**Abb. 6-92**) (1–3% aller Hodentumoren). Die Läsion ist typischerweise klein. Klinisch imponiert in 30 bis 40% eine feminisierende endokrine Symptomatik.

Das *maligne Lymphom* (**Abb. 6-93**) (meistens Non-Hodgkin Lymphom) befällt die Hoden in weniger als 1%. Weil aufgrund der Blut-Hoden-Schranke die Konzentration des Chemotherapeutikums in den Hoden nicht adäquat ist, findet sich oft ein testikuläres Lymphomrezidiv. In der Altersgruppe der über 50jährigen Männer ist das maligne Lymphom der häufigste Hodentumor.

Die *Sonographie* ist im Nachweis von testikulären Neoplasien sehr sensitiv, da die oberflächennahe Lokalisation den Gebrauch von hochfrequenten (7,5 MHz oder mehr) Schallköpfen ermöglicht und damit eine hohe räumliche Auflösung gewährleistet. Die meisten

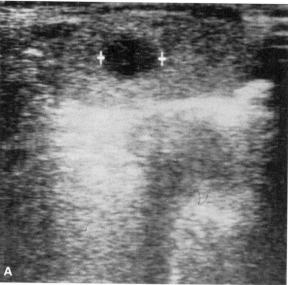
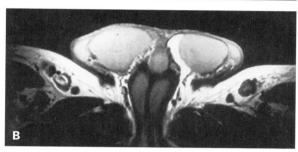
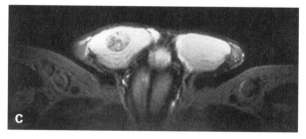

6.
Urogenitaltrakt

Abb. 6-92: Leydigzell-Tumor des rechten Hodens. (**A**) Sonographie: 1,5 cm messende, glatt begrenzte, echoarme Raumforderung. (**B**) MRI, T1-gewichtet, (**C**) MRI, T2-gewichtet: Auf dem T2-gewichteten Bild klar abgrenzbare, gering strukturinhomogene, hypointense Läsion, welche auf dem T1-gewichteten Bild kaum zu erkennen ist.

Hodentumoren sind echoarm. Seminome zeigen häufig eine homogene Struktur **(Abb. 6-88)**. Nicht-seminomatöse Tumoren sind in der Mehrzahl infolge rezidivierenden Hämorrhagien und zystischen Umwandlungen inhomogen strukturiert **(Abb. 6-90)**. Diese Veränderungen sind allerdings nicht tumorspezifisch und von gutartigen Läsionen nicht immer unterscheidbar.

Das *MRI* besitzt die gleiche diagnostische Zuverlässigkeit wie die Sonographie. Gegenüber dem umgebenden Hodenparenchym sind Neoplasien auf T1-gewichteten Bildern isointens und auf T2-gewichteten hypointens **(Abb. 6-89, 6-91, 6-92, 6-93)**. Das embryonale Karzinom und das Teratokarzinom zeigen im Vergleich zu den übrigen testikulären Neoplasien eine ausgeprägt inhomogene Struktur. In der Differenzierung zwischen solider Raumforderung und Hämatom ist das MRI überlegen, da das Hämatom aufgrund des Signalverhaltens (signalreich im T1- und im T2-gewichteten Bild) einfach zu diagnostizieren ist.

Die Rolle der *CT* bei testikulären Neoplasien besteht im Nachweis bzw. Ausschluß von abdominalen und thorakalen Metastasen.

Torsion

Die *Hodentorsion* ist definiert als eine Drehung des Hodens um die Längsachse des Samenstranges. Sie entsteht infolge vermehrter Mobilität des Hodens, z. B. bei Maldeszensus, und ist die häufigste Ursache einer ischämischen Hodenschädigung. Klinisches Hauptsymptom ist der plötzliche Schmerz im Skrotum mit nachfolgender Schwellung. Die Prognose wird von der Dauer und dem Ausmaß der Torsion bestimmt. Bei einer Torsion von weniger als 360° besteht nur eine venöse Stauung, und die arterielle Zirkulation ist zunächst noch erhalten. Wie die Torsion nicht innerhalb von 10 Stunden operiert, resultiert in den meisten Fällen ein Infarkt.

Die *Sonographie* ist in der therapieentscheidenden Frühphase unspezifisch. 24 Stunden nach Schmerzbeginn werden Hoden und Nebenhoden zunehmend größer und echoärmer und der Samenstrangdurchmesser nimmt zu. Als Methode der Wahl bei Verdacht auf Hodentorsion galt die *Hodenperfusionsszintigraphie*. Die *farbkodierte Duplexsonographie* kombiniert die Vorteile von Sonographie (Darstellung der Morphologie) und Szintigraphie (Darstellung der Perfusion). Die fehlende Perfusion von Hoden und Nebenhoden beweist die Torsion. Bei Spontanverlauf bildet sich 5 bis 10 Tage nach Krankheitsbeginn die Hodenvergrößerung wieder zurück und geht innerhalb weiterer 10 bis 20 Tage in eine Atrophie über **(Abb. 6-94)**.

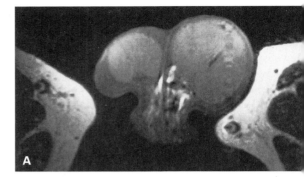

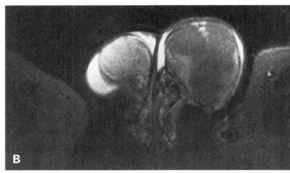

Abb. 6-93: Malignes Lymphom des linken Hodens. 76jähriger Patient. MRI, T1-gewichtet **(A)**, T2-gewichtet **(B)**: Homogene, polyzyklisch konfigurierte Raumforderung des linken Hodens. Hydrozele rechts.

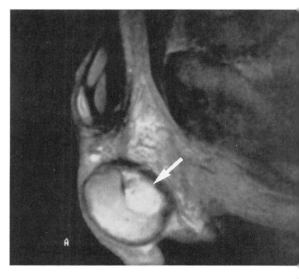

Abb. 6-94: Chronische Hodentorsion. 6 Wochen nach Schmerzereignis. MRT, T2-gewichtet: Verkleinerter Hoden mit verminderter Signalintensität. Dorsal umschriebene signalreiche Zone bei hämorrhagischem Infarkt (Pfeil).

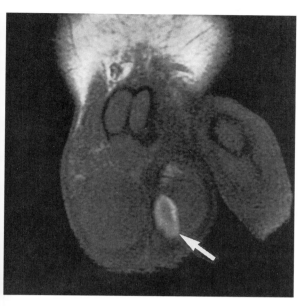

Abb. 6-95: Posttraumatisches Hämatom (Pfeil) des linken Hodens. MRT, T1-gewichtet.

Trauma

Die *Sonographie* stellt beim skrotalen Trauma die initiale Untersuchungsmethode dar. Die Hauptaufgabe der Bildgebung ist die Evaluation der Integrität der Tunica albuginea. Obwohl die Sonographie im Nachweis traumatischer Veränderungen sehr sensitiv ist, sind Rupturen der Tunica albuginea und intratestikuläre Kontusions- und Blutungsherde mittels *MRI* besser darstellbar (**Abb. 6-95**).

Weiterführende Literatur

Fritzsche P. J.: MRI of the scrotum. Urol Radiol 1988; 10:52–57.

Rifkin M. D.: Scrotal ultrasound. Urology 1987; 9:119–126.

Thurnher S., Hricak H., Carroll P. R., Pobiel R. S., Filly R. A.: Imaging the testis: comparison between MR imaging and US. Radiology 1988; 167:631–636.

6.
Uro-
genital-
trakt

Pädiatrische Radiologie

U. Willi

Klinische Symptome

Infektionszeichen

Die häufigste klinische Manifestation einer Abnormität des Harntrakts beim Kind ist die *Harnwegsinfektion (HWI)*. Flanken- oder Abdominalschmerz, verbunden mit Fieber, sind verdächtige Befunde. Reduzierter Allgemeinzustand, Fieber, Erbrechen, Durchfall und andere Allgemeinsymptome sind typisch für bakterielle Erkrankungen des kleinen Kindes. Charakteristisch für die HWI sind Gram-negative Bakterien als Erreger, vorab Escherichia coli, Enterokokken und Proteusarten; die letzteren sind oft verbunden mit einer Konkrementbildung im Harntrakt. Eine nicht kontaminierte Urinkultur zu gewinnen, ist entscheidend als Indikation zur uroradiologischen Abklärung.

Der typische *Infektionsweg* erfolgt über Darm und Urethra. Wegen der anatomischen Verhältnisse ist die HWI beim Mädchen häufiger als beim Knaben (85% : 15%). Bemerkenswert ist, daß während der ersten 3 bis 4 Lebensmonate die HWI beim Knaben häufiger ist, oft hämatogen und dann häufig durch eine Staphylokokkusart verursacht.

Die eindeutig nachgewiesene HWI beim kleinen Kind ist eine Indikation zur uroradiologischen Abklärung. Eine *Mißbildung* ist auszuschließen oder nachzuweisen. Eine solche findet sich bei einem Säugling mit HWI in bis zu 50% der Fälle. Die häufigste Abnormität ist der vesiko-ureterale Reflux. Dieser ist Symptom oder Folge einer abnormen ureterovesikalen Verbindung, die als Mißbildung gilt. Auch eine obstruktive Uropathie kann Grund der HWI sein. Die häufigste Form ist die pyeloureterale Obstruktion, gewöhnlich durch eine intrinsische Stenose am pyeloureteralen Übergang bedingt. Die zweithäufigste Form ist die ureterovesicale Obstruktion, in über 90% der Fälle durch einen primär obstruktiven Megaureter bedingt. Korrektive Maßnahmen bei einer strukturellen Abnormität können weiteren Schaden verhindern.

Man muß sich aber bewußt bleiben, daß die morphologischen Abnormitäten nur einen Teil der Gründe darstellen, die das Zustandekommen der HWI begünstigen. Denn im Grunde ist die bakterielle Infektion des kindlichen Harntraktes ein Phänomen, bei dem die Virulenz der Erreger stärker ist als die Resistenzmechanismen des Patienten (Lebowitz).

Hämaturie

Hämaturie ist ein häufiger Grund der Zuweisung zur uroradiologischen Evaluation, besonders zur Sonographie. Eine morphologische Ursache wird in der Minderzahl der Fälle gefunden. Häufigste Ursache einer Hämaturie ist die akute Glomerulonephritis. Anamnestisch besteht oft der Hinweis auf einen durchgemachten Streptokokken-Infekt. Eine akute hämorrhagische Zystitis wird in etwa einem Viertel der Fälle mit Hämaturie gefunden. Konkrementbildung ist ein weiterer möglicher Grund der Hämaturie. Typischerweise präsentiert die akute Nierenvenenthrombose beim Neugeborenen mit Hämaturie. Ein renaler Tumor, der ultrasonographisch immer auch ausgeschlossen werden muß, äußert sich selten durch Hämaturie. Ein fehlendes oder inadäquates Flankentrauma kann bei einem unter Spannung stehenden dilatierten Nierenbeckenkelchsystem, z. B. bei Ureterabgangsstenose, Hämaturie provozieren.

Inkontinenz

Unterschiedliche Formen der *Harninkontinenz* führen ebenfalls zur uroradiologischen Abklärung. Oft ist eine Dissynergie zwischen dem Sphinkter externus und dem Detrusor-Muskel der Blase ursächlich verantwortlich. Um die Art der Inkontinenz zu bestimmen, sind genaue Anamnese, klinische Untersuchung und die Gewinnung von urodynamischen Parametern wichtig, neben der ultrasonographischen Untersuchung der Blase und des übrigen Harntraktes. Man unterscheidet den sensorischen, motorischen oder gemischten Typ bei der sogenannten Urge (Drang)-Inkontinenz von einer Streßinkontinenz und einem Harnträufeln. Das letztere ist kontinuierlich und ist nur bei Mädchen zu beobachten. In diesem Fall muß eine ektope Uretermündung distal des externen Sphinkters (beim Knaben nicht vorkommend), z. B. eine vaginale Ektopie eines Ureters, gesucht werden.

Nicht zu verwechseln mit Inkontinenz ist die *Enuresis*. Deren Beurteilung erfordert ebenfalls eine genaue anamnestische und klinische (inkl. neurologische) Untersuchung, bevor Schritte zur formellen uroradiologischen Evaluation unternommen werden.

Abdominalschmerz

Rezidivierende abdominale Schmerzen sind ein extrem häufiges, unspezifisches Symptom in der Pädiatrie. Sie können durch eine psychisch-emotionale Ursache bedingt sein. Die negative Sonographie dient in solchen Fällen oft als nützliches Mittel zum Ausschluß einer Abnormität und somit zur Beruhigung der Eltern.

Raumforderung

Eine palpable *abdominale Raumforderung* ist ein Befund, der zur weiteren Untersuchung auffordert. Nach einer Abdomenübersichtsaufnahme im Liegen ist die Sonographie die adäquate Untersuchungsmethode. Über die Hälfte der abdominalen Läsionen beim Neugeborenen und kleinen Säugling sind durch eine renale Pathologie bedingt. Die häufigste Ätiologie ist eine Hydronephrose, in der Regel auf obstruktiver Grundlage, oder eine zystische Nierenveränderung, insbesondere die multizystisch dysplastische Niere.

Niereninsuffizienz

Renale Insuffizienz, akut oder chronisch, wird bilddiagnostisch am besten zuerst durch die Sonographie angegangen. Anamnese und biochemische Daten gehören mit zur Untersuchung. Faktoren, die eine akute renale Insuffizienz verursachen können, sind Dehydratation, Blutung, schwere Infektion oder Intoxikation. Die akute Harnretention beim Kind ist nicht häufig. Sie wird beim Neugeborenen in der Folge einer Anoxie mit konsekutiver Erschlaffung der Harnblase beobachtet und ist vorübergehend. Eine mechanische Ursache sollte immer erwogen werden.

Untersuchungstechnik

Die *Miktionszystourethrographie* und *Ausscheidungsurographie* sind relativ einfache und einfach verfügbare Untersuchungsmodalitäten. Sie erlauben in den meisten Fällen eine weitgehende Information über Anatomie und Funktion von Nieren, Ureteren, Blase und Urethra. Kindgerechte Umgebung, genügend Zeit, professionelle technische Assistenz und zeitgemäße Untersuchungsgeräte (inkl. Durchleuchtungsmöglichkeit) sind Voraussetzungen für die adäquate Untersuchung. Der Raum soll freundlich eingerichtet, die Atmosphäre ruhig und das Licht gedämpft sein. Eine Erklärung, warum die Untersuchung vorzunehmen sei und was sie umfaßt, gewinnt die anwesenden Eltern und schafft so eine wichtige Voraussetzung zum Gelingen der Untersuchung.

Miktionszystourethrographie (MCU)

Die Untersuchung wird ambulant bei normaler Hydratation des Kindes und ohne medikamentöse Sedation in Rückenlage durchgeführt. Wichtig beim *Mädchen* sind die «Froschhaltung» der Beine (vollständige Abspreizung bei gebeugten Knien) und eine helle Lichtquelle zur genauen lokalen Inspektion der äußeren Urogenitalgegend und für die Katheterisierung. Die Labia majora sollen sorgfältig und ohne Berührung gespreizt werden, um das urethrale Orifizium möglichst zu identifizieren. Nach lokaler Desinfektion (Betadine, auf Körpertemperatur erwärmt), erfolgt das Einführen einer stumpfen, biegsamen, geraden Sonde mit endnaher Öffnung (in der Regel Charrière 8 Größe, bei Neugeborenen und Säuglingen Charrière 5 Größe) durch sanfte aber bestimmte Vorwärtsbewegung. Bei Unsichtbarkeit des urethralen Orifiziums wird der Katheter unter Sicht genau in der Mittellinie oberhalb des Hymens plaziert («12 Uhr»). Das Vorschieben des Katheters in die Urethra gelingt in der Regel problemlos.

Bei *Knaben* ohne Zirkumzision wird der Versuch gemacht, die Glans zur Desinfektion nach Möglichkeit freizubekommen, jedoch ohne zu forcieren. Eine Phimose von unterschiedlichem Grad ist bis zum Alter von 4–5 Jahren physiologisch. Es wird versucht, unter sanftem Rückwärtsziehen des Präputiums den Katheter in Richtung Zentrum der Glans durch die Phimose einzuführen. Durch geringgradigen konstanten Druck mit Hilfe des Katheters gegen den reflektorisch geschlossenen äußeren Sphinktermuskel wird der Katheter bei intermittierender Relaxation ohne weiteres durchtreten. Wegen der Möglichkeit einer Verletzung ist das Hin- und Herschieben des Katheters unbedingt zu vermeiden. Kooperierende Kinder werden zum tiefen Atmen oder zur Miktion aufgefordert.

Der Katheter wird beim Mädchen unmittelbar paralabial durch einen Heftpflasterstreifen, beim Knaben entlang des Dorsum penis fixiert. Die *Blasenfüllung* erfolgt unter hydrostatischem Druck von 60 bis 90 cm H_2O bis zur Erreichung der Kapazität, d. h. bis die Miktion beginnt. Initial wird die Katheterlage unter kurzer Durchleuchtung überprüft. Wichtig sind die Ermunterung zur Miktion und der Versuch, ein erregtes Kind durch Zuspruch und Lob für Kooperation zu entspannen. Wenn notwendig, werden die Eltern dazu beigezogen. Eine Aufforderung zum Pressen führt zur Kontraktion des äußeren Blasensphinkters und ist damit kontraproduktiv.

Zielaufnahmen erfolgen während der intermittierenden Durchleuchtung: Gegen Ende der Blasenfüllung beidseitig schräg zur Darstellung der Uretermündung

(Einblendung schmal, longitudinal). Bei Reflux während der Füllungsphase sind beim größeren Kind seitengetrennte, beim kleineren Kind beide Nieren gemeinsam darstellende a.p.-Aufnahmen in Rückenlage (entsprechende Einblendung auf die Nierenregion) durchzuführen. Während der *Miktion* erfolgt eine Aufnahme der Urethra mit Einschluß der Blasenbodenregion, beim Mädchen a.p., beim Knaben in Schräglage mit entsprechender Einblendung; es ist darauf zu achten, daß der Penis in Überprojektion mit dem gebeugten Oberschenkel der tischnahen Seite gelangt. Anschließend erfolgen wieder Beobachtung der oberen Harntraktsregion und entsprechende Aufnahmen, wenn der Reflux während der Miktion zunimmt (häufig). Am Ende der Miktion wird die Blase mit einer Zielaufnahme dargestellt. Anschließend erfolgt, wenn bisher kein Reflux beobachtet wurde, eine Zielaufnahme der Nierenregion.

Die Kontrastmittelinfusion wird beim Einsetzen einer kontinuierlichen Miktion unterbrochen, der Blasenkatheter, um den herum die Miktion erfolgt, jedoch belassen.

Ausscheidungsurographie (AU)

Bei mittelgradigem oder starkem Reflux wird der Blasenkatheter nach der MCU unter Drainage belassen, um Reflux während der AU zu vermeiden. Als erstes erfolgt die Abdomenübersichtsaufnahme (bei Reflux 10 Minuten nach der MCU). Bei ausgedehntem Kontrastmittelresiduum im oberen Harntrakt wird weitere 30 bis 60 Minuten vor der *intravenösen Kontrastmittelinjektion* zugewartet. Dann werden Aufnahmen der Nierenregion 3 Minuten nach Beginn der Kontrastmittelinjektion und des Abdomens (Nieren, Ureter und Blase umfassend) 15 Minuten nach Beginn der Kontrastmittelinjektion angefertigt. In besonderen Fällen wie bei unilateraler Niere, Nierenektopie und Nierenvergrößerung empfiehlt sich bereits die 3 Minuten-Aufnahme als Abdomenaufnahme. Bei obstruktiver Uropathie, je nach Stärkegrad der Obstruktion, ist eine weitere Abdomenaufnahme 60 bis 120 Minuten nach Beginn der Kontrastmittelinjektion notwendig.

Bei obstruktiver Uropathie, insbesondere bei uretero-vesikaler Obstruktion oder nach Ureterneuimplantation, soll die Harnblase leer sein. Das geschieht durch spontane Blasenentleerung beim kooperativen Kind, durch den evtl. noch liegenden Katheter nach MCU oder durch Einführen eines Katheters für die AU.

Nuklearmedizinische Untersuchungen

Ergänzend oder alternativ sind szintigraphische Untersuchungen der Nieren und des Harntraktes mög-

lich. Die *computerisierte radionukleäre Miktionszystographie* erfolgt mit der gleichen Untersuchungstechnik wie die konventionelle MCU. Dabei wird die Harnblase mit physiologischer Kochsalzlösung, angereichert durch eine standardisierte geringe Menge eines Radionukleids (Pertechnetat) gefüllt. Vorteile dieser Alternative sind die praktisch zu vernachlässigende Strahlenexposition, die Beobachtungsmöglichkeit des oberen Harntraktes während der gesamten Untersuchungszeit und die relativ hohe Empfindlichkeit der Methode. Sie erfordert einen hohen Grad von Präzision und Erfahrung im Umgang mit der Methode und dem Kind.

Die heute üblichen Methoden der *renalen Szintigraphie* sind: Technetium-Verbindungen mit Dimercapto-Succinyl-Säure (DMSA) zur morphologischen Darstellung von funktionierendem Nierengewebe (Rückresorption des Nukleids durch den proximalen Tubulus), mit Diethylen-Triamin-Pentaazetat-Säure (DTPA) zur Beurteilung der glomerulären Funktion, sowie mit MAG-3 zur Darstellung der tubulären wie glomerulären Funktion. Eine weitere Möglichkeit der tubulären Diagnostik ist die Verwendung von Jod-123-Hippuran.

Spezialuntersuchungen

Weitere gebräuchliche Untersuchungsmethoden sind die *transkutane antegrade Pyelo-Ureterographie* zur diagnostischen Präzisierung eines antegraden Urinflusses, sowie die *retrograde zystoskopische Uretero-Pyelographie* im Zusammenhang mit diagnostischer Präzisierung oder einem therapeutischen Eingriff (z. B. Konkrementenfernung), außerdem die *Genitographie* und *Fistulographien* (indirekt durch MCU bei hoher Analatresie oder direkt z. B. bei der Suche nach einer residuellen Urachusverbindung).

Die *Computertomographie* der Nieren und des Harntraktes, insbesondere mit intravenöser Kontrastmittelgabe, kommt bei Abdominaltrauma und zur Abklärung von Neoplasien zum Einsatz. Zunehmend kommt für diese Indikationen auch die *Magnetresonanztomographie* zur Anwendung.

Besonderheiten der kindlichen Anatomie

Die *Niere* entsteht aus der Vereinigung von mehreren separaten Lappen, die in der renalen Kontur beim Neugeborenen und Säugling oft noch gut absehbar sind. Die durch die Lappengrenzen entstehenden «Kerben» der Nierenkontur zeigen eine radiäre Ver laufsrichtung, die stets zwischen zwei Kelchformationen zielt, im Gegensatz zu peripheren Narben nach Pyelonephritis, die den je betroffenen Kelchen direkt gegenüber lokalisiert sind. Der zentrale Sinus ist bei Neugeborenen kaum erkennbar und wird mit dem Wachstum des Kindes umfangreicher, entsprechend der Volumenzunahme des peripelvinen Fettes.

Das *Nierenbecken* kann klein und von Nierenparenchym weitgehend umgeben sein, weshalb es als «intrarenal» bezeichnet wird. Häufiger, besonders beim älteren Kind, befindet es sich extrarenal und ist gelegentlich sehr voluminös. Bei fehlender Dilatation der Calyces minores bzw. der Kelche, ist keine obstruktive Läsion vorhanden.

Die *Ureter* zeigen im proximalen Teil beim Neugeborenen und jungen Säugling oft multiple Falten, die mit dem Wachstum verschwinden und nicht stenotischen Partien entsprechen. Der Ureter ist durch seine aktive Peristaltik normalerweise nicht in der ganzen Länge absehbar.

Die *Harnblase* zeigt beim Kind radiologisch eine «doppelkammrige» Morphologie. Der Blasenfundus ist bei wenig starker Füllung antevertiert und wird deshalb in der Ausscheidungsurographie beim Kind in Rückenlage zunächst nicht mit Kontrastmittel gefüllt. Umgekehrt wird sich bei einem Kind in Bauchlage zunächst der Fundus füllen; dadurch können sich die distalen Ureterpartien, wenn sie kontrastmittelgefüllt sind, relativ weit kaudal projizieren. Dies sollte nicht zu einer Annahme von Ureterektopie führen. Sogenannte «Blasenohren» entsprechen physiologischen lateralen Ausstülpungen in den inneren Inguinalring.

Die *männliche Urethra* hat in ihrem posterioren Bereich mehrere charakteristische physiologische Irregularitäten (**Abb. 6-96**). Der externe Sphinkter, distal des Blasenhalses, demarkiert sich in der Regel proximal und distal; der Beckenboden und die Perinealmembran können ebenfalls je eine leichte Kaliberreduktion im Bereich der membranösen Partie der Urethra bewirken. Eine typische dynamische Variante ist das Auf- und Zugehen des externen Sphinkters, gerade beim ängstlichen Kind. Posteriore Urethralklappen bewirken typischerweise eine starke Einengung der Urethra auf Höhe der äußeren Begrenzung des externen Sphinktermuskels und führen zu einer starken Enlongation und Dilatation der proximal davon liegenden Urethrapartie. Das Verumontanum der Prostata ist in der Regel als schwacher Kontrastmitteldefekt auf Höhe des externen Sphinkters und proximal davon dorsal erkennbar.

Die *weibliche Urethra* ist im proximalen Bereich stark dilatierbar und erscheint als weiter Trichter bei Beginn der Miktion; in der Folge verengt sich aber das Kaliber bei adäquater Eröffnung des externen Sphinkters. Die trichterartige Erweiterung proximal ist auch charakteristisch bei dysfunktioneller Miktion mit unvollständiger Eröffnung des Sphinkters. Ein vaginaler Reflux während der Miktion ist keine seltene Beobachtung und ist nicht pathologisch.

Nierenerkrankungen

Die Makromorphologie der kranken Niere ist unspezifisch. Unterschiedliche Pathologien können sich bilddiagnostisch in ähnlicher Weise manifestieren. Anderseits können morphologische Kriterien eine differentialdiagnostische Beurteilung ermöglichen. Eine pathologisch veränderte Niere kann normal groß (und geformt), vergrößert (**Tab. 6-6, Tab. 6-7**) oder zu klein (**Tab. 6-8**) sein. Umgekehrt kann eine ungewöhnlich große Niere funktionell normal sein (z. B. bei einem Doppelsystem). Die Abnormität kann uni- oder bilateral lokalisiert sein.

Sonographisch ist die kortikomedulläre Differenzierung zu beurteilen. Im Normalfall ist der renale Kortex relativ echoreich, die medullären Pyramiden sind echoarm. Diese Differenzierung kann bei bestimmten krankhaften Veränderungen aufgehoben oder umgekehrt sein. Verschiedene Formen der Nephrokalzinose (kortikal, medullär, gemischt) sind sonographisch diagnostizierbar, aber unspezifisch. Ursachen der medullären Nephrokalzinose sind: idiopathisch, iatrogen (nach Lasixgabe oder Vitamin-D-Überdosierung), Immobilisation, Oxalose, renale tubuläre Acidose, Hyperparathyreoidismus, Cushing-Syndrom und Bartter-Syndrom. Zahlreiche Krankhei-

6.
Uro-
genital-
trakt

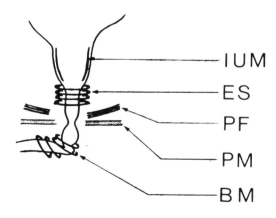

Abb. 6-96: Männliche Urethra (aus: Aaronson, Cremin: Clinical Pediatric Radiology. Churchill Livingston, 1984). IUM Innerer Urethralmuskel, ES Externer Sphinktermuskel, PF (pelvic floor) Beckenboden, PM Perinealmembran, BM Bulbokavernosusmuskel.

IUM
ES
PF
PM
BM

Tab. 6-6: Ursachen einer einseitigen Vergrößerung der Nieren.

Entzündung	Pyelonephritis
	Abszeß
Mißbildung	Pyeloureterale Obstruktion
	Ureterovesikale Obstruktion
	(primärer Megaureter)
	Multizystisch dysplastische Niere
	Einfache oder komplexe zystische
	Nierenveränderung
Tumor	Nephroblastom (Wilms)
	Andere renale Tumoren
	Kongenitales mesoblastisches Nephrom
Trauma	
Verschiedenes	Hemihypertrophie
	Nierenvenenthrombose
	Kompensatorische Hypertrophie
	Doppelsystem

Tab. 6-7: Ursachen einer bilateralen Nephromegalie.

Entzündung	Nephritis
	Nephrose
	Kawasaki-Syndrom
	Aids
Mißbildung	Pyeloureterale Obstruktion
	Ureterovesikale Obstruktion
	(primärer Megaureter)
Zystische renale Abnormität	Polyzystische Nierenerkrankung, dominant (evtl. unilateral)
	Polyzystische Nierenerkrankung, rezessiv
	Glomerulozystische renale Erkrankung
	Markschwammnieren
Tumor	Nephroblastom (Wilms)
	Andere bilaterale renale Tumoren
	Leukämie (infiltrativ)
	Lymphom (infiltrativ), inkl. Aids
Metabolische Krankheit	Glykogenose I
	Hereditäre Tyrosinose
	Lipoatrophischer Diabetes
Hämoglobin-opathie	Sichelzellglomerulopathie
	Thalassämie
Verschiedenes	Toxisches Schocksyndrom
	Nierenvenenthrombose
	Purpura Schönlein-Henoch
	Gallengangsatresie
	Bartter-Syndrom
	Fetale Viszeromegalie (Beckwith-Wiedemann)
	Diabetes insipidus
	Amyloidose

Tab. 6-8: Ursachen einer zu kleinen Niere.

Hypolasie
Dysplasie
Refluxnephropathie
Atrophie postobstruktiv
Kortikale/medulläre Nekrose
Zustand nach Nierenvenenthrombose
Zustand nach arterieller Okklusion
Zustand nach Irradiation

ten führen zu einer Hyperechogenität der renalen Medulla. Eine Vielzahl von Ätiologien führt zur Hyperechogenität des renalen Kortex, unter anderem auch die Nephrokalzinose. Ursachen für eine Vermehrung der renalen parenchymalen Echogenität (insbesondere kortikal) sind die verschiedenen glomerulären und tubulointerstitiellen Pathologien.

Erhöhte Präzision und geringe Morbidität der Ultraschallgesteuerten *Nierenbiopsie* führen zu vermehrter Anwendung dieser Technik beim Kind, die meistens die ätiologische Definition der Erkrankung erbringt.

Harnwegsinfektionen

Die *akute Pyelonephritis* kann eine fokale oder generelle Schwellung der betroffenen Niere bewirken. Ein sonographisches Korrelat findet sich nur gelegentlich. Eine höhere Sensitivität hat die DMSA-Szintigraphie. Abszedierung bei Pyelonephritis und Pyonephrose bei obstruktiver Uropathie sind bekannte Komplikationen der HWI. Die uroradiologische Abklärung soll erst nach erfolgreicher Behandlung der HWI durchgeführt werden, d. h. nach einem Ablauf von 4 bis 6 Wochen nach Beginn einer erfolgreichen antiinfektiösen Therapie, wenn sich mögliche infektionsbedingte muköse Blasenwandveränderungen zurückgebildet haben, die den Nachweis eines Refluxes verhindern könnten. Auch ist die Blase zu diesem Zeitpunkt in der Regel wieder zu ihrer normalen Kapazität fähig, um die Effizienz der ureterovesikalen Verbindung testen zu können.

Wegen der effizienten antiinfektiösen Therapie sind *chronische* entzündliche Pathologien des kindlichen Harntraktes selten zu beobachten (Malakoplakie, xanthogranulomatöse Pyelonephritis und andere).

Verschiedene Formen der *proliferativen Zystitis* sind, wenn auch in unspezifischer Art, ebenfalls der sonographischen Beurteilung zugänglich. Dazu gehören die akute hämorrhagische Zystitis, die eosinophile Zystitis, Formen von granulomatöser Zystitis, sowie medikamentös bedingte Zystitiden (**Abb. 6-97**).

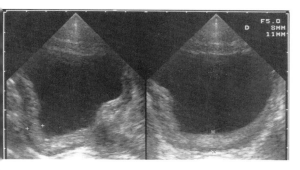

Abb. 6-97: Akute Zystitis. 13jähriger Knabe mit Epididymitis und Zystitis, möglicherweise Zystitis als Ursache. Sonographie longitudinal und transvers zeigt die massive Verdickung der Blasenmukosa; echoärmere dünnere Außenschicht entspricht der normalen Muskularis.

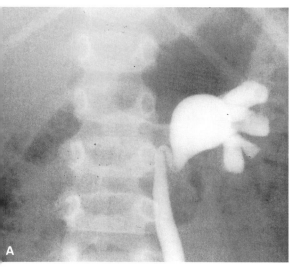

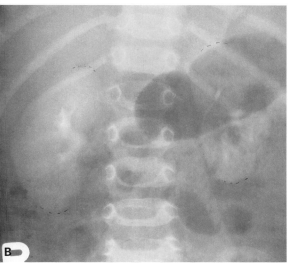

Vesikoureteraler Reflux

Die häufigste Folge einer Mißbildung des Urogenitaltraktes ist der *vesikoureterale Reflux* (VUR) infolge inadäquater Verbindung zwischen Ureter und Blase. Ätiologisch handelt es sich meistens um eine primäre Störung der Uretermündung. Sie ist um so häufiger, je jünger das Kind ist. Bei geringerem Grad erfolgt eine progrediente Rückbildung. Grundsätzlich ist die Insuffizienz der ureterovesikalen Verbindung pathologisch. Bei der normalen ureterovesikalen Verbindung hat der intramurale Ureter einen äußeren Anteil, der schräg durch die muskuläre Blasenwand führt, und einen inneren, der muskulären Blasenwand entlanglaufenden submukösen Anteil, die bei adäquater Länge als Antirefluxmechanimus funktionieren. Beim VUR ist dieser «Tunnel» zu kurz, vor allem im submukösen Anteil; dabei ist das innere vesikale Orifizium lateralisiert. Da im Verlauf des Wachstums die Länge dieses intramuralen Ureters in Relation zur Weite zunimmt, kann sich ein geringergradiger VUR mit der Zeit zurückbilden.

Es besteht die Möglichkeit, daß bei einer knapp effizienten Uretermündung durch eine lokale *infektiöse* Veränderung ein VUR entsteht. Bedeutungsvoller ist, daß der Infekt bzw. dessen Folgen ein an sich insuffizientes Ureterostium als effizient erscheinen lassen kann. Daher die Empfehlung, die uroradiologische Abklärung erst nach Abklingen der entzündungsbedingten Blasenveränderungen durchzuführen. Bei Säuglingen mit einer durchgemachten HWI wird ein VUR in gut der Hälfte der Fälle gefunden. In der frühkindlichen Epoche ist der Druck, den die Harnblase bei der Kontraktion erzeugen kann, relativ hoch. Somit sind die Bedingungen zur Entstehung einer Pyelonephritis, bzw. der Refluxnephropathie (RNP) in dieser ersten Lebensphase im besonderen Maß gegeben **(Abb. 6-98)**.

Die *Sonographie* kann vor oder nach der MCU erfolgen; ein Argument, sie als erste Untersuchung durchzuführen, ist die Möglichkeit, die Blasenwand zu beurteilen und bei stärkerer Schwellung die MCU

Abb. 6-98: Vesikoureteraler Reflux (VUR) und Refluxnephropathie (RNP). 3jähriges Mädchen, Zustand nach akutem Harnwegsinfekt. (A) MCU zeigt mittelgradigen VUR ins Unterpolsystem einer kompletten Duplikation des ableitenden Harntrakts links. Kelchdeformitäten im Refluxbereich. (B) Urographie, 3 Minuten nach Kontrast i.v. zeigt mittelgradige bis massive RNP des linken Unterpols. Linker Oberpol und solitäre rechte Niere normal.

um einige Wochen zu verschieben. Beim jungen Säugling mit starkem Verdacht auf einen VUR empfiehlt sich die zyklische oder repetitive MCU (zwei- bis dreimalige Blasenfüllung während der gleichen Untersuchung). Der intrarenale Reflux ist vermutlich meistens so geringgradig, daß er der makroskopischen Beobachtung entgeht. Festgestellt wird er häufiger bei kleinen Kindern, bei denen der intravesikale Druck bei der Miktion, der sich auf den oberen Harntrakt auswirkt, relativ hoch ist (**Abb. 6-99**).

Eine Abdomenübersichtsaufnahme 10 Minuten nach Miktion zeigt die Verweildauer des Kontrastmittels im oberen Harntrakt. Diese Aufnahme ist als Erstaufnahme für die nun folgende *AU* zu betrachten. Diese sollte bei einem mittleren oder starken Grad von VUR stets unter Belassen des intravesikalen Katheters und unter offener Drainage durchgeführt

werden; nur dadurch läßt sich ein VUR während der AU vermeiden und damit die Fehlinterpretation von «Nierenfunktion» aufgrund von evtl. refluiertem Kontrastmittel im einen oder anderen Nierenbeckenkelchsystem (**Abb. 6-100**). Falls bei einem massiven VUR und trotz Blasendrainage durch den Katheter der obere Harntrakt auch nach einer Stunde oder länger noch relativ viel Kontrastmittel enthält, muß entweder eine gleichzeitig bestehende ureterovesikale Drainagebehinderung (der primär obstruktive Megaureter kann mit VUR einhergehen) oder eine inadäquate renale Funktion vermutet werden.

Die übliche *Gradierung* des VUR besteht in fünf Stufen: Grad I entspricht einem Reflux lediglich in den Ureter; bei Grad II reicht der Reflux bis ins Nierenbeckenkelchsystem ohne Dilatation desselben; bei Grad III besteht eine geringgradige bis mäßige Kelchdilatation mit Rundung der sonst spitzen Fornices; bei Grad IV sind die Kelche stark dilatiert, die Papillenimpression ist aber noch erkennbar; bei Grad V sind Papillenkontur und Fornices nicht mehr als solche erkennbar (**Abb. 6-101**).

Die Folge des VUR sind lokale oder diffuse renale Veränderungen durch Parenchymverlust, d.h. eine *Refluxnephropathie* (**Abb. 6-98**). Als solche gelten sowohl die narbigen Veränderungen der renalen Kontur, die Parenchymreduktion generell, aber auch die

Abb. 6-99: Intrarenaler Reflux (IRR) bei posterioren Urethralklappen. 11 Tage alter Knabe. Fötal und neonatal perirenales Urinom rechts durch Ruptur des Nierenparenchyms infolge von hohem intermittierendem Hohlraumdruck. MCU: (**A**) Massiver VUR während der Füllungsphase. (**B**) Massiver IRR während der Miktion: Ausdruck von starker Druckzunahme bei Blasenkontraktion. Verbindung in das perirenale Urinom nicht mehr nachweisbar.

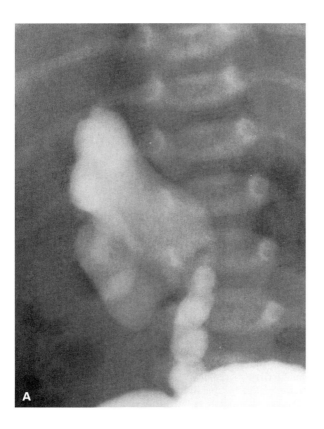

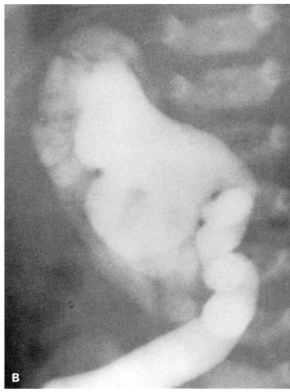

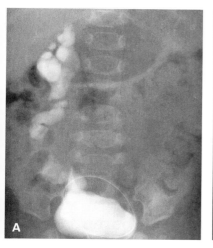
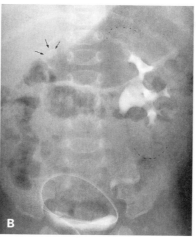
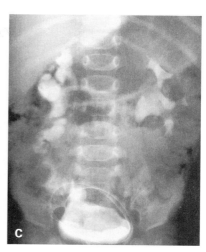

Abb. 6-100: Vesicoureteraler Reflux (VUR) rechts mit «Schrumpfniere». 8wöchiger Knabe. Zustand nach Urosepsis. **(A)** MCU 5 Minuten nach Miktion zeigt mittelgradige Residualmenge von Kontrast im oberen Harntrakt rechts. Relative Nähe der Kelche zueinander. **(B)** AU 15 Minuten nach Kontrast i.v.: Normale, kompensatorisch vergrößerte linke Niere. Winziger Rest einer vermutlich dysplastischen rechten Niere (Pfeile). Untersuchung etwa 1 Stunde nach MCU. **(C)** Collage von A + B. So könnte die 15 Min.-Aufnahme der AU aussehen, wenn nicht durch kontinuierliche Evakuation über den belassenen Blasenkatheter das rechte System vollständig drainiert worden wäre; die Kontrastmenge rechts hätte als Ausdruck von Funktion rechts fehlinterpretiert werden können (dadurch mögliche konsekutive Ureterreimplantation statt Nephrektomie).

Kelchdeformitäten aufgrund von Parenchymverlust. Mögliche Folgen sind renale Insuffizienz und/oder Hypertension.

Die *Therapie* erfolgt entweder konservativ durch langfristige antibiotische Prophylaxe oder, bei schwerergradigen oder komplizierten Fällen, durch chirurgische Reimplantation des betroffenen Ureters.

Während beim primären VUR eine angeborene Abnormität der ureterovesikalen Mündung vorliegt, ist die Definition des sogenannten *sekundären Reflux* weniger eindeutig. Es ist möglich, daß eine infravesikale Obstruktion, sei sie anatomisch (z. B. posteriore Urethralklappen beim Knaben) oder funktionell (z. B. neurogene Blasenentleerungsstörung), ein primär suffizientes ureterovesikales Orifizium insuffizient werden läßt.

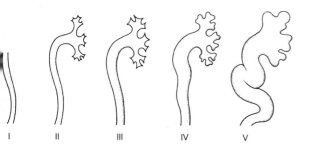

Abb. 6-101: Schweregrade des vesikoureteralen Reflux, gemäß der internationalen Refluxstudie (aus: Monatschrift der Kinderheilkunde, 1981; 129:316–323).

I   II   III   IV   V

Hydronephrose und Hydroureter

Die der Morphologie von Hydronephrose und Hydroureter zugrunde liegende Pathologie ist nicht selten komplex; manchmal besteht keine Obstruktion. Die Bezeichnung *Ektasie* ist deshalb zutreffender, da keine ätiologische Implikation gemacht wird. Die Gründe zur Ektasie des oberen Harntraktes sind vielfältig. Neben einer Obstruktion kann ein VUR bestehen. Die Ektasie kann ein Residuum einer früheren Abnormität darstellen oder durch einen aktuellen physiologischen Zustand bedingt sein (z. B. erhöhter Urinfluß, volle Harnblase). Die Ursache einer obstruktiven Uropathie kann außerhalb des Harntraktes liegen (intra- oder retroperitonealer Tumor, entzündliche Infektion des Gastrointestinaltraktes wie Morbus Crohn).

6.
Urogenitaltrakt

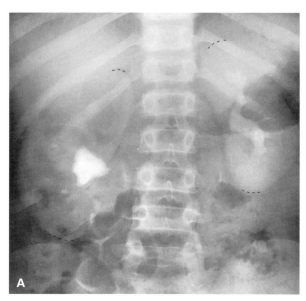

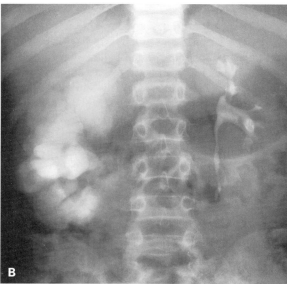

6.
Uro-
genital-
trakt

Abb. 6-102: Megapolykalikosis, assoziiert mit obstruktiver Uropathie durch Ausgußkonkrement, bzw. pyeloureterale Stenose. 11jähriger Knabe, kolikartige Flankenschmerzen rechts, Pyurie. AU 3 Minuten **(A)** und 45 Minuten **(B)** nach Kontrast i.v.: Ausgußkonkrement rechts. Mittelgradige Verzögerung der Kontrastausscheidung bei funktionierender Niere. Ungewöhnlich zahlreiche Nierenkelche, die mosaikartig aneinanderliegen, charakteristisch bei Megapolykalikosis. Normale linke Niere.

Die *Megapolykalizes* sind eine renale Dysplasieform mit partiellem oder vollständigem Fehlen de medullären Papillen und daher vergrößerten Nierenkelchen. Ihre Diagnose ist radiologisch meistens ein deutig, sonographisch nicht **(Abb. 6-102)**. Diese al «Hydronephrose» imponierende Abnormität erforder als solche keine chirurgische Maßnahme. Sie kan aber mit einer obstruktiven Uropathie verbunden sein die ihrerseits zu behandeln ist. Eine seltene Form de «pyelo»ureteralen Obstruktion ist die pyeloinfundi buläre Hypoplasie.

Obstruktion des oberen Harntraktes

Bei der *Hydrokalikosis* kann ein einzelner renale Kelch oder eine Gruppe von Kelchen durch extrinsi sche Kompression wie durch intrinsische Engnis de zugehörigen Infundibulums als einzelne Hohlraum partie dilatiert sein.

Die *ureteropelvine Stenose* (Ureterabgangsstenose ist in der Mehrzahl der Fälle durch eine intrinsische meist fibrotisch veränderte Ureterstriktur beding **(Abb. 6-103)**. Es ist die häufigste Form der obstrukti ven Uropathie und bei weitem die häufigste pränata diagnostizierte oder vermutete Abnormität des Harn trakts (40–65%) **(Abb. 6-104)**. Der Grad der Ob struktion ist urographisch relativ gut abschätzbar. Ver größerung der Niere und relativ dichte, wenn auch verzögerte Kontrastmitteldarstellung des Hohlraum systems sind beim kleinen Kind funktionell als pro gnostisch gut zu werten. Das sogenannte Crescent Zeichen kommt durch Kontrastierung der papillären Kanälchen (Ductus Bellini) zustande; diese ursprüng lich radiär verlaufenden Ausführungskanälchen sin durch die obstruktive Hydronephrose peripherwärt gedrängt und nehmen eine mehr zirkumferentiell Verlaufsrichtung um die dilatierten Nierenkelche a **(Abb. 6-105)**. Auch dieses Zeichen, wenn es relativ früh und kontrastreich auftritt, deutet auf eine adä quate renale Funktion hin. Der Schweregrad de obstruktiven Uropathie ist unabhängig von der Größ des renalen Pyelon, bzw. vom Grad der Hohlraum ektasie.

Bei der *pelvo-infundibulären Hypoplasie,* eine Form mit fehlendem Pyelon, kann die chirurgisch Korrektur bei signifikanter Stenosierung nur durch eine Uretero-Kalikostomie erfolgen. Von der klassi schen Form der *multizystisch dysplastischen Niere* nimmt man an, daß eine Extremform der pyeloure ralen Stenose (bzw. eine Atresie) in der frühen fetale Periode die Urinproduktion zum Stillstand gebrach

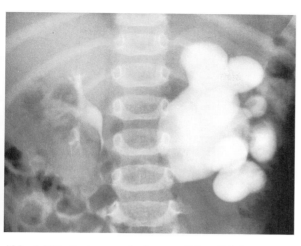

Abb. 6-103: Pyelouterale Stenose links. 1jähriger Knabe nach Harnwegsinfekt, kein VUR. Sonographie zeigte massive Hydronephrose links mit Verdacht auf pyelouterale Stenose. Bestätigung durch Urographie: Gut mittelgradig effiziente pyelouterale Stenose bei adäquater renaler Funktion.

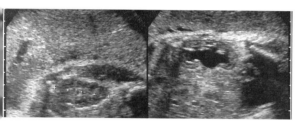

Abb. 6-104: Pyelouterale Stenose links. Fötale Sonographie mit 31 Gestationswochen zeigt normale rechte Niere; mittelgradig hydronephrotische linke Niere. Befund 3 Wochen postnatal ähnlich; die Urographie zeigte eine pyelouterale Stenose. Mit 4 Monaten sonographisch massive Zunahme der Hydronephrose, daraufhin Pyeloplastik.

Abb. 6-105: Pyelouterale Obstruktion rechts bei solitärer Niere. 3 Monate alter Knabe mit Tumorverdacht im rechten Hemiabdomen. Sonographie zeigt massive Hydronephrose rechts bei solitärer Niere. Kein VUR. **(A)** Urographie 15 Minuten nach intravenöser Kontrastgabe: Intensive Kontrastausscheidung in den papillären Ausführungskanälchen (Crescent-Sign) und abhängigen Kelchpartien. Sehr große Niere. **(B)** Urographie 80 Minuten nach Kontrastmittel i.v.: Adäquate, relativ kontrastdichte Füllung des sehr großen obstruktiven solitären Nierenbeckenkelchsystems. Nach Pyeloplastik signifikanter Rückgang der renalen Größe; nach 7 Monaten vollständige Rückbildung der Hohlraumektasie. Patient war nie niereninsuffizient. Beachte: Positives Crescent-Sign, starke Kontrastkonzentration, Vergrößerung des Nierenvolumens durch aktive vis-a-tergo sind Zeichen guter renaler Funktion.

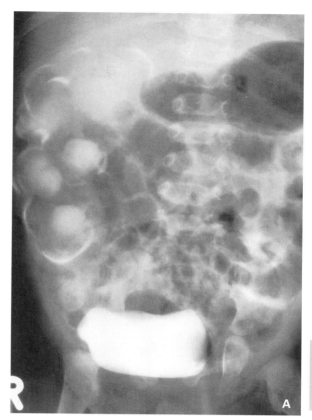

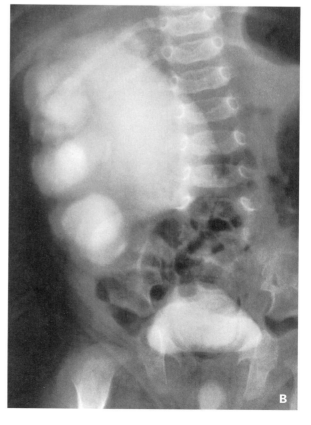

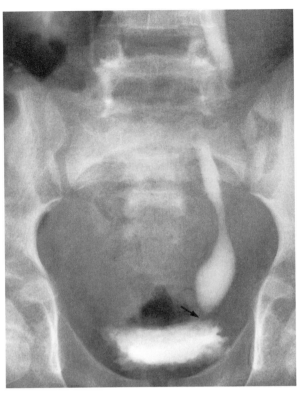

Abb. 6-106: Primär obstruktiver Megaureter links. 7jähriger Knabe, Zustand nach einmaliger Hämaturie ohne Trauma, keine Harnwegsinfekte. Urographie 30 Minuten nach Kontrast i.v., unmittelbar nach Miktion: Mäßige Ektasie des linken Ureters, prominent unmittelbar vor dem normalkalibrigen distalen, adynamen Segment (Pfeil) des primären Megaureters. Charakteristischer Befund. Ipsilaterale Niere ohne Hohlraumdilatation. Unauffälliger Befund rechts. Vermutlich Zustand nach Abgang eines Ureterkonkrements, das die Symptomatik bewirkt hat. Keine chirurgische Maßnahme.

Abb. 6-107: Primär obstruktiver Megaureter bds., massiver assoziierter VUR rechts. 13 Monate alter Knabe, rezidivierende Harnwegsinfekte. Sonographie zeigte massiven Megaureter rechts, MCU zeigt massiven VUR rechts. **(A)** 4 Stunden nach MCU: Retention von kaum verdünntem Kontrastmittel im Megaureter rechts. **(B)** Urographie 6 Tage nach MCU und nach vorheriger Blasenkatheterisierung während gut 4 Stunden; 60 Minuten-Aufnahme nach Kontrast i.v. zeigt adäquate Ausscheidung links in ebenfalls primären Megaureter; rudimentäre Ausscheidung rechts. **(C)** 4 Monate nach kutaner Ureterostomie rechts und Resektion des adynamen Uretersegmentes links mit Reimplantation: 15 Minuten nach Kontrast i.v. normale Ausscheidung links bei kompensatorisch vergrößerter linker Niere; rudimentäre Ausscheidung rechts (Funktionsanteil rechts nach DMSA-Szintigraphie etwa 12%).

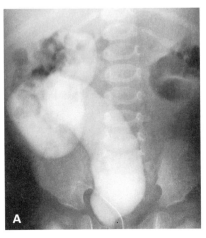

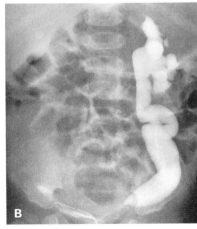

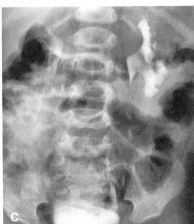

und die Niere als dysplastisches Residuum übriggelassen hat. Charakteristisch sind multiple, unterschiedlich große zystische Formationen; das renale Parenchym fehlt; die renale Form ist verloren gegangen. Die Diagnose ist sonographisch in der Mehrzahl der Fälle mit großer Wahrscheinlichkeit zu vermuten. Den Nachweis der Nicht-Funktion erbringt die Szintigraphie (DMSA). Nicht selten ist die funktionierende Gegenseite durch eine mehr oder weniger stark ausgeprägte pyeloureterale Stenose charakterisiert. Die multizystisch dysplastische Niere kann bei Geburt relativ voluminös sein, so daß aus diesem Grund eine operative Entfernung erwogen werden kann.

Eine *Obstruktion zwischen pyeloureteralem und ureterovesikalem Übergang* ist ultrasonographisch und auch urographisch nur bedingt zu beurteilen. Die retrograde Ureterographie kann als Ergänzung indiziert sein. Ätiologisch kann es sich um eine intrinsische oder extrinsische Läsion handeln. Der sogenannte retrokavale Ureter (korrekterweise als präureterale Vena cava inferior zu bezeichnen, gemäß ihrer embryonalen Entwicklung), führt zu extrinsischer Ureterkompression; er wird selten schon beim Kind diagnostiziert. Eine extrinsische Ureterkompression kommt auch gefäßbedingt in Verbindung mit einer Hufeisenniere oder renalen Ektopie vor.

Die *ureterovesikale Obstruktion* ist am häufigsten bedingt durch einen *primär obstruktiven Megaureter* mit einem adynamischen distalen Segment (funktionell analog der Adynamie des aganglionären Kolon bei Morbus Hirschsprung). Das adyname Segment ist meistens nur wenige mm lang (etwa 5–15 mm) und an sich von normalem Kaliber (**Abb. 6-106**); die Uretermündung kann zusätzlich insuffizient sein, so daß gleichzeitig ein VUR besteht (**Abb. 6-107**). Die Behandlung erfolgt durch Resektion des adynamen Segments, gelegentlich ergänzt durch eine Reduktion des Ureterkalibers im Hinblick auf dessen Neuimplantation in die Harnblase. In manchen Fällen wird im Laufe des Wachstums des Kindes ein Rückgang der Obstruktion bis zur funktionellen Normalität beobachtet.

Die echte ureterovesikale Stenose ist gegenüber dem primär obstruktiven Megaureter selten. Sie wird bei *ektoper Uretermündung,* häufiger bei einem doppelten ableitenden Harntrakt und oft mit einer Ureterozele vergesellschaftet, beobachtet. Je stärker ektop die Uretermündung liegt, desto eher und um so stärker besteht eine Obstruktion in diesem Mündungsbereich. Die im Harntrakt am weitesten distal liegende Ureterektopie liegt auf Höhe des externen Sphinkters, beim Knaben nie distal davon; beim Mädchen kann die ektope Uretermündung den externen Sphinkter umgehen und vaginal lokalisiert sein (cf. Harnträufeln).

Obstruktion des unteren Harntraktes

Die Obstruktion durch *posteriore Urethralklappen* beim Knaben liegt auf Höhe der distalen Begrenzung des externen Sphinktermuskels und führt zu einer oft massiven Dilatation der posterioren Urethra (**Abb. 6-108**). Die Folge der Obstruktion ist eine Blasenwandhypertrophie mit oder ohne ein- oder beidseitigem sekundärem VUR (**Abb. 6-99**), sowie eine ureterovesikale Drainagebehinderung infolge der Hyertrophie des Detrusormuskels. Typischerweise zeigt die Niere der refluierenden Seite meistens dysplastische Veränderungen mit starker Funktionseinschränkung. In der Regel ist die refluierende Seite bezüglich der renalen Funktion die prognostisch ungünstigere, im Vergleich zur obstruktiven Gegenseite. Die Resektion der posterioren Urethralklappen durch Urethroskopie und Elektrokauterisierung sollte so früh wie möglich erfolgen. Meistens entwickelt sich trotzdem eine renale Insuffizienz. Blasendivertikel bzw. Pseudodivertikel und Reflux in die prostatischen Ausführungskanälchen bzw. Samenblasen sind häufig zu beobachten.

Eine *Urethrastriktur* ist beim Knaben gelegentlich im Bereich der proximalen Partie der bulbokavernösen Urethra vorhanden (**Abb. 6-109**). Die exakte Ausdehnung wird durch die Kombination von ante- und retrograder Urethradarstellung demonstriert. Dies wird durch eine MCU und das Anlegen einer distalen Penisklemme oder durch die gleichzeitige retrograde Urethrographie über einen feinen Ballonkatheter in der Fossa navicularis ermöglicht.

Das *posteriore oder anteriore Urethradivertikel* führt ebenfalls zur Obstruktion des unteren Harntrakts. Das anteriore Divertikel wird gelegentlich falsch als «anteriore Klappe» beurteilt. Es soll auch nicht mit einer rupturierten Zyste des Cowper'schen Ausführungskanals verwechselt werden.

Der *Urethrapolyp* ist meistens gestielt und hat eine Tendenz, während der Miktion vom trigonalen Bereich bzw. aus der Nachbarschaft des Blasenhalses in die Urethra zu gelangen und diese akut zu verschließen. Dieser Mechanismus führt zu akutem Unterbruch der Miktion, evtl. mit Schmerzen und typischerweise mit Blutabgang am Ende der Miktion.

Die *Megalourethra* ist eine spindelförmige Dilatation der bulbokavernosen Urethra aufgrund einer Hypoplasie oder des Fehlens des Corpus spongiosum und der Corpora cavernosa. Diese Abnormität besteht gelegentlich im Zusammenhang mit anorektalen Mißbildungsformen oder beim Prune-Belly-Syndrom.

Duplikationsformen der Urethra existieren mit oder

6.
Urogenitaltrakt

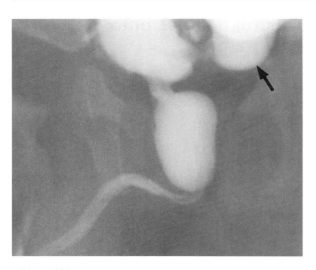

Abb. 6-108: Posteriore Urethralklappen. 6 Monate alter Knabe, Zustand nach Harnwegsinfekt, schwacher Harnstrahl. MCU zeigt charakteristischen Befund bei posterioren Urethralklappen mit massiver Elongation und Distension der prostatischen Urethra am Ende der Miktion. Massiver Reflux in den linken oberen Harntrakt (Pfeil).

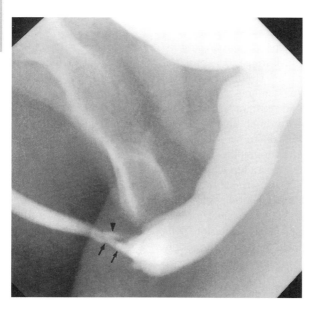

Abb. 6-109: Urethrastriktur. 12jähriger Knabe, akute Harnverhaltung. Sonographie zeigte mittelgradige muskuläre Blasenwandverdickung und funktionelle Hydronephrose rechts bei voller Blase. Primäre Katheterisierung mißlingt; Katheterspitze blutig. Nach suprapubischer Drainage zeigt die antegrade MCU eine Striktur in der proximalen Pars bulbocavernosa, etwa 7 bis 10 mm lang (Pfeile). Kleine «fausse route» (Pfeilkopf) oberhalb der Striktur durch Katheterisierungstrauma. Die Anamnese ergibt ein Perinealtrauma durch Kontusion mit Fahrradstange 4 bis 6 Wochen früher.

ohne Duplikation der Blase. Als Regel muß man die mehr perinealwärts liegende Urethra als die funktionelle betrachten. Eine assoziierte Obstruktion ist möglich.

Eine *Meatusstenose* kann assoziiert mit einer Hypospadie oder erworben sein durch eine vorausgehende lokale Infektion der Glans penis, als bekannte Folge der rituellen Zirkumzision.

Die *urethrale Obstruktion* beim Mädchen durch eine Engnis des Meatus oder eine Klappenbildung ist ein seltener Befund.

Die *urethrale Atresie* kommt bei beiden Geschlechtern vor, in der Regel bei Potter-Syndrom mit schwerster Nierendysplasie und nicht lebensfähigem Kind.

Mißbildungen des oberen Harntraktes

Die *Duplikation des oberen Harntraktes* ist eine häufige Fehlbildung. Bei unbehinderter Urindrainage besteht eine normale renale Funktion beider Anteile des Doppelsystems. Die Duplexniere ist in der Regel größer als die Niere eines solitären Systems. Die Duplikation eines Ureters kann unvollständig oder vollständig sein, im letzteren Fall mit zwei voneinander getrennten ureterovesikalen Orifizien. In fast einem Drittel der Fälle ist die Duplikation des oberen Harntraktes bilateral. Die Aufteilung zwischen Ober- und Unterpolanteil entspricht meist ein Drittel zu zwei Drittel des dazugehörigen Nierenparenchyms bzw. der Kelche ist aber variabel.

Störungen der Urindrainage sind häufiger bei vollständiger Doppelung, besonders bei ektoper Mündung des Oberpol-Ureters, der den Unterpolureter kreuzt und distal davon mündet; in der Regel je deutlicher ektop, desto stärker obstruktiv. Damit verbunden ist häufig eine insuffiziente ureterovesikale Verbindung des stets eutop mündenden Unterpolureters mit VUR (**Abb. 6-110**). Der dilatierte und kreuzende obstruktive Oberpolureter ist an der Störung der Mündung des Unterpolureters mitbeteiligt.

Die *ektope Mündung eines Ureters* kann im gesamten Bereich des Wolfschen Ganges vorkommen; dieser ist beim Knaben mitbeteiligt bei der Formierung des Blasentrigonums und der proximalen Urethra bis zum Verumontanum und formt den Ductus ejaculatorius, die Samenblasen und das Vas deferens. Beim Mädchen ist der Wolfsche Gang rudimentär; er wird im Bereich des Blasentrigonoms, der Urethra und der Vorderwand von Vagina und Cervix absorbiert, wo

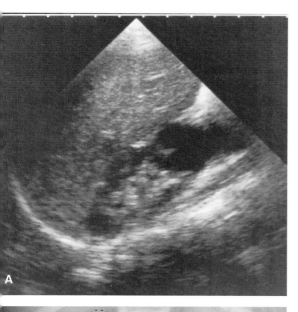

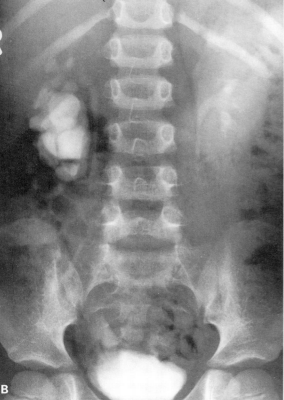

sich die ektopen Uretermündungen beim Mädchen befinden können.

Ureterozelen sind zystische Dilatationen der distalen Ureterpartie. Die Ureterozele kann partiell oder vollständig intravesikal liegen; ihre Basis kann unterschiedlich groß sein. Eine Protrusion während der Miktion mit konsekutiver Unterbrechung der Miktion ist möglich. Die Ureterozele kann bei Mädchen bis zum urethralen Meatus und darüber hinaus prolabieren und als interlabiale Masse imponieren. In der Regel ist die Ureterozele mit einer Mündungsstenose verbunden; es gibt auch wenig obstruktive Ureterozelen, bei denen chirurgisch der dazu gehörige Oberpolanteil der Doppelniere erhalten werden soll. Bei signifikanter Obstruktion besteht meist eine mehr oder weniger ausgeprägte Dysplasie des obstruktiven Oberpolanteils der Niere (**Abb. 6-111**). Die chirurgische Therapie erfolgt durch Oberpolheminephrektomie mit Ureterektomie, die distale Partie des Ureters wird entleert und die kollabierte Ureterozele in situ belassen.

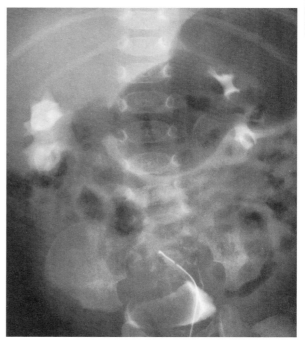

Abb. 6-110: Komplette Duplikation mit Unterpol-Reflux-nephropathie. 4jähriger Knabe, rezidivierende Harnwegsinfekte. **(A)** Sonographie, rechte Flanke: Massive Unterpolhydronephrose ohne Parenchymresiduum; normaler Oberpol. **(B)** AU, 3 Stunden nach Kontrast i.v.: Normales Doppelsystem links; normaler Oberpol rechts. Refluxbedingte Füllung des massiv dilatierten Unterpolsystems rechts (szintigraphisch funktionslos).

Abb. 6-111: Komplette Duplikation rechts mit obstruktiver Oberpolureterozele. 6 Wochen alter Säugling, akute Harnwegsinfekte; Sonographie zeigte Duplikation rechts mit hyperechogenem Nierenparenchym des Oberpolanteils. Urographie, 15 Minuten nach Kontrast i.v., zeigt normales Doppelsystem links; leichte Ektasie des rechten Unterpolsystems, normal funktionierend. Kein Nephrogramm des Oberpolanteils. Kontrastdefekte in der Harnblase durch Ureterozele. Kein Anzeichen von Funktion in der 60 Minuten-Aufnahme.

Die Ureterozele kommt auch bei solitärem System ein- oder beiseitig vor. Die sonographische Diagnose der Ureterozele gelingt oft; der Befund kann jedoch wegen der relativ dünnwandigen Begrenzung übersehen werden. Die radiographische Darstellung bei der Zystographie gelingt besser bei nur geringgradiger Blasenfüllung und in Lateralprojektion. Dabei kommt es zu einem typischen Kontrastmitteldefekt im dorsokaudalen (tringonalen) Blasenbereich. Mit zunehmender Blasenfüllung läßt sich die Ureterozele meistens komprimieren bis ausglätten. In einzelnen Fällen wird sogar eine retrograde Inversion der Ureterozele in den eigenen Ureter beobachtet.

Abb. 6-112: Primär obstruktiver Megaureter links mit intraureteralem Konkrement. 2 Jahre alter Knabe, rezidivierende Harnwegsinfekte (Proteus). (A) 30 Minuten nach Kontrast i.v.: normales Urogramm rechts; mittelgradige obstruktive Hydroureteronephrose links mit charakteristischem adynamischem distalem Uretersegment (Pfeil). (B) AU eine Woche nach Resektion des adynamischen Uretersegments links und Ureterreimplantation. Ureterkonkrement (Pfeile) bis dahin nicht erkannt, Entfernung durch Zweitoperation.

Urolithiasis

Neben der idiopathischen Konkrementbildung sin[d] mehrere *pathogenetische Mechanismen* bekann[t]: Harnwegsinfektion; malformative Bildungen de[s] ableitenden Harntraktes mit oder ohne Obstruktio[n] (**Abb. 6-112**), Prädisposition bei Megapolykalize[n]; Fremdkörper innerhalb des ableitenden Harntrakte[s]; metabolische Erkrankungen (Zystinurie, Hyperurik[k]ämie, renale tubuläre Azidose, Hyperparathyreoidis[mus]. Mehrere metabolische Störungen führen z[u] Hyperkalzämie bzw. Hyperkalziurie mit oder ohn[e] größere Konkrementbildung.

Bei Konkrementbildung im oberen Harntrakt lieg[t] in rund der Hälfte der Fälle eine *Harnwegsinfektio[n]* vor. Bei Konkrementen in der Harnblase ist ein[e] Infektion fast immer vorhanden.

Die *Nephrokalzinose* jeglicher Form ist durch di[e] Ultrasonographie gut zu diagnostizieren. Der funktio[nelle] Grad einer Obstruktion kann nur radiographisc[h] (bzw. szintigraphisch) dargestellt werden.

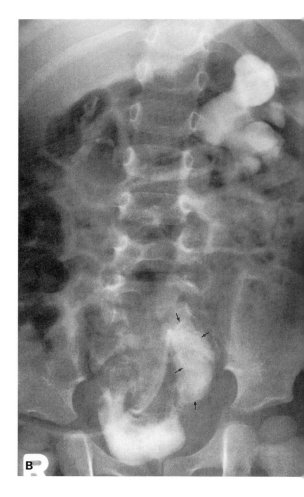

A

B

Prune-Belly-Syndrom

Die klassische Trias besteht in abdominaler Muskelhypoplasie, nicht deszendierten Hoden und massiver Harnwegsdilatation. Abdominale Muskelhypoplasie und Harnwegsdilatation sind bei Mädchen beobachtet worden. Ob das Prune-Belly-Syndrom eine primär malformative komplexe Störung ist oder symptomatischer Ausdruck eines mechanischen Faktors (starke abdominale Distension während der Schwangerschaft) ist ungeklärt. Die assoziierte Hypo- oder Aplasie der Prostata führt zu einer fehlenden «Schienung» der posterioren Urethra und so zu einer möglichen Knickbildung in deren Verlauf. Diese kann sich morphologisch und funktionell ähnlich wie posteriore Urethralklappen präsentieren.

Kloakale Anomalien

Bei der kaudalen Differenzierung des frühfötalen bzw. embryonalen Stadiums ist der Descensus des urorektalen Septums um die 7./8. Gestationswoche ein wichtiger Faktor. Normalerweise fusioniert dieses Septum mit der Kloakalmembran und teilt so die Kloake in eine anteriore Portion zur Bildung von Blase und Urethra und in eine posteriore Portion, aus der sich der Anorektalkanal entwickelt. Bei einer Störung dieses Prozesses kann es zu äußerst komplexen Fehlbildungen kommen. Diese können systematisch gegliedert werden: Die *kloakale Konfiguration* kann urethral oder vaginal sein; der Typ der *uro-kloakalen Kommunikation* kann urethral oder vesikal sein; und die Höhe der *rektalen Kommunikation* kann vaginal, kloakal oder vesikal sein. Assoziierte Mißbildungen des unteren Harntraktes sind: VUR; Blasendivertikel; Blasenduplikation; Urachusresiduen und urethrale Duplikation. Auch die genitalen Abnormitäten wie uterine Duplikation oder Atresie bzw. ein Uterus unicornis sind relativ häufig; evtl. asssoziiert mit vaginaler Duplikation oder Atresie. Ebenso bestehen Anomalien des Beckens und der kaudalen Wirbelsäulenregion: Partielle sakrale Agenesie, Schambeindiastase. Weitere assoziierte Mißbildungen sind: Renale Agenesie; fusionierte Nieren (Hufeisenniere) und obstruktive Uropathie. Wichtigste Untersuchungsmethoden sind die Darstellung der Kloake und des Enddarms durch Kontrastmittelinjektion unter Durchleuchtung, kombiniert mit MCU und Sonographie zur Beurteilung des oberen Harntrakts.

Neoplasien

Die embryonalen Neoplasien Nephroblastom und Neuroblastom sind relativ häufige solide Tumoren beim Kind mit einer Altersverteilung vom 1. zum 7. Lebensjahr, am häufigsten beim Kleinkind zwischen $1^1/_2$ und $3^1/_2$ Jahren vorkommend. Klinisch findet sich meistens eine abdominale Masse, besonders beim Nephroblastom. Als erste Untersuchung demonstriert die Abdomenübersichtsaufnahme Lokalisation und Größe der Raumforderung sowie deren Auswirkung auf die Nachbarorgane. Sie zeigt Verkalkungen und zusätzliche Mißbildungen des Skeletts. Sonographisch gelingt meistens die Unterscheidung zwischen Nephroblastom und Neuroblastom durch Zuordnung der Massenläsion der Niere oder zum extrarenalen Bereich.

Das *Nephroblastom* (Wilms-Tumor) **(Abb. 6-113)** ist eine maligne, exo- oder endophytisch wachsende Neoplasie des Nierenparenchyms. Das Nierenbecken-kelchsystem wird stark verformt, meistens ohne Störung der Ausscheidungsfunktion der Niere. Die Diagnose wird sonographisch vermutet und durch Computertomographie oder Magnetresonanztomographie bestätigt. Es gilt, einen Tumor der Gegenseite (5–7%) sowie die Tumorinfiltration in die Vena cava inferior und den rechten Vorhof auszuschließen. Zum *Neuroblastom* siehe S. 467.

Das *Rhabdomyosarkom* ist ein typischer Tumor des kleineren Kindes im Vorschulalter im Bereich der Harnblase, der Urethra, der Vagina und der Prostata. Es hat eine Tendenz, sich in Hohlorganen oder tubulären Strukturen zu entwickeln. Als *Sarcoma botryoides* weist es im Bereich der Blase einen typischen traubenförmigen Aspekt auf. Beim Mädchen kann sich dieser Tumor als interlabiale Masse manifestieren.

Retrovesikale bzw. retrorektale Tumoren des Beckens sind in der Regel *Teratome* oder primitive *neuroektodermale Tumoren,* die bei akuter Harnverhaltung als mögliche Ursachen vermutet, bzw. ausgeschlossen werden müssen. Bei intraabdominalen Raumforderungen sind beim Mädchen *Ovarialtumoren* (Keimzelltumoren, Tumoren von speziellem Gonadenstroma), in Betracht zu ziehen. Im Gegensatz zu retrovesikalen/retrorektalen Raumforderungen führen intraabdominale Massenläsionen zu keiner oder nur geringer Abflußbehinderung der ableitenden Harnwege.

6.
Urogenitaltrakt

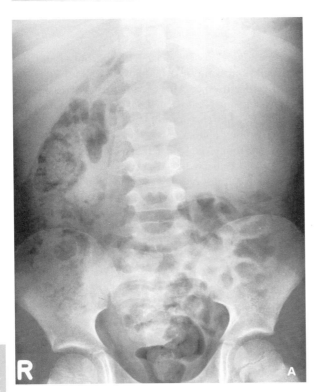

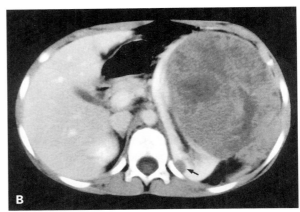

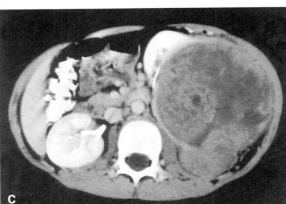

6.
Uro-
genital-
trakt

Abb. 6-113: Nephroblastom links. 5jähriger Knabe, Abdominale Masse links. (**A**) Abdomenübersichtsaufnahme zeigt Masse im linken Hemiabdomen mit Verdrängung der Intestinalstrukturen. (**B**) CT mit i.v. Kontrastgabe: Nephroblastom der oberen Hälfte expansiv endo-exophytisch wachsend nach ventrolateral. Zweiter Tumor im dorsomedialen Aspekt (Pfeil). (**C**) CT der unteren Tumorpartie, heterogen mit exophytischem Wachstum laterodorsal; der funktionierende Nierenanteil ist hier vor allem ventromedial gelegen.

Weiterführende Literatur

Aaronson I. A., Cremin B. J.: Clinical pediatric uroradiology. Churchill Livingstone, 1984.

Brown T., Mandell J., Lebowitz R. L.: Neonatal hydronephrosis in the era of sonography. AJR 1987; 148:959–963.

Jaramillo D., Lebowitz R. L., Hendren W. H.: The cloacal malformation: Radiologic findings and imaging recommendations. Radiology 1990; 117:441–448.

Lebowitz R. L.: Postoperative pediatric uroradiology. Appleton-Century Crofts, 1981.

Lebowitz, R. L., Mandell J.: Urinary tract infection in children: Putting radiology in its place. Radiology 1987; 165:1–9.

Willi U., Treves S.: Radionuclide voiding cystography. Urol Radiol 1983; 5:161–173.

7. Weibliche Geschlechtsorgane

Gynäkologie

B. Marincek

Anatomie und Untersuchungstechnik

Die besonderen Strukturen des weiblichen Beckens sind der Uterus mit den Adnexen (Tuba uterina, Ovar, Lig. latum). Der Uterus und die peritonealen Umschlagsfalten unterteilen die Beckenhöhle in die Excavatio vesicouterina und in die mehr kaudal gelegene Excavatio rectouterina (Douglas-Raum). Die beiden Peritonealblätter, die als Perimetrium den Uterus überziehen, bilden lateral eine Serosaduplikatur, das Lig. latum. Im oberen Rand des Lig. latum verläuft die Tuba uterina, im vorderen Blatt das Lig. teres uteri (= Lig. rotundum) und im hinteren das Lig. ovarii proprium. Beide Ligamente nehmen ihren Ursprung am Corpus uteri unmittelbar unterhalb der Tubeneinmündung. Das Lig. teres uteri zieht in den Leistenkanal hinein (**Abb. 7-1**). Am Lig. ovarii proprium ist das Ovar befestigt. Im parametranen Bindegewebe des Lig. latum verlaufen die A. und V. uterina sowie ovarica, Lymphgefäße und Nerven.

Der Uterus besteht aus Fundus (mit den seitlichen Einmündungsstellen der beiden Tuben), Korpus (Hauptabschnitt) sowie dem kurzen Isthmus, der in die Zervix übergeht. Die Zervix wird in die Portio supravaginalis und in die Portio vaginalis unterteilt. Die Verankerung des Uterus erfolgt an der Basis des Lig. latum durch das Lig. cardinale, das die Zervix lateral an die Beckenwand fixiert, durch das Lig. sacrouterinum, das sich von der Hinterwand der Zervix zur Wand des Rektums und an die Innenseite des Sakrums ausdehnt, sowie durch das nach ventral verlaufende Lig. pubovesicale.

Sonographie

Die Sonographie stellt die primäre bildgebende Untersuchungsmethode in der Diagnostik des weiblichen Beckens dar. Der transabdominale-transvesikale Zugang wird zunehmend durch den endovaginalen ersetzt. Die *endovaginale Sonographie* liefert durch Verwendung hoher Ultraschallfrequenzen (5–10 MHz) ein besseres räumliches Auflösungsvermögen und eine bessere Bildqualität, nachteilig ist allerdings die begrenzte Eindringtiefe.

Am *Uterus* können sonographisch Fundus, Korpus, Zervix sowie Portio vaginalis unterschieden werden. Das Endometrium ist in der frühen Proliferations-

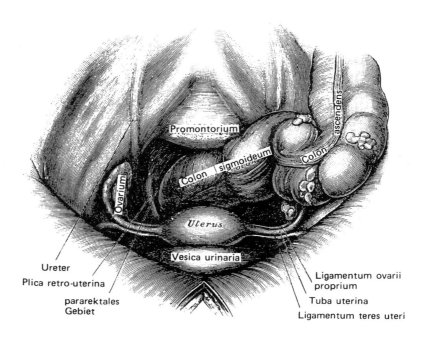

Abb. 7-1: Beckenorgane bei der Frau (aus C. M. Goss: Gray's Anatomy of the Human Body, Philadelphia, Lea & Febiger, 1973).

Promontorium

Colon sigmoideum

Colon ascendens

Ovarium

Uterus

Vesica urinaria

Ureter

Plica retro-uterina

pararektales Gebiet

Ligamentum ovarii proprium

Tuba uterina

Ligamentum teres uteri

phase des Menstruationszyklus echoarm und dünn (etwa 3 mm), in der Sekretionsphase ist es echoreich und mißt 5 bis 7 mm. In der Postmenopause ist die Endometriumdicke unter 4 mm. Die *Tuba uterina* ist in der Regel nur bei pathologischen Veränderungen darstellbar. Das relativ echoarme *Ovar* zeigt zystische (Follikel) und solide Anteile. Vor der Ovulation sind Follikel ab einer Größe von 5 bis 8 mm identifizierbar, ein reifer Follikel mißt ungefähr 20 mm. Nach der Ovulation kann eine kleine Menge (5–10 ml) Blut und Follikelflüssigkeit im *Douglas-Raum* vorhanden sein. Auch während der Menstruation kann sich wenig Flüssigkeit im Douglas-Raum ansammeln (wahrscheinlich als Folge einer retrograden Menstruation).

Computertomographie

Im *axialen CT-Schnittbild* sind das Korpus als dreiecksförmige und die Zervix als rundliche Struktur unterscheidbar. Nach intravenöser Kontrastmittelverabreichung zeigt das stark durchblutete Myometrium ein intensives Kontrastenhancement mit Darstellung des Cavum uteri. Die Ovarien sind dorsolateral des Corpus uteri meistens nur in der Prämenopause abgrenzbar. Die Identifikation der normalerweise kollabierten Vagina ist durch das Einführen eines Tampon möglich. Das Lig. teres uteri kann in seinem Verlauf zum Leistenkanal erkennbar sein.

Magnetresonanztomographie (MRI)

Auf *T1-gewichteten Bildern* erscheinen Korpus, Zervix und Vagina als homogene Strukturen mittlerer Signalintensität.

Innerhalb des *Korpus* gelangen auf *T2-gewichteten Bildern* drei Schichten unterschiedlicher Signalintensität zur Darstellung (**Abb. 7-2**): zentral eine signalreiche Schicht, die dem Endometrium und dem im Lumen gelegenen Schleim entspricht. Diese ist von einer schmalen signalarmen Schicht, der «junctional zone», die vaskulären Strukturen im inneren Myometriumdrittel entspricht, umgeben. Die dritte Schicht, das äußere Myometrium, zeigt eine mittlere Signalintensität. Die Darstellung der verschiedenen Uterusschichten ist vom Funktionszustand abhängig. In der Prämenarche und in der Postmenopause ist das Endometrium atroph und die junctional zone ist nur angedeutet erkennbar. Während des Menstruationszyklus ist die Breite des Endometriums in der Sekretionsphase am größten. Auch die Breite und die Signalintensität des Myometriums nehmen im Verlauf des Menstruationszyklus zu.

Innerhalb der *Zervix* gelangt auf *T2-gewichteten Bildern* zentral eine signalreiche Schicht, welche

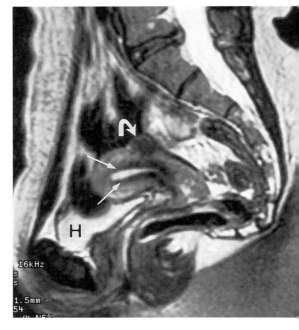

Abb. 7-2: Normalanatomie des Uterus. Sagittales MRI, T2 gewichtet. «Junctionalzone» (schlanke Pfeile) zwischen dem zentral gelegenen hyperintensen Endometrium und dem Myometrium mit mittlerer Signalintensität. Subseröses Leiomyom (gebogener Pfeil). Harnblase (H).

Epithel und Schleim entspricht, zur Darstellung. Diese ist vom signalarmen fibrösen Stroma umgeben. Eine äußere nicht konstant dargestellte Schicht besitzt eine mittlere Signalintensität. Auch der *Vaginalkanal* ist im T2-gewichteten Bild zentral signalreich (Epithel und Schleim), während die äußere Wand signalarm ist.

Die *Ovarien* sind am größten und am besten erkennbar bei Frauen im gebärfähigen Alter. Sie zeigen auf T1-gewichteten Bildern eine mittlere Signalintensität, auf T2-gewichteten Bildern ist das Stroma isointens mit Fett und die Follikel sind hyperintens.

Tab. 7-1: Sonographische Normwerte.

Uterusgröße der gebärfähigen Frau:

> Portio-Fundus-Länge 75–90 mm
> Korpusbreite 50–60 mm
> Zervixbreite 25–30 mm
> Längenverhältnis Korpus/Zervix 2:1

Ovargröße der gebärfähigen Frau:

> 40×20×20 mm

Abb. 7-3: Mißbildungen des Uterus und der Vagina. 1 Uterus didelphys, 2 Uterus bicornis bicollis, 3 Uterus bicornis unicollis, 4 Uterus septus, 5 Uterus subseptus, 6 Uterus arcuatus, 7 Uterus unicornis cum cornu rudimentario, 8 Uterus normalis (aus G. Töndury: Angewandte und topographische Anatomie, Stuttgart, New York, Thieme 1981).

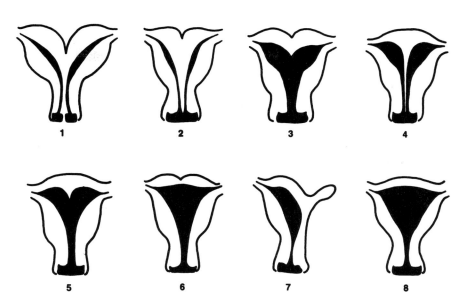

Kongenitale Anomalien

Die Häufigkeit *kongenitaler Anomalien* des weiblichen Genitaltraktes beträgt 1 bis 15%. Ihre Bedeutung liegt in einem erheblichen Komplikationsrisiko bei Gravidität. Gleichzeitige Anomalien der Nieren treten in 20 bis 30% auf.

Der weibliche Genitaltrakt, d.h. Tuba uterina, Uterus und Vagina, entwickelt sich aus dem doppelt angelegten Müllerschen Gang, der normalerweise zu einem singulären Uterus und der Vagina verschmilzt. Anomalien infolge Entwicklungs- und Fusionsstörungen werden in fünf Klassen eingeordnet (**Abb. 7-3**):

Klasse I: Agenesie und Hypoplasie (Mayer-Rokitansky-Kuster-Hauser Syndrom: Vaginalagenesie und unterschiedliche Uterusanomalien)
Klasse II: Uterus unicornis
Klasse III: Uterus didelphys
Klasse IV: Uterus bicornis
Klasse V: Uterus septus (häufigste Anomalie)

Hysterosalpingographie (**Abb. 7-4**) und *Laparoskopie* sind die klassischen Untersuchungsmethoden zur Abklärung kongenitaler Anomalien des weiblichen Genitaltraktes. Sonographie und MRI kommen als nicht-invasive Verfahren hinzu. *Sonographisch* besteht der Verdacht auf eine Uterusanomalie beim Auffinden von zwei getrennten echoreichen Endometriumanteilen. Mittels *MRI* (T2-gewichtete Sequenzen) ist eine genaue Klassifikation von Anomalien des Uterus und der Vagina möglich (**Abb. 7-5**).

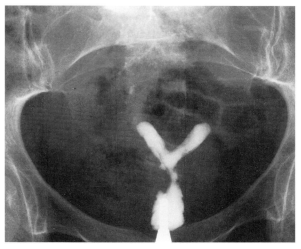

Abb. 7-4: Uterus bicornis unicollis und Tubenverschluß beidseits. Hysterosalpinographie.

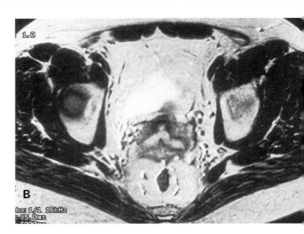

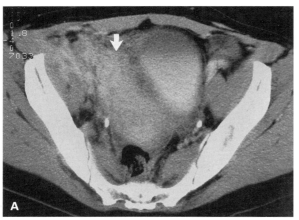

Abb. 7-5: Uterus bicornis unicollis. MRI, T2-gewichtet. Lig. teres uteri (Pfeilköpfe).

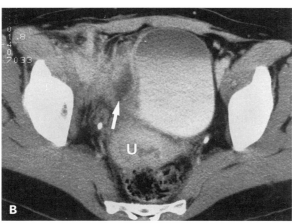

Abb. 7-6: Alter Tuboovarialabszeß rechts. Kontrastverstärkte CT. Rechtsseitige Adnexe mit einem großen Netzzipfel schwartig verklebt (kurzer Pfeil). Extraperitoneale Abszeßhöhle zwischen Harnblase und Beckenwand (langer Pfeil). Uterus.

Entzündliche Erkrankungen

Entzündliche Prozesse weiblicher Genitalorgane werden in der Regel klinisch diagnostiziert. Sie treten bei Frauen im gebärfähigen Alter auf und sind selten in der Postmenopause. Häufige Erreger sind Neisseria gonorrhoeae und Chlamydia trachomatis. Die Infektion erfolgt in der Regel aszendierend über die Zervix und das Endometrium in die Tuben mit anschließend variabler Ausbreitung zu den Ovarien und den Parametrien.

Die Bedeutung der Bildgebung liegt bei kompliziert verlaufenden *Entzündungen im Adnexbereich*. Die Sonographie ist die initiale Methode. Oft ist der Sonographiebefund im Frühstadium bis auf eine kleine Flüssigkeitsansammlung im Douglas-Raum normal. Mit fortschreitender Entzündung kann bei Endometritis Flüssigkeit im Cavum uteri nachweisbar sein. Bei Salpingitis werden die normalerweise nicht sichtbaren Tuben infolge Dilatation durch Flüssigkeitsretention abgrenzbar.

Ein *Tuboovarialabszeß* entsteht als Komplikation einer chronischen oder rezidivierenden Salpingitis, wenn purulentes Material in den Douglas-Raum übertritt. Sekundär werden die Ovarien, die dorsale Uterusfläche, das Colon sigmoideum, der Dünndarm und selten die Leber (gonorrhoische Perihepatitis) in die Entzündung miteinbezogen. Vom Ovar ist nur der Serosaüberzug, nicht das Parenchym selbst entzündlich verändert. Ein eigentlicher Ovarialabszeß mit Befall des Parenchyms ist rar und nicht mit Salpingitis assoziiert, sondern tritt als Komplikation nach Operation am Ovar auf.

Sonographisch findet sich bei einem Tuboovarialabszeß eine liquide Raumforderung mit unregelmäßi ger Wand, Septen und Binnenechos. Diese Befunde sind allerdings nicht diagnostisch und sie können eine benigne oder maligne Neoplasie, einen Abszeß anderer Ursache oder eine ektope Schwangerschaft vortäuschen. Die CT- und MRI-Morphologie ist ähnlich derjenigen von Abszessen in den übrigen Körperregionen. Mitunter besteht gleichzeitig eine Hydro- oder Pyosalpinx. Die normalen pelvinen Strukturen sind infolge entzündlicher Obliteration der trennenden Fettgewebsschichten schlecht abgrenzbar (**Abb. 7-6**).

Ein bilateraler *Tubenverschluß* als Folge einer Salpingitis kann Ursache einer Infertilität sein. Im Rahmen der Infertilitäsabklärung wird die Tubendurchgängigkeit mittels Hysterosalpingographie anhand eines Kontrastmittelübertrittes in die freie Bauchhöhle geprüft (**Abb. 7-4**). Bei tuberkulöser Salpingitis ist ein Tubenverschluß häufig und oft bilateral. Gleichzeitige pelvine und mesenteriale Lymphknotenverkalkungen sowie Verkalkungen der Tuben und Ovarien sind sehr suspekt auf eine tuberkulöse Ätiologie des Tubenverschlusses.

Eine seltene, aber gut bekannte entzündliche Komplikation ist die *postpartale septische Ovarialvenenthrombose*. Hauptursachen sind Stase in den Ovarialvenen, nachdem die Flußgeschwindigkeit im Anschluß an die Entbindung plötzlich abfällt, postpartale Endometritis und geburtshilfliche Operationen. In 80 bis 90% ist die rechte Ovarialvene betroffen. Die klinische Differentialdiagnose umfaßt Appendizitis, Endometritis, stielgedrehte Ovarialzyste, Tuboovarialabszeß, Pyelonephritis u. a. Die Sonographie ist die primäre bildgebende Methode. Bei Adipositas oder Überlagerung durch Darmschlingen ist die Diagnostik erschwert. Mittels CT oder MRI ist jedoch die erweiterte, thrombosierte Vene mit Wandenhancement gut nachweisbar (**Abb. 7-7**).

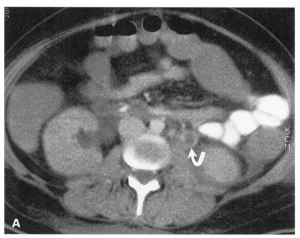

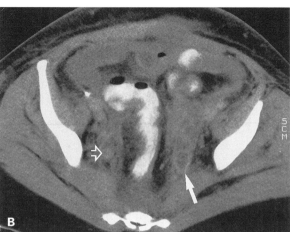

Abb. 7-7: Septische Ovarialvenenthrombose links (gebogener Pfeil) bei disseminierter intravasaler Gerinnung. Kontrastverstärkte CT. Puerperal-Sepsis, St. n. Hysterektomie vor 8 Tagen. Zusätzlich Thrombose der der V. iliaca interna (gerader Pfeil) und Teilthrombose der V. iliaca interna rechts (offener Pfeil).

7.
Weibliche
Geschlechts-
organe

Endometriose

Als *Endometriose* wird funktionierendes Endometriumgewebe in abnormer Lokalisation bezeichnet. Sie tritt bei Frauen im gebärfähigen Alter klinisch in Erscheinung. Man unterscheidet zwischen der *internen* Endometriose, sog. Adenomyose, die zyklusunabhängigem Endometriumgewebe im Myometrium entspricht, und der *externen* Endometriose mit zyklusabhängigem Endometriumgewebe außerhalb des Uterus. Die Begriff «Endometriose» wird üblicherweise für letztere Form angewendet. Pathogenetisch wird die Transplantation von Endometriumgewebe durch die Tuben in die Peritonealhöhle infolge retrograder Menstruation oder die Entstehung aus embryonalen ektopen Geweberesten oder durch lokale Metaplasie aus peritonealen Endothelzellen diskutiert.

Am häufigsten manifestiert sich die Endometriose in den *Ovarien* (50% der Fälle, meistens bilateral) als unterschiedlich große, mit altem Blut gefüllte «Schokoladezysten». Die Manifestationen außerhalb der Ovarien in den uterinen Ligamenten, im Septum rectovaginale und im pelvinen Peritoneum sind in der Regel von geringerer Größe, jedoch multipel. Durch wiederholte lokale Hämorrhagien resultiert eine Fibrose, welche die Wand des Dünn- und Dickdarmes, die hinter Vaginalwand, die Harnblase und/oder die Ureteren vgl. **(Abb. 6-65)** infiltriert, aber deren Schleimhaut in der Regel nicht penetriert.

Die *Laparoskopie* ist die zuverlässigste Untersuchungsmethode. Weder Sonographie noch CT sind diagnostisch. Endometrioseherde (Endometriome) können hingegen mittels MRI aufgrund des paramagnetischen Effektes von Hämoglobin diagnostiziert werden. Diese zeigen auf T2-gewichteten Bildern eine hohe, auf T1-gewichteten eine mittlere bis hohe Signalintensität in Abhängigkeit vom Alter der Blutung und Resorptionsgrad des Inhaltes.

Neoplasien des Uterus

Leiomyom

Das Leiomyom ist die *häufigste benigne Neoplasie* des Uterus und kommt bei 20 bis 40% der Frauen im gebärfähigen Alter vor. Es kann im Korpus oder in der Zervix lokalisiert sein, solitär oder multipel auftreten und submukös, intramural oder subserös liegen. Leiomyome können Blutungen, Infertilität und Aborte verursachen.

Die diagnostischen Möglichkeiten der *Sonographie* sind limitiert, weil < 2 cm messende Leiomyome in einem retrovertierten Uterus oder bei gleichzeitiger Adnexpathologie dem Nachweis entgehen können. Größere Leiomyome zeigen bei hyaliner Degeneration echoarme, bei Verkalkung echoreiche Bezirke. In der *CT* sind sie anhand einer Konturdeformation des Uterus oder infolge degenerativer Veränderungen (hyaline bzw. zystische Degeneration, Verkalkungen) erkennbar **(Abb. 7-8A)**. Zuverlässige Unterscheidungskriterien eines nicht verkalkten Leiomyoms von einer malignen Neoplasie bestehen allerdings nicht. Im *MRI* zeigen nicht degenerativ veränderte Leiomyome auf T1-gewichteten Bildern eine ähnliche Signalintensität wie normales Myometrium, auf T2-gewichteten sind sie vergleichsweise signalärmer

(Abb. 7-2, 7-8B). Eine inhomogen hohe Signalintensität auf T2-gewichteten Bildern ist Ausdruck einer hyalinen bzw. zystischen Degeneration **(Abb. 7-9)**.

In der *Hysterosalpingographie (HSG)* gelangen submuköse Leiomyome als solitäre oder multiple rundliche Füllungsdefekte zur Darstellung, wobei das Cavum uteri erweitert sein kann **(Abb. 7-10)**. Differentialdiagnostisch sind Endometriumpolypen und Synechien zu erwägen. Letztere sind als unregelmäßige, z. T. sternförmige Füllungsdefekte abgrenzbar und durch Adhärenzen einander gegenüberliegender Uteruswandabschnitte bedingt. Intramurale Leiomyome führen in der HSG oft zu einer Erweiterung des Cavum uteri, während subseröse das Cavum uteri deformieren und die Tubenostien okkludieren können.

Endometriumkarzinom

Das Endometriumkarzinom ist die *häufigste maligne gynäkologische Neoplasie*. Klinisches Leitsymptom ist die Postmenopausenblutung. 90 bis 95% der Fälle sind Adenokarzinome, die übrigen sind Sarkome. Die Prognose wird bestimmt durch das histopathologische Grading, die Infiltrationstiefe des Myometriums, sowie die Lymphknotenmetastasierung zum Zeitpunkt der Diagnosestellung. Die zwei gebräuchlichen Stadieneinteilungen sind diejenige der FIGO (Fédération Internationale de Gynécologie et d'Obstétrique) und diejenige der UICC (Union Internationale Contre le Cancer) **(Tab. 7-2)**.

Weil Sonographie, CT oder MRI nicht gewebespezifisch sind, können sie benigne Veränderungen nicht

Tab. 7-2: FIGO- und UICC-Stadien des Endometriumkarzinoms.

FIGO	UICC	
0	Tis	Carcinoma in situ
I	T1	Das Karzinom ist auf das Korpus beschränkt
IA	T1A	Die Länge des Cavum uteri ist 8 cm oder weniger
IB	T1B	Die Länge des Cavum uteri ist über 8 cm
II	T2	Das Karzinom hat das Korpus und die Zervix befallen
III	T3	Das Karzinom hat den Uterus, nicht aber das kleine Becken überschritten
IV	T4	Das Karzinom breitet sich außerhalb des kleinen Beckens aus oder befällt die Blasen- oder Rektumschleimhaut

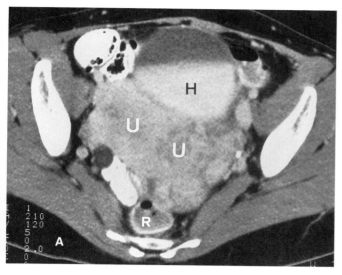

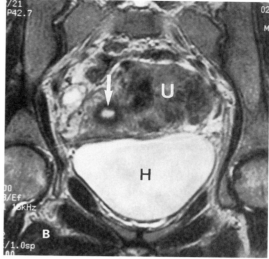

Abb. 7-8: Uterus myomatosus. **(A)** Kontrastverstärkte CT: Vergrößerter, strukturinhomogener Uterus (U). H Harnblase, R Rektum, **(B)** Koronales MRI, T2-gewichtet: Uterus (U) mit multiplen signalarmen Myomknoten. Pfeil Cavum uteri, H Harnblase.

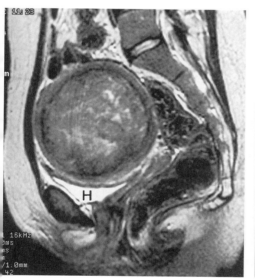

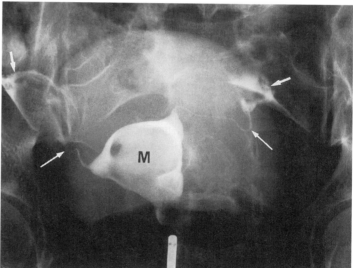

Abb. 7-9: Große Leiomyom mit Einblutungen und zystischen Nekrosen. Sagittales MRI, T2-gewichtet. H Harnblase.

Abb. 7-10: Submuköses Leiomyom (M). Hysterosalpingographie mit Kontrastmittel-Aussparung im Cavum uteri. Kontrastmittel-Füllung der Tuben (schlanke lange Pfeile) und Kontrastmittel-Austritt (kurze Pfeile) in die freie Bauchhöhle; Kontrastmittel-Reste in der gefüllten Harnblase.

von malignen unterscheiden. Die Diagnose erfolgt daher durch fraktionierte Kürettage, und CT und MRI werden für die Stadieneinteilung eingesetzt.

Computertomographisch ist eine fokale oder diffuse Vergrößerung des Corpus uteri erkennbar. Nach intravenöser Kontrastmittelverabreichung zeigt das Karzinom ein geringeres Enhancement als das normale Myometrium und somit kann die Infiltrationstiefe bestimmt werden (**Abb. 7-11**). Die klinische Stadieneinteilung berücksichtigt nur indirekt die prognostisch wichtige Myometriuminfiltration anhand der Länge des Cavum uteri, indem bei einer Länge von mehr als 8 cm eine Infiltration vermutet wird. Bei Obstruktion des Zervikalkanals resultiert eine Hydro-, Hämato- oder Pyometra, die als zentrale hypodense, liquide Raumforderung erkennbar ist. Eine Infiltration der Adnexe (Stadium III) kann bei Konturdeformation des Uterus angenommen werden, eine solche der Harnblasen- oder Rektumwand bei umschriebener Obliteration des perivesikalen bzw. perirektalen Fettgewebes.

Im *MRI* ist die Signalintensität des Endometriumkarzinoms auf T1-gewichteten Bildern isointens mit dem normalen Endometrium, so daß ein Karzinom erst abgrenzbar ist, wenn es als Raumforderung imponiert. Auf T2-gewichteten Bildern ist die Signalintensität variabel hypo-, iso- oder hperintens (**Abb. 7-12**). Eine Unterscheidung gegenüber Blutkoagula, einem Leiomyom oder einer Adenomyose (Endometriumgewebe im Myometrium, das an den normalen zyklischen Veränderungen nicht teilnimmt) ist allerdings nicht möglich. Nach intravenöser Verabreichung eines paramagnetischen Kontrastmittels ist das neoplastische Gewebe besser abgrenzbar. Eine tiefe Myometriuminfiltration ist anhand einer Unterbrechung der signalarmen «junctional zone» erkennbar. Da letztere in der Postmenopause oft wenig deutlich ist, ist dieses Kriterium nicht in allen Fällen verwertbar. Die Diagnosekriterien für eine Überschreitung der Organgrenzen sind analog der CT.

Die Tiefe der Myometriuminfiltration korreliert mit der Häufigkeit der lymphogenen *Metastasierung*. Sie erfolgt hauptsächlich in die iliakalen und in die paraaortalen Lymphknoten. Die hämatogene Metastasierung und die peritoneale Aussaat sind seltener als die lymphogene Metastasierung.

Zervixkarzinom

Das Zervixkarzinom ist nach dem Endometriumkarzinom die *zweithäufigste maligne gynäkologische Neoplasie*. Die Inzidenz steigt nach dem 20. Lebensjahr und zeigt ein Maximum im Alter von 45 bis 55 Jahren. 95 % der Fälle sind Plattenepithelkarzinome, 5 % sind Adenokarzinome. Gebräuchlich sind die Stadien-

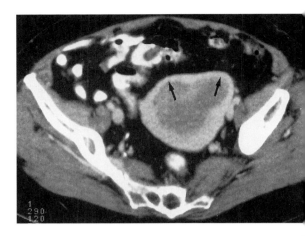

Abb. 7-11: Endometriumkarzinom. Kontrastverstärkte CT Vergrößerter Uterus mit nekrotischem Tumorgewebe und verschmälertem Myometrium infolge breitflächiger Infiltration (Pfeile).

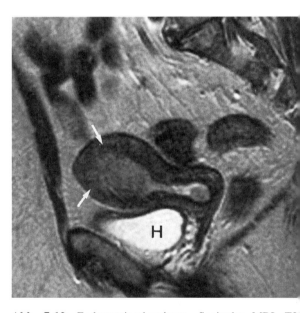

Abb. 7-12: Endometriumkarzinom. Sagittales MRI, T2 gewichtet. Unterbrechung der «junctional zone» bei tiefe Myometriuminfiltration (Pfeile). Harnblase.

einteilungen der FIGO (Fédération Internationale de Gynécologie et d'Obstétrique) und der UICC (Union Internationale Contre le Cancer) (**Tab. 7-3**).

Die Metastasierung erfolgt vorwiegend lymphogen. Initial sind die iliakalen Lymphknoten befallen, in fortgeschrittenen Stadien auch die paraaortalen. Die FIGO-Stadieneinteilung berücksichtigt die Lymphknotenmetastasierung nicht.

Die Sonographie kann ein Zervixkarzinom als Raumforderung dokumentieren. Eine genauere Darstellung liefert die *CT*. Nach zusätzlicher intravenöser Kontrastmittelverabreichung werden innerhalb der Raumforderung nekrotische Areale deutlicher demarkiert. Bei Obstruktion des Zervikalkanals ist der Uterus vergrößert und das Cavum uteri flüssigkeitsgefüllt (**Abb. 7-13**). CT-Kriterien für parametrane Infiltration sind eine unregelmäßige Begrenzung der lateralen Zervixkontur, eine parametrane exzentrische weichteildichte Raumforderung und/oder eine Obliteration der periureteralen Fettgewebsschichten. Eine Infiltration von Harnblasen- oder Rektumwand ist bei umschriebener Obliteration der normalen perivesikalen/perirektalen Fettgewebsschicht anzunehmen.

Im *MRI* gelangt das Zervixkarzinom auf T2-gewichteten Bildern signalreich gegenüber dem signalarmen Stroma zur Darstellung (**Abb. 7-14, 7-15**). Bei größeren Tumoren (> 4 cm) wird infolge Obstruktion

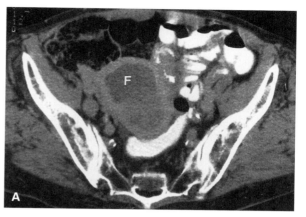

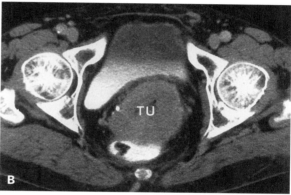

Abb. 7-13: Zervixkarzinom (Stadium IIIB). Kontrastverstärkte CT. Flüssigkeitsgefülltes Cavum uteri (F) infolge tumorbedingter Obstruktion des Zervikalkanals (TU). Bilaterale parametrane Tumorinfiltration.

7.
Weibliche
Geschlechts
organe

Tab. 7-3: FIGO- und UICC-Stadien des Zervixkarzinoms.

FIGO	UICC	
0	Tis	Carcinoma in situ
I	T1	Das Karzinom ist auf die Zervix beschränkt
II	T2	Das Karzinom hat die Zervix überschritten, aber die Beckenwand noch nicht erreicht. Es greift auf die Vagina über, das unterste Drittel ist aber tumorfrei.
IIA	T2A	Ohne parametrane Infiltration
IIB	T2B	Mit parametraner Infiltration
III	T3	Das Karzinom befällt das unterste Drittel der Vagina. Es hat die Beckenwand erreicht. Bei der Rektaluntersuchung findet sich kein karzinomfreier Raum zwischen Tumor und Beckenwand.
IIIA	T3A	Keine Ausdehnung bis zur Beckenwand
IIIB	T3B	Ausdehnung bis zur Beckenwand und Hydronephrose oder funktionslose Niere
IV	T4	Das Karzinom breitet sich außerhalb des kleinen Beckens aus oder befällt die Blasen- oder Rektumschleimhaut

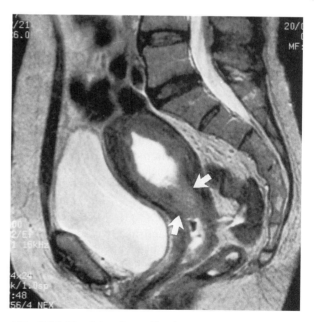

Abb. 7-14: Zervixkarzinom (Stadium IIA). Sagittales MRI, T2-gewichtet. Flüssigkeitsgefülltes Cavum uteri infolge tumorbedingter Obstruktion (Pfeile) des Zervikalkanals.

des Zervikalkanals Flüssigkeit im Cavum uteri retiniert. Analog zur CT ist eine Infiltration der Parametrien an einer unregelmäßigen Zervixkontur und an pathologischen Weichteilstrukturen im parametranen Fettgewebe erkennbar. Der Kontrastunterschied zwischen neoplastischem Gewebe (signalarm auf T1-, signalreich auf T2-gewichteten Bildern) und parametranem Fettgewebe (signalreich auf T1- und T2-gewichteten Bildern) ist auf T1-gewichteten Bildern am größten. Eine Infiltration der Vagina ist vorzugsweise auf T2-gewichteten sagittalen Bildern nachweisbar. Die diagnostischen Kriterien für eine Infiltration der Harnblasen- bzw. Rektumwand oder für eine Lymphknotenmetastasierung entsprechen denjenigen der CT.

Die meisten *Rezidive* des Zervixkarzinoms treten innerhalb von 2 Jahren auf. Im CT wird eine zwischen Harnblase und Rektum gelegene Raumforderung erkennbar, die von einer Hydronephrose und pelvinen sowie paraaortalen Lymphknotenmetastasen begleitet sein kann. Die Unterscheidung zwischen Rezidiv und postradiogener Fibrose kann schwierig sein. Im MRI ist diese Unterscheidung in den ersten sechs Monaten nach Radiotherapie ebenfalls schwierig, da sich die Signalintensitäten von früher Fibrose und Rezidiv infolge begleitendem Ödem und/oder Entzündung überlappen. Hingegen ist eine Differenzierung nach 12 oder mehr Monaten möglich, da auf T2-gewichteten Bildern das Rezidiv signalreich und die späte Narbenfibrose signalarm ist.

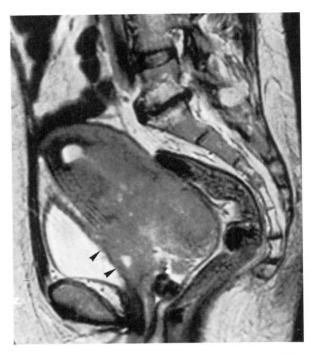

Abb. 7-15: Zervixkarzinom (Stadium IV). Sagittales MRI, T2-gewichtet. Zystoskopisch Infiltration der Harnblasenhinterwand (Pfeilköpfe).

Neoplasien des Ovars

Zysten

Die häufigsten Ovarialzysten sind *physiologische Zysten*, nämlich Follikelzyste (Zyste als Resultat einer Follikelpersistenz) und Luteinzyste (als Folge einer Flüssigkeitsansammlung in nicht gesprungenen Follikeln mit luteinisierten Theka- oder Granulosazellen oder aber nach zentraler Verflüssigung eines normalen Gelbkörpers). *Unkomplizierte Zysten* des Ovars besitzen in der Sonographie, CT oder MRI die gleichen morphologischen Charakteristika wie diejenigen in anderen Organen, d. h. es handelt sich um rundliche, glatt begrenzte Raumforderungen mit wasserähnlichem Inhalt und dünner Wand (**Abb. 7-16**).

Auffallend große Ovarien mit kleinzystischer Degeneration (polyzystische Ovarien, **Abb. 7-17**) sowie primäre oder sekundäre Oligo- bzw. Amenorrhöe und Sterilität sind kennzeichnend für das *Stein-Leventhal-Syndrom* (evtl. zusätzlich Fettsucht und Hirsutismus).

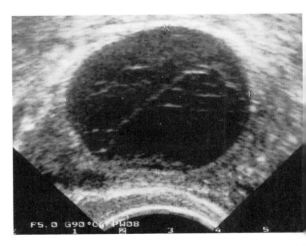

Abb. 7-16: Ovarialzyste mit dünnem Septum. Endovaginale Sonographie.

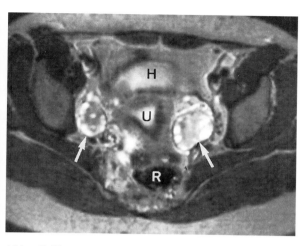

Abb. 7-17: Polyzystische Ovarien (Pfeile). MRI, T2-gewichtet. Uterus, H Harnblase, R Rektum.

Gutartige Neoplasien

Muzinöse und seröse *Zystadenome* stellen 40 % der benignen Neoplasien des Ovars dar. Sie treten am häufigsten in der Postmenopause auf. Seröse Zystadenome sind typischerweise groß, dünnwandig, und zeigen einen wasserähnlichen Inhalt. 20 % sind bilateral. Häufig finden sich Septen und Verkalkungen. Muzinöse Zystadenome besitzen einen hohen Eiweißgehalt, zeigen keine Verkalkungen und sind bilateral in 5 %. Septen sind häufig.

Die bildgebende Screening-Methode zur Abklärung der Ovarien ist die *Sonographie* (s. **Abb. 7-16**). Ihre Aussagekraft ist jedoch bei ausgedehnter Massenläsion oder Retroversio uteri eingeschränkt. Die *CT* ist bei Neoplasien der Ovarien informativ. Das *MRI* ist dank des besseren Weichteilkontrastes und der multiplanaren Abbildungsmöglichkeit in der Beurteilung der Organzugehörigkeit und Gewebecharakterisierung gleichwertig oder besser als die Sonographie und die CT. Die Signalintensität des Zysteninhaltes ist abhängig von der Zusammensetzung der Flüssigkeit (Eiweißgehalt, Hämorrhagie), wobei aber die Bestimmung der Signalintensität keine Unterscheidung zwischen neoplastischen und nicht-neoplastischen Läsionen zuläßt. Hämorrhagische Raumforderungen der Ovarien (hohe Signalintensität im T1- und T2-gewichteten Bild) werden z. B. bei Zystadenomen, Zystadenokarzinomen, funktionellen Zysten oder Endometriomen gesehen.

Eine zuverlässige Unterscheidung zwischen *Zystadenom* und *Zystadenokarzinom* ist – sofern nicht Aszites oder vergrößerte Lymphknoten eine Metastasierung vermuten lassen – weder mittels Sonographie,

CT noch MRI möglich. Grundsätzlich steigt jedoch mit Zunahme des soliden Anteiles einer Raumforderung die Wahrscheinlichkeit einer Malignität.

Die *Dermoidzyste* (reifes zystisches Teratom) ist der häufigste Keimzelltumor und die häufigste Ovarialneoplasie bei Frauen vor dem 20. Altersjahr. 15 % sind bilateral. Die Tumorzellen sind vorwiegend ektodermalen Ursprunges. Die Zyste enthält einen mit Haaren untermischten Talg. In über 80 % findet sich ein Dermoidzapfen oder Kopfhöcker, der Zahn- und Knochenteile enthalten kann. Die Dermoidzyste neigt zu Stieldrehung und präsentiert sich dann klinisch als akutes Abdomen.

Auf *konventionellen Nativaufnahmen* des Abdomens sind Zähne bzw. Verkalkungen in über 30 % erkennbar. Die *Sonographie* zeigt am häufigsten eine vorwiegend solide Raumforderung mit echoreichen Anteilen bedingt duch Fettgewebe und Verkalkungen. Der *CT-Befund* einer fetthaltigen Raumforderung mit Verkalkungen ist diagnostisch. Im *MRI* gelangt eine Raumforderung mit pathognomischen fettäquivalenten Signalintensitäten zur Darstellung. Ein positionsabhängiges Flüssigkeitsniveau ist in den Schnittbildverfahren charakteristisch (**Abb. 7-18**).

Ovarialkarzinom

Das Ovarialkarzinom ist die *gynäkologische Neoplasie mit der höchsten Letalität*. Am häufigsten werden Frauen im Alter von 40 bis 65 Jahren betroffen. 85 % der Ovarialkarzinome sind epithelialen Ursprunges, von diesen sind die große Mehrzahl seröse oder muzinöse Zystadenokarzinome. Die Prognose wird

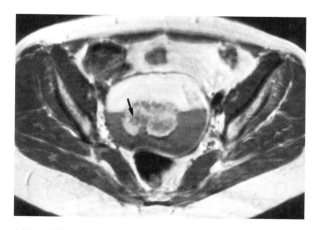

Abb. 7-18: Dermoidzyste, MRI, T1-gewichtet. Zystische Raumforderung mit Schichtungsphänomen (hyperintenser Anteil Talg bzw. Débris). In den soliden Anteilen (Kopfhöcker) kleine Verkalkungen (Pfeil).

bestimmt durch das histopathologische Grading und die Tumorausdehnung. Das Resultat der initialen Laparotomie definiert die Einteilung in das gebräuchliche FIGO-Stadium (Fédération Internationale de Gynécologie et d'Obstétrique) oder UICC-Stadium (Union Internationale Contre le Cancer) (**Tab. 7-4**).

Da beim Ovarialkarzinom die Ausbreitung in Form von kleinen peritonealen Implantaten früh einsetzt, die Sensitivität der bildgebenden Verfahren im Nachweis kleiner (< 1 cm) Implantate aber niedrig ist, erfolgt die Stadieneinteilung chirurgisch. Die *Laparotomie* ermöglicht die histologische Diagnose, eine genaue Stadieneinteilung, und gleichzeitig kann eine chirurgische Tumorreduktion durchgeführt werden. Die bildgebenden Verfahren übertreffen hingegen die chirurgische Exploration im Nachweis von Lymphknoten- und Lebermetastasen.

Sonographisch präsentieren sich Neoplasien des Ovars als zystische, liquide oder komplexe Raumforderungen (**Abb. 7-19**).

Eine Unterscheidung zwischen benigner und maligner Läsion ist nicht möglich. Aszites und peritoneale Implantate sind Hinweise auf Malignität.

Zur Differenzierung zwischen einer benignen und malignen Neoplasie orientiert man sich in der CT und im MRI anhand morphologischer Kriterien (**Tab. 7-5**).

Computertomographisch gelangt eine komplexe, teils zystische, teils solide Raumforderung zur Darstellung, die solitär oder multilokulär und dickwandig sein kann, und evtl. Verkalkungen aufweist (**Abb. 7-20**). Peritoneale Implantate (> 1 cm) entlang der lateralen Abdominalwand oder subdiaphragmal zwischen Abdominalwand und Leber sind bei gleichzeitigem Aszites gut erkennbar. Als Folge der peritonealen Metastasenimplantation des Omentum maius resultiert ein «omental cake», eine weichteildichte Raumforderung in Nachbarschaft der vorderen Bauchwand (**Abb. 7-21**). CT-Verlaufskontrollen sind bei voluminösen Tumoren informativ. Weil sie für kleine Tumoren aber wenig sensitiv sind, können sie eine second look-Operation nach Abschluß der Chemotherapie zur Beurteilung des Tumorrestes nicht ersetzen.

Mittels *MRI* können die soliden, zystischen und hämorrhagischen Tumoranteile sowie ihre Beziehung zu Nachbarorganen definiert werden. Analog zur CT ist ein «omental cake» gut abgrenzbar. Die Sensitivität im Nachweis von Peritonealmetastasen ist im Vergleich zur CT niedriger.

Die intraperitoneale *Metastasierung* ist charakteristisch für das muzinöse Karzinom, während Metastasen in paraaortalen Lymphknoten auf Höhe des Nierenhilus (durch Ausbreitung entlang der Gonadal-

Tab. 7-4: FIGO- und UICC-Stadien des Ovarialkarzinoms.

FIGO	UICC	
I	T1	Wachstum beschränkt auf die Ovarien
IA	T1A	Ein Ovar, kein Aszites
IB	T1B	Beide Ovarien, kein Aszites
IC	T1C	Ein oder beide Ovarien, Aszites mit Tumorzellen vorhanden
II	T2	Wachstum in einem oder beiden Ovarien mit Ausbreitung im kleinen Becken
IIA	T2A	Ausbreitung und/oder Metastasen in Uterus und/oder Tuben
IIB	T2B	Ausbreitung in andere Beckengewebe
III	T3	Wachstum in einem oder beiden Ovarien mit ausgedehnter intraperitonealer Metastasierung im Bereich des Abdomens
IV	T4	Wachstum in einem oder beiden Ovarien mit Fernmetastasen außerhalb der Peritonealhöhle

Tab. 7-5: Malignitätskriterien der Ovarialneoplasien.

Hauptkriterien:	1. Größe > 4 cm
	2. solid oder solid/zystisch
	3. Wanddicke > 3 mm
	4. Septen > 3 mm
	5. Nekrosen
Zusatzkriterien:	1. Lokale Infiltration
	2. Aszites
	3. Peritoneale, mesenteriale oder omentale Veränderungen
	4. Lymphknotenmetastasen, hämatogene Metastasen

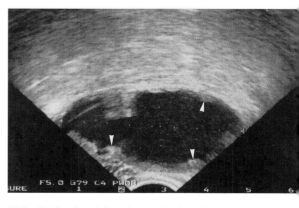

Abb. 7-19: Ovarialkarzinom. Endovaginale Sonographie. Teils zystische, teils solide Raumforderung der Adnexe rechts mit papillären Wandverdickungen (Pfeilköpfe)

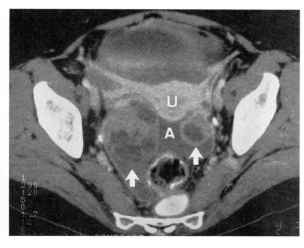

Abb. 7-20: Bilaterales Ovarialkarzinom. Kontrastverstärkte CT. Teils zystische, teils solide Raumforderungen (Pfeile) mit unregelmäßig dicker Wand, rechts zusätzlich Septen und Infiltration der Beckenwand. Uterus, A Aszites.

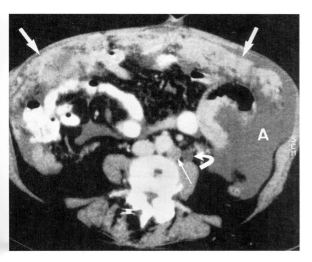

Abb. 7-21: Ovarialkarzinom mit intra- und retroperitonealer Metastasierung. Kontrastverstärkte CT. A Aszites, Peritonealkarzinose («omental cake», breite Pfeile), paraaortale Lymphknotenmetastase (schlanker Pfeil). Hydroureter links (gebogener Pfeil) infolge tumorbedingter Obstruktion im kleinen Becken.

gefäße) vorwiegend bei serösen Karzinomen vorkommen.

Das *Pseudomyxoma peritonei* entsteht nach Ruptur eines muzinösen Zystadenoms oder Zystadenokarzinoms des Ovars oder der Appendix mit Ausbreitung in der Peritonealhöhle. Die CT kann diagnosehinweisend sein. Sie zeigt intraperitoneal septierte Flüssigkeitsansammlungen mit relativ hoher Dichte (hoher Eiweißgehalt), Verkalkungen in den Septenwänden, durch Druckwirkung von Tumorabsiedlungen hervorgerufene girlandenförmige Deformation der Leberoberfläche, sowie plattenartige Verdickungen des Mesenteriums und des Omentum maius («omental cake»).

Ovarialmetastasen

Metastasen in den Ovarien können zystisch oder solid sein und sind von primären Neoplasien nicht unterscheidbar. Ausgangsort ist meistens ein Karzinom der Mamma oder des Gastrointestinaltraktes. Bilaterale Raumforderungen der Ovarien lassen einen Krukenberg-Tumor («Abtropf»- bzw. Implantationsmetastasen eines Magen- oder Kolonkarzinoms mit schleimbildenden Siegelringzellen) vermuten.

7.
Weibliche Geschlechtsorgane

Weiterführende Literatur

Hricak H.: MR imaging in gynecologic oncology. Eur Radiol 1993; 3:1–11.

Pellerito J. S., McCarthy S. M., Doyle M. B., Glickman M. G., DeCherney A. H.: Diagnosis of uterine anomalies: relative accuracy of MR imaging, endovaginal sonography, and hysterosalpingography. Radiology 1992; 183:795–800.

Thurnher S., Hodler J., Baer S., Marincek B., von Schulthess G. K.: Gadolinium-DOTA enhanced MR imaging of adnexal tumors. J Comput Assist Tomogr 1990; 14:939–949.

Thurnher S., McPhillips M., von Schulthess G. K., Marincek B.: Staging des Zervixkarzinoms mit der magnetischen Resonanztomographie: Anwendung von Gadolinium-DOTA bei 31 Patientinnen. Fortschr Röntgenstr 1991; 154:643–649.

Wilbur A. C., Aizenstein R. I., Napp T. E.: CT findings in tuboovarian abscess. AJR 1992; 158:575–579.

Geburtshilfe

B. Marincek

Normale Schwangerschaft

Die *Sonographie des Beckens* ist eine der am häufigsten durchgeführten Untersuchungen bei der schwangeren Frau. Sie ermöglicht Informationen über den Fetus, die Plazenta und den Uterus. Die Analyse und Diagnose der intrauterinen Strukturen und der fetalen Anatomie erfordert allerdings eine große sonographische Erfahrung.

Im *1. Trimenon* sind sonographisch Veränderungen im Uterus bereits in der 5. Schwangerschaftswoche (SSW) nachweisbar, da das Chorion (Fruchtblase) bei normaler Entwicklung die 5-mm-Größe überschritten hat und als Ringstruktur darstellbar wird. Embryonale Strukturen sind ab der 6. SSW, eine embryonale Herzaktion ab der 7. SSW nachweisbar. Der Dottersack ist von der 7. bis ungefähr zur 11. SSW sichtbar. Ab der 9. bis 10. SSW kann die Plazenta lokalisiert und zuverlässig die Scheitel-Steißlänge und der biparietale Durchmesser zur Ermittlung des Gestationsalters gemessen werden. Am Ende des 1. Trimenons hat die fetale Struktur derart Gestalt angenommen, daß eine Überprüfung der anatomischen Integrität der Körperoberfläche und die Darstellung der Extremitäten möglich ist.

Ab dem *2. Trimenon* sind die meisten anatomischen Strukturen der sonographischen Diagnostik zugänglich. Drei Hauptkategorien fetaler Strukturen sind identifizierbar: (1) Knochen, (2) flüssigkeitshaltige Strukturen (z. B. Magen, Blase, Hirnventrikel), (3) parenchymatöse Organe (Gehirn, Lunge, Leber, Milz, Nieren).

Das *MRI* ermöglicht ohne Verwendung ionisierender Strahlen eine Schwangerschaftsüberwachung. Bis zum Ende des 2. Trimenons ist die Beurteilung des Fetus erschwert, da die noch meist reichlich vorhandene Amnionflüssigkeit, die fetalen Bewegungen sowie die erst geringe Größe des Fetus eine exakte Darstellung der anatomischen Strukturen verhindern. Gut beurteilbar ist die anatomische Beziehung der Plazenta gegenüber der Zervix. Das MRI gestattet eine direkte Bestimmung der geburtshilflichen *Beckenmaße* in allen drei Bildebenen, insbesondere der wichtigen Conjugata vera obstetrica (**Abb. 7-22**). Zusätzlich können die Beckenweichteile und der führende Teil des Fetus beurteilt werden.

Extrauterine Schwangerschaft

Die *extrauterine Schwangerschaft* (extrauterine Gravidität, EUG) ist eine im 1. Trimenon vorkommende Komplikation. Sie ist in über 95 % in der Tuba uterina lokalisiert. Wichtige prädisponierende Faktoren sind entzündliche Beckenprozesse, narbige Eileiterveränderungen als Komplikation einer Appendizitis, Endometriose, vorausgegangene Tubenoperation oder vorausgegangene EUG. Klinisch kann eine EUG bei Schmerzen und unregelmäßigen Vaginalblutungen 3 bis 5 Wochen nach nicht stattgefundener Menstruationsblutung vermutet werden.

Sonographisch findet sich bei unrupturierter EUG eine 1,5 bis 2,5 cm messende Raumforderung der Adnexe. Bei der häufig auftretenden Ruptur nehmen die Schmerzen dramatisch zu und es kommt zu einer Flüssigkeitsakkumulation im Douglas-Raum.

Diagnostisch richtungweisend ist die Bestimmung des *Serum-HCG* (Humanes Choriongonadotropin). Ein negatives Resultat schließt eine EUG aus. Bei positivem Test sind differentialdiagnostisch eine normale intrauterine Schwangerschaft, eine abnorme intrauterine Schwangerschaft oder eine extrauterine Schwangerschadft möglich. Bei einer EUG ist der Anstieg des HCG oft geringer als normal und sonographisch kann keine intrauterine Fruchtblase dargestellt werden.

Eine gleichzeitige intrauterine und extrauterine Schwangerschaft kommt zwar vor, ist aber selten. Der sonographische Nachweis eines lebendigen extrauterinen Embryo ist ungewöhnlich.

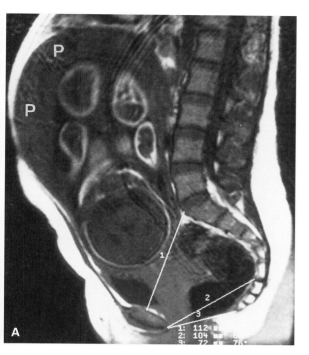

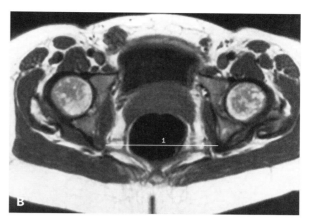

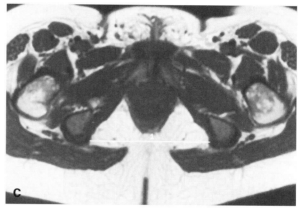

Abb. 7-22: MRI-Pelvimetrie. 36. Schwangerschaftswoche. **(A)** 1 Conjugata vera obstetrica, 2 sagittale Beckenenge, 3 sagittaler Beckenausgang, P Plazenta, **(B)** 1 Interspinaler Durchmesser. **(C)** Intertubarer Durchmesser. **(D)** 1 Transversaler Durchmesser.

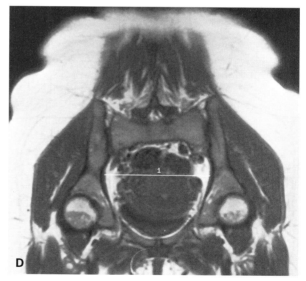

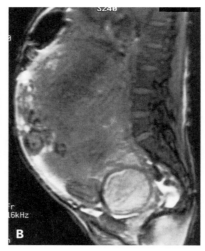
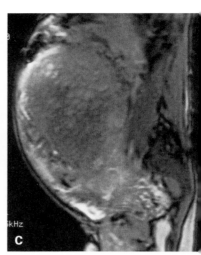

Abb. 7-23: Partielle Blasenmole. 31. Schwangerschafts-woche. Sagittales MRI (Ebenen **A–C**) von links nach rechts orientiert). Übergröße der Plazenta mit multiplen hyperin-tensen Läsionen entsprechend Zysten.

Trophoblastenerkrankungen

Trophoblastenerkrankungen treten bei Schwanger-schaften mit einer Häufigkeit von 0,5% auf. Zu ihnen gehören verschiedene Neubildungen, die aus Tropho-blastenzellen des Chorions entstehen: *Blasenmole* (häufigste und benigne Form, bleibt auf das Cavum uteri beschränkt) **(Abb. 7-23)**, destruierende (das Myometrium infiltrierende) Blasenmole (Chorion-epitheliom, 10–15% der Fälle) und das hochmaligne, frühzeitig hämatogen metastasierende *Chorionkarzi-nom* (5%). Alle sind in der Lage, HCG (Humanes Choriongonadotropin) zu bilden. Chorionkarzinome entstehen gehäuft nach vorausgegangener Schwanger-schaft (20%) oder Abort (40%). Die Diagnose erfolgt durch Bestimmung des HCG und sonographisch durch Darstellung von Trophoblastengewebe mit mul-tiplen Zysten, welches den Uterus ausfüllt. Mittels MRI kann bei erhaltener junctional zone (s. S. 530) vermutet werden, daß die Läsion auf das Cavum uteri begrenzt ist.

Weiterführende Literatur

Pfammatter T., Marincek B., von Schulthess G. K., Duden-hausen J. W.: MR-pelvimetrische Referenzwerte. Fortschr Röntgenstr 1990; 153:706–710.

Mamma

R. C. Otto

Anatomie

Die weibliche Brust ist ein halbkugeliger Weichteil-körper, der aus 15 bis 20 radiär angeordneten, zur Mamille konvergierenden Drüsenlappen aufgebaut ist, von lockerem Mantel- und festem Stützgewebe, von Blut- und Lymphgefäßen umgeben wird und damit einen kompakten Drüsenkörper bildet. Ein Drüsenlap-pen setzt sich aus kleineren Lobuli zusammen, die die Acini enthalten. Die einzelne Brustdrüse hat üblicher-weise ein Gewicht von 150 bis 400 g (ml). Die Lobuli sind die eigentliche strukturelle Einheit der Mamma. Sie nehmen mit zunehmender Involution im Alter ab. Sie bestehen aus Drüsenacini, Tubuli und Binde-gewebe. Über das zur Mamille hin sich erweiternde Gangsystem der Acini, die sich zu den Ductuli lac-tiferi vereinigen, gelangt das Sekret zur retroma-millären Ampulle (Sinus lactiferens). Auf der Brust-warze schließlich münden die Milchgänge in den Krypten der Oberfläche. Die Brustwarze wird vom Warzenhof mit seinen diversen Drüsen (Glandulae areolares, sebaceae und sudoriferae) umgeben.

Der Bindegewebsapparat ist für den Halt der Brust verantwortlich. Eine Duplikatur der Fascia pectoralis superficialis umgibt das Drüsengewebe; darin sind die Cooperschen Ligamente ausgespannt, welche die Straffheit der Brust gewährleisten. Retromammär und subkutan liegt jeweils Fettgewebe, so daß der Drü-senkörper überall darin eingebettet wird. Die Haut der Brustdrüse erreicht physiologischerweise bis zu 2 mm Stärke, und zwar am unteren Thoraxansatz.

Mammographie: Technik und Normalbefund

Anerkanntermaßen stellt die *Mammographie* heute die wichtigste Untersuchungsmethode der Brust dar; und sie wird in verschiedenen Ländern als Screeningverfah-ren gegen den Brustkrebs erfolgreich eingesetzt. Vor-aussetzung für die Durchführung der röntgenologi-schen Mammauntersuchung ist neben dem leistungs-fähigen Spezialröntgengerät mit einem besonders klei-nen Fokus (Kantenlänge des Fokus ca. 0,1 mm) fein-körniges Film-Folienmaterial, das eine hohe Auflösung gewährleistet. Zur Vermeidung von Streustrahlen sind Mammographiegeräte mit einem Raster ausgestattet.

Da sich die Weichteilstrukturen hinsichtlich ihrer Dichte nur geringfügig unterscheiden, ist grundsätzlich die Anwendung besonders weicher Strahlen erforder-lich. Das setzt ein spezielles *Weichstrahlgerät* voraus, dessen Strahlenqualität den besonderen Bedingungen bei der Brustuntersuchung angepaßt ist. Der Massen-schwächungskoeffizient verschiedener Körpergewebe ist von der Röntgenspannung abhängig. Zwischen 20 und 40 kV ergeben sich hohe Schwächungsdifferenzen, also ein vergleichsweise größerer Bildkontrast zwi-schen Fettgewebe einerseits und Weichteilen anderer-seits, wie sie in der Brustdrüse angetroffen werden. Demzufolge arbeiten alle Röntgengeräte für die Unter-suchung der weiblichen Brust mit Röhrenspannungen in diesem kV-Bereich.

Die Mammographie wird üblicherweise in zwei Ebenen vorgenommen, was der Einzelaufnahme (single-view-Technik) überlegen ist. Es wird jeweils eine Aufnahme in kranio-kaudaler Richtung und in medio-lateraler Projektion angefertigt.

Im Laufe des Lebens zeigt die Brustdrüse typische Strukturveränderungen, die physiologisch sind. Die *juvenile Brustdrüse* ist röntgendicht, homogen. Die Anteile des Drüsenkörpers lassen sich nicht voneinan-der unterscheiden.

Die Brustdrüse der *geschlechtsreifen Frau* (**Abb. 7-24**) weist eine wabenartige Struktur auf, die weitge-hend symmetrisch erscheint und durch Drüsengewebe hervorgerufen ist, das mit Fettgewebe durchsetzt wird. Dieses Bild der «sein nuageux» erlaubt eine recht gute Beurteilung des Feinaufbaus und erleichtert die Iden-tifikation von Tumoren. Mit den Jahren zeigt sich eine zunehmende Transparenz für Röntgenstrahlen, da sich der Drüsenkörper, die Lobuli und vor allem das Stütz-bindegewebe zurückbilden. Während der 4. Lebens-dekade kann es infolge hormoneller Dysregulation vermehrt zu gleichzeitiger Proliferation und Regres-sion des Gewebes kommen, wodurch ein unregel-mäßiges Strukturbild, oft asymmetrisch erscheinend, hervorgerufen wird (**Abb. 7-25**). In dieser Zeit zeigt sich pathohistologisch vermehrt das Bild der Masto-pathie (s. u.), die im Prinzip eher ein normales Durch-gangsstadium darstellt und nicht unbedingt als Krank-heit aufzufassen ist, jedoch mit klinisch palpablen oder mammographisch sichtbaren und tumorverdäch-tigen Veränderungen einhergehen und offenbar auch in einen Brustkrebs übergehen kann.

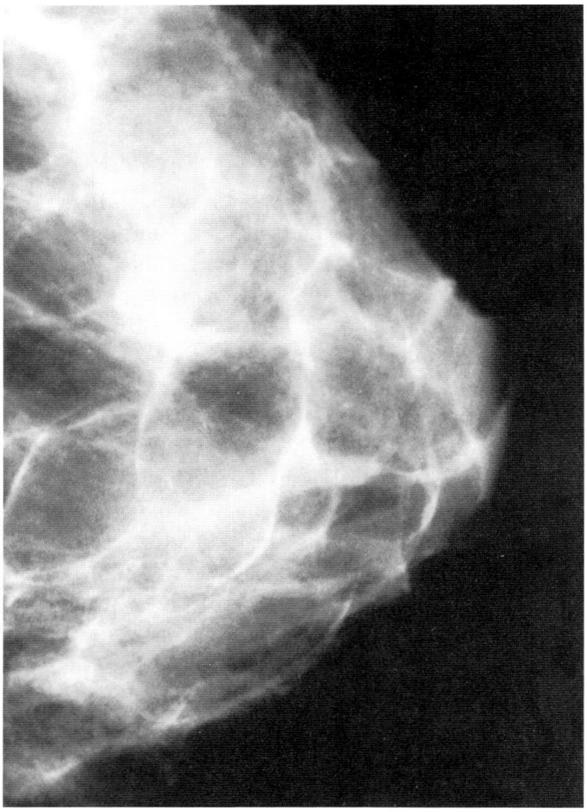

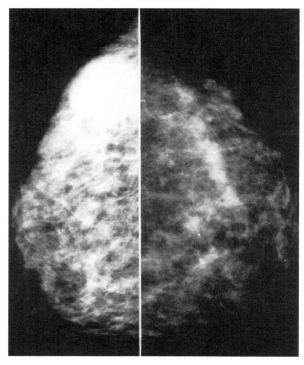

Abb. 7-24: Mammographie einer jungen geschlechtsreifen Frau.

Abb. 7-25: Mammographie bei fibrozystischer Mastopathie. Rechts hat sich ein Karzinom entwickelt.

Das Bild der *involuierten Altersbrust* (**Abb. 7-26**) zeigt den mehr oder weniger vollständigen Ersatz des Drüsengewebes durch Fettgewebe. Die gute Transparenz läßt bereits wenige Millimeter große Tumoren häufig erkennen. Zarte Bindegewebsstränge durchziehen das Gewebe, an denen noch Parenchymreste liegen. In ganz bestimmten Fällen kehrt sich aber dieses Bild um, und das Drüsengewebe erscheint besonders dicht durch die Altersfibrose, die den Einblick in das Restdrüsengewebe beträchtlich erschwert.

Gutartige Veränderungen

Mastopathie

Die *Mastopathie* stellt einen Sammelbegriff für verschiedene Umbauvorgänge der Brust dar, die von physiologischen Involutionsprozessen bis zu genau umrissenen Krankheitsbildern reichen und vermutlich sogar Übergänge bis zur malignen Entartung aufweisen. Ihr können hormonale Regulationsstörungen zugrunde liegen, jedoch ist die Ätiologie häufig unklar. Nach dem Grad der Epithelproliferation lassen sich drei Gruppen unterscheiden: Grad I mit nahezu fehlender Proliferation, aber mit Fibrose, also sehr geringen Veränderungen, Grad II mit stärkerer Proliferation und Grad III, der neben der starken Proliferation eine gehäufte Atypieneigung erkennen läßt und daher auch als Karzinomvorstufe angesehen wurde. An dieser Klassifikation wird auch heute noch gern festgehalten, wenngleich größere Unsicherheit besteht, ob und inwieweit beispielsweise die Mastophathie III als Veränderung mit größerem Brustkrebsrisiko angesehen werden muß. Da die Mastopathie mit zystischen und fibrotischen Veränderungen einhergeht, spricht man auch von fibro-zystischer Mastophathie.

Radiologisch kann der Mastopathie ein bestimmtes Strukturbild entsprechen, welches das gleichzeitig unruhige Proliferations- und Involutionsgeschehen widerspiegelt. Es zeigen sich klein- bis grobknotige unruhig verteilte Gewebeverdichtungen und gelegentlich Bindegewebseinlagerungen zwischen den residuellen Drüsenläppchen. Zudem treten asymmetrische Knoten auf, welche zuweilen scharf, oft auch unscharf berandet sind. Zwischengelagertes Fettgewebe erleichtert die Beurteilung; bei der überwiegend fibrotisch umgebauten Brust wird der Überblick schwieriger. Solide, scharf berandete Herde entsprechen meist Zysten oder Fibroadenomen. Ausnahmen kommen aber vor. Grundsätzlich muß der Palpationsbefund zu genaueren Beurteilung hinzugezogen werden, wenn ein Knoten oder eine knotige Brust vorliegen, und

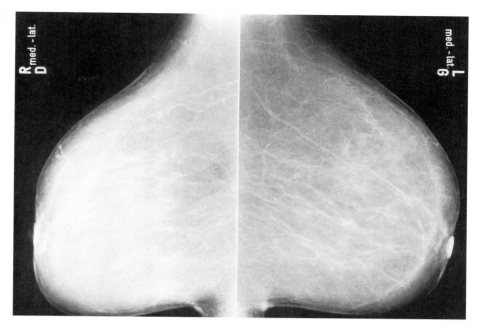

Abb. 7-26: Mammographie bei vollständiger Involution, 71jährige Frau.

heute wird in diesen Fällen mehr und mehr die ergänzende sonographische Überprüfung notwendig.

Zysten

Die Mastopathie geht oft mit einer *Zystenbildung* einher, der ein proliferativer Prozeß zugrunde liegt. Die abnorme Gangproliferation kann als «peripherer Typ» zur zystischen Ektasie führen, indem durch eine Striktur des Milchganges infolge Stromafibrose eine Sekretretention hervorgerufen wird. Die Zysten können multiple sein, wenige Millimeter oder bis zu 6 cm im Durchmesser erreichen; sie durchsetzen den Drüsenkörper teilweise oder diffus. Solitäre Zysten sind keine Seltenheit (**Abb. 7-27 A**) und bieten klinisch oft unsichere Befunde, die gelegentlich sogar mit einem Malignom verwechselt werden können. Solitärzysten sind auffällige Teilbefunde einer fibrozystischen Mastopathie. Die Zysten der Brustdrüse besitzen fast immer eine glatte Innenwand. Ihr Inhalt besteht aus verschiedenfarbiger Flüssigkeit, ist meist trüb. Radiologisch ist die Zystenstruktur vielgestalt. In der Regel liegt eine homogene kugelförmige Verdichtung vor mit meist scharfer Berandung.

Zur sicheren Unterscheidung, ob eine Zyste oder ein Fibroadenom vorliegen, ist nach wie vor die *Punktion* erforderlich, die mit der gleichzeitig angeschlossenen *Pneumozystographie* therapeutisch wirksam ist. Auch *sonographisch* läßt sich in der Regel, zumindest bei größerer Dimension, auf eine Zyste schließen (**Abb. 7-27 B**). Gerade im dichten, mastopathisch veränderten Drüsenparenchym ist der Zystennachweis

gelegentlich schwierig, und hier leistet die Sonographie wertvolle Hilfe.

Als große Ausnahme findet sich manchmal unmittelbar am Zystenrand ein *Malignom*, welches sich im Pneumozystogramm durch eine exzentrische Verdickung der Zystenwand kundtut, jedoch im spontanen Übersichtsbild meist nicht faßbar wird. Die präzise Überprüfung des Zystenrandes mindestens in einer Ebene durch Pneumozystographie oder Sonographie ist daher obligatorisch, um einen solchen malignen Prozeß mit Sicherheit ausschließen zu können.

Fibroadenom

Ähnlich wie die Zystenentstehung bei der fibrozystischen Mastopathie mit auf hormonell bedingte Gewebeveränderungen zurückzuführen ist, muß auch die gutartige Knotenbildung solider epithelialer Prozesse, die Fibrom- bzw. Fibroadenom- oder Adenombildung, auf einen ähnlichen Mechanismus bezogen werden. So finden sich intrakanalikuläre und perikanalikuläre *Fibroadenome*, je nachdem, an welcher Stelle das Bindegewebe polsterartig wuchert. Diese Fibroadenome können solitär oder multiple auftreten, ähnlich wie die Zysten und verfügen in aller Regel über eine glatte Außenwand. Sie lassen sich mammographisch allein nicht eindeutig von Zysten unterscheiden (**Abb. 7-28 A**), so daß wiederum ergänzend die *sonographische* Überprüfung vorgenommen werden muß (**Abb. 7-28 B**), eventuell durch Feinnadelpunktion ergänzt. Im Ultraschallbild sind Zysten und Fibro-

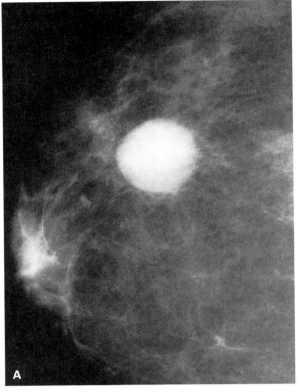

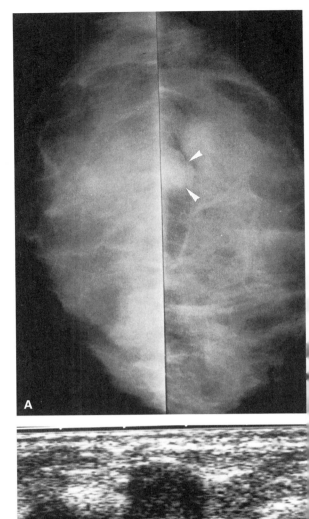

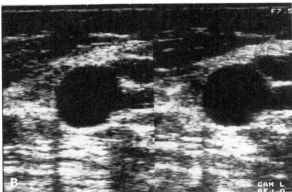

Abb. 7-27: Glatt berandete Zyste. **(A)** Mammographie. **(B)** Sonographie.

Abb. 7-28: Fibroadenom links. **(A)** In der Mammographie nur mit Mühe abgrenzbar (Pfeile bzw. Pfeilspitzen) **(B)** Sonographie: Das Fibroadenom läßt sich als solide, besser schalleitende Zone gut vom Drüsenkörper abgrenzen.

7.
Weibliche
Geschlechts-
organe

adenome recht genau voneinander zu unterscheiden, wenngleich es gelegentlich schwierig wird, die Diagnose ganz präzise einzugrenzen. So ist der scharfe Rand gelegentlich auch beim Karzinom nachzuweisen, etwa wenn ein medulläres Karzinom vorliegt.

Eine maligne Entartung des Fibroadenoms ist selten, jedoch gibt es eine Sonderform des Riesenfibroadenoms, das sogenannte *Cystosarcoma phylloides*, das großzügig reseziert werden sollte, um Rezidiv und Entartung dieser primär gutartigen Geschwulst sicher zu vermeiden. Im Röntgenbild liegt ein zuweilen bis faustgroßer, solitärer Tumorknoten vor mit glattem Rand und homogenem Aufbau ohne Verkalkungstendenz (**Abb. 7-29**). Die Differentialdiagnose zum fortgeschrittenen Karzinom mittels Mammographie kann schwierig bzw. unmöglich sein.

Die *sonographischen Kriterien für Zyste und Fibroadenom* sind in **Tab. 7-6** zusammengefaßt. Wichtig für eine hinreichend genaue Beurteilung ist die Verwendung eines hochauflösenden Transducers mit mindestens 5 MHz, besser 7,5 MHz, der zudem die ultraschallgeleitete Punktion zuläßt. Zentrale Verkalkungen des gutartigen Fibroadenoms können dabei die höhere Absorption der Schallwellen im hyalinfaserreichen Malignom imitieren. Schon aus diesem Grunde ist klar, daß die Ultraschalluntersuchung in aller Regel nur Ergänzung der Mammographie sein kann.

Entzündungen

Entsprechend dem klinischen Befund zeigt das Mammogramm der *akuten Mastitis* allenfalls eine unscharfe Gewebeverdichtung. Während der Laktation ist ein derartiger Befund indessen kaum zu objektivieren, da das Gewebe durch maximale Stimulation verdichtet erscheint. Der Abszeßnachweis gelingt dann eher sonographisch. Klassisch ist jedoch die Hautverdickung durch ein entzündliches Ödem, das sich von

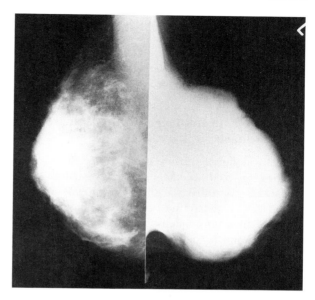

Abb. 7-29: Cystosarcoma phylloides links. Homogene, ausgesprochen röntgendichte, scharf berandete Geschwulst im Mammogramm.

einer Lymphangiosis carcinomatosa nicht unterscheidet. Grundsätzlich ist bei Persistenz der klinischen Symptome (z. B. «peau d'orange») unter antibiotischer Therapie die Biopsie unumgänglich.

Die abakterielle *chronische Mastitis* liegt einem Retentionssyndrom zugrunde. Sie ist eine Erkrankung des Alters. Durch Sekretverhaltung kommt es zur Verdickung der Milchgangswände. Die Anhäufung von Plasmazellen im zirkumduktalen Stroma als Ausdruck der Entzündung gibt einer Sonderform der Erkrankung den Namen Plasmazellmastitis. Sie ist nicht als Präkanzerose anzusehen. Typisch sind lanzettartige, gröbere, geschoßspurähnliche Verkalkungen, die auf die Mamille ausgerichtet sind und verkalkten Sekretresten im Milchgangssystem entsprechen, aber auch

Tab. 7-6: Sonographische Kriterien für gutartige Brustdrüsenveränderungen.

Zyste	Fibroadenom
- glatter Rand	– glatter Rand
- fehlende Binnenechostruktur (Ausnahme Einblutung)	– homogene Binnenechostruktur
- verstärkter Schallenergietransport = dorsale Echoverstärkung	– verbesserte Schalleitung im Vergleich zum umgebenden Drüsengewebe
- besonders gute Schalleitung im Vergleich zum umgebenden Drüsengewebe	– echodichte ventrale und dorsale Kontur
	– selten: lateraler Schallschatten (Effekt der tangentiell auftreffenden und stärker abgeschwächten Ultraschallwellen) am Rand

periduktalen bzw. duktalen Wandverkalkungen zuzu-ordnen sind. Plasmazellmastitis und Milchgangskarzi-nom treten gelegentlich vergesellschaftet auf, so daß das Strukturmuster der Verkalkungen im Mammo-gramm präzise analysiert werden muß.

Gutartige Erkrankungen der Brustdrüse mit Verkalkungen

Lobulär orientierte, diffuse oder knotige Proliferatio-nen des Epi- und Myothels sowie des Bindegewebes werden als *sklerosierende oder fibrosierende Adenose* bezeichnet. Obwohl sie makromorphologisch wie übrigens auch im Schnellschnitt tumorverdächtig er-scheinen können, sind Übergänge in ein Malignom nicht bekannt. Mammographisch stehen flächenhafte oder umschriebene Mikroverkalkungen im Vorder-grund, die meist von den Mikroverkalkungen des Malignoms unterschieden werden können. Ihr Durch-messer beträgt 500 μ und mehr, sie wirken granuliert, bröcklig und weisen gelegentlich zystenartigen Cha-rakter auf. Atypien oder epitheliale Proliferationen werden bei dieser Veränderung des Drüsengewebes nicht beobachtet.

Liegen die Verkalkungen relativ eng beieinander und erscheinen sie womöglich sternförmig oder unre-gelmäßig, ist die bioptische Klärung notwendig, um ein intraduktales Karzinom sicher auszuschließen. Gelegentlich verbirgt sich hinter einem derartigen Befund auch ein lobuläres *Carcinoma in situ*, ein eher seltener Tumor.

Papillom

Das *Milchgangspapillom* führt häufig zu einer serösen oder blutigen Mamillensekretion und kann damit kli-nisch ein Krebsleiden vortäuschen. Die meist kleinen Prozesse zeigen sich als umschriebene Erhabenheit oder stecknadelkopfgroße Raumforderung im Milch-gangslumen, wenn man zuvor Kontrastmittel injiziert (Galaktographie). Ihre maligne Entartung ist selten, wurde jedoch beobachtet, ebenso wie die Neigung zum Rezidiv.

Posttraumatische Veränderungen der Brustdrüse

Unter die gutartigen Veränderungen der Brustdrüse sind auch die Narben nach *Trauma* und Biopsie zu zählen. Eine Beziehung zwischen Verletzung und Tumorentstehung ließ sich nicht nachweisen, sehr wohl aber die Verschlimmerung eines bestehenden Tumorleidens. Gelegentlich wird eine Frau auf das bereits tastbare Karzinom erst aufmerksam durch den

Unfall und bezieht dann den Tumor auf das erlittene Trauma. Mammograhisch zeichnen sich größere Hämatome durch eine unscharfe Gewebeverdichtung aus, die u. U. tumorverdächtig erscheinen kann.

Karzinom

Die Karzinome der Brustdrüse werden seit Jahrzehn-ten nach ihrem histologischen Muster bezeichnet. Das Mammakarzinom entsteht durch maligne Entartung der Milchgänge oder der Brustdrüsenläppchen. Da man heute einige Krebsarten während ihrer präinvasi-ven Phase erkennen kann, unterscheidet man *nichtin-vasive* und damit prognostisch günstige von *invasiven*, das heißt infiltrierenden Karzinomen. Ferner bilden sich bestimmte wiederkehrende Tumortypen immer aus gleichen Gangabschnitten mit weitgehend kon-stanter Gewebestruktur, so daß *duktale Karzinome* (Milchgangs-Karzinome) von *lobulären Karzinomen* (Läppchen-Karzinomen) pathogenetisch-topisch unter-schieden werden können.

In **Tab. 7-7** wird die Einteilung von Bässler wie-dergegeben, da sie pathomorphologische Klassifi-

Tab. 7-7: Einteilung der Mammakarzinome nach Bässler.

A. Duktale Karzinome

1. Duktales, invasives (nicht differenziertes) Karzinom
   a) solides, zirrhöses und medulläres Karzinom
   b) adenomatöses (adenoides) Karzinom
   c) anaplastisches Karzinom
   d) inflammatorisches Karzinom (Ca. erysipelatosum)

2. Intraduktales Karzinom
   a) Komedokarzinom
   b) solides und kribriformes Karzinom
   c) papilläres und intrazystisches Karzinom
   d) Morbus Paget

3. Spezielle Differenzierungsformen
   a) muzinöses (gelatinöses) Karzinom
   b) medulläres Karzinom mit lymphoidem Stroma
   c) adenoid-zystisches Karzinom
   d) tubuläres Karzinom
   e) apokrines Karzinom
   f) Karzinom mit sekretorischer Aktivität
   g) Plattenepithelkarzinom
   h) Karzinome mit mesenchymaler und sarkomatöser Metaplasie

B. Lobuläre Karzinome

1. Sogenanntes Carcinoma lobulare in situ
2. Invasives lobuläres Karzinom

kation, pathogenetische Gesichtspunkte, Differenzierungsgrad und Karzinom-Häufigkeit berücksichtigt. Die häufige Gruppe der duktalen Karzinome wird der kleinen Zahl lobulärer Karzinome gegenübergestellt. Sarkome, Lymphome oder Metastasen aus anderen erkrankten Organen sind in der Brust recht seltene Tumoren, an die man als Radiologe aber denken muß. Ihr Erscheinungsbild ist unspezifisch und imitiert meist gutartige Prozesse.

Duktales invasives Karzinom

Dieser Tumortyp ist relativ häufig, leitet sich vom Epithel der kleinen Milchgänge ab und neigt zu massiver Neubildung kollagenen Bindegewebes. Er wird daher auch *Szirrhus* genannt und zeichnet sich durch eine relativ schlechte Prognose aus. Röntgenologisch läßt sich die fibröse Umgebungsreaktion besonders deutlich erkennen, die mit «Krebsfüßchen» bezeichnet wird (**Abb. 7-30**) und möglicherweise auf eine Antwortreaktion des gesunden Körpers auf den Tumor zurückgeht. Besonders gut erkennt man das szirrhöse Karzinom bei Involution des Drüsenkörpers. Dabei tritt der zentrale Tumorknoten als Verdichtung hervor. Auch kleinste Karzinome zeigen bereits dieses Erscheinungsbild (**Abb. 7-31**).

Unter einem *Kleinstkarzinom* («minimal cancer») versteht man intraduktale oder lobäre Karzinome mit dem Durchmesser von maximal 1 cm. Der Begriff ist irreführend, da auch bei dieser Tumorgröße schon Metastasen vorliegen können, die allerdings klinisch lange Zeit unerkannt bleiben.

Übergänge zu *soliden* oder *adenomatösen* Tumorformen sind gelegentlich röntgenologisch zu vermuten wegen ihrer runderen und glatteren Kontur, die z. B. beim *medullären* Karzinom (einer stromaarmen mitosereichen Tumorform) den makromorphologischen Aspekt eines Fibroadenoms oder gar einer Zyste zu imitieren vermag. Gelegentlich gibt es Mischformen, so daß auf die einseitige Tumorunschärfe durch szirrhöse Ausdehnung besonders geachtet werden muß.

Intraduktales solides Karzinom («Komedo-Karzinom»)

Gruppenförmig angeordnete *Mikroverkalkungen* von bizarrem Salzkorncharakter sind das klassische Röntgenzeichen dieses Tumors, für das es bei ausgeprägter Form keine andere Diagnose gibt (**Abb. 7-32**). Je mehr Mikroverkalkungen pro cm² Mammagewebe auf dem Mammogramm vorliegen, desto wahrscheinlicher wird die Diagnose der Krebserkrankung, wenngleich bestimmte Formen der Mastopathie mit einem

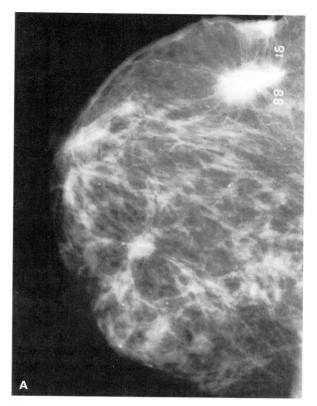

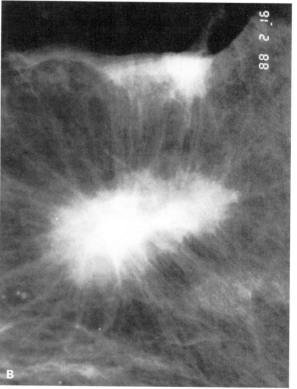

Abb. 7-30: Szirrhus mit «Krebsfüßchen» und Zweitmanifestation an der Haut.

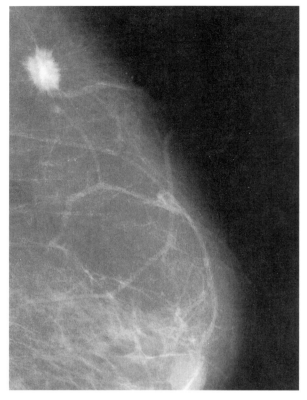

Abb. 7-31: Kleines invasives szirrhöses Karzinom («minimal cancer»).

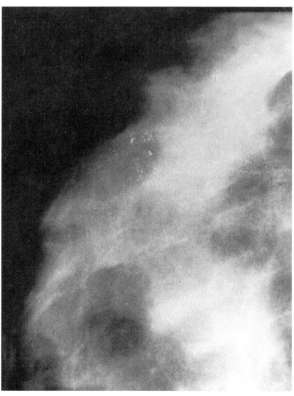

Abb. 7-32: Komedo-Karzinom.

ganz ähnlichen Erscheinungsbild einhergehen können. Die mammographisch sichtbaren Mikroverkalkungen des Milchgangskarzinoms sind auf die intraluminale Tumornekrose zurückzuführen. Daher folgen sie zuweilen «straßenartig» den Milchgängen, erscheinen bizarr und unregelmäßig angeordnet.

Die Bedeutung der Mikroverkalkungen liegt darin, daß sie alleiniges Leitsymptom sein können bei der Fahndung nach klinisch okkulten intraduktalen Mammakarzinomen und dabei gerade bei der röntgendichten Brust einziger Fingerzeig auf den malignen Prozeß sind. Sie bedürfen somit der bioptischen Klärung, zumindest der gezielten Punktion und müssen genauestens zytologisch bzw. histologisch untersucht werden. Diagnostische Probleme ergeben sich vor allem dann, wenn ihre Zahl geringer ist. Die zystische Hyperplasie und die Papillomatose treten mit ähnlich angeordneten Mikroverkalkungen auf, die allerdings weniger dicht erscheinen. Eine sklerosierende Adenose wird man an der eher diffusen, die ganze bzw. beide Brüste erfassender Verteilung von Mikrokalk schon makromorphologisch wahrscheinlich machen können. Grundsätzlich aber gilt, daß Punktion oder Probeexzision im Zweifel unbedingt erforderlich sind, selbst wenn dies nur geschieht, um den Mastopathie-Typ zu bestimmen und die Risikopatientin mit gehäuften Atypien des Gangepithels zu erfassen.

Sonographisch ist das Mammakarzinom wahrscheinlich zu machen, wenn es groß genug ist, d. h. einen Mindestdurchmesser von 1 cm erreicht. Unscharfer Rand, unruhige Binnenstruktur mit Schallwellenabsorption und entsprechenden Auslöschphänomenen nach dorsal sind klassische Kriterien des Karzinoms (**Abb. 7-33; Tab. 7-8**). Mikroverkalkungen lassen sich dabei nicht identifizieren, auch wenn man gelegentlich meint, sie zu erkennen. Es muß betont werden, daß die Sonographie der Brust gerade bei der Suche nach dem Karzinom nur als Ergänzung der Mammographie eingesetzt werden kann, zuweilen als «Lesehilfe» bei sehr dichtem Drüsengewebe. Die Tumornachweiswahrscheinlichkeit wird für die Sonographie mit 80 bis 90% angegeben.

Tab. 7-8: Sonographische Kriterien für bösartige Brustdrüsenveränderungen.

– unscharfer Rand (vor allem dorsal)
– vermehrte Schallwellenabsorption
– dorsaler Schallschatten
– inhomogene Binnenstruktur

Cave: Gelegentlich imitiert der Brustkrebs einen gutartigen
　　　Prozeß!

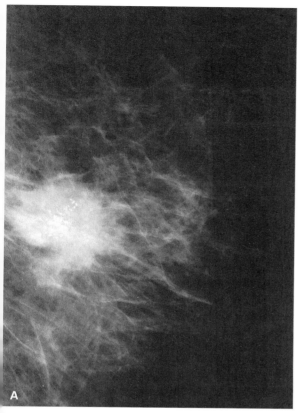

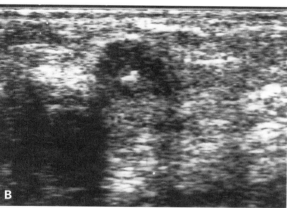

Abb. 7-33: Duktales Mammakarzinom. **(A)** Mammographie. **(B)** Sonogramm: Schallschatten dorsal vom Tumor.

Morbus Paget

Der *Morbus Paget* ist eine spezielle Erkrankung im Sinne des *intraduktalen Karzinoms*, welches von den Milchgängen ausgehend in die Epidermis von Mamille und Areola mammae metastasiert. Klinisch imponiert dieser Befund oft trügerisch als chronisch ekzematöse Erkrankung der Brustwarze, so daß die Dignität des Prozesses zunächst verkannt wird. Das Mammakarzinom muß aber grundsätzlich als Vorläufer der Mamillenerkrankung angesehen werden. Es ist anzunehmen, daß sich die Tumorzellen des Paget-Karzinoms intraepithelial und intraepidermal ausbreiten und so die Mamille als Mündungsgebiet des Gangsystems erreichen. Der Morbus Paget kommt nur in einer Häufigkeit von 1 bis 3% unter den Mammakarzinomen vor und tritt im mittleren Lebensalter am häufigsten auf.

Röntgenologisch zeigt die ekzematös- bis ulzerös-infiltrativ veränderte Mamille eine Verdickung, die als kirschgroßer raumfordernder Prozeß sichtbar wird. Der Prozeß kann auch kleiner bleiben. Es findet sich zudem eine Verbreiterung und streifenartige Vertiefung der retromamillären Milchgänge, und nicht selten kommt in der Tiefe ein solider Tumorknoten zur

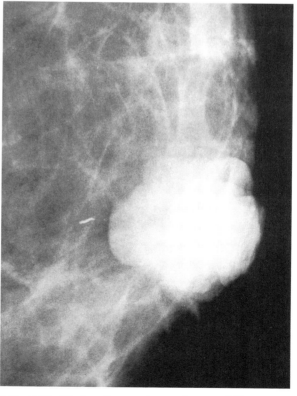

Abb. 7-34: Morbus Paget mit angedeuteten Mikroverkalkungen

Darstellung, der anhand von Mikroverkalkungen identifiziert werden kann. Die Kriterien des intraduktalen Komedo-Karzinoms treten dann zutage.

Da sich grundsätzlich jedes Milchgangskarzinom zu einem Morbus Paget entwickeln kann, ist auf den Verlauf intraduktaler Verkalkungen zu achten. Gelegentlich sind diese Verkalkungen sehr diskret (**Abb. 7-34**). Ein negativer Röntgenbefund spricht grundsätzlich bei verdächtiger Mamillenveränderung nicht gegen die Diagnose eines Paget-Karzinoms, so daß diese Veränderung der genauesten Kontrolle bedarf. Für die Prognose dieser Tumorart ist die Metastasierungsfrequenz von Bedeutung, nicht aber der eigentliche Brustdrüsentumor.

Diffuses Karzinom

Das *diffuse Karzinom* ist durch seinen Ausbreitungstyp charakterisiert. Es findet sich gleichzeitig im gesamten Mammabereich und erfaßt vor allem die Lymphwege der Haut, so daß es zu einer kutanen Stauung mit Verdickung der Haut kommt. Grundsätzlich können verschiedene histologische Krebstypen zu dieser Art Ausbreitung führen, die per continuitatem sogar auf die Thoraxwand überzugreifen vermag. Klinisch imponiert die Brust durch den Tumor als derb und ist gerötet. Der Befund kann von einer Mastitis acuta zunächst nicht sicher unterschieden werden. Auch mammographisch zeigen beide Erkrankungsarten identische Bilder mit dicker Kutis, die dem klinischen Bild der «Orangenhaut» entspricht (**Abb. 7-35**). Wegleitend bleiben Klinik und Blutbild. Ohne Leukozytose und Fieber muß primär an das Tumorleiden gedacht werden, liegen diese Befunde jedoch vor, dann zunächst der Versuch einer konservativen antiphlogistischen Therapie unternommen werden.

Mammographische Karzinomzeichen

Man kann primäre, d. h. direkt auf den Tumor zu beziehende Gewebeveränderungen von sekundären unterscheiden (**Tab. 7-9**). Diese Einteilung erhöht die Sicherheit der Diagnosefindung, wenn es um den Krebsnachweis geht. Die Nachweiswahrscheinlichkeit hängt entscheidend von individuellen Faktoren ab, ist beispielsweise von der Dichte des Drüsenkörpers, vom Lebensalter und Tumortyp abhängig, so daß die Prozentangaben nicht sehr nützlich erscheinen. Immerhin kann man davon ausgehen, daß ein Karzinom der Brust in 90 bis 95 % der Fälle mammographisch nachgewiesen wird, sofern es einen Durchmesser von 1 bis 2 cm erreicht. Belastet wird die Methode durch eine relativ niedrige Spezifität.

Tab. 7-9: Mammographische Karzinomzeichen.

Primäre Karzinomzeichen	Sekundäre Karzinomzeichen
– Bizarre gruppenförmig angeordnete Mikroverkalkungen – Ausläufer (»Krebsfüßchen«) – asymmetrische unscharfe Verdichtungsherde	– Hautverdickung – Einziehung der Brustwarze – Streifige Verdichtungszone – Vergrößerte axilläre Lymphknoten

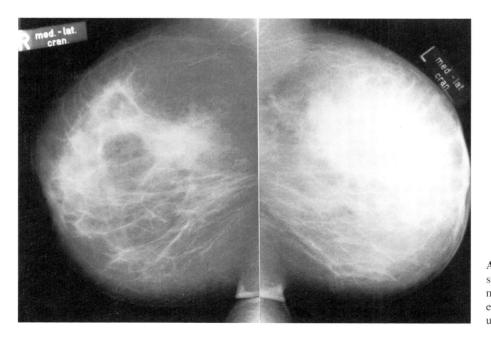

Abb. 7-35: Inflammatorisches Karzinom, makromorphologisch nicht von einer Mastitis acuta zu unterscheiden.

MR-Mammographie

G. P. Krestin

Seit den ersten Berichten im Jahr 1985 hat die kontrastmittelverstärkte MR-Mammographie auch in der Klinik zunehmende Beachtung erlangt. Sie wurde als Zusatzmethode für die Abklärung pathologischer Befunde in der Mamma eingesetzt und erzielte erste hervorragende Ergebnisse. Die Erfahrungen basieren heute auf weltweit bereits über 3000 Untersuchungen, so daß die MR-Mammographie neben den etablierten Techniken demnächst einen festen Platz in der Brustdiagnostik erlangen wird.

Voraussetzung für den routinemäßigen klinischen Einsatz ist eine ausgefeilte, robuste Technik mit der Möglichkeit der schnellen und standardisierten Aquisition. Darüber hinaus müssen, um unnötigen Aufwand und überhöhte Kosten zu vermeiden, klare Indikationen für die Durchführung dieser Untersuchung erarbeitet werden.

Untersuchungstechnik

Hochqualitative *MR-Mammographien* lassen sich mit speziellen Oberflächenspulen erzielen. Sie erlauben die Aquisition dünner Schichten mit einer hohen räumlichen Auflösung bei ausreichendem Signal-zu-Rausch Verhältnis (S/N) und Homogenität innerhalb des Meßvolumens. Eine Doppel-Mamma-Spule zur simultanen Untersuchung beider Brüste ist zu bevorzugen. Dabei werden die Patientinnen zur Vermeidung atembedingter Bewegungsartefakte in Bauchlage untersucht. Die durch Herzpulsation entstehenden Artefakte können durch adäquate Wahl der Phasenkodierungsrichtung so gelenkt werden, daß sie das zu untersuchende Volumen nicht überlagern. Die Untersuchung kann in jeder beliebigen Schichtorientierung erfolgen, es empfiehlt sich jedoch aus Gründen der Reproduzierbarkeit, die axiale Schnittführung zu wählen. Die Schichtdicke sollte 5 mm nicht überschreiten, eine Reduktion auf 3 bis 4 mm ist allerdings besser geeignet, auch kleinste Läsionen zu erfassen. Eine 3D-Aquisition hat den Vorteil eines verbesserten S/N, wobei die Verwendung von Gradienten-Echo (GRE)-Sequenzen eine schnelle Datenerfassung ermöglicht.

Für die Differenzierung von Läsionen ist die Gabe eines paramagnetischen *Kontrastmittels* erforderlich (Gd-DTPA oder Gd-DOTA). Dies erfolgt in einer Dosierung von 0,1 bis 0,2 mmol/kg Körpergewicht. Da die regionale Signaländerung beurteilt wird, sind T1-gewichtete Aufnahmen vorteilhaft. Dynamische Sequenzen mit wiederholter Darstellung in kurzen Zeitintervallen nach bolusartiger Applikation des Kontrastmittels sind mit 3D-GRE Sequenzen möglich.

Tumorangiogenese

Die Differenzierung benigner und maligner Mammaveränderungen wird entscheidend durch die Tumorangiogenese beeinflußt. Die vermehrte Perfusion, die in Malignomen aufgrund des gesteigerten Stoffwechsels erforderlich ist, wird durch die *Neubildung von Blutzuflüssen* gewährleistet. Dies betrifft vor allem Tumoren mit Durchmessern über 2 cm. Diese Neovaskularisation von Tumoren wird durch ein spezifisches Protein, den Tumor-Angiogenese-Faktor (TAF) induziert. Bereits 1945 wurde die Existenz einer solchen Substanz in Brustdrüsenmalignomen nachgewiesen. Der Faktor beeinflußt die Gefäßneubildung auch in der Nachbarschaft bösartiger Tumoren, so daß ein erhöhtes angiogenetisches Potential auch im normalen Gewebe bis zu 3 cm vom Tumorherd entfernt gefunden wird. Die erhöhte Perfusion im Gewebe führt schließlich nach intravenöser Kontrastmittel-Gabe zur sichtbaren Signalintensitätszunahme.

Für die Kontrastierung auch kleinerer Tumorherde könnte die gestörte *Permeabilität der Kapillarwände* im Tumor verantwortlich sein. Hierdurch kommt es zu einer Vermehrung der Extrazellulärflüssigkeit und zu einem entsprechend erhöhtem Gehalt an paramagnetischem Kontrastmittel. Diese auch experimentell bewiesene Eigenschaften malignen Brustdrüsengewebes stellen die pathophysiologischen Grundlagen der kernspintomographischen Gewebedifferenzierung dar.

MR-mammographische Befunde

Für die MR-mammographische Differenzierung wird die *Signalintensitätsänderung* des Brustdrüsengewebes nach Kontrastmittel-Gabe beurteilt (**Abb. 7-36**). Hierbei wird die Dynamik (frühe oder späte Anreicherung) und das Ausmaß der Signaländerung gemessen. Bei der quantitativen Analyse hat sich gezeigt, daß die Karzinome in der Regel eine Signalzunahme von über 50 % aufweisen (**Abb. 7-37**), während in 70 % der benignen Läsionen zu gar keiner oder einer geringeren Signalzunahme kommt (**Abb. 7-38**). Allerdings lassen sich proliferierende Dysplasien (**Abb. 7-39**) (insbesondere solche mit mammographisch nachweisbaren Mikrokalzifikationen), einige nicht sklerotische Fibroadenome (**Abb. 7-40**) oder Papillome bzw. entzündliche Veränderungen, die grenzwertig bis stark anreichern können, von Malignomen nicht differenzieren.

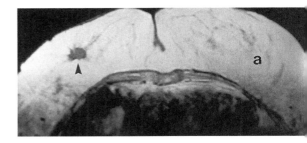

Abb. 7-36: Zeitabhängige Signalintensitätsänderungen (in %) nach Gabe eines paramagnetischen Kontrastmittels in verschiedenen Gewebearten der Mamma.

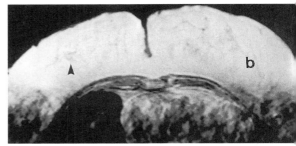

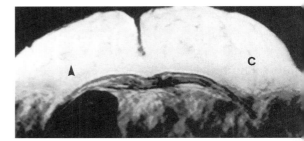

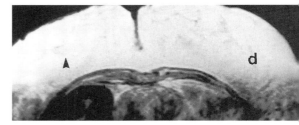

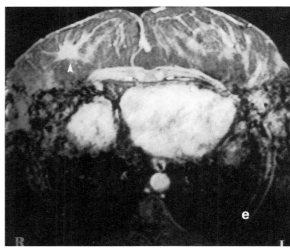

Abb. 7-37: Mammakarzinom. Dynamische T1-gewichtete Aufnahmen vor (**a**), sofort (**b**) 4 Minuten (**c**) und 8 Minuten (**d**) nach intravenöser Injektion von 0,1 mmol/Kg Gd-DOTA zeigen eine rasche und kräftige (> 100% Signalzunahme) Kontrastmittelaufnahme im Tumor (Pfeil). Mit gleichzeitiger Suppression des Fettsignals (**e**) werden auch die Tumorausläufer im Parenchym sichtbar.

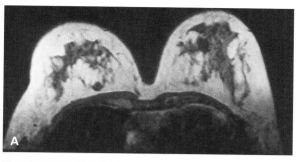

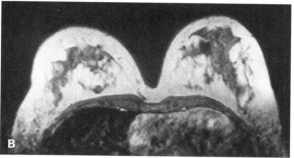

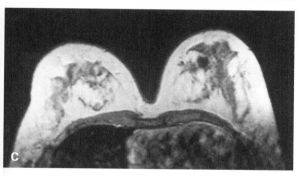

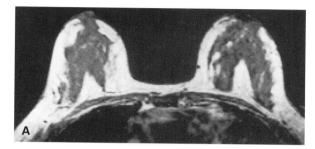

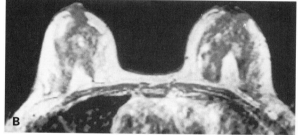

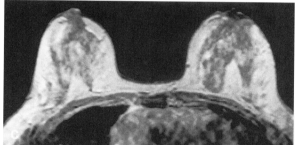

Abb. 7-38: Mastopathie (oben vor, Mitte sofort und unten 8 Minuten nach i.v. Gabe von Gd-DOTA): Langsame, inhomogene, diffuse Signalintensitätsaufnahme in beiden Mammae ohne erkennbaren fokalen Mehranreicherungen.

Abb. 7-39: Proliferierende Mastopathie (oben vor, Mitte sofort und unten 8 Minuten nach i.v. Gabe von Gd-DOTA): Bereits frühe, mittelstarke inhomogene Signalzunahme (etwa 70%) beidseits, so daß ein Karzinom nicht sicher ausgeschlossen werden kann.

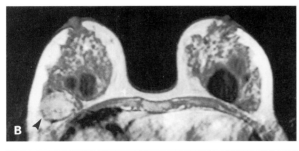

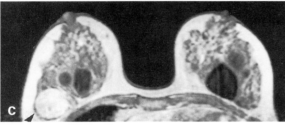

Abb. 7-40: Fibroadenom und Zysten (oben vor, Mitte sofort und unten 8 Minuten nach i.v. Gabe von Gd-DOTA): Während die Zysten nach Kontrastmittelgabe keine Signaländerung aufweisen, zeigt das Fibroadenom (Pfeil) eine frühe, kräftige Anreicherung, die mit der Zeit noch etwas zunimmt.

Wird die *Dynamik der Kontrastanreicherung* zur Trennung zwischen Karzinomen und benignen Veränderungen herangezogen, so lassen sich ähnliche Resultate erzielen. Malignome weisen dabei unabhängig vom Tumortyp eine raschere Kontrastmittelaufnahme auf, so daß bereits in der ersten Minute nach Injektion die Signalintensität um mehr als 90 % zunimmt und ein Signalmaximum nach 2 Minuten erreicht wird (**Abb. 7-37**). Eine ähnliche Kontrastmittelkinetik kann in hyalinen Fibroadenomen, in proliferierenden Mastopathien (**Abb. 7-39**), in Mastitiden und frischen Narben angetroffen werden, so daß falsch positive Befunde entstehen können.

Folgende Kriterien zur Beurteilung der MR-Mammographie lassen sich aufstellen:

1. Eine fehlende oder sehr geringe späte Anreicherung im Brustdrüsengewebe nach intravenöser Gabe eines paramagnetischen Kontrastmittels schließt ein Malignom mit sehr hoher Wahrscheinlichkeit aus. Falsch negative Befunde sind bisher lediglich auf technische Versager zurückgeführt worden.
2. Diffuse frühe Anreicherungen lassen eine sichere Differenzierung der zugrunde liegenden Erkrankung meist nicht zu. Differentialdiagnostisch muß dabei an proliferierende Dyplasien, an Entzündungen oder diffus wachsenden Karzinomen gedacht werden. Auch kleine, von entzündlichem Gewebe umgebene Malignome können dabei nicht sicher ausgeschlossen werden. Die endgültige Beurteilung basiert in solchen Fällen auf der Klinik bzw. auf der konventionellen Mammographie und auf Verlaufskontrollen.
3. Fokale ausgeprägte frühe Signalzunahmen lassen an Malignome denken. Ist die Anreicherung glatt begrenzt und rundlich-ovalär, kann sie auch auf ein Fibroadenom zurückgeführt werden. In den meisten Fällen aber wird eine Probeexzision des Befundes unumgänglich, auch wenn andere Tests negativ ausfallen.

Indikationen zur MR-Mammographie

In allen bisherigen Untersuchungen wurde die kontrastmittelverstärkte MR-Mammographie als *Zusatzmethode* eingesetzt; daher muß weiterhin davon ausgegangen werden, daß sie zur Zeit keine «Screening»-Methode darstellt. Die Indikationen aus heutiger Sicht lassen sich in «absolute» und «relative oder mögliche» einteilen. Die Grenzen sind allerdings fließend und einem ständigen Wandel unterzogen, da immer mehr relative Indikationen durch höhere Fallzahlen eine Bestätigung erfahren.

1. Nach Brustrekonstruktion mit Silikon-Implantaten (frühestens 6 Monate postoperativ)
2. Nach brusterhaltender Tumorresektion und postoperativer Narbenbildung (frühestens 6 Monate nach dem Eingriff)
3. Bei asymmetrischen Verdichtungen in der konventionellen Mammographie und negativem Tastbefund
4. Bei positivem Tastbefund und unklarer Mammographie
5. Vor geplanter Biopsie, zum Ausschluß eines multifokalen Geschehens
6. Bei suspektem Tastbefund in der Frühschwangerschaft
7. Bei Patientinnen mit anamnestisch erhöhtem Karzinomrisiko (familiäre Belastung, etc.) und mammographisch dichtem Brustdrüsengewebe
8. Im Rahmen der Tumorsuche bei Metastasen eines unbekannten Primärtumors und negativer Mammographie.

Ist die MR-Mammographie negativ, so kann auf eine Biopsie verzichtet werden. Falsch positive Befunde müssen bei Vorliegen einer Entzündung, einer sezernierenden Brust oder einer proliferierenden Mastopathie in Kauf genommen werden. Eindeutige «Kontraindikationen» zur MR-Mammographie gibt es bei sorgfältiger und kritischer Beurteilung nicht.

Weiterführende Literatur

Adler D. D.: Breast cancer: Evaluating mammography in early diagnosis. Geriatrics, 1988; 43:12.

Bässler R.: Pathologie der Brustdrüse. Berlin, Heidelberg, New York, Springer, 1978.

Cutler S. J., Black M. M., Mark T., Harvel S., Freeman C.: Further observations on prognostic factors in cancer of the female breast. Cancer 1989; 24:654–667.

Hackelöer B.-J., Duda V., Lauth G.: Ultraschall-Mammographie. Berlin, Heidelberg, New York, Tokio, Springer, 1986, S. 9.

Otto R., Orth A., Engeler V.: Verlaufskontrollen bei der fibrozystischen Mastopathie. Senologia 1977; 2:57–63.

Otto R.: Aktuelle Röntgendiagnostik im Kampf gegen den Brustkrebs. Stuttgart, New York, Wien, Verlag Hans Huber, 1985, S. 78 ff.

Otto R.: Die Ultraschalluntersuchung der Brustdrüse: Untersuchungstechnik – Kriterien der Diagnostik. Therapeutische Umschau 1989; 46:185–193.

MR-Mammographie

Heywang S. H., Hahn D., Schmid H.: MR Imaging of the breast using Gd-DTPA. J Comput Assist Tomogr. 1986; 10:199–204.

Heywang S. H., Wolf A., Pruss E., Hilbertz T., Eiermann W., Permanetter W.: MR imaging of the breast with Gd-DTPA: use and limitations. Radiology 1989; 171:95–103.

Kaiser W. A., Zeitler E.: MR imaging of the breast: fast imaging sequences with and without Gd-DTPA. Radiology 1989; 170:681–686.

Kaiser W. A., Mittelmeier O.: MR-Mammographie bei Risikopatientinnen. Fortschr. Röntgenstr. 1992; 156:576–581.

Pierce W. B., Harms S. E., Flamig D. P., Griffey R. H., Evans W. P., Hagans J. E.: Threedimensional Gadolinium-enhanced MR imaging of the breast: pulse sequence with fat suppression and magnetization transfer contrast. Radiology 1991; 181:757–761.

**7.
Weibliche
Geschlechts
organe**

8. Bewegungsapparat

Untersuchungsmethoden und Symptome

J. Hodler

Die Radiologie spielt in der Diagnostik von pathologischen Veränderungen des Bewegungsapparates eine bedeutende Rolle; häufig ist sie der einzige Weg zu einer konklusiven Diagnose. Technisch einwandfreie radiologische Untersuchungen sind deshalb von größter Bedeutung.

Die *Auswahl* der bildgebenden Methoden (konventionelle Radiologie, Tomographie, Computertomographie, Magnetresonanz, Ultraschall, Nuklearmedizin) hängt vor allem von der klinischen Fragestellung und von der topographisch-anatomischen Lokalisation der Läsion ab.

Die *Beurteilung* der radiologischen Untersuchungen darf sich nicht auf eine bloße Dokumentation beschränken, sondern muß sich systematisch an spezifisch radiologischen Befunden, die auf pathomorphologischen Veränderungen beruhen, orientieren.

Konventionelle Radiologie

Die Darstellung pathologischer Veränderungen des Bewegungsapparates erfordert grundsätzlich eine *dreidimensionale Abbildung*, d. h. Aufnahmen in zwei aufeinander senkrechten Ebenen. Dadurch wird die Superposition eliminiert und die räumliche Zuordnung der einzelnen Strukturen und Befunde weitgehend möglich. Zusatzuntersuchungen (Computertomographie, Magnetresonanz-Tomographie) lokalisieren und stellen die pathologischen Befunde noch besser dar.

Korrekte Expositionsdaten und Positionierung sind wichtige aufnahmetechnische Voraussetzungen. Vergleichsaufnahmen der Gegenseite sind gelegentlich von Nutzen.

Spezielle radiologische Untersuchungstechniken

Die *Bildverstärker-Fernseh-Durchleuchtung* kommt zum Einsatz im Rahmen von interventionellen Untersuchungen (Arthrographie, Fistelfüllung, Punktion), bei orthopädischen und neurochirurgischen Eingriffen zur Beurteilung der Gelenkmotilität, zur Lokalisation von Fremdkörpern und zur Funktionsbeurteilung.

Weichteilaufnahmen mit Röhrenspannungswerten zwischen 25 und 35 kV sind vor allem zur Darstellung der Weichteilstrukturen und zum Nachweis von Verkalkungen und Fremdkörpern zu verwenden.

Die *digitale Lumineszenzradiographie* bringt sowohl die trabekuläre Knochenstruktur als auch die Weichteile wegen der elektronischen Konturanhebung aufgrund des Kontrastausgleichs zur Darstellung. Körperteile von unterschiedlichem Volumen (z. B. kranio-zervikaler Übergang der Wirbelsäule) sind mittels dieser Methode besser abzubilden.

Die *konventionelle Tomographie* ist eine ergänzende Methode der konventionellen Radiologie zur überlagerungsfreien Darstellung pathologischer Veränderungen. Die Indikationen sind limitiert und betreffen die Beurteilung der Frakturheilung sowie die Darstellung von intra- und periartikulären Fremdkörpern.

Die *Computertomographie* ermöglicht die überlagerungsfreie Darstellung der Querschnittsanatomie, bietet eine hohe Dichteauflösung und gestattet die zwei- und dreidimensionale Rekonstruktion. Die Messung der Dichtewerte macht eine Analyse der Gewebe möglich. Hochauflösende Dünnschichtschnitte stellen feinste Strukturen dar. Die Indikationen betreffen vor allem traumatische Läsionen sowie die Darstellung der knöchernen Strukturen bei Entzündung und Neoplasie vor einer gezielten Punktion. Nachteilig wirken sich Metallimplantate wegen der bildstörenden Artefakte aus.

Die *Magnetresonanz-Bildgebung* ist die zentrale Spezialmethode zur Darstellung pathologischer Veränderungen des muskuloskelettalen Systems. Die exzellente dreidimensionale Darstellung der Anatomie und Pathologie durch große Kontrastwirkung bei hoher räumlicher Auflösung bringt entscheidende diagnostische Vorteile. Die hervorragende Darstellung des Knochenmarks, der Weichteile sowie auch der Gelenkbinnenstrukturen machen diese Methode zu einem ausgezeichneten diagnostischen Instrument. Technisch verbesserte Oberflächenspulen und spezielle Pulssequenzen wie Fettunterdrückung verfeinern die diagnostischen Möglichkeiten der Untersuchungsmethode. Ferromagnetische Metallobjekte führen zu Artefakten und Bilddistorsion infolge fokalen Signalverlusts. Die Magnetresonanz-Bildgebung übernimmt zunehmend den diagnostischen Bereich der Computertomographie.

Die *Spektroskopie* liefert zusätzlich topographisch lokalisierbare biochemische Information.

Die *Sonographie* erbringt rasch wichtige diagnostische Information, die ohne Risiken und nur mit geringen Kosten verbunden ist. Die technische Entwicklung von hochauflösenden Transducern vermittelt eine gute Bildqualität. Wichtige Indikationen der Sonographie sind Unterscheidung von zystischen und soliden Raumforderungen in den Weichteilen, die Diagnostik bei Gelenken (Knie, Schulter, Hüfte), die Beurteilung von Weichteilschwellungen sowie die gezielte Punktion.

Die *Arthrographie* stellt den Binnenraum der Gelenke dar, wobei Durchleuchtung, konventionelle Tomographie und Computertomographie sowie Magnetresonanz-Tomographie als bildgebende Methoden verwendet werden. Für jedes Gelenk bestehen spezielle Indikationen, die zunehmend von der Magnetresonanz-Bildgebung übernommen werden.

Die Rolle der *Angiographie* betrifft vor allem die Dokumentation von Gefäßverletzungen nach Trauma und die therapeutische Kontrolle der Blutung. Die Diagnostik von primären und sekundären Gefäßerkrankungen, insbesondere bei Durchblutungsstörungen, erfolgt angiographisch.

Die perkutane geschlossene *Nadelbiopsie* des Knochens ermöglicht die feingewebliche und bakteriologische Diagnostik. Zur Gewinnung von Material zur histologischen Untersuchung sind großkalibrige Nadeln (18–20 Gauge) notwendig. Bildverstärker-Fernseh-Durchleuchtung und Computertomographie gestatten die regelrechte Plazierung der Nadelspitze. Der Eingriff wird in Lokalanästhesie durchgeführt und ist nur wenig belastend. Die fachgerechte Behandlung des Biopsiepräparates ist für die diagnostische Qualität Voraussetzung.

Szintigraphie

G. K. von Schulthess

Skelettszintigraphie

Dank ihrer hervorragenden Sensitivität ist die Skelettszintigraphie heute die häufigste Untersuchungsmethode einer nuklearmedizinischen Klinik. Die Skelettszintigraphie wird mit Tc-markierten Phosphonaten, meist Monophosphonat (MDP) oder Diphosphonat (DPD) durchgeführt. Die Physiologie der Anreicherung ist folgende: An Orten mit Knochenumbau lagert sich die Substanz am sich bildenden Hydroxyapatit an: die Anreicherung spiegelt also den *Knochenanbau* wider. Das Röntgenbild dagegen stellt den absoluten Kalksalzgehalt dar, es besagt somit nichts über die Dynamik des Knochenumbaus.

Der *Knochenabbau* ist nuklearmedizinisch nicht darstellbar, radiologisch manifestiert sich eine Demineralisation erst, wenn bereits eine 30 bis 50prozentige Abnahme des Kalksalzgehaltes stattgefunden hat. Zur genaueren Bestimmung ist eine Knochendensitometrie notwendig. Mit wenigen Ausnahmen ist auch bei primär osteolytischen Prozessen ein über die Norm gesteigerter Knochenanbau vorhanden, da das Knochenparenchym versucht, die Läsion zu heilen. Ein dominant osteolytischer Prozeß zeigt sich damit meist ebenfalls als vermehrt anreichernder Bezirk im Skelettszintigramm. Übersteigt der Knochenanbau pro Zeiteinheit den Knochenabbau, so liegt eine Osteosklerose vor, liegt er darunter, eine Osteolyse. Ob sich ein Prozeß im Verlauf als lytisch oder blastisch manifestiert, hängt von der langfristigen Bilanz des Knochenan- und -abbaus ab.

Während bei der Metastasensuche meist nur *eine* Skelettszintigraphie durchgeführt wird (Scan 2–6 Stunden p.i.), wird bei benignen Skelettaffektionen prinzipiell eine *2- oder 3-Phasen-Skelettszintigraphie* durchgeführt. In einer ersten Phase wird dem Patienten die Tc-Verbindung unter der Kamera injiziert und in schnellen Abfolgen Aufnahmen der interessierenden Körperregion angefertigt. Diese Aufnahmensequenz gibt Auskunft über die *Perfusionsverhältnisse* der Läsion relativ zur Umgebung. Anschließend können bis etwa 15 Minuten p.i. *Blutpoolaufnahmen* gemacht werden, die Information darüber liefern, ob die Läsion mit Hyperämie verbunden ist (2. Phase). Schließlich wird dann nach etwa 3 Stunden die *eigentliche Skelettszintigraphie* durchgeführt (3. Phase). Während sich metastatische Prozesse im allgemeinen nur in der Skelettphase manifestieren, sind akute entzündliche oder traumatische Prozesse in allen drei Phasen positiv. Gelegentlich sind nur Phase 1 und 2 positiv; es handelt sich dann um einen Weichteil- und nicht um einen Knochenprozeß.

Der *Normalbefund* des Skelettszintigrammes (**Abb. 1-38**) zeigt eine variable Aktivitätsanreicherung im Skelett. Typischerweise ist bei jungen Patienten die Anreicherung stärker als bei älteren, da der normale Knochenumbau aktiver ist. Im Kindesalter stellen sich die Wachstumszonen des Knochens speziell intensiv als bandförmige, symmetrische Strukturen dar. Bereiche, wo der Knochen voluminöser ist (wie in der Umgebung der Knie- oder Ileosakralgelenke), kommen stärker zur Darstellung als Bezirke, wo weniger Knochenmasse vorhanden ist. Da das nicht in den Knochen eingelagerte Tc-Phosphonat renal ausgeschieden wird, stellen sich im normalen Skelettszintigramm die Nieren und die Harnblase dar. Die Aktivität in den Nieren sollte etwa vergleichbar mit oder geringer als die Aktivität der benachbarten Wirbelsäule sein. Die Mammae stellen sich bei menstruierenden Frauen ebenfalls oft dar. Pertechnetat speichernde Organe (Schilddrüse, Magen, Speicheldrüsen) sollten bei adäquater Blockade mit Perchlorat vor der Injektion der Tc-Phosphonatverbindung nicht dargestellt werden. Andere Weichteilanreicherungen sind pathologisch und sollten weiter abgeklärt werden.

Knochenmarkszintigraphie

Es ist auch möglich, eine spezifische nuklearmedizinische *Entzündungsdiagnostik* durchzuführen. Das klassische Verfahren basiert auf in vitro mit Indium-111 *markierten Leukozyten* oder *Granulozyten*, wobei verschiedene Markiermethoden gebräuchlich sind. Das Verfahren ist hochspezifisch und gilt als Goldstandard für die nicht-invasive Entzündungsdiagnostik. Leider ist aber die Markierung aufwendig und erfordert ein entsprechend funktionierendes Labor. Das Verfahren kann deshalb nur an größeren nuklearmedizinischen Zentren durchgeführt werden. Dem Patienten werden etwa 100 ml Blut entnommen, die Leukozyten oder Granulozyten durch spezifische Zentrifugationsverfahren isoliert und nach sorgfältiger Markierung dem Patienten reinjiziert. Aufnahmen werden nach 2 bis 6 und 24 Stunden angefertigt. Eine Anreicherung findet normal im hämatopoetischen Markraum statt, der sich in Erwachsenen auf das ganze Stammskelett und oft auf die proximalen Abschnitte von Femur und Humerus erstreckt. Weiter speichern die Leber und die Milz Aktivität. Eine Anreicherung in anderen Knochen oder in den Weichteilen ist pathologisch und muß als Zeichen eines Infektes gewertet werden (s. **Abb. 8-177A**).

Wegen der aufwendigen präparativen Vorbereitung wurden in den letzten Jahren verschiedene andere Verfahren entwickelt, deren Diagnostik von Entzündungen mit markierten Granulozyten vergleichbare Resultate liefern sollen. Kleinste kolloidale Tc-markierte Partikel, die den Lungenfilter passieren und von Granulozyten phagozytiert werden, markierte polyklonale nicht-spezifische Immunglobuline und markierte spezifische Anti-Granulozytenantikörper sind als Tc-markierbare Kits erhältlich, also präparativ wenig aufwendig und somit im Prinzip als gute Verfahren vor dem Einsatz der Granulozytenszintigraphie geeignet. Aufgrund der bisherigen Ergebnisse ist anzunehmen, daß sich die monoklonalen *Antigranulozyten-Antikörper* durchsetzen werden (s. **Abb. 8-177 B, 8-178 C**). Das einzige Problem ist eine Kreuzreaktion der Antikörper mit CEA-produzierenden Tumoren, so daß bei Tumorleiden auch falsch positive Befunde möglich sind. Probleme mit einer Sensibilisierung des Patienten

durch den körperfremden Maus-Antikörper sind offenbar minimal.

Ebenfalls zur Entzündungsdiagnostik benutzt wird *Gallum-167*, das sich relativ spezifisch in Entzündungen anreichert, jedoch auch bei der Verlaufskontrolle von *Lymphomen* eingesetzt wird. Beim Staging und zur Verlaufskontrolle von Lymphomen reichert die Substanz in über 70% der Fälle an. Diese Untersuchung wird in den USA oft eingesetzt.

Radiologische Symptome

J. Hodler

Krankheitsprozesse im Knochen manifestieren sich durch die folgenden radiologischen Symptome: Demineralisation, Osteolyse, Osteosklerose und endostale/periostale Reaktion.

Demineralisation

Demineralisation bedeutet verminderten Kalkgehalt des Knochengewebes und damit erhöhte Strahlendurchlässigkeit. Als Sammelbegriff wird auch die Bezeichnung *Osteopenie* (quantitative Reduktion der Knochensubstanz) verwendet. Wichtige Ursachen sind Osteoporose, Osteomalazie und Hyperparathyreoidismus.

Die *Osteoporose* ist durch eine Reduktion an Knochensubstanz und erhöhtes Frakturrisiko gekennzeichnet. Histomorphologisch sind die Knochenbälkchen verschmälert und zahlenmäßig reduziert. Die Kortikalis ist verschmälert und aufgelockert (Spongiosierung). Die Osteoporose kommt auch regionär vor, zum Beispiel bei Immobilisation einer Extremität, oder umschrieben reaktiv, zum Beispiel in der Nachbarschaft entzündlicher Prozesse.

Die *Osteomalazie* ist gekennzeichnet durch eine verminderte Mineralisierung der Knochenbälkchen, die in normaler Anzahl vorhanden sind.

Osteolyse

Osteolyse entspricht der *Destruktion* von Knochengewebe durch einen pathologischen Prozeß (meist Entzündung oder Neoplasie). Spongiöser Knochen wird rascher zerstört als die Kompakta. Die Morphologie der Osteolyse wird durch den Aggressivitätsgrad des destruierenden Prozesses bestimmt. Die Hauptgruppen von Osteolysen sind die geographische, die mottenfraßähnliche und die permeative Form.

Geographische Osteolysen sind einzelne oder mehrere konfluierende, gut abgrenzbare Substanzdefekte mit einem Durchmesser von bis zu mehreren Zentimetern. Ist die Läsion scharf begrenzt und zusätzlich noch von einem Sklerosesaum umgeben, ist die Wachstumsgeschwindigkeit am geringsten, d. h. der Krankheitsprozeß ist nicht aggressiv (**Abb. 8-1 A,** vgl. **Abb. 8-127**). Typischer Vertreter ist die solitäre Knochenzyste. Mit zunehmendem Aggressivitätsgrad geht zuerst die Randsklerose verloren, oder die Kortikalis wird vorgewölbt (**Abb. 8-1 B,** vgl. auch **Abb. 8-109**). Epidermoidzysten können auf diese Weise in Erscheinung treten. Mit zunehmender Aggressivität wird der Osteolyserand unscharf und die Kortikalis wird destruiert (**Abb. 8-1 C,** vgl. auch **Abb. 8-120 B**). Typischer Vertreter ist der Riesenzelltumor.

Mottenfraßähnliche Osteolysen sind Ausdruck eines hohen Aggressivitätsgrades. Sie besteht aus multiplen, einige Millimeter messenden Osteolysen (**Abb. 8-1 D**). Das multiple Myelom und multiple Metastasen bei Mammakarzinom können auf diese Art in Erscheinung treten.

Die aggressivsten Prozesse mit diffusem Durchwachsen von Spongiosa und Kortikalis führen zu einer *permeativen Osteolyse* (**Abb. 8-1 E,** vgl. auch **Abb. 8-125 B**). Typische Vertreter sind das Ewing-Sarkom und das Osteosarkom.

Osteosklerose

Osteosklerose als radiologisches Symptom entspricht einer *vermehrten Dichte* der Knochenstruktur. Osteosklerose ist eine Reaktionsform des gesunden Knochens auf eher langsam wachsende entzündliche oder neoplastische Prozesse und kommt auch im Rahmen der Knochenheilung nach Trauma vor. Selten tritt Osteosklerose im Rahmen generalisierter Leiden wie der Osteopetrose oder im Rahmen von Stoffwechselerkrankungen auf. Bei Knochennekrosen kann die Knochendichte infolge verminderten Kalzium-Abtransports zunehmen (vgl. **Abb. 8-41**). Ferner können Neoplasien durch Knochen-Neubildung oder Tumor-Matrixverkalkungen zu einer erhöhten Knochendichte führen.

Endostale/periostale Knochenproliferation

Endost und Periost sind befähigt, auf Reize unterschiedlicher Art mit Knochenneubildung zu reagieren. Die *endosteale Proliferation* führt zu lokaler oder diffuser Sklerose der peripheren Spongiosa und kann den Markkanal einengen.

Die *periostale Reaktion* ist eine vom Periost ausgehende Knochenneubildung. Ihre Morphologie hängt von der Aggressivität des zugrundeliegenden Krank-

Abb. 8-1: Einteilung von Osteolysen, aufsteigender Aggressivitätsgrad. (**A**) Geographische Osteolyse mit Randsklerose. (**B**) Geographische Osteolyse ohne Randsklerose und/oder mit vorgewölbter Kortikalis. **C** Geographische Osteolyse mit Durchbruch der Kortikalis und/oder unscharfer Begrenzung. (**D**) Mottenfraßähnliche Osteolyse mit multiplen kleinen Osteolysen. (**E**) Permeative Osteolyse.

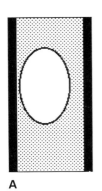
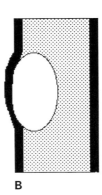
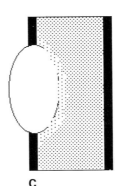
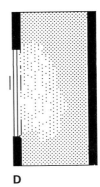
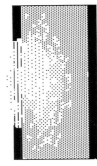

A   B   C   D   E

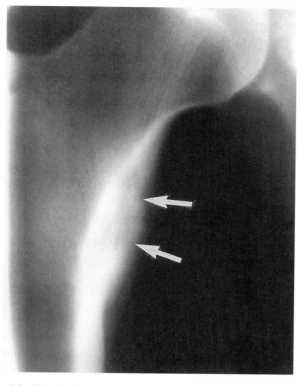

Abb. 8-2: Solide periostale Reaktion bei Osteoidostom am Schenkelhals (Pfeile).

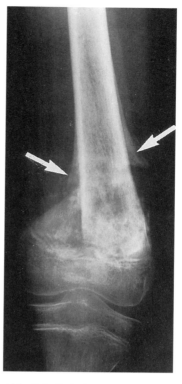

Abb. 8-3: Beispiel einer unterbrochenen periostalen Reaktion (Codman-Dreieck) (Pfeile) bei Osteosarkom.

heitsprozesses ab. Periostale Reaktionen werden erstmals etwa zwei Wochen nach Auftreten der Pathologie radiologisch sichtbar. Die *solide periostale Reaktion* ist eine durchgehende ossäre Auflagerung unterschiedlicher Dicke. Sie tritt bei langsam wachsenden Prozessen auf (**Abb. 8-2**). Intermittierend wachsende Prozesse können zu zwiebelschalenartigen periostalen Reaktionen führen. Diese Form wird zum Beispiel bei Osteomyelitis und Ewing-Sarkomen beobachtet. Sehr rasch wachsende Prozesse führen zu *unterbrochenen periostalen Reaktionen*. Bei der radiären Form (Spiculae) ist die Form der periostalen Reaktion wahrscheinlich durch kleine Blutgefäße bestimmt, die dem abgehobenen Periost folgen. Das Codman-Dreieck ist eine dreieckförmige periostale Reaktion am Rand eines aggressiven Prozesses, während in den rasch waschsenden zentralen Anteilen keine periostale Reaktion mehr sichtbar wird (**Abb. 8-3**).

Weiterführende Literatur

Buckwalter K. A., Braunstein E. M.: Digital Skeletal Radiography. AJR 1992; 158:1071–1080.

Lodwick G. S., Wilson A. J., Farrell C., Virtana P., Dittrich F.: Determining growth rates of focal lesions of bone from radiographs. Radiology 1980; 134:577–583.

Volberg F. M., Whalen J. P., Krook L., Winchester P.: Lamellated periosteal reactions: A radiologic and histologic investigation. AJR 1977; 128:85–87.

Sundaram M., McLeod R. A.: MR imaging of tumor and tumor-like lesions of bone and soft tissue. AJR 1990; 155:817–824.

Skeletttrauma

F. Terrier

Ungeachtet seiner erstrangigen praktischen Bedeutung ist das Thema «Skeletttrauma» ein Stiefkind der Lehre in der Radiologie. Es ist immer wieder erstaunlich festzustellen, daß die Frakturenlehre in den radiologischen Vorlesungen häufig vernachlässigt wird, während viel seltenere Erkrankungen, wie z. B. die primären Knochentumoren, mit großer Sorgfalt behandelt werden. Zu gern wird von den Lehrern die konventionelle radiologische Abklärung von Frakturen im Zeitalter der Computertomographie und der Kernspintomographie als Banalität betrachtet.

Die radiologische Diagnose einer Fraktur ist zwar in vielen Fällen einfach. Es ist sicher keine Kunst, eine dislozierte Femurschaftfraktur zu erkennen. Andere Frakturen, wie z. B. Halswirbelsäulenfrakturen, können jedoch sogar an den Facharzt hohe Anforderungen stellen. Zudem werden oft Traumapatienten klinisch und radiologisch durch jüngere, weniger erfahrene Ärzte untersucht, da Unfälle gehäuft außerhalb der regulären Arbeitszeiten geschehen. Kenntnisse in der Radiologie des Skeletttraumas sind deshalb für den jüngeren Kollegen von großer praktischer Bedeutung.

In diesem Kapitel wird der Akzent vor allem auf die unmittelbar posttraumatische Diagnose gelegt. Radiologische postoperative Kontrollen und Verlaufsbeurteilungen werden nämlich durch erfahrene spezialisierte Ärzte interpretiert, so daß die Gefahr einer Fehlbeurteilung geringer ist.

Ein nützlicher Ratschlag: *Habe eine niedrige Verdachtsschwelle für Frakturen, da übersehene Frakturen zu den häufigsten radiologischen Fehldiagnosen gehören!*

Klinische Untersuchung

Bevor ein Traumapatient radiologisch untersucht wird, müssen zuerst eine genaue *Anamnese* erhoben und eine gründliche *klinische Untersuchung* durchgeführt werden. Diese Anforderung scheint selbstverständlich zu sein. Gerade hier wird jedoch schon häufig gesündigt. Bei nachlässiger Anamnese und oberflächlicher klinischer Untersuchung ist die verfehlte Diagnose einer Fraktur vorprogrammiert.

Die Anamnese, d. h. die Eruierung des Unfallmechanismus, sowie der klinische Befund geben in den meisten Fällen präzise Auskünfte über die Wahrscheinlichkeit einer Fraktur, ihre Lokalisation und ihren Typ. Eine korrekte radiologische Abklärung muß *gezielt* erfolgen und ist um so aufschlußreicher, je präziser die klinische Fragestellung ist. Zum Beispiel sind die Aufnahmen zur Darstellung einer Metakarpalfraktur (Handaufnahme a. p. und schräg) andere als bei Verdacht auf eine Karpalfraktur (Handgelenkaufnahme a. p. und seitlich) **(Abb. 8-4)**. Zusätzlich ist der Wert eines *negativen* Röntgenbefundes je nach klinischer Situation verschieden. Klinische Symptome wie starke Schmerzen, eine eingeschränkte Funktion, eine massive Weichteilschwellung, eine abnorme Beweglichkeit und Krepitation sind auf eine Fraktur höchst verdächtig, auch bei zuerst unauffälligem Röntgenbefund. Sie sollten dazu veranlassen, die Röntgenbilder nochmals gezielt zu analysieren, und nötigenfalls Zusatzaufnahmen anzufertigen. Es ist nämlich erwiesen, daß die genaue Kenntnis des klinischen Befundes, insbesondere der Schmerzlokalisation, die Interpretation der radiologischen Aufnahmen signifikant verbessert (vgl. Berbaum et al.).

Zudem ermöglichen konventionelle Röntgenbilder nicht, das wahre Ausmaß der begleitenden Weichteilverletzungen (Gefäße, Nerven, Muskel, Haut usw.) zu erfassen. Dies muß vorwiegend klinisch erfolgen. *Die radiologische Untersuchung kann auf keinen Fall die klinische Untersuchung ersetzen.* Sie ist nur komplementär dazu.

Kenntnisse über die *häufigsten Frakturlokalisationen und -typen* sind notwendig, um effizient eine radiologische Abklärung zu leiten und ihre Resultate zu interpretieren. Lokalisation und Verlauf von Frakturen erfolgen nämlich in der Regel nach typischen Mustern. So müssen bei bestimmten klinischen Situationen gewisse Knochenstrukturen ganz gezielt analysiert werden, da die Erfahrung zeigt, daß diese häufig betroffen sind. Zum Beispiel muß bei Unmöglichkeit der Pro- und Supination im Ellbogengelenk das Radiusköpfchen ganz sorgfältig angeschaut werden, da die zugrundeliegende feine Meisselfraktur des Radiusköpfchens in vielen Fällen einem oberflächlichem Blick entgeht.

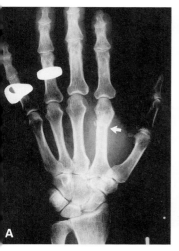
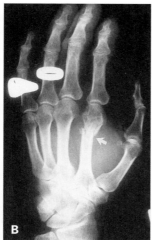
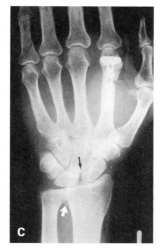
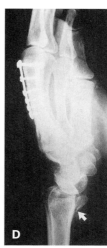

Abb. 8-4: Fraktur des vierten Metakarpalknochens und des Radius sowie skapho-lunäre Dissoziation. **(A, B).** Die antero-posteriore Aufnahme und die Schrägaufnahme der Hand zeigen eine Fraktur des zweiten Metakarpalknochens (Pfeile). Eine seitliche Aufnahme wurde nicht durchgeführt. **(C, D).** Trotz adäquater Ostosynthese klagte der Patient weiter über Schmerzen. Erst mehrere Wochen nach dem Unfall wurde eine seitliche Aufnahme angefertigt, die eine distale Radiusfraktur (weiße Pfeile) und eine skapholunäre Dissoziation (schwarzer Pfeil) demonstrierte. Trotz mehreren Operationen haben sich eine Medianusparese und eine radio-karpale Arthrose entwickelt.

Konventionelle Röntgenuntersuchungen

Standardaufnahmen

Die radiologische Abklärung bei Traumen beginnt in der überwiegenden Mehrzahl der Fälle mit konventionellen Röntgenaufnahmen. Nur in äußersten Notfällen, wenn Weichteilläsionen lebensbedrohliche Folgen haben können, wie zum Beispiel ein intrakranielles Hämatom bei Schädelkalottenfrakturen, wird eine spezialisierte Untersuchung wie die Computertomographie (CT) unmittelbar durchgeführt. Grundsätzlich sind bei der radiologischen Frakturabklärung mindestens *zwei Aufnahmen* (Standardaufnahmen), wenn möglich in *senkrecht aufeinander stehenden Ebenen,* durchzuführen. Für gewisse anatomisch komplexe Regionen ist jedoch diese letzte Regel nicht optimal, und spezielle Aufnahmen sind geeigneter. Beispiele: bei Metakarpal- und Metatarsalfrakturen sind die Knochenstrukturen auf einer rein seitlichen Hand-

oder Fußaufnahme überlagert, darum wird letztere durch eine Schrägaufnahme ersetzt; bei einer Beckenfraktur ist eine seitliche Aufnahme technisch schwierig anzufertigen und bringt selten wichtige Informationen, es werden deshalb kranio-kaudale und kaudo-kraniale gekippte antero-posteriore Aufnahmen und je nach Frakturtyp zusätzliche spezielle Aufnahmen oder besser eine CT durchgeführt.

Zusatzaufnahmen

Je komplizierter die anatomischen Verhältnisse (Schädelbasis, Mittelgesicht, Kranio-zervikaler Übergang, zerviko-thorakaler Übergang, Becken, Gelenke), desto schwieriger ist es, eine Fraktur nachzuweisen oder auszuschließen. Dort sind besonders häufig Zusatzaufnahmen hilfreich (z. B. schräge Aufnahmen bei Frakturen im Knie- und Ellbogenbereich). In anatomisch komplexen Regionen ist es jedoch vorteilhaft, die Aufnahmen in verschiedenen Projektionen nicht zu multiplizieren, sondern statt dessen eine CT durchzuführen.

Durchleuchtung

Sie erlaubt auf einfache Weise, die optimale Projektion zu wählen und so die Anzahl der Aufnahmen zu begrenzen. Sie soll jedoch nur durch einen erfahrenen Arzt durchgeführt werden, um die Durchleuchtungszeit so kurz wie möglich zu halten.

Gehaltene Aufnahmen

Sie werden bei Verdacht auf Bandverletzungen besonders im oberen Sprunggelenk und Kniegelenk durchgeführt. Bei ihrer Anfertigung muß auf die Strahlenschutzregeln streng geachtet werden. Zu häufig noch werden nämlich die Hände des Untersuchers ohne einen Bleischutz auf den Aufnahmen abgebildet.

Aufnahmen der Gegenseite

Bei differentialdiagnostischen Schwierigkeiten zwischen Frakturen und Normvarianten (noch nicht verschmolzene Epi- und Apophysen, akzessorische Knochenkerne) bringen häufig Vergleichsaufnahmen der Gegenseite die richtige Diagnose auf einfache und elegante Weise. Das gilt natürlich besonders bei Kindern, aber auch immer wieder bei Erwachsenen.

Spätaufnahmen

Bei unklarem Befund bringt die Wiederholung der Röntgenaufnahme nach etwa 10 Tagen Klarheit über das eventuelle Vorhandensein einer Fraktur, da nach dieser Zeit Resorptionsvorgänge an den Frakturenden die Frakturlinie verbreitern. Spätaufnahmen sind besonders bei Verdacht auf eine Skaphoid- oder Schenkelhalsfraktur nützlich (**Abb. 8-5**).

Spezielle Untersuchung der Knochenstrukturen

Computertomographie

Mit der Entwicklung der hochauflösenden Computertomographie (CT) hat diese Methode eine erstrangige Bedeutung in der Abklärung komplexer Frakturen bekommen. Sie wird routinemäßig zum genauen Staging von Frakturen der Wirbelsäule und des Beckens angewandt. Ihre Rolle bei Frakturen im Gesichtsschädel ist ebenfalls erstrangig; in den meisten Zentren hat sie die konventionelle Tomographie vollständig ersetzt (**Abb. 8-6**). Auch bei komplexen Frakturen im Schulter- und Fußbereich bringt sie wesentliche Informationen. Weitere Fortschritte in der präoperativen Planung bei Gesichts-, Kiefergelenk-, Schulter-, Wirbelsäulen-, Acetabulum- und Tarsalfrakturen wurden durch die zwei- und dreidimensionellen Rekonstruktionen erzielt (**Abb. 8-7**). Die *Spiral-CT* hat sich in den letzten Jahren durchgesetzt. Bei dieser Technik geschieht der Vorschub vom CT-Tisch kontinuierlich während der Bildakquisition und nicht schrittartig zwischen den einzelnen Schichtaufnahmen, so daß ein ganzes Körpervolumen anstelle von nacheinander liegenden Schichten durch das Meßverfahren abgetastet wird. Die CT ist sehr vorteilhaft einzusetzen, wenn intraartikuläre Knochenfragmente vermutet werden (z. B. nach Acetabulumluxationsfraktu-

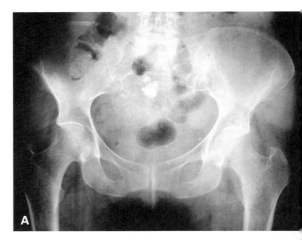

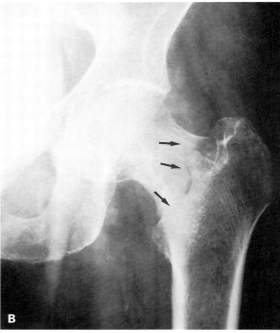

Abb. 8-5: Schenkelhalsfraktur. (**A**). Die unmittelbar post traumatische Beckenaufnahme zeigt keine Fraktur. (**B**). Ers 10 Tage später wird die linksseitige laterale Schenkelhals fraktur erkennbar.

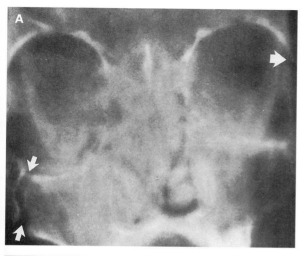

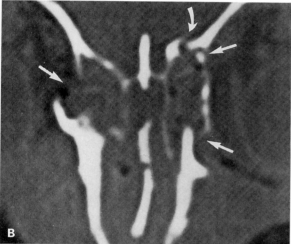

Abb. 8-6: Ausgedehnte Mittelgesichtsfraktur mit Beteiligung der Frontobasis. **(A)** Die konventionelle Tomographie zeigt eine Transparenzminderung im Bereich der Ethmoidalzellen und der Kieferhöhlen. Die dehiszente Fraktur des rechtsseitigen Jochbeines und die Sprengung der linksseitigen Sutura frontozygomatica sind leicht zu erkennen, aber die Verhältnisse im Bereich des Ethmoides und der Frontbasis sind unübersichtlich. **(B)** Die CT erlaubt die multiplen Frakturen im Ethmoidsystem sowie den Befall der linksseitigen Frontobasis präzis darzustellen.

Abb. 8-7: Dreidimensionelle CT-Untersuchung des Schultergelenkes bei Hill-Sachsscher Impressionsfraktur (Pfeil). A Akromion. P Processus coracoideus.

ren, wenn die Repositionsstellung des Femurkopfes unbefriedigend ist).

Sonographie

Die *Sonographie* wird noch nicht routinemäßig bei der Abklärung von Knochenstrukturen eingesetzt. Bei ganz speziellen Indikationen (z. B. für den Nachweis von Hill-Sachsschen Impressionsfrakturen am Humeruskopf nach Luxationen oder bei Verdacht auf Epiphysiolyse bei noch nicht ossifizierter Epiphyse) kann sie sehr hilfreich sein. Wir haben sie auch gelegentlich zum Nachweis von Rippenfrakturen eingesetzt.

Magnetresonanztomographie

Wenn es darum geht, die Strukturen des Bewegungsapparates darzustellen, ist die Magnetresonanztomographie (MRI) heute die informationsreichste Methode. Sie erlaubt jedoch weniger gut als die CT, den kompakten Knochen darzustellen. Trotzdem kann sie vorteilhaft bei konventionell-radiologisch unsichtbaren Frakturen (sog. okkulten Frakturen) eingesetzt werden, da sie auf sehr empfindliche Weise eine Blutung oder ein Ödem des Knochenmarkes (sog. Markkontusion) nachweist **(Abb. 8-8)**. Auch Ermüdungsbrüche sind sehr zuverlässig darzustellen. Zum Beispiel wurde mit dieser Methode gezeigt, daß Ermüdungsbrüche des Sakrums bei älteren Leuten viel häufiger vorkommen als früher angenommen und als Ursache unklarer Rückenbeschwerden in Frage kommen. Solche Frakturen treten auch nach Radiotherapie im Beckenbereich auf.

Für die Frühdiagnose der aseptischen Knochennekrose ist die MR die heutzutage anerkannte Methode (vgl. Coleman et al.) **(Abb. 8-9)**.

**8.
Bewegungs-
apparat**

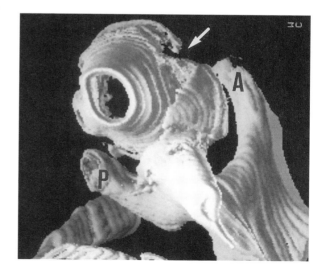

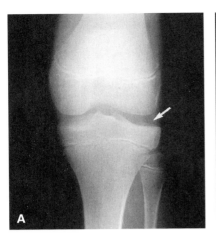

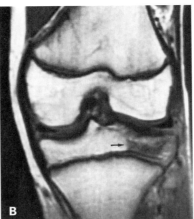

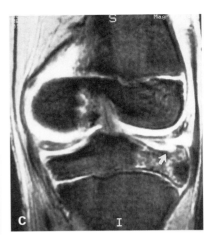

Abb. 8-8: Marködem und -blutung. **(A)** Die konventionelle Knieaufnahme zeigt eine Stufenbildung (Pfeil) an der Gelenkfläche des lateralen Tibiaplateaus. **(B)** Das MRI demonstriert auf T1-gewichteten Spinecho-Aufnahmen eine ausgedehnte Zone erniedrigter Signalintensität in der Epiphyse als Ausdruck des Ödems und der Blutung bei dieser Epiphysenfraktur (Pfeil). **(C).** Auf T2-gewichteten Gradientecho-Aufnahmen ist die Impressionsfraktur (Pfeil) des Tibiaplateaus gut sichtbar.

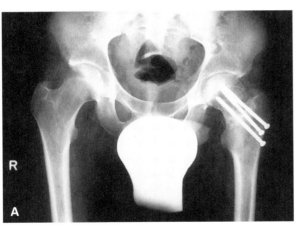

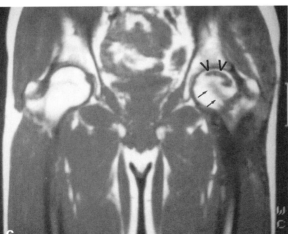

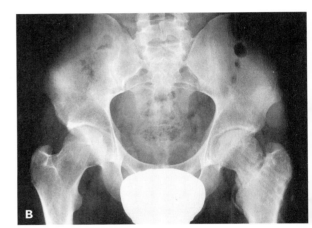

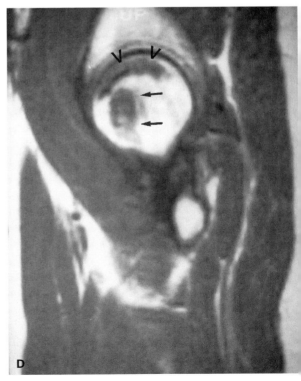

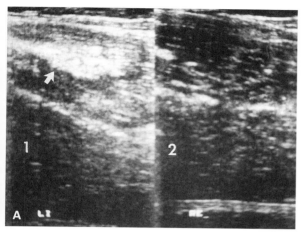

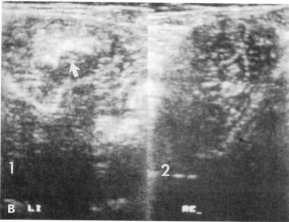

Abb. 8-10: Riß des Quadrizepsmuskels. Longitudinale (**A**) und axiale Ultraschall-Schichten (**B**) zeigen eine Zone deutlicher erhöhter Echogenizität, einem Muskelriß mit Hämatom entsprechend. 1 pathologische linke Seite, 2 normale rechte Seite zum Vergleich.

Abb. 8-9: Posttraumatische Hüftnekrose. (**A**) Status nach Schraubenosteosynthese einer lateralen Schenkelhalsfraktur links bei einem jungen Patienten. (**B**) Mehrere Monate nach Metallentfernung Kontrolle wegen Hüftschmerzen. Die konventionelle Beckenaufnahme gibt keinen Hinweis auf eine aseptische Knochennekrose. (**C, D**) Die koronaren und sagittalen T1-gewichteten MRI-Aufnahmen dagegen erlauben die Diagnose einer Hüftnekrose (durch Ödem bedingte subkortikale sichelförmige Zone herabgesetzter Signalintensität, Pfeilspitze). Wegen Sklerose erscheinen die Schraubenkanäle (Pfeile) ebenfalls schwarz.

Spezielle Untersuchung der Weichteilstrukturen

Computertomographie

Die CT ist die Methode der Wahl bei der Abklärung akuter Weichteilläsionen. Sie ist besonders beim Verdacht auf intrakranielle Blutungen bei zerebralen Traumen oder zur Untersuchung der abdominalen Parenchymorgane (Leber, Milz, Pankreas, Nieren) bei Polytraumatikern indiziert. Obgleich die Sonographie ebenfalls zunehmend zum Nachweis oder Ausschluß eines Hämatoperitoneums und zur Untersuchung der Bauchorgane nach Trauma gebraucht wird, gilt weiterhin die CT als zuverlässigste Methode und sollte bei unklarem Befund, oder wenn kein erfahrener Ultraschall-Untersucher zur Verfügung steht, eingesetzt werden. Die CT erlaubt traumatische Läsionen größerer Gefäße (z. B. Ruptur der Aorta thoracica) nachzuweisen. Die Angiographie bleibt jedoch für diese Indikation vorläufig die zuverlässigste Methode.

Sonographie

Die Sonographie liefert gute Resultate bei intraabdominalen Verletzungen, aber sie bleibt für diese Indikation der CT unterlegen und ist leider sehr untersucherabhängig. Subperiostale Blutungen und Muskelhämatome an den Extremitäten lassen sich zuverlässig darstellen (**Abb. 8-10**).

Magnetresonanztomographie

Das MRI ist die Methode der Wahl bei Verletzungen des Rückenmarkes. Es ersetzt zunehmend die Arthrographie und sogar die Arthroskopie zur Beurteilung von Läsionen der peri- und intraartikulären Weichteilstrukturen (Bänder, Menisci, Knorpel) (**Abb. 8-11**).

Angiographie

Die Angiographie ist indiziert zur Abklärung von Gefäßverletzungen. Sie kann auch in therapeutischer Hinsicht zur Embolisation von rupturierten Gefäßen eingesetzt werden, wofür die klassische Indikation die lebensbedrohliche Blutung bei Beckenfraktur darstellt (**Abb. 8-12**).

8.
Bewegungsapparat

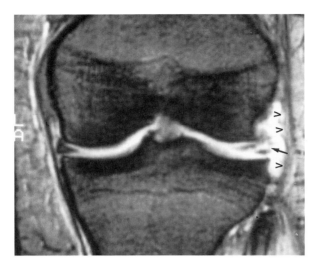

8.
Bewegungs-
apparat

Abb. 8-11: Meniskusriß. Das Gradientenecho-MRI demonstriert einen Riß des lateralen Meniskus (Pfeil) sowie eine Ruptur des lateralen Kolateralligamentes (Pfeilspitzen).

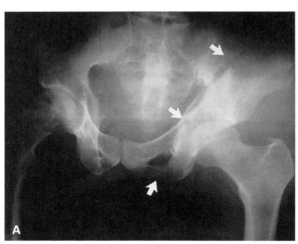

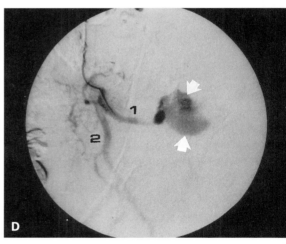

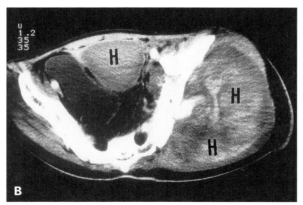

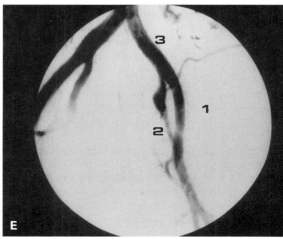

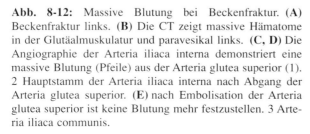

Abb. 8-12: Massive Blutung bei Beckenfraktur. **(A)** Beckenfraktur links. **(B)** Die CT zeigt massive Hämatome in der Glutäalmuskulatur und paravesikal links. **(C, D)** Die Angiographie der Arteria iliaca interna demonstriert eine massive Blutung (Pfeile) aus der Arteria glutea superior (1). 2 Hauptstamm der Arteria iliaca interna nach Abgang der Arteria glutea superior. **(E)** nach Embolisation der Arteria glutea superior ist keine Blutung mehr festzustellen. 3 Arteria iliaca communis.

Radiologische Beschreibung einer Fraktur

Der radiologische Bericht muß neben allgemeinen Informationen (Untersuchungsdatum und -zeit, Berichtsdatum, durchgeführte therapeutische Maßnahmen wie Frakturreduktion, Gips, Osteosynthese) eine genaue Beschreibung der Fraktur enthalten, um folgende Fragen zu beantworten:

- Welche Knochen sind frakturiert?
- In welchem Anteil des Knochens ist die Fraktur lokalisiert?
- Wie ist die Fraktur konfiguriert?
- Wie sind die Fragmente disloziert?
- Sind sie eingekeilt?
- Wie ist der Verlauf im Vergleich zu früheren Aufnahmen?
- In welchem Stadium der Heilung befindet sich die Fraktur?

Frakturlokalisation

In langen Röhrenknochen sind Frakturen apophysär, epiphysär, metaphysär oder diaphysär lokalisiert. Bei epiphysären intraartikulären Frakturen ist es wesentlich, ob eine Beteiligung der artikulierenden Gelenkfläche zu einer Stufenbildung geführt hat. Epi-/metaphysäre Frakturen spielen im Wachstumsalter bei noch offener Epiphysenfuge wegen der Gefahr von Wachstumsstörungen eine große Rolle. Diaphysäre Frakturen können im proximalen, mittleren oder distalen Drittel lokalisiert sein.

Frakturkonfiguration

Die Konfiguration der Fraktur wird einerseits durch Art, Richtung und Ausmaß der Gewalteinwirkung und andererseits durch Form und Festigkeit des befallenen Knochens bestimmt. Die Druckfestigkeit des Knochens ist größer als seine Zugfestigkeit. Darum kommen sehr viele Frakturen durch Zerrung des Knochengefüges zustande, wobei der Bruch senkrecht zur Zugrichtung erfolgt.

Direktes Trauma: Querfrakturen, insbesondere eines einzigen langen Röhrenknochens des Vorderarmes oder des Unterschenkels, weisen auf ein direktes Trauma mäßigen Ausmaßes hin (z. B. Schlag gegen die Tibia beim Fußballspiel oder durch eine Stoßstange). Bei größerer Krafteinwirkung werden beide Knochen frakturiert, und es entstehen häufig *Trümmerbrüche* mit ausgedehnteren Weichteilverletzungen. Ein *penetrierendes Trauma*, z. B. durch ein Geschoß, kann auch zu einer direkten Fraktur mit je nach Geschwindigkeit des Projektils mehr oder weniger schweren Weichteilläsionen führen.

Indirektes Trauma: Bei der Biegung eines Röhrenknochens tritt beim Überschreiten der Elastizitätsgrenze an der Kuppe der Konvexität senkrecht zur Längsachse des Knochens ein unterschiedlich langer Querriß auf. An der Konkavseite bildet sich dagegen ein mehr oder weniger vollständiges dreieckförmiges Fragment (*Biegungsbruch* mit Biegungskeil). Ein *Torsionsbruch* verläuft spiralig und ist häufig mit Biegung und Stauchung kombiniert, so daß ein Drehkeil entsteht. Je rascher die Torsion erfolgte, desto weniger steil verläuft die Spirallinie. Zug auf Sehnen oder Bänder verursacht einen *Rißbruch*, wobei die Frakturebene senkrecht zu den sich auswirkenden Zugspannungen verläuft (z. B. quere Fraktur der Kniescheibe, Abriß des Olekranon, Querfrakturen der Malleolen). Eine *Abscher- oder Schubfraktur* entsteht, wenn eine äußere Gewalt an der Grenze zwischen einem abgestützten und einem nicht unterstützten Knochenanteil einwirkt (Beispiel: Meisselfraktur des Radiusköpfchens). Die sogenannte «flake fracture» mit Absprengung eines kleinen intraartikulären kartilaginären oder osteokartilaginären Fragmentes ist ebenfalls eine Abscherfraktur (typisch im oberen Sprunggelenk durch Abscherkräfte zwischen Tibia und Talusrolle). Eine *Kompressionsfraktur* ist charakterisiert durch Einbruch der Wabenstruktur des spongiösen Knochens (Beispiel: Wirbelkörperfraktur oder T- bzw. Y-epimetaphysäre Fraktur eines langen Röhrenknochens). Dadurch entsteht ein irreversibler Defekt im Knochen.

Frakturdislokation

Die verschiedenen Dislokationsmöglichkeiten sind Folge des Frakturmechanismus und der Muskelretraktion. Bei einer Kontinuitätsunterbrechung eines Knochens führt das Überwiegen eines Muskels oder einer Muskelgruppe zu einer charakteristischen Fehlstellung. Bei Frakturen an den Extremitäten wird das proximale Fragment, bei der Wirbelsäule das tiefere Segment als Referenzpunkt betrachtet (z. B. bedeutet eine traumatische Spondylolisthesis das Ventralglissement eines Wirbelkörpers gegenüber dem nächstunteren infolge Frakturen im Bereich des Arcus vertebralis). Je nach der Art der Verschiebung unterscheidet man eine *seitliche Verschiebung*, eine *Verschiebung in der Längsrichtung* (Kontraktion oder Distraktion), eine *Knickung* oder eine *Drehung* (Rotation) um die Achse. Bei einer *Impaktion* sind Knochenfragmente ineinander verkeilt.

Gelenkdislokation: Bei einer *Luxation* liegt ein vollständiger, bei einer *Subluxation* nur ein partieller Verlust des Kontaktes zwischen den artikulierenden Gelenkflächen vor.

Besondere Frakturtypen

Offene Fraktur: die Fraktur steht durch einen Defekt der darüberliegenden Weichteile und Haut mit der Außenwelt in Verbindung (auch komplizierte Fraktur genannt). Die Gefahr einer posttraumatischen Osteomyelitis ist besonders groß.

Ermüdungsbruch (Streßfraktur): die Kontinuitätstrennung des Knochens erfolgt ohne ein akutes Trauma. Die Ursache liegt in einem Mißverhältnis zwischen mechanischer Beanspruchung und Anpassungsfähigkeit des chronisch belasteten Knochens. Ermüdungsbrüche treten vor allem bei Adoleszenten infolge sportlicher Überbelastung auf. Sie sind am Schenkelhals, in der distalen Diaphyse des Femurs, in der proximalen, mittleren und distalen Drittel der Tibia, am Kalkaneus **(Abb. 8-13)** sowie vor allem am 2. und 3. Mittelfußknochen lokalisiert. Bei Frauen werden auch selten Ermüdungsbrüche der Fibula beobachtet. Konventionell-radiologisch erscheint ein Ermüdungsbruch typischerweise als eine bandförmige Sklerose, bedingt durch endostale und periostale Reaktionen. Bei

Anwendung der konventionellen Tomographie oder der CT läßt sich die Fraktur selbst als bandförmige Aufhellung darstellen. Die Diagnose von Ermüdungsbrüchen kann auf Grund von konventionellen Aufnahmen sehr subtil sein, so daß sie leicht übersehen werden. Sie gehen dann in vollständige Frakturen über.

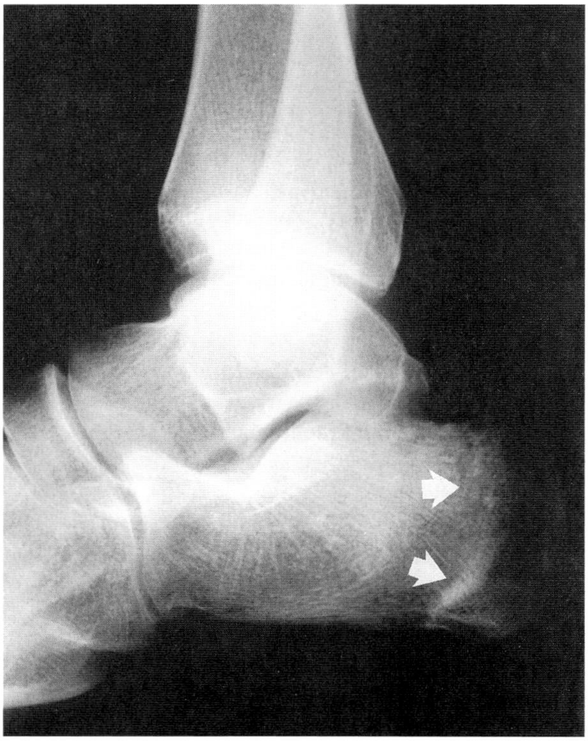

Die Knochenszintigraphie ist eine sehr empfindliche Methode, um Ermüdungsbrüche nachzuweisen, obgleich das szintigraphische Bild nicht immer charakteristisch ist. Bei Unklarheiten ist heutzutage das MR die geeigneteste Methode. Es zeigt ein Knochenmarksödem und die Fraktur selbst. Die Anamnese bei Ermüdungsbrüchen ist nicht immer aufschlußreich, so daß die Diagnose auch rein auf Grund des radiologischen Befundes gestellt werden soll.

Das Vorhandensein einer unterbrochenen periostalen Reaktion verleiht manchmal Ermüdungsbrüchen einen aggressiven Aspekt. Dann besteht die Gefahr, daß eine Biopsie durchgeführt wird. Das histologische Bild eines Ermüdungsbruches ist nämlich sehr irreführend und leicht mit demjenigen eines malignen Knochentumors zu verwechseln, was verheerende Folgen haben kann.

Ermüdungsbrüche treten auch bei normaler Belastung infolge Minderwertigkeit des Knochens auf (man spricht dann besser von Insuffizienzfrakturen). So werden, dank besserer Diagnose, zunehmend Ermüdungsbrüche bei älteren Patienten mit *Osteoporose* insbesondere im Beckenbereich und am Schenkelhals erkannt.

Loosersche Umbauzonen bei Osteomalazie: oft symmetrisch angeordnete, bandartige, kalkarme Zonen in typischen Lokalisationen (Schambeine, Schenkelhals medial am proximalen Femur, lateraler Skapularand, obere Rippen und proximaler Humerus), die, wenn sie multipel sind, auch als Milkman-Syndrom bezeichnet werden.

Pseudofrakturen: So werden Normalbefunde genannt, die durch physiologisches Wachstum, anatomische Varianten oder auch Projektionen und Überlagerungen von normalen Strukturen sowie Artefakte bedingt sind und Frakturen vortäuschen. Kenntnisse über solche «Pseudofrakturen» sind von großer Wichtigkeit, da die falsch positive Diagnose einer Fraktur sehr unangenehme Folgen haben kann. Typische Pseudofrakturen sind im Atlas von Keats über radiologische Normvarianten zusammengestellt. Loosersche Umbauzonen werden auch gelegentlich als Pseudofrakturen bezeichnet.

Abb. 8-13: Streßfraktur (Pfeile) des Kalkaneus.

Weichteilläsionen

Frakturen sind immer von Verletzungen der Weichteile begleitet. Diese Läsionen reichen von subperiostalen und muskulären Blutungen über Gefäß- und
Nervenrisse bis zu lebensbedrohlichen Verletzungen
an Parenchymorganen. Sie spielen für die Morbidität
und Mortalität der Traumen eine wesentliche Rolle
(z. B. Epiduralhämatom bei Schädelkalottenfraktur).
Sie sind aber häufig auch schwieriger zu diagnostizieren. Es ist vor allem die Rolle des Arztes, der den
Patienten klinisch untersucht, solche Läsionen zu vermuten und entsprechende diagnostische Maßnahmen
zu veranlassen. Der Radiologe muß aber bei bestimmten Frakturlokalisationen auf die hohe Inzidenz
begleitender Weichteilverletzungen hinweisen:

– Sternum: Aortenruptur, Tracheal- und Bronchialriß,
  Herzverletzung
– Obere Rippen: Aortenruptur, Verletzung von bra-
  chiozephalen Gefäßen, Trachealriß
– Linksseitige untere Rippen: Milz- und Zwerchfell-
  ruptur, Nierenverletzung, Duodenalhämatom
– Rechtsseitige untere Rippen: Leberruptur, Nieren-
  verletzung
– Processus transversus der Lendenwirbelsäule: Nie-
  ren- und Pankreasverletzung, Duodenalhämatom
– Schambein: Urethra- und Harnblasenverletzung.

Da Weichteilverletzungen obligat bei Frakturen vorkommen, können sie als sogenannte *indirekte Frakturzeichen*, wenn radiologisch erkannt, für die Diagnose
einer Fraktur hilfreich sein. Solche Veränderungen sind
nicht selten die ersten faßbaren Frakturzeichen und
sollten dann Anstoß zur weiteren radiologischen
Abklärung geben.

Bei der *Wirbelsäule* ist eine Weichteilschwellung
ein wichtiges röntgendiagnostisches Zeichen für das
wahrscheinliche Vorliegen einer Fraktur. Bei der
Halswirbelsäule ist diese Veränderung in der seitlichen Projektion als prävertebrales Hämatom sichtbar
(Normwerte der prävertebralen Weichteile an der
Halswirbelsäule auf Höhe von C2: 7 mm; C3: 5 mm;
C5: 22 mm; C6: 17 mm). Im Bereich der Brustwirbelsäule ist das frakturbedingte paravertebrale Hämatom
in der frontalen Projektion sichtbar.

Ein posttraumatisch aufgetretener Luft-Flüssigkeitsspiegel in einer *Nasennebenhöhle* ist ein nützliches
indirektes Frakturzeichen. Auch Luftansammlung in
der *Orbita* ist Ausdruck einer häufig zuerst nicht
erkannten Orbitafraktur mit Kommunikation zu einer
Nasennebenhöhle (**Abb. 8-14**). Besondere Aufmerksamkeit muß dann auf den Orbitaboden gelenkt werden, um nicht eine operativ zu behandelnde «blow

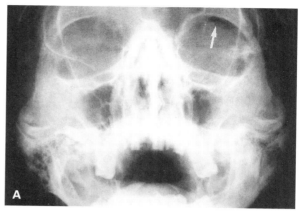

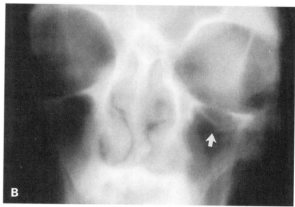

Abb. 8-14: Pneumoorbita bei «blow out»-Fraktur.
(A) Sichelförmige Luftansammlung (Pfeil) in der linken
Orbita. **(B)** Die tomographische Untersuchung zeigt die
Impressionsfraktur des Orbitabodens (Pfeilspitze), die auf
der Übersichtsaufnahme nicht erkennbar ist.

out»-Fraktur des Orbitabodens zu übersehen. Eine
intrakranielle, posttraumatische Luftansammlung gilt
nicht nur als sicheres Zeichen einer Fraktur der vorderen oder mittleren *Schädelbasis*, sie weist auch auf
einen gleichzeitigen Riß der Dura, mit der Möglichkeit der Entstehung einer Liquorfistel oder des Auftretens eines posttraumatischen Infektes hin. Gefürchtet
sind Meningitiden, die auch jahrelang nach dem
Trauma auftreten können.

Bei intraartikulären *Ellbogenfrakturen* läßt sich
häufig das sogenannte «fat pad sign» demonstrieren.
Die durch die Fraktur bedingte intraartikuläre Blutung
führt zur Ausdehnung der Gelenkkapsel und zur konsekutiven Verlagerung der an der distalen Humerusmetaphyse ventral und dorsal gelegenen Fettpolster.
Diese Fettpolster liegen intrakapsulär jedoch extra-
synovial in der Fossa olecrani bzw. Fossa coronoidea.
Sie sind also zwischen der Gelenkkapsel und der

8.
**Bewegungs-
apparat**

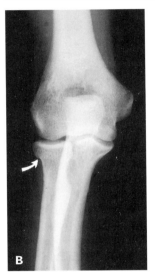
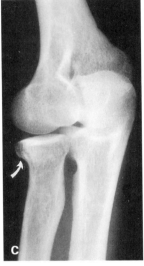
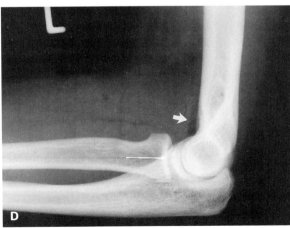

Synovialmembran lokalisiert. Bei rechtwinklig gebeugtem Ellbogen im seitlichen Strahlengang kommt der dorsale Fettkörper unter normalen Umständen nicht zur Darstellung, da er in der tiefen Fossa olecrani verborgen ist. Demzufolge ist sein Nachweis pathologisch und entspricht einer intraartikulären Volumenzunahme, d. h. nach einem Unfall einer intraartikulären Blutung. Eine intraartikuläre Fraktur ist in dieser Situation wahrscheinlich. Der ventral gelegene Fettkörper kann auch unter normalen Umständen als schmale Zone erhöhter Transparenz der distalen Humerusmetaphyse anliegend sichtbar sein. Bei intraartikulärer Volumenzunahme wird er jedoch von der distalen Humerusmetaphyse weg nach kranial verdrängt. Dadurch bekommt er eine typische «haiflossenartige» Konfiguration (**Abb. 8-15**). Das «fat pad sign» ist für eine Fraktur nicht spezifisch und weist nur auf eine intraartikuläre Volumenzunahme hin. Es kommt auch bei nicht traumatisch bedingten intraartikulären Ellbogenergüssen vor.

Frakturen im *Kniegelenk* kommen auf Standardaufnahmen nicht immer zur Darstellung. Bei intraartikulären Frakturen kommt es nicht nur zu einer Blutung, sondern auch zu einem Austritt von Fett in flüssiger Form aus dem Markraum in das Gelenk (Lipohämarthros). Bedingt durch die unterschiedlichen spezifischen Gewichte tritt ein Schichtungsphänomen auf, wobei das Fett oberhalb der Blutansammlung liegt (Fett-Flüssigkeits-Spiegelbildung). Dieses Phänomen (Holmgrensches Zeichen) ist demonstrierbar, indem die gestreckte untere Extremität horizontal gelagert und eine seitliche Röntgenaufnahme mit horizontalem Strahlengang durchgeführt wird (**Abb. 8-16**). Dieses Zeichen ist für eine intraartikuläre Kniefraktur beweisend. Es wird auch am Schultergelenk beobachtet (falls die Aufnahme mit horizontalem Strahlengang bei sitzendem Patienten durchgeführt wird), aber dort ist die zugrundeliegende Fraktur immer sichtbar (**Abb. 8-17**).

Frakturheilung

Die von histologischen Studien bekannten Vorgänge, die zur Frakturheilung führen, haben ein radiologisches Korrelat. Am Anfang sind die *Frakturlinien* scharf. Man erkennt eine durch Blutung und Ödem bedingte Weichteilschwellung. Die umgebenden Muskeln sind verletzt und Blutergüsse rupturiert. Das Periost ist zerrissen. In den folgenden Tagen beginnt das Hämatom, sich zu resorbieren und organisieren, so daß die Weichteilschwellung geringer wird. Die Osteozyten sterben ab, da die intraossären Kanäle, die die ernährenden Blutgefäße enthalten, unterbrochen

Abb. 8-15: Meißelfraktur des Radiusköpfchens. Die seitliche Aufnahme (**A**) zeigt ein ventrales und dorsales «fat pad»-Zeichen (Pfeilspitze). Die Fraktur selbst ist schwierig zu erkennen (gebogene Pfeile). Sie hat zu einer ventralen Kippung des Radiusköpfchens im Verhältnis zur Achse des Radiusschaftes (langer Pfeil) geführt. (**D**) Normale Seite zum Vergleich.

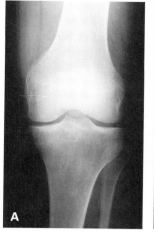
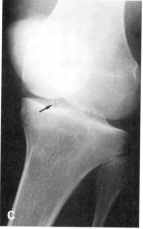
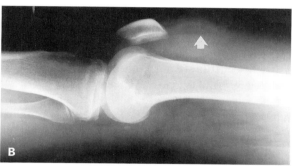

Abb. 8-16: Lipohämarthros bei Fraktur des Tibiaplateaus. **(A)** Die anteroposteriore Aufnahme zeigt keine sichere Fraktur. **(B)** Auf der seitlichen Aufnahme mit horizontalem Strahlengang beweist ein Lipohämarthros (Pfeilspitze) das Vorhandensein einer intraartikulären Fraktur. **(C)** Erst die Schrägaufnahme demonstriert die Fraktur des medialen Tibiaplateaus (Pfeil).

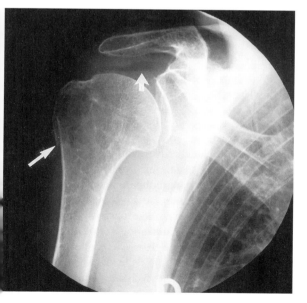

Abb. 8-17: Lipohämarthros (Pfeilspitze) bei Fraktur des Tuberculum majus (Pfeil).

sind. Es entstehen Knochennekrosen, die sich auf eine Distanz von 1 bis 5 cm von den Frakturenden ausdehnen können. Nach 10 bis 14 Tagen ist eine Knochenresorption an den Frakturenden schon erkennbar. Damit wird die Frakturlinie breiter und besser sichtbar (darum bringt bei unklarem Befund die Wiederholung der Röntgenaufnahme nach etwa 10 Tagen Klarheit über das eventuelle Vorhandensein einer Fraktur; diese Tatsache wird besonders bei vermuteten, zuerst nicht sichtbaren Skaphoid- und Schenkelhalsfrakturen ausgenutzt). Nicht vaskularisierte, nekrotische Fragmente scheinen im Vergleich zu vitalen Knochenstücken jetzt sklerotischer, da sich eine Immobilisationsosteopenie nur bei noch erhaltener Durchblutung entwickelt.

Zellen vom Periost und Endost nehmen an der *Kallusbildung* teil. Auch aus pluripotenten Mesenchymalzellen im organisierten Frakturhämatom entstandene Fibro-, Chondro- und Osteoblasten tragen zur Kallusbildung bei. Die periostale Kallusbildung geschieht mit unterschiedlicher Geschwindigkeit je nach Alter des Patienten und Lokalisation der Fraktur. Bei gewissen Lokalisationen, bei denen Periost fehlt (Patella, Schenkelhals), gibt es keinen periostalen Kallus. Instabilität führt zu einem überschießenden periostalen Kallus. Mit der Zeit wird der Kallus immer besser sichtbar und schließlich in die Kortikalis integriert. Im Laufe des Heilungsvorganges bildet sich ebenfalls endostaler Kallus. Die Frakturlinie wird unscharf und durch eine Zone erhöhter Röntgendichte ersetzt. Mit dem Vorgang der Remodellierung wird der zuerst unreife Faserknochen durch reifen lamellären Knochen ausgetauscht. Periostaler und endostaler Kallus werden langsam abgebaut.

Die *Zeitdauer*, nach der eine Fraktur geheilt ist, hängt von mehreren Faktoren, wie dem Alter des Patienten und der Lokalisation der Fraktur, ab. Im Durchschnitt ist eine Fraktur durch einen Kallus nach 2 bis 3 Monaten überbrückt und nach 4 bis 5 Monaten vollständig konsolidiert. Frakturen der unteren Extremitäten müssen länger immobilisiert werden als diejenigen der oberen Extremitäten. An den unteren Extremitäten muß die Kallusbildung scharf und kräftig sein, bevor eine Mobilisation gestattet werden kann, während an den oberen Extremitäten eine unscharfe, wolkige Kallusbildung genügt. Die **Tab. 8-1** gibt die durchschnittliche Dauer der nötigen Immobilisation bei verschiedenen Frakturlokalisationen an.

Störungen der Frakturheilung

Verzögerte Frakturheilung («delayed union»): Die Frakturkonsolidation erfolgt verzögert. Radiologisch sieht man eine Resorption der Frakturenden ohne

Tab. 8-1: Immobilitätsdauer gewöhnlicher Frakturen bei Erwachsenen.

Phalangen	einige Tage bis 2 Wochen
Metakarpalknochen	2–3 Wochen
Skaphoid	10–16 Wochen
andere Karpalknochen	3–6 Wochen
Vorderarmknochen	8–14 Wochen
Humerusschaft	8–12 Wochen
Klavikula	4–6 Wochen
Metatarsalknochen	3–4 Wochen
Tarsalknochen	6–8 Wochen
Tibia ohne Fibulafraktur	8–16 Wochen
Tibia mit Fibulafraktur	12–20 Wochen
Femur	12–24 Wochen

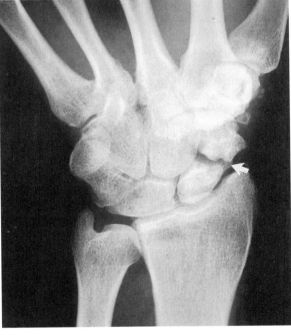

Abb. 8-18: Naviculare-Pseudarthrose (Pfeil).

Sklerose. Verschiedene Faktoren können zur Störung der Frakturheilung führen: ungenügende Immobilisation, schwere Weichteilverletzungen, ausgedehnte Nekrosen an den Frakturenden, Dislokation der Knochenfragmente, Trümmerfraktur, Infekt, ausgedehnte Periostablösung während chirurgischen Eingriffen usw.

Pseudarthrose («nonunion»): Der Heilvorgang hört auf, bevor die Fraktur ossär überbrückt ist. Als Zeichen des unterbrochenen Heilungsvorganges gilt ein Fehlen einer Knochenneubildung auf drei nachfolgenden, in monatlichen Intervallen durchgeführten Aufnahmen. Häufig runden sich die Frakturenden ab und werden sklerotisch **(Abb. 8-18)**. Bei der Pseudarthrose im engeren Sinn (im Gegensatz zur nur aufgehobenen Frakturheilung) bildet sich ein Serom zwischen den Frakturenden; damit entsteht ein funktionelles Gelenk (besonders an der Klavikula, am Humerus und an der Tibia). Man unterscheidet eine hypertrophe Pseudarthrose mit exuberanter periostaler Kallusbildung (Bildung sog. Elefantenfüße) von einer atrophischen Pseudarthrose mit Resorption der Frakturenden. Die hypertrophische Pseudarthrose ist durch inadäquate Immobilisation bedingt, so daß eine Immobilisation allein die Fraktur zu heilen vermag. Im zweiten Fall wird die Pseudarthrose durch ausgedehnte Knochennekrosen bedingt. Knochenimplantate sind dann notwendig, um die Frakturheilung in Gang zu setzen.

Komplikationen der Frakturheilung

Posttraumatische Knochennekrose: Sie ist vor allem bei Schenkelhalsfrakturen, Kalkaneusfrakturen, Talusluxationsfrakturen, mehrfragmentierten Frakturen des Humeruskopfes und Skaphoidfrakturen gefürchtet. Sie führt 3 Monate bis 2 Jahre nach dem Unfall zur Deformierung und Kollaps des befallenen Knochens mit konsekutiver Störung der Gelenkkongruenz und schwerer posttraumatischer Arthrose.

Chronische Osteomyelitis: Sie tritt vor allem nach Osteosynthesen bei offenen Trümmerfrakturen mit ausgedehnten Weichteilverletzungen auf. Sie führt sehr häufig zu langwierigen chronischen eitrigen Entzündungen, die wiederholte Operationen erfordern. Eine Heilung kann nur die Entfernung aller nekrotischen Knochenfragmente (Sequester) bringen. Darum ist die präoperative Lokalisation von Sequestern durch CT wesentlich **(Abb. 8-19)**. Die Rolle des MRI ist noch nicht abgeklärt.

Weichteilverkalkungen: Massive subperiostale Verkalkungen können nach Periostablösung und subperiostalen Blutungen auftreten. Ausgedehnte muskuläre Verkalkungen treten besonders bei gelähmten Patien-

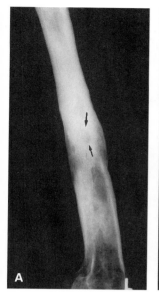
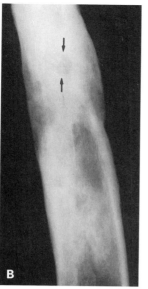
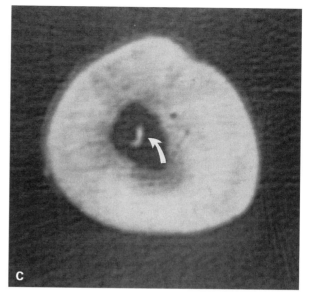

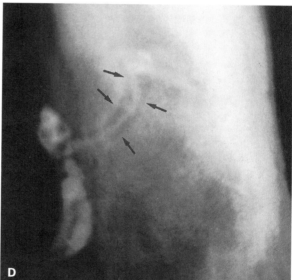

ten aber auch sonst nach Muskelkontusion und -hämatom auf **(Abb. 8-20)**. Diese sog. posttraumatische Myositis ossificans gibt leicht Anlaß zu Fehlinterpretationen (z. B. Osteosarkom!).

Sudecksche Dystrophie: Sie ist durch eine Atrophie des Knochens (schwere fleckförmige Osteopenie) sowie dystrophische Veränderungen der Weichteile, wie Verlust der Hautfältelung, Neigung zu Hyperhidrosis, Hautzyanose, Schwellung und Unterkühlung oder auch überwärmte Bezirke, charakterisiert. Die Sudecksche Dystrophie kann auch spontan auftreten. Die Diagnose ist primär klinisch und soll nicht allein auf Grund einer radiologisch nachweisbaren fleckförmigen Osteopenie erfolgen, da diese auch rein durch Immobilisation entstehen kann. Mit MRI scheint die Differenzierung zwischen einer einfachen Immobilisationsosteopenie (nicht sichtbar im MRI) und der Sudeckschen Dystrophie (Ödem des Knochenmarkes, durch MRI sehr empfindlich nachzuweisen) möglich.

Abb. 8-19: Posttraumatische Osteomyelitis. **(A, B)**. Der Femurschaft ist aufgetrieben und sklerotisch. Man vermutet einen Sequester in einer «Totenlade» (Pfeile). **(C)** Die CT beweist das Vorhandensein des Sequesters (gebogener Pfeil). **(D)** Die Fistulographie demonstriert die Verbindung einer Hautfistel zur «Totenlade» durch einen Fistelgang (Pfeile).

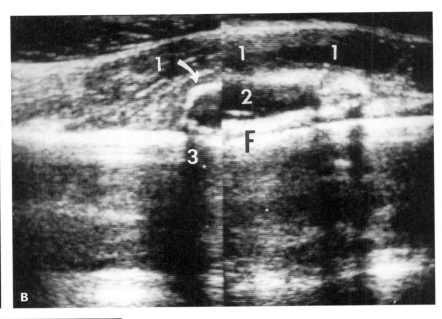

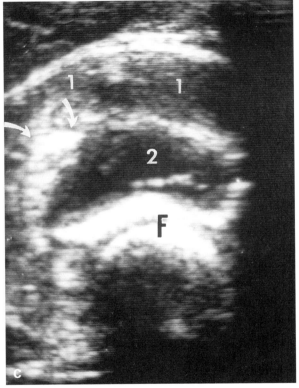

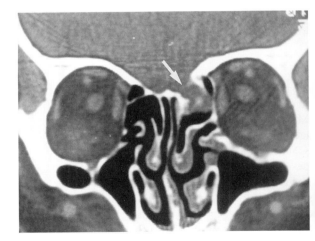

Abb. 8-20: Posttraumatische Myositis ossificans (A). Weichteilverkalkungen medial vom Femur bei einem jungen Patienten zwei Monate nach einem Schlag. Longitudinale (B) und axiale Ultraschall-Schichten (C) zeigen im Musculus vastus medialis (1) eine Flüssigkeitsansammlung (2) mit Randverkalkungen (gebogene Pfeile). 3 Schallschatten, F Femur.

Abb. 8-21: Alte Fraktur der Frontobasis. Dieser Patient erlitt vor mehreren Jahren ein Schädelhirntrauma und erkrankte kürzlich an einer Meningitis. Die koronare CT zeigt einen großen Defekt (Pfeil) am linken vorderen Ethmoidaldach mit Prolaps von Hirngewebe.

8.
Bewegungs-
apparat

Frakturen des Hirnschädels

Bei Verdacht auf *Schädelkalottenfraktur* sind eine antero-posteriore und eine seitliche Aufnahme (Seite der vermuteten Fraktur filmnah gelegen) sowie eine fronto-subokzipitale Aufnahme nach Towne (zur Beurteilung der Okzipitalschuppe) notwendig. *Schädelbasisfrakturen* sind schwieriger zu erkennen und verlangen eine hochauflösende, feinschichtige CT-Untersuchung. Bei Schädelhirntrauma muß ebenfalls routinemäßig die *Halswirbelsäule*, insbesondere der kranio-zervikale Übergang mituntersucht werden.

Die klinische Bedeutung einer Schädelfraktur ist hauptsächlich durch mögliche begleitende Läsionen der intrakraniellen Strukturen bedingt (s. S. 746).

Frakturen des Gesichtsschädels

Neben den Aufnahmen zur Untersuchung des Hirnschädels wird routinemäßig eine *halbaxiale Aufnahme des gesamten Gesichtsschädels* (nicht nur der Nasennebenhöhlen) durchgeführt. Zusätzlich gibt es zahlreiche *spezielle Aufnahmen*, die zur Abklärung der verschiedenen Strukturen des Gesichtsschädels angewandt werden können: z. B. Orbitaaufnahme zur Darstellung besonders des Orbitabodens, seitliche Nasenbeinaufnahme, bregmatico-submentale Schädelaufnahme (axiale Henkeltopfaufnahme) zur Darstellung des Kieferbogens beidseits, Unterkieferkontaktaufnahme zur Darstellung vor allem des horizontalen Unterkieferastes, getrennte Unterkieferaufnahme zur übersichtlichen Darstellung des aufsteigenden Kieferastes jeder Seite, subokzipitofrontale Aufnahme nach Clementschitsch-Altschul zur Darstellung des Processus articularis mandibulae beider Seiten (wichtig zur Feststellung einer medialen Dislokation bei Fraktur des Kieferköpfchens), seitliche Kiefergelenkaufnahme nach Schüller, Orthopantomographie des Unterkiefers zur übersichtlichen Darstellung des gesamten Unterkiefers, Aufnahmen nach Schüller und Stenvers zur Darstellung der Pyramide (Pyramidenlängsfraktur besonders auf Schüller-, Pyramidenquerfraktur besonders auf Stenvers-Aufnahme sichtbar) usw. Die *hochauflösende, feinschichtige CT* in schräger Schicht erlaubt die, bei komplexen Frakturen notwendige, überlagerungsfreie Darstellung der Gesichtsschädelstrukturen und der Schädelbasis. Die traumatische Eröffnung einer Nasennebenhöhle in den Schädelraum gilt als offene Fraktur mit der Gefahr einer Liquorfistel oder einer posttraumatischen Meningitis, die auch mehrere Jahre nach dem Trauma auftreten kann (**Abb. 8-21**). Ein Pneumoenzephalus beweist einen Riß der Dura.

Lokale Frakturen

Isolierte *Nasenbeinfrakturen* sind vor allem in kosmetischer Hinsicht relevant. Sie können aber auch Teil eines komplexen Fraktursystemes sein. Dabei muß vor allem die Ausdehnung in Richtung der Nasenwurzel bzw. der Frontobasis abgeklärt werden. Isolierte Frakturen des *oberen Orbitarandes* und des Sinus frontalis kommen vor. Wichtig ist zu untersuchen, ob die hintere Sinuswand auch betroffen ist. Frakturen des *unteren Orbitarandes* sind von «blow out»-Frakturen zu unterscheiden. Bei den letzteren ist der Orbitarand intakt, dagegen der Orbitaboden indirekt durch Kompression des Orbitainhaltes in den Sinus maxillaris eingesunken (**Abb. 8-14**). Es resultieren eine Hernierung und Einklemmung des M. obliquus inferior und M. rectus inferior sowie von orbitalem Fettgewebe durch die so entstandene Lücke. Eine indirekte Fraktur der papierdünnen *medialen Orbitawand* (Lamina papyracea) begleitet nicht selten «blow out»-Frakturen (20–40%), aber sie hat im allgemeinen eine geringe klinische Bedeutung. Der *Kieferbogen* und der Alveolarkamm der Maxilla sowie die *Zähne* sind ebenfalls häufig der Ort isolierter Frakturen. Bei Frakturen des *Unterkiefers* müssen die Kieferköpfchen immer genau untersucht werden und vice-versa.

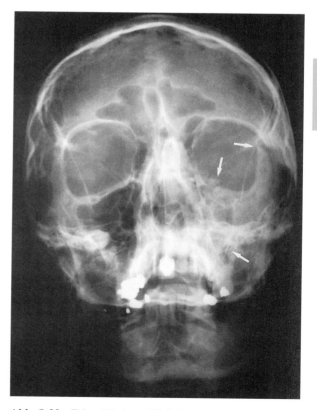

Abb. 8-22: Tripod-Fraktur (Pfeile).

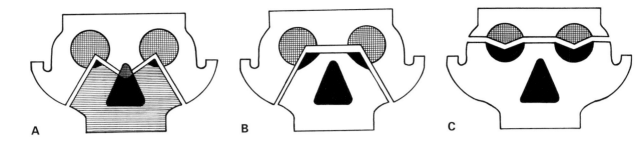

Abb. 8-23: Le Fort-Frakturen des Gesichtsschädels. **(A)** Le Fort I. **(B)** Le Fort II. **(C)** Le Fort III.

Komplexe Frakturen

Sie dehnen sich auf mehrere anatomische Regionen des Gesichtes aus. Die *Kieferhöhlen-Jochbeinfraktur* (auch *Tripod-Fraktur* genannt) ist eine laterale Mittelgesichtsschädelfraktur, die durch Schlag auf den Jochbogen entsteht **(Abb. 8-22)**. Sie besteht aus einer Sprengung der Sutura frontozygomatica, die sich als Fraktur durch die laterale Orbitawand, den Orbitaboden und unteren Orbitarand, die Kieferhöhle bis zur lateralen Kieferhöhlenwand ausdehnt, sowie einer Jochbogenfraktur. So wird das Jochbein vom Stirnbein, Oberkiefer und Schläfenbein getrennt und nach latero-kaudal verlagert (Tripod = Dreifuß).

Le Fort- oder zentrale Mittelgesichtsfrakturen

Bei Le Fort I verläuft die Bruchlinie in Bodenhöhe der Nasen- und Kieferhöhle mit Beteiligung des Nasenseptums **(Abb. 8-23 A)**. Bei Le Fort II verläuft die Bruchlinie quer durch das knöcherne Nasengerüst, den Processus frontalis des Oberkiefers, das Tränenbein in die Lamina papyracea bis zur Fissura orbitalis inferior **(Abb. 8-23 B)**. Sie schließt den Processus zygomaticus des Oberkiefers ein, um schließlich den Flügelgaumenfortsatz durchzutrennen. Beteiligt sind die Nasenhöhle und die Ethmoidalzellen mit dem Nasenseptum, ferner die Orbita und die Kieferhöhle. Bei Le Fort III verläuft die Bruchlinie durch den interorbitalen Raum, insbesondere die Ethmoidalzellen, die Lamina papyracea, den Orbitaboden und die laterale Orbitawand **(Abb. 8-23 C)**. Von hier aus erfaßt sie die Sutura frontozygomatica und den Jochbogen. Der große Keilbeinflügel und der Flügelgaumenfortsatz können mitfrakturiert sein. Beteiligt sind die Nasenhöhle, die Ethmoidalzellen, die Basis der Lamina perpendicularis und der Vomer sowie die Orbita. Le Fort-Frakturen kommen selten in reiner Form, sondern häufig kombiniert vor. Eine Beteiligung der Frontobasis kommt bei Le Fort II- und besonders Le Fort III-Frakturen vor (in einem Drittel bzw. mehr als zwei Drittel der Fälle).

Frakturen der Wirbelsäule

Halswirbelsäule

Wegen der anatomischen Komplexität der Halswirbelsäule mit Überlagerung mehrerer Strukturen auf Übersichtsaufnahmen können Frakturen dieser Region besonders leicht übersehen werden. Die radiologische Abklärung muß deshalb sorgfältig durchgeführt werden und die Aufnahmen ganz systematisch und präzis analysiert werden. Eine gründliche klinische Untersuchung des Patienten ist unentbehrlich, um feine neurologische Symptome, wie Parästhesien in den oberen Extremitäten, nachzuweisen. Bei positivem klinischem Befund ist die radiologische Abklärung mittels CT zu vervollständigen. Bei Trauma der Halswirbelsäule sind mindestens antero-posteriore und seitliche Aufnahmen anzufertigen. Es ist dabei besonders zu achten, daß C7 genügend abgebildet und nicht durch die Schultern überlagert wird. Schräge Aufnahmen sind bei Unklarheiten nützlich. Gezielte Aufnahmen des kranio-zervikalen Überganges und die transorale Aufnahme zur Darstellung des Dens sind bei geringstem Verdacht auf eine Densfraktur durchzuführen. Seitliche funktionelle Aufnahmen in In- und Reklination sind nur erlaubt, falls keine Fraktur auf den Aufnahmen in Neutralstellung sichtbar ist. Diese Aufnahmen können eine rein ligamentär bedingte Instabilität beweisen. Häufiger zeigen sie jedoch auf Aufnahmen in Neutralstellung zuerst nicht erkannte Frakturen, z. B. im Bereich der hinteren Wirbelgelenke **(Abb. 8-24)**. Der weitere Schritt in der Abklärung geschieht meist durch CT.

Atlanto-okzipitale Luxationen werden selten überlebt.

Densfrakturen werden in Typ I (Abriß der Spitze), Typ II (Fraktur der Densbasis) und Typ III (mit Beteiligung des Axiskörpers) klassifiziert.

Andere Frakturen werden nach dem Unfallmechanismus (Biegung, Biegung und Drehung, Reklination oder vertikale Kompression) sowie in stabile und instabile Frakturen unterteilt. (**Tab. 8-2**). Eine Fraktur ist *stabil*, wenn der Patient keine neurologischen Läsionen des Rückenmarkes oder von Nervenwurzeln aufweist oder wenn solche Läsionen auch bei unmittelbarer posttraumatischer Mobilisation der Halswirbelsäule nicht zu fürchten sind. Umgekehrt sind *instabile* Frakturen solche, bei denen der Patient Läsionen des Rückenmarkes oder von Nervenwurzeln aufweist, oder wenn solche bei unmittelbar posttraumatischer Mobilisation der Wirbelsäule entstehen können. Zum besseren Verständnis der Folgen von Wirbelsäulenverletzungen auf die Stabilität ist das Drei-Säulen-Modell nützlich:

vordere Säule: Lig. longitudinale anterius, vorderer Anteil des Anulus fibrosus, vorderer Anteil des Wirbelkörpers,

mittlere Säule: Lig. longitudinale posterius, hinterer Anteil des Anulus fibrosus, Wirbelkörperhinterwand und Bogenansätze,

hintere Säule: hintere Bogen und Gelenkfacetten, Ligg. supra- und interspinosa, Facettengelenkkapseln, Ligg. flava.

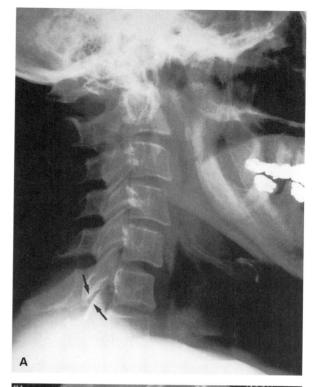

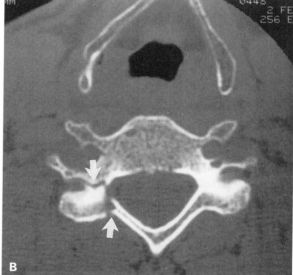

Abb. 8-24: Fraktur des rechtsseitigen Pediculus und der Lamina von C6. (**A**) Die Aufnahme in Inklination zeigt ein Klaffen (Pfeile) des hinteren Wirbelgelenkes C6–7. (**B**) Erst die CT erlaubt aber die sichere Diagnose der Frakturen (Pfeilspitzen).

Tab. 8-2: Klassifikation der Halswirbelsäulenfrakturen.

Durch übermäßige Biegung bedingte Frakturen
– Subluxation (stabil)
– Bilaterale interfacettale Dislokation (instabil)
– Einfache Kompressionsfraktur (stabil)
– «teardrop» Fraktur (instabil)

Durch übermäßige Biegung und Drehung bedingte Frakturen
– Unilaterale interfacettale Dislokation (stabil)

Durch vertikale Kompression bedingte Frakturen
– Jeffersonsche Fraktur von C1 (instabil)
– Berstungsfraktur (stabil)

Durch übermäßige Reklination bedingte Frakturen
– Fraktur des hinteren Bogens von C1 (stabil)
– Reklinations-«teardrop» Fraktur (instabil)
– «Hangman» Fraktur (instabil)

Jend und Heller haben die radiologischen Kriterien der Wirbelsäuleninstabilität (auch der Brust- und Lendenwirbelsäule) zusammengestellt.

Subluxation: Sie resultiert aus reinen Weichteilläsionen mit Ruptur des hinteren Bandkomplexes (supraspinales, interspinales und hinteres Längsband, Kapsel der Intervertebralgelenke und Ligamentum flavum) sowie Riß des hinteren Anteiles der Bandscheibe. Radiologisch wird sie durch Verbreiterung des Abstandes zwischen zwei Processus spinosi in Neutralstellung mit Verschlimmerung in Flexion erkannt.

Bilaterale interfacettale Luxation: Verhakung der beiden unteren Gelenkfortsätze eines Wirbels, die auf den oberen Gelenkfortsätzen des nächstunteren Wirbels reiten. Der dislozierte Wirbelkörper ist damit um mehr als die Hälfte des sagittalen Durchmessers des nächstunteren Wirbelkörpers nach ventral verlagert.

Einfache Kompressionsfraktur: Kompression nur der vorderen Anteile des Wirbelkörpers mit keilförmiger Deformierung. Dabei ist der hintere Wirbelrand intakt.

«teardrop» Fraktur: Sie ist die schwerste der Halswirbelsäulenfrakturen. Der vordere Anteil des Wirbelkörpers ist vom übrigen Anteil getrennt und nach ventral unten verlagert (daher der Name «tränenförmig»). Es besteht eine ventrale Kippung der Halswirbelsäule, die auf den Unfallmechanismus mit übermäßiger Biegung hinweist. Die hinteren Elemente des Wirbels sind frakturiert oder luxiert sowie alle Bänder rupturiert. Darum bewirkt sie eine vollständige Instabilität und ist immer von einer schweren Rückenmarkschädigung begleitet.

Unilaterale interfacettale Luxation: eine übermäßige Biegung mit gleichzeitiger Drehung bewirkt eine einseitige Luxation des unteren Gelenkfortsatzes über den gleichseitigen oberen Gelenkfortsatz des nächstunteren Wirbels. Auf der antero-posterioren Aufnahme erkennt man eine Stufenbildung der Linie, die die Dornfortsätze verbindet. Schräge Aufnahmen sind notwendig, um die einseitige Luxation des hinteren Vertebralgelenkes zu demonstrieren. Obgleich der hintere Bandkomplex verletzt ist, entsteht keine Instabilität, da die einseitige Luxation verkeilt ist.

Jeffersonsche Fraktur von C1: sie resultiert durch die symmetrische Transmission der Kraft über die okzipitalen Kondylen auf die oberen Gelenkflächen des Atlas bei Sturz oder Stoß auf den Kopfscheitel. Dies bewirkt eine bilaterale Sprengung des vorderen und hinteren Atlasbogens mit Riß des Ligamentum transversum und atlanto-axialer Instabilität (Vergrößerung des atlanto-dentalen Abstandes um mehr als 3 mm). Sie kann auf Übersichtsaufnahmen leicht übersehen werden, darum ist das obligate prävertebrale Hämatom ein nützliches indirektes Zeichen. Auf der transoralen Densaufnahme erkennt man eine symmetrische Verlagerung beider Massae laterales des Atlas nach lateral in Bezug zum Axiskörper. Bei Unklarheiten muß die weitere Abklärung mittels CT erfolgen.

Berstungsfraktur: Der Nukleus pulposus drängt durch die Endplatte in den Wirbelkörper hinein und verursacht eine vertikale Fraktur des letzteren. Typischerweise wird das hintere Fragment nach dorsal verlagert und kann eine Kompression der vorderen Anteile des Rückenmarkes bewirken. Sie wird als eine stabile Fraktur betrachtet, da das vordere Längsband, die Kapsel der Intervertebralgelenke sowie das inter- und supraspinale Ligament intakt sind. Die Intervertebralgelenke sind ebenfalls nicht verletzt.

Fraktur des hinteren Bogens von C1: stabil, weil der vordere Arcus und das Ligamentum transversum intakt sind.

Reklinations-«tear drop»-Fraktur: Typischerweise ist die Axis befallen. Das vordere Längsband ist an der vorderen unteren Ecke der Axis fixiert. Bei forcierter Reklination wird diese Ansatzstelle vom übrigen Wirbelkörper abgerissen. Die Fraktur ist stabil in Flexion, aber instabil in Reklination.

«Hangman» Fraktur: bilaterale Fraktur der Wurzelbögen von C2. Heutzutage resultiert sie vor allem durch Autounfälle (und weniger häufig durch Erhängen). Die Läsion ist instabil, aber neurologische Symptome sind selten, weil der sagittale Durchmesser des Wirbelkanals auf dieser Höhe am größten ist. Die bilaterale Fraktur der Bogenwurzeln dekomprimiert zusätzlich den Wirbelkanal.

Brustwirbelsäule

Im allgemeinen sind Frakturen der Brustwirbelsäule auf seitlichen Aufnahmen leicht zu erkennen. Ein *paravertebrales Hämatom* ist ein indirektes Zeichen auf der antero-posterioren Aufnahme. Einige Besonderheiten sind erwähnenswert:

Die *ersten drei oder vier Brustwirbelkörper* sind im allgemeinen auf Standardaufnahmen nicht genügend dargestellt. Die CT ist zur konklusiven Beurteilung notwendig.

Mehrere Frakturen der ersten oberen Wirbelkörper können ein größeres *Mediastinalhämatom* verursachen (DD: traumatische Ruptur der *Brustaorta*).

Frakturen der BWS sind nicht selten mit *Sternumfrakturen* kombiniert.

Lendenwirbelsäule

Im allgemeinen bereitet die Diagnose von Frakturen der Lendenwirbelkörper keine Schwierigkeiten. Frakturen der *Processus transversi* dagegen werden häufig übersehen. An sich sind diese nicht gefährlich, aber sie kommen häufig mit Nierenverletzungen vor.

Rippen- und Sternumfrakturen

Rippenfrakturen

Am häufigsten sind die 4. bis 9. Rippen gebrochen. Indirekte Zeichen sind Thoraxwandhämatom, Weichteilemphysem, Hämatothorax, Pneumothorax. Als Begleitverletzung tritt eine Lungenkontusion auf. Bei Fraktur der drei obersten Rippen besteht die Gefahr eines Risses des Tracheobronchialsystems und der Aorta. Bei Fraktur der drei untersten Rippen ist an die Möglichkeit von Leber-, Milz-, und Nierenverletzungen zu denken. Rippenfrakturen sind nicht selten mit Klavikula-, Skapula-, Sternum- oder Brustwirbelkörperfrakturen kombiniert. Doppelfrakturen der Rippen verursachen ein «volet costal», mit paradoxer Bewegung bei der Atmung. Gefahr: Hypoxie, Sekretanschoppung, Infekt. Bei instabilem Thorax (gefördert durch eine begleitende Klavikularfraktur) ist eine operative Stabilisierung notwendig.

Zwerchfellruptur

Sie ist in 95% der Fälle linksseitig. Sie ist mit Rippenfrakturen in 78%, Milzruptur in 35% und Leberruptur in 6% der Fälle kombiniert. Die Diagnose einer Zwerchfellruptur kann schwierig sein und wird in der unmittelbaren postoperativen Periode häufig übersehen. Wegen der axialen Schnittführung erlaubt die CT nicht immer eine eindeutige Diagnose. Am besten geeignet ist die Kontrastmitteldarstellung des Ösophagus und des Magens.

Sternumfraktur

Eine Sternumfraktur kann leicht übersehen werden. Indirektes Zeichen: prä- und retrosternales Hämatom. Falsch-positive Diagnosen bei Verknöcherungsanomalien. Häufig kombiniert mit anderen Frakturen (Rippen, BWS). Kann zur Erweiterung des Mediastinums durch Hämatom führen (DD: Ruptur der Aorta). Möglichkeit von schweren begleitenden Weichteilverletzungen: Aorta, Herz, Trachea, Lungen, Zwerchfell.

Schultergürtelfrakturen

Schulterluxationen und -frakturen: Als Standardaufnahme nach Schultertrauma empfehlen wir eine antero-posteriore Aufnahme (mit 25° Anhebung der kontralateralen Seite, um den gleno-humeralen Gelenksspalt frei zu projizieren) und eine transskapuläre Aufnahme. Bei Schulterluxationen müssen immer Aufnahmen vor und nach Reposition angefertigt werden, erstens um den Erfolg des Repositionsmanövers zu bestätigen, und zweitens weil Frakturen manchmal erst auf den Postrepositionsaufnahmen sichtbar werden.

Bei Schulterluxationen entstehen typische Knochen- und Weichteilläsionen. Nach *vorderer Luxation* sind die Hill-Sachssche Impressionsfraktur am oberen hinteren lateralen Aspekt des Humeruskopfes und die knöcherne Bankartsche Fraktur am vorderen unteren Glenoidrand zu suchen. Zu den Weichteilverletzungen zählen der Abriß des vorderen Labrums (eigentliche Bankartsche Läsion) und der vorderen Gelenkkapsel (Hartmann-Brocasche Läsion). Die Weichteilverletzungen sind dafür verantwortlich, daß nach vorderer Schulterluxation häufig rezidivierende Luxationen oder eine vordere Schulterinstabilität auftreten. Zum Nachweis des Hill-Sachsschen Knochendefektes empfehlen wir eine spezielle Aufnahme nach Johner et al. (tangentielle Aufnahme des Humeruskopfes) **(Abb. 8-25, 8-26)**. Die Methode der Wahl zur Diagnose der Weichteilläsionen ist heutzutage die Arthro-CT (CT nach intraartikulärer Luft- und Kontrastmittelinjektion) **(Abb. 8-27)**.

Die vordere Schulterluxation ist im allgemeinen sowohl radiologisch als auch klinisch leicht zu diagnostizieren. Die *hintere Schulterluxation* dagegen wird nicht selten übersehen, so daß alte, chronische hintere Schulterluxationen immer wieder beobachtet

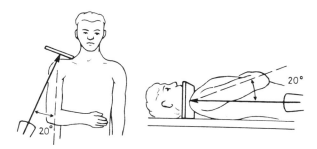

Abb. 8-25: Johnersche Aufnahme zur Darstellung der Hill-Sachsschen Impressionsfraktur nach vorderer Schulterluxation.

werden. Die antero-posteriore Aufnahme ist jedoch typisch und zeigt eine Doppellinie lateral der humeralen Gelenkfläche, die einer Impressionsfraktur (umgekehrte Hill-Sachssche Fraktur) des vorderen Humeruskopfes entspricht (**Abb. 8-28**).

Klavikulafrakturen: Sie liegen zu 80% im mittleren Segment, zu 15% im lateralen Segment und zu 5% im medialen Drittel. Als Komplikation kann sich ein exuberanter Kallus bilden mit Kompression des neurovaskulären Bündels (Plexus brachialis und Art. subclavia).

Akromioklavikulardislokation: Sog. Streß-Aufnahmen sichern die Diagnose: Aufnahme des Schultergürtels mit Gewicht an beiden Händen (je 7 kg) des stehenden oder sitzenden Patienten.

Sternoklavikulardislokation: selten. Die CT ist die einfachste Methode für die Diagnose. Die hintere Dislokation ist seltener als die vordere, kann jedoch wegen der Möglichkeit von Gefäß- und Tracheaverletzungen letal sein.

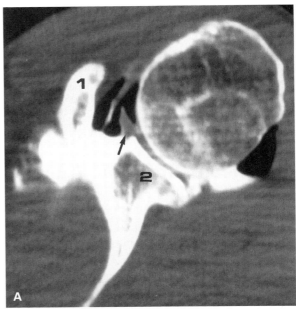

A

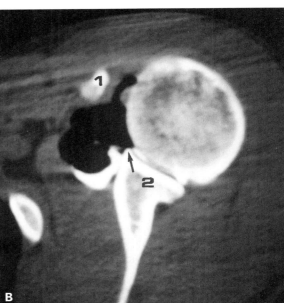

B

Abb. 8-27: Arthro-CT der Schulter. **A** Normaler Befund mit Ansatz des Labrums (Pfeil) am vorderen Glenoidrand. **(B)** Labrumabriß. Der vordere Glenoidrand (Pfeil) ist denudiert und das Labrum ist nach medial verlagert. 1 Processus coronoideus, 2 Glenoid.

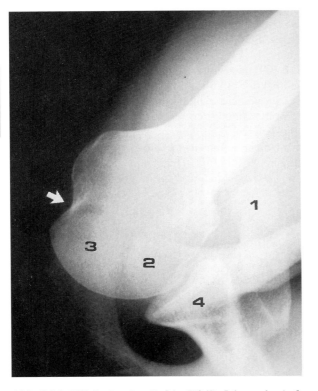

Abb. 8-26: Hill-Sachsscher Defekt (Pfeil). Johnersche Aufnahme. 1 Processus coracoideus, 2 laterales Klavikulaende, 3 Akromion, 4 Glenoid.

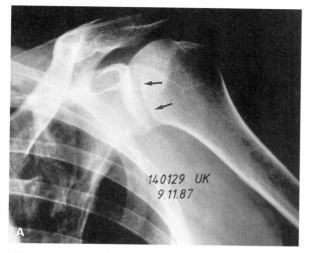

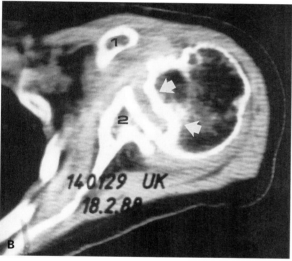

Abb. 8-28: Chronische hintere Schulterluxation. (**A**) Typische Doppellinie (Pfeile) parallel zur humeralen Gelenkfläche. (**B**) Die CT beweist die hintere Luxation und zeigt den umgekehrten Hills-Sachsschen Knochendefekt (Pfeilspitzen), der für die Doppellinie auf der konventionellen Aufnahme verantwortlich ist. 1 Processus coracoideus, 2 Glenoid.

Frakturen der oberen Extremität

Humerusfrakturen

Frakturen des *Humeruskopfes* werden nach der Unterteilung von Neer klassifiziert, d. h. nach der Beziehung der vier möglichen Fragmente zueinander: (1) der die Gelenkfläche tragende Kopfanteil proximal des Collum anatomicum, (2) der Trochanter major, (3) der Trochanter minor, (4) der Humerusschaft. Ein Fragment wird als *disloziert* definiert, wenn es mindestens 1 cm von den anderen Fragmenten entfernt ist oder wenn es um mindestens 45° gedreht ist. Nicht dislozierte Frakturen werden unabhängig von der Anzahl der Fragmente als «one-part fracture» bezeichnet (80%). Dislokation eines einzigen Fragmentes bedeutet eine «two-part fracture» (15%). Eine «three-part fracture» besteht, wenn drei Fragmente disloziert sind. Bei einer «four-part fracture» ist der anatomische Hals frakturiert und der Trochanter major und minor sind verlagert. Diese Klassifikation hat für die Planung der Therapie und für die Prognose eine große Bedeutung.

Komplikationen von proximalen Humeruskopffrakturen: Rupturen der Rotatorenmanschette sind zwar am häufigsten degenerativ bedingt, können aber auch akut-traumatisch allein oder bei Frakturen auftreten. Eine Humeruskopfnekrose wird vor allem nach einer «four-part fracture» gefürchtet. Durch «Malunion» entsteht ein Hochstand des Trochanter major mit konsekutiver Einklemmung des Musculus supraspinatus zwischen Humeruskopf und Akromion bzw. Lig. acromioclaviculare beim Hochheben des Armes (eine der Ursachen des sog. Impingement-Syndroms).

Bei *Humerusschaftfrakturen* besteht die Gefahr der Radialislähmung.

Ellbogenfrakturen

Ellbogenfrakturen können besonders bei Kindern schwierig zu erkennen sein (eine Aufnahme der kontralateralen Seite zum Vergleich ist in diesen Fällen sehr hilfreich). Bei Unklarheiten bringen Schrägaufnahmen oder sogar die Durchleuchtung die richtige Diagnose. Wichtiges indirektes Frakturzeichen ist das «fat pad sign». Beim Erwachsenen sind Frakturen des Radiusköpfchens (Meisselfrakturen) am häufigsten, gefolgt von Olekranonfrakturen, Monteggia-Frakturen und Ellbogenluxationen. Dagegen sind im Gegensatz zu Kindern suprakondyläre Frakturen sehr selten.

Die *Meisselfraktur des Radiusköpfchens* entsteht durch Sturz auf die gestreckte Hand. Das Radiusköpfchen wird durch den lateralen Kondylus in Vagusstellung eingedrückt. Typisches klinisches Symptom ist die Unmöglichkeit, den Arm zu pronieren und zu supinieren.

Die *Olekranonfraktur* ist einfach zu erkennen (DD: Ossifikationszentrum des Olekranons im Adoleszentenalter, Vergleich mit der Gegenseite).

Die *Monteggia-Fraktur* stellt eine proximale Ulnaschaftfraktur und eine Luxation des Radiusköpfchens dar, wobei die Luxation leicht übersehen wird **(Abb. 8-29)**. Eine Fraktur oder Dislokation eines von zwei gepaarten Knochen (Ulna und Radius) ist sehr häufig von einer Fraktur bzw. Dislokation des zweiten Knochens begleitet. Bei der *Galeazzi-Fraktur* kommt es zur Fraktur des distalen Radius mit dorsaler Dislokation des Ulnaköpfchens (seltener als die Monteggia-Fraktur).

Bei der *Ellbogenluxation* sind Radius und Ulna immer nach dorsal und lateral verlagert. Die Luxation kann von einer Fraktur des Processus coronoideus der Ulna oder des Radiusköpfchens begleitet sein.

Die *distale Radiusfraktur* (Radiusfraktur loco classico) ist eine der häufigsten Frakturen überhaupt und entsteht bei Sturz auf die dorsalfelktierte (Colles-Fraktur) oder seltener volarflektierte Hand (Smith-Fraktur). Bei der *Colles-Fraktur* entsteht ein typischer Schrägbruch, der in der seitlichen Röntgenaufnahme von volar/distal nach proximal/dorsal verläuft. Dabei handelt es sich oft um ein großes Einzelfragment mit erhaltener Gelenkfläche, das nach dorsal verschoben wird (Gabelrückenstellung), weniger konstant nach radial (Bajonettstellung). Der Processus styloideus ulnae ist oft auch abgebrochen und weicht nach radial ab. Von dieser klassischen Bruchform gibt es über den Mehrfragmentbruch mit intraartikulär reichenden Frakturlinien bis zur regelrechten Zertrümmerung alle Übergangsformen. Ferner kommen Y-förmige Frakturen und isolierte Abrisse des Processus styloideus radii vor. Eine Begleitverletzung des N. medianus ist bei starker Dislokation möglich. Eine Spätstörung des N. medianus kann Anlaß zu einem Karpaltunnel-Syndrom geben.

Frakturen und Luxationen im Handgelenk und in der Hand sind häufig, aber die korrekte radiologische Diagnose kann schwierig sein. Genaue Kenntnisse über die topographischen Beziehungen der einzelnen Knochen sind unentbehrlich, um Frakturen und Dislokationen erkennen zu können. In der Hand sind Struktur und Funktion eng verbunden, so daß übersehene Frakturen und Luxationen schwere Funktionsstörungen und chronische Schmerzen mit sich bringen. Nicht erkannte und unkorrekt behandelte reine Weichteilläsionen (insbesondere Bandverletzungen) können ebenfalls die Funktion des Handgelenkes schwer beeinträchtigen.

Die radiologische Untersuchung des Handgelenkes

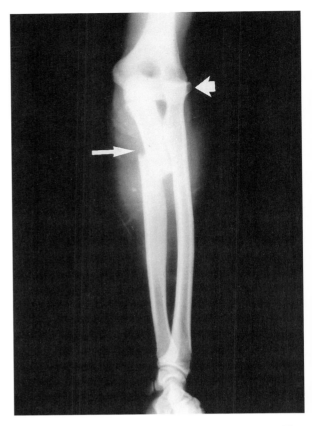

Abb. 8-29: Monteggia-Fraktur. Proximale Fraktur der Ulna (Pfeil) mit Dislokation des Radiusköpfchens (Pfeilspitze).

besteht mindestens aus einer antero-posterioren und einer seitlichen Aufnahme. Je nach Fragestellung sind zusätzliche Spezialaufnahmen indiziert (z. B. Skaphoidaufnahmen). Bei Unklarheiten wird die CT zugezogen.

Die *Skaphoidfraktur* ist die häufigste Karpalfraktur. Zum Zeitpunkt des Unfalles ist die feine Frakturlinie auch mit Spezialaufnahmen nicht immer zu erkennen. Bei unklarem Befund ist eine Wiederholung der Aufnahme nach etwa 10 Tagen indiziert (MRI oder Szintigraphie sind Alternativen). Die meisten Komplikationen (verzögerte Heilung, Pseudarthrose, avaskuläre Nekrose) entstehen wegen nicht gestellter Diagnose und inadäquater Behandlung. Je proximaler die Fraktur, desto größer ist die Wahrscheinlichkeit einer Nekrose des proximalen Fragmentes. Sehr häufig wird nach etwa 10 Tagen eine Sklerosierung dieses Fragmentes beobachtet. Obschon sie auf eine Störung der Durchblutung hindeutet, beweist sie noch nicht die Nekrose. Zur Diagnose einer Nekrose ist heutzutage das MRI die Methode der Wahl.

Triquetrumfrakturen haben eine typische Konfiguration: sie sind auf der seitlichen Aufnahme als kleiner schalenförmiger Span dorsal vom Karpus zu erkennen. Dieser Aspekt ist praktisch pathognomonisch. Sie heilen im allgemeinen komplikationslos.

Andere Karpalfrakturen (Os hamatum, Os pisiforme) kommen seltener vor. Die Fraktur des Hamulus ossis hamati ist selten, aber schwierig nachzuweisen (die Karpaltunnelaufnahme oder die CT sind dafür geeignet). Sie entsteht durch Sturz auf die gestreckte Hand.

Bei Handgelenktrauma muß die Beziehung der einzelnen Knochen zueinander systematisch analysiert werden, um eine mögliche *Luxation* nicht zu übersehen. Dies gilt umso mehr, wenn schon eine Fraktur sichtbar ist, da Luxationen und Frakturen sehr häufig kombiniert auftreten. Man analysiert zuerst die antero-posteriore Aufnahme, indem man die drei sog. Karpallinien verfolgt. Die erste Linie wird durch die proximale Kontur des Skaphoides, des Lunatums und des Triquetrums, die zweite durch die distale Kontur dieser Knochen, und die dritte durch die proximale Kontur des Capitatums und des Hamatums gebildet. Bei Unterbrechung einer dieser Linien ist eine Störung der Gelenkkongruenz sehr wahrscheinlich, sei sie durch eine Bandverletzung oder eine Karpalknochenfraktur bedingt. Bei der *Lunatumluxation* hat dieser Knochen auf der antero-posterioren Aufnahme eine dreieckige (Spitze nach distal) anstelle der normalerweise rhomboiden Form (**Abb. 8-30**). Die seitliche Aufnahme erlaubt dann zu unterscheiden, ob eine Lunatumluxation (Lunatum nach volar verlagert) oder eine perilunäre Luxation besteht (Lunatum an normaler Stelle, übrige Karpalknochen, insbesondere Capitatum, nach dorsal verlagert). Die *perilunäre Karpalluxation* ist oft mit einer Skaphoidfraktur kombiniert (transskaphoidale perilunäre Luxation nach De Quervain), wobei das proximale Skaphoidfragment mit dem Os lunatum in regelrechter Beziehung bleibt, da starke Bänder diese beiden Knochen miteinander verbinden (**Abb. 8-31**). Zusätzliche Knochen (Capitatum, Processus styloides radii, Triquetrum) können bei perilunärer Luxation ebenfalls frakturiert sein.

Die *skapho-lunäre Dissoziation* entsteht durch Riß der skapholunären Bänder. Eine durch Störung dieser

Abb. 8-30: Lunatumluxation. (**A**) Auf der antero-posterioren Aufnahme zeigt das Lunatum (Pfeilspitze) eine abnormale dreieckförmige Konfiguration. (**B**) Auf der seitlichen Aufnahme ist dieser Knochen nach volar rotiert und luxiert.

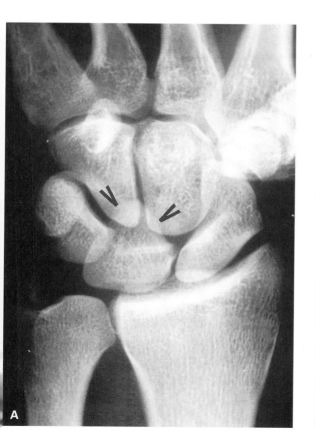

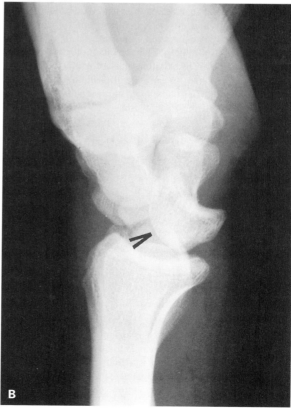

A

B

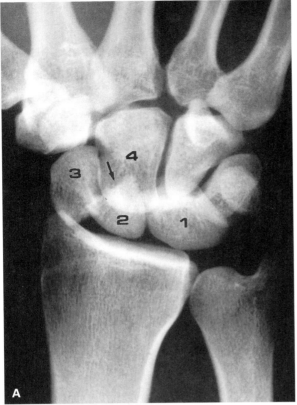

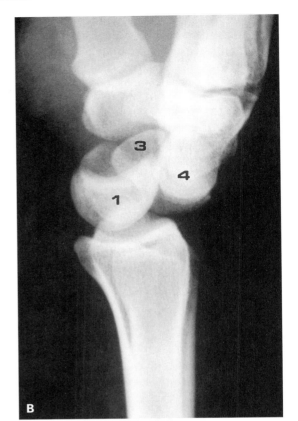

Abb. 8-31: Transskaphoidale perilunäre Luxation nach De Quervain. (A) Neben einer Fraktur (Pfeil) des Skaphoides sind die mittlere und distale Karpallinie unterbrochen, was auf eine Handgelenkluxation hinweist. (B) Die seitliche Aufnahme bestätigt eine perilunäre Luxation. Insbesondere sieht man wie das Kapaitatum nach dorsal verlagert ist, während das Lunatum in normaler Beziehung zum Radius steht. 1 Lunatum, 2 proximales Skaphoidfragment, 3 distales Skaphoidfragment, 4 Kapitatum.

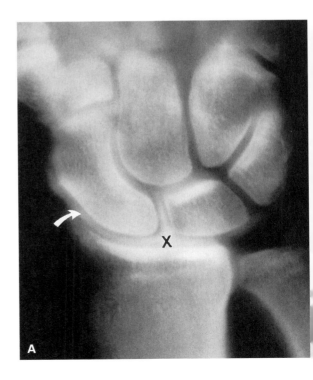

Abb. 8-32: Skapho-lunäre Dissoziation. **A** die radio-karpale Arthrographie zeigt einen Durchtritt des Kontrastmittels zwischen Skaphoid und Lunatum (X), was einen Riß des skapho-lunären Bandapparates bedeutet. Gebogener Pfeil: Ort der Kontrastmittelinjektion. (**B**) Normaler Befund zum Vergleich.

Bänder bedingte Karpalinstabilität kommt ebenfalls bei entzündlichen Affektionen, z. B. im Rahmen der rheumatoiden Arthritis, vor. Ein Abstand zwischen Lunatum und Skaphoid größer als 2 mm ist verdächtig, größer als 4 mm sicher pathologisch. Die Handgelenkarthrographie bringt den Nachweis der skapholunären Dissoziation (**Abb. 8-32**).

Frakturen der Metakarpalien und Phalangen

Die *Benett-Fraktur* ist eine Fraktur der Basis des ersten Metakarpalknochens. Ein kleines artikuläres Fragment bleibt mit dem Trapezium in Verbindung, während der Rest des Metakarpalknochens durch den Zug des starken M. abductor pollicis longus nach radial, volar und proximal verlagert wird. Diese Fraktur muß mittels einer internen Fixierung stabilisiert werden. Sie ist daher keine Bagatellverletzung und sollte durch einen Facharzt beurteilt werden.

Die *Rolando-Fraktur* ist eine Trümmerfraktur ebenfalls der Daumenmetakarpalbasis. Als *Boxer-Fraktur* wird die subkapitale Fraktur des 5. Metakarpalknochens bezeichnet. *Subkapitale Frakturen der übrigen Metakarpalknochen* sind ebenfalls häufig. Dabei werden die distalen Fragmente nach volar gekippt.

Eine *Ruptur des ulnaren Kollateralbandes* des ersten Metakarpophalangealgelenkes ist häufig mit einem kleinen Abrißfragment an der Basis der ersten Phalanx verbunden. Sie ist eine typische Verletzung beim Hängenbleiben in der Schlaufe eines Skistockes.

Eine *volare Kapselabrißfraktur* ist durch Hyperextension bedingt. Häufig sieht man ein sehr kleines spanartiges Knochenfragment ventral an der Phalanxbasis. Bei reiner Bandverletzung weist allein eine Extensionsfehlstellung auf die Verletzung hin.

Der «*mallet finger*» stellt eine dorsale Abrißfraktur an der Basis einer distalen Phalanx dar. Sie kann auch rein ligamentär sein (Flexion und volare Subluxation der distalen Phalanx).

Bei *Phalanxschaftfrakturen* muß auf eine Rotationsfehlstellung geachtet werden.

Eine *Trümmerfraktur des Processus unguicularis* ist durch Einklemmung bedingt. Sie heilt in der Regel gut.

Beckenfrakturen

Frakturen des Beckens haben eine hohe Morbidität und Mortalität. Schwere Hämorrhagien kommen bei 20 bis 40% dieser Patienten vor. Auch Venenverletzungen können dafür verantwortlich sein. Bei arteriellen Blutungen kann die Embolisation lebensrettend sein. Weichteilverletzungen betreffen die Harnblase und die Urethra, seltener das Rektum und das Kolon. Um die urologischen Verletzungen zu evaluieren, sind die retrograde Urethrographie und die Zystographie indiziert. Rektum und Kolon können durch retrograde Kontrastmitteluntersuchungen mit wasserlöslichem Kontrastmitel oder durch Endoskopie abgeklärt werden.

Frakturen des Beckens, besonders diejenigen die das Acetabulum betreffen, sind schwierig mit konventionellen Röntgenaufnahmen allein adäquat zu beurteilen. Eine antero-posteriore Aufnahme ist häufig ungenügend, um die Fraktur in ihrer Gesamtheit darzustellen. Es gibt verschiedene Spezialaufnahmen, die dazu verhelfen, die verschiedenen Komponenten des Beckenringes besser abzubilden. Heutzutage ist jedoch die CT die eleganteste Methode, die man routinemäßig bei allen schweren Becken- und Acetabulumfrakturen durchführen soll.

Bei Nachweis einer frakturbedingten Unterbrechung des Beckenringes ist eine *zweite Läsion* (Fraktur oder Iliosakral- bzw. Symphysensprengung) zu suchen, da das Becken ein fast rigider Ring ist. Isolierte Frakturen sind jedoch möglich, obschon selten. Beckenfrakturen werden in stabile und instabile Frakturen unterteilt.

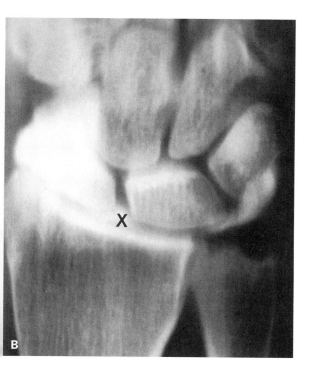

B

8.
Bewegungs-apparat

Stabile Frakturen

Abrißfrakturen sind häufig bei Athleten vor Verschmelzung des entsprechenden Apophysenkernes. Die Spina iliaca anterior superior, die mit 20 Jahren verschmilzt, wird bei Sprintern durch den Zug des M. sartorius abgerissen. Ein Abriß der Spina iliaca anterior inferior ist weniger häufig (Zug des M. rectus femoris; DD: Os ad acetabulum als Normvariante). Das Ossifikationszentrum des Tuber ischiadicum verschmilzt erst mit 25 Jahren. Vor allem bei Hindernisspringern (Zug des M. bizeps femoris) kann er abgerissen werden. Während des Heilungsprozesses entsteht dort ein exuberanter Kallus **(Abb. 8-33)**, der Anlaß zur Fehldiagnose eines malignen Knochentumors geben kann. Kallusgewebe kann auch histologisch als Neoplasma mißgedeutet werden. Darum sind solche Läsionen «don't touch lesions». Die radiologische Abklärung muß minimal erfolgen (nur konventionelle Untersuchung, keine CT). Abrißfrakturen heilen konservativ ab. Bei Langstreckenläufern gibt es durch chronische Belastung bedingte Veränderungen an der Symphyse, die wie entzündliche Usuren aussehen.

Eine *Fraktur der Crista iliaca* geschieht durch ein direktes Trauma.

Frakturen des Sakrums entstehen durch direktes oder indirektes Trauma. Zum direkten Trauma führt ein Sturz in sitzender Position. Die Frakturen verlaufen horizontal (d. h. kein Bruch des Beckenringes). Wegen Überlagerung durch intestinalen Inhalt sind diese Frakturen auf der antero-posterioren Aufnahme schwierig zu erkennen. Eine gezielte seitliche Aufnahme des Sakrums ist darum notwendig. Beim indirekten Trauma verlaufen die Frakturen vertikal (d. h. Bruch des Beckenringes). Die Häufigkeit von Sakrumfrakturen in Kombination mit anderen Beckenfrakturen wird unterschiedlich angegeben (von 4 bis 74%), wahrscheinlich weil diese vertikalen Sakrumfrakturen häufig übersehen werden. Auf antero-posterioren Aufnahmen sind sie besser als auf seitlichen Aufnahmen zu sehen (Unterbrechung oder Asymmetrie der Lineae sacrales).

Frakturen der Schambeinäste sind die häufigsten Frakturen des Beckens. Auch Ermüdungsbrüche sind bekannt, insbesondere bei schwangeren Frauen, bei Rekruten, bei Patienten mit Osteopenie verschiedener Ätiologie.

Instabile Frakturen

Als *Sattelfraktur* wird eine Fraktur der vier Schambeinäste bezeichnet. Eine Harnblasen- oder Urethraruptur kommt in mindestens einem Drittel aller Fälle vor.

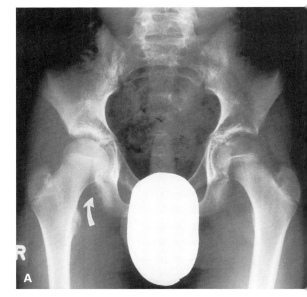

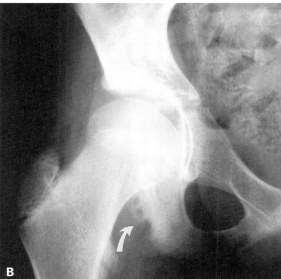

Abb. 8-33: Chronische Abrißfraktur des Tuber ischiadicum (gebogener Pfeil).

Frakturen des vorderen und hinteren Beckenringes sind schwerwiegender als isolierte Frakturen des vorderen Beckenringes. Sie sind von schweren Weichteilverletzungen begleitet. Es werden verschiedene Typen unterschieden:

– Malgaigne Fraktur: Einseitig. Fraktur der beiden gleichseitigen Schambeinäste sowie iliosakralnahe Fraktur (bzw. Iliosakralsprengung). Die befallene Beckenhälfte wird nach kranial und dorsal verlagert.
– Beckensprengung: Sprengung der Symphyse und beider Iliosakralgelenke (oder eines Iliosakralgelenkes). Eine Symphysensprengung wird diagnostiziert, wenn der Symphysenspalt bei Erwachsenen breiter als 8 mm, bei Kindern breiter als 10 mm ist. Der Arcus symphysis, d. h. der untere Rand der Symphyse sollte keine Stufenbildung aufweisen, während der obere Rand auch normalerweise eine gringe Stufe zeigen kann. Bei Verdacht auf eine Symphysensprengung müssen die Iliosakralgelenke und das Sakrum ganz sorgfältig untersucht werden.
– Korbhenkelfraktur: Fraktur beider Schambeinäste auf einer Seite und kontralaterale Iliosakralfraktur (bzw. Iliosakralsprengung). Für die Diagnose einer Iliosakralsprengung ist heute die CT die Methode der Wahl. Für die Therapieplanung ist bei Iliosakralsprengung eine Beurteilung der hinteren Iliosakralbänder wichtig. Bei Riß der vorderen und hinteren Iliosakralbänder ist der Gelenkspalt vorne und hinten erweitert. Ist der Gelenkspalt nur vorne erweitert, dann liegt eine isolierte Ruptur der vorderen Bänder vor («offenes Buch»).
– Trümmerfraktur des Beckens: höchste Morbidität und Mortalität.

Acetabulumfrakturen

Beim Acetabulum begrenzen ein hinterer ilioischialer und ein vorderer iliopubischer Pfeiler eine breite quadrilaterale Platte, die die mediale Acetabulumwand bildet.

Eine *Fraktur des hinteren Pfeilers* ist die sog. «dashboard fracture». Sie entsteht bei Stoß auf das Knie in sitzender Position und ist häufig mit hinterer Luxation des Femurkopfes kombiniert.

Die *zentrale Acetabulumfraktur* ist die häufigste Acetabulumfraktur und fast immer von einer zentralen Luxation des Femurkopfes begleitet.

Für die konklusive Diagnostik ist die CT die Methode der Wahl.

Frakturen der unteren Extremität

Femurfrakturen

Bei der hinteren *Femurkopfluxation* steht der Femur in Innenrotation, Adduktion und Flexion. Die zentrale Femurkopfluxation ist mit einer Fraktur der medialen Acetabulumwand kombiniert. Bei der vorderen Femurkopfluxation steht der Femur in Außenrotation, Abduktion und Flexion (Obturator-Typ) oder viel seltener Extension (iliaker oder pubischer Typ). Nach Reposition einer Femurkopfluxation ist eine Kontrollaufnahme immer notwendig. Auf der Postrepositionsaufnahme spricht eine Erweiterung des Gelenkspaltes um mehr als 2 mm im Vergleich zur Gegenseite für ein interponiertes Fragment (CT zur weiteren Abklärung).

Komplikationen: eine aseptische Femurkopfnekrose kann nach jedem Luxationstyp auftreten, und ist je häufiger, je länger das Intervall bis zur Reposition gedauert hat (bis 50% nach hinterer Luxation und 24stündigem Intervall bis zur Reposition). Die Femurkopfnekrose tritt ca. 3 Monate bis 2 Jahre nach dem Unfall auf. Bei hinterer Femurkopfluxation besteht die Gefahr einer Lähmung des Nervus ischiadicus (etwa 10%).

Die *Schenkelhalsfraktur* ist die klassische Fraktur der älteren Leute (um 70, bei Frauen doppelt so häufig wie bei Männern). Wegen der allgemeinen Osteopenie ist die Frakturlinie nicht selten schwierig zu diagnostizieren. Bei klinischem Verdacht sind mindestens zwei Aufnahmen durchzuführen, nämlich eine anteroposteriore Beckenaufnahme und eine axiale Aufnahme der entsprechenden Hüfte. Bei unklarem Befund soll die Untersuchung nach 10 Tagen wiederholt werden. Man unterscheidet intrakapsuläre (mediale) und extrakapsuläre (laterale) Frakturen. Eingekeilte Frakturen sind stabil.

Komplikationen (vor allem bei intrakapsulären Frakturen): Femurkopfnekrose, Pseudarthrose, posttraumatische Arthrose.

Die Diagnose von *Femurschaftfrakturen* bereitet im allgemeinen keine Schwierigkeit. Ermüdungsbrüche sind medial am Femurhals oder an der distalen Femurdiaphyse lokalisiert.

Kniefrakturen

Bei *Frakturen der Femurkondylen* ist die Diagnose im allgemeinen unproblematisch.

Frakturen der proximalen Tibiakondylen (Tibiaplateaufrakturen) sind manchmal auf antero-posterioren und seitlichen Aufnahmen schwierig zu erkennen. Wichtiges indirektes Frakturzeichen: Lipohämarthos (**Abb. 8-16**). Wenn dieses Zeichen positiv ist, muß mittels Schrägaufnahmen oder Durchleuchtung die Fraktur dargestellt werden. Tibiaplateaufrakturen sind häufig mit Bandverletzungen kombiniert, z. B. Segond-Fraktur (Abrißfraktur am lateralen Tibiakondylus antero-lateral unterhalb vom Tibiaplateau mit Kapselriß, Riß des vorderen Kreuzbandes und Läsion des lateralen Meniskus). Komplikationen von Tibiaplateaufrakturen sind: Varus- oder Valgusfehlstellung, intraartikuläre Stufenbildungen mit Arthrose als Spätkomplikation.

Eine *Fraktur der Eminentia intercondylica* bedeutet eine Läsion des vorderen Kreuzbandes. Posttraumatische freie Gelenkkörper im Kniegelenk sind am häufigsten Folge eines Abrisses der Eminentia intercondylica oder durch osteokartilaginäre Abscherfrakturen («flake fracture») bedingt. Die Tunnel-Aufnahme ist sehr nützlich, um die Eminentia interkondylica darzustellen.

Die *Abrißfraktur der Tuberositas tibiae* kommt isoliert oder mit einer proximalen Tibiafraktur kombiniert vor.

Bei jedem Patienten mit Knietrauma sollen die Knieaufnahmen systematisch nach *Patellafrakturen* durchsucht werden, da sonst die Gefahr groß ist, die Frakturen zu übersehen. Die radiologische Abklärung der Patella besteht aus einer gut exponierten antero-posterioren Aufnahme, einer seitlichen Aufnahme und, wenn möglich, einer Defilé-Aufnahme (tangentiale Aufnahme des Femoropatellargelenkes). Osteokartilaginäre Frakturen («flake fractures») können zu posttraumatischer rezidivierender Patellaluxation führen, insbesondere wenn sie am inneren unteren Rand lokalisiert sind. Die Patella bi- oder tripartita weist eine gut definierte Kortikalis auf und ist immer am oberen lateralen Rand der Patella gelegen.

Luxationen des Kniegelenkes: Luxationen der Patella sind entweder kongenital oder erworben. Bei akuter traumatischer Luxation soll man nach einer «flake fracture» suchen. Bei Dislokationen des femorotibialen Gelenkes sind Tibia und Fibula entweder nach vorne oder hinten verlagert. Dabei sind die Kreuzbänder einzeln oder beide rupturiert. Poplitealgefäße oder der N. peronaeus können mitverletzt sein. Bei Luxationen des proximalen tibio-fibularen Gelenkes soll das obere Sprunggelenk immer mituntersucht werden.

Bei *Meniskusrissen* hat die MR die Arthrographie weitgehend als diagnostische Methode ersetzt, insbesondere weil sie auch Begleitverletzungen wie Kreuzband- und Seitenbandrisse darstellen kann (**Abb. 8-11**).

Als *«unhappy triad»* bezeichnet man einen Abriß des Innenmeniskus mit Verletzung des vorderen Kreuzbandes und Zerreißung des medialen Seitenbandes.

Unterschenkelfrakturen

Im allgemeinen bereiten sie keine diagnostischen Probleme.

Fibulafrakturen sind an sich relativ bedeutungslos, allerdings besteht die Möglichkeit einer Läsion des N. peronaeus oder der Arteria tibialis anterior. Eine Abrißfraktur des Processus styloides fibulae bedeutet eine Ruptur der Sehne des Musculus biceps. Fibulafrakturen entstehen durch drei Mechanismen:

– direkten Schlag,
– Pronationstrauma im oberen Sprunggelenk (sog. Maisonneuve Fraktur) (**Abb. 8-34**),
– Varisationstrauma im Kniegelenk.

Bei Varisationstrauma des Kniegelenkes können folgende Läsionen auftreten: Fraktur des Fibulakopfes, Riß der lateralen Kolateralligamente und Läsion des Nervus peronaeus. Ein Valgisationstrauma kann ebenfalls eine Fraktur des Fibulakopfes verursachen, ist jedoch häufiger mit einer lateralen Tibiaplateaufraktur kombiniert.

Sprunggelenkfrakturen

Bei Frakturen im Bereich der Sprunggelenke sind optimale therapeutische Resultate mit anatomisch exakter Reposition notwendig, weil sonst schnell im Falle einer Gelenkinkongruenz oder -instabilität arthrotische Veränderungen mit entsprechenden Beschwerden auftreten. Traumen führen häufig zu reinen Bandverletzungen, die auch erkannt werden sollten. Je nach Schule werden solche Bandverletzungen operativ oder konservativ behandelt. Man tendiert heute allerdings zur primär-konservativen Behandlung.

Bänder des oberen Sprunggelenkes: das laterale Seitenband besteht aus drei Anteilen, dem Ligamentum talo-fibulare anterius, dem Ligamentum talo-fibulare posterius und dem Ligamentum calcaneofibulare. Das mediale Seitenband (Ligamentum deltoideum) besteht ebenfalls aus drei Anteilen, aus der Pars tibiotalaris, der Pars tibionavicularis und der Pars tibio-calcanearis. Die tibio-fibulare Syndesmose spielt für die Stabilität im oberen Sprunggelenk eine wesentliche Rolle, indem sie die Malleolargabel zusammenhält.

Die *radiologische Untersuchung des oberen Sprunggelenkes* besteht mindestens aus einer antero-posterioren Aufnahme (mit 5–10° Innenrotation, um

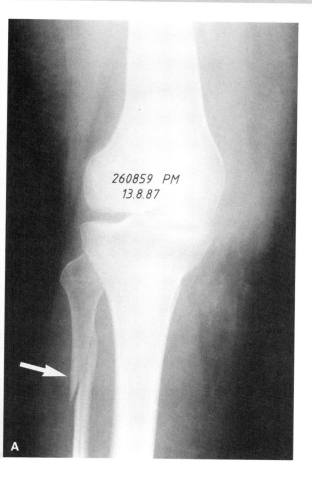

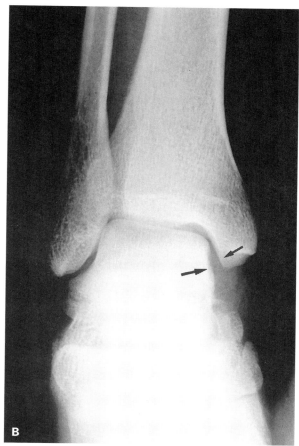

Abb. 8-34: Maisonneuve-Fraktur. Proximale Tibiaschaftfraktur, **(A)** kombiniert mit einem Riß des medialen Kollateralligamentes am oberen Sprunggelenk. **(B)** Bei dieser Verletzung ist die tibio-fibulare Syndesmose bis auf Höhe der Fibulafraktur zerrissen.

die Malleolargabel frei zu projizieren) und einer streng seitlichen Aufnahme. Bei Unklarheiten sind ebenfalls Schrägaufnahmen durchzuführen. Gehaltene Aufnahmen werden zur Untersuchung der Bänder angefertigt. Beide Seiten müssen immer zum Vergleich untersucht werden, da absolute Meßwerte an sich wenig Bedeutung haben und irreführend sein können. Eine um 3° vermehrte Aufklappbarkeit im Vergleich zur gesunden Seite wird als pathologisch betrachtet und weist auf einen Riß des lateralen Seitenbandes hin (mindestens des Ligamentum talo-fibulare anterius).

Unfallmechanismen: Supination oder Pronation, eventuell durch Rotation oder vertikale Kompression kompliziert. Im Bereich der Malleolen deutet eine horizontale Fraktur auf einen Abriß hin, eine schräge Fraktur auf eine Abscherung. Je nach Höhe der Fraktur an der lateralen Malleole werden in der Praxis drei Typen von Malleolarfraktur unterschieden:

– Typ A: Fraktur distal der Syndesmose,
– Typ B: Fraktur auf Höhe der Syndesmose,
– Typ C: Fraktur proximal der Syndesmose.

Der Typ A ist vorwiegend durch Supination oder Innenrotation, der Typ B vorwiegend durch Außenrotation und der Typ C vorwiegend durch Pronation und Außenrotation bedingt. Beim Typ B und C kommt häufig ein Abriß eines Fragmentes an der distalen Tibiahinterkante (Volkmannsches Dreieck) vor. Beim Typ C kann ein Fragment an der distalen Tibiavorderkante (Tubercule de Chapput) entstehen. Größere Frakturen der *hinteren Tibiakante* sind üblicherweise vertikal und können bis 50% der Tibiagelenkfläche betragen. Sie werden durch eine kompressive Kraft mit dem Fuß in Plantarflexion bedingt. Eine Fraktur des Os cuboideum kann assoziiert sein.

Eine *Arthrose* entsteht bei etwa 30% aller Frakturen des oberen Sprunggelenkes.

8.
Bewegungs-apparat

Fußfrakturen

Talusfrakturen und -luxationen (**Abb. 8-35**) sind häufig. Da die Blutversorgung des Knochens gering ist, sind bei vertikalen Talushalsfrakturen aseptische Nekrosen des proximalen, die Gelenkfläche tragende Fragmentes eine gefürchtete Komplikation. Die Talushalsfraktur kann mit einer subtalaren Luxation kombiniert sein, wobei das distale Fragment mit dem Rest des Tarsus nach medial verlagert wird. Osteokartilaginäre Frakturen («flake fractures») der talaren Gelenkfläche des oberen Sprunggelenkes entstehen nach Pronations- oder Supinationstrauma (gehaltene Aufnahmen sind manchmal nötig, um die kleinen abgerissenen Fragment darzustellen). Eine häufige Abrißfraktur des Talus entsteht am Oberrand des Talusrandes, an der Ansatzstelle der Gelenkkapsel.

Kalkaneusfrakturen (**Abb. 8-36**) entstehen bei Fall von der Höhe auf die Füße. Sie sind nicht selten beidseitig (etwa 10%) und kombiniert mit Brustwirbelsäulenfrakturen (etwa 10%). Bei Befall des subtalaren Gelenkes besteht die Gefahr einer schwerwiegenden posttraumatischen subtalaren Arthrose des unteren Sprunggelenkes, besonders wenn der Böhlersche Winkel abgeflacht ist (Normwert: zwischen 20 und 40°). Eine weitere, gefürchtete Komplikation von Kalkaneusfrakturen ist die chronische Osteomyelitis. Zunehmend wird bei Frakturen des Kalkaneus die CT

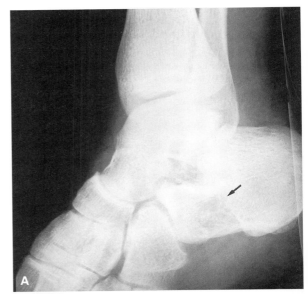

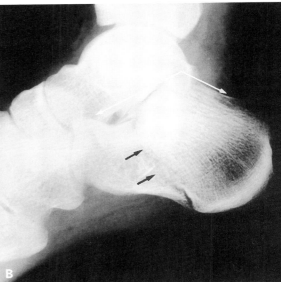

Abb. 8-36: Kalkaneusfraktur. (**A**) Bei nicht optimal seitlicher Aufnahme ist die Fraktur schlecht sichtbar. (**B**) Bei besserer Einstellung erkennt man eine Schrägfraktur (schwarze Pfeile) des Kalkaneus mit Einstrahlung in den Sinus tarsi. Der Böhlersche Winkel (lange weiße Pfeile) ist erhalten.

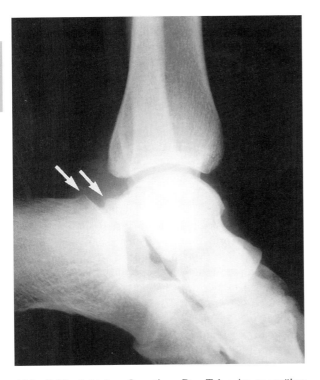

Abb. 8-35: Subtalare Luxation. Der Talus ist gegenüber dem Kalkaneus nach vorne luxiert (Pfeile).

zur präoperativen Planung eingesetzt. Abrißfrakturen des Kalkaneus betreffen das Sustentaculum tali, den Processus anterior in der Region des kalkaneo-kuboidalen Gelenkes und den oberen Anteil der Tuberositas (Ansatzstelle der Achilles-Sehne).

Navikularfrakturen sind selten. Am häufigsten beobachtet man Abrißfrakturen am dorsalen Aspekt des talo-navicularen Gelenkes. Es gibt auch eine Abrißfraktur des Sehnenansatzes des M. tibialis posterior am medialen Aspektes des os navikulare (DD: Os tibiale externum).

Chopartsche und *Lisfrancsche Luxationen* sind fast immer mit Frakturen der angrenzenden Skelettelemente verbunden, die Luxation im Chopartschen Gelenk mit einem segmentalen Abbruch der Kalotte des Caput tali, die Luxation im Lisfrancschen Gelenk mit Frakturen an der Basis der Mittelfußknochen. Die Chopartsche und die Lisfrancsche Luxation werden häufig übersehen. Die meist notwendigen, nachträglichen Stellungskorrekturen sind dann viel schwieriger als die primäre operative Versorgung.

Metatarsal- und *Phalangealfrakturen* sind am häufigsten durch den Fall eines schweren Objektes auf den Fuß bedingt. Die Jones-Fraktur stellt eine Fraktur der Basis des fünften Metatarsalknochens an der Ansatzstelle des M. peronaeus brevis dar. Während die Fraktur quergerichtet ist, ist die Apophyse längsgerichtet. Klinisch wird die Jones-Fraktur nicht selten mit einer lateralen Malleolarfraktur verwechselt. Darum soll bei Verdacht auf eine Malleolarfraktur die Basis des fünften Metatarsalknochens auch abgebildet und analysiert werden. Marschfrakturen treten im Schaft des 2., 3. oder (4.) Metatarsalknochens auf. Selten ist eine Fraktur des medialen Sesambeines der Großzehe (DD: geteiltes Sesambein).

Zu den Besonderheiten von Frakturen im *Kindesalter* siehe Seiten 687–690.

Weiterführende Literatur

Berbaum K. S., El-Khoury G. Y., Franken E. A., Jr., Kathol M., Montgomery W. J., Hesson W.: Impact of clinical history on fracture detection with radiography. Radiology 1988; 168:507–511.

Coleman B. G., Kressel H. Y., Dalinka M. K., Scheibler M. L., Burk D. L., Cohen E. K.: Radiographically negative avascular necrosis: detection with MR imaging. Radiology 1988; 168:525–528.

Dihlmann W.: Gelenke-Wirbelverbindungen. 3. Auflage, Stuttgart, Thieme 1987.

Jend H.-H., Heller M.: Stabilitätsbeurteilung bei Wirbelsäulenfrakturen. Fortschr. Röntgenstr. 1989; 151:63–68.

Johner R. T., Joz-Roland P., Burch H. B.: Luxation antérieure de l'épaule: Nouveaux aspects diagnostiques et thérapeutiques. Rev. Méd. Suisse Romande 1982; 102:1143–1150.

Keats T. E.: Atlas radiologischer Normvarianten. Stuttgart, Enke, 1978.

Mink J. H., Lewy T., Crues J. V. III.: Tears of the anterior cruciate ligament and menisci of the knee: MR imaging evaluation. Radiology 1988; 167:769–774.

Weissman B. N. W., Sledge C. B.: Orthopedic Radiology. Philadelphia, Saunders, 1986.

Der Autor dankt Frau Dr. M. Großholz für die kritische Lektüre des Manuskriptes.

8.
Bewegungsapparat

Bakterielle Infektionen

J. Hodler

Osteomyelitis

Akute Osteomyelitis

Die akute Osteomyelitis entsteht meistens hämatogen. In etwa der Hälfte der Fälle ist der Erreger in Blutkulturen nachweisbar. Der direkte Erregernachweis im Bereich der Osteomyelitis ist aber oft nicht möglich. 90% aller muskuloskelettalen Infektionen sind durch Staphylococcus aureus bedingt. Die akute Osteomyelitis ist im Kindesalter am häufigsten. Sie tritt in dieser Altersgruppe akut auf und ist eine schwere Erkrankung mit Allgemeinsymptomen, Schmerzen und Schwellung. Radiologisch kann die Osteomyelitis anfänglich nur diskrete Veränderungen verursachen (**Abb. 8-37**).

Später erscheint eine unscharf begrenzte Osteolyse mit periostaler Reaktion. Ausbreitungsmuster und Komplikationen der Osteomyelitis sind altersabhängig. Beim *Neugeborenen* kann der Infekt wegen der penetrierenden Gefäße die Epiphysenfuge überschreiten (s. S. 683). Die sekundäre Störung des epiphysären Knorpels führt zu einer Wachstumsstörung und Deformierung der Epiphyse. Eine Gelenksbeteiligung ist häufig. Die periostale Reaktion kann ausgeprägt sein.

Beim *Kind* ist die Blutversorgung zwischen Metaphyse und Epiphyse unterbrochen. Der Infekt beginnt oft metaphysär, wahrscheinlich weil in den metaphysären Endarterien der Blutfluß verlangsamt und turbulent ist. Von einem metaphysären Herd aus breitet sich der Infekt in die Kortikalis und subperiostal aus. Thrombose und Kompression von ossären Gefäßen führen zu Knochennekrose und damit zu kortikalen Sequestern.

Abb. 8-37: Metaphysäre Osteomyelitis links. (**A**) Röntgenaufnahme bis auf nicht-ossifizierendes Fibrom metadiaphysär lateral unauffällig. (**B**) Szintigraphie. Anreicherung von Radionuklid im Bereich der linken Femurmetaphyse.

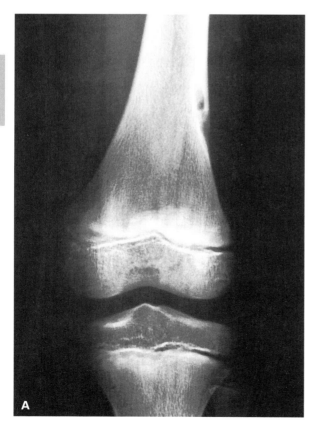

A

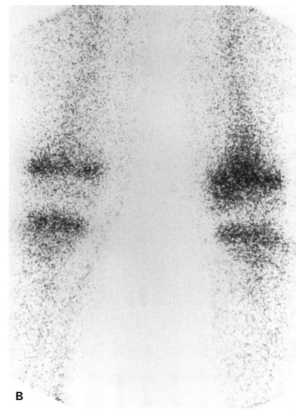

B

Beim *Erwachsenen*, nach vollständigem Schluß der Epiphysenfuge, kann die Osteomyelitis sich von der Metaphyse wieder in die Epiphyse ausdehnen und auch das Gelenk befallen. Da das Periost straff mit der Kortikalis verbunden ist, ist die periostale Reaktion weniger ausgeprägt als beim Kind und Neugeborenen. Die langen tubulären Knochen sind beim Erwachsenen seltener befallen als beim Kind, die kleinen Knochen und das axiale Skelett häufiger.

Brodie-Abszeß

Der Brodie-Abszeß (vgl. S. 685) ist eine subakute hämatogene Osteomyelitis. Er tritt vor allem bei unter 20jährigen Patienten auf, meistens in der unteren Extremität, am häufigsten in der proximalen oder distalen Tibiametaphyse. Systemische Krankheitszeichen fehlen. Der Durchmesser des Abszesses beträgt 1 bis 4 cm. Die Flüssigkeit im Abszeß ist eitrig oder mukoid. Sequester finden sich in der Regel nicht. Weichteilabszesse kommen vor. Radiologisch besteht eine scharf begrenzte Osteolyse mit einer sklerotischen Begleitreaktion (**Abb. 8-38**). Letztere ist vor allem bei kortikaler Lokalisation ausgeprägt. Bei der MR-Untersuchung entspricht das Signalverhalten demjenigen einer flüssigkeitshaltigen Höhle (signalreich auf T2-gewichteten Aufnahmen) mit unterschiedlich ausgeprägter, unscharf begrenzter Begleitreaktion.

Chronische Osteomyelitis

Die chronische Osteomyelitis tritt nach einer akuten hämatogenen Osteomyelitis auf oder ist posttraumatisch oder postoperativ bedingt. Eine chronische Osteomyelitis kann nach Jahren akut exazerbieren. Ein *Sequester* ist ein nekrotischer Knochenanteil, in dem Erreger jahrelang persistieren können (vgl. **Abb. 8-19, 8-40**). Bei der chronischen Osteomyelitis findet man oft Fistelsysteme, durch die sich Eiter oder Sequester entleeren können. Radiologisch findet sich bei der chronischen Osteomyelitis eine Sklerose als Hauptkomponente. Ein Sequester erscheint als sklerotisches, vom übrigen Knochen getrenntes Fragment. Eine Exazerbation ist auf konventionellen Röntgenaufnahmen schwierig zu diagnostizieren. Sie kann als Osteolyse mit diskreter periostaler Reaktion erkennbar werden. Die Szintigraphie und die in der topographischen Zuordnung exaktere MR-Untersuchung sind geeignet zur Abklärung bei Verdacht auf rezidivierende Osteomyelitis. Bei der MR-Untersuchung sind entzündliche Veränderungen in Knochemark, Kortikalis und Weichteilen als Zonen erhöhter Signalintensität auf T2-gewichteten Aufnahmen erkennbar.

Chronisch-sklerosierende Osteomyelitis Garré

Die sklerosierende Osteomyelitis Garré ist eine seltene Form der Osteomyelitis mit starker periostaler Reaktion und Knochenneubildung (**Abb. 8-39**). Granulationsgewebe tritt nur in geringen Mengen auf. Eiter und Nekrose fehlen. Sie tritt vor allem in der Mandibula auf.

Postoperative Osteomyelitis

Postoperative Infekte entstehen per continuitatem durch eine Infektion der angrenzenden Weichteile, direkte Übertragung des Erregers während der Operation oder selten hämatogen. Häufigster Erreger ist der Staphylococcus aureus. Radiologische Zeichen sind Osteolyse, periostale Reaktion und strahlentransparente Resorptionszonen um implantiertes Material.

Osteomyelitis per continuitatem

Diese Form der Osteomyelitis entsteht durch einen angrenzenden Weichteilinfekt, durch Tier- und Menschenbisse oder durch Punktionswunden. Der Fuß ist besonders anfällig für Weichteilinfekte. Weichteilprobleme, die zu einer Infektion führen können, finden sich typischerweise beim Diabetiker, wo die belasteten Zonen über dem Kalkaneus und den Metatarsaleköpfchen zur Ulzeration neigen. Punktionswunden durch Nägel, Glas oder andere spitze Gegenstände finden sich vor allem bei Kindern, die barfuß gehen. Oft sind die Erreger gramnegativ. Radiologisch sind gelegentlich röntgendichte Fremdkörper erkennbar. Daneben wird eine Weichteilschwellung, später eine periostale Reaktion erkennbar. Bei Fortschreiten des Prozesses erfolgt eine zunächst kortikale Osteolyse, die sich dann in die Markhöhle ausdehnt. Die Weichteilveränderung selber wird mit Vorteil mittels MRI dargestellt. Nicht-röntgendichte Fremdkörper wie Textilteile oder Holz können sonographisch gezeigt werden.

Radiologischer Abklärungsgang bei Osteomyelitis

Die radiologische Diagnostik und Verlaufskontrolle basiert auf der konventionellen Röntgenaufnahme. Zur Frühdiagnostik und zur Verlaufskontrolle wird meistens die Szintigraphie verwendet. Die MR-Untersuchung verdrängt die Szintigraphie aber zunehmend und wird zur Standarduntersuchung. Die Fistelfüllung (vgl. **Abb. 8-19**) dürfte auch heute noch die beste Methode zur Darstellung eines komplexen Fistelsystems und seiner Beziehung zum Knochen sein. Die

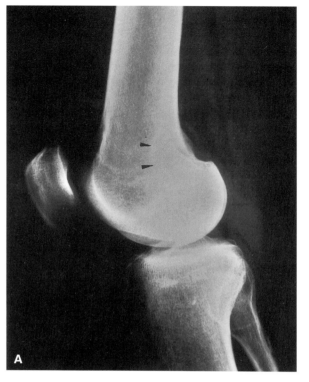

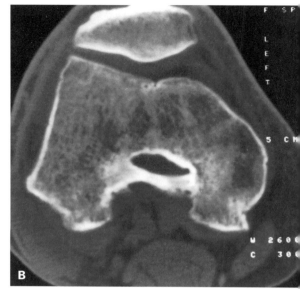

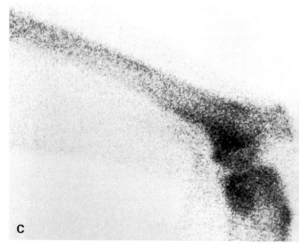

Abb. 8-38: Brodieabszeß distaler Femur. (**A**) Fragliche sklerotische Linie metaphysär dorsal (Pfeilspitzen). (**B**) In der CT scharf begrenzte Osteolyse mit Randsklerose. (**C**) Szintigraphie, seitliche Aufnahme: Mehranreicherung des Radionuklids vor allem in der Femurmetaphyse. (**D**) MRT, Gradientenechoaufnahme, sagittal: Signalreicher Herd in der dorsalen Femurmetaphyse. (**E**) Lateral davon: Darstellung der Weichteilausdehnung des Abszesses (Pfeilspitzen).

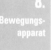

8.
Bewegungs-
apparat

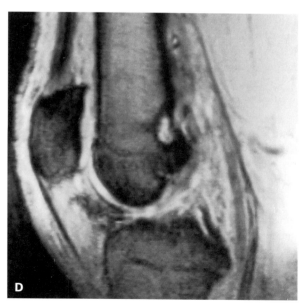

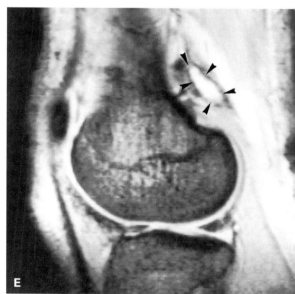

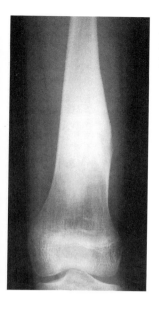

Abb. 8-39: Osteomyelitis Typ Garré. Sklerosierung und Auftreibung der distalen Femurdiaphyse.

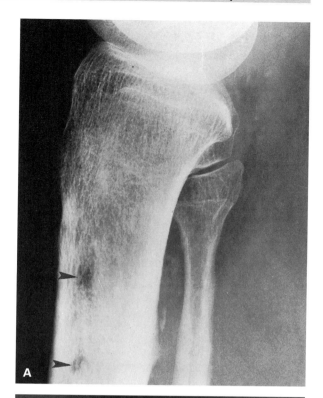

Sonographie ist geeignet zur initialen Suche nach Weichteilabszessen und allenfalls nach nicht-röntgendichten Fremdkörpern. Die Computertomographie spielt eine begrenzte Rolle bei der Darstellung von Sequestern (**Abb. 8-40**).

Spondylodiszitis

Die reine Diszitis ohne Knochenbeteiligung ist selten. Sie entsteht iatrogen bei Punktion oder beim Kind hämatogen, da in diesem Alter noch eine direkte Gefäßversorgung besteht. Die Spondylodiszitis beginnt als ossärer subchondraler Entzündungsherd und liegt oft im anterioren Wirbelkörper. Die Ausbreitung des entzündlichen Prozesses auf den benachbarten Wirbelkörper erfolgt ventral über die Vorderkante des Wirbelkörpers oder direkt durch den Discus intervertebralis. In etwa einem Viertel der Fälle ist mehr als ein Intervertebralraum befallen. Radiologisch nimmt nach ein bis drei Wochen die Höhe des Intervertebralraumes ab. Gleichzeitig wird die Destruktion der angrenzenden Deck- bzw. Bodenplatte und des darunterliegenden Knochens sichtbar (**Abb. 8-41**). Nach 10 bis 12 Wochen erscheinen im typischen Fall reparative Prozesse in Form einer Sklerose. Die MR-Bildgebung zeigt früh auf T2-gewichteten Aufnahmen erhöhtes Signal in Deck- und Bodenplatten sowie innerhalb der Bandscheibe. Zusätzlich kann sie para- und epidurale Abszesse darstellen. Residuen nach Spondylodiszitis sind Verschmälerung des Intervertebralraumes, Osteophytose und eventuell Ankylose oder Kyphosierung.

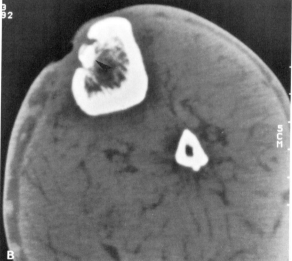

Abb. 8-40: Chronische Osteomyelitis mit Sequesterbildung. (**A**) Seitliche Aufnahme der proximalen Tibia. Zwei Osteolyseherde (Pfeilspitzen). (**B**) Die entsprechende CT-Aufnahme zeigt einen Sequester, der innerhalb einer kortikalen Osteolyse liegt (Pfeilspitze).

8.
Bewegungsapparat

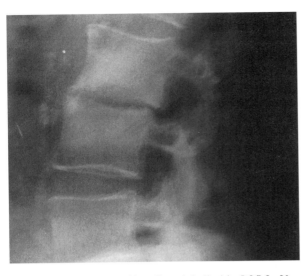

Abb. 8-41: Staphylokokken-Spondylodiszitis L2/L3. Verschmälerung des Intervertebralraumes, Destruktion der benachbarten Deck- und Bodenplatten, mäßige reaktive Sklerosierung.

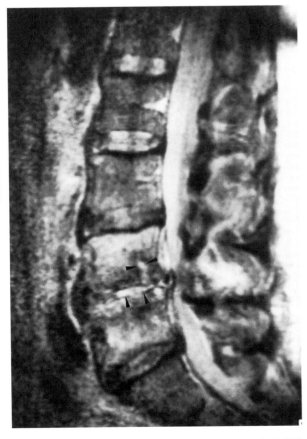

Abb. 8-42: Staphylokokken-Spondylodiszitis L4/5. MRI, T2-gewichtete sagittale Aufnahme. Verschmälerung des Intervertebralraumes. Signalreiches Granulationsgewebe im Intervertebralraum und in LWK 4 dorsal (Pfeilspitzen).

Grundlage der radiologischen Abklärung ist die konventionelle Röntgenaufnahme. Zur Aktivitätsbeurteilung und Verlaufskontrolle ist die Szintigraphie geeignet. Sie erhält dabei zunehmende Konkurrenz durch die MR-Untersuchung, die ohnehin zur Darstellung des Ausmaßes des entzündlichen Prozesses und von epiduralen und paravertebralen Abszessen indiziert ist (**Abb. 8-42, 9-51**).

Septische Arthritis

Die septische Arthritis ist bei jüngeren Patienten häufiger, tritt jedoch in jedem Alter auf. Sie ist in der Regel monoartikulär. Knie und Hüfte sind besonders oft betroffen. Der häufigste Erreger ist der Staphylococcus aureus. Eine aus der Umgebung entstehende Arthritis findet sich zum Beispiel bei der Osteomyelitis des Säuglings oder bei einer Osteomyelitis mit Befall einer intraartikulär liegenden Metaphyse, wie im Hüftgelenk oder im Ellbogen. Eine weitere Ursache für eine Arthritis ist eine Gelenkspunktion oder eine Operation im Gelenkbereich. Durch chronische Polyarthritis oder andere Erkrankungen vorgeschädigte Gelenke sind besonders gefährdet.

Radiologisch findet man bei einer akuten Arthritis eine Weichteilschwellung. Dazu kommt rasch eine diffuse Osteopenie wegen der Hyperperfusion und eine diffuse Verschmälerung des Gelenkspaltes infolge Knorpelzerstörung. Unscharf begrenzte Erosionen kommen vor. Später können eine Sekundärarthrose oder eine Ankylose folgen. Bei Ausbreitung der septischen Arthritis in den benachbarten Knochen findet man die Zeichen der Osteomyelitis mit Osteolyse und periostaler Reaktion. Nach frühestens 4 bis 12 Wochen können periartikuläre Verkalkungen auftreten. Bei langdauernden Prozessen können synoviale Zysten entstehen.

Neben der Gelenkpunktion und bakteriologischen Untersuchung ist die konventionelle Röntgenuntersuchung die Grundlage der Abklärung (**Abb. 8-43**). Die Szintigraphie spielt eine Rolle bei der Früherkennung, Aktivitätsbeurteilung und Verlaufskontrolle. Typischerweise findet man eine symmetrische Mehranreicherung des Nuklids im gelenknahen Knochen infolge Hyperämie. Die MR-Untersuchung ist vor allem zur Darstellung von Sehnen- und Bandschäden (zum Beispiel der Rotatorenmanschette in der Schulter, **Abb. 8-44**) und zur Darstellung einer begleitenden Osteomyelitis geeignet.

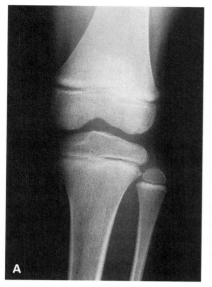
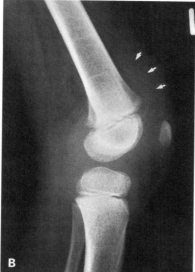
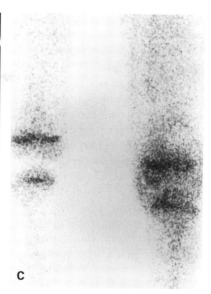

Abb. 8-43: Pyogene Gonarthritis. **(A)** Unauffällige a.p.-Röntgenaufnahme. **(B)** Volumenplus im Bereich des Recessus suprapatellaris (Pfeilspitzen). **(C)** Szintigraphie: Gelenkbetonte, diffuse Anreicherung des Radionuklids.

Sakroiliakalarthritis

Die infektiöse Arthritis des Sakroiliakalgelenkes kann hämatogen entstehen, begünstigt durch den langsamen Blutfluß in diesem Gebiet. Eine weitere Quelle ist die direkte Ausbreitung aus der Umgebung oder selten eine direkte Implantation. Die bakterielle Sakroiliakalarthritis ist meistens einseitig und erzeugt beträchtliche klinische Symptome wie Fieber, lokalen und ausstrahlenden Schmerz. Der subchondrale Knochen wird zuerst auf der iliakalen Seite erodiert, da dort die schützende hyaline Knorpelschicht dünner ist. Der Befall ist oft anteroinferior besonders deutlich. Im Verlauf kommt eine Sklerose dazu. Weichteilabszesse können sich in der Psoasloge weit nach kaudal oder nach kranial ausdehnen.

Die radiologische Abklärung erfolgt mittels konventioneller Röntgenaufnahme nach Barsony und Computertomographie (vor allem zur Darstellung früher ossärer Veränderungen und von Weichteilabszessen). Der Ersatz der Computertomographie durch die Magnetresonanz-Untersuchung wird diskutiert.

Abb. 8-44: Pyogene Schultergelenksarthritis. **(A)** Die konventionelle Röntgenaufnahme zeigt einen Schultertiefstand, wie er bei Arthritis und nach Trauma oft nachweisbar ist. **B** Koronare T1-gewichtete MRI-Aufnahme. Große Erosion im Bereich des Tuberculum majus (Pfeil). **(C)** Koronare T1-gewichtete Aufnahme, etwas ventraler als **(B)**, nach intravenöser Gabe von Gadopentetat. Ausgedehntes Enhancement von Granulationsgewebe, das den Supraspinatus zu einem großen Teil ersetzt (Pfeilspitzen).

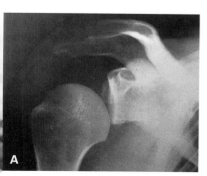
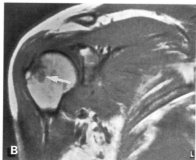
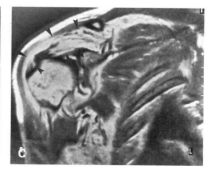

Weichteilinfektion

Weichteilinfekte entstehen am häufigsten im Rahmen eines direkten Traumas. Vorbestehende Erkrankungen prädestinieren zu einem Infekt, insbesondere Diabetes mellitus und Immunsuppression. Eine Osteomyelitis oder eine Arthritis können ebenfalls zu einer Weichteilinfektion führen, selten zu einer hämatogenen Ausbreitung. Radiologisch erkennt man eine Volumenzunahme und eine Obliteration der Gewebeschichten. Gas findet man bei offenen Wunden und bei gasbildenden Erregern. Im Bereich des Knochens können eine reaktive oder echt infektiöse Periostitis und allenfalls eine Osteomyelitis auftreten. Sonographie und MR-Untersuchung sind geeignet zur Darstellung der Weichteilveränderungen.

Die bildgebenden Methoden spielen eine geringere Rolle als bei der Osteomyelitis oder der Spondylodiszitis. Die Sonographie oder die aufwendigere MR-Untersuchung können aber verwendet werden, um zwischen einer diffusen, phlegmonösen und einer umschriebenen, abszedierenden Entzündung zu unterscheiden, und um die Beziehung zu benachbarten Strukturen darzustellen.

Besondere Erreger

Tuberkulose

Die Skelettuberkulose wird oft erst Jahrzehnte nach einem pulmonalen, urogenitalen oder gastrointestinalen Infekt manifest. Die *Osteomyelitis* im Rahmen der Tuberkulose befällt mit abnehmender Häufigkeit Becken, Phalangen, Metakarpalia, lange Röhrenknochen, Rippen, Sternum, Schädel, Patella, Karpus und Tarsus. In den Röhrenknochen ist oft die Epiphyse befallen. Radiologisch findet man eine Osteolyse mit unterschiedlich ausgeprägter Sklerose. Eine Sonderform ist die Spina ventosa oder zystische Auftreibung von kurzen Röhrenknochen.

Die tuberkulöse *Arthritis* befällt typischerweise die großen Gelenke, meist im Rahmen einer Osteomyelitis. Sie zeigt Erosionen in der Gelenkperipherie, graduelle Abnahme der Gelenkspaltweite und Osteo-

Abb. 8-45: Spondylitis tuberculosa. Mäßige Höhenminderung des Intervertebralraums L4/5. Erosive Veränderungen vor allem ventral.

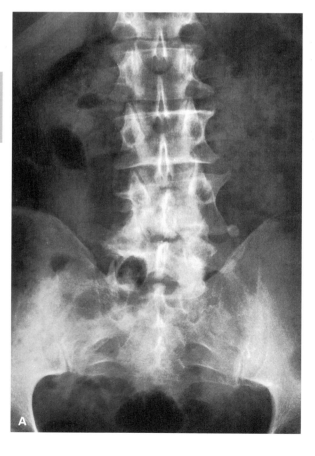

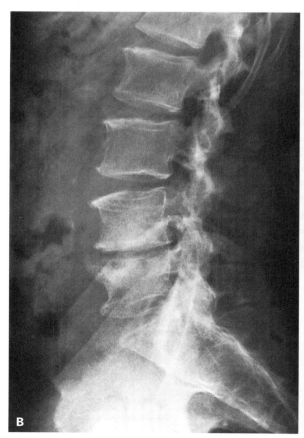

penie. Der Verlauf ist langsamer als bei der pyogenen Arthritis. Eine Begleitsklerose ist seltener. Im Endstadium findet man eine fibröse Ankylose.

Die tuberkulöse *Spondylodiszitis* befällt die untere Brustwirbelsäule am häufigsten. Abszesse können ausgedehnt sein, verkalken und sich entlang dem Iliopsoas bis inguinal ausdehnen. Man findet eine Rarefizierung der Deck- und Bodenplatten. Höhenminderung des Intervertebralraumes und Sklerosierung sind seltener als bei der pyogenen Spondylodiszitis, was aber nicht immer eine eindeutige Differenzierung erlaubt (**Abb. 8-45**). Die befallenen Wirbelkörper können keilförmig zusammensintern. Spätfolge ist eine charakteristische anguläre Kyphosierung und Ankylose, die oft mehrere Segmente umfaßt.

Lues

Die hämatogen entstehende *luetische Osteomyelitis* manifestiert sich als kortikale und medulläre Osteolyse, gewöhnlich mit aggressivem Erscheinungsbild. In den langen Knochen kommen Sequesterbildung, pathologische Fraktur, Epiphysiolyse und Arthritis vor. Die begleitende Periostitis kann ausgeprägt sein. Später folgt eine käsige Nekrose (Gumma). Am häufigsten befallen sind Schädel und Klavikula, gefolgt von Tibia, Humerus und Radius.

Lepra

Die Lepra ist eine langsam fortschreitende Erkrankung, die vor allem im äquatorialen Bereich vorkommt. Die *tuberkuloide* Form äußert sich durch tuberkelähnliche Gebilde, die zu Haut- und Nervenzerstörungen führen. Folge sind Lähmungen, Fallfuß, Krallenzehen, Krallenhand und wegen des Verlustes der Schmerzempfindung die Zeichen der neurogenen Osteoarthropathie mit Destruktion, Fragmentierung, Sklerose, Fehlstellung. Bei der *lepromatösen* Form besteht ein diffuser Befall der Hautoberfläche, des retikuloendothelialen Systems, von Mund, Nase und obern Atemwegen, Hoden und Nebenhoden. Übergangsformen kommen vor.

Weiterführende Literatur

Mason M. D., Zlatkin M. B., Esterhai J. L., Dalinka M. K., Velchik M. G., Kressel H. Y.: Chronic complicated osteomyelitis of the lower extremity: Evaluation with MR imaging. Radiology 1989; 173:355–359.

Quinn S. F., Murray W., Clark R. A., Cochran C.: MR imaging of chronic osteomyelitis. Journal of Computer Assisted Tomography. 1988; 12:113–117.

Scully R. E., Mark E. J., McNeely W. F., McNeely B. U.: Case report of the Massachusetts General Hospital. Case 12-1987. NEJM 1987; 316:736–742.

Torfing K. F., Teisen H. G., Skjodt T.: Computed tomography, ultrasonography and plain radiography in the detection of foreign bodies in pork muscle tissue. Fortschr Röntgenstr 1988; 149:60–62.

Unger E., Moldofsky P., Gatenby R., Hartz W., Broder G.: Diagnosis of osteomyelitis by MR imaging. AJR 1988; 150:605–610.

Weaver P., Lifeso R. M.: The radiological diagnosis of tuberculosis of the adult spine. Skeletal Radiol 1984; 12:178–186.

8.
Bewegungs-
apparat

Entzündliche rheumatische Erkrankungen

J. Garcia

Rheumatoide Arthritis

Klinik und Pathologie

Die *rheumatoide Arthritis (RA)* ist eine nosologische Einheit, deren Ätiologie noch unbekannt ist. Diese schwere Krankheit führt zu stark invalidisierenden Läsionen des Bewegungsapparates. Die verschiedenen zur Verfügung stehenden Behandlungen wirken leider nur palliativ und können selbst Nebenwirkungen verursachen: z. B. ist die chronische Anwendung von Kortikosteroiden mit dem Risiko von aseptischen Knochennekrosen behaftet und verschlimmert die durch die Erkrankung bedingte Osteoporose. Die Prävalenz der durch anerkannte Kriterien definierten RA wird in den Vereinigten Staaten zwischen 0,3 und 1,5% geschätzt. Frauen sind häufiger als Männer, in einem Verhältnis von 2 bis 3 zu 1, betroffen. Die RA kommt in jeder Altersklasse vor, überwiegend zwischen 25 und 55 Jahren. Sie kann auch Kinder befallen (juvenile RA). Die RA kann familiär vorkommen. Die Bedeutung eines genetischen Faktors zeigt sich in der Tatsache, daß das Risiko der Erkrankung in der Gruppe HLA-DR4 viel höher ist.

Die *Rheumafaktoren* sind Antikörper, die spezifisch gegen gewisse menschliche IgG- oder IgM-Antigene gerichtet sind. Die Flockungsreaktion ermöglicht, IgM-Rheumafaktoren im Serum von drei Viertel der erwachsenen an RA leidenden Patienten nachzuweisen, besonders wenn diese zur Gruppe HLA-DR4 gehören. Die Anwesenheit des IgM-Rheumafaktors ist jedoch nicht beweisend für die Erkrankung, da er auch bei 5% der normalen Individuen vorhanden ist. Umgekehrt kann auch bei Abwesenheit dieses Faktors die Erkrankung nicht ausgeschlossen werden (seronegative RA).

Die Frühläsion der RA ist eine *Synovialitis*, die die typischen Entzündungszeichen aufweist: Befall von Mikrogefäßen, Ödem, Vermehrung der Granulozyten und Vorhandensein einiger Lymphozyten. Mit der Zeit verschlimmern sich diese Phänomene und der entzündliche *Pannus* aus der Synovialmembran zerstört die Knorpeloberfläche der Gelenke. Das Zusammenspiel der in der Synovia enthaltenen Antigene und Antikörper begünstigt diese Zerstörung in der Frühphase, während die Freisetzung von hydrolytischen Enzymen, Sauerstoffradikalen und sauren Metaboliten durch Leukozyten die Knochen- und Knorpelzerstörung unterhält. Die RA befällt ebenfalls Sehnen und Sehnenscheiden.

Das *klinische Bild* der RA ist sehr komplex und zeigt sich durch sehr unterschiedliche Symptome, deren Schweregrad von einer einfachen Unbequemlichkeit bis zur Invalidität variieren kann. Die Symptome nehmen im allgemeinen im Verlauf von Monaten und Jahren langsam zu. Alle Gelenke können befallen sein, häufig symmetrisch. Bei chronischem Verlauf können sich akute arthritische Schübe an einzelnen oder mehreren Lokalisationen aufpropfen. 1958 hat die American Rheumatism Association (ARA) die diagnostischen klinischen Kriterien der RA definiert.

Artikuläre Befunde

Am auffallendsten bei der RA ist, daß sie keine Gelenke verschont. Alle Synovialgelenke (Hüfte, Knie usw.) wie auch die kleinen Gelenke (Metakarpophalangeal-, distale und proximale Interphalangeal- und kleine Wirbelgelenke) können befallen sein. Die Wirbelsäule ist vor allem im zervikalen Bereich betroffen. Die Sakroiliakalgelenke sind auch nicht verschont, da sie nach mehreren Entwicklungsjahren in 25 bis 35% erkranken.

Die Krankheit beginnt in den Weichteilen mit *Schwellung, Gelenkerguß und Synovialpannus.* Nur bei günstigen Lokalisationen wie an den Händen können Röntgenaufnahmen die Weichteilschwellung nachweisen, die in größeren oder tieferen Regionen der Diagnose entgeht. Ein Kniegelenkerguß äußert sich auf der lateralen Röntgenaufnahme durch die Vergrößerung der Bursa suprapatellaris. Am Hüftgelenk wird ein Erguß durch Ultrasonographie, CT oder MRI leichter als auf Röntgenaufnahmen dargestellt. Der radiologische Nachweis eines Ergusses allein erlaubt keinen Rückschluß auf seine Ätiologie. Nur die Punktion ermöglicht den entzündlichen Charakter des Ergusses festzustellen (5000 bis 20.000 Leukozyten pro mm^3). Der Pannus, bedingt durch die entzündliche Proliferation der Synovialmembran, entwickelt sich an deren Umschlagstellen und höhlt kleine Usuren aus, die am Rande des Gelenkknorpels auftreten. Dieser wird schlußendlich zerstört, was auf Röntgenaufnahmen durch eine Verschmälerung des Gelenkspaltes sichtbar wird. Nur das MRI ist in der Lage, die entzündliche Synovialitis darzustellen. Diese Methode ermöglicht auch, Frühphasen der Knorpelzerstörung in größeren Gelenken wie Hüftgelenken, besonders bei Kindern, nachzuweisen.

Die frühesten Knochenläsionen sind Usuren und Osteoporose. Die *Usuren* befinden sich zuerst am Rand des Gelenkknorpels, um sich dann auf die gesamte Gelenkoberfläche auszudehnen (**Abb. 8-46**). Die Kombination von Usuren und einer gleichmäßigen Gelenkverschmälerung ist ein radiologisches Hauptkriterium der RA, während bei der Gicht, die auch eine polyartikuläre Erkrankung ist, die Usuren voluminös sein können, aber die Gelenkverschmälerung häufig fehlt. Die *Osteoporose* ist am Anfang periartikulär und begleitet die entzündliche Hyperämie. Mehrere benachbarte Gelenke befallend, zeigt sie in der Frühphase an den Metakarpophalangealgelenken einen typischen «bandförmigen» Aspekt. Später wird sie diffus und befällt schlußendlich das ganze Skelett, da andere Faktoren (Immobilisation und langjährige Behandlung mit Steroiden) dazukommen.

Die Umformung der Gelenkflächen und das Vorhandensein eines Gelenkergusses verursachen einen intraartikulären Überdruck, während der Druck in einem gesunden, ruhenden Gelenk dem atmosphärischen Druck gleicht. Zum Druckausgleich bilden sich subchondrale und Synovialzysten sowie Fisteln. Die *subchondralen Zysten* sind Knochendefekte, die in der Epiphyse liegen. Sie sind rundlich oder ovalär und von einem feinen sklerotischen Randsaum begrenzt (**Abb. 8-47**). Dieser radiologische Aspekt ist sehr charakteristisch. Die subchondralen Zysten sind jedoch für die RA nicht pathognomonisch, da sie auch bei der Arthrose vorkommen; sie sind nur der Ausdruck eines intraartikulären Überdruckes. Die *Synovialzysten* sind Flüssigkeitsansammlungen in den paraartikulären Weichteilen. Sie entstammen aus benachbarten Synovialbursen, die normalerweise mit dem Gelenk in Verbindung stehen. Sie können auch Hernierungen der durch den Gelenkerguß gespannten Synovialmembran durch natürliche Lücken oder durch schwache Stellen der Gelenkkapsel darstellen. Ihr Flüssigkeitsgehalt gibt ihnen einen charakteristischen Aspekt bei der Sonographie, CT und MRI:

– Sonographie: echolose Raumforderung mit dorsaler Schallverstärkung, typisch für Flüssigkeit (**Abb. 8-48**),
– CT: hypodense, homogene Raumforderung mit feiner Kapsel,
– MRI: hypointense Raumforderung auf T1-gewichteten Aufnahmen, hyperintens auf T2-gewichteten Aufnahmen; diese Umkehr des Signals ist typisch für Flüssigkeit (**Abb. 8-49**).

In den meisten Fällen genügt die Sonographie, um die Diagnose zu stellen. Die sehr zuverlässige Arthrographie, die die Verbindung der Zyste mit dem Gelenk-

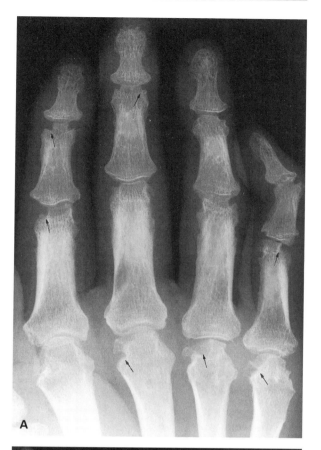

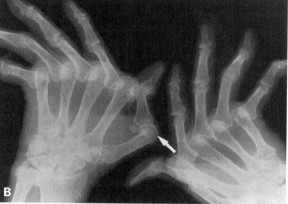

Abb. 8-46: Rheumatoide Arthritis der Hände. (**A**) Anteroposteriore Aufnahme der rechten Hand: Mittelschwere Läsionen der Hand mit multiplen Usuren (Pfeile) an den Metakarpophalangeal-, proximalen und distalen Interphalangealgelenken. Subluxation der zwei terminalen Phalangen des 5. Fingers. (**B**) Anteroposteriore Aufnahme der Hände: Ulnardeviation der vier letzten Finger beider Hände bedingt durch Subluxationen in den Metakarpophalangealgelenken sowie Z-förmige Deformierung des linken Daumens (Pfeil).

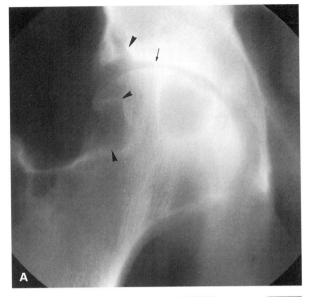

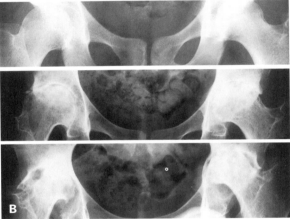

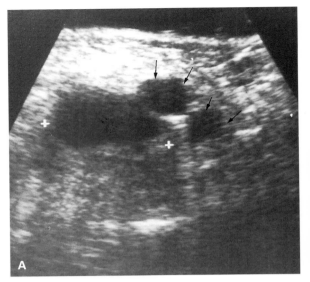

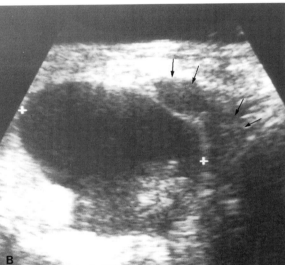

Abb. 8-47: Rheumatoide Arthritis (RA) der Hüftgelenke. **(A)** Anteroposteriore Tomographie des rechten Hüftgelenkes. Verschmälerung des kranialen Gelenkspaltes (Pfeil) sowie größere Usur des Schenkelhalses und kleinere des Azetabulums (Pfeilspitzen). Große subchondrale Zyste des Femurkopfes. **(B)** Aufnahmen der Hüfte, die den Verlauf einer juvenilen RA bei einem 20jährigen Mann demonstrieren. 1962 (oben) scheinen die Hüftgelenke noch normal. 1970 (Mitte) schwere beidseitige Gelenksspaltverschmälerung. 1972 (unten) fortgeschrittene Zerstörung des Azetabulums und des Fremurkopfes mit bilateraler Protrusio acetabuli.

Abb. 8-48: Synovialzyste des rechten Hüftgelenkes. Sonographie von zwei Schichten: Ovaläre, gut begrenzte Masse, «echofrei», in Nachbarschaft der Arteria und Vena femoralis (Pfeile).

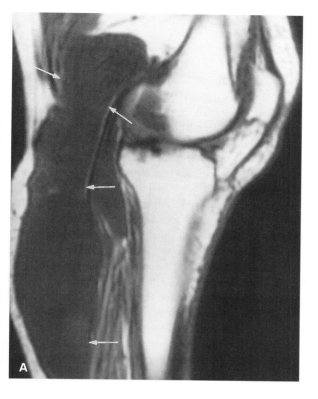
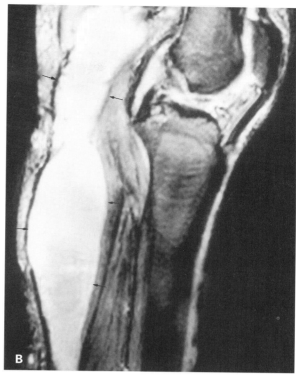

Abb. 8-49: Synovialzyste der rechten Kniekehle im MRI. **(A)** Sagittale T1-gewichtete Aufnahme. Ovaläre, gut begrenzte Raumforderung hinter dem Femur und der Tibia (weiße Pfeile) von schwacher Signalintensität. **(B)** Sagittale Gradientechoaufnahme. Das Signal des flüssigen Zysteninhalts ist sehr intens (schwarze Pfeile).

raum nachweisen kann, hat seit der Einführung der oben erwähnten Techniken an Bedeutung stark verloren. Die *Fistel* ist eine Verbindung des befallenen Gelenkes mit der Haut durch einen langen Kanal in den Weichteilen, und äußert sich durch einen kutanen Ausfluß von Synovialflüssigkeit. Die subchondralen Zysten sind sehr häufig und ein Hauptkriterium der RA. Die Synovialzysten sind seltener und vor allem an besonderen Prädilektionsstellen wie der Kniekehle zu treffen: 30% der Patienten mit dem Befall der Kniegelenke seit mindestens 5 Jahren, weisen eine Bakersche Zyste auf. Umgekehrt sind Fisteln sehr seltene Komplikationen.

Die Gelenkzerstörung führt außerdem zu schwerwiegenden funktionellen Komplikationen, zu *Subluxationen* und Gelenkinkongruenz sowie zur Ankylose. An der Hand führt die Zerstörung des Karpus zu einer Koalition der Karpalknochen. Charakteristisch sind ebenfalls die Subluxationen der Fingergelenke,

bedingt durch die Zerstörung der osteokartilaginären Strukturen und der Sehnen: Z-förmige Deformierung des Daumens, Bajonettstellung der Hand **(Abb. 8-46B)**. Diese Veränderungen sind schwer verkrüppelnd für die Hände, deren komplexe Bewegungen in allen Handlungen des täglichen Lebens eine wesentliche Rolle spielen. Am Hüftgelenk verursacht die Eburnisierung des Femurkopfes und des Azetabulums ein Einsinken des Femurkopfes in das Azetabulum im Sinne einer Protrusion **(Abb. 8-47B)**. Der Femurkopf wandert im allgemeinen parallel zur Achse des Schenkelhalses, während bei der Arthrose diese Dislokation eher kranio-lateral erfolgt. Alle kleinen Wirbelgelenke können subluxieren, aber die wesentlichste Fehlstellung ist die Luxation C1-C2. Zwischen dem vorderen Bogen von C1 und dem Dens, sowie zwischen dem letzteren und dem Ligamentum transversum entstehen synoviale und osteokartilaginäre Läsionen, die eine Instabilität verursachen. Das MRI deckt diese Läsionen frühzeitig auf, bevor sie konventionell-radiologisch nachweisbar sind **(Abb. 8-50)**. Das Gleiten erfolgt im allgemeinen von hinten nach vorne, so daß sich der Abstand zwischen dem vorderen Atlasbogen und dem Dens pathologisch vergrößert (über 2–3 mm beim Erwachsenen und über 4–5 mm beim Kind). Falls das Ventralgleiten auf einer lateralen Röntgenaufnahme in Neutralstellung nicht sicht-

8.
Bewegungs-
apparat

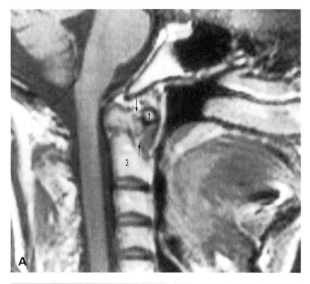

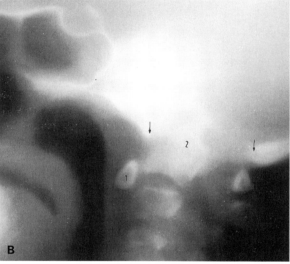

Abb. 8-50: Rheumatoide Arthritis von C1–C2. **(A)** Medianer sagittaler MRI-Schnitt des okzipito-zervikalen Überganges (T1-gewichtete Aufnahme nach i.v. Gadolinium-Injektion). Beginnende Synovialitis (Pfeil) zwischen dem vorderen Bogen von C1 und dem Dens von C2, der leicht nach hinten verlagert ist, jedoch das Mark nicht komprimiert. **(B)** Mediane sagittale Tomographie des okzipito-zervikalen Überganges. Schwere Kranialverlagerung des Dens von C2, der das Foramen magnum partiell ausfüllt (Pfeile).

bar ist, kann man es in Inklinationsstellung provozieren. Seltener erfolgt die Dislokation von C2 nach oben, wobei der Dens das Foramen occipitale verengt **(Abb. 8-50B)**; dadurch entsteht das Risiko einer Markkompression.

Die radiologische Bildgebung spielt eine wesentliche Rolle zum Nachweis zweier weiterer schwerwiegender Verschlimmerungen der RA, der Osteoporose und der infektionsbedingten Läsionen. Die *Osteoporose*, die zuerst die paraartikulären Knochenstrukturen befällt, dehnt sich zunehmend auf das gesamte Skelett aus. Besser als konventionelle Röntgenaufnahmen erlauben die Mineralometrie und die quantitative CT, präzis den die Osteoporose charakterisierenden Verlust an Knochensubstanz zu quantifizieren. Somit kann das Risiko besonders von Wirbelsäulen- und Schenkelhalsfrakturen berechnet werden. Szintigraphie, CT und MRI sind für die Diagnose von Ermüdungsfrakturen bei diesen Patienten von Nutzen. Solche Frakturen entstehen nicht selten im Sakrum, das mit konventionellen Aufnahmen schwierig zu untersuchen ist. Bei *infektbedingten Komplikationen* sind CT und MRI die Wahlmethoden für die Frühdiagnose und die Beurteilung des Befalls der Knochen- und Weichteilstrukturen. Die CT ist zusätzlich sehr hilfsreich, um eine Punktion im Bereich der Wirbelsäule, des Becken- und Schultergürtels und der Glieder zu steuern. Dieser Eingriff ist notwendig, um den verantwortlichen Keim zu identifizieren, falls die Blutkulturen steril bleiben.

Extraartikuläre Befunde

Die RA ist eine immunologische Systemerkrankung, die extraartikuläre Befunde an der Haut, am Herzen, an den Lungen, am Nervensystem und im Augenbereich aufweist.

Subkutane Knoten sind in 20 bis 25% der Patienten vorhanden, vor allem bei denjenigen, die an einer seropositiven und aggressiven Form leiden. Sie dürfen nicht mit Gichttophi, Schweißadenomen oder Hauttumoren verwechselt werden. Diese Knoten weisen histologische Entzündungszeichen von rheumatoidem Typ auf, und begleiten kutane Vaskulitiden.

Obwohl eine *Herzbeteiligung* relativ selten ist, soll man radiologisch nicht einen Perikarderguß in der akuten Phase verpassen. Chronische Perikardläsionen werden in 40% der Fälle bei der Autopsie gefunden. Die Sonographie ist die Wahlmethode, um einen Perikarderguß nachzuweisen.

Eine *Lungenbeteiligung* drückt sich vor allem durch eine unspezifische obstruktive Bronchopneumopathie aus. Pleuropulmonale Knoten kommen viel seltener vor und sind differentialdiagnostisch von Lungenmetastasen schwer zu unterscheiden. Sie können sehr zahlreich sein. Ihr Durchmesser variiert im allgemeinen zwischen 1 bis 2 cm. Histologisch weisen sie die Merkmale von Rheumaknoten auf. Manchmal kann man eine interstitielle Pneumopathie beobachten, die keine spezifischen radiologischen Merkmale zeigt. Nur die Lungenbiopsie deckt ihren chronischen entzündlichen Charakter auf.

Ankylosierende Spondylarthritis

Klinik und Pathologie

Die *ankylosierende Spondylarthritis (AS)* gehört zu einer Gruppe von Erkrankungen, die man *seronegative Spondylarthritiden* nennt. Zu dieser Gruppe werden auch das Reiter-Syndrom, die Psoriasisarthritis und die mit chronischen entzündlichen Darmerkrankungen verbundenen Arthritiden gezählt. Diese Erkrankungen weisen folgende gemeinsame Merkmale auf:

– Befall der Sakroiliakalgelenke
– Periphere entzündliche Arthritis
– Fehlen der Rheumafaktoren, die üblicherweise bei der RA nachweisbar sind (daher die Bezeichnung seronegativ)
– Lokalisation der Läsionen im Bereich von Enthesen, d. h. eher an den Bandansätzen der Knochen, als an der Synovialmembran
– Klinisches Vorkommen von gemeinsamen Merkmalen (z. B. kann ein an Psoriasis leidender Patient eine Uveitis oder eine Iliosakralarthritis aufweisen)
– Tendenz zur familiären Häufung.

Erbliche Faktoren spielen eine wesentliche Rolle in der Entwicklung der seronegativen Spondylarthritiden. 20% der Menschen, die das HLA-B27-Antigen aufweisen, erkranken an einer ankylosierenden Spondylarthritis und 90% der Patienten mit dieser Krankheit sind HLA-B27-positiv. Beim Reiter-Syndrom ist die Anzahl der HLA-B27-positiven Patienten fast so hoch wie bei der AS. Zudem haben HLA-B27-positive Personen ein größeres Risiko, nach einer Shigella-Infektion an einem Reiter-Syndrom zu erkranken. Die Bedeutung der *Infektionen* bei den seronegativen Spondylarthritiden ist noch nicht klar. Allerdings ist es beim Reiter-Syndrom erwiesen, daß die Arthritis nicht eine Infektion, sondern eine entzündliche Reaktion auf eine frühere Infektion des Urogenital- (Chlamydia trachomatis) oder des Verdauungstraktes (Shigella, Salmonella, Campylobacter und Yersinia) darstellt. Die Prävalenz der anky-

losierenden Spondylarthritis wird in den USA auf 1,3/1000 geschätzt, mit einem Unterschied nach Geschlecht: 2/1000 Männer und 0,7/1000 Frauen.

Die seronegativen Spondylarthritiden, besonders die AS und das Reiter-Syndrom, sind durch den Befall der *kartilaginären Gelenke* (d. h. der Synchondrosen oder Symphysen wie z. B. der Intervertebralscheiben und der Symphysis pubis) und der Enthesen charakterisiert. Demgegenüber sind bei der RA die Läsionen vor allem in Gelenken lokalisiert, die eine Synovialmembran besitzen. Auch bei der AS gibt es Läsionen der Synovialmembran, deren histologische Merkmale große Ähnlichkeiten zur RA aufweisen: Hyperplasie der Intimazellen, diffuses lymphozytäres Infiltrat, Lymphfollikeln und IgG, IgA und IgM enthaltende Plasmazellen in der Synovialmembran. Die Synovialitis erklärt jedoch nicht die starke Tendenz zur Bandverknöcherung und zu Knochenneubildungen, die für die AS so charakteristisch sind.

Läsionen der Iliosakralgelenke

Die topographische Verteilung der AS ist ziemlich charakteristisch: bilaterale Iliosakralarthritis, Wirbelsäulenbefall und periphere Formen. Die *Iliosakralarthritis* ist ein Hauptkriterium der Erkrankung, so daß man die Diagnose erst stellen darf, wenn diese vorhanden ist. Um sie sehr frühzeitig erkennen zu können, soll man, wenn sie auf Standardaufnahmen nicht nachgewiesen werden kann, konventionelle Tomographien oder besser eine CT durchführen. Die diskrete subchondrale Osteoporose, die feinen Usuren der Gelenkflächen und die kleinen intraartikulären Knochenbrücken, alles radiologische Frühzeichen, sind nur auf tomographischen Schnitten oder CT gut darstellbar (**Abb. 8-51 A**). Das «bunte Bild» der Iliosakralarthritis ist schon in den Frühphasen der Erkrankung zu erkennen. Am Anfang sind die Läsionen eher auf der iliakalen als der sakralen Seite lokalisiert. Die Iliosakralgelenke zeigen wie bei degenerativen Verletzungen eine Tendenz, zu verkalken und später zu verknöchern. In fortgeschrittenen Stadien entsteht die vollständige Ankylose der Iliosakralgelenke durch Bildung intraartikulärer knöchernen Brücken und Verknöcherung der Bänder (**Abb. 8-51 B**). Im allgemeinen ist die Iliosakralarthritis bilateral und symmetrisch.

Vertebrale Läsionen

Sie sind wichtig für die Diagnose, da sie häufig vorkommen. Wenn die Iliosakralgelenke befallen sind, ist die Wirbelsäule selten normal. Knöcherne Neubildungen sind häufig, besonders in Form von *Syndesmo-*

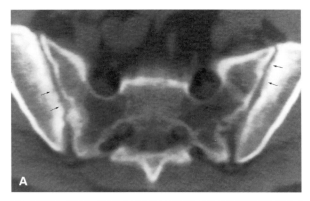

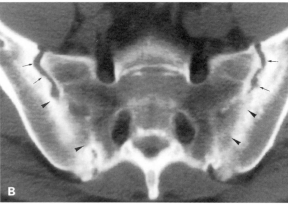

Abb. 8-51: Akylosierende Spondylarthritis. Axiale CT der Iliosakralgelenke. **(A)** Feine Usuren (Pfeile), die auf Röntgenaufnahmen unsichtbar waren. **(B)** Fortgeschrittener bilateraler Befall mit Usuren (Pfeile) und ossären Brücken (Pfeilspitzen).

phyten. In ungefähr 60% der Fälle erscheinen sie zuerst am dorso-lumbalen Übergang. Der Syndesmophyt ist eine feine Verknöcherung, die im äußeren Teil des Anulus fibrosus oder im prädiskalen Raum vom Wirbelkörperrand aus wächst und eine harmonische, flachbogige, kranio-kaudale Ausrichtung zeigt **(Abb. 8-52)**. Er ist vom Osteophyten, der einen hakenförmigen Aspekt aufweist und durch Verknöcherung des vorderen Längebandes entsteht, sehr verschieden. Die Syndesmophyten sind für die AS ziemlich charakteristisch, während beim Reiter-Syndrom und bei der Psoriasisarthritis eher Parasyndesmophyten, d. h. Verkalkungen des paravertebralen Bindegewebes beobachtet werden. Die Interspinalligamente zeigen auch eine Tendenz zur Verkalkung. Alle diese Knochenneubildungen verleihen der Wirbelsäule im fortgeschrittenen Stadium der AS den bekannten Aspekt eines «Bambustabes» **(Abb. 8-52 B)**. Zusammen mit der Ankylose der Iliosakralgelenke verursachen sie eine Starre der Wirbelsäule, die schwer invalidisierend wirkt. Auf Röntgenaufnahmen ist das Phänomen des «Squaring» häufig zu erkennen, wenn die Wirbelkörper ihre normale leichte Konkavität verlieren.

Die *Abschlußplatten* können *entzündliche Destruktionen* aufweisen: Einzelusur in der «Romanusform» (klein und am Vorderrand) oder multiple Usuren, die die ganze Abschlußplatte befallen. Im letzteren Fall ähneln sie anderen spiegelbildlichen Destruktionen, insbesondere infektiösen Spondylitiden. Bei der AS geschieht der diskovertebrale Befall in der Regel auf mehreren Stufen, während bei Infektion der Herd einzeln oder seltener auf zwei oder drei Segmenten begrenzt ist. Im Zweifel erlaubt die CT die Ausdehnung der Veränderungen zu bestimmen: begleitende Läsionen der Weichteile mit der Bildung einer entzündlichen Manschette oder sogar eines Abszesses bei Infektion. Eine CT-gezielte Punktion ermöglicht Material zur histologischen und bakteriologischen Untersuchung zu gewinnen. Verkalkungen der Zwischenwirbelscheiben sind selten bei der AS. Sie befallen mehrere Schichten, wie bei der Ochronose.

An kleinen Wirbelgelenken setzt ein zerstörender, entzündlicher Prozeß ein, der von kleinen Usuren bis zur vollständigen Ankylose fortschreitet, ähnlich wie bei den Iliosakralgelenken **(Abb. 8-52)**. Die Wirbelkörperfrakturen, die in Zonen mechanischer Überbelastung vorkommen, stellen eine schwerwiegende Komplikation dar. Die dadurch entstandene Markkompression ist mittels MRI zu untersuchen, um die Beziehungen des Rückenmarkes zu den Knochenläsionen festzulegen.

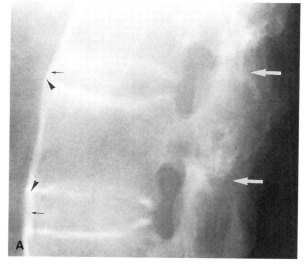

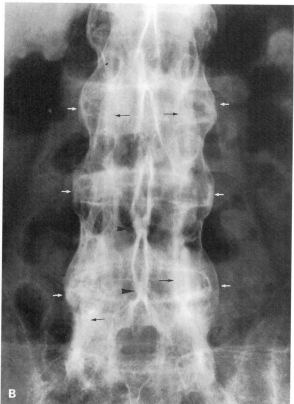

Abb. 8-52: Ankylosierende Spondylarthritis. **(A)** Teilansicht einer lateralen Röntgenaufnahme der Lendenwirbelsäule. An der Wirbelkante (Pfeilspitzen) ansetzende Syndesmophyten (kleine Pfeile). Ankylose der hinteren Wirbelgelenke (weiße Pfeile). **(B)** Anteroposteriore Aufnahme der Lendenwirbelsäule. «Bambusstab»: auf allen Stufen Syndesmophyten (weiße Pfeile), Ankylose der hinteren Wirbelgelenke (schwarze Pfeile) und Verknöcherung des Interspinalligamentes (Pfeilspitzen).

Periphere Läsionen

Die AS wird manchmal von einem Befall des peripheren Skelettes begleitet. Die am häufigsten befallenen Regionen sind die Symphysis pubis (16–23%) und die Hüftgelenke, die oft beidseitig (93%) und symmetrisch (73%) betroffen sind. Die Form der Hüfte ist nicht charakteristisch und sieht einer gewöhnlichen Arthrose sehr ähnlich; überschießende Osteophytenbildungen sind am Übergang des Femurkopfes zum -hals zu beobachten. Läsionen der Knie, Ellbogen und Hände sind ebenfalls nicht spezifisch und helfen zur Diagnose nur, wenn sie mit einer beidseitigen Iliosakralarthritis verbunden sind.

Psoriasis-Arthritis

Man schätzt im allgemeinen, daß ungefähr 7% der Psoriatiker eine entzündliche Arthritis aufweisen, und daß in 95% der Fälle ein peripheres Gelenk befallen ist. In 25% der Fälle sind mehrere Gelenke betroffen, wegen dieser multiplen Lokalisationen muß dann die Differentialdiagnose zur RA gestellt werden. 5% der Patienten zeigen nur einen Befall der Wirbelsäule. Die Kombination von peripheren und vertebralen Läsionen ist jedoch häufig. Es besteht eine gewisse Beziehung zwischen dem Schweregrad der Hautveränderungen und der Prävalenz der Arthritiden. Das klinische Bild ist unterschiedlich, da die Entzündung ein einziges Gelenk oder mehrere Gelenke gleichzeitig befallen kann. Die erosive Arthritis der distalen Interphalangealgelenke der Hände und Füße ist sehr charakteristisch. Wie bei der AS fehlen Rheumafaktoren im Serum der Betroffenen und die Gelenkergüsse sind von entzündlichem Typ.

Die *erosive Arthritis der Hände und Füße* kann ein oder mehrere Gelenke befallen. Radiologisch sieht man kleine Gelenkusuren, die von einer starken Periostreaktion begleitet sind, so daß die Basis der distalen Phalanx verbreitert erscheint (**Abb. 8-53**). Differentialdiagnostisch muß die Arthritis von einer Arthrose unterschieden werden. Die letztere ist durch eine starke Gelenkspaltverschmälerung, ein Zusammenstauchen der Gelenkflächen und das Vorhandensein von Osteophyten charakterisiert. Die periostale Reaktion bei der Psoriasisarthritis kann entfernt von der Gelenkfläche entstehen und überschießend sein. Eine Weichteilschwellung ist manchmal auf Röntgenaufnahmen sichtbar. In fortgeschrittenen Stadien führt die Gelenkzerstörung zu einer Neugestaltung der Oberflächen, die einen typischen Aspekt zeigen, der von den angelsächsischen Autoren «pencil-in-cup» genannt wird. Die vollständig erodierte mittlere Pha-

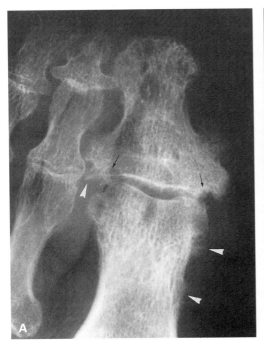
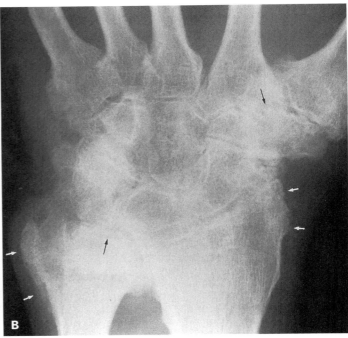

Abb. 8-53: Psoriasisarthritis. **(A)** Teilansicht einer antero-posterioren Aufnahme des rechten Fußes. Interphalangeal-arthritis der Großzehe: fast keine Gelenksspaltverschmäle-rung, beidseitige Usuren (kleine Pfeile) und periostale Reaktion (Pfeilspitzen). **(B)** Teilansicht einer Aufnahme der linken Hand. Periostale Reaktion an mehreren Stellen (weiße Pfeile) des Handgelenkes und diskrete Usuren (schwarze Pfeile).

len und lumbalen Wirbelsäule. Die mehr oder weniger stark ausgeprägte Verknöcherung läuft parallel zur Körperlängsachse, aber im Gegensatz zu den Syndes-mophyten befindet sie sich von den Wirbelkanten leicht entfernt.

lanx drängt in die eingehöhlte Basis der distalen Pha-lanx ein.

Am *Kalkaneum* kann man unspezifische Knochen-sporne an der hinteren Tuberositas sehen, die durch Verknöcherung der Plantaraponeurose und der Achil-lessehnen entstehen. Von größerem Interesse ist die Achillessehnenentzündung, die mittels Ultrasonogra-phie oder MRI gut untersucht werden kann, und die Entzündung der zwischen dieser Sehne und dem obe-ren Teil der hinteren Tuberositas gelegenen Bursa.

Die Frequenz der *Iliosakralarthritis* wird unter-schiedlich angegeben. Sie besitzt ähnliche morpholo-gische und radiologische Züge wie diejenige bei AS, mit Ausnahme der Ankylose, die in den Spätstadien der Psoriasisarthritis sehr selten ist. Zudem sind die Läsionen, obschon auch bilateral, eher asymmetrisch.

Die *vertebralen Läsionen* gleichen denjenigen der AS, mit Ausnahme der Parasyndesmophyten, die bei der Psoriasisarthritis und dem Reiter-Syndrom den Syndesmophyten der AS entsprechen. Es handelt sich um Knochenneubildungen, vor allem in der thoraka-

Reiter-Syndrom

Eine Arthritis, eine Urethritis und eine Konjuntivitis bilden die klassische Trias des Reiter-Syndroms. Die-ses Syndrom kann aber auch bestehen, wenn nur zwei Kriterien vorhanden sind, der auslösende Infekt und die Arthritis (unvollständiges Reiter-Syndrom). Die Arthritis des Reiter-Syndroms ist entzündlich und nicht infektiös, aber sie folgt einer Infektion des Uro-genital- oder Verdauungstraktes, die 2 bis 6 Wochen vorher stattgefunden hat. 2 bis 3% der Patienten, die eine Infektion mit den typischen Keimen (besonders Chlamydia trachomatis, Salmonella, Shigella) durch-machen, entwickeln eine solche Arthritis. Klinisch sind drei Symptome ziemlich charakteristisch:

– «Wurstförmige» Schwellung eines Fingers oder einer Zehe
– Schwellung der Achillessehne an ihrer distalen Ansatzstelle oder der Plantaraponeurose (beide an der hinteren Tuberositas des Kalkaneums)
– Durch Iliosakralarthritis bedingte Lumbalgien

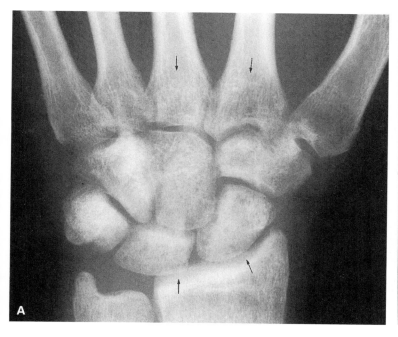
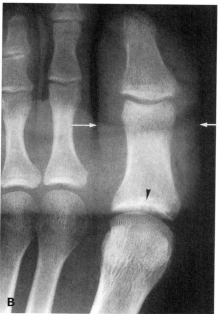

Abb. 8-54 Reiter-Syndrom. **(A)** Teilansicht einer anteroposterioren Aufnahme der linken Hand. Karpalarthritis, die sich nur durch eine mittelschwere Osteoporose der Karpalknochen und der Basis der Metakarpalknochen äußert. **(B)** Gleicher Patient wie A. Teilansicht einer Aufnahme des linken Fußes. Die Großzehe zeigt eine Weichteilschwellung (Pfeile) und eine sehr feine Usur an der Basis der proximalen Phalanx (Pfeilspitzen).

Das radiologische Bild ist veränderlich und steht im Zusammenhang mit den klinischen Symptomen. Periphere Arthritiden der Hände und Füße, der Befall des Kalaneums, eine Iliosakralarthritis verbunden mit Parasyndesmophyten, sind die häufigsten Veränderungen. In der Frühphase sind die Zeichen der Arthritis diskret und uncharakteristisch: Weichteilschwellung und lokale Osteoporose (**Abb. 8-54**). Im fortgeschrittenen Stadium treten Usuren auf. Die Iliosakralarthritis ist derjenigen der Psoriasisarthritis und der AS sehr ähnlich.

Arthritiden bei intestinalen Erkrankungen

Mehrere Erkrankungen des Verdauungstraktes können mit Läsionen des Bewegungsapparates verbunden sein. Die Colitis ulcerosa, die Crohnsche und die Whipplesche Krankheit sind die bekanntesten. Aber auch Infektionen des Verdauungstraktes können zu «reaktiven» Arthritiden führen. Zudem wirken die metabolischen Störungen, die man nach Dünndarmresektionen oder im Rahmen einer Leberzirrhose beobachtet, ebenfalls auf den Bewegungsapparat. Schließlich sollen auch die durch die Pankreatitis erzeugten intraossären Fettgewebsnekrosen erwähnt werden.

Die *Colitis ulcerosa* und die *Crohnsche Krankheit* sind chronische intestinale Entzündungen, bei denen eine periphere Arthritis in der Regel in 15 bis 20% der Fälle, nach mehreren Jahren auftritt. Die Arthritis ist häufig vorübergehend, monoartikulär, wandernd und nicht vernichtend. Sie befällt vor allem die Knie- und Sprunggelenke. In 20% der Fälle sind die Iliosakralgelenke ebenfalls betroffen. Diese Iliosakralarthritis ist derjenigen der AS sehr ähnlich (**Abb. 8-55**) und häufig von Wirbelsäulenveränderungen begleitet. Zudem können Osteomyelitiden im Beckenbereich eine intestinale Fistel oder einen analen Abszeß verschlimmern.

8.
Bewegungsapparat

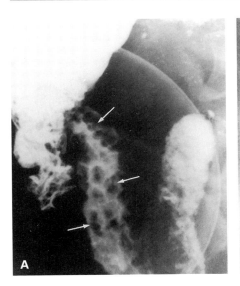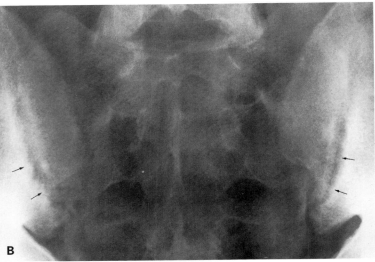

Abb. 8-55: Morbus Crohn. **(A)** Teilansicht einer Aufnahme bei der Magendarmpassage. Pflastersteinaspekt des terminalen Ileums (Pfeile) **(B)** Beim gleichen Patienten Aufnahme der Iliosakralgelenke. Usuren beider Iliosakralgelenke (Pfeile).

Weiterführende Literatur

Bywaters E. G. L.: Pathology of the spondyloarthropathies. In Calin (ed.): Spondyloarthropathies, Orlando, Grune Stratton, 1988, pp. 43–68.

Dihlmann W.: Röntgendiagnostik der Sakroiliakalgelenke und ihrer nahen Umgebung. Stuttgart, Thieme, 1978.

Garcia J.: Imagerie des kystes synoviaux. Cours d'enseignement post-universitaire. Paris, Société Française de Radiologie, 1990.

Gold R. H., Bassett L. W., Seeger L. L.: Arthritis and other arthropathies. Radiol. Clin. North Amer. 1988; 26:1195–1212.

Jones M. D., Pais M. J., Omiya B.: Bony overgrowths and abnormal calcifications about the spine in arthritis and other arthropathies. Radiol. Clin. North Amer. 1988; 26:1213–1234.

Kindynis P., Garcia J.: Protrusion acetabulaire. Le point sur la protrusion acetabulaire primitive et secondaire J. Radiol 1990; 71:415–424.

Resnick D., Niwayama G.: Diagnosis of bone and joint disorders. 2nd edition, Philadelphia, Saunders, 1988.

Schumacher H. R., Klippel J. H., Robinson D. R.: Primer on the rheumatic diseases. 9th edition, Atlanta, Arthritis Foundation, 1988.

Senac M. O., Deutsch D., Bernstein B. H., Stanley P., Crues J. V., Stoller D. W., Mink J.: MR Imaging in juvenile rheumatoid arthritis. AJR 1988; 150:873–878.

Der Autor dankt ganz besonders Herrn Prof. F. Terrier und Frau U. Garcia-Bohny für ihre wertvolle Hilfe bei der Übersetzung des Textes; und Herrn Dr. A. Beutler, der das Manuskript durchgelesen hat.

Bindegewebserkrankungen

J. Garcia

Systemischer Lupus erythematodes

Der systemische Lupus erythematodes (SLE) ist eine chronische entzündliche Erkrankung, die wahrscheinlich durch Störungen der Immunmechanismen entsteht, bedingt durch genetische, hormonale und Umweltfaktoren. Zuerst als Hauterkrankung beschrieben, kann der Lupus alle Organsysteme, vom Zentralnervensystem über den Bewegungsapparat bis zum blutbildenden Knochenmark befallen. Seine Prävalenz wird zwischen 2,9/100.000 und 400/100.000 geschätzt. Frauen erkranken im Verhältnis 9 zu 1 häufiger als Männer.

Das *klinische Bild* ist sehr veränderlich und hängt von der Lokalisation und dem Schweregrad der Läsionen ab. Einzelne oder mehrere Organe können befallen sein. Am Anfang sind die Allgemeinsymptome, wie Fieber, Schwäche, Appetit- und Gewichtsverlust uncharakteristisch. Die Hautmanifestation ist gut bekannt: ein schmetterlingsförmiger Ausschlag der Gesichtshaut und subkutane Knoten, die Rheumaknoten ähneln. Die neurologischen (Hemiplegie, Chorea, periphere Neuropathie) renalen (Hypertonie, nephrotisches Syndrom) und kardiopulmonalen Läsionen sind schwerwiegend und gefährden das Leben des Patienten. Die *Störungen des Bewegungsapparates* sind zahlreich. Es handelt sich vor allem um Myositiden, Polyarthritiden, Weichteilläsionen (Verkalkungen, Sehnenrupturen) und Infektionen. Die Myositis befällt nur eine Minderzahl der Patienten (ungefähr 4%), während Polyarthritiden in 75 bis 90% der Fälle vorkommen sollen. Der Gelenkbefall ist im allgemeinen beidseitig und symmetrisch, mit Bevorzugung der kleinen Gelenke an den Händen, der Knie- und Schultergelenke. Die Entzündung verursacht einen Gelenkerguß (in welchem man LE Zellen nachweisen kann) und einen Synovialpannus, der aber weniger ausgeprägt ist als bei der RA.

Die *Röntgenaufnahmen* zeigen Weichteilschwellungen und eine periartikuläre Osteoporose. Falls keine unterliegenden Knochennekrosen vorkommen, fehlt die Eburnisierung der Gelenkoberfläche, und die bei der RA so typische Gelenkspaltverschmälerung ist selten. Im chronischen Stadium führt die Arthropathie zu Deformierungen. An den Händen sind Subluxationen relativ häufig mit Ulnardeviationen der vier letzten Finger und Schwanenhalsdeformität des Daumens.

Man beobachtet hakenförmige Usuren und kleine subchondrale Zysten. Der Befall von Sehnen ist häufig (wie bei der RA) und kann zu spontanen Rupturen führen, besonders bei Patienten, die mit Steroiden behandelt werden: Sehnen der gewichtstragenden Gelenke (Quadrizeps-, Patellar- und Achillessehne), aber auch der Hände. Steroide scheinen die im SLE schon sehr hohe Gefahr von Knochennekrosen noch zu erhöhen. Befallen werden Epiphysen (Humerus- und Femurkopf, Femurkondylen, Tibiaplateau) sowie kleine Knochen des Handgelenkes, der Hand und des Fußes. Heutzutage ist die Wahlmethode bei Verdacht auf Knochennekrose das MRI das gleich empfindlich, aber viel spezifischer ist als die Szintigraphie. Manchmal beobachtet man beim SLE unterschiedlich gestaltete Weichteilverkalkungen, die sowohl periartikulär als auch in der Gefäßwand lokalisiert sind. Im letzteren Fall zeigen sie den üblichen linearen Aspekt. Schließlich ist zum Teil wegen Nierenerkrankung und Steroidbehandlung, das Infektionsrisiko sehr groß: Osteomyelitiden, septische Arthritiden oder Weichteilabszesse.

Sklerodermie

Die Sklerodermie ist eine generalisierte Erkrankung des Bindegewebes unbekannter Ätiologie, durch degenerative und entzündliche Läsionen charakterisiert, die zu einer schweren Sklerose mehrerer Organe, insbesondere der Haut, der Lungen, des Gastrointestinaltraktes, des Herzens, der Nieren und des Bewegungsapparates führen. Die Sklerodermie beginnt zwischen 30 und 60 und befällt Frauen häufiger als Männer, mit einem Verhältnis von 3 bis 4 zu 1. Initialsymptome sind Hautveränderungen sowie Arthralgien der Hände, besonders der Finger. Ein Raynaud-Phänomen, d. h. ein Spasmus der Finger- und Fußarterien bei Kälteexposition oder Stress, ist charakteristisch. Dieses Phänomen ist jedoch nicht spezifisch und kann bei verschiedenen Erkrankungen mit Gefäßbefall beobachtet werden. Es ist in 75% der Fälle vorhanden. Beim Fehlen dieses Phänomens scheint das Risiko eines späteren Auftreten von Nierenläsionen erhöht zu sein. Histologisch sind die Läsionen vor allem im Bereich von Arteriolen lokalisiert. Beobachtet wird eine intimale Hyperplasie, die zu Stenosen oder sogar Verschlüssen des Gefäßlumens führt.

Die Hautveränderungen sind in der Regel die ersten Anzeichen der Krankheit. Sie sitzen an den Fingern, den Händen und manchmal an den Füßen. Sie sind beidseitig und symmetrisch. Die Haut wird dünn, hart, mit einem fast pathognomonischen Aspekt. Der Gastrointestinalbefall ist häufig, mit einer Dysfunktion der Motorik in den unteren zwei Dritteln der Speiseröhre (gut dargestellt durch die Röntgencinematographie), die zur Dysphagie und peptischer Ösophagitis führt. Die Lungen zeigen im allgemeinen ein feines retikulo-noduläres Muster im Sinne einer interstitiellen Pneumopathie. Die renalen Gefäßläsionen verursachen eine chronische Niereninsuffizienz und sind die Haupttodesursache.

Die *radiologischen Weichteil- und Knochenveränderungen* sind ziemlich spezifisch. An den Händen beobachtet man eine Atrophie der Weichteile mit subkutanen Verkalkungen sowie eine Knochenresorption (Akroosteolyse). Die Atrophie der Weichteile an den Endgliedern ist sehr häufig. Alle Finger nehmen einen kegelförmigen Aspekt ein (Madonnenfinger) **(Abb. 8-56)**. Die amorphen Verkalkungen sind subkutan und begleiten die resorptiven Prozesse an den Phalangen (Akroosteolyse) **(Abb. 8-56)**, deren Aspekt anders ist als beim primären und sekundären Hyperparathyroidismus und bei der Vinylchloridintoxikation. Bei der Psoriasisarthritis erfolgt die Resorption an der Basis der terminalen Phalanx, d. h. im Bereich des distalen Interphalangealgelenkes. Bei der Sklerodermie erfolgt sie am Processus unguicularis. Weichteilverkalkungen werden auch anderswo als an den Händen beobachtet: am Gesicht, an den Schultern, an den unteren Gliedern. Schließlich wurde auch eine erosive Arthritis beschrieben, deren Häufigkeit schlecht bekannt ist, da ihr klinisches Bild und ihre radiologischen Veränderungen, besonders am Handgelenk und den Händen, der RA ähnlich sind.

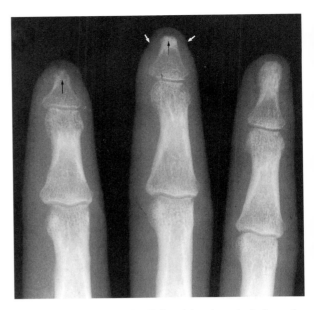

Abb. 8-56: Sklerodermie. Teilansicht einer Aufnahme der rechten Hand. Charakteristische kegelförmige Weichteilatrophie von drei Fingern (Madonnenfinger, weiße Pfeile) und Knochenresorption der terminalen Phalanx an zwei Fingern (schwarze Pfeile).

Dermatomyositis

Die *Dermatomyositis* und die *Polymyositis* sind Erkrankungen der gestreiften Muskulatur, die durch eine diffuse, nicht-eitrige Entzündung und degenerative Prozesse charakterisiert sind. Bei der Dermatomyositis sind die Muskeln und die Haut, bei der Polymositis nur die Muskeln befallen. Die Ursache dieser Erkrankungen ist unbekannt. Sie kommen in allen Altersklassen vor, aber vorwiegend bei Frauen im mittleren Lebensalter. Das jährliche Vorkommen wird um 5 zu einer Million geschätzt. Die von Bohan definierten diagnostischen Kriterien wurden von Whitaker überprüft und ermöglichen, diese muskulären Entzündun-gen unbekannter Ätiologie von den neurologischen, endokrinen, metabolischen, toxischen und infektiösen Myopathien zu unterscheiden. Unter den vorgeschlagenen pathogenetischen Mechanismen scheint die Hypothese einer autoimmunen Erkrankung am wahrscheinlichsten. Die Muskelbiopsie erlaubt, die Diagnose zu stellen. Es ist wichtig, die Biopsiestelle gut zu wählen, um ein repräsentatives Muskelmuster zu erhalten. Man soll deshalb atrophische oder posttraumatisch veränderte Stellen vermeiden. Bei der histologischen Untersuchung beobachtet man um die Muskelfasern und kleinen Gefäße ein, aus Lymphozyten und Makrophagen bestehendes Infiltrat. Die Muskelfasern zeigen degenerative Veränderungen und Regenerationszonen. Der Verlauf führt zu herdförmigen Nekrosen und einer schweren, peripher betonten Atrophie. Die Quadrizeps-, Bizeps- und Deltoidmuskeln sind am häufigsten befallen. Das klinische Hauptsymptom ist die Muskelschwäche. Bei der Dermatomyositis treten Hautveränderungen (Papeln von Gottron an den Handrücken) vor, während oder nach der Myopathie auf.

Radiologisch sieht man Veränderungen der *Weichteile*. Charakteristisch ist ein Ödem des subkutanen Fettgewebes und der Muskulatur, das die erste Manifestation darstellt. Häufigkeit und Schweregrad der Krankheit sind bei Kindern höher als bei Erwachsenen. In dieser Frühphase ist der Wert der Röntgenaufnahmen begrenzt. Das MRI hat seine Nützlichkeit noch nicht bewiesen. Die Weichteilverkalkungen, die frühzeitig mit der Knochenszintigraphie nachweisbar sind, erscheinen erst später auf Röntgenaufnahmen. Es handelt sich vor allem um Verkalkungen der intermuskulären Faszien mit häufig pseudotumoralem Aussehen, da sie Konglomeratballungen bilden. Verkalkungen der Sehnen und des Fettgewebes sind seltener. Arthralgien oder sogar Arthritiden können beobachtet werden. Röntgenaufnahmen zeigen dann Weichteilschwellungen und eine periartikuläre Osteoporose, gelegentlich von zerstörenden Läsionen begleitet.

Periarteriitis nodosa

Die Periarteriitis nodosa (PAN) gehört zur Gruppe der *Vaskulitiden*, deren gemeinsames Merkmal eine Entzündung der Gefäße ist. Durch die PAN werden die kleinen und mittleren Gefäße befallen. Die Ätiologie dieser Erkrankung ist unbekannt. Ihr Vorkommen in den USA wird auf 0,9/100.000 und ihre Prävalenz auf 6,3/100.000 geschätzt. Die PAN kommt bei Männern und Frauen aller Altersklassen vor, mit einer Bevorzugung für Männer im mittleren Alter. Die Läsionen befinden sich vorwiegend in den Nieren (70%), wo sie eine Glomerulonephritis verursachen, die langsam zur Niereninsuffizienz und zur Hypertonie führt. Man beobachtet auch eine periphere Neuropathie (50–70% der Fälle), kutane und gastro-intestinale Läsionen. Der bei der Autopsie häufig gefundene Leberbefall bekundet sich kaum klinisch. Die diffusen Muskelläsionen können Schmerzen und eine Claudicatio intermittens verursachen. Zudem wurden wandernde Polyarthralgien, besonders an den größeren Gelenken der unteren Extremitäten, beschrieben. Sehr gut bekannt sind die Mikroaneurysmen und die segmentären Stenosen von viszeralen Gefäßen, die man auf Arteriographien sehen kann. Diese Veränderungen sind jedoch nicht spezifisch, da sie ebenfalls bei anderen Gefäßerkrankungen wie der Wegenerschen Granulomatose vorkommen.

Das *radiologische Bild* im Bereich des Bewegungsapparates ist weniger charakteristisch: periartikuläre Weichteilschwellungen, selten Knochen- und Knorpeldestruktionen, periostale Reaktionen, zum Beispiel an den Metatarsalknochen und an den langen Röhrenknochen, ähnlich wie bei der hypertrophischen Osteoarthropathie, selten Knochennekrosen, trotz der Gefäßverschlüsse.

Weiterführende Literatur

Alarcon-Segovia D.: The pathogenesis of immune dysregulation in systemic lupus erythematosus: a troika. J. Rheumatol. 1984; 11:588–590.

Brun B., Serup J., Hagdrup H.: Radiological changes of the hands in systemic sclerosis. Acta Derma. Venereol. 1983; 63:349–352.

Ganczarczyk M. L., Lee P., Furnasier V. L.: Early diagnosis of osteonecrosis in systemic lupus erythematosus with magnetic resonance imaging. Failure of core decompression. J. Rheumatol. 1986; 13:814–817.

Gaucher A., Wiederkehr P., Raul P., Pere P., Duprez A.: Necrose osseuse au cours d'une periarterite noueuse: Nouv. Presse Med. 1982; 11:604–605.

Hanly J. G., Urowitz M. B.: Tendon rupture in systemic lupus erythematosus. Ann. Rheum. Dis. 1986, 45:349.

Hochberg M. C.: The incidence of systemic lupus erythematosus in Baltimore, Maryland 1970–1977. Arthritis Rheum. 1985; 28:80–86.

Kurland L. T., Chuang T. Y., Hunder G. G.: The epidemiology of systemic arteritis. In: Lawrence R. C., Shulman L. E. (eds.): Epidemiology of the rheumatic diseases. New York, Gower, 1984, pp. 196–206.

Meijers K. A. E., Pare D. M., Loose H., Eulerink F., van Reesema D. R. S.: Periarteritis nodosa and subperiosteral new bone formation: J. B. J. S. (BR.) 1982; 64:592–596.

Michet C. J., McKenna C. H., Elveback, L. R. et al.: Epidemiology of systemic lupus erythematosus and other connective tissue diseases in Rochester, Minnesota, 1950 trough 1979. Mayo Clin. Proc. 1985, 60:105–113.

Rabinowitz, J. G., Twersky J., Guttadauria M.: Similar bone manifestations of scleroderma and rheumatoid arthritis. AM. J. Röntgenol. 1974; 121:35–44.

Reichlin M., Arnet F. C.: Multiplicity of antibodies in myositis sera. Arthritis Rheum. 1984; 27:1150–1156.

Resnick D., Niwayama G.: Diagnosis of bone and joint disorders. 2nd edition, Philadelphia, Saunders, 1988.

Schumacher H. R., Klippel J. H., Robinson D. R.: Primer on the rheumatic diseases. 9th edition, Atlanta, Arthritis Foundation, 1988.

Schumacher H. R., Schimmer B., Gordon G. V., Bookspan M. A., Brogadir S., Dorwart B. B.: Articular manifestations of polymyositis and dermatomyositis. Am. J. Med. 1979; 67:287–292.

Tan E. M., Cohen A. S., Fries J. F., Masi A. T., Mcshane D. J., Rothfield N. F., Schaller J. G., Talal N., Winchester R. J.: The 1982 revised criteria for the classification of systemic lupus erythematosus. Arthritis Rheum. 1982; 25:1271–1277.

Whitaker J. N.: Inflammatory myopathy: a review of etiologic and pathogenetic factors: Muscle Nerve 1982; 2:573–592.

Young E. A., Steen V., Medsger T. A. Jr.: Systemic sclerosis without Raynaud's phenomenon: Arthritis Rheum. 1986; 29:51.

8.
Bewegungsapparat

Degenerative Erkrankungen

J. Garcia

Arthrose

Klinik und Pathologie

Die heutzutage von den angelsächsischen Autoren gebrauchte Bezeichnung *«degenerative Läsionen»* entspricht den Erkrankungen, die in Europa als *Arthrose* benannt werden, wenn sie die Gelenke befallen; und als *Spondylose*, wenn sie an der Wirbelsäule lokalisiert sind. Die Knochen- und Knorpelveränderungen sind so häufig, daß sie manchmal zu Unrecht als eine normale, banale, unweigerliche Alterserscheinung betrachtet werden.

Mehrere Faktoren begünstigen die degenerativen Veränderungen. Die Häufigkeit der Erkrankung nimmt nach dem fünften bis sechsten Dezennium exponentiell zu. Diskutiert wird eine Verschlechterung der physikalischen und biomechanischen Eigenschaften des Knorpels, der den mechanischen Belastungen weniger gut widersteht. Die Geschlechtverteilung ist ungefähr ausgeglichen; allerdings ist die Krankheit bei der Frau nach 45 und beim Mann unter diesem Alter etwas häufiger. Die Bedeutung der mechanischen Belastung ist unbestritten bei Schwerarbeitern und bestimmten Sportlern, was gewisse Prädilektionsstellen in dieser Gruppe erklärt (Arthrose der Sprung- und Fußgelenke bei Berufstänzern, der Fuß-, Knie- und Hüftgelenke bei Fußballspielern). Während Osteoporose und degenerative Läsionen bei alten Leuten sehr verbreitet sind, kommen sie in der Regel nicht gemeinsam bei der gleichen Person vor. Das Zusammenkommen der Arthrose mit Ernährungs- und metabolischen Faktoren und Obesitas wurde ebenfalls studiert, ohne daß klare Beziehungen nachgewiesen werden konnten. Lokale Faktoren, wie ein früheres Trauma oder eine Infektion, mögen eine Rolle spielen. Eine solche Ursache muß gesucht werden, wenn der Sitz der Arthrose ungewöhnlich ist oder wenn sie bei einer jungen Person auftritt.

Bei der Arthrose befällt die Initialläsion den *Gelenkknorpel*, dessen Matrix und Zellen alteriert werden, was zu einer Fibrillation und einer oberflächlichen Erosion führt. Somit wird der *subchondrale Knochen*, dessen biomechanische Eigenschaften von denjenigen des Knorpels sehr unterschiedlich sind, entblößt. Die Knochenumformung geschieht sehr schnell mit Bildung von Zysten oder Geoden und Sklerose von unterschiedlichem Schweregrad. Die von der Oberfläche abgelösten osteo-kartilaginären

Teile bilden «Gelenkmäuse». Am Rand der Knorpelläsionen entwickeln sich Osteophyten (Knochenneubildungen). Wie bei entzündlichen Läsionen entsteht ein Synovialpannus, der aber im Gegensatz zur RA nicht wuchert.

Allgemeine radiologische Merkmale

Die radiologischen Hauptzeichen der Arthrose sind die Gelenkspaltverschmälerung, die subchondralen Zysten, die Sklerose und die Osteophyten. Alle diese Zeichen sind häufig, aber nicht immer gemeinsam vorhanden. In der Regel sieht man zwei oder drei davon. Die *Gelenkspaltverschmälerung* spiegelt die Knorpelzerstörung wider. Eine *subchondrale Zyste* oder *Geode* ist ein epiphysärer Knochendefekt in der Spongiosa, von einem charakteristischen feinen sklerotischen Randsaum begrenzt. Die *Sklerose* ist unterschiedlich ausgeprägt, mit variablen Formen, in der Regel in Zonen erhöhter Belastung (zum Beispiel bei der Koxarthrose im oberen lateralen Teil des Femurkopfes). Die *Osteophyten* weisen häufig eine Hakenform auf. Gelenkspaltverschmälerung und subchondrale Zysten werden häufig auch bei der RA beobachtet, aber dort fehlen Osteophyten, was die Dfferentialdiagnose zur Arthrose ermöglicht. Bei gewissen Arthroseformen können die Knochenoberflächen zerstört werden, zum Beispiel wenn die Belastungszone des Femurkopfes oder des Azetabulums infolge einer subchondralen Zyste zusammensinkt. Gelegentlich können Band- und Sehnenverkalkungen im Sinne einer Enthesopathie vorkommen. Diese Veränderungen sind uncharakteristisch und ähneln denjenigen bei AS (Verknöcherung der patellaren Ansatzstelle der Quadrizepssehne und des Ligamentum patellae, Verknöcherung der Iliosakralligamente nahe der Iliosakralgelenke). Artikuläre faserknorpelige Strukturen wie die Menisken oder der Diskus articularis der Symphyse erleiden den gleichen zerstörenden Prozeß wie der benachbarte Gelenkknorpel, was ebenfalls zu einer auf Röntgenaufnahmen sichtbaren Gelenkspaltverschmälerung und Sklerose führt.

Besondere Lokalisationen

Die Prädilektionsstellen der Arthrose an den unteren Extremitäten sind Hüft- und Kniegelenke. Dort verursacht die Arthrose Schmerzen und Funktionsstörun-

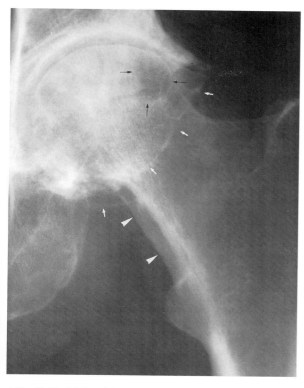

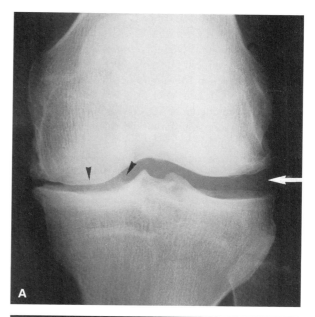

Abb. 8-57: Linksseitige Koxarthrose (Teilansicht). Mittelschwere Gelenksspaltverschmälerung, große subchondrale Zyste (schwarze Pfeile), kronenförmige Osteophytenbildung (weiße Pfeile) und periostale Reaktion am unteren Rand des Schenkelhalses (weiße Pfeilspitzen).

Abb. 8-58: Gonarthrose. **(A)** Teilansicht einer anteroposterioren Aufnahme des linken Kniegelenkes. Das innere femoro-tibiale Kompartiment ist verschmälert (Pfeilspitzen), indessen das äußere Kompartiment (weißer Pfeil) normal ist. **(B)** Axiale Aufnahme des femoro-patellaren Kompartimentes in 60° Flexion. Beidseitige laterale Subluxation der Patella, schwere femoro-patellare Gelenksspaltverschmälerung (Pfeile).

8.
Bewegungsapparat

gen, die im Laufe der Jahre trotz konservativer Maßnahmen zunehmen und schließlich eine Gelenkprothese notwendg machen.

Der Befall des *Hüftgelenks* ist ein- oder beidseitig, aber selten symmetrisch. Die klassischen radiologischen Zeichen sind unterschiedlich ausgeprägt. Eine lamelläre periostale Reaktion kommt am unteren Rand des Schenkelhalses vor, die auf englisch «buttressing» genannt wird **(Abb. 8-57)**. Es gibt auch eine seltenere, schnell fortschreitende und zerstörende Form der Koxarthrose, die zu einer Zerstörung des Femurkopfes besonders im oberen lateralen Teil führt, und sich im Gegensatz zum gewöhnlichen mehrjährigen Verlauf, in wenigen Monaten entwickelt. Die Protrusio acetabuli, die die Arthrose häufig begleitet, läuft kranio-lateral, d. h. in die Richtung der Druckkräfte, im Gegensatz zu derjenigen der RA, welche eher axial gerichtet ist.

Die Arthrose kann die drei Kompartimente des

Kniegelenks, das innere femoro-tibiale, das äußere femoro-tibiale und das femoro-patellare, befallen. Die Veränderungen an den femorotibialen Kompartimenten kann auf antero-posterioren Aufnahmen gut beurteilt werden **(Abb. 8-58)**. Um frühzeitig eine Gelenkspaltverschmälerung nachweisen zu können, müssen die Aufnahmen unter Körperbelastung durchgeführt werden. Die seitliche Aufnahme genügt nicht, um das femoro-patellare Gelenk korrekt darzustellen. Dieses ist besser auf Defilé-Aufnahmen mit 30, 60 und 90° Knieflexion beurteilbar **(Abb. 8-58B)**. Im Falle der Achsenabweichung einer unteren Extremität variiert die Topographie der femoro-patellaren Arthrose: der Befall ist medial bei Genu varum, lateral bei Genu valgum. Freie Gelenkkörper werden häufiger an den Knie- als an den Hüftgelenken beobachtet. Sie erscheinen als kleine verkalkte Strukturen, deren Lokalisation mittels einer CT-Untersuchung nach intraartikulärer Injektion von wenig jodhaltigem Kontrastmittel und Luft (Arthro-CT) präzisiert werden kann. Wie die RA verursacht die Arthrose die Bildung von Synovialzysten. Diese kommen an den Kniegelenken häufig, an den Hüftgelenken viel seltener vor. Ihre radiologischen Merkmale bei der Arthrographie, Sonographie, CT und MRI erlauben keine Differenzierung zu denjenigen der RA (**Abb. 8-48, 8-49**).

An den *Sprunggelenken* ist die Arthrose relativ selten. Sie ist im allgemeinen durch lokale Faktoren, wie zum Beispiel eine sportliche Tätigkeit oder eine alte Fraktur, begünstigt.

Am *Fuß* beobachtet man die Arthrose vorwiegend am ersten Metatarsophalangealgelenk und an der Großzehe selbst (Hallux rigidus). Beim Hallux rigidus sitzt die Arthrose mehr zwischen dem Köpfchen des ersten Metatarsalknochens und den nach außen luxierten Sesamknochen, als zwischen dem Metatarsalköpfchen und der achsenverschobenen ersten Phalanx.

Die *Hände* sind häufig durch Arthrose, besonders im Karpus und an den proximalen und distalen Interphalangealgelenken, befallen. Die Karpalarthrose entwickelt sich an den vier Gelenken, die das Skaphoid, das Trapezium, das Trapezoideum und die zwei ersten Metakarpalknochen verbinden. Vor allem werden eine Gelenkspaltverschmälerung, Sklerose und Osteophyten beobachtet. Die Anwesenheit einer isolierten Arthrose am Triskaphoidgelenk (Skaphoid, Trapezium und Trapezoideum) läßt an die Möglichkeit einer Chondrokalzinose denken. An den Fingern ist die Arthrose im allgemeinen multiartikulär. Die distale Interphalangealarthrose stellt die Differentialdiagnose zur Psoriasisarthritis, die mehr erosiv ist und häufig eine mit den Osteophyten der Arthrose nicht zu verwechselnde periostale Reaktion aufweist.

Die *Glenohumeralarthrose* ist selten. Darum müssen lokale Faktoren gesucht werden: ein früheres Trauma, eine frühere Luxation, eine Ruptur der Rotatorenmanschette (häufig spontan bei älteren Leuten) oder eine Chondrokalzinose. Die Rotatorenmanschettenruptur bedingt einen Hochstand des Humeruskopfes, gut sichtbar auf antero-posterioren Schulteraufnahmen. Im Zweifelsfall kann die Arthrographie die Ruptur beweisen, indem die pathologische Verbindung zwischen dem Gelenkraum und der Bursa subacromialis gezeigt wird. Am Schultergelenk sitzen die Osteophyten vor allem am unteren Rand des Glenoides und des Humeruskopfes. Manchmal entwickelt sich am unteren Rand des Akromions ein größerer Osteophyt, der ein «impingement syndrom», ähnlich dem klinischen Bild der Periarthritis humeroscapularis, verursacht.

Am *Ellbogengelenk* ist die Arthrose ebenfalls selten und im allgemeinen durch lokale Faktoren bedingt.

Spondylose (s. auch S. 755)

Die *degenerativen Läsionen der Wirbelsäule* sind ein wichtiges Kapitel der praktischen Medizin, da sie bei vielen Patienten die Ursachen täglicher Beschwerden sind (ungefähr 20% der Patienten in der rheumatologischen Praxis). Die engen Beziehungen zwischen den Knochen- und Nervenstrukturen erklären, daß neben den konventionellen Röntgenaufnahmen die modernen bildgebenden Methoden, besonders die CT und das MRI, eine erstrangige Bedeutung bei der Abklärung dieser Läsionen spielen. Die degenerativen Läsionen der Wirbelsäule befallen die verschiedenen Kompartimente: die disko-vertebralen Segmente, die kleinen Wirbelgelenke und die ligamentären Strukturen.

Disko-vertebrale Läsionen

Die aufeinandergestapelten Wirbelkörper sind durch die *Bandscheiben* getrennt. Diese stehen durch eine Knorpelschicht in Kontakt mit den Abschlußplatten. Das Alignement ist lateralseits geradlinig. In der antero-posterioren Lage gibt es drei Krümmungen (zervikale Lordose, thorakale Kyphose, lumbale Lordose). Die Bandscheiben sind seit der frühen Kindheit nicht mehr vaskularisiert und sehr frühzeitig degenerativen Prozessen unterworfen. Besonders charakteristisch ist eine Dehydratation, die anhand einer Signalabnahme im MRI nachgewiesen werden kann, da eine normale Bandscheibe eine hohe Signalintensität ähnlich derjenigen einer Flüssigkeit aufweist (**Abb. 8-60**). Diese Veränderungen nehmen mit der Zeit zu und führen schließlich zur Zerstörung des Nucleus pulposus, des Anulus fibrosus und des Knorpels der Abschlußplatten. Der Intervertebralabstand vermindert sich, was der Gelenkspaltverschmälerung an einem Gelenk entspricht (**Abb. 8-59**). Durch Mikrorisse der Knorpel-Knochenplatte prolabiert Diskusmaterial in die Spongiosa des Wirbelkörpers im Sinne von intraossären Hernierungen (Schmorlsche Knoten genannt), den subchondralen Zysten der Gelenke ähnlich. Der degenerative Prozeß kann zur intradiskalen Gasbildung führen. Dieses Phänomen wird als «Vakuumphänomen» bezeichnet und ist für degenerative Läsionen ziemlich charakteristisch. In den Deckplatten angrenzenden *spongiösen Knochen* entsteht sehr früh eine schmale Sklerosezone. Schließlich bilden sich am Rand der Wirbelkörper Osteophyten, die häufig eine haken- oder schnabelförmige Konfiguration aufweisen. Der vertebrale Osteophyt läßt sich dadurch vom Syndesmophyten abgrenzen, daß sein Ansatz von der Wirbelkörperkante etwas entfernt ist (vgl. **Abb. 8-52, 8-61**). Diese Osteophyten

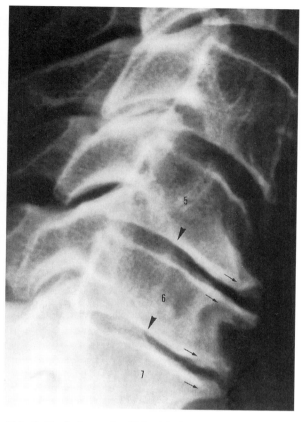

Abb. 8-59: Arthrose der Halswirbelsäule. Teilansicht einer seitlichen Aufnahme. Schwere Bandscheibenverschmälerung C5–C6 und C6–C8 (Pfeilspitzen) und große vordere Osteophyten (Pfeile).

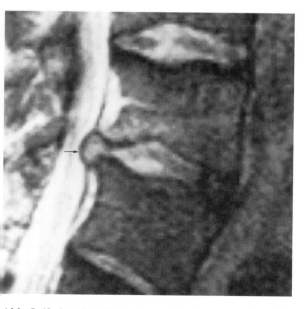

Abb. 8-60: Lumbale Diskushernie. Medianer sagittaler MR-Schnitt, T2-gewichtete Aufnahme. Die Diskushernie bildet eine kleine oväläre Masse (Pfeil), die sich in den Wirbelkanal wölbt.

sind mehr oder weniger stark ausgeprägt und können richtige intervertebrale Brücken bilden. Sie führen häufig zur Kompression von Nervenstrukturen.

Das *radiologische Bild* der degenerativen disko-vertebralen Läsionen ist gut bekannt: Bandscheibenverschmälerung, Sklerose, Osteophyten und Schmorlsche Knoten. Es entspricht den Zeichen der Arthrose an den Gelenken. Bandscheibenverkalkungen können vorkommen, sind aber nie zahlreich, im Gegensatz zur ankylosierenden Spondylarthritis und zur Ochronose. Sie sitzen zentral im Diskus und sind groß.

Es ist wichtig, die Komplikationen der degenerativen disko-vertebralen Läsionen zu kennen. Es sind dies die Diskushernie und die Stenose der Intervertebralforamina und des Wirbelkanals, die Schmerzen und Kompressionen von Nervenstrukturen verursachen. Die *Diskushernie* ist selten verkalkt. Somit können konventionelle Röntgenaufnahmen nur die indirekten Zeichen der Diskusläsion zeigen. Heutzutage beruht die Diagnose der Diskushernie auf drei Techniken:

– Radikulographie: Verlagerung der Nervenwurzelscheide durch die Hernie (indirektes Zeichen)
– CT: kleine, im Vergleich zur Bandscheibe isodense Raumforderung, die in den Wirbelkanal oder das Foramen intervertebrale prolabiert (**Abb. 9-49**)
– MRI: kleine Raumforderung, deren Signalintensität der Bandscheibe gleichkommt und in den Kanal prolabiert (direktes Zeichen, **Abb. 8-60**).

Manchmal kann die Diskushernie luxieren und sich somit von der Bandscheibe entfernt befinden. Die Radikulographie erlaubt es, den lumbalen Bereich gut zu untersuchen. Die CT ist in diesem Gebiet auch sehr leistungsfähig, so daß beide Methoden zueinander in Konkurrenz stehen. Die zweite Methode ist jedoch für den Patienten angenehmer. Im lumbalen Bereich ist das MRI der CT ebenbürtig, im thorakalen und zervikalen Bereich jedoch überlegen. Auf axialen Schnitten kann man mittels CT oder MRI laterale, außerhalb vom Wirbelkanal gelegene Diskushernien erkennen, die bei der Radikulographie vermißt werden.

Die *Osteophyten* am Rande der Abschlußplatten sind auf antero-posterioren und seitlichen Röntgenaufnahmen gut sichtbar. Im zervikalen Bereich erlauben schräge Aufnahmen die Beeinträchtigung der Foramina besser darzustellen. Allerdings bleibt die CT die beste Methode, um eine Stenose des Wirbelkanals, besonders im zervikalen und lumbalen Bereich, nachzuweisen. Im zervikalen Bereich verursachen Osteophytenbildungen an den Processus unciformes (Unkarthrose) häufig durch Wurzelkompression bedingte Schmerzen. Ebenfalls im zervikalen Bereich können Osteophyten, wenn

8.
Bewegungs-
apparat

sie in den Wirbelkanal wachsen, zur Markkompression führen. Das MRI ist die einzige Technik, die die durch Kompression bedingte Läsionen des Rückenmarkes (zervikale Myelopathie) darstellen kann.

Arthrose der hinteren Wirbelgelenke

Bei älteren Leuten, nach 50 bis 60 Jahren, zeigen sich häufig an den hinteren Wirbelgelenken arthrotische Veränderungen. Alle Schichten können befallen sein, besonders die mittlere und untere zervikale, die obere thorakale und die untere lumbale Wirbelsäule. Diese Arthrose äußert sich durch Schmerzen und/oder neurologische sensitive und/oder motorische Ausfälle.

Die *radiologischen Zeichen* sind die gleichen wie bei der Arthrose anderer Gelenke. Das Vakuumphänomen ist in den hinteren Wirbelgelenken seltener als in den Bandscheiben. Osteophyten sind, indem sie zu einer Hypertrophie der Gelenkfacetten führen, eine der Hauptursachen der Stenose des Wirbelkanals oder der Intervertebralforamina. Die Stenose ist mittels CT, welche dem MRI bei der Abbildung der Knochenstrukturen überlegen zu sein scheint, besonders gut sichtbar; während das MRI besser geeignet ist, um die Weichteile zu untersuchen. Manchmal entwickelt sich eine Synovialzyste in den Wirbelkanal und zerquetscht eine Nervenwurzel. CT und MRI erlauben beide die Diagnose, indem sie eine kleine, flüssigkeitsäquivalente, paraartikuläre Raumforderung zeigen, die eine feine faserige Kapsel aufweist. Die Zyste enthält hie und da sogar Gas aus dem benachbarten Gelenk.

Die Arthrose kann zur *Subluxation* führen. Diese entsteht vor allem zwischen L4 bis L5. Im allgemeinen geschieht der Rutsch nach ventral, so daß sich L4 um einen Millimeter gegenüber L5 verschiebt. Dieser Vorgang wird als degenerativ bedingte Pseudospondylolisthesis bezeichnet und darf nicht mit einer durch Hypoplasie oder Aplasie der Interartikularportion bedingten wahren Spondylolisthesis verwechselt werden. Ein dorsaler Rutsch ist ebenfalls möglich. Zudem entstehen häufig statische Störungen wie eine thorakale Hyperkyphose oder eine Skoliose.

Ligamentäre Läsionen

Die Ligamentdegeneration wird bei allen Ligamenten der Wirbelsäule, dem vorderen und hinteren Längsband, dem Ligamentum flavum, dem Interspinalligament und dem Ligamentum transversum, beobachtet. Die Hypertrophie und Verkalkung des hinteren Längsbandes und des Ligamentum flavum sind eine der Ursachen der Stenose des Wirbelkanals; um so mehr, als sie häufig mit einer Diskusläsion und einer Spon-

dylarthrose zusammen sind. Die CT ist die beste Methode, um diese Läsionen darzustellen.

Arthrose der Iliosakralgelenke

Diese Lokalisation wurde lange nicht beachtet, da die Iliosakralarthrose nur wenige klinische und radiologische Symptome verursacht. Axiale CT-Schnitte erlauben es, die Iliosakralgelenke sehr gut darzustellen. Die Gelenkspaltverschmälerung und die subchondralen Zysten sind selten ausgeprägt, während die Sklerose und die Osteophyten überwiegen. Die Osteophyten bilden manchmal eine ossäre intraartikuläre Brücke. Diese Läsionen sind klinisch häufig stumm und werden zufälligerweise bei einer Beckenuntersuchung entdeckt. Die Arthrose der älteren Leute darf nicht mit einer Ileitis condensans, die vor allem junge Frauen befällt, verwechselt werden. Die dreieckförmige Sklerose sowie die vorwiegend iliakale Lokalisation dieser letztgenannten sind ziemlich charakteristisch.

Diffuse idiopathische Skelett-Hyperostose (DISH)

Unter der Bezeichnung «DISH», die heutzutage sowohl in Europa als auch in den Vereinigten Staaten anerkannt ist, versteht man Läsionen, die auch als Morbus Forestier, Hyperostosis ankylosans oder Spondylosis deformans bezeichnet werden. Nachdem diese Erkrankung von Forestier und Mitarbeitern beschrieben wurde, haben Resnick und Niwayama 1975 die diagnostischen Kriterien berichtigt:

– Verkalkungen oder Verknöcherungen am vorderen oder seitlichen Rande entlang von mindestens vier Wirbelkörpern
– Schonung der Intervertebralräume
– keine Ankylose der hinteren Wirbelgelenke und der Iliosakralgelenke.

Diese Kriterien wurden gewählt, um gewöhnliche Osteophyten (z.B. durch ein früheres Trauma), degenerative Läsionen mit gleichzeitigem Befall der Bandscheiben und der hinteren Wirbelgelenke sowie die Spondylarthritis ankylosans ausschließen zu können.

Die Ursache dieser Erkrankung ist unbekannt. 5 bis 10% der Patienten über 65 sollen daran leiden. Eine familiäre Neigung dazu wurde beschrieben, ist jedoch selten. Die Erkrankung ist entweder asymptomatisch, oder sie äußert sich durch unterschiedliche Symptome je nach der Lokalisation, wie z.B. eine Dysphagie,

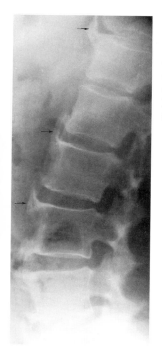

Abb. 8-61: Diffuse idiopathische Skelett-Hyperostose (DISH). Seitliche Aufnahme der Lendenwirbelsäule. Zahlreiche und voluminöse vordere Osteophyten (Pfeile). Die Intervertebralräume sind normal breit.

Weiterführende Literatur

Abiteboul M., Mazieres B., Menard H.: A propos de deux nouveaux cas familiaux d'hyperostose vertebrale ankylosante. Rev. Rhum. Mal. Osteoartic. 1985; 52:645–647.

Chevrot A., Pillon B., Revel M., Moutonnet J., Pallardy G.: Phenomene radiologique du «vide discal» lombaire (vacuum-disc). J. Radiol. Electrol. Med. Nucl. 1978; 59:267–270.

Dryer R. F., Buckwalther J. A.: Isolated scaphotrapezial trapezoidal arthrosis. Orthopedics 1980; 3:213–216.

Durback M. A., Edelstein G., Schumacher H. R.: Abnormalities of the sacroiliac joints in diffuse idiopathic skeletal hyperostosis: Demonstration by computed tomography. J. Rheumatol. 1988; 15:1506–1511.

Garcia J.: Imagerie des kystes synoviaux. Cours d'enseignement post-universitaire. Paris, Société Française de Radiologie, 1990.

Garcia J.: Stenose du canal lombaire. In: Morvan G., Massare C., Lequesne M. (ed.): La tomodensitométrie osteo-articulaire, Paris, Documenta Geigy, 1985.

Hemminghytt S., Daniels D. L., Williams A. L., Haughton V. M.: Intraspinal synovial cysts: natural history and diagnosis by CT. Radiology 1982; 145:375–376.

Klunder K. B., Rud D., Hansen J.: Osteoarthritis of the hip and knee joint in retired football players. Acta Orthop. Scand. 1980; 51:925–927.

Modic M. T., Masaryk T., Paushter D.: Magnetic Resonance Imaging of the spine. Radiol. Clin. North America 1986; 24:229–245.

Peyron J. G.: The epidemiology of osteoarthritis. In: Moskowitz R. W., Howell D. S., Golberg V. M., Mankin H. J. (eds.): Osteoarthritis: Diagnosis and management, Philadelphia, Saunders, 1988, p. 9.

Resnick D., Niwayama G.: Diagnosis of bone and joint disorders. 2nd edition, Philadelphia, Saunders, 1988.

Resnick D., Niwayama G.: Radiographic and pathologic features of spinal involvement in diffuse idiopathic skeletal hyperostosis (DISH). Radiology 1976; 119:559–568.

Spencer R. R., Jannke R. W., Hardy T. L.: Dissection of gas into an intraspinal synovial cyst from contigous vacuum facet. J. Comput. Assist. Tomogr. 1983; 7:886–888.

Vogler J. B. III, Brown V. H., Helmsg C. A., Genant H. K.: The normal sacroiliac joint: A CT study of asymptomatic patients. Radiology 1984; 151:433–437.

bedingt durch voluminöse Osteophyten von C5 bis C6 mit Kompression des Ösophagusmundes, oder eine funktionelle Störung der Wirbelsäule. Charakteristisch ist ein mildes klinisches Bild im Kontrast zu der Schwere der radiologischen Läsionen (**Abb. 8-61**). Neben den vertebralen Läsionen, die das radiologische Bild prägen, gibt es auch periphere Veränderungen, besonders Bandverkalkungen oder -verknöcherungen am Becken, an den Fersen, an den Füßen und an den Ellbögen. Durback hat kürzlich mittels CT bei acht Erwachsenen, die die klassischen Zeichen an der Wirbelsäule hatten, iliosakrale Läsionen (osteophytäre Brücken, Vakuumphänomen und Sklerose) ähnlich wie bei der gewöhnlichen Arthrose beschrieben.

8.
Bewegungsapparat

Kristallarthropathien

J. Garcia

Gicht

Diese Krankheit ist seit dem Altertum bekannt. Sie wurde lange Podagra genannt (griechisch πουσ und αγρα = Attacke auf den Fuß). Die Gicht ist eine der ersten Erkrankungen, die am Ende des letzten Jahrhunderts mit einer Röntgenaufnahme untersucht wurden. Sie ist durch eine *Hyperurikämie* bedingt, von deren es zwei Formen gibt. Die primäre Form ist durch eine metabolische Störung bedingt. Die Ursachen der sekundären Form sind vielfältig (hämatologisch, endokrin, vaskulär und renal). Die idiopathische Form dominiert bei Männern in einem Verhältnis von 20 zu 1. Der erste Schub tritt im allgemeinen um 50 ein und befällt nur ein oder zwei Gelenke. Viel seltener ist die Gicht polyartikulär. Sie ist vor allem an den unteren Extremitäten, besonders den Fußgelenken und den Großzehen, lokalisiert. Sie entwickelt sich schubweise, mit unterschiedlich langen symptomfreien Intervallen. Heutzutage sieht man immer seltener chronische Formen mit radiologischen Veränderungen, im Gegensatz zu früher, als die modernen therapeutischen Mittel (nicht-steroidale Antiphlogistika) noch nicht eingeführt waren. Diese sind nämlich sehr wirksam und stoppen einen Schub vor dem Auftreten osteoartikulärer Läsionen. Die Diagnose beruht auf dem mikroskopischen Nachweis der Natriumuratkristalle im Gelenk- oder Sehnenscheidenerguß.

Während eines akuten Schubs sind *Röntgenaufnahmen* nicht besonders hilfreich. Bei der chronischen Form dagegen zeigen sie Gelenkusuren (**Abb. 8-62**) ohne Gelenkspaltverschmälerung (im Gegensatz zur RA), manchmal von Weichteilschwellungen begleitet. Der klassische verkalkte Tophus in den paraartikulären Weichteilen wird nur noch selten beobachtet, während er vor 50 Jahren in ungefähr 60% der Fälle zu sehen war. Ein Befall der Schulter, der Hüft- und Iliosakralgelenke sowie der Wirbelsäule ist selten. Das gleichzeitige Vorkommen einer Gicht und einer Chondrokalzinose und sehr selten einer RA ist beschrieben worden.

Chondrokalzinose

Die Chondrokalzinose ist durch die Ablagerung von *Pyrophosphatkristallen* bedingt. Diese wurden erst vor 30 Jahren von McCarthy und Mitarbeitern entdeckt.

Der *radiologische Aspekt* der Chondrokalzinose ist sehr charakteristisch: Intraartikuläre Verkalkungen der Knorpel- und Faserknorpelstrukturen, besonders an den Knie- und Handgelenken (**Abb. 8-63**). Die Frequenz der Verkalkungen an diesen zwei Lokalisationen ist so hoch, daß die Diagnose auf Röntgenaufnahmen der Knie- und Handgelenke in der Mehrzahl der Fälle gestellt werden kann. Beim Fehlen von Verkalkungen auf Röntgenaufnahmen erlaubt die mikroskopische Untersuchung des Gelenkergusses die Pyrophosphatkristalle, die von den Uratkristallen sehr verschieden sind, zu identifizieren. Neben Knie- und Handgelenken können Hüft-, Sprung- und Schultergelenke befallen sein. Die Symptome sind denjenigen eines akuten entzündlichen Schubes gleich.

Manchmal führt die Chondrokalzinose zu *erosiven Veränderungen*. Damit entsteht eine schwierige Differentialdiagnose zu einer Infektion, besonders an der Wirbelsäule. 7% der Patienten mit Chondrokalzinose zeigen vertebrale Erosionen auf den Röntgenaufnahmen. Im Zweifelsfall erlaubt die CT die perivertebralen Weichteile zu kontrollieren, um bei Infektion eine entzündliche Manschette oder sogar einen Abszeß nachzuweisen und gezielt eine Punktion durchzuführen. Falls eine Arthrose an den Händen oder Hüften einen erosiven Charakter aufweist, muß an die Möglichkeit einer Chondrokalzinose gedacht werden.

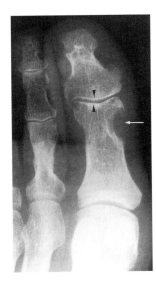

Abb. 8-62: Gicht. Teilansicht einer Aufnahme des linken Fußes. Die proximale Phalanx der Großzehe zeigt eine riesige Usur lateralseits (Pfeil), aber der Gelenksspalt ist normal breit.

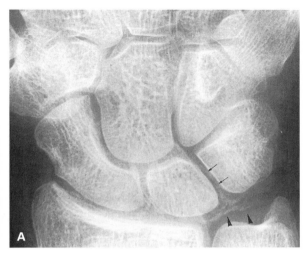

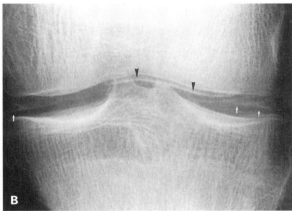

Abb. 8-63: Chondrokalzinose. **(A)** Teilansicht einer antero-posterioren Aufnahme der linken Hand. Verkalkungen des Discus triangularis des Karpus (Pfeilspitzen) und des Knorpels (Pfeile). **(B)** Teilansicht einer antero-posterioren Aufnahme des linken Kniegelenkes. Verkalkungen der Menisci (Pfeile) und des Gelenksknorpels des Kondylen (Pfeilspitzen).

Hydroxyapatit-Rheumatismus

Die technischen Fortschritte der letzten Jahre, insbesondere die Elektronenmikroskopie und die Röntgenmikroanalyse, haben uns wichtige Informationen über die Hydroxyapatitkristalle geliefert. Diese sind im Gegensatz zu den intraartikulären Pyrophosphatkristallen der Chondrokalzinose im allgemeinen extraartikulär gelegen. Der Hydroxyapatitrheumatismus zeigt sich durch einen akuten entzündlichen Schub, welcher beide Geschlechter in jeder Altersklasse befallen kann.

Die häufigste Form ist die *kalzifizierende Tendinitis*, die in 70% der Fälle im Schulterbereich vorkommt. Röntgenaufnahmen zeigen eine oder mehrere, rundliche, unterschiedlich große Verkalkungen um den Trochanter in den Sehnen der Rotatorenmanschette (Supraspinatus-, Infraspinatus-, Teres minor und Subscapularismuskel) **(Abb. 8-64)**. Frontale Aufnahmen in Innen- und Außenrotationen demonstrieren gut diese Verkalkungen, die durch Behandlung oder spontan verschwinden können.

Bei gewissen Patienten mit Arthrose wurden im Gelenkknorpel, in der Synovialflüssigkeit und in der Synovialmembran Hydroxyapatitkristalle nachgewiesen. Man weiß nicht genau, woher sie stammen. Sind sie durch die Knocheneburniesierung bedingt oder gehören sie zu einer für die Entstehung der Arthrose verantwortlichen Grundstörung des Gelenkknorpels?

Manchmal beobachtet man wie bei der Chondrokalzinose eine sehr vernichtende Arthropathie mit Nachweis von Hydroxyapatitkristallen. Die bekannteste

8.
Bewegungs-apparat

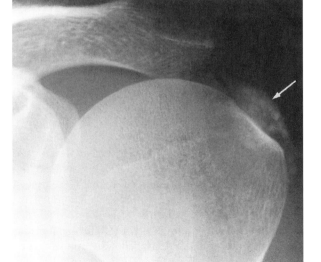

Abb. 8-64: Periarthritis humero-scapularis. Antero-posteriore Aufnahme des linken Schultergelenkes. Große Verkalkung der Supraspinatussehne (Pfeil); keine Läsion des glenohumeralen Gelenkes.

Form ist am Schultergelenk lokalisiert («Milwaukee shoulder») und führt zu einer hochgradigen Zerstörung dieses Gelenkes. Sie kann mit Befall der Kniegelenke kombiniert sein.

Hämochromatose

Die idiopathische Hämochromatose ist eine erbliche metabolische Störung. Sie ist durch übermäßige *Eisenablagerungen* in verschiedenen Organen charakterisiert und führt zu schweren Veränderungen: Leberzirrhose, Diabetes mellitus, Kardiomyopathie usw. Die Krankheit ist zehnmal häufiger bei Männern als bei Frauen und wird selten vor dem vierzigsten Lebensjahr beobachtet. Die Hämosiderose entsteht ebenfalls durch Eisenablagerung, aber sie entsteht häufig iatrogen nach wiederholten Bluttransfusionen.

Die Eisenablagerung in den Gelenken erfolgt in der Synovialmembran und im Knorpel. Die Synovialentzündung ist reaktiv und weist ähnliche Merkmale auf, wie die, die nach wiederholten Blutungen bei Hämophilikern auftritt.

Die Läsionen sind besonders an den Händen im Bereich der Metakarpophalangealgelenken lokalisiert. Sie gleichen denjenigen der Arthrose mit Gelenkspaltverschmälerung, Sklerose, subchondralen Zysten und Osteophyten. Die Topographie der Läsionen ist für die Diagnose sehr hilfreich, da eine gewöhnliche Arthrose der Metakarpophalangealgelenke sehr selten ist. Intraartikuläre Verkalkungen sind manchmal sichtbar und differentialdiagnostisch von denjenigen der Chondrokalzinose zu unterscheiden.

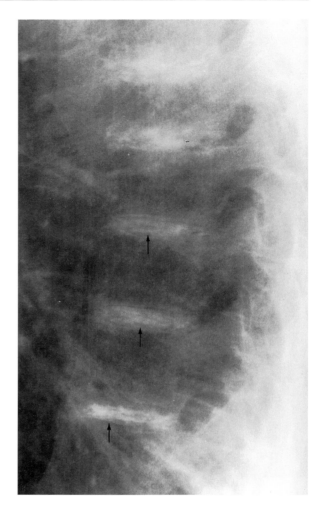

Abb. 8-65: Ochronose. Teilansicht einer seitlichen Aufnahme der thorakalen Wirbelsäule. Verkalkungen der Diskusscheiben (Pfeile) auf allen Stufen.

Arthropathie bei Wilson-Krankheit

Die Wilsonsche Krankheit ist ein erbliches Leiden, das durch eine Störung des *Kupfermetabolismus* bedingt ist und zu übermäßigen Kupferablagerungen in vielen Organen wie Leber, Kornea, Basalganglien, Nieren usw. führt.

Die häufigste Läsion des Bewegungsapparates (ungefähr 50% der Patienten) ist die Osteoporose mit sekundären Spontanfrakturen. Zusätzlich besteht auch eine Arthropathie, die der Arthrose sehr ähnlich ist, aber viel frühzeitiger auftritt. Sie kommt bei den Erwachsenen nach mehrjährigem Verlauf der Erkrankung vor und soll durch Behandlung mit Chelaten verbessert werden. Die Kupferablagerung scheint primär im Knorpel zu geschehen.

Alkaptonurie (Ochronose)

Die Alkaptonurie ist eine seltene erbliche Krankheit, die durch das Fehlen eines Enzyms bedingt ist und zur Anhäufung von *Homogentisinsäure* führt. Diese Substanz gehört zum normalen Stoffwechsel des Phenylalanins und des Tyrosins und wird im Harn ausgeschieden. Die Ablagerung geschieht besonders in Knorpelstrukturen, die eine dunkle Farbe annehmen (daher der Name «Ochronose»). Eine Arthrose bildet sich im Verlauf der Jahre, mit Befall sowohl der Wirbelsäule als auch der peripheren Gelenke, deren Zerstörung schließlich eine Gelenkprothese notwendig macht.

Radiologisch manifestiert sich die Erkrankung durch multiple Verkalkungen in allen Bandscheiben **(Abb. 8-65)** und intraartikuläre Verkalkungen wie bei der Chondrokalzinose. Die ankylosierende Spondylarthritis kann ebenfalls mit Verkalkungen mehrerer Bandscheiben verbunden sein, aber das Fehlen von Läsionen an den Iliosakralgelenken und den hinteren Wirbelgelenken bei der Alkaptonurie ermöglicht die Differentialdiagnose.

Weiterführende Literatur

Doyle D. V.: Tissue calcification and inflammation in osteoarthritis. J. Pathol. 1982; 136:199–216.

Halverson P. B., McCarty D. J., Cheung H. S. et al.: Milwaukee shoulder syndrome: eleven additional cases with involvement of the knee in seven (Basic calcium phosphate crystal deposition disease). Semin. Arthritis Rheum. 1984; 14(1):36–44.

Lambert P., Bacques O., Marteau J., Lamotte J. C., De Bary A., Grange V.: Spondylodiscite ou pseudo-spondylodiscite plurifocale et chondrocalcinose articulaire. Rev. Rhum. Mal. Osteoart. 1982; 49:701–706.

Makela A., Korkala O.: Hip arthroplasty for alkaptonuric ochronosis. A case report. Acta Orthop. Scand. 1986; 57:171–176.

McCarty D. J.: Coexistent Gout and rheumatoid arthritis: J. Rheumatol. 1981; 8:353–354.

Menerey, K. A., Eider W., Brewer G. J. et al.: The arthropathy of Wilson's disease. clinical and pathologic features: J. Rheumatol. 1988; 15:331–337.

Resnick D., Niwayama G.: Diagnosis of bone and joint disorders. 2nd edition, Philadelphia, Saunders, 1988.

Schumacher H. R., Klippel J. H., Robinson D. R.: Primer on the rheumatic diseases. 9th edition, Atlanta, Arthritis Foundation, 1988.

Metabolische Erkrankungen

W. Bessler

Osteoporose

Die Osteoporose ist gekennzeichnet durch einen *Verlust an Knochenmasse* bei normalem histologischem Aufbau und normaler chemischer Zusammensetzung des erhaltenen Knochens. Sie ist die Folge einer negativen Knochenbilanz mit Überwiegen der Knochenresorption über die Knochenformation.

Bei *hig-turnover-Osteoporosen* ist der Knochenumbau gesteigert, wobei der Knochenanbau weniger stark erhöht ist als der besonders stark vermehrte Knochenabbau (z. B. Hyperthyreose, Inaktivitätsosteoporose, Sudeck-Syndrom).

Bei *low-turnover-Osteoporosen* ist der Knochenumbau verlangsamt mit Verminderung des Knochenanbaues bei normalem oder gesteigertem Knochenabbau (z. B. bei seniler und postmenopausischer Osteoporose, oder Hypothyreose)

Röntgenologische Leitsymptome der Osteoporose sind eine vermehrte Transparenz des Knochengewebes, eine Auflockerung der Spongiosastruktur mit Verbreiterung der intertrabekulären Zwischenräume und eine Verdünnung der Kortikalis durch endostalen Abbau. In fortgeschrittenen Stadien treten Knochendeformationen und Insuffizienz-Frakturen auf. Bei low-turnover-Osteoporose sind die Strukturveränderungen diffus und gleichmäßig, bei high-turnover-Osteoporose fleckig und unregelmäßig, wobei die Kortikalis eine Lamellisierung sowie endostale und periostale Arrosionen aufweisen kann. Konventionell radiologisch ist die Osteoporose erst nach einem Kalziumverlust von 30 bis 50% zu erkennen. Eine Frühdiagnose ist mit speziellen radiologischen Methoden, wie Ultraschall-Untersuchung, Photonenabsorptiometrie oder quantitativer Computertomographie möglich.

Die *generalisierte Osteoporose* befällt das ganze Skelett mit Bevorzugung der Wirbelsäule, sie zeigt in der Regel ein regelmäßig verändertes Strukturbild. Die *lokale und regionäre Osteoporose* ist vor allem in den peripheren Skeletteilen lokalisiert, wobei sie strukturell meistens einen unregelmäßigen Charakter aufweist. Eine fleckförmige Auflockerung der Knochenstruktur findet sich vor allem in den gelenknahen Epiphysen, kombiniert mit bandförmiger subchondraler und metaphysärer Lokalisation.

Die *senile* und die *postmenopausische* Osteoporose sind besonders häufig. Ihr Auftreten ist abhängig von Geschlecht, Hormonhaushalt. Skelettgröße, Aktivität und Ernährung. Ein sukzessiver Knochenverlust im Alter ist physiologisch und bei Frauen stärker ausgeprägt als bei Männern. Die Altersosteoporose entwickelt sich über Jahrzehnte und ist gekennzeichnet durch eine exzessive Knochenresorption, häufig kombiniert mit einer Störung der Knochenformation. Eine Osteoporose liegt vor, wenn die Knochenmasse im Vergleich zum Alter abnorm stark vermindert ist und infolge reduzierter statischer Belastbarkeit Frakturen an Wirbeln, an den proximalen Enden von Femur und Humerus und an den distalen Radiusenden auftreten. Neben Frakturen kommen bei der Osteoporose auch sukzessiv entstehende Knochendeformationen vor wie z. B. eine Varuskrümmung des proximalen Femurendes oder die Entwicklung von «Fischwir-

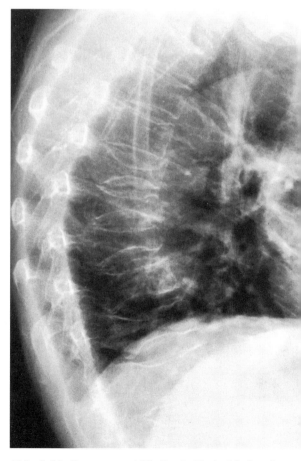

Abb. 8-66: Osteoporose (64j. Frau). Fischwirbelkonfiguration der mittleren Brustwirbel.

beln». Die letzteren entstehen durch den kontinuierlichen Druck der Bandscheiben auf die Wirbelkörperabschlußplatten, die schließlich bikonkav eingewölbt werden (**Abb. 8-66**).

Bei der *idiopathischen juvenilen Osteoporose*, die vor der Pubertät auftritt und nach einigen Jahren unter Zurücklassung einer verminderten Körpergröße wieder abheilt, ist die Knochenresorption aus unbekanntem Grund erhöht.

Die wichtigste kongenitale Osteoporose ist die *Osteogenesis imperfecta*. Es handelt sich dabei um eine Erbkrankheit des Bindegewebes, die gekennzeichnet ist durch eine abnormale Reifung des Kollagens im mineralisierten und nicht mineralisierten Bindegewebe.

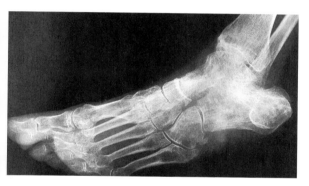

Abb. 8-67: Sudecksche Dystrophie des linken Unterschenkels und Fußes (56j. Mann). Grobfleckige Osteopenie.

Immobilisation und Inaktivität führen zu einer vermehrten Kalziumausscheidung im Stuhl und Urin mit Entwicklung einer Osteoporose im Verlauf von 1 bis 3 Monaten.

Bei der *Sudeckschen Dystrophie*, die das Skelett regional befällt, ist die Knochendurchblutung erhöht. Es liegt eine Überaktivität des sympathischen Nervensystems vor. Betroffen werden vor allem die Extremitäten nach traumatischen Einwirkungen (**Abb. 8-67**). Die Sudecksche Dystrophie beinhaltet in ihrer Vollform neben einer akut entstehenden Dekalzifikation auch eine Weichteilsymptomatik mit Schwellung, Überwärmung und intensiven Schmerzen. Szintigraphisch läßt sich eine stark vermehrte Tracerablagerung in den osteoporotischen Skeletteilen feststellen.

Unter den transienten regionalen Osteoporosen ist die *Algodystrophie* der Hüfte zu erwähnen. Sie tritt bei Jugendlichen und im mittleren Erwachsenenalter auf und ist oft kombiniert mit chronisch-entzündlichen Synovialveränderungen des Hüftgelenkes. Ihr Nachweis erfolgt mittels Skelettszintigraphie und Magnetresonanzbildgebung (**Abb. 8-68**).

Regional wandernde Osteoporosen kommen in der 4. und 5. Lebensdekade vor, sie befallen nacheinander verschiedene Skeletteile, vor allem Hüfte, Knie, Knöchel und Füße. Die transienten Osteoporosen bilden sich nach einer Dauer von wenigen Monaten wieder vollständig zurück. Die klinischen Symptome in Form von Schmerzen gehen der röntgenologisch erkennbaren Entkalkung des betroffenen Skeletteiles um mehrere Wochen voraus; die Frühdiagnose kann mit Hilfe einer Skelettszintigraphie gestellt werden.

**8.
Bewegungs-
apparat**

Abb. 8-68: Algodystrophie des rechten Hüftgelenkes (42j. Mann). (**A**) Beckenröntgenbild mit Osteoporose des rechten proximalen Femurendes und des rechten Hüftpfannendaches. (**B**) Beckenszintigramm mit vermehrter Radioaktivitätsbelegung der rechten Hüftgelenksregion und des rechten proximalen Femurendes. (**C**) MRI der Hüftgelenke, T1-gewichtet. Marködem von Femurkopf, -hals und Trochanterregion sowie des rechten Hüftpfannendaches.

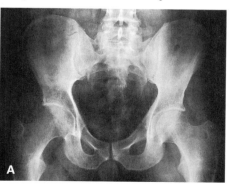
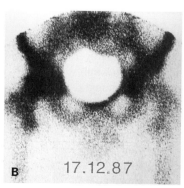
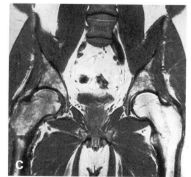

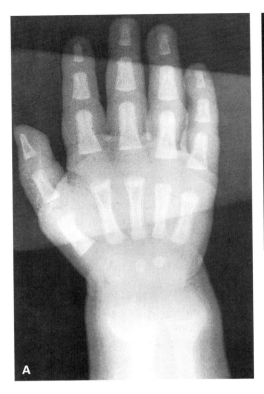

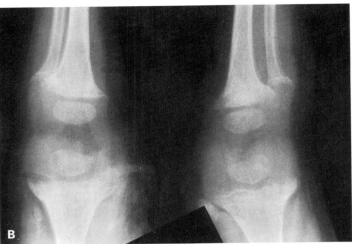

Abb. 8-69: Vitamin D-Mangelrachitis (7 Monate alter Knabe). **(A)** Hand- und **(B)** Knieaufnahme mit Skelettalterrückstand, allgemeiner Osteoporose, schweren Ossifikationsstörungen der Metaphysenabschlußplatten und periostaler Knochenneubildung an den Metakarpalia.

Rachitis und Osteomalazie

Bei der Rachitis des Jugendlichen und bei der Osteomalazie des Erwachsenen liegt eine Störung der Mineralisation des Osteoids vor, wodurch die Ausbildung von reifem spongiösem und kortikalem Knochen behindert wird. Ätiologisch beruhen beide Erkrankungen auf einem Mangel an *Vitamin-D₃* (Cholecalciferol) oder auf einer Störung der Synthese seiner metabolisch aktiven Metaboliten ($25\text{-}OH\text{-}D_3$, $1,25\text{-}(OH)_2\text{-}D_3$). Da die letzteren in Leber und Nieren gebildet werden, können auch Erkrankungen dieser Organe oder eine Fehlanlage der Nierentubuli zu einer Osteomalazie resp. Rachitis führen.

Bei der *Rachitis* finden sich radiologisch die frühesten Veränderungen an den am raschesten wachsenden Knochenanteilen, wie sternale Rippenenden, proximale Enden von Tibia und Humerus und distale Enden von Femur, Radius und Ulna. Unregelmäßigkeiten an den Wachstumszonen sind für die Erkrankungen charakteristisch. Die temporären Verkalkungszonen werden dünn und unscharf begrenzt, später verschwinden sie vollständig. Es tritt eine konkave Becherung und eine unregelmäßig ausgefranste Konturierung der Metaphysenabschlußplatten auf, wobei an ihren Rändern kortikale Spornbildungen zu beobachten sind. In den Epiphysenknorpeln ist die enchon-

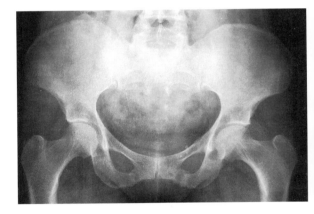

Abb. 8-70: Osteomalazie (58j. Frau). Loosersche Umbauzonen im vorderen Beckenring. Verwaschene Spongiosastrukturzeichnung.

drale Ossifikation stark gehemmt (**Abb. 8-69**). Eine Verdickung der knorpeligen vorderen Rippenenden erzeugt das Bild des sog. «rachitischen Rosenkranzes». Der Schädel zeigt frontal und parietal Vorwölbungen und gewinnt ein quadratförmiges Aussehen. Die Dentition ist verzögert.

Bei der *Osteomalazie* findet sich radiologisch eine allgemeine Deossifikation des Skelettes. Strukturdetails verschwinden, der spongiose Knochen ist diffus getrübt und milchglasartig, die kompakten Knochenschichten sind verdünnt. Typisch für die Osteomalazie ist das Auftreten von «Looserschen Umbauzonen». Es sind dies Pseudofrakturen oder Infraktionen, die als bandförmige Dekalzifizierungszonen senkrecht zur Oberfläche den Knochen teilweise oder ganz durchsetzen. Oft sind sie bilateral und symmetrisch (Milkman-Syndrom). Sie kommen am axillären Rand der Skapula, am Femurhals, an den Scham- und Sitzbeinästen und an den Rippen vor (**Abb. 8-70**). Bei langdauernder Osteomalazie treten Verbiegungen der langen Röhrenknochen und eine Kartenherzform des Beckens auf. Rachitis und Osteomalazie sind meistens mit einer Osteoporose vergesellschaftet. Infolge der bei diesen Erkrankungen auftretenden Hypokalzämie entwickelt sich häufig auch ein sekundärer Hyperparathyreoidismus.

Die *familiäre Hypophosphatämie*, der sog. Phosphatdiabetes, dem ein hereditärer primärer Defekt der renalen tubulären Phosphatresorption zugrunde liegt, führt zur Vitamin-D-resistenten Rachitis. Neben typischen rachitischen Skelettveränderungen, die nur auf hohe, über längere Zeit gegebene Vitamin D-Dosen ansprechen, finden sich bei dieser Krankheit eine auffallende Vergröberung der Spongiosastrukturzeichnung und generalisierte Sehnenansatzverknöcherungen, sog. Enthesopathien.

Eine Osteomalazie kann assoziiert mit gewissen *Knochen- oder Weichteiltumoren* auftreten (Knochen- und Weichteilhämangiome, Riesenzelltumoren, Perizytome, maligne Neurinome). Diese Tumoren führen zu einer Hypophosphatämie mit konsekutiver Osteomalazie, die sich nach Tumorexzision wieder vollständig zurückbildet.

Morbus Paget

Der Morbus Paget ist eine häufige Erkrankung von Personen mittleren und höheren Alters. Gekennzeichnet ist sie durch einen exzessiv gesteigerten abnormalen Knochenumbau. Es liegt eine Kombination von aggressiver Knochenresorption und Knochenapposition vor. Befallen werden einzelne oder mehrere Knochen vor allem des axialen Skelettes inkl. Schädel, die

proximalen und distalen Femurenden, die proximalen Enden von Humerus und Tibia sowie seltener die Rippen und die kleinen Knochen. Die Erkrankung kann asymptomatisch sein oder mit Schmerzen in den befallenen Skelettteilen verbunden sein. Neuromuskuläre Symptome treten bei stärkerem Befall der Wirbelsäule oder des Schädels infolge Nerven-, Rückenmark- oder Gehirnkompression in Erscheinung. Laboruntersuchungen ergeben eine erhöhte alkalische Phosphataseaktivität und eine vermehrte Hydroxyprolinausscheidung. Bei Immobilisation des Patienten kann sich auch eine Hyperkalzämie einstellen.

Radiologisch lassen sich in der Entwicklung des M. Paget drei Phasen unterscheiden:

Osteolytische Phase: Es finden sich große Osteolysezonen, z. B. im Schädel (Osteolysis circumscripta, **Abb. 8.71**) oder in den langen Röhrenknochen mit epiphysärem Beginn und schaftwärts gerichtetem Fortschreiten. Ein Ausgang von der Schaftmitte ist nur ausnahmsweise zu beobachten. Gegen den intakten Knochen sind die Osteolysezonen zungenförmig scharf begrenzt, die Kompakta ist verdünnt.

Osteolytisch-osteosklerotische Phase: Die Kompaktaschichten sind verdickt und lamellisiert. Die aufgelockerte, vergröberte Spongiosa bildet unregelmäßig angeordnete Waben, zusätzlich finden sich unregelmäßig verteilte und begrenzte Sklerosierungsherde.

Sklerotische Phase: In den Krankheitsherden überwiegt die Sklerosierung mit starker Verdickung der unregelmäßig angeordneten Spongiosatrajektorien,

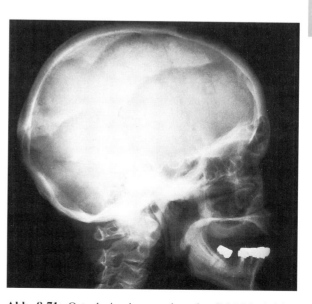

Abb. 8-71: Osteolysis circumscripta des Schädels infolge M. Paget (77j. Frau).

die ein vergrößertes Strukturbild ergeben. Die verdickte Kompakta ist stark aufgeblättert und gegen den Markraum unregelmäßig begrenzt. Bei Schädelbefall finden sich besonders dichte und grobe Sklerosierungsherde («cotton wool skull», **Abb. 8-72**). Einzelne Wirbel sind entweder diffus sklerosiert (Elfenbeinwirbel) oder sie zeigen bei einer allgemeinen Vergrößerung der Spongiosazeichnung eine Rahmenstruktur. Die befallenen Knochen sind verdickt. Es finden sich Verkrümmungen der langen Röhrenknochen. Am Becken kann eine Protrusio acetabuli und am Schädel eine basiläre Impression beobachtet werden. Senkrecht zur Knochenoberfläche treten Fissuren auf, die sich zu inkompletten und kompletten Insuffizienzfrakturen weiterentwickeln. Befallene Wirbel können trotz Strukturverdichtung zusammensintern.

Alle drei Phasen eines M. Paget können gleichzeitig in demselben Knochen vorkommen, wobei die Osteolyse den Bereich der Krankheitsprogression markiert (**Abb. 8-73**).

Bei 5 bis 10% der älteren Patienten kann eine *sarkomatöse Entartung* des M. Paget eintreten (Spindelzellsarkom, Fibrosarkom oder osteogenes Sarkom). Neu auftretende Osteolyseherde oder paraossäre Verkalkungen und Verknöcherungen deuten eine solche Entwicklung an. Infolge einer stark vermehrten Durchblutung der an einem M. Paget erkrankten Skeletteile sind diese auch prädisponiert für die Ansiedelung von Metastasen.

Für die Feststellung der Ausdehnung eines M. Paget im Skelett ist die *Skelettszintigraphie* besonders geeignet. Vor allem in den Phasen II und III tritt eine starke Anreicherung der Tracersubstanz auf.

Weiterführende Literatur

Bessler W.: Allgemeine Röntgensymptomatik des pathologischen Skelettes. In: Dihlmann W., Frommhold W. (Hrsg.): Schinz: Radiologische Diagnostik in Klinik und Praxis, Bd. VI/1: Knochen – Gelenke – Weichteile. 7. Aufl., Stuttgart, New York, Thieme, 1989.

Edeiken J., Hodes P. J.: Röntgen diagnosis of diseases of bone. 2nd ed., Baltimore, Williams & Wilkins, 1973.

Resnick D., Niwayama G.: Diagnosis of bone and joint disorders. 2nd ed., Philadelphia, Saunders, 1988.

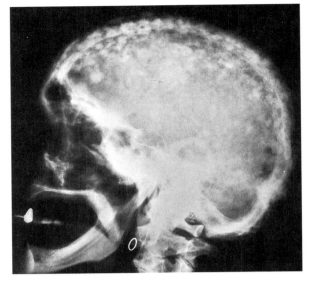

Abb. 8-72: Grobfleckige Osteosklerose des Schädels infolge M. Paget (75j. Mann).

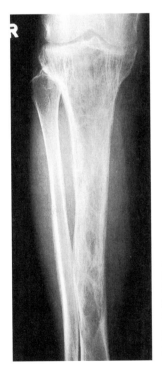

Abb. 8-73: M. Paget der rechten Tibia (86j. Frau). Proximal sklerotische Phase, mehr distal osteolytisch-osteosklerotische und schließlich osteolytische Phase. Varuskrümmung des Tibiaschaftes.

Endokrine Erkrankungen

W. Bessler

Hyperparathyreodismus und renale Osteodystrophie

Ein *primärer* Hyperparathyreodismus kann verursacht werden durch ein einzelnes Parathyroidea-Adenom, durch eine Parathyreoideahyperplasie oder durch ein Parathyreoidea-Karzinom. Der *sekundäre* Hyperparathyreoidismus ist ein kompensatorischer Mechanismus auf eine vorliegende Hypokalzämie, er kann sich vor allem bei der Rachitis, bei der Osteomalazie, beim Malabsorptionssyndrom und bei einer Niereninsuffizienz entwickeln. Der primäre Hyperparathyreoidismus tritt meistens in der 3., 4. und 5. Lebensdekade auf, kann jedoch auch bei Neugeborenen und Patienten über 70 Jahren beobachtet werden; Frauen sind dreimal häufiger befallen. Eine Mehrzahl der Patienten entwickelt Nierensteine und häufig auch duodenale oder gastrische Ulzera. Typische Symptome sind allgemeine Schwäche, Niereninsuffizienz und eine Hypotonie der Muskulatur. Das Parathormon wirkt einerseits auf die renalen Tubuli und andererseits direkt auf den Knochen. Der Überschuß an Parathyreoidea-Hormon verursacht eine Hyperkalzämie, eine Hypophosphatämie, eine Hyperphosphaturie und eine Hyperkalziurie.

Radiologische Hauptsymptome sind subperiostale kortikale Knochenarrosionen (**Abb. 8-74**), generalisierte Deossifikation, lokale destruktive Knochenläsionen («braune Tumoren», **Abb. 8-75**) und Weichteilverkalkungen. Die Trabekelstruktur des Knochens wird vergröbert, wobei die einzelnen Trabekel unregelmäßig begrenzt und ausgefranst sind. Die Kortikalisschichten sind in ganzer Breite spongiosiert und unscharf begrenzt. Zystoide Läsionen sind exzentrisch, expansiv und in den langen Röhrenknochen vor allem in den Metaphysen lokalisiert.

Subperiostale Resorptionsherde sind vor allem an den Fingerphalangen zu erkennen, ferner findet sich auch eine Akroosteolyse an den processus unguiculares der Endphalangen. An der Schädelkalotte werden die Konturen der Tabula in- und externa unscharf begrenzt, gleichzeitig tritt eine granuläre Deossifikation auf. Die Lamina dura der Zähne ist nicht mehr abzugrenzen. Stärkere Resorptionserscheinungen können auch an den Klavikulaenden und subchondral an der Symphyse auftreten.

Vor allem beim sekundären Hyperparathyreodismus wird das Bild der «rugger jersey spine» beobachtet,

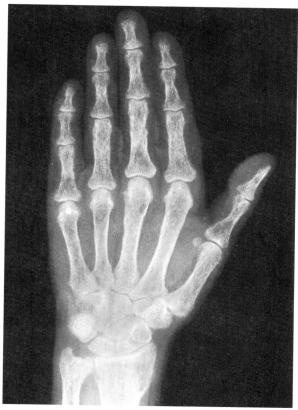

Abb. 8-74: Primärer Hyperparathyreoidismus (43j. Mann). Ausgefranste Spongiosabälkchen des Handskelettes, subperiostale Usuren an den Fingerphalangen, Akroosteolyse.

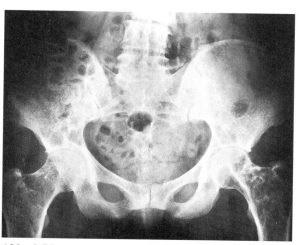

Abb. 8-75: Primärer Hyperparathyreoidismus (62j. Frau). Ausgefranste Spongiosabälkchen im Beckenskelett, multiple Zysten und braune Tumoren in der Umgebung beider Hüftgelenke.

wobei die einzelnen Wirbel eine Dreischichtung mit breiter Verdichtung der Wirbelkörperabschlußplatten und Auflockerung der Wirbelkörperzentren zeigen (**Abb. 8-76**). Verkalkungen finden sich nicht nur in den Weichteilen, sondern auch im Gelenkknorpel, in Menisci und Disci, ähnlich der primären Chondrokalzinose.

Beim primären Hyperparathyreoidismus ist das Skelett in 30 bis 40% der Patienten befallen, beim sekundären Hyperparathyreodismus finden sich fast immer Skelettveränderungen.

Die *renale Osteodystrophie* ist gekennzeichnet durch die Kombination eines sekundären Hyperparathyreoidismus mit einer Osteomalazie. Der erstere wird bedingt durch die Hypokalzämie, die letztere durch eine gestörte Synthese des skelettaktiven Vitamin D_3-Metaboliten. Je nachdem, welche der beiden Erkrankungen überwiegt, stehen röntgenologisch entweder hyperparathyreote oder osteomalazische Skelettsymptome im Vordergrund. In Sonderformen der renalen Osteodystrophie kommt es auch zu sklerotischen Strukturveränderungen vor allem an den Fingerendphalangen. Eine «rugger jersey spine» ist häufig.

Erkrankungen der Schilddrüse

Hyperthyreose

Eine Hyperthyreose infolge Basedow-Struma, toxischem Adenom oder subakuter chronischer Thyreoiditis führt zur Erhöhung des Gesamtstoffwechsels. Der Knochenumbau ist beschleunigt, wobei die Knochenresorption stärker betroffen ist als die Knochenformation. Das Resultat ist eine negative Kalziumbilanz.

Radiologisch kann eine Osteoporose, welche das ganze Skelett befällt, festgestellt werden. An der Wirbelsäule entstehen Fischwirbel und am Schädel fokale Rarefaktionen. Eine erhöhte Transparenz und zystische Läsionen können sich an den langen Röhrenknochen, an der Klavikula und an Rippen entwickeln. Die Phalangen von Händen und Füßen sind gitterförmig strukturiert und die Kortikalis weist infolge einer Hyperosteoklastose eine Längsstreifung auf (**Abb. 8-77**). Bei Kindern ist die Skelettreifung beschleunigt, es kann zu prämaturen Kraniosynostosen kommen.

Nach Behandlung der Hyperthyreose können an den Fingern besondere Veränderungen beobachtet werden: neben einer Weichteilschwellung von Finger und Zehen findet sich eine asymmetrische periostale Knochenneubildung, ähnlich wie bei der hypertrophen Osteoarthropathie oder der Pachydermoperiostose.

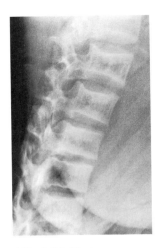

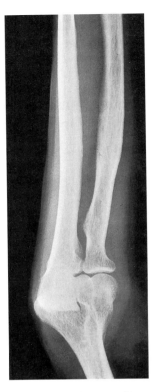

Abb. 8-76: Nephrogener, sekundärer Hyperparathyreoidismus (28j. Frau). Bandförmige Sklerose der Wirbelkörperabschlußplatten, Auflockerung des Wirbelkörperzentrums (rugger jersey spine).

Abb. 8-77: Thyreotoxikose (55j. Frau). Lamellisierung des kompakten Knochens infolge intrakortikaler Osteoklastose.

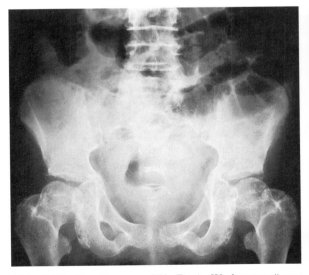

Abb. 8-78: Hypothyreose (39j. Frau). Wachstumsstörung der Femurkopfepiphysen, der nicht fusionierten Becken- und Trochanterapophysen und der Wirbelkörperrandleisten.

Hypothyreose

Hypothyreoidismus und Myxödem entsprechen einem Zustand mit Thyroxin und Trijodthyronin-Defizienz. Die Stoffwechselvorgänge sind verlangsamt. Am Skelett findet sich eine Verminderung der Knochenformation und Resorption. Die Kalzium- und Phosphorausscheidung über Urin und Stuhl sind herabgesetzt. Es kommt zu Kalkablagerungen in den Weichteilen und im Knochen.

Bei Kindern ist radiologisch die verzögerte Knochenreifung besonders charakteristisch. Die Epiphysen in den distalen Femur- und proximalen Tibiaenden fehlen. Fragmentierte kleine, unregelmäßige Knochenkerne finden sich vor allem in den proximalen Femurepiphysen (Kretinenhüfte). Typisch sind auch Formveränderungen an den Wirbeln des thorakolumbalen Überganges. Diese sind granatförmig konfiguriert und zeigen einen zungenförmigen Fortsatz, ausgehend von ihrer unteren vorderen Kante. Häufig tritt eine Gibbusdeformität auf.

Auch bei Erwachsenen sind die Folgen der verzögerten Skelettreifung sichtbar. Die Epiphysen- und Apophysenfugen bleiben bestehen (**Abb. 8-78**) und die Synchondrosen am Sternum und Sacrum sind auffallend weit. Der Schädel zeigt eine brachyzephale Form mit prominenten Nähten und multiplen Schaltknochen.

Abb. 8-79: Akromegalie (54j. Frau). (**A**) Schädel: Verlängerung des Unterkiefers, Prominenz des Supraorbitalwulstes, große Stirnhöhlen, stark ausgeweitete Sella infolge eosinophilem Hypophysenadenom. (**B**) Hände: Verbreiterung der Fingergelenkspalten infolge Knorpelwucherung, sekundäre Polyarthrose, verbreiterte Processus unguiculares.

Erkrankungen der Hypophyse

Hyperpituitarismus

Ein Hyperpituitarismus entwickelt sich als Folge einer vermehrten Produktion von Wachstumshormon, durch ein eosinophiles Adenom oder durch eine Hyperplasie der eosinophilen Zellen des Hypophysenvorderlappens. Bei Krankheitsbeginn während des Wachstumalters bei noch offenen Epiphysenfugen entsteht ein *Gigantismus* mit abnormer Körpergröße. Nach Schluß der Epiphysenfugen entwickelt sich das typische Bild der *Akromegalie* aus. Es kommt zur Reaktivierung der enchondralen Knochenformation und zur Stimulation der periostalen Knochenbildung. Assoziiert mit diesen Vorgängen besteht auch eine vermehrte Proliferation von Knorpel und Weichteilen. Die Knochenproliferation ist bei der Erkrankung kombiniert mit einer Knochenresorption, die zu einer lokalisierten oder generalisierten Osteoporose führen kann. Akromegalie-Patienten zeigen vergröberte Gesichtszüge mit abnormer Prominenz der Supraorbitalwülste und des Kinns sowie spatenförmige große Hände. Subjektiv klagen sie über Kopf- und Rückenschmerzen und als Folge der auftretenden Skelettveränderungen eventuell über Sehstörungen und neurologische Ausfälle.

Radiologisch finden sich Veränderungen der Sella turcica, die verbreitert sein kann bis zur vollständigen Destruktion des Dorsums. Die frontalen und maxillären Sinus sind ausgeweitet und das Mastoid überpneumatisiert. Der Mandibulawinkel ist vergrößert und die Mandibula verlängert mit Erzeugung einer Progenie. Die Schädelkalotte ist verdickt (**Abb. 8-79 A**). Eine Verbreiterung der Röhrenknochen ist vor allem am Handskelett deutlich zu erkennen, es finden sich abnorm breite processus unguiculares («ungual tufting», **Abb. 8-79 B**). Die Knochenstruktur ist allgemein vergröbert. Die Wirbelkörper zeigen eine Vergrößerung

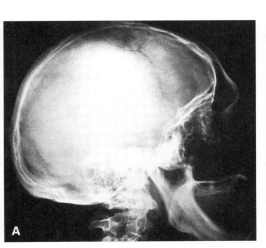
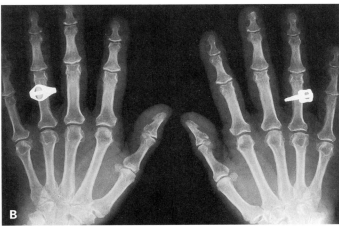

A

B

von Längs- und Querdurchmesser und im Lumbalbereich häufig eine auffallende Einbuchtung ihrer hinteren Kontur. Der Abstand der Bogenwurzeln ist vergrößert. Knochenproliferationen finden sich auch an
Sehnen und Ligamentansätzen, die kräftige Enthesopathien entwickeln. Typisch sind große Spornbildungen
am Okziput und am Tuber calcanei. Infolge einer Verlängerung der Rippen kann der Thorax in sagittaler
Richtung verbreitert sein, wobei die Rippenknorpel-
grenzen verdickt sind (akromegaler Rosenkranz).

Die Knorpelproliferation betrifft auch die Knorpel-
beläge der verschiedenen Gelenke, deren Spalt eine
abnorme Breite gewinnt. Da der überschüssig gebildete
Knorpel qualitativ minderwertig ist, entstehen frühzeitig degenerative Gelenkveränderungen mit arthroti-
scher Osteophytose. Eine Verdickung der Weichteile
läßt sich besonders deutlich an den Händen und Fersen
nachweisen.

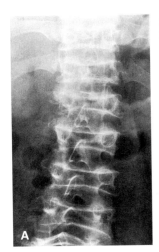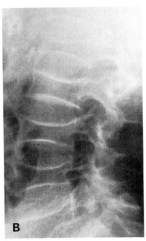

Abb. 8-80: M. Cushing (21j. Mann). Osteoporose der Wirbelsäule, Fischwirbel, Verdichtung der eingewölbten Wirbelkörperabschlußplatten.

Hypopituitarismus

Eine Schädigung des Hypophysenvorderlappens kann
durch Neoplasmen, Infekte, Granulome, Verletzung
oder vaskulären Insult erfolgen. In etwa 10% der Fälle
ist der Hypopituitarismus auch durch ein familiäres
Erbleiden bedingt. Am Skelett findet sich eine Verzögerung des Auftretens und Wachstums der Ossifikationszentren sowie ihrer späteren Fusion. Es tritt eine
Wachstumsstörung auf, die zu unreifen Körperpropor-
tionen und Gesichtszügen führen. Das Resultat der
Skelettstörungen ist der *pituitäre Zwergwuchs*.

Andere endokrine Osteopathien

Morbus Cushing

Der Morbus Cushing wird durch eine Vermehrung der
adrenokortikalen glukokortikoiden Steroide im Körper hervorgerufen. Dieser Zustand kann bedingt sein
durch eine Hyperplasie oder durch Adenome der
Nebennierenrinde sowie durch eine übermäßige Verabreichung von kortikosteroiden Medikamenten. Die
Patienten zeigen ein Mondgesicht, einen Fettwulst im
Nacken, eine vermehrte Hauttransparenz, Striae, Hirsutismus, Hypertension und Knochenschmerzen. Bei
Kindern findet sich ein Wachstumsstillstand mit Ausbildung einer kleinen Körpergröße.

Radiologisch führt die beim Morbus Cushing verminderte Knochenformation, kombiniert mit der vermehrten Knochenresorption, zu einer sehr starken
Osteoporose, die im axialen Skelett, Becken, Rippen
und Schädelkalotte sehr ausgeprägt ist (Stammosteo-
porose). Die Transparenz der Spongiosa ist erhöht und

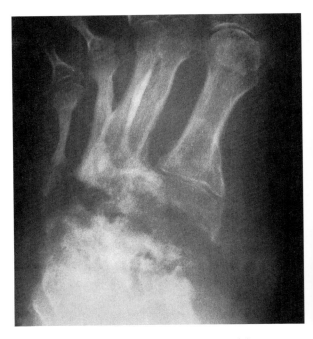

Abb. 8-81: Diabetes (30j. Frau). Ausgedehnte osteo-
myelitische Knochendestruktion in der Umgebung des Lisfrancschen Gelenkes.

die Kortikalis verdünnt. Es finden sich vertebrale Frakturen und Fischwirbelbildungen, **Abb. 8-80**). Infolge feiner Mikrofrakturen sind die eingewölbten Wirbelkörperplatten unregelmäßig sklerosiert (Trümmerzonen). Frakturen heilen unter überschüssiger Kallusbildung.

Als Komplikation des exogenen und des endogenen Hyperkortizismus entstehen Osteonekrosen, vor allem im Femur- und Humeruskopf. Nach intraartikulärer Steroidmedikation kann sich eine besonders starke destruktive Arthropathie ausbilden, die eine Neuroarthropathie oder eine Gelenkinfektion vortäuscht.

Diabetes

Der Diabetes ist häufig assoziiert mit einer Neuroarthropathie, mit destruktiven und atrophischen Knochenveränderungen, wobei vor allem das Lisfranc-Gelenk der Füße häufig betroffen wird (**Abb. 8-81**). Zusätzlich finden sich septische Arthritis und Osteomyelitis. Arthrosen zeigen bei Diabetikern eine erhöhte Frequenz, einen frühen Beginn und einen schweren Verlauf. Gehäuft ist auch das Auftreten einer diffusen idiopathischen Skeletthyperostose. In rund der Hälfte der Patienten mit Diabetes entwickelt sich eine Osteoporose, die wahrscheinlich auf Grund einer gestörten Knochenmatrixformation zustande kommt.

Störungen der Sexualhormone

Ein Hypergonadismus erzeugt beim Kind eine *Pubertas praecox* mit beschleunigter Entwicklung des Skelettes. Wegen des verfrühten Schlusses der Epiphysenfugen wird das Wachstum vorzeitig gestoppt, woraus ein Zwergwuchs resultiert.

Eine Unterentwicklung oder eine chirurgische Entfernung der Gonaden führen beim Knaben zum *Eunuchoidismus* mit verlängertem Knochenwachstum und allgemeiner Osteoporose.

Bei Frauen entwickelt sich nach *Ovarektomie* regelmäßig eine Osteoporose.

Weiterführende Literatur

Bessler W.: Allgemeine Röntgensymptomatik des pathologischen Skelettes. In: Dihlmann W., Frommhold W. (Hrsg.): Schinz: Radiologische Diagnostik in Klinik und Praxis, Bd. VI/1: Knochen – Gelenke – Weichteile. 7. Aufl., Stuttgart, New York, Thieme, 1989.

Edeiken J., Hodes P. J.: Röntgen diagnosis of diseases of bone. 2nd ed., Baltimore, Williams & Wilkins, 1973.

Resnick D., Niwayama G.: Diagnosis of bone and joint disorders. 2nd ed., Philadelphia, Saunders, 1988.

Hämatologische und hämatopoetische Erkrankungen

W. Bessler

Hämoglobulinopathien

Sichelzellanämie

Die Sichelzellanämie ist verursacht durch eine angeborene strukturelle Anomalie des Hämoglobins. Die Erkrankung tritt bei Kindern im Alter zwischen 6 Monaten und 2 Jahren auf. Als klinische Manifestationen finden sich u. a. eine Hepatosplenomegalie und eine Herzvergrößerung, sowie schmerzhafte Krisen in den Knochen und Gelenken der Extremitäten.

Radiologisch sind der Knochenmarkkanal und die intertrabekulären Zwischenräume ausgeweitet und die Kortikalis verdünnt, dies infolge Hyperzellularität des Knochenmakes, bedingt durch die langdauernde Anämie. Im Schädel sind der Diploeraum ausgeweitet und die Tabula interna und externa verschmälert. Die ganze Kalotte zeigt eine grobe granuläre Osteoporose; ein knöcherner Bürstensaum über der Tabula externa ist nur selten zu beobachten. An den Wirbeln führt die Osteoporose zur Fischwirbelbildung mit zusätzlichen umschriebenen zentralen Eindellungen der Wirbelkörperabschlußplatten.

Infolge Gefäßverschlüssen, bedingt durch die deformierten Erythrozyten, entstehen *Osteonekrosen*, welche alle Knochen betreffen können. In diesen Fällen finden sich in den Röhrenknochen fleckige Aufhellungsherde und fokale Osteosklerosen. Die Diaphysen können verbreitert sein und die Kortikalisschichten verdickt. Parallel zur inneren Kortexoberfläche findet sich manchmal eine Schicht von neugebildetem Knochen, die sog. «bone-within-a-bone-appearance». Hände und Füße können eine Daktylitis aufweisen, bei der die ossären Veränderungen mit einer Weichteilschwellung kombiniert sind, gelegentlich tritt eine Sklerosierung der terminalen Phalangen auf.

Epiphysäre *Infarkte*, die meistens bilateral auftreten, entwickeln sich vor allem an den Hüften und Schultern, wobei die gewichtsbelasteten Femurköpfe zusammensintern und die Humerusköpfe eine Osteosklerose aufweisen, ohne ihre äußere Kontur zu verändern (snow cap appearance). Knocheninfarkte erzeugen auch Wachstumsstörungen mit Verkürzung und Deformation der Epiphysen und Metaphysen sowie einen verzögerten Schluß der Wachstumsfugen. Als *Komplikationen* treten Frakturen, Osteomyelitiden und septische Arthritiden auf, wobei die letzteren vor allem durch Salmonelleninfektionen bedingt sind.

Szintigraphische Untersuchungen des Knochenmarks mit ^{99m}Tc-Schwefelkolloid und des Skelettes mit ^{99m}Tc-Methylendiphosphonat lassen die Markhyperplasie erkennen und vorhandene Infarkte im Knochen lokalisieren.

Thalassämie

Die Ursache der Thalassämie ist ein angeborener Defekt in der Synthese einer Globinkette des Hämoglobins. Zu unterscheiden ist eine homozygote Form, die *Thalassaemia major*, und eine heterozygote Form, die *Thalassaemia minor*. Die erste Form führt zu schwerer Anämie, zu ausgeprägter Hepatosplenomegalie und zu frühem Tod. Die zweite Form weist einen wesentlich milderen klinischen Verlauf und eine weniger stark ausgeprägte Röntgensymptomatologie auf. Beide Formen kommen vor allem bei mediterranen Bevölkerungen vor.

Radiologisch finden sich am Skelett Zeichen einer Knochenmarkhyperplasie, besonders stark am Schädel. Die Diploe ist verbreitert, bei normaler Dicke der Tabula interna ist die Tabula externa verdünnt und trägt einen Bürstensaum (Bürstenschädel, **Abb. 8-82**).

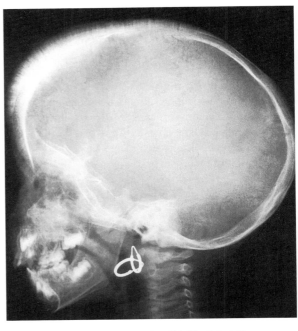

Abb. 8-82: Thalassaemia major (2j. Knabe). Bürstensaumschädel infolge vermehrter Blutbildung in der Diploe.

Eine Osteoporose ist vor allem an den Wirbelkörpern ausgebildet, die bikonkav deformiert sind. Folgen der medullären Hyperplasie sind auch an den Rippen, am Becken, an den Klavikeln und am peripheren Skelett zu erkennen. In den langen Röhrenknochen, die in der Form einer Erlenmeierflasche deformiert sind, finden sich multiple Wachstumslinien. Infolge der prämaturen Fusion der Wachstumsfugen sind die Röhrenknochen verkürzt und deformiert.

Zur Aufrechterhaltung der Erythrogenese kann sich eine *extramedulläre Hämatopoese* einstellen mit Auftreten von Blutbildungsherden in Leber, Milz und Lymphknoten. Gelegentlich ist auch eine extraossäre Herniation von Knochenmark zu beobachten, das im hinteren Mediastinum große paravertebrale Massen bilden kann.

Im Gegensatz zu den Sichelzellanämien findet sich bei der Thalassämie kein gehäuftes Auftreten von Knocheninfarkten.

Plasmazell-Myelom

Das Plasmazell-Myelom ist relativ häufig, es macht etwa 1% aller Malignome und 43% der malignen Knochentumoren aus. Es tritt vor allem zwischen dem 60. und 70. Altersjahr auf. Klinische Symptome sind Knochenschmerzen, Schwäche, Müdigkeit, Gewichtsverlust, Blutungen, Fieber, Purpura, Hepatosplenomegalie, eine generalisierte Lymphadenopathie sowie Herz- und Niereninsuffizienz. Laboruntersuchungen zeigen eine erhöhte Blutsenkung und die Elektrophorese homogene monoklonale Gammaglobuline. Mit der Urin-Elektrophorese lassen sich in 40 bis 60% der Fälle nierentoxische Eiweißkörper nachweisen (Bence-Jones Proteinurie). Eine Knochenmarkpunktion ergibt zahlreiche Plasmazellen.

Radiologisch sind drei Formen zu unterscheiden:

Beim *solitären Plasmazytom* findet sich eine zystische expandierende Läsion, eventuell durchzogen von sklerotischen Trabekeln. Bei Vorwölbung der Kortikalis erfolgt gewöhnlich keine Periostreaktion (Seifenblasenbild). Befallen werden vor allem das Becken und die Wirbel (**Abb. 8-83**), wobei die letzteren vollständig kollabieren können. Bei Einwachsen des Tumors in den Spinalkanal treten neurologische Komplikationen auf. Ein Überschreiten des Gelenkspaltes ist bei juxtaartikulärem Sitz möglich. Eine Dissemination in das Skelett tritt gewöhnlich innerhalb von 5 Jahren, eventuell auch erst nach 10 bis 20 Jahren auf.

Beim *multiplen Myelom* finden sich multiple ausgestanzte osteolytische Herde von uniformer Größe, sie treten vor allem an Wirbelsäule, Schädel, Rippen und

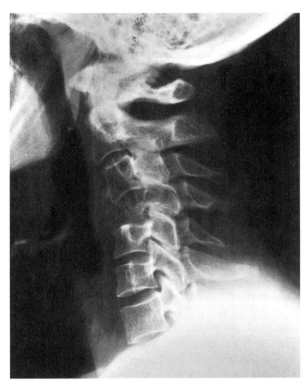

Abb. 8-83: Plasmozytom des 4. Halswirbels. Weitgehende osteolytische Destruktion (49j. Mann).

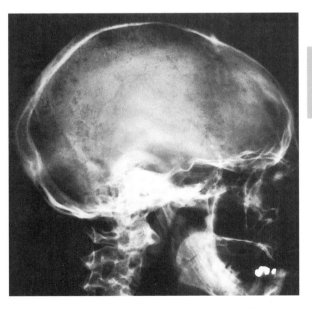

Abb. 8-84: Multiples Myelom (49j. Mann). Zahlreiche lochförmig ausgestanzte kleine Osteolysen in der Schädelkalotte.

Becken auf **(Abb. 8-84)**. Die Bogenwurzeln der Wirbel sind häufig ausgespart.

Bei der *Myelomatose* besteht eine ausgedehnte Plasmazellproliferation im Knochenmark ohne umschriebene Tumorbildung. Es liegt eine generelle Deossifikation des Skelettes vor, wobei die rarefizierten verdünnten Trabekelzüge der Spongiosa wirr angeordnet sind **(Abb. 8-85)**. Es kann zum Kollaps und vollständigen Schwund von Wirbelkörpern kommen. Die Bandscheiben sind balloniert.

Das *extramedulläre Myelom* ist selten, es findet sich vor allem im Nasopharynx-Bereich oder in Lymphknoten. Nach operativer Resektion kommt es in der Regel zu lokalen Rezidiven, später erfolgt eine Dissemination in das Skelett.

Das *sklerosierende Myelom* kommt in weniger als 3% der Myelomerkrankungen vor. Die Sklerosierung kann sich auf die Randzonen osteolytischer Defekte beschränken oder umschriebene Skeletteile diffus befallen.

In diesem Zusammenhang ist auch das seltene *POEMS-Syndrom* zu erwähnen, das mit einer Plasmazell-Dyskrasie und osteosklerotischen oder gemischt osteosklerotisch-osteolytischen Skelettläsionen einhergeht. Es handelt sich hierbei um eine Erkrankung mehrerer Systeme, wobei «POEMS» ein Akronym darstellt, in dem P eine sensomotorische Polyradikulitits, O eine Organomegalie, E eine Endokrinopathie, M die Produktion von monoklonalem M-Protein und S Hautveränderungen (skin) bedeuten.

Eine *sekundäre Amyloidose* kommt in ungefähr 15% der Patienten mit Plasmazell-Myelom vor, eventuell kombiniert mit einer speziellen Form von Polyarthritis. Es finden sich Weichteilmassen, periartikuläre Schwellungen, ossäre Erosionen und Ablagerungen von Amyloid in der Synovialmembran und im paraartikulären Gewebe.

Als weitere Zusatzerkrankungen können Gicht-Arthritis, Hämarthrosbildung, degenerative Gelenkerkrankungen, nekrotisierende Polyarteritiden der Koronar- und Nierengefäße und Knocheninfarkte auftreten; die letzteren sind bedingt durch die erhöhte Serumviskosität.

Lipid-Speicherkrankheiten

Die wichtigsten Lipid-Speicherkrankheiten sind der *Morbus Gaucher* und die *Niemann-Picksche Krankheit*. Beim ersteren handelt es sich um eine Störung des Zerebrosid-Metabolismus mit Auftreten von lipidgeladenen Histiozyten in zahlreichen Organen, bei der letzteren wird in den Organzellen und vor allem im

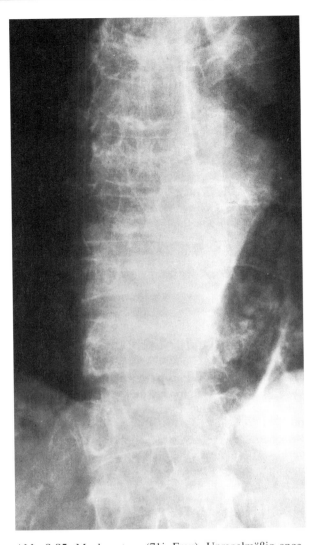

Abb. 8-85: Myelomatose (71j. Frau). Unregelmäßig angeordnete Spongiosabälkchen der Wirbelkörper infolge plasmazellulärer Markwucherung.

retikuloendothelialen System Sphingomyelin gespeichert. Bei beiden Erkrankungen findet sich eine Hepatosplenomegalie und Lymphadenopathie. Infolge Lipidablagerung in den Zellen des Knochenmarkes treten ausgedehnte Skelettveränderungen auf. Befallen werden Kinder und Erwachsene vor allem jüdischer Deszendenz.

Radiologisch sind Skelettveränderungen in erster Linie im axialen Skelett, in den proximalen Enden der langen Röhrenknochen und im distalen Femur zu beobachten. Es kommt zu einer Resorption der Spongiosastruktur und zu einer Erosion der endostalen Oberfläche des Cortex. Die befallenen Knochenabschnitte zeigen eine erhöhte Radiotransparenz. An den Wirbeln sind die Abschlußplatten stufenförmig imprimiert, es finden sich Kompressionsfrakturen und den Intervertebralraum überschreitende knöcherne Ankylosen. Die distalen Femurenden zeigen eine Auftreibung mit Kortikalisverdünnung. Bei Befall der kurzen Röhrenknochen läßt sich eine Osteopenie und eine vergröberte Trabekelzeichnung feststellen. In der Schädelkalotte enthält der ausgeweitete Diploeraum Speicherzellen. Die Tabula interna und externa sind verdünnt. Osteonekrosen werden nur beim Morbus Gaucher häufig beobachtet, bei der Niemann-Pickschen-Krankheit fehlen sie.

Als artikuläre Manifestationen können beim Morbus Gaucher wandernde Polyarthritiden und degenerative Gelenkerkrankungen infolge epiphysärer Knochennekrose auftreten.

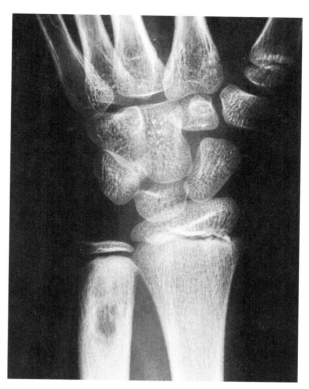

Abb. 8-86: Eosinophiles Granulom der distalen Ulnametaphyse (10j. Mädchen). Ovaläre geographische Osteolyse.

Histiozytosen

Zu den Langerhanszell-Histiozytosen gehören das eosinophile Granulom, die Hand-Schüller-Christiansche Krankheit und die Abt-Letter-Siwe-Krankheit. Es handelt sich um drei Manifestationen derselben Krankheit mit zunehmendem Schweregrad. Sie treten vor allem bei Kindern und jungen Erwachsenen auf. Klinisch führen sie zu lokalen Schmerzen, Druckempfindlichkeit, sowie Knochen- und Weichteilschwellung. Für die Hand-Schüller-Christiansche Krankheit ist die Trias Diabetes insipidus, Exophthalmus und multiple Knochenläsionen typisch. Die Letterer-Siwe-Krankheit ist von Fieber, Kachexie, Hepatosplenomegalie, Lymphadenopathie und progressiver Anämie begleitet. Der Tod erfolgt bei diesen Patienten meistens innerhalb von 1 bis 2 Jahren.

Radiologisch finden sich beim *eosinophilen Granulom* im Skelett vor allem solitäre und seltener multiple Läsionen. Befallen werden der Schädel, die Mandibula, die Wirbelsäule, die Rippen und die langen Röhrenknochen. Die scharf begrenzten osteolytischen De-

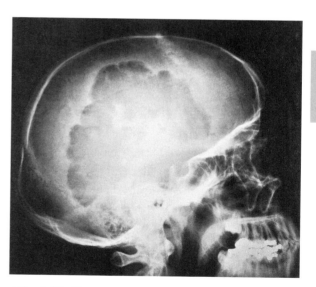

Abb. 8-87: Hand-Schüler-Christian-Krankheit (18j. Jüngling). Ausgedehnte Landkartenähnliche Osteolyse der Schädelkalotte.

struktionen befinden sich im Knochenmark (**Abb. 8-86**). Mit zunehmendem Wachstum kommt es zur endostalen Kortikalisarrosion und zur periostalen Knochenneubildung. Es findet eine Knochenexpansion statt. In den Randzonen kann ein Sklerosesaum vorhanden sein oder fehlen. Osteolyseherde im Schädel können einen röntgendichten Sequester enthalten («button sequestrum»). Bei Befall der Mandibula wird das periodontale Knochengewebe resorbiert mit Auftreten von «frei schwebenden» Zähnen. Wirbel zeigen blasenförmige lytische expansive Läsionen sowohl der Körper wie auch der hinteren Elemente. Bei Kindern kommt es häufig zum Wirbelkollaps mit Ausbildung einer vertebra plana.

Bei der *Hand-Schüller-Christianschen Krankheit* sind die osteolytischen Skelettveränderungen weit disseminiert, wobei die einzelnen Herde dieselben Veränderungen zeigen wie beim eosinophilen Granulom. Besonders ausgedehnte osteolytische Herde finden sich am Schädel («Landkartenschädel», **Abb. 8-87**).

Die *Letterer-Siwe-Krankheit* zeigt analoge einzelne oder multiple Knochendestruktionsherde, zusätzlich werden ausgedehnte histozytäre Prolifertionen in zahlreichen viszeralen Organen beobachtet.

Als extraossäre Manifestation findet sich bei Histozytosen oft eine interstitielle Pneumopathie, die zu einem spontanen Pneumothorax führen kann. Bei gutartig verlaufenden Krankheitsformen zeigen die ossären Veränderungen eine Tendenz zur Spontanheilung, gefördert wird diese durch eine Kortikosteroidmedikation.

Myeloproliferative Erkrankungen

Leukämien

Akute und chronische Formen können bei Kindern und Erwachsenen auftreten. Krankheitsbedingte Skelettveränderungen sind bei Erwachsenen weniger häufig als bei Kindern. Klinisch führen akute Leukämien zu Lymphadenopathie und Splenomegalie sowie zu Schmerzen, Druckempfindlichkeit und Schwellung von Knochen und Gelenken. Skelettveränderungen entstehen durch Alteration des Mineralmetabolismus oder leukämische Infiltrate im Knochenmark.

Radiologisch werden folgende Veränderungen beobachtet:

Osteopenie: Die Knochenmarkkanäle der langen Röhrenknochen sind ausgeweitet und die Kortikalis verdünnt. Wirbelkompressionsfrakturen können auftreten.

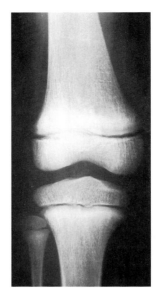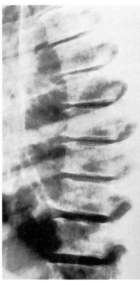

Abb. 8-88: Akute lymphatische Leukämie (6j. Mädchen), Bandförmige Sklerosierung der Metaphysen in der Umgebung des Kniegelenkes.

Abb. 8-89: Chronische myeloische Leukämie (75j. Frau). Grobfleckige Osteosklerose der Wirbelkörper.

Metaphysenanomalien: Bandförmige Aufhellungen, eventuell kombiniert mit benachbarten Strukturverdichtungsstreifen, sind in den langen Röhrenknochen an Stellen mit raschem Wachstum zu beobachten (distaler Femur, proximale Tibia, proximaler Humerus, distaler Radius). Hier können Frakturen und bei Kindern Epiphysiolysen auftreten. Metaphysäre Veränderungen sind vor allem bei der akuten Leukämie des Kindes häufig (**Abb. 8-88**), sie fehlen bei chronischen Leukämien.

Osteolytische Läsionen: Meistens multiple Osteolyseherde finden sich sowohl in den Röhrenknochen wie auch in den flachen Knochen, sie sind bei den akuten Leukämien häufiger und zahlreicher als bei den chronischen Leukämien. Sie können sich sowohl medullär wie auch subperiostal entwickeln und zur Kortikalisdestruktion führen. Besonders große expandierende lytische Läsionen, welche in den langen Knochen und in der Schädelkalotte auftreten können, werden als Chlorome bezeichnet.

Periostreaktionen: Eine periostale Knochenbildung kann lytische Läsionen begleiten oder auch selbständig an den Röhrenknochen in Erscheinung treten.

Osteosklerose: Eine ausgedehnte oder multifokale Knochensklerose tritt bei chronischen Leukämien auf und wird durch eine diffuse Knochenmarkfibrose hervorgerufen (**Abb. 8-89**).

8. Bewegungsapparat

Arthropathien entstehen als Folgen einer intra-artikulären leukämischen Zellinfiltration oder von Hämorrhagien. Gelegentlich kommt es zu juxtaartikulärer Osteoporose. Bei chronischen Leukämien kann sich eine sekundäre Gicht entwickeln.

Lymphome

Bei Morbus Hodgkin und Non-Hodgkin-Lymphomen kann ein Skelettbefall vorkommen, vor allem bei Lymphomformen mit unreifem Zelltyp. Das Auftreten von Knochenherden ist entweder die Folge einer hämatogenen Streuung oder einer direkten Invasion, ausgehend von benachbarten Lymphknoten.

Radiologisch überwiegen bei *Non-Hodgkin-Lymphomen* multiple osteolytische Läsionen mit mottenfraßähnlichen oder permeativen Knochendestruktionsherden. Die Kortikalis ist endostal infiltriert oder destruiert. Periostale Reaktionen sowie lokalisierte oder ausgedehnte Osteosklerosen sind selten.

Beim *Morbus Hodgkin* können Osteosklerose und Osteolyse allein oder kombiniert auftreten. Eine diffuse Sklerose von Wirbelkörpern führt zu Elfenbeinwirbeln **(Abb. 8-90)**. Osteolytische Läsionen sind scharf oder unscharf begrenzt und von periostalen Reaktionen begleitet. Bei beiden Formen des malignen Lymphoms ist vor allem das axiale Skelett, d. h. Wirbelsäule, Becken, Schädel, Rippen und Gesichtsknochen befallen, beim Morbus Hodgkin auch die Femora und das Sternum. Multiple Läsionen sind etwas häufiger als solitäre. Unter Kortikosteroidmedikation entwickeln sich häufig ischämische Knochennekrosen vor allem im Femur und Humeruskopf.

Myelofibrose

Bei der Myelofibrose ist das Knochenmark fibrotisch oder sklerosiert, es kommt zur extramedullären Hämatopoese in Milz, Leber und Lymphknoten. Es können auch gelappte paravertebrale intrathoracale, raumfordernde Massen auftreten. Die Krankheit befällt Patienten mittleren und höheren Alters. Neben allgemeinen klinischen Symptomen, wie Schwäche, Müdigkeit, Gewichtsverlust, ist regelmäßig eine Vergrößerung der Leber und vor allem der Milz zu beobachten. Aus Myelofibrosen entwickeln sich regelmäßig früher oder später akute myeloische Leukämien.

Radiologisch bildet sich in den Skelettabschnitten mit aktiver Hämatopoese, d. h. in Wirbelsäule, Becken und Rippen, eine Knochensklerose aus, ebenso in den proximalen und distalen Enden der Femora, der Humeri und der Tibiae. Die Verdickung der Trabekel führt zu einem verdichteten und engmaschigen Knochenstrukturbild **(Abb. 8-91)**. Gelegentlich treten

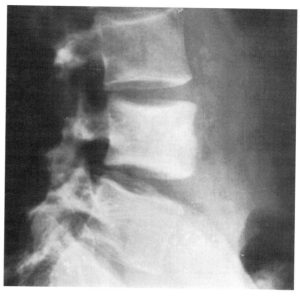

Abb. 8-90: Malignes Lymphom (29j. Mann). Sklerosierung des 4. Lendenwirbelkörpers (Elfenbeinwirbel).

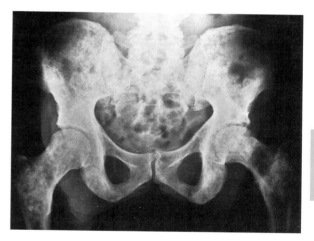

Abb. 8-91: Osteomyelosklerose (72j. Mann). Fleckige konfluierende Osteosklerose des Beckenskelettes.

8.
Bewegungs-apparat

auch kleinere osteolytische Läsionen auf. Die Kortikalis ist infolge endostaler Sklerose verdickt. An den Wirbelkörpern findet sich eine Knochenkondensation in den oberen und unteren Randzonen. Eine fokale oder diffuse Sklerose der Schädelkalotte ersetzt die normale Dreischichtung. In den Gelenken können ein Hämarthros oder eine sekundäre Gicht auftreten.

Hämophilie

Bei der Hämophilie ist der antihämophile Faktor funktionell defizient (Hämophilie A) oder es besteht ein funktioneller Defekt der Plasmathromboblastin-Komponente (Hämophilie B). Beide Krankheitsformen werden rezessiv vererbt und werden in männlichen Individuen klinisch manifest. Die ersten Blutungen treten zwischen dem 2. und 3. Jahr auf sowie gehäuft zwischen dem 8. und 13. Jahr. Das Skelett wird durch die intraossären und intrartikulären Blutungen verändert.

Radiologisch tritt im Frühstadium eine Weichteilschwellung der Gelenke mit Hämarthros auf. Später kommt es zur periartikulären Osteoporose und zur vermehrten Transparenz der Epiphysen. Die gelenkbildenden Skelettabschnitte sind infolge Erosion unregelmäßig konturiert, es finden sich subchondrale Zysten. Infolge Knorpeldestruktion sind die Gelenkspalten verschmälert. Es entstehen sekundäre arthrotische Veränderungen. Infolge Knochenresorption treten schließlich Subluxationen und Gelenkkontrakturen auf. Zeichen von Osteonekrosen mit Fragmentation und Kollaps der Epiphysen finden sich vor allem in Hüften und Sprunggelenken. Verknöcherungen können in den periartikulären Weichteilen auftreten. Kleine Traumen erzeugen pathologische Frakturen und Infraktionen der Gelenkflächen. Hämophile Pseudotumoren sind die Folge von Hämorrhagien, sie entstehen intraossär, subperiostal oder in den Weichteilen. Im Knochen finden sich kleinere oder große zentrale oder exzentrische Osteolysen mit scharfer Begrenzung (**Abb. 8-92**). Der umgebende Knochen kann eine sklerotische Reaktion zeigen. Kortikalisdefekte und periostale Knochenneubildung können ausgeprägt sein. Durch Magnetresonanz-Bildgebung lassen sich die pathologischen Veränderungen im Knochen und in den Weichteilen konklusiv darstellen.

Wenn bei Jugendlichen Gelenkdestruktionen, die einer erosiven Arthrose ähnlich sind, auftreten, muß stets an das Vorliegen einer hämophilen Arthropathie gedacht werden (s. S. 691, **Abb. 8-158**).

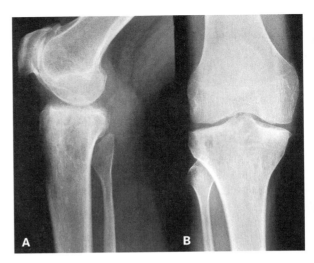

Abb. 8-92: Gonarthrose infolge Hämophilie (32j. Mann). Blutungszyste im lateralen Tibiakondylus.

Weiterführende Literatur

Bessler W.: Allgemeine Röntgensymptomatik des pathologischen Skelettes. In: Dihlmann W., Frommhold W. (Hrsg.): Schinz: Radiologische Diagnostik in Klinik und Praxis, Bd. VI/1: Knochen – Gelenke – Weichteile. 7. Aufl., Stuttgart, New York, Thieme, 1989.

Edeiken J., Hodes P. J.: Röntgen diagnosis of diseases of bone. 2nd ed., Baltimore, Williams & Wilkins, 1973.

Resnick D., Niwayama G.: Diagnosis of bone and joint disorders. 2nd ed., Philadelphia, Saunders, 1988.

Osteonekrose und Osteochondrose

. Hodler

Osteonekrose

Bei Osteonekrosen tritt der Zelltod der hämatopoieti-chen Zellen nach 6 bis 24 Stunden, der Osteoblasten, Osteozyten und Osteoklasten nach 12 bis 48 Stunden und der Fettzellen nach 2 bis 5 Tagen auf.

Verschiedene Ätiologien werden beschrieben. Bei Trauma entsteht die Nekrose durch eine Gefäßverlet-zung. Erkrankungen mit vermehrter Fettakkumulation wie bei Diabetes mellitus, Morbus Cushing, Korti-kosteroidtherapie und Alkoholismus komprimieren einerseits kleine Gefäße, andererseits können sie Fett-embolien verursachen. Auch Speicherkrankheiten wie der Morbus Gaucher wirken über eine Kompression. Bei der Caissonkrankheit sind raumfordernde Stick-stoffbläschen und Gasembolie maßgebend. Hämo-globinopathien wie die Sichelzellanämie verursachen Embolien in kleinen Gefäßen. Kollagenosen und Radiotherapie verursachen eine Vaskulitis der kleinen Gefäße. Die Radiotherapie wirkt außerdem direkt zytotoxisch.

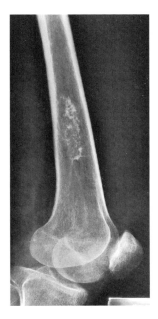

Abb. 8-93: Knocheninfarkt im Femur. Längliche Altera-tion mit überwiegend rand-ständigen Verkalkungen.

Knocheninfarkt

Knocheninfarkte sind am häufigsten metadiaphysär und kommen vor allem im distalen Femur, in der pro-ximalen Tibia und im proximalen Humerus vor. Um eine zentrale nekrotische Zone besteht eine reparative Übergangszone. Bei unvollständiger Heilung entsteht eine Fibrose, und es treten Verkalkungen auf. Radio-logisch erkennt man zunächst eine Rarefizierung der Knochenstruktur, später Verkalkungen, die im typi-schen Fall randständig liegen (**Abb. 8-93**). Szintigra-phisch besteht in der Frühphase der Nekrose ein pho-topenischer Defekt. Im Rahmen reparativer Vorgänge wird eine peripher betonte Nuklidanreicherung sicht-bar. Seltene Komplikationen sind Zystenbildungen im Bereich des Infarkts und eine nach Jahrzehnten auf-tretende sarkomatöse Entartung.

Epiphysäre Nekrose

Die epiphysären Nekrosen sind klinisch relevanter als die Knocheninfarkte, da sie zu einem Kollaps der Gelenkfläche, zu Sekundärarthrose und zur Bildung von freien Gelenkkörpern führen können. Die wich-tigsten Lokalisationen sind im folgenden beschrieben.

Die häufigste epiphysäre Nekrose betrifft den *Femur-kopf*. Sie tritt überwiegend bei Männern zwischen 30 und 70 Jahren auf. Bis zu 50% sind bilateral, allerdings oft mit asymmetrischer Ausprägung. Typischerweise ist der gewichttragende anterosuperiore Anteil des Hüftkopfes befallen. Radiologisch ist gelegentlich eine erhöhte Knochendichte sichtbar, weil das Kalzium wegen der gestörten Vaskularisierung nicht mehr abtransportiert wird. Eine oft auftretende subchondrale Fraktur wird radiologisch als subchondrale röntgen-transparente Linie sichtbar. Im weiteren Ablauf folgen Einbruch des subchondralen Knochens und Sekundär-arthrose. Szintigraphisch tritt abhängig vom Stadium eine Minder- oder Mehrbelegung auf. Bei der MR-Untersuchung ist eine umschriebene, kranial gelegene Zone verminderter Signalintensität auf T1-gewichteten Aufnahmen typisch (**Abb. 8-94**).

Die Osteonekrose im *Kniebereich* tritt am häufig-sten im gewichttragenden Anteil des medialen Femur-kondylus und bei 40 bis 60jährigen Patienten auf. Radiologische Zeichen treten nach Wochen bis Mona-ten auf mit verminderter subchondraler Dichte und Abflachung des Kondylus (**Abb. 8-95**). Die Erkran-kung ist gegen die Osteochondritis dissecans abzu-grenzen, die überwiegend bei Adoleszenten auftritt,

8.
Bewegungs-apparat

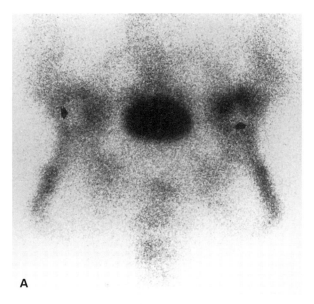

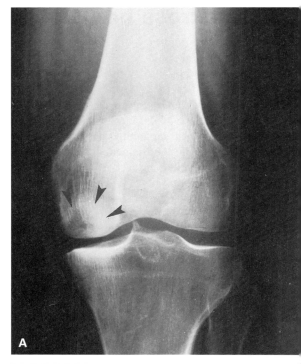

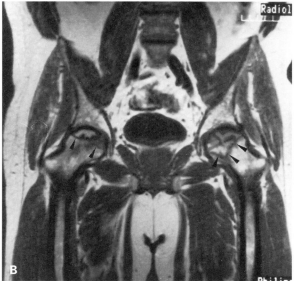

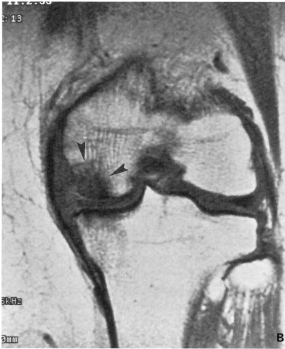

Abb. 8-94: Beidseitige Femurkopfnekrose. **(A)** Szintigraphie. Beidseitig kraniolateral verminderte Nuklidanreicherung. Mehranreicherung in der Umgebung als Zeichen reaktiver Veränderungen. **(B)** T1-gewichtete koronare MR-Untersuchung. Signalarme Zonen in beiden Femurköpfen vor allem kranial (Pfeilspitzen). Teilweise erhaltenes, mäßig signalreiches Fettmark.

Abb. 8-95: Femurkondylennekrose medial. **(A)** Konventionelle Röntgenaufnahme mit einer strahlentransparenter Zone im medialen Femurkondylus, begleitet von Randsklerose (Pfeilspitzen). Daneben Arthrosezeichen mit vermehrter subchondraler Sklerose im medialen Tibiaplateau. **(B**) T1-gewichtete koronare MR-Untersuchung. Signalarme umschriebene Nekrosezone im medialen Femurkondylus (Pfeilspitzen).

im nicht gewichttragenden Anteil des Femurkondylus lokalisiert ist und wahrscheinlich traumatisch bedingt ist.

Der über verschiedene Wege vaskularisierte *Humeruskopf* wird am häufigsten nach Trauma mit mehreren dislozierten Fragmenten nekrotisch. Die Kollapsneigung ist weniger ausgeprägt als bei der Femurkopfnekrose. Radiologische Zeichen sind Sklerose und subchondrale Fraktur.

Die Nekrose des *proximalen Skaphoidpols* ist die Folge der traumatischen Unterbrechung der Blutversorgung, die von distal her erfolgt. Radiologisch erkennt man nach 4 bis 8 Wochen eine Sklerosierung, gefolgt von Fragmentierung und Arthrose (**Abb. 8-96**).

Bei der *Lunatummalazie* findet man gehäuft eine Ulnaminusvariante. Der vorstehende Radius führt zu einer chronischen Traumatisierung. Typischerweise sind Frauen im Alter von 20 bis 40 Jahren befallen. Das

Röntgenbild bleibt lange Zeit negativ, bis Sklerose, Kollaps und Fragmentierung auftreten (**Abb. 8-97**).

Im Bereich des *Talus* besteht eine ausgedehnte Kollateralzirkulation, weshalb ein massives Trauma erforderlich ist, um eine avaskuläre Nekrose hervorzurufen. In der Regel ist die Talusrolle befallen. Die Nekrose wird oft lange Zeit nicht diagnostiziert, bis nach ein bis drei Monaten radiologisch sichtbar Sklerose und dann Kollaps eintreten. Die Nekrose ist von der wahrscheinlich traumatisch bedingten Osteochondrosis dissecans der Talusrolle abzugrenzen.

Radiologischer Abklärungsgang bei Osteonekrosen

Grundlage der Bildgebung bei Osteonekrose ist die *konventionelle Röntgenaufnahme*. Die *Szintigraphie* ist geeignet zur Früherkennung und zur kompartimentalen Zuordnung in komplexen Regionen wie Hand- und Fußwurzel. Sie wird zum Teil durch die *Magnetresonanz-Untersuchung* ersetzt, die eine vergleichbare Sensitivität bei höherer Spezifität und genauerer topographischer Zuordnung bietet. Die Lokalisierung eines Prozesses durch die Szintigraphie erlaubt anderseits oft erst die Durchführung einer gezielten Magnetresonanz-Untersuchung.

Abb. 8-96: Pseudarthrose nach Navikularefraktur, Nekrose des proximalen Anteils. (**A**) Konventionelle Röntgenaufnahme: Navikularepseudarthrose, proximaler Anteil nicht sicher pathologisch. (**B**) MR-Untersuchung, T1-gewichtete Aufnahme: Distaler Anteil des Navikulare mit normaler Signalintensität, vergleichbar mit den andern Handwurzelknochen. Proximaler Anteil fibrotisch und entsprechend signalarm (Pfeile).

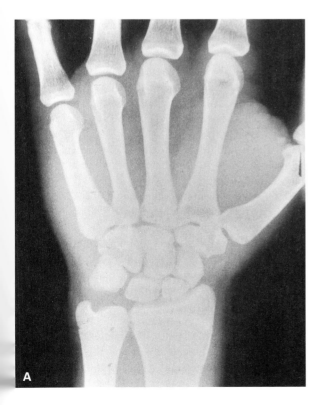

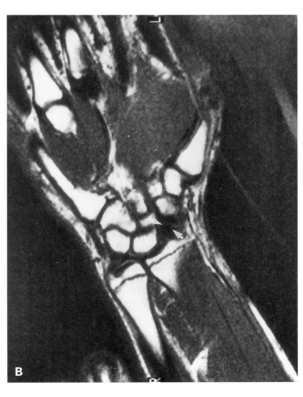

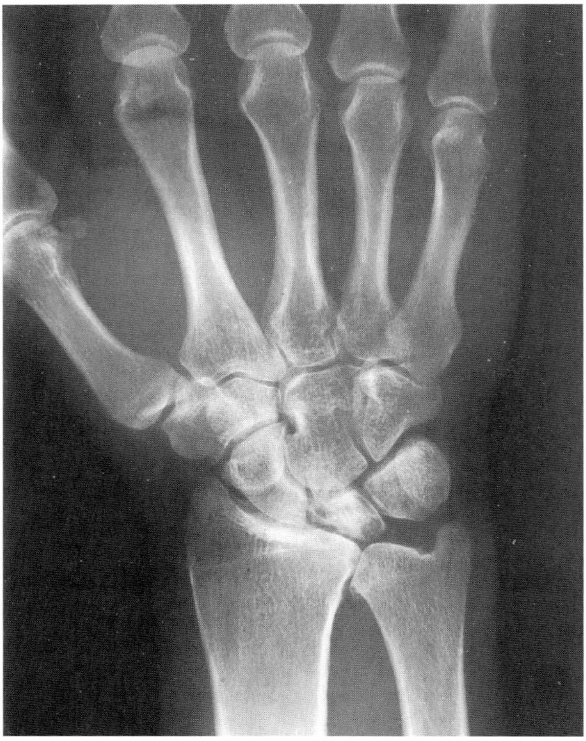

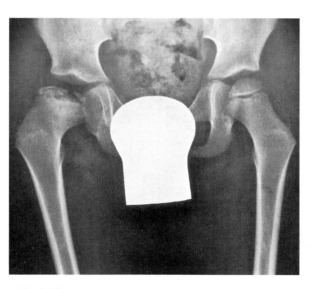

Abb. 8-97: Lunatummalazie, fortgeschrittenes Stadium. Das Lunatum ist unregelmäßig sklerotisch und teilweise kollabiert. Arthrosezeichen zwischen Radius und Lunatum sowie im distalen Radioulnargelenk.

Abb. 8-98: M. Perthes rechts. Die Epiphyse ist fragmentiert, höhengemindert und verbreitert. Der Schenkelhals ist im Seitenvergleich verbreitert und verkürzt. Die Hüfte ist lateralisiert.

Osteochondrose

Der Begriff der Osteochondrose umfaßt eine heterogene Gruppe von Erkrankungen, die das unreife Skelett bevorzugen und radiologisch mit Sklerose, Fragmentierung und Deformierung in Erscheinung treten. Ätiologisch kommen Ischämie, Trauma, Überbelastung und Ossifikationsvarianten in Frage.

Der *Morbus Perthes* ist eine Femurkopfnekrose, die am häufigsten zwischen 4 und 8 Jahren auftritt (vgl. S. 694). Knaben sind viel häufiger befallen als Mädchen. Der Morbus Perthes unterscheidet sich von der Erwachsenenform durch die noch unvollständige Ossifikation der Epiphyse mit entsprechendem Heilungspotential. Radiologisch findet man wegen Erguß und synovialer Proliferation eine Verschiebung des Humeruskopfes nach lateral. Das Ossifikationszentrum des Hüftkopfes ist oft klein. Bei Fortschreiten des Prozesses entsteht eine Fragmentierung und Sklerosierung der Epiphyse. Später folgen eine Deformierung des Hüftkopfes, Verbreiterung und Verkürzung des Schenkelhalses und eine sekundäre Arthrose (**Abb. 8-98**).

Die Osteochondrose der Tuberositas tibiae wird *Morbus Osgood-Schlatter* genannt. Sie ist selbstlimitierend und tritt vor allem bei 11- bis 15jährigen männlichen Patienten auf. Radiologisch erkennt man auf Weichteilaufnahmen eine Obliteration des Fettes der Subkutis und des Hoffaschen Fettkörpers, eventuell auch eine Verdickung des Ligamentum patellae. Augenfälliger ist die Bildung von Ossikeln im Bereich des Ligaments und eine unregelmäßige Form der Tuberositas (**Abb. 8-99**). Die *Sinding-Larsen-Johansson-Erkrankung* ist das Gegenstück am Patellaunterpol mit entsprechender ossärer Unregelmäßigkeit.

Die *Blountsche Erkrankung* (Tibia vara Blount) erfaßt das mediale Tibiaplateau. Pathogenetisch ist wahrscheinlich eine traumatische Störung der Epiphysenfuge maßgebend, die zu einer Varus-Fehlstellung führt. Beim infantilen Typ tritt sie zwischen 1 und 3 Jahren auf, beim Adoleszententyp zwischen 8 und 15 Jahren. Die infantile Form ist häufiger.

Der *Morbus Köhler I* bezeichnet die Osteochondrose des tarsalen Navikulare. Dabei handelt es sich möglicherweise um eine Entwicklungsanomalie, da sie oft beidseits auftritt und spontan heilen kann. Der *Morbus Köhler II* oder die Freibergsche Erkrankung stellt eine Osteochondrose des Metatarsale-II-Köpfchens dar. Andere Metatarsalia sind seltener befallen. Der Morbus Köhler ist eine Erkrankung des weiblichen Adoleszenten und wahrscheinlich Folge einer chronischen Fehlbelastung. Radiologisch fällt eine Abflachung und unregelmäßige Knochenstruktur des Metatarsale-Köpfchens auf (**Abb. 8-100**). Im Verlauf folgt eine Arthrose.

8. Bewegungs-apparat

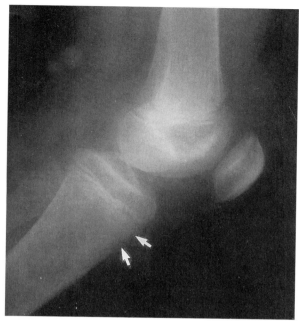

Die *Scheuermannsche Erkrankung* wurde ursprünglich als Osteonekrose der Wirbelkörperapophysen aufgefaßt. Vermutlich sind andere Ursachen beteiligt, wie Traumata im Wachstumsalter, Vererbung, Malnutrition, endokrine Störungen, Osteoporose oder gestörte muskuläre Kontrolle. Wichtigste radiologische Zeichen sind keilförmig deformierte Wirbelkörper mit entsprechender Kyphose, Unregelmäßigkeiten von Deck- und Bodenplatten, verminderte Diskushöhe und vorzeitige degenerative Veränderungen vor allem im Bereich von unterer Brustwirbelsäule und thorakolumbalem Übergang (**Abb. 8-101**).

Die Osteochondrose des Capitulum humeri *(Morbus Panner)* tritt am häufigsten zwischen 4 und 10 Jahren auf. Sie ist von der Osteochondritis dissecans des Adoleszenten abzugrenzen. Radiologisch findet man eine Unregelmäßigkeit des ossifizierten Anteils des Capitulum humeri. Sonographie und MR-Untersuchung zeigen einen Gelenkerguß. Der hyaline Gelenkknorpel bleibt erhalten. Die Erkrankung kann ohne Residuen ausheilen.

Abb. 8-99: M. Osgood-Schlatter. Knapp erkennbare Fragmentierung der Tuberositas (Pfeile).

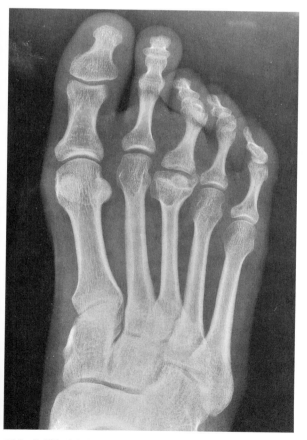

Abb. 8-100: M. Köhler des Metatarsale III. Das Köpfchen ist kollabiert und verbreitert.

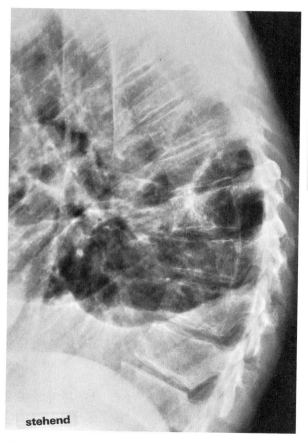

stehend

Abb. 8-101: M. Scheuermann. Deutliche Kyphose der Brustwirbelsäule. Nur diskrete Unregelmäßigkeiten der Deck- und Bodenplatten.

8.
Bewegungs-apparat

Radiologischer Abklärungsgang bei Osteochondrosen

In der Regel ist eine konventionelle Röntgenuntersuchung adäquat für die Darstellung von Osteochondrosen. Ausnahme ist der M. Perthes, bei dem die Sonographie eine Rolle bei der Früherkennung spielt (sie stellt den oft früh vorhandenen Gelenkerguß dar). Im Verlauf kann bei dieser Erkrankung die MR-Untersuchung eine wesentliche Rolle spielen, da sie die noch nicht ossifizierten Anteile des kindlichen Hüftkopfs und des Acetabulums darstellt und damit Inkongruenz und Dezentrierung potentiell genauer darstellt als die konventionelle Röntgenaufnahme.

Weiterführende Literatur

Beltran, J., Herman L. J., Burk J. M., Zülzer W. A., Clark R. N., Lucas J. G., Weiß L. D., Yang A.: Femoral head avascular necrosis: MR imaging with clinical-pathologic and radionuclide correlation. Radiology 1988; 166:215–220.

Mitchell D. G., Ras V. M., Dalinka M. K., Spritzer C. E., Alavi A., Steinberg M. E., Fallon M., Kressel H. Y.: Femoral head avascular necrosis: correlation of MRI, radiographic staging, radionuclide imaging and clinical findings. Radiology 1987; 162:707–715.

Nägele M., Schade G., Kuglstatter W., Wilhelm K., Lienemann A., Gamarra F., Lumper W., Hahn D.: Kernspintomographie der Skaphoidpseudarthrose: Klinische und röntgenologische Gesichtspunkte. Fortschr Röntgenstr 1990; 153:522–527.

Rush B. H., Bramson R. T., Ogden J. A.: Legg-Calvé-Perthes disease: detection of cartilaginous and synovial changes with MR imaging. Radiology 1988; 167:473–476.

Schmidt H., Freyschmidt H. (Hrsg.): Köhler/Zimmer – Borderlands of normal and early pathologic findings in skeletal radiography. Stuttgart, Georg Thieme Verlag, 1993.

Van Zanten T. E. G., Stratius van Eps L. W., Golding R. P., Valk J.: Imaging the bone marrow with magnetic resonance during a crisis and in chronic foms of sickle cell disease. Clinical Radiology 1989; 40:486–489.

Neoplasien

J. Hodler

Maligne Knochen- und Weichteilneoplasien sind selten. Die Neoplasien der Weichteile sind dabei etwa doppelt so häufig wie die vom Knochen ausgehenden. Die malignen Weichteilneoplasien haben in den letzten Jahrzehnten an Häufigkeit zugenommen und sind für etwa ein Prozent der Spitaleintritte wegen Malignomen verantwortlich. Die Häufgkeit der benignen Neoplasien kann nicht genau bestimmt werden, da sie oft gar nicht symptomatisch werden oder nicht operiert werden. Man nimmt an, daß bei den Weichteilneoplasien die benignen Formen etwa 10mal häufiger sind als die malignen.

Diagnostische Grundprinzipien

Die Weiterentwicklung differenzierter operativer Methoden hat an die bildgebenden Methoden neue Anforderungen vor allem hinsichtlich kompartimentaler Zuordnung zur Folge. Die Grundlage der Bildgebung ist bei den Skelettneoplasien die *konventionelle Röntgenaufnahme*. Die radiologische Erscheinung einer Osteolyse und begleitender periostaler Reaktionen gibt Hinweise auf die Aggressivität eines Prozesses (vgl. S. 566). Das radiologische Erscheinungsbild läßt oft auch eine histologische Verdachtsdiagnose zu. Bei den Weichteilneoplasien stellt die konventionelle Röntgenaufnahme die Auswirkungen auf benachbarte Knochen (periostale Reaktion, Knocheninfiltration) dar.

Die *MR-Untersuchung* spielt eine entscheidende Rolle beim Staging aller malignen muskuloskelettalen Neoplasien. Wichtig ist dabei die Darstellung der Begrenzung eines Tumors und seiner Ausdehnung in benachbarte Kompartimente. Die MR-Untersuchung ist auch die Grundlage für Verlaufskontrollen. Die histologische Charakterisierung einer Neoplasie mittels MR-Bildgebung ist allerdings nur bei gewissen (vor allem benignen) Neoplasien möglich. Eine zuverlässige Unterscheidung zwischen benigne und maligne ist nur in typischen Fällen möglich.

Die *Skelettszintigraphie* gehört zur Abklärung von Knochenneoplasien zur Darstellung der Aktivität einer Neoplasie und zur Suche nach Skelettmetastasen.

Die *Sonographie* spielt vor allem bei Weichteilneoplasien für die initiale Diagnose eine Rolle, indem sie bei unklarem palpablem Befund zwischen diffusen, soliden umschriebenen und zystischen Prozessen unterscheidet. Sie ist auch als Zielmethode für eine perkutane Biopsie geeignet. Dies gilt auch für die *Computertomographie*, die im übrigen auch bei komplexen Knochen, wie im Bereich von Becken und Wirbelsäule, die konventionelle Aufnahme bei der Darstellung von Osteolysen ergänzt.

Osteogene Skelettneoplasien

Osteom

Das *Osteom* ist ein gutartiger, gut abgegrenzter, langsam wachsender Tumor aus Knochengewebe. Es kommt fast nur in Schädelkalotte, Nasennebenhöhlen (75% frontoethmoidal) und Mandibula vor. Bei geeigneter Position findet man klinisch eine langsam wachsende schmerzlose Schwellung. Andere Symptome treten auf, wenn die Drainage einer Nasennebenhöhle oder des äußeren Gehörgangs oder allenfalls eine vaskuläre Struktur an der Schädelbasis betroffen ist. Osteome können bis 5 cm groß werden. Radiologisch besteht eine dichte, fast homogene Struktur mit scharfer Begrenzung gegen die Umgebung. Multiple Osteome treten im Rahmen des Gardner-Syndroms auf, dessen weitere Merkmale Polypose und Weichteiltumoren sind (vor allem Epidermoidzysten, aber auch Desmoid, Fibrom, Neurofibrom, sowie retro- und intraperitoneale Tumoren). Eine maligne Entartung der Osteome ist nicht bekannt.

Kompaktainsel (Enostose)

Die *Kompaktainsel* besteht histologisch aus kompaktem Knochen. Die Form ist rund, oval oder länglich, entlang der trabekulären Struktur ausgerichtet (**Abb. 8-102**). Die Begrenzung kann unregelmäßig sein. Sie kann bis 4 cm groß werden. Differentialdiagnostisch kommen sklerotische Knochenmetastasen in Frage, die aber die zugrundeliegende Knochenstruktur nicht berücksichtigen. Die Kompaktainsel zeigt szintigraphisch in etwa 50% eine diskrete Nuklidaufnahme. In diesen Fällen ist die Unterscheidung zu osteoblastischen Metastasen schwierig. Eine negative Szintigraphie macht anderseits Metastasen unwahrscheinlich.

Tab. 8-3: Primäre Knochenneoplasien (nach Dahlien, 1986, und Wilner, 1982).

Primärtumor	Altersgipfel (Dekade)	häufigste Lokalisation	häufigste Röntgenmorphologie
Osteom	präpubertär	Schädel	scharf begrenzte Sklerose
Osteoidosteom	2.–3.	Tibia, Femur	Osteosklerose, zentrale Osteolyse
Osteoblastom	1.–2.	Wirbelsäule	Osteolyse
Osteosarkom	2.–3.	Kniegegend	metaphysär, aggressiv, gemischt osteolytisch/sklerotisch
Enchondrom	2.–3.	Metakarpalia	scharf begrenzte Osteolyse, Matrixverkalkung
periostales Chondrom	2.	Humerus, Hand	metadiaphysär, Kortikalisosteolyse, Sklerose
Chondroblastom	2.	lange Röhrenknochen	epiphysär, Osteolyse
Chondromyxoidfibrom	2.	Tibia	metaphysär, Osteolyse, Randsklerose, Septen
Osteochondrom	2.	lange Röhrenknochen	metaphysär, kontinuierlicher Übergang zum normalen Knochen
Chondrosarkom	4.–7.	Becken, prox. Femur	Osteolyse, Matrixverkalkungen, Weichteilausdehnung
nicht-ossifizierendes Fibrom	1.–2.	Kniegegend	metaphysär, peripher, Osteolyse, scharf begrenzt
desmoplastisches Fibrom	2.–3.	Mandibula, Femur, Becken	metaphysär, scharf begrenzte Osteolyse
Fibrosarkom	4.	Femur, Tibia	metaphysär, Osteolyse, aggressiv
malignes fibröses Histiozytom	5.	Kniegegend	metaphysär, Osteolyse, aggressiv
Riesenzelltumor	3.–4.	Kniegegend	epiphysär, Osteolyse
intraossäres Lipom	alle	Fibula	metaphysär, Osteolyse, Randsklerose, Verkalkung
Hämangiom	3.–6.	Schädel, Wirbelsäule	«Radnabenbild», trabekuliert
Hämangioendotheliom	4.–5.	Femur, Tibia, Humerus	metaphysär, Osteolyse, aggressiv
Chordom	5.–8.	Sakrum, Klivus	Osteolyse
solitäre Knochenzyste	2.	Humerus, Femur	Osteolyse, Randsklerose
Epidermoidzyste	2.–4.	Schädel, Endphalanx	Osteolyse, scharf begrenzt
aneurysmatische Knochenzyste	2.	lange Röhrenknochen	metaphysär, Osteolyse (scharf oder unscharf begrenzt), Septen
Adamantinom	2.–3.	Tibia	diaphysär, Osteolyse, aggressiv
Ewing-Sarkom	2.	Femur, Os ilium	diaphysär, permeative Osteolyse
malignes Lymphom	3.–6.	Rumpf, Schädel	Osteolyse, unscharf begrenzt

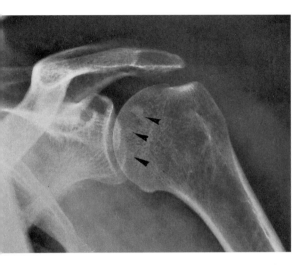

Abb. 8-102: Drei Kompaktainseln im Humeruskopf (Pfeilspitzen). Die Struktur der Spongiosa läßt sich bis in die sklerotischen Herde hineinverfolgen.

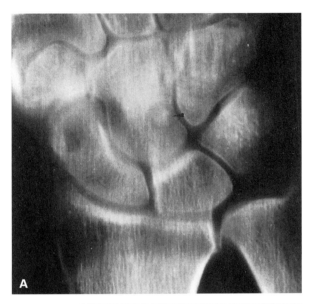

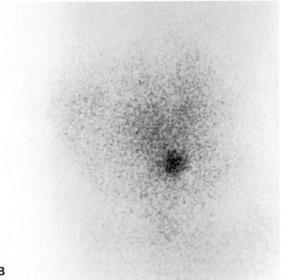

Osteoidosteom

Etwa 10% der benignen Knochenneoplasien sind *Osteoidosteome*. Drei Viertel treten zwichen fünf und 25 Jahren auf. Klinisch ist ein nächtlicher Schmerz mit Erleichterung nach Aspiringabe typisch. Je etwa 30% treten an der Tibia und am Femur auf, 10 bis 20% in den hinteren Wirbelanteilen oder den Bogenwurzeln. Histologisch findet man im Nidus ein Netzwerk von aus Osteoid bestehenden Trabekuli. Er kann verkalken. Die umgebende Sklerose ist reaktiv und verschwindet nach Entfernung des Nidus. Radiologisches Hauptzeichen ist die Sklerose, die zentral eine Osteolyse, den Nidus, aufweist. Der Befund liegt häufiger kortikal als medullär. Bei medullärem Ausgangspunkt ist die Sklerose weniger ausgeprägt. Die Szintigraphie zeigt eine umschriebene und ausgeprägte Anreicherung in allen Phasen (**Abb. 8-103, 8-104, 8-170, 8-183**). Die Computertomographie spielt vor allem in komplexen Knochen wie der Wirbelsäule eine Rolle als Ergänzung zur konventionellen Aufnahme. Die MR-Untersuchung kann irreführend sein, da das oft ausgeprägte Begleitödem einen aggressiven Tumor vortäuschen kann.

Abb. 8-103: Osteoidosteom Os capitatum. (**A**) Konventionelle Tomographie mit kleinem sklerotischem Herd im Os capitatum proximal radial (Pfeilspitze). (**B**) Szintigraphie, frühe Phase. Umschriebene Nuklidanreicherung an entsprechender Stelle (hohe Vaskularisation des Tumors).

Osteoblastom

Das *Osteoblastom* ist selten. Histologisch gleicht es einem Osteoidosteom, ist jedoch in der Regel größer und häufiger in der Wirbelsäule (40%) lokalisiert. Das typische Osteoblastom mißt bei Diagnosestellung etwa 3 cm, kann aber bis 10 cm groß werden. Es tritt am häufigsten zwischen dem 10. und 20. Lebens-

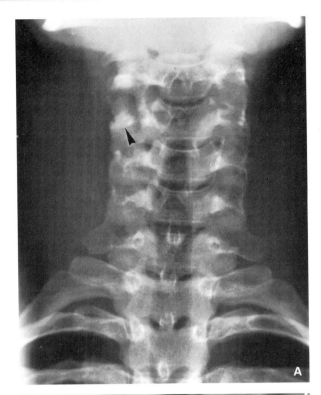

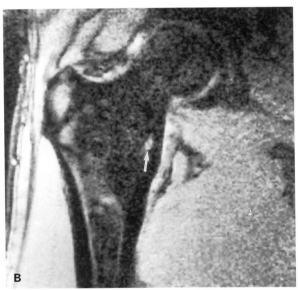

Abb. 8-104: Osteoidosteom proximaler Femur. **(A)** Kortikalis im Bereich des Trochanter minor verbreitert und unregelmäßig, Nidus erkennbar (Pfeilspitze). **(B)** MRI, Gradi-
entenecho-Sequenz: Nidus signalreich (Pfeil).

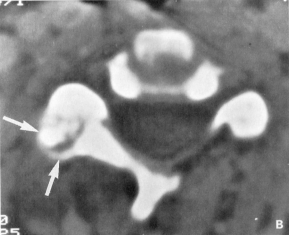

Abb. 8-105: Osteoblastom C4 rechts. **(A)** Konventionelle
Aufnahme mit knapp erkennbarer Sklerosierung im Gelenkbereich rechts (Pfeilspitze). **(B)** CT mit Auftreibung und
Osteolyse im Bereich des Processus articularis inferius
rechts (Pfeile), zentrale Verkalkung.

jahr auf. Männliche Patienten überwiegen die weiblichen im Verhältnis 2:1. Radiologisch ist das Osteoblastom ein osteolytischer Prozeß mit unterschiedlicher, schwach ausgeprägter Sklerosekomponente und scharfer Begrenzung (**Abb. 8-105**). Die Kortikalis wird mit der Zeit ausgedünnt und durchbrochen.

Osteosarkom

Das *Osteosarkom* ist nach dem multiplen Myelom der *häufigste primäre maligne Knochentumor*. Er enthält unterschiedliche Anteile von osteogenen, chondrogenen und bindegewebigen Elementen. Er produziert Osteoid. Das Osteosarkom tritt vor allem bei Kindern und Jugendlichen in der Metaphyse von langen Röhrenknochen auf. Am häufigsten sind die Patienten zwischen 10 und 25 Jahre alt. Die Mehrzahl der Tumoren tritt im Bereich des Kniegelenks auf, davon die Mehrzahl im distalen Femur. Andere häufige Lokalisationen sind der proximale Femur, der Humerus und das Becken. Radiologisch erkennt man je nach histologischer Zusammensetzung einen überwiegend osteolytischen (20%), einen überwiegend sklerotischen (30%) oder am häufigsten einen gemischten (50%) Tumor. Die Röntgenaufnahme zeigt Zeichen der Aggressivität wie unscharfe Begrenzung, Kortikalisdurchbruch und periostale Reaktion (**Abb. 8-106, 8-107**). Verkalkungen werden in der Weichteilkomponente und bei hohem kartilaginärem Anteil gesehen. Pathologische Frakturen kommen in 20% vor. Metastasen finden sich als «skip lesions» im gleichen Knochen, meistens proximal des Primärtumors, oder in andern Knochen, in der Lunge und in Lymphknoten.

In der Lunge kann eine Ossifikation der Metastasen auftreten.

Das seltene parosteale Sarkom befällt vor allem lange Röhrenknochen, am häufigsten den distalen Femur. Es tritt vor allem in der dritten und vierten Dekade auf. Verlauf und Prognose sind besser als beim klassischen Osteosarkom. Der röntgendichte Tumor ist vom darunter liegenden Knochen oft durch einen strahlentransparenten Saum getrennt. Dies unterscheidet ihn vom Osteochondrom. Die Kortikalis ist in etwa zwei Dritteln der Fälle computertomographisch erkennbar infiltriert. Die Knochenmarkinfiltration ist Zeichen der Entdifferenzierung und ist oft assoziiert mit Lungenmetastasen.

Abb. 8-106: Osteosarkom des distalen Femur. (**A**) Kortikalis an der distalen Femurmetaphyse lateral destruiert, ossifizierter Weichteilanteil. (**B**) MRI, T1-gewichtete Aufnahme: Fettmark der distalen Metaphyse und Diaphyse durch signalarme Masse verdrängt, laterale Unterbrechung der normalen Muskelstruktur (Pfeilspitzen). (**C**) MRI, T2-gewichtete Aufnahme: Bessere Darstellung der Weichteilkomponente (Pfeilspitzen), eines ausgedehnten Begleitödems (Pfeile) und eines Gelenkergusses (gebogene Pfeile).

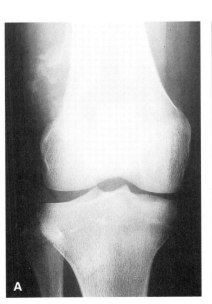
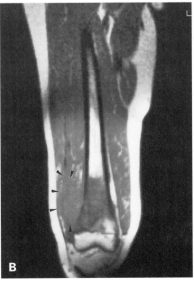
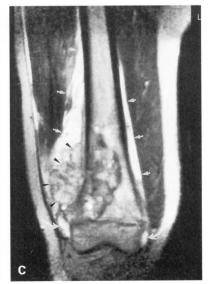

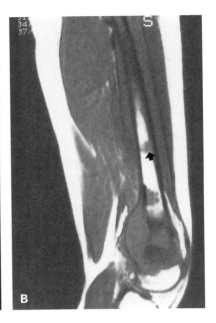

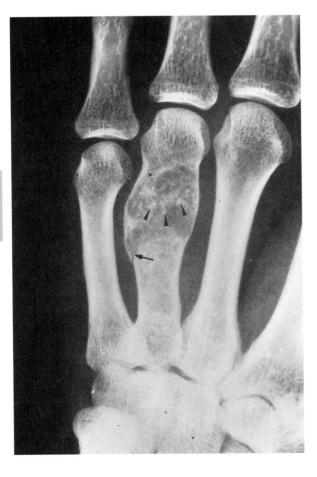

Abb. 8-107: Osteosarkom der distalen Femurmetaphyse. **(A)** Konventionelle Röntgenaufnahme. Permeative Osteolyse im Markraum metaphysär und Osteosklerose. Unterbrochene periostale Reaktion, Codman-Dreiecke durch abgehobenes Periost. **(B)** Ergänzende Kernspintomographie (T1-Gewichtung, sagittaler Schnitt) mit diaphysärer, intramedullärer «Skip»-Läsion (Pfeil); ausgedehnte extraossäre Tumormanifestation.

Abb. 8-108: Enchondrom linker Ringfinger. Metadiaphysäre geographische Osteolyse, Auftreibung des Knochens und Ausdünnung der Kortikalis; Tumormatrixverkalkungen (Pfeilspitzen). Pathologische Fraktur proximal (Pfeil).

Chondrogene Skelettneoplasien

Enchondrom, Enchondromatose, Maffucci-Syndrom

Das *Enchondrom* ist ein langsam wachsender, benigner Tumor. Es besteht aus reifem hyalinem Knorpel. Meist geht es von der metaphysären Medulla aus und befällt bevorzugt die kurzen tubulären Knochen, vor allem die Phalangen der Hand und die Metakarpalia (50%). Andere häufige Lokalisationen sind Femur und Humerus, die je etwa 15% ausmachen. Im Fuß treten nur etwa 5% der Enchondrome auf. Die Enchondrome treten meistens zwischen 10 und 30 Jahren auf, am häufigsten in der dritten Dekade. Oft ist das Enchondrom ein Zufallsbefund oder wird durch eine pathologische Fraktur manifest. In kurzen Knochen bleibt das Enchondrom fast immer benigne. In den langen Röhrenknochen besteht eine größere Tendenz zur Entartung.

Radiologisch findet sich eine scharf begrenzte Osteolyse, mit verdünnter und vorgewölbter Kortikalis, oft Randsklerose und manchmal Verkalkungen (**Abb. 8-108**).

Die seltene *Enchondromatose* ist durch multiple Enchondrome charakterisiert. Ollier beschrieb die Erkrankung 1900 unter dem Namen Dyschondroplasie. Die Enchondrome sind im Rahmen der Erkrankung viel zellreicher und neigen zur Entartung. In 30 bis 50% treten im mittleren Lebensalter Sarkome auf. Neben lokalisierten Formen existieren ausgedehnte Formen, oft mit einseitiger Dominanz.

Maffucci beschrieb 1881 die Kombination von *multiplen Enchondromen* mit *Weichteilhämangiomen*. Die Erkrankung ist kongenital, aber nicht vererbt. Die Diagnosestellung erfolgt in der Regel bei der Pubertät. Die Enchondrome sind besonders häufig im Bereich von Fingern und Metakarpalia. Verkalkte Phlebolithen sind ein typisches radiologisches Symptom. Eine Entartung eines Enchondroms zum Chondrosarkom kommt beim Maffucci-Syndrom in etwa der Hälfte der Fälle vor.

Periostales Chondrom

Das *periostale Chondrom* ist ein seltener, benigner Tumor mit subperiostalem Ausgangspunkt. Er kann wegen seines histologischen und auch radiologischen Erscheinungsbildes fälschlicherweise als maligne eingeschätzt werden. Histologisch findet man unreifen Knorpel. Das periostale Chondrom ist ein Tumor des Jugendlichen und jungen Erwachsenen (männlich zu weiblich 2:1). Meistens sind tubuläre Knochen befallen, häufig am metadiaphysären Übergang oder seltener in Schaftmitte. Typische Befallsorte sind der proximale Humerusschaft und die Hand. Radiologisch erkennt man eine scharf begrenzte Delle in der Kortikalis mit angrenzender Sklerose. Fast alle Tumoren zeigen Verkalkungen oder Ossifikationen.

Chondroblastom

Das *Chondroblastom* ist ein seltener Tumor aus unreifen Knorpelzellen. Er tritt bei jüngeren Patienten vor Epiphysenschluß auf. Männliche Patienten überwiegen die weiblichen im Verhältnis 2:1. Der Tumor tritt in 20% im distalen Femur und in je 15% in der proximalen Tibia, im proximalen Femur und im proximalen Humerus, seltener im Tarsus und im Beckenbereich auf. Der Tumor liegt fast immer epiphysär. Er kann bis zu 10 cm groß werden. Er ist meist rein osteolytisch, kann aber Verkalkungen und Septen aufweisen und hat eine Randsklerose (**Abb. 8-109**). Die Kortikalis ist in der Regel erhalten, aber oft exzentrisch aufgetrieben und verdünnt. Eine Gelenkbeteiligung ist selten. Dagegen kann in 15% eine Begleitsynovitis auftreten. Die Begleitreaktionen lassen den Tumor in der MR-Untersuchung aggressiver erscheinen, als er tatsächlich ist.

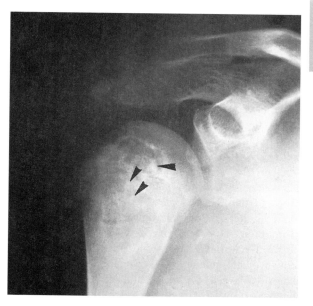

Abb. 8-109: Chondroblastom des proximalen Humerus. Epimetaphysäre, in den meisten Abschnitten scharf begrenzte Osteolyse, z.T. mit Randsklerose. Kleine Tumorverkalkungen vor allem im kranialen Anteil (Pfeilspitzen).

8.
Bewegungsapparat

Chondromyxoidfibrom

Das *Chondromyxoidfibrom* ist ein seltener Tumor. Er besteht aus Knorpel, myxoiden und fibrotischen Anteilen. Der Tumor tritt am häufigsten unter 20 Jahren auf. Neun von zehn Chondromyxoidfibromen liegen in der unteren Extremität, vor allem an der proximalen Tibia. Der Tumor liegt meist metaphysär, selten epiphysär. Er neigt zwar häufig zu Lokalrezidiven, eine maligne Entartung tritt aber in der Regel nicht auf. Radiologisch besteht in der Regel eine Randsklerose (**Abb. 8-110**). Eine Septierung wird durch wandständige Leisten vorgetäuscht, die den Tumor nicht vollständig in Kammern unterteilen. Radiologisch sichtbare Verkalkungen sind selten (1–3%), obschon sie histologisch häufiger gesehen werden (5–27%).

Osteochondrom, multiple kartilaginäre Exostosen

Das *Osteochondrom* (auch kartilaginäre Exostose genannt) ist eine ossäre Vorwölbung mit einer Knorpelkappe. Es ist der *häufigste benigne Knochentumor*. Sein zentraler spongiöser Anteil und seine Kortikalis stehen mit Spongiosa und Kortikalis des Ausgangsknochens in Verbindung (**Abb. 8-111**). Meistens hört das Wachstum mit dem Erreichen der Knochenreifung auf. Die Position ist typischerweise metaphysär nahe der Epiphysenfuge oder im Bereich von Sehnenansätzen. Mechanischer Zug führt oft zu einer Ausrichtung des Tumors nach diaphysär. Das Osteochondrom kann zu einer Wachstumsstörung mit Verbreiterung und Deformierung der Metaphyse führen. Die Lokalisation ist etwa zu einem Drittel im distalen Femur, zu einem Drittel in proximalem Humerus und proximaler Tibia und zu einem Drittel im Bereich von Ilium, Rippen und anderen Röhrenknochen. Selten sind Hände, Füße und Wirbelsäule befallen. Im Bereich eines Osteochondroms können Bursae entstehen, vor allem wenn sie Druck auf Sehnen oder Muskeln ausüben. Die Entartung des solitären Osteochondroms ist sehr selten. Sie tritt in 1 bis 6% der Fälle auf, wobei diese Zahlen aus einem selektionierten Krankengut aus Knochentumorzentren stammen. Die Entartungsrate liegt vermutlich bezogen auf alle Osteochondrome deutlich tiefer. Bei Entartung geht radiologisch die Tumorkortikalis verloren, der übrige Tumor zeigt resorptive Veränderungen und in der Umgebung tritt eine Weichteilmasse auf, die Verkalkungen aufweisen kann (**Abb. 8-114**). Die sekundäre Entartung ist am häufigsten im Becken und distalen Femur. Die Entartungsgefahr hängt mit der Dicke der Knorpelschicht über dem ossären Anteil des Tumors zusammen. Diese Schicht kann mittels MR-Untersuchung dargestellt werden.

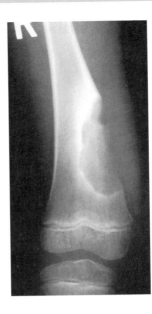

Abb. 8-110: Chondromyxoidfibrom des Femurs. Scharf begrenzte Osteolyse, in diesem Fall mit Kortikalis-Durchbruch.

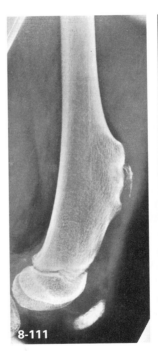
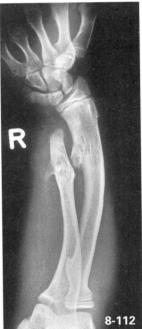

Abb. 8-111: Solitäre, breitbasige Exostose an der Vorderseite des Femurs.

Abb. 8-112: Familiäre, multiple Exostosen mit Wachstumsstörung der distalen Ulna.

Die *multiplen kartilaginären Exostosen* stellen ein oft vererbtes Leiden dar. Männer sind zweimal häufiger befallen als Frauen. Die Exostosen kommen im gesamten knorpelig angelegten Skelett vor, besonders häufig aber im Bereich der Metaphysen von Röhrenknochen. Der Befall ist mehr oder weniger symmetrisch. Durch assoziierte Wachstumsstörungen können ausgeprägte Deformierungen bestehen (**Abb. 8-112, 8-113**). Die Entartungshäufigkeit ist wesentlich höher als bei solitären Osteochondromen und liegt bei 20 bis 25%.

Synoviale Chondromatose

Die *synoviale Chondromatose* ist wahrscheinlich ein metaplastischer Prozeß, bei dem sich hyaliner Knorpel in der Synovialmembran eines Gelenks bildet. Am häufigsten sind Knie und Ellbogen befallen. Sehnenscheiden können ebenfalls Ausgangspunkt sein. Die Chondrome können sehr zahlreich werden. Sie sind in unterschiedlichem Ausmaß verkalkt und entsprechend radiologisch sichtbar. Bei langdauerndem Prozeß kommt es zu Erosionen und zu einer Arthrose. Entartungen sind extrem selten.

Chondrosarkom

Das *Chondrosarkom* ist nach dem multiplen Myelom, dem Osteosarkom und dem Ewing-Sarkom der vierthäufigste primäre maligne Knochentumor. Er tritt vor allem zwischen 30 und 70 Jahren auf. Er ist vor allem im Stammskelett und den proximalen langen Knochen lokalisiert (in der Hälfte der Fälle Becken und proximaler Femur). Das Chondrosarkom wächst langsam. Anfänglich ist der Tumor lytisch, rund bis länglich, manchmal lobuliert. Matrixverkalkungen können ausgeprägt sein (**Abb. 8-114**). Bei Fortschreiten des Tumors werden die Ränder der Osteolysen unscharf. Der Tumor kann dann die Kortikalis durchbrechen und Weichteilmassen bilden. Diese können verkalken. Sehr aggressive Formen können bei Fehlen von Matrixverkalkungen einem Osteosarkom oder Fibrosarkom gleichen. Sie kommen vor allem bei jüngeren Patienten vor. Das Chondrosarkom ist in erster Linie lokal infiltrierend.

Szintigraphisch besteht beim Chondrosarkom eine mäßige Radionuklidaufnahme mit fokalen starken Mehranreicherungen. Die Tumoren sind in der Regel szintigraphisch scharf begrenzt. Die MR-Untersuchung kann entsprechend der Zusammensetzung aus knorpeligen Knoten eine lobulierte Raumforderung darstellen, die auf T2-gewichteten Aufnahmen signalreich erscheint (**Abb. 8-115**).

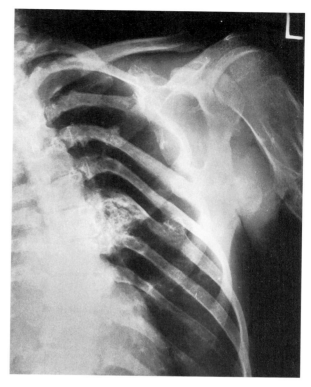

Abb. 8-113: Multiple kartilaginäre Exostosen. Zahlreiche von den Rippen und der Skapula ausgehende Exostosen. Skoliose. Auftreibung und unregelmäßige Struktur des proximalen Humerusschaftes durch Wachstumsstörung.

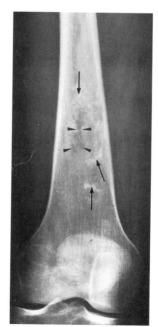

Abb. 8-114: Chondrosarkom des distalen Femur. In diesem Fall wenig ausgeprägte Osteolyse (Pfeilspitzen), ausgedehnte Tumormatrixverkalkungen (Pfeile).

8.
Bewegungsapparat

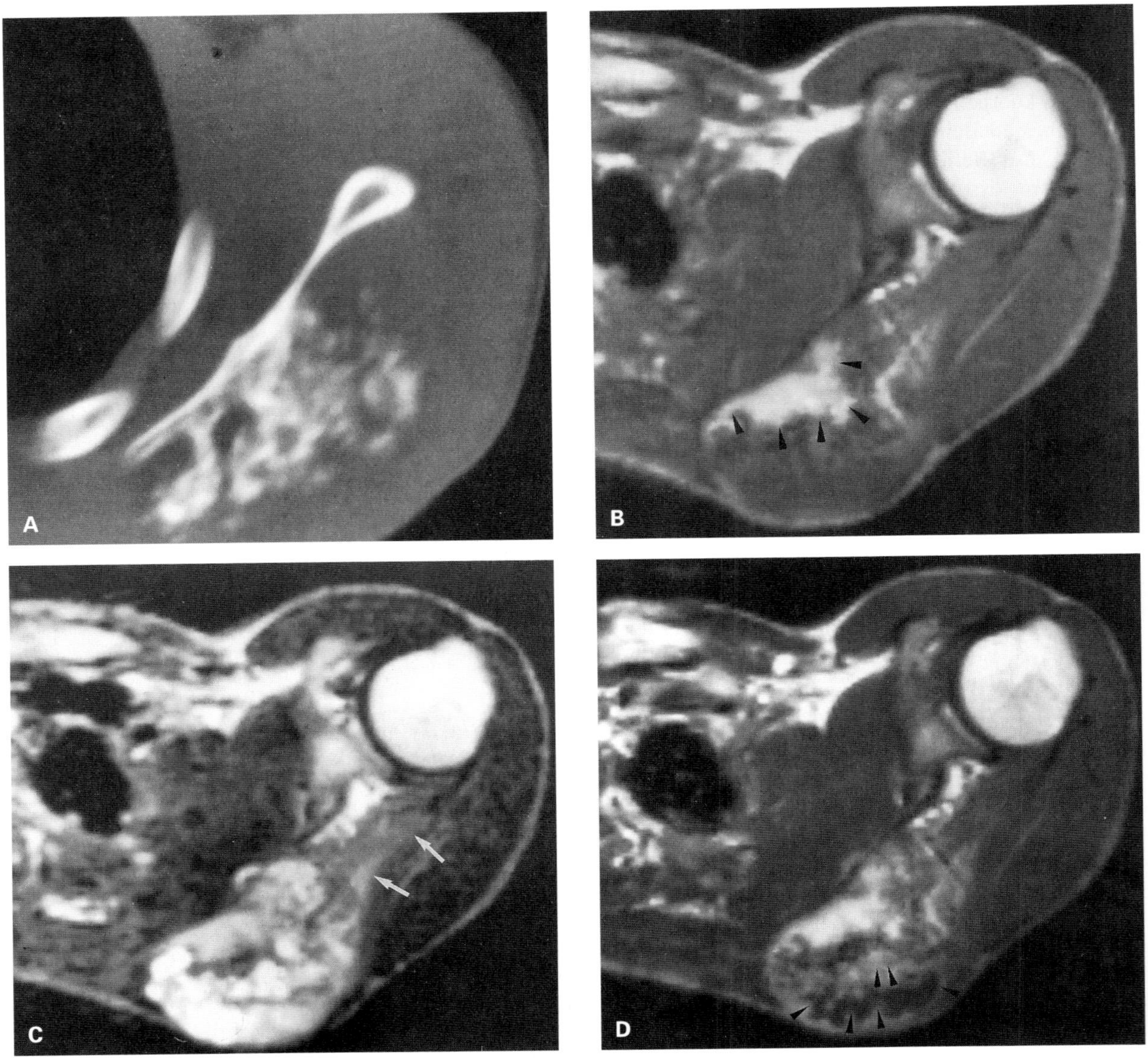

Abb. 8-115: Von Osteochondrom ausgehendes Chondrosarkom der Skapula. **(A)** CT: Großer, vom Corpus scapulae ausgehender stark verkalkter Tumor, Weichteilkomponente ungenügend beurteilbar. **(B)** MRI, T1-gewichtete Aufnahme: Signalreiches Fettmark des Corpus scapulae setzt sich in den Tumor fort (Pfeilspitzen). **(C)** MRI, T2-gewichtete Aufnahme: Ausgedehnte, lobulierte, signalreiche Masse. Dieses Signalverhalten paßt zu einem knorpeligen Tumor. Begleitödem vor allem lateral (Pfeile), **(D)** MRI, T1-gewichtete Aufnahme nach intravenöser Injektion von gadoliniumhaltigem Kontrastmittel: Darstellung der unregelmäßig ausgeprägten Tumorvaskularisation. Zentral und in der Peripherie deutliche Kontrastmittelaufnahme (Pfeilspitzen, vergleiche **(B)**.

Fibröse Neoplasien

Nicht-ossifizierendes Fibrom

Nicht-ossifizierendes Fibrom und *fibröser Kortikalisdefekt* sind histologisch identisch. Die Begriffe werden oft synonym verwendet. Willner verwendet den Begriff des nicht-ossifizierenden Fibroms für im Gegensatz zum fibrösen Kortikalisdefekt nach Abschluß der Knochenreifung persistierende Tumoren. Das nicht-ossifizierende Fibrom ist eine kleine, mit Bindegewebe gefüllt Osteolyse und liegt exzentrisch metaphysär, meistens im Kniebereich. Es kommt bei 15% aller Kinder vor und tritt durchschnittlich mit 3 Jahren erstmals auf. Bei etwa einem Drittel der Patienten bestehen mehrere Läsionen. Der fibröse Kortikalisdefekt ist durchschnittlich sieben Jahre lang sichtbar. Der Defekt liegt anfänglich der Epiphysenfuge benachbart oder einige Zentimeter davon entfernt. Radiologisch ist er eine exzentrische Osteolyse mit Randsklerose (**Abb. 8-116, 8-117**). Mit dem Knochenwachstum wandert das nicht-ossifizierende Fibrom von der Epiphysenfuge weg. Über eine Phase mit Septierung oder Sklerose verschwindet sie vollständig. Szintigraphisch besteht eine fehlende Nuklidanreicherung im Bereich des Defekts.

Fibröse Dysplasie

Die *fibröse Dysplasie* ist wahrscheinlich eine Entwicklungsstörung des Skeletts mit abnormer Proliferation von Bindegewebe. Sie manifestiert sich in den ersten Lebensdekaden. Neben einer monostotischen (75–90%) tritt auch eine polyostotische Form auf (10–20%). Bei den solitären Läsionen liegen je ein Viertel der Läsionen in den Rippen, in Femur und Tibia, oder im Schädel. Bei der polyostotischen Form wird oft eine regionäre Verteilung gefunden. Pathologische Frakturen kommen vor. Radiologisch findet man eine expansiv wirkende, durch eine Randsklerose begrenzte Osteolyse (**Abb. 8-118, 8-119**). Die Transparenz ist oft milchglasähnlich. Ein trabekuliertes Bild und eine oft diskrete Sklerose am Rand der Osteolyse kommen vor.

Desmoplastisches Fibrom

Das seltene *desmoplastische Fibrom* des Knochens ist lytisch, lokal aggressiv, aber metastasiert nicht. Histologisch ist es vergleichbar mit dem häufigeren Desmoid der Weichteile. Am häufigsten tritt der Tumor in der zweiten und dritten Dekade auf. Häufigste Lokalisationen sind Mandibula, Femur und Becken. Klinisch bestehen unspezifische Zeichen wie Schwellung

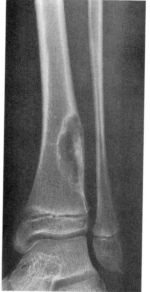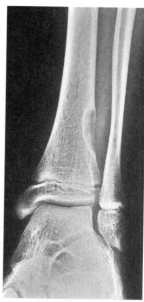

Abb. 8-116: Nicht-ossifizierendes Fibrom der distalen Tibia. Scharf begrenzte, exzentrische Osteolyse mit Randsklerose. Die Kortikalis ist verschmälert und aufgetrieben, aber nicht durchbrochen.

Abb. 8-117: Als Zufallsbefund entdecktes nicht-ossifizierendes Fibrom der distalen Tibia.

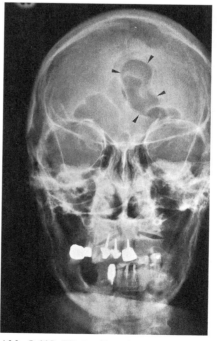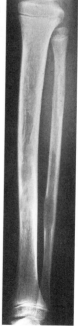

Abb. 8-118: Fibröse Dysplasie. Scharf begrenzte geographische Osteolyse in der Schädelkalotte frontal (Pfeilspitzen).

Abb. 8-119: Fibröse Dysplasie der rechten Tibia und Fibula mit teils sklerotisch begrenzten diaphysären Lysen.

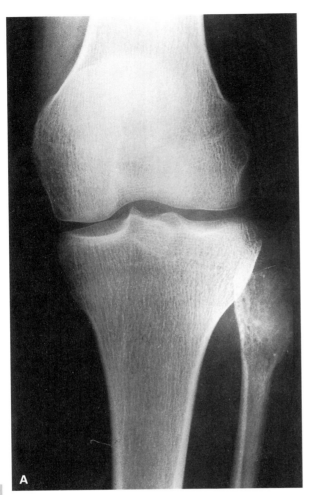

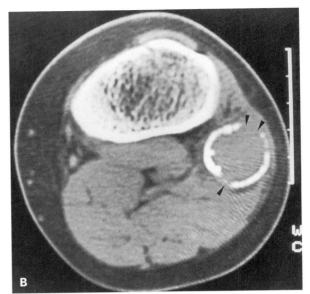

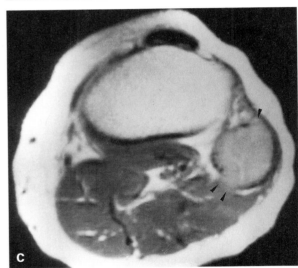

Abb. 8-120: Riesenzelltumor des Fibulaköpfchens, **(A)** Auftreibung des Fibulaköpfchens, unscharfe Übergangszone zum normalen metaphysären Knochen. **(B)** CT: Weichteildichte Masse im Fibulaköpfchen mit Durchbruch durch die Kortikalis (Pfeilspitzen). **(C)** MRI, T1-gewichtete Aufnahme nach intravenöser Gadoliniumgabe: Der Tumor nimmt praktisch homogen Kontrastmittel auf. Kortikalisverhältnisse schlechter beurteilbar als bei CT, dagegen bessere Darstellung der Weichteilausdehnung (Pfeilspitzen).

und Schmerz. Radiologisch findet man eine scharf begrenzte Osteolyse, selten mit Randsklerose. Der Tumor liegt meistens metaphysär. Er kann sich epiphysär ausdehnen. Der Knochen ist im Bereich der Läsion infolge gradueller Apposition von neuformiertem periostalem Knochen aufgetrieben. In 30% ist die Kortikalis durchbrochen, oft verbunden mit einer Weichteilmasse.

Fibrosarkom

Das *Fibrosarkom* ist ein primär maligner fibroblastischer Tumor, der etwa 5% der malignen Knochentumoren ausmacht. Am häufigsten tritt er in der vierten Lebensdekade auf. Er liegt oft medullär metaphysär, oft in langen Röhrenknochen. Pathologische Frakturen sind bei Diagnosestellung häufig. Radiologisch besteht eine oft über 5 cm große Osteolyse, die Septen aufweisen kann. Eine Reaktion des angrenzenden Knochens fehlt. Verkalkungen oder eine Ossifikation kommen nicht vor. Die Kortikalis kann vollständig durchbrochen werden.

Histiozytäre Neoplasien

Riesenzelltumor

Der *Riesenzelltumor* tritt am häufigsten zwischen 20 und 40 Jahren auf, in der Hälfte der Fälle im Bereich des Knies. Weitere häufigere Lokalisationen sind der distale Radius, die proximalen Enden von Humerus und Femur, das Sakrum und die proximale Fibula. Mehr als die Hälfte zeigen Rezidive und 10 bis 15% entarten maligne. Radiologisch liegt der Tumor epiphysär oder epimetaphysär. Er ist rein osteolytisch, ohne Randsklerose, und kann die Kortikalis durchbrechen (**Abb. 8-120**). Eine periostale Reaktion ist selten.

Malignes fibröses Histiozytom

Männer sind häufiger befallen als Frauen (1.7:1). Die meisten Tumoren treten in der fünften Dekade auf. das *maligne fibröse Histiozytom* kommt auch als sekundärer Tumor nach Bestrahlung, beim Morbus Paget, bei einem Knocheninfarkt und bei einer Osteomyelitis vor. Die Hälfte der Tumoren tritt im Bereich des Kniegelenks auf. Weitere häufigere Lokalisationen sind proximaler Humerus, proximaler Femur und Becken. Radiologisch findet man eine unscharf begrenzte metaphysäre Osteolyse (**Abb. 8-121**). Eine periostale Reaktion und eine Knochenneubildung fehlen.

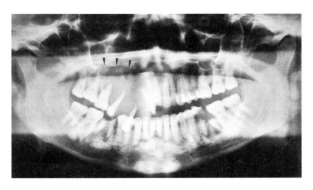

Abb. 8-121: Malignes fibröses Histiozytom, Orthopantomogramm: Weichteildichte Masse, vom rechten oberen Alveolarkamm ausgehend, mit Verlagerung von Zähnen. Einwachsen in den Sinus maxillaris (Pfeilspitzen, vergleiche normale Gegenseite).

Andere Skelettneoplasien

Lipom

Das seltene *intraossäre Lipom* tritt in jedem Lebensalter auf. Häufigste Lokalisationen sind Fibula, Femur, Tibia und Kalkaneus. Bei tubulären Knochen liegt das Lipom metaphysär, im proximalen Femur trochanternahe und im Kalkaneus in der vorderen, trabekelarmen Zone. Radiologisch findet man eine scharf begrenzte Osteolyse mit einer dünnen sklerotischen Schale. Verkalkungen kommen vor. Die Kortikalis ist nicht betroffen.

Hämangiom

Das *Hämangiom* ist ein benigner vaskulärer Tumor. Die kavernöse Form ist durch große, dünnwandige Gefäße charakterisiert, die kapilläre durch feine Kapillaren. Die erste Form kommt vor allem in Schädel und Wirbelsäule, die zweite eher in flachen Knochen und in den Metaphysen von langen Röhrenknochen vor. 75% der Hämangiome treten in Schädel und Wirbelsäule auf, weitere 10% in den Gesichtsknochen und 10% in den langen Röhrenknochen, sowie 5% in den Rippen. Die Hämangiome werden meistens im Erwachsenenalter zufällig entdeckt. Im Bereich der Wirbelsäule können pathologische Frakturen Schmerzen, aber auch neurologische Symptome bis zur Paraplegie verursachen. Radiologisch findet man beim Wirbelkörperhämangiom eine streifige Zeichnung, die am besten im Seitenbild sichtbar wird. Computertomographisch werden verdickte, wabenförmig oder strahlför-

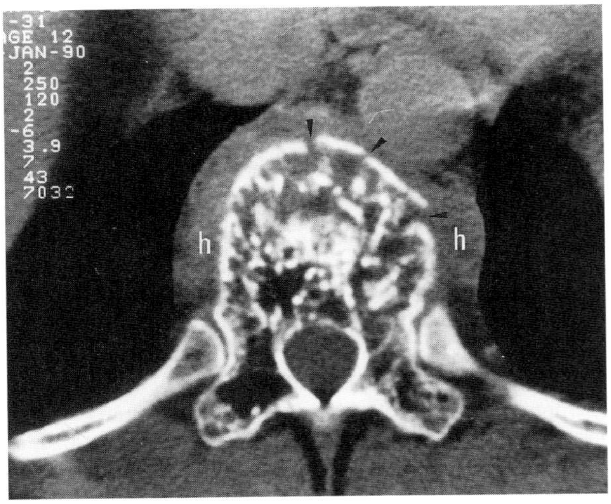

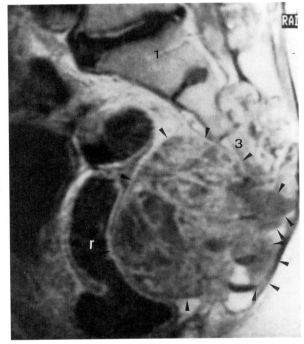

Abb. 8-122: Hämangiom des Wirbelkörpers und der Pedikel. CT: Vergröberung der Struktur des Wirbelkörpers (BWK 11). Pathologische Fraktur (Pfeilspitzen) mit Aussprengung der anterolateralen linksseitigen Wirbelkörperanteile. h prä- und paravertebrales Hämatom.

mig angeordnete Trabekel sichtbar **(Abb. 8-122)**. Die äußere Kontur bleibt in der Regel erhalten. Die Begrenzung des Tumors ist scharf. Eine Randsklerose ist seltener.

Hämangioendotheliom

Das *Hämangioendotheliom* ist ein maligner vaskulärer Tumor mit hohem Anteil an Endothelzellen. 45% treten in den langen Röhrenknochen auf, dabei am häufigsten in Femur, Tibia und Humerus. Am häufigsten ist der Tumor in der vierten und fünften Dekade. Die Tumoren können multipel auftreten oder zusammenwachsen und lobuliert erscheinen. Radiologisch sind sie osteolytisch und liegen in Röhrenknochen metaphysär oder metadiaphysär. Die Begrenzung ist meist unscharf. Die Kortikalis wird destruiert. Die periostale Reaktion ist oft solide, seltener vom unterbrochenen Typ.

Chordom

Das *Chordom* ist ein maligner Tumor, der wahrscheinlich von Notochordresten ausgeht und praktisch ausschließlich im Bereich von Klivus und lumbosakralem Übergang vorkommt. Er ist selten (1–2% der Knochentumoren). Die Patienten sind meistens über 50jährig. Die Läsion ist häufiger osteolytisch als sklerotisch. Sie ist vor allem lokal destruktiv **(Abb. 8-123)** und neigt zu Lokalrezidiven, hat aber wenig Metastasenpotential. Der Intervertebralraum kann im Gegensatz zu den meisten andern Neoplasien überschritten werden.

Adamantinom

Das *Adamantinom* ist ein seltener Tumor mit überwiegender Lokalisation in der Tibiadiaphyse. Der Name stammt von der histologischen Ähnlichkeit zum häufigeren Adamantinom des Kiefers. Der Tumor stammt wahrscheinlich aus versprengten epithelialen Zellnestern, entweder entwicklungsbedingt oder durch ein Trauma verursacht. Der Tumor tritt vor allem bei männlichen Patienten in der zweiten und dritten Lebensdekade auf. Er entwickelt sich langsam. Meistens besteht eine Osteolyse, die die Kortikalis durchbrechen kann. Auch Satellitenläsionen oder ein infiltratives Bild kommen vor. Eine periostale Reaktion ist eher selten. Metastasen sind selten, können aber bei langdauerndem Verlauf in Lymphknoten, Lunge oder Knochen auftreten.

Abb. 8-123: Chordom des Sakrums. MRI, T1-gewichtete sagittale Aufnahme nach intravenöser Gabe von gadoliniumhaltigem Kontrastmittel: Großer, von S 3 bis S 5 ausgehender Tumor mit Ausdehnung nach dorsal und vor allem ventral (Pfeilspitzen). Rektum (r) verlagert. Unregelmäßiges Enhancement des Tumors. 1 S 1, 3 S 3.

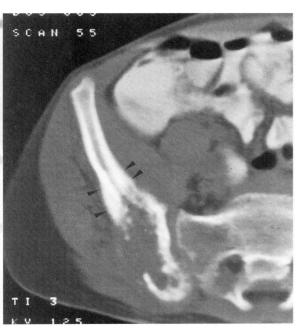

Abb. 8-124: Ewingsarkom des rechten Os ilium. Osteolyse mit unscharfer Begrenzung, periostale Reaktion (Pfeilspitzen).

Abb. 8-125: Ewingsarkom des linken Femur. **(A)** Antero-posteriore Aufnahme: Volumenzunahme des Femur, Sklerosierung, periostale Reaktion mit Codmanschem Dreieck (Pfeilspitze). **(B)** Seitliche Aufnahme: Kortikalis teilweise aufgelockert (Pfeilspitzen). **(C)** MRI, T1-gewichtete Aufnahme, transversal: Fettmark durch signalärmeres Tumorgewebe ersetzt, Kortikalis aufgelockert (Pfeile), Weichteilausdehnung nicht eindeutig beurteilbar. **(D)** Entsprechende T2-gewichtete Aufnahme: Starker Signalanstieg im Bereich von medullärer Masse und ausgedehntem Weichteiltumor (t). e Begleitödem mit ähnlicher Signalintensität. **(E)** Darstellung der Längsausdehnung durch koronare T1-gewichtete Aufnahme.

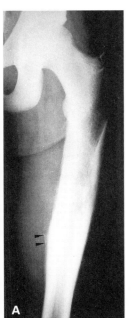
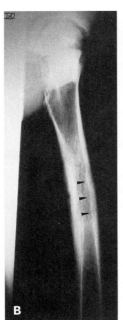
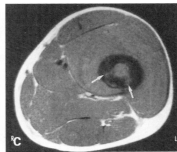
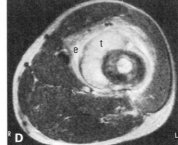
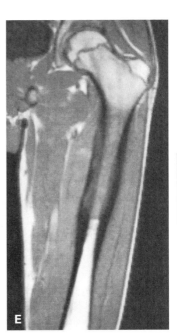

8.
Bewegungs-apparat

Ewing-Sarkom

Das *Ewing-Sarkom* (**Abb. 8-124**) ist ein aggressiver, rundzelliger Tumor vor allem jüngerer Patienten. Der Tumor stammt wahrscheinlich aus einer Knochenmarkstammzelle. Der Tumor destruiert Knochen und hat nicht die Fähigkeit, eine chondroide oder osteoide Grundsubstanz zu produzieren. Eine Sklerosekomponente ist nicht Ausdruck einer Knochenbildung durch den Tumor, sondern ist bedingt duch eine reaktive Sklerose im normalen umgebenden Knochen und durch Knochennekrose infolge Störung der Gefäßversorgung. Die Hälfte der Tumoren tritt in den langen Röhrenknochen vor allem diaphysär auf, etwa 40% in den flachen Knochen. Unter 20 Jahren sind die Röhrenknochen häufiger befallen, über 20 Jahren die flachen Knochen. Am häufigsten tritt der Tumor in der zweiten Dekade auf. Das Verhältnis zwischen männlichen und weiblichen Patienten beträgt 2:1. Radiologisch findet man das Bild der Destruktion mit multiplen kleinen länglichen Osteolysen, einem permeativen Bild (**Abb. 8-125**) oder seltener mit multiplen größeren Osteolysen. Periostale Reaktionen sind häufig (oft lamellärer Typ). Der Tumor kann sich bei nur geringer Kortikalisdestruktion ausgeprägt in die Weichteile ausdehnen (**Abb. 8-126**). Eine pathologische Fraktur wird in einem Drittel der Fälle gefunden.

Zu den *malignen Lymphomen* des Knochens vgl. S. 647. Zum *Plasmozytom* bzw. *multiplen Myelom* vgl. S. 643.

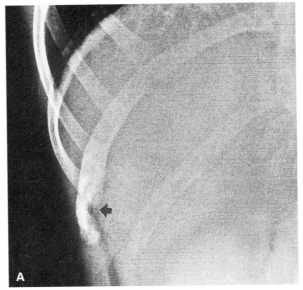

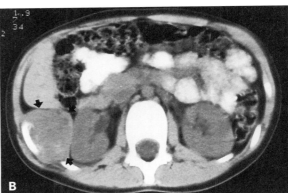

Abb. 8-126: Ewing-Sarkom dorso-lateral an der rechtsseitigen 11. Rippe (Pfeil). (**B**) Im ergänzenden Computertomogramm Darstellung der ausgedehnten extraossären Tumorkomponente.

Zystische Prozesse

Solitäre Knochenzyste

Die *solitäre Knochenzyste* ist eine flüssigkeitsgefüllte medulläre Höhle, die durch eine dünne Schicht von Bindegewebe ausgekleidet wird. Man findet sie vor allem metaphysär im proximalen Humerus (55%) und Femur (25%). Weitere typische Lokalisationen sind der distale Femur, die proximale Tibia und der Kalaneus. Die solitäre Knochenzyste tritt in Kindheit oder Adoleszenz auf. Männliche Patienten überwiegen (männlich:weiblich 3:1). Radiologisch besteht eine reine Osteolyse. Leistenbildungen können eine Septierung vortäuschen. Meistens besteht eine Randsklerose (**Abb. 8-127**). Der Knochen ist oft leicht aufgetrieben. Pathologische Frakturen sind häufig. Ein freies Fragment kann in der Zystenflüssigkeit in abhängiger Position gefunden werden. Szintigraphisch besteht keine oder eine minime Nuklidanreicherung.

Epidermoidzyste

Die *Epidermoidzyste* oder *Implantationszyste* kommt in der Schädelkalotte und in den Processus unguiculares der Finger vor allem in der zweiten und vierten Lebensdekade vor. Histologisch besteht eine dünne bindegewebige Kapsel, ausgekleidet durch gut differenziertes Plattenepithel. In den Fingern findet man eine runde Osteolyse im Processus unguicularis der Endphalanx oder in deren Schaftmitte. In der Regel besteht eine Randsklerose. Die Kortikalis kann durchbrochen sein.

Aneurysmatische Knochenzyste

Die *aneurysmatische Knochenzyste* ist eine mit Blut oder Bindegewebe gefüllte zystische Läsion ohne epitheliale Auskleidung. Sie liegt in der Regel metaphysär in langen Röhrenknochen, in flachen Knochen oder in der Wirbelsäule. 75% der Läsionen treten unter 20 Jahren auf. Pathogenetisch wird eine hämodynamische Störung durch Verlust des venösen Abflusses oder Bildung von arteriovenösen Shunts angenommen. Man findet gehäuft andere Tumoren im Bereich von aneurysmatischen Knochenzysten, vor allem das nichtossifizierende Fibrom, das Chondroblastom und den Riesenzelltumor. Radiologisch erscheint die aneurysmatische Knochenzyste als Osteolyse mit expansiver Tendenz (**Abb. 8-128**). Die Kortikalis wird vorgewölbt und kann durchbrochen werden. Eine extraossäre Komponente kommt vor.

Skelettmetastasen

Grundsätzlich kann jeder Knochen von einer Metastase befallen werden, meistens über die Blutbahn (arteriell oder venös). Die Läsionen sind am ehesten im Bereich guter vaskulärer Versorgung, das heißt bei Röhrenknochen metaphysär und in Schaftmitte (A. nutricia) zu finden. Die Metastasierung bevorzugt das hämatopoietische Mark, das heißt beim Erwachsenen das Achsenskelett. Metastasen distal des Ellbogen- und Kniegelenkes sind selten.

Nicht alle Tumoren metastasieren gleich häufig in den Knochen. Häufig sind Knochenmetastasen bei Neoplasien von Mamma, Prostata, Lungen und Nieren (zusammen drei Viertel der Knochenmetastasen). Bei den Männern ist das *Prostatakarzinom* allein für 60% der Knochenmetastasen verantwortlich, bei den Frauen sind es in 70% *Mammakarzinome*. Die meisten Metastasen treten in der zweiten Lebenshälfte auf.

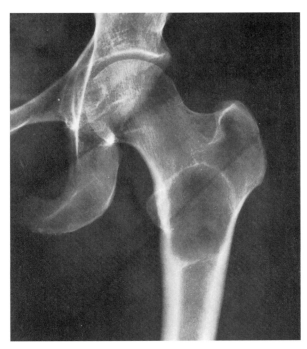

Abb. 8-127: Solitäre Knochenzyste des Femurs. Scharf begrenzte geographische Osteolyse mit Randsklerose.

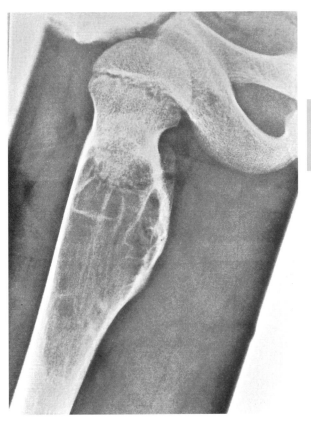

Abb. 8-128: Aneurysmatische Knochenzyste der proximalen Femurdiaphyse. Scharf begrenzte, gekammerte geographische Osteolyse.

8.
Bewegungs-apparat

Tab. 8-4: Knochenmetastasen (nach Wilner, 1982).

Primärtumor	Radiolog. Inzidenz %	häufigste Lokalisation	Form		
			lytisch	gemischt	sklerotisch
Mamma	30	Wirbelsäule/Becken	60%	25%	15%
Bronchus	20	alle Lokalisationen	75%	20%	5%
Hypernephrom	25	lange Röhrenknochen	90%	10%	
Schilddrüse	10	Wirbelsäule, Becken, Rippen	100%		
Prostata	35	Becken, Sakrum, Lendenwirbelsäule	10%	15%	85%
Ösophagus	5	Wirbelsäule, Rippen	überwiegend		
Magen	10	Wirbelsäule, Rippen, Femur	häufig	seltener	sehr selten
Kolon/Rektum	1	Wirbelsäule, Femur, Rippen	häufig	gelegentlich	selten
Pankreas	2	Wirbelsäule, Rippen, Becken	häufig		
Nebenniere	40	Rippen, Wirbelsäule, Schädel	100%		
Zervix	4	Wirbelsäule, lange Röhrenknochen, Rippen	90%	8%	2%
Korpus uteri	6	Wirbelsäule, Becken, Rippen	häufig	selten	sehr selten
Ovar	7	axiales Skelett	häufig	gelegentlich	selten
Hoden	6	axiales Skelett	häufig		gelegentlich

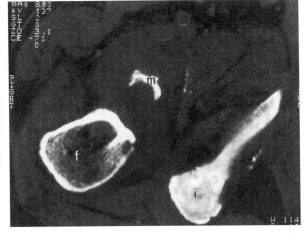

Abb. 8-129: Metastasierendes Prostatakarzinom: CT: Sklerotische Metastasierung des rechten Os ischium (i), pathologische Fraktur mit Abriß des Trochanter minor (m). f Übergang Trochantermassiv/Femurschaft.

Das radiologische Bild hängt von der Aggressivität des Primärtumors ab. Metastasen können *osteolytisch, osteosklerotisch* oder *gemischt* sein. Rein osteolytische Metastasen werden typischerweise bei Karzinomen von Nieren und Schilddrüse gefunden. Multiple mottenfraßähnliche Osteolysen mit reaktiver Sklerose kommen beim Mammakarzinom vor. Ein diffus infiltrativer Metastasentyp tritt bei Metastasen des Ewingsarkoms und beim Neuroblastom auf.

Osteosklerotische Metastasen sind seltener. Das Prostatakarzinom ist der typische Vertreter für den sklerotischen Metastasentyp **(Abb. 8-129)**. Beim Mammakarzinom ist diese Sklerose wegen der aggressiven parallel ablaufenden Osteolyse unregelmäßig gemischt. Dieses Bild kommt auch bei Bronchuskarzinomen wor. Seltener sind kortikale Metastasen, die besonders häufig beim Brochuskarzinom angetroffen werden. Eine periostale Reaktion ist nicht typisch für die Metastasen. Eine Weichteilausdehnung ist wesentlich seltener als bei primären Knochentumoren. Pathologische Frakturen sind häufig, vor allem in der Wirbelsäule, aber auch in den langen Röhrenknochen, so insbesondere am proximalen Ende des Femurs.

Bei Metastasensuche spielt neben der konventionellen Aufnahme die *Szintigraphie* eine besonders wichtige Rolle **(Abb. 8-130, 8-131 A)**. Die *MR-Untersuchung* spielt eine gewisse Rolle bei der Metastasensuche in der Wirbelsäule oder zur genauen topographischen Darstellung einer Metastase **(Abb. 8-131 B)**, ist aber nicht routinemäßig einzusetzen.

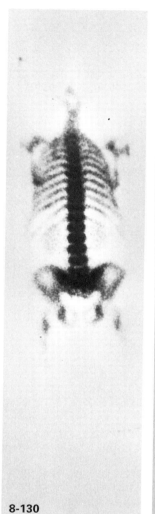

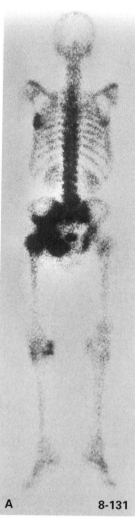

8-130　　　　　**A**　　　　**8-131**

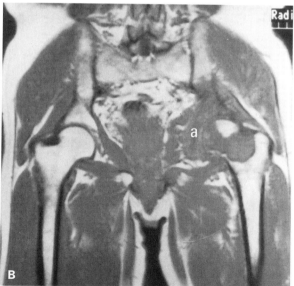

Weichteilneoplasien

Desmoid

Das *Desmoid* besteht aus Fibroblasten und Fasern. Es ist lokal aggressiv und neigt zu Lokalrezidiven. Im Gegensatz zum Fibrosarkom erzeugt es aber keine Fernmetastasen. Es ist bei Männern eher häufiger als bei Frauen, außer dem Befall der Bauchdecke, der bei Frauen nach einer Geburt auftreten kann. Es kommt in jedem Alter vor, ist aber am häufigsten zwischen 10 bis 40 Jahren. Am häufigsten tritt es in den proximalen Anteilen der Extremitäten, der Bauchwand und im Halsbereich, vor allem in den tiefen Schichten auf. Das Signalverhalten bei der MR-Untersuchung ist uneinheitlich und hängt von der histologischen Struktur ab. Das Signalverhalten kann demjenigen eines andern Weichteiltumors gleichen (mittlere Signalintensität auf T1-gewichteten Aufnahmen und signalreich auf T2-gewichteten Aufnahmen) **(Abb. 8-132)** oder aber demjenigen eines fibrotischen Gewebes (geringe Signalintensität auf allen Sequenzen). Die Infiltrationstendenz des Desmoids kann zu einer Ausdehnung entlang von Gefäß-Nervenbündeln führen, weshalb die MR-Untersuchung so geplant werden muß, daß sie sicher bis ins gesunde Gewebe reicht.

Fibrosarkom

Das *Fibrosarkom* besteht aus Fibroblasten und Kollagen. Es kommt in jedem Alter vor, am häufigsten zwischen 30 und 70 Jahren. Häufigste Lokalisation ist der Oberschenkel. Es liegt meistens in den tiefen Schichten und kann rasch wachsen. Radiologisch kann es Verkalkungen aufweisen und benachbarte Knochen arrodieren. Das MR-Erscheinungsbild unterscheidet sich nicht von andern Weichteilsarkomen.

8.
Bewegungs-
apparat

Abb. 8-130: Generalisierte Metastasierung bei Prostatakarzinom. Knochenszintigraphie: Vor allem Befall von Wirbelsäule, Rippen, Skapula, proximaler Femur beidseits. Die Nuklidaufnahme ist so ausgeprägt, daß die normalen peripheren Knochen nicht dargestellt werden.

Abb. 8-131: Metastasierendes Prostatakarzinom. **(A)** Szintigraphie: Besonders ausgeprägte Anreicherung im proximalen linken Femur und linken Becken (posteriore Ansicht). **(B)** MRI, T1-gewichtete Aufnahme: Der Ausschnitt ist wesentlich kleiner als bei der Szintigraphie, die MR-Untersuchung zeigt aber das Ausmaß der Destruktion wesentlich genauer. Der Schenkelhals ist fast vollständig destruiert, wie auch das Azetabulum (a).

Tab. 8-5: Primäre Weichteilneoplasien.

Primärtumor	Altersgipfel (Dekade)	häufigste Lokalisation	MR-Signal	Besonderheiten
Desmoid	1.–4.	proximale Extremitäten	variabel	Ausdehnung entlang Gefäßlogen
Fibrosarkom	4.–8.	Oberschenkel	unspezifisch	
Malignes fibröses Histiozytom	6.–8.	Oberschenkel	inhomogen, eher hypointens	Höhlen bei Nekrose mit Einblutung
Lipom	5.–7.	centripetal	hell T1w und T2w	scharf begrenzt, Signal wie Subcutis
Liposarkom	6.	Oberschenkel	hell T1w und T2w (inhomogen)	myxoide Variante sehr hell T2w
Leiomyosarkom	5.–7.	Extremitäten	unspezifisch	
Rhabdomyosarkom	1.–3.	Kopf, Urogenital	unspezifisch	häufigstes Weichteilsarkom beim Kind
Angiom	1.–2.	Untere Extremität	oft hell T2w/GRE	Gefäßknäuel sichtbar
Glomus-Tumor	ab 3.	Fingerspitzen	unspezifisch	Osteolyse
Synovialsarkom	2.–4.	kniegelenk-nahe	unspezifisch	40% Verkalkungen
Neurinom	3.–5.	paravertebral	hell T2w	
malignes Schwannom	4.–	Ischiadicus, große Plexus	inhomogen	

unspezifisch: mittlere Intensität T1w, hell T2w, bei malignen Neoplasien oft inhomogen

T1w: T1-gewichtet

T2w: T2-gewichtet

GRE: Gradienten-Echo

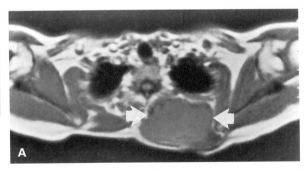

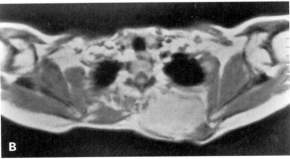

Abb. 8-132: Desmoid der Weichteile. (**A**) T1-gewichtetes MRI: Große Masse mittlerer Signalintensität in den Weichteilen dorsal der hypointens erscheinenden Lungenspitze links (Pfeile). (**B**) T2-gewichtetes MRI: Deutlicher Signalanstieg.

Malignes fibröses Histiozytom

Das *maligne fibröse Histiozytom* besteht aus histiozytären und fibroblastischen Zellen, wobei verschiedene Varianten mit unterschiedlicher Histologie, unterschiedlichem Verlauf und Prognose existieren. Es ist einer der häufigsten Weichteilsarkome. Die meisten Formen kommen vor allem zwischen 50 und 70 Jahren vor und sind bei Männern häufiger als bei Frauen. Es tritt vor allem in der unteren Extremität und im Retroperitoneum, vor allem in den tiefen Schichten, auf. Radiologisch kann eine Erosion des darunterliegenden Knochens sichtbar werden. Selten ist der Tumor verkalkt. Er kann ausgeprägt zystisch degenerieren, mit entsprechend auf T2-gewichteten Aufnahmen hyperintensen Höhlen bei der MR-Untersuchung (**Abb. 8-133**).

Lipom

Das *Lipom* ist der häufigste gutartige Weichteiltumor. Er besteht aus differenzierten Lipozyten und kommt vor allem zwischen 40 und 60 Jahren vor. Es kann solitär oder multipel vorkommen. Die tiefen Formen werden größer als die oberflächlichen Lipome und haben eine Tendenz, in benachbarte Muskulatur ein-

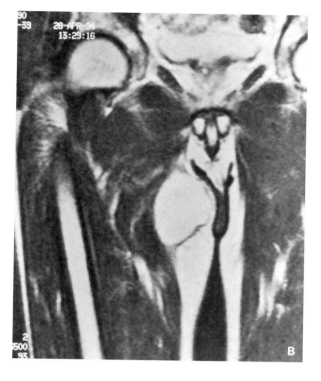

Abb. 8-133: Malignes fibröses Histiozytom der Adduktoren rechts. MRI: **(A)** Signalintensität des Tumors auf T1-gewichteten Aufnahmen vergleichbar zur umgebenden Muskulatur (Pfeile). **(B)** Deutlicher Signalanstieg auf T2-gewichteten Aufnahmen.

Abb. 8-134: Liposarkom der Weichteile, Oberschenkel. **(A)** Masse von zum Teil geringer Dichte (f fetthaltige Anteile, zum Teil höherer Dichte (m myxoide Komponente), einzelne Verkalkung. **(B)** Sonographie: Die fetthaltigen (f) Anteile sind etwas weniger echoreich als die umgebenden Weichteile, wie dies bei homogenen fetthaltigen Tumoren vorkommt. Die myxoiden Anteile (m) sind fast echofrei, wahrscheinlich aufgrund ihres hohen Flüssigkeitsgehaltes.

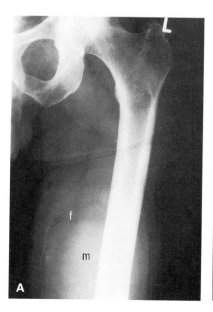

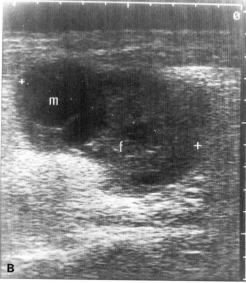

zuwachsen. Radiologisch können sie als strahlentransparente Zone (Röntgenaufnahme und CT) oder als umschriebener Befund mit Fett-Signalverhalten bei der MR-Untersuchung erscheinen.

Liposarkom

Das *Liposarkom* besteht aus lipoblasten- und lipozytenähnlichen Zellen. Es ist neben dem malignen fibrösen Histiozytom eine der häufigsten Weichteilneoplasien. Es kommt vor allem bei älteren Patienten vor, am häufigsten zwischen 50 und 60 Jahren und tritt vor allem in den tiefen Weichteilen auf, am häufigsten am Oberschenkel. Oft sind die Tumoren sehr groß. Unter den verschiedenen histologischen Untertypen sind das lipomähnliche und das myxoide Liposarkom am häufigsten. Radiologisch kann eine Weichteilmasse erkennbar sein, die zum Teil strahlentransparent erscheinen kann (abhängig vom Ausmaß lipomähnlicher Anteile) (**Abb. 8-134**). Das MR-Signalverhalten hängt vom histologischen Typ ab. Es kann dem Lipom gleichen, wobei beim Liposarkom aber Anteile von nicht-fettigem Tumorgewebe vorkommen. Die andern Subtypen enthalten oft kein Fett. Das myxoide Liposarkom kann auf T2-gewichteten Aufnahmen sehr signalreich erscheinen und einem zystischen Tumor gleichen (**Abb. 8-135**).

Leiomyosarkom

Die Häufigkeitsangaben variieren zwischen 7 und 16%. Die retroperitoneale Form macht etwa 50% aller *Leiomyosarkome* aus. Die oberflächliche periphere Form kommt vor allem bei 40 bis 70jährigen Patienten vor. Eine tiefe periphere Form geht von Gefäßwänden aus. Radiologisch unterscheidet sich dieser Tumor nicht von andern aggressiven Weichteilneoplasien.

Rhabdomyosarkom

Das *Rhabdomyosarkom* besteht aus Zellen mit einer Tendenz zur Ausdifferenzierung zu quergestreifter Muskulatur. Es ist der häufigste maligne Weichteiltumor bei Patienten unter 20 Jahren und auch bezogen auf die Gesamtpopulation eines der häufigen Weichteilsarkome. Am häufigsten ist der Tumor im Schädel-Hals-Bereich und im Urogenitalbereich. Nur etwa 20% liegen im Bereich der Extremitäten (vor allem proximal). Das radiologische Erscheinungsbild ist unspezifisch. Knochendestruktion kommt vor, Verkalkungen sind selten.

Angiom

Solitäre Angiome liegen oft innerhalb eines einzelnen Muskels, vor allem in der unteren Extremität. Sie wer-

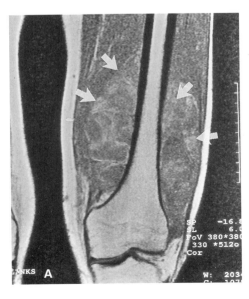
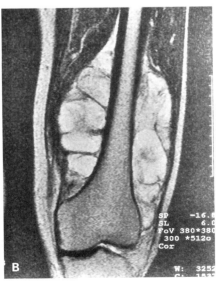

Abb. 8-135: Liposarkom der Weichteile, distaler Oberschenkel. (**A**) T1-gewichtete Aufnahme mit einigen signalreichen Bezirken (Pfeile), wahrscheinlich fetthaltig. Der größte Teil des Tumors ist vergleichbar zur umgebenden Muskulatur. (**B**) Ausgedehnter Signalanstieg auf T2-gewichteten Aufnahmen, wahrscheinlich myxoiden Anteilen entsprechend.

den meistens während Kindheit und Adoleszenz manifest. Radiologisch können Phlebolithen sichtbar werden. Bei der MR-Untersuchung kann die vaskuläre Struktur direkt sichtbar werden. Nach Kontrastmittelgabe besteht ein Enhancement.

Glomus-Tumor

Der *Glomustumor* der Extremitäten ist selten. Er kommt bei Erwachsenen vor, überwiegend bei Frauen. Häufigste Lokalisation ist die Hand, vor allem im Bereich der Fingerspitzen. Radiologisch findet man eine von außen in den Knochen wachsende, umschriebene Osteolyse, typischerweise im Bereich des Processus unguicularis.

Synovialsarkom

Das *Synovialsarkom* ahmt die Zellen der Synovialmembran nach. Es gehört zu den häufigeren malignen Weichteilneoplasien. Am häufigsten kommt es zwischen 15 und 35 Jahren vor. Nur 10% der Synovialsarkome treten innerhalb eines Gelenkraums vor. Meist kommt der Tumor in den tiefen Weichteilen gelenknah, aber auch in der Nachbarschaft von Sehnenscheiden und Faszien vor. Am häufigsten findet man das Synovialsarkom in der Nachbarschaft des Kniegelenks und am Oberschenkel. 40% sind radiologisch sichtbar verkalkt. Benachbarte Knochen können befallen sein. Das MR-Erscheinungsbild ist nicht charakteristisch. Das Synovialsarkom erscheint meist scharf begrenzt und zeigt ein inhomogenes Signalverhalten.

Neurofibrom

Das *Neurofibrom* stammt aus Schwannschen Zellen und tritt am häufigsten zwischen 20 und 40 Jahren auf. Es liegt meist subkutan. Im Rahmen des M. Recklinghausen kommt es in jüngerem Alter vor, ist multipel und liegt auch in tieferen Gewebeschichten. Die MR-Untersuchung zeigt einen spindelförmigen, scharf begrenzten Tumor, der auf T2-gewichteten Aufnahmen sehr signalreich sein kann. Eine maligne Entartung kommt bei M. Recklinghausen in 2 bis 30% vor (vgl. S. 759)

Malignes Schwannom

Das *maligne Schwannom* ist das maligne Gegenstück zum Neurofibrom. Dieser Tumor tritt ab dem 40. Lebensjahr auf (bei M. Recklinghausen ab 30 Jahren). Oft liegt er tief, in der Nachbarschaft eines Nerven (v. a. N. ischiadicus) oder eines Plexus (v. a. Plexus brachialis und sacralis).

Weiterführende Literatur

Bloem J. L., Taminiau A. H. M., Eulderink F., Hermans J., Pauwels E. K. J.: Radiologic staging of primary bone sarcoma: MR imaging, scintigraphy, angiography, and CT correlated with pathologic examination. Radiology 1988; 169:805–810.

Boriani S., Bacchini P., Bertoni F., Campanacci M.: Periosteal chondroma. A review of twenty cases. JBJS 1983; 65-A:202–212.

de Bruine F. T., Kroon H. M.: Spinal chordoma: Radiologic features in 14 cases. AJR 1988; 150:861–863.

Campanacci M. (Hrsg.): Bone and soft tissue tumors. Wien/New York, Springer, [19]1990.

Daffner R. H., Lupetin A. R., Dash M., Deeb Z. L., Sefczek R. J., Schapiro R. L.: MRI in the detection of malignant infiltration of bone marrow. AJR 1986; 146:353–358.

Dahlin D. C., Unni K. K.: Bone tumors. General aspects and data on 8542 cases 4. ed., Springfield, Charles C. Thomas 1986.

Enneking W. F.: Staging of musculoskeletal neoplasms. Skeletal Radiol 1985; 13:183–194.

Gherlinzoni F., Rock M., Picci P.: Chondromyxoid Fibroma. The experience at the istituto ortopedico Rizzoli. JBJS 1983; 65-A:198–204.

Kumar R., Ruppert C., Madewell J. E., Lindell M. M.: Radiographic spectrum of osteogenic sarcoma. AJR 1987; 148:767–772.

Lindell M. M., Shirkhoda A., Raymond A. K., Murray J. A., Harle T. S.: Parosteal osteosarcoma: Radiologic-pathologic correlation with emphasis on CT. AJR 1987; 148:323–328.

Lodwick G. S., Wilson A. J., Farrell C., Virtama P., Dittrich F.: Determining growth rates of focal lesions of bone from radiographs. Radiology 1980; 134:577–583.

McLean R. G., Murray I. P. C.: Scintigraphic patterns in certain primary malignant bone tumours. Clin Radiol 1984; 35:379–383.

Nakashima Y., Morishita S., Kotobura Y., Yamamuro T., Tamura K., Onomura T., Sudo Y., Awaya G., Hamashima Y.: Malignant fibrous histiocytoma of bone. Cancer 1985; 55:2804–2811.

Rosenthal D. I., Scott J. A., Mankin H. J., Wismer G. L., Brady T. J.: Sacrococcygeal chordoma: Magnetic resonance imaging and computed tomography. AJR 1985; 145:143–147.

Sundaram M., McLeod R. A.: MR imaging of tumor and tumorlike lesions of bone and soft tissue. AJR 1990; 155:817–824.

Vanel D., Lacombe M. J., Couanet D., Kalifa C., Spielmann M., Genin J.: Musculoskeletal tumors: follow-up with MR imaging after treatment with surgery and radiation therapy. Radiology 1987; 164:243–245.

Wilner D. (Hrsg.): Radiology of bone tumors and allied disorders. Philadelphia, Saunders, 1982.

8.
Bewegungs-apparat

Pädiatrische Radiologie

H. Tschäppeler

Normale Skelettentwicklung

Die genaue Kenntnis der physiologischen Entwicklungsabläufe und *Variationen* ist für die korrekte Beurteilung des kindlichen Skelettsystems unabdingbare Voraussetzung.

Obere Extremität:
- Der wellige Verlauf der proximalen Humerusepiphysenfuge täuscht in Innenrotationsstellung des Oberarms eine Fraktur vor.
- Im Säuglingsalter ist die zum Humerusschaft leicht exzentrische Lage der proximalen Epiphyse normal und entspricht nicht einer Epiphyseolyse.
- Falsche Epiphysenkerne (= Pseudoepiphyse) der Metakarpalia II–IV verursachen an deren Basen partielle oder durchgehende Fugen, die nicht als Fraktur fehlgedeutet werden dürfen.
- Sklerotische Epiphysenkerne kommen an allen Phalangen vor und sind bedeutungslos.

Untere Extremität:
- Beim älteren Kind ist die dorsale distale Femurmetaphyse häufig aufgerauht und unregelmäßig konturiert, was nicht mit einer aggressiven Neoplasie verwechselt werden darf.
- Während der Wachstumsphase sind multiple Ossifikationszentren medial und/oder lateral an den Femurkondylen physiologisch; ihre typische Lage an der hinteren, nicht tragenden Kondylenzirkumferenz unterscheidet sie von einer Osteochondrosis dissecans.
- Die Patella ossifiziert häufig mit teils schalenförmig konfigurierten Kernen; die Patella bi- oder tripartita hat keinen Krankheitswert.
- Die Apophyse an der Vorderseite der proximalen Tibia ist oft mehrkernig fragmentiert.
- Die Kalkaneusapophysen sind vielmals asymmetrisch fragmentiert und sklerosiert.
- Das Os naviculare weist gelegentlich auch noch Jahre nach Erscheinen des Ossifikationskernes eine stark unregelmäßige Mineralisation auf; die Zuordnung als aseptische Knochennekrose ist umstritten.
- Die Apophyse an der Außenseite der Metakarpale V-Basis ist schalenförmig länglich ossifiziert; Basis-Frakturen hingegen verlaufen üblicherweise quer.

Zum Zeitpunkt der Geburt sind ca. 270 primäre, d. h. pränatal angelegte Ossifikationszentren vorhanden, unter ihnen die distalen Femur- und proximalen Tibiaepiphysen sowie Kalkaneus und Talus. Die postnatale *Skelettreifung* läuft gesetzmäßig ab: Die Epiphysenkerne der langen und kurzen Röhrenknochen sowie die sekundären Ossifikationszentren der Hand- und Fußwurzelknochen erscheinen mit großer Regelmäßigkeit in einer bestimmten Reihenfolge; sie machen zudem einen vorgegebenen Gestaltwandel durch. Beide Kriterien sind verläßliche Indikatoren für den jeweiligen Entwicklungszustand des Skeletts. Das Längenwachstum geht von den Epiphysenfugen aus und erfolgt ungleichmäßig, solange diese noch offen sind. Der Humerus beispielsweise wächst rascher am proximalen Ende, der Femur andererseits gewinnt zu 70% an Länge von seinem distalen Ende her. Der Epiphysenfugenschluß ist altersabhängig in relativ engen Abweichungen von der Norm. Die meisten Apophysen (epi- oder metaphysennahe Nebenkerne im Bereich des Schulter- und Beckengürtels sowie an der Wirbelsäule) erscheinen während der Pubertät, die Verschmelzung mit den benachbarten Knochen erfolgt nach der Pubertät.

Gesetzesmäßigkeiten der skelettären Entwicklungsabläufe sind Grundlage der objektiven *Skelettaltersbestimmung*. Grundsätzlich ist das weibliche Skelett dem männlichen ab Geburt voraus, und das Wachstumsende erfolgt beim Mädchen etwa 2 Jahre früher als beim Knaben. Neben genetischen haben folgende andere Faktoren einen wesentlichen Einfluß auf die Knochenreifung: Wachstumshormon, Schilddrüsenhormon, Androgene/Östrogene, sozioökonomisches Umfeld, Unterernährung, schwere und chronische Krankheiten.

Aus Strahlenschutzgründen ist heute die Ganz- oder Halbkörperuntersuchung zur Skelettaltersbestimmung nicht mehr vertretbar; dies um so mehr, als das Skelettalter der Hand sehr gut mit dem Reifungsgrad anderer Skelettabschnitte übereinstimmt. Im 1. Lebensjahr muß allerdings die Altersbestimmung am Kniegelenk (distale Femur-, proximale Tibiaepi-/metaphysen) vorgenommen werden.

Methode nach Greulich und Pyle: Im Atlas sind 31 geschlechtsgetrennte Standardbeispiele aufgeführt (Mittelwerte aus je 1000 Röntgenaufnahmen gesunder weißer Kinder aus dem östlichen Teil der USA). Im Gesamtvergleich, aber auch im Vergleich mit dem

Reifungszustand jedes individuellen Knochenkernes läßt sich auf relativ einfache Weise die Zuordnung zu einem bestimmten Skelettalter vornehmen; zu beachten ist, daß die heutigen europäischen Populationen um 5 bis 8 Monate den Standardbeispielen voraus sind. Mit zunehmendem Alter wird der Grenzbereich des Normalen größer, so daß beispielsweise der 2-Sigmabereich ab dem 12. Lebensjahr mehr als 2 Jahre beträgt.

Methode nach Tanner und Whitehouse: Ebenfalls auf Grund des Handskeletts wird jedem einzelnen Knochenkern ab Erscheinen bis zum ausgereiften Zustand auf Grund seines Entwicklungsstadiums ein gewichteter Zahlen-Score zugeordnet (als Grundlage dienten die Aufnahme der linken Hand von 3000 gesunden britischen Kindern). Die Summe erlaubt die Berechnung des Skelettalters in Abständen von 0,1 Jahr. Die nach der Tanner-Methode bestimmten Skelettalter stimmen insgesamt besser mit dem tatsächlichen Reifezustand überein als die nach der Greulich-Methode ermittelten; der Aufwand ist jedoch wesentlich größer.

Mittels der *Endgrößenbestimmung* wird beurteilt, ob das Längenwachstum dem genetischen Potential entspricht; ihr kommt auch ein beträchtlicher psychologischer Wert zu. Im Normalfall erfolgen Skelettreifung und Längenwachstum in gegenseitiger Abhängigkeit, so daß das Knochenalter zum Prozentsatz der Endlänge korreliert werden darf unter Berücksichtigung, ob dieses zum chronologischen Alter normal oder um mehr als 1 Jahr retardiert bzw. avanciert ist (Methode nach Bayley und Pinneau). Die Fehlerbreite der Voraussage nimmt mit zunehmendem Alter ab.

Angeborene Extremitätenfehlbildungen

Fehlbildungen der Extremitäten treten isoliert oder zusammen mit weiteren Mißbildungen an andern Organsystemen auf; ursächlich kommen sowohl genetische als auch exogene Noxen (z. B. Medikamente, virale Infektion der Mutter, mechanische intrauterine Einwirkungen) in Frage.

Brachydaktylie

Die *Brachymesophalangie*, die Verkürzung einer oder mehrerer Mittelphalangen, ist eine der häufigsten Fingeranomalien; die Verkürzung der Mittelphalanx V (Klinodaktylie) gehört zu zahlreichen Mißbildungssyndromen und ist an sich nicht pathognomonisch. Bekannt ist die Verkürzung des *Metakarpale* IV bei

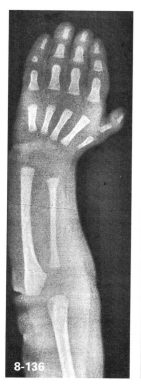

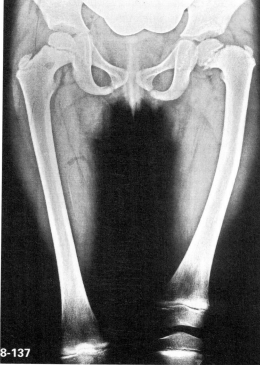

Abb. 8-136: Radialer Strahlendefekt mit Hypoplasie des Radius und des Daumens.

Abb. 8-137: Linksseitige Femurhypoplasie mit Coxa vara.

8-136

8-137

der Gonadendysgenesie. Die Verkürzung mehrerer Metakarpalia (beispielsweise beim Pseudohypoparathyreoidismus) wird erst im Verlauf des Wachstums manifest.

Strahlendefekte

Radiale bzw. *ulnare Strahlendefekte* (**Abb. 8-136**) werden von einer Hypo- oder Aplasie des Radius oder der Ulna begleitet; beim häufigeren radialen Strahlendefekt fehlen Daumen sowie karporadiale Elemente, zusammen mit der kombinierten Handfehlhaltung ergeben sich schwerwiegende Greiffunktionsausfälle. Sie treten bei zahlreichen Mißbildungssyndromen auf (z. B. Holt-Oram Syndrom, Vater-Syndrom).

Das Fehlen des *mittleren Strahls* verursacht eine Spalthand bzw. einen Spaltfuß; typischerweise fehlen auch die entsprechenden Mittelhand-/-fußknochen.

Terminal-transversale Defekte betreffen entweder kleinere Extremitätenanteile (Aphalangie) oder im Extremfall die ganze Extremität (Amelie). Ihr Auftreten ist meist sporadisch und einseitig.

Der Ausprägungsgrad *amniogener Fehlbildungen* ist sehr unterschiedlich und reicht von der einfachen Schnürfurche bis zur vollständigen Amputation einer Gliedmasse.

Aplasie/Hypoplasie eines langen Röhrenknochens

Eine beträchtliche Funktionsbeeinträchtigung infolge begleitender Deformierung der Hände und Füße ist die Regel. Am häufigsten ist die Fibulaaplasie, welche oft mit Pes equinovarus einhergeht. Die Hypoplasie des Femurs (**Abb. 8-137**) kommt ausschließlich im proximalen Teil vor; je nach Ausmaß fehlt der Femurkopf vollständig oder es besteht lediglich die Hypoplasie des Schenkelhalses mit konsekutiver Coxa vara oder Pseudarthrose.

Hyperplasie

Isolierte Formen sind oft sekundär (bei Neurofibromatose, av-Mißbildungen, Lymph-, Hämangiomen); die Hemihypertrophie betrifft eine ganze Körperhälfte und ist von einer Weichteilhypertrophie begleitet. Beim Kleinkind besteht ein erhöhtes Nephroblastom-Risiko.

Segmentationsstörungen

Diese nicht seltenen Anomalien sind vielfach erblich; sie treten als Hypersegmentation mit Verdoppelung oder als totale bzw. partielle Synostose auf.

Die *Polydaktylie* mit überzähligem Finger/Zehe lateral am fünften Strahl ist häufige Begleitmißbildung bei komplexen Syndromen: z. B. Ellis-van-Crefeld Syndrom, asphyxierende Thoraxdysplasie). Als *Syndaktylie* wird die vollständig oder partiell ausgebliebene Trennung der Finger/Zehen bezeichnet; auch sie kommt gehäuft im Rahmen eines Syndroms vor (z. B. Apert-Syndrom, Cornelia de Lange Syndrom).

Der talo-kalkanearen *Synostose* (Koalition) kommt insbesondere wegen zunehmender Funktionseinschränkung Bedeutung zu; die radio-ulnare Synostose ist mit einem Ausfall der Pro- und Supination verbunden.

Andere Deformitäten

Eine fehlerhafte intrauterine Lage hat die *kongenitale Verbiegung* langer Röhrenknochen zur Folge; an den unteren Extremitäten sind Klumpfuß und/oder Hüftluxation mögliche Begleitveränderungen.

Die kongenitale, durch eine pathologische Fraktur im Bereich einer lokalen fibrösen Degeneration bedingte *Pseudarthrose der Tibia* wird innerhalb der ersten 18 Lebensmonate manifest. Die Tibia ist als

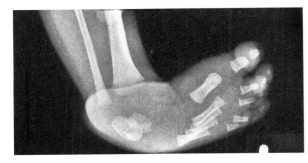

Abb. 8-138: Pes equino-varus eines Neugeborenen.

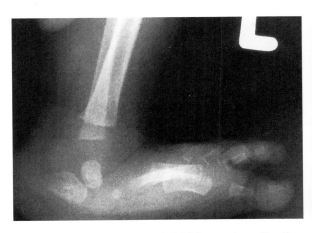

Abb. 8-139: Pes plano-valgus bei 5 Monate altem Säugling.

Crus varum verbogen und hypoplastisch; in vielen Fällen besteht gleichzeitig eine Neurofibromatose Recklinghausen.

Die *Madelungsche Handgelenkdeformität*, welche in 70% bilateral zwischen dem 9. und 16. Lebensjahr in Erscheinung tritt, ist gekennzeichnet durch eine volare und ulnare Neigung der distalen Radiusgelenkfläche, wobei die Ulna dorsal, die Hand volar subluxieren. Sie kommt unter anderem bei der autosomal dominant vererbten Dyschondrosteose vor.

Angeborene *Fußdeformitäten* sind häufig doppelseitig und Folge von Fehlpositionen der Fußwurzelknochen:

- Der *Klumpfuß*, bei 1:1000 Neugeborenen vorhanden, hat einen Talus-Kalkaneuswinkel von weniger als 35°, häufig verlaufen die Achsen sogar parallel und horizontal. Der Fuß ist in typischer Equinovarus-Stellung (**Abb. 8-138**).
- Beim *Pes plano-valgus* ist die Fußsohle mehr oder weniger konvex; der Kalkaneus steht in einer Spitzposition. In der seitlichen Projektion ist der Talus charakteristischerweise vertikal positioniert, und die Artikulation zwischen Talus und Os naviculare ist vielfach aufgehoben (**Abb. 8-139**).

Skelettdysplasien (Osteochondrodysplasien)

Definitionsgemäß handelt es sich bei den Osteodysplasien um angeborene, meist symmetrische und systemische Wachstums- und Entwicklungsstörungen des Knorpel-/Knochengewebes. Der dysproportionierte Minderwuchs mit Endhöhen unter 140 cm ist eines der klinischen Hauptsymptome (vertebrogen und/oder verkürzte Extremitäten). Vielfach sind Begleitmißbildungen anderer Organsysteme vorhanden (Gaumenspalten, urogenital, kardial). Die heute gültige «Pariser Nomenklatur» von 1983 beruht vor allem auf klinischen und radiologischen Kriterien, denn die Pathogenesen sind immer noch weitgehend unbekannt. Die nachfolgende, unvollständige Auflistung enthält einige der häufiger vorkommenden Dysplasien.

Frühletale Formen

Die Kinder werden entweder totgeboren oder sterben kurz nach der Geburt.

Die *Achondrogenesie* ist charakterisiert durch einen sehr kurzgliedrigen Minderwuchs mit beträchtlichem, generalisiertem Ossifikationsrückstand; auffallend ist der große, ebenfalls nur mangelhaft ossifizierte Kopf.

Bei der *thanatophoren Dysplasie* sind bei etwa normaler Rumpflänge die Glieder erheblich verkürzt. Der Thorax mit sehr kurzen Rippen ist in jedem Durchmesser verkleinert; die dadurch bedingte Ateminsuffizienz führt kurz nach der Geburt zum Exitus. Die maximal abgeflachten Wirbelkörper sind hervorragendes Röntgensymptom.

Frühmanifeste, nicht primär letale Dysplasien

Chondrodysplasia punctata (rhizomele Form): Typisches, jedoch nicht pathognomonisches Kennzeichen dieser spondylo-epi-metaphysären Dysplasie sind symmetrisch in knorplig vorgebildeten Skelettabschnitten angeordnete, punktförmige Verkalkungen. Humerus und Femur sind seitengleich verkürzt; die Wirbelkörper sind in der Sagittalebene längs gespalten. Die Säuglingszeit überlebende Kinder weisen irregulär und verspätet ossifizierende Epi-Metaphysen auf. Meist besteht eine Idiotie.

Chondrodysplasia punctata (Typ Conradi-Hünermann): Die Sklettveränderungen dieser dominant vererbten Form sind asymmetrisch und betreffen mehrheitlich die Epiphysen. Punktförmige Verkalkungen sind vor allem vertebral vorhanden. Pathognomonisch sind die bereits bei Neugeborenen sichtbaren Verkalkungen des Hyoid- und des tracheo-bronchialen Knorpels, was ein ungenügendes Wachstum dieser Strukturen und Stridor zur Folge hat.

Epiphysäre Dysplasien

Bei der *multiplen epiphysären Dysplasie*, die autosomal dominant vererbt wird, treten die Symptome erst im Kleinkindesalter auf; sie sind bedingt durch insgesamt verkleinerte, abgeflachte Epiphysen, insbesondere des proximalen Femurs. Die Abgrenzung zum M. Perthes ist durch das phasengleiche Auftreten sowie die Beschwerdefreiheit möglich.

Metaphysäre Dysplasien

Die *Achondroplasie* (**Abb. 8-140**) ist die häufigste Ursache aller kurzgliedrigen Minderwuchsformen und wird ausgelöst durch eine Hemmung der Knorpelproliferation in den Wachstumszonen, was einen hochgradig verminderten metaphysären Knochenanbau zur Folge hat. Der Erbmodus ist autosomal dominant, allerdings kommen in 80–90% Neumutationen vor. Radiologisch ist die rhizomele Mikromelie am ausgeprägtesten am Humerus und den Vorderarmen, weniger an den untern Extremitäten. die kurzen Hand- und Fußknochen sind ebenfalls deutlich verkürzt. das Becken des Neugeborenen mit extrem kleiner Inzisura

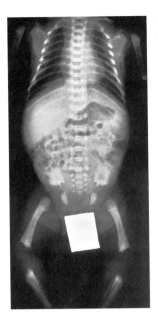

Abb. 8-140: Achondroplasie eines Neugeborenen.

ischiadica ist annähernd quadratisch geformt, und die Pfannendächer verlaufen horizontal. Bei Verkürzung der Schädelbasis imponiert vor allem der große Frontalschädel. Im untern Lumbalbereich ist der Spinalkanal eingeengt, dementsprechend nehmen die Interpedunkularabstände nach kaudal hin an Weite ab. Gelegentlich ist ein Okklusivhydrozephalus vorhanden.

Metaphysäre Chondrodysplasie: Obwohl genetisch, klinisch und radiologisch eine heterogene Gruppe, ist allen Formen einerseits der Kleinwuchs, anderseits die metaphysäre Struktur- und Formänderung der langen Röhrenknochen gemeinsam. Im einzelnen werden unterschieden: Typ Jansen, Typ Schmid (Coxa vara, Knieregion vorwiegend betroffen) und Typ McKusick.

Asphyxierende Thoraxdysplasie (Jeune-Syndrom): Bereits beim Neugeborenen ist der enge und schmale Thorax klinisches wie auch radiologisches Hauptmerkmal. Die dadurch bedingte Asphyxie verläuft oft letal. Im weitern sind die Extremitäten unter Miteinbezug von Händen und Füßen kurz. Die radiologischen Befunde widerspiegeln diese klinischen Symptome: kurze Rippen (Seitenprojektion), sehr schmaler Brustkorb im Vergleich zum Abdomen; dysproportionierte lange und kurze Extremitätenknochen, irreguläre Metaphysen; bei Geburt quadratförmig dekonfiguriertes Becken, verkürzte Inzisura ischiadica.

Spondyläre Osteodysplasien

Dysplasia spondyloepiphysaria congenita: Im Säuglingsalter steht der Ossifikationsrückstand mit fehlenden Knieepiphysen und der Schambeine im Vordergrund; zudem ist als Korrelat zur verminderten Rumpfhöhe eine Platyspondylie vorhanden. Diese nimmt im Kindesalter noch zu; vor allem die proximale Femurepiphyse ist beträchtlich ossifikationsverzögert, frühe Ausbildung einer Coxa vara mit späterem «Trochanter-Hochstand».

Dysplasia spondyloepiphysaria tarda: Im Gegensatz zur autosomal dominant vererbten kongenitalen hat diese sich erst später manifestierende Form einen X-chromosomal rezessiven Erbgang. Rumpfminderwuchs mit kurzem Hals, Brustkyphose und Lendenhyperlordose fallen erst im Schulalter auf; arthrotische Beschwerden bestehen häufig schon während der Pubertät.

Radiologisch sind die Wirbelkörper zunächst ovoid, in der Adoleszenz zunehmend abgeplattet. Das Becken ist durch auffallend hohe und schmale Schaufeln deformiert; die Femurköpfe wie auch die proximalen Humerusepiphysen sind symmetrisch verkleinert, höhengemindert und irregulär ossifiziert.

Osteogenesis imperfecta

Diese sehr heterogene Knochenaufbaustörung wird heute in vier Hauptgruppen (I–IV) mit derzeit insgesamt sieben Untergruppen eingeteilt. Die Unterschiede betreffen den Erbmodus (rezessiv-dominant), den Schweregrad des Verlaufs (letal/leichtgradig), das Manifestationsalter (perinatal/spätes Kindesalter), das Ausmaß der Skelettdeformierung, die Frakturhäufigkeit, die Sklerenfarbe (blau/weiß bis blau) sowie begleitende Zahnveränderungen. Gemeinsam sind allen Formen die Osteoporose mit Neigung zu Spontanfrakturen, die sekundäre Deformierung der Extremitäten infolge überschießender Kallusbildung.

Die radiologischen Veränderungen sind dementsprechend sehr unterschiedlich ausgeprägt. Die dünne Kortikalis und die Osteopenie der Spongiosa sind Leitsymptom (**Abb. 8-141**); verbogene und sekundär extrem verkürzte lange Röhrenknochen sind bei Typ II und III obligat. Die Wirbelkörper sind fischwirbelartig dekonfiguriert. Vor allem am jungen Schädel sind zahlreiche Schaltknochen («wormian bones») vorhanden.

Osteopetrosis

Die frühkindliche Form (= Marmorknochenkrankheit) ist charakterisiert durch eine generalisierte Verdichtung und Verdickung des gesamten Skeletts (ausge-

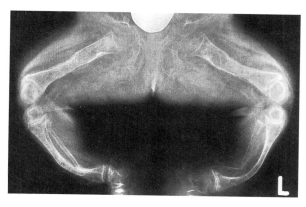

Abb. 8-141: Schwere Form der Osteogenesis imperfecta (Typ 3) mit deformierten Röhrenknochen der untern Extremitäten.

nommen Unterkiefer). Die Markräume sind nicht mehr abgrenzbar. Bei Überleben treten in den Röhrenknochen wie auch in den Wirbelkörpern typische Knochen-in-Knochen Bildungen auf.

Die spät-manifeste Form (Albers-Schönberg Krankheit) weist weniger ausgeprägte und mit Latenz auftretende Verdichtungen auf.

Diaphysäre Dysplasie (Camurati-Engelmann Krankheit)

Bereits im Kleinkindesalter ist die symmetrische diaphysäre Hyperostose (sowohl periostale wie auch endostale Kortikalis-Verdickung) ausgeprägt, während die Schädelbasis in variablem Ausmaß sklerotisch verändert ist.

Kleidokraniale Dysplasie

Die klinischen Hauptmerkmale sind der große Kopf mit Hyperthelorismus, zusammenklappbare Schultern, Zahndysplasien.

Die radiologischen Veränderungen dieser segmental betonten, dominant vererbten Erkrankung umfassen eine verzögerte Ossifikation der Schädelkalotte, klaffende Nähte, Schaltknochen, eine Hypo- bis Aplasie der Klavikeln, einen beträchtlichen Ossifikationsrückstand des Scham- und Sitzbeins, eine Beckendeformierung mit hohen und steil gestellten Schaufeln sowie ein bis ins Erwachsenenalter persisitierendes Milchzahngebiß.

Entzündliche Knochenerkrankungen

Akute hämatogene Osteomyelitis

Entzündliche Knochenerkrankungen (s. S. 600) sind heute überwiegend Folge einer Sepsis; der Staphylokokkus aureus ist der häufigste Erreger. Auf Grund der reichlichen Blutversorgung mit Stromverlangsamung in den Sinusoiden ist die *Metaphyse* eines langen Röhrenknochens der Prädilektionsort der hämatogenen Osteomyelitis. Die Epi-/Metaphyse des Säuglings stellt eine Besonderheit dar, indem metaphysäre Gefäße über durch die Fuge verlaufende Anastomosen mit der *Epiphyse* verbunden sind; die Folge ist eine Mitbeteiligung der Epiphyse und häufig auch des Gelenkraums. Dessen Mitbefall kommt auch beim älteren Kind vor, falls die Gelenkkapsel metaphysär ansetzt, und ein Eiterdurchbruch direkt intraartikulär erfolgt. Epiphysenkerndestruktion und vorzeitiger Fugenschluß sind mögliche Spätfolgen. *Apophysen* und *Synchondrosen* sind wegen der vergleichbaren Gefäßarchitektur weitere bevorzugte Primärlokalisationen einer hämatogenen Osteomyelitis.

In den ersten 7 bis 10 Tagen der akuten Infektion ist *konventionell-radiologisch* der Knochen nicht sichtbar alteriert (**Abb. 8-142A**); hingegen bestehen in dieser Zeit eine ausgeprägte tiefe Weichteilschwellung sowie eine typische Abdrängung der dem Knochen anliegenden Fettlinien durch den subperiostalen Abszeß; dieser läßt sich übrigens *sonographisch* eindeutig erfassen und gegebenenfalls punktieren (**Abb. 8-142B**). Erst etwa ab der zweiten Woche werden kleine Osteolysen abgrenzbar, ebenso wie eine im Verlauf zunehmende periostale Reaktion (**Abb. 8-143B**). Sequesterbildung oder Fistelungen nach außen werden heute kaum mehr beobachtet.

Die Frühdiagnostik wird durch die *Skelettszintigraphie* wesentlich erleichtert; Tage vor Auftreten konventionell-radiologischer ossärer Veränderungen zeigt der Osteomyelitis-Herd eine umschriebene Aktivitätsvermehrung (**Abb. 8-143A**); allerdings ist auch ein vollständiger Aktivitätsausfall möglich, falls thrombotische oder kompressionsbedingte lokale Gefäßverschlüsse vorliegen.

Nicht-akute hämatogene Osteomyelitis

Die *plasmazelluläre Osteomyelitis* läuft insgesamt verzögert und viel weniger foudrayant ab. Charakteristischerweise enthält die entzündliche Reaktion zahlreiche Plasmazellen.

Die *chronische Osteomyelitis* (s. S. 601) ist gelegentlich multifokal; radiologisch sind die Herde teils

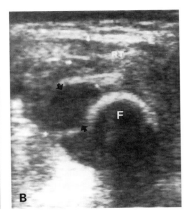

Abb. 8-142: Frühveränderungen bei Osteomyelitis. **(A)** Konventionell-radiologisch noch keine sichtbare Knochenveränderungen 2 Tage nach Beginn der klinischen Symptome, jedoch deutliche Abhebung des dorsalen Fettstreifens (Pfeil) durch den subperiostalen Abszeß einer distalen Femurmetaphysitis. **(B)** Sonographische Querschnittdarstellung des distalen Oberschenkels (F Femur) mit direktem Abszeßnachweis (Pfeil).

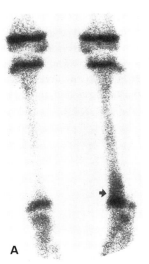

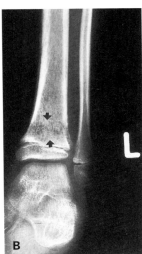

Abb. 8-143: Distale Tibiametaphysitis. **(A)** Skelettszintigraphische Aktivitätsvermehrung 36 Stunden nach Beginn der klinischen Symptomatik. **(B)** Erst nach 2 Wochen konventionell-radiologisch erkennbare Knochendestruktion in der distalen Tibiametaphyse (Pfeil).

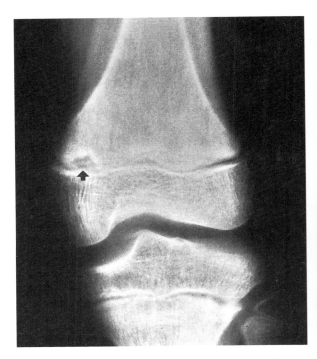

Abb. 8-144: Brodie-Abszeß in der medialen, distalen Femurmetaphyse: von einem dichten Sklerosesaum berandete, an die Epiphysenfuge angrenzende Lyse (Pfeil).

destruktiv, teils sklerotisch alteriert. Der *Brodieabszeß* (s. S. 601) ist eine von einem Sklerosesaum gut demarkierte metaphysäre Osteolyse **(Abb. 8-144)**; eine begleitende periostale Reaktion fehlt vielfach. Bei der *sklerosierenden Osteomyelitis Garré* (s. S. 601) überwiegt die periostale und endostale Knochenneubildung; der betroffene Knochenabschnitt ist erheblich verdickt und verdichtet ohne erkennbare Destruktion.

Stoffwechselstörungen

Speicherkrankheiten

Durch Genmutationen verursachte Enzymdefekte hemmen den Abbau von normal synthetisierten Heteroglykanen (Mukopolysaccharide, Glykoproteine, Ganglioside, Sphingolipide), so daß diese hochmolekularen Stoffe in den Zell-Lysosomen abgelagert werden, was zu zellulären Funktionseinschränkungen führt. Am schwerwiegendsten ist hierbei die Einlagerung im ZNS, Demenz oder periphere Neuropathien sind die Folgen. Als Ausdruck der mesenchymalen Beteiligung ist unter anderem auch der Knochenaufbau gestört. Die verschiedenen Enzymdefekte haben wohl unterschiedliche Krankheitsbilder zur Folge, die aber alle eine klinische Ähnlichkeit aufweisen. Zur genauen Diagnose müssen im Einzelfall das vermehrt ausgeschiedene Heteroglykan im Urin und die verminderte Enzymaktivität im Serum oder in Fibroblasten bestimmt werden.

Die radiologischen Skelettveränderungen der Speicherkrankheiten werden unter dem Begriff «*Dysostosis multiplex*» zusammengefaßt **(Abb. 8-145)**; am Becken, am Handskelett, in der seitlichen Schädelaufnahme sowie an der seitlichen Wirbelsäule sind die Grundmerkmale in repräsentativer Art ausgeprägt.

Becken: Hypoplasie der unteren Beckenschaufelanteile und ausgeprägte Steilstellung des Pfannendachs; zusammen mit den nach lateral ausladenden oberen Anteilen entsteht eine mausohrartige Beckenform. Die Schenkelhälse sind lang ausgezogen und vermehrt valgisiert, die Femurköpfe sind in unterschiedlichem Ausmaß lateralisiert.

Hände: deutlich vergröberte Knochenstruktur, Verplumpung der Röhrenknochen mit Verlust der diaphysären Taillierung. Die Metakarpalia II–V spitzen sich nach proximal, die Phalangen nach distal zu («Zuckerhutform»).

Wirbelkörper: persistierende ovoide Form, Ausbildung von Keilwirbeln vor allem thorako-lumbal mit ventro-kranialen Ossifikationsdefekten, dadurch Entstehung einer «Angelhakenform».

Schädel: Makrozephalie, prämature Synostosen und verdickte Kalotte. Sklerotische Schädelbasis. J-förmige Sella als Ausdruck des chronisch erhöhten intrakraniellen Drucks.

In schwerem Ausmaß ist das Skelett betroffen bei:

– Mukopolysaccharidose I–H (M. Pfaundler-Hurler)
– Mukopolysaccharidose II (M. Hunter)
– Mukopolysaccharidose IV (M. Morquio)
– Mukolipidose II (I-cell disease)

Zu den *Lipidstoffwechselstörungen* (s. S. 644) gehören der M. Niemann-Pick und der M. Gaucher; ihre Skelettveränderungen sind viel milder und durch Ausweitung der metaphysären Abschnitte gekennzeichnet; die generalisierte Osteopenie führt zu Spontanfrakturen.

Zu den Störungen des *Kalzium-/Phospatstoffwechsels* s. S. 634; zur *renalen Osteodystrophie* s. S. 637.

Neoplasien

Gutartige Knochentumoren sind insgesamt etwa dreimal häufiger als bösartige. Erstere betreffen in etwa der Hälfte der Fälle Kinder und Jugendliche unter 20 Jahren; ihre Hauptvertreter sind das Osteochondrom (s. S. 662) und das Chondrom (s. S. 661). Maligne Formen umfassen in dieser Altersgruppe insbesondere das Osteosarkom (s. S. 659) und das Ewing-Sarkom (siehe Seite 670).

Verhältnismäßig wenige primäre Malignome führen schon im Kindes- und Adoleszentenalter zur Skelettmetastasierung; Neuroblastom **(Abb. 8-146, 8-182)** und Retinoblastom beim jüngeren Kind, Osteosarkom und embryonales Rhabdomyosarkom beim älteren Kind.

Bei jüngeren Kindern sind leukämische Skelettveränderungen (s. S. 646) häufig; je länger die Leukämie ohne Therapie andauert, um so eher sind Knochenveränderungen vorhanden. Sie gehören nicht zu den anerkannten prognostischen Risikofaktoren, und es ergeben sich aus ihrem Nachweis auch keine therapeutischen Konsequenzen, so daß sich bei bekannter Diagnose einer Leukämie der sogenannte «Skelettstatus» heute erübrigt. Andererseits läßt sich jedoch auf Grund vorhandener ossärer Veränderungen die Verdachtsdiagnose einer Leukose stellen.

8.
Bewegungs apparat

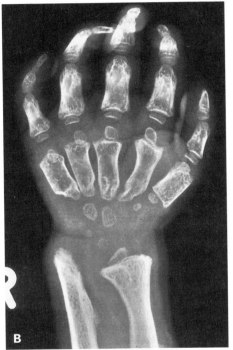

Abb. 8-145: Dysostosis multiplex (biochemisch: Mukolipidose 2). **(A)** Becken. **(B)** Rechte Hand. **(C)** Seitliche Wirbelsäule.

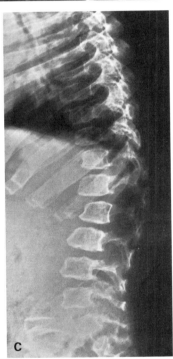

Abb. 8-146: In die proximale Femurdiaphyse metastasierendes Neuroblastom. Periostreaktion (Pfeil), diskrete Osteolysen.

Skeletttrauma

Der konventionellen Radiologie kommt in der Frakturdiagnostik entscheidende Bedeutung zu. Grundsätzlich wird die Gliedmasse mitsamt den benachbarten Gelenken in zwei senkrecht zueinander stehenden Ebenen untersucht. Vergleichsaufnahmen mit der Gegenseite dürfen nicht routinemäßig durchgeführt werden, sondern bedürfen einer besonderen Indikation, welche von der Erfahrung des Untersuchers abhängt.

In Zusammenhang mit dem Wachstum weist das kindliche Skelett zahlreiche Unterschiede zum adulten auf. Diese betreffen etwa die noch nicht verschlossenen Epiphysenfugen oder die größere Elastizität und Verformbarkeit des Knochens.

Schaftfrakturen

Grundsätzlich wird zwischen einer *vollständigen* und der häufigeren *unvollständigen Fraktur* unterschieden, bei welcher der Periostschlauch weitgehend intakt bleibt («Infraktion»).

Die *Stauchungsfraktur* ist im Metaphysenbereich langer Röhrenknochen oder an der Klavikula lokalisiert. Radiologisch besteht eine Wulstbildung der Kortikalis, die Spongiosa weist eine querverlaufende Verdichtungszone auf (**Abb. 8-147**).

Die *Grünholzfraktur* (**Abb. 8-148**)) kommt als Biegungsverletzung sowohl dia- wie auch metaphysär, am häufigsten am Radius vor. An der Konvexität besteht eine Kontinuitätsunterbrechung der Kortikalis, an der konkaven Seite ist lediglich ein subperiostaler Wulst vorhanden. Um wegen der asymmetrischen Kallusbildung eine bleibende Verbiegung des Knochens zu verhindern, ist die vollständige Durchbrechung des Knochens notwendig.

Als Besonderheit des Kleinkindesalters wird die *Tibia-Spiralfraktur* betrachtet (toddler's fracture), nach der bei Gehverweigerung gesucht werden muß (**Abb. 8-149**).

Bei *Quer- und Schrägfrakturen* ist das Periost in der Regel zerrissen, die zackig konturierten Frakturenden sind disloziert.

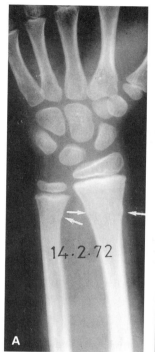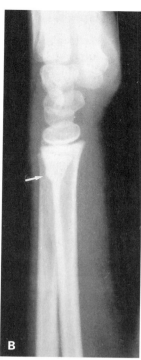

Abb. 8-147: Wulstfraktur (Pfeile) des Radius und der Ulna.

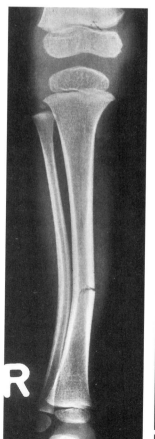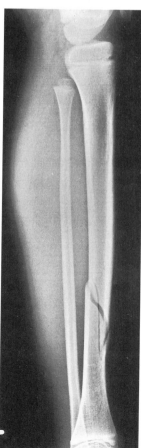

Abb. 8-148: Grünholzfraktur der rechten Tibia, begleitende Verbiegung der Fibula.

Abb. 8-149: Spiralförmige Tibiafraktur.

Epi-metaphysäre Verletzungen

Für das Wachstumsalter typisch sind Verletzungen der Epiphysenfugen; sie sind in bis zu 20% aller Frakturen mitbeteiligt. Wachstumsstörungen sind nur bei begleitender Verletzung des Stratum germinativum zu erwarten. Eine solche geschieht durch ein alleiniges, initial nur schwierig erkennbares Kompressionstrauma sowie bei epiphysärer oder metaepiphysärer, bis ins Gelenk verlaufender Fraktur. Demgegenüber besteht bei Epiphysenlösung ohne oder mit metaphysärem Fragment keine unmittelbare Schädigungsgefahr für die Fuge. Das tatsächliche Ausmaß der Verletzung wird gegebenenfalls erst nach Monaten offensichtlich, wenn durch die vorzeitige Epiphysenfugenverschließung das Längenwachstum gestört wird und sich eine traumatische «Zapfenepiphyse» ausbildet.

Für praktische Zwecke (unter Berücksichtigung der eingeschränkten therapeutischen Möglichkeiten bezüglich Verhinderung einer Wachstumsstörung) genügt die Unterteilung in die *Epiphyseolyse* (**Abb. 8-150**) mit oder ohne metaphysärer Fraktur (Schaftfraktur) und in die *Epiphysenfraktur* (Gelenkfraktur, **Abb. 8-152**). Die Übergangsfraktur der distalen Tibia (**Abb. 8-151**) stellt eine Sonderform des Epiphysenbruchs dar, wenn ihr medialer Fugenabschnitt bereits verschlossen ist; der genaue meta-epiphysäre Frakturverlauf (Tri-plane Fraktur) muß unter Umständen computertomographisch dargestellt werden.

Apophysenabrisse, insbesondere im Bereich des Ellenbogens (Epikondylus ulnaris/radialis) bedürfen vielfach der chirurgischen Fixation, was eine vorgängige subtile Diagnostik voraussetzt (**Abb. 8-153**).

Ermüdungsfrakturen

Ermüdungsbrüche (**Abb. 8-154**) sind Folge von Überbeanspruchung des normal aufgebauten Knochens; bevorzugt betroffen sind der proximale Tibiaschaft, die distale Fibula sowie die Metatarsalknochen. Die typischen radiologischen Veränderungen, wie bandförmige Sklerosezone in der Spongiosa, Kontinuitätsunterbruch der Kortikalis sowie ununterbrochene Periostreaktionen treten oft erst mit erheblicher zeitlicher Latenz auf.

Luxationen

Traumatische Luxationen (**Abb. 8-155**) betreffen im Kindesalter vor allem das Ellenbogengelenk, viel seltener die Schulter oder die Hüfte. Die Radiusköpfchenluxation kommt wohl isoliert vor, sie ist jedoch häufiger mit einer proximalen Ulnaschaftfraktur kombiniert (Monteggia-Fraktur).

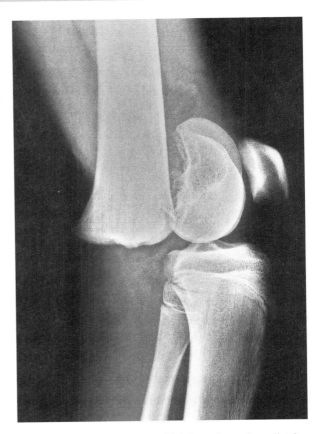

Abb. 8-150: Traumatische Epiphyseolyse des distalen Femurs.

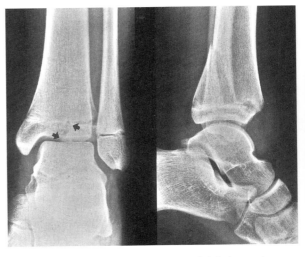

Abb. 8-151: Epi-metaphysäre distale Tibiafraktur mit transphysealem Verlauf bis ins Gelenk (Pfeil).

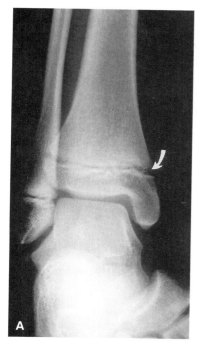
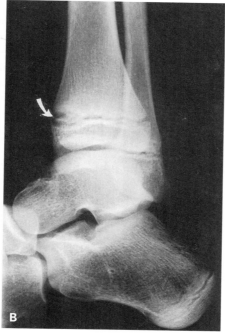
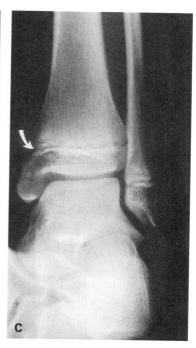

Abb. 8-152: Epiphysenfraktur Typ I. **(A, B)** Die distale Tibiaepiphysenfuge ist medial und ventral verbreitert. **(C)** Gegenseite zum Vergleich.

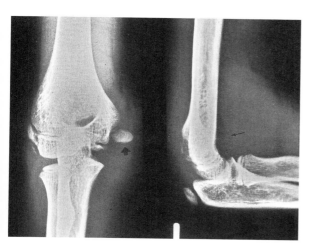

Abb. 8-153: Traumatische Abrißfraktur des Epikondylus ulnaris mit Dislokation (dicker Pfeil); Hämarthros (dünner Pfeil).

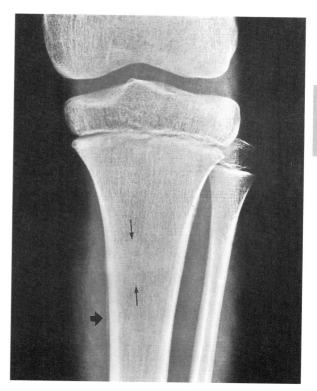

Abb. 8-154: Typische Lokalisation einer Ermüdungsfraktur im proximalen Tibiaschaft. Mediale feine Periostreaktion (dicker Pfeil) und diskrete, horizontale Sklerosierung des Schaftes (dünne Pfeile).

8.
Bewegungs-apparat

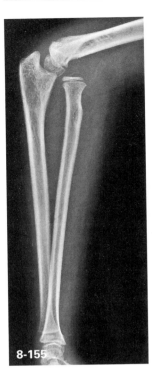 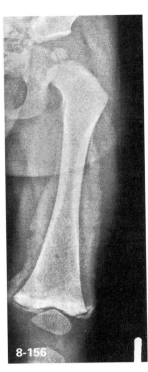

Abb. 8-155: Isolierte proximale Radiusluxation.

Abb. 8-156: Für Kindesmißhandlung charakteristische metaphysäre Verletzungen am distalen Femur. Ausgedehnte, bis auf Höhe der proximalen Diaphyse reichende subperiostale Hämatomverkalkungen (sog. Involucrum) bei einem 1 Jahre alten Säugling.

Pathologische Frakturen

Die pathologische Fraktur ist verursacht durch geringfügige Gewalteinwirkung bei umschriebener oder generalisierter Verminderung der Knochenfestigkeit; am häufigsten liegt eine juvenile Knochenzyste oder auch ein großes nicht-ossifizierendes Fibrom vor, seltener ein bis dahin nicht erkannter maligner Knochentumor. Vermehrte Knochenbrüchigkeit besteht bei der Osteogenesis imperfecta, am bestrahlten Knochen, bei Inaktivitätsosteopenie jeglicher Genese.

Kindesmißhandlung

Obwohl nur etwa 20% der mißhandelten Kinder ein Skeletttrauma aufweisen, kommt der Radiologie für die Aufdeckung eine zentrale Rolle zu. Die folgenden Röntgenbefunde sind für das *«battered-child»-Syndrom* typisch:

– Schädelfraktur mit Nahtsprengung (infolge Subduralhämatom),
– kortikale Hyperostose im Bereich der Diaphysen langer Röhrenknochen (infolge subperiostaler Blutung) **(Abb. 8-156)**,
– metaphysäre Absprengungen (pathognomonisch),
– Rippenfrakturen,
– verschiedenes Alter der Frakturen (akut – älter mit Kallus).

Als Suchmethode bietet sich die Skelettszintigraphie an, was allerdings eine große Erfahrung mit dem frühkindlichen Skelett voraussetzt.

Gelenk- und Weichteil-erkrankungen

Je jünger das Kind, um so weniger ossifizierte, gelenkbildende Elemente sind mittels der radiologischen Nativdiagnostik abgrenzbar; die radiologische Weite des Gelenkspaltes variiert dementsprechend altersabhängig sehr stark. Der eigentliche Gelenkraum wird gelegentlich dank des sog. Vakuumphänomens (v. a. Schulter- und Hüftgelenk) im Nativbild sichtbar. Die Sonographie, gleich wie die CT oder die Kernspintomographie erlaubt demgegenüber die direkte Beurteilung der knorpligen Gewebestrukturen sowie den eindeutigen Ergußnachweis.

Kongenitale Dislokationen

Im Rahmen des Larsen-Syndroms und der Arthrogryposis multiplex sind Luxationen der Hüft-, Knie- und Ellenbogengelenke typisch. Zur Hüftdysplasie/-Luxation siehe Seite 692.

Die geburttraumatische Plexusparese verursacht eine sekundäre Schulterluxation; diese muß differentialdiagnostisch von der durch Erguß bedingten Distensionsluxation abgegrenzt werden.

Arthritis

Infektiös-entzündliche, toxisch-entzündliche und immunologisch-allergische Noxen schädigen die Synovialmembran; reaktiv treten Hyperämie, Exsudation und Proliferation auf. Das radiologisch nachweisbare Korrelat besteht in:

– Weichteilveränderungen: Volumenzunahme des Gelenkraumes (v. a. im Bereich der Hüft-, Knie-, Ellenbogen- und oberen Sprunggelenke nachweisbar)

– Kollateralphänomenen: subchondrale und/oder metaphysäre Transparenzvermehrungen infolge gestörtem Knochenumbau (reaktive Hyperämie, Immobilisation)
– direkten Zeichen: Monate nach Krankheitsbeginn entstehen chondroosteolytische Läsionen mit Knorpelsubstanzverlust, knöchernen Erosionen. Das Endstadium ist die Ankylose.

Der häufigste Entstehungsmechanismus der *bakteriellen Arthritis* ist die hämatogene Erregeransiedlung in der Synovialmembran oder im subchondralen Knochenmark. Das sekundäre Übergreifen einer primären Metaphysitis ist an bestimmte anatomische Gegebenheiten gebunden.

Konventionell-radiologisch ist die peri- und intraartikuläre Volumenvermehrung anfänglich im Vordergrund; der Erguß wird soweit zugänglich direkt mittels Sonographie bewiesen und gegebenenfalls zur Vermeidung schwerwiegender Spätveränderungen therapeutisch punktiert. Diese umfassen insbesondere die Epiphysendestruktion (**Abb. 8-157**).

Juvenile chronische Arthritis (JCA): Bei dieser chronisch progredient verlaufenden, nicht-eitrigen Synovia-Entzündung werden im Verlauf von Jahren durch die hypertrophe und wuchernde Synovia der Gelenkknorpel und schließlich das gesamte Gelenk zerstört. Der Verlauf ist entweder systemisch (Still-Syndrom), polyartikulär mit weitgehend symmetrischem Befall der kleinen und auch großen Gelenke oder oligoartikulär mit asymmetrischer Beteiligung einzelner großer Gelenke.

Hämophile Arthropathie (vgl. S. 648)

Rezidivierende Einblutungen in die großen Gelenke (Knie-, Ellenbogen-, Sprung- und Schultergelenke) sowie subchondrale Hämorrhagien führen zu Synoviahypertrophie, Knorpelerosionen mit Substanzverlust und Gelenkflächenarrosionen. Die lokale Hyperämie bedingt einen partiellen vorzeitigen Epiphysenfugenschluß. Im Spätstadium sind die Gelenke beträchtlich deformiert (**Abb. 8-158**).

Weichteilerkrankungen

Die Bildgebung der Weichteile ist mit der Sonographie, der Computertomographie und neuerdings durch die Kernspintomographie entscheidend verbessert worden. Die konventionelle Radiologie ist zur differenzierten Beurteilung wegen des ungenügenden Dichteauflösungsvermögens ungeeignet; immerhin sind sowohl Fettgewebe in der Subkutis, in intermuskulären Septen und periartikulär als auch Kalkablagerungen abgrenz-

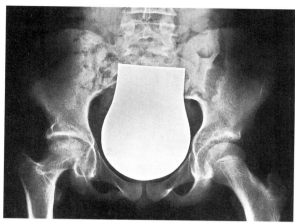

Abb. 8-157: Spätfolge 12 Jahre nach bakterieller Coxitis rechts mit weitgehend zerstörtem Femurkopf sowie wachstumsgestörtem Schenkelhals.

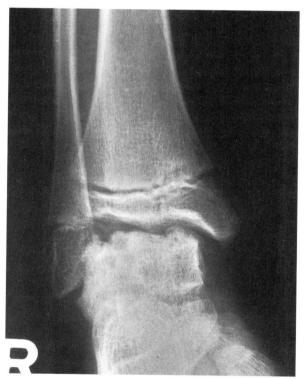

Abb. 8-158: Hämophile Arthropathie («Blutergelenk»). Erhebliche Knochen- und Knorpeldestruktionen der Talusrolle und der Tibiagelenkfläche, Verschmälerung der Gelenkspalte.

8.
Bewegungs-
apparat

bar. Solche treten unter anderem im Rahmen lokal entzündlicher Prozesse (Liponekrosis neonatorum), nach paravenöser Injektion gewebetoxischer Substanzen, in resorbierenden Hämatomen, bei Kollagenosen (v. a. Dermatomyositis), aber auch bei Hypervitaminose D sowie Hyperparathyreoidismus auf.

Eigentliche Verknöcherungen sind typisch für die seltene *Myositis ossificans progressiva*, eine autosomal-dominant vererbte Krankheit. Durch die ektope Ossifikation kommt es zur zunehmenden Versteifung der Kinder; als Stigma ist eine Hypoplasie des Daumens und der Großzehe vorhanden.

Die *Myositis ossificans circumscripta* tritt überwiegend posttraumatisch auf; seltener bestehen als Grundkrankheit eine neurologische Affektion (Poliomyelitis, apallisches Syndrom) oder Verbrennungsverletzungen.

Jeglicher Nichtgebrauch der Muskulatur (spinale, neurale Muskelatrophie), aber auch die Duchennsche Muskeldystrophie führen zu Ersatz des Muskel- durch Fettgewebe (**Abb. 8-159**). Dieses läßt sich computertomographisch durch eine Dichteabnahme aber auch sonographisch auf Grund der Echogenitätsvermehrung identifizieren. Bei der *Muskeldystrophie* ist das Befallsmuster symmetrisch und auf die Muskulatur beschränkt, währenddem die *Muskelatrophie* zusätzlich auch zu deutlich verdickter Subkutis führt.

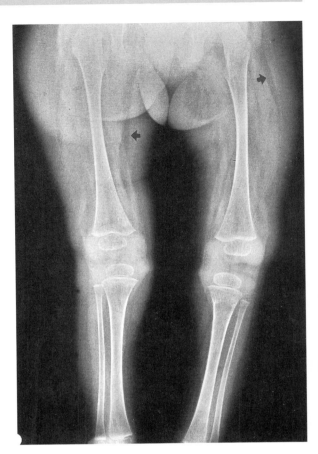

Abb. 8-159: Duchennsche Muskeldystrophie. Bilaterale ausgedehnte Fetteinlagerungen (Pfeil) in die Oberschenkelmuskulatur.

Erkrankungen des Hüftgelenks

Radiologisch lassen sich sämtliche knöchernen Strukturen des Hüftgelenks (allerdings oft mit Überlagerungseffekten), Verkalkungen sowie fetthaltige Gewebeanteile darstellen, während knorplige, ligamentäre und muskuläre Komponenten nicht unterscheidbar sind.

Sonographisch sind die knöchernen Anteile wohl nur konturell erkennbar, hingegen werden sämtliche Weichteilstrukturen wie Knorpel, Labrum azetabulare, Gelenkkapsel und Muskelmantel differenziert dargestellt. Die standardisierte und damit reproduzierbare frontale Schnittebene erlaubt bis ins Alter von etwa 10 Monaten die zuverlässige sonographische Beurteilung der knöchernen und knorpligen Gelenkskomponenten hinsichtlich deren Ausreifung; die Ultraschalldiagnostik ist heute für die möglichst frühe Erfassung (d. h. ab dem 1. Lebenstag) einer Reifungsstörung bzw. Luxation die unentbehrliche Methode der Wahl.

Ebenso unerläßlich ist die Sonographie für den Nachweis eines Gelenksergusses; die geeignete Schnittführung ist sagittal von ventral her etwa parallel zur Vorderseite des Schenkelhalses. Im vordern Gelenkrezessus werden Flüssigkeitsakkumulationen ab 2 ml erfaßt.

Hüftgelenksdysplasie und -luxation

Angeborene Hüftgelenksveränderungen kommen in einer Häufigkeit von etwa 2 bis 5% vor; Mädchen sind bis zu 8mal häufiger betroffen als Knaben. Ätiologisch spielen neben mechanischen (intrauterine Position der Extremitäten) auch endogene Faktoren wie hormonelle Gewebeauflockerung des Kapsel- und Halteapparates eine Rolle, eine familiäre Belastung ist häufig vorhanden. Unabhängig vom auslösenden Faktor besteht eine Ossifikations- und Entwicklungsstörung im Pfannendach- und Erkerbereich; während die Knorpelbildung zunächst ungehindert erfolgt, ist die sekundäre Ossifikation gehemmt. Die ungenügende Pfannenkonkavität bedingt einerseits eine ungenügende Widerlagerfunktion für den Kopf, dessen instabile Einstellung andererseits zur zunehmen-

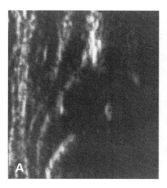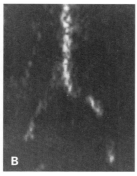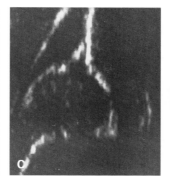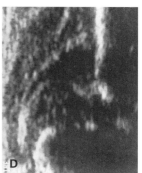

Abb. 8-160: Sonographie der Hüftgelenke. (A) Ausgereifte Hüfte, Typ 1. (B) Reifungsverzögerung, Typ 2 (Dysplasie), (C) Dezentrierte Hüfte, Typ 3, (D) Luxation, Typ 4.

den Deformierung des Erkers führt. Es wird zwischen der (häufigsten) idiopathischen und der teratologischen Form unterschieden; letzterer liegen ursächlich neuro-muskuläre Erkrankungen zu Grunde.

Die *radiologische Klassifikation* unter Berücksichtigung des Pfannendachwinkels, des Ausprägungsgrades der Pfannenkonkavität und -sklerose sowie der relativen Position des Femurkopfs zum Erker umfaßt die Dysplasie-Grade I–IV. Wegen der in der Neugeborenen- und jungen Säuglingperiode noch fehlenden Kopfkern-Ossifkation ist allerdings die Kopfstellung kaum beurteilbar.

Erst durch die *Sonographie* ist sowohl die morphologische als auch die funktionelle Beurteilung möglich geworden. Folgende Hüfttypen werden unterschieden (**Abb. 8-160**):

– Typ I: Normalbefund mit guter, altersabhängiger knöcherner Formgebung der Pfanne mit übergreifender Kopfüberdachung; der Erker ist eckig oder leicht gerundet.
– Typ II: Reifungsverzögerung (Dysplasie); ungenügende Formgebung des knöchernen Pfannendachs, relativ größere, den Kopf überdachende knorplige Pfannen- bzw. Erkeranteile. Dementsprechend ist der knöcherne Erker deutlich gerundet und die Pfannenkonkavität vermindert. Bis zum Alter von 3 Monaten ist ein leichtes Ausmaß dieser Reifungsverzögerung noch als altersgemäß zu betrachten, hingegen ist ab dem 3. Lebensmonat ein Pfannen-(Alpha-)Winkel von unter 60° abnorm.
– Typ III: Dezentrierung; große, unter Umständen bereits strukturalterierte und deformierte Knorpelabschnitte überdachen den Kopf nicht mehr ausreichend; dessen Einstellung ist instabil und lateralisiert. Die knöcherne Pfanne ist steil, fehlende Konkavität.

– Typ IV: Luxation; der Kopf ist bereits in Neutralposition lateralisiert und in einer hohen Position ohne Beziehung zur rinnenförmig deformierten knöchernen Pfanne; das interponierte Labrum azetabulare verhindert die Reposition, welche nach arthrographischer Sicherung chirurgisch («blutig») erfolgen muß.

Im Verlauf einer erfolgreichen Behandlung verschwinden die Ossifikationsdefekte rasch; je jünger das Kind bei Therapiebeginn ist, umso kürzer ist die notwendige Dauer der Abspreizbehandlung.

Hüftgelenkserguß

Intraartikuläre Flüssigkeitsansammlungen treten infektiös-entzündlich (Coxitis fugax, septische Coxitis, rheumatoide Arthritis), traumatisch, bei aseptischer Kopfnekrose, bei Epiphyseolysis capitis femoris auf.

Im *konventionell-radiologischen* Seitenvergleich läßt sich ein Erguß auf Grund indirekter Zeichen (Volumenvermehrung der periartikulären Weichteile, asymmetrische Position der Femurköpfe) vermuten. Die *CT* sowie die *Kernspintomographie* erlauben den direkten Ergußnachweis sowie die Beurteilung der knöchernen und periartikulären Weichteilstrukturen.

Die *Sonographie* als rasch und jederzeit verfügbare Methode zeigt die intraartikuläre Flüssigkeit zuverlässig und direkt (**Abb. 8-161**); seitendifferente Distanzen zwischen Schenkelhals und Gelenkkapsel im vorderen Rezessus (mehr als 2 mm) mit echofreier oder echoarmer Formation im Lumen sind beweisend. Echofreiheit und synoviale Auflagerungen an der Gelenkkapsel sind typisch für die Coxitis fugax, nachweisbare Binnenreflexe kommen bei der eitrigen Form oder bei Einblutungen vor.

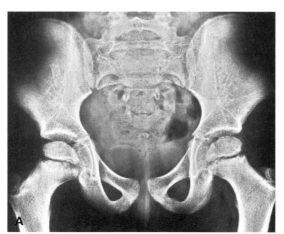

Abb. 8-161: Direkter Ergußnachweis im vorderen Hüftgelenksrezessus (Pfeil) im sonographischen Längsschnitt bei Coxitis fugax.

8.
Bewegungs-apparat

M. Perthes

Die aseptische Femurkopfnekrose tritt zwischen dem 3. und 10. Lebensjahr auf und betrifft Knaben bis zu 5mal häufiger als Mädchen. Doppelseitiges, jedoch nie simultanes Auftreten kommt in etwa 20% vor. Eine genetische Disposition wird postuliert, ohne daß allerdings bis heute die genaue Ätiologie geklärt werden konnte; eine Minderdurchblutung des Kopfes ist nuklearmedizinisch und angiographisch bewiesen. Die klinischen Symptome bestehen in schmerzhaft eingeschränkter Hüftbeweglichkeit mit Hinken, zusätzliche Knieschmerzen sind jedoch nicht selten.

Die *konventionell-radiologische* Diagnostik ist im Frühstadium negativ, gelegentlich sind die indirekten Zeichen eines Ergusses nachweisbar. Bei klinischem Verdacht muß deshalb die Frühdiagnose mittels *Skelettszintigraphie* oder alternativ *kernspintomographisch* erzwungen werden. Erstere zeigt einen der Minderperfusion entsprechenden Aktivitätsausfall im Femurkopf, letztere eine umschriebene Verminderung der Signalintensität in der T1-Gewichtung. Nach Wochen umfassen die ersten radiologischen Veränderungen neben der Verbreiterung der Gelenkspalte eine diskrete Höhenminderung des Femurkopfs; die subchondrale feine Frakturlinie (Lauenstein-Projektion) ist der konventionell-radiologische Beweis des M. Perthes (**Abb. 8-162**).

In dessen Verlauf über Monate bis Jahre treten sowohl am Kopf wie auch metaphysär am Schenkelhals charakteristische Veränderungen auf (Gradeinteilung nach Catterall) (**Abb. 8-163**):

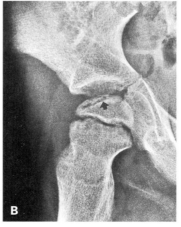

Abb. 8-162: Frühstadium eines M. Perthes. (**A**) In der a.p.-Übersichtsaufnahme geringe Verbreiterung der radiologischen Gelenkspalte rechts sowie diskrete Entrundung des Femurkopfes. (**B**) Beweisende subchondrale «Frakturlinie» in der ergänzenden Lauenstein-Projektion der rechten Hüfte (Pfeil).

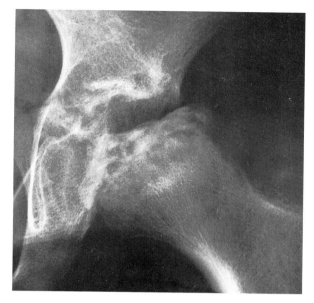

Abb. 8-163: Spätstadium eines linksseitigen M. Perthes. Hochgradige Destruktion und Deformierung des Femurkopfs, zystoide Veränderungen der Metaphyse.

– graduell unterschiedlich ausgeprägte nekrotische Bezirke mit Sequestrierung bis zur totalen Kopfnekrose mit Kollaps,
– Sklerosierungszonen,
– metaphysäre, zystische Läsionen, Verbreiterung des Schenkelhalses; zunehmende Varisation (Coxa vara et plana).

Die Spätprognose wird unter anderem durch das Manifestationsalter beeinflußt; nach dem 6. Lebensjahr ist diese ungünstig; prognostisch schlechte radiologische Veränderungen sind die laterale Subluxation sowie lateral am Kopf innerhalb des Wachstumsknorpels auftretende Verkalkungen.

Perthesähnliche Erkrankungen

Die *Dysplasia epiphysealis capitis femoris* (Meyersche Dysplasie) unterscheidet sich vom M. Perthes durch das bereits im frühen Kindesalter, häufig bilateral symmetrische Auftreten unregelmäßiger Ossifikationen der Femurköpfe; die vollständige Befundnormalisierung ist die Regel. Klinisch besteht in jedem Stadium Beschwerdefreiheit.

Bilaterale Ossifikationsstörungen und -verzögerungen mit multiplen Kernen kommen im weitern bei der unbehandelten *Hypothyreose* vor (s. S. 639).

Im Rahmen der *spondylo-epiphysären Dysplasie* (Tardaform) sind seitengleich höhengeminderte und sklerotische Köpfe vorhanden. Der sog. «*Luxationsperthes*» nach zu aggressiver Abduktionsbehandlung einer Hüftdysplasie bzw. Luxation tritt heute wegen der langsamer und sanfter erfolgenden Therapie kaum mehr auf.

Aseptische Nekrosen mit definierter Ätiologie kommen vor:

– posttraumatisch nach Luxationsfraktur,
– bei Sichelzellanämie,
– langdauernde Steroidtherapie,
– bei renaler Osteodystrophie.

Epiphyseolysis capitis femoris

Die femorale Epiphysenlösung betrifft Kinder ab dem 9. Lebensjahr. Die genaue Ursache ist nicht bekannt, obwohl Trauma- und Streßeinwirkung häufig eine auslösende Rolle spielen; gelegentlich ist ein einmaliges traumatisches Ereignis für den akuten Gleitvorgang verantwortlich, häufiger jedoch läuft offenbar ein- oder doppelseitig ein allmähliches Abrutschen ab, welches Schmerzhinken und zunehmende Bewegungseinschränkung verursacht.

8.
Bewegungsapparat

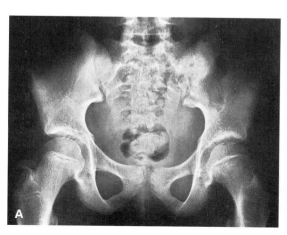
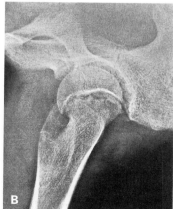

Abb. 8-164: Epiphyseolysis capitis femoris links. **(A)** Verbreiterung und «Auflockerung» der Epiphysenfuge (a.p.-Projektion). **(B)** Erheblich nach medioposterior abgerutschter linker Femurkopf (axiale Projektion).

Die Diagnose beruht auf radiologischen Veränderungen, welche im a.p.-Übersichtsbild und in der obligaten axialen Projektion erkennbar sind (**Abb. 8-164**): die Epiphysenfuge erscheint verbreitert und aufgelockert; die an die laterale Schenkelhalskante angelegte Tangente verläuft bei medialem Abgleiten nicht mehr durch den lateralen Kopfabschnitt; in der axialen Aufnahme bewirkt andrerseits das posteriore Abgleiten eine Abnahme des Epsilon-Winkels auf Werte unter 80° (Winkel zwischen Verbindungslinie der Epiphysenkernrändern und der Schenkelhalsparallinie). Eine an der Innenseite der proximalen Femurmetaphyse erkennbare periostale Reaktion ist Hinweis auf den chronischen Ablauf des Geschehens.

Erkrankungen der Wirbelsäule

Normvarianten

Von klinischer Bedeutung sind im *zervikalen* Bereich die basiläre Impression sowie die atlanto-okzipitale Fusion, welche mit Einengung des Foramen magnum einhergeht. Daneben gibt es eine Anzahl kleinerer Anomalien, welche für das Kind meist keine klinische Bedeutung haben, deren Kenntnis jedoch zur Vermeidung von Fehlinterpretationen wichtig ist:

– Os odontoideum; regelmäßig mit hypoplastischem Dens, selten mit atlanto-axialer Instabilität kombiniert
– partielle Defekte des hintern Atlasbogens
– bis ins Alter von etwa 7 Jahren offen bleibende Synchondrose zwischen Dens und Körper von C2
– physiologischerweise nach dorsal abgekippter Dens.

An den *thorakalen Wirbelkörpern* sind oft bis ins späte Kindesalter persistierende, ventrale Gefäßkanäle vorhanden, welche in der Seitenprojektion als Einkerbungen erscheinen. Das vollständige Fehlen oder die Hypoplasie einer Bogenwurzel ist ohne klinische Bedeutung, ebenso sind die häufigen Bogenschlußdefekte bei normal weiter Interpedunkulardistanz ohne Krankheitswert. Verkalkungen des Nucleus pulposus sind bedeutungslose Zufallsbefunde.

Die *Lumbalwirbelkörper* sind Prädilektionsort für die frontale Wirbelspalte. Dieser vorwiegend beim Neugeborenen und jungen Säugling vorhandene «coronal cleft» ist ein Residuum der Chorda dorsalis; erst bei Persistenz bis ins spätere Alter kommt dem Befund Bedeutung zu (Osteodysplasie). Lumbosakrale Bogenschlußdefekte sind als isolierte Befunde ohne pathologische Relevanz. Fehlende Querfortsätze an den lumbalen Wirbelkörpern, ebenso wie offene

Apophysenfugen an ihren lateralen Kanten dürfen nicht zur Fehldiagnose einer Lyse bzw. einer Fraktur Anlaß geben. Übergangswirbelanomalien mit Assimilation von L5 zum Sakrum oder umgekehrt Lumbalisation des 1. Sakralwirbels sind meist symptomlos; lediglich die einseitige Sakralisation von L5 verursacht gelegentlich Rückenschmerzen. Einfache Normvarianten sind die nicht fusionierten Apophysen der Randleisten; erst ihre Dislokation und eine klinische Symptomatik sind Hinweise auf eine Traumatisierung.

Angeborene Mißbildungen

Keilwirbel: Einzeln oder multipel auftretend führen Keilwirbel zur meist progredienten Kyphose.

«Schmetterlingswirbel»: Die Non-Fusion der linken und rechten Wirbelkörperhälfte bleibt in der Regel ohne Folgen für die Haltung der Wirbelsäule.

Halbwirbel: Der laterale Defekt ist eine häufige Mißbildung, welche zur progredienten Skoliose auf Höhe des Halbwirbels führt. Im thorakalen Abschnitt fehlen auch der homolaterale Wirbelbogen und die Rippe (**Abb. 8-165**).

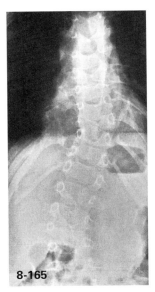
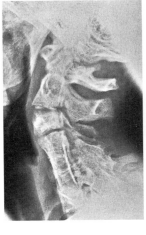

8-165

Abb. 8-165: Thorakale und lumbale Wirbelkörpermißbildungen. «Schmetterlingförmige» Wirbel, Halbwirbel mit konsekutiver Skoliose.

Abb. 8-166: Zervikale Blockwirbel über mehrere Segmente (Klippel-Feil-Syndrom).

«*Blockwirbel*»: Das Ausbleiben der Segmentierung zweier benachbarter Wirbel ist entweder vollständig, nur ventral oder lateral. Die Differenzierung gegenüber einer sehr früh erworbenen Form ist oft nicht möglich.

Klippel-Feil-Syndrom: Durch Kombination von multiplen Block- und Halbwirbelbildungen im zervikalen und obern thorakalen Abschnitt entstehen beträchtliche Verkürzungen und Deformitäten des obern Achsenskeletts. Familiäre Häufungen kommen vor, die Kombination mit der Sprengel-Deformität ist häufig **(Abb. 8-166)**.

Kaudale Regression: Das Spektrum der sakralen Agenesie ist sehr breit und reicht vom Fehlen einzelner distaler Sakralwirbel bis zur schwersten Form, der vollständigen Sakralagenesie mit Verschmelzung der Darmbeinschaufeln in der Mittellinie **(Abb. 8-167)**. Begleitende Mißbildungen des Urogenital-, Intestinaltrakts und des Nervensystems sind obligat.

Spina bifida: Das Ausbleiben des normalerweise in der 4. Schwangerschaftswoche erfolgenden Neuralrohrverschlusses hat je nach Schweregrad ein ganzes Spektrum von Begleitmißbildungen und Funktionsausfällen zur Folge; diese werden unter dem Begriff des *Dysraphiekomplexes* zusammengefaßt **(Abb. 8-168)**. Die Meningomyelozele, heute bereits während der Schwangerschaft nachweisbar, ist die schwerwiegendste Form, andere manifestieren sich mit eher diskreten Veränderungen am lumbo-sakralen Übergang (z. B. behaarter Naevus, Sakralgrübchen). Die begleitenden neurologischen Ausfälle reichen von der vollständigen Paraplegie bis zu isolierten Störungen etwa der Blasenfunktion.

Für die morphologische Diagnostik sind Nativaufnahmen der Wirbelsäule die Basisuntersuchung; beim Säugling ist die intraspinale Anomalie auch sonographisch erkennbar, zur genauen neuroradiologischen Diagnostik ist die Kernspintomographie besonders geeignet und vor einem neurochirurgischen Eingriff unerläßlich.

Knöcherne Veränderungen der Wirbelsäule bei Dysraphie sind:

- Wirbelbogendefekte über mehrere Segmente
- vergrößerte Bogenwurzelabstände sowie vergrößerter Sagittaldurchmesser in der Seitenprojektion als Ausdruck des erweiterten Spinalkanals
- kleiner knöcherner Spickel in der Medianebene bei Diastematomyelie (meist kombiniert mit Segmentierungs- und Fusionsanomalien).

Viele *Skelettdysplasien* tangieren die Wirbelsäule nicht, einzelne weisen jedoch spezifische Befunde auf,

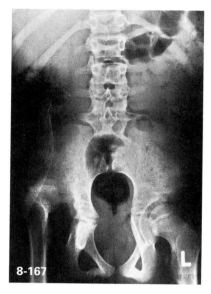
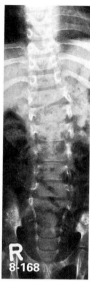

Abb. 8-167: Schwere Form der Sakrumagenesie; zusätzliche rechtsseitige Hüftluxation.

Abb. 8-168: Lumbo-sakrale Spina bifida mit zu weiten Interpedunkularabständen der Bogenwurzeln sowie fehlenden Wirbelbögen ab L1. Zustand nach Meningomyelozele.

so z. B. die *Osteogenesis imperfecta* (leichte Platyspondylie, Osteopenie, Fischwirbelform), die *Achondroplasie* (kuboide Wirbelkörper mit dorsaler Konkavität, enger Spinalkanal) und die *spondylo-epiphysäre Dysplasie* (Kyphoskoliose, Hypoplasie der ventralen, thorako-lumbalen Wirbelkörper-Anteile; Platyspondylie; Dens-Hypoplasie bei der kongenitalen Form; fehlende Ossifikation im Bereich der Randleisten mit «zungenartigen» Vorderkanten bei der Tardaform).

8.
Bewegungsapparat

Entzündlich-infektiöse Erkrankungen

Unspezifische (Spondylo)-Diszitis: Bakterielle oder virale Erreger siedeln sich im Rahmen einer Sepsis in einem Zwischenwirbelraum meistens der Lumbalwirbelsäule an, von wo die Entzündung auf die benachbarten Wirbelkörper übergreift. Bereits in der Frühphase der Infektion sind Rückenschmerzen und beim kleinen Kind Sitzverweigerung vorhanden.

Wie bei entzündlich-infektiösen Prozessen am übrigen Skelett ist auch an der Wirbelsäule die konventionell-radiologische Untersuchung im Frühstadium noch normal, während die Skelettszintigraphie bereits eine umschriebene Aktivitätsvermehrung zeigt. Als erste radiologische Veränderung frühestens 10 bis 14 Tage nach Beginn der Erkrankung tritt die Verschmälerung des betroffenen Zwischenwirbelraumes auf; die im Verlauf auftretende spiegelbildliche Arrosion der Deck- und Bodenplatten ist Ausdruck der Spondylitis **(Abb. 8-169)**. Mit der heutigen antibiotischen Therapie sind weitergehende Komplikationen wie paravertebrale Abszedierung, vollständige Diskuszerstörung mit Blockwirbelbildung selten geworden.

Tuberkulöse Spondylitis: Die im Rahmen der Frühmanifestation, selten nach BCG-Impfung erfolgte Streuung betrifft einzelne oder mehrere thorakale oder lumbale Segmente. Neben der Diskusdestruktion sind auch die benachbarten Wirbelkörper in beträchtlichem Ausmaß zerstört und formalteriert, typischerweise mit Ausbildung eines Gibbus. Paravertebrale Abszedierung mit späterer Verkalkung ist eher die Regel als die Ausnahme.

Abgesehen von der Nativ-Untersuchung der Wirbelsäule sind heute zur Beurteilung der Weichteil- und gegebenenfalls auch der intraspinalen Ausdehnung die Computer- oder die Kernspintomographie wertvolle, komplementäre Untersuchungen.

JCA (juvenile chronische Arthritis): Im Verlauf einer JCA mit bereits bekannter Manifestation an andern Körpergelenken wird der zervikale Abschnitt der Wirbelsäule häufig betroffen. Die Zwischenwirbelgelenke erfahren wie andernorts auch Knorpel- und Gelenkflächendestruktionen mit reaktiven Veränderungen und großer Tendenz zur Ankylosierung. Hingegen seltener als beim Erwachsenen ist die ventrale Atlasdislokation (Atlantodentalspalte über 4 mm weit) infolge Insuffizienz des Lig.transversum atlantis.

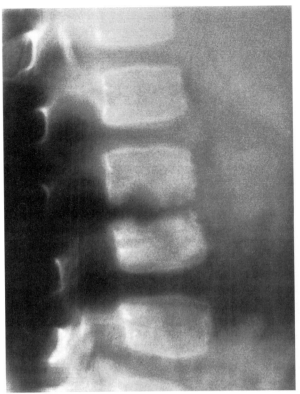

Abb. 8-169: Unspezifische Spondylo-Diszitis L3–L4 mit verschmälertem Zwischenwirbelraum und Lysen der benachbarten Wirbelkörperdeck- und Bodenplatten.

Tumoren

Das *Osteochondrom* (s. S. 662) entsteht meist an den Wirbelfortsätzen und ist gehäuft bei multiplen kartilaginären Exostosen.

Das *Osteoid-Osteom* (s. S. 657) sowie das Osteoblastom gehören zu den häufigen, gutartigen vertebralen Neoplasien. Die klinische Symptomatik umfaßt neben Schmerzen auch eine sekundäre Skoliose. Der Tumor – meist ein sklerotischer Herd – bevorzugt den Gelenkfortsatz oder einen Teil des Wirbelbogens. Zur genauen Lokalisation eignet sich insbesondere die Computertomographie **(Abb. 8-170)**.

Die *aneurysmatische Knochenzyste* (s. S. 671) hat in etwas über 10% der Fälle ihren Sitz im Bereich der lumbalen Wirbelsäule, wobei der Bogen bevorzugt vor dem Körper betroffen ist. Wie andernorts ist der tumorähnliche, multizystische Prozeß beträchtlich raumverdrängend sowie lokal destruierend.

Das *Ewing-Sarkom* (s. S. 670) ist im vertebralen Bereich signifikant häufiger als das Osteosarkom; der rasch expansiv extraossär wachsende Tumor bewirkt

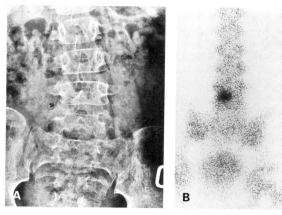

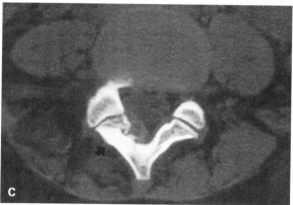

Abb. 8-170: Vertebrales Osteoid-Osteom. **(A)** Sklerosezone des rechtsseitigen Intervertebralgelenks L4–L5 (Pfeil); leichtgradige, umschriebene linkskonvexe Skoliose. **(B)** Für ein Osteoid-Osteom knochenszintigraphisch typische, massive Aktivitätsvermehrung. **(C)** Volumvermehrter und hyperdenser hinterer Gelenksfortsatz rechts (Pfeil).

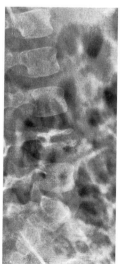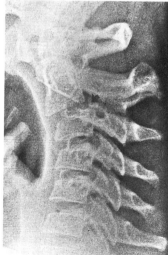

Abb. 8-171: Vertebra plana L4 bei Langerhanszell-Histiozytose (solitäres eosinophiles Granulom).

Abb. 8-172: Pseudoglissement zwischen C2 und C3 als Variante der Norm bei 11jährigem Knaben (Pfeil).

schon sehr früh neurologische Ausfälle (radikulär oder Paraparese). Der befallene Wirbelkörper ist lytisch und sintert zusammen, was zu entsprechender Fehlhaltung (v. a. Gibbus) führt. Neben der CT ist heute auch die Kernspintomographie in der Lage, die tumorale Weichteilkomponente und ihre Beziehung zum Spinalkanal zu definieren.

Die *Langerhanszell-Histiozytose* – eine tumorähnliche, destruierende Läsion – tritt solitär (eosinophiles Granulom) oder multifokal (Hand-Schüller Erkrankung) auf (s. S. 645); die *Vertebra plana* unter Schonung der benachbarten Diszi ist charakteristische Spätmanifestation **(Abb. 8-171)**.

Metastatische, mono- oder multilokuläre Läsionen sind meistens auf den Wirbelkörper beschränkt. Der Primärtumor (Neuroblastom, Ewing-Sarkom, Rhabdomyosarkom) oder die maligne Systemerkrankung (Leukämie, malignes Lymphom) sind in der Regel bekannt. Die Metastasen sind in der Mehrzahl rein lytisch, die leukämische Infiltration führt zu partiell komprimierten Wirbelkörpern.

Trauma

Dank der großen Flexibilität der kindlichen Wirbelsäule sind schwere Traumatisierungen mit begleitender Rückenmarksverletzung die Ausnahme.

Im *zervikalen* Bereich ist der posttraumatische Schiefhals mit fixierter Rotation von C1 gegenüber C2 wesentlich häufiger als eigentliche Luxationen bzw. Frakturen. Um so wichtiger ist die Kenntnis vorgetäuschter, traumatischer Veränderungen:

- Stufenbildung zwischen C2 und C3 mit Pseudoglissement; die Spinolaminarlinie C1 bis C3 ist normal **(Abb. 8-172)**.
- Offene Synchondrose zwischen Dens und Körper C2.

Eine Flexionsverletzung des Rumpfes führt zur *thorakolumbalen Wirbelkörper-Kompressionsfraktur* **(Abb. 8-173)**. Die initiale Röntgendiagnostik umfaßt Nativaufnahmen in zwei Ebenen. Die seltene Mitbeteiligung des Spinalkanals (bzw. des Rückenmarks) ist am schonendsten computer- oder kernspintomographisch darstellbar.

Die *Spondylolyse* (ein- oder doppelseitiger Defekt der Pars interarticularis von L4 oder L5) und die konsekutive *Spondylolisthesis* (ventrales Abgleiten des Wirbelkörpers) sind nach heutiger Auffassung streßbedingt; erstere wird häufig noch vor dem 10. Lebensjahr, letztere während der Pubertät diagnostiziert. Zur radiologischen Dokumentation ist die Seitenprojektion in der Regel ausreichend **(Abb. 8-174)**.

8.
Bewegungs-
apparat

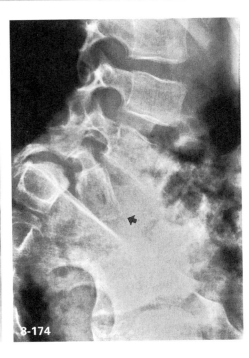

Abb. 8-173: Mehrere thorakale Wirbelkörper-Kompressionsfrakturen nach Flexionstrauma (dicke Pfeile); altersentsprechende untere Randleiste (dünner Pfeil).

Abb. 8-174: Spondylolisthesis L5–S1 mit anteriorer Ptose von L5 (Pfeil).

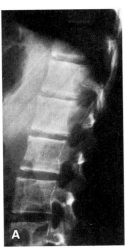
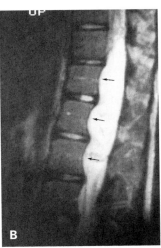

Abb. 8-175: Neurofibromatose Recklinghausen mit sog. «Scalloping» der hinteren Wirbelkörperkanten (**A**). (**B**) Kernspintomographische Darstellung der ursächlichen Duraektasien (Pfeile).

Stoffwechselerkrankungen

Das Kleinkind mit *Hypothyreose* zeigt eine auffallende Kyphose des thorako-lumbalen Übergangs mit einer in der Seitenprojektion erkennbaren ventralen Höhenminderung des 1. und/oder 2. LWK.

Bei *Speicherkrankheiten* ist die Wirbelsäule mitbetroffen; die unterschiedlich ausgeprägten Veränderungen reichen von bikonvexen lumbalen Wirbelkörpern mit anteriorer Hakenbildung an L1 oder L2 bis zur generalisierten Platyspondylie.

Die *Neurofibromatose* verursacht eine rasch progrediente anguläre und umschriebene Skoliose. Das als typisch betrachtete «scalloping», d. h. die konkave Deformierung der hinteren Wirbelkörperkanten, ist wie die erweiterten Foramina intervertebralia durch Duraektasien bedingt, was eindrücklich kernspintomographisch gezeigt wird (**Abb. 8-175**).

Scheuermannsche Erkrankung

Die Scheuermannsche Krankheit (Adoleszenten-Kyphose) beginnt in der Präpubertät; ihre klassische Lokalisation ist die thorakale Wirbelsäule zwischen Th4 und Th12, seltener sind der thorako-lumbale Übergang oder die Lumbalwirbelsäule betroffen.

Die radiologischen Befunde sind Ausdruck der Bedeckungsschwäche der tragenden und druckaufnehmenden knorpligen und knöchernen Abschlußplatten. Frühe Veränderungen sind die ventrale Diskushöhenabnahme mit leichter Keilform der Wirbelkörper; deren Abschlußplatten werden unregelmäßig konturiert und sklerosiert. Größere oder kleinere Schmorlsche Knorpelknötchen mit Randverdichtung, d. h. Hernierungen des Nucleus pulposus in die angrenzenden Wirbelkörper gehören wohl zur Scheuermannschen Erkrankung, ihr alleiniges Vorkommen berechtigt jedoch nicht zur Diagnose. Die Spätveränderungen sind Keilwirbelbildungen über mehrere Segmente mit daraus resultierender, fixierten Kyphose von über 40 Grad.

Idiopathische Skoliose

Die häufige rechtskonvexe Krümmung der Wirbelsäule mit Torsion einzelner Körper um die Längsachse ohne anatomische Mißbildung, Trauma oder Systemerkrankung wird als idiopathisch bezeichnet; es besteht eine spontane Tendenz zur Progredienz mit sekundärer Ausbildung von deformierten Wirbeln, Rippenthoraxdeformität sowie Beckenschiefstand. Genetische Faktoren werden ursächlich angenommen. Prognostisch ungünstig sind Skoliosewinkel vor Behandlungsbeginn von über 35° sowie eine bereits vorhandene kompensatorische Gegen-Skoliose.

Die im Stehen durchgeführte Röntgenuntersuchung der gesamten Wirbelsäule erlaubt meistens die Zuordnung zur idiopathischen oder einer sekundären Form. Maßgebend für die Behandlungsbedürftigkeit ist die im Verlauf festgestellte Progressionsgeschwindigkeit unter Berücksichtigung des Skelettalters; je näher am Zeitpunkt des Wachstumsschlusses, um so geringer ist normalerweise die Gefahr eines weiteren Fortschreitens.

Weiterführende Literatur

Apple J. S., Kirks D. R., Merten D. F. et al.: Cervical spine fractures and dislocations in children. Pediatr Radiol 1987; 17:45.

Bowen J. R., Foster B. K., Hartzell C. H. R.: Legg-Calvé-Perthes disease. Clin Orthop 1984; 185:97.

Bradford D. S., Henninger R. M. (eds.): The pediatric spine. Stuttgart, New York, Thieme, 1985.

Brunberg J. A., Latchaw R. E.: Magnetic resonance imaging of spinal dysraphism. Radiol Clin North Am 1988; 26:281.

Giedion A.: Konstitutionell-genetische Skeletterkrankungen. In: Diehlmann W. et al. (Hrsg.). Schinz, Radiologische Diagnostik in Klinik und Praxis. 7. Aufl. Stuttgart, New York, Thieme, 1991, Bd. VI/2, S. 575.

Graf R.: Sonographie der Säuglingshüfte. Ein Kompendium, 2. Aufl., Stuttgart, Enke, 1986.

Greinacher I.: Erworbene Osteopathien im Kindesalter. In: Diethelm L., Heuck F.: Osteopathien. Berlin, New York, Heidelberg, Springer, S. 87.

Heimann G.: Diagnostik der Osteomyelitis im Neugeborenen-, Säuglings- und spätern Kindesalter. In: Cotta H., Braun A. (Hrsg.): Knochen- und Gelenkinfektionen. Berlin, Heidelberg, Springer, 1988.

Kanal E., Burk D. L.: Pediatric musculoskeletal magnetic resonance imaging. Radiol Clin North Am 1988; 26:211.

Merten D. F., Radkowski H. A., Leonidas J. L.: The abused child: a radiological reappraisal. Radiology 1983; 146:377.

Ogden J. A.: Skeletal injury in the child. Philadelphia, Lea + Febiger, 1982.

Spjut H. J., Ayala A. G.: Skeletal tumors in children and adolescents. Hum Pathol 1983; 14:628.

Zieger M., Dörr U., Schulz R. D.: Ultrasonography of hip joint effusions. Skelet Radiol 1987; 16:607.

Nuklearmedizin

G. K. von Schulthess

Zur Untersuchungstechnik siehe S. 60–63.

Entzündliche Erkrankungen

Ein entzündlicher Fokus im Knochen resultiert in vermehrtem Knochenumbau und daher einer Mehranreicherung in der Skelettszintigraphie. Wegen der potentiell verheerenden Folgen wird sie bei Kindern auch als Notfalluntersuchung durchgeführt; dann auf jeden Fall vor einer Knochenbiopsie, da sonst die Szintigraphie der Biopsie wegen positiv ausfällt.

Eine *akute Osteomyelitis* präsentiert sich szintigraphisch als nicht völlig umschriebene Zone intensiver Mehranreicherung (**Abb. 8-176**) in der Skelettphase und mit ebenfalls stark vermehrter Aktivität auch in den Perfusions- und Blutpoolaufnahmen. Dasselbe gilt für eine *Spondylodiszitis*, wobei für diese Diagnose eine Aktivitätsvermehrung beidseits der Bandscheiben vorliegen sollte.

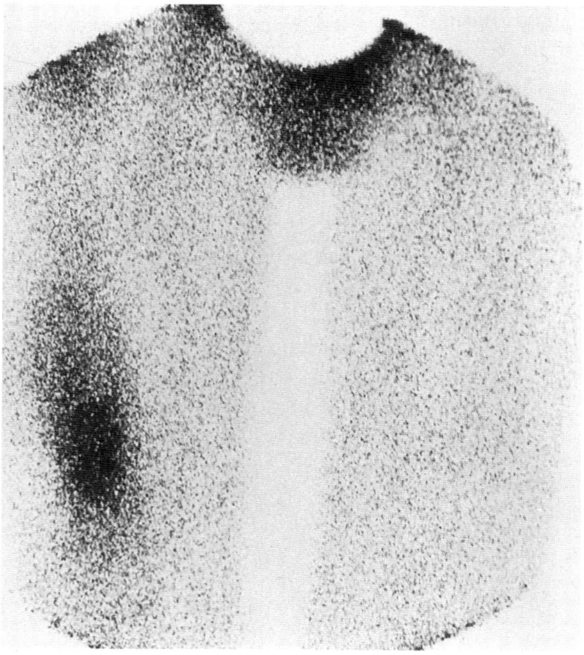

Bei *chronischer Osteomyelitis* (**Abb. 8-177, 8-178**) ist dagegen die Skelettphase nur mäßig positiv und Perfusions- und Blutphasen sind oft normal. Bei der Diagnose der chronischen Osteomyelitis wird heute auch oft das MRI eingesetzt. Da die Diagnose weder mittels Szintigraphie noch MRI spezifisch gestellt werden kann, wird bei Verdacht oft eine Biopsie angeschlossen. Als entzündlich bedingten Zufallsbefund beobachtet man häufig dentogene Entzündungsherde in der Maxilla und Mandibula. Bleibt auch nach Einsatz der Skelettszintigraphie und des MRI der entzündliche Focus nicht sicher identifizierbar, muß eine spezifische Entzündungsuntersuchung durchgeführt werden. Bei klar auf das Persistieren einer chronischen Osteomyelitis ausgerichteter Fragestellung ist heute die sinnvollste anschließende Untersuchung die Entzündungsszintigraphie mit monoklonalen Antigranulozyten-Antikörpern (**Abb. 8-177B, 8-178C**). Besteht Unsicherheit bezüglich der Lage des Focus und die Möglichkeit des Vorliegens eines Weichteilinfektes, muß die Infektszintigraphie mit Indium markierten Leukozyten vorgezogen werden (**Abb. 8-177A**).

Gelenkerkrankungen

Entzündliche Erkrankungen der Gelenke führen zu pathologischen Befunden im Skelettszintigramm. Bei *septischer Arthritis* ist der vermehrte Knochenumbau meist reaktiv und szintigraphisch auf das Gelenk beschränkt. Bei *aspetischen Arthritiden* wie bei der chronischen Polyarthritis, aber auch bei einer reaktivierten Arthrose können sich je nach Schweregrad die Gelenke stark speichernd darstellen, und zwar in allen drei Phasen. Bei der Verdachtsdiagnose einer Arthritis erlaubt die Szintigraphie oft, auch nicht schmerzende Gelenke als entzündlich befallen zu identifizieren. Bei Verdacht auf eine seronegative Arthritis bestätigt die Skelettszintigraphie die klinisch gestellte Verdachtsdiagnose. Eine Differenzierung der Arthritiden aufgrund der Präsentation der Befunde ist nur beschränkt möglich. Die räumliche Auflösung erlaubt, Gelenksbefallmuster zu identifizieren, nicht aber anhand der Aktivitätsverteilung in einem einzelnen Gelenk eine spezifische Diagnose zu stellen. Die Diagnostik der Arthritiden ist ein typisches Beispiel dafür, daß die Skelettszintigraphie die Sensitivität, das Röntgenbild die Spezifität liefert, daß also die beiden Untersuchungen komplementären Charakter haben. Der szintigra-

Abb. 8-176: Akute Osteomyelitis im rechten Femur bei einem 35jährigen Patienten. Skelett-Szintigramm: Der Befund war sowohl in der Frühphase als auch in der Skelettphase (hier gezeigt) stark positiv.

8.
Bewegungsapparat

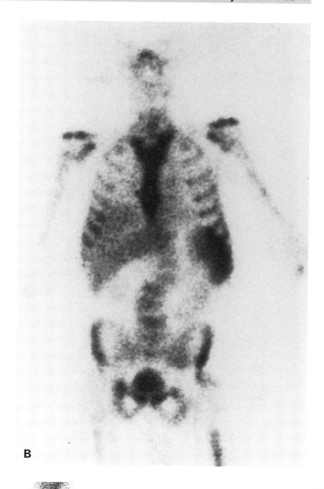

Abb. 8-177: **(A)** Granulozyten-Szintigramm mit Indium-111 markierten Granulozyten bei einem Patienten mit einer Osteomyelitis im linken Oberschenkel und Weichteilinfekt per continuitatem. **(B)** Die Szintigraphie mit monoklonalen Antigranulozyten-Antikörpern zeigt nur den Knochenbefall.

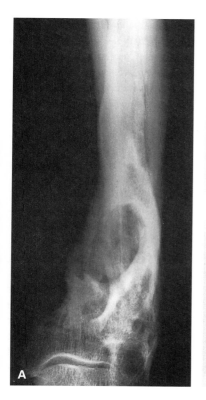

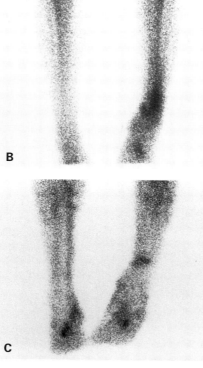

Abb. 8-178: Aktive chronische Osteomyelitis. **(A)** Zum Teil lytische, zum Teil sklerotische Veränderungen in der rechten distalen Tibia auf der konventionellen Röntgenaufnahme bei einem Patienten mit chronischer Osteomyelitis bei altem Trauma. **(B)** Das entsprechende Skelettszintigramm zeigt eine Zone vermehrter Aktivität im selben Bereich, womit eine aktive Osteomyelitis nicht ausgeschlossen werden kann. **(C)** In der entsprechenden Szintigraphie mit monoklonalen Anti-Granulozyten-Antikörpern manifestiert sich ein umschriebener Fokus.

8.
Bewegungs
apparat

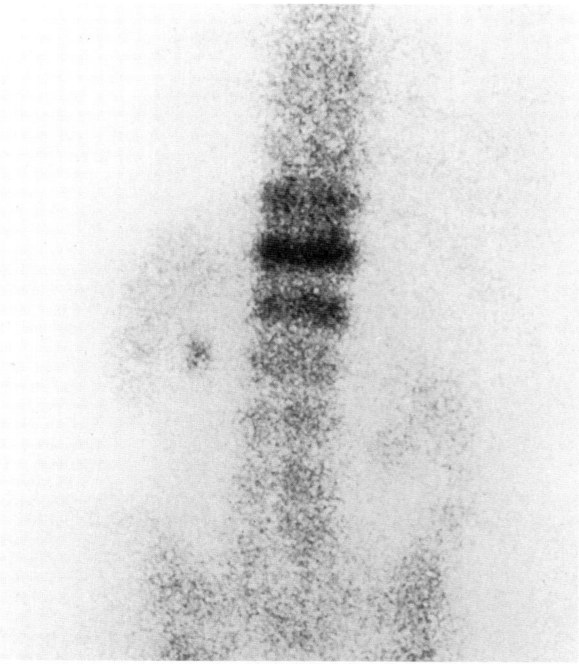

Abb. 8-179: Osteoporotische Frakturen bei einer 67jährigen Frau. Das typische Verteilungsmuster sind die bandförmigen Mehraktivitäten in der Wirbelsäule.

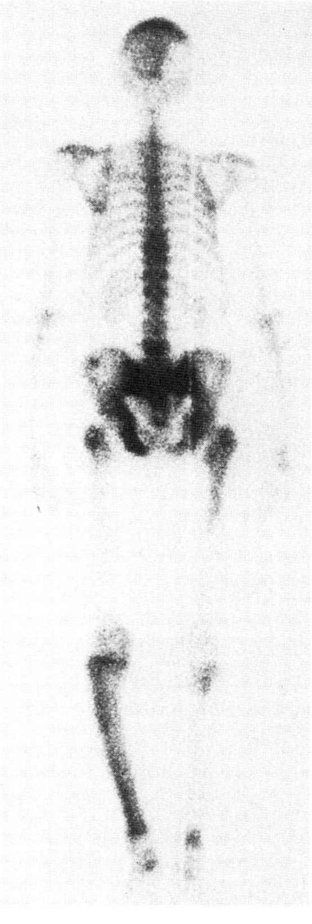

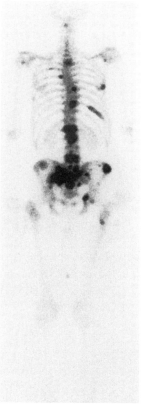

phische Befund geht dem radiologischen häufig voraus.

Die *Radiosynoviorthese* ist eine effiziente Therapiemöglichkeit zur Behandlung der chronischen Polyarthritis. Je nach Gelenk werden radioaktives Yttrium, Erbium und andere Radiopharmaka intraartikulär injiziert. Die eingebrachte Substanz bestrahlt die entzündete Synovia, wodurch der entzündliche Prozeß während langer Zeit nicht mehr aktiv ist und sich die Symptome des Patienten wesentlich bessern.

Metabolische und endokrine Erkrankungen

Die *Osteoporose* manifestiert sich im Szintigramm nicht speziell. Typisch sind bandförmige Mehranreicherungen der Wirbelkörper bei Spontanfrakturen. Das morphologische Bild der bandförmigen Mehranreicherungen und das Fehlen von anderen Skelettherden erlaubt meist, osteoporotische Frakturen von Knochenmetastasen zu unterscheiden (**Abb. 8-179**), allerdings ist beim Vorhandensein eines szintigraphischen Befundes eine zusätzliche Röntgenaufnahme des betreffenden Bezirkes indiziert.

Beim *Morbus Paget* ist eine sehr intensive Anreicherung im befallenen Knochen, oft über seine ganze Länge ausgedehnt, charakteristisch. Die Szintigraphie ist vor dem Röntgenbild positiv oder zeigt bei radiologisch monostotischem Befall nicht selten weitere befallene Knochen (**Abb. 8-180**).

Endokrine Erkrankungen mit Skelettmanifestationen sind in erster Linie die *Osteomalazie*, die *renale Osteodystrophie* und der *Hyperparathyreoidismus*. Sie alle führen zu einer im ganzen Skelett diffus vermehrten Aufnahme des Radiopharmakons. Das so entstehende «gute» Skelettszintigramm wird als «Superscan» bezeichnet. Die Darstellung der Nieren ist fehlend oder sehr schwach. Die braunen Tumoren des Hyperparathyreoidismus präsentieren sich ebenfalls als umschriebene Herde.

Abb. 8-180: Skelettszintigramm bei einem 75jährigen Patienten mit Morbus Paget. Die Szintigraphie zeigt übersichtlich, welche Knochen bei diesem polyostotischen Fall betroffen sind. Befallen sind die Schädelkalotte, mehrere Wirbelkörper, Teile des Beckens, der proximale Femur links und die ganze rechte Tibia.

Abb. 8-181: Dorsales Ganzkörperszintigramm eines 61jährigen Patienten mit metastasierendem Prostatakarzinom. Metastasen im ganzen Stammskelett mit Rippenbefall, Wirbelsäulenbefall, Herden im Becken sowie im rechten proximalen Femur.

Neoplasien

Der Nachweis von Knochenmetastasen ist eine der klassischen Indikationen zur Skelettszintigraphie, da die Methode ein ausgezeichnetes Such-Verfahren darstellt.

Die Suche nach *Skelettmetastasen* ist im Rahmen eines Tumorstaging oft unerläßlich. Daher wird die Skelettszintigraphie bei Prostata-, Bronchus-, Mamma- und anderen Karzinomen sehr oft und wiederholt eingesetzt. Metastasen lassen sich treffsicher nachweisen, wenn ein «zufallverteiltes» fleckförmiges Verteilungsmuster der Herde vorliegt (**Abb. 8-181**). Ein einzelner Herd bei Patienten mit bekanntem Tumor ist immer noch mit 50prozentiger Wahrscheinlichkeit eine Metastase. Ein solcher Befund bedarf definitiv der röntgenologischen Kontrolle und manchmal einer Biopsie. Vorsicht ist geboten bei Herden im Rippenthorax und vor allem an den Rippenknochen-Knorpelübergängen, da dort Herde oft traumatisch bedingt sind. Sie können sogar nach einem starken Husten auftreten. Bei ausgedehnter metastatischer Durchsetzung des Skeletts kann ein «Superscan» (siehe oben) entstehen, vor allem beim Prostatakarzinom (**Abb. 8-130**). Charakteristisch ist hier, daß Extremitäten und Schädelskelett, soweit sie nicht befallen sind, nicht zur Darstellung kommen.

Die Skelettszintigraphie wird bei Metastasen oft als Verlaufskontrolluntersuchung unter Chemotherapie eingesetzt. Obwohl sie dazu geeignet ist, muß der Diagnostiker mit dem sogenannten «flare-up»-Phänomen bekannt sein. Die Aktivität im Bereich der Metastasen nimmt nach Therapie als Ausdruck des einsetzenden Reparationsprozesses des befallenen Knochens zu. Eine Zunahme der Aktivitätsspeicherung kann daher auch eine Besserung des Befundes bedeuten. Es ist daher wichtig zu vermerken, ob zwischenzeitlich weitere Herde sichtbar geworden sind, oder ob die alten Herde im neuen Szintigramm einfach intensiver dargestellt werden.

Auch wenn das MRI ebenfalls sehr sensitiv zur Diagnose von Metastasen ist und beim Zählen einzelner Läsionen noch sensitiver als die Skelettszintigraphie ist, bleibt die Szintigraphie bei der Frage nach Metastasen weiter die Methode der Wahl, da sie einen Überblick über das gesamte Skelett vermittelt und damit oft Befunde zeigt, die im MRI auch bei ausgedehntem Abbildungsprotokoll nicht im Gesichtsfeld liegen.

Das *Osteosarkom* wird heute skelettszintigraphisch untersucht, um die regionäre Metastasierung oder vor allem auch die Metastasierung in andere Organe nachzuweisen. Das Skelettszintigramm gilt hier als «meta-bolische» Kontrolluntersuchung zur Beurteilung des Therapieerfolges. Das gleiche gilt für das *Ewing-Sarkom*, das ebenfalls stark positive Szintigramme ergibt.

Bei Verdacht auf einen malignen Tumor, der nicht knochenbildend ist, erlaubt die Szintigraphie, Aussagen über die Aggressivität der Neoplasie zu machen. Eine Läsion, die szintigraphisch wenig aktiv ist, ist mit hoher Wahrscheinlichkeit nicht bösartig.

Bei Tumoren, die die Weichteile befallen, hat die nuklearmedizinische Diagnostik einen geringen Stellenwert. Eine Ausnahme bildet das *Neuroblastom*, welches als verkalkender Weichteiltumor intensiv Aktivität speichert und bei dem die Skelettszintigraphie erlaubt, die ossäre Ausdehnung zu definieren. Skelettszintigraphie und J-MIBG Szintigraphie ergänzen einander hier (**Abb. 8-182**).

Bei den gutartigen knochenbildenden Tumoren hat die Szintigraphie des *Osteoid-Osteoms* eine besondere Bedeutung, weil die Diagnose hier praktisch spezifisch gestellt werden kann. Das Osteoid-Osteom zeichnet sich durch eine intensive Anreicherung schon in der Perfusions- und Blutpoolphase aus; im Skelettszintigramm ist die dem «Nidus» entsprechende Anreicherung umschrieben und sehr intensiv (**Abb. 8-183**), was vor allem in Pinhole-Aufnahmen zur Darstellung kommt.

Nicht alle das Skelett befallende Tumoren lassen sich szintigraphisch gut nachweisen. Die Diagnose des *Plasmozytoms* gelingt mittels der Skelettszintigraphie nur in wenigen Fällen, offenbar weil der Tumor praktisch ausschließlich lytisch ist und damit keinen szintigraphisch nachweisbaren Knochenanbau verursacht. Auch das *hypernephroide Karzinom* ist nur in 50% der Fälle szintigraphisch positiv. Deshalb ist es insbesondere beim Plasmozytom primär indiziert, bei der Frage nach Befall ein MRI der Wirbelsäule durchzuführen. Schließlich sind die *Histiozytosen* szintigraphisch oft nicht identifizierbar.

Trauma

Skelettraumen inklusive Frakturen können radiologisch stumm sein, oder so unscheinbar, daß sie im Röntgenbild nicht identifiziert werden können. Im Skelettszintigramm findet sich am Ort des Traumas je nach Art eine diffuse oder starke gut umschriebene Anreicherung. Letztere ist vor allem bei Frakturen vorhanden, wobei sportbedingte *Streßfrakturen* häufig primär mit dem Skelettszintigramm diagnostiziert werden (**Abb. 8-184**). Eine Reevaluation des Röntgenbildes zeigt dann gelegentlich einen Knochenriß und im weiteren Verlauf eine Kallusbildung. Ist die

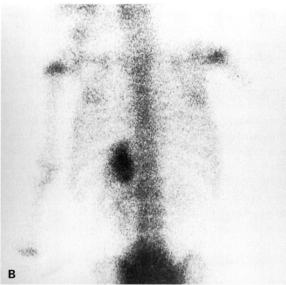

8.
Bewegungs-
apparat

Abb. 8-182: Skelettszintigraphie eines 2jährigen Mädchens mit Neuroblastom ausgehend von der linken Nebenniere. Neben der üblichen Skelettdarstellung zeigt sich ein Tc-DPD speichernder Tumor im Bereich des linken Nieren-oberpols. **(A)**. Ventral. **(B)** Dorsal. **(C)** Ventrale Aufnahmen mit [123]J-MIBG, einem Adrenalin-Rezeptormarker. Oberhalb der ausgedehnten Tumormasse sieht man das Herz, unterhalb die Blase.

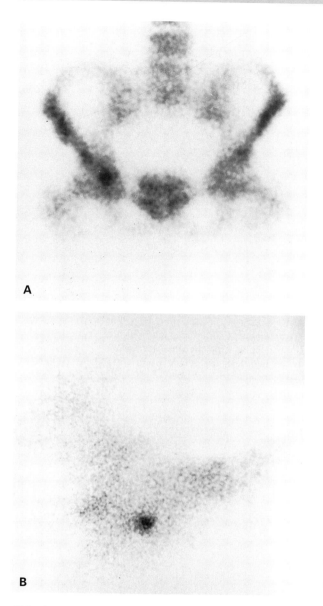

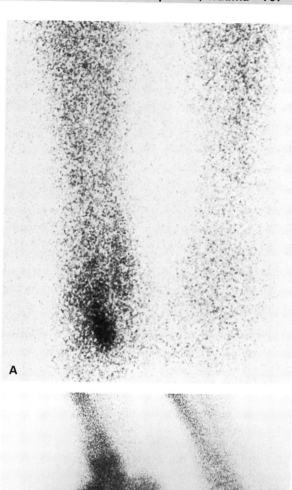

Abb. 8-183: Skelettszintigraphie eines Osteoidosteoms im Acetabulum rechts. **(A)** Die Übersichtsaufnahme zeigt schon einen aktiven scharf umschriebenen Herd. **(B)** In der Aufnahme mit «pinhole»-Kollimator läßt sich der Herd noch besser von der umliegenden reaktiv vermehrt metabolischen Zone abgrenzen.

Abb. 8-184: Streßfraktur im distalen Metatarsale II bei einem 42jährigen Patienten. Während der Röntgenbefund initial negativ war, zeigt sich szintigraphisch **(A)** schon in der Frühphase eine starke Aktivitätsbelegung mit Punctum maximum distal. Der Befund persistiert in der Spätphase **(B)**, wobei Plantaraufnahmen die genaue Lokalisation ermöglichten. Acht Wochen später zeigte die röntgenologische Verlaufskontrolle Kallusbildung im betroffenen Bereich.

8.
Bewegungs-
apparat

Aktivitätsmehrbelegung eher diffus, liegt keine Fraktur, sondern eine Gelenkskapselzerrung oder eine periostale Reizung vor. Ein Trauma mit konsekutiven Schmerzen, z. B. eines Sprunggelenkes, führt zu einer Fehlbelastung. Da eine solche zu vermehrtem Knochenumbau führt, können ganze Extremitätenabschnitte nicht-spezifisch vermehrt belegt sein und zwar ipsi- oder kontralateral. Bei diffusen Mehrbelegungen ist daher diese Differentialdiagnose mit in Betracht zu ziehen.

In der Diagnose *posttraumatischer Komplikationen* wird die Skelettszintigraphie dazu eingesetzt, zu bestimmen, ob eine Heilung stattgefunden hat oder ob eine Pseudarthrose vorliegt. Typischerweise klingt die vermehrte Aktivität im Frakturbereich im Verlaufe von ein bis zwei Jahren ab: eine persistierend leicht vermehrte Anreicherung ist normal und deckungsgleich mit der auf dem Röntgenbild oft gesehenen vermehrten Sklerosierung. Heilt die Fraktur, ist eine Abnahme der initial starken szintigraphischen Aktivität zu erwarten. Verbleibt eine vermehrte Aktivitätsbelegung, spricht dies für einen persistierenden reparativen Knochenumbau.

Avaskuläre Nekrosen können ebenfalls posttraumatisch auftreten. Ihre Diagnose gelingt nuklearmedizinisch gut, zuerst als Photonendefizit wegen der initial fehlenden Radiopharmakazufuhr bei fehlender Durchblutung. In der Reparationsphase findet sich dann eine Mehranreicherung des betroffenen Knochenbereichs. Zur Auflösungsverbesserung ist oft eine «Pinhole»-Aufnahme (Lochkollimator) wünschbar. Wegen der guten und hochaufgelösten Darstellung der avaskulären Nekrose und der damit möglichen spezifischen Diagnosestellung ist jedoch bei dieser Diagnose das MRI heute die Untersuchungsmethode der Wahl.

Die traumatische *Myositis ossificans* ist szintigraphisch zu diagnostizieren, lange bevor ein Befund radiologisch sichtbar wird. Die Myositis ossificans manifestiert sich im Szintigramm als pathologische Weichteilanreicherung, wobei der Aktivitätsgrad mit der Intensität der Anreicherung des Radiopharmakons korreliert.

Eine potentiell schwerwiegende Komplikation von Traumen mit und ohne Fraktur ist die *Sudek-Atrophie* oder Algodystrophie, im Englischen als «Reflex Sympathetic Dystrophy Syndrome» (RSDS) bezeichnet. Sie ist initial schwer zu diagnostizieren und die Diagnose ergibt sich mit Sicherheit nur aus dem klinischen Verlauf. Als Frühdiagnostik ist die Skelettszintigraphie die Methode der Wahl. Während im Stadium I alle drei Phasen des Skelettszintigramms positiv sind und die Skelettphase eine recht intensive, auf den betroffenen Bereich beschränkte Mehranreicherung zeigt (**Abb. 8-185**), ist im Stadium II die Frühphase

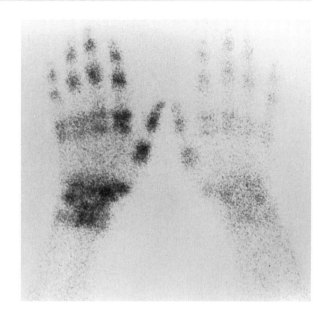

Abb. 8-185: M. Sudek bei einer Patientin nach einem Trauma ohne Fraktur ein Jahr vor der szintigraphischen Untersuchung. Eine alle Handwurzelknochen befallende Aktivitätsmehrbelegung rechts ist offensichtlich. Weiter sind die gelenksnahen Bereiche vor allem der Strahlen I und II belegt.

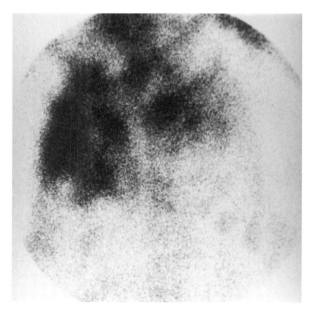

Abb. 8-186: «Metastatische» Verkalkungen in beiden Lungenflügeln bei einer Patientin mit Hyperparathyreoidismus. Diese sog. Tuffsteinlunge ist von Mikrokalzifikationen durchsetzt, die radiologisch nicht sichtbar sind.

8.
Bewegungs-apparat

nicht mehr unbedingt positiv. Im Stadium III schließlich persistiert auch in der Skelettphase keine vermehrte Aktivität. Obwohl bei der Diagnose der transienten Osteoporose des Femurkopfes – wahrscheinlich einer Variante der Sudekschen Atrophie – das MRI ebenfalls diagnostisch ist, scheint es beim peripheren Sudek ungeeignet: die Frühdiagnostik muß mittels Szintigramm gemacht werden.

Indirekt als Traumafolge muß auch ein Status nach Hochvolt-*Bestrahlung* angesehen werden. Bestrahlte Skelettabschnitte haben einen reduzierten Knochenumbau, manifestieren sich also als lokal verminderte Radioaktivitätseinlagerung. Komplikationen wie Radioosteonekrosen und Entzündungen manifestieren sich wie Nekrosen und Entzündungen anderer Genese.

Weichteilanreicherungen in der Skelettszintigraphie

Neben den physiologischen Weichteilanreicherungen der Tc-Phosphonate gibt es auch pathologische Weichteilanreicherungen. Pathologien des Urogenitalsystems wie Hydronephrose oder kongenitale Nierenanomalien können als Zufallsbefunde identifiziert und bei digital gespeicherten Bildern grob quantifiziert werden. Ein Status nach Mammaamputation läßt sich bei fehlender Weichteilanreicherung im betroffenen Bereich oft ebenfalls identifizieren.

Von diagnostischer Bedeutung können auch Weichteilanreicherungen sein, die physiologisch nicht auftreten. Schon erwähnt wurden Anreicherungen bei Myositis ossificans. Alle scheinen sie mit einer Mikrokalzifizierung verbunden zu sein, die allerdings röntgenologisch nicht manifest ist. Extraossäre Verkalkungen treten beim *Hyperparathyreoidismus* auf. Eine Lunge kann von Mikrokristallen durchsetzt sein («Tuffstein»-Lunge) und erscheint dann im Szintigramm (**Abb. 8-186**). Gelegentlich stellt sich das Myokard im Skelettszintigramm dar. Die Liste der Differentialdiagnosen dieses Befundes ist groß und enthält den Infarkt, die chronische Ischämie, die Pericarditis calcarea, das Amyloid und vieles andere mehr. Verkalkte Meningiome, verkalkte Strumen und viele andere pathologische Weichteilverkalkungen manifestieren sich szintigraphisch, auch wenn sie radiologisch nicht sichtbar sind.

Bei Tumoren stellt sich gelegentlich die *Leber* im Knochenszintigramm dar (bei klinisch manifesten Lebermetastasen oder auch ohne bekannte Leberpathologie). Eine Leberdarstellung bei Mammakarzinom sollte immer zu einer weitergehenden Abklärung führen.

Iatrogene Weichteilanreicherungen entstehen bei *paravenöser Injektion* des Radiopharmakons. Der Lokalbefund gibt zu keinen diagnostischen Problemen Anlaß. Hingegen sollte nicht vergessen werden, daß die Aktivität durch das Lymphgefäß-System abtransportiert wird und damit oft axilläre Lymphknoten mitdargestellt werden. Sie können bei ungünstiger Projektion eine Schulter- oder Rippenpathologie vortäuschen, und müssen als Lymphknoten erkannt werden.

Die nuklearmedizinische Skelettdiagnostik hat vor allem deshalb große Bedeutung, weil sie ein sehr sensitives Suchverfahren ist, im Gegensatz zur Röntgenaufnahme und zum MRI. Meist führt die Sensitivität der Skelettszintigraphie zusammen mit dem spezifischen Befund der Röntgenaufnahme zur Diagnose. Außer bei der Frage nach Skelettmetastasen ist die szintigraphische Untersuchung nur dann optimal zu beurteilen, wenn ein Röntgenbild der interessierenden Region vorhanden ist, oder die Skelettszintigraphie zeigt einen Befund, der anschließend geröntgt werden muß.

Skelettszintigraphie und MRI sind häufig komplementäre Untersuchungen. Als Grundsatz kann gelten, daß bei ausgedehnten, systemischen Krankheiten die Skelettszintigraphie zuerst eingesetzt werden soll, bei lokalisierten Befunden die MRI. Die Erfahrungen, die in den letzten Jahren mit beiden Methoden gesammelt wurden, zeigen jedoch, daß bei der Indikationsstellung zu diesen Untersuchungen differenziert vorgegangen werden muß. Während Erkrankungen des Hüftgelenks heute am zweckmäßigsten mittels MRI abgeklärt werden, ist die Diagnose von Skelettmetastasen und auch von benignen Knochenerkrankungen wie zum Beispiel Morbus Sudek oder Morbus Paget nach wie vor mittels Skelettszintigraphie durchzuführen.

Weiterführende Literatur

Fogelman I. (ed.): Bone scanning in clinical practice. London, Springer, 1987.

8.
Bewegungsapparat

9. Zentrales Nervensystem

Gehirn und Hirnschädel

A. Valavanis

Anatomie

Die *Schädelkalotte* setzt sich aus dem Os frontale, dem Os parietale, dem Os temporale und dem Os occipitale zusammen, die durch Suturen miteinander verbunden sind. An der Schädelkalotte unterscheidet man eine Tabula externa, eine Diploe und eine Tabula interna. Für die Untersuchung der Schädelkalotte eignen sich sowohl Übersichtsaufnahmen des Schädels als auch CT- sowie MR-Aufnahmen.

Übersichtsaufnahmen des Schädels werden in p.a.- und seitlicher Projektion durchgeführt. Sie vermitteln einen Gesamtüberblick über Struktur, Form und Beschaffenheit der Schädelkalotte. Auf Übersichtsaufnahmen der Schädelkalotte unterscheidet man Impressiones digitatae, gefäßbedingte Furchen sowie Suturen. Vertiefte Impressiones digitatae sind ein Zeichen des intrakraniellen Druckanstiegs. Arterielle Gefäßfurchen entstehen durch die Arteria meningea media, die einen typischen geradlinig schrägen Verlauf im fronto-temporalen Bereich aufweist. Venöse Gefäßfurchen sind breiter als arterielle und unregelmäßiger. Sie entstehen durch Diploevenen. Die Suturen sind beim Erwachsenen teilweise verstrichen und können durch ihren gezähnelten Verlauf von Frakturen oder Gefäßfurchen unterschieden werden.

Die *hochauflösende CT* ist die Methode der Wahl für die tomographische Darstellung der Schädelkalotte. Sie läßt die Tabula externa von der Diploe und von der Tabula interna abgrenzen und bildet die Grundlage für die radiologische Analyse von pathologischen Läsionen der Schädelkalotte. Typischerweise sind Tabula externa und interna stark hyperdens, während die Diploe relativ dazu hypodens ist.

Das *MRI* ist in der Abbildung der Schädelkalotte der hochauflösenden CT unterlegen. Im MRI erscheint die Schädelkalotte stark hypointens.

Im *intrakraniellen Raum* lassen sich anatomisch folgende Strukturen unterscheiden: Dura mater, Hirngewebe, Liquorräume und Blutgefäß-System.

Die *Dura* stellt das Periost der Tabula interna der Schädelkalotte dar. Normalerweise ist die Dura weder auf CT- noch auf MRI-Aufnahmen sichtbar. Die Falx sowie das Tentorium stellen ebenfalls durale Strukturen dar und können einwandfrei abgebildet werden, da sie nicht in direkter Beziehung mit dem Knochen stehen. Falx und Tentorium nehmen homogen und intensiv Kontrastmittel auf und können so sowohl auf CT- als auch auf MRI-Aufnahmen als lineäre kontrastmittelaufnehmende Strukturen abgebildet werden. Die Falx verläuft im Interhemisphärenspalt zwischen beiden Großhirnhemisphären. Das Tentorium wird auf axialen Schnitten als eine beidseitig lineäre leicht gebogene Struktur zwischen Groß- und Kleinhirn abgebildet.

Für die Abbildung des *Hirngewebes* ist grundsätzlich das MRI aufgrund seiner triplanaren Darstellungsmöglichkeit und höheren Empfindlichkeit der CT überlegen. Das Hirn setzt sich aus *grauer* und *weißer Substanz* zusammen. Graue Substanz findet man in der Hirnrinde sowie in tiefen Kerngebieten des Gehirns. Die weiße Substanz beinhaltet die Bahnsysteme. In der CT weist die graue Substanz eine leicht höhere Dichte auf als die weiße Substanz (**Abb. 9-1**). Graue und weiße Substanz werden im MRI besser als in der CT voneinander abgegrenzt (**Abb. 9-2**). Aufgrund der unterschiedlichen chemischen Zusammensetzung der grauen und weißen Substanz erscheint auf T1-gewichteten Aufnahmen die graue Substanz hypointens im Vergleich zur weißen Substanz, während auf T2-gewichteten Aufnahmen die graue Substanz relativ zur weißen Substanz hyperintens erscheint (**Abb. 9-3**). Die Kerne des extrapyramidalen Systems verhalten sich auf T2-gewichteten Aufnahmen paradox: sie weisen, nicht wie erwartet eine hohe, sondern eine sehr niedrige Signalintensität auf. Dies wird auf den physiologischerweise vorkommenden Eisengehalt in den Kernen des extrapyramidalen Systems zurückgeführt. Von den Bahnsystemen in der weißen Substanz gelangen im MRI besonders gut das Corpus callosum, die Capsula interna, die Commissura anterior sowie die Hirnschenkel zur Darstellung.

Das *Ventrikelsystem* erscheint auf CT-Aufnahmen hypodens. Auf T1-gewichteten MRI-Aufnahmen erscheint das Ventrikelsystem hypointens, während es auf T2-gewichteten Aufnahmen hyperintens erscheint. Das Ventrikelsystem besteht aus den beiden Seitenventrikeln, welche durch das Foramen Monroi mit dem mittelständigen 3. Ventrikel verbunden sind. Der 3. Ventrikel ist durch den röhrenförmigen Aquädukt mit dem 4. Ventrikel verbunden. Die basalen Zisternen verhalten sich bezüglich ihrer Dichte und Intenstät auf CT- und MRI-Aufnahmen ähnlich wie das Ventrikelsystem. Die Cisterna suprasellaris beinhaltet das Chiasma opticum. Weitere basale Zisternen sind

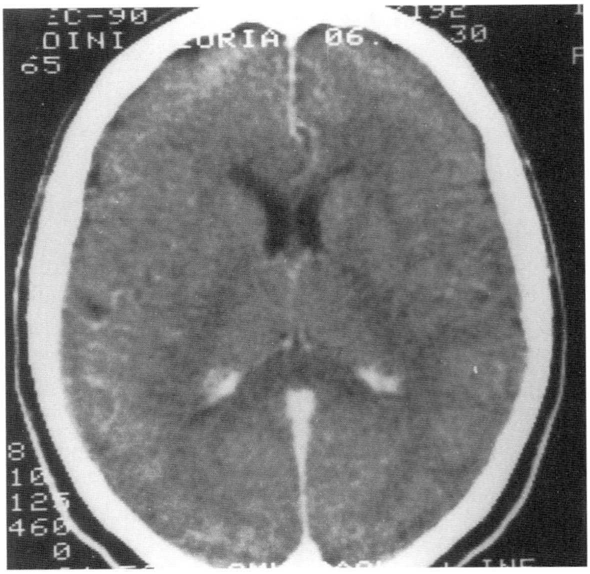

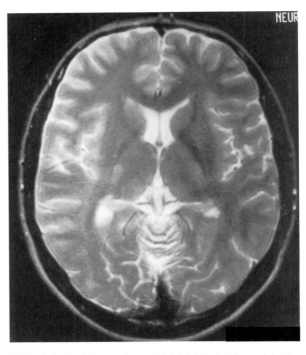

Abb. 9-1: Axiale kontrastmittelverstärkte Schädel-CT. Normalbefund.

Abb. 9-3: Axiales natives Schädel-MRI. T2-gewichtetes Bild, Normalbefund.

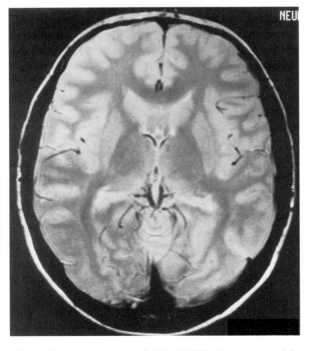

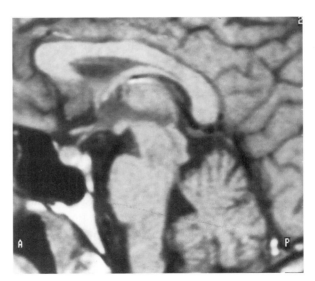

Abb. 9-2: Axiales natives Schädel-MRI. Protonen-gewichtetes Bild, Normalbefund.

Abb. 9-4: Sagittales natives Schädel-MRI. T1-gewichtetes Bild, Normalbefund.

die Cisterna interpeduncularis, ambiens, quadrigeminalis und praepontis. Die Cisterna magna liegt am hinteren unteren Abschnitt der hinteren Schädelgrube über dem Foramen magnum.

Das *Gefäßsystem* des Gehirns kann vollständig nur angiographisch dargestellt werden, wobei die Methode der Wahl heute die intraarterielle digitale Subtraktionsangiographie (DSA) ist. Arteriell wird das Gehirn über beide Arteriae carotis internae sowie Arteriae vertebrales versorgt (vgl. Anatomie-Lehrbücher). Auf CT- und MRI-Aufnahmen lassen sich die größeren basalen arteriellen Gefäße, insbesondere der Circulus arteriosus Willisii erkennen. In der CT lassen sich die Gefäße nach intravenöser Kontrastmittelgabe abbilden. Im MRI, insbesondere auf T2-gewichteten Aufnahmen, erscheinen die Gefäße signallos (flußbedingter Signalverlust). Auf MRI-Aufnahmen lassen sich die großen venösen Sinus sowie die Vena cerebri interna und Vena magna Galeni aufgrund des flußbedingten Signalverlustes als hypointense Strukturen abbilden (**Abb. 9-4**).

Hydrozephalus

Als «Hydrozephalus» bezeichnet man eine pathologische Erweiterung des Ventrikelsystems. Ätiologisch werden drei Formen des Hydrozephalus unterschieden:

1. Hydrocephalus e vacuo
2. Hydrocephalus occlusivus
3. Hydrocephalus malresorptivus.

Hydrocephalus e vacuo

Als *«Hydrocephalus e vacuo»* bezeichnet man die sekundäre generalisierte und symmetrische Erweiterung des Ventrikelsystems infolge einer generalisierten Hirnatrophie. CT und MRI zeigen in diesen Fällen eine generalisierte Erweiterung der Sulci als Zeichen der Hirnatrophie sowie die symmetrische und generalisierte Erweiterung des Ventrikelsystems. Darüber hinaus führen fokale Parenchymdefekte des Gehirns, z. B. bei Status nach Hirninfarkt, zu einer Erweiterung des benachbarten Ventrikels, so daß ein fokaler Hydrocephalus e vacuo entsteht.

Hydrocephalus occlusivus

Ein *Hydrocephalus occlusivus* entsteht durch intraventrikuläre Obstruktion oder extraventrikuläre Kompression von Ventrikeln, Foramina oder des Aquäduktes. Hierbei erweitert sich das Ventrikelsystem proximal der Obstruktionsstelle. Dadurch kann mittels CT/MRI die Obstruktionsstelle exakt bestimmt werden. Meistens wird die Obstruktion durch eine intraventrikuläre Tumormasse bedingt. Extraventrikuläre Tumoren können jedoch auch zur starken Kompression des Ventrikelsystems und dadurch zu einem Hydrocephalus occlusivus führen.

Typisch für eine einseitige Obstruktion des *Foramen Monroi* ist die Kolloidzyste. Eine Obstruktion beider Foramina Monroi oder des vorderen Abschnittes des 3. Ventrikels kann durch Ependymome, intraventrikuläre Gliome, Lymphome sowie supraselläre Tumoren (Hypophysenadenom, Kraniopharyngeom) verursacht werden.

Bei einer Obstruktion oder Kompression des hinteren Anteiles des *3. Ventrikels* kommen ursächlich in Frage Pinealistumoren (vor allem Pinealome, Teratome, Gliome), Vermistumoren (Astrozytom) oder Spleniumtumoren (Glioblastom).

Eine Obstruktion des *Aquäduktes*, die sog. Aquäduktstenose, kann durch kongenitale Anomalien, Zustand nach Meningitis, Zustand nach frühkindlicher intraventrikulärer Blutung sowie Tumoren verursacht werden.

Eine Obstruktion oder Kompression des *4. Ventrikels* wird verursacht durch kongenitale Anomalien wie Dandy-Walker-Zyste, Tumoren der hinteren Schädelgrube (Ependymom, Medulloblastom, Astrocytom) sowie durch einen Status nach Infektion.

CT/MRI-Kriterien für den Hydrocephalus occlusivus sind:

1. Ventrikelerweiterung proximal der Obstruktionsstelle, insbesonders starke Erweiterung der Temporal- und Frontalhörner
2. Obliteration der Sulci
3. Periventrikuläres, sog. interstitielles Ödem. Es handelt sich dabei um eine transependymale Liquorresorption. Das periventrikuläre Ödem erscheint im CT als ein periventrikulär angeordneter, regelmäßiger hypodenser Saum. Im MRI wird er auf T2-gewichteten Aufnahmen als ein hyperintenser, periventrikulär angeordneter Saum mit Betonung um die Frontalhörner nachgewiesen.

Hydrocephalus malresorptivus

Der *Hydrocephalus malresorptivus*, auch *Hydrocephalus communicans* genannt, entsteht durch eine extraventrikuläre Liquorresorptionsstörung im Bereiche der basalen Cisternen, des Subarachnoidalraumes über der Konvexität des Gehirns sowie im Bereich der Pacchionischen Granulationen. Ursächlich kommen in

Frage:
1. Zustand nach Subarachnoidalblutung
2. Zustand nach Meningitis
3. posttraumatisch
4. Meningitis carcinomatosa
5. postoperativ
6. Froin-Syndrom (erhöhte Proteinkonzentration im Liquor)
7. M. Hurler, Achondroplasie

Klinisch führt der Hydrocephalus malresorptivus zur klassischen Trias von Demenz, Gangstörung und Urininkontinenz. CT/MRI-Kriterien für die Diagnose des Hydrocephalus malresorptivus sind die Erweiterung des gesamten Ventrikelsystems, nicht erweiterte Sulci und häufig ein periventrikuläres interstitielles Ödem (CT: hypodens, MRI-T2-gewichtet: hyperintens).

Degenerative Erkrankungen

Generalisierte Hirnatrophie

Eine generalisierte *Hirnatrophie* kommt bei älteren Patienten (über 65 Jahren) vor. Sie kann klinisch mit oder ohne *Demenz* einhergehen. Es besteht also keine Korrelation zwischen dem radiologischen Nachweis einer Atrophie und dem klinischen Befund einer Demenz. Am besten korreliert noch eine Erweiterung des 3. Ventrikels mit dem klinischen Befund einer Demenz. Das MRI ist der CT in der präzisen Evaluation und Erfassung von atrophischen Veränderungen überlegen, da es auf multiplanare Weise die graue Substanz von der weißen Substanz sowie von den Liquorräumen abgrenzen kann. Die diffuse Hirnatrophie erscheint sowohl im MRI als auch im CT als eine Erweiterung der Ventrikel, der Sulci, der Fissuren und der Zisternen. Dadurch kommt es zu einer Erweiterung der äußeren Liquorräume, die im CT hypodens, im T1-gewichteten MRI hypointens und im T2-gewichteten MRI hyperintens erscheinen.

M. Alzheimer

Die *senile Demenz vom Alzheimer-Typ* ist ein primäre degenerative Erkrankung und stellt die häufigste Ursache des progressiven Gedächtnisverlustes beim älteren Patienten dar. Klinisch bewirkt sie eine zunehmende Gedächtnisstörung, Konfusion, Desorientierung und Apathie. Charakteristischerweise spart die Erkrankung die kortiko-spinalen und zerebellären Funktionen aus. Die definitive Diagnose kann erst histopathologisch, post mortem, gestellt werden.

Normale CT- und MRI-Befunde können einen M. Alzheimer nicht ausschließen. Folgende MRI-Befunde weisen mit hoher Wahrscheinlichkeit auf das Vorliegen eines M. Alzheimer hin:

1. generalisierte Hirnatrophie mit Betonung im Frontal- und Temporallappen
2. periventrikuläre Hyperintensität auf T2-gewichteten MRI-Aufnahmen
3. Hyperintensität im Hippocampus und Insula auf T2-gewichteten MRI-Aufnahmen
4. bandförmige Hypointensitäten auf T2-gewichteten Aufnahmen im Kortex des Parietallappens als Hinweis auf eine vermehrte Eisenablagerung.

Das CT zeigt beim M. Alzheimer eine generalisierte Hirnatrophie mit Frontal- und Temporallappenbetonung sowie gelegentlich hippokampale Hypodensitäten.

Erkrankungen des extrapyramidalen Systems

Die direkte multiplanare Darstellungsmöglichkeit, die Fähigkeit, die Basalganglien aufgrund ihrer unterschiedlichen Signalintensität direkt abzubilden und die Empfindlichkeit im Nachweis von pathologischen Eisenablagerungen machen das MRI zur Methode der Wahl für die morphologische Evaluation dieses Spektrums von Erkrankungen.

Der *M. Parkinson* ist klinisch gekennzeichnet durch Rigidität, Bradykinesie und Ruhetremor. Im chronischen Stadium führt sie zur Demenz. T2-gewichtete MRI-Aufnahmen zeigen häufig eine pathologische Hypointensität der Stammganglien infolge einer vermehrten Eisenablagerung. In chronischen Fällen ist eine generalisierte Hirnatrophie nachweisbar.

Eine Reihe von Erkrankungen und Noxen können zu einem sog. sekundären M. Parkinson führen: Demyelinisierungen, Infarkte, posttraumatische Zustände, Intoxikation mit Mangan, Kohlenmonoxyd und Phenotiazine.

Unter der Bezeichnung *«Parkinson-plus-Syndrom»* wird eine Reihe von degenerativen Stammganglienerkrankungen zusammengefaßt, welche durch ein Nicht-Ansprechen auf eine Anti-Parkinson-Therapie gekennzeichnet sind. Sie zeichnen sich im MRI durch eine abnorme Hypointensität des Putamens bei T2-gewichteten Aufnahmen aus. Diese wird hervorgerufen durch eine pathologische Eisenablagerung.

Bei der *Hallervorden-Spatz-Erkrankung* handelt es sich um eine seltene hereditäre Erkrankung, die, bereits im Kindesalter, zu einer Dystonie führt. Sie ist gekennzeichnet durch eine abnorme Eisenablagerung im Globus pallidus, im Nucleus ruber sowie in der Substantia nigra, die auf T2-gewichteten MRI-Aufnahmen als abnorme Hypointensität erscheint. Darüber hinaus zeigen CT- und MRI-Untersuchungen eine Atrophie des Nucleus caudatus.

Die *Chorea Huntington* stellt eine autosomal dominante Erkrankung dar, die durch choreiforme Bewegungsstörungen sowie einer schweren Demenz gekennzeichnet ist. Sie führt zu einer Atrophie des Nucleus caudatus, welche sowohl auf MRI- als auch auf CT-Aufnahmen infolge der Erweiterung der Frontalhörner diagnostiziert werden kann. Darüber hinaus führt sie zu einer abnormen Eisenablagerung im Nucleus caudatus und im Putamen, die auf T2-gewichteten Aufnahmen hypointens erscheinen.

Zerebelläre Atrophie

Eine *zerebelläre Atrophie* tritt häufig im Rahmen einer diffusen zerebralen Atrophie, insbesondere bei M. Alzheimer auf. Bei jüngeren Patienten kommt eine isolierte zerebelläre Atrophie bei Alkoholikern, bei Phenytoin-Intoxikation sowie bei Patienten mit Bronchial- und Ovarial-Karzinomen vor. CT- und MRI-Aufnahmen zeigen eine Erweiterung der zerebellären Subarachnoidalräume zwischen den Kleinhirnfolien mit einer konsekutiven e vacuo Erweiterung des 4. Ventrikels. Auch die zisternalen Räume der hinteren Schädelgrube sind typischerweise erweitert. Unter dem Begriff *spino-zerebelläre Degeneration* werden vor allem die *Friedreichsche Ataxie* (Atrophie des Nucleus dentatus) sowie die *olivoponto-zerebelläre Atrophie* zusammengefaßt.

Andere degenerative Erkrankungen

Beim *M. Pick* handelt es sich um eine primäre degenerative Erkrankung, welche zu einer Demenz führt. Sie kommt viel seltener vor als der M. Alzheimer. Sie ist gekennzeichnet durch frontal und temporal lokalisierte atrophische Veränderungen.

Das *Wernicke-Korsakoff-Syndrom* wird durch Thiamin-Mangel bei Alkoholikern hervorgerufen und bewirkt klinisch eine Demenz, Ophthalmoparese und Gangataxie. Die Erkrankung führt typischerweise zu einer Atrophie der Corpora mammillaria. Darüber hinaus werden auch die Strukturen um den Aquädukt und 3. Ventrikel befallen. Typische MR-Befunde sind Atrophie der Corpora mammillaria, periaquäduktale und mediale thalamische Hyperintensitäten auf T2-gewichteten Aufnahmen sowie generalisierte Hirnatrophie einschließlich Atrophie des Vermis.

Die *Multiinfarktdemenz* ist gekennzeichnet durch multiple kleine Infarkte in den Stammganglien sowie in der weißen Substanz. Das MRI ist gegenüber der CT empfindlicher im Nachweis dieser kleinen ischämischen Läsionen. Sie erscheinen auf T2-gewichteten MRI-Aufnahmen als punktförmige oder ovaläre hyperintense Areale. Die Erkrankung ist von einer diffusen Hirnatrophie begleitet.

Der *M. Wilson* (hepatolentikuläre Degeneration) ist eine autosomal rezessive Erkrankung, die durch abnorm niedrige Werte von Coeruloplasmin im Serum gekennzeichnet ist. Dies führt zu einer Kupferablagerung in den Basalganglien, insbesondere im Putamen, mit Bildung von symmetrischen zystischen Veränderungen. Sie erscheinen im CT als umschriebene, nicht raumfordernde Hypodensitäten, während auf T2-gewichteten MRI-Aufnahmen diese Läsionen hyperintens erscheinen.

Beim *M. Leigh* (subakut nekrotisierende Enzephalomyelopathie) handelt es sich um eine seltene, letal endende hereditäre progressive Erkrankung, welche Kinder befällt und zu einer Degeneration des Gehirns und des Rückenmarks führt. Klinisch ist die Erkrankung gekennzeichnet durch Bewußtseinsstörungen, Respirationsstörungen, Erblindung und Nystagmus. CT-Befunde umfassen bilaterale kleine Hypodensitäten im Putamen sowie im Centrum semiovale. T2-gewichtete MRI-Aufnahmen zeigen irregulär begrenzte Hyperintensitäten der Basalganglien und multifokale Läsionen im Hirnstamm, in der periventrikulären weißen Substanz sowie im Kortex.

Der *M. Fahr* (Ferrokalzinose) (**Abb. 9-5**) stellt eine hereditäre Erkrankung dar, die durch Kalzium-, Eisen- und anderen metallischen Ablagerungen in den zerebralen und zerebellären Blutgefäßen gekennzeichnet ist. Besonders befallen sind die Gefäße der Stammganglien. Hier ist die CT dem MRI im Nachweis von kleinen Verkalkungen in den Basalganglien sowie im Nucleus dentatus des Kleinhirns überlegen.

Der *M. Binswanger* (subkortikale-arteriosklerotische Enzephalopathie) ist charakterisiert durch Demyelinisierung der zentralen weißen Substanz unter Aussparung der subkortikalen Fasern sowie durch multiple lakunäre Infarkte der Stammganglien, des Thalamus und des Pons. T2-gewichtete MRI-Aufnahmen sind der CT im Nachweis dieser Läsionen überlegen.

Der *M. Creutzfeld-Jakob* wird durch ein «slow-virus» hervorgerufen und bewirkt eine rasch fortschreitende generalisierte zerebrale Atrophie mit fatalem Ausgang. CT und MRI zeigen eine bei seriellen Untersuchungen rasch fortschreitende generalisierte Hirnatrophie.

Eine *fokale zerebrale Atrophie* ist das Ergebnis

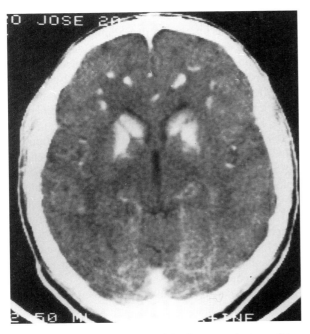

Abb. 9-5: Morbus Fahr. Axiale kontrastmittelverstärkte Schädel-CT. Bilaterale symmetrische Verkalkungen in den Basalganglien, im Caput nuclei caudati sowie vereinzelte Kalkherde im frontalen Marklager.

einer lokalen Hirnläsion. Sie entsteht als Folge von zerebralen Infarkten, Blutungen, Abszessen, Kontusionen und operativen Eingriffen. Sie führt zu einem fokalen Parenchymdefekt. Er ist scharf begrenzt, liquorhaltig und nicht raumfordernd. Er erscheint auf CT-Aufnahmen als liquor-isodenser und auf T2-gewichteten MRI-Aufnahmen als hyperintenser nicht raumfordernder Bezirk. Er kann zu einer Erweiterung benachbarter Ventrikelanteile führen.

Erkrankungen der weißen Substanz

Die Erkrankungen der weißen Substanz werden in zwei große Gruppen eingeteilt, nämlich in *dysmyelinisierende* und in *demyelinisierende* Erkrankungen. Dysmyelinisierende Erkrankungen sind gekennzeichnet durch eine abnorme Myelinisierung der weißen Substanz. Demyelinisierende Erkrankungen sind gekennzeichnet durch eine Zerstörung des normal angelegten Myelins, weswegen sie auch als myelinoklastische Erkrankungen bezeichnet werden.

Dysmyelinisierende Erkrankungen

Diese Gruppe umfaßt eine Reihe von genetisch bedingten Krankheiten der weißen Substanz, welche im Kleinkindesalter einsetzen und zu schweren progredienten mentalen und neurologischen Störungen führen. Diese Erkrankungen führen in der Regel bereits im Kindesalter zum Tod. Das MRI ist der CT im Nachweis der Dysmyelinisierungsherde eindeutig überlegen. Abhängig von den pathologisch-anatomischen Merkmalen der jeweiligen Erkrankung zeigt das MRI auf T2-gewichteten Aufnahmen diffuse bilaterale, in der Regel symmetrische Hyperintensitäten in der weißen Substanz ohne raumfordernde Wirkung. Die weniger empfindliche CT zeigt hypodense Areale in der weißen Substanz.

Demyelinisierende Erkrankungen

Die demyelinisierenden Erkrankungen werden in primäre und sekundäre Formen unterteilt. Die häufigste und wichtigste *primäre demyelinisierende Erkrankung* ist die *Multiple Sklerose* (MS) (**Abb. 9-6**). Klinisch ist die Erkrankung durch Remissionen und Exazerbationen von neurologischen Ausfällen wie Paresen, Parästhesien, Visusstörungen und Diplopie gekennzeichnet. Frauen werden doppelt so häufig befallen wie Männer. Die Erkrankung ist pathologisch-anatomisch durch sog. Plaques gekennzeichnet, welche einen Durchmesser von 1 mm bis mehrere cm aufweisen können und vorwiegend in der periventrikulären weißen Substanz, aber auch im Kleinhirn, Hirnstamm, Rückenmark und im Kortex vorkommen können. Die akute Plaque stellt einen entzündlichen Herd dar, welcher durch ein Ödem, eine Bluthirnschrankenstörung und eine perivaskuläre lymphozytäre Infiltration gekennzeichnet ist. Die CT zeigt bei akuten Plaques einen fokalen, leicht hyperdensen, unscharf begrenzten Herd, der nach Kontrastmittelgabe eine randständige, unregelmäßige Kontrastmittelaufnahme aufweist. Das MRI ist empfindlicher als die CT im Nachweis von akuten und chronischen Plaques. Die akuten Plaques erscheinen als rundliche, unscharf begrenzte, hyperintense Areale auf T2-gewichteten Aufnahmen. T1-gewichtete Aufnahmen nach Gabe von Gadolinium-DTPA zeigen ähnlich wie in der CT eine irreguläre, periphere Kontrastmittelanreicherung. Die chronische Plaque ist gekennzeichnet durch eine gliale Infiltration und Resorption des Myelins. Scharf begrenzte, nicht raumfordernde und nicht kontrastmittelaufnehmende hypodense Herde im CT und hyperintense Herde auf T2-gewichteten MRI-Aufnahmen sind der typische Befund für eine chronische MS.

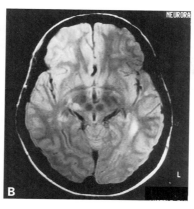
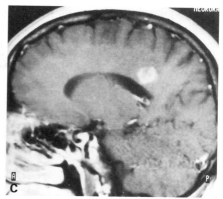

Abb. 9-6: Multiple Sklerose. (**A, B**) T2-gewichtetes axiales MRI. (**C**) T1-gewichtetes gadoliniumverstärktes MRI. Multiple ovaläre hyperintense Läsionen, hauptsächlich periventrikulär angeordnet. Vereinzelte hyperintense Läsionen im Marklager sowie im Hirnschenkel.

Die *sekundären demyelinisierenden Erkrankungen* stellen eine heterogene Gruppe dar, welche toxische, anoxische und infektiöse Erkrankungen umfaßt:

– Strahleninduzierte Demyelinisierung
– Methotrexat-Enzephalopathie
– Zentrale pontine Myelinolyse
– Anoxie
– M. Binswanger
– Infektiöse Demyelinisierung: Progressive multifokale Leukoenzephalopathie, subakut sklerosierende Panenzephalitis, akute disseminierte Enzephalomyelitis.

Diese Erkrankungen sind gekennzeichnet durch fokale oder diffuse Demyelinisierungen, welche mittels MRI besser erfaßt werden können als mit der weniger empfindlichen CT. Die MRI-Untersuchungsmodalität der Wahl ist die T2-Gewichtung, bei welcher die Demyelinisierungsherde als Hyperintensitäten erscheinen.

Die *strahleninduzierte Demyelinisierung* ist dosisabhängig und tritt vor allem nach einer Bestrahlung des Gehirns mit einer Dosis von mehr als 6000 Rad auf. Sie führt zu einem fokalen Hirnödem, welches auf MRI-Aufnahmen als eine unscharf begrenzte, hyperintense Zone mit leichter raumfordernder Wirkung in der weißen Substanz in Erscheinung tritt. Nach Kontrastmittelgabe weisen diese Herde eine periphere, unregelmäßige Kontrastmittelaufnahme auf. Die Differentialdiagnose der Strahlennekrose umfaßt das Tumor-Rezidiv. Die Unterscheidung ist mittels der CT oder des MRI häufig nicht möglich.

Die *zentrale pontine Myelinolyse* kommt vor allem bei Alkoholikern vor, und wird durch eine rasche Korrektur einer Hyponatriämie hervorgerufen. Sie endet häufig letal. Sie führt zu einer Nekrose der zentralen Abschnitte des Pons, welche auf CT-Aufnahmen als rundliche Hypodensität und auf MRI-Aufnahmen (T2-Gewichtung) als ein hyperintenser Herd in der Pons mit einem Durchmesser von 4 bis 10 mm in Erscheinung tritt. Sie muß von anderen pontinen Läsionen wie Gliomen, Infarkten, Enzephalitis und Abszessen differenziert werden.

Entzündliche Erkrankungen

Für die neuroradiologische Abklärung entzündlicher intrakranieller Erkrankungen kommt heute dem *MRI* die primäre Bedeutung zu. Das MRI ist empfindlicher als die CT in der Früherfassung entzündlicher Prozesse und der CT in der Darstellung des Ausmaßes diffuser und multifokaler entzündlicher Affektionen überlegen. Die CT wird allerdings als komplementäre Methode für die Diagnostik verkalkender zerebraler entzündlicher Erkrankungen (Zystizerkose, Echinokokkus usw.) eingesetzt. Bei akuten, notfallmäßigen Situationen im Rahmen entzündlicher Affektionen, die mit einer Beeinträchtigung der Bewußtseinslage einhergehen, ist jedoch aus untersuchungstechnischen Gründen die CT die Methode der Wahl.

Klinische Leitsymptome für die Indikationsstellung zu einer neuroradiologischen Abklärung bei entzündlichen zerebralen Erkrankungen sind außer fokalen neurologischen Ausfällen und/oder Bewußtseinstrübung v. a. Fieber, eine bekannte Infektionsquelle (z. B. Mastoiditis, Sinusitis frontalis, Endokarditis), eine beeinträchtigte Abwehr (immunosupressive Therapie, Aids) oder ein Meningismus.

Bakterielle Infektionen

Bakterielle Infektionen führen im Gehirn zu einer Meningitis, zu einer Ventrikulitis, zu Hirnabszessen und zu Empyemen.

Die *bakterielle* oder *purulente Meningitis* kann unterteilt werden in einer Leptomeningitis mit Befall von Pia und Arachnoidea sowie in einer Pachymeningitis mit Befall der Dura mater. Sie kann hämatogen, direkt fortgeleitet von einer Sinusitis oder Mastoiditis oder als Komplikation einer Liquorfistel entstehen. Als verursachende Organismen kommen bei Neugeborenen vor allem grammnegative Stäbchen, bei Kindern Hämophilus influenza und bei Erwachsenen Staphylokokken, Pneumokokken und Meningokokken in Frage. Bei der Meningitis kommt es zu einer Infektion der Pia und Arachnoidea, was zu einer Hyperämie mit Exsudat führt. Das Exsudat sammelt sich im Subarachnoidalraum, wodurch es zu einer Obliteration der Subarachnoidalräume kommt. Es kann auch zu Gefäßverschlüssen führen mit Entstehung von kortikalen Infarkten. Durch Nekrose der Pia kann sich der entzündliche meningitische Prozeß in das Gehirn fortleiten und dort zu einem sekundären Hirnabszeß führen. Die CT ist bei Meningitis im Initialstadium häufig normal. Später läßt sich eine Obliteration des Subarachnoidalraumes durch ein isodenses Material nachweisen. Es kommt häufig zu einer Kontrastmittelanreicherung im Subarachnoidalraum. Ähnliche Befunde lassen sich auch mit dem MRI erheben, das (mit T1-Gewichtung und nach Gabe von Gadolinium) der kontrastmittelverstärkten CT im Nachweis einer Meningitis überlegen ist. Der eigentliche Wert des MRI und der CT im Rahmen einer Meningitis besteht nicht primär in der direkten Abbildung der Erkrankung, sondern vor allem in der Erfassung von Komplikationen wie Empyem, Abszeß, Hirnödem, Venenthrombose, Hydrocephalus malresorptivus und kortikale Infarkte.

Ein *Empyem* entsteht durch Fortleitung einer Sinusitis oder Osteomyelitis der Schädelkalotte. Auch eine Meningitis kann sekundär zu einem subduralen Empyem führen. Seinerseits kann sich ein subdurales Empyem im Hirn ausdehnen und zu einem Hirnabszeß führen. Beim epiduralen Empyem zeigt die CT in der Regel die zugrunde liegende Sinusitis oder Osteomyelitis. Das epidurale Empyem läßt sich als linsenförmige iso- oder hypodense Flüssigkeits-Ansammlung erkennen. Die entzündete und verlagerte Dura zeigt eine lineäre Kontrastmittelaufnahme. Die Morphologie des subduralen Empyems ist ähnlich; es ist aber bikonkav und nicht linsenförmig konfiguriert. Beim subduralen Empyem läßt sich häufig eine Ausdehnung im Interhemisphärenspalt nachweisen. Etwa eine Woche nach Beginn der Erkrankung kommt es in der medialen Begrenzung des Epidural-Empyemes zu einer Kontrastmittelaufnahme, die Granulationsgewebe entspricht.

Im MRI weisen Epidural- und Subduralempyeme eine ähnliche Morphologie und ein ähnliches Kontrastmittelverhalten wie in der CT auf. Auf T2-gewichteten MRI-Aufnahmen ist in der Regel der Inhalt des Empyems hyperintens, während die Dura hypointens erscheint, was die Unterscheidung zwischen Epidural- und Subduralempyem ermöglicht.

Bakterielle Abszesse (**Abb. 9-7**) entstehen am häufigsten hämatogen, durch direkte Ausbreitung aus benachbarten Strukturen (Sinusitis, Mastoiditis) sowie durch offene Hirnverletzungen. Risikopatienten für die Entwicklung von Hirnabszessen sind Patienten, die unter immunosupressiver Therapie stehen, Patienten mit i.v. Drogenabusus sowie Patienten mit Herzklappenerkrankungen und Septumdefekten. Hirnabszesse treten am häufigsten bei Kindern und älteren Personen auf. Verursachende Organismen bei Hirnabszessen sind bei Erwachsenen Ärobier und Anärobier, bei Kindern Staphylokokken, Pneumokokken, Streptokokken, bei traumatisch entstandenen Abszessen in der Regel Staphylokokken und bei Patienten mit Immunabwehrschwächung und Aids Toxoplasmose, Kryptokokkose, Candida albicans, Nocardiose und Aspergillus.

Ein Hirnabszeß entsteht auf der Basis einer fokalen Enzephalitis (Zerebritis). Sie ist gekennzeichnet durch ein fokales, ödematöses entzündliches Infiltrat mit petechialen Blutungen und Hyperämie. Der Abszeß besteht aus einer zentralen Nekrose und einer dreischichtigen, von innen nach außen aus Granulationsgewebe, Kollagen und reaktivem Gliagewebe bestehenden Abszeßkapsel. Die fokale Zerebritis erscheint in der CT als ein fokales, hypodenses, leicht raumforderndes Areal mit eher schwacher und inhomogener Kontrastmittelaufnahme. Im MR erscheint der zerebritische Herd bei T2-Gewichtung hyperintens und bei T1-Gewichtung leicht hypointens mit schwacher und irregulärer Kontrastmittelaufnahme (Gadolinium-DTPA). Der ausgebildete Abszeß erscheint sowohl auf CT als auch auf MRI-Aufnahmen als eine ringförmig kontrastmittelaufnehmende Struktur mit zentraler Nekrose. Die ringförmige Kontrastmittelanreicherung

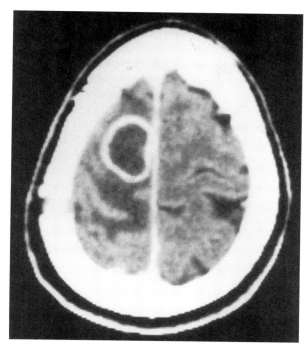

Abb. 9-7: Hirnabszeß bakteriell postoperativ frontal. Axiale kontrastmittelverstärkte Schädel-CT. Die Aufnahme zeigt eine periventrikulär lokalisierte homogen kontrastmittelaufnehmende Plaque. Regelmäßig ringförmig kontrastmittelaufnehmende Läsion rechts frontal mit perifokalem Ödem.

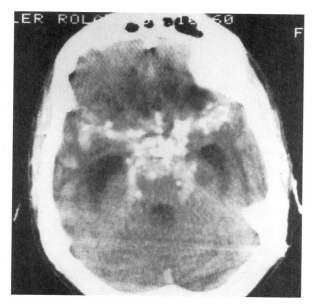

Abb. 9-8: Status nach Tbc-Meningitis. Axiale kontrastmittelverstärkte Schädel-CT. Diffuse und starke Kontrastmittelanreicherung in den basalen Zisternen. Deutlich dilatierte Temporalhörner im Sinne eines Hydrocephalus malresorptivus.

ist in der Regel dünn und regelmäßig begrenzt. Gegen die weiße Substanz hin ist die Abszeßkapsel dünner und somit schwächer. Deswegen entstehen Tochterabszesse gegen medial, also ventrikelnah. Dies erklärt auch, daß Abszesse in das Ventrikelsystem einbrechen können und so zu der häufig letal verlaufenden *pyogenen Ventrikulitis* führen. CT/MRI-Aufnahmen bei Ventrikulitis zeigen eine Kontrastmittelaufnahme entlang der Ventrikelwände.

Granulomatöse Erkrankungen

Die *Tuberkulose* ist die häufigste intrakranielle granulomatöse Erkrankung. Es werden zwei Formen unterschieden: die tuberkulöse Meningitis und das Tuberkulom.

Die *tuberkulöse Meningitis* (**Abb. 9-8**) kommt häufiger als das Tuberkulom vor. Sie entsteht hämatogen und führt zu einer Infiltration der basalen Meningen mit Exsudaten im basalen Subarachnoidalraum und in den basalen Zisternen. Dadurch kommt es zu einer Liquorresorptionsstörung und zu einem Hydrocephalus malresorptivus. Der Prozeß umgibt auch die basalen Gefäße, was zu einer Arteriitis mit folglichen Hirninfarkten führt. Die CT zeigt iso- bis hyperdenses Material in den basalen Zisternen mit starker Kontrastmittelaufnahme, Hydrozephalus und häufige Infarkte. Ähnliche Befunde lassen sich mit dem MRI erheben.

Tuberkulome entstehen hämatogen oder im Rahmen einer tuberkulösen Meningitis. Sie kommen meistens in der weißen Substanz vor und können periventrikulär oder peripher unmittelbar subkortikal lokalisiert sein. Bei jüngeren Patienten findet man sie häufig auch infratentoriell. Sie können auch extraaxial außerhalb des Hirngewebes liegen. Mittels CT und MRI werden zwei Typen unterschieden:

1. Solitäre oder multiple kleine ringförmige Läsionen (sog. Mikroringe) mit perifokalem Ödem
2. Noduläre Läsionen mit homogener Kontrastmittelaufnahme, lokalisiert am kortikomedullären Übergang, mit perifokalem Ödem

Ältere Läsionen weisen häufig Verkalkungen auf. Letztere können mit der CT besser als mit dem MRI erfaßt werden. Ein relativ spezifisches MRI-Kriterium ist der Nachweis von Hämorrhagien innerhalb der Herde. Die Differentialdiagnose des Tuberkuloms umfaßt primäre Hirntumoren, Metastasen und Abszesse.

Eine zerebrale *Sarkoidose* kommt sehr selten vor. Sie führt zu einer diffusen granulomatösen Meningitis oder zu parenchymalen Granulomen. Klinisch kommt

9.
Zentrales
Nerven-
system

es zu Hirnnervenausfällen, zu Symptomen von seiten eines Hydrozephalus sowie zu hypothalamischen Störungen. Sowohl die meningitischen als auch die parenchymalen granulomatösen Veränderungen weisen auf CT/MRI-Aufnahmen eine ähnliche Morphologie auf wie bei der Tuberkulose. Als relativ spezifischer Befund für das Vorliegen einer Sarkoidose gilt jedoch der Befall des Hypothalamus.

Pilzinfektionen

Infektionen durch *Cryptococcus* und *Coccydiomyces* führen zu einer basalen Meningitis und/oder zu parenchymalen Granulomen mit ähnlicher CT/MRI-Morphologie wie die Tuberkulose. Komplikationen dieser Pilzinfektionen sind die Ventrikulitis, der Hydrozephalus, Infarkte sowie kortikale Atrophie. Im Spätstadium der Erkrankung lassen sich im CT Verkalkungen nachweisen.

Bei Pilzinfektionen im Rahmen von *Immunosupression* und *Aids* kommen vor allem Aspergillus, Candida und Nocardia als Erreger in Frage. Sie rufen Abszesse hervor. Durch Thrombose von Gefäßen in der Abszeßkavität kann es zu Subarachnoidalblutungen kommen. Der Aspergillus wird in der Regel aus einer Sinusitis direkt in das Gehirn fortgeleitet. Er kann sich sekundär im Subarachnoidalraum ausdehnen und eine Meningitis hervorrufen. Er kann auch zum Befall des Sinus cavernosus und damit zu einer Thrombose führen. Diese Pilzinfektionen weisen eine ähnliche CT/MRI-Morphologie auf wie bakterielle Abszesse.

Die *Mukormykose* befällt primär die Nasennebenhöhlen und die Orbitae. Sie führt typischerweise zu ossären Destruktionen im Bereiche des maxillo-fazialen Skelettes sowie der Orbitawände. Dadurch kommt es zur intrakraniellen Ausdehnung des Prozesses. Diese führt zu einer Meningitis, die häufig von einer Arteriitis und einer Thrombose zerebraler Gefäße begleitet wird. Hauptmerkmale der CT/MRI-Morphologie der Mukormykose sind die Knochenzerstörung im Bereiche der Nasennebenhöhlen und der Orbita sowie eine intrakranielle hämorrhagische Masse, welche Kontrastmittel aufnimmt und die von einem perifokalen Ödem begleitet wird.

Parasitäre Infektionen

Die *kongenitale* Form der *Toxoplasmose* wird durch eine Toxoplasma-gondii-Infektion der Mutter während der Schwangerschaft auf den Fötus übertragen. Dadurch kommt es zu einer Meningitis, Enzephalitis, Chorioretinitis, Enzephalomalazie sowie Atrophie.

Wegen der höheren Empfindlichkeit der CT gegenüber dem MRI im Nachweis von intrakraniellen Verkalkungen kommt hier der CT die primäre diagnostische Bedeutung zu. In der CT sind bei der kongenitalen Form der Toxoplasmose periventrikuläre Verkalkungen, gelegentlich zusätzlich Stammganglienverkalkungen sowie eine Mikrozephalie und ein Hydrozephalus nachweisbar.

Eine *erworbene Toxoplasmose* (**Abb. 9-9**) tritt vor allem im Rahmen von Aids auf. Toxoplasma gondii stellt den häufigsten opportunistischen Organismus dar, welcher ZNS-Läsionen bei Aids hervorruft. Das MRI ist zwar empfindlicher, jedoch nicht spezifischer als die CT im Nachweis des Toxoplasma-Befalls des Gehirns im Rahmen von Aids. Typische Befunde stellen multiple ringförmige kontrastmittelaufnehmende abszeßähnlich aussehende Läsionen dar, vor allem im Bereiche der Stammganglien, aber auch peripher am Übergang der weißen zur grauen Substanz.

Die *Zystizerkose* (**Abb. 9-10**) wird durch Ingestion der Eier des Bandwurmes Taenia solium, die die Dünndarmwand penetrieren und sich in verschiedene Organe einschließlich des Gehirns, einnisten, hervorgerufen. Der Befall erfolgt in Form von Zysten, die die Larve enthalten. Mit dem Absterben der Larve in der Zyste kommt es zur Bildung von Verkalkungen. Typische Lokalisationen der Zystizerkose im ZNS

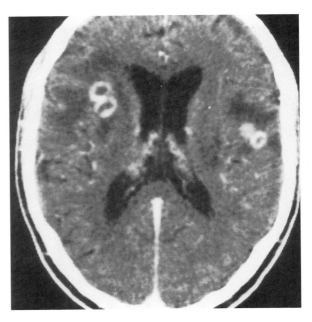

Abb. 9-9: Toxoplasmoseabszeß bei HIV. Axiale kontrastmittelverstärkte Schädel-CT. Multiple kleinere ringförmig kontrastmittelaufnehmende Läsionen in den Basalganglien rechts sowie im Bereich der Insel links, begleitet von perifokalem Ödem.

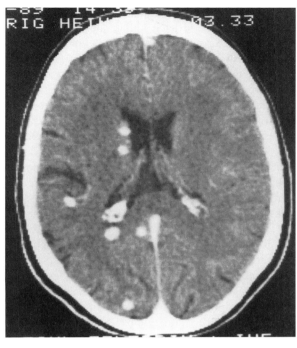

Abb. 9-10: Chronisches Stadium einer zerebralen Zystizerkose. Axiale kontrastmittelverstärkte Schädel-CT. Multiple Verkalkungen periventrikulär, sowie am cortico-medullären Übergang.

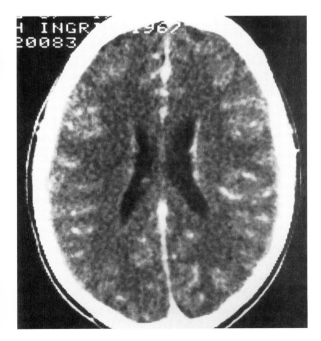

Abb. 9-11: Meningoenzephalitis. Axiale kontrastmittelverstärkte Schädel-CT. Diffuse teils streifige teils punktförmige Konrastmittelanreicherungen im Bereiche des Kortex beider Hemisphären.

sind die graue Substanz, der Subarachnoidalraum und das Ventrikelsystem.

Virusinfektionen

Die wichtigste Form der Enzephalitis (**Abb. 9-11**) beim Erwachsenen ist die *Herpes-simplex-Enzephalitis*. Die CT ist initial in der Regel negativ. Ab dem 5. Tag kommt es in der Regel zum Nachweis von Hypodensität (Ödem) temporal oder bitemporal. Gelegentlich lassen sich im ödematösen Bereich fokale hyperdense, d. h. hämorrhagische Herde nachweisen. Nach der 2. Woche kommt es regelmäßig zur Kontrastmittelaufnahme. Das MRI ist der CT überlegen und erlaubt den früheren Nachweis der Herpes-simplex-Enzephalitis durch Darstellung von Hyperintensitäten temporal und in den basalen Abschnitten des Frontallappens.

Bei der *SSPE (subakut sklerosierende Pan-Enzephalitis)* handelt es sich um eine seltene, häufig jedoch letale Form der viralen Enzephalitis. Sie tritt bei Kindern und jüngeren Erwachsenen nach Maserninfektion auf. Die CT zeigt diffuse oder fokale Hypodensitäten in der weißen Substanz, ohne Kontrastmittelaufnahme. Die Erkrankung wird häufig von einer kortikalen Atrophie begleitet. Im MRI lassen sich fokale oder diffuse Hyperintensitäten in der weißen Substanz nachweisen.

Die *PML (progressive multifokale Leukoenzephalopathie)* tritt bei immunosuprimierten Patienten, auch im Rahmen von Aids, auf. Sie wird durch das Papova-Virus induziert. Es handelt sich um eine progrediente demyelinisierende Erkrankung. Das MRI ist der CT im Nachweis von PML-Herden überlegen. Zur Darstellung gelangen multifokale Herde in der subkortikalen weißen Substanz sowie im Kleinhirn und im Hirnstamm. Sie sind typischerweise auf T2-gewichteten Aufnahmen hyperintens.

9.
Zentrales
Nerven-
system

Aids

60% der *Aids-Patienten* weisen neurologische Symptome auf. Dies macht die Bedeutung der Neuroradiologie für die Abklärung von Aids-Patienten deutlich. Hierbei ist das MRI der CT im Nachweis von pathologischen Läsionen überlegen. Im Rahmen von Aids werden drei Formen der ZNS-Manifestation unterschieden:

1. *HIV-induzierte Enzephalopathie*: Die Erkrankung führt typischerweise zu einer kortikalen Atrophie sowie zu einer Demyelinisierung der weißen Sub-

stanz. Die Atrophie betrifft den gesamten Cortex und ist zuverlässiger auf T1-gewichteten Aufnahmen nachzuweisen. Die Demyelinisierung ist in der Regel bilateral und diffus und am ausgeprägtesten im Centrum semiovale. Sie ist auf T2-gewichteten Aufnahmen zu erkennen.

2. *Opportunistische Infektionen*: Hier werden vor allem Toxoplasmose (**Abb. 9-9**), Cryptococcus neoformans, Candida albicans, Zytomegalievirus-Infektion sowie PML (progressive multifokale Leukoenzephalopathie) beobachtet. Am häufigsten tritt eine Toxoplasmose auf, die in Form von multiplen Abszessen in den Basalganglien sowie gelegentlich am kortiko-medullären Übergang nachweisbar ist. Gelegentlich lassen sich Hämorrhagien innerhalb der Abszesse erkennen.

3. *Neoplasmen*: Hier treten vor allem ZNS-Lymphome auf. Sie sind in der Regel homogen kontrastmittelaufnehmende, in den Basalganglien und periventrikulär lokalisierte Tumoren. Gelegentlich können sie nekrotisch umgewandelt sein, was dann die Differentialdiagnose gegenüber Toxoplasmose-Abszessen schwierig macht.

Vaskuläre Erkrankungen

Zerebrale Ischämie

Zerebrale Ischämien haben vielfältige Ursachen und können zu zerebralen Infarkten führen. Häufigste Grundkrankheit ist die *Arteriosklerose*, die eine Prädilektion für die Bifurkation der Arteria carotis communis hat. Seltener können entzündliche, Autoimmun-, metabolische und idiopathische Erkrankungen zu zerebralen Ischämien und Infarkten führen. Für die Abklärung extrakranieller stenosierender und okkludierender Prozesse kommt heute in erster Linie die *Sonographie* zur Anwendung. Für die Bestätigung diskreter sonographischer Befunde an den extrakraniellen Gefäßen und für die gleichzeitige Erfassung der intrakraniellen Zirkulation ist jedoch nach wie vor die *zerebrale Angiographie* notwendig. Für die Diagnose zerebraler Ischämien und Infarkte kommen in erster Linie das *MRI* und die *CT* zur Anwendung. Obwohl das MRI empfindlicher als die CT für die Früherfassung von zerebralen Infarkten ist, erlaubt häufig der klinische Zustand des Patienten die Durchführung einer MRI-Untersuchung nicht.

Der *arteriosklerotische Befall der extrakraniellen Gefäße* führt am häufigsten zu Stenosen der Arteria carotis interna auf Höhe der Carotisbifurkation. Klinische Relevanz erhalten diese Stenosen erst, wenn sie zu einer Lumeneinengung von mehr als 80% geführt

haben. Die Progredienz des Befundes führt zu einem Carotisverschluß. Je nach kollateraler intrakranieller Zirkulation kann ein Carotisverschluß völlig asymptomatisch sein oder aber zu einem großen Hirninfarkt führen. Ulzerationen an den Plaques führen zur lokalen Thrombusbildung, welche ihrerseits zu Embolien zerebraler Gefäße mit folglichen Infarzierungen führen können. Der arteriosklerotische Befall der Arteriae vertebrales ist vor allem am Abgang dieser Gefäße aus der Arteria subclavia lokalisiert. Gelegentlich lassen sich jedoch multiple Stenosen (Tandem-Stenosen) entlang eines Gefäßes nachweisen. Die *Angiographie* wird heute als selektive intraarterielle digitale Subtraktionsangiographie durchgeführt. Arteriosklerotische Veränderungen lassen sich angiographisch in der Regel präzis nachweisen. Sie verursachen eine umschriebene, unregelmäßige Gefäß-Stenose. Im Gegensatz dazu führen die nicht-arteriosklerotischen Erkrankungen zu langgestreckten Gefäß-Stenosen. Bei der fibromuskulären Dysplasie sind multiple aufeinander folgende glatt begrenzte Stenosen die Regel.

Zerebrale Infarkte werden am häufigsten durch Embolien verursacht. Die Embolien können aus arteriosklerotischen extrakraniellen Plaques stammen oder kardialen Ursprungs sein. Infarkte können auch durch lokale arteriolopathische Prozesse (Hypertonie, Diabetes) entstehen. Je nach Alter werden die Infarkte in eine akute, subakute und chronische Phase unterteilt. In der *akuten Phase* (**Abb. 9-12**) ist das MRI der CT überlegen. Mit dem MRI lassen sich Infarkte bereits 3 bis 6 Stunden nach Einsetzen des klinischen Ereignisses nachweisen, mit der CT gelingt der Nachweis des Infarktes in der Regel erst nach 12 Stunden. Auf T2-gewichteten MRI-Aufnahmen erscheint der akute Infarkt als ein unscharf begrenztes, in der Regel dreieckförmig konfiguriertes Areal (Versorgungsgebiet eines Hirngefäßes) erhöhter Signalintensität mit schwacher raumfordernder Wirkung. Typischerweise befallen Infarkte gleichzeitig die graue und die weiße Substanz. In der CT erscheinen akute Infarkte als unscharf begrenzte, leicht hypodense dreieckförmige Areale mit leichter raumfordernder Wirkung. Ebenfalls hier läßt sich der gleichzeitige Befall der grauen und weißen Substanz als diagnostisches Merkmal erkennen. In der Regel weisen akute Infarkte keine Kontrastmittelaufnahme auf. In der *subakuten Phase* (**Abb. 9-13**) ist der Infarkt sowohl auf MRI als auch auf CT-Aufnahmen besser abgegrenzt. T2-gewichtete Aufnahmen lassen eine homogene Hyperintensität mit relativ deutlicher raumfordernder Wirkung erkennen. In der CT erscheint der subakute Infarkt als ein weitgehend scharf abgegrenztes, dreieckförmiges, homogenes, deutlich hypodenses Areal mit raumfordernder Wirkung. In der subakuten Phase kommt es in über

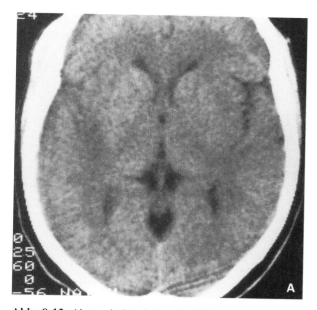
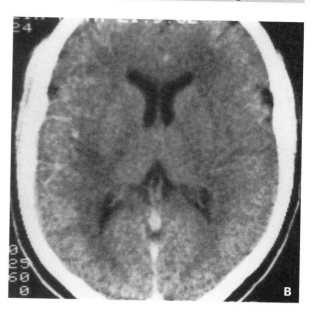

Abb. 9-12: Akuter ischämischer Insult im Mediastromgebiet. **(A)** Native axiale Schädel-CT. **(B)** Kontrastmittelverstärkte Schädel-CT. Diskrete Hypodensität im Stromgebiet der rechten Arteria cerebri media mit Obliteration der Sylvischen Furche.

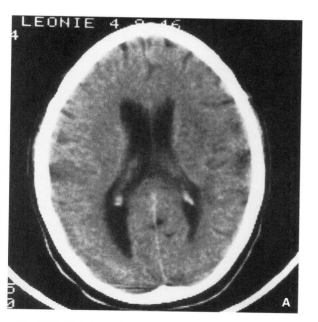
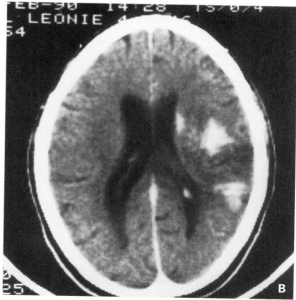

Abb. 9-13: Subakuter ischämischer Insult im Mediastromgebiet. **(A)** Native axiale Schädel-CT. **(B)** Kontrastmittelverstärkte axiale Schädel-CT. Der Infarkt ist auf der nativen Aufnahme isodens und direkt nicht sichtbar. Nach Kontrastmittelgabe kommt es zu fleckförmigen, nicht raumfordernden Kontrastmittelanreicherungen im gesamten Infarktareal.

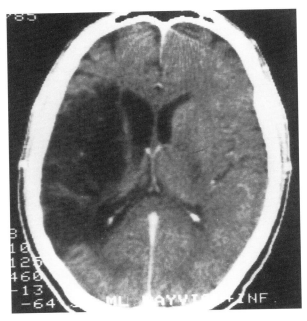

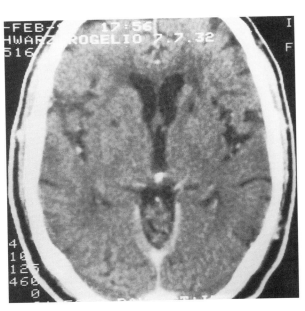

Abb. 9-14: Chronischer ischämischer Insult im Media-stromgebiet. Axiale kontrastmittelverstärkte Schädel-CT. Ausgedehnte, scharf begrenzte Hypodensität im Stromgebiet der rechten Arteria cerebri media mit e vacuo Erweiterung des rechten Seitenventrikels.

Abb. 9-15: Multiple kleine ischämische Insulte. Axiale kontrastmittelverstärkte Schädel-CT. Multiple kortikal lokalisierte Hypodensitäten ohne Kontrastmittelanreicherung.

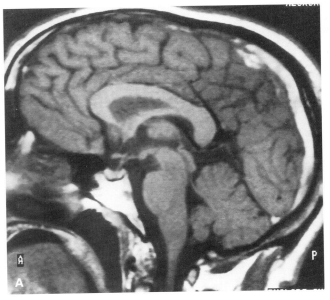

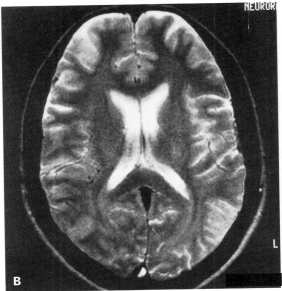

Abb. 9-16: Sinusvenenthrombose. **(A)** Sagittales natives T1-gewichtetes MRI. **(B)** Axiales natives T2-gewichtetes MRI. Der Sinus sagittalis superior weist sowohl auf der sagittalen T1- als auch auf der axialen T2-gewichteten Aufnahme eine hohe Signalintensität auf.

60% der Infarkte zu einer unregelmäßigen Kontrastmittelaufnahme. In der *chronischen Phase* (**Abb. 9-14**) läßt sich keine raumfordernde Wirkung mehr erkennen. Der Infarkt ist jetzt sehr scharf vom Hirngewebe abgegrenzt und ist auf MRI- als auch CT-Aufnahmen liquorhaltig. Mit der Zeit kommt es zu einer Erweiterung benachbarter Sulci sowie des Ventrikelsystems. In 20 bis 30% der akuten Infarkte läßt sich eine Blutung im Infarktareal nachweisen (sogenannter hämorrhagischer Infarkt).

Erkrankungen der *kleineren intrazerebralen Gefäße* führen zu multiplen kleinen Infarkten (**Abb. 9-15**). Insbesondere im Rahmen der Hypertonie sowie des Diabetes mellitus werden kleinere Gefäße (Stammganglienarterien, Arteriolen der weißen Substanz) befallen und führen zu multiplen Infarzierungen. Hier lassen sich multiple kleine Hyperintensitäten auf T2-gewichteten Aufnahmen im Bereich der Stammganglien und der weißen Substanz nachweisen. Die CT ist weniger empfindlich für den Nachweis solcher kleiner Infarzierungen. Der Lupus erythematodes sowie andere Autoimmunerkrankungen befallen vor allem kleinere kortikale Arteriolen und führen zu kleinen multiplen kortikalen Infarkten, die ebenfalls im MRI besser nachweisbar sind als in der CT. Die Kohlenmonoxydvergiftung führt typischerweise zu bilateralen Infarkten in den Stammganglien.

Venenthrombosen

Die *zerebrale Venenthrombose* (**Abb. 9-16**) stellt eine der gravierendsten zerebralen Gefäßerkrankungen dar. Die Prognose hängt entscheidend von einer frühzeitigen Diagnose ab. Zerebrale Venenthrombosen kommen vor allem im Zusammenhang mit Störungen der Koagulation vor, so in der Schwangerschaft und dem Puerperium, bei systemischen Infektionen, Einnahme oraler Kontrazeptiva, Polyzythämie, thrombotischer Purpura, Malignomen sowie disseminierter intravasaler Koagulation und Dehydratation. Befallen werden vor allem die großen intrakraniellen Sinus durae matris. Klinisch kommt es zu Kopfschmerzen, Bewußtseinsstörung sowie fokalen neurologischen Ausfällen und Anfällen. Eine Thrombose der tiefen zerebralen Venen wird häufiger bei Kindern beobachtet und verursacht periventrikuläre Infarkte. Sie hat eine schlechtere Prognose als die Thrombose der zerebralen Sinus und endet häufig letal.

Die Diagnose wird mittels MRI gestellt. Hierbei erscheint der thrombosierte zerebrale Sinus auf allen verwendeten Pulssequenzen typischerweise hyperintens und läßt keinen Fluß erkennen. Begleitbefunde sind hämorrhagische, multiple, bilateral verteilte, zerebrale Infarkte, ein diffuses Hirnödem sowie Kom-

pression des Ventrikelsystems. Der Nachweis der zerebralen Venenthrombose ist in der CT schwieriger als im MRI. Diagnostisches Kriterium ist hier eine Hyperdensität im befallenen Sinus und eine fehlende Kontrastmittelanreicherung nach intravenöser Kontrastmittelinjektion.

Zerebrale Blutungen

Zirka 70% der *spontanen intrazerebralen Blutungen* bei Erwachsenen ereignen sich im Rahmen einer *arteriellen Hypertonie*. Seltenere Ursachen spontaner intrazerebraler Blutungen sind Ruptur von Gefäßmißbildungen und Aneurysmen, Antikoagulantientherapie, Blutung in einem Tumor, Amyloidangiopathie, septische Embolien, Vorhofmyxom, Drogenabusus (Kokain). Die Symptomatik und die Prognose der spontanen intrazerebralen Blutungen hängen einerseits von der Lokalisation und andererseits von der Größe ab. 90% der intrazerebralen hypertensiven Blutungen (**Abb. 9-17**) ereignen sich supratentoriell. Vorzugslokalisationen sind dabei das Putamen, der Thalamus, der Nucleus caudatus.

Die neuroradiologische Abklärung erfordert initial die Durchführung einer CT. Sobald es der Zustand des Patienten erlaubt, ist das MRI die Methode der Wahl. Für den Nachweis der Ursache der zerebralen Blutung ist jedoch nach wie vor die zerebrale Angiographie unerläßlich. In der *CT* erscheinen akute zerebrale Blutungen (**Abb. 9-18**) als homogen hyperdense, ovaläre bis rundliche Areale mit perifokalem Ödem und deutlicher raumfordernder Wirkung. In der subakuten Phase wird das Hämatom isodens (**Abb. 9-18**). In dieser Phase läßt sich um das Hämatom herum eine ringförmige Kontrastmittelanreicherung nachweisen. Sie entspricht dem einwachsenden Granulationsgewebe und zeigt die beginnende Resorption des Hämatomes an. In der chronischen Phase sind Hämatome homogen hypodens, ohne raumfordernde Wirkung.

Die Morphologie des Hämatomes im *MRI* ist komplex und wird auf die Abbauvorgänge des Hämoglobins zurückgeführt (**Tab. 9-1**).

Subarachnoidalblutung (SAB), Aneurysmen

Die Methode der Wahl für den neuroradiologischen Nachweis der akuten Subarachnoidalblutung ist die CT (**Abb. 9-19**). Das MRI ist weniger empfindlich, da hier das subarachnoidale Blut meistens isointens zur Darstellung kommt. Allerdings schließt eine negative CT das Vorliegen einer SAB nicht aus. Die SAB erscheint in der CT als eine Hyperdensität in den basalen Subarachnoidalräumen und Zisternen. Die häufigste Ursache der Subarachnoidalblutung ist ein

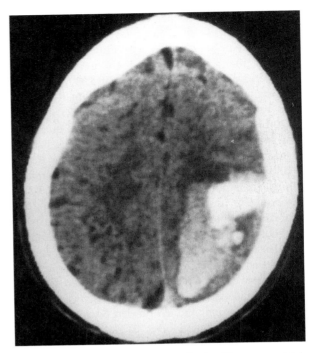

Abb. 9-17: Hypertensive Massenblutung in die Stammganglien. Axiale native Schädel-CT. Hyperdenses raumforderndes Areal im Bereich der Stammganglien rechts mit perifokalem Ödem.

Abb. 9-18: Zweizeitige intrazerebrale Blutung parietal. Axiale native Schädel-CT. Zwei unterschiedlich hyperdense Areale rechts parietal als Hinweis auf eine zweizeitig erfolgte intraparenchymale Blutung.

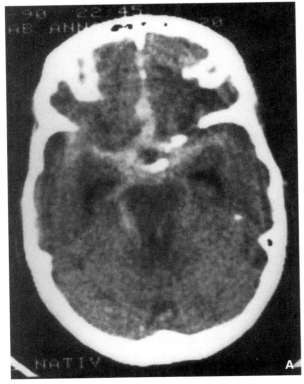

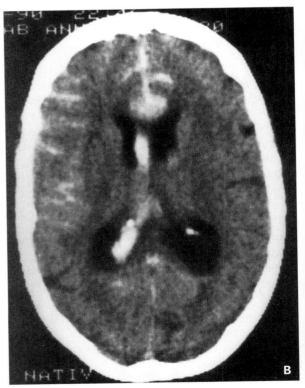

Abb. 9-19: Akute Subarachnoidalblutung. Axiale native Schädel-CT. **(B)** Mit Ventrikeleinbruch. Die basalen Zisternen erscheinen hyperdens. Zusätzlich läßt sich Blut als hyperdenses Material in den zerebralen Sulci rechts-hemisphärisch, in der Fissura interhemisphaerica sowie im Ventrikelsystem nachweisen. Beginnende Ventrikelerweiterung.

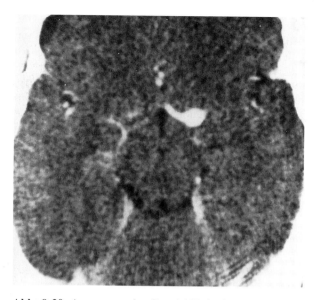

Abb. 9-20: Aneurysma der Carotisbifurkation. Axiale kontrastmittelverstärkte Schädel-CT. Starke ovaläre Kontrastmittelanreicherung im Bereiche der Carotisbifurkation als Hinweis auf ein sackförmiges Aneurysma.

Tab. 9-1: Morphologie der intrazerebralen Hämatome im MRI.

Initialphase (0–12 Stunden):
 T1-gewichtete Aufnahmen: iso- bis hypointens
 T2-gewichtete Aufnahmen: hyperintens mit hypointensem Randsaum

Akute Phase (12 Stunden bis 2 Tage):
 T1-gewichtete Aufnahmen: iso- bis hypointens
 T2-gewichtete Aufnahmen: hypointens

Frühe subakute Phase (2 Tage bis 1 Woche):
 T1-gewichtete Aufnahmen: hyperintens
 T2-gewichtete Aufnahmen: hypointens

Späte subakute Phase (1 bis 2 Wochen):
 T1-gewichtete Aufnahmen: hyperintens
 T2-gewichtete Aufnahmen: hyperintens

Chronische Phase (älter als 2 Wochen):
 T1-gewichtete Aufnahmen: isointens
 T2-gewichtete Aufnahmen: hyperintens mit stark hypointensem Randsaum (Hämosiderin)

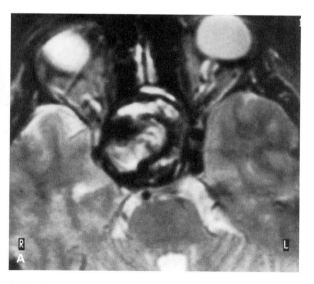

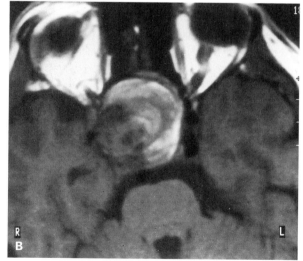

9.
Zentrales Nervensystem

Abb. 9-21: Riesenaneurysma der Arteria carotis interna. **(A)** Axiales T2-gewichtetes MRI. **(B)** Axiales T1-gewichtetes MRI. Große rundliche Läsion im Sinus cavernosus und im Sellagebiet rechts mit inhomogener Signalverteilung, vereinbar mit partiell thrombosiertem Riesenaneurysma der Pars cavernosa der rechten Arteria carotis interna.

rupturiertes Aneurysma (**Abb. 9-20**). Die Aneurysmen entstehen in der Regel an Verzweigungsstellen der basalen Hirngefäße. Typische Lokalisationen sind die Arteria carotis interna auf Höhe der Arteria communicans posterior und Arteria choroidea anterior, die intrakranielle Carotisbifurkation, die Arteria communicans anterior, die Bifurkation der Arteria cerebri media sowie die Bifurkation der A. basilaris. Die kontrastmittelverstärkte CT läßt größere Aneurysmen direkt nachweisen. Die definitive Diagnose von zerebralen Aneurysmen erfolgt mittels zerebraler Angiographie. Voraussetzung für die Durchführung einer zerebralen Angiographie im Rahmen einer SAB ist ein klinisch guter neurologischer Zustand des Patienten.

Aneurysmen erscheinen als sackförmige Ausstülpungen im Bereiche von Verzweigungsstellen zerebraler Gefäße. Peripher gelegene Aneurysmen sind meistens mykotisch (entstanden durch septische Embolien). Mykotische Aneurysmen kommen vor allem bei Kindern vor. Zerebrale Aneurysmen können über 1,5 cm im Durchmesser groß sein (sogenannte Riesen-Aneurysmen) (**Abb. 9-21**). Diese lassen sich sowohl in der CT als auch im MRI direkt nachweisen. Große Aneurysmen können partiell oder vollständig thrombosiert sein. Thrombosierte Aneurysmaanteile erscheinen in der CT iso- bis leicht hyperdens und nehmen kein Kontrastmittel auf. Im MRI erscheinen thrombosierte Anteile auf T1-gewichteten Aufnahmen als hyperintense Areale. Der offene Aneurysmaanteil erscheint im MRI als flußbedingte Hypointensität, während in der CT im offenen Aneurysmaanteil eine Kontrastmittelaufnahme erfolgt.

Zerebrale Gefäßmißbildungen

Pathologisch-anatomisch werden zerebrale Gefäßmißbildungen in arteriovenöse Gefäßmißbildungen, Kavernome, sogenannte venöse Angiome und Telangiektasien unterteilt. Klinische Relevanz haben vor allem die arteriovenösen Gefäßmißbildungen und die Kavernome. Zerebrale Gefäßmißbildungen können zu intrazerebralen Blutungen führen. Sie können sich aber auch durch fokale neurologische Ausfälle sowie durch epileptische Anfälle manifestieren. Die neuroradiologische Abklärung erfolgt mittels MRI und zerebraler Angiographie.

Arteriovenöse Gefäßmißbildungen (**Abb. 9-22**) sind gekennzeichnet durch dilatierte zuführende Arterien, ein pathologisches arteriovenöses Konvolut (Nidus) und pathologische, drainierende zerebrale Venen. Sie kommen im gesamten ZNS vor und werden in kortikale oder oberflächliche und tiefgelegene oder zentrale unterteilt. Aufgrund der arteriellen Versorgung werden arteriovenöse Gefäßmißbildungen in piale, gemischte, piale-durale und durale AV-Angiome unterteilt. Über 70% der AV-Angiome sind pialen Typs. In der CT erscheinen AV-Angiome als stark kontrastmittelaufnehmende, girlandenförmige Strukturen mit nur diskreter raumfordernder Wirkung. Im MRI ist das AV-Angiom durch eine girlandenförmige Hypointensität (flußbedingt) gekennzeichnet. Innerhalb des Angiomes lassen sich häufig hyperintense Herde nachweisen (Gliose, Ischämien, ältere Blutungen).

Kavernome (**Abb. 9-23**) sind venöse zerebrale Gefäßmißbildungen und bestehen aus zusammenhängenden erweiterten sinusoidalen Räumen. Sie können raumfordernd sein. Blutungen erfolgen in zirka 40% der Kavernome. In der CT erscheinen sie als leicht hyperdense, homogen und schwach kontrastmittelaufnehmende, leicht raumfordernde Areale. Im MRI ist das Kavernom durch eine gemischte Intensität gekennzeichnet.

Sogenannte *venöse Angiome* bestehen lediglich aus einer dilatierten transzerebral verlaufenden Vene, die sowohl computertomographisch als auch mit dem MRI als eine lineare vaskuläre Struktur innerhalb des Hirngewebes nachgewiesen wird. Sie stellen Anomalien der normalen venösen Drainage des Gehirns dar.

Teleangiektasien entgehen meistens dem CT- oder MRI-Nachweis. Ihre Hauptlokalisation ist die Pons. Sie manifestieren sich in der Regel durch eine pontine Blutung.

Carotis-Cavernosus-Fistel

Eine Carotis-Cavernosus-Fistel entsteht in der Regel *traumatisch* durch Lazeration der Wand der Arteria carotis interna in ihrem Verlauf durch den Sinus cavernosus. Selten entsteht eine Carotis-Cavernosus-Fistel im Rahmen von Gefäßwanderkrankungen (Ehlers-Danlos-Syndrom). Die Carotis-Cavernosus-Fistel ist durch eine Ruptur der Wand der Arteria carotis interna im Sinus cavernosus gekennzeichnet. Dadurch kommt es zu einem Austritt des Blutes aus der Arteria carotis interna direkt in den Sinus cavernosus. Aus dem Sinus cavernosus wird das Blut über die ableitenden Venen, insbesondere der Vena ophthalmica superior, drainiert. Letzteres führt zu einem pulsierenden Exophthalmus. In der CT und im MRI läßt sich als diagnostisches Kriterium die dilatierte ipsilaterale Vena ophthalmica superior sowie eine Erweiterung des ipsilateralen Sinus cavernosus erkennen. Die definitive Diagnose der Carotis-cavernosus-Fistel wird angiographisch gestellt.

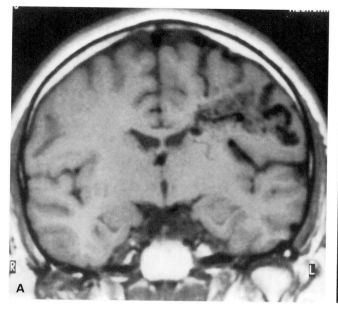
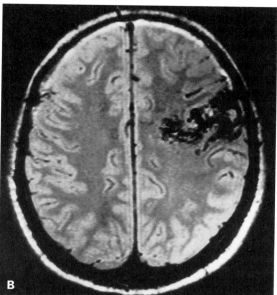

Abb. 9-22: Arteriovenöse Mißbildung, Zentralregion links. **(A)** Koronares T1-gewichtetes MRI. **(B)** Axiales T2-gewichtetes MRI. Keilförmig konfiguriertes Areal, bestehend aus gewunden verlaufenden Strukturen ohne Signal (flow void), vereinbar mit AVM.

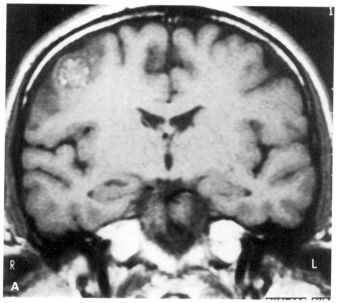
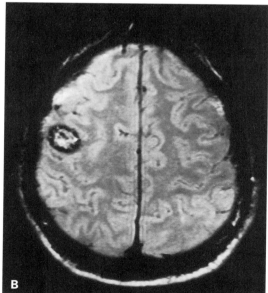

Abb. 9-23: Kavernom. **(A)** T1-gewichtetes koronares MRI. **(B)** T2-gewichtetes axiales MRI. Rechts frontal kortikal und subkortikal rundlich-ovaläre nur diskret raumfordernde Läsion gemischter Sigalintensität. Die periphere Hypointensität entspricht Hämosiderinablagerungen.

Neoplasien

ZNS-Tumoren machen etwa 10% aller Körpertumoren aus. 85% der ZNS-Tumoren sind intrakraniell lokalisiert, 15% intraspinal. Von den intrakraniellen Tumoren sind etwa 35% glialen Ursprungs (Astrozytom, Glioblastom, Ependymom usw.), etwa 40% Metastasen, 14% Meningeome, 8% Akustikusneurinome und 10% Hypophysenadenome. Die Mehrheit der intrakraniellen Tumoren beim Erwachsenen liegen supratentoriell. Die meisten Tumoren des Kindesalters sind in der hinteren Schädelgrube lokalisiert (Astrozytom, Ependymom, Medulloblastom). Gewisse Tumoren weisen eine Tendenz zur subarachnoidalen (Medulloblastom, Germinom) oder zur subependymalen (Ependymom, Glioblastom, Melanom, Lymphom) Aussaat auf.

Für die neuroradiologische Abklärung intrakranieller Tumoren hat sich das MRI der CT als überlegen erwiesen. Die multiplanare Darstellungsmöglichkeit, die bessere Darstellung der Hirnanatomie und die hohe Empfindlichkeit zum Nachweis neoplastischen Gewebes machen das MRI die Methode der Wahl für die Abklärung intrakranieller Tumoren. Bei notfallmäßigen Situationen im Rahmen von Tumorkomplikationen (z.B. Herniation) ist jedoch nach wie vor die CT die Methode der Wahl. Intratumorale Verkalkungen werden mit der CT besser als mit dem MRI erfaßt. Insofern stellt die CT bei gewissen Fragestellungen eine zum MRI komplementäre Untersuchungsmethode dar. Für die neuroradiologische Abklärung stark vaskularisierter Tumoren (Meningeom, Hämangioblastom) ist die Angiographie als ergänzende Untersuchungsmethode angezeigt. Nebst der Erfassung des Vaskularisationsgrades sind die Indikationen zur Angiographie der Nachweis der Beziehung des Tumors zu den benachbarten Gefäßen sowie unter Umständen eine präoperative Embolisation.

Topographische Einteilung intrakranieller Tumoren

Die präzise Lokalisation und topographische Analyse intrakranieller Tumoren ist für die Operationsplanung essentiell (**Tab. 9-2**). Gewisse intrakranielle Tumoren weisen eine Prädilektion für eine spezielle Lokalisation auf. Die präzise Lokalisation des Tumors wird durch das triplanare MRI durchgeführt. Wichtig ist die Unterscheidung zwischen sogenannten extra- und intraaxialen Tumoren. *Extraaxiale Tumoren* sind in der Regel benigne Tumoren, welche außerhalb des Hirngewebes entstehen und das Hirngewebe verdrängen (Meningeome, Neurinome). *Intraaxiale Tumoren* entstehen und wachsen im Hirngewebe. Sie sind häufig maligne (Gliome, Metastasen).

Multiple intraaxiale Tumoren sind in der Regel Metastasen. Das primäre Lymphom des ZNS kann auch multipel auftreten. Selten werden sogenannte multifokale Glioblastome beobachtet. Bei *multiplen extraaxial lokalisierten Tumoren* muß am ehesten eine sogenannte Meningiomatosis im Rahmen der Neurofibromatose angenommen werden.

Tumor-Morphologie

Die *CT-* und *MRI-Analyse* der morphologischen Eigenschaften von intrakraniellen Tumoren ist für die spezifische Diagnose des jeweiligen Tumor-Typs wichtig. Grundsätzlich können intrakranielle Tumoren solid, gemischt solid und zystisch, vorwiegend zystisch, multizystisch oder nur zystisch sein. Darüber hinaus können sie Verkalkungen, andere Gewebsanteile wie Fett sowie Blutungsherde enthalten. Alle diese Faktoren bestimmen die Dichte des Tumors auf den CT-Aufnahmen sowie seine Intensität auf den MRI-Aufnahmen. Bei soliden Tumoranteilen sind es die Zelldichte, die chemische zelluläre Zusammensetzung, der Vaskularisationsgrad, der intrazelluläre Wassergehalt, welche die Dichte des Tumors im CT und seine Intensität im MRI bestimmen. Der Vaskularisationsgrad des Tumors sowie der Zustand der Bluthirnschranke bestimmen das Kontrastmittelverhalten des Tumors in der CT und im MRI. Grundsätzlich gilt, daß stark vaskularisierte Tumoren eine homogene Kontrastmittelaufnahme aufweisen. Tumoren, welche eine Bluthirnschrankenstörung aufweisen (maligne Tumoren), führen zu einer starken, in der Regel ringförmigen oder irregulären Kontrastmittelaufnahme. Bei zystischen Tumoren ist es die chemische Zusammensetzung des Inhalts der Zyste, welche die Tumormorphologie im MRI und in der CT bestimmt. Mit Ausnahme der hämorrhagischen Zysten erscheinen zystische Tumoranteile sowie solitäre Tumorzysten in der CT homogen hypodens. Liquorhaltige Zysten sind auf T1-gewichteten MRI-Aufnahmen hypointens und auf T2-gewichteten Aufnahmen hyperintens. Proteinhaltige Zysten, wie sie bei Gliomen und anderen Hirntumoren vorkommen, sind auf T1-gewichteten Aufnahmen leicht hyperintens und auf T2-gewichteten Aufnahmen hyperintens, aber weniger intensiv als der Liquor. Hämorrhagische und kolloidale Zysten sind sowohl auf T1- als auch auf T2-gewichteten MRI-Aufnahmen stark hyperintens.

Intratumorale Blutungen können sowohl mit der CT als auch mit dem MRI zuverlässig erfaßt werden. Tumoren, welche preferentiell zu Blutungen neigen, sind Metastasen (Bronchus-Karzinom, Melanom,

Tab. 9-2: Topographische Einteilung intrakranieller Tumoren.

Intraaxiale supratentorielle Tumoren
Astrozytom
Oligodendrogliom
Glioblastom
Lymphom
Metastase

Extraaxiale supratentorielle Tumoren
Meningeom
Fibrosarkom der Dura

Intraaxiale infratentorielle Tumoren

Zerebellär
Astrozytom   } (bei Kindern
Medulloblastom   } und Jugendlichen)
Hämangioblastom }
Metastase   } (bei Erwachsenen)

Hirnstamm
Astrozytom
Glioblastom

Extraaxiale infratentorielle Tumoren

Kleinhirnbrückenwinkel
Akustikusneurinom
Meningeom
Epidermoid
Arachnoidalzyste
Ependymom

Foramen jugulare
Glomus-Tumoren
Meningeom
Metastase
Neuriom

Clivus
Chordom
Chondrom

Foramen magnum
Meningeom
Neurofibrom

Sellatumoren
Hypophysenadenom
Kraniopharyngeom
Rathkesche Zyste

Supraselläre Tumoren

Intraaxial
Astrozytom (N. opticus, Hypothalamus)

Extraaxial
Kraniopharyngeom
Hypophysenadenom
Meningeom
Germinom
Arachnoidalzyste

Corpus callosum-Tumoren
Astrozytom
Glioblastom
Lipom

Pinealisregion-Tumoren
Pinealom
Teratom
Germinom
Gliom

Intraventrikuläre Tumoren

Seitenventrikel
Ependymom
Meningeom
Plexuspapillom
Epidermoid
Neurozytom

3. Ventrikel
Kolloidzyste
Ependymom

4. Ventrikel
Ependymom
Plexuspapillom
Dermoid
Epidermoidtumor

9.
Zentrales
Nerven-
system

Hypernephrom) und Glioblastoma multiforme. Nach Kontrastmittelapplikation läßt sich in diesen Fällen in der Regel eine peripher um das Hämatom angeordnete Kontrastmittelaufnahme erkennen. Dadurch können intratumorale Blutungen von spontanen Blutungen differenziert werden.

Beim *perifokalen Ödem* handelt es sich um ein sogenanntes vasogenes Ödem, welches durch Störung der Bluthirnschranke entsteht. Entsprechend wird ein perifokales Ödem vor allem bei malignen Hirntumoren (und besonders bei Metastasen) beobachtet. Es spart typischerweise die graue Substanz aus und dehnt sich fingerförmig entlang den Bahnen der weißen

Substanz aus. Häufig wird die klinische Symptomatik durch das ausgeprägte Ödem und weniger durch den Hirntumor selbst hervorgerufen.

Große Tumoren, die von einem starken perifokalen Ödem begleitet werden, führen zu Massenverschiebungen und damit zu *Herniationen* im intrakraniellen Raum. Herniationen stellen klinisch Notfallsituationen dar und werden in der Regel mittels CT abgeklärt.

Astrozytome niedrigen Grades

Sie sind meistens in der hemisphärischen weißen Substanz lokalisiert. Im CT erscheinen sie als leicht hypodense, unscharf begrenzte Masse mit schwacher

Kontrastmittelanreicherung. Gelegentlich weisen sie Verkalkungen auf. Sie werden von einem nur leichten perifokalen Ödem begleitet und rufen eine nur leichte raumfordernde Wirkung hervor. Im MRI sind diese Tumoren auf T1-gewichteten Aufnahmen hypo- und auf T2-gewichteten Aufnahmen hyperintens (**Abb. 9-24**). Das Kontrastmittelverhalten im MRI ist ähnlich demjenigen bei der CT. 10% der pädiatrischen intrakraniellen Tumoren sind supratentorielle Astrozytome niedrigen Grades. Diese können im Gegensatz zu den Astrozytomen des Erwachsenen intensiv und homogen Kontrastmittel aufnehmen.

Eine Sondergruppe bildet das sogenannte *Kleinhirn-Astrozytom* (**Abb. 9-25**). Es kommt vor allem bei Kindern und jungen Erwachsenen vor (ca. 8% der Hirntumoren in dieser Altersgruppe). Sie haben, im Gegensatz zu den Gliomen des Erwachsenen eine sehr gute Prognose. Die Mehrheit dieser Tumoren ist zystisch. Sie können aber auch solide Anteile haben oder seltener rein solid sein. Sie liegen typischerweise exzentrisch mit Befall des Vermis und einer Kleinhirnhemisphäre. Beim Zeitpunkt ihres Nachweises sind diese Tumoren meist relativ groß (Durchmesser mehr als 5 cm) und bewirken bereits einen Okklusiv-Hydrozephalus durch Kompression des 4. Ventrikels. In der CT erscheinen die zystischen Kleinhirnastrocytome als hypodense zystische Befunde mit einem randständigen kontrastmittelaufnehmenden Knötchen. Ähnliche Befunde lassen sich beim MRI erheben, wobei hier auf T1-gewichteten Aufnahmen der Zysteninhalt hypo- und auf T2-gewichteten Aufnahmen hyperintens ist.

Astrozytome hohen Malignitätsgrades

Diese Gruppe umfaßt das *anaplastische Astrozytom* (Astrozytom Grad III) und das *Glioblastoma multiforme* (**Abb. 9-26, 9-27**). Im CT weisen diese Tumoren eine unregelmäßige Dichte und eine unregelmäßige Begrenzung auf. Es kommt zu einer inhomogenen Kontrastmittelanreicherung mit zentralen Hypodensitäten und peripherer unregelmäßiger Kontrastmittelaufnahme. Gelegentlich lassen sich intratumorale dilatierte Gefäße erkennen. Es liegt in der Regel ein ausgeprägtes perifokales Ödem vor sowie eine stark raumfordernde Wirkung. Verkalkungen sind selten. Intratumorale Blutungen kommen gelegentlich vor (sogenanntes Glioblastoma apoplecticum). Eine periventrikuläre und subarachnoidale Tumoraussaat kommt ebenfalls gelegentlich vor. In seltenen Fällen kann das Glioblastom multifokal auftreten. Das diagnostische Merkmal der Glioblastome ist die unregelmäßige ringförmige Kontrastmittelanreicherung mit zentral gelegenen Nekrosen. Dieser Befund wird sowohl auf CT- als auch auf MRI-Aufnahmen erhoben.

Abb. 9-24: Low-grade Astrozytom, insulär links. (**A**) Axiales T1-gewichtetes gadoliniumverstärktes MRI. (**B**) Axiales T2-gewichtetes MRI. Im Bereich der Insel mit Ausdehnung im frontalen Marklager homogenes Areal erniedrigter Signalintensität auf der T1-gewichteten Aufnahme und homogen hoher Signalintensität auf der T2-gewichteten Aufnahme mit Kompression des linken Seitenventrikels.

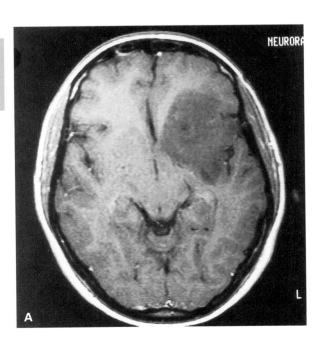

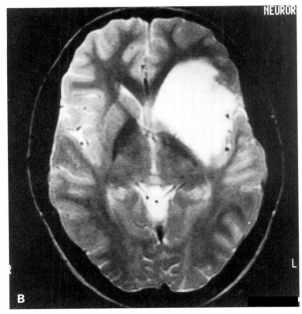

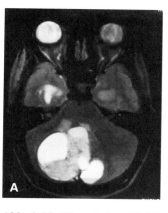 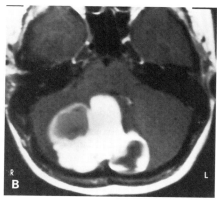 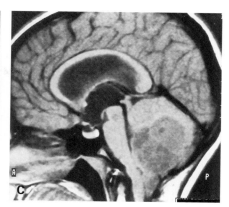

Abb. 9-25: Pilozytisches Kleinhirnastrozytom. **(A)** Axiales T2-gewichtetes MRI. **(B)** T1-gewichtetes axiales gadolini-umverstärktes MRI. **(C)** Sagittales T1-gewichtetes natives MRI. Größere raumfordernde Läsion rechts zerebellär und im Vermis gemischter Signalintensität und mit homogener intensiver Kontrastmittelanreicherung in den soliden Antei-len. Starke Kompression des vierten Ventrikels.

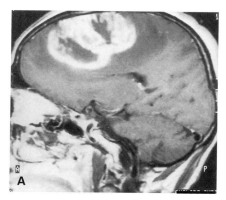 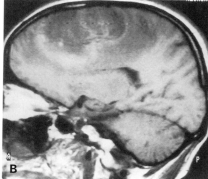 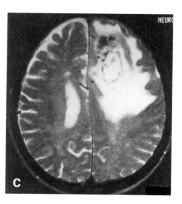

Abb. 9-26: Glioblastoma multiforme. **(A)** Sagittales T1-gewichtetes gadoliniumverstärktes MRI. **(B)** Sagittales T1-gewichtetes natives MRI. **(C)** T2-gewichtetes axiales natives MRI. Größere teils zystische raumfordernede Läsion rechts frontal mit peripherer intensiver Kontrastmit-telanreicherung und ausgedehntem perifokalem Ödem.

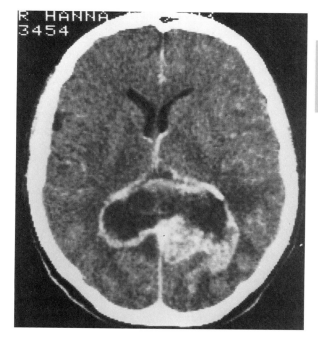

Abb. 9-27: Schmetterlingsglioblastom im Corpus callosum. Axiale kontrastmittelverstärkte Schädel-CT. Im Splenium des Corpus callosum große zentral nekrotische peripher kontrastmittelaufnehmende Raumforderung mit sekundärer Ausdehnung im parietalen Marklager links.

9.
Zentrales
Nerven-
system

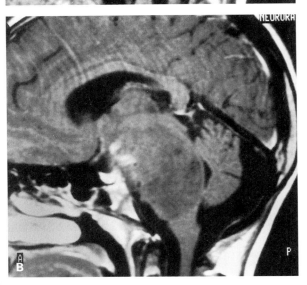

Abb. 9-28: Ponsgliom. **(A)** Sagittales T1-gewichtetes MRI. **(B)** Sagittales T1-gewichtetes gadoliniumverstärktes MRI. Große Raumforderung in der Pons mit inhomogener Signalverteilung und diskreter Kontrastmittelanreicherung. Kompression des vierten Ventrikels.

Ponsgliom

Ponsgliome (**Abb. 9-28**) machen 15% der pädiatrischen Hirntumoren aus. Sie können jedoch auch bei Erwachsenen auftreten. Im CT läßt sich in der Regel eine heterogene Dichte, bestehend aus iso- und hypodensen Anteilen, erkennen, welche verschiedene Grade der Kontrastmittelaufnahme aufweisen kann. Die Tumoren weisen häufig zystische Anteile auf und komprimieren den 4. Ventrikel. Das MRI ist der CT im Nachweis sowie in der topographischen Analyse dieser Tumoren überlegen. Auf T2-gewichteten Aufnahmen sind die Tumoren hyperintens und können so zuverlässiger als mit der CT erfaßt werden. Bei der CT sind Ponsgliome häufig isodens oder durch Knochenartefakte unerkennbar.

Optikus- und Hypothalamusgliom

Optikus- und Hypothalamusgliome machen 8% der pädiatrischen Hirntumoren aus. Mehr als ein Drittel dieser Patienten weisen eine *Neurofibromatose* auf. Histologisch handelt es sich hier meistens um Astrozytome niedrigen Grades, was den häufig benignen Verlauf dieser Tumoren erklärt. Die multiplanare Darstellungsmöglichkeit des MRI erlaubt die präzise Lokalisation und topographische Analyse dieser Tumoren. Auf T1-gewichteten Aufnahmen erscheinen diese häufig großen Tumoren als leicht hypointens und auf T2-gewichteten Aufnahmen homogen hyperintens. Nach Gadoliniumgabe weisen sie eine homogene Kontrastmittelaufnahme auf. Im CT erscheinen sie als isodense Tumoren, welche eine homogene und mäßig starke Kontrastmittelaufnahme aufweisen. Es lassen sich gelegentlich intratumorale Zysten nachweisen. Diese Tumoren führen zu einer Druckarrosion des Sulcus chiasmatis in der Sella, wodurch in sagittalen MRI-Aufnahmen die Sella eine Omegaform annimmt (typisches Kennzeichen).

Oligodendrogliom

Oligodendrogliome (**Abb. 9-29, 9-30**) machen 5 bis 7% der pirmären intrakraniellen Tumoren aus und kommen fast ausschließlich bei Erwachsenen vor. Häufige Lokalisation ist das *Centrum semiovale*. Bis zu 90% der Oligodendrogliome weisen intratumorale Verkalkungen auf. In der CT erscheinen diese Tumoren als verkalkende Massen mit gemischter Dichte und unregelmäßiger Kontrastmittelaufnahme. Die typischen intratumoralen kleineren Verkalkungen entgehen häufig dem Nachweis im MRI.

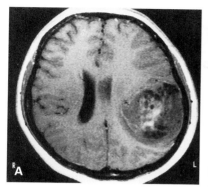
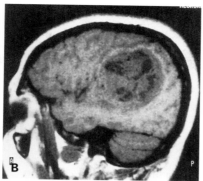
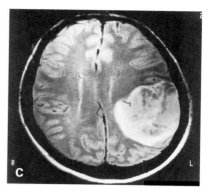

Abb. 9-29: Oligodendrogliom partietal. **(A)** Axiales T1-gewichtetes gadoliniumverstärktes Schädel-MRI. **(B)** Sagittales natives T1-gewichtetes MRI. **(C)** Axiales T2-gewichtetes MRI. Parietale Raumforderung gemischter Signalintensität mit Kompression und Verlagerung des Ventrikelsystems. Die hypointensen Bezirke innerhalb der Läsion entsprechen grobschollligen Verkalkungen.

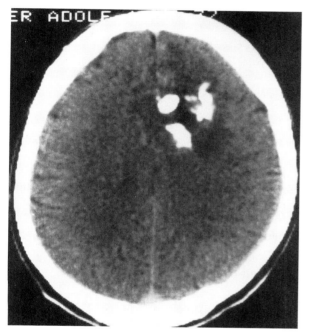

Abb. 9-30: Oligodendrogliom frontal. Axiale native Schädel-CT. Grobschollige Verkalkungen links frontal paramedian in einem Oligodendrogliom.

Abb. 9-31: Medulloblastom. **(A)** Axiales T2-gewichtetes MRI. **(B)** Sagittales T1-gewichtetes gadoliniumverstärktes MRI. **(C)** Axiales T1-gewichtetes gadoliniumverstärktes MRI. Große oväre Raumforderung im Bereiche des Vermis und des vierten Ventrikels mit inhomogener Kontrastmittelanreicherung.

9. Zentrales Nervensystem

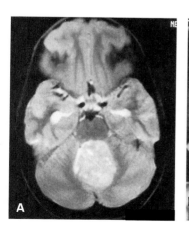
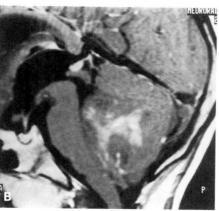
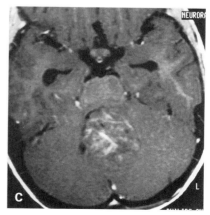

Ependymom

Ependymome machen 6% aller intrakraniellen Gliome aus. Sie entstehen aus den Ependymzellen und sind deswegen entweder rein intraventrikulär oder ventrikelnah lokalisiert. Sie kommen vor allem bei Kindern und jungen Erwachsenen vor. Mehr als 60% der Ependymome sind im 4. Ventrikel lokalisiert. In der CT erscheinen sie als isodense bis leicht hyperdense Tumoren mit einer homogenen Kontrastmittelaufnahme. 50% der Ependymome weisen Verkalkungen auf. Intratumorale Zysten kommen häufiger bei supra- als bei infratentoriellen Ependymomen vor. Ependymome können eine Aussaat im Subarachnoidalraum hervorrufen. Diese wird vor allem auf kontrastmittelverstärkten MRI-Aufnahmen erkannt.

Medulloblastom

Medulloblastome (**Abb. 9-31**) machen 17% der pädiatrischen intrakraniellen Tumoren aus. Sie gehen von primitiven neurektodermalen Zellen aus und sind in der Regel maligne. Hauptlokalisation ist das *Kleinhirn*. Medulloblastome kommen vor allem im Kindesalter und nur selten beim Erwachsenen vor. Im Kindesalter sind Medulloblastome in der Regel in der Mittellinie der hinteren Schädelgrube (Vermis) lokalisiert, beim Erwachsenen mehr lateral. In der CT erscheinen Medulloblastome als leicht hyperdense, homogen kontrastmittelaufnehmende Tumoren. In 25% der Tumoren lassen sich Verkalkungen nachweisen. Größere Tumoren können zystische Anteile haben, die hypodens sind. Medulloblastome haben die Tendenz, das Dach des 4. Ventrikels zu infiltrieren und sich intraventrikulär auszudehnen.

Im MRI erscheinen Medulloblastome auf T1-gewichteten Aufnahmen leicht hypointens und auf T2-gewichteten Aufnahmen hyperintens. Sie zeichnen sich durch eine homogene Kontrastmittelaufnahme aus. Medulloblastome führen häufig zu einer subarachnoidalen Aussaat (**Abb. 9-32**). Diese wird mittels kontrastmittelverstärkter MRI zuverlässiger als mittels kontrastmittelverstärkter CT nachgewiesen. Typische Lokalisationen der subarachnoidalen Aussaat sind der präpontine Subarachnoidalraum sowie die supraselläre Zisterne.

Plexuspapillom

Es handelt sich um einen gutartigen intraventrikulären Tumor, welcher vom Epithel des Plexus chorioideus ausgeht. Bei Kleinkindern wird das Plexuspapillom in der Regel im Atrium des Seitenventrikels und beim älteren Kind sowie jungen Erwachsenen im 4. Ventrikel beobachtet. In der CT erscheinen Plexuspapillome

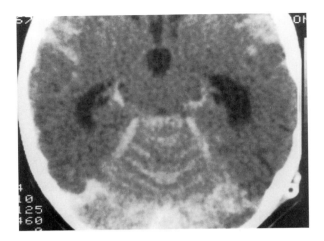

Abb. 9-32: Subarachnoidale Tumoraussaat bei Medulloblastom. Axiale kontrastmittelverstärkte Schädel-CT. In den Vermisfurchen läßt sich eine Kontrastmittelanreicherung erkennen.

als hyperdense, intensiv und homogen kontrastmittelaufnehmende intraventrikuläre Tumoren, die praktisch immer zu einem *Hydrozephalus* führen. Der Hydrozephalus entsteht durch eine Liquorüberproduktion durch den Tumor. Zusätzliches diagnostisches MRI-Merkmal der Plexuspapillome ist der Nachweis von intratumoralen Gefäßen.

Tumoren der Pinealisregion

Grundsätzlich werden Tumoren der Pinealisregion in drei Kategorien unterteilt:

1. Keimzelltumoren: Germinome, embryonales Karzinom, Teratom
2. Pinaliszelltumoren: Pineozytom und Pineoblastom
3. Andere Tumoren: Gliome, Meningeome, Metastasen.

Tumoren der Pinealisregion machen etwa 1% aller intrakraniellen Tumoren aus. Mehr als 50% dieser Tumoren sind Germinome, während weniger als 25% Pinealiszelltumoren sind. Während Germinome und Teratome sowie das embryonale Karzinom vor allem bei Männern vorkommen, weisen Pinealiszelltumoren keine Geschlechtsprädilektion auf. Die neuroradiologische Abklärung der Pinealisgegendtumoren erfolgt mittels multiplanarer MRI, welche eine präzise topographische Evaluation des Tumors ermöglicht.

Germinome sind hyperdense, stark kontrastmittelaufnehmende Tumoren, die zusätzlich grobschollige Verkalkungen aufweisen. Der Pinealiskalk ist im Tumor eingeschlossen. Sie führen zu einer Infiltration des 3. Ventrikels und zu einer subarachnoidalen Aussaat. Auf T1- und T2-gewichteten MRI-Aufnahmen erscheinen sie isointens, haben eine irreguläre Begrenzung und weisen eine homogene intensive Kontrastmittelaufnahme auf.

Teratome sind scharf begrenzt, enthalten typischerweise Kalk und Fett und zeigen eine schwache Kontrastmittelaufnahme. Durch Ruptur des Tumors kommt es zu einem Austritt von Fettgewebe im Ventrikel und Subarachnoidalraum, wodurch klinisch eine aseptische Meningitis entsteht.

Pineozytome erscheinen in der CT als hypo- bis leicht hyperdense Tumoren mit homogener Kontrastmittelaufnahme.

Pineoblastome erscheinen in der CT als hyperdense Tumoren ohne Verkalkungen, die Kontrastmittel aufnehmen. Häufig ist das Zentrum hypodens.

Gliome der Pinealisgegend weisen häufig ein ringförmiges Muster auf bedingt durch eine periphere Kontrastmittelanreicherung. Sie führen typischerweise zu einer Verlagerung der Pinealis. Sie können von der Vier-Hügel-Platte oder vom 4. Ventrikel ausgehen.

Meningeome der Pinealisgegend gehen von der Incisura tentorii aus, zu welcher sie eine breitbasige Beziehung haben. Sie führen zu einer Verlagerung der Pinealis, in der Regel nach ventral. Sie sind primär hyperdens, weisen eine homogene Kontrastmittelaufnahme auf und können Verkalkungen enthalten.

Hämangioblastom

Hämangioblastome machen 1% aller intrakraniellen Tumoren aus. Es handelt sich um einen benignen Gefäßtumor mit einem Häufigkeitsgipfel im dritten bis fünften Lebensjahrzehnt. Typische Lokalisationen sind die *Kleinhirnhemisphären*, seltener der Hirnstamm und das Rückenmark. Hämangioblastome kommen auch im Rahmen des von Hippel-Lindau-Syndroms vor. In der CT erscheinen sie als scharf begrenzte Tumoren. 50% der Hämangioblastome sind zystisch und weisen einen wandständigen soliden, homogen und intensiv kontrastmittelaufnehmenden Knoten auf. Sie können multipel auftreten. Im MRI lassen sich zusätzlich intratumorale Gefäße nachweisen. Zum Nachweis des Vaskularisationsgrades und der Beziehungen des Tumors zu benachbarten Gefäßen ist eine Angiographie notwendig.

Epidermoid- und Dermoid-Tumoren

Sie machen weniger als 1% aller intrakranieller Tumoren aus und kommen häufiger bei Männern als bei Frauen vor. Epidermoide treten in der Regel im mittleren Lebensalter auf, während Dermoide im ersten

Lebensjahrzehnt klinisch manifest werden. Typische Lokalisationen dieser Tumoren sind der *Kleinhirnbrückenwinkel* und die *supraselläre Zisterne*. Sie breiten sich typischerweise im Subarachnoidalraum aus. Sowohl auf CT- als auch auf MRI-Aufnahmen haben sie meistens eine lobulierte Kontur. Durch Ruptur der Kapsel kommt es zu einer aseptischen Meningitis. In der CT sind sie homogen hypodens und weisen in der Regel keine Kontrastmittelaufnahme auf. Im MR erscheinen sie hypointens auf T1-gewichteten Aufnahmen und hyperintens auf T2-gewichteten Aufnahmen. Die Dermoide enthalten typischerweise Fett und Kalk.

Kolloidzyste

Sie kommt bei jungen Erwachsenen im *Foramen Monroi* vor. Sie führt typischerweise zu einem intermittierenden Hydrocephalus. Auf CT-Aufnahmen erscheint die Kolloidzyste als eine scharf begrenzte, ovale, hyperdense Masse, die nur eine schwache Kontrastmittelaufnahme zeigt. Kolloidzysten können selten isodens sein. Im MRI erscheinen sie in der Regel isointens bis leicht hyperintens. Die triplanare Darstellungsmöglichkeit des MRI erlaubt die präzise Lokalisation der Kolloidzysten im Foramen Monroi.

Arachnoidalzyste (Abb. 9-33)

Es handelt sich nicht um einen Tumor, sondern um eine zystische Auftreibung der Arachnoidea, welche liquorgefüllt ist. Sie machen weniger als 1% aller

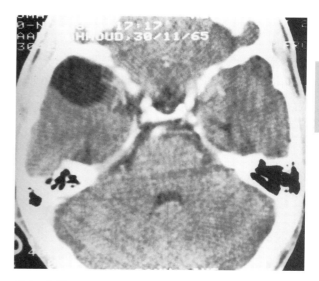

Abb. 9-33: Arachnoidalzyste temporo-polar. Axiale kontrastmittelverstärkte Schädel-CT. Rechts temporo-polar liquor-isodense scharf begrenzte Raumforderung mit Verdünnung des Knochens und Kompression des Temporallappens.

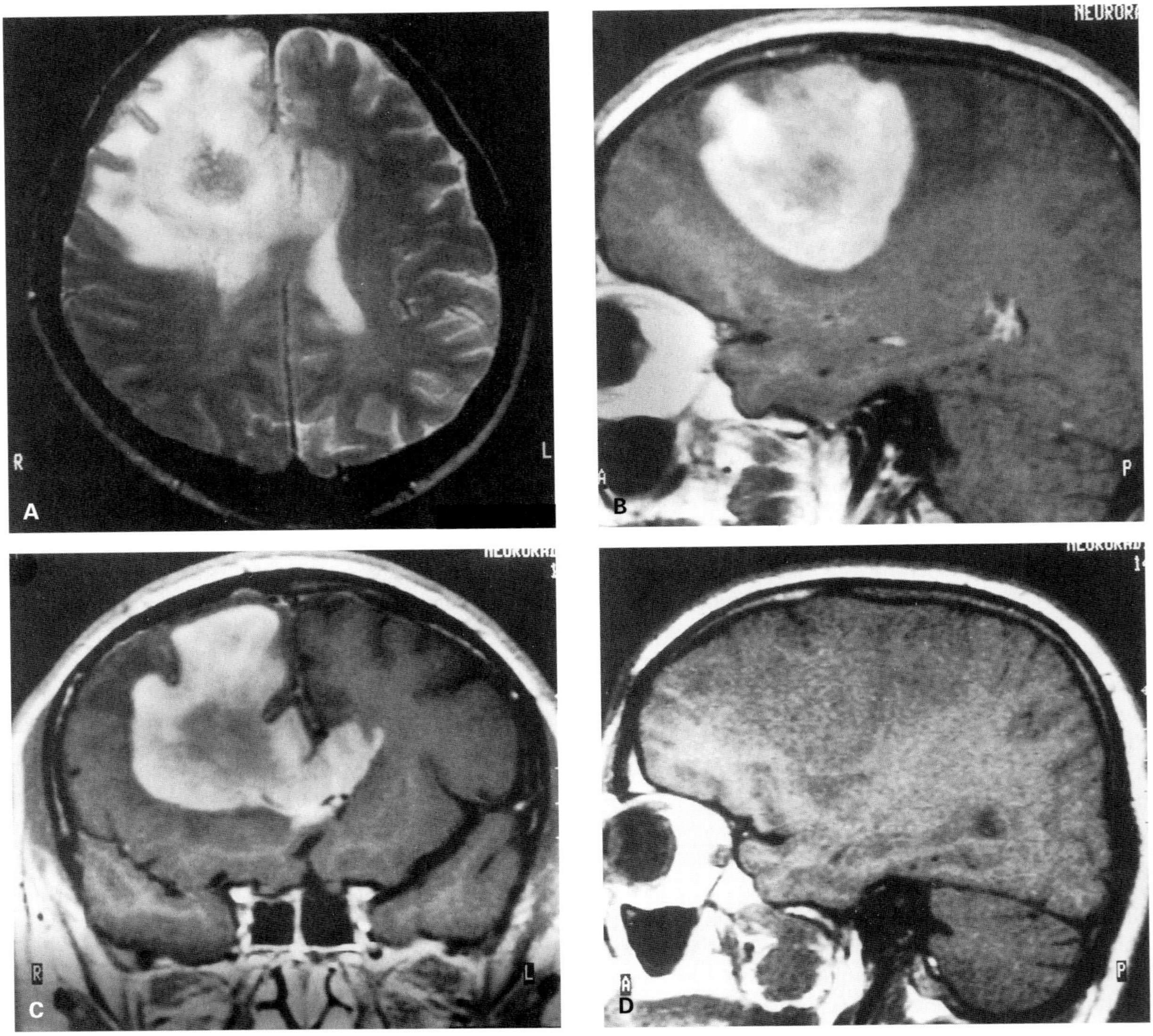

Abb. 9-34: Primäres ZNS-Lymphom frontal rechts. **(A)** Axiales T2-gewichtetes MRI. **(B)** Sagittales T1-gewichtetes gadoliniumverstärktes MRI. **(C)** Coronares T1-gewichtetes gadoliniumverstärktes MRI. **(D)** Sagittales natives T1-gewichtetes MRI. Ausgedehnte rechts frontale Raumforderung mit homogener Kontrastmittelanreicherung und zentraler Hypointensität. Beachte die Beziehung zum Corpus callosum und zum Ventrikelsystem.

intrakraniellen Raumforderungen aus. Arachnoidalzysten können auch nach Trauma sowie nach Meningitis entstehen. Typische Lokalisation ist die *mittlere Schädelgrube*. Andere Lokalisationen sind die suprasellärre Zisterne, der Kleinhirnbrückenwinkel sowie der retrozerebelläre Raum. In der CT und im MRI erscheinen sie als scharf begrenzte, bikonvexe, liquorhaltige, expansive Prozesse, welche zu einer typischen Druckarrosion des benachbarten Knochens führen.

Primäres Lymphom des Gehirns (Abb. 9-34)

Primäre Lymphome des Gehirns machen weniger als 1% der primären Hirntumoren aus. Sie kommen vor allem bei immunosupprimierten Patienten sowie im Rahmen von Aids vor. Typische Lokalisationen sind die Stammganglien, der Thalamus, das Corpus callosum. Mehr als 40% der zerebralen primären Lymphome treten multipel auf. Typisches Merkmal ist die ventrikuläre Ausbreitung. In der CT und im MRI erscheinen sie als mehr oder weniger scharf begrenzte, iso- bis leicht hyperdense, homogen kontrastmittelaufnehmende Tumoren. Intratumorale Zysten sind selten.

Metastasen

Etwa 40% der zerebralen Tumoren sind Metastasen **(Abb. 9-35)**. Am häufigsten werden Metastasen des *Mammakarzinoms, Bronchuskarzinoms* und *Melanoms* beobachtet. Metastasen stellen den häufigsten Kleinhirntumor des Erwachsenen dar. Typische Lokalisation der Metastasen sind der kortiko-medulläre Übergang sowie die tiefen Abschnitte des Gehirns. Das kontrastmittelverstärkte MRI ist der kontrastmittelverstärkten CT im Nachweis von zerebralen Metastasen überlegen. Auf T2-gewichteten Aufnahmen erscheinen Metastasen als primär hyperintense rundliche Läsionen mit starkem perifokalem Ödem. Solitäre Metastasen sind differentialdiagnostisch vom malignen Gliomen abzugrenzen. Metastasen können zu Einblutungen führen. Typischerweise erfolgt dies bei Melanom- und Hypernephrom-Metastasen. Metastasen können sich auch entlang des Subarachnoidalraumes ausdehnen und so zu einer Meningitis carcinomatosa führen (Melanom, Bronchuskarzinom, Mammakarzinom, Lymphom, Leukämie).

Meningeom

Meningeome **(Abb. 9-36)** machen 15% aller intrakraniellen Tumoren aus. Sie sind in der Regel *benigne* Tumoren. Maligne Varianten sind jedoch bekannt. Sie entstehen aus Arachnoidaldeckzellen und sind extra-

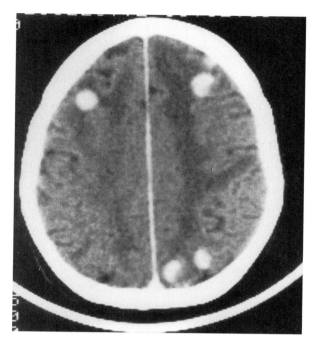

Abb. 9-35: Multiple Hirnmetastasen bei Mammakarzinom. Axiale kontrastmittelverstärkte Schädel-CT. Multiple intensiv Kontrastmittelaufnehmende Läsionen am kortikomedullären Übergang in beiden Hemisphären. Ausgedehnte rechts frontale Raumforderung mit Verlagerung der Falx nach links.

zerebral (extraaxial) lokalisiert und mit der Dura verwachsen. Die seltenen intraventrikulären Meningeome entstehen aus der Tella chorioidea des Plexus chorioideus. Meningeome treten bevorzugt im mittleren und höheren Lebensalter auf und finden sich doppelt so häufig bei Frauen als bei Männern. Typische Lokalisationen sind die Falx, die Parasagittalregion, das Tuberculum sellae, der Keilbeinflügel, die Olfaktoriusrinne, das Tentorium und der Kleinhirnbrückenwinkel. Meningiome bei Kindern sowie multiple Meningeome werden im Rahmen der Neurofibromatosis von Recklinghausen beobachtet. In der CT erscheinen Meningeome als primär hyperdense, homogen und intensiv kontrastmittelaufnehmende, scharf begrenzte Tumoren mit breitbasigem Kontakt zur Dura, Tentorium oder Falx. Bis zu 20% der Meningeome weisen intratumorale Verkalkungen auf. Sie führen häufig zu einer Hyperostose des benachbarten Knochens. Perifokales Ödem wird häufig bei Meningeomen beobachtet. Selten kommen zystische intratumorale Anteile vor.

Im MRI sind Meningeome ohne Kontrastmittelgabe schwer vom benachbarten Hirngewebe abzugrenzen. T1-gewichtete kontrastmittelverstärkte Aufnahmen

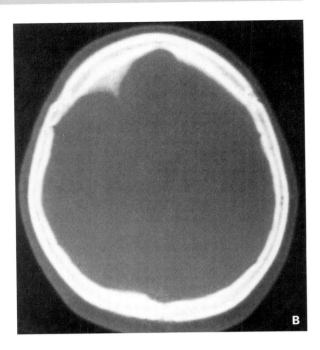

Abb. 9-36: Konvexitätsmeningeom. **(A)** Axiale kontrast-mittelverstärkte Schädel-CT. **(B)** Axiale kontrastmittelver-stärkte Schädel-CT, Knochenfenster. Leicht inhomogene jedoch scharf begrenzte Kontrastmittelanreicherung. Um-schriebene Hyperostose der frontalen Schädelkalotte an der Basis des Tumors.

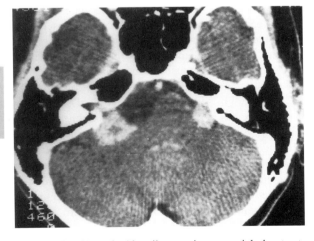

Abb. 9-37: Bilaterale Akustikusneurinome, axiale kontrast-mittelverstärkte Schädel-CT. Bilateral im Kleinhirnbrücken-winkel kontrastmittelaufnehmende Tumoren rechts größer als links.

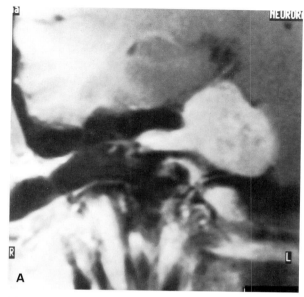

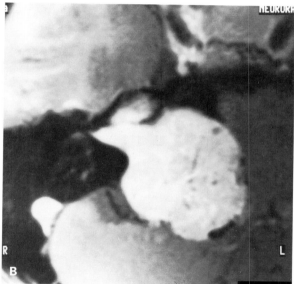

Abb. 9-38: Großes Akustikusneurinom. **(A)** Koronares T1-gewichtetes gadoliniumverstärktes MRI. **(B)** Axiales T1-gewichtetes gadoliniumverstärktes MRI. Homogen und intensiv kontrastmittelaufnehmender Tumor im inneren Gehörgang und im Kleinhirnbrückenwinkel.

lassen eine homogene und starke Kontrastmittelaufnahme erkennen. Diese Aufnahmen lassen die extrazerebrale Lage dieser Tumoren präzis erkennen. Die benachbarte Dura weist als Zeichen der Tumorinfiltration ebenfalls eine lineare Kontrastmittelaufnahme auf. Meningeome, die in der Nähe von zerebralen Sinus entstehen, können zu einer Sinusinvasion bzw. Obliteration führen. Diese wird zuverlässiger mittels MRI als mittels CT nachgewiesen.

Neurinom

Neurinome gehen aus Schwannschen Zellen hervor und kommen vor allem im mittleren Lebensalter vor. Ausgangsnerven sind der Nervus acusticus und weniger häufig der Nervus trigeminus. Selten gehen Neurinome von der kaudalen Hirnnervengruppe (Foramen jugulare) sowie von den Nerven im Sinus cavernosus aus. Bilaterale Akustikusneurinome **(Abb. 9-37)** sowie multiple Neurinome werden im Rahmen der *Neurofibromatosis von Recklinghausen* beobachtet.

Das *Akustikusneurinom* **(Abb. 9-38)** ist der bei weitem häufigste Tumor des Kleinhirnbrückenwinkels. Er entsteht in der Regel im inneren Gehörgang und breitet sich sekundär im Kleinhirnbrückenwinkel aus. Klinisch manifestieren sich Akustikusneurinome durch Innenohrschwerhörigkeit, Tinnitus und Schwindel. Sie führen typischerweise zu einer Erweiterung des inneren Gehörganges. Das MRI ist der CT im Nachweis vor allem kleiner Akustikusneurinome überlegen. Sie erscheinen auf T1-gewichteten Aufnahmen als leicht hypointense Tumoren, die jedoch intensiv Kontrastmittel aufnehmen. Auf T2-gewichteten Aufnahmen sind Neurinome hyperintens. Größere Tumoren weisen häufig zystische Anteile auf.

Hypophysenadenom

Hypophysenadenome machen 10 bis 15% aller intrakranieller Tumoren aus. Histologisch handelt es sich um benigne Tumoren der Adenohypophyse. Hypophysenadenome mit einem Durchmesser von weniger als 1 cm werden als Mikroadenome definiert.

Mikroadenome **(Abb. 9-39)** sind in der Regel hormonell aktiv (Prolaktinome, Wachstumshormon-produzierende Adenome oder ACTH-Adenome). In 25% der Autopsien werden zufällig Mikroadenome nachgewiesen, welche also klinisch asymptomatisch sind. Der CT- oder MRI-Nachweis eines Mikroadenomes, das hormonell inaktiv (asymptomatisch) ist, hat keine klinische Bedeutung.

Makroadenome **(Abb. 9-40)** sind in der Regel hormonell inaktiv. Sie führen durch Kompression des Hypophysengewebes zu einer Hypophyseninsuffi-

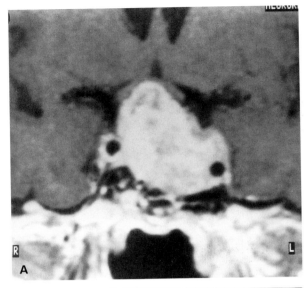

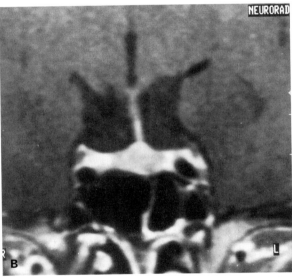

Abb. 9-39: Hypophysenmikroadenom. **(A)** T1-gewichtetes natives koronares MRI. **(B)** T1-gewichtetes koronares gadoliniumverstärktes MRI. Umschriebene Hypointensität im Zentrum der Hypophyse. Diskrete Verlagerung des Hypophysenstiels nach links.

Abb. 9-40: Hypophysenmakroadenom. **(A)** Koronares T1-gewichtetes gadoliniumverstärktes MRI. **(B)** Sagittales T1-gewichtetes gadoliniumverstärktes MRI. Große inhomogen kontrastmittelaufnehmende Raumforderung im Bereiche der Sella mit Ausdehnung nach suprasellär und Kompression des Chiasma opticum. Beachte die Ausdehnung im linken Sinus cavernosus.

zienz sowie durch eine suprasellare Ausdehnung durch Kompression des Chiasma opticum zu einer bitemporalen Hemianopsie. Gelegentlich sind Makroadenome invasiv und befallen den Sinus cavernosus und die Schädelbasis. Adenome können sich auch durch eine Hypophysenapoplexie manifestieren. Dabei kommt es zu einer Infarzierung, Nekrose und Blutung im Tumor. Klinisch kann eine Hypophysenapoplexie eine Subarachnoidalblutung immitieren.

Das *MRI* hat sich der CT als überlegen im Nachweis sowie in der topographischen Evaluation von Hypophysenadenomen erwiesen. Makroadenome zeichnen sich durch eine Vergrößerung der Sella aus. Sie sind auf T1-gewichteten Aufnahmen hypointens und auf T2-gewichteten Aufnahmen meistens hyperintens. Sie nehmen stark Kontrastmittel auf. Intratumorale zystische Anteile sind hypointens auf T1-gewichteten und hyperintens auf T2-gewichteten Aufnahmen. Durch Kontrastmittelaufnahme läßt sich zuverlässig die Infiltration des Sinus cavernosus erkennen. In der CT erscheinen sie in der Regel isodens mit homogener Kontrastmittelaufnahme. Zystische Bezirke sind hypodens. Mikroadenome **(Abb. 9-39)** erscheinen im MRI als fokale Areale (kleiner als 1 cm), die im Vergleich zum homogen und intensiv kontrastmittelaufnehmenden normalen Hypophysengewebe hypointens sind. Zusätzlich führen sie zu einer konvexförmigen Deformation der Oberfläche der Hypophyse sowie zu einer kontralateralen Verlagerung des Hypophysenstiels. Die triplanare Darstellung ist für die präzise Diagnostik der Mikroadenome essentiell.

Die Differentialdiagnose des intrasellären Hypophysenadenomes umfaßt die *Rathkesche Zyste*. Sie geht aus Epithelresten hervor und erscheint als eine hypodense intraselläre Raumforderung, die gelegentlich eine ringförmige Kontrastmittelanreicherung aufweist. Im MRI erscheint die Rathkesche Zyste liquor-iso-intens.

Kraniopharyngeom

Das Kraniopharyngeom **(Abb. 9-41)** ist der *häufigste suprasellare Tumor*. 2 bis 3% aller intrakraniellen Tumoren sind Kraniopharyngeome. Sie kommen vor allem im Kindesalter und im Adoleszentenalter vor. Eine zweite Häufung wird im fünften Lebensjahrzehnt beobachtet. Klinisch manifestieren sich Kraniopharyngeome durch Hypophyseninsuffizienz, bitemporale Hemianopsie und Diabetes insipidus. Es sind benigne epitheleale Tumoren, ausgehend von Zellresten des embryonalen Hypophysenganges. In der CT erscheinen sie als zystische suprasellare Raumforderung, die ringförmig und in den soliden Anteilen flächenhaft Kontrastmittel aufnimmt. Zusätzlich lassen sich Verkalkungen erkennen. Im MRI weisen die cholesterinhaltigen zystischen Anteile eine Hyperintensität auf T1- und T2-gewichteten Aufnahmen auf. Die zystischen Anteile ohne Cholesterin erscheinen auf T1-gewichteten Aufnahmen hypointens und auf T2-gewichteten Aufnahmen hyperintens. Die soliden Anteile des Kraniopharyngeomes sind isointens auf T1-gewichteten Aufnahmen, hyperintens auf T2-gewichteten Aufnahmen und zeichnen sich durch eine homogene, intensive Kontrastmittelaufnahme aus. Stark verkalkte Kraniopharyngeome erscheinen sowohl auf T1- als auch T2-gewichteten Aufnahmen hypointens.

Abb. 9-41: Kraniopharyngeom. **(A)** Sagittales T1-gewichtetes gadoliniumverstärktes MRI. **(B)** Koronares T1-gewichtetes gadoliniumverstärktes MRI. **(C)** Kontrastmittelverstärkte axiale Schädel-CT mit intrasellärer Verkalkung. Sanduhrförmiger Tumor mit einer intrasellären und einer suprasellären Komponente. Der Tumor ist zentral zystisch und weist peripher eine intensive Kontrastmittelanreicherung auf.

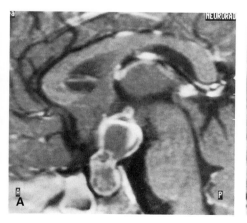

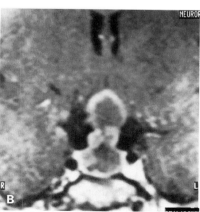

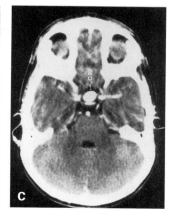

Hypothalamisches Hamartom

Sie kommen bei Kindern männlichen Geschlechtes vor und führen klinisch zu einer Pubertas praecox. Sie gehen vom Hypothalamus aus und weisen in der Regel einen Durchmesser von weniger als 2 cm auf. Auf MRI-Aufnahmen sind sie auf T1- und T2-gewichteten Aufnahmen isointens und in der CT erscheinen sie als isodense Tumoren mit keiner oder nur geringer Kontrastmittelaufnahme.

Intrakranielles Trauma

Für die Abklärung des intrakraniellen Traumas ist grundsätzlich die *CT* die Methode der Wahl. Sie kann rasch und mit wenig Aufwand durchgeführt werden und entdeckt zuverlässig akutes Blut, eine Raumforderung, Ödem sowie Knochenveränderungen. Theoretisch ist das MRI der CT überlegen, aber in der Regel erfordert die MRI-Untersuchung bei kraniozerebral traumatisierten Patienten Überwachung und die vitalen Funktionen unterstützende Apparate, die inkompatibel sind mit dem starken Magnetfeld. Auch erfordert das MRI längere Untersuchungszeiten der traumatisierten Patienten, was mit mehr bewegungsinduzierten Artefakten verbunden ist. Indikationen für das MRI im Rahmen von intrakraniellen Traumen sind schwere neurologische Ausfälle, die nicht durch den CT-Befund erklärt werden können.

Frakturen

Die *CT* ist unter Verwendung des sogenannten *Knochenfensters* sehr empfindlich zum Nachweis von Schädelfrakturen. Der Nachweis von Frakturen bei Patienten mit leichtem Hirntrauma hat allerdings einen begrenzten prognostischen Wert. Radiologisch werden Schädelfrakturen in einfache Fissuren oder Frakturen ohne Dislokation, Impressionsfrakturen, Splitterbrüchen mit oder ohne Dislokation und Schußbrüche eingeteilt. Der Nachweis von Impressionsfrakturen ist wichtig, weil sie eine chirurgische Indikation darstellen.

Konventionelle Röntgenaufnahmen spielen bei der Abklärung von Schädelfrakturen eine wichtige Rolle, da sie eine bessere Übersicht über den Verlauf der Fraktur als die CT vermitteln. Im konventionellen Röntgenbild erscheinen Frakturen als Aufhellungslinien, die linear, gebogen oder ring- und sternförmig verlaufen. An Stellen, an denen die Frakturen übereinander geschoben sind, besteht, je nach Ausmaß der Dislokation, ein von Fall zu Fall verschieden breiter Verdichtungsstreifen. Bei Frakturen der Nasenneben-

höhlen und der pneumatischen Räume des Felsenbeines kommt es zu einer Verschattung durch Verdrängung der Luft durch Blut. Falls dabei Luft im Schädelinneren auftritt, handelt es sich um einen Riß der Dura.

Epiduralhämatome

Epiduralhämatome **(Abb. 9-42)** entstehen im virtuellen Raum zwischen Tabula interna und Dura, meistens infolge einer Fraktur mit Ruptur der Arteria meningea media. Epiduralhämatome *venösen* Ursprungs entstehen durch Ruptur oder Riß von Diploevenen oder duralen Sinus und finden sich vorwiegend im Vertexbereich. Die *arteriellen* Epiduralhämatome sind in der Regel beschränkt zwischen Nähten (Suturen), da die Dura an den Suturen eine feste Adhäsion aufweist. Deswegen weisen Epiduralhämatome eine umschriebene Linsenform auf. Die meisten arteriellen Epiduralhämatome finden sich temporo-parietal entsprechend der Lage der Arteria meningea media. Epiduralhämatome der hinteren Schädelgrube sind selten und meistens venösen Ursprungs (Riß eines Sinus). Hirnkontusionen sind seltener mit Epiduralhämatomen als mit Subduralhämatomen vergesellschaftet.

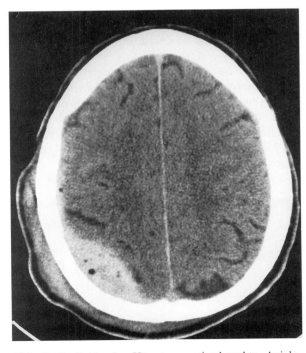

Abb. 9-42: Epidurales Hämatom parietal rechts. Axiale native Schädel-CT. Bikonvex konfigurierte Hyperdensität rechts parietal mit Verstreichung der Sulci. Beachte das begleitende subgaleale Hämatom rechts parietal.

Venöse Epiduralhämatome expandieren langsamer als arterielle, so daß sich die Symptome progressiv über mehrere Tage entwickeln.

Die *CT* zeigt beim akuten Epiduralhämatom eine bikonvexe Hyperdensität unmittelbar unter der Kalotte, welche eingeschlossen ist zwischen Suturen. In der Regel liegt gleichzeitig eine Fraktur der Kalotte im Hämatombereich vor. Gelegentlich findet sich eine ringförmige, relative Hypodensität innerhalb des sonst hyperdensen Hämatomes. Dieser Befund entspricht einer aktiven Blutung im Hämatom. Chronische venöse epidurale Hämatome sind computertomographisch vorwiegend hypodens, wobei deren Ränder Kontrastmittel aufnehmen.

Obwohl das *MRI* gleich empfindlich ist wie die CT im Nachweis von Epiduralhämatomen, kann es nur selten in der akuten Phase eingesetzt werden. Akute Epiduralhämatome erscheinen auf T1- und T2-gewichteten Aufnahmen hypointens und können schlecht von der ebenfalls hypointens erscheinenden Schädelkalotte abgegrenzt werden. In der subakuten Phase kann das MRI der CT überlegen sein, da hier das Hämatom auf der CT isodens, während auf MRI-Aufnahmen hyperintens erscheint.

Subduralhämatome

Subduralhämatome entstehen durch Blutung im potentiellen Raum zwischen Dura und Arachnoidea. Da der Subduralraum nicht wie der Epiduralraum durch Suturen eingegrenzt ist, dehnen sich Subduralhämatome über größere Areale an der Hemisphärenoberfläche aus. Akute Subduralhämatome können sowohl infolge eines schweren als auch eines leichten Schädelhirntraumas entstehen. Sie können auch durch akute Blutung in ein vorbestehendes chronisches Subduralhämatom entstehen. Chronische Subduralhämatome entstehen typischerweise bei Patienten mit weitem Subarachnoidalraum durch Steckung und Torsion von Brückenvenen. Sie finden sich bei älteren Patienten sowie bei Erkrankungen, die zu einer Hirnatrophie geführt haben. Chronische Subduralhämatome finden sich speziell auch bei Neugeborenen.

Akute Subduralhämatome (**Abb. 9-43**) infolge eines schweren Traumas entstehen durch kortikale Lazerationen oder Kontusionen sowie durch Risse kortikaler Venen. Sie stellen häufig einen Begleitbefund einer schweren parenchymalen Läsion dar. Die Mehrheit dieser Patienten sind komatös, sie weisen eine hohe Mortalitätsrate von 30 bis 80% auf. Überlebende weisen später schwere neurologische Ausfälle auf. Computertomographisch erscheinen akute Subduralhämatome in der Regel als homogen hyperdense bikonkave

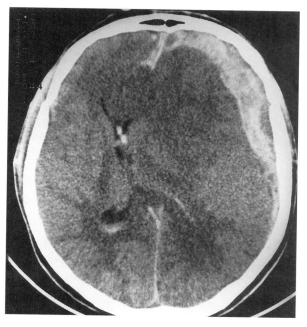

Abb. 9-43: Akutes subdurales Hämatom. Axiale native Schädel-CT. Halbmondförmig konfigurierte Hyperdensität links frontal mit starker Verlagerung der Mittellinien nach rechts und Kompression des Ventrikelsystems.

Läsionen an der Hirnoberfläche. Wegen den meist gleichzeitig vorhandenen parenchymalen Läsionen, wie Kontusionsherden und Ödem, ist die raumfordernde Wirkung, d. h. die Kompression der Seitenventrikel und die Mittellinienverlagerung, größer als der Durchmesser des Subduralhämatomes annehmen lassen würde.

Die häufigste Lokalisation des akuten traumatischen Subduralhämatomes ist die laterale Konvexität der Hemisphäre. Akute Subduralhämatome können auch subfrontal und subtemporal lokalisiert sein. In diesem Fall können sie unter Umständen dem computertomographischen Nachweis entgehen.

Akute Subduralhämatome im Interhemisphärenspalt bei Kindern weisen auf eine Kindsmißhandlung hin (sog. Battered-child-Syndrom). Solitäre akute Subduralhämatome in der hinteren Schädelgrube kommen selten vor. Kleinere akute Subduralhämatome, die eine gleich hohe Dichte aufweisen, wie die benachbarten Schädelkalotte, können dem computertomographischen Nachweis entgehen, wenn die Bildbetrachtung nicht zusätzlich mit relativ großer Fensterbreite erfolgt.

Chirurgisch nicht evakuierte akute Subduralhämatome werden 1 bis 3 Wochen nach dem Trauma isodens. In dieser Phase können sie leicht dem computertomographischen Nachweis entgehen. Folgende Kriterien erlauben den indirekten Nachweis des isodensen Subduralhämatomes: verstrichene Sulci ipsilateral zum Subduralhämatom, Zeichen der Raumforderung (ipsilaterale Ventrikelkompression, kontralaterale Mittellinienverlagerung), Kontrastmittelaufnahme in der Hämatomkapsel, gegen medial verlagerte kortikale Venen nach Kontrastmittelapplikation. In dieser Phase ist das MRI der CT im direkten Nachweis des Subduralhämatomes überlegen, sofern der Zustand des Patienten die Durchführung einer MRI-Untersuchung zuläßt. Sowohl auf T1- als auch auf T2-gewichteten Aufnahmen weist das subakute Subduralhämatom eine erhöhte Signalintensität auf.

Chronische Subduralhämatome (**Abb. 9-44**) erscheinen hypodens und können eine bikonvexe Form aufweisen, häufig mit Flüssigkeit/Blut-Spiegelbildung. Chronische Subduralhämatome weisen in der Regel eine Kapsel auf, die Kontrastmittel aufnimmt. Ein sogenanntes *subdurales Hygrom* stellt eine Ansammlung von Liquor im Subduralraum dar, die durch einen Riß in der Arachnoidea entsteht. Es ist hypodens (liquor-isodens), in der Regel bikonkav konfiguriert und läßt, im Gegensatz zum chronischen Subduralhämatom, nach Kontrastmittelgabe eine Kapsel vermissen.

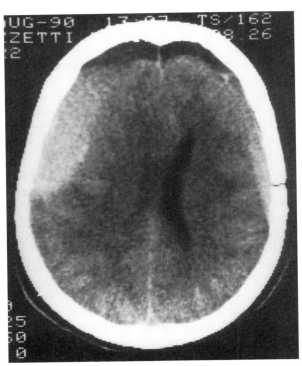

Abb. 9-44: Bilaterale chronische Subduralhämatome. Bilateral im Subduralraum lokalisierte hyperdense Hämatome rechts größer als links mit Kompression des rechten Seitenventrikels.

Traumatische Subarachnoidalblutung

Sie kommt häufig bei kraniozerebralen Tumoren vor und entsteht durch Ruptur kleiner subarachnoidaler Gefäße. Sie stellt einen häufigen Begleitbefund bei Kontusionen, Parenchymblutungen, Epidural- und Subduralhämatomen dar. Computertomographisch erscheint die traumatische Subarachnoidalblutung als Hyperdensität in den Zisternen und Sulci. Die Menge Blut in den basalen Zisternen bei traumatischer Subarachnoidalblutung ist jedoch kleiner als bei Aneurysmaruptur. Die traumatische Subarachnoidalblutung führt im Gegensatz zu der Subarachnoidalblutung durch Aneurysmaruptur nur selten zum Hydrocephalus malresorptivus.

Traumatische intraventrikuläre Blutung

Sie kann sowohl durch leichtes als auch durch schweres Trauma entstehen. Kleine Mengen bleiben in der Regel ohne Folgen. Große Mengen führen rasch zu Hydrocephalus und benötigen eine Ventrikeldrainage. Im CT erscheint die traumatische intraventrikuläre Blutung als eine hyperdense Masse im Ventrikelsystem. In der Regel lassen sich weitere pathologische Befunde wie Kontusionen im Hirnparenchym nachweisen.

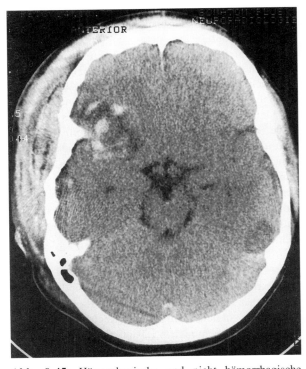

Abb. 9-45: Hämorrhagische und nicht hämorrhagische Kontusionen. Axiale native Schädel-CT. Multiple kleine hämorrhagische (hyperdense) Läsionen rechts temporal und frontal sowie ovaläre hypodense Läsion links temporal.

Hirnkontusionen

Je nach Entstehungsmechanismus und Lokalisation werden verschiedene Typen von Hirnkontusionen unterschieden.

Die *diffuse axonale Verletzung* (**Abb. 9-46**) entsteht bei schwerem Trauma durch Rotationskräfte, welche Abscherungen am Hirnparenchym und speziell am Übergang der grauen zur weißen Substanz bewirken («shearing injury»). Sie stellt die häufigste Art von Hirnkontusionen dar. Sie ist klinisch vor allem durch eine schwere Beeinträchtigung des Bewußtseins gekennzeichnet. Häufigste Lokalisationen sind der kortiko-medulläre Übergang des Frontal- und Temporallappens. Weitere Lokalisationen sind das Splenium des Corpus callosum, die Corona radiata und die Capsula interna. Vielfach liegen multiple dieser Läsionen sowie Kombinationen mit anderen Kontusionstypen und Subduralhämatom vor. In der Regel handelt es sich bei der diffusen axonalen Verletzung um multiple, umschriebene, kleine (5–15 mm Durchmesser), meist nicht-hämorrhagische, ödematöse Herde mit Prädilektion am kortiko-medullären Übergang. Für deren Nachweis ist das MRI der CT überlegen. Die optimale Untersuchungssequenz ist die T2-Gewichtung, bei welcher diese Läsionen eine hohe Signalintensität aufweisen. Die Mehrheit dieser Läsionen entgeht dem CT-Nachweis. Das CT zeigt ein diffuses Hirnödem, kleine in der weißen Substanz gelegene Blutungen, sowie häufig eine Subarachnoidalblutung.

Kortikale Kontusionen weisen häufig eine hämorrhagische Komponente auf, sind in der Regel größer (2–4 cm Durchmesser) als die Läsionen bei diffuser axonaler Verletzung, kommen vorwiegend multipel im Kortex vor und weisen eine Prädilektion für den Temporal- und Frontallappen auf (**Abb. 9-45**). Wegen ihrer Größe und hämorrhagischer Komponente können sie in der Regel als umschriebene hyperdense, vorwiegend kortikal lokalisierte Läsionen im CT einwandfrei nachgewiesen werden. Das MRI ist jedoch empfindlicher als die CT im Nachweis nicht-hämorrhagischer, rein ödematöser kortikaler Kontusionen, welche auf T2-gewichteten Aufnahmen eine hohe Signalintensität aufweisen.

Subkortikale Läsionen der grauen Substanz sind meistens hämorrhagisch, kommen vorwiegend im Thalamus vor und treten in der Regel kombiniert mit weiteren Kontusionsformen auf. Patienten mit diesen Läsionen weisen meistens schwere neurologische Ausfälle auf. CT und MRI sind gleichwertig im Nachweis dieser Kontusionsformen.

Primäre Hirnstammläsionen (**Abb. 9-47**) sind diffuse axonale Verletzungen, die primär im Hirnstamm entstehen. Sie bewirken eine schwere Beeinträchti-

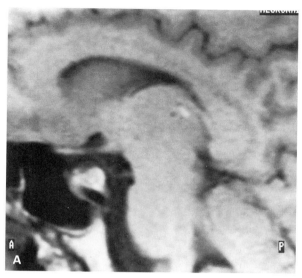

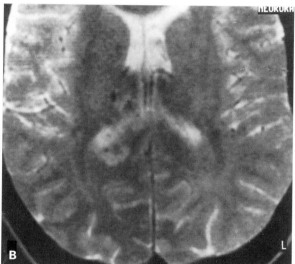

Abb. 9-46: Shearing injury. (**A**) Sagittales natives T1-gewichtetes MRI. (**B**) Axiales natives T2-gewichtetes MRI. Gemischt hyper- und hypointense punktförmige Läsionen im rechten Thalamus.

gung des Bewußtseins. Typische Lokalisationen sind die lateralen und posterioren Abschnitte des Mesenzephalon und des oberen Pons. Das MRI ist, soweit durchführbar, der CT deutlich überlegen im Nachweis dieser Läsionen.

Pentrierende Verletzungen

Die häufigste Form der penetrierenden Verletzung ist die *Schußverletzung*. Die CT ist die Methode der Wahl für die Untersuchung dieser Patienten. Bei dem MRI entstehen metallische Artefakte durch das Geschoß, die die Bildinterpretation erheblich beein-

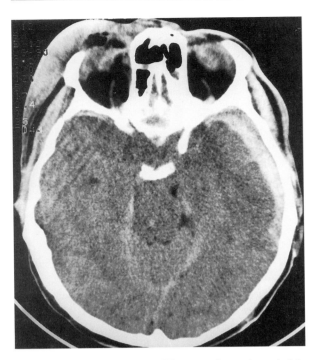

Abb. 9-47: Hämorrhagische Hirnstammkontusion. Axiale native Schädel-CT. Punktförmige Hyperdensität im Zentrum des Mesencephalon. Beachte das links-seitige temporale akute Subduralhämatom.

trächtigen. Die CT weist die Eintrittsstelle, die Geschoßbahn, die Austrittsstelle, Geschoß- und Knochenfragmente sowie begleitende Befunde wie Blutung, diffuses Hirnödem und Pneumozephalus, einwandfrei nach.

Rhinoliquorrhoe

Die traumatische Rhinoliquorrhoe entsteht meistens durch *Frakturen der vorderen Schädelbasis*, seltener des Felsenbeins. Häufigste Lokalisationen sind die Lamina cribrosa und das Dach des Sinus sphenoidalis. Sie setzt innert der ersten 48 Stunden nach dem Trauma ein und weist eine Spontanremission von 70% in der ersten Woche auf. 50% der Patienten, bei denen es nicht zur Spontanremission kommt, entwickeln eine Meningitis. Zum Nachweis der Liquorrhoestelle hat sich die CT-Zisternographie bewährt. Koronare, extrem dünne, hochauflösende CT-Schnitte in Bauchlage des Patienten, nachdem durch Lumbalpunktion und intrathekaler Injektion von 4 bis 5 ml wasserlöslichen Kontrastmittels der Subarachnoidalraum kontrastiert wurde, ermöglichen in der Regel die Darstellung des Austritts von Liquor durch die Frakturstelle der Schädelbasis.

Weiterführende Literatur

Bradley W. G., Adey W. R., Hasso A. N.: Magnetic resonance imaging of the brain, head and neck: A text atlas. Rockville, Aspen, 1985.

Brant-Zawadzki M., Norman D. (eds.): Magnetic resonance imaging of the central nervous system. New York, Raven Press, 1987.

Buthiau D., Kaech D. L.: CT und MR in der klinischen Praxis. Bern, Huber, 1995.

Daniels D. L., Haughton V. M., Naidich T. P.: Cranial and spinal magnetic resonance imaging – An atlas and guide. New York, Raven Press, 1987.

Drayer B., Burger P., Darwin R.: Magnetic resonance imaging of brain iron. AJNR 1986; 7:373–380.

Drayer B. P.: Imaging of the aging brain. Part II: pathologic conditions. Radiology 1988; 166:797–806.

El Gammal T., Allen M. J. B., Brooks B. S., Mark E. K.: MR evaluation of hydrocephalus. AJNR 1987; 8: 591–597.

Gomori J. M., Grossman R. I., Goldberg H. I.: Intracranial hematomas: Imaging by high-field MR. Radiology 1985; 157:87–93.

Gonzalez C. F., Grossman C. B., Masden J. C. (eds.): Head and spine imaging, New York, John Wiley and Sons, 1985.

Grossman R. I., Braffman B. H., Brorson J. R.: Multiple sclerosis: Serial study of gadolinium-enhanced MR imaging. Radiology 1988; 169:117–122.

Hayes W. S., Sherman J. L., Stern B. J.: MR and CT evaluation of intracranial sarcoidosis. AJNR 1987; 8: 841–847.

Hesselink J. R., Dowd C. F., Healy M. E.: MR imaging of brain contusions: a comparative study with CT. AJNR 1988; 9:269–278.

Kricheff I. I.: Arteriosclerotic ischemic cerebrovascular disease. Radiology 1987; 162:101–109.

Levy R. M., Rosenbloom S., Perrett L. V.: Neuroradiologic findings in AIDS: A review of 200 cases. AJNR 1986; 7:833–839.

Manelfe C., Cellerier P., Sobel D.: Cerebrospinal fluid rhinorrhea: evaluation with metrizamide cisternography. AJNR 1982; 3:25–30.

Meschan I.: Roentgen signs in diagnostic imaging, Vol. 3: Spine and central nervous system. Philadelphia, Saunders, 2nd edition, 1985.

Suss R. A., Maravilla K. R. Thompson J.: MR imaging of intracranial cysticercosis: comparison with CT and anatomopathologic features. AJNR 1986; 7:235–242.

Valavanis A., Schubiger O., Naidich T. P.: Clinical imaging of the cerebello-pontine angle. Berlin–Heidelberg–New York, Springer, 1987.

Zimmermann R. D., Leeds N. E., Canzinger A.: Subdural empyema: CT findings. Radiology 1984; 150:417–422.

9.
Zentrales
Nerven-
system

Rückenmark und Spinalkanal

A. Valavanis

Anatomie

Ossäre Anatomie

Aus Kortex bestehen die Deck- und Bodenplatten, die Seitenflächen, die Vorder- und Hinterfläche des *Wirbelkörpers*. Diese Strukturen erscheinen im CT linear hyperdens und im MRI linear hypointens. Der spongiöse Knochen der Wirbelkörper ist im CT mäßig hyperintens. Hier läßt sich die spongiöse Struktur gut erkennen. Im MRI ist der spongiöse Knochen sowohl auf T1- als auch T2-gewichteten Aufnahmen leicht hyperintens. Mit zunehmendem Alter nimmt diese Signalintensität zu, da das Knochenmark durch Fett ersetzt wird.

Die *Gelenkfortsätze* und die *Zwischenwirbelgelenke* lassen sich sowohl auf axialen CT- und MRI-Aufnahmen als auch auf sagittalen MRI-Aufnahmen erkennen und beurteilen. Der obere Gelenkfortsatz ist lateral und anterior des unteren Gelenkfortsatzes lokalisiert. Der Gelenkspalt erscheint auf CT-Aufnahmen hypodens, auf T1-gewichteten MRI-Aufnahmen hypointens und auf T2-gewichteten MRI-Aufnahmen hyperintens. Eine Besonderheit der HWS sind die Processus uncinati an der lateralen oberen Fläche der Halswirbelkörper sowie die Foramina transversaria für die Arteriae vertebrales. Diese Strukturen werden besser auf axialen CT- als auf MRI-Aufnahmen erkannt. Auf axialen CT- und MRI-Aufnahmen durch die Wirbelkörper läßt sich häufig die Vena basi-vertebralis erkennen. Sie ist y-förmig konfiguriert und erscheint auf CT-Aufnahmen hypodens, während auf T1- und T2-gewichteten Aufnahmen diese Struktur leicht hyperintens zur Darstellung kommt. Sie darf nicht mit einer Fraktur des Wirbelkörpers verwechselt werden. Der Recessus lateralis wird gebildet durch den oberen Gelenkfortsatz im hintern Abschnitt, durch den Wirbelbogen lateral und durch die hintere Kontur des Wirbelkörpers anterior.

Im *Spinalkanal* lassen sich im ventralen Epiduralraum die epiduralen Venen erkennen. Sie gelangen auf kontrastmittelverstärkten CT-Aufnahmen besonders gut zur Darstellung, wo sie als homogene hyperdense Strukturen im ventralen Epiduralraum des Spinalkanals in Erscheinung treten. Die epiduralen Venen im oberen HWS-Bereich lassen sich ebenfalls gut abbilden. Auf axialen CT- und MRI-Aufnahmen weist der Spinalkanal in verschiedenen Bereichen verschiedene Formen auf: er ist rund auf Höhe C1, dreieckförmig

auf Höhe C2 bis C7, oval im thorakalen und oberen Lumbalbereich und dreieckförmig im unteren Lumbalbereich. Es gelten folgende Normwerte für die Weite des Spinalkanals: die unterste Grenze für den Normwert des a.p.-Durchmessers im Lumbalbereich beträgt 11,5 mm und derjenige für die Interpedikulardistanz 16 mm. Der untere Grenzwert für den Sagittaldurchmesser im zervikalen Bereich (C3 bis C7) beträgt 10 mm.

Weichteilanatomie des Spinalkanals

Die *Bandscheibe* füllt den Zwischenwirbelraum aus und besteht aus einem zentral gelegenen Nucleus pulposus und einem peripher angeordneten Anulus fibrosus. Die Beurteilung der Bandscheibe erfolgt auf axialen CT- und MRI-Aufnahmen und insbesondere auch auf sagittalen MRI-Aufnahmen. Auf CT-Aufnahmen weist die normale Bandscheibe Dichtewerte von 60 bis 120 HE auf, wobei peripher höhere Dichtewerte wie zentral vorliegen. Im Vergleich zum benachbarten spongiösen Knochen ist die Bandscheibe auf MRI-Aufnahmen mit T1-Gewichtung hypointens und auf T2-gewichteten Aufnahmen (aufgrund ihres Wassergehalts) hyperintens. Mit zunehmendem Alter nimmt die Hyperintensität der Bandscheibe wegen Dehydratation ab. Bei Patienten, die über 30 Jahre alt sind, läßt sich auf sagittalen MRI-Aufnahmen häufig eine zentrale homogen hypointense Spaltbildung in der Bandscheibe erkennen. Dies stellt einen Normbefund dar.

Das *Ligamentum flavum* setzt an der Innenseite der Wirbelbögen an. Es weist in der Lumbalgegend die größte Dicke auf und ist in der Zervikalgegend am dünnsten. Auf CT-Aufnahmen erscheint es als eine isodense lineäre Struktur, während es auf MRI-Aufnahmen bei T1-Gewichtung eine isointense und auf T2-Gewichtung eine hypointense Signalintensität aufweist. Die anderen Ligamente des Spinalkanals sind sowohl auf T1- als auch T2-gewichteten Aufnahmen hypointens. Das *Ligamentum longitudinale posterius* verläuft an der Hinterseite sämtlicher Wirbelkörper und wird wegen seiner geringen Dicke auf axialen CT- und MRI-Aufnahmen in der Regel nicht erkannt. Auf sagittalen MRI-Aufnahmen und bei Vorhandensein einer Bandscheibenprotrusion läßt sich auf Bandscheibenhöhe das Ligamentum longitudinale posterius als eine nach hinten konvexe lineäre hypointense Struktur erkennen.

9.
Zentrales Nervensystem

Duralsack, Rückenmark und Nervenwurzeln

Im Spinalkanal befindet sich der zirkulär angeordnete *Duralsack*, der im zervikalen thorakalen und thorako-lumbalen Bereich das Rückenmark und im lumbalen und lumbo-sakralen Bereich die austretenden Nervenwurzeln enthält. Zwischen Rückenmark und Duralsack befindet sich der Subarachnoidalraum. Der Subarachnoidalraum ist auf CT-Aufnahmen hypodens und auf T1-gewichteten und T2-gewichteten MRI-Aufnahmen liquor-isointens. Um den Duralsack herum befindet sich im Spinalkanal der spinale Epiduralraum, der fetthaltig ist. Am weitesten ist der Epiduralraum im lumbalen Bereich.

Das *Rückenmark* beginnt auf Höhe des Foramen magnum als Fortsetzung der Medulla oblongata und reicht bis zum Conus medullaris am thorako-lumbalen Übergang. Am besten wird das Rückenmark mit MRI beurteilt. Die multiplanare Darstellungsmöglichkeit des MRI sowie die Weichteilempfindlichkeit der Methode lassen eine einwandfreie Beurteilung des gesamten Rückenmarks zu. Auf axialen Aufnahmen ist das Rückenmark elliptisch im zervikalen Spinalkanal, rund im thorakalen Bereich und oval im Conus-terminalis-Bereich. Der Durchmesser des Rückenmarks schwankt zwischen 7 mm im zervikalen Bereich, 6 bis 8 mm im thorakalen Bereich und 8 mm im Konusbereich. Vom Conus terminalis entspringt das Filum terminale, welches im Duralsack bis zum Coccyx reicht. Das Rückenmark liegt zentral im zervikalen Bereich sowie im unteren Thorakalbereich, anterior im mittleren Thorakalbereich. Die Cauda equina im lumbalen Bereich nimmt eine charakteristische hintere Lage ein. Nervenwurzeln werden fast ausschließlich auf T2-gewichteten Aufnahmen erkannt. Hier erscheinen sie als isointense Strukturen innerhalb des hyperintensen Duralsackes. Diese Strukturen lassen sich ebenfalls auf CT-myelographischen axialen Schnitten erkennen.

Untersuchungstechniken

Für die Untersuchung des Spinalkanals stehen heute zur Verfügung konventionelle Röntgenaufnahmen, Myelographie, CT, CT-Myelographie und MRI.

Konventionelle Übersichtsaufnahmen der Wirbelsäule geben einen Überblick über die ossären Strukturen, sind jedoch unzureichend für die Erfassung von Erkrankungen des Spinalkanals. Eine besondere Rolle spielen konventionelle Übersichtsaufnahmen für die Diagnostik von *Frakturen* der Wirbelsäule. Die CT ist dem MR in der Erfassung von Feinveränderungen der knöchernen Anteile des Spinalkanals überlegen. Bei der Beurteilung von Weichteilveränderungen des Spinalkanales sowie zur Erfassung von Erkrankungen des Rückenmarks hat sich das MRI der CT als überlegen erwiesen. Die Myelographie wurde weitgehend durch das MRI verdrängt.

Vom klinischen Gesichtspunkt haben sich für die Indikation zur CT bzw. zum MRI folgende Regeln etabliert: bei *Radikulopathien* ist die *CT* die primäre Untersuchung der Wahl, während bei *Myelopathien* das *MRI* die primäre Untersuchung darstellt.

Mißbildungen

Konusfixation

Eine Konusfixation geht klinisch mit Muskelschwäche, Fußdeformität, abnormen Reflexen, Schmerzen und Blasendysfunktionen einher. Häufig ist diese Mißbildung mit einer Skoliose vergesellschaftet. In etwa 50% der Fälle lassen sich Hautveränderungen am Rücken im Sinne einer Hypertrichose nachweisen. Typische Befunde der Konusfixation umfassen eine Spina bifida occulta, einen tief gelegenen fixierten Konus, ein verdicktes Filum terminale und einen großen Duralsack. Es lassen sich je nach Schweregrad 3 Formen unterscheiden. Bei der leichten Form liegt die Konusspitze 1/2 bis 1 1/2 Wirbelkörper tiefer als normal und es liegt ein leicht verdicktes Filum terminale mit einem Durchmesser von mehr als 1,5 mm vor. Bei der mittelgradigen Form liegt die Konusspitze 1/2 bis 1 1/2 Wirbelkörper tiefer als normal und das Filum terminale ist auf etwa 5 mm verdickt und kann fokale oder diffuse fetthaltige oder fibröse Tumoren enthalten. Bei der schweren Form reicht das Rückenmark bis auf Höhe von LWK 5, wo es in ein dickes Filum terminale übergeht. Es kann in ein Lipom enden, das dorsal gelegen ist. Die Differentialdiagnose umfaßt die Lipomyelomeningozele, die aber mit einer Spina bifida aperta assoziiert ist.

Lipomyeloschisis

Diese Mißbildung umfaßt das Lipom, die Lipomeningozele (**Abb. 9-48**) und die Lipomyelomeningozele.

Lipome kommen relativ selten vor, insbesondere im zervikalen und thorakalen Bereich. Typischerweise werden sie bei Erwachsenen manifest und finden sich vor allem beim männlichen Geschlecht. In der Lumbalgegend sind sie in der Regel mit einer Konusfixation vergesellschaftet.

Die *Lipomeningozele* ist extrem selten. Häufiger kommt die *Lipomyelomeningozele* vor. Typischerweise ist sie lumbal lokalisiert. Zusätzlich liegt eine

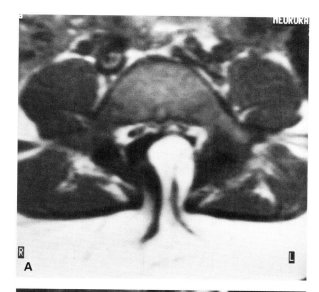

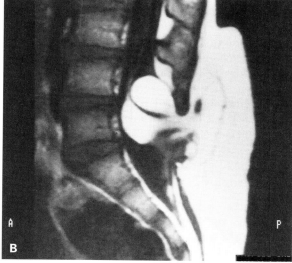

Abb. 9-48: Lipomeningocele. (**A**) Axiales T1-gewichtetes MRI. (**B**) Sagittales T1-gewichtetes MRI. Hyperintense (**isointense**) raumfordernde Läsion mit Ausdehnung vom Spinalkanal in die Weichteile.

hautbedeckte Spina bifida vor, eine fokale Spaltung des dorsalen Rückenmarks, eine Konusfixation und eine Ausdehnung eines subkutanen Lipoms im Spalt des Rückenmarks sowie eine Meningozele. Häufig lassen sich kutane Stigmata wie Hypertrichose, Hämangiom und Dermalsinus nachweisen. Sowohl für die Konusfixation als auch für die Lipomyeloschise ist das MRI die Methode der Wahl.

Meningozele

Sie kommt selten vor. Sie besteht in einer Ausstülpung des vergrößerten Duralsackes nach dorsal durch eine Spina bifida im lumbosakralen Bereich (dorsale Meningozele). Sie ist in der Regel in der Mittellinie lokalisiert und von Haut bedeckt. Meningozelen enthalten kein Nervengewebe. Ventrale Meningozelen sind mit sakrokokzygealer Dysplasie oder Agenesie assoziiert und kommen häufiger bei Frauen als bei Männern vor. Laterale Meningozelen hernieren durch ein vergrößertes thorakales Foramen intervertebrale und liegen dann im Thorax. Sie kommen vor allem bei Patienten mit Neurofibromatose vor. Für den Nachweis von Meningozelen ist das MRI die Methode der Wahl.

Myelomeningozele

Im Gegensatz zur Meningozele enthält die Myelomeningozele zusätzlich Nervengewebe. Häufig liegt ein kutaner Defekt vor, so daß das Rückenmark als Plakode frei exponiert ist. Die Myelomeningozele ist in der Regel assoziiert mit einer Chiari II-Anomalie.

Diastematomyelie

Es handelt sich hier um eine Form der spinalen Dysraphismus, der gekennzeichnet ist durch partielle oder vollständige sagittale Spaltung des Rückenmarks, so daß zwei Rückenmarkshälften im unteren Thorakal- und oberen Lumbalbereich entstehen. Man unterscheidet zwei Formen: a. ein seltene, bei der ein knöchernes Septum zwischen den beiden Rückenmarkshälften liegt (jede Rückenmarkshälfte ist durch ihre eigene Arachnoidea und Dura umgeben); b. eine häufigere Form, bei der kein knöchernes Septum vorliegt (beide Rückenmarkshälften sind gemeinsam durch Arachnoidea und Dura umgeben). Häufig ist die Diastematomyelie mit einer Konusfixation und einer Lipomyelomeningozele vergesellschaftet. In 50% der Fälle liegt eine Skoliose sowie eine Hypertrichose der Haut vor. Die Differentialdiagnose umfaßt die *Diplomyelie*. Es handelt sich hier um eine extrem seltene Anomalie, welche eine echte Duplikatur des Rückenmarks darstellt. In diesem Fall hat jedes Rückenmark einen eigenen Zentralkanal mit je zwei Ventral- und Dorsalhörnern und entsprechenden Nervenwurzelpaaren. Im Gegensatz dazu liegt bei der Diastematomyelie in jeder Rückenmarkshälfte je ein Ventral- und Dorsalhorn vor.

Hydromyelie und Syringomyelie

Bei der *Hydromyelie* handelt es sich um eine Dilatation des Canalis centralis, welcher durch Ependym ausgekleidet ist. Es handelt sich um eine kongenitale Affektion. Am häufigsten ist sie zervikal lokalisiert. Sie dehnt sich vielfach nach thorakal aus. Sie kann sich über die gesamte Länge des Rückenmarks ausdehnen. Sie kann assoziiert sein mit einer Chiari-Malformation, Myelomeningozele, Diastematomyelie oder Lipomyelomeningozele.

Die *Syringomyelie* stellt eine Kavität im Rückenmark dar, die durch Gliagewebe ausgekleidet ist. Sie ist meist in der kranio-kaudalen Ausdehnung kürzer als die Hydromyelie. Sie kann jedoch mit dem Canalis centralis kommunizieren. Sie kann ohne erkennbare Ursache, posttraumatisch oder im Zusammenhang mit einem Rückenmarkstumor entstehen. Das MRI ist die Methode der Wahl zum Nachweis einer Hydro- und Syringomyelie. Es handelt sich um Kavitäten, die sich sowohl auf T1- als auch T2-gewichteten Aufnahmen isointens zum Liquor verhalten.

Sakrumagenesie

Es handelt sich um eine seltene Anomalie, die bei Kindern diabetischer Mütter vorkommt. Sie ist assoziiert mit einer Konusfixation und einer Myelomeningozele.

Teratom

Teratome kommen entweder sakrokokzygeal oder intraspinal vor. Das sakrokokzygeal lokalisierte Teratom ist teilweise intraossär und teilweise in den Weichteilen lokalisiert. Das intraspinale Teratom kann intradural oder intramedullär gelegen sein und ist typischerweise mit einer Spina bifida occulta vergesellschaftet. Es weist sowohl auf CT- als auch auf MRI-Aufnahmen eine gemischte Dichte bzw. Intensität auf.

Dermoid- und Epidermoidtumoren

Diese Tumoren machen 14% der intraspinalen Tumoren aus. Dermoide sind typischerweise lumbosakral,

Epidermoide hingegen überall im Spinalkanal lokalisiert. Das MRI ist dem CT im Nachweis dieser Tumoren überlegen. Hier gelten die gleichen artdiagnostischen Regeln wie für die analogen Tumoren des intrakraniellen Bereiches.

Neuroenterische Zyste

Es handelt sich hier um eine Coexistenz einer intestinalen Duplikation mit einem Spalt in einem Wirbelkörper und Verbindung der Zyste durch den Spalt mit der Dura oder dem Rückenmark. Neuroenterische Zysten werden vorzugsweise mit dem MRI nachgewiesen.

Neurofibromatose

Es handelt sich um eine seltene autosomal dominante Erkrankung, welche häufig zu einem Befall des Spinalkanals führt. Typische Spinalkanalbefunde im Rahmen der Neurofibromatose sind: Skoliose, Kyphose, durale Ektasie, zystische Dilatation von Nervenwurzeltaschen, laterale thorakale Meningozele, Schwannom, Neurofibrom. Letztere Läsionen führen zu einer typischen Eindellung der hinteren Wirbelkörperkante sowie zu einer Ausweitung des Spinalkanals.

Achondroplasie

Diese häufigste Form des Zwergwuchses führt typischerweise zu einem engen Spinalkanal und einem kleinen Foramen magnum und dadurch zu einer Kompression des Rückenmarks. Der enge Spinalkanal läßt sich vor allem im lumbalen Bereich feststellen. Hier kommt es zu einer Kompression der Nervenwurzeln. Bandscheibenprotrusionen und eine atlantoaxiale Dislokation können im Rahmen der Achondroplasie ebenfalls vorkommen.

Osteopetrose

Sie führt zu einer Spinalkanalstenose. Im CT erscheint diese Affektion als eine extreme Hyperdensität des Knochens.

Osteogenesis imperfecta

Diese Erkrankung ist typischerweise assoziiert mit einer basilären Impression. Sie wird auf sagittalen MRI-Aufnahmen des kraniozervikalen Überganges einwandfrei nachgewiesen.

Mukopolysaccharidosen

Es handelt sich um eine seltene Gruppe metabolischer Erkrankungen, die durch einen Mangel an lysosomalen Enzymen gekennzeichnet sind. Dadurch kommt es zu einer Akkumulation von Mukopolysacchariden im Knochen, in der Dura, in der Leptomeninx, im Knorpel sowie in den Ligamenten. Am häufigsten wird das *Morquio-Syndrom* beobachtet. Es führt zu einem schweren Zwergwuchs und einer typischen Platyspondylie. Zusätzlich liegen eine Hypoplasie des Dens, eine Insuffizienz des Ligamentum transversum, eine atlantoaxiale Subluxation und eine thorakolumbale Kyphose vor. Im Rahmen der Affektion kommt es zu einem engen Spinalkanal und engem Foramen magnum mit entsprechender Rückenmarkskompression. Die Rückenmarkskompression wird mit dem MRI und die ossäre Anomalie mit der CT erfaßt.

Arachnoidalzysten

Es handelt sich um kongenitale, seltene Läsionen, die bei Erwachsenen durch eine progrediente spastische Paraparese klinisch manifest werden. Pathologisch-anatomisch handelt es sich um dünnwandige, liquorhaltige intradurale Strukturen, die vor allem dorsal des Rückenmarks im Thorakalbereich vorkommen und zu einer Kompression des Rückenmarks führen. Die Methode der Wahl zur Diagnosestellung ist das MRI, bei welchem diese Läsionen auf T1- und T2-gewichteten Aufnahmen isointens gegenüber Liquor in Erscheinung treten und die typische intradurale extramedulläre Lokalisation zeigen.

Marfan-Syndrom

Es handelt sich um eine autosomal dominante Erbkrankheit, die zu okulären, kardiovaskulären, Weichteil- und Skelettmanifestationen führt. Im Spinalkanal kommt es zu einer Kyphoskoliose, Duraektasie und atlantoaxialen Subluxation. Diese Veränderungen werden mit dem MRI nachgewiesen.

Degenerative Erkrankungen

Degenerative Erkrankungen der Wirbelsäule

Degenerative Erkrankungen der Wirbelsäule und des Spinalkanals umfassen die Spondylose, die Osteochondrose, die Spondylarthrose, die Bandscheibenprotrusion und die Hernie.

Übersichtsaufnahmen des betroffenen Wirbelsäulenabschnittes geben einen Überblick über die degenerativen Veränderungen und erlauben eine Beurteilung des Ausmaßes der ossären Veränderungen. CT und MRI erlauben eine Beurteilung des Inhalts des Spinalkanals im Rahmen der degenerativen Erkrankungen, wobei beide Methoden diagnostisch gleichwertig sind.

Bei der *Osteochondrose* kommt es zu einer typischen Bandscheibenerniedrigung, welche von einer bandscheibennahen Knochenverdichtung und/oder Osteophytenbildung begleitet ist. Bei der *Spondylose* werden Osteophyten der Wirbelkörper, jedoch nicht erniedrigte Bandscheiben nachgewiesen. Osteochondrose und Spondylose kommen vor allem im zervikalen und lumbalen Bereich vor.

Bandscheibenprotrusionen und Diskushernien werden mittels CT und MRI nachgewiesen.

Bei der *Bandscheibenprotrusion* kommt es infolge einer Bandscheibendegeneration zu einer Vorwölbung der ganzen Bandscheibe und zu einer Dehnung des Anulus fibrosus. Die Vorwölbung der Bandscheibe läßt sich sowohl auf axialen CT- als auch auf axialen MRI-Aufnahmen erkennen. Typischerweise weist das prolabierende Material die gleiche Dichte und Intensität auf wie die Bandscheibe. Auf T2-gewichteten sagittalen MRI-Aufnahmen läßt sich die degenerierte Bandscheibe an der Signalintensitätverminderung im Vergleich zu normalen Bandscheiben erkennen. Hier kann der Duralsack einwandfrei von der Vorwölbung abgegrenzt werden.

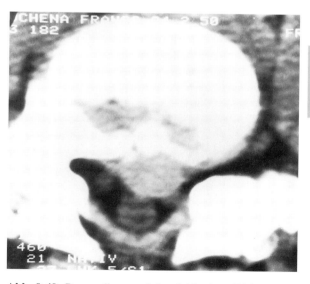

Abb. 9-49: Paramediane nach kaudal luxierte Diskushernie lumbal. Axiale native LWS-CT. Umschriebene fokale Hyperdensität in Kontinuität mit der Bandscheibe ventral epidural links paramedian.

Im Gegensatz zur Bandscheibenprotrusion handelt es sich bei der *Herniation* (**Abb. 8-60, 9-49**) um eine fokale Vorwölbung der Bandscheibe, die infolge eines Risses im Anulus fibrosus entsteht. Die im Epiduralraum gelegene fokale Vorwölbung weist die gleiche Dichte und Intensität auf wie die Bandscheibe. Die multiplanare Darstellungsmöglichkeit des MRI erlaubt eine bessere topographische Beurteilung der hernierten Bandscheibe als die CT. Je nach Lage der Herniation unterscheidet man mediane, medio-laterale und intraforaminale Hernien. Gelegentlich kann sich die hernierte Bandscheibe vom restlichen Nucleus pulposus abtrennen und als freies Fragment subligamentär zu liegen kommen. Herniationen kommen vor allem im unteren Lumbal- sowie im mittleren und unteren Zervikalbereich vor. Extrem selten kommen Herniationen im Thorakalbereich vor.

Multiple Sklerose

Multiple Sklerose-Plaques kommen häufig im Rückenmark vor. Das MRI ist die Methode der Wahl für den Nachweis des Multiple-Sklerose-Befalls des Rückenmarks. Akute MS-Plaques weisen eine paramagnetische Kontrastmittelaufnahme auf. Chronische Plaques werden aufgrund ihrer T2-Hyperintensität als ovaläre Areale im Rückenmark nachgewiesen. Größere akute Plaques können morphologisch sowohl einen Rückenmarkstumor als auch eine Myelitis imitieren.

Entzündliche Erkrankungen

Osteomyelitis und Discitis (s. auch S. 603)

Häufigster verursachender Organismus ist der Staphilococcus aureus, gefolgt von Enterobacter und Salmonella. Das MRI ist die empfindlichere Methode für die Diagnose der Osteomyelitis und Discitis (**Abb. 8-41, 8-42, 9-50, 9-51**). Die *septische Spondylitis* erscheint auf T1-gewichteten MRI-Aufnahmen als ein hypointenser Bezirk im Bereiche des Wirbelkörpers und der angrenzenden Bandscheibe und auf T2-gewichteten Aufnahmen als eine hyperintense Läsion. Typisch ist der Verlust der Grenze zwischen Wirbelkörper und Bandscheibe. Eine paraspinale Ausdehnung des entzündlichen Prozesses ist charakteristisch. Nach intravenöser Injektion von paramagnetischem Kontrastmittel kommt es zu einer inhomogenen starken Anreicherung im Bereiche der Bandscheibe, des Wirbelkörpers und des paraspinalen Weichteilgewebes. Nachweis intraossärer oder paravertebraler Gasbildung ist pathognomonisch für eine Infektion mit gasproduzierenden Organismen.

Die seltene *spinale Tuberkulose* kommt vor allem im thorakalen und lumbalen Bereich vor und befällt typischerweise die vorderen Abschnitte der Wirbelkörper. Zur Darstellung gelangen Osteolysen sowie in ausgeprägten Fällen eine Gibbusdeformität. Häufig dehnt sich der tuberkulöse entzündliche Prozeß paraspinal aus (Abb. 8-45).

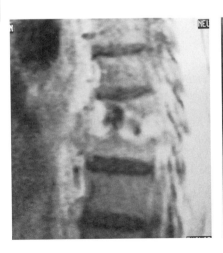

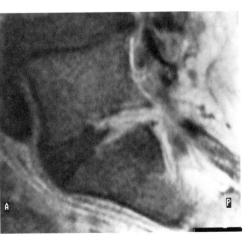

Abb. 9-50: Spondylitis. T1-gewichtetes sagittales gadoliniumverstärktes MRI.

Abb. 9-51: Spondylodiszitis. Sagittales T1-gewichtetes gadoliniumverstärktes MRI. Streifige Kontrastmittelanreicherung in den hinteren Abschnitten der Bandscheibe.

Epiduraler Abszeß

Ein epiduraler Abszeß kann sowohl im Rahmen einer Spondylitis und Discitis als auch hämatogen entstehen. Sowohl auf MRI- als auch auf CT-Aufnahmen läßt sich in der Regel eine ventrale epidurale Masse mit inhomogener Kontrastmittelanreicherung erkennen. Im Falle einer Spondylitis lassen sich zusätzlich typische Veränderungen im Bereiche des angrenzenden Wirbelkörpers nachweisen.

Myelitis

Mit dem MRI ist es möglich geworden, entzündliche Affektionen des Rückenmarks direkt abzubilden. Die sogenannte Myelitis, die zu einem Rückenmarksabszeß führen kann, erscheint typischerweise auf T2-gewichteten Aufnahmen als ein hyperintenses Areal, das in der akuten Phase zu einer Expansion des Rückenmarks führt.

Vaskuläre Erkrankungen

Gefäßmißbildungen

Gefäßmißbildungen kommen selten im Bereich des Rückenmarks vor. Sie können sowohl intramedullär als auch extramedullär lokalisiert sein. Klinisch manifestieren sich Gefäßmißbildungen entweder mit einer subarachnoidalen oder intramedullären Blutung oder durch eine chronische Myelopathie. Das MRI ist empfindlicher als die CT beim Nachweis von spinalen Gefäßmißbildungen. Diese Läsionen erscheinen, ähnlich wie im Gehirn, als dilatierte gewundene Gefäß-Strukturen, welche auf T1- und T2-gewichteten Aufnahmen typischerweise hypointens sind. Größere intramedulläre Gefäßmißbildungen können zu einer Auftreibung des Rückenmarks führen. Gelegentlich können sie von einem Hämangioblastom schwer zu unterscheiden sein. Die definitive Diagnose erfolgt mit der spinalen Angiographie.

Rückenmarksinfarkt

Rückenmarksinfarkte kommen vor allem im Stromgebiet der Arteria Adamkevicz, also im unteren Lumbalbereich des Rückenmarks, vor. In der akuten Phase sind sie auf T1-gewichteten Aufnahmen leicht hypo- und auf T2-gewichteten Aufnahmen hyperintens. Das MRI ist die einzig mögliche Methode, mit welcher Rückenmarksinfarkte direkt abgebildet werden können.

Tumoren der Wirbelkörper

Benigne Tumoren

Das *Hämangiom* ist der häufigste *benigne* Tumor der Wirbelkörper. Prädilektionsstelle ist die untere Thorakal- und obere Lumbalgegend. Hämanigome können durch pathologische Frakturen und Kompression des Rückenmarks zu neurologischen Symptomen führen. Im CT weisen Hämangiome eine typische Morphologie auf: rarefizierte vertikale Knochenbälkchen, die innerhalb einer osteoporotischen Zone eine größere Dicke als normal aufweisen (**Abb. 8-122**). Die Differentialdiagnose umfaßt die Osteoporose, bei welcher jedoch mehrere Wirbelkörper gleichzeitig befallen sind und die Knochenbälkchen in ihrer Dicke nicht vergrößert sind. Im MRI erscheinen Hämangiome sowohl auf T1- als auch auf T2-gewichteten Aufnahmen als hyperintense rundliche Areale.

Bei den *Knocheninseln* handelt es sich um solitäre kleine dichte Ossifikationen im Wirbelkörper, die Zufallsbefunde darstellen und keinen Krankheitswert aufweisen. Ihre Erfassung ist wichtig, damit sie von Osteoidosteomen und osteoplastischen Metastasen abgegrenzt werden können. Im CT erscheinen sie als scharf begrenzte, kleine homogene, nicht raumfordernde Läsionen.

Das *Osteoidosteom* (s. S. 657) ist ein meist kleiner, benigner primärer Knochentumor, der aus atypischem Knochen und Osteoidgewebe zusammengesetzt ist. Er ist gekennzeichnet durch einen osteolytischen Nidus, welcher von einer dicken Knochensklerose umgeben ist. Der Nidus weist einen Durchmesser von weniger als 15 mm auf. Der Tumor kommt vor allem bei Knaben vor und weist eine Mann/Frau-Relation von 3,5 zu 1 auf. Typische Lokalisationen sind die Lumbalgegend, wobei vor allem die Wirbelbögen befallen werden. Klinisch ruft der Tumor nächtliche Schmerzen hervor, die typischerweise auf Aspirin ansprechen. Das CT ist empfindlicher als das MRI für die Diagnose des Osteoidosteoms (**Abb. 8-170**). Typische Befunde sind ein glatt begrenzter, runder osteolytischer Nidus mit einem Durchmesser von weniger als 15 mm, welcher von einer Knochensklerose umgeben ist.

Beim *Osteoblastom* (s. S. 657) handelt es sich um einen osteolytischen, benignen, expansiven Knochentumor, der im Bereich der Wirbelbögen und seltener im Bereich der Wirbelkörper bei jungen Männern auftritt. CT-Befunde umfassen eine expansive osteolytische Läsion mit einem dünnen sklerotischen Saum. Verkalkungen können vorkommen. Ebenfalls kann eine paraspinale und eine intraspinale Ausdehnung erfolgen. Die Differentialdiagnose umfaßt aneurysmatische Knochenzyste, Riesenzelltumor und Osteoidosteom.

Die *Aneurysmatische Knochenzyste* (s. S. 671) stellt eine seltene, benigne, stark expansive Knochenläsion dar, die vor allem die Wirbelkörper im zervikalen und thorakalen Bereich befällt. Sie kommt vor allem bei Patienten unter 20 Jahren vor. Sie besteht aus großen, blutgefüllten, kommunizierenden Räumen, weist eine leichte Prädilektion für das weibliche Geschlecht auf. Im CT erscheint sie als eine eierschalenartige expansive Läsion mit Verdünnung des benachbarten Knochens. Der zystische Inhalt der Läsion kann Trabekel aufweisen. Größere aneurysmatische Knochenzysten können zu einem Wirbelkörperkollaps führen. Die Differentialdiagnose umfaßt Plasmozytom, Riesenzelltumor und Osteoblastom.

Das *eosinophile Granulom* tritt im Rahmen der Histiocytosis X auf, kommt bei Kleinkindern vor und befällt in der Regel einen einzelnen Wirbelkörper. Im CT erscheint das eosinophile Granulom als ein osteolytischer Herd.

Semimaligne und maligne Tumoren (s. S. 655 ff.)

Der *Riesenzelltumor* ist ein destruktiver osteolytischer Knochentumor, der sowohl Wirbelkörper als auch Wirbelbogen befallen kann. Er tritt meistens bei Patienten zwischen dem 20. und 50. Lebensjahr auf. Häufigste Lokalisation ist das Sakrum. CT-Aufnahmen zeigen eine osteolytische, nicht verkalkende expansive Läsion. Die Differentialdiagnose umfaßt Osteoblastom, aneurysmatische Knochenzyste, Plasmozytom und Metastase.

Beim *Chordom* handelt es sich um einen seltenen, invasiven Tumor, der von Überresten der Chorda dorsalis ausgeht. 50% der Chondrome befinden sich im sakrokokzygealen Bereich, 35% gehen vom Clivus und 15% von einem Wirbelkörper aus. Sie treten bei Patienten zwischen dem 50. und 70. Altersjahr auf. 10% der Chordome weisen Metastasen auf. Mit der Größenzunahme des Tumors kommt es zu einem invasiven Verhalten mit Ausdehnung im Spinalkanal. Typische CT-Befunde sind eine destruktive Läsion mit intratumoralen grobscholligen Verkalkungen. Die Differentialdiagnose umfaßt Metastasen und Myelom.

Das *Myelom* ist ein relativ häufiger Knochentumor, der die Wirbelsäule solitär oder multipel befallen kann. Das Myelom kommt bei älteren Patienten vor. Im CT können Myelome als kleine, scharf begrenzte, lytische Läsionen im Wirbelkörper oder als expansive, größere Läsionen in Erscheinung treten. Häufig dehnt sich das Myelom in den paraspinalen Raum oder im Spinalkanal aus. Die Differentialdiagnose umfaßt Metastasen.

Beim *osteogenen Sarkom* handelt es sich um einen seltenen hochmalignen Tumor. Er kommt vor allem bei Patienten im Alter zwischen 10 und 15 Jahren vor. Es kann als Spätzustand nach Bestrahlung eines Morbus Paget auftreten. Im CT erscheint der Tumor als eine gemischt osteolytische und osteoplastische, unscharf begrenzte Läsion, welche Verkalkungen aufweisen kann.

Das *Chondrosarkom* kommt vor allem im mittleren und höheren Alter vor und kann durch maligne Degeneration eines Osteochondroms vor allem bei Patienten mit hereditären multiplen Exostosen entstehen. Im CT weist es irreguläre Verkalkungen innerhalb einer expandierenden weichteildichten Masse auf. Es kann sich sowohl nach intraspinal als auch nach paraspinal ausdehnen.

Metastasen (s. auch S. 671 ff.)

Sie stellen die häufigsten Tumoren im Bereiche der Wirbel dar. Die häufigsten Primärtumoren sind Mamma- **(Abb. 9-52)**, Prostata-, Bronchus-Karzinom sowie Hypernephrom. Auch systemische Tumoren wie Lymphome, Leukämie und Multiples Myelom können in die Wirbel metastasieren. Typische Lokalisation der Metastasen sind die Wirbelbögen und der Wirbelkörper. Radiologisch können Metastasen osteo-

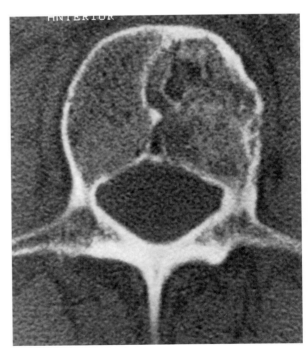

Abb. 9-52: Metastasierendes Mammakarzinom mit Wirbelkörpermetastase. Axiale kontrastmittelverstärkte hochauflösende LWS-CT. Größere Osteolyse in der linken Hälfte des Lendenwirbelkörpers mit partieller Zerstörung der Kortikalis.

lytisch, osteoplastisch oder gemischt sein. Die CT ist empfindlicher als das MRI im Nachweis der lytischen oder plastischen Natur von Metastasen. Das MRI ist der CT überlegen im Nachweis der intraspinalen Ausdehnung von Metastasen und der Beurteilung der Beziehung zum Rückenmark. Osteoplastische oder osteoplastisch-osteolytische Metastasen werden vor allem durch Prostata-Karzinom und Lymphom verursacht. Ein Mamma-Karzinom nach Chemotherapie-Behandlung kann ebenfalls zu osteoplastischen Metastasen führen. Metastasen führen häufig zu pathologischen Wirbelkörperfrakturen und epiduraler Tumorausdehnung. Die epidurale Tumorausdehnung verursacht eine Rückenmarkskompression.

Intraspinale Tumoren

Je nach ihrer Lage können intraspinale Tumoren in extradurale, intradurale-extramedulläre und intradurale-intramedulläre unterteilt werden. Für die präzise Lokalisation und artspezifische Diagnostik der intraspinalen Tumoren hat sich das MRI als die Methode der Wahl erwiesen. Dabei hat sich vor allem das *kontrastmittelverstärkte MRI* bewährt. Bei Kontraindikation zur Durchführung einer MRI-Untersuchung ist die kontrastmittelverstärkte CT sowie die CT-Myelographie die Methode der Wahl.

Extradurale Tumoren

Die Mehrheit der extraduralen intraspinalen Tumoren sind *Metastasen*, insbesondere eines Mamma-Karzinoms, Prostata-Karzinoms, Lungen-Karzinoms, Hypernephroms oder Lymphoms. Darüberhinaus können Ewing-Sarkom, Retikulumzell-Sarkom, leukämisches Chlorom, Schilddrüsen-Karzinom, Neuroblastom oder Melanom ebenfalls epidurale Metastasen intraspinal hervorrufen. Primäre Tumoren des Epiduralraumes sind vor allem *Neurofibrome*, die im Rahmen einer Neurofibromatose auftreten. Im Gegensatz zu den Metastasen, welche in der Regel osteolytische Läsionen der benachbarten Wirbelkörper hervorrufen, lassen sich bei Neurofibromen Druckarrosionen der Wirbelkörper, jedoch nicht Osteolysen, erkennen. Das multiplanare Kontrastmittel-versärkte MRI erlaubt sowohl den Nachweis als auch die topographische Beurteilung der epiduralen Tumoren.

Intradurale-extramedulläre Tumoren

Diese Gruppe umfaßt primäre sowie metastatische Tumoren. Unter den primären Tumoren kommen am

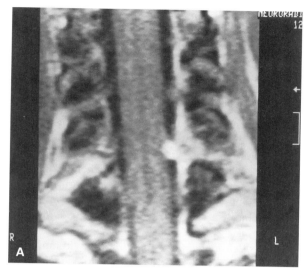

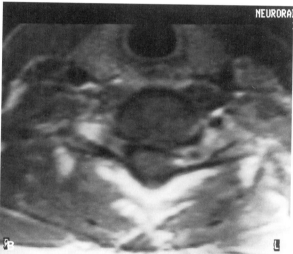

Abb. 9-53: Sanduhr-Neurinom zervikal. **(A)** Koronares gadoliniumverstärktes T1-gewichtetes MRI. **(B)** Axiales T1-gewichtetes gadoliniumverstärktes MRI.

häufigsten Neurofibrome und Neurinome, Meningeome und Lipome vor.

Neurofibrome und *Neurinome* (**Abb. 9-53**) gehen von den spinalen Nervenwurzeln aus und weisen deswegen eine enge Beziehung zum Foramen intervertebrale auf. Sie sind typischerweise hantelförmig konfiguriert mit einer paraspinalen und einer intraspinalen Komponente. Sie bewirken typischerweise eine Ausweitung des Foramen intervertebrale. Die Hantelform des Tumors, seine intraforaminale Ausdehnung und die homogene, intensive Kontrastmittelanreicherung sowohl in der CT als auch im MRI sind pathognomonische diagnostische Kriterien. Das MRI ist jedoch im Nachweis der Beziehung der intraspinalen Tumorausdehnung zum Rückenmark überlegen.

Meningeome kommen vor allem bei Frauen (**Abb. 9-54**) mittleren und höheren Alters vor und weisen eine Prädilektion für das weibliche Geschlecht (4 : 1) auf. Typische Lokalisation ist der thorakale Spinalkanal. Auf kontrastmittelverstärkten MRI-Aufnahmen weisen die Meningeome eine breitflächige Beziehung zur Dura auf. Sie können intratumorale Verkalkungen aufweisen und eine Hyperostose des benachbarten Spinalkanals bewirken, welche allerdings mit der CT besser nachgewiesen wird als mit dem MRI.

Lipome kommen selten vor und machen weniger als 1% der intraspinalen Tumoren aus. Sowohl auf CT- als auch auf MRI-Aufnahmen weisen sie eine typische Dichte bzw. Intensität für Fett auf, was diagnostisch ist.

Eine *subarachnoidale Tumoraussaat* kommt vor allem bei intrakraniellen Medulloblastomen, Ependymomen und Pinealomen vor. Auch Glioblastome und andere maligne primäre ZNS maligne Tumoren können zu einer subarachnoidalen Aussaat im Spinalkanal führen. Für die Diagnose einer subarachnoidalen Aussaat hat sich das kontrastmittelverstärkte MRI bewährt. Diese Läsionen erscheinen als multiple kleine, intradural an der Oberfläche des Rückenmarks sowie der Nervenwurzeln lokalisierte Tumoren.

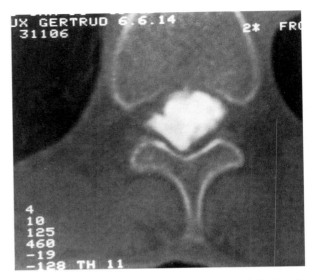

Abb. 9-54: Intraspinales Meningeom thorakal. Axiale native BWS-CT.

Intramedulläre Tumoren

Die häufigsten intramedullären Tumoren sind das Ependymom und das Astrozytom, die in einem Verhältnis von 2:1 vorkommen. Seltene intramedulläre Tumoren sind Hämangioblastome und Metastasen.

Das *Ependymom* (**Abb. 9-55**) kommt am häufigsten im Bereiche des Conus medullaris und des Filum terminale vor, obwohl es auch im gesamten Rückenmark nachgewiesen werden kann. Es tritt vor allem bei Patienten zwischen dem dritten und sechsten Lebensjahrzehnt auf und weist eine leichte Prädilektion für das männliche Geschlecht auf. Intramedulläre Ependymome wachsen langsam und können erhebli-

Abb. 9-55: Ependymom lumbal. (**A**) Sagittales T1-gewichtetes gadoliniumverstärktes MRI. (**B**) Koronares T1-gewichtetes gadoliniumverstärktes MRI. (**C**) Axiales T1-gewichtetes gadoliniumverstärktes MRI.

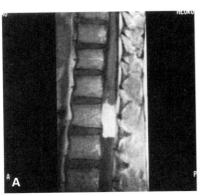
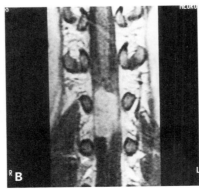
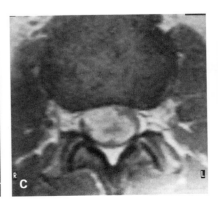

che Größen erreichen. Etwa 50% der intramedullären Ependymome weisen intratumorale Zysten auf. Der Tumor führt mit der Zeit zu einer Expanison des ossären Spinalkanals. Die soliden Anteile der Ependymome nehmen mäßig intensiv paramagnetisches oder jodhaltiges Kontrastmittel auf. Auch in nicht-kontrastmittelverstärkten T2-gewichteten MRI-Aufnahmen sind Ependymome hyperintens. Für die präoperative Planung ist eine triplanare Darstellung des Tumors erforderlich.

Astrozytome kommen vor allem im thorakalen Rückenmark vor. Die nächst häufigste Lokalisation ist das Zervikalmark. Sie weisen eine Prädilektion für das dritte bis fünfte Lebensjahrzehnt auf und können auch bei Kindern vorkommen. Wie die Ependymome weisen sie eine leichte Prädilektion für das männliche Geschlecht auf. Sie weisen eine ähnliche MRI-Morphologie auf wie die Ependymome, so daß die Differentialdiagnose schwierig ist. Auf T1-gewichteten MRI-Aufnahmen sind Astrozytome iso- bis leicht hypointens und auf T2-gewichteten Aufnahmen hyperintens. 40% der Astrozytome weisen zystische intratumorale Anteile auf. Die soliden Anteile nehmen homogen und intensiv jodhaltiges und paramagnetisches Kontrastmittel auf. Sie führen wie die Ependymome zu einer fusiformen Expansion des Rückenmarkes. Ependymome aber noch häufiger Astrozytome können sich entlang größerer Rückenmarksabschnitte ausdehnen, in diesem Fall spricht man von Stiftgliomen.

Intramedulläre Hämangioblastome sind seltene Tumoren, die sowohl einzeln als auch multipel auftreten können. Bei 5% der Patienten mit von Hippel-Lindau-Syndrom treten intramedulläre Hämangioblastome auf. Sie können solid, zystisch oder gemischt-solid und zystisch sein. Typischer MRI-Befund ist der Nachweis von intratumoralen Gefäßen im Sinne von lineären Signalintensitäten.

Metastasen kommen selten intramedullär vor, Primärtumoren sind in der Regel Lungen-Karzinom, Mamma-Karzinom, Lymphom, Melanom, Medulloblastom, Gliom und Ependymom. Sie sind in der Regel solitär und führen zu einer fokalen homogen kontrastmittelaufnehmenden raumfordernden Läsion.

Trauma (s. auch S. 584 ff.)

Für die neuroradiologische Abklärung des spinalen Traumas sollten initial *Übersichtsaufnahmen* des betroffenen Wirbelsäulensegmentes durchgeführt werden. Sie ermöglichen eine Gesamtbeurteilung der knöchernen Strukturen des Spinalkanals sowie den Nachweis von Frakturen und Luxationen. Für die Beurteilung des Inhalts des Spinalkanals und insbesondere des Rückenmarks ist das *MRI* der CT deutlich überlegen. Allerdings ist in der akuten Phase die Durchführung des MRI häufig nicht möglich wegen der Inkompatibilität der elektrischen Überwachungssysteme mit dem Magnetfeld. Aus diesem Grunde muß vielfach initial eine *CT* durchgeführt werden.

Zervikales spinales Trauma

Die *atlanto-ozzipitale Dislokation* endet letal. Sie muß vor jeglicher Halsmanipulation durch konventionelle seitliche HWS-Aufnahmen diagnostiziert werden. Das diagnostische Zeichen besteht in der Unterbrechung der Retrovertebrallinie auf Höhe von C1/C2 und einer abnormen Beziehung des Dens zur Clivusspitze. Sofern eine CT oder ein MRI durchgeführt werden können, lassen sagittale CT-Rekonstruktionen oder direkte sagittale MRI-Aufnahmen eine einwandfreie Darstellung der Dislokation, die nach ventral oder dorsal erfolgen kann, erkennen. Häufig liegt zusätzlich ein großes retropharyngeales Hämatom vor.

Die *Berstungsfraktur von C1* (sogenannte Jefferson-Fraktur) entsteht durch vertikale Kompression des Atlas zwischen Ozzipitalkondylen und Axis. Die Fraktur verläuft in der Regel durch vordere und hintere Abschnitte des Atlasringes.

Die *atlantoaxiale Subluxation* entsteht infolge eines Rotationstraumas und führt zu einer Fehlstellung zwischen C1 und C2. Klinisch kommt es zu einer Tortikollis. Typisch ist die vergrößerte Distanz zwischen dem vorderen Atlasring und dem Dens.

Wirbelkörperfrakturen von HWK 4 bis 7 führen häufig zu einer begleitenden Verletzung des Rückenmarks. In diesen Fällen weist das MRI sowohl intramedulläre hämorrhagische Kontusionen oder ödematöse Herde nach. Frakturen der Wirbelkörper C1 und C2 (**Abb. 9-56**) werden in der Regel nicht von einer Rückenmarksverletzung begleitet, denn hier ist der ventrale Epiduralraum und der Subarachnoidalraum relativ weit, so daß das Rückenmark ausweichen kann.

Die *traumatische Spondylolisthesis* entsteht infolge einer Hyperextensionsverletzung, die zu einer bilateralen Bogenfraktur führt. Es handelt sich in der Regel um eine instabile Fraktur.

Bei der *Densfraktur* werden drei Typen unterschieden: Typ 1 Densspaltung, Typ 2 Fraktur durch die Basis des Dens, Typ 3 Fraktur durch den HWK 2. Typ 2-Frakturen sind auf axialen Aufnahmen schwierig zu erkennen, da hier die Fraktur parallel zur Axialebene verläuft.

9.
Zentrales Nervensystem

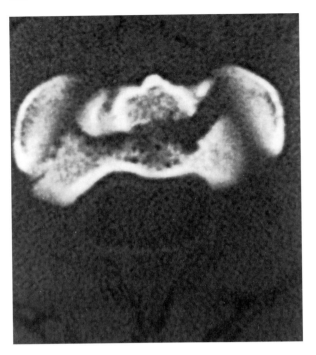

Abb. 9-56: C2-Fraktur. Axiale hochauflösende HWS-CT.

Kompressionsfrakturen der HWK entstehen durch ein Flexionstrauma und werden optimal auf sagittal rekonstruierten CT-Aufnahmen oder auf direkten sagittalen MRI-Aufnahmen nachgewiesen. Typisch ist die keilförmige Deformation des Wirbelkörpers.

Dislokationsfrakturen kommen vor allem im Bereiche C4 bis C6 als Folge von Hyperflexion und axialer Kompression vor. Es liegt meistens eine Fraktur mehr als eines Wirbelkörpers vor. Die Frakturen sind instabil, da die Wirbelbögen frakturiert sind und es gleichzeitig zu Ligamentrupturen kommt. Eine Dorsalverlagerung von Wirbelkörperfragmenten führt einerseits zu einer Rückenmarkskompression, andererseits liegt häufig gleichzeitig ein EDH vor, das rasch zu einer Tetraparese führen kann. Das MRI ist der CT beim Nachweis dieser Dislokationsfrakturen und insbesondere von Epiduralhämatomen überlegen.

Wirbelgelenksluxationen kommen im Rahmen von kombinierten Flexions-Rotationsverletzungen vor. Bilaterale Luxationen der Wirbelgelenke sind instabil. Hier ist die CT dem MRI überlegen, da sie einwandfrei auch kleinere Luxationen von Wirbelgelenken nachweisen kann.

Frakturen der *Processus spinosi* kommen meistens auf Höhe C7 vor. Sie haben eine geringe klinische Relevanz.

Ein *Nervenwurzelausriß* führt zu Pseudomeningozelen, die mit Hilfe der Myelo-CT oder des MRI einwandfrei nachgewiesen werden können. Auch die *traumatische Diskushernie* wird bevorzugt mit dem MRI nachgewiesen.

Spätfolgen nach spinalen Verletzungen sind die zystische Nekrose des Rückenmarks, die nicht-zystische Myelomalazie sowie die Rückenmarksatrophie. Diese Veränderungen werden ausschließlich mit dem MRI nachgewiesen. Typisch für die zystische Nekrose des Rückenmarks ist die Isointensität der intramedullären Läsion mit Liquor sowohl auf T1- als auch auf T2-gewichteten Aufnahmen. Bei der nicht-zystischen Myelopathie läßt sich eine diskrete Hypointensität auf T1-gewichteten Aufnahmen und eine mäßige Hyperintensität auf T2-gewichteten Aufnahmen finden.

Thorakale und lumbale Verletzungen

Sie kommen am häufigsten am thorakolumbalen Übergang vor und sind häufig mit Rückenmarksverletzungen assoziiert. Aus diesem Grunde ist das MRI der CT überlegen. *Flexionstraumen* führen zu keilförmigen Kompressionsfrakturen der Wirbelkörper. Schwere *Luxationstraumen* können zur Ruptur des Ligamentum longitudinale posterius, flavum und interspinosum führen. Es entstehen Luxationen der Wirbelgelenke.

Berstungsfrakturen kommen vor allem im Bereich BWK 9 bis LWK 5 vor und sind in 65% der Fälle von neurologischen Ausfällen begleitet. Es handelt sich um instabile Frakturen. Typischerweise werden Wirbelkörperfragmente in den Spinalkanal verlagert, so daß Rückenmarksverletzungen (Kontusionen, Ödeme) entstehen. Durch eine Ruptur des Anulus fibrosus und des Ligamentum longotudinale posterius kommt es zu einer Diskushernie. Häufig liegen bilaterale Wirbelbogenfrakturen vor, so daß es zu einer traumatischen Spondylolisthesis kommt.

Weiterführende Literatur

Chakeres D. W., Flickinger F., Bresnahan J. C.: MR imaging of acute spinal cord trauma. AJNR 1987; 8:5–10.

Flannigan B. D., Lufkin R. B., McGlade C.: MR imaging of the cervical spine. AJNR 1987; 8:27–32.

Houghton V. M.: MR imaging of the spine. Radiology 1988; 166:297–301.

Houghton V. M., Williams A. L.: Computed tomography of the spine. St. Louis, Mosby, 1982.

Kulkarni M. V., Mc Ardle C. B., Kopanicky D.: Acute spinal cord injury: MR imaging at 1.5 T. Radiology 1987; 164:837–843.

Modic M. T., Masaryk T. J., Roß J. S.: Magnetic resonance imaging of the spine. Year Book Medical Publishers, 1989.

Newton T. H., Potts D. G.: Computed tomography of the spine and spinal cord. San Anselmo, CA, Clavadel Press, 1983.

Pädiatrische Radiologie

H. Tschäppeler

Störungen des Schädelwachstums

Die pränatal und während des ersten Lebensjahres am stärksten ausgeprägte Größenzunahme des Gehirns beeinflußt direkt das *Wachstum* des Neurokraniums (Gehirnschädel). Die Ossifikation erfolgt von der Dura her, welche das innere Periost bildet. Die *Formung* des Gehirnschädels wird pränatal durch das Wachstum des Gesichtsschädels (Viszerokranium) geprägt, welches seinerseits mit dem übrigen Körperwachstum parallel verläuft. Vom Neugeborenenalter bis zur Pubertät verschiebt sich dementsprechend die Relation Gehirn- zu Gesichtsschädel zugunsten des Viszerokraniums.

Das Neurokranium besteht aus Bindegewebsknochen, die Schädelbasis einschließlich Os occipitale sind knorplig präformiert. Das Wachstum des Gehirnschädels hört mit dem Nahtschluß auf; die Sagittal-, Koronar- und Lambdanähte synostosieren frühestens nach der Pubertät, lediglich die Frontalnaht schließt sich bereits während des 2. bis 3. Lebensjahres. Nahtvariationen (Persistenz der Frontalnaht, Inkabein, Schaltknochen) sind ohne Krankheitswert; ihre Kenntnis schützt jedoch vor der Fehldiagnose einer Kalottenfraktur.

Weitere *Normvarianten* sind:

– Impressiones digitatae: auch in starker Ausprägung haben sie bis etwa ins Alter von 10 Jahren ohne anderweitige Befunde wie z.B. Kraniosynostosen keinen Krankheitswert
– Pacchionische Granulationen: diese vorwiegend frontal, von der Arachnoidea ausgehenden Knochenresorptionszonen werden ab der Pubertät abgrenzbar
– die durch Diploe-Venen bedingten Gefäßfurchen nehmen mit fortschreitendem Alter zu und sind vor allem parietal und frontal gelegen
– Foramina parietalia magna: im hintern Teil der Ossa parietalia, meist symmetrisch angeordnet, sind sie kreisrunde, scharf begrenzte Kalottendefekte

Schädelverformungen

Der Breiten-Längenindex des Schädels (Breite durch Länge mal 100) erlaubt die befriedigende Beurteilung seiner Form. Pathologische Abweichungen von der

Norm sind der *Turrizephalus* (Turmschädel) mit einem Index über 85 sowie der *Skaphozephalus* mit einem Index unter 70; ursächlich sind prämature Verschließungen der Koronar-Lambda- bzw. Sagittalnähte verwantwortlich (**Abb. 9-57A, B**). Der meist mit Hypotelorismus kombinierte Trigonozephalus ist bedingt durch den vorzeitigen Verschluß der Sutura frontalis (metopica).

Dysplasien

Im Rahmen von Knochendysplasien und Osteopathien sind sowohl das Neuro- wie das Viszerokranium häufig betroffen:

– Ossifikationsstörung der Kalotte (mit Schaltknochen) bei Osteogenesis imperfecta, Hypophosphatämie
– vorzeitige Nahtverschließungen (Pansynostose) bei M. Crouzon (kraniofaziale Dysostose) (**Abb. 9-57**), Apert-Syndrom (Akrozephalosyndaktylie)
– Hypo- oder Aplasie der Mandibulae und Jochbeine bei mandibulofazialer Dysostose
– Hypertelorismus bei Kiefer-Gaumenspalten, Enzephalozele.

Weitere Dysplasien mit Schädelbeteiligung sind unter anderen: Achondroplasie, diaphysäre Dysplasie, kleidokraniale Dysplasie, Osteopetrosis, fibröse Dysplasie, Mukopolysaccharidosen.

Schädelveränderungen bei systemischen Erkrankungen und Entzündungen

Hämolytische Anämie

Die Schädelkalotte ist insbesondere bei der Thalassämie, Sichelzellanämie und der Sphärozytose mitbeteiligt. Durch das kompensatorisch vermehrte blutbildende Gewebe wird die Diploe erweitert, durch die vertikale Anordnung der Spongiosabälkchen entsteht der typische radiologische Aspekt des «Bürstensaumschädels» (**Abb. 8-82, 9-58**). Gleichzeitig sind auch die Nasennebenhöhlen durch die kompensatorische Vergrößerung der angrenzenden Skelettstrukturen obliteriert.

9.
Zentrales Nervensystem

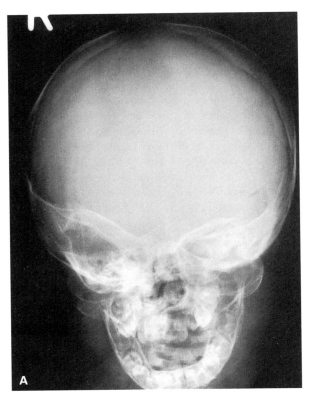

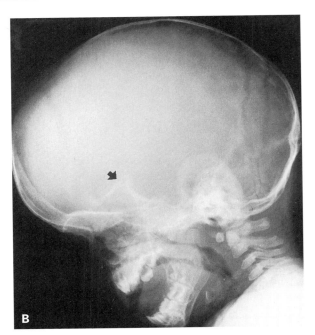

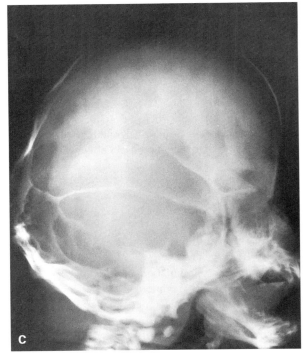

Abb. 9-57: Vorzeitiger Verschluß der rechten Koronarnaht: **(A)** a.p.-Projektion; asymmetrische Konfiguration der Orbitae infolge latero-kranialer Verziehung des äußeren Orbitarandes rechts. **(B)** Korrelierender Befund in der seitlichen Projektion (Pfeil); lediglich linksseitige Koronarnaht sichtbar. **(C)** Pansynostose mit grotesker Schädelkonfiguration im Rahmen einer kraniofazialen Dysostose (M. Crouzon).

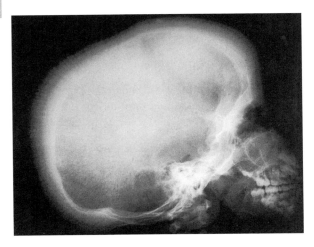

Abb. 9-58: «Bürstensaumschädel» mit ausgeprägter Verdickung der Diploe bei Thalassämia major (7 Jahre alter Knabe).

Langerhanszell-Histiozytose

Die granulomatöse Wucherung der Histiozyten führt im Bereich der Kalotte zu großen, ausgestanzt imponierenden Defekten (**Abb. 9-59**). Am Gesichtsschädel ist insbesondere die Mandibula eine bevorzugte Lokalisation; durch die destruktiven Veränderungen entsteht der radiologische Eindruck der «floating teeth».

Osteomyelitis

Die Osteomyelitis des kindlichen Neurokraniums ist selten; sie entsteht durch direktes Übergreifen einer Infektion der Nasennebenhöhlen oder einer Weichteilphlegmone im Bereich der Galea.

Sinusitis

Die Sinusitis (maxillär, frontal, ethmoidal) ist charakterisiert durch eine Verminderung des Luftgehalts infolge Schleimhautschwellung und/oder Sekretanschoppung; letztere ist bei der Untersuchung im horizontalen Strahlengang verantwortlich für das Luft-Flüssigkeitsniveau (**Abb. 9-60**). Allerdings muß die radiologische Diagnose einer Sinusitis mit den klinischen Befunden (purulente Rhinorrhoe, Husten etc.) korrelieren, denn die Sensitivität ist beträchtlich größer als die Spezifität.

Schädeltrauma

Kalottenfraktur

Schädelübersichtsaufnahmen sind für die einzuschlagende Behandlung nach einem Schädel-Hirntrauma selten hilfreich. Die klinischen Symptome sind viel wichtiger als beispielsweise der konventionell-radiologische Nachweis einer linearen Kalottenfraktur. Eine einfache, anerkannte *Indikationenliste* erlaubt, unnötige Nativuntersuchungen zu vermeiden; in wie weit diese gegebenenfalls direkt durch die CT ersetzt werden soll oder kann, ist Ermessensfrage und hängt von den örtlichen logistischen Möglichkeiten ab. Die radiologische Abklärung ist indiziert bei Vorliegen eines oder mehrerer der folgenden Kriterien:

- Koma bzw. Störung des Bewußtseins
- klinischer Verdacht auf Impressionsfraktur (einschließlich Stichverletzung)
- neurologische Symptome
- Verdacht auf Kindesmißhandlung.

Die alleinige mediko-legale Indikation ist heute kaum mehr ausreichend.

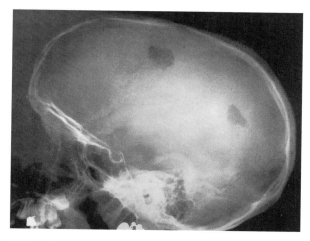

Abb. 9-59: Langerhanszell-Histiozytose mit zwei charakteristischen Lysen der Kalotte.

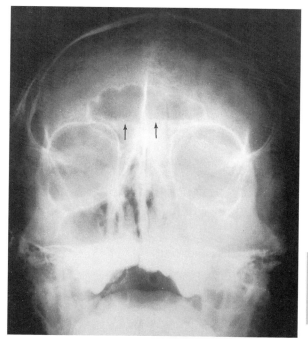

Abb. 9-60: Pansinusitis. Vollständige Transparenzminderung des linken Sinus maxillaris, Luft-Flüssigkeitsspiegel in den Sinus frontales (Pfeile).

9.
Zentrales Nervensystem

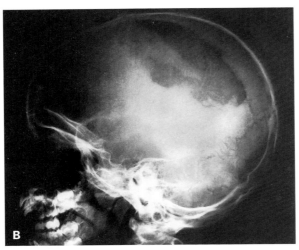

Abb. 9-61: Leicht dehiszente parietale Kalottenfraktur. **(A)** Unfallbild. **(B)** Verlaufskontrolle nach 2 Jahren: beträchtliche Breitenzunahme der Fraktur wegen traumatischer leptomeningealer Zyste.

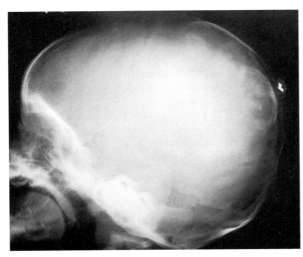

Abb. 9-62: Verkalktes parietales Kephalhämatom bei 3 Monate altem Säugling (Pfeil).

Die meisten Kalottenfrakturen heilen ohne Komplikationen und sind nach 3 bis 6 Monaten nicht mehr abgrenzbar. Lediglich bei der seltenen, die Fraktur begleitenden Zerreißung der Dura mater wird durch austretendes Blut und/oder Liquor die Frakturheilung verhindert, wobei es in der Folge durch eine posttraumatische leptomeningeale Zyste zur «wachsenden Fraktur» kommt (**Abb. 9-61**).

Nach Geburtstrauma – mit oder ohne Fraktur – entsteht ein *Kephalhämatom*, welches nach Wochen zu typischen schalenförmigen Verkalkungen führt (**Abb. 9-62**).

Gesichtsschädelverletzungen (s. auch S. 583f.)

Neben der *Nasenbeinfraktur* als der häufigsten Gesichtsschädelverletzung, welche nur bei erheblicher Dislokation einer Therapie bedarf, sind die selteneren *Mittelgesichtsfrakturen* von besonderer klinischer Bedeutung und bedürfen der exakten, vorzugsweise computertomographischen Abklärung (**Abb. 9-63**); ihre Einteilung erfolgt nach Le Fort. Die «Blow-out»-Fraktur mit Depression des Orbitabodens muß meistens mittels Schichtuntersuchung bewiesen bzw. ausgeschlossen werden. Indirekte Zeichen für Verletzungen des Gesichtsschädels sind durch Einblutung transparenzgeminderte Nasennebenhöhlen.

Die optimale Abklärung einer *Schädelbasisfraktur* (v.a. Felsenbein) geschieht mittels hochauflösender CT; beim Kind stellt sich die entsprechende Indikation allerdings erst, falls sich bei positivem Befund auch therapeutische Konsequenzen (chirurgische Revision) ergeben.

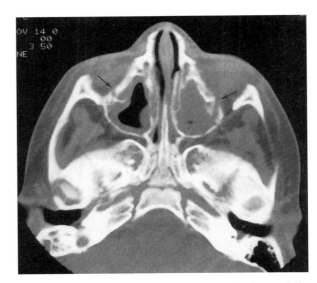

Abb. 9-63: Computertomographischer Nachweis von Mittelgesichtsfrakturen (Pfeil). Koronare Schnittebene. Hämatosinus.

Normale Gehirnentwicklung

Während der Fetalzeit (ab der 23. bis zur 40. Woche) erfolgt im Rahmen der Hirnentwicklung ein sehr rascher und ungefähr sechsfacher Massenzuwachs. Postpartal kommt es innerhalb der ersten neun Monate zur Gewichtsverdoppelung; das Endgewicht des Gehirns wird nach dem 13. Lebensjahr erreicht. Die Myelinisierung der neuronalen Fortsätze ist aber erst nach dem 30. Jahr beendet. Die noch unvollständige Markscheidenentwicklung sowie auch der geringere Proteingehalt ergeben sowohl computertomographisch wie auch in der Kernspintomographie während des frühen Kindesalters andere Dichtewerte bzw. Signalintensitäten der weißen Substanz als beim Erwachsenen; das Frühgeborene weist vergleichsweise zum Termingeborenen bildgebungsmäßig in der weißen wie auch grauen Substanz einen höheren Wassergehalt auf.

Abb. 9-64: Intrakranielle Verkalkungen. (**A**) In der a.p.-Projektion für eine abgelaufene Zytomegalie-Infektion typische, periventrikuläre Verkalkungen bei einem 11 Jahre alten tetraspastischen Knaben. (**B**) Sonographischer Nachweis kleiner periventrikulärer Verkalkungen (Pfeile); geringe Erweiterung der Seitenventrikel. 5 Tage altes Neugeborenes mit Zytomegalie-Infektion. (**C**) Computertomographische Darstellung bilateraler, subependymaler Verkalkungen bei Tuberöser Hirnsklerose.

Intrakranielle Verkalkungen und Abszesse

Verkalkte, intrakranielle Strukturen sind sowohl im Übersichtsbild als auch mit höherem Dichteauflösungsvermögen computertomographisch und infolge vollständiger Schallabsorption auch sonographisch (solange der transfontanelläre Zugang möglich ist) nachweisbar.

Physiologische Verkalkungen

Definitionsgemäß kommt ihnen kein Krankheitswert zu; ihre Inzidenz steigt mit zunehmendem Alter. Sie treten extrazerebral in der Dura, innerhalb der Falx cerebri, im Tentorium oder ligamentär auf, oder sie sind an intrazerebrale Strukturen gebunden: Glandula pinealis, Glomus des Plexus chorioidalis (dort in einer Größe bis zu 1 cm).

Pathologische Verkalkungen (Abb. 9-64)

Ausdehnung und Lokalisation geben häufig bereits Hinweis auf die pathologische Ätiologie. Im Bereich der *Stammganglien* bzw. des Nucleus caudatus treten Verkalkungen nach einer Toxoplasmose-Infektion und bei der tuberösen Hirnsklerose (M. Bourneville) auf. Das Kraniopharyngeom verkalkt *suprasellär* ebenso wie die tuberkulöse Meningitis. In *periventrikulärer* Lage kommt es insbesondere nach Zytomegalie-Enzephalitis zu Verkalkungen. Im *Großhirnrindenbereich* sind girlandenförmige Verkalkungen typisch für das Sturge-Weber-Syndrom (enzephalofaziale Angiomatose).

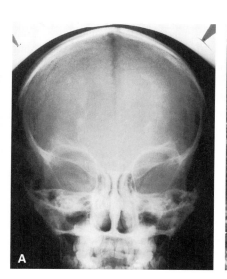
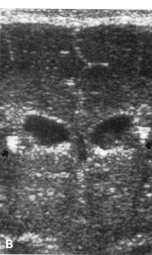
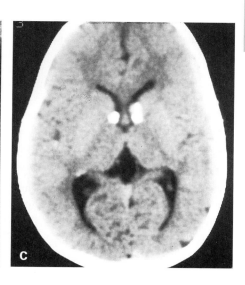

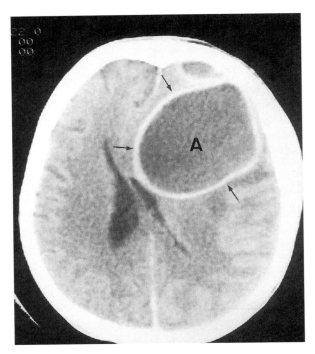

Abb. 9-65: Rechtsseitiger, massiv raumverdrängender Hirnabszeß (**A**) Kontrastverstärkte CT: Typisches Kontrastenhancement der Abszeßmembran (Pfeil).

Nach Häufigkeit aufgeschlüsselt liegt die postinfektiöse (Toxoplasmose vor Zytomegalie) vor der tumoralen Ätiologie, an dritter Stelle sind posttraumatische bzw. infarktbedingte Verkalkungen.

Hirnabszeß

Eine Komplikation der nekrotisierenden Enzephalitis ist der Hirnabszeß. Sonographisch (beim Säugling) und computertomographisch ist er als rundliche, intrazerebrale hypoechogene bis liquide bzw. hypodense Raumforderung abgrenzbar. Nach Kontrastmittelgabe besteht typischerweise eine dichtevermehrte Kapsel (**Abb. 9-65**). Die Abszesse sind oft multifokal und von unterschiedlicher Größe.

Neoplasien

Wie beim Erwachsenen überwiegen auch beim Kind Astrozytome und insgesamt supratentorielle Tumoren. Andererseits sind Hirnmetastasen primär extrazerebraler Neoplasien beim Kind eine große Ausnahme, meningeale Raumforderungen sind selten. Beim jungen Säugling ist ein Hirntumor in der Regel groß,

maligne und verursacht einen Okklusivhydrozephalus. Die meisten Neoplasien – mit Ausnahme der Hirnstammtumoren – werden auf Grund ihrer Größe und Densitätsunterschiede zum normalen Hirngewebe mittels CT erfaßt. Die Kernspintomographie ist allerdings sensitiver; ihr Einsatz erfolgt heute vielfach alternativ und nicht komplementär zur CT.

Supratentorielle Tumoren

Das *Astrozytom* als der häufigste supratentorielle Tumor ist sowohl mittels CT wie auch kernspintomographisch überall im Zerebrum gut abgrenzbar, aber die Unterscheidung zwischen maligner und benigner Form ist nach wie vor schwierig; die bösartige Variante weist häufig ein stärkeres Kontrastenhancement auf. In beiden Typen kommen zystische Komponenten vor (**Abb. 9-66**).

Optikusgliome im Rahmen einer Neurofibromatose sind meist auf die Orbita beschränkt, wobei gelegentlich lediglich eine Verdickung des N. opticus besteht. Optikusgliome ohne diese Grundkrankheit betreffen vielfach das Chiasma und die Hypothalamusregion.

Das *Kraniopharyngeom*, ein primär extrazerebraler dysontogenetischer, epithelialer Tumor, verursacht wegen seiner supra- bis intrasellären Lage vorwiegend hormonelle Störungen wie Minderwuchs und Diabetes insipidus. Im Nativbild sind intra- und suprasselläre Verkalkungen und Selladestruktionen charakteristisch. Computertomographisch lassen sich zystische, verkalkte und auch reichlich kontrastaufnehmende Tumoranteile abgrenzen.

Das *Germinom* wie auch das *Teratom* (beides Keimzelltumoren) wachsen in der Mittellinie im Bereich der Pinealisloge und suprasellär und verursachen eine Pubertas präcox. Sie enthalten Verkalkungen und Zysten sowie Fettgewebsanteile, was sowohl in der CT als auch in der Kernspintomographie charakteristische Befunde ergibt; letztere erlaubt zudem die exakte Lagebestimmung und die Beurteilung der Beziehung zu Thalamus- und Balkenregion.

Das *Plexuspapillom* ist innerhalb des erweiterten Seitenventrikel, seltener im 3. Ventrikel mittels CT oder beim Säugling auch sonographisch gut erkennbar; die Kontrastanreicherung ist reichlich.

Tumoren der hinteren Schädelgrube

Annähernd 95% aller infratentoriellen Tumoren sind entweder Astrozytome des Kleinhirns oder Ependymome.

Das zerebelläre, *pilozytäre Astrozytom* ist sehr häufig gutartig; exzentrisch in einer Kleinhirnhemisphäre gelegen ist der von einem kontrastaufnehmenden

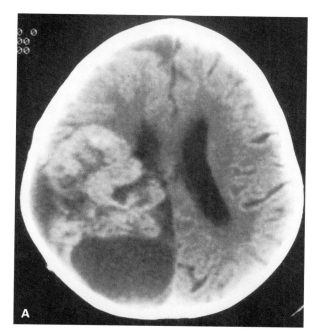

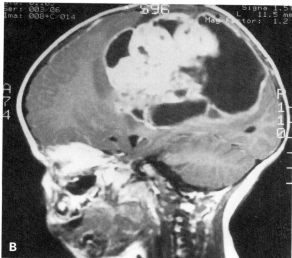

Abb. 9-66: Inoperables supratentorielles, links parieto-occipital gelegenes, teils zystisches Astrozytom. **(A)** Natives axiales Computertomogramm. **(B)** Sagittale kernspintomographische Tumordarstellung in T1-Gewichtung und nach Gadolinium-Verabreichung.

Randsaum umgebene Tumor im Innern mehrheitlich zystisch.

Das *Ependymom*, ein epitheloid- oder gliazelliger, neurokutaner und vorzugsweise im Bereich des 4. Ventrikels gelegene Tumor, weist computertomographisch bereits nativ eine zum normalen Hirnparenchym vermehrte Dichte auf, welche sich nach Kontrastmittelgabe nochmals deutlich verstärkt **(Abb. 9-67)**.

Das *Hirnstammgliom* verursacht auf Grund seiner Lokalisation Hirnnervenausfälle; die Kernspintomographie ist heute die Methode der Wahl, da nur sie in der Sagittalebene eindeutig die durch das diffus-infiltrierende Tumorwachstum bedingte Volumenvermehrung des Hirnstamms zeigt.

Das *Medulloblastom* tritt überwiegend im Kleinhirnbereich auf. In der CT nimmt der im Dachbereich des 4. Ventrikels gelegene, dichte Tumor nach Kontrast nochmals an Dichte zu, typischerweise ist er von einem perifokalen Ödem umgeben. Für den Ausschluß bzw. Nachweis der nicht seltenen Abtropfmetastasen im Ventrikelsystem wie auch im extrakraniellen Subarachnoidalraum eignet sich insbesondere die Kernspintomographie.

Hirntrauma

Wie früher erwähnt lassen der fehlende oder positive Nachweis einer Kalottenfraktur auf Grund der Schädelübersichtsaufnahme keine verbindlichen Rückschlüsse auf das Vorhandensein einer intrakraniellen Verletzung zu. Hierfür ist die CT heute die entscheidende diagnostische Methode, welche allerdings stets

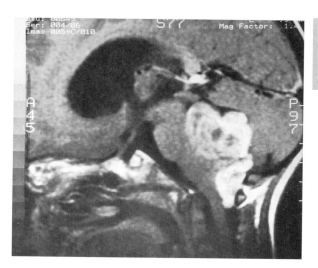

Abb. 9-67: Infratentorielles Ependymom, Okklusivhydrozephalus. Sagittale Kernspintomographie, T1-Gewichtung nach Gadolinium.

9.
Zentrales
Nerven-
system

nur den augenblicklichen Zustand widergibt und deren Befund erfahrungsgemäß nicht immer dem tatsächlichen Ausmaß des Schadens entspricht. Folgeuntersuchungen in Abhängigkeit zur klinischen Symptomatik sind deswegen in vielen Fällen unerläßlich.

Die *epidurale Blutung* liegt abgekapselt zwischen Kalotte und Dura mater; sie entsteht temporo-parietal durch Einrisse der Meningealarterie. Die typischerweise mit Latenz rasch zu intrakranieller Druckerhöhung führende Hämorrhagie weist computertomographisch eine erhöhte Densität auf und ist bikonvex konfiguriert (**Abb. 9-68**).

Die *subdurale Blutung* ist venös (Zerreißung von Brückenvenen) und liegt zwischen Dura mater und äußerem Blatt der Arachnoidea; die intrakranielle Drucksteigerung erfolgt langsam. In der CT besteht eine haubenförmige, dichtevermehrte Raumforderung über einer oder beiden Hemisphären (**Abb. 9-69**).

Die *subarachnoideale Blutung* betrifft den gesamten Liquorraum und entsteht aus oberflächen- oder ventrikelnahen Kontusionen. Computertomographisch ist sie charakterisiert durch eine irregulär verdickte, hyperdense Falx oder eine Dichteanhebung der Liquorräume unter- oder oberhalb des Tentoriums.

Scherblutungen oder Hirnquetschungen mit Blutaustritt in den Interzellulärraum führen zur *Parenchymblutung* (intrazerebrales Hämatom); bei peripherer Lokalisation sind kleine petechiale Blutungen (wie übrigens auch umschriebene Kontusionen) durch Artefakte der angrenzenden Kalotte oft überlagert. Zusätzlich zur anliegenden ist häufig auch eine kontralaterale («contre-coup») Verletzung vorhanden. Jede frische Parenchymblutung stellt sich computertomographisch als hyperdense Läsion dar (**Abb. 9-70**). Durch Konfluation entstehen große, raumfordernde Hämatome. Die intraventrikuläre Blutung ist bedingt durch Blutübertritt aus benachbarten, hämorrhagischen Bezirken in das Ventrikellumen.

Fokal oder generalisiert auftretend ist das *Hirnödem* (**Abb. 9-71**) Reaktion neuronaler Gewebeverbände auf eine mechanische Gewalteinwirkung. Die Störung ist entweder passager und funktionell oder Vorstufe eines eigentlichen Gewebeunterganges mit Atrophie als Spätfolge. Beim Hirnödem tritt Flüssigkeit aus dem Intravasal- in den Extravasalraum über, was die Schwellung der betroffenen Areale zur Folge hat. Das umschriebene Ödem (Kontusionsherd) zeigt sich computertomographisch als raumverdrängende Läsion verminderter Dichte; das generalisierte, mit Dichteverminderung beider Hemisphären einhergehende Hirnödem komprimiert alle Liquorräume und führt zur axialen Hirnverschiebung mit der akuten Gefahr der Einklemmung.

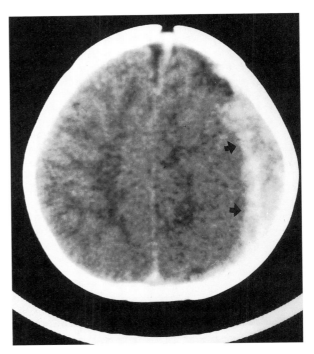

Abb. 9-68: Raumverdrängendes linksseitiges Epiduralhämatom.

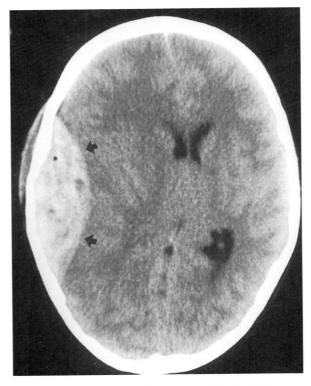

Abb. 9-69: Akutes rechtsseitiges Subdural-Hämatom (Pfeil). Verlagerung der Mittelstrukturen nach links.

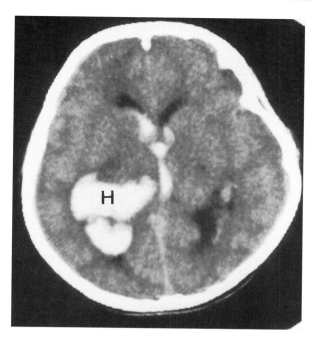

Abb. 9-70: Akute intrazerebrale Hämorrhagie (H) links mit Ventrikeleinblutung.

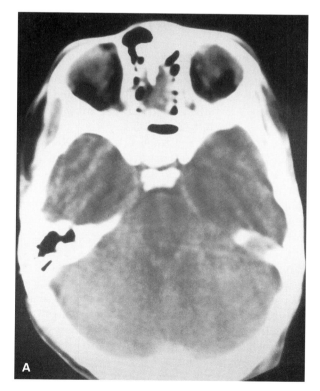

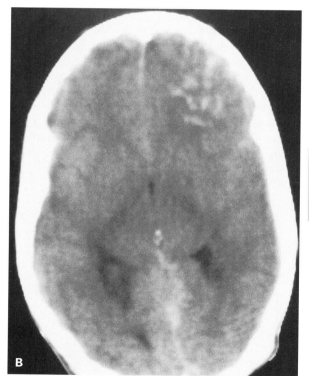

Abb. 9-71: (A) Rechts-frontaler Kontusionsherd, kleine Einblutungen. **(B)** Diffuses Hirnödem nach Schädelhirntrauma: vollständig verstrichene basale Zisternen und 4. Ventrikel.

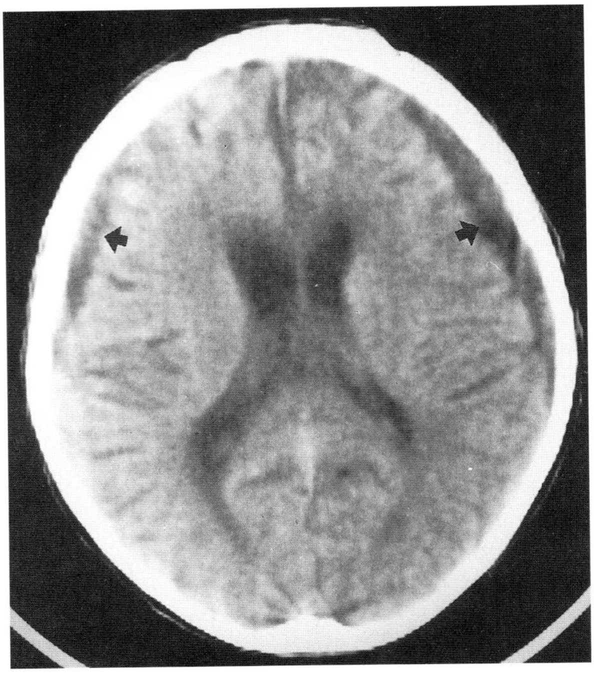

Abb. 9-72: Posttraumatische Hirnatrophie. Subdurale Hygrome (Pfeile).

Spätfolgen nach Hirnverletzungen sind:
– Hydrozephalus aresorptivus infolge Verlegung der Liquorresorptionsstätten
– Hydrozephalus e vacuo: Hirnsubstanzverlust infolge lokalisierter oder generalisierter Atrophie **(Abb. 9-72)**
– chronisches subdurales Hämatom mit liquoräquivalentem Inhalt und klinischen Zeichen des chronisch erhöhten Hirndrucks.

Transfontanelläre Sonographie

U. Willi

Die transfontanelläre Sonographie des Neugeborenen und Säuglings ist eine sensitive und etablierte Methode zur Beurteilung der Hirnstrukturen von Patienten dieser Altersgruppe. Sie ist als Routineuntersuchung indiziert bei allen *Neugeborenen mit erhöhtem Risiko.* Dazu gehören:

– Auffällige oder abnorme pränatale Sonographie von Gehirn oder Rückenmark
– Frühgeborene unter einem Gestationsalter von 34 (bzw. 37) Wochen
– Zustand nach prä-, peri- und/oder postnataler Asphyxie
– Zustand nach Geburtstrauma
– Neurologische Auffälligkeit
– Schwere prä- oder neonatale Erkrankung (z. B. Sepsis, Meningitis)
– Abnormität der Kopfgröße oder des Kopfwachstums
– Embryo-/Fötopathie
– Syndromale oder chromosomale Erkrankung
– Mütterliche Erkrankung während der Gestation
– Durch Erbleiden belastete Familienanamnese.

Untersuchungstechnik

Eine Untersuchungssonde mit einer Frequenz von mindestens 5 MHz, kleiner Auflagefläche und einem sektorartigen Schallbild hat sich als Sondentyp bewährt. Es empfiehlt sich, die Untersuchung systematisch durchzuführen und zu dokumentieren. Ein mögliches Untersuchungsschema ist: Systematische Quer- und Längsschnitte durch das Hirn, beginnend mit koronalen Schnitten frontal. In dieser Weise Darstellung der frontalen, mittleren und occipitalen Hirnanteile, die in der transducerfernen Region durch die vordere, mittlere bzw. hintere Schädelgrube begrenzt sind. Mittellinie, Seitenventrikel, Plexus Chorioideus-Strukturen, sowie die genannten ossären Begrenzungen der Schädelgruben sind nützliche Orientierungsmarken der Symmetrie. Passagere Kopfdeformitäten infolge der Geburt können eine exakte Symmetrie der Darstellung evtl. nicht erlauben. Die transversen Untersuchungsschnitte werden ergänzt durch die sagittalen: Angulierung nach der einen und der andern Seite, am besten alternierend, um die entsprechenden Seitenansichten für die Dokumentation nebeneinander abbilden zu können; Untersuchungsgang von lateral nach medial oder umgekehrt; Beachtung der Sondenlage zur Vermeidung von Überkreuzung der Mittellinie im Sagittalschnitt; Versuch, auch die sagittalen Schnitte möglichst symmetrisch herzustellen; abschließend Darstellung der Medianebene. Die wiederholte Überprüfung der örtlichen Relation zwischen Schallkopf und kindlichem Kopf empfiehlt sich, ebenso wie die Überprüfung der Rechts-Links-Relation. Die benützte Gelmenge soll adäquat sein und muß gelegentlich im Lauf der Untersuchung ergänzt werden. Wichtig ist die adäquate Einstellung bzw. Wahl der Schallintensität (gain). Bei der allgemeinen Tendenz zu starker Schallintensität werden Verkalkungen übersehen. Ein guter (subjektiver) Parameter der Schalleinstellung ist die relative Feinheit der Echos, die durch die ossäre Begrenzung der Schädelbasis entstehen. Auch die echoreichen arachnoidalen Strukturen, die die Hirnoberfläche bzw. Gyri und Sulci konturieren, sollen einen klaren graphischen Kontrast zum echoarmen Hirnparenchym bilden, das selber auch geringgradige Schallunterschiede aufweist. Die Darstellung der arachnoidalen Strukturen dient, durch deren Anzahl und Anordnung, möglicherweise der Schätzung des Gestationsalters. Bei entsprechender Erfahrung kann dieses mit einer Präzision von ± 2 Wochen geschätzt werden.

Die Symmetrie der Großhirnstrukturen ist, bei adäquater Technik, gut abzusehen. Die Mittellinie liegt exakt mediosagittal. Die Seitenventrikel sind beim Frühgeborenen leicht ektatisch, beim Termingeborenen eher eng. Eine Nicht-Darstellbarkeit der Seitenventrikel kann beim Neugeborenen normal sein, ebenso eine geringgradige Asymmetrie der Weite der Seitenventrikel. Der 3. Ventrikel ist als schmaler Schlitz nicht immer erkennbar. Der Bereich des Tentorium cerebelli ist relativ markant definiert. Der Mediosagittalschnitt zeigt den 3. Ventrikel, die Massa intermedia, die Gegend des Aquädukts, den 4. Ventrikel mit der markanten vorderen Kontur des Vermis cerebelli und die Cysterna magna sehr gut. Weitere Details der infratentoriellen Region können der ultrasonographischen Beobachtung entgehen, besonders wenn sie wenig markant sind.

Blutungen und ihre Konsequenz

Die Matrix germinativa, zwischen dem Caput des Nucleus caudatus und dem Thalamus gelegen, ist beim Frühgeborenen besonders gefäßreich. Diese Region ist auch besonders verletzlich durch komplexe pathophysiologische zerebrale Mechanismen im Verlauf der Adaptations- und frühen Neonatalphase. Das Resultat solcher Einflüsse, insbesondere der damit verbundenen starken Blutdruckschwankungen, führt leicht zu Blutungen im Bereich der germinativen Matrix: sog. *subependymale Blutung* (**Abb. 9-73**). Die

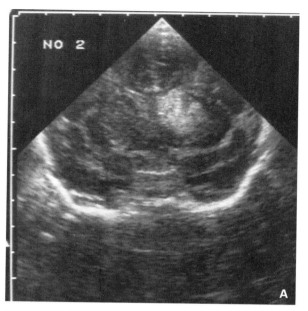

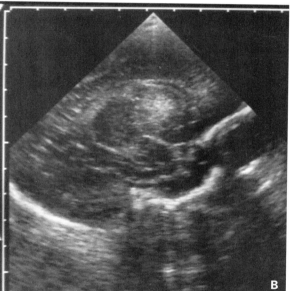

Abb. 9-73: Subependymale Blutung links. 2 Tage alter Knabe, 36 Gestationswochen, Zustand nach perinataler Asphyxie. Subependymale Blutung links (rundlicher, echoreicher Bezirk), ausgedehnt, Verdacht auf Involvierung des Caput des Nucleus caudatus. (**A**) Koronare Projektion der mittleren Hirnpatie. (**B**) Sagittalschnitt links. In der Folge Entwicklung einer mäßiggradigen zerebralen Atrophie.

9.
Zentrales
Nerven-
system

meisten dieser Blutungen von geringer bis mäßiger Ausdehnung zeigen in der Folge eine spontane Resorption. Gelegentlich resultieren zystische Residuen.

Die *intraventrikuläre Blutung* entspricht in der Regel einer Zunahme des Schweregrads des Blutungsprozesses im subependymalen Bereich. Sie entsteht oft durch direkte Propagation der subependymalen Blutung mit Durchbruch in das Lumen der Seitenventrikel. Morphologisch scheinen die Ventrikel dann oft durch eine echoreiche Struktur ausgefüllt, die gelegentlich nicht vom Plexus Chorioideus abzugrenzen ist. Die starke Echogenität der Blutung verändert sich ultrasonographisch im Verlauf von Tagen, indem sie zystische Umwandlungen zeigt, entsprechend der sich abspielenden Hämolyse (**Abb. 9-74**). Eher früher als die Echoveränderungen des intraventrikulären Blutkoagels entsteht die durch die Blutung bewirkte echoreiche Akzentuierung der Ventrikelkontur (auch auf der Gegenseite). Dieses Phänomen ist möglicherweise durch entzündliche Veränderungen des die Ventrikel auskleidenden Ependym und/oder durch Blutprodukte, die sich nach Resorption unmittelbar entlang des Ependym anlagern, bedingt. Das Letztere scheint sich durch Bildkorrelate der MR-Tomographie zu bestätigen.

In einer Großzahl der Fälle von intraventrikulären Blutungen zeigt sich eine Tendenz der Ventrikelerweiterung; diese kann bis zur Ausbildung eines signifikanten Hydrozephalus führen, den man evtl. durch wiederholte Entlastungpunktionen zum Stillstand zu bringen versucht, evtl. durch einen ventrikuloperitonealen Shunt behandeln muß. Die Entwicklung einer Ventrikelelektasie entspricht einem höheren Grad der Pathologie, als es eine simple intraventrikuläre Blutung ohne Ventrikelelektasie darstellt.

Ob die *intraparenchymatöse Blutung* an sich einem nochmals höheren Grad der Blutungspathologie entspricht, ist nicht eindeutig. In einigen Fällen von schwerer Durchblutungsstörung mag dies zutreffen; in anderen scheint die intraparechmatöse Blutung einen rein lokalen Prozeß darzustellen, zum Teil im Zusammenhang mit einer Embolie, bzw. einem Infarkt oder einer Thrombose. Oft finden sich diese Befunde im okzipitalen oder frontalen Nachbarschaftsbereich der Seitenventrikel, gelegentlich im temporalen Bereich des Großhirns. Die morphologische Konsequenz solcher Läsionen sind zystische (porenzephale) Residuen.

Die intraparenchymatösen Blutungen haben, je nach ihrer Lokalisation, entwicklungsneurologische Störungen von unterschiedlichem Schweregrad zur Folge. Eine ausgedehnte Massenblutung ist von einem tumorösen oder lokal entzündlichen Prozeß morphologisch nicht zu unterscheiden.

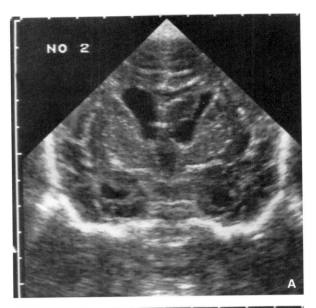

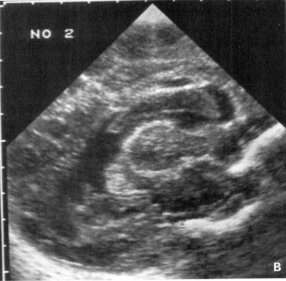

Abb. 9-74: Intraventrikuläre Hämorrhagie links mit mittelgradigem Hydrocephalus. Termingeborener Knabe, nach «schwieriger Geburt» mit Asphyxie. Zweite Untersuchung am 13. Lebenstag zeigt mittelgroßes Blutkoagel im linken Seitenventrikel mit zentraler Lyse. Nur noch geringgradige lokale hyperechogene Konturierung der Seitenventrikel, die mittelgradig dilatiert sind. (**A**) Koronarschnitt durch Hirnmitte. (**B**) Sagittalschnitt links.

Eine spezielle Form der Echoreaktion auf *zerebrale Perfusionsstörungen* ist die periventrikuläre Echovermehrung, die ein typisches morphologisches Begleitphänomen der kranialen Sonographie beim Frühgeborenen zu sein scheint. Im gewöhnlichen Fall bildet sich diese unterschiedlich starke, aber symmetrische Hyperechogenität nach 2 bis 4 Wochen vollständig zurück. Sie ist möglicherweise Ausdruck einer venösen Kongestion. Andererseits kann dieses Phänomen, besonders wenn es relativ stark ausgeprägt, asymmetrisch und irregulär ist, Ausdruck lokaler Ischämie, möglicherweise kompliziert durch Hämorrhagie sein **(Abb. 9-75)**. Daraus entwickelt sich dann binnen Ta-

gen bis Wochen die periventrikuläre Leukoencephalomalazie. Diese charakterisiert sich durch unterschiedliche, kleine zystische Defektbildungen, besonders im occipitalen und frontalen Nachbarschaftsbereich der Ventrikel. Sie kommen aber auch im mittleren Bereich des Hirns vor.

Posttraumatische Blutungen kommen vor im Anschluß an ein Geburtstrauma, evtl. im Zusammenhang mit einer Asphyxie, die ihrerseits zu Ischämie und Hämorrhagie führen kann. Von den akzidentellen Blutungen werden die sogenannten nicht-akzidentellen Blutungen unterschieden (darunter versteht man intrazerebrale bzw. intrakraniale Läsionen nach Mißhandlung). Typischerweise können solche Läsionen beim nicht-akzidentellen Trauma ohne jegliche externe Veränderung wie Schwellung oder Hautverletzung diagnostiziert werden. In dieser Situation ist die Computertomographie, bzw. eine MR-Tomographie (CT) ohne intravenöse Kontrastmittelgabe indiziert. Damit werden auch feine parenchymatöse oder intraventrikuläre Blutungen nachgewiesen und periphere Hämorrhagien erkannt, die der Sonographie entgehen.

Zerebrale Mißbildungen

Durch Mißbildung bedingte Hirnveränderungen werden oft durch die Sonographie und in zunehmendem Maß pränatal entdeckt. Deren Echocharakteristik kann solid, zystisch, gemischt oder vaskulär sein. Eine nachfolgende Untersuchung durch Magnetresonanz (MRI) ist zur Präzisierung der Diagnose indiziert.

Der Sonographie beschränkt zugänglich sind die Extrazerebralräume, soweit es nicht die Region der näheren Nachbarschaft zur Fontanelle betrifft. Auch der infratentorielle Raum kann der Sonographie die morphologische Information vorenthalten, es sei denn, diese sei besonders markant. Mit Ausnahme einiger charakteristischer Malformationen sind die Befunde relativ unspezifisch **(Abb. 9-76, 9-77)**.

Entzündung

Die pränatale zerebrale Entzündung erfolgt durch die typischen viralen Erreger (Toxoplasmose, Rubella, Cytomegalie und Herpes-«TORCH», sowie HIV). Toxoplasmose und Cytomegalie sind mit intrazerebralen Verkalkungen und Ventrikelektasie assoziiert. Die postnatalen Entzündungen können viral oder bakteriell sein; eine Zerebritis ist in der Regel viral, während die Meningitis bakteriell ist. Abszeßbildungen sind relativ selten, kommen aber als ausgedehnte und klinisch relativ symptoarme Raumforderungen typischerweise in den ersten Lebensmonaten vor **(Abb. 9-78)**.

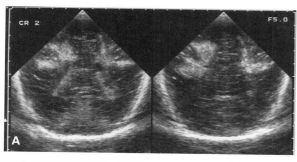

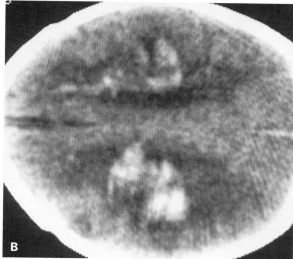

Abb. 9-75: Ischämisch hämorrhagische periventrikuläre Läsionen occipital bds. («watershed»-Läsionen). 17 Tage alter Knabe. Kardiales Vitium mit links-rechts-Shunt. WPW-Syndrom: **(A)** Koronare Sonographie okzipital zeigt bilateral radiäre bis konfluierende hyperechogene Läsionen, Hämorrhagien entsprechend. **(B)** Axiale CT nativ zeigt die Korrelate supraventrikulär bds. mit perifokaler Ödembildung.

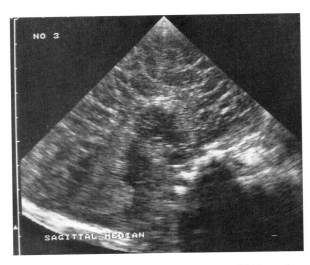

Abb. 9-76: Agenesie des Corpus callosum. 17 Tage altes Mädchen. Mediosagittalschnitt zeigt vollständiges Fehlen des Corpus callosum mit radiärer Anordnung der arachnoidalen Echos («punk-style»).

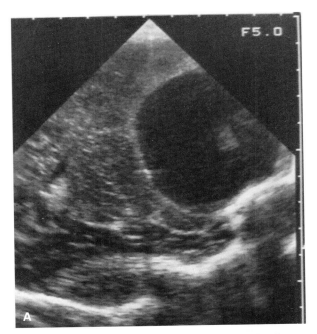

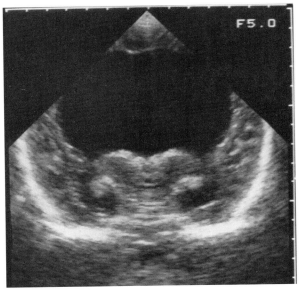

Abb. 9-77: Alobäre Holoprosenzephalie. 7 monatiger Knabe, Kopfgröße im Normbereich. Schwere Form der dysraphischen Störung des Prosencephalon. Koronare Schnittführung durch Mittelbereich des Hirns zeigt Fehlen der Teilung des Hirngewebes in zwei Hemisphären; einziger Ventrikel mit Verschmelzung der Thalami.

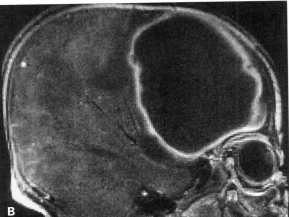

Abb. 9-78: Hirnabszeß frontal links. 5 Wochen altes Mädchen, Hypophthalmie rechts, keine Meningitis, vorgewölbte Fontanelle, aferbril, Verdacht auf Hirndruckerhöhung. **(A)** Sagittalschnitt links zeigt riesige zystische Raumforderung im Frontalhirn supraorbital, scharf begrenzt mit echogenem Rand; wenige interne Echos. **(B)** Nach i.v.-Gabe von Gadolinium, entsprechender Sagittalschnitt links zeigt Abszeß mit akzentuierter peripherer Vaskularität und umgebendes lokales Hirnödem. Punktion durch linke Koronarnaht und Aspiration von etwa 90 ml Eiter. Befriedigender entwicklungsneurologischer Verlauf ohne signifikantes Handicap 6 Monate später.

Tumor

Intrakraniale Tumoren sind selten beim Säugling. Das benigne Plexus Chorioideus-Papillom charakterisiert sich durch eine unterschiedlich große, stark hyperechogene Masse innerhalb des Ventrikelsystems (Seitenventrikel und/oder 3. Ventrikel; auch im 4. Ventrikel vorkommend). Innerhalb des Papilloms sind unterschiedlich große, im Allgemeinen sehr feine zystische Strukturen erkennbar. Bei sonographischer Diagnose eines infrakranialen Tumors bzw. bei dessen Verdacht ist die MR-Tomographie indiziert.

Weiterführende Literatur

Barkovich A. J.: Pediatric neuroimaging. In: Contemporary neuroimaging. Vol 1, New York, Raven Press, 1990.

Davis P. C.: Tumors of the brain. In: Cohen M. D., Edwards M. K. (eds.): Magnetic resonance imaging of children. Philadelphia, Toronto, Decker Inc, 1990.

Jacobson R. J.: Abnormalities of the skull in children. Neurol Clin 1985; 3:117–145.

Kendall B., Cavonagh N.: Intracranial calcification in paediatric computed tomography. Neuroradiology 1986; 28:324–330.

Leonidas J. C., Ting W., Binkiewicz A.: Mild head trauma in children: When is röntgenogram necessary. Pediatrics 1982; 69:139–143.

Naidich T. P., Quencer R. M.: Clinival neurosonography. Springer, 1987.

9.
Zentrales Nervensystem

Nuklearmedizin

G. K. von Schulthess

Vor der Einführung der CT waren die nuklearmedizinischen Verfahren die einzigen, mit denen zerebrale Pathologien wie Hirninsulte und Tumoren direkt dargestellt werden konnten. Die dazu verwendete Substanz war Tc-Glukoheptonat, ein Marker, der sich in Regionen einer kompromitierten Blut-Hirnschranke anreichert. Wie in andern Organen hat die Nuklearmedizin seit der Einführung hochauflösender Schnittbildverfahren ihre Bedeutung in Bezug auf Morphologie-Diagnostik eingebüßt und sich zunehmend auf die Diagnose von *Funktionsstörungen* des Gehirns konzentriert. Blieb die Liquorzirkulationsdiagnostik während langer Zeit die einzige nuklearmedizinische Methode der zerebralen Funktionsdiagnostik, sind seit der Mitte der achtziger Jahre elegante Verfahren zur Hirnperfusionsdiagnostik verfügbar. Diese Verfahren sind – insbesondere seit der Einführung hochauflösender SPECT-Kameras – die Standardmethoden zur Evaluation der zerebralen Perfusion (**Abb. 9-79**). Der zerebrale Metabolismus wird praktisch ausschließlich mit PET untersucht, da keine SPECT-Marker zur Evaluation des Glukose-Metabolismus zur Verfügung stehen und das Hirn praktisch nur Glukose metabolisiert. Tumoren verbrennen allerdings gelegentlich primär Aminosäuren, und hier sind Untersuchungen mit J-123 Methionin im Gang. Neuerdings ist es nun – nach Vorarbeiten im PET – auch möglich, verschiedene Typen von Hirnrezeptoren darzustellen; die Definition der klinischen Relevanz dieser Methoden ist Gegenstand intensiver Forschung.

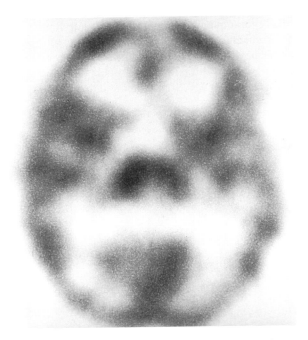

Abb. 9-79: Hirnperfusions-Untersuchung mit ^{99m}Tc-HMPAO. Die räumliche Auflösung neuer Kamerasysteme ist heute unter 1 cm^3. Im Großhirn findet die Anreicherung hauptsächlich in der grauen Substanz statt, wobei sich auf der gezeigten Schicht die Insularegion und auch der Thalamus deutlich abgrenzen läßt.

Liquorzirkulationsdiagnostik

Die Liquorzirkulationsdiagnostik wird mit *Indium-111-DTPA* durchgeführt. Die Substanz wird im LWS-Bereich intraspinal injiziert, und nach 2, 6, 24 und 48 Stunden werden Bilder initial des Spinalkanalbereiches, später nur noch des Kopfes angefertigt. Das Radiopharmakon steigt durch die natürlichen Strömungen im Liquor in die kranialen Liquorräume auf und kann insbesondere beim Normalen anfänglich in die Ventrikel gelangen. Dies ist möglich, weil dem normalen Liquorfluß vom Plexus choroideus (Produktionsort) durch die Ventrikel und die Foramina Magendie und Luschka zu den Pachionischen Granulationen (Resorptionsort) eine stark oszillierende

Flußkomponente überlagert ist, die durch die herzsynchronen Pulsationen des Plexus verursacht wird und intermittierend zur Flußumkehr führt.

Der größte Teil der Radioaktivität wird beim Normalen innerhalb von 48 Stunden ausgeschieden. Ist die Ausscheidung verzögert, und steigt die Aktivität asymmetrisch über beide Hemisphären auf, was oft bei Zustand nach Subduralblutungen der Fall ist, spricht man von einem *Hydrocephalus malresorptivus*. Ist die Resorption völlig blockiert, findet eine Flußumkehr statt: der Liquor wird dann nicht nur im Plexus produziert, sondern auch resorbiert. Entsprechend stellt sich die Aktivität im Ventrikelsystem über mehr als 24 Stunden dar: ein *Hydrocephalus aresorptivus* kann diagnostiziert werden. Diese Diagnosen heifen zu entscheiden, ob eine «Shunt»-Einlage sinnvoll ist oder nicht, allerdings ist die Treffsicherheit der Methode nur ca. 70%. Zusätzlich kann mittels Liquorzirkulationsdiagnostik untersucht werden, ob ein früher eingelegter Shunt noch durchgängig ist.

Zerebrale Perfusionsdiagnostik

Die zerebrale Perfusionsdiagnostik mit nuklearmedizinischen Methoden basiert auf dem «chemischen Mikrosphären»-Prinzip: die verwendeten Substanzen bleiben proportional zur regionalen Perfusion in den Hirnzellen hängen und sind so einer relativ hochauflösenden tomographischen Untersuchung mittels *SPECT* zugänglich (**Abb. 9-79**). Die verwendeten Substanzen sind ^{123}*J-Isopropyl-Amphetamin* und, heute wegen der Verfügbarkeit gebräuchlicher, ^{99m}Tc-*HMPAO* oder ^{99m}Tc-*ECD*. Die Substanzen werden in der ersten Passage zu 60 bis 80% extrahiert und müssen dem ruhenden und möglichst wenig stimulierten Patienten injiziert werden, denn eine optische Stimulation führt in der Sehrinde sofort zu einer Mehrperfusion.

Verschiedene Krankheitszustände sind mit zerebralen Perfusionsstörungen assoziiert. Neben zerebrovaskulären Erkrankungen verursachen *epileptische Anfälle* iktal eine Hyper-, interiktal eine Hypoperfusion. Da die Substanzen einen bestimmten Perfusionszustand «einfrieren», können Untersuchungen bei einem epileptischen Anfall so durchgeführt werden, daß die Substanz iktal appliziert, der Patient aber postiktal untersucht wird. Ebenso können Untersuchungen unter pharmakologischen Interventionen, z. B. bei Hyperventilation oder Gabe von Acetazolamid als zerebralem Streßtest durchgeführt werden.

Hirnperfusionsstudien mit *PET* werden vorwiegend mit $H_2^{15}O$ durchgeführt. Der Vorteil ist hier die noch bessere Auflösung der PET-Untersuchung sowie die repetitiv mögliche Anwendung wegen der kurzen Halbwertszeit von ^{15}O (2 min). Erst die neusten PET-Geräte sind schnell genug, um diese Untersuchungen richtig durchführen zu können. Nachteil der Methode ist, daß Wasser nicht als «chemische Mikrosphäre» funktioniert. Somit kann die Perfusionsverteilung nicht zu einem anderen Zeitpunkt gemessen werden, als die Substanz injiziert wird.

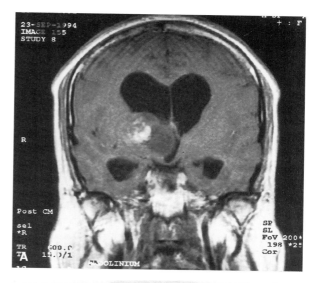

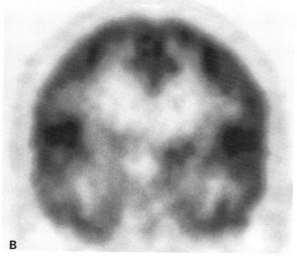

B

Abb. 9-80: Darstellung eines bioptisch gesicherten rechtsthalamischen pilozytischen Astrozytoms Grad I. (**A**) Im gadoliniumverstärkten MRI zeigt sich eine zum Teil zystische, zum Teil solide, Kontrastmittel aufnehmende Läsion. (**B**) Im entsprechenden PET-Scan findet sich ein im Vergleich zur Gegenseite praktisch fehlender Glukose-Metabolismus. Die PET-Untersuchung ist in der Lage, den Malignitätsgrad von Tumoren zu charakterisieren. Astrozytome I und II sind hypometabolisch, III und IV hypermetabolisch.

Zerebraler Metabolismus

Der zerebrale Metabolismus kann heute zuverlässig nur mit *PET* bestimmt werden, denn das im Hirn verwendete Substrat ist Glukose, für welche es keinen SPECT-Marker gibt. Fettsäuren werden im Hirn nicht metabolisiert, da sie nicht Blut-Hirnschranken-gängig sind. Die PET mit *Fluorodeoxyglukose* (FDG) ist die verbreitetste Untersuchungsmethode.

Ausgedehnte klinische Erfahrung ist in den letzten Jahren über den Glukose-Metabolismus des Hirns in verschiedenen Krankheitszuständen zusammengetragen worden. Die wichtigste Anwendung dürfte in der Diagnostik der metabolischen Aktivität von *Hirntumoren* liegen. Generell erlaubt die metabolische Aktivität im Tumor eine Aussage über seine biologische Aktivität zu machen; relativ aggressive Tumoren sind offenbar metabolisch aktiver als relativ benigne Tumoren. Eine Änderung des Metabolismus im Tumor nach Therapiebeginn zeigt, lange bevor ein morphologisches Verfahren Resultate liefert, an, ob die Therapie den gewünschten Effekt auf den Tumor hat oder nicht. So ist z. B. bei Astrozytomen die PET die Methode der Wahl, um zu entscheiden, ob ein operatives (Grad III und IV) oder konservatives therapeutisches Vorgehen (Grad I und II) zu wählen ist. Verlaufskontrollen zeigen an, zu welchem Zeitpunkt das Grading sich so ändert, daß ein operatives Vorgehen angezeigt ist (**Abb. 9-80**). Weitere Indikationen zur FDG-PET sind die Differenzierung von Tumorrezidiv und Narbe, von Tumorrezidiv und Strahlennekrose und möglicherweise auch die Differenzierung entzündlicher Prozesse von Tumoren. Es ist bekannt, daß nicht alle Tumoren Glukose als metabolisches Substrat verwenden, sondern daß auch Aminosäuren als solches dienen können. Es ist noch nicht definiert, in wieweit zusätzliche Untersuchungen mit Aminosäuren in der klinischen Routine nötig sind, um den Tumormetabolismus vollständig zu charakterisieren.

FDG wird nicht nur zur Charakterisierung von Hirntumoren angewendet. Bei *entzündlichen Prozessen* wurden ebenfalls verschiedene FDG-Aufnahmemuster beobachtet, ohne daß schon definitive Aussagen gemacht werden können. Bei *Epilepsien* ist nicht nur die regionale Perfusion, sondern auch der Metabolismus iktal gesteigert und interiktal reduziert. FDG-PET wird damit auch zur Lokalisierung von Epilepsieherden verwendet. Schließlich wurden bei *neurodegenerativen Erkrankungen* spezielle Metabolismus-Muster identifiziert. Bei Morbus Alzheimer wird ein biparietaler FDG-Hypometabolismus beschrieben. Große Studien sind im Gange, die den Stellenwert der PET bei der Differentialdiagnose zwischen dieser Krankheit und anderen Formen von Demenz überprüfen sollen. Ebenso wurden Alterationen des zerebralen Metabolismus auch bei *psychiatrischen Leiden* beschrieben. Ausgehend von diesen Beobachtungen sind ebenfalls große Studien im Gange, die die klinische Relevanz von PET in der Psychiatrie überprüfen sollen.

Zerebrale Rezeptoren

Zerebrale Rezeptorverteilungen sind der bildlichen Darstellung mittels PET und SPECT ebenfalls zugänglich, und zwar als einziger in-vivo-Methode, denn die Konzentrationen dieser Rezeptoren liegt im Nano- oder Picomol-Bereich. Da physiologische oder pharmakologische Effekte in solchen Rezeptorsystemen schon bei kleinsten Liganden-Konzentrationen einer Substanz auftreten können, ist dies der einzige nuklearmedizinische Untersuchungstyp, bei dem die

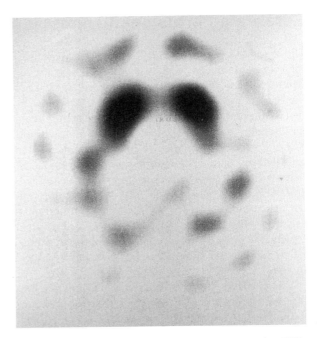

Abb. 9-81: Darstellung der zerebralen Dopamin (D2)-Rezeptoren mit ^{123}J-IBF. Bei diesem normalen Probanden stellen sich die basalen Ganglien entsprechend der Rezeptordichte intensiv dar. Die abgebildeten Bereiche des Großhirns kommen wegen der kleinen Rezeptordichte schlecht zur Darstellung.

Untersuchung potentiell Nebenwirkungen aufweisen kann. Resultate sind initial mit PET, seit einigen Jahren nun aber auch mit SPECT erhalten worden. Rezeptor-Analoga für *dopaminerge, cholinerge, serotonerge* und *Benzodiazepin-Rezeptoren* sind hergestellt und entsprechende PET- und SPECT-Bilder angefertigt worden (**Abb. 9-81**). Die klinische Relevanz dieser Untersuchungen ist noch eingeschränkt, weitgehend handelt es sich um Untersuchungen mit dem Ziel, die «Up-» und «Down»-Regulierung von Rezeptorsystemen, z. B. beim Morbus Parkinson vor und nach medikamentöser Therapie, zu charakterisieren. Es ist anzunehmen, daß vor allem die PET eine wichtige Rolle im «drug designing» übernehmen wird, da die Resultate relativ einfach zu quantifizieren sind. Bei der SPECT ist die Quantifizierung schwieriger, die Daten werden im wesentlichen im Seitenvergleich der Aktivität in paarigen Hirnstrukturen beurteilt.

Auch bei Epilepsien, der Charakterisierung von Tumoren und bei psychiatrischen Leiden kann die Rezeptorverteilung offenbar alteriert sein, aber auch bei diesen Leiden ist eine Aussage über die klinische Relevanz der Untersuchungsverfahren verfrüht.

10. Auge, Ohr, Hals

Orbita

A. Valavanis

Untersuchungstechnik und Anatomie

Für die Untersuchung der Orbita stehen heute zur Verfügung die CT und das MRI (**Abb. 10-1**). Für die Evaluation von orbitalen Knochenveränderungen, für den Nachweis intraorbitaler Verkalkungen und für die Untersuchung von traumatischen Läsionen der Orbita ist die CT dem MRI überlegen. Das MRI ist der CT in der Untersuchung von Tumoren und Massenläsionen des retrobulbären Raumes sowie des Nervus opticus überlegen. Das MRI ist bei Vorliegen ferromagnetischer intraokulärer Fremdkörper kontraindiziert. Die CT- und MRI-Untersuchung der Orbita erfordert eine spezielle Untersuchungstechnik: Anwendung dünner Schichten, multiplanare Untersuchung, Anwendung von Oberflächenspulen im MRI und Anwendung von Kontrastmittel.

Der Boden der *Orbita* entspricht dem Dach des Sinus maxillaris sowie den anterolateralen Abschnitten des Os zygomaticum. Das Dach der Orbita wird durch das Os frontale gebildet. Es entspricht dem Boden der vorderen Schädelgrube. Die mediale Wand der Orbita wird durch die Lamina papyracea des Os ethmoidale gebildet. Die laterale Wand der Orbita wird anterior durch das Os zygomaticum und posterior durch die Ala major ossis sphenoidalis gebildet. Die Fossa lacrimalis ist eine kleine konkave Eindellung im Processus zygomaticus des Os frontale. Sie beherbergt die Glandula lacrimalis. Das Foramen opticum befindet sich als Durchtrittsstelle für den Nervus opticus und für die Arteria ophtalmica in der Ala minor ossis sphenoidalis. Lateral des Foramen opticum befindet sich die Fissura orbitalis superior. Durch sie verlaufen der Nervus trochlearis, die Nervi lacrimales und frontales (Äste des 1. Trigeminusastes) sowie die Vena ophthalmica superior.

Die *Bulbuswand* besteht von außen nach innen aus der Sklera, der Uvea (Chorioidea, Corpus ciliare, Iris) und Retina. Die CT bildet alle drei Schichten zusammen ab, die als isodense, kontrastmittelaufnehmende Schicht zur Darstellung gelangen. Im MRI ist die Sklera hypointens, während Retina und Chorioidea als hyperintense Struktur auf T1-gewichteten Aufnahmen erscheinen. Die Linse erscheint im CT als homogen hyperdense, nicht kontrastmittelaufnehmende Struktur. Das MRI erlaubt die Unterscheidung des Cortex

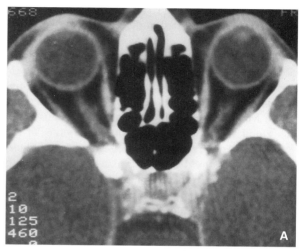

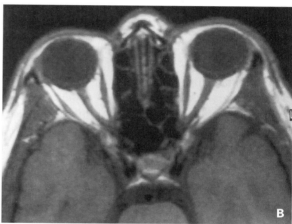

Abb. 10-1: Normalbefunde der Orbita. (**A**) Axiale kontrastmittelverstärkte Orbita-CT. (**B**) Axiale native Orbita-MRI, T1-gewichtet. Darstellung des Nervus opticus, des Musculus rectus medialis und lateralis, des retrobulbären Fettes sowie des Augenbulbus.

10.
Auge
Ohr
Hals

und des Nucleus der Linse. Auf T1-gewichteten Aufnahmen ist der Cortex hyperintens und der Nucleus isointens. Auf T2-gewichteten Aufnahmen wird der Nucleus der Linse typischerweise hypointens. Vor der Linse befindet sich die Vorder- und Hinterkammer. Hinter der Linse befindet sich der Glaskörper. Diese Strukturen verhalten sich in der CT und im MRI ähnlich wie Wasser.

Die *Muskeln der Orbita* werden mittels MRI besser abgebildet als mittels CT. Die Mm. rectus superior, medialis, inferior und lateralis bilden zusammen mit der intermuskulären Faszie den sog. Muskelkonus. Diese Muskeln haben ihren Ansatz am Anulus fibrosus zinuii in der Orbitaspitze und inserieren an der Sklera des vorderen Bulbus. Der Musculus obliquus superior setzt an der Orbitaspitze an und verläuft superomedial des Musculus rectus medialis durch die Trochlea und inseriert in der Sklera superolateral des Bulbus. Er verläuft um den Musculus rectus superior. Der Musculus obliquus inferior hat seinen Ansatz in den anteromedialen Abschnitten des Orbitabodens, verläuft kaudal des Musculus rectus inferior und inseriert in den inferolateralen Abschnitten der Sklera. Der Musculus levator palpebrae verläuft parallel zum Musculus rectus superior. Sowohl in der CT als auch im MRI weisen die orbitalen Muskeln eine leichte Kontrastmittelaufnahme auf.

Der *Nervus opticus* verläuft leicht undulierend vom Bulbus zum Chiasma opticum. Er wird von der sog. Optikusscheide umgeben, welche eine Fortsetzung der intrakraniellen Dura-Arachnoidea-Pia darstellt und liquorhaltigen Subarachnoidalraum enthält. Auf T2-gewichteten MRI-Aufnahmen erscheint deswegen der perioptische Subarachnoidalraum hyperintens, während der Nervus opticus relativ dazu hypointens zur Darstellung kommt. Im CT läßt sich der Opticus von dem umgebenden Subarachnoidalraum in der Regel nicht abgrenzen.

Die *Vena ophthalmica superior* verläuft von anteromedial nach lateral unter dem Musculus rectus superior zur Orbitaspitze, wo sie durch die Fissura orbitalis superior im Sinus cavernosus eintritt. Sie ist das hauptdrainierende Gefäß der Orbita. Sie ist auf CT- und MRI-Aufnahmen, nach Kontrastmittelgabe, immer sichtbar. Typischerweise kommt es bei gewissen Erkrankungen der Orbita zu einer Erweiterung der Vena ophtalmica superior. Der intrakonale *retrobulbäre Raum* der Orbita wird hauptsächlich durch Fettgewebe gebildet. Es ist im CT typischerweise hypodens (-65 bis -100 HE). Auf T1-gewichteten Aufnahmen erscheint das retrobulbäre Fett hyperintens und auf T2-gewichteten Aufnahmen hypointens.

Mißbildungen

Mißbildungen betreffen vor allem die ossäre Orbita. Man unterscheidet Hypotelorismus und Hypertelorismus. *Hypotelorismus* kommt bei Hypoplasie des Ethmoids sowie im Zusammenhang mit einer Holoprosenzephalie vor. Ein *Hypertelorismus* kommt vor bei einer vorzeitigen Synostose der Suturen (M. Apert, M. Crouzon), bei Lippenspalten sowie bei der Neurofibromatose.

Entzündliche Erkrankungen

Pseudotumor orbitae

Der Pseudotumor orbitae stellt die häufigste Ursache einer *intraorbitalen Masse* beim Erwachsenen dar. Es handelt sich um eine idiopathische orbitale Entzündung, die durch eine lymphozytäre Infiltration gekennzeichnet ist. Sie kann diffus oder fokal sein. Ein fokaler Pseudotumor orbitae kommt in der Glandula lacrimalis (Adenitis), in der Sklera (Skleritis) und in den extraokulären Muskeln (Myositis) vor. Klinisch ist der Pseudotumor orbitae durch Schmerzen, Exophthalmus, Weichteilschwellung und Beeinträchtigung der Muskelmotilität gekennzeichnet. Unter Steroidtherapie kommt es zu einer Rückbildung. In der CT und im MRI läßt sich eine unscharf begrenzte, inhomogene, retrobulbäre Masse erkennen, die einen Exophthalmus bewirkt. Häufig läßt sich eine Schwellung eines oder mehrerer extraokulärer Muskeln, eine Verdickung der Sklera und des Nervus opticus nachweisen. Die Masse nimmt häufig intensiv Kontrastmittel auf. Im MRI weist der Pseudotumor orbitae auf T1-gewichteten Aufnahmen eine Hypointensität und auf T2-gewichteten Aufnahmen eine Isointensität bezogen auf das Fettgewebe auf. Die Differentialdiagnose umfaßt die endokrine Ophthalmopathie, das Lymphom, den Abszeß und die Sarkoidose.

Orbitale Infektion

Orbitale Infektionen entstehen meistens fortgeleitet aus einer Nebenhöhlenentzündung. Auch orbitale Fremdkörper können zu einer orbitalen Infektion führen. Typischerweise lassen CT- und MRI-Aufnahmen eine unregelmäßig konfigurierte kontrastmittelaufnehmende Masse erkennen.

Endokrine Ophthalmopathie

Sie kommt im Rahmen der *Hyperthyreose* vor. In 90% der Fälle liegt ein bilateraler Exophthalmus vor. Er wird verursacht durch Schwellung der extraokulären Muskeln, welche eine lymphozytäre Infiltration und ein Ödem aufweisen. Initial wird vor allem der Musculus rectus medialis und inferior befallen. Es kommt zu einer spindelförmigen Auftreibung der mittleren Muskelabschnitte ohne Mitbeteiligung der Sehnen. In der CT erscheinen die befallenen Muskeln leicht hyperdens und weisen eine mäßige Kontrastmittelaufnahme auf. Bei starkem Muskelbefall kommt es zu einer Kompression des Nervus opticus. Im MRI läßt sich die Beziehung der geschwollenen Muskeln zum Nervus opticus besser beurteilen.

Sarkoidose und Granulomatosen

Bei etwa einem Viertel der Patienten mit *Sarkoidose* kommt es zu einem orbitalen Befall. Ein Befall des Nervus opticus liegt bei 1 bis 5% der Patienten mit Sarkoidose vor. Die CT-/MRI-Morphologie ist ähnlich derjenigen beim Pseudotumor orbitae. Ähnliche Befunde lassen sich bei *Tuberkulose* und *Wegener-Granulomatose* erheben.

Vaskuläre Erkrankungen

Kavernom

Es handelt sich um den häufigsten *benignen vaskulären Tumor* der Orbita. Er kommt vor allem bei Frauen im mittleren Lebensalter vor. Der langsam wachsende retrobulbäre Tumor führt zu einem Exophthalmus. In der CT erscheinen Kavernome als scharf begrenzte, intrakonale, homogen hyperdense Massen mit starker Kontrastmittelanreicherung. Sie können Phlebolithen aufweisen. Sie liegen häufig lateral des Nervus opticus. Im MRI erscheinen sie auf T1-gewichteten Aufnahmen hypointens bezogen auf das Fettgewebe und hyperintens auf T2-gewichteten Aufnahmen.

Kapilläres Hämangiom

Es kommt vor allem im frühen Kindesalter vor und zeigt eine Tendenz zur Regredienz auf. Typische Lokalisationen sind das Augenlid oder der retrobulbäre Raum. In der CT erscheinen kapilläre Hämangiome als scharf begrenzte, kontrastmittelaufnehmende Massen. Serielle CT's zeigen häufig eine Regression des Tumors.

Lymphangiom

Es kommt vor allem bei Kindern und jungen Erwachsenen vor. Es hat keine Kapsel, wächst infiltrativ und kann intra- oder extrakonal lokalisiert sein. In der CT erscheint das Lymphangiom als eine Masse mit gemischter Dichte und schwacher Kontrastmittelaufnahme. Es ist unscharf begrenzt und liegt häufig medial des Nervus opticus. Auf T1-gewichteten MRI-Aufnahmen ist das Lymphangiom iso- bis hypointens bezogen auf das Fettgewebe und hyperintens auf T2-gewichteten Aufnahmen.

Varixknoten

Er kommt bei Kindern und jungen Erwachsenen vor und bewirkt einen intermittierenden Exophthalmus und Schmerzen. In der CT erscheint er als eine scharf begrenzte, runde, hyperdense, stark kontrastmittelanreichernde Masse. Typischerweise kommt es beim Valsalvaversuch zu einer Größenzunahme.

Arteriovenöse Gefäßmißbildung

Sie kommt in jedem Lebensalter vor. Sie ist gekennzeichnet durch dilatierte intraorbitale Gefäße, die in der CT oder im MRI als tubuläre Strukturen erscheinen. Die Weiterabklärung erfordert die digitale Subtraktionsangiographie.

Neoplasien

Gliom des Nervus opticus

Es tritt meistens im ersten Lebensjahrzehnt auf. Bei Patienten mit Neurofibromatose besteht eine erhöhte Inzidenz, vor allem für bilaterale Tumoren. Es handelt sich meistens um Gliome niedrigen Malignitätsgrades. Der Tumor kann sich durch das Foramen opticum entlang des Nervus opticus intrakraniell zum Chiasma opticum ausdehnen. In der CT erscheinen diese Tumoren als homogene isodense tubuläre fusiforme oder exzentrische Auftreibungen des Nervus opticus mit geringer Kontrastmittelaufnahme. Der Canalis nervi optici ist meistens erweitert. Im MRI verhalten sich diese Tumoren auf T1- sowie auf T2-gewichteten Aufnahmen wie die graue Substanz des Gehirns, d.h. auf T1-gewichteten Aufnahmen leicht hypointens, auf T2-gewichteten Aufnahmen leicht hyperintens. Sie zeichnen sich durch eine geringe Kontrastmittelaufnahme im MRI aus **(Abb. 10-2)**.

10.
Auge
Ohr
Hals

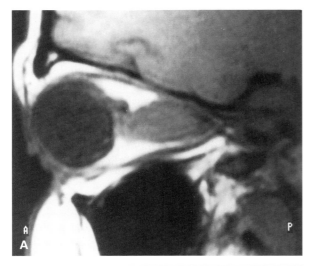

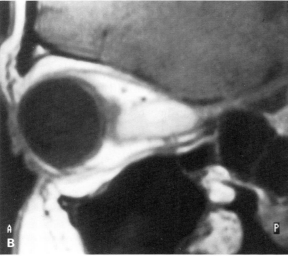

Abb. 10-2: Optikusgliom. **(A)** Sagittale native Orbita-MRI, T1-gewichtet. **(B)** Sagittale gadoliniumverstärkte Orbita-MRI, T1-gewichtet. Homogen und intensiv kontrastmittel-aufnehmende, vom Nervus opticus selbst ausgehende, spindelförmige Raumforderung.

Meningeom

In der Orbita unterscheidet man zwei Formen des Meningeomes: a. das *Meningeom der Optikusscheide*, das 1 bis 2% aller intrakraniellen Meningeome ausmacht und b. das *Keilbeinflügelmeningeom* mit orbitaler Ausdehnung, das 15% aller intrakraniellen Meningeome ausmacht. Ein Drittel der Keilbeinflügelmeningeome dehnen sich in die Orbita aus. Etwa 5% der primären orbitalen Tumoren und 33% der Tumoren des Nervus opticus sind Meningeome.

Das *Meningeom des Nervus opticus* tritt vor allem bei Patienten im mittleren Lebensalter auf. Es besteht eine 80prozentige Prädilektion für Frauen. Bei jüngeren Patienten tritt der Tumor vor allem in Zusammenhang mit der Neurofibromatose auf. Der Tumor erscheint auf CT- und MRI-Aufnahmen als tubulär um den Nervus opticus angeordnet. Bei Ausdehnung durch das Foramen opticum kommt es typischerweise zu einer Hyperostose der ossären Begrenzung des Foramen opticum, die in der CT besser dargestellt wird als im MRI. In der CT erscheint das Meningeom des Nervus opticus typischerweise als eine hyperdense tubuläre Masse um den Nervus opticus und zeichnet sich durch starke Kontrastmittelanreicherung aus (**Abb. 10-3**). Häufig lassen sich intratumorale Verkalkungen nachweisen. Typischerweise erscheint der Nervus opticus als relative Hypodensität innerhalb des Tumors. Die Beziehung des Tumors zum Nervus opticus wird allerdings mit dem MRI besser dargestellt als mit der CT. Im MRI erscheinen Meningeome des Nervus opticus als isointense tubuläre Massen, die durch eine deutliche Kontrastmittelanreicherung gekennzeichnet sind. Das MRI ist der CT überlegen im Nachweis der intrakraniellen Ausdehnung des Tumors.

Retinoblastom

Es handelt sich um den häufigsten intraokulären *malignen Tumor* des Kleinkindes- und Kindesalters. Es entsteht aus einer oder beiden *Retinae* und weist eine Inzidenz von 1 : 20'000 Lebendgeburten auf. 90% der Fälle entstehen spontan, der Rest wird autosomal dominant mit hoher Penetranz vererbt. In 30% der Fälle liegen bilaterale Retinoblastome vor. Klinisch zeichnet sich das Retinoblastom durch Leukorrhoe, Strabismus, verminderten Visus und orbitale Entzündung aus. Der Tumor kann die Sklera penetrieren und sich in die orbitalen Weichteile oder entlang des Nervus opticus nach intrakraniell ausdehnen.

Wichtigste Indikation für die CT oder das MRI sind die Suche nach kontralateralen Retinoblastomen und der Nachweis einer extraokulären Ausdehnung des

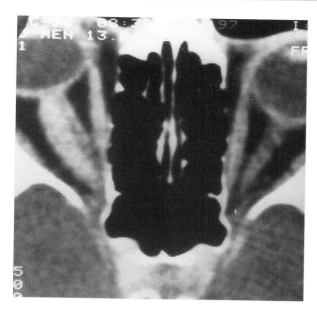

Abb. 10-3: Optikusscheidenmeningeom. Axiale kontrast-mittelverstärkte Orbita-CT. Streifenförmige Kontrastmittel-anreicherung entlang des Nervus opticus.

Tumors, was für die Therapieplanung (Enukleation und/oder Bestrahlung) wichtig ist. In der CT erscheinen Retinoblastome als scharf begrenzte verkalkte hyperdense Massen am hinteren Abschnitt des Bulbus, die in den nicht verkalkten Anteilen durch Kontrastmittelaufnahme gekennzeichnet sind. Im MRI hängt die Signalintensität des Retinoblastoms vom Ausmaß der Verkalkungen ab. Stark verkalkte Tumoren sind auf T1- und T2-gewichteten Aufnahmen hypointens. Auch intratumorale Blutungen beeinflussen die MRI-Signalintensität. Die CT ist dem MRI überlegen in der Beurteilung der intraokulären Lokalisation des Tumors. Umgekehrt ist das MRI der CT überlegen im Nachweis der extraokulären Ausdehnung.

Rhabdomyosarkom

Es handelt sich um einen seltenen malignen orbitalen Tumor des Kindesalters, der von den *extraokulären Muskeln* ausgeht. Er kommt häufiger beim männlichen Geschlecht vor. Klinisch ist der Tumor gekennzeichnet durch einen rasch zunehmenden Exophthalmus, eine subkonjunktivale Masse und Chemose. Der Tumor kann das periorbitale Weichteilgewebe, die Nasennebenhöhlen, den Nasopharynx sowie das Gehirn infiltrieren. In der CT erscheint der Tumor als eine retrobulbäre, nicht verkalkende, kontrastmittelaufnehmende Masse mit Knochenzerstörung und Exophthalmus.

Neuroblastom

Intraorbitale Metastasten kommen relativ häufig bei Patienten mit Neuroblastom vor. Sie weisen häufig eine intrakranielle und maxillofaziale Ausdehnung auf. In der CT erscheint der Tumor als eine hyperdense, partiell verkalkte, kontrastmittelaufnehmende Masse mit Osteolyse der Orbitwände und Invasion in die Nachbarsstrukturen.

Malignes Melanom der Uvea

Es handelt sich um den häufigsten *primären intraokulären malignen Tumor* des Erwachsenen. Klinisch bewirkt er einen Visusverlust, Glaukom, Retinazerstörung und Glaskörperblutungen. In der CT erscheint der Tumor als eine intraokuläre, leicht hyperdense, mäßig kontrastmittelaufnehmende, scharf begrenzte Masse. Häufig besteht zusätzlich eine Retinaablösung. Das dabei auftretende subretinale Exsudat kann vom Tumor differenziert werden, da es kein Kontrastmittel aufnimmt. Die Diagnose des malignen Melanoms der Uvea läßt sich mit dem MRI zuverlässiger darstellen, da das Melanin eine spezifische Signalintensität aufweist (hyperintens auf T1-gewichteten Aufnahmen, hypointens auf T2-gewichteten Aufnahmen).

Lymphom

Das Lymphom der Orbita kommt vor allem bei älteren Patienten vor und manifestiert sich klinisch als Exophthalmus. 75% der Patienten mit orbitalem Lymphom haben bereits ein *systemisches Lymphom* oder werden eines entwickeln. Typische Lokalisation sind die vorderen Orbitaabschnitte, der retrobulbäre Raum sowie das superiore orbitale Kompartiment. Die Lymphome bewirken meist keine Knochenzerstörung. Sie sind häufig von einem periorbitalen Ödem begleitet. In der CT erscheint das Lymphom der Orbita als eine mäßig hyperdense Masse mit mäßiger Kontrastmittelaufnahme und unregelmäßiger Begrenzung. Im MRI weist es eine ähnliche Signalintensität auf wie der Nervus opticus auf den T1-gewichteten Aufnahmen, während auf T2-gewichteten Aufnahmen der Tumor isointens zum Fett ist.

Orbitale Ausdehnung von Nasennebenhöhlen-Karzinomen

Nasennebenhöhlen-Karzinome können sich in die Orbita durch Knochendestruktion ausdehnen. Es handelt sich meistens um Plattenepithel-Karzinome. CT und MRI sind gleichwertig in der Beurteilung dieser Tumoren.

Metastasen

Am häufigsten metastasiert das *Bronchus*- und das *Mamma-Karzinom* in die Orbita. Seltener kommen Metastasen aus Primärtumoren des Urogenitaltraktes und der Schilddrüse vor. Häufigste Lokalisation der Metastasen sind das antero-superiore Kompartiment sowie die Orbitaspitze. In der pädiatrischen Altersgruppe kommen Metastasen beim Neuroblastom, Ewing-Sarkom, Wilms-Tumor sowie Chlorom bei Leukämie vor. In der CT und im MRI erscheinen Metastasen als kontrastmittelaufnehmende Tumormassen, die häufig eine Knochendestruktion bewirken. Metastasen im Bulbus liegen meistens in der Chorioidea. Die Differentialdiagnose umfaßt hier das Melanom der Uvea.

Neurofibrom

Es kommt im Rahmen der *Neurofibromatose* vor. Es kann überall in der Orbita lokalisiert sein. In der CT erscheint es als eine iso- bis leicht hyperdense Masse, die mäßig Kontrastmittel aufnimmt, scharf begrenzt ist und eine runde bis ovale Form aufweist. Häufig liegt eine Dysplasie des Sphenoids und gelegentlich eine Makrophthalmie vor. Im MRI weist der Tumor eine relative Hypointensität bezogen zum Fett auf T1-gewichteten Aufnahmen und eine Hyperintensität auf T2-gewichteten Aufnahmen auf. Beim Vorliegen eines orbitalen Tumors im Rahmen der Neurofibromatose handelt es sich eher um ein Optikusgliom oder ein Meningeom als um ein Neurofibrom.

Dermoid

Im Kindesalter tritt das Dermoid vor allem als oberflächliche Tumormasse, meist in die Fossa lacrimalis, auf. Es bewirkt eine Druckarrosion des Knochens. Beim Erwachsenen tritt es meist in den tiefen Abschnitten der Orbita auf. In der CT erscheint der Tumor typischerweise hypodens (häufig fettisodens), scharf begrenzt und ohne Kontrastmittelanreicherung. Er bewirkt typische, durch Druckarrosion bedingte Knochenveränderungen, die mit der CT besser als mit dem MRI nachgewiesen werden.

Tumoren der Glandula lacrimalis

50% der Tumoren der Glandula lacrimalis sind epithelialen Ursprungs. Es handelt sich hier um benigne Adenome, adenoidzystische Karzinome, maligne Mischtumoren und Dermoide. Adenoidzystische Karzinome und maligne Mischtumoren zeichnen sich durch ein infiltratives Wachstum und Knochenzerstörung aus. Benigne Adenome, wie Dermoide, sind scharf begrenzt und bewirken eine Druckarrosion des Knochens. Andere Tumoren und tumorähnliche Massen der Glandula lacrimalis umfassen den idiopathischen Pseudotumor, die Dakryoadenitis, die Sarkoidose, das Sjögren-Syndrom, die Leukämie und das Lymphom. Typischerweise kommen Sarkoidose und Sjögren-Syndrom häufig bilateral vor.

Trauma

Blow-out-Fraktur

Sie entsteht infolge eines Schlages auf den Orbitaboden. Durch Fraktur des Orbitabodens kommt es zu einer *Herniation* von Orbitabodenfragmenten und des Musculus rectus inferior in den Sinus maxillaris. Es kann zu einem Orbitaemphysem kommen (**Abb. 8-14**). Die Einklemmung des orbitalen Fettes oder des Musculus rectus inferior führt zu einer Augenmotilitätsstörung. Typischerweise liegt klinisch ein Enophthalmus vor. Die CT ist dem MRI überlegen im Nachweis der Fraktur. Das MRI ist jedoch der CT in der Identifikation des herniierten Gewebes überlegen.

Andere Orbitaverletzungen

Andere *Orbitafrakturen* kommen vor allem im Rahmen von kraniofazialen Traumen vor. Die Lokalisation der Fragmente und deren Topographie ist für die Planung der rekonstruktiven Chirurgie wichtig. Hier ist die CT dem MRI überlegen. Eine Orbitaspitzenfraktur führt typischerweise zu einer direkten Verletzung des Nervus opticus. Allerdings ist eine Verletzung des Nervus opticus ohne Fraktur ebenfalls möglich. Im Rahmen von Schädelbasisfrakturen kann es zu einer *Carotis-Cavernosus-Fistel* kommen. In der CT und im MRI läßt sich eine Erweiterung der Vena ophthalmica superior, eine Dilatation des Sinus cavernosus und eine Schwellung der extraokulären Muskeln nachweisen.

Die Methode der Wahl zur Identifikation von *Fremdkörpern* ist die CT. Allerdings können Fremdkörper aus Glas oder Holz dem CT-Nachweis entgehen.

Im Nachweis einer *Glaskörperblutung* sind CT und MRI gleichwertig. Sie kommt vor bei Trauma, Diabetes, Hypertonie sowie Kindern mit persistierender Hyperplasie des primitiven Glaskörpers.

Eine *Bulbuskontusion* entsteht durch penetrierende Verletzung, die zu einer Deformation des Bulbus und Blutung führt. Typischerweise läßt sich intrabulbär Luft und eine Linsenluxation nachweisen.

Das *subperiostale Hämatom* entsteht nach stumpfem Trauma und ist vor allem im Bereich des Orbitadaches lokalisiert. CT und MRI lassen in diesen Fällen ein scharf begrenztes, dem Knochen anliegendes Hämatom im Bereich des Orbitadaches erkennen.

Weiterführende Literatur

Atlas S. W., Bilaniuk L. T., Zimmerman R. A.: Orbit. In: Stark D. D., Bradley W. G. (eds.): Magnetic resonance imaging. St. Louis, Mosby 1988; pp. 570–613.

Bilaniuk L. T., Schenk J. F., Zimmerman R. A.: Ocular and orbital lesions: Surface coil MR imaging. Radiology 1985; 156:669–674.

Grogan J. P., Daniels D. L.: The orbit. In: Williams A. L. Haughton V. M. (Hrsg.). Cranial computed tomography. St. Louis, Mosby 1985; pp. 555–598.

Kelly W. M., Paglen P. G., Pearson J. A.: Ferromagnetism of intraocular foreign body causes unilateral blindness after MR study. AJNR 1986; 7:243–245.

Mafee M. F., Haik B. G.: Lacrimal gland and fossa lesions: role of computed tomography. Radiol. Clin. North Am 1987; 25:767–779.

Peyster R. G., Augsburger J. J., Shields J. A.: Intraocular tumors: evaluation with MR imaging. Radiology 1988; 168:773–779.

Sullivan J. A., Harms S. E.: Surface-coil MR imaging of orbital neoplasms. AJNR 1986; 7:29–34.

Tonami H., Nakagawa T., Ohguchi M.: Surface coil RM imaging of orbital blow-out fractures: a comparison with reformatted CT. AJNR 1987; 8:445–449.

10.
Auge
Ohr
Hals

Otologie

A. Valavanis

Anatomie und Untersuchungstechnik

Die hochauflösende CT wird als die Methode der Wahl für die radiologische Untersuchung des Mittelohres und des knöchernen Labyrinthes eingesetzt (**Abb. 10-4**). Das MRI gilt als die Methode der Wahl für die radiologische Untersuchung des inneren Gehörganges und des Kleinhirnbrückenwinkels sowie für die Darstellung der Flüssigkeit im membranösen Labyrinth. Die kleinen Dimensionen der Ohrstrukturen und ihre teilweise komplexe räumliche Anordnung machen die Anwendung einer subtilen Untersuchungstechnik erforderlich. Grundsätzlich werden sowohl bei der CT als auch beim MRI dünne Schichten in axialer und koronarer und gegebenenfalls sagittaler Schnittebene durchgeführt. Bei der CT ist es notwendig, daß für die Bildbetrachtung eine hohe Fensterbreite verwendet wird.

Anatomisch besteht das *Felsenbein* aus vier Teilen, nämlich Pars petrosa, Pars tympanica, Pars mastoidea und Pars squamosa. Radiologisch wie klinisch eignet sich die Einteilung in äußeres Ohr, Mittelohr, Innenohr, inneren Gehörgang und Foramen jugulare.

Die CT läßt die knöchernen Wände des *äußeren Gehörganges* einwandfrei darstellen. Im *Mittelohr* wird in kraniokaudaler Richtung das Epitympanon, Mesotympanon und Hypotympanon unterschieden. Das Epitympanon enthält zentral den Malleus und den Inkus. Es kommuniziert durch den Aditus ad antrum nach hinten mit dem Antrum mastoideum. Im Mesotympanon befinden sich der Malleushals sowie der lange Fortsatz des Inkus. Ferner ist hier der Stapes und die Fußplatte des Stapes am Foramen ovale lokalisiert. Im Hypotympanon lassen koronare Schnitte die hypotympanale Knochenlamelle erkennen, die das Mittelohr vom Foramen jugulare und Bulbus der Vena jugularis abgrenzt. Die mediale Wand des Mittelohres wird durch das knöcherne Labyrinth gebildet, vorne durch das Promontorium cochleae, in der Mitte durch das Foramen ovale, das mit dem Vestibulum des Labyrinths kommuniziert, und hinten durch den hinteren Bogengang. Die hintere Kontur des Mittelohres enthält den Sinus tympani, die Eminentia pyramidalis und den Recessus facialis. Das Mastoid enthält die Pneumatisationszellen. Koronare Schnitte durch das Mastoid lassen das deszendierende Segment des Canalis nervi facialis erkennen.

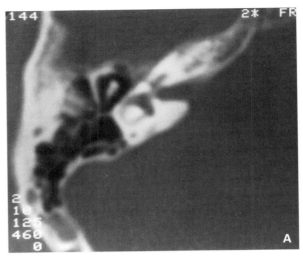

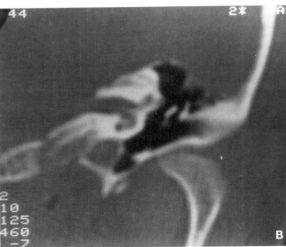

Abb. 10-4: Linkes Ohr, Normalbefund. **(A)** Axiale hochauflösende Felsenbein-CT. **(B)** Koronare hochauflösende Felsenbein-CT. Im normal belüfteten Mittelohr gelangen Malleus und Incus zur Darstellung. Medial davon das Labyrinth mit Vestibulum und Basalwindung der Cochlea sichtbar.

Das *knöcherne Labyrinth*, das mittels CT dargestellt wird, enthält vorne die Cochlea, hinten das Vestibulum sowie die Canales semicirculares superior, lateralis und posterior. Der laterale Bogengang ragt in das Mittelohr hinein. An seiner Unterfläche weist er eine Einkerbung für den Verlauf des Nervus facialis auf. Supero-lateral der Cochlea liegt das Ganglion geniculi des Nervus facialis.

Unterhalb des *inneren Gehörganges* und parallel zu ihm verlaufend liegt der Aquäduktus cochleae, welcher von der Basalwindung der Cochlea kommend mit dem Subarachnoidalraum an der Hinterfläche des Felsenbeines kommuniziert. Vom Vestibulum verläuft nach lateral hinten der Aquäductus vestibuli, welcher mit dem Epiduralraum an der Hinterfläche des Felsenbeines kommuniziert. Der innere Gehörgang wird vor allem mittels MRI untersucht. T1-gewichtete Aufnahmen mit Oberflächenspulen lassen den intrameatalen Verlauf des Nervus facialis (vorne) und statoacusticus (hinten) erkennen.

Das *Foramen jugulare* wird gleichermaßen mittels CT als auch MRI optimal dargestellt. Es enthält hinten den Bulbus venae jugularis und davor die Pars nervosa für die kaudale Hirnnervengruppe. Vor dem Foramen jugulare liegt das Foramen caroticum für die Arteria carotis interna. Sie verläuft im Carotiskanal durch das Felsenbein, der zwei Teile, einen vertikalen und einen horizontalen, aufweist. Der horizontale Abschnitt des Canalis caroticus liegt unterhalb der Cochlea. Vor dem Labyrinth liegt das apikale Kompartiment des Felsenbeines einschließlich Pyramidenspitze.

Mißbildungen

Aufgrund der unterschiedlichen Embryonalentwicklung von Innenohr einerseits und Mittelohr und äußerem Gehörgang andererseits werden Mißbildungen des Ohres in Innenohrmißbildungen und in Mißbildungen des Mittelohres und äußeren Gehörganges unterteilt.

Innenohrmißbildungen

Klinisch liegt bei Innenohrmißbildungen in der Regel eine *Innenohrschwerhörigkeit* oder Ertaubung vor. Die vollständige Aplasie des Innenohres wird als *Michelsche Deformität* bezeichnet. Verschiedene Grade der Innenohrdysplasie werden unter der Bezeichnung *Mondini-Mißbildung* zusammengefaßt. In diesen Fällen weist die Cochlea eine verminderte Anzahl ihrer Windungen auf und kann zystisch umgewandelt sein.

Zystische Umwandlung findet sich auch beim Vestibulum sowie bei den Canales semicirculares. Innenohrdysplasien können mit einer Liquorrhoe einhergehen.

Mittelohrmißbildungen

Klinisch liegt in der Regel eine *Schalleitungsschwerhörigkeit* vor. Häufigste Mißbildung ist die *Atresie des äußeren Gehörganges*, die mit einer Mittelohrhypoplasie vergesellschaftet sein kann. Es besteht eine Ohrdeformität, es fehlt ein äußerer Gehörgang. Die Läsion ist in 30% der Fälle bilateral. Die Rolle der CT liegt in der Erfassung von Mißbildungen im Bereiche des Mittelohres sowie in der präoperativen Beurteilung der Größe und Pneumatisation des Mittelohres. Das Mittelohr kann extrem hypoplastisch und schwach pneumatisiert sein. Es können *Anomalien der Gehörknöchelchen* vorliegen wie Hypoplasie des Manubrium mallae, Incudomalleolarfusion sowie Fusion des Maleushalses mit der atretischen Platte des äußeren Gehörganges. Im Mittelohr können auch isoliert Mißbildungen der Gehörknöchelchen auftreten wie inkudostapediale Diskonnektion, inkudomalleoläre Fusion, Stapesfixation, Fehlen des Stapes.

Zu den Mißbildungstumoren gehört das *kongenitale Cholesteatom* des Mittelohres (s. u.).

Entzündliche Erkrankungen

Otitis maligna externa

Eine Otitis maligna externa kommt vor allem bei Diabetikern vor und wird durch *Pseudomonas aeruginosa* verursacht. Klinisch liegen Ohrschmerzen, Otorrhoe und Schalleitungsschwerhörigkeit vor. Sowohl die CT als auch das MRI weisen ein kontrastmittelaufnehmendes Granulationsgewebe im äußeren Gehörgang nach, wobei häufig die knöcherne Wand des äußeren Gehörganges arrodiert ist. Die Läsion kann sich in das Temporomandibulargelenk, das Mastoid, das Mittelohr, die Pyramide, die Schädelbasis, den parapharyngealen Raum sowie sogar im intrakraniellen Raum (epiduraler Abszeß) ausdehnen.

Chronische Otitis media

Die *chronische suppurative Otitis media* bewirkt eine partielle oder vollständige Obliteration des Mittelohrraumes durch eine weichteildichte Masse, welche gleichermaßen mittels CT oder MRI nachgewiesen werden kann. Typischerweise liegen keine Arrosionen der ossären Begrenzung des Mittelohrraumes und keine Verlagerung der Gehörknöchelchenkette vor.

Bei der *chronisch adhäsiven Otitis media* zeigt die CT eine gegen das Promontorium cochleae hin retrahierte, stellenweise verdickte Membrana tympani sowie eine partielle Obliteration des Hypo- und Mesotympanons. Die adhesive Otitis media entsteht in Folge einer Tubendysfunktion und falschen Belüftung des Mittelohres. Die suppurative Form entsteht entweder durch Infektion mit einem Organismus geringer Virulenz oder durch unvollständige Rückbildung einer akuten Otitis media.

Das *Cholesterolgranulom* entsteht im Verlauf einer chronischen Otitis media und ist histologisch gekennzeichnet durch eine mehr oder weniger scharf abgegrenzte Masse, welche aus chronischem fibrösem Granulationsgewebe besteht und eine große Anzahl von Cholesterinkristallen enthält, welche von Riesenzellen umgeben sind. Das Granulationsgewebe ist stark vaskularisiert, was Ursache von wiederholten Einblutungen ist, die zu einem Hämatotympanon führen können. Klinisch besteht hier die Differentialdiagnose zu vaskulären Tumoren des Mittelohres. In der CT erscheinen Cholesterolgranulome als fokale, weitgehend scharf abgegrenzte Massen mit inhomogener Dichteverteilung in unmittelbarer Umgebung der Gehörknöchelchen.

Auch die *Tympanosklerose* entsteht im Verlauf einer chronischen Otitis media und ist histologisch durch eine Hyalinisierung, Verkalkung oder Verknöcherung der Schleimhaut des Mittelohres bedingt. Diese Läsionen können mittels CT einwandfrei nachgewiesen werden.

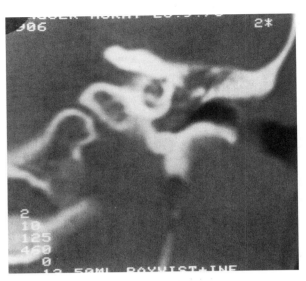

Abb. 10-5: Cholesteatom, linkes Ohr. Koronare hochauflösende Felsenbein-CT. Weichteildichte Masse im gesamten Mittelohr mit Verdünnung des Tegmen tympani und Verlagerung des Malleus nach lateral.

Erworbenes Cholesteatom

Beim erworbenen Cholesteatom (**Abb. 10-5**) handelt es sich um eine nicht-neoplastische, sich expansiv verhaltende *Masse aus keratinisiertem Plattenepithel* im Mittelohr, die ihren Ursprung vom Trommelfell nimmt. Cholesteatome, die auf der Basis einer Otitis media entstehen, werden als sekundär erworbene Cholesteatome und solche, die ohne Zusammenhang mit einer chronischen Otitis media entstehen, als primär erworbene Cholesteatome bezeichnet. Die diagnostischen Hauptmerkmale des erworbenen Cholesteatoms im CT sind: eine homogene weichteildichte, nicht kontrastmittelaufnehmende Masse im Mittelohr, Zeichen der Raumforderung aufgrund des expansiven Verhaltens des Cholesteatoms im Sinne der Verlagerung von Gehörknöchelchen und der Druckarrosion an den ossären Konturen des Mittelohrraumes, sowie Zeichen der ossären Arrosion bzw. Zerstörung im Bereich der Gehörknöchelchen und der knöchernen Wände des Mittelohres. Die CT eignet sich insbesondere bei klinischem Verdacht auf Komplikationen wie Fazialisparese oder Labyrinthfistel. Labyrinthfisteln werden am häufigsten durch Arrosion des lateralen Bogenganges durch das Cholesteatom hervorgerufen. Eine heute seltene Komplikation ist die intrakranielle Ausdehnung des Cholesteatomes durch Zerstörung des Tegmen tympani, was zu einer Meningitis bzw. einen Hirnabszeß führen kann. Durch Befall der venösen Blutleiter, insbesondere des Sinus transversus und seltener des Sinus sigmoideus, kann es zu Thrombosen der betroffenen Sinus kommen.

Gradenigo-Syndrom

Es handelt sich um eine *Ausbreitung einer Mittelohrentzündung* in die Pyramidenspitze, die vor allem bei Kindern vorkommt. CT und MRI lassen eine Destruktion der Pyramidenspitze sowie eine inhomogene weichteildichte Masse erkennen. Klinisch liegen eine Otitis media sowie eine Trigeminusneuralgie und eine Abduzensparese vor.

Neoplasien

Gutartige Tumoren des Mittelohres

Der *Glomus-tympanicum-Tumor* stellt den bei weitem häufigsten benignen Tumor im Bereich des Mittelohres und den zweithäufigsten benignen Tumor nach dem Akustikusneurinom im Felsenbein dar. Klinisch liegt ein pulssynchroner Tinnitus vor, und otoskopisch läßt sich eine bläuliche pulsierende Masse hinter intaktem Trommelfell erkennen. In der CT und im MRI erscheinen Glomus-tympanicum-Tumoren als rundliche, scharf begrenzte, intensiv kontrasmittelaufnehmende Massen, dem Promontorium cochleae aufliegend. Sie müssen von Glomus-jugulare-Tumoren mit sekundärer Ausdehnung im Mittelohr abgegrenzt werden.

Neurinome des Nervus facialis können von jedem Segment des intratemporalen Verlaufs dieses Nerven ausgehen. Häufigster Ausgangsort ist das Ganglion geniculi. Von hier aus kann sich der Tumor sowohl entlang des labyrinthären Segmentes in den inneren Gehörgang als auch entlang des tympanalen Segmentes in das Mittelohr ausdehnen. Darüber hinaus können Neurinome des Nervus facialis sowohl vom tympanalen Segment als auch vom mastoidalen Segment des Nerven primär ausgehen. CT und MRI lassen eine Ausweitung des knöchernen Fazialiskanals sowie eine weichteildichte mäßig intensiv kontrastmittelaufnehmende Masse in unmittelbarer topographischer Beziehung zum Canalis nervi facialis erkennen.

Von den Gefäßen im Perineurium des Nervus facialis können *Hämangiome* ausgehen. Am häufigsten kommen Hämangiome im Bereich des Ganglion geniculi vor. Gelegentlich können jedoch Hämangiome auch im tympanalen Segment des Nervus facialis entstehen und hierbei zu erheblichen differentialdiagnostischen Schwierigkeiten gegenüber Neurinomen des tympanalen Segmentes führen. Morphologisch lassen sich Hämangiome von Neurinomen auf der CT kaum unterscheiden. Sie werden als weichteildichte kontrastmittelaufnehmende rundliche bis ovale Massen in enger topographischer Beziehung zum Nervus facialis dargestellt. Mit Hilfe der dynamischen CT lassen sich jedoch spezifische Befunde erheben, welche die Diagnose eines Hämangiomes ermöglichen.

Kongenitale Cholesteatome sind seltene, gutartige Tumoren des Mittelohres. Kongenitale Cholesteatome entstehen aus ektopen epithelialen embryonalen Resten und machen 2% aller Mittelohrcholesteatome aus. Sie entstehen am häufigsten im Epitympanon sowie in der Nähe des Inkudostapedialgelenkes und unterscheiden sich morphologisch nicht von den erworbenen Cholesteatomen. Die Mehrheit der kongenitalen Cholesteatome kommt bei Kindern vor.

Bösartige Tumoren des Mittelohres

Unabhängig von ihrer histologischen Natur weisen maligne Tumoren im Bereich des Mittelohres eine ähnliche CT- und MRI-Morphologie auf. Sie erscheinen als mehr oder weniger ausgedehnte weichteildichte Massen, die obligat zu ossären Destruktionen führen. Der häufigste maligne Tumor ist das *Karzinom* des Mittelohres sowie des äußeren Gehörganges (Plattenepithel- und Adeno-Karzinome). Auch *Metastasen* kommen im Mittelohr vor. Sie können sowohl von der Pyramidenspitze sich sekundär durch Zerstörung des Knochens in das Mittelohr ausdehnen, oder primär, jedoch viel seltener, den Mittelohrraum befallen. Auffällig ist die Resistenz des enchondralen Labyrinthknochens, der nur selten bei Metastasierungen im Felsenbein befallen wird. Bei Kleinkindern kommt als häufigster maligner Tumor im Bereich des Mittelohres das *Rhabdomyosarkom* vor. Obwohl die *Histiozytosis X* keine Neoplasie darstellt, ruft sie CT-Veränderungen hervor, die solchen von malignen Tumoren ähnlich sind.

Vaskuläre Anomalien im Mittelohr

Die zwei häufigsten Gefäßanomalien im Bereich des Mittelohres sind die sog. *aberrierende Arteria carotis interna* und der *Hochstand des Bulbus der Vena jugularis*. Klinisch verursachen beide Anomalien einen Tinnitus, und otoskopisch erscheinen sie als eine bläuliche Masse hinter einem intakten Trommelfell. Aus diesem Grunde werden sie sehr häufig als Glomus-Tumoren fehlgedeutet. Die Beachtung charakteristischer CT-Veränderungen läßt jedoch in beiden Fällen die korrekte Diagnose stellen und diese vaskulären Anomalien von einem Glomus-Tumor abgrenzen, was auch dazu beiträgt, daß unnötige bzw. gefährliche Biopsien in diesen Fällen vermieden werden. Beim Hochstand des Bulbus vena jugularis zeigen koronare CT-Schnitte den ausgeweiteten und gegen das Hypotympanon hin sich ausbuchtenden Bulbus der Vena jugularis. Im Falle der aberrierenden Arteria carotis interna fehlt auf axialen Schnitten das Foramen caroticum. Hingegen läßt sich eine gebogene kontrastmittelaufnehmende Struktur im Mittelohr erkennen, die der aberrierenden Arteria carotis interna entspricht.

Tumoren des inneren Gehörganges

Der häufigste Tumor im Bereiche des inneren Gehörganges ist das *Akustikusneurinom*. Akustikusneurinome machen 5 bis 10% aller intrakraniellen Tumoren und 70 bis 90% aller Kleinhirnbrückenwinkeltumoren aus. Am häufigsten entstehen Akustikusneurinome aus dem Nervus vestibularis superior. Die Methode der

Wahl für die Untersuchung des Akustikusneurinomes sowie von anderen Tumoren des inneren Gehörganges ist das MRI. Die rein intrameatal lokalisierten Akustikusneurinome werden vorzugsweise mit T1-gewichteten Pulssequenzen nach Gadolinium-Injektion und mit Hilfe von Oberflächenspulen untersucht. Sie erscheinen als im inneren Gehörgang gelegene, rundliche bis ovaläre, homogen und intensiv Kontrastmittel aufnehmende Massen, die zu einer Ausweitung des inneren Gehörganges führen. Beim weiteren Wachstum dehnen sich die Tumoren sekundär im Kleinhirnbrückenwinkel aus. Andere Tumoren im inneren Gehörgang umfassen das Meningeom, das Epidermoid, das Neurinom des Nervus facialis sowie seltenerweise vaskuläre Läsionen wie Aneurysmen und Gefäßmißbildungen.

Tumoren des Foramen jugulare

Der häufigste Tumor im Bereich des Foramen jugulare ist der *Glomus-jugulare-Tumor*. Glomus-jugulare-Tumoren gehen von Glomuskörperchen aus, die in der Adventitia des Bulbus der Vena jugularis lokalisiert sind. Es handelt sich um infiltrativ wachsende, in der Regel nicht metastasierende, stark vaskularisierte Tumoren. Sie führen typischerweise zu einer Vergrößerung des Foramen jugulare und bereits frühzeitig zu einer Arrosion seiner kortikalen Begrenzung. Vom Foramen jugulare wachsen Glomus-jugulare-Tumoren durch Zerstörung der hypotympanalen Knochenplatte nach kranial in das Hypotympanon ein. Häufig dehnen sich die Glomus-jugulare-Tumoren nach medial im intrakraniellen Raum der hinteren Schädelgrube aus. CT und MRI zeigen eine Ausweitung und Arrosion des Foramen jugulare sowie eine intensiv kontrastmittelaufnehmende Tumormasse, häufig mit intrakranieller Ausdehnung. Im MRI lassen sich zusätzlich intratumoral typischerweise Gefäß-Strukturen als Signalverlust erkennen. Der CT- oder MRI-Nachweis eines Glomus-jugulare-Tumors stellt eine Indikation für die Durchführung einer Angiographie und gegebenenfalls einer Embolisation dar.

Der zweithäufigste Tumortyp im Foramen jugulare ist das *Neurinom*. Neurinome des Foramen jugulare gehen von den Nerven der kaudalen Hirnnervengruppe aus. Am häufigsten entstehen diese Neurinome aus dem Nervus vagus oder dem Nervus hypoglossus. Im Gegensatz zu Glomus-jugulare-Tumoren arrodieren Neurinome in der Regel das Foramen jugulare nicht, sondern weiten es lediglich aus. Das MRI ist der CT im Nachweis von Foramen jugulare Neurinomen überlegen. Seltene Tumoren im Bereiche des Foramen jugulare sind Meningeome und Metastasen.

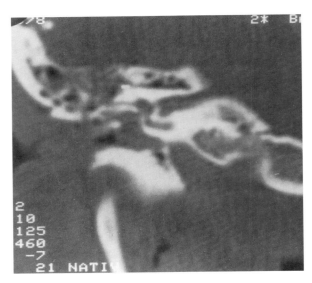

Abb. 10-6: Pyramidenfraktur, rechtes Ohr. Koronare hochauflösende Felsenbein-CT. Pyramidenlängsfraktur mit Verlauf durch das Dach des äußeren Gehörganges. Begleitendes Hämatotympanon mit weichteildichter Masse im Mittelohr.

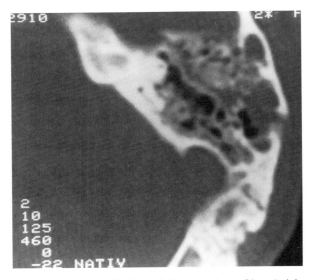

Abb. 10-7: Pyramidenlängsfraktur, rechtes Ohr. Axiale hochauflösende Felsenbein-CT. Die Fraktur verläuft durch das Mastoid und durch das Mittelohr. Mastoid und Mittelohr enthalten eine weichteildichte Masse, vereinbar mit Hämatom.

Trauma

In Bezug auf die Längsachse des Felsenbeines werden Frakturen des Felsenbeines (**Abb. 10-6**) in Längsfrakturen, Querfrakturen und komplexe Frakturen unterteilt.

Längsfrakturen (**Abb. 10-7**) machen drei Viertel aller Felsenbeinfrakturen aus. Klinisch liegt ein Hämatotympanon, eine Otorrhagie und eine Schalleitungsschwerhörigkeit vor. Relativ häufig liegt auch eine Fazialisparese vor. Die Längsfrakturen entstehen meist durch direktes Trauma auf das Felsenbein und verlaufen durch die Pars squamosa, dem äußeren Gehörgang, das Mittelohr und das Foramen lacerum. Sie werden häufig von einer Gehörknöchelchendislokation begleitet. Die CT weist das Hämatotympanon, den Frakturverlauf und assoziierte Gehörknöchelchenluxationen nach. Die häufigste Lokalisation der Schädigung des Nervus facialis im Rahmen einer Längsfraktur ist das Ganglion geniculi.

Querfrakturen werden meist durch Trauma am Os occipitale verursacht. Klinisch liegt eine Innenohrschwerhörigkeit sowie häufig eine Fazialisparese vor. Axiale und koronare CT-Schnitte weisen die Fraktur in der Regel durch den inneren Gehörgang und das Labyrinth verlaufend nach.

Weiterführende Literatur

Chakeres D. W., Spiegel P. K.: A systematic technique for comprehensive evaluation of temporal bone by compted tomography. Radiology 1983; 146:97–106.

Lo W. W. M., Horn K. L., Carberry J. N.: Intratemporal vascular tumors: evaluation with CT. Radiology 1986; 159:181–185.

Swartz J. D.: Imaging of the Temporal bone. New York, Thieme Medical Publishers, 1986.

Valavanis A., Kubik S. Oguz M.: Exploration of the facial nerve canal by high-resolution computed tomography: anatomy and pathology. Neuroradiology 1983; 24:139–147.

Valvassori G. E., Potter G. D., Hanafee W. N., Carter B. L., Buckingham R. A.: Radiology of the ear, nose and throat. Stuttgart, New York, Georg Thieme, 1982.

Valvassori G. E., Morales F. G., Palacios E., Dobben G. E.: MR of the normal and abnormal internal auditory canal, AJR 1988; 9:115–119.

Rhino-Laryngologie

W. Zaunbauer

Nasennebenhöhlen

Anatomie

Die Nasennebenhöhlen (NNH) sind paarig angelegte pneumatisierte Räume des Gesichtschädels, die sich um die Nasenhöhle gruppieren, mit ihr kommunizieren und in enger topographischer Beziehung zur Orbita, vorderen und mittleren Schädelgrube stehen (**Abb. 10-8 A–C**). Der Sinus frontalis, Sinus maxillaris und die vorderen Siebbeinzellen, die sog. «NNH der ersten Serie», haben einen gemeinsamen Sekretabfluß über das Infundibulum ethmoidale durch den Hiatus semilunaris in den mittleren Nasengang («ostiomeatale Einheit») (**Abb. 10-8 D**). Die hinteren Siebbeinzellen münden in den oberen Nasengang, der Sinus sphenoidalis hinter der oberen Nasenmuschel im Recessus sphenoethmoidalis (**Abb. 10-8 E**).

Die Pneumatisation der schon im 2. Fetalmonat angelegten NNH vollzieht sich erst postnatal durch Aussprossung des respiratorischen Epithels der Nasenhöhle in die benachbarten Schädelknochen. Radiologisch sind die Cellulae ethmoidales frühestens im 6. Lebensmonat, die Sinus maxillares im 1. Lebensjahr, die Sinus sphenoidales im 4. und die Sinus frontales im 6. Lebensjahr als kleine lufthaltige Recessus erkennbar. Ein stärkeres Wachstum setzt mit dem Beginn der zweiten Dentition ein. Die endgültige Ausdehnung der NNH steht in enger Beziehung zur Gestaltung des Gesichtsskeletts und wird erst nach der Pubertät erreicht.

Die Ausbildung der NNH ist individuellen Schwankungen unterworfen und oft seitenunterschiedlich. Eine Störung der Pneumatisation, klinisch selten von Bedeutung, kann sich entweder im Fehlen (Aplasie) einer oder mehrerer Sinus äußern oder in der Ausbildung eines Pneumosinus dilatans mit überdimensional großen Sinus von ungewöhnlicher Konfiguration, Begrenzung und Anordnung. Eine Sinusverkleinerung durch knöcherne Veröddung, z. B. posttraumatisch oder postoperativ, bzw. durch einen pathologischen ossären Wandprozeß, z. B. fibröse Dysplasie oder chronische Sinusitis, sollte nicht mit einer konnatalen Hypoplasie verwechselt werden (**Abb. 10-9**).

Tab. 10-1: Radiologische Untersuchungsmethoden der Nasennebenhöhlen.

Basisdiagnostik
– Nasennebenhöhlenaufnahmen okzipito-dental, okzipito-frontal, seitlich

Weiterführende Diagnostik
– (Schädelbasisaufnahme axial oder axial überkippt)
– Computertomographie
– Magnetresonanztomographie
– (Konventionelle Tomographie)
– Skelett-Szintigraphie
– Sonographie

Abb. 10-8: Normalanatomie der Nasennebenhöhlen. ▶ **(A)** Nasennebenhöhlenaufnahme okzipito-dental: Darstellung der Sinus maxillares und Sinus frontales. Die überlagerten Sinus ethmoidales et sphenoidales sind schlecht beurteilbar. **(B)** NNH-Aufnahme okzipito-frontal: Darstellung der Stirnhöhlen und des Siebbeinzellsystems. Die überlagerten Kiefer- und Keilbeinhöhlen sind schlecht beurteilbar. **(C)** NNH-Aufnahme lateral: Darstellung der Stirnhöhlenvorder- und -hinterwand, Keilbeinhöhlen, Kieferhöhlenvorder- und -hinterwand. Wegen Überlagerungen (bilaterale Abbildung) sind die Sinus ethmoidales, die lateralen Anteile der Stirnhöhlen und Kieferhöhlen schlecht beurteilbar. **(D)** Frontale CT: Darstellung der ostiomeatalen Einheit. Das Infundibulum mit dem Ostium der Kieferhöhle laterokaudal und dem Hiatus semilunaris mediokranial ist mit einer gepunkteten Linie gekennzeichnet. **(E)** Axiale CT: Darstellung der Apertura sinus sphenoidalis (Pfeil) und des Recessus sphenoethmoidalis zwischen medialer Siebbeinwand (Le) und Lamina perpendicularis (fp). Af Alveolarfortsatz des Oberkiefers, Be Bulla ethmoidalis, Ea Cellulae ethmoidales anteriores, Ep Cellulae ethmoidales posteriores, Es Sinus ethmoidalis, F. Sinus frontalis, M Sinus maxillaris, Pp Processus pterygoideus, S Sinus sphenoidalis, Zy Os zygomaticum, a Meatus nasi inferius, ab Meatus nasi medius, bm Maxillavorderwand, cm Maxillahinterwand, o Foramen ovale, n Nasenbein, ro Foramen infraorbitale, x Processus uncinatus, 1c Concha nasalis inferior, 2c Concha nasalis media, 4s Fissura orbitalis superior, 5g Crista galli, 6s Planum sphenoidale, 7n Septum nasi, 8p Pyramidenoberkante, 9d Palatum durum.

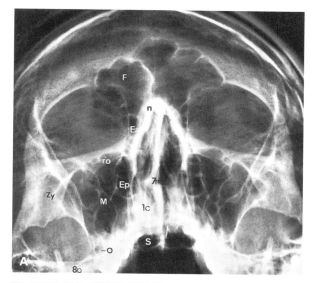

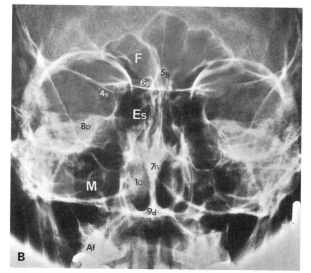

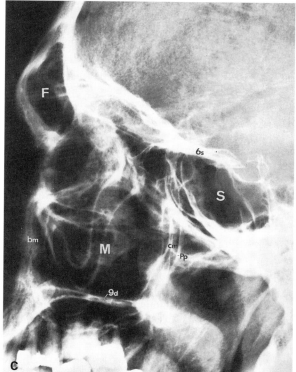

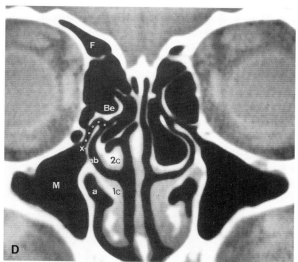

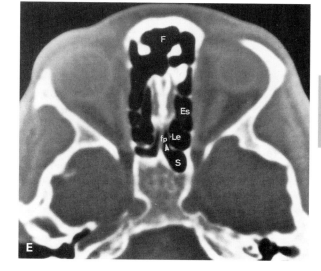

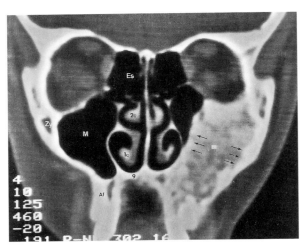

Abb. 10-9: Fibröse Dysplasie der linken Maxilla. Frontale CT: Fibroossärer Spongiosaumbau mit Aufweitung des Markraumes der linken Maxilla (Pfeile), exzentrische Verschmälerung und Verlagerung der Kompakta. Partielle Obliteration des Sinus maxillaris und Verkleinerung der Orbita links. Af Processus alveolaris des Oberkiefers, Es Sinus ethmoidalis, M Sinus maxillaris, Zy Os zygomaticum, 1c Concha nasalis inferior, 2c Concha nasalis media, 9 Palatum durum.

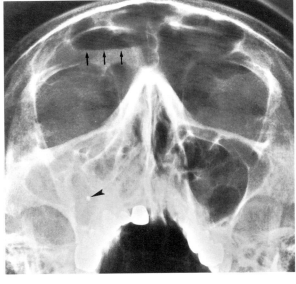

Abb. 10-10: Akute infektiöse Sinusitis. Diffuse Verschattung des rechten Sinus maxillaris mit metalldichtem Fremdkörper durch Wurzelfüllmaterial im Kieferhöhlenlumen (Pfeilspitze). Flüssigkeitsspiegel im Sinus frontalis dexter (Pfeil).

Entzündungen

NNH-Entzündungen sind ein häufiges Vorkommnis, meistens ist die Kieferhöhle erkrankt. Eine *Sinusitis* kann infektiös bedingt sein und/oder auf allergischer Basis entstehen, akut oder chronisch, katarrhalisch oder eitrig verlaufen. Die Infektion der NNH erfolgt überwiegend rhinogen, selten dentogen oder hämatogen. Disponierende Faktoren sind u. a. ein viraler Infekt der oberen Atemwege, Minderwertigkeit der Schleimhaut oder Störungen der Ventilation und der Sekretdrainage, z. B. durch Blockade im Infundibulumbereich. Häufige Erreger sind Streptococcus pneumoniae et pyogenes und Haemophilus influenzae. Mykosen der NNH, eine «spezifische» Infektion oder andere granulomatöse Entzündungen treten seltener auf, vorwiegend bei Immunsuprimierten.

Der radiologische Befund der Sinusitis ist durch eine umschriebene oder diffuse wandständige Weichteilschwellung der NNH, eine positionsabhängige Niveaubildung oder eine Totalverschattung des Sinus durch Verdrängung des Luftgehalts infolge Schleimhautschwellung und/oder Sekretansammlung charakterisiert (**Abb. 10-10**). Für eine *akute infektiöse Sinusitis* sprechen die Einseitigkeit der Erkrankung mit fakultativer Beteiligung benachbarter Sinus, eine eher glatte Begrenzung der verdickten Schleimhaut, fehlende Schleimhautpolypen, ein Sekretspiegel und erhaltene knöcherne Wände. Die *allergische Sinusitis* ist meistens bilateral und durch eine ödematös-polypoide Schleimhautreaktion der NNH mit forcierter muköser Sekretion unter Mitbeteiligung des Cavum nasi gekennzeichnet, wobei positionsunabhängige Niveaubildungen nach Lagewechsel beobachtet werden können. Die *chronische Sinusitis* ist durch die unregelmäßige Schleimhautverdickung definiert, in Kombination mit zystoid-polypoiden Prozessen und reaktiven Skelettveränderungen, entweder als zirkumskripte Osteolysen oder Osteosklerosen (**Abb. 10-11**). Die radiologische Diagnose einer *granulomatösen Sinusitis* (z. B. bei Tuberkulose, Lues, Lepra, M. Wegener, Mittelliniengranulom, Sarkoidose, Kokainabusus) ist ohne Kenntnis der klinischen Situation kaum möglich. Invasive Mykosen der NNH imponieren als osteodestruktiver, strukturinhomogener (da zu Verkalkung neigender) Pseudotumor.

Unkomplizierte Entzündungen der NNH sind konventionell-radiologisch problemlos zu diagnostizieren. Der Einsatz der *CT* bzw. des *MRI* ist geboten bei Polyposis nasi, Mukozele und Verdacht auf das Vorliegen einer Osteomyelitis, besonders der markhaltigen Abschnitte des Stirnbeins, bei sinugener Orbitabeteiligung (z. B. Orbitaödem, orbitale Periostitis, subperiostaler Abszeß, Orbitalphlegmone) oder bei

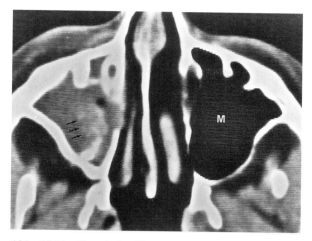

Abb. 10-11: Chronische Sinusitis maxillaris rechts (Aspergillusmykose). Axiale CT: Weichteildichte Totalverschattung der rechten Kieferhöhle mit zentralen Kalkablagerungen (Pfeil). Sklerotische Verdickungen der rechten Kieferhöhlenwände. M Sinus maxillaris.

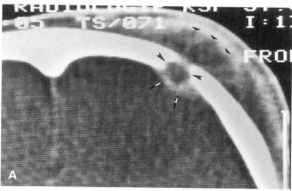

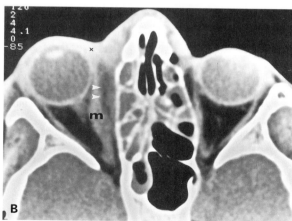

Abb. 10-12: Sinugene Komplikationen. **(A)** Axiale CT nach KM-Injektion: Stirnbeinosteomyelitis links, fortgeleitet von einer Sinusitis frontalis, mit Osteolyse ( ), kleinem Epiduralabszeß (↑) und Galeaabszeß ( ). **(B)** Axiale CT: Orbitalphlegmone rechts bei Sinusitis ethmoidalis purulenta mit Lidschwellung (x), subperiostalem Abszeß (Pfeil), verdicktem und schlecht abgrenzbarem M. rectus medialis (m). Geringer Exophthalmus rechts.

endokraniellen Komplikationen, z. B. Meningitis, Epidural-, Subdural-, Hirnabszeß, Sinus cavernosus-Thrombose (**Abb. 10-12**).

Neoplasien

Maligne Tumoren des paranasalen pneumatischen Systems sind selten (0,2%), wobei neoplastische Prozesse des Sinus maxillaris bei weitem überwiegen. In 80% der Fälle handelt es sich um Karzinome, meist Plattenepithelkarzinome, in 10% um maligne Lymphome. Weichteil- und Knochensarkome, Melanome und Plasmozytome, neurogene Tumoren, Metastasen und primär extrasinusoidale Neoplasien mit Invasion der NNH treten zahlenmäßig in den Hintergrund.

Suprasinusoidale Malignome, oberhalb der «Oehngrenschen Imaginären», einer Verbindungslinie zwischen medialem Lidwinkel und ipsilateralem Kieferwinkel gelegen, mit dominierender kranialer Ausbreitungstendenz sind prognostisch ungünstiger zu werten als infrasinusoidale mit vorwiegend kaudaler Ausdehnung.

Abgesehen von den chondrogenen und osteogenen Tumoren manifestieren sich die Malignome der NNH radiologisch mehrheitlich als sinusobliterierende und mangelhaft konturdefinierte, in der Regel den Knochen zerstörende und zum Zeitpunkt der Diagnose bereits die Umgebung infiltrierende weichteildichte Expansionen, häufig von inhomogener Struktur infolge regressiver Tumorveränderungen oder intratumoral persistierender Fragmente zerstörter Skelettareale (**Abb. 10-13**).

Der Radiodiagnostik und hier vor allem der CT oder dem MRI fällt die wichtige Aufgabe des Tumorstaging zu, d. h. die Bestimmung der Tumorlokalisation, des Ausmaßes des expansiv-destruierenden Wachstums, des Übergreifens auf benachbarte Regionen (z. B. Retromaxillarraum, Orbita, Endokranium) und vor allem die Erfassung metastatischer Lymphknoten, z. B. retropharyngeal, submaxillar, jugulodigastrisch.

Benigne Tumoren kommen in den NNH selten vor, mesenchymale häufiger als epitheliale. Radiologische Hinweise auf Benignität sind glatte Konturen der Expansion, ein ossärer Randsaum oder durch Druck hervorgerufene Knochenusuren. Das Osteom, Chondrom, ossifizierende Fibrom, Hämangiom, Meningeom und die fibröse Dysplasie sind, wie einige odontogene Tumoren, mitunter durch kalkhaltige Elemente gekennzeichnet. Auch bei zystischen Läsionen, z. B. serösen und mukösen Zysten, Mukozelen, dentogenen Zysten, inneren Zephalozelen, Epidermoiden und Dermoidzysten sowie beim Lipom und Cholesterolgranulom ist oft ein charakteristischer CT- und MRI-Befund zu erheben (**Abb. 10-14 A, B**). Hingegen kann bei den

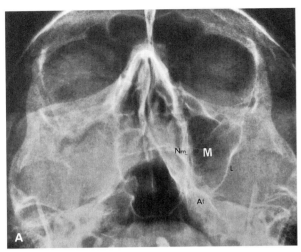

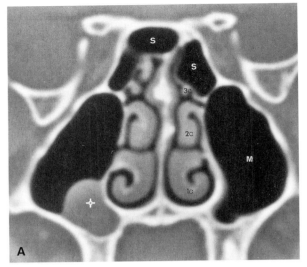

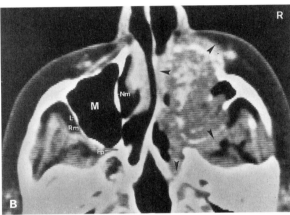

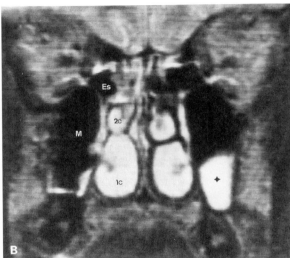

Abb. 10-13: Plattenepithelkarzinom im Sinus maxillaris dexter. (**A**) Verschattung des Sinus maxillaris und des mittleren bzw. unteren Nasengangs rechts. Destruktion der ossären Wandung, medial und lateral, und des Proc. alveolaris maxillae. (**B**) Axiale CT: Expansiver weichteildichter Tumor der destruierten rechten Kieferhöhle (Pfeil) mit intratumoralen Skelettfragmenten und Infiltration der Wange, des Retromaxillarraumes, der Fossa pterygopalatina und des Cavum nasi rechts. Af Proc. alveolaris, Fp Fossa pterygopalatina, L laterale Kieferhöhlenwand, M Sinus maxillaris, Nm mediale Kieferhöhlenwand, Rm Retromaxillarraum.

Abb. 10-14: Seröse Zyste. (**A**) Frontale CT: glatt begrenzte Läsion mit wasseräquivalenten Dichtewerten im basalen Abschnitt des sonst unveränderten Sinus maxillaris dexter (+). (**B**) Frontales MRI: hohe Signalintensität der homogenen Zyste im Sinus maxillaris sinister (+). Es Sinus ethmoidalis, M Sinus maxillaris, S Sinus sphenoidalis, 1c untere Concha nasalis, 2c mittlere Concha nasalis, 3c obere Concha nasalis.

nicht verkalkenden und nicht ossifizierenden soliden Tumoren, z.B. beim Papillom, Adenom, Fibrom, Fibromyxom, Myom, Neurinom und Neurofibrom, die radiologisch als unspezifische weichteildichte wandhaftende Expansion bzw. als diffuse Transparenzminderung des Sinus imponieren, keine Artdiagnose gestellt werden. Ebensowenig lassen sich benigne Tumoren mit Tendenz zur Osteodestruktion, z.B. das invertierte Papillom, radiologisch von malignen Tumoren differenzieren.

Epipharynx

Anatomie

Der Nasenrachenraum erstreckt sich prävertebral von der Schädelbasis bis zum weichen Gaumen, verbunden über die beiden Choanen mit den Nasenhöhlen, während er kaudal in den Oropharynx übergeht (Abb. 10-15 A, B). Dieser Übergang kann durch Aufstellung des Gaumensegels abgeschlossen werden, so daß der Epipharynx eine nur nach ventral gegen das Cavum nasi offene Höhle bildet.

Am Dach des Epipharynx, Fornix pharyngis, liegt die unpaare, individuell verschieden ausgeprägte Tonsilla pharyngea, die zu den lymphoepithelialen Organen des Rachenringes zählt. Eine Nische der Schleimhautfalten im dorsalen Bereich der Rachenmandel führt manchmal zur Ausbildung einer Bursa pharyngea, der sog. Thornwaldtschen Zyste. Die Seitenwand trägt die Tubenmündung, die etwa 1 cm dorsal der unteren Nasenmuschel gelegen ist. Das Ostium wird kraniodorsal durch den freien Rand des Tubenknorpels zum Torus tubarius aufgeworfen. Dahinter ist die Seitenwand des Epipharynx zum Recessus pharyngeus Rosenmülleri ausgebuchtet, der sich kranialwärts bis zum Fornix ausdehnt.

Tab. 10-2: Radiologische Untersuchungsmethoden des Epipharynx.

Basisdiagnostik
– Schädelaufnahme seitlich

Weiterführende Diagnostik
– (Nasennebenhöhlenaufnahmen okzipito-dental, okzipito-frontal)
– (Schädelbasisaufnahme axial)
– Computertomographie
– Magnetresonanztomographie
– (Konventionelle Tomographie)
– Skelett-Szintigraphie
– Angiographie

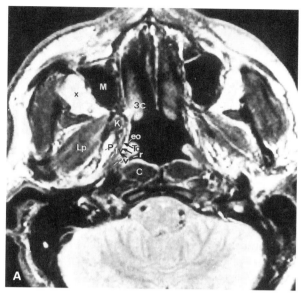

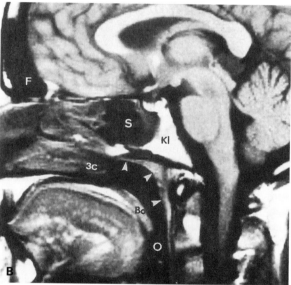

Abb. 10-15: Normalanatomie des Epipharynx. **(A)** Axiales MRI: Der lufthaltige Hohlraum des Epipharynx ist symmetrisch angeordnet. Klar erkennbar sind: Tubenostium, Torus tubarius, Recessus pharyngeus lateralis. Die intrapharyngealen Strukturen werden durch die Fascia peripharyngea (Pfeile) vom Parapharyngealraum abgegrenzt. **(B)** Sagittales MRI: Charakteristisch ist die konkave Begrenzung der kraniodorsalen Weichteile des Epipharynx im Sagittalschnitt (Pfeile). Bo Palatum molle, C M. longus capitis, F Sinus frontalis, K M. pterygoideus medialis, Kl Klivus, Lp M. pterygoideus lateralis, M Sinus maxillaris, O Oropharynx, P Spatium parapharyngeum, S Sinus sphenoidalis, Tc Torus tubarius, eo Ostium pharyngeum tubae auditivae, r Recessus pharyngeus lateralis, x Retromaxillarraum, 1v M. tensor veli palatini, 2v M. levator veli palatini, 3c Concha nasalis inferior.

Die Fascia peripharyngea, die den Epipharynx mit der Schädelbasis verbindet, überzieht als teils lockeres, teils straffes Bindegewebe Hinter- und Seitenwände des Pharynx und trennt die intrapharyngealen Strukturen vom umgebenden bindegewebigen Gleitgewebe. Im unpaaren Spatium retropharyngeum, ventral der Lamina praevertebralis fasciae cervicalis, findet man kleine Arterien, Venen und die Lnn. retropharyngei, welche die Lymphe aus dem Rachen und der Nasenhöhle aufnehmen. Das Spatium parapharyngeum, beidseits lateral Kau- und Schluckmuskeln trennend, wird durch die Aponeurosis stylopharyngea in eine Pars retrostyloidea und in eine Pars praestyloidea unterteilt, wobei sich im dorsalen Kompartiment die A. carotis interna, die V. jugularis interna, die Hirnnerven IX-XII und Lymphknoten befinden, während im ventralen, allenfalls mit der Parotisloge kommunizierenden Kompartiment Äste des N. mandibularis, der A. maxillaris, der A. pharyngea ascendens und Venen gelegen sind.

Entzündungen

Bei den Entzündungen des Epipharynx sind radiologisch die *adenoiden Vegetationen*, Polypen sowie die infizierte Bursa pharyngea von Relevanz. Sie präsentieren sich als umschriebene, rundlich-glattrandige, positive Weichteildefekte, meist im medianen Bereich des Fornix, die zu einer Verlegung des Epipharynx bzw. der Choanen und Tubenostien führen können. Einengungen des nasopharyngealen Luftraumes durch umschriebene retro- oder parapharyngeale Expansionen mit Gaseinschlüssen bzw. positionsabhängigem Gas-Flüssigkeitsspiegel sind pathognomonisch für einen *Abszeß*.

Granulomatöse Veränderungen des oberen Respirationstraktes mit Beteiligung des Epipharynx, u. a. bei Tuberkulose, Mykosen, Rhinosklerom und Sarkoidose, zeigen meistens nur eine unspezifische Weichteilverbreiterung des Rachendaches und der Hinterwand mit Einengung des nasopharyngealen Lumens, häufig verbunden mit einer Erkrankung der Nasenhöhle sowie NNH, gelegentlich mit Knochendestruktionen.

Neoplasien

Maligne Tumoren des Epipharynx sind selten. Bei Kindern stehen Rhabdomyosarkome und Neuroblastome im Vordergrund, bei Erwachsenen Plattenepithelkarzinome, Lymphoepitheliome und maligne Lymphome. Prädilektionsort ist der Recessus pharyngeus und der Fornix. Radiologisch zeigen sich die Neoplasien als lumeneinengende, symmetrieaufhe-

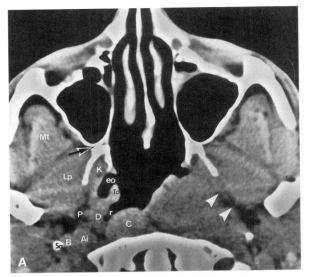

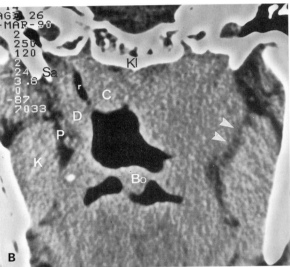

Abb. 10-16: Epipharynxkarzinom (Schmincke-Tumor). Deformation und Einengung des Epipharynx links durch tumorbedingte Weichteilvermehrung des Recessus pharyngeus lateralis. Infiltration des Torus tubarius, des M. longus capitis, M. tensor et levator veli palatini. Verlagerung und beginnende Infiltration des linken Spatium parapharyngeum (Pfeilspitzen). **(A)** Axiale CT. **(B)** Frontale CT. Ai A. carotis int., B V. jugularis interna, Bo Palatum molle, C M. longus capitis, D M. levator et tensor veli palatini, eo Tubenostium, K M. pterygoideus medialis, Kl Klivus, Lp M. pterygoideus lateralis, Mt M. temporalis, P Spatium parapharyngeum, r Recessus pharyngeus lateralis, Sa Processus styloideus, To Torus tubarius, Pfeile = Fossa pterygopalatina.

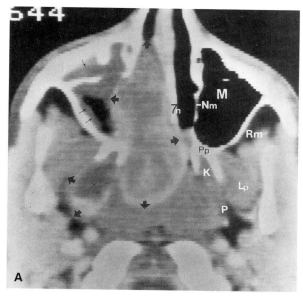

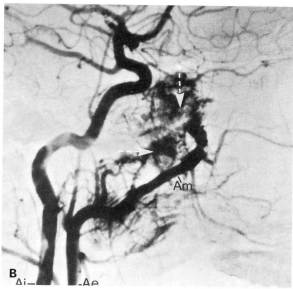

Abb. 10-17: Juveniles Nasenrachenfibrom. **(A)** Axiale CT nach KM-Injektion. Demarkation eines vor allem peripher stark kontrastmittelanreichernden Tumors (dicke Pfeile), der den gesamten Epipharynx ausfüllt, den rechten parapharyngealen Raum nach lateral verdrängt, die Choanen und den Nasenhauptgang rechts verlegt mit exzentrischer Verschmälerung und Lateraldeviation des Nasenseptums und der rechten medialen Kieferhöhlenwand. Entzündliche Schleimhautverdickungen im rechten Sinus maxillaris (dünne Pfeile). **(B)** Karotis-Angiogramm rechts seitlich: Von der erweiterten A. maxillaris dextra aus stellt sich ein hypervaskularisierter Epipharynxtumor dar mit zahlreichen, z. T. lakunenartig erweiterten Tumorgefäßen (Pfeile). Ai A. carotis interna, Ae A. carotis externa, Am A. maxillaris, K M. pterygoideus medialis, Lp M. pterygoideus lateralis, M Sinus maxillaris, Nm. mediale Kieferhöhlenwand, P parapharyngealer Raum, Pp Processus pterygoideus, Rm Retromaxillarraum, 7n Septum nasi.

bende solide Raumforderung mit typischer frühzeitiger Invasion, d. h. Infiltration der Faszien, Muskulatur sowie des Knochens **(Abb. 10-16)**. Die kranio-kaudale Ausbreitung betrifft die Schädelbasis mit evtl. intrakranieller Penetration und den Oropharynx. Durch ventrales Wachstum erreicht das Malignom die Nasenhöhle und den Gaumen oder über die Pterygoidfortsätze die Fossa pterygopalatina, die Siebbeinzellen bzw. die Kieferhöhle. Dorsal kann es zur Infiltration des prävertebralen Zervikalkompartimentes kommen mit Wirbelkörperarrosion. Die lymphogene Ausbreitung erfolgt häufig früh und oft bilateral in die zervikalen Lymphknotenstationen. Übersichtsaufnahmen dienen der kursorischen Beurteilung. CT oder MRI ermöglichen eine konklusive Darstellung der Tumorlokalisation und -ausdehnung, der Nachbarschaftsbeziehungen und den Nachweis regionaler Lymphknotenmetastasen.

Die *benignen Tumoren* des Epipharynx (z. B. Teratome, Papillome, Adenome, Chordome, Zysten, Kephalozelen, Kraniopharyngeome) stellen sich radiologisch entweder als gestielte oder breitbasig aufsitzende, rundlich-glattbegrenzte weichteildichte endoluminale Raumforderungen dar oder als parapharyngeale Tumoren, die den Epipharynx deformieren, z. B. neurogene Tumoren, Fibrome, Lipome. Hervorzuheben ist das *juvenile Nasenrachenfibrom*, der häufigste benigne Tumor des Epipharynx, der in der Regel bei männlichen Jugendlichen im zweiten Dezennium am anterioren Nasenrachendach entsteht und durch expansives Wachstum mit Verdrängung der benachbarten Knochenstrukturen und Ausbreitung in die Nasenhaupthöhle, Nasennebenhöhlen, die Fossa pterygopalatina, die Orbita und die mittlere Schädelgrube charakterisiert ist **(Abb. 10-17)**. Eine Unterscheidung zwischen dem gefäßreichen juvenilen Nasenrachenfibrom und einem malignen Tumor sowie eine genaue Identifizierung der Tumorausbreitung sind durch CT, MRI und Angiographie möglich.

Larynx

Anatomie

Der Larynx ist vielgliedrig, aus Knorpeln, Bändern und Muskeln bestehend **(Abb. 10-18)**. Die Schleimhaut bildet, indem sie die Lücken des Stützgerüstes und die Weichteile überbrückt, das Innenrelief des Kehlkopfs mit dem Aditus laryngis, den Plicae vestibularis und den Plicae vocales und läßt demzufolge topographisch drei Etagen unterscheiden: die Supraglottis, die Glottis und die Subglottis.

10.

Auge
Ohr
Hals

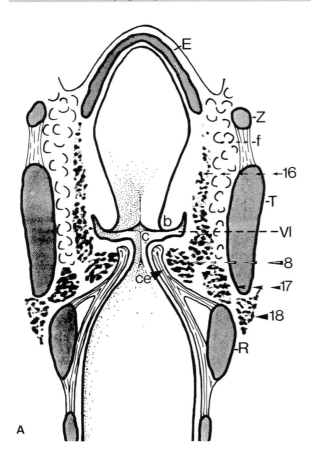

A

Abb. 10-18: Normalanatomie des Larynx. **(A)** Schematische Darstellung des Larynx (Koronarschnitt durch die Larynxmitte, von dorsal betrachtet). **(B)** Axiale CT (Schicht in Höhe des Zungenbeins): Der freie Rand der Epiglottis trennt das Vestibulum laryngis von den Valleculae ab. **(C)** Axiale CT (Schicht in Höhe der Incisura thyroidea superior): Obere Etage des Larynxinnenraums mit der infrahyoidalen laryngealen Epiglottisfläche und den aryepiglottischen Falten. Das radioluzente Corpus adiposum praeepiglotticum setzt sich bds. als paralgottischer Raum seitlich unter dem Schildknorpel fort. **(D)** Axiale CT (Schicht in Höhe der Rima vestibuli): Die Plicae vestibulares verlaufen als flache, wellig konturierte Schleimhautfalten ventral auf Höhe des Epiglottisansatzes an der Cartilago thyroidea beginnend, divergierend und horizontal nach dorsal zur anterolateralen Seitenfläche der Cartilagines arytaenoideae. **(E)** Axiale CT (Schicht in Höhe der Rima glottidis): Die Aryknorpel sitzen der Ringknorpelplatte bds. etwas seitlich auf. Vom Processus vocalis bds. ziehen die Stimmbänder nach ventral, um am Schildknorpel unterhalb des Ansatzes der Epiglottis zu inserieren. Im Bereich der vorderen und hinteren Kommissur fehlen charakteristischerweise Weichteile zwischen den Knorpelinnenflächen und der Luftsäule. **(F)** Axiale CT (Schicht in Höhe des Arcus cartilaginis cricoideae): Der Krikoidbogen umgibt die Luftsäule der Subglottis. Charakteristischerweise fehlen Weichteile zwischen der Innenfläche des Ringknorpels und der Luftsäule. A A. carotis communis, Ai A. carotis interna, B V. jugularis interna, Ca Cartilago arytaenoidea, Cv Processus vocalis cartilaginis arytaenoideae, E Epiglottis, Gs Glandula submandibularis, Ma Mandibula, R Cartilago cricoidea, Ra Arcus cartilaginis cricoideae, Rl Lamina cartilaginis cricoideae, SD Glandula thyroidea, Sp Sinus piriformis, T Cartilago thyroidea, Ti Cornu inferius cartilaginis thyroideae, Ts Cornu superius cartilaginis thyroideae, V Vallecula, Vl Ventriculus laryngis, Z Os hyoideum, a Plica aryepiglottica, b Plica vestibularis, c Plica vocalis, ce Conus elasticus mit dem Ligamentum vocale als kranialem Abschluß, d Plica pharyngoepiglottica, e präepiglottischer Raum, f paraglottischer Raum, g krikothyroidaler Raum, hK hintere Kommissur, i Incisura thyroidea superior, ia Incisura bzw. Plica interarytaenoidea, vK vordere Kommissur, 1 Platysma, 2 M. sternocleidomastoideus, 3 prälaryngeale Muskulatur, 4 M. sternohyoideus, 5 M. sternothyroideus, 6 M. scalenus anterior, 7 M. scalenus medius bzw. posterior, 8 M. vocalis, 9 M. geniohyoideus, 10 M. longus colli bzw. capitis, 16 M. aryepiglotticus, 17 M. thyroarytenoideus, 18 M. cricothyroideus.

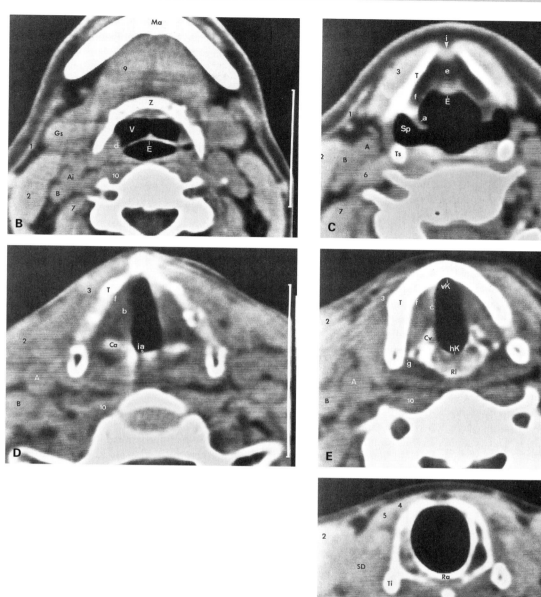

Tab. 10-3: Radiologische Untersuchungsmethoden des Larynx.

Basisdiagnostik
– seitliche Halsweichteilaufnahme

Weiterführende Diagnostik
– Computertomographie
– Magnetresonanztomographie
– Hypopharynxpassage
– Sonographie
– (Konventionelle Tomographie)
– (Laryngographie)

Von der Supraglottis wird der Epilarynx mit der suprahyoidalen laryngealen Epiglottisfläche, den aryepiglottischen Falten und der Arytenoidgegend unterschieden, während zur eigentlichen Supraglottis die infrahyoidale laryngeale Epiglottisfläche, die Taschenfalten und die Morgagni-Ventrikel gehören. Als Glottis wird die unmittelbare Nachbarschaft der Stimmritze bezeichnet. Sie umfaßt die Plicae vocales, die vordere und hintere Kommissur. Getrennt durch den Conus elasticus folgt nach kaudal die Subglottis, die sich bis zum unteren Rand des Ringknorpels erstreckt. Die submukösen paralaryngealen Räume sind lipofibromatöse Areale. Der präepiglottische Raum, ventral von der Membrana thyrohyoidea und dem oberen Schildknorpel, dorsal von der Epiglottis begrenzt, dehnt sich kontinuierlich nach kaudolateral in den medial von der Membrana quadrangularis, lateral vom Schildknorpel, dorsal durch die Umschlagfalte des Sinus piriformis und kaudal vom Conus elasticus geformten paraglottischen Raum aus. Auch der krikothyroidale Raum zwischen dorsokaudalem Schildknorpel und Ringknorpel steht in Beziehung zum paraglottischen Raum.

Die Stimmbänder, die selbst nur spärlich Lymphkapillaren besitzen, begrenzen ein oberes und ein unteres Lymphabflußgebiet des Larynx. Die Lymphgefäße der oberen Etage münden in die Nodi lymphatici cervicales profundi mediales et laterales. Das untere Lympheinzugsgebiet drainiert über prälaryngeale Lymphknoten zu den paratrachealen Lymphknoten oder in die untere Jugulariskette.

Entzündungen

Viren und Bakterien sind in der Regel Ursache entzündlicher laryngealer Schleimhautprozesse. Physikalische und chemische Noxen (z. B. Stimmüberanstrengung, Nikotin- und Alkoholabusus, Staub, Gase) sind oft wegbereitend. Im akuten Stadium sind die lokal-entzündlichen Veränderungen bevorzugt im Bereich des Vestibulums und der Stimmbänder anzutreffen. Radiologisch lassen sie sich, soweit sie zu einer Änderung der Konturen und Deformation des lufthaltigen Lumens führen, als raumfordernde Prozesse darstellen. Dabei kann der entzündliche Prozeß auch auf die paralaryngealen Räume und die nähere Umgebung übergreifen. Die chronische Laryngitis manifestiert sich als entzündlich-hypertrophe Schleimhautveränderung vor allem im Bereich der Plicae vocales, z. B. als Stimmlippenpolyp und -knoten, der Taschenfalten und der Aryteroidgegend. Durch die Arthritis des Krikoarytenoidgelenkes kann es zur Subluxation und Ankylose kommen mit Stimmbandfixation. Die Perichondritis, in der Regel sekundär nach mischinfizierter Verletzung oder ulzerierenden Schleimhautprozessen karzinomatöser und spezifisch-entzündlicher Natur, betrifft vor allem die Epiglottis und die Aryknorpel. Routinemäßige radiologische Abklärungen larnygealer Entzündungen sind selten erforderlich. Stellt sich im Einzelfall jedoch die Frage nach dem Ausmaß, sind CT und MRI die ergiebigsten Verfahren.

Neoplasien

Die *malignen Larynxtumoren*, etwa 2% aller organbezogenen bösartigen Neoplasien, sind in mehr als 90% Plattenepithelkarzinome unterschiedlicher Differenzierungsgrade. Andere Tumoren, z. B. Adenokarzinome, Sarkome, maligne Lymphome, Plasmozytome und Melanome treten dagegen zahlenmäßig ebenso wie Metastasen in den Hintergrund. Die malignen Tumoren der Glottis sind die häufigsten Geschwülste des Larynx; ihr Anteil beträgt 50 bis 80%. Etwa 40% der malignen Kehlkopftumoren entwickeln sich in der Supraglottis, unter 10% in der Subglottis.

Die radiologische Diagnostik der Larynxkarzinome beruht vor allem auf dem Nachweis endolaryngealer Konturdeformitäten, d. h. umschriebener Volumendefekte des Kehlkopfs mit symmetrieaufhebender Verdickung der Wand, gelegentlich mit Verlegung des Kehlkopflumens (**Abb. 10-19**). Die schleimhautüberschreitende maligne Tiefenausdehnung mit Infiltration der paralaryngealen Räume, Destruktion des Knorpelskeletts, extralaryngealer Tumorinvasion, oder der mit der submukösen Tumorinfiltration einhergehende Verlust der Dehnbarkeit bzw. die Fixation larnygealer Elemente sind weitere bedeutsame diagnostische Symptome. Zentrum der bildgebenden Diagnostik sind CT und MRI. Allerdings lassen sich die radiologisch faßbaren pathomorphologischen Veränderungen nur im Einklang mit den klinischen Befunden interpretieren. Eine gewebsspezifische Aussage anhand des

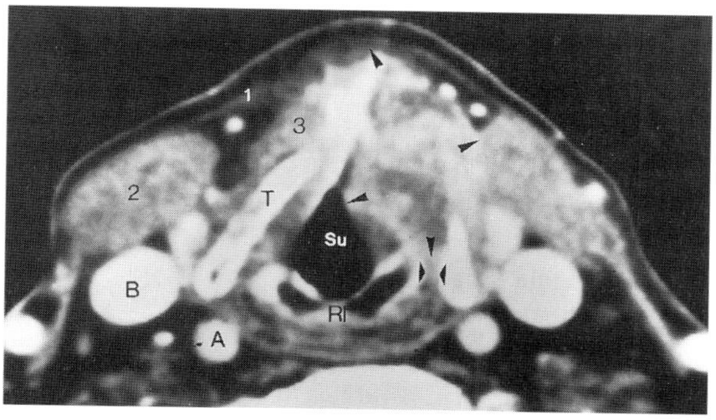

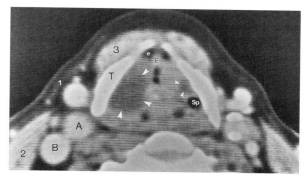

Abb. 10-19: Larynxkarzinom links T4 (3-Etagen-Tumor). Axiale CT nach KM-Injektion (Schicht Lamina cartilaginis cricoideae): Tumorbefall des subglottischen Raumes mit Deformation und Einengung links und ventral, Destruktion des Schildknorpels links und Infiltration der prälaryngealen Muskulatur (⬧). Tumorbedingte Erweiterung des krikothyroidalen Raumes links (▲). A A. carotis comm., B V. jugularis int., Rl Lamina cartilaginis cricoideae, Su subglottischer Raum, T Lamina cartilaginis thyroideae, 1 Platysma, 2 M. sternocleidomastoideus, 3 prälaryngeale Muskulatur.

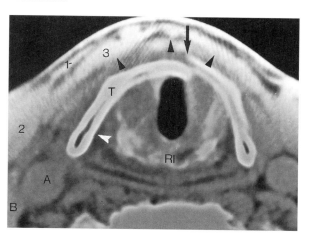

Abb. 10-20: Supraglottische Larynxzyste bds. Axiale CT nach KM-Injektion (Schicht Plica vestibularis): wohlbegrenzte liquide Expansion mit wasserähnlicher Radiodensität im Taschenrandbereich bds. (Pfeile). A A. carotis comm., B V. jugularis int., E Epiglottis, Sp Sinus piriformis, T Lamina cartilaginis thyroideae, e präepiglottischer Raum, 1 Platysma, 2 M. sternocleidomastoideus, 2 prälaryngeale Muskulatur.

radiologischen Befundes ist nicht statthaft, da eine Unterscheidung gegenüber einer benignen Neoplasie, einem Ödem, einer entzündlichen Reaktion oder Narbengewebe kaum gelingt. Bei supraglottischer Tumorausbreitung sind Lymphknotenmetastasen kranial-jugular und submandibulär, bei infraglottischer Ausdehnung jugular, prä- und paratracheal zu suchen.

Zu den *benignen Larynxtumoren* zählen epitheliale Geschwülste (Papillome, Adenome), nichtepitheliale Geschwülste (Lipome, Chondrome, Myome, Hämangiome, Neurofibrome), Pseudotumoren (kindliche Papillomatose, Stimmlippenknoten, dyschylische Zysten, Schwellungen bei Stoffwechselstörungen, z. B. bei Amyloidose) und Mißbildungen (Laryngozelen, Larynxzysten, intralaryngeale Struma). Der Wert der Radiodiagnostik bei gutartigen raumfordernden Prozessen ist gering und liegt vor allem in der Lokalisationsdiagnostik optisch unvollständig beurteilbarer Läsionen. Zur Frage der Dignität wird sie nur dann einen Beitrag leisten, wenn eine zweifelsfreie Strukturanalyse, z. B. bei einer lufthaltigen Laryngozele, beim Lipom, bei einer Zyste oder beim verkalkten Chondrom gelingt (**Abb. 10-20**).

Trauma

Die Verletzungsfolgen des Larynx lassen sich je nach Unfallhergang in äußere und innere, offene und geschlossene, direkte und indirekte Läsionen unterteilen. Konventionelle Weichteilaufnahmen des Halses zeigen Weichteilschwellungen para-, prä- und retrolaryngeal, Zertrümmerungen des Kehlkopfskeletts und, evtl. als Hinweis auf einen traumatischen Schleimhautdefekt, ein zentrales Halsemphysem. Für die Diagnostik der Contusio laryngis mit endolaryngealem Ödem bzw. Hämatom, von Luxationen der Kehlkopfgelenke und Frakturen der Larynxknorpel ist die CT das treffsicherste Verfahren (**Abb. 10-21**).

Abb. 10-21: Vertikale Fraktur des Schildknorpels. Axiale CT (Schicht Lamina cartilaginis cricoideae): Frakturstufe paramedian links (↑), Hämatombedingte prälaryngeale Weichteilschwellung (⬧), Dislokation in der Articulatio cricothyroidea rechts mit Abkippung der Lamina cartilaginis thyroideae dextra nach lateral (△). A A. carotis comm., B V. jugularis int., Rl Lamina cartilaginis cricoideae, 1 Platysma, 2 M. sternocleidomastoideus, 3 prälaryngeale Muskulatur.

Hals

Anatomie

Der Hals ist das Verbindungsstück zwischen Kopf und Rumpf. Achse ist die zentral gelegene Wirbelsäule. Dorsal liegt ihr die kräftig ausgebildete Nackenmuskulatur an. Der ventrale Abschnitt, der Hals im engeren Sinn, ist als Eingeweideraum definiert. Er wird von einer muskulös-bindegewebigen Hülle umschlossen, ventral von den Zungenbeinmuskeln, lateral von den beiden Mm. sternocleidomastoidei und dorsal von der prävertebralen Muskulatur und der Skalenusgruppe. Die Bindegewebsräume des Halses – das suprasternale, das supraklavikuläre, das zentrale, das laterale und das prävertebrale Zervikalkompartiment – gewährleisten, durch die Blätter der Fascia cervicalis voneinander getrennt und gleichzeitig miteinander verbunden, die anatomische Voraussetzung für Verschiebungen der Eingeweide sowie der Gefäß-/Nervenstränge gegenüber der Wirbelsäule und der Halsmuskulatur sowie der Organsysteme untereinander (**Abb. 10-22**). Die Vagina carotica umgibt beidseits die mediale A. carotis communis, die laterale V. jugularis interna und den dorsal verlaufenden N. vagus. Der zervikale Truncus sympathicus ist in das tiefe Blatt der Halsfaszie vor den prävertebralen Muskeln eingebettet, dorsomedial der Vagina carotica. Die Wurzeln und Nerven des Plexus cervicalis und brachialis verlaufen im paraspinalen Raum. Der N. phrenicus zieht unter dem tiefen Blatt der Fascia cervicalis auf dem M. scalenus ant. nach kaudal. Die oberflächlichen medialen Halslymphknoten sind um die V. jugularis anterior gelegen. Die tiefen medialen Halslymphknoten liegen ventral der Halseingeweide. Die oberflächlichen lateralen Halslymphknoten sind entlang der V. jugularis externa lokalisiert. Die Nodi lymphatici cervicales profundi sind der V. jugularis interna angelagert. Die Lymphknotenkette des N. accessorius verläuft entlang dem XI. Hirnnerven im lateralen Zervikalkompartiment. Die Nodi lymphatici supraclaviculares folgen der V. transvera colli und V. subclavia.

Entzündungen

Bei der *zervikalen Lymphadenitis* handelt es sich um eine sekundäre Erkrankung, die durch Verschleppung von Bakterien oder ihrer Toxine, Viren, Pilzen, Protozoen etc. von einem entzündlichen Primärherd aus (Nase, NNH, Mund-Rachenhöhle, Speicheldrüsen, Haut) über die Lymphbahnen hervorgerufen wird. Die radiologische Identifikation einer entzündlichen Lymphknotenaffektion setzt eine Lymphknotenvergrößerung im Sonogramm, CT oder MRI voraus. Dia-

Tab. 10-4: Radiologische Untersuchungsmethoden des Halses.

Basisdiagnostik
– Übersichtsaufnahmen a.p. seitlich
– Sonographie
– Feinnadelpunktion

Weiterführende Diagnostik
– Computertomographie
– Magnetresonanztomographie
– Kontrastmittelschluck
– Angiographie
– Szintigraphie (Schilddrüse, Skelett)

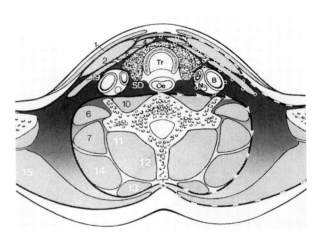

Abb. 10-22: Normalanatomie des Halses. Horizontalebene: Niveau Glandula thyroidea. Lamina superficialis fasciae cervicalis (weiße Striche), Lamina praetrachealis fasciae cervicalis mit Vagina carotica (weiße Kreise), Lamina praevertebralis fasciae cervicalis (weiße Pfeile). A A. carotis communis, B V. jugularis interna, N N.vagus, Oe Oesophagus, SD Glandula thyroidea, Tr Trachea, 1 Platysma, 2 M. sternocleidomastoideus, 4 sternohyoideus, 5 M. sternothyroideus, 6 M. scalenus anterior, 7 M. scalenus medius et posterior, 11 M. transversospinalis, 12 M. semispinalis capitis, 13 M. splenius, 14 M. levator scapulae, 15 M. trapezius, 19 M. omohyoideus.

gnostisch verwertbar sind auch lymphonoduläre Einschmelzungen, der entzündliche Lymphknotenkapseldurchbruch und Verkalkungen, die jedoch stets im Einklang mit der klinischen Symptomatik interpretiert werden müssen (**Abb. 10-23**).

Infektionen, die das lockere Zellgewebe der zervikalen Faszienräume betreffen, imponieren als *phlegmonöse Entzündungen* oder als *Abszesse* (**Abb. 10-24**). Zugrunde liegen Lymphadenitiden, Anginen, dentogene und otogene Entzündungen, akute Infektionen des Nasenrachenraums, der Speicheldrüsen, Thyroidea, Wirbelsäule, des Mediastinums, postoperative Infekte, penetrierende Verletzungen der Haut und des zervikalen Eingeweidetraktes. In Anbetracht der häufig bereits klinischerseits vermuteten Diagnose dient die radiologische Abklärung im allgemeinen weniger der Krankheitserkennung, sondern vielmehr der Beurteilung von Ausdehnung und Anordnung des entzündlichen Geschehens und seiner Komplikationen, z. B. Larynxödem, Thrombose der V. jugularis int., Mediastinitis, endokranielle Komplikationen.

Neoplasien

Zirka 80% der extrathyroidalen Halstumoren sind neoplastisch, rund 80% dieser Tumoren treten bei Männern auf und fast 80% der Tumoren sind maligne. Gut 80% der *malignen Halstumoren* sind metastatisch und in etwa 80% der metastatischen Halstumoren findet sich der Primärtumor supraklavikulär. Zervikale Lymphknotenmetastasen und maligne Lymphome werden ab einer Größe von 1 cm mit annähernd gleicher Treffsicherheit durch Sonographie, CT und MRI diagnostiziert. Die malignen mesenchymalen Tumoren, d. h. maligne neurogene, fibromatöse, muskuläre und ossäre Geschwülste liefern im allgemeinen keinen pathognomonischen radiologischen Aspekt, eine Artdiagnose kann deshalb nicht gestellt werden. Die Tumorausdehnung, die Invasivität und die Nachbarschaftsbeziehungen lassen sich jedoch exakt definieren (**Abb. 10-25**).

Zur Dignitätsbeurteilung und artdiagnostischen Klärung *benigner zervikaler Neoplasien* (z. B. Lipome, Adenome, neurogene Tumoren, benigne fibromatöse, muskuläre und ossäre Geschwülste) und *zystischer Prozesse* (branchiogene Zysten, mediane Halszysten, zystische Hygrome, Laryngozelen, dysontogenetische Zysten etc.) werden Lokalisation, Ausdehnung, Begrenzung und Struktur, Konsistenz, Dichte oder Signalintensität herangezogen (**Abb. 10-26**). Im Zweifelsfall ist eine bioptische Verifikation unerläßlich. Zur präoperativen Abklärung eines zervikalen Aneurysma oder eines Paraganglioma caroticum vermag die Angiographie nützliche Informationen zu liefern.

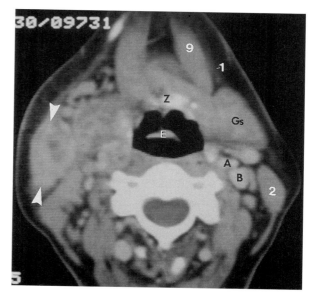

Abb. 10-23: Abszedierende zervikale Lymphadenitis rechts. Axiale CT nach Kontrastmittel-Injektion (Schicht Epilarynx): 3 cm großer Lymphknoten im Kieferwinkel rechts mit zentraler Hypodensität und ringförmigem unregelmäßigen Kontrastmittel-Enhancement der Lymphknotenperipherie (Pfeile). Dichteanhebung im Bereich der entzündlichen Umgebungsreaktion. A A. carotis int., B V. jugularis int., E Epiglottis, Gs Glandula submandibularis, Z Os hyoideum, 1 Platysma, 2 M. sternocleidomastoideus, 9 M. geniohyoideus.

Weiterführende Literatur

Frey K. W., Mees K., Vogl T.: Bildgebende Verfahren in der HNO-Heilkunde. Stuttgart, Enke, 1989.

Hanafee W. N., Ward P. H.: The Parynx: Radiology–Surgery–Pathology. In Hanafee W. N., Ward P. H. (eds.): Clinical correlations in the head and neck. Vol. 1., Stuttgart, New York, 1990.

Koischwitz D.: Sonographie der Kopf-Hals-Region. Berlin, Heidelberg, New York u.s.w., Springer, 1993

Lenz M.: Computertomographic und Kernspintomographic bei Kopf-Hals-Tumoren. Methoden, Leitkriterien, Differentialdiagnosen und klinische Ergebnisse. Stuttgart, New York, Thieme, 1992.

Mafee M. F. (ed.): Imaging of the paranesal sinuses and oromaxillofacial region. The Radiol. Clin. N. Amer. 1993; 31:1.

Mencuso A. A., Harnsberger M. R., Dillon W. P.: Workbook for MRI and CT of the head and neck. 2nd ed. Baltimore, William & Wilkins, 1989.

Schneider G., Toelly E.: Radiologische Diagnostik des Gesichtsschädels. Stuttgart, New York, Thieme, 1984.

Shankar L., Evans K., Hawke M.: Atlas der Nasennebenhöhlen. London, Weinheim, Chapman & Hell, 1994.

Som, P. M., Shapiro M. D. (eds.): MRI of the head and neck. The Radiol. Clin. N. Amer. 1989; 27:2.

Valvassori G. E., Mafee M. F., Carter B. L.: Imaging of the head and neck. Stuttgart, New York, Thieme, 1995.

Vogl T. J.: MRI of the head and neck. Berlin, Heidelberg, New York u.s.w., Springer, 1991.

10.

Auge
Ohr
Hals

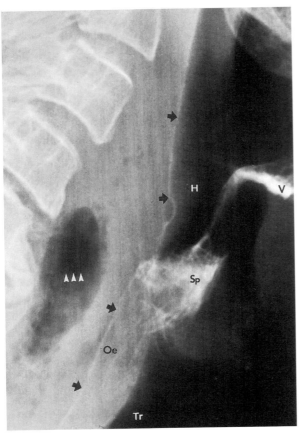

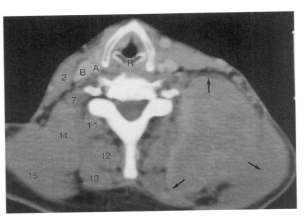

Abb. 10-25: Aggressive Fibromatose zerviko-nuchal links. Axiale CT (Schicht Lamina cartilaginis cricoideae): Solide Raumforderung paravertebral links (Pfeile), nativ muskelisodens, nach Kontrastmittelinjektion mit auffallend hohen Dichtewerten (um 100 HE), die den M. levator scapulae und M. trapezius links infiltriert. A A. carotis comm., B V. jugularis int., R Lamina cartilaginis cricoideae, 2 M. sternocleidomastoideus, 7 M. scalenus medius et posteroir, 11 M. transversospinalis, 12 M. semispinalis capitis, 13 M. splenius, 14 M. levator scapulae, 15 M. trapezius.

Abb. 10-24: Retropharyngealer Abszeß durch Perforationsverletzung. Halsaufnahme seitlich (nach Kontrastmittelbreischluck): Verbreiterte retropharyngeale und retroösophagotracheale Weichteile mit Gasansammlungen und positionsabhängigem Gas-Flüssigkeitsspiegel (weiße Pfeile), Obliteration des prävertebralen Fettstreifens, Ventraldeviation von Hypopharynx, Ösophagus, Larynx und Trachea (schwarze Pfeile). H Hypopharynx, Ö Ösophagus, Sp Sinus piriformis, Tr Trachea, V Vallecula.

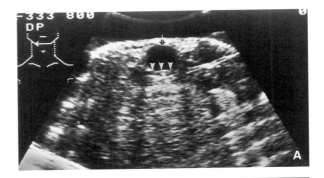

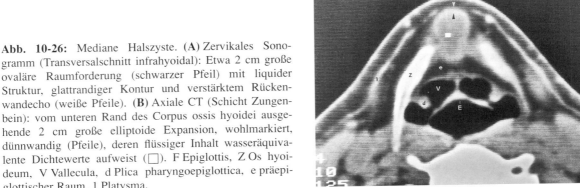

Abb. 10-26: Mediane Halszyste. **(A)** Zervikales Sonogramm (Transversalschnitt infrahyoidal): Etwa 2 cm große ovaläre Raumforderung (schwarzer Pfeil) mit liquider Struktur, glattrandiger Kontur und verstärktem Rückenwandecho (weiße Pfeile). **(B)** Axiale CT (Schicht Zungenbein): vom unteren Rand des Corpus ossis hyoidei ausgehende 2 cm große elliptoide Expansion, wohlmarkiert, dünnwandig (Pfeile), deren flüssiger Inhalt wasseräquivalente Dichtewerte aufweist (□). F Epiglottis, Z Os hyoideum, V Vallecula, d Plica pharyngoepiglottica, e präepiglottischer Raum, 1 Platysma.

Schilddrüse und Nebenschilddrüsen

G. K. von Schulthess

Anatomie und Physiologie

Die *Schilddrüse* ist prätracheal und paratracheal auf der Höhe des Schildknorpels gelegen. Ihr linker und rechter Lappen liegen zwischen den beiden Halsgefäßscheiden medial des M. sternocleidomastoideus. Posterior können sich die beiden Lappen bis gegen die M. longus colli ausdehnen. Die Spitzen beider Lappen erreichen die Höhe des Os hyoideum, während der Unterrand gerade kranial des Truncus und der linken A. subclavia zu liegen kommt. Beide Lappen sind durch den Isthmus verbunden, der auf dem Os cricoideum liegt. Gelegentlich besteht ein Lobus pyramidalis, der medial auf der Trachea nach oben zieht. Das normale Schilddrüsenvolumen ist in der Schweiz etwa 25 ml, in anderen Ländern, die keine Jodsupplementierung im Trinkwasser oder Kochsalz kennen, jedoch größer.

Die Schilddrüse ist ein endokrines Organ, dessen Aufgabe es ist, die Schilddrüsenhormone Tri- und Tetraiodthyronin (T3 und T4) sowie in den C-Zellen Calcitonin zu synthetisieren. T3 und T4 sind die einzigen jodhaltigen Biomoleküle des menschlichen Organismus. Um anorganisches Jod anzureichern, verfügt die Schilddrüse deshalb über einen Jod-selektiven Transportmechanismus. Die Produktion der Schilddrüsenhormone wird durch einen Regelkreis gesteuert, bei dem die Schilddrüsenhormone auf die hypothalamisch-hypophysäre Produktion von TRH (Thyrotropin Releasing Hormone) und TSH (Thyroid Stimulating Hormone) regelnd einwirken. Zu wenig peripheres Schilddrüsenhormon läßt das TSH ansteigen und umgekehrt (negativer Regelkreis). Die Schilddrüsenhormone T3 und T4 bewirken eine generelle Stimulation des Metabolismus.

Die vier *Nebenschilddrüsen* liegen normalerweise retrothyroidal und durch eine dünne Fettschicht abgegrenzt. Die oberen Nebenschilddrüsen liegen im Bereich zwischen Schilddrüsenoberpol und Isthmus, die unteren befinden sich typischerweise zwischen Isthmus und Schilddrüsenunterpol. Aufgrund der embryologischen Anlage können die Parathyroideae jedoch von der Carotisbifurkation entlang der Halsgefäßscheide bis in den Thymus und hinunter in den Bereich der Aortenwurzel präaortal auftreten. Ektope und überzählige Nebenschilddrüsen sind häufig (10–15%). Die häufigsten ektopen Lagen sind retrotracheal und im Thymusbereich. Intrathyroidale Nebenschilddrüsen sind selten (1–2%). Die normalen Parathyroideae sind Strukturen von nur wenigen mm Größe und deshalb der Bildgebung nicht zugänglich.

Die Parathyroideae sind für die Produktion von Parathormon verantwortlich, das im Kalziumhaushalt des Körpers eine wichtige Rolle spielt. Auch wenn normalerweise vier Drüsen existieren, reicht ein Teil einer einzigen Drüse zur Produktion aus: beim Hyperparathyreoidismus werden operativ dreieinhalb Drüsen entfernt, und der Patient leidet anschließend nicht an Hypokalzämie.

Untersuchungstechniken

Die Schilddrüse war lange eine exklusive Domäne der nuklearmedizinischen Diagnostik, da diese bis Anfang der achtziger Jahre die wichtigsten diagnostischen Verfahren zur Verfügung stellte (Radioimmunoassays für die Hormonbestimmung sowie Szintigraphie) und gleichzeitig mit der Radiojodtherapie auch über eine hervorragende therapeutische Methode verfügte. Diese Situation hat sich seit der Einführung der Sonographie mit hochfrequentem Schallkopf (7–10 MHz) insofern geändert, als diese die Szintigraphie bei vielen Fragestellungen abgelöst hat. Seltener kommen die CT und das MRI zum Einsatz, und das angiographische Venensampling zur Lokalisation von ektopen Nebenschilddrüsen wird nur noch ganz selten eingesetzt.

Bei den meisten Schilddrüsenerkrankungen wird nach der klinischen Untersuchung eine *Schilddrüsenhormonbestimmung* durchgeführt. Wichtigster Laborparameter ist dabei die Bestimmung des TSH, da diese Bestimmung heute so empfindlich durchgeführt werden kann, daß auch die sehr niedrigen TSH-Werte bei Hyperthyreose quantitativ bestimmt werden können. Ein normales TSH schließt eine hormonelle Dysfunktion aus, ein zu tiefes TSH spricht für eine *Hyperthyreose*, die, falls T3 und T4 noch im Normbereich sind, als latent bezeichnet wird. Ist das TSH zu hoch, leidet der Patient an einer *Hypothyreose*, die bei noch normalem T3 und T4 ebenfalls latent genannt wird. Eine noch empfindlichere Hormondiagnostik stellt der TRH-Test dar. Eine Dosis TRH wird dem Patienten appliziert (heute meist via Intranasalspray), nachdem vorher ein basaler TSH-Wert bestimmt wurde. Die Messung nach TRH-Stimulation zeigt, ob eine normale, überschießende (bei tendenziell hypothyreoter Stoffwechsellage) oder ungenügende (bei tendenziell hyperthyreoter Stoffwechsellage) TSH-Antwort erfolgt. Aufgrund der TSH-Messungen und allenfalls eines TRH-Tests läßt sich definieren, ob der Patient hypothyreot, euthyreot oder hyperthyreot ist. Je nach Tastbefund (Morphologie) und Hormonstatus (Funktion) schließen sich dann bildgebende Untersuchungen zur weiteren Abklärung an.

Sonographie

Die Sonographie ist heute das meist verwendete Verfahren zur Beurteilung der Schilddrüse und die Erstuntersuchung zum Auffinden von vergrößerten Epithelkörperchen. Es ist dabei absolut notwendig, einen *7 bis 10 MHz-Schallkopf* zu verwenden, tiefere Frequenzen sind heute unakzeptabel und führen zu inadäquaten Resultaten. Es ist ebenfalls auf Handlichkeit des Schallkopfes zu achten. Falls tiefer liegende Befunde biopsiert werden müssen, kann dies unter Ultraschallführung erfolgen. Bei der Sonographie wird das Schilddrüsenparenchym nach an-, hypo- und hyperechogenen Umbauzonen abgesucht. Bei der Suche von vergrößerten Epithelkörperchen werden kleine knotige Strukturen in den anatomisch in Frage kommenden Regionen gesucht.

Schilddrüsenszintigraphie

Die Schilddrüsenszintigraphie wird mit *Pertechnetat* (80 MBq) oder ^{131}J- oder ^{123}J-Natriumjodid durchgeführt. Aus Kostengründen ist in der überwiegenden Zahl der Fälle ersteres vorzuziehen. Pertechnetat wird von der Schilddrüse ins Parenchym aufgenommen, dort aber nicht organisch gebunden, wie Jodid. Die Schilddrüsenanteile kommen je nach Funktionszustand zur Darstellung; nicht metabolisierende Areale, seien sie Schülddrüsen- oder anderes Gewebe, nehmen keine Radioaktivität auf. Hyperfunktionierendes Gewebe ist so aktiv, daß es sehr stark zur Darstellung kommt. Dies zeigt sich dadurch, daß das Schilddrüsen- zu Hintergrundverhältnis der Aktivität sehr groß ist; in den Bildern kommt damit der Hintergrund praktisch nicht zur Darstellung. Kalibrierung mit einem Phantom erlaubt, den Prozentsatz der gesamten verabreichten Radioaktivität zu bestimmen, der in die Schilddrüse aufgenommen wird. Der obere Normwert liegt für Pertechnetat bei 2% nach 30 Minuten, für Jodid bei 20 respektive 60% nach 6 und 24 Stunden. Diese Aufnahme muß insbesondere bei der Dosisermittlung zur Radiojodtherapie berücksichtigt werden.

Thallium-Technetium-Subtraktionsszintigraphie der Nebenschilddrüsen

Diese Szintigraphie verfügt bei der Suche nach ektopen hyperplastischen Nebenschilddrüsen über eine hohe Sensitivität. Vorerst wird eine Szintigraphie mit 80 MBq *Thallium* durchgeführt, das sich in der Schilddrüse und den Nebenschilddrüsen anreichert. Ohne den Patienten in seiner Lage zu verändern, wird dann eine Schilddrüsenszintigraphie wie oben beschrieben durchgeführt. Die Datenspeicherung im Computer erlaubt nach adäquater Normierung eine Subtraktion der beiden Szintigramme. Das resultierende Bild zeigt dann nur noch die hyperplastischen Epithelkörperchen, da das Schilddrüsenparenchym wegsubtrahiert wurde. Heute wird auch Tc-MIBI statt Thallium in Kombination mit Na^{123}J verwendet.

Computertomographie

Die CT wird vor allem zur Diagnose bei Tumorleiden im Schilddrüsenbereich eingesetzt. Transaxiale Schichten von 4 bis 5 mm Dicke mit gleichem Vorschub werden akquiriert. Es ist allenfalls sinnvoll, mit Bariumpaste den Ösophagus zu kontrastieren. Gabe von *jodhaltigem Kontrastmittel* sollte auf jeden Fall vermieden werden, wenn die Diagnose eines Schilddrüsenleidens im Raum steht, das mit radioaktivem Jod therapiert werden kann. Die Menge freies Jodid im Kontrastmittel ist auf jeden Fall so hoch, daß es die Schilddrüse oder eventuelles Schilddrüsenkarzinomgewebe auf Monate absättigt; so lange ist keine Jodtherapie möglich.

Magnetresonanz-Tomographie

Wegen des hohen Weichteilkontrastes, der multiplanaren Schichtführung und der Vermeidbarkeit jodhaltigen Kontrastmittels ist dem MRI in den meisten Fällen, die den Einsatz eines aufwendigen Schnittbildverfahrens rechtfertigen, gegenüber der CT der Vorrang zu geben. Schichtdicken von 4 bis 5 mm mit minimalem Zwischenraum sollten verwendet werden. Zur Abklärung einer vergrößerten Schilddrüse sind neben transaxialen auch koronale Schnitte sinnvoll. Die Bildakquisition erfolgt mit T1- und T2-gewichteten Bildern sowie eventuell mit Kontrastmittel. Bei der Suche nach pathologischen Epithelkörperchen erfolgt die Bildakquisition von der Carotisbifurkation nach kaudal, koronale Schnitte bringen jedoch keine zusätzliche Information. Es sollte unbedingt bis auf Herzhöhe geschichtet werden, falls im Hals keine einem vergrößerten Epithelkörperchen entsprechende Struktur gefunden wird.

Euthyreote Schilddrüsenkrankheiten

Die häufigste euthyreote Schilddrüsenerkrankung ist die blande *Struma euthyreotica* (**Abb. 10-27**). Als euthyreote Struma bezeichnet man eine Schilddrüse, die bei normaler Hormonproduktion vergrößert ist und weder einen entzündlichen noch einen malignen Prozeß zeigt. Je nach Land sind über 90% der Schilddrüsenerkrankungen euthyreote Strumen. Die endemische Struma wird durch Jodmangel gefördert und war in der Schweiz anfangs dieses Jahrhunderts noch sehr verbreitet. Seit der Jodierung des Kochsalzes ab 1922 hat ihre Häufigkeit jedoch stark abgenommen. Euthyreote Strumen treten auch sporadisch auf, und zwar meist bei endokriner Belastung mit erhöhtem Schilddrüsenhormonbedarf, wie in der Pubertät, Gravidität und unter strumigenen Noxen. Wie alle Schilddrüsenerkrankungen ist die euthyreote Struma bei Frauen viel häufiger als bei Männern (4–8 mal). Euthyreote Strumen sind oft knotig umgebaut, und enthalten multiple, schlecht Jod-speichernde *Knoten*. Multiple Knoten sind differentialdiagnostisch nur selten maligne, während ein singulärer Knoten häufiger maligne ist; eine Malignität muß ausgeschlossen oder diagnostiziert werden, da bis zu 15% der singulären, szintigraphisch «kalten» Befunde im Verlauf maligne entarten.

Langfristig das größte Problem bei der endemischen Struma ist jedoch das Auftreten einer fokalen oder disseminierten Autonomie (s. u.).

Die bildgebende Diagnostik beschränkt sich meist auf die *Sonographie*, mittels der die Ausdehnung und die Beschaffenheit der Struma definiert werden kann. Die endemische Struma kann auch retrosternal gelegen sein und ist die häufigste Ursache einer radiologisch festgestellten Verbreiterung des oberen Mediastinums (**Abb. 10-27**). Trachea-Zielaufnahmen liefern hier wesentliche Zusatzinformationen. Wird ein Knoten in einer euthyreoten Schilddrüse palpiert, ist zum Ausschluß einer malignen Entartung eine definitive Abklärung mittels Sonographie, Szintigraphie und eventuell anschließender Feinnadelpunktion indiziert. Beim Schilddrüsenknoten kann es sich differentialdiagnostisch um ein kompensiertes oder dekompensiertes autonomes Adenom (hypoechogen, häufig regressiv

Abb. 10-27: Große Struma multinodosa mit retrosternalem Anteil. (**A**) Sonographisch zeigen sich in der Schilddrüse multiple Umbauzonen mit variablem Echomuster. (**B**) Die Szintigraphie zeigt die stark vergrößerte Schilddrüse mit ausgedehntem infrajugulärem Anteil. (**C**) Das koronare Protonen-gewichtete MRI erlaubt eine genaue anatomische Definition dieses Befundes.

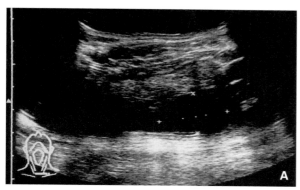

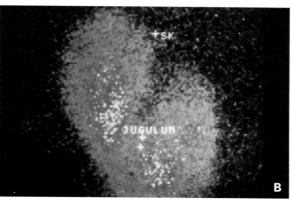

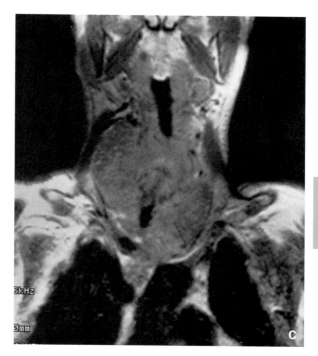

verändert) eine Kolloidzyste (hypoechogen mit einzelnen Binnenechos), eine blande Zyste (anechogen), eine Blutungszyste (hypo- bis anechogen), einen benignen Strumaknoten (isoechogen, regressiv, Kalk) oder ein Schilddrüsenkarzinom (hypoechogen, einzelne auch iso- oder hyperechogen) handeln. Die Sonographie zusammen mit der Szintigraphie erlauben in dieser Situation eine weitgehende Charakterisierung des Befundes. Bei retrosternaler Struma und vorgesehener chirurgischer Sanierung soll präferentiell mittels *MRI* die Anatomie präoperativ noch besser definiert werden **(Abb. 10-27 C)**, ebenso bei Verdacht auf metastasierendes Schilddrüsenkarzinom. Die *Szintigraphie* leistet einen Beitrag zur Auffindung der Hormonstoffwechsel-aktiven Bezirke und erlaubt aufgrund des Aktivitätsverteilungsmusters oft eine teilweise Differenzierung der Befunde, wie z. B. die Diagnose eines kompensierten autonomen Adenoms (s. u.).

Da der Patient enthyreot ist, ist eine *Therapieindikation* nur gegeben, falls ein Karzinom vorliegt (s. u.), der Patient durch das kosmetische Problem gestört ist oder ein mechanisches Problem (wie eine Einengung der Trachea) besteht. Bei euthyreoter Struma kann initial ein Therapieversuch mit Schilddrüsenhormonen gemacht werden, was den Schilddrüsen-gerichteten TSH-Stimulus unterdrückt. Diese Substitutionstherapie sollte insbesondere nach einer partiellen Strumektomie durchgeführt werden. Die Therapie der Wahl ist die chirurgische Volumenreduktion der Struma. Eine Radiojodtherapie (s. u.) führt ebenfalls zu einer Volumenreduktion von maximal 30%; sie ist aber weniger effektiv als die chirurgische Sanierung und sollte nur bei einer Kontraindikation zur Chirurgie eingesetzt werden.

Hypothyreose

Die Hypothyreose ist selten. Sie existiert als *kongenitale Hypothyreose*, und da Nichterkennen im Säuglingsalter schwerwiegendste Folgen hat (Kretinismus), wird bei Neugeborenen das basale TSH bestimmt. Es handelt sich bei den kongenitalen Hypothyreosen um Agenesien, Hypoplasien oder Schilddrüsengewebe in ektoper Lage, wie bei der Zungengrundstruma. Die *erworbene Hypothyreose* ist die Folge verschiedenster Grunderkrankungen, am häufigsten bei Status nach einer Thyreoiditis Hashimoto, nach Strumektomie, Radiojodresektion oder perkutaner Radiotherapie z. B. bei M. Hodgkin.

Sonographie und Szintigraphie erlauben je nach Fragestellung das Auffinden von ektopem Schilddrüsengewebe, die Identifikation von Restschilddrüsengewebe im Schilddrüsen-Bett oder bestätigen die Involution oder das Fehlen von Schilddrüsengewebe. Eine manifeste, eventuell auch latente Hypothyreose ist je nach Situation substitionsbedürftig und kann mit Schilddrüsenhormonpräparaten problemlos therapiert werden.

Hyperthyreose

Die häufigsten Erkrankungen, die eine Hyperthyreose verursachen, sind der *Morbus Basedow*, eine Autoimmunerkrankung, die *disseminierte Autonomie* sowie *autonome Adenome*. Differentialdiagnostisch können transiente Hyperthyreosen auch bei Thyreoiditis Hashimoto (lymphozytäre Entzündung) und de Quervain (wahrscheinlich viral bedingte Entzündung) auftreten. Eine Hyperthyreose kann auch im Rahmen eines sogenannten Jodbasedow auftreten, bei dem durch extern gesteigerte Zufuhr von Jod autonom funktionierende Bezirke wegen erhöhter Substratverfügbarkeit eine übermäßige Synthese von Schilddrüsenhormon verursachen (z. B. Röntgenkontrastmittel oder andere Medikamente wie Amiodorone). Weiter muß bei Hyperthyreose immer auch an eine Hyperthyreosis factitia gedacht werden. Letztere Erkrankungen zeigen bei hyperthyreoter Stoffwechsellage schlechte bis fehlende Jodaufnahme im Szintigramm.

Die Differenzierung der Hyperthyreosen erfolgt primär *klinisch* und laborchemisch. Insbesondere ist das Vorliegen einer Orbitopathie mit Exophtalmus ein Beweis für das Vorliegen eines M. Basedow, tritt aber nur in etwa einem Drittel aller Patienten mit dieser Krankheit auf. Da auch die Schilddrüsen-Rezeptorantikörper beim M. Basedow nicht notwendig positiv sind, ist eine Differenzierung von einer disseminierten Autonomie nicht immer möglich. Die *Sonograpie* liefert zusätzliche Informationen und hilft aufgrund der Befunde, zwischen diffusen Erkrankungen (z. B. M. Basedow) und knotigen Veränderungen (Adenom) zu differenzieren. Aufgrund des Echomusters ist auch eine Differenzierung zwischen M. Basedow (homogen, echoarm) **(Abb. 10-28 A)**, und Thyreoiditis De Quervain (Organvergrößerung, unscharf begrenzte echoarme Bezirke) zum Teil möglich, wogegen die Thyreoiditis Hashimoto (wenig vergrößertes Organ, homogen echoarm) sich sonographisch nicht klar von M. Basedow abgrenzen läßt. Bei Radiojodtherapien werden die sonographischen Daten auch zur Abschätzung des Schilddrüsenvolumens verwendet.

Szintigraphisch zeigt die Schilddrüse bei M. Basedow typischerweise eine normale bis vergrößerte Konfiguration mit starker homogener Jodaufnahme **(Abb. 10-28 B)**. Bei der disseminierten Autonomie ist

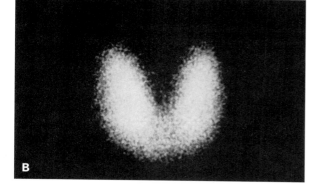

Abb. 10-28: Morbus Basedow. **(A)** Die transaxiale Sonographie auf Isthmushöhe zeigt ein inhomogen aufgelockertes hypoechogenes Schallmuster. **(B)** Intensive homogene Jodaufnahme mit praktisch fehlender Hintergrundaktivität. Die Aufnahme betrug nach 24 Stunden über 80% der Gesamtdosis.

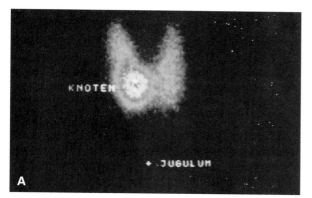

Abb. 10-29: Kompensiertes autonomes Adenom. **(A)** Im Szintigramm zeigt sich im rechten Unterlappen ein «heißer» Bezirk, ohne daß das restliche Schilddrüsengewebe völlig supprimiert ist. **(B)** In der Sonographie zeigt der Knoten eine partiell zystische Struktur. **(C)** Nach T3-Suppression stellt sich szintigraphisch nur noch das autonome Gewebe dar. Ein dekompensiertes autonomes Adenom würde sich szintigraphisch schon initial so präsentieren. **(D)** Sechs Monate nach Radiojodtherapie zeigt die Kontrollszintigraphie das völlige Verschwinden des «heißen» Bezirks und Darstellung einer normal konfigurierten Schilddrüse.

▼

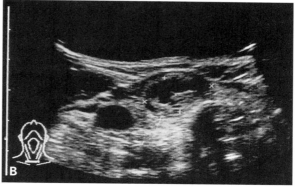

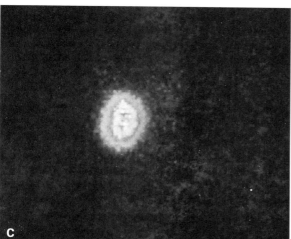

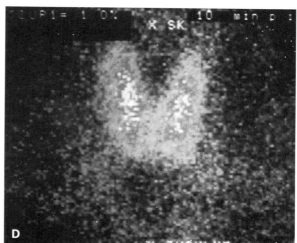

die Jodaufnahme ebenfalls diffus, aber oft inhomogen. Diese Krankheit, bei der kleine Bezirke autonom funktionierender Zellen durch die ganze Schilddrüse verstreut sind, tritt in einer älteren Patientengruppe auf. Bei der disseminierten Autonomie ist deshalb oft gleichzeitig auch ein nodöser Umbauprozeß festzustellen. Das *autonome Adenom* zeigt szintigraphisch typisch einen «heißen» oder «warmen» Knoten. Aufgrund dieses Resultates kann die Unterscheidung zwischen dekompensiertem oder kompensiertem autonomen Adenom gemacht werden (**Abb. 10-29**). Beim kompensierten Adenom ist die autonome Produktion der Schilddrüsenhormone so gering, daß eine Suppression des normal funktionierenden Schilddrüsengewebes noch nicht stattfindet. Die Diagnose des kompensierten Adenoms kann elegant und sicher gestellt werden, wenn im Rahmen eines Suppressionstests eine zweite szintigraphische Untersuchung nach Gabe von T3 während 10 Tagen eine Abnahme der Jodspeicherung im normalen Schilddrüsengewebe zeigt (**Abb. 10-29 C**). Bei der Hyperthyreosis factitia und beim Jod-Basedow oder einem Status nach Jodexposition bei noch euthyreoter Stoffwechsellage zeigt die Szintigrapie eine stark reduzierte Jodaufnahme. Zusammen mit der klinischen Präsentation des Patienten und den Laborzusatzuntersuchungen (Schilddrüsenrezeptor-Autoantikörper, mikrosomales und thyroidales Antigen) läßt sich so in den meisten Fällen die Diagnose eindeutig stellen.

Thyreoiditiden

Die am häufigsten auftretenden Thyreoiditiden sind die DeQuervain und Hashimoto Thyreoiditis. Die Diagnose der *Thyreoiditis DeQuervain* ist schwierig, und viele Fälle laufen wahrscheinlich undiagnostiziert ab. Klinisch präsentiert sich die Krankheit meist mit ziehenden, vom Bereich der Schilddrüse ausgehenden Schmerzen. Die Laborbefunde zeigen eine Euthyreose, in der Phase der Zellzerstörung kann allerdings gelegentlich eine Hyperthyreose festgestellt werden und im Verlauf kann es zur passageren Hypothyreose kommen. Blutbild und Senkung sind die für eine Entzündung typischen. Das sonographische Erscheinungsbild zeigt inhomogen aufgelockertes Schilddrüsengewebe und die Jodspeicherung im Szintigramm ist schlecht bis fehlend. Kann die Diagnose nicht eindeutig gestellt werden, ist eine Feinnadelpunktion und die Bestimmung der Schilddrüsenantigene sinnvoll. Ist die Diagnose gestellt, wird eine Therapie dieser selbst-limitierenden viralen Erkrankung mit nichtsteroidalen Entzündungshemmern durchgeführt; hartnäckige Fälle erfordern den Einsatz von Steroiden.

Die *Thyreoiditis Hashimoto* präsentiert sich meist als Hypothyreose, kann aber initial gelegentlich auch mit einer Hyperthyreose verbunden sein. Die Sonographie zeigt ein homogenes bis leicht inhomogenes hypoechogenes Speichermuster, und das Szintigramm kann eine gute bis schlechte Jodspeicherung zeigen. Die zusätzlichen Laboruntersuchungen zeigen niedrige Schilddrüsenrezeptor-Autoantikörper, und meist, aber nicht immer, sehr stark erhöhtes mikrosomales Antigen. Zur Sicherung der Verdachtsdiagnose ist eine Feinnadelpunktion der Schilddrüse indiziert. Sie liefert ein Bild lymphozytärer Infiltration. Patienten mit Hashimoto-Thyroiditis werden im Verlauf hypothyreot und erfordern damit eine lebenslange Hormonsubstitutionstherapie.

Radiojod-Therapie benigner Schilddrüsenerkrankungen

Dank der β-Strahlung von ^{131}J, die im Nahbereich (1–2 mm) ionisierend wirkt, ist es möglich, verschiedene Schilddrüsenerkrankungen mit ^{131}J zu therapieren. In vielen Situationen hat sich diese Behandlung als sehr effektiv und patientenfreundlich durchgesetzt. Die Jodtherapie muß immer gegenüber den anderen Standardtherapien abgewogen werden. Dabei spielen Patientenpräferenzen und die Kontraindikationen zu den verschiedenen Therapien eine wichtige Rolle. Die *medikamentöse Therapie* des M. Basedow mit den Thyreostatika Thimazol, Carbimazol oder Propyl-Thiouracil ist deshalb erfolgreich und sinnvoll, weil nach Absetzen des Medikamentes nach 12- bis 18monatiger Behandlung in 30 bis 50% der Patienten eine Spontanremission eintritt. Dies bedeutet aber andererseits, daß 50 bis 70% der Patienten mit Thyreostatika keinen permanenten Therapieerfolg zeigen. Bei Autonomien, bei denen starke Hormonschwankungen auftreten können, ist eine Dauermedikation mit Thyreostatika nicht sinnvoll, da Spontanremissionen nicht beobachtet werden. Weil Thyreostatika potentielle Auswirkungen auf das hämatopoetische System haben und etwa 10% der Patienten eine allergische Reaktion auf das Medikament entwickeln, werden Autonomien sofort definitiv behandelt. Bei entzündlichen Schilddrüsenerkrankungen kann eine passager auftretende hyperthyreote Phase mit Thyreostatika behandelt werden.

Als definitive Therapien von benignen Schilddrüsenerkrankungen stehen *Radiojodtherapie* und *Chirurgie* zur Verfügung. Kontraindikationen zur Radiojodtherapie benigner SD-Erkrankungen sind ein Alter unter 18 Jahren und Schwangerschaft. Ein Risiko der

Tumorinduktion durch die Strahlung besteht nach ausgedehnten Studien nicht. Somit ist die Strahlenangst eines Patienten höchstens eine relative Kontraindikation zur Therapie. Die Kontraindikationen zur Chirurgie sind Inoperabilität, allgemeine Narkoserisiken und die Recurrensparese. Wie bei der Radiojodtherapie treten auch nach Operation Hypothyreosen auf.

Die *Durchführung einer Radiojodtherapie* bei Patienten mit Hyperthyreose ist indiziert beim M. Basedow nach erfolgloser 12- bis 18monatiger Therapie mit Thyreostatika, Unverträglichkeit dieser Medikamente und bei älteren Leuten, bei denen die regelmäßige Medikamenteneinnahme nicht gewährleistet ist. Ebenfalls indiziert ist sie bei einer disseminierten Autonomie sowie autonomen Adenomen ohne vorhergehende thyreostatische Therapie. Beim kompensierten autonomen Adenom soll die Behandlung unter T3-Schutz erfolgen (**Abb. 10-29**). Die therapeutische ^{131}J-Dosis wird basierend auf Messungen der effektiven Halbwertszeit des Jod, der ^{131}J-Aufnahme in die Schilddrüse, einer gewünschten Herddosis in der Schilddrüse und einer Sonographie zur Volumenbestimmung berechnet. Typische Dosen für den M. Basedow sind 80 bis 400 MBq und für disseminierte Autonomien und Adenome 200 bis 1000 MBq, entsprechend Herddosen von 15.000 bis 40.000 Gy. Dank der hochselektiven Aufnahme des Jods in die Schilddrüse ist die Belastung des Knochenmarkes sehr gering (im Bereich einiger 10 mSv und damit vergleichbar einer CT-Untersuchung des Körperstamms). Die Jodtherapie ist für den Patienten sehr angenehm, schluckt er doch lediglich eine Kapsel, die die gewünschte ^{131}J-Menge enthält. Liegt diese unter 200 MBq, kann die Therapie ambulant durchgeführt werden (Freigrenze für Jod in der Schweiz: 5 mCi = 185 MBq, entsprechend etwa 5 mrem/h = 50 μSv/h im Abstand von 30 cm).

Die Hyperthyreosetherapien beim M. Basedow sind definitiv, wobei bei 50 bis 70% der Patienten eine substitionsbedürftige *Hypothyreose* auftritt. Eine vergleichbare Hypothyreose-Inzidenz ist jedoch auch nach Operation beobachtet worden, und auch im Spontanverlauf werden 30 bis 50% der Patienten mit M. Basedow hypothyreot, da die hyperthyreote Schilddrüse mittelfristig «ausbrennt». Die Radiojod-Behandlung autonomer Adenome gelingt ohne Nebenwirkungen, da die normale Restschilddrüse durch endogenes (beim dekompensierten Adenom) oder exogen zugeführtes (beim kompensierten Adenom) Schilddrüsenhormon supprimiert ist und so nur das Adenom bestrahlt wird. Dasselbe gilt auch für disseminierte Autonomien. In 20 bis 40% der Fälle ist die erste Radiojodtherapie nicht erfolgreich und eine zweite muß angeschlossen werden. In der Regel erfolgt dies frühestens nach sechs Monaten, da erst dann der volle Therapieeffekt des Jods eingetreten ist.

Eine *thyreostatische Medikation* sollte kurz vor der Radiotherapie abgesetzt werden (etwa 7 Tage), bei Bedarf kann aber auch unter Therapie mit Zytostatika behandelt werden. Zur Symptombekämpfung werden Betablocker gegeben. Speziell geeignet ist Propranolol, das die periphere Konversion von T4 zu T3 hemmt. Wurde das Thyreostatikum zur Therapie abgesetzt, kann drei bis fünf Tage nach Jodgabe wieder thyreostatisch behandelt werden, was bei stark hyperthyreoten Patienten sinnvoll ist, denn erste Resultate der Jodtherapie haben eine Latenz von zwei bis vier Wochen. Ab diesem Zeitpunkt wird dann die thyreostatische Medikation ausschleichend abgesetzt.

Schilddrüsenkarzinome

Ein *kalter Knoten* in der Schilddrüse, der *hypoechogen* ist, ist potentiell maligne (etwa 15% über 10 Jahre). Das Schilddrüsenkarzinom ist relativ selten. Es sind papilläre, follikuläre, medulläre und anaplastische Karzinome bekannt. Die Nuklearmedizin befaßt sich vor allem mit *papillären* und *follikulären Karzinomen*, die mit Abstand die häufigsten sind. Papilläre und follikuläre Schilddrüsenkarzinome sind meist hochdifferenziert und in einem hohen Prozentsatz (> 80%) Jodstoffwechsel-aktiv. Damit ist eine Behandlung mit radioaktivem ^{131}J möglich, denn die Zellen bilden den für Thyreozyten charakteristischen Mechanismus zur Jodaufnahme und Konzentration aus. Die papillären und follikulären Schilddrüsenkarzinome sind die einzigen Karzinome, die auch beim Vorliegen von Metastasen noch kurativ angegangen werden können.

Nach der Diagnose wird für diese beiden Tumoren folgendes *Therapieschema* eingehalten: Zuerst erfolgt die *radikale chirurgische Entfernung* des befallenen Schilddrüsenlappens und eine möglichst totale Strumektomie auf der kontralateralen Seite bis hin zur dorsalen Kapsel. Diese wird so durchgeführt, daß die Parathyreoideae möglichst erhalten bleiben und das Risiko einer Rekurrensläsion minimal ist. Sind Lymphknoten befallen, wird auch eine operative Entfernung dieser Lymphknoten angestrebt. Bei adäquater Operation wird der Patient dann im Verlauf von 4 bis 6 Wochen hypothyreot, und optimalerweise steigt das TSH auf über 30 IU/ml an. Zu diesem Zeitpunkt wird eine erste *therapeutische Dosis* ^{131}J von 2 bis 2,2 GBq (50−80 mCi) verabreicht mit dem Ziel, sämtliche normal funktionierenden Schilddrüsenzellen zu zerstören. Dies gelingt deshalb, weil die Tumorzellen oft weniger

Jodstoffwechsel-aktiv sind als die normalen Zellen, und damit die normalen Zellen das Jod präferentiell aufnehmen. Allerdings zeigen sich bei guter vorgegangener Operation schon bei dieser ersten Jodgabe metastatische Herde. Ist die chirurgische Entfernung der Schilddrüse nicht radikal genug erfolgt, leiden die Patienten oft ein bis drei Tage nach Jodgabe an einer Strahlenthyreoiditis mit subakuter Halsschwellung und Stridor. Diese Komplikation kann aber mit Stereoidstößen und Antiphlogistika beherrscht werden. Drei Tage nach der therapeutischen Radiojodgabe wird mit einer hochdosierten *Hormonsubstitutions- und Suppressionstherapie* begonnen. Das Ziel ist, das TSH und damit einen allfälligen exogenen Stimulus des Tumorzellwachstums völlig zu supprimieren. Eine anschließende lokale subkutane Radiotherapie wird heute sehr restriktiv verordnet und ist eigentlich nur dann indiziert, wenn ein kontralateraler Lymphknotenbefall vorliegt (N 1b). Auf eine Radiojodtherapie kann verzichtet werden, wenn das Tumorstadium < T2N0M0 und der Patient jünger als 40 Jahre ist.

Die eigentliche Suche nach jodstoffwechselaktiven Metastasen erfolgt erst etwa sechs Monate nach der ersten Jodtherapie, also nach erfolgter Elimination der Restschilddrüse. Vor der Jodgabe wird die Hormonsubstitution unterbrochen (T3 14 Tage und T4 28 Tage vorher). Jod-131 in einer Dosis von 400 bis 800 MBq (10–20 mCi) für ein *diagnostisches Ganzkörperszintigramm* sollte wieder erst dann verabreicht werden, wenn das TSH auf über 30 IU/ml angestiegen ist. Szintigraphien nach einigen Tagen erlauben, Jodstoffwechsel-aktive Metastasen zu identifizieren **(Abb. 10-30)** und falls vorhanden, mit einer hohen Dosis [131]J (6–8 GBq = 150–200 mCi) zu behandeln. Weitere diagnostische und therapeutische Jod-Applikationen erfolgen im Rahmen der Tumornachsorge je nach Befund, aber mit abnehmender Häufigkeit bis etwa 10 Jahre nach Auftreten des Tumors. Eine *Therapiedosis* von insgesamt 1000 bis 1200 mCi sollte nach Möglichkeit nicht überschritten werden, da die Inzidenz von Leukämien und Blasenkarzinomen bei höheren Dosen anzusteigen beginnt.

Das exakte *Nachsorgeschema* bei Patienten mit papillärem und follikulärem Schilddrüsenkarzinom wird von verschiedenen Faktoren bestimmt. Die Prognose des primär hämatogen metastasierenden follikulären Tumors ist etwas schlechter als diejenige des primär lymphogen metastasierenden papillären Schilddrüsenkarzinoms, der erstere Tumor wird daher häufiger kontrolliert. Als wichtiger Marker hat sich das Thyreoglobulin etabliert, das bei den meisten Patienten als guter Verlaufsparameter gemessen werden kann. Das Absetzen des Schilddrüsenhormons verursacht eine transiente Hypothyreose, die nicht von allen Patienten

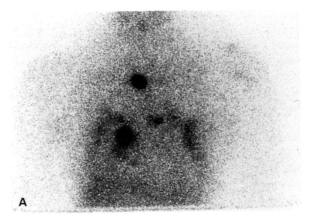

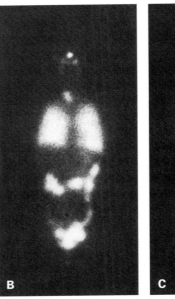
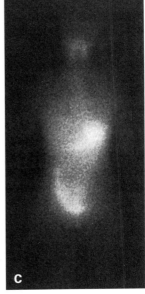

Abb. 10-30: [131]J-Szintigraphien bei zwei Patienten mit metastasierenden papillären Schilddrüsenkarzinomen. **(A)** Multiple Herde in der Lunge und Herd im Hals nach totaler Strumektomie eines 26jährigen Patienten. **(B)** Diffuse Lungenmetastasierung bei einer 30jährigen Patientin. Ebenfalls gesehen wird ein Herd in der Thoraxapertur. **(C)** Bei der zweiten Therapie liegt eine eindrückliche Regredienz der Jodspeicherung vor, was auf einen guten Therapieerfolg hinweist. Die Anreicherungen in Magen, Darm und Blase sind physiologisch.

gleich gut ertragen wird. Bei älteren Patienten ist die einzige Konsequenz aus einem Jod-Ganzkörperszintigramm im wesentlichen eine Therapie mit Radiojod. Sie ist aber nur dann sinnvoll, wenn die metastasierenden Herde genügend Jod speichern, um therapeutisch wirksam zu sein. Daher sollte bei fraglichem Effekt die Jod-Aufnahme quantifiziert werden. Bei zunehmender Metastasengröße ist die Radiojodtherapie abnehmend effektiv. Metastasen, die wesentlich größer als 2 cm sind, sprechen auf Radiojod schlecht an; ein kombiniertes chirurgisch-nuklearmedizinisches Procedere ist dann sinnvoll. In jedem Fall beinhaltet die Tumornachsorge wiederholte Thoraxübersichtsaufnahmen, sonographische Halsuntersuchungen und Laborchemie. Weitere bildgebende Abklärungen sollten keine jodhaltigen Röntgenkontrastmittel verwenden. Daher ist eine Untersuchung mittels MRI der CT vorzuziehen. Beim medullären Schilddrüsenkarzinom wird bestenfalls die Restschilddrüse postoperativ eliminiert, eine weitergehende Jodtherapie dieser Tumoren ist nicht sinnvoll, da die Tumorzellen nicht Jodstoffwechsel-aktiv sind.

Kontraindikationen einer Radiojodtherapie beschränken sich auf die Schwangerschaft sowie auf das Wachstumsalter. Eine Patientin sollte bis sechs Monate nach einer Radiojodtherapie Kontrazeptiva nehmen, da – so wird hypothetisiert – früh nach Radiojodtherapie die reifenden Follikel allenfalls strahlengeschädigt sind. Eine erhöhte Inzidenz von Mißbildungen bei der Nachkommenschaft mit Radiojod behandelter Frauen wurde nicht festgestellt.

Erkrankungen der Nebenschilddrüsen

Die weitaus häufigste Erkrankung der Nebenschilddrüsen ist der *Hyperparathyreodismus*, bei dem ein oder mehrere Epithelkörperchen zu viel Parathormon (PTH) produzieren. Karzinome der Parathyroideae sind sehr selten. Beim Hyperparathyreoidismus wird zwischen primärem und tertiärem Hyperparathyreoidismus unterschieden. Der primäre Hyperparathyreoidismus wird in über 80% der Fälle von Adenomen verursacht, der Rest durch Hyperplasien, wobei die beiden Formen pathologisch schwierig zu unterscheiden sind. Der tertiäre Hyperparathyreoidismus entsteht zum Beispiel bei Niereninsuffizienz, bei der ein chronischer Stimulus zur PTH-Sekretion schließlich in einer autonomen Funktion eines oder mehrerer Epithelkörperchen endet.

Die Diagnose des Hyperparathyreoidismus ist eine laborchemische. Damit wird von der Bildgebung vor allem Sensitivität verlangt, denn bei hohem PTH ist

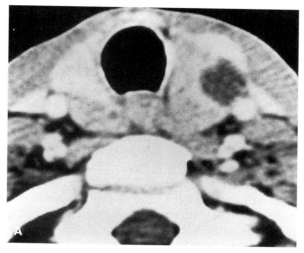

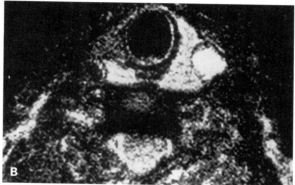

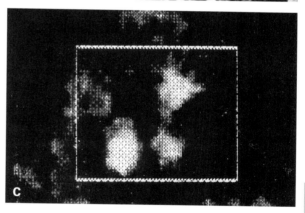

Abb. 10-31: Ausgedehnte Hyperplasie der Nebenschilddrüsen bei einem 50jährigen Mann. Während in der CT ein zystisches Epithelkörperchen identifiziert wurde (**A**), zeigten sich im MRI (**B**) zusätzlich zur zystischen Struktur bilateral hyperintense Befunde auf einem T2 gewichteten Bild. (**C**) In der Nebenschilddrüsenszintigraphie finden sich schließlich vier hyperplastische Nebenschilddrüsen, die in zwei Operationen entfernt wurden.

ein Befund in entsprechender anatomischer Lage wahrscheinlich ein hyperplastisches Epithelkörperchen (differentialdiagnostisch kommen noch Lymphknoten und randständige Umbaubezirke der Schilddrüse in Frage). Bis jetzt weist kein bildgebendes Verfahren eine genügend hohe Sensitivität auf, daß sich der Chirurg darauf verlassen könnte. Am besten schneiden Sonographie und MRI mit Sensitivitäten von 80 bis 85% ab. Der Chirurg exploriert deshalb alle Epithelkörperchen und entfernt das gefundene Adenom oder dreieinhalb Drüsen. Eine Sonographie kann den Chirurgen bestenfalls auf das Vorliegen eines Adenoms hinweisen und so seine Operationszeit verkürzen. Beim tertiären Hyperparathyreoidismus ist die Entfernung von dreieinhalb Epithelkörperchen das Prozedere der Wahl.

Eine völlig andere Situation ergibt sich bei einem *Rezidiv*. Dann ist nämlich die Wahrscheinlichkeit hoch, daß der Patient ektope oder überzählige Epithelkörperchen besitzt, die der Operateur in einem schon voroperierten Hals identifizieren muß. Dies kann äußerst zeitraubend sein und ist oft trotz wiederholter Eingriffe erfolglos. Hier spielt die Bildgebung eine wichtige Rolle. Die Sonographie zeigt hypoechogene Befunde, das MRI Befunde, die bei T2-Gewichtung an Signal zunehmen oder ähnliche Signalintensität aufweisen (**Abb. 10-31**). Am sensitivsten dürfte eine Kombination von MRI und Thallium-Technetium-Subtraktionsszintigraphie sein, eine Sonographie sollte aber vorher durchgeführt werden. Diese ist beim Rezidiv weniger sensitiv, weil ektope Epithelkörperchen vor allem retrotracheal und im vorderen Mediastinum gefunden werden, wo die Sonographie suboptimal ist. Wird im MRI im Hals und der Thoraxapertur kein verdächtiger Befund gesichtet, ist unbedingt bis zum Herz hinunter zu schichten.

Weiterführende Literatur

Büll U., Schicha H., Biersack H. J., Knapp W. H., Reiers C., Schober O.: Nuklearmedizin. Stuttgart, Thieme, 1994.

Higgins C. B., Hricak H., Helms C.: Magnetic resonance imaging of the body. 2nd ed, New York, Raven Press, 1993.

Schlüssel zum Gegenstandskatalog

GK 2 (Erster Abschnitt der klinischen Prüfung)
Grundlagen der Radiologie

GK 3 (Zweiter Abschnitt der klinischen Prüfung) Klinische Radiologie

Sachregister

Die fettgedruckten Seitenzahlen beziehen sich auf Abbildungen.

Bruno Reichart (Herausgeber)

Lungentransplantationen

1995, 83 Seiten, 25 farbige, 36 s/w Abbildungen,
24 Tabellen, gebunden
Fr. 186.— / DM 188.—
öS 1467.—
(ISBN 3-456-82599-4)

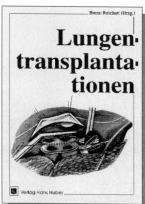

Das Münchner
Universitätsklinikum
Großhadern verfügt
in Deutschland seit
1983 über die längste
Erfahrung mit Lungen-
und Herz-Lungen-
Transplantationen.
Mit diesem interdiszi-
plinären Buch fassen
die Mitglieder des
Großhaderner Trans-
plantationsteams ihre
Erfahrungen zusam-
men.

Max Geishauser / Martin Schwarz

Freie mikrovaskuläre und axiale gestielte Lappen

Vorwort von Prof. Edgar Biemer. 1995, 227 Seiten,
139 Abbildungen, 1 Tabelle, gebunden Fr. 226.— /
DM 228.— / öS 1780.— (ISBN 3-456-82533-1)

Dieses Buch – das erste deutschsprachige seiner Art –
stellt alle gebräuchlichen Lappenplastiken dar.
Kurzbeschreibungen der einzelnen Lappen zu Beginn
jedes Kapitels und eine Schnellübersicht im Anhang
erleichtern die rasche Orientierung. Die Topographie ist
ausführlich mit übersichtlichen Zeichnungen dargestellt.

Christian Klaiber / Alejandro Metzger

Manual der laparoskopischen Chirurgie

Vorwort von François Dubois. Zeichnungen von K. Oberli
und H.-G. Dewarth.
2., vollständig überarbeitete und ergänzte Auflage.
1995, 352 Seiten (Großformat), 533 (davon 420 vier-
farbige) Abbildungen, gebunden Fr. 268.— /
DM 298.— / öS 2325.— (ISBN 3-456-82617-6)

Seit dem Erscheinen der 1. Auflage dieses Buches hat
sich die laparoskopische Chirurgie rasant weiterentwik-
kelt. Das Spektrum der möglichen Operationen umfaßt
beinahe das gesamte Gebiet der Viszeralchirurgie.
Das Manual bietet reich bebilderte Operationsanleitungen
und umfassende Hilfen bei der Indikationsstellung und
dem Management von Problemsituationen.

Jürg Ammann / Andreas Morell (Herausgeber)

Moderne Chirurgie und Blutersatz

Aktuelle Probleme in Chirurgie und Orthopädie, Band 45
1995, 127 Seiten, 43 Abbildungen, 42 Tabellen, kartoniert
Fr. 58.— / DM 59.— / öS 460.— (ISBN 3-456-82500-5)

Dieser Band vermittelt eine übersichtliche Darstellung
der Möglichkeiten des Blutersatzes in der modernen
Chirurgie; Vor- und Nachteile der verschiedenen Methoden werden von kompetenten Spezialisten diskutiert.

Nach wie vor gebunden lieferbar

Alfred M. Debrunner

Orthopädie / Orthopädische Chirurgie

**Die Störungen des Bewegungsapparates in Klinik
und Praxis**

Geleitwort von Prof. Maurice E. Müller.
3. Auflage, 967 Seiten, 978 Abbildungen, 37 Tabellen,
gebunden Fr. 228.— / DM 248.— / öS 1935.—
(ISBN 3-456-81962-5)

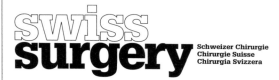

swiss surgery Schweizer Chirurgie / Chirurgie Suisse / Chirurgia Svizzera

**Off. Organ der Schweiz. Gesellschaften für Chirurgie (SGC)
und Traumatologie und Versicherungsmedizin (SGTV)**

«Swiss Surgery» ist das Nachfolge-Organ der
«Zeitschrift für Unfallchirurgie und Versicherungsmedizin»
und «Helvetica Chirurgica Acta».

Jahresabonnement 1996, 6 Hefte (=1 Band) Fr. 158.— /
DM 188.— / öS 1467.— (plus Versandgebühren)

Verlangen Sie eine Gratis-Probenummer

M. Saegesser
Spezielle chirurgische Therapie

zum Sonderpreis von Fr. 94.— / DM 98.— / öS 765.—

 Verlag Hans Huber
Bern Göttingen Toronto Seattle

Aktuelle Probleme in Chirurgie und Orthopädie

Herausgegeben von C. Burri, F. Harder und R. Bauer

Lieferbare Titel

Die Reihe wird fortgesetzt.

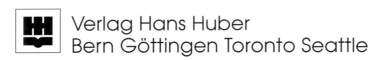
Verlag Hans Huber
Bern Göttingen Toronto Seattle

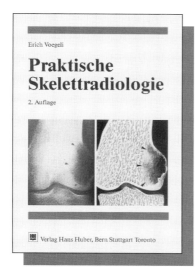

Erich Voegeli

Praktische Skelettradiologie

2., überarbeitete Auflage der «Grundelemente der Skelett-
radiologie». Nachdruck 1992 der 2. Auflage 1989.
88 Seiten, 78 Abbildungen, 2 Tabellen, gebunden Fr. 87.—
DM 88.— / öS 687.— (ISBN 3-456-81782-7)

Die Röntgendiagnostik von Skeletterkrankungen basiert
auf klar definierten morphologischen Kriterien, deren
Anwendung unerläßlich ist, um den Informationsgehalt
eines Röntgenbildes vollumfänglich ausschöpfen zu
können. In kurzer textlicher Form und mit typischen
Beispielen illustriert werden die radiologischen Analyse-
kriterien anhand der häufigsten erworbenen Erkrankungen
des Skelettes und der Gelenke aufgezeigt. Mitberücksichtigt sind spezielle untersuchungs-
technische Belange, die dem besseren Verständnis für die Möglichkeiten, insbesondere aber
auch für die Grenzen der radiologischen Skelettdiagnostik dienen. Aus dem Gebiete der
Traumatologie sind ferner die in der Regel weniger bekannten, jedoch äußerst wertvollen
indirekten Frakturzeichen aufgeführt.

Erich Voegeli

Praktische Thoraxradiologie

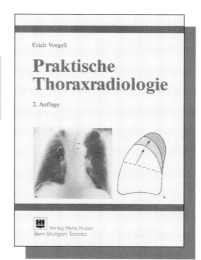

Nachdruck 1993 der 2. Auflage 1990. 128 Seiten, 100 Abbildungen, gebunden Fr. 97.— / DM 98.— / öS 765.—
(ISBN 3-456-81936-6)

Die konventionelle Thoraxröntgenaufnahme nimmt in der
Diagnostik kardiopulmonaler Erkrankungen nach wie vor
eine zentrale Stellung ein, die sie auch mit der Einführung
von Computer- und Magnetresonanztomographie keineswegs eingebüßt hat. Um ihren Informationsgehalt auszu-
schöpfen, ist eine systematisch durchgeführte Bildanalyse
unerläßlich. Das vorliegende Buch ist eine Anleitung dazu. Hauptanliegen des Autors ist es,
den Leser mit der spezifisch radiologischen Befunderhebung vertraut zu machen und
ihm damit die Grundlagen zur korrekten Beurteilung des Thoraxröntgenbildes zu vermitteln.

 Verlag Hans Huber
Bern Göttingen Toronto Seattle